Springer Reference Medizin

Springer Reference Medizin bietet Ärztinnen und Ärzten die optimale Lösung für ihren Arbeitsalltag. Unser neues Publikationsangebot beinhaltet die Qualität, die man von Springer kennt, bietet nun aber den Vorteil, dass das Wissen ständig aktualisiert wird und die Leser immer auf dem neuesten Stand sind. Während bislang die großen, umfassenden Fachbücher die Inhalte gebündelt und statisch in einer Printausgabe präsentiert haben, bieten wir nun zusätzlich auch dynamische online Publikationen an. Der Vorteil der dynamischen online Publikationen liegt auf der Hand: Wer ein LiveReference abonniert, muss sein Bücherregal nicht in regelmäßigen Abständen erneuern – jetzt sind die Informationen jederzeit online abrufbar: schnell, übersichtlich und in deutscher Sprache. Zudem hat die neue Publikationsform den großen Vorteil, dass alle Kapitel, die fertig geschrieben und einem Peer-Reviewing unterzogen wurden, sofort online gestellt werden und für alle Leser sichtbar und vor allem zitierbar sind. Außerdem können Autoren ihre Kapitel jederzeit aktualisieren – neue Erkenntnisse können dann sofort online publiziert werden. Springer Reference Medizin wächst kontinuierlich um neue Kapitel und Fachgebiete.
Alle deutschsprachigen Referenzwerke – auch anderer Fächer – finden Sie unter www.springerreference.de.

Weitere Bände in der Reihe http://www.springer.com/series/13534

Klaus Diedrich • Michael Ludwig • Georg Griesinger
Hrsg.

Reproduktionsmedizin

2., erweiterte und vollständig überarbeitete Auflage

mit 186 Abbildungen und 127 Tabellen

Springer

Hrsg.
Klaus Diedrich
Facharzt-Zentrum für Kinderwunsch
Pränatale Medizin, Endokrinologie und
Osteologie Hamburg GmbH
amedes experts
Hamburg, Deutschland

Michael Ludwig
SYNLAB Holding Deutschland GmbH
Augsburg, Deutschland

Georg Griesinger
Sektion für gynäkologische Endokrinologie und Reproduktionsmedizin
Universitätsklinikum Schleswig-Holstein – Campus Lübeck
Lübeck, Deutschland

ISSN 2625-3461 ISSN 2625-350X (electronic)
Springer Reference Medizin
ISBN 978-3-662-57635-9 ISBN 978-3-662-57636-6 (eBook)
ISBN 978-3-662-59286-1 (print and electronic bundle)
https://doi.org/10.1007/978-3-662-57636-6

Die Deutsche Nationalbibliothek verzeichnet diese Publikation in der Deutschen Nationalbibliografie; detaillierte bibliografische Daten sind im Internet über http://dnb.d-nb.de abrufbar.

Springer

Fotonachweis Umschlag: © nyul, Fotolia (Symbolbild mit Fotomodellen)
Umschlaggestaltung: deblik Berlin

Springer ist ein Imprint der eingetragenen Gesellschaft Springer-Verlag GmbH, DE und ist ein Teil von Springer Nature.
Die Anschrift der Gesellschaft ist: Heidelberger Platz 3, 14197 Berlin, Germany

Vorwort zur zweiten Auflage

Die erste Auflage des Buches über die Reproduktionsmedizin ist jetzt 6 Jahre alt. Die Entwicklung in diesem wichtigen Bereich der Medizin ist rasant weitergelaufen. Hiervon haben nicht nur angeschlossene Forschungsfelder sondern auch die zahlreichen Patientenpaare mit unerfülltem Kinderwunsch profitiert. Bis 2018 wurden weltweit über 8 Millionen Kinder nach In-vitro-Fertilisation und Embryotransfer geboren. Allein in Deutschland waren es zwischen 1997 und 2017 mehr als 300.000 Kinder.

Der Bedarf für Kinderwunschbehandlung ist hoch. Die Zahl der extrakorporalen Befruchtungen lag 2017 bei mehr als 15.000 IVF und mehr als 45.000 ICSI (intracytoplasmatische Spermieninjektion)-Zyklen sowie zusätzlich bei 25.000 Kryozyklen.

Die deutschen Reproduktionsmediziner haben einen hohen Standard erreicht. Die klinische Schwangerschaftsrate pro Embryotransfer lag 2016 bei 33,8 % nach IVF und 31,8 % nach ICSI. Im internationalen Vergleich gibt die Organisation EIM (European IVF Monitoring) mit 34,5 % für IVF und 32,9 % für ICSI absolut vergleichbare Zahlen an. So können durchaus nach assistierter Reproduktion Schwangerschaftsraten erreicht werden, die mit denen der natürlichen Konzeptionsraten gesunder Paare vergleichbar sind. Die Chance auf eine Schwangerschaft nach Spontankonzeption ist abhängig in erster Linie vom Alter der Frau. Dies gilt auch für die Maßnahmen der assistierten Reproduktion. Nach dem 35. Lebensjahr kommt es zum Beispiel bei IVF zu einem stetigen Absinken der Schwangerschaftsrate von 24,1 % pro Embryotransfer mit 40 Jahren auf 14,6 % mit 43 Jahren. Dies spiegelt sich auch in der Geburtenrate pro Embryotransfer wider. Liegt sie bei der 35-jährigen Patientin bei 27 %, so sinkt sie bei einer 40-jährigen Patientin auf 15 % und verringert sich weiter bei einer 44-jährigen Patientin auf noch lediglich 3,2 %.

Ausgehend von der „klassischen" IVF sind die Techniken der assistierten Reproduktion in den letzten 3 Jahrzehnten in den verschiedensten Bereichen der Behandlung modifiziert worden: Einerseits um eine möglichst hohe Chance auf eine Schwangerschaft und Geburt, andererseits um eine Minimierung der mit der assistierten Reproduktion verbundenen mütterlichen und kindlichen Risiken zu erreichen. Zu den Modifikationen zählen unter anderem:

- Neue Methoden der ovariellen Stimulation
- Die verbesserte Bewertung der embryonalen Entwicklung in vitro durch Langzeitkultur und *Time-Lapse-Imaging*
- Der elektive Single-Embryotransfer (eSET)
- Neue Techniken zur Kryokonservierung von Eizellen, Vorkernstadien und Embryonen sowie
- die genetische Analyse von Eizellen und Embryonen

Das Deutsche Embryonenschutzgesetz wurde 1990 verabschiedet und gab den deutschen Reproduktionsmedizinern zu der Zeit den gesetzlichen Rahmen, in dem sie arbeiten konnten. Der Fortschritt ist jedoch rapide weitergelaufen, so dass aufgrund des starren Gesetzes zahlreiche Rechtsunsicherheiten entstanden sind. So ist der *Single-Embryotransfer* in Deutschland nach wie vor schwierig, wodurch sich die erhöhte Mehrlingsquote von 20 % im Vergleich zu Schweden mit 3 % erklärt. Dies führt zu vermehrten Komplikationen durch Frühgeburtlichkeit und schwangerschaftsbedingte Erkrankungen, z. B. EPH-Gestose.

Viele dieser Entwicklungen ließen sich 1990 nicht vorhersehen. Umso wichtiger ist heute eine neue und umfassende Regelung der Voraussetzungen, Verfahren und Folgen der Fortpflanzungsmedizin, die den betroffenen Personen die möglichst beste und schonendste Behandlung ermöglicht und die die Rechte der Beteiligten einschließlich der zukünftigen Kinder angemessen ausgestaltet. Die Komplexität der Materie kann kein Grund sein, eine gesetzliche Neuregelung weiter aufzuschieben.

Die Nationale Akademie der Wissenschaften Leopoldina hat es sich deshalb zur Aufgabe gemacht, eine zeitgemäße Gesetzgebung für die Fortpflanzungsmedizin in Deutschland zu erarbeiten und damit dem politischen Entscheidungsträger eine Hilfestellung zu geben. Über 7 Jahre hat eine interdisziplinäre Arbeitsgruppe aus Reproduktionsmedizinern, Embryologen, Juristen, Theologen, Ethikern und Genetikern eine Stellungnahme zum Fortpflanzungsmedizingesetz erarbeitet und im Juni 2019 in Berlin der Öffentlichkeit und politischen Entscheidungsträgern vorgelegt. Es wurden alle regelungsbedürftigen Punkte ausführlich diskutiert:

- Definition des Embryos
- Der elektive Single-Embryotransfer, der bereits im Ausland häufig praktiziert wird
- Die Spende von Samenzellen und Eizellen
- Die Embryonenspende/Embryoadoption mit den familienrechtlichen Folgen für die Kinder
- Besonders schwierige ethische und rechtliche Fragen wirft die in Deutschland verbotene Leihmutterschaft auf
- Kryokonservierung von Eizellen aus medizinischen Gründen (z. B. vor einer chemotherapeutischen Behandlung) oder aus sozialen Gründen (Social freezing)

Während in unseren Nachbarländern Österreich und der Schweiz seit Jahrzehnten umfassende Fortpflanzungsmedizingesetze vorliegen, die zudem 2015 bzw. 2017 grundlegend reformiert wurden, ist die deutsche Rechtslage noch immer von dem 1990 als reines Strafgesetz konzipierten Embryonenschutzgesetz geprägt.

Nur in einem umfassenden Fortpflanzungsmedizingesetz kann die komplexe Materie angemessen geregelt werden. Dies ist in dem wichtigen Beitrag der Leopoldina gründlich bearbeitet worden und liegt jetzt vor. Auch in diesem Buch wird dieses Papier entsprechend erwähnt.

Wir möchten an dieser Stelle den Autoren für ihre gründliche Arbeit danken.

Dem Springer-Verlag und hier insbesondere Frau Kühn und Frau Dr. Höschele möchten wir sehr herzlich für die Unterstützung bei der Fertigstellung dieses Werkes danken.

Klaus Diedrich
Michael Ludwig
Georg Griesinger

Inhaltsverzeichnis

Teil I Einführung . . . 1

1 Was ist „Sterilität“ – eine Begriffsbestimmung . . . 3
Michael Ludwig, Klaus Diedrich und Frank Nawroth
1.1 Einleitung und Definitionen . . . 3
1.2 Welches Paar ist „steril“? . . . 4
1.3 Warum sind Paare ungewollt kinderlos? . . . 4
1.4 Die Relativität der Subfertilität . . . 6
1.5 Vorschlag für eine Beschreibung der exakten Diagnose des ungewollt kinderlosen Paares . . . 7
1.6 Literatur . . . 8

2 Historischer Abriss zur Reproduktionsmedizin . . . 11
Michael Ludwig und Klaus Diedrich
2.1 Die Reproduktionsmedizin im Alten Testament . . . 11
2.2 Entwicklung der Prävalenz des unerfüllten Kinderwunsches . . . 12
2.3 Ovarielle Stimulation . . . 12
2.4 Geschichte der Inseminationsbehandlung . . . 15
2.5 Der erste Bericht einer erfolgreichen In-vitro-Fertilisation (IVF) . . . 15
2.6 Kryokonservierung . . . 16
2.7 … und heute? . . . 16
2.8 Literatur . . . 18

Teil II Physiologie . . . 21

3 Endokrine Kontrolle der Ovarfunktion . . . 23
Tim Cordes
3.1 Einleitung . . . 23
3.2 Anatomie und Entwicklung . . . 23
3.3 Die und deren Hormone . . . 24
3.4 Follikulogenese . . . 30
3.5 Ovulation . . . 34
3.6 Lutealphase . . . 36
3.7 Literatur . . . 36

4 Schilddrüsenfunktionsstörungen in der Reproduktionsmedizin . . . 39
Catharina Bullmann
4.1 Einleitung und Definition . . . 39
4.2 Physiologische Veränderungen der Schilddrüsenfunktion in der Schwangerschaft . . . 39
4.3 Schilddrüsenunterfunktion – Hypothyreose . . . 40
4.4 Schilddrüsenüberfunktion – Hyperthyreose . . . 43
4.5 Jodsupplementierung in der Schwangerschaft . . . 46

4.6 Zusammenfassung . . . 46
4.7 Literatur . . . 46

5 Hyperprolaktinämie . . . 49
Frank Nawroth
5.1 Physiologie . . . 49
5.2 Hyperprolaktinämie . . . 50
5.3 Makroprolaktinämie . . . 51
5.4 Prolaktinome . . . 51
5.5 Zusammenfassung . . . 53
5.6 Fazit für die Praxis . . . 53
5.7 Literatur . . . 54

6 Hyperandrogenämie – Diagnostik, Differenzialdiagnostik . . . 55
Michael Ludwig
6.1 Grundlagen . . . 55
6.2 Literatur . . . 57

7 Polyzystisches Ovarsyndrom (PCOS) . . . 59
Kay Neumann und Georg Griesinger
7.1 Geschichte des polyzystischen Ovarsyndroms . . . 59
7.2 Diagnostik des PCOS . . . 60
7.3 Epidemiologie . . . 60
7.4 Evolutionäre Aspekte des PCOS . . . 61
7.5 Ätiologie und Pathophysiologie . . . 61
7.6 PCOS, Anti-Müller-Hormon und gestörte Follikulogenese . . . 62
7.7 Genetische Prädisposition des PCOS . . . 62
7.8 PCOS und metabolisches Syndrom . . . 62
7.9 Risikofaktor PCOS . . . 63
7.10 PCOS und Fertilität . . . 63
7.11 Management des PCOS . . . 64
7.12 Anovulatorisches PCOS . . . 64
7.13 Medikamentöse Ovulationsinduktion mittels Clomifen oder Letrozol . . . 64
7.14 PCOS in der Schwangerschaft . . . 67
7.15 Literatur . . . 68

8 Beurteilung und Therapie der Lutealphase . . . 71
Barbara Sonntag
8.1 Bedeutung des Corpus luteum für Entstehung und Erhalt der Schwangerschaft . . . 71
8.2 Beurteilung der Lutealphase . . . 73
8.3 Therapeutische Optionen . . . 75
8.4 Literatur . . . 77

9 Physiologie der Befruchtung . . . 79
Barbara Sonntag
9.1 Einleitung . . . 79
9.2 Oozytenmaturation . . . 80
9.3 Spermienselektion und Kapazitation im weiblichen Genitaltrakt . . . 82
9.4 Interaktion zwischen Spermium und Eizelle – die Rolle der Zona pellucida . . . 82
9.5 Eizell-Spermien-Fusion und Aktivierung der Eizelle . . . 83
9.6 Klinische Relevanz . . . 83
9.7 Literatur . . . 85

10 Endometrium und Embryo – Interaktion . . . 87
Thomas Strowitzki und Klaus Diedrich
10.1 Einleitung . . . 87
10.2 Dezidualisierung des Endometriums . . . 87
10.3 Einnistung des Embryos . . . 88
10.4 Zusammenfassung . . . 91
10.5 Literatur . . . 91

Teil III Reproduktionsmedizinische Techniken . . . 93

11 Natürlicher Zyklus und Spontanschwangerschaftsraten . . . 95
Christian Gnoth, Tanja Freundl-Schütt und Günter Freundl
11.1 Einleitung . . . 95
11.2 Der natürliche Zyklus . . . 95
11.3 Schwangerschaftsraten in Spontanzyklen . . . 98
11.4 Literatur . . . 100

12 Natürliche Familienplanung bei Kinderwunsch und unerfülltem Kinderwunsch . . . 103
Christian Gnoth, Tanja Freundl-Schütt und Günter Freundl
12.1 Die verschiedenen natürlichen Methoden zur Beobachtung des Zyklus . . . 103
12.2 Bedeutung der natürlichen Familienplanungsmethoden (NFP) bei Kinderwunsch und unerfülltem Kinderwunsch . . . 106
12.3 Literatur . . . 108

13 Optimierung der natürlichen Fertilität und Zukunftsaspekte . . . 109
Günter Freundl, Tanja Freundl-Schütt und Christian Gnoth
13.1 Optimierung der natürlichen Fertilität . . . 109
13.2 Zukunftsaspekte . . . 113
13.3 Literatur . . . 114

14 Ovulationsinduktion und ovarielle Stimulation . . . 115
Georg Griesinger
14.1 Einleitung und Begriffsbestimmung . . . 115
14.2 Wirkweise: Schwellenwertprinzip . . . 116
14.3 Ovulationsinduktion mit Letrozol und Clomifen . . . 116
14.4 Ovulationsinduktion mit Letrozol . . . 119
14.5 Ovulationsinduktion mit Gonadotropinen . . . 119
14.6 Induktion der finalen Eizellreifung mit HCG . . . 134
14.7 Induktion der finalen Eizellreifung mit GnRH-Agonisten . . . 135
14.8 Adjuvante Behandlungen und Zukunft . . . 136
14.9 Literatur . . . 136

15 Pulsatile GnRH-Therapie . . . 143
Ludwig Wildt, Bettina Böttcher und Gerhard Leyendecker
15.1 Einleitung . . . 143
15.2 Physiologische Grundlagen . . . 143
15.3 Hypothalamische Ovarialinsuffizienz . . . 144
15.4 Ätiologie der hypothalamischen Amenorrhö . . . 145
15.5 Diagnostisches Vorgehen . . . 146
15.6 Therapeutisches Vorgehen . . . 148
15.7 Zusammenfassung . . . 154
15.8 Literatur . . . 155

16 Ultraschall in der Reproduktionsmedizin . . . 157
Jan Weichert und Andreas Schröer
16.1 Transvaginalsonografie . . . 157
16.2 Farbdopplersonografie . . . 158
16.3 Sonografische Evaluation des Endometriums . . . 158
16.4 Sonodiagnostik der Ovarien . . . 161
16.5 Andere Adnexbefunde . . . 164
16.6 Extrauteringravidität . . . 165
16.7 Sonografische Beurteilung der Tubendurchgängigkeit . . . 167
16.8 3D-/4D-Sonografie . . . 169
16.9 Andere bildgebende Verfahren . . . 171
16.10 Sonografische Diagnostik kongenitaler Uterusanomalien . . . 172
16.11 US-gesteuerte transvaginale Oozytengewinnung . . . 173
16.12 Literatur . . . 174

17 Endoskopische Techniken in der Reproduktionsmedizin . . . 179
Friederike Höllen und Michael Bohlmann
17.1 Einleitung . . . 179
17.2 Diagnostische und operative Hysteroskopie . . . 180
17.3 Uterus- und Vaginalfehlbildungen . . . 181
17.4 Endometriumpolypen . . . 182
17.5 Intrauterine Adhäsionen . . . 182
17.6 Intraabdominale Adhäsionen und tubare Sterilität (Tubenfaktor) . . . 182
17.7 Tubenchirurgie . . . 185
17.8 Chromopertubation . . . 185
17.9 Myome . . . 186
17.10 Endometriose . . . 187
17.11 PCO-Syndrom . . . 188
17.12 Fertilitätserhalt vor einer gonadotoxischen Therapie . . . 189
17.13 Ausblick . . . 190
17.14 Literatur . . . 191

18 Rekonstruktive Tubenchirurgie . . . 193
Jürgen Kleinstein
18.1 Einleitung . . . 193
18.2 Tubenchirurgie vs. IVF als Primärtherapie . . . 193
18.3 Tubenchirurgie als Primärtherapie . . . 194
18.4 Tubenchirurgie als adjuvante Therapie vor IVF-ET . . . 197
18.5 Literatur . . . 198

19 Inseminationsbehandlung . . . 201
Christoph Dorn
19.1 Indikationen . . . 202
19.2 Methode und Durchführung der Insemination . . . 204
19.3 Komplikationen und Risiken . . . 208
19.4 Rechtliche Voraussetzungen . . . 208
19.5 Erfolgsraten . . . 208
19.6 Zusammenfassung . . . 209
19.7 Literatur . . . 209

20 Follikelpunktion und Eizellgewinnung . . . 213
Michael Ludwig
20.1 Historie . . . 213
20.2 Technik der transvaginalen, ultraschallgesteuerten Follikelpunktion . . . 213

20.3 Mögliche Komplikationen durch eine transvaginale Follikelpunktion 215
20.4 Das Erlernen der transvaginalen Follikelpunktion 215
20.5 Literatur 216

21 In-vitro-Fertilisation und intrazytoplasmatische Spermieninjektion 217
Thomas Ebner und Klaus Diedrich
21.1 Beurteilung der Cumulus-Eizell-Komplexe 218
21.2 Aufbereitung des Samens 218
21.3 In-vitro-Fertilisation 219
21.4 Denudation der Oozyten 220
21.5 Aufbereitung der Spermien 220
21.6 ICSI 222
21.7 Post-IVF/ICSI-Prozesse 223
21.8 Literatur 224

22 Bewertung der Qualität menschlicher Oozyten und Embryonen 227
Safaa Al-Hasani und Klaus Diedrich
22.1 Abweichungen der Eizellmorphologie 228
22.2 Bewertungsparameter für Eizellen im Vorkernstadium und 230
22.3 Zusammenfassung 233
22.4 Literatur 233

23 Kryokonservierung 235
Jürgen Liebermann
23.1 Einleitung 235
23.2 Langsame Kryokonservierung („slow freezing") 236
23.3 Die Vitrifikationskomponente 237
23.4 Zusammenfassung 245
23.5 Literatur 246

24 In-vitro-Maturation (IVM) 249
Thomas Strowitzki, Klaus Diedrich und Sabine Rösner
24.1 Geschichte der IVM 249
24.2 Indikationen für die IVM 249
24.3 Physiologie der Oozytenreifung 250
24.4 Technik der IVM 251
24.5 Ergebnisse der IVM 252
24.6 Langzeitfolgen der IVM 253
24.7 Ausblick 254
24.8 Literatur 255

25 Embryonentransfer 257
Safaa Al-Hasani und Klaus Diedrich
25.1 Vorbereitung des Embryonentransfers 257
25.2 Durchführung des Embryonentransfers 259
25.3 Zusammenfassung 262
25.4 Literatur 262

26 „Assisted Hatching" 263
Markus Montag und Bettina Toth
26.1 Einleitung und Begriffsbestimmung 263
26.2 Hatching in vitro und in vivo 263
26.3 Techniken zur Eröffnung der Zona einschließlich Vor- und Nachteilen 264
26.4 Aktuelle Datenlage 267

26.5 Fazit 268
26.6 Literatur 268

27 Polkörper- und Präimplantationsdiagnostik 269
Markus Montag, Bettina Toth und Thomas Strowitzki
27.1 Einleitung und Begriffsbestimmung 269
27.2 Indikationen für die Präimplantationsdiagnostik 270
27.3 Stadienspezifische Biopsien und ihre Vor- und Nachteile 272
27.4 Untersuchungsmethoden im Rahmen der PID 277
27.5 Entwicklung der PID in Deutschland 279
27.6 Aktuelle Datenlage 280
27.7 Zukünftige Entwicklungen 282
27.8 Empfehlungen für die Praxis 282
27.9 Literatur 283

28 Eizell- und Embryonenspende 287
Marion Depenbusch und Askan Schultze-Mosgau
28.1 Einleitung und Definitionen 287
28.2 Indikationen 288
28.3 Ablauf der Behandlung 288
28.4 Eizellspende in Deutschland 289
28.5 Embryonenspende in Deutschland 289
28.6 Eizell-/Embryonenspende im Ausland 290
28.7 Kinderwunschbehandlung jenseits der Grenze – wohin wenden sich deutsche Paare? 291
28.8 Medizinische Aspekte 291
28.9 Ethische Aspekte 292
28.10 Literatur 295

29 Leihmutterschaft 297
Marion Depenbusch und Askan Schultze-Mosgau
29.1 Einleitung und Definitionen 297
29.2 Die Rechtslage in Deutschland 298
29.3 Die Rechtslage im Ausland 299
29.4 Ethische, soziale und psychologische Aspekte 300
29.5 Handlungsoptionen 301
29.6 Literatur 301

Teil IV Komplikationen in der Reproduktionsmedizin 303

30 Direkte Komplikationen der Behandlungsmethoden in der Reproduktionsmedizin 305
Annika K. Ludwig und Michael Ludwig
30.1 Überblick über die Komplikationen 305
30.2 Risiken der Stimulation 305
30.3 Operative Risiken der Eizellgewinnung durch transvaginale Follikelpunktion 306
30.4 Mehrlingsschwangerschaften 313
30.5 Literatur 313

31 Ovarielles Überstimulationssyndrom 317
Alexandra Petra Bielfeld, Jan-Steffen Krüssel und Dunja-Maria Baston-Büst
31.1 Einleitung und Definition 317
31.2 Häufigkeit und Risikofaktoren 318

31.3 Pathophysiologie . . . 319
31.4 Symptome, Klassifikation und Komplikationen . . . 320
31.5 Behandlungsstrategie . . . 321
31.6 Prävention . . . 323
31.7 Fazit . . . 325
31.8 Literatur . . . 325

32 Mehrlingsschwangerschaften . . . 329
Andreas Schröer und Jan Weichert
32.1 Übersicht . . . 329
32.2 Embryologie und Frühschwangerschaft . . . 330
32.3 Spezielle Risiken bei Mehrlingsschwangerschaften . . . 332
32.4 Pränataldiagnostik bei Mehrlingen . . . 332
32.5 Mehrlingsschwangerschaften nach assistierter Reproduktion (ART) . . . 333
32.6 Literatur . . . 336

33 Mehrlingsreduktion . . . 339
Annegret Geipel, Ulrich Gembruch und Christoph Berg
33.1 Grundlagen . . . 339
33.2 Reduktion bei >3 Feten . . . 343
33.3 Reduktion von Drillingen . . . 344
33.4 Reduktion auf einen Einling . . . 345
33.5 Psychologische Konsequenzen . . . 346
33.6 Zusammenfassung . . . 346
33.7 Literatur . . . 347

Teil V Besondere Situationen . . . 351

34 Endometriose . . . 353
Wolfgang Küpker und Admir Agic
34.1 Einleitung . . . 353
34.2 Inspektion der Peritonealhöhle . . . 354
34.3 Pleiomorphe der Läsionen . . . 354
34.4 Tief infiltrierende Endometriose . . . 354
34.5 Ovarialendometriose und Adenomyose . . . 355
34.6 Klassifikationssysteme . . . 356
34.7 Ein Blick hinter die Kulissen . . . 357
34.8 Endometriose und Malignität – gibt es ein erhöhtes Risiko? . . . 358
34.9 Behandlung der Endometriose bei Kinderwunsch . . . 358
34.10 Operative Therapie der peritonealen (rASRM-Stadium I und II) . . . 359
34.11 Operative Therapie der ovariellen Endometriose . . . 360
34.12 Operative Therapie der tief infiltrierenden Darmendometriose (TIE) und schwere Endometriose (rASRM-Stadium IV) . . . 360
34.13 Was ist wichtig bei Patientinnen mit Endometriose und Kinderwunsch . . . 361
34.14 Literatur . . . 361

35 Adenomyose . . . 363
Frank Nawroth
35.1 Definition, Prävalenz und klinische Symptomatik . . . 363
35.2 Diagnostik . . . 364
35.3 Therapeutisches Vorgehen . . . 365
35.4 Nichtmedikamentöse Therapie . . . 367

35.5 Adenomyose und assistierte Reproduktion (ART) . . . 367
35.6 Schwangerschaftsverlauf . . . 368
35.7 Zusammenfassung . . . 368
35.8 Literatur . . . 368

36 Uterine Fehlbildungen . . . 371
Thomas Römer und Frank Nawroth
36.1 Epidemiologie . . . 371
36.2 Ätiologie der Uterusfehlbildungen . . . 371
36.3 Klassifikation der uterinen Fehlbildungen . . . 372
36.4 Diagnostisches Vorgehen . . . 372
36.5 Assoziierte Erkrankungen bei Uterusfehlbildungen . . . 374
36.6 Therapeutisches Vorgehen . . . 375
36.7 Geburtshilfliches Management bei uterinen Fehlbildungen . . . 380
36.8 Zusammenfassung . . . 380
36.9 Literatur . . . 381

37 Uterus myomatosus . . . 383
Ricardo E. Felberbaum
37.1 Einleitung . . . 383
37.2 Ätiologie . . . 384
37.3 Therapeutisches Vorgehen . . . 384
37.4 Zusammenfassung . . . 388
37.5 Literatur . . . 389

38 Die Patientin über 40 mit Kinderwunsch . . . 391
Michael Ludwig, Frank Nawroth, Christoph Dorn und Barbara Sonntag
38.1 Einleitung . . . 391
38.2 Der Faktor „Alter" . . . 391
38.3 Faktoren zur Indikationsstellung einer Therapie bei der über 40-jährigen Kinderwunschpatientin . . . 394
38.4 Alternative: Eizellspende . . . 397
38.5 Abrechnungsaspekte . . . 397
38.6 Fazit . . . 398
38.7 Literatur . . . 398

39 Behandlung der Patientin mit geringem Ansprechen auf die ovarielle Stimulation . . . 401
Georg Griesinger
39.1 Einleitung und Begriffsbestimmung . . . 401
39.2 Erhöhung der Gonadotropindosis . . . 402
39.3 Protokollwechsel . . . 403
39.4 Zusätzliche Verabreichung von rekombinantem LH . . . 403
39.5 Vorbehandlung mit einer kombinierten Pille oder Östrogen . . . 404
39.6 Androgenvorbehandlung . . . 405
39.7 Wachstumshormon . . . 406
39.8 Eizellgewinnung ohne Gonadotropinstimulation . . . 407
39.9 Doppelstimulation . . . 407
39.10 Zusammenfassung . . . 408
39.11 Literatur . . . 409

40 Wiederholtes Implantationsversagen – diagnostische und therapeutische Ansätze . . . 413
Frank Nawroth und Michael Ludwig
40.1 Definition . . . 413
40.2 Ursachen . . . 413
40.3 Therapiemöglichkeiten zur Verbesserung der Implantation . . . 417
40.4 Literatur . . . 417

41 HIV und Hepatitis in der Reproduktionsmedizin . . . 421
Markus S. Kupka
41.1 Einführung . . . 421
41.2 Hepatitis . . . 433
41.3 Fazit . . . 436
41.4 Literatur . . . 437

Teil VI Andrologische, psychosomatische, genetische und gynäkologische Aspekte . . . 441

42 Andrologie in der interdisziplinären Reproduktionsmedizin . . . 443
Hans-Christian Schuppe, Frank-Michael Köhn und Klaus Steger
42.1 Einführung . . . 443
42.2 Ursachen männlicher Fertilitätsstörungen . . . 444
42.3 Andrologische Diagnostik . . . 456
42.4 Spermienaufbereitung . . . 472
42.5 Therapie männlicher Fertilitätsstörungen . . . 474
42.6 Fertilitätsprotektion: Kryospermakonservierung . . . 479
42.7 Kontrazeption beim Mann . . . 482
42.8 Literatur . . . 482

43 Psychosomatik und psychosoziale Betreuung in der Reproduktionsmedizin . . . 491
Almut Dorn und Tewes Wischmann
43.1 Einleitung . . . 491
43.2 Kinderlosigkeit – gewollt oder ungewollt . . . 492
43.3 Chancen und Risiken der Reproduktionsmedizin . . . 493
43.4 Psychologische Folgen des unerfüllten Kinderwunsches . . . 494
43.5 Stress und Fruchtbarkeit . . . 496
43.6 Psychische Auswirkungen der ART . . . 497
43.7 Entwicklung der Kinder nach ART . . . 497
43.8 Lebenssituation ungewollt kinderlos gebliebener Paare . . . 497
43.9 Inanspruchnahme psychosozialer Unterstützung . . . 498
43.10 Beratung bei Gametenspende . . . 500
43.11 Psychosoziale Interventionen nach ART (z. B. Aborte, Mehrlinge, induzierte Aborte) . . . 501
43.12 Aktivierung anderer Ressourcen psychosozialer Unterstützung . . . 502
43.13 Ein Blick über Deutschlands Grenzen und das Phänomen des „reproduktiven Reisens" . . . 502
43.14 Organisation der psychosozialen Kinderwunschberatung . . . 503
43.15 Beratungsqualität und Qualifikation der Berater . . . 503
43.16 Zusammenfassung und Ausblick . . . 504
43.17 Literatur . . . 505

44 Genetik in der Reproduktionsmedizin 509
G. Gillessen-Kaesbach und Y. Hellenbroich
44.1 Chromosomenstörungen 509
44.2 Mikrodeletionen der AZF-Region auf dem Y-Chromosom 511
44.3 Mutationen des *CFTR*-Gens 511
44.4 Genomisches Imprinting – Bedeutung für die Reproduktionsmedizin 513
44.5 Epigenetische Aspekte von Aborten 516
44.6 Fehlbildungsrisiko bei reproduktionsmedizinischen Maßnahmen 516
44.7 Literatur 516

45 Immunologische Aspekte in der Reproduktionsmedizin 519
Michael Bohlmann
45.1 Immunologische Vorgänge an der embryomaternalen Grenzfläche 519
45.2 Immunologische Grundlagen 520
45.3 Antiphospholipidsyndrom als Beispiel einer Autoimmunerkrankung 521
45.4 Immunmodulatorische Therapieansätze 522
45.5 Zusammenfassung 526
45.6 Literatur 527

46 Adjuvante Therapien in der Reproduktionsmedizin 529
Jan-Steffen Krüssel, Dunja-Maria Baston-Büst und Alexandra Petra Bielfeld
46.1 Einleitung 529
46.2 TCM und Akupunktur 530
46.3 „Assisted hatching“ 532
46.4 Embryokultur mit Time-lapse-Verfahren 532
46.5 Mitochondrien/Mitochondriale Nährstoffe 533
46.6 Fazit für die Praxis 535
46.7 Zusammenfassung 535
46.8 Literatur 536

47 Fertilitätserhalt in der Onkologie 539
Ralf Dittrich, Laura Lotz und Michael von Wolff
47.1 Einleitung 539
47.2 Gonadotoxizität durch Chemotherapie 540
47.3 Gonadotoxizität durch Strahlentherapie 541
47.4 Fertilitätsprotektive Maßnahmen bei Männern 542
47.5 Fertilitätsprotektive Maßnahmen bei Frauen 542
47.6 Fertilitätsprotektive Maßnahmen bei Kindern und Jugendlichen 546
47.7 Zusammenfassung 546
47.8 Literatur 546

48 Schwangerschaften nach assistierter Reproduktion 549
Annika K. Ludwig und Michael Ludwig
48.1 Einleitung 549
48.2 Frühaborte 550
48.3 Schwangerschaftskomplikationen und neonatales Outcome 551
48.4 Fehlbildungen 553
48.5 Risiko für Chromosomenaberrationen 554
48.6 „Vanishing twin“ – ein Phänomen der gestörten Implantation? 555

48.7 Spezielle Aspekte der Pränataldiagnostik 556
48.8 Welche Konsequenz ergibt sich aus dem erhöhten Risiko für Präeklampsie, Wachstumsrestriktion und Frühgeburtlichkeit? 558
48.9 Welche Konsequenz ergibt sich aus dem erhöhten Fehlbildungsrisiko? 559
48.10 Gesundheit und Entwicklung der Kinder im 1. Lebensjahrzehnt 560
48.11 Gesundheit und Entwicklung im 2. Lebensjahrzehnt 561
48.12 Subfertilität oder Kinderwunschtherapie – wo liegt die Ursache? 562
48.13 Fazit für die Aufklärung von Kinderwunschpaaren 562
48.14 Literatur 563

49 Spontanschwangerschaften bei Kinderwunschpatientinnen 567
Annika K. Ludwig
49.1 Spontane Schwangerschaften bei subfertilen Paaren 567
49.2 Spontane Schwangerschaften nach erfolgloser Kinderwunschtherapie 569
49.3 Spontane Schwangerschaften nach erfolgreicher Kinderwunschtherapie 569
49.4 Kontrazeption nach erfolgreicher ART 571
49.5 Schlussfolgerung 572
49.6 Literatur 572

50 Langzeit-Follow-up von Patientinnen nach ovarieller Stimulation und Kinderwunschtherapien 575
Michael Ludwig
50.1 Kurzfristige gesundheitliche Risiken 575
50.2 Langfristige psychische Gesundheit und Lebensplanung nach IVF 576
50.3 Wahrscheinlichkeit des Auftretens benigner gynäkologischer und hormonabhängiger Erkrankungen abhängig vom Grad der ovariellen Reaktion 577
50.4 Onkologische Erkrankungen infolge der Anwendung von Stimulationsmedikamenten 578
50.5 Beeinflussung der langfristigen Ovarfunktion durch die ovarielle Stimulation 579
50.6 Fazit 580
50.7 Literatur 581

Teil VII Rechtliche und ethische Aspekte 583

51 Rechtliche Regelung der Reproduktionsmedizin in Deutschland 585
Karl-Heinz Möller und Kyrill Makoski
51.1 Rechtlicher Rahmen 585
51.2 Spezielle Probleme der Reproduktionsmedizin 587
51.3 Verwendung von Fremdsamen 594
51.4 Einwilligung und deren Widerruf 601
51.5 Rechtsprobleme der Kryokonservierung 602
51.6 Leistungsrecht 603
51.7 Leistungserbringerrecht 608
51.8 Haftung 609
51.9 Steuerrecht 611
51.10 Literatur 612

52 Rechtliche Regelung der Reproduktionsmedizin in Österreich 615
Wolfgang Urdl
52.1 Ad 1) Fortpflanzungsmedizingesetz 615
52.2 Ad 2) Gewebesicherheitsgesetz 619
52.3 AD 3) In-vitro-Fertilisierungs-Fonds-Gesetz (IVF-Fonds-Gesetz) 624
52.4 Literatur 626

53 Rechtliche Regelung der Reproduktionsmedizin in der Schweiz 627
Bruno Imthurn
53.1 Die medizinisch-ethischen Richtlinien der Schweizerischen Akademie der medizinischen Wissenschaften (SAMW) 627
53.2 Schweizerische Bundesverfassung Art. 119 628
53.3 Das Fortpflanzungsmedizingesetz (FMedG) 629
53.4 Ausblick 636
53.5 Literatur 636

54 Regulation der Reproduktionsmedizin im europäischen Vergleich 637
Wolfgang Küpker und Peter Hartmann
54.1 Notwendigkeit supranationaler Rahmenbedingungen 637
54.2 Patientenautonomie und Entwicklung der Gesellschaften 638
54.3 Samenspende 639
54.4 Eizellspende und Leihmutterschaft 640
54.5 Präimplantationsdiagnostik (PID) und Bedeutung des Embryos 640
54.6 Forschung und Ethik im Spannungsfeld von Gesellschaft und Politik 641
54.7 Literatur 642

55 Samenbanken: Organisation und rechtliche Regulierungen 645
Thomas Katzorke und Franz B. Kolodziej
55.1 Einleitung 645
55.2 Begriffsbestimmung 646
55.3 Geschichte der Samenbanken 646
55.4 Biologie und Technik der Kryokonservierung von Sperma 647
55.5 Organisation und Betrieb einer Samenbank 648
55.6 Medizinische und soziale Aspekte der Kryobank 651
55.7 Die Zukunft der Samenbanken 654
55.8 Literatur 654

56 Ethik: Reproduktionsmedizin unter dem Aspekt ethischer Normen und des Kindeswohls 657
Hartmut Kreß
56.1 Rechtsethisches Dilemma: Fortpflanzungsmedizin in Deutschland zwischen medizinischem Fortschritt und dem Stillstand der Gesetzgebung 657
56.2 Konzeptioneller Zugang der Ethik 659
56.3 Die Perspektive von Patientinnen und Kinderwunschpaaren: Selbstbestimmungsrecht und Persönlichkeitsrechte 660
56.4 Embryonenschutz in Anbetracht der Reproduktionsmedizin 663
56.5 Gesundheitsschutz und das Kindeswohl 665
56.6 Vorwirkende Rechte des Kindes 666

56.7 Lebensweltlich-kultureller Aspekt: Die Pluralität sozioreligiöser und weltanschaulicher Überzeugungen 668
56.8 Neue Handlungsoptionen der Fortpflanzungsmedizin 672
56.9 Ethisches Resümee 674
56.10 Literatur 675

57 Diskussionsbeitrag: Ein Fortpflanzungsmedizingesetz für Deutschland 677
Henning M. Beier, Martin Bujard, Klaus Diedrich, Horst Dreier, Helmut Frister, Heribert Kentenich, Hartmut Kreß, Jan-Steffen Krüssel, Annika K. Ludwig, Eva Schumann, Thomas Strowitzki, Jochen Taupitz, Christian J. Thaler, Petra Thorn, Claudia Wiesemann und Hans-Peter Zenner

Stichwortverzeichnis 681

Autorenverzeichnis

Admir Agic Klinik für Frauenheilkunde und Geburtshilfe, Krankenhaus Mühlacker, Mühlacker, Deutschland

Safaa Al-Hasani Al-Hasani IVF-Consulting, Lübeck, Deutschland

Dunja-Maria Baston-Büst Universitäres interdisziplinäres Kinderwunschzentrum Düsseldorf, Düsseldorf, Deutschland

Henning M. Beier Institut für Molekulare und Zelluläre Anatomie, Universitätsklinikum RWTH Aachen, Aachen, Deutschland

Christoph Berg Zentrum für Geburtshilfe und Pränatale Medizin, Universitätsklinikum Bonn, Bonn, Deutschland

Alexandra Petra Bielfeld Universitäres interdisziplinäres Kinderwunschzentrum Düsseldorf, Düsseldorf, Deutschland

Michael Bohlmann Frauenklinik, Universitätsmedizin Mannheim, Mannheim, Deutschland

Bettina Böttcher Univ.-Klinik für Gynäkologische Endokrinologie und Reproduktionsmedizin, Medizinische Universität Innsbruck, Innsbruck, Österreich

Martin Bujard Bundesinstitut für Bevölkerungsforschung (BiB), Wiesbaden, Deutschland

Catharina Bullmann Zentrum für Endokrinologie, Kinderwunsch und Pränatale Medizin im Barkhof, amedes, Hamburg, Deutschland

Tim Cordes Gynaekologicum Hamburg, Kinderwunschzentrum Altonaer Strasse, Hamburg, Deutschland

Marion Depenbusch Sektion für Reproduktionsmedizin und Gynäkologische Endokrinologie, Universitäres Kinderwunschzentrum, Lübeck, Deutschland

Klaus Diedrich Facharzt-Zentrum für Kinderwunsch, Pränatale Medizin, Endokrinologie und Osteologie Hamburg GmbH, amedes experts, Hamburg, Deutschland

Universitäts-Frauenklinik Lübeck, Lübeck, Deutschland

Ralf Dittrich Frauenklinik, Universitätsklinikum Erlangen, Friedrich Alexander Universität Erlangen-Nürnberg, Erlangen, Deutschland

Almut Dorn Praxis für Gynäkologische Psychosomatik, Hamburg, Deutschland

Christoph Dorn Facharzt-Zentrum für Kinderwunsch, Pränatale Medizin, Endokrinologie und Osteologie, amedes MVZ Hamburg, Hamburg, Deutschland

Horst Dreier Lehrstuhl für Rechtsphilosophie, Staats- und Verwaltungsrecht, Julius-Maximilians-Universität Würzburg, Würzburg, Deutschland

Thomas Ebner Klinik für Gynäkologie, Geburtshilfe und gyn. Endokrinologie, Kepler Universitätsklinikum GmbH, Linz, Österreich

Ricardo E. Felberbaum Klinik für Frauenheilkunde und Geburtshilfe, Klinikum Kempten Klinikverbund Kempten – Oberallgäu, Kempten, Deutschland

Günter Freundl Sektion Natürliche Fertilität (SNF) der Deutschen Ges. für Gynäkologische Endokrinologie und Fertilitätsmedizin (DGGEF), Düsseldorf/Heidelberg/München, Deutschland

Tanja Freundl-Schütt Universitätsfrauenklinik, Heinrich-Heine-Universität Düsseldorf, Düsseldorf, Deutschland

Helmut Frister Lehrstuhl für Strafrecht und Strafprozessrecht, Heinrich-Heine-Universität Düsseldorf, Düsseldorf, Deutschland

Annegret Geipel Zentrum für Geburtshilfe und Pränatale Medizin, Universitätsklinikum Bonn, Bonn, Deutschland

Ulrich Gembruch Zentrum für Geburtshilfe und Pränatale Medizin, Universitätsklinikum Bonn, Bonn, Deutschland

G. Gillessen-Kaesbach Institut für Humangenetik, Universitätsklinikum Schleswig-Holstein, Campus Lübeck, Lübeck, Deutschland

Christian Gnoth green-ivf: Grevenbroicher Endokrinologie & IVF-Zentrum, Grevenbroich, Deutschland

Georg Griesinger Sektion für gynäkologische Endokrinologie und Reproduktionsmedizin, Universitätsklinikum Schleswig-Holstein – Campus Lübeck, Lübeck, Deutschland

Peter Hartmann Zentrum für Minimal Invasive Gynäkologie, Endometriose und Reproduktionsmedizin, Klinikum Mittelbaden, Bühl, Deutschland

Y. Hellenbroich Institut für Humangenetik, Universitätsklinikum Schleswig-Holstein, Campus Lübeck, Lübeck, Deutschland

Friederike Höllen Klinik für Frauenheilkunde und Geburtshilfe, Universitätsklinikum Schleswig-Holstein – Campus Lübeck, Lübeck, Deutschland

Bruno Imthurn Klinik für Reproduktions-Endokrinologie, Universitätsspital Zürich, Zürich, Schweiz

Thomas Katzorke novum-Zentrum für Reproduktionsmedizin Essen, Essen, Deutschland

Heribert Kentenich Fertility Center Berlin, Berlin, Deutschland

Jürgen Kleinstein Zentrum für Frauen medizin Department für Reproduktionsmedizin und Gyn. Endokrinologie, Helios Klinik Jerichower Land, Burg, Deutschland

Frank-Michael Köhn Andrologicum, München, Deutschland

Franz B. Kolodziej novum-Zentrum für Reproduktionsmedizin Essen, Essen, Deutschland

Jan-Steffen Krüssel Universitäres interdisziplinäres Kinderwunschzentrum Düsseldorf (UniKiD), Düsseldorf, Deutschland

Hartmut Kreß Evangelisch-Theologische Fakultät, Abteilung Sozialethik, Rheinische Friedrich-Wilhelms-Universität Bonn, Bonn, Deutschland

Markus S. Kupka Kinderwunschzentrum Altonaer Strasse, Gynaekologicum Hamburg, Hamburg, Deutschland

Wolfgang Küpker Zentrum für Minimal Invasive Gynäkologie, Endometriose und Reproduktionsmedizin, Klinikum Mittelbaden, Bühl, Deutschland

Gerhard Leyendecker Kinderwunschzentrum Darmstadt, Darmstadt, Deutschland

Jürgen Liebermann Fertility Centers of Illinois, Chicago, Vereinigte Staaten

Oak Park, Vereinigte Staaten

Laura Lotz Frauenklinik des Universitätsklinikums Erlangen, Friedrich-Alexander Universität Erlangen-Nürnberg, Erlangen, Deutschland

Annika K. Ludwig Praxis für Frauengesundheit und Pränatalmedizin, Hamburg, Deutschland

Michael Ludwig SYNLAB Holding Deutschland GmbH, Augsburg, Deutschland

Kyrill Makoski Möller und Partner – Kanzlei für Medizinrecht, Düsseldorf, Deutschland

Karl-Heinz Möller Möller und Partner – Kanzlei für Medizinrecht, Düsseldorf, Deutschland

Markus Montag ilabcomm GmbH, St. Augustin, Deutschland

Frank Nawroth Facharzt-Zentrum für Kinderwunsch, Pränatale Medizin, Endokrinologie und Osteologie, amedes MVZ Hamburg, Hamburg, Deutschland

Kay Neumann Sektion für gynäkologische Endokrinologie und Reproduktionsmedizin, Universitätsklinikum Schleswig-Holstein, Lübeck, Deutschland

Thomas Römer Klinik für Gynäkologie und Geburtshilfe, Evangelisches Klinikum Köln-Weyertal, Köln, Deutschland

Sabine Rösner Abteilung für Gynäkologische Endokrinologie und Fertilitätsstörungen, Universitätsklinikum Heidelberg Frauenklinik, Heidelberg, Deutschland

Andreas Schröer Zentrum für Pränataldiagnostik und Humangenetik, Berlin, Deutschland

Askan Schultze-Mosgau Sektion für Reproduktionsmedizin und Gynäkologische Endokrinologie, Universitäres Kinderwunschzentrum, Lübeck, Deutschland

Eva Schumann Zentrum für Medizinrecht sowie Institut für Rechtsgeschichte, Rechtsphilosophie und Rechtsvergleichung, Georg-August-Universität Göttingen, Göttingen, Deutschland

Hans-Christian Schuppe Sektion Konservative Andrologie/Klinik und Poliklinik für Urologie, Kinderurologie und Andrologie, Universitätsklinikum Giessen und Marburg GmbH, GmbH – Standort Giessen/Justus-Liebig-Universität Giessen, Gießen, Deutschland

Barbara Sonntag Facharzt-Zentrum für Kinderwunsch, Pränatale Medizin, Endokrinologie und Osteologie, amedes experts Hamburg, Hamburg, Deutschland

Klaus Steger Sektion Molekulare Andrologie/Klinik und Poliklinik für Urologie, Kinderurologie und Andrologie, Justus-Liebig-Universität, Biomedizinisches Forschungszentrum, Gießen, Deutschland

Thomas Strowitzki Abteilung für Gynäkologische Endokrinologie und Fertilitätsstörungen, Universitätsklinikum Heidelberg Frauenklinik, Heidelberg, Deutschland

Jochen Taupitz Institut für Deutsches, Europäisches und Internationales Medizinrecht, Gesundheitsrecht und Bioethik, Universitäten Heidelberg und Mannheim, Mannheim, Deutschland

Christian J. Thaler Hormon- und Kinderwunschzentrum, Klinikum der Ludwig Maximilians-Universität München, München, Deutschland

Petra Thorn Praxis für Paar- und Familientherapie/Psychosoziale Kinderwunschberatung, Mörfelden, Deutschland

Bettina Toth Klinik für Gynäkologische Endokrinologie und Reproduktionsmedizin, Medizinische Universität Innsbruck, Innsbruck, Österreich

Wolfgang Urdl Institut bei Hormonstörungen und Kinderwunsch, Klinik für Frauenheilkunde und Geburtshilfe, Graz, Österreich

Michael von Wolff Universitätsklinik für Frauenheilkund, Abteilung für Gynäkologische Endokrinologie und Reproduktionsmedizin, Inselspital, Universitätsklinikum Bern, Bern, Schweiz

Jan Weichert Bereich Pränatalmedizin und gynäkologische Sonographie, Klinik für Frauenheilkunde und Geburtshilfe, Universitätsklinikum Schleswig-Holstein, Campus Lübeck, Lübeck, Deutschland

Claudia Wiesemann Institut für Ethik und Geschichte der Medizin, Universitätsmedizin Göttingen, Göttingen, Deutschland

Ludwig Wildt Univ.-Klinik für Gynäkologische Endokrinologie und Medizinische Reproduktionsmedizin, Universität Innsbruck, Innsbruck, Österreich

Tewes Wischmann Institut für Medizinische Psychologie, Universitätsklinikum Heidelberg, Heidelberg, Deutschland

Hans-Peter Zenner Ethik-Kommission an der Medizinischen Fakultät der Eberhard-Karls-Universität und am Universitätsklinikum Tübingen, Tübingen, Deutschland

Teil I

Einführung

Was ist „Sterilität" – eine Begriffsbestimmung

1

Michael Ludwig, Klaus Diedrich und Frank Nawroth

Inhalt

1 **Einleitung und Definitionen** 3
2 **Welches Paar ist „steril"?** 4
3 **Warum sind Paare ungewollt kinderlos?** 4
4 **Die Relativität der Subfertilität** 6
5 **Vorschlag für eine Beschreibung der exakten Diagnose des ungewollt kinderlosen Paares** 7
Literatur 8

1 Einleitung und Definitionen

Der Begriff **„Sterilität"** beschreibt das Unvermögen, schwanger zu werden, der Begriff **„Infertilität"** das Unvermögen, ein lebendes Kind zu gebären. Ferner wird in Abhängigkeit davon unterschieden, ob die Frau in der betroffenen Paarbeziehung bereits schwanger war **(„sekundäre" Sterilität)** oder noch nie konzipierte **(„primäre" Sterilität)**.

Heutzutage werden beide Begriffe häufig synonym verwendet.

Beim Ausbleiben der Geburt trotz wenigstens 3 aufeinanderfolgenden Schwangerschaften in derselben Paarbeziehung spricht man von „habituellen Aborten". Zur Abgrenzung von dieser Definition wird bei 2 Aborten meist von „wiederholten" Aborten gesprochen.

Schwangerschaften, die der Partner in vorangehenden Paarbeziehungen induziert hat, spielen bei der Betrachtung der Klassifikation einer „Sterilität" keine Rolle: Eine „idiopathische Sterilität" liegt auch dann vor, wenn die Frau selbst noch nie schwanger war, der Mann aber bereits ein oder mehrere Kinder gezeugt hat.

Auch wenn wir heute bemüht sind, in zahlreichen Arbeiten die Notwendigkeit der Abklärung beider (!) Partner in den Vordergrund zu stellen, so steht doch weiterhin bei der Nomenklatur fast ausschließlich die Frau im Zentrum der Beobachtung.

Der „Sterilität" gegenüber steht der Begriff der **„Fertilität"** – die Fähigkeit, ein Kind zu zeugen. Dieser Begriff ist getrennt anwendbar auf die Frau und den Mann oder auch auf eine Paarbeziehung.

Die Begriffe „Sterilität" und „Infertilität" geben damit in vielen Fällen die Realität falsch bzw. missverständlich wieder (Habbema et al. 2004). Außerdem bezeichnet „Sterilität" etwas Absolutes und ist daher für die meisten „sterilen" Paare nicht zutreffend. Der überwiegende Teil der Paare ist nicht zu 100 % unfruchtbar und damit „steril", sondern weist lediglich eine nicht genau bezifferbare Einschränkung seiner Fertilität auf. Zusätzlich zur Fokussierung der Kausalität auf die „Frau" bedeutet dies einen zweiten wesentlichen Nachteil dieser Nomenklatur.

M. Ludwig (✉)
SYNLAB Holding Deutschland GmbH, Augsburg, Deutschland
E-Mail: michael.ludwig@synlab.com

K. Diedrich
Facharzt-Zentrum für Kinderwunsch, Pränatale Medizin, Endokrinologie und Osteologie Hamburg GmbH, amedes experts, Hamburg, Deutschland

Universitäts-Frauenklinik Lübeck, Lübeck, Deutschland
E-Mail: prof.diedrich@gmail.com

F. Nawroth
Facharzt-Zentrum für Kinderwunsch, Pränatale Medizin, Endokrinologie und Osteologie, amedes MVZ Hamburg, Hamburg, Deutschland
E-Mail: frank.nawroth@amedes-group.de

K. Diedrich et al. (Hrsg.), *Reproduktionsmedizin*, Springer Reference Medizin,
https://doi.org/10.1007/978-3-662-57636-6_1

In diesem Kapitel wird die Begrifflichkeit der „Sterilität" verdeutlicht und in Anlehnung an andere Autoren ein Modell vorgestellt, welches die tägliche Kommunikation mit Patienten, ärztlichen Kollegen sowie weiteren involvierten Parteien (z. B. Kostenträgern) praxisrelevanter gestalten und erleichtern könnte.

Zudem soll dieses Kapitel für das Problem der häufig „nur" eingeschränkten, aber nicht komplett reduzierten Fertilität sensibilisieren. Dieser Sachverhalt spielt in zahlreichen Problembereichen der Reproduktionsmedizin eine relevante Rolle. Beispiele sind die Indikationsstellung zu allen Formen der Kinderwunschtherapie, die Aufklärung über die Wahrscheinlichkeit der spontanen Konzeption und der Schwangerschaftsverlauf nach Maßnahmen der assistierten Reproduktion im Vergleich zu spontanen Schwangerschaften bei subfertilen Paaren.

▶ Da der Begriff „Infertilität" im deutschen Sprachraum kaum eingesetzt und, wie bereits erwähnt, synonym zum Begriff „Sterilität" verwendet wird, wird er in den folgenden Ausführungen nicht verwendet.

2 Welches Paar ist „steril"?

Wird die „Sterilität" – also der Zustand der nicht eintretenden Schwangerschaft bei bestehendem Kinderwunsch – im eigentlichen Sinn betrachtet, dann trifft dieser Begriff auf die wenigsten ungewollt kinderlosen Paare zu.

Die Sterilität beschreibt lediglich den Zustand jener Paare korrekt, bei denen auf Seiten des **Mannes** eine bilaterale Orchiektomie oder eine Azoospermie anderer Genese vorliegt, bei der ursächlich z. B. histologisch ein Sertoli-cell-only-Syndrom mit irreversibel erloschener Spermatogenese nachweisbar ist. Ebenso kann man nach adäquat durchgeführter Vasektomie zur Sterilisation des Mannes eine Sterilität annehmen. Damit aber endet das Spektrum andrologisch bedingter Ursachen. In jedem anderen Fall ist der Eintritt einer Schwangerschaft, mit welcher Chance auch immer, grundsätzlich möglich.

Die **Frau** hingegen ist im eigentlichen Sinn des Wortes „steril" außerhalb der reproduktiven Phase – also präpubertär oder postmenopausal – sowie nach beidseitiger Salpingektomie oder Ovarektomie bzw. Hysterektomie. Dabei ist zu berücksichtigen, dass auch nach einer Tubensterilisation eine Schwangerschaft aufgrund einer Versagerrate von etwa 1–2 % nicht völlig auszuschließen ist (Awonuga et al. 2009; Varma und Gupta 2007). Die Wahrscheinlichkeit einer Schwangerschaft nach Hysterektomie ohne Adnexe ist eher rar und somit zu vernachlässigen (Wiesenfeld und Guido 2003). Akzeptiert man diese Betrachtungsweise der „sterilen" Partnerschaften, werden die meisten Kinderwunschpaare nicht erfasst.

Deutlich häufiger finden sich qualitativ eingeschränkte Spermiogrammbefunde oder tubare Faktoren ohne kompletten Tubenverschluss. Noch frequenter dürften z. B. die Diagnose einer Follikelreifungsstörung verschiedenster Genese, die milde Endometriose rAFS I–II und die diskrete Spermiogrammauffälligkeit sein.

Bei der Frage nach den Ursachen des unerfüllten Kinderwunsches wird i. Allg. von 40 % auf Seiten der Frau, 40 % auf Seiten des Mannes und 20 % bei beiden Partnern bzw. einer idiopathischen Situation (Fehlen offensichtlicher Ursachen) ausgegangen. Diese Anschauung erscheint falsch.

▶ Es finden sich viel häufiger mehr oder weniger bedeutende Ursachen bei beiden Partnern (80 %) und nur selten die eindeutige Situation einer alleinigen Ursache auf Seiten der Frau oder des Mannes bzw. des Fehlens einer offensichtlichen Ursache (20 %).

3 Warum sind Paare ungewollt kinderlos?

Wirklich „steril" sind die wenigsten Kinderwunschpaare. Welche Einschränkung findet sich bei den anderen Paaren, und worauf beruht sie?

Hierzu seien ein paar Beispiele genannt.

Ein Extrembeispiel sind v. a. diejenigen Paare mit einer idiopathischen Sterilität. In der Betrachtung problematisch sind weiterhin Paare, bei denen einer der Partner – oder beide – bereits Kinder aus einer anderen Beziehung hat/haben, aktuell kein offensichtlicher Faktor vorliegt und dennoch keine Schwangerschaft eintritt.

Lucidi et al. (2005) haben vor einigen Jahren Daten publiziert, in der „bewiesen fertile" Männer mit anderen Männern ohne bewiesene Fertilität in der Kinderwunschsprechstunde verglichen wurden (Tab. 1). Dabei fand sich in jeweils etwa 60 % ein normales Spermiogramm. Die Anamnese einer vom Mann bereits induzierten Schwangerschaft spielte offensichtlich keine große Rolle für die Wahrscheinlichkeit eines komplett unauffälligen Befundes.

Die Endometriose gilt als typischer Faktor für die eingeschränkte Fertilität der Frau (de Ziegler et al. 2010). Dies ist bei einer fortgeschrittenen Endometriose nachvollziehbar, da

Tab. 1 Qualität des Spermiogramms mit und ohne nachgewiesene Fertilität bei Vorstellung in einer Kinderwunschsprechstunde. (Nach Lucidi et al. 2005)

	Bewiesene Fertilität	Unbewiesene Fertilität
Anzahl (n)	73	96
Normale Konzentration [%]	58 [79]	66 [69]
Normale Motilität [%]	53 [73]	74 [77]
Normale Morphologie [%]	69 [95]	91 [95]
Normales Spermiogramm [%]	44 [60]	57 [59]

es dann zu morphologischen Veränderungen kommen kann, die auf mechanische Weise die Fertilität beeinträchtigen. Bei einer geringgradigen Endometriose ist diese Frage jedoch schwieriger zu beantworten. Offensichtlich besteht hier z. B. eine gestörte tubare Zilienmotilität (Lyons et al. 2002) oder auch eine uterine Dysperistaltik (Kunz und Leyendecker 2002). Beides beeinträchtigt den Spermien- bzw. auch den Eizell- und Embryotransport, sodass es auch ohne morphologische Auffälligkeiten (z. B. Tubenfaktor) zu einer Fertilitätsminderung kommen kann. Wieso allerdings diese Einschränkung bei einigen Frauen gegeben ist, bei anderen aber nicht, ist bisher nicht zu beantworten.

▶ Die Endometriose findet sich in einem nicht selektierten Patientenkollektiv in etwa 10 % der Fälle, aber in bis zu 50 % bei Patientinnen mit Schmerzen und/oder einer Einschränkung der Fertilität (Holoch und Lessey 2010; Meuleman et al. 2009). Sie stellt daher das klassische Beispiel einer relativen Fertilitätsminderung dar.

In tierexperimentellen Untersuchungen konnte weiterhin gezeigt werden, dass auch minimalgenetische Auffälligkeiten eine Minderung in der Fertilisierungswahrscheinlichkeit auf Seiten des weiblichen oder männlichen Partners verursachen können. Im Mausmodell hatten Spermien mit einem Defekt des Proakrosins eine diskret niedrigere Fertilisierungswahrscheinlichkeit gegenüber Spermien ohne diesen Defekt (Nayernia et al. 2002). Bei Verwendung von chemisch vorbehandelten oder gealterten Eizellen bzw. von Eizellen mit auffällig dicker Zona pellucida sinkt die Wahrscheinlichkeit einer Fertilisierung der Eizelle überproportional, wenn Proakrosin-defiziente Spermien verwendet werden. Interessant an dieser Beobachtung ist, dass den Spermien selbst diese Veränderung morphologisch nicht anzusehen ist, also auch bei einem Spermiogramm nicht auffallen würde.

Angenommen, ein solcher Defekt existiert auch beim Menschen, so wäre ein Schwangerschaftseintritt bei einem Paar, bei dem der Mann derartig veränderte Spermien aufweist, nicht unwahrscheinlicher als unter normalen Bedingungen, solange auf Seiten der Frau keinerlei Auffälligkeit besteht. Kommt es aber zu einer zusätzlichen Einschränkung der Fertilität auf Seiten der Partnerin – sei es durch eine Follikelreifungsstörung oder vielleicht eine genetische Variation mit Veränderung der Zona pellucida – wird die Fertilität des Paares herabgesetzt sein. Bei keinem der Partner wird aber ggf. in irgendeiner Weise eine mit herkömmlichen Methoden nachweisbare Auffälligkeit bestehen – die Diagnose wäre eine „idiopathische Sterilität".

Ein solches Beispiel könnte diejenigen Fälle erklären, in denen ein Partner bereits in früheren Partnerschaften Kinder gezeugt hat, in der aktuellen aber bisher nicht. Der Zusatz „primär" und „sekundär" wäre hier von Bedeutung. Allerdings müsste die Situation beider Partner berücksichtigt werden und nicht nur die der Frau.

Eine andere Arbeit konnte im Tiermodell belegen, dass Spermien olfaktorische Rezeptoren tragen, die eine zielgerichtete Bewegung ermöglichen (Spehr et al. 2003). Mittlerweile konnten olfaktorische Rezeptoren auch beim menschlichen Spermium nachgewiesen werden (Spehr et al. 2006). Spehr et al. (2003) gelang es, gleichzeitig Hemmstoffe einzusetzen, die diese zielgerichtete Bewegung empfindlich beeinträchtigen.

Bei einer möglichen Übertragung auch dieses Beispiels auf den Menschen und die Abläufe der Fertilisierung in vivo wäre ein vom weiblichen Genitaltrakt oder der Eizelle gebildeter Botenstoff denkbar, der die gerichtete Bewegung der Spermien bedingt und damit die Fertilisierungswahrscheinlichkeit bei dem nur engen Fertilisierungsfenster der Eizelle von wenigen Stunden erhöht. So wurde bereits mehrfach gezeigt, dass z. B. der Geschlechtsverkehr erst am Tag der Ovulation kaum noch zu einer Schwangerschaft führt, während die Schwangerschaftschance bei einem Koitus bereits 24–48 h vor der Ovulation deutlich höher ist (Dunson et al. 2002; Wilcox et al. 1995). Ist also aufgrund einer genetischen Veränderung ein solcher Botenstoff im weiblichen Genitaltrakt nicht vorhanden oder wird ein Hemmstoff produziert, so sinkt die Wahrscheinlichkeit, dass die Spermien rechtzeitig auf die Eizelle treffen. Diese Situation würde sich diagnostisch ebenfalls als „idiopathische Sterilität" darstellen.

Zuletzt sei erwähnt, dass bei Patientinnen mit „idiopathischer Sterilität" häufiger auffällige Progesteronrezeptoren gefunden wurden als bei fertilen Kontrollen, obwohl das Endometrium histologisch unauffällig war und die endokrinen Parameter keine Auffälligkeit zeigten (Pisarska et al. 2003). Dies mag teilweise diejenige Patientengruppe repräsentieren, die trotz unauffälliger Endometriummorphologie und ansonsten komplett unauffälliger Befundkonstellation nicht zu einer Schwangerschaft kommen wird. Interessanterweise werden derartige Veränderungen des Progesteronrezeptors auch mit habituellen Aborten in bestimmten Populationen in Zusammenhang gebracht (Su et al. 2010). Dies ließ sich allerdings in anderen Populationen am Modell des Implantationsversagens nicht nachvollziehen (Coulam et al. 2008).

Es können also minimale Veränderungen vorhanden sein, die der üblichen Diagnostik nicht zugänglich sind, aber dennoch zu einer Subfertilität führen. Das Besondere an den oben genannten tierexperimentellen Befunden ist, dass v. a. erst dann eine relevante Problematik auftrat, wenn auf beiden Seiten – Spermien und Eizellen – Pathologien vorlagen (Nayernia et al. 2002). Dies könnte erklären, warum sich ein zumindest diskret auffälliges Spermiogramm sowohl bei Männern mit als auch ohne bewiesene Fertilität mit vergleichbarer Wahrscheinlichkeit fand (Lucidi et al. 2005).

▶ Offensichtlich bewirkt in vielen Fällen nicht der Befund eines Partners, sondern das Gesamtbild der Befunde beider Partner eine Minderung der Fertilität.

Ein Mann mit einer diskreten Einschränkung des Spermiogramms hätte wahrscheinlich mit einer fertilen Partnerin ohne jede Auffälligkeit keine Einschränkung der Fertilität zu erwarten. Derselbe Mann mit einer Partnerin mit zumindest gewisser Fertilitätsminderung, wie z. B. einer minimalen Endometriose oder molekulargenetischen Veränderungen, wird als subfertil diagnostiziert – und vice versa.

▶ Generell unterstützen die genannten Untersuchungen die Vermutung, dass es die idiopathische Sterilität nicht gibt, sondern die aktuellen diagnostischen Methoden lediglich noch nicht belegen, alle die Fertilität einschränkenden Faktoren zu erkennen.

4 Die Relativität der Subfertilität

Subfertilität ist ein relativer Begriff, da es, wie bereits erläutert, nur in den seltensten Fällen eine „absolute" Sterilität gibt – obwohl dieser Begriff dies stets impliziert.

Die besten Beispiele dafür sind Paare mit einer hochgradigen männlichen Subfertilität, bei denen die Indikation zur intrazytoplasmatischen Spermieninjektion (ICSI) gestellt wird. Tatsächlich wird diesen Paaren des Öfteren vermittelt, dass die Wahrscheinlichkeit einer Schwangerschaft auf normalem Weg verschwindend gering sei oder nicht existiere. Diese Aussage widerspricht den zu dieser Problematik vorhandenen Untersuchungsergebnissen.

Die ICSI wurde in Belgien Anfang der 1990er-Jahre entwickelt. Osmanagaoglu et al. (2002) haben 200 Paare, die als erste in der Zeit von 7/1992 bis 12/1993 in das belgische ICSI-Programm eingeschlossen wurden, aber in 433 Zyklen keine Schwangerschaften erzielten, nachuntersucht. Von diesen Paaren wurden ca. 12 % nach Beendigung der ICSI-Therapie spontan schwanger. Trat eine Schwangerschaft ein, geschah dies innerhalb von 5 Jahren nach der letzten ICSI-Therapie. Außerdem fand sich eine Korrelation der Schwangerschaftsrate mit der Dauer des unerfüllten Kinderwunsches und der Zahl der frustranen ICSI-Zyklen. Je länger der unerfüllte Kinderwunsch bestand, und je mehr ICSI-Zyklen ohne Eintritt einer Schwangerschaft durchgeführt wurden, desto unwahrscheinlicher wurde eine spätere spontane Schwangerschaft.

In einer deutschen Studie versuchten von 899 Paaren, die durch eine ICSI konzipiert und ein Kind bekommen hatten, 695 Paare erneut schwanger zu werden. Innerhalb von 5,5 Jahren wurden 20 % spontan schwanger. Bei 16,4 % endete die Schwangerschaft mit einer Geburt (Ludwig et al. 2008).

Anstieg der Wahrscheinlichkeit einer spontanen Schwangerschaft bei Paaren mit ICSI-Indikation
- Mit abnehmender Dauer des Kinderwunsches
- Mit abnehmender Zahl frustraner ICSI-Zyklen
- Mit Eintritt einer Schwangerschaft durch einen ICSI-Zyklus

Im Gegensatz zur Auffassung subfertiler Paare, die in einer eingetretenen Schwangerschaft eine Art „Bahnung" für weitere Schwangerschaften sehen, ist es vielmehr so, dass eine eingetretene Schwangerschaft diejenigen Paare identifiziert, die eine geringere Einschränkung ihrer relativen Subfertilität haben als andere Paare, die sich einer ICSI unterziehen.

Diese Relativität einer Subfertilität äußert sich auch in anderen Zahlen. So findet sich eine Korrelation der Wahrscheinlichkeit einer Konzeption mit der Dauer des unerfüllten Kinderwunsches auch für die assistierte Reproduktion selbst. Je länger der unerfüllte Kinderwunsch besteht, desto geringer ist die Chance, mittels In-vitro-Fertilisation (IVF) oder ICSI eine Schwangerschaft herbeizuführen (Kupka et al. 2003; Abb. 1).

Auch bei der intrauterinen Insemination sinkt mit der Dauer des unerfüllten Kinderwunsches die Wahrscheinlichkeit eines späteren Schwangerschaftseintritts (Martinez et al. 1993; Nuojua-Huttunen et al. 1999; Tomlinson et al. 1996). Dies lässt sich ansonsten an keinem anderen objektivierbaren Befund ablesen.

Die Dauer des unerfüllten Kinderwunsches reflektiert offensichtlich die Schwere der Subfertilität unabhängig von

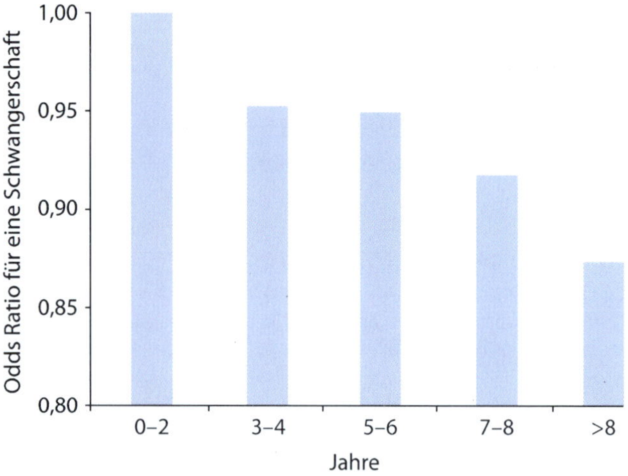

Abb. 1 Zusammenhang zwischen der Kinderwunschdauer und der Wahrscheinlichkeit einer Konzeption durch IVF oder ICSI. Die Chance auf eine Schwangerschaft für die Kinderwunschdauer „0–2 Jahre" wurde willkürlich auf 1,0 gesetzt. (Mod. nach Kupka et al. 2003)

anderen Parametern wie dem Tubenfaktor, dem Spermiogramm etc. Die Angaben „primäre" oder „sekundäre Sterilität" bzw. „tubare Sterilität" oder „männlich bedingte Sterilität" etc. sind also irreführend, da sie nur einen Teilaspekt wiedergeben und – bei derselben Diagnose in 2 verschiedenen Fällen bzw. bei 2 verschiedenen Paarkonstellationen – 2 komplett unterschiedliche Situationen und Chancen widerspiegeln können.

5 Vorschlag für eine Beschreibung der exakten Diagnose des ungewollt kinderlosen Paares

Die momentane Nomenklatur ungewollt kinderloser Paare ist somit unzureichend. Sie reflektiert nicht die Prognose dieser Paare bezüglich der Möglichkeit einer spontan eintretenden Schwangerschaft und auch nur im Ansatz die Chancen auf eine Schwangerschaft durch eine aktive Kinderwunschbehandlung.

Die Angabe der Diagnose muss also differenzierter und damit realitätsnäher erfolgen. Sinnvoll erscheint daher v. a. in speziellen Sprechstunden z. B. die folgende deskriptive Darstellung der Paarsituation als Basis einer individuellen Beratung.

Vorschlag für eine deskriptive Darstellung der Paarsituation als Basis einer individuellen Beratung

- Unerfüllter Kinderwunsch seit … (Angabe in Jahren/Monaten)
- Benennung von vorangehenden Schwangerschaften auf Seiten der Frau in dieser sowie in anderen Partnerschaften inkl. deren Ausgang
- Benennung von vorangehenden Schwangerschaften auf Seiten des Mannes in dieser sowie in anderen Partnerschaften inkl. deren Ausgang
- Exakte Beschreibung von fertilitätseinschränkenden Faktoren auf Seiten der Frau (z. B. ovariell-hyperandrogenämisch bedingte Follikelreifungsstörung oder Uterus subseptus oder Zustand nach Salpingotomie bei Extrauteringravidität etc.)
- Exakte Beschreibung von fertilitätseinschränkenden Faktoren auf Seiten des Mannes unter Zuhilfenahme einer anerkannten internationalen Nomenklatur (WHO) (z. B. Asthenozoospermie, WHO A + B = 32 %; oder Asthenoteratozoospermie, WHO A + B = 20 %; 1 % normale Morphologie nach strikten Kriterien etc.)
- Einschätzung der Spontankonzeptionschance unter Berücksichtigung der vorliegenden Befunde und des Gesamtbildes des Kinderwunschpaares

Den schwierigsten Schritt stellt der letzte Punkt dar, nämlich die aus dem Gesamtbild resultierende individuelle Einschätzung der Spontanchance auf eine Schwangerschaft. Nur auf dieser Grundlage ist es überhaupt möglich, das Kinderwunschpaar zu beraten. Nur in Kenntnis der Spontankonzeptionschance kann das Paar selbst nachvollziehen und aktiv mit entscheiden, welche weitere Therapie sinnvoll erscheint. Vorschläge für eine Graduierung der aus der deskriptiven Darstellung abgeleiteten individuellen Chance auf eine Spontankonzeption wurden bereits publiziert (Habbema et al. 2004; Tab. 2).

Verschiedenste Modelle sind mittlerweile veröffentlicht worden, um die Fertilität bei einem individuellen Paar prozentual einzuschätzen. Dazu wurden unterschiedliche Faktoren in die Kalkulation einbezogen. Unabhängig von der gewählten Strategie gilt das Resultat, dass die Fertilität eines Kinderwunschpaares selten zu 100 % eingeschränkt ist und sich – zu einem bestimmten Grad – Schwangerschaften bei subfertilen Paaren vorhersagen lassen (Brandes et al. 2011; van der Steeg et al. 2006, 2007).

Der wohl aktuellste Score, der auf 1053 Schwangerschaften bei 5184 Paaren beruht, ist in Tab. 3 wiedergegeben. Dazu steht noch eine prospektive Evaluation aus. Diese Autorengruppe weist in einer anderen Arbeit allerdings auch darauf hin, dass die bisherigen Vorhersagemodelle, auch deren eigenes, aus verschiedenen Gründen noch nicht optimal sind. Hauptsächliche Einschränkung ist, dass zwar die spontane Fertilität abgeschätzt werden kann, aber eine erneute Einschätzung nach abwartendem Verhalten fehlschlägt. Ferner ist es bislang nicht möglich, dass ein Modell nicht nur die spontane Konzeptionschancen, sondern auch die Wahrscheinlichkeit einer Schwangerschaft durch eine aktive Therapie kalkuliert und insofern eine optimale Abschätzung erlaubt, ob eine aktive Beratung notwendig ist oder nicht (van Eekelen et al. 2017).

Diese Einschätzung und die darauf aufbauende Beratung sind die wichtigsten, aber eben auch kompliziertesten ärztlichen Aufgaben in der reproduktionsmedizinischen Behandlung.

Tab. 2 Vorschlag zur Graduierung der spontanen Konzeptionschance. (Nach Habbema et al. 2004)

Grad	Kennzeichen
Grad 0	Nahezu normale Fertilität: ≥60 % Wahrscheinlichkeit einer Spontankonzeption
Grad 1	Leicht eingeschränkte Fertilität: 40–60 % Wahrscheinlichkeit einer Spontankonzeption
Grad 2	Mäßig eingeschränkte Fertilität: 20–40 % Wahrscheinlichkeit einer Spontankonzeption
Grad 3	Stark eingeschränkte Fertilität: 0–20 % Wahrscheinlichkeit einer Spontankonzeption
Grad 4	Sterilität: 0 % Wahrscheinlichkeit einer Spontankonzeption

Tab. 3 Kalkulation eines Scores für die Beurteilung der spontanen Fertilität anhand verschiedener Parameter. Die Gesamtsumme der Punkte kann in Tab. 4 bzgl. der daraus resultierenden Schwangerschaftswahrscheinlichkeit über 1 Jahr zugeordnet werden. (Nach Bensdorp et al. 2017)

Parameter											Punkte
Alter (Jahre)	20	24	28	30	32	34	36	38	40	42	
... Punkte	18	16	13	12	10	8	6	4	2	0	
Dauer Kinderwunsch (Jahre)	1	2	3	4	5	6	7	8			
... Punkte	30	26	21	17	13	9	4	0			
FSH (IE/l)	8	9	10–11	12–13	14–15	16–17	18				
... Punkte	6	5	4	3	2	1	0				
Zykluslänge (Tage)	33	31–32	29–30	27–28	25–26	23–24					
... Punkte	5	4	3	2	1	0					
BMI (kg/m^2)	29	31	33	35	37	39					
... Punkte	5	4	3	2	1	0					
Parität* ≥ 1	Ja	Nein									
... Punkte	6	0									
Gravidität* ≥ 1	Ja	Nein									
... Punkte	6	0									
Abruptio* ≥ 1	Ja	Nein									
... Punkte	6	0									
Kinderwunschbehandlung*	Ja	Nein									
... Punkte	6	0									
Partner hat Schwangerschaft in vorangehender Beziehung induziert	Ja	Nein									
... Punkte	6	0									
Ejakulatvolumen (ml)	2,0	1,6–1,8	1,2–1,4	0,8–1,0	0,4–0,6	0,0–0,2					
... Punkte	5	4	3	2	1	0					
Progressive Motilität (%)	100	80–90	60–70	50	30–40	10–20	0				
... Punkte	6	5	4	3	2	1	0				
Spermien-Konzentration (Millionen/ml)	40	30–35	20–25	15	5–10	0					
... Punkte	5	4	3	2	1	0					
Normale Morphologie (%)	18–20	12–16	8–10	4–6	0–2						
... Punkte	4	3	2	1	0						
Tubenpathologie	?**	Nein	Ja								
... Punkte	22	6	0								

* diese Partnerschaft, ** unbekannt

Tab. 4 1-Jahres-Wahrscheinlichkeit einer spontanen Konzeption, die zu einer weiterlaufenden Schwangerschaft führt (in % abhängig von der Punktzahl)

Punkte	30	35	40	45	50	55	60	65	70	75	80	85	90	95	100	105	110	115	120
Konzeption (%)*	0,4	0,5	0,7	1,0	1,4	1,9	2,6	3,6	4,9	6,7	9,1	12	17	22	29	38	48	59	71

Literatur

Awonuga AO, Imudia AN, Shavell VI, Berman J, Diamond MP, Puscheck EE (2009) Failed female sterilization: a review of pathogenesis and subsequent contraceptive options. Reprod Med 54: 541–547

Bensdorp AJ, van der Steeg JW, Steures P, Habbema JDF, Hompes PGA, Bossuyt PMM, van der Veen F, Mol BWJ, Eijkmans MJC, on behalf of the CECERM study group (2017) A revised prediction model for natural conception. Reprod Biomed Online 34:619–626

Brandes M, Hamilton CJ, van der Steen JO, de Bruin JP, Bots RS, Nelen WL, Kremer JA (2011) Unexplained infertility: overall ongoing pregnancy rate and mode of conception. Hum Reprod 26:360–368

Coulam CB, Jeyendran RS, Roussev R (2008) Association of progesterone receptor polymorphisms with recurrent implantation failure after in vitro fertilization and embryo transfer. J Assist Reprod Genet 25:119–122

Dunson DB, Colombo B, Baird DD (2002) Changes with age in the level and duration of fertility in the menstrual cycle. Hum Reprod 17:1399–1403

Eekelen R van, Geloven N van, van Wely M, McLernon DJ, Eijkemans MJ, Repping S, Steyerberg EW, Mol BW, Bhattacharya S, van der Veen F (2017) Constructing the crystal ball: how to get reliable prognostic information for the management of subfertile couples. Hum Reprod 32:2153–2158

Habbema JD, Collins J, Leridon H, Evers JL, Lunenfeld B, te Velde ER (2004) Towards less confusing terminology in reproductive medicine: a proposal. Hum Reprod 19:1497–1501

Holoch KJ, Lessey BA (2010) Endometriosis and infertility. Clin Obstet Gynecol 53:429–438

Kunz G, Leyendecker G (2002) Uterine peristaltic activity during the menstrual cycle: characterization, regulation, function and dysfunction. Reprod Biomed Online 4(Suppl 3):5–9

Kupka MS, Dorn C, Richter O, Felberbaum R, van der Ven H (2003) Impact of reproductive history on in vitro fertilization and intracytoplasmic sperm injection outcome: evidence from the German IVF Registry. Fertil Steril 80:508–516

Lucidi RS, Pierce JD, Kavoussi SK, Witz CA (2005) Prior fertility in the male partner does not predict a normal semen analysis. Fertil Steril 84:793–794

Ludwig AK, Katalinic A, Jendrysik J, Thyen U, Sutcliffe AG, Diedrich K, Ludwig M (2008) Spontaneous pregnancy after successful ICSI treatment: evaluation of risk factors in 899 families in Germany. Reprod Biomed Online 17:403–409

Lyons RA, Djahanbakhch O, Saridogan E, Naftalin AA, Mahmood T, Weekes A, Chenoy R (2002) Peritoneal fluid, endometriosis, and ciliary beat frequency in the human fallopian tube. Lancet 360:1221–1222

Martinez AR, Bernardus RE, Vermeiden JP, Schoemaker J (1993) Basic questions on intrauterine insemination: an update. Obstet Gynecol Surv 48:811–828

Meuleman C, Vandenabeele B, Fieuws S, Spiessens C, Timmerman D, D'Hooghe T (2009) High prevalence of endometriosis in infertile women with normal ovulation and normospermic partners. Fertil Steril 92:68–74

Nayernia K, Adham IM, Shamsadin R, Müller C, Sancken U, Engel W (2002) Proacrosin-deficient mice and zona pellucida modifications in an experimental model of multifactorial infertility. Mol Hum Reprod 8:434–440

Nuojua-Huttunen S, Tomas C, Bloigu R, Tuomivaara L, Martikainen H (1999) Intrauterine insemination treatment in subfertility: an analysis of factors affecting outcome. Hum Reprod 14:698–703

Osmanagaoglu K, Collins J, Kolibianakis E, Tournaye H, Camus M, Van Steirteghem A, Devroey P (2002) Spontaneous pregnancies in couples who discontinued intracytoplasmic sperm injection treatment: a 5-year follow-up study. Fertil Steril 78:550–556

Pisarska MD, Carson SA, Casson PR, Tong X, Buster JE, Kieback DG (2003) A mutated progesterone receptor allele is more prevalent in unexplained infertility. Fertil Steril 80:651–653

Spehr M, Gisselmann G, Poplawski A, Riffell JA, Wetzel CH, Zimmer RK, Hatt H (2003) Identification of a testicular odorant receptor mediating human sperm chemotaxis. Science 299:2054–2058

Spehr M, Schwane K, Riffell JA, Zimmer RK, Hatt H (2006) Odorant receptors and olfactory-like signaling mechanisms in mammalian sperm. Mol Cell Endocrinol 250:128–136

Steeg JW van der, Steures P, Eijkemans MJ, Habbema JD, Bossuyt PM, Hompes PG, van der Veen F, Mol BW (2006) Which factors play a role in clinical decision-making in subfertility? Reprod Biomed Online 12:473–480

Steeg JW van der, Steures P, Eijkemans MJ, Habbema JD, Hompes PG, Broekmans FJ, van Dessel HJ, Bossuyt PM, van der Veen F, Mol BW; CECERM study group (Collaborative Effort for Clinical Evaluation in Reproductive Medicine) (2007) Pregnancy is predictable: a large-scale prospective external validation of the prediction of spontaneous pregnancy in subfertile couples. Hum Reprod 22: 536–542

Su MT, Lee IW, Chen YC, Kuo PL (2010) Association of progesterone receptor polymorphism with idiopathic recurrent pregnancy loss in Taiwanese Han population. J Assist Reprod Genet 28: 239–243

Tomlinson MJ, Amissah-Arthur JB, Thompson KA, Kasraie JL, Bentick B (1996) Prognostic indicators for intrauterine insemination (IUI): statistical model for IUI success. Hum Reprod 11:1892–1896

Varma R, Gupta JK (2007) Predicting negligence in female sterilization failure using time interval to sterilization failure: analysis of 131 cases. Hum Reprod 22:2437–2443

Wiesenfeld HC, Guido RS (2003) Images in clinical medicine. Intraabdominal pregnancy after hysterectomy. N Engl J Med 349: 1534

Wilcox AJ, Weinberg CR, Baird DD (1995) Timing of sexual intercourse in relation to ovulation. Effects on the probability of conception, survival of the pregnancy, and sex of the baby. N Engl J Med 333:1517–1521

Ziegler D de, Borghese B, Chapron C (2010) Endometriosis and infertility: pathophysiology and management. Lancet 376:730–738

Historisher Abriss zur Reproduktionsmedizin

Michael Ludwig und Klaus Diedrich

2

Inhalt

1 Die Reproduktionsmedizin im Alten Testament 11
2 Entwicklung der Prävalenz des unerfüllten Kinderwunsches 11
3 Ovarielle Stimulation 12
4 Geschichte der Inseminationsbehandlung 15
5 Der erste Bericht einer erfolgreichen In-vitro-Fertilisation (IVF) 15
6 Kryokonservierung 16
7 ... und heute? 16
Literatur 18

1 Die Reproduktionsmedizin im Alten Testament

Da die Fortpflanzung seit jeher ein integraler Bestandteil des Lebens war, verwundert es nicht, dass sich auch in der Bibel Hinweise auf einen unerfüllten Kinderwunsch und „reproduktionsmedizinische Maßnahmen" finden.

Im Alten Testament wird die Geschichte von Abraham und Sarah erzählt. Sarah wurde nicht schwanger, daher gab sie Abraham ihre Magd Hagar zur Seite. Aus dieser Verbindung ging Ismail hervor, danach allerdings wurde Sarah selber auch schwanger, geboren wurde Isaak.

Isaak heiratete Rebecca, auch diese Ehe war zunächst kinderlos, durch, wie es in der Bibel heißt, Gottes Willen. Erst nachdem Isaak um Nachwuchs gebetet hatte, machte Gott diese Verbindung fertil, und die Zwillinge Esau und Jakob wurden geboren.

Jakob wiederum hatte zwei Frauen: Rachel und Lea. Da Jakob aber Rachel aber mehr liebte als Lea, strafte ihn – so die Ausführungen in der Bibel – Gott mit Kinderlosigkeit. Erst nachdem Lea mehrere Söhne geboren hatte, gab Gott auch der anderen Beziehung die Fertilität zurück, und Josef wurde geboren. Vorab allerdings hatte Rachel wie einst Sarah ihre Magd Bilha zu Jakob gegeben, auch aus dieser Verbindung gingen zwei Söhne hervor.

Das Problem des unerfüllten Kinderwunsches existiert also bereits seit Jahrtausenden. Der Vorgang, dass die Ehefrau selbst einer anderen Frau den Geschlechtsverkehr mit ihrem Mann erlaubt, damit sie selbst Mutter des dann geborenen Kindes werden kann, entspricht im weitesten Sinne einer Kombination aus Eizellspende und Leihmutterschaft. Eine kausale Abklärung der Sterilität gibt es nicht, die Kinderlosigkeit wird als Strafe Gottes verstanden.

M. Ludwig (✉)
SYNLAB Holding Deutschland GmbH, Augsburg, Deutschland
E-Mail: michael.ludwig@synlab.com

K. Diedrich
Facharzt-Zentrum für Kinderwunsch, Pränatale Medizin, Endokrinologie und Osteologie Hamburg GmbH, amedes experts, Hamburg, Deutschland

Universitäts-Frauenklinik Lübeck, Lübeck, Deutschland
E-Mail: prof.diedrich@gmail.com

K. Diedrich et al. (Hrsg.), *Reproduktionsmedizin*, Springer Reference Medizin,
https://doi.org/10.1007/978-3-662-57636-6_2

2 Entwicklung der Prävalenz des unerfüllten Kinderwunsches

Die Wahrscheinlichkeit eines unerfüllten Kinderwunsches wird häufig als in den letzten Jahrzehnten zunehmend beschrieben, ohne dass für diese Vermutung Quellen angegeben werden. Allerdings gibt es alte Statistiken aus Australien um das Jahr 1900, in denen bereits über eine ungewünschte Kinderlosigkeit in der Höhe von 11 % geschrieben wird (Cummins 1999). Von einer ähnlichen Rate geht man auch heute noch aus (Snick et al. 1997).

3 Ovarielle Stimulation

Vor der Entwicklung moderner reproduktionsmedizinischer Maßnahmen war es notwendig, die Physiologie zu verstehen: zunächst die Physiologie der endokrinologischen Zusammenhänge, später die Physiologie der Gametenbildung, der Fertilisation und frühembryonalen Entwicklung. Tatsächlich musste zunächst verstanden werden, welche Funktion überhaupt den morphologisch fassbaren und daher bekannten Organen und Zellen zukam. Die folgenden Ausführungen gehen daher auf die endokrinologische Grundlagenforschung der letzten 100 Jahre sowie die daraus resultierenden Entwicklungen von Medikamenten für die ovarielle Stimulation ein.

3.1 Bestrahlung zur Stimulation von Ovarien und Hypophyse

Im frühen 20. Jahrhundert wurde in der Bestrahlung der Eierstöcke eine mögliche Therapie der Subfertilität gesehen (Halberstaedter 1905). Andere Arbeiten beschrieben in den 1920er-Jahren den Vorteil einer Bestrahlung der Hypophyse (Beclere 1926). Noch in den 1940er-Jahren wurde in der wissenschaftlichen Arbeit von Finkler (1949) dargelegt, dass „die Bestrahlung der Eierstöcke und Hypophyse zur Therapie der Sterilität bei der Frau eine allgemein akzeptierte therapeutische Maßnahme darstellt".

1949 wurde in einer Studie an 130 Frauen eine Bestrahlung der Eierstöcke und der Hypophyse mit einer Dosis von 200 kV angewendet. 35 % der Frauen wurden schwanger, bei Frauen mit einer Amenorrhö trat in 46 % der Fälle eine Blutung ein (Finkler 1949). Man vermutet heute, dass der stimulierende Effekt der Bestrahlung in einer Hyperämie bestand. 45 Jahre später wurde über eine erhöhte Wahrscheinlichkeit von Ovarialkarzinomen nach einer solchen Therapie berichtet (Ron et al. 1994).

3.2 Erforschung der endokrinologischen Physiologie

Die Hypophyse war morphologisch bereits im antiken Griechenland bekannt. Der Arzt Galen vermutete, dass die Hypophyse eine Art Abfalleimer sei, um Metaboliten des Gehirns zu sammeln und abzuleiten. Die Bezeichnung Glandula pituitaria stammt aus dieser Betrachtungsweise: Die Abfallstoffe sollten als Pituita (Nasenschleim) über die Nase abgeleitet werden. Erst im 17. Jahrhundert kam man zu der Schlussfolgerung, dass keinerlei Verbindung zwischen Nase und Hypophyse besteht und dass die Hypophyse daher eine andere Funktion haben müsse.

Untersuchungen zu Anfang des 19. Jahrhunderts belegten, dass eine Entfernung der Hypophyse zur Atrophie der Genitalorgane bei erwachsenen Hunden führte und dass sich diese Tiere nicht sexuell weiterentwickelten, wenn sie bereits kurz nach der Geburt hypophysektomiert wurden. Bernhard Aschner beschrieb seine Beobachtung, dass bei Gehirnverletzungen nach Reitunfällen die Hypophyse nicht mehr korrekt funktionierte. Er zog daraus den Schluss, dass es eine Steuerung der Hypophyse durch übergeordnete Zentren geben müsse (Aschner 1912).

Experimente in den 1930er-Jahren belegten, dass nach Retransplantation des vorderen Hypophysenlappens die Entwicklung der Genitalorgane wieder hergestellt wurde (Smith 1926; Smith und Engle 1927). Bernhard Zondek zeigte, dass die Ovarfunktion durch die Hypophyse reguliert wurde (Zondek 1926; Abb. 1).

Es war ebenfalls Bernhard Zondek, der 1930 zwei Hormone in der Hypophyse postulierte: das „Follikelreifungshormon" Prolan A und das „Luteinisierungshormon" Prolan B (Zondek 1930). Wenige Monate später konnte tatsächlich die Funktion dieser Hormone belegt werden (Fevold et al. 1931).

Das dritte Gonadotropin, humanes Choriongonadotropin (HCG), wurde 1943 beschrieben (Zondek und Aschheim 1927; Abb. 2).

Die späten 1960er- und frühen 1970er-Jahre waren geprägt durch die Suche nach der Hypothalamus-Hypophysen-Funktion bzw. die dort wirkenden Faktoren (GnRH; Guillemin 1967). Zwei verschiedene Laboratorien lieferten sich ein Kopf-an-Kopf-Rennen, um das GnRH zu entschlüsseln. 1971 konnte Andrew Schally als erster über die Erfolge seiner Arbeitsgruppe berichten (Schally et al. 1971).

Schließlich bedurfte es der Arbeiten von Knobil und seiner Arbeitsgruppe, um das Sekretionsmuster von GnRH (zirkhorale pulsatile Sekretion) zu demonstrieren (Knobil 1974, 1980). Es wurde offensichtlich, dass die dauerhafte Gabe von GnRH zu einer Ausschaltung der normalen Hypophysenfunktion führte, während die pulsatile Gabe die Sekretion der Gonadotropine FSH und LH stimulierte (Wildt et al. 1981).

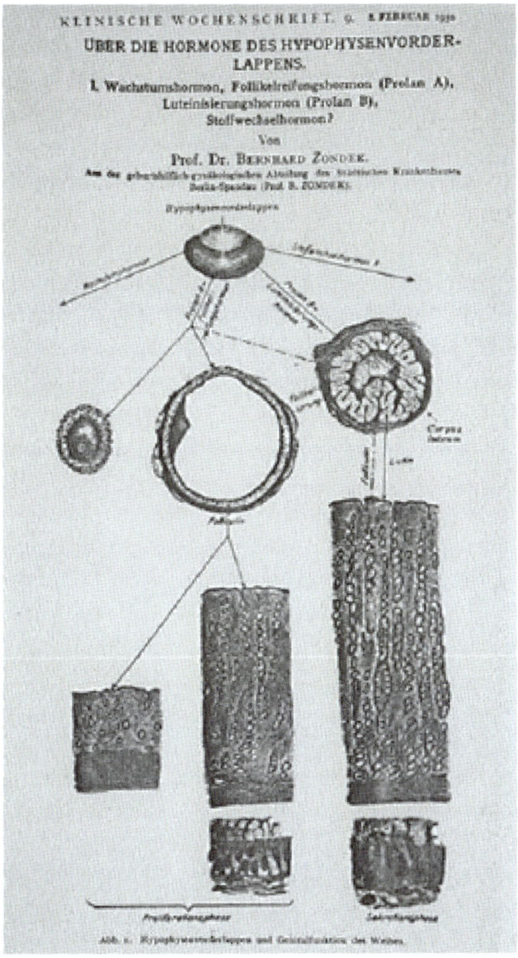
KLINISCHE WOCHENSCHRIFT. 9.

ÜBER DIE HORMONE DES HYPOPHYSENVORDERLAPPENS.

I. Wachstumshormon, Follikelreifungshormon (Prolan A), Luteinisierungshormon (Prolan B), Stoffwechselhormon?

Von

Prof. Dr. Bernhard Zondek.

Abb. 1 Titelblatt aus der ursprünglichen Arbeit von Zondek, in der die hypophysäre Regulation durch die Gonadotropine erstmalig so dargestellt wurde

Dieses Verständnis war für die Entwicklung der modernen Stimulationsprotokolle notwendig.

3.3 „Pregnant mare serum gonadotrophin" (PMSG)

Parallel zu den Untersuchungen der Steuerung der weiblichen Reproduktion wurden bereits medikamentöse Ansätze entwickelt, um dieses Wissen in die Therapie zu übertragen. Konsekutiv wurden die Gonadotropine aus

- dem Urin trächtiger Stuten,
- den Hypophysen verstorbener Menschen und schließlich
- dem Urin postmenopausaler Frauen

gewonnen, bevor alle Gonadotropine gentechnisch und somit unabhängig von tierischen oder menschlichen Quellen hergestellt werden konnten.

Die Geschichte begann 1930, als zwei Autoren aus dem Urin trächtiger Stuten Gonadotropine extrahierten und darüber berichteten (PMSG; Cole und Hart 1930). Bereits Mitte der 1930er-Jahre wurde PMSG bei anovulatorischen Frauen zur Stimulationsbehandlung angewendet. Schon 1946 wurde das im Prinzip bis heute verwendete Stimulationsprotokoll erstmalig beschrieben: Die Stimulation mit den Gonadotropinen FSH und LH (bzw. PMSG) und das Auslösen der Ovulation mit HCG (Mazer 1946).

Bereits zu dieser Zeit, Anfang der 1940er-Jahre, wurde jedoch klar, dass die Anwendung tierischer Gonadotropine zur Bildung von Antikörpern – zu der Zeit „Antihormone" genannt – führte. Verschiedene Arbeitsgruppen postulierten

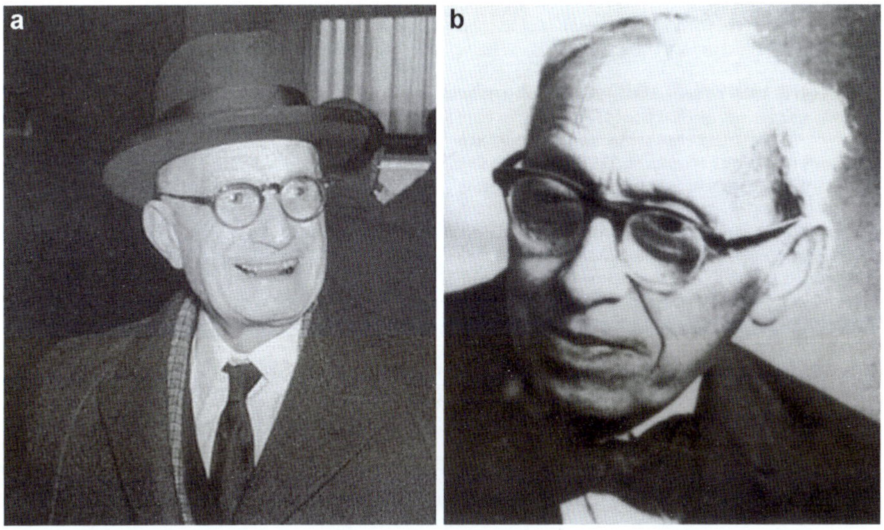
Abb. 2 a, b Selmar Aschheim (a) und Bernhard Zondek (b)

solche „Antihormone", weil es nach mehrfachen Stimulationsversuchen zu einem Wirkungsverlust des PMSG kam (Ostergaard 1942; Zondek und Sulman 1942). Bis in die 1970er-Jahre hinein wurde allerdings PMSG zur Kinderwunschbehandlung, z. B. in der damaligen DDR, eingesetzt (Groot-Wassink und Blawert 1973).

3.4 „Human pituitary gonadotrophins" (HPG)

1958 wurde eine andere Quelle der Gonadotropine beschrieben: Hypophysenextrakte menschlicher Leichen. Diese Gonadotropine wurden HPG („human pituitary gonadotrophins") genannt (Bettendorf 1963; Gemzell et al. 1958). Bis 1988 wurden diese Substanzen eingesetzt. Leider kam es durch die Verwendung solcher Präparate zum Auftreten der Jakob-Kreuzfeld-Erkrankung (Cochius et al. 1990; Dumble und Klein 1992). Somit fand auch diese Ära ein Ende.

3.5 Clomifencitrat

Einen ganz anderen Weg beschritt eine amerikanische Arbeitsgruppe. Sie beschrieb 1961 das Antiöstrogen MRL-41 mit seiner Fähigkeit, Ovulationen bei anovulatorischen Frauen zu induzieren (Greenblatt et al. 1961). Dieses Produkt wurde später unter dem Namen Clomifencitrat bekannt und ist bis heute integraler Bestandteil der Kinderwunschtherapie bei anovulatorischen Frauen.

Prinzipiell ist Clomifen nichts anderes als ein selektiver Östrogenrezeptormodulator. Andere dieser Substanzen wurden nie in dieser Frequenz zur Kinderwunschtherapie verwendet, auch wenn dies z. B. für Tamoxifen durchaus möglich wäre.

3.6 Humanes Menopausengonadotropin (HMG)

HMG (humanes Menopausengonadotropin) wurde parallel zu HPG entwickelt. Es stammte aus dem Urin postmenopausaler Frauen und wurde durch ein Verfahren extrahiert, das der bei der italienischen Firma Serono angestellte Chemiker Donini entwickelt hatte (Donini et al. 1964). Dazu wurde Kaolin verwendet, um Glykoproteine aus dem Urin zu absorbieren. 1954 wurde erstmalig gezeigt, dass diese Gonadotropine zur Stimulation der Ovarien und damit zum Wachstum des Uterus verwendet werden können. 1953 wurden Ovarien bei hypophysektomierten Ratten stimuliert (Borth et al. 1954). 1959 fand die Anwendung beim Menschen statt, erste Lebendgeburten wurden 1962 berichtet (Lunenfeld et al. 1960, 1962). Bereits zu dieser Zeit wurde deutlich, dass eine gewisse „Schwellendosis" notwendig war, um die Follikel zu stimulieren. Ohne den Protagonisten Bruno Lunenfeld wären diese Entwicklungen nicht möglich gewesen. Er hat über viele Jahrzehnte hinweg die Forschungen und Entwicklungen auf diesem Gebiet ganz wesentlich geprägt.

Um die Präparate zu optimieren, wurde dem HMG HCG zugesetzt, da durch den Aufbereitungsprozess LH-Aktivität verloren ging. 1 Amp. HMG enthält traditionell 75 Einheiten LH- und 75 Einheiten FSH-Aktivität. HCG kann daher in allen HMG-Produkten nachgewiesen werden (Stokman et al. 1993).

Um FSH-Präparate zu entwickeln, die möglichst eine geringe LH-Aktivität enthielten, wurden polyvalente Antikörper gegen HCG in der Kaolin-Säule eingesetzt, sodass gereinigtes FSH produziert werden konnte (Donini et al. 1966; Eshkol und Lunenfeld 1967). Ein weiterer Schritt bestand in der Konzentration von FSH-Molekülen durch den Einsatz von FSH-Antikörpern, die zunächst FSH aus der Lösung banden, um es später von diesen Antikörpern wieder zu trennen.

3.7 Rekombinante Gonadotropine

Rekombinante Technologien erlaubten schließlich in den späten 1980er-Jahren die Entwicklung rekombinanter Gonadotropine. Zur optimalen Glykosylierung der Glykoproteine wurden dazu Zellen des chinesischen Hamsters eingesetzt. 1990 stand erstmalig rekombinantes menschliches FSH für klinische Studien zur Verfügung. 1992 wurde die erste Schwangerschaft mit rekombinantem FSH im Rahmen eines IVF-Zyklus etabliert. 1995 wurde mit Gonal F das erste, 1996 mit Puregon das zweite rekombinante menschliche FSH europaweit zugelassen. 1997 berichtete eine Arbeitsgruppe die Erzielung einer Schwangerschaft unter Verwendung von nur rekombinanten Produkten (FSH, LH und HCG; Agrawal et al. 1997). Rekombinantes LH wurde im Jahr 2000, rekombinantes HCG im Jahr 2001 europaweit für die Therapie zugelassen.

In modernen Präparationen werden rekombinante Gonadotropine nicht mehr nach ihrer Aktivität, sondern nach Masse abgefüllt, was eine genauere Dosierung erlaubt. Dies führte zu einer Abkehr von der klassichen Angabe „Internationale Einheiten" (IE). Das rekombinante HCG-Präparat Ovitrelle wird somit in einer Dosierung von 250 µg verkauft, was in etwa 6500 IE entspricht. Die Abfüllung nach Masse trifft auch auf andere Produkte zu. Hier hält sich jedoch bis heute die Dosierung nach Internationalen Einheiten.

Als weitere Innovation wurde im Januar 2010 mit Elonva das erste lang wirksame Gonadotropinpräparat zugelassen. Erste Studien dazu wurden bereits Anfang der 2000er-Jahre durchgeführt (Bouloux et al. 2001; Duijkers et al. 2002).

3.8 GnRH-Analoga

Der erste Einsatz von GnRH-Analoga beruhte auf der Anwendung von GnRH-Agonisten; das erste „lange Protokoll“ wurde 1984 beschrieben (Porter et al. 1984). GnRH-Antagonisten wurden erst Ende der 1990er-Jahre zugelassen, zunächst 1999 Cetrotide und im Jahr 2000 der GnRH-Antagonist Ganirelix in Europa unter dem Namen Orgalutran, in den USA unter dem Namen Antagon.

4 Geschichte der Inseminationsbehandlung

Die Insemination wurde bereits vor über 200 Jahren beschrieben. John Hunter soll 1770 erstmals eine Patientin wegen einer Hypospadie des Ehemannes erfolgreich intravaginal inseminiert haben. Der Franzose Girault behandelte 1938 10 Frauen mit „langer Zervix und engem Ostium“ durch eine homologe intrauterine Insemination. 8 der 10 Frauen sollen dabei schwanger geworden sein.

1884 wird die erste donogene Insemination aufgrund einer Azoospermie erfolgreich mit dem Eintritt einer Schwangerschaft durchgeführt. Dieser Erfolg wird erst 25 Jahre später durch einen damals beteiligten Studenten veröffentlicht (Army und Quagliarello 1987; Nachtigall 1987).

Zum Verständnis auch der Unzulänglichkeiten der in den ersten Jahren durchgeführten Therapien sei auf ein 1866 erschienenes Buch von James Marion Sims verwiesen. Dieser Autor baute seine gesamte Theorie zum unerfüllten Kinderwunsch auf der damals nicht ungewöhnlichen These auf, dass das Konzeptionsoptimum während der Menstruation zu suchen ist. Nach seinen Angaben führte er bei 6 Paaren 55 Inseminationen durch mit einer eingetretenen Schwangerschaft. Da er selbst seine technischen Unzulänglichkeiten erkannt hatte, schloss er von seiner Analyse einige Inseminationen aus, war aber mit der Schwangerschaftsrate von 1/27 immer noch zu Recht unzufrieden. Ein Zitat aus seinem Buch sei hier abgedruckt, da es einmal mehr darstellt, dass ganz wesentliche Grundlagen, die uns heute selbstverständlich erscheinen, noch nicht bekannt waren:

> Ich zweifle nicht daran, dass wir eine grössere Kenntnis der Embryologie erlangen werden als wir gegenwärtig besitzen und wenn wir nach Jahren die Gesetze der Conception besser verstehen, dann wird unzweifelhaft jemand die Prinzipien, welche ich durch diese Experimente festzustellen versucht habe, mit grösserer Genauigkeit anwenden, als ich es gethan habe. Wenn wir mehr über die eigentliche Conceptionszeit wüssten, dann könnte diese mechanische Befruchtung hinlänglich exakt ausgeführt werden ... (Sims 1866)

5 Der erste Bericht einer erfolgreichen In-vitro-Fertilisation (IVF)

1932 publizierte Aldous Huxley sein Buch „Brave New World“. In diesem Roman beschreibt Huxley die Technik „IVF“, wie wir sie heute kennen. Der Unterschied allerdings bestand darin, dass Huxleys Vision nicht den Embryotransfer, sondern die komplette extrakorporale Entwicklung eines Menschen vorsah, die von ihm sogenannte „Exogenese“.

1937 wurde im New England Journal of Medicine ein Editorial publiziert, dessen Wortlaut sich im Original wie folgt liest (Editorial 1937):

> Conception in a watchglass
> The „Brave New World“ of Aldous Huxley may be nearer realization. Pincus and Enzmann have started one step earlier with the rabbit, isolating an ovum, fertilizing it in a watch glass and reimplanting it in a doe other than the one which furnished the oocyte and have thus successfully inaugurated pregnancy in the unmated animal. If such an accomplishment with rabbits were to be duplicated in the human being, we should in the words of „flaming youth“ be „going places.“

Die hier zitierte Arbeit von Pincus und Enzmann (1934) beschrieb allerdings eine erfolgreiche Übertragung von Gameten und deren Fusion beim Kaninchen, noch keine IVF.

5.1 Die frühe Geschichte der In-vitro-Fertilisation (IVF)

Die Untersuchungen zur Physiologie der Eizelle sowie der menschlichen Fertilisation wären ohne die bahnbrechenden Arbeiten von Robert Edwards seit den späten 1950er-Jahren nicht denkbar. Nachdem Edwards in England keinen ausreichenden Zugang zu menschlichen Ovargeweben bekam, führte ihn ein 6-wöchiger Forschungsaufenthalt 1965 an das Johns-Hopkins-Hospital in Baltimore. In Kooperation mit Georgia und Howard Jones gelang es Edwards, gemeinsam mit einem jungen Studenten Roger Donahue Eizellen aus Operationspräparaten des Ovars zu isolieren, sie in in vitro über die Metaphase I zur Metaphase II zu entwickeln und schließlich zu fertilisieren (Edwards 1965).

Es war ebenfalls Robert Edwards, der bereits 1967 die Idee hatte, das Geschlecht des sich entwickelnden Embryos zu klären (Edwards und Gardner 1967). Dies gelang beim Kaninchen mit der exakten Voraussage des Geschlechts aller geborener Tiere im Jahre 1968 (Gardner und Edwards 1968).

▶ De facto hatte er damit die grundlegende Idee der Präimplantationsdiagnostik beschrieben.

Bis zur klinischen Etablierung der Präimplantationsdiagnostik dauerte es allerdings weitere 20 Jahre, bis in England Alan Handyside 1989 nach Entwicklung der Polymerasekettenreaktion („polymerase chain reaction“; PCR) über die erste Anwendung an menschlichen Embryonen und 1 Jahr später über die erste Geburt berichten konnte (Handyside et al. 1989, 1990).

Bereits Anfang der 1970er-Jahre wendeten Steptoe und Edwards HMG und HCG zur Stimulation an (Steptoe und

Edwards 1970). Die Eizellen wurden während einer Laparoskopie gewonnen. Bereits aus dieser Zeit stammt die Beobachtung einer Lutealphaseninsuffizienz als Folge einer zu hoch dosierten Gonadotropinstimulation. Dies führte später, in den 1980er-Jahren, zur Idee der Supplementierung der Lutealphase – zunächst mit HCG-, später mit Progesteronpräparaten. Die induzierte Lutealphaseninsuffizienz war auch der Grund für die Pioniere der IVF, auf den natürlichen Zyklus bzw. später auch eine Clomifenstimulation zurückzugreifen.

Eine erste klinische Schwangerschaft stellte sich leider als Tubargravidität heraus (Steptoe und Edwards 1976). Die erste Geburt nach IVF gelang 1978 den Pionieren Steptoe und Edwards (Steptoe und Edwards 1978). Zuvor waren in Australien 1973 zwei biochemische Schwangerschaften berichtet worden (de Kretzer et al. 1973).

Anfang der 1980er-Jahre gelang die transvaginale Gewinnung der Eizellen unter Ultraschallkontrolle, was das Verfahren der IVF deutlich vereinfachte, da auf die Laparoskopie verzichtet werden konnte (Wikland und Hamberger 1984).

Anfang der 1980er-Jahre wurde v. a. von australischen Gruppen die Stimulationsbehandlung weiterentwickelt. Protokolle mit Clomifen und HCG wurden wieder eingeführt (Trounson et al. 1981). Ferner wurde gezeigt, dass ein Zeitintervall von 36 h zwischen HCG-Gabe und Gewinnung der Eizellen sinnvoll ist, um optimal ausgereifte Eizellen zu erhalten (Trounson et al. 1982).

5.2 Weiterentwicklung der In-vitro-Methoden beim Menschen

► Ende der 1970er-Jahre war somit die IVF als Therapie beim Menschen etabliert.

Ursprünglich war die Motivation zur Entwicklung der Technik die Therapie von Frauen mit tubarer Sterilität gewesen. Sehr schnell aber gab es weitere Ansätze.

Die Idee einer Eizell- und Embryonenspende wurde frühzeitig in den 1980er-Jahren in die Praxis umgesetzt (Lutjen et al. 1984; Trounson et al. 1983). Hier lag die Indikation bei Frauen mit einer prämaturen Ovarialinsuffizienz.

Zur Optimierung der Fertilisation bei eingeschränkter männlicher Fertilität wurden bis Anfang der 1990er-Jahre unterschiedliche Verfahren entwickelt. Den größten Erfolg hat dabei die intrazytoplasmatische Spermieninjektion (ICSI) gehabt, die 1992 eher per Zufall durch den amerikanischen Gastarzt Gianpierro Palermo in Belgien an der Freien Universität Brüssel entwickelt wurde (Palermo et al. 1992).

Bereits 1987 hatte man versucht, durch die subzonale Spermieninjektion (SUZI) bei der männlichen Subfertilität die Chancen auf eine Fertilisierung der Eizelle zu optimieren (Laws-King et al. 1987). Aus Singapur wurde 1988 die erste Geburt nach SUZI berichtet (Ng et al. 1988). Relativ schnell nach Einführung der ICSI zeigte sich allerdings, dass die ICSI der SUZI deutlich überlegen war (Van Steirteghem et al. 1993a, b).

Erwähnenswert ist noch die Technik des „gamete intrafallopian transfer“ (GIFT), die Übertragung der Gameten in die Tuben zur Fertilisation in vivo (Asch et al. 1987, 1988; Molloy et al. 1985). Die GIFT wurde über ein Jahrzehnt hinweg v. a. in Australien angewendet, sie wird aber seit der Jahrtausendwende kaum noch genutzt. Modifikationen dieser Technik sind der „embryo intrafallopian transfer“ (EIFT) und der „zygote intrafallopian transfer“ (ZIFT). Der Nachteil, der schließlich zur zunehmend geringeren Anwendung führte, war der gegenüber der konventionellen IVF höhere Aufwand mit der Laparoskopie.

6 Kryokonservierung

Auf die frühen 1980er-Jahre gehen auch die Techniken zur Kryokonservierung von Eizellen (Chen 1986) und Embryonen (Trounson und Mohr 1983) zurück.

Ein wichtiger Schritt in der Entwicklung der modernen Kryokonservierungsverfahren war die Beobachtung von Polge Ende der 1940er-Jahre, dass Gefrierschutzmittel wie Glycerol die Ergebnisse deutlich verbessern können.

Die erste Schwangerschaft nach Transfer eines zuvor kryokonservierten 8-zelligen menschlichen Embryos ging leider in der 24. Schwangerschaftswoche nach vorzeitigem Blasensprung und konsekutivem Amnioninfektionssyndrom durch Abort zu Ende (Trounson und Mohr 1983). Wenig später aber wurden auch Geburten berichtet (Zeilmaker et al. 1984).

7 … und heute?

Wie ist die Geschichte der Reproduktionsmedizin (einen Überblick zeigt Abb. 3) in den vergangenen 20 Jahren weitergegangen nach der Entwicklung der Präimplantationsdiagnostik und v. a. der wenige Jahre später revolutionären Einführung der ICSI in das therapeutische Spektrum?

Ein wesentlicher Fokus lag sicherlich in der Optimierung der Kulturbedingungen sowie der Standardisierungen im Laborbereich. Darüber hinaus wurden zahlreiche Techniken erprobt, um den Erfolg in individuellen Fällen zu verbessern. Dazu gehört das heute weit verbreitete „assisted hatching“ sowie als innovative Ansätze die Anwendung des Polarisationsmikroskops zur Beurteilung der Zona pellucida.

Andere Verfahren wie die hohe Vergrößerung von Spermien vor deren Auswahl für die ICSI (IMSI) konnten weniger überzeugen. Die Liste von Modifikationen der unterschiedlichen Stimulations- und Kulturprotokolle ist endlos.

Physiologie	Jahr	Therapie
	1770	Erstbeschreibung einer Insemination
	1884	Erstbeschreibung einer donogenen Insemination
Aschner postuliert den Hypothalamus zur Steuerung der Hypophyse	1912	
	1920er Jahre	Radiatio der Hypophyse zur Stimulationsbehandlung/ Therapie der Amenorrhoe
Bedeutung der Hypophyse für die Ovarfunktion tierexperimentell belegt	1926/1927	
Zondek postuliert das Follikelreifungshormon Prolan A und das Luteinisierungshormon Prolan B	1930	
	1930	Entwicklung des PMSG als erstem Gonadotropin-Präparat
	1940er Jahre	Radiatio der Ovarien zur Stimulationsbehandlung/ Therapie der Amenorrhö
Beschreibung des HCG	1943	
	1946	Erstbeschreibung des zweistufigen Protokolls mit PMSG und HCG
	1954	Erstbeschreibung von HMG
	1958	Entwicklung des HPG zur ovariellen Stimulation
	1961	Erstbeschreibung von Clomifen
	1962	Erste Lebendgeburten nach Anwendung von HMG
	1966	Entwicklung von hochgereinigtem FSH
	1968	Tierexperimenteller Nachweis der Möglichkeit einer Präimplantationsdiagnostik
Die Arbeitsgruppe von Schally publiziert die Struktur von GnRH	1971	
	1973	Eine der letzten Beschreibungen der Anwendung von PMSG beim Menschen
Knobil beschreibt die pulsatile Ausschüttung von GnRH als wesentlichen Trigger für die Hypophysenfunktion	1974	
	1973	Erste biochemische Schwangerschaften nach IVF
	1976	Erste klinische Schwangerschaft (Tubargravidität) nach IVF
Beleg für die Notwendigkeit der Pulsatilität von GnRH zur Stimulation der Hypophyse	1981	
	1983	Erstbeschreibung der Kryokonservierung von Embryonen
	1983	Erstbeschreibung einer Embryonenspende
	1984	Erstbeschreibung des langen Protokolls mit Anwendung von GnRH-Agonisten
	1984	Der transvaginale Ultraschall löst zunehmend die Laparoskopie zur Eizellgewinnung bei der IVF ab
	1987	Anwendung der SUZI zur Behandlung der männlichen Subfertilität
	1989	Präimplantationsdiagnostik beim Menschen mittels PCR
	1990	Erstbeschreibung von rekombinantem FSH
	1992	Erstbeschreibung der ICSI
	1995	Erstzulassung von rekombinantem FSH
	1999	Erstzulassung von GnRH-Antagonisten
	2000	Erstzulassung von rekombinantem LH
	2001	Erstzulassung von rekombinantem HCG
	2010	Erstzulassung von langwirksamem FSH

Abb. 3 Zeitleiste zu den Entdeckungen der Physiologie der Fortpflanzung sowie zur Entwicklung reproduktionsmedizinischer Maßnahmen

Viele Verfahren blieben im Status der „Pilotphase" oder der „Einzelfallbeobachtung".

▶ Schlussendlich gab es seit der ICSI nie mehr ein Verfahren, das in ähnlicher Weise die Konzeptionschancen in der Reproduktionsmedizin vervielfacht hätte.

Ein ganz wesentlicher Schwerpunkt der vergangenen 2 Jahrzehnte lag aber auch in der Reduzierung v. a. in Bezug auf das **Mehrlingsrisiko** und das Risiko eines **ovariellen Überstimulationssyndroms**. In mühsamer Arbeit mit Seminaren, Kongressen und Einzelpublikationen wurde den Reproduktionsmedizinern das Dilemma höhergradiger Mehrlingsschwangerschaften vor Augen geführt. Am Ende stand in einigen Ländern der elektive Einzelembryotransfer („elective single embryo transfer"; eSET) als ideale Lösung.

Bezüglich des ovariellen Überstimulationssyndroms wurde die forcierte Lutealphasenunterstützung mit HCG verlassen, man besann sich bei Hochrisikopatientinnen auf die einfachen Stimulationsprotokolle unter Anwendung von Clomifen zurück, die bereits in den frühen 1980er-Jahren Anwendung gefunden hatten. Vieles wurde als Innovation gefeiert, was die Pioniere der IVF bereits Jahre zuvor auf den Weg gebracht hatten.

Die Behandlung im Rahmen der IVF wurde über die letzten 30 Jahre hinweg deutlich vereinfacht: Die Laparoskopie wurde abgelöst von der transvaginalen ultraschallgesteuerten Punktion. Das lange Protokoll ermöglichte eine genaue Steuerung des Zyklus. Die Gonadotropine können mit modernen Hilfsmitteln leichter appliziert werden, kaum ein Medikament muss noch intramuskulär gegeben werden; es ist die Regel, dass die Patientinnen sich sämtliche Medikamente im Zyklus selbst applizieren. Durch das lang wirksame FSH-Präparat wird die Zahl der notwendigen Injektionen reduziert.

Während zu Anfang der IVF die Patientinnen nach dem Embryotransfer noch 2 Wochen bis zum Schwangerschaftstest absolute Bettruhe einhalten mussten, ist heute die IVF ein ambulantes Verfahren. Studien konnten ausreichend gut belegen, dass die Frauen nach dem Embryotransfer aufstehen und den Ambulanzbereich verlassen können.

Zukünftige Entwicklungen werden sich auch auf die weitere Vereinfachung der Medikation konzentrieren. In diesem Buch wird an verschiedenen Stellen auf weitere Optimierungsmöglichkeiten der Therapie, v. a. im Laborbereich, eingegangen.

Literatur

Agrawal R, West C, Conway GS, Page ML, Jacobs HS (1997) Pregnancy after treatment with three recombinant gonadotropins. Lancet 349:29–30

Army M, Quagliarello JR (1987) History of artificial insemination: a tribute to Sophia Kleegman. Semin Reprod Endocrinol 5:1–3

Asch RH, Balmaceda JP, Ord T, Borrero C, Rodriguez Rigau LJ, Rojas FJ (1987) Gamete intra fallopian transfer (GIFT) and oocyte donation a novel treatment for infertility in premature ovarian failure. Gynecol Endocrinol 1:105–111

Asch RH, Balmaceda JP, Ord T, Borrero C, Cefalu E, Gastaldi C, Rojas F (1988) Oocyte donation and gamete intrafallopian transfer in premature ovarian failure. Fertil Steril 49:263–267

Aschner B (1912) Ueber die Beziehung zwischen Hypophysis und Genitale. Arch Gynäkol 97:200–227

Beclere A (1926) Paris Med 13:97

Bettendorf G (1963) Human hypophyseal gonadotropin in hypophysectomized women. Int J Fertil 8:799

Borth R, Lunenfeld B, de Watteville H (1954) Activite gonadotrope d'un extrait d'urines de femmes en menopause. Experientia 10:266–270

Bouloux PM, Handelsman DJ, Jockenhovel F, Nieschlag E, Rabinovici J, Frasa WL, de Bie JJ, Voortman G, Itskovitz-Eldor J (2001) First human exposure to FSH-CTP in hypogonadotrophic hypogonadal males. Hum Reprod 16:1592–1597

Chen C (1986) Pregnancy after human oocyte cryopreservation. Lancet 1:884–886

Cochius JI, Burns RJ, Blumbergs PC, Mack K, Alderman CP (1990) Creutzfeldt-Jakob disease in a recipient of human pituitary-derived gonadotrophin. Aust NZ J Med 20:592–593

Cole HH, Hart GH (1930) The potency of blood serum of mares in progressive stages of pregnancy in effecting the sexual maturity of the immature rat. Am J Phys 93:57–68

Cummins J (1999) Evolutionary forces behind human infertility. Nature 397:557–558

Donini P, Puzzuoli D, Montezemolo R (1964) Purification of gonadotropin from human menopausal urine. Acta Endocrinol 45:329

Donini P, Puzzuoli D, D'Alessio C, Lunenfeld B, Eshkol A, Parlow AF (1966) Purification and separation of follicle-stimulating hormone (FSH) and luteinizing hormone (LH) from human postmenopausal gonadotrophin (HMG). Acta Endocrinol 52:169–185

Duijkers IJ, Klipping C, Boerrigter PJ, Machielsen CS, de Bie JJ, Voortman G (2002) Single dose pharmacokinetics and effects on follicular growth and serum hormones of a long-acting recombinant FSH preparation (FSH-CTP) in healthy pituitary-suppressed females. Hum Reprod 17:1987–1993

Dumble LJ, Klein RD (1992) Creutzfeldt-Jakob legacy for Australian women treated with human pituitary gonadotropins. Lancet 340: 847–848

Editorial (1937) Conception in a watchglass. N Engl J Med 217:678

Edwards RG (1965) Maturation in vitro of human ovarian oocytes. Lancet 286:926–929

Edwards RG, Gardner RL (1967) Sexing of live rabbit blastocysts. Nature 214:576–577

Eshkol A, Lunenfeld B (1967) Purification and separation of follicle stimulating hormone (FSH) and luteinizing hormone (LH) from human menopausal gonadotrophin (HMG). Acta Endocrinol 54:919–927

Fevold SL, Hisaw FL, Leonard SL (1931) The gonad-stimulating and the luteinizing hormones of the anterior lobe of the hypophysis. Am J Phys 97:291–301

Finkler RS (1949) Evaluation of hormonal and radiation therapy in 190 cases of functional sterility and secondary amenorrhea Preliminary report. Am J Obstet Gynecol 58:559–564

Gardner RL, Edwards RG (1968) Control of the sex ratio at full term in the rabbit by transferring sexed blastocysts. Nature 218:346–348

Gemzell CA, Diszfalusy E, Tillinger G (1958) Clinical effect of human pituitary follicle stimulating hormone. J Clin Endocrinol Metab 18:138–148

Greenblatt RB, Barfield WE, Jungck EC, Ray AW (1961) Induction of ovulation with MRL/41 Preliminary report. JAMA 178:101–104

Groot-Wassink K, Blawert H (1973) Vergleichende Untersuchungen zur Ovulationsauslösung mit Follistiman und Pergonal. Zentralbl Gynakol 9:1019–1024

Guillemin R (1967) Chemistry and physiology of hypothalamic releasing factors for gonadotrophins. Int J Fertil 12:359–367

Halberstaedter L (1905) Die Einwirkung der Röntgenstrahlen auf Ovarien. Berl Klin Wschr 42:64

Handyside AH, Penketh RJA, Winston RML, Pattinson JK, Delhanty JDA, Tuddenham EGD (1989) Biopsy of human preimplantation embryos and sexing by DNA amplification. Lancet 333:347–349

Handyside AH, Kontogianni EH, Hardy K, Winston RML (1990) Pregnancy from biopsied human preimplantation embryos sexed by specific DNA amplification. Nature 344:768–770

Huxley A (1932) Brave new world. Harper & Row, New York

Knobil E (1974) On the control of gonadotropin secretion in the rhesus monkey. Recent Prog Horm Res 30:1–46

Knobil E (1980) The neuroendocrine control of the menstrual cycle. Recent Prog Horm Res 36:53–88

Kretzer D de, Dennis P, Hudson B, Leeton J, Lopata A, Outch K, Talbot J, Wood C (1973) Transfer of a human zygote. Lancet 2: 728–729

Laws-King A, Trounson A, Sathananthan H, Kola I (1987) Fertilization of human oocytes by microinjection of a single spermatozoon under the zona pellucida. Fertil Steril 48:637–642

Lunenfeld B, Menzi A, Volet B (1960) Clinical effects of human postmenopausal gonadotrophin. In: Fuchs F (Hrsg) Advance abstracts of short communications. 1st International Congress of Endocrinology. Periodica, Copenhagen, S 587

Lunenfeld B, Sulimovici S, Rabau E, Eshkol A (1962) L'induction de l'ovulation dans les amenorrheas hypophysaires par un traitement combine de gonadotrophins urinaires menopausiques et de gonadotrophins chorioniques. C R Soc Franc Gynecol 32:346

Lutjen P, Trounson A, Leeton J, Findlay J, Wood C, Renou P (1984) The establishment and maintenance of pregnancy using in vitro fertilization and embryo donation in a patient with primary ovarian failure. Nature 307:174–175

Mazer C (1946) In: Paul B (Hrsg) Diagnosis and treatment of menstrual disorders and sterility. Hoeber, Inc., New York

Molloy D, Speirs A, Du PY, Gellert S, Bourne H, Johnston WI (1985) Gamete intra-fallopian transfer. Med J Aust 143:428

Nachtigall RD (1987) Indications, techniques and success rates for AIH. Semin Reprod Endocrinol 5:5–9

Ng SC, Bongso A, Ratnam SS, Sathananthan H, Chan CL, Wong PC, Hagglund L, Anandakumar C, Wong YC, Goh VH (1988) Pregnancy after transfer of sperm under zona. Lancet 2:790

Ostergaard E (1942) Antigonadotrophic substances. Munksgaard, Copenhagen

Palermo G, Joris H, Devroey P, Van Steirteghem AC (1992) Pregnancies after intracytoplasmic injection of single spermatozoon into an oocyte. Lancet 340:17–18

Pincus G, Enzmann EV (1934) Can mammalian eggs undergo normal development in vitro? Proc Natl Acad Sci U S A 20:121–122

Porter RN, Smith W, Craft IL, Ardulwahid NA, Jacobs HS (1984) Induction of ovulation for in-vitro fertilisation using buserelin and gonadotropins. Lancet 2:1284–1285

Ron E, Boice JD Jr, Hamburger S, Stovall M (1994) Mortality following radiation treatment for infertility of hormonal origin or amenorrhoea. Int J Epidemiol 23:1165–1173

Schally AV, Nair RM, Redding TW, Arimura A (1971) Isolation of the luteinizing hormone and follicle-stimulating hormone-releasing hormone from porcine hypothalami. J Biol Chem 246:7230–7236

Sims JM (1866) Klinik der Gebärmutter-Chirurgie mit besonderer Berücksichtigung der Behandlung der Sterilität. Enke Verlag, Erlangen

Smith PE (1926) Hastening of development of female genital system by daily hemoplastic pituitary transplants. Proc Soc Exp Biol Med 24:1311–1333

Smith PE, Engle ET (1927) Experimental evidence of the role of anterior pituitary in development and regulation of gonads. Am J Anat 40:159

Snick HK, Snick TS, Evers JL, Collins JA (1997) The spontaneous pregnancy prognosis in untreated subfertile couples: the Walcheren primary care study. Hum Reprod 12:1582–1588

Steptoe PC, Edwards RG (1970) Laparoscopic recovery of preovulatory human oocytes after priming of ovaries with gonadotrophins. Lancet 1:683–689

Steptoe PC, Edwards RG (1976) Reimplantation of a human embryo with subsequent tubal pregnancy. Lancet 1:880–882

Steptoe PC, Edwards RG (1978) Birth after the reimplantation of a human embryo [letter]. Lancet 2:366

Stokman PG, De Leeuw R, van den Wijngaard HA, Kloosterboer HJ, Vemer HM, Sanders AL (1993) Human chorionic gonadotropin in commercial human menopausal gonadotropin preparations. Fertil Steril 60:175–178

Trounson A, Mohr L (1983) Human pregnancy following cryopreservation, thawing and transfer of an eight-cell embryo. Nature 305:707–709

Trounson AO, Leeton JF, Wood C, Webb J, Wood J (1981) Pregnancies in humans by fertilization in vitro and embryo transfer in the controlled ovulatory cycle. Science 212:681–682

Trounson AO, Mohr LR, Wood C, Leeton JF (1982) Effect of delayed insemination on in-vitro fertilization, culture and transfer of human embryos. J Reprod Fertil 64:285–294

Trounson A, Leeton J, Besanko M, Wood C, Conti A (1983) Pregnancy established in an infertile patient after transfer of a donated embryo fertilised in vitro. Br Med J (Clin Res Ed) 286:835–838

Van Steirteghem AC, Liu J, Joris H, Nagy Z, Janssenswillen C, Tournaye H, Derde MP, Van Assche E, Devroey P (1993a) Higher success rate by intracytoplasmic sperm injection than by subzonal insemination. Report of a second series of 300 consecutive treatment cycles. Hum Reprod 8:1055–1060

Van Steirteghem AC, Nagy Z, Joris H, Liu J, Staessen C, Smitz J, Wisanto A, Devroey P (1993b) High fertilization and implantation rates after intracytoplasmic sperm injection. Hum Reprod 8:1061–1066

Wikland M, Hamberger L (1984) Ultrasound as a diagnostic and operative tool for in vitro fertilization and embryo replacement (IVF/ER) programs. J In Vitro Fert Embryo Transf 1:213–216

Wildt L, Hausler A, Marshall G, Hutchison JS, Plant TM, Belchetz PE, Knobil E (1981) Frequency and amplitude of gonadotropin-releasing hormone stimulation and gonadotropin secretion in the rhesus monkey. Endocrinology 109:376–385

Zeilmaker GH, Alberda AT, van Gent I, Rijkmans CM, Drogendijk AC (1984) Two pregnancies following transfer of intact frozen-thawed embryos. Fertil Steril 42:293–296

Zondek B (1926) Ueber die Funktion des Ovariums. Z Geburtshilfe Gynäkol 90:327

Zondek B (1930) Ueber die Hormone des Hypophysenvorderlappens. Klin Wochenschr 9:245–248

Zondek B, Aschheim S (1927) Das Hormon des Hypophysenvorderlappens: Testobjekt zum Nachweis des Hormons. Klin Wochenschr 6:248–254

Zondek B, Sulman F (1942) The antigonadotropic factor. Williams & Wilkins, Baltimore

Teil II

Physiologie

Endokrine Kontrolle der Ovarfunktion

3

Tim Cordes

Inhalt

1 Einleitung ... 23
2 Anatomie und Entwicklung ... 23
3 Die Hypophyse-Hypothalamus-Ovar-Achse und deren Hormone ... 24
4 Follikulogenese ... 30
5 Ovulation ... 34
6 Lutealphase ... 36
Literatur ... 36

1 Einleitung

In diesem Kapitel sollen die strukturellen und endokrinologischen Zusammenhänge der Ovarfunktion und deren Regulation erläutert werden. Das Wissen um diese Vorgänge ist für das Verstehen von pathophysiologischen Veränderungen der Endokrinologie sowie für das Ableiten einer kausalen Therapie essenziell.

Zunächst wird kurz auf die embryonale Entwicklung der inneren Genitalien und deren anatomische Strukturen eingegangen. Für eine detaillierte Anschauung der embryonalen Entwicklung sollte jedoch ein Fachbuch für Embryologie zu Rate gezogen werden. Anschließend werden der hormonelle Regelkreislauf sowie die Struktur und Herkunft der beteiligten Hormone erläutert. Dies beinhaltet die Rolle des zentralen Nervensystems, später dann die Regulation der Ovarfunktion und Auswirkung der Gonadotropine auf die Follikelreifung, die Ovulation und Lutealphase.

2 Anatomie und Entwicklung

Das Steuerungssystem des weiblichen Zyklus ist komplex und nicht als einseitig zu betrachten. Viele Funktionen des Körpers nehmen Einfluss auf den weiblichen Zyklus. So können z. B. Produkte des Stoffwechsels und die Leber einen entscheidenden Einfluss auf die Zyklusfunktion haben.

▶ Somit sind auch die Lebensumstände und die Ernährungsweise in die Diagnostik einzubeziehen.

Diese können auch dann auch als kausale Ansatzpunkte in der Therapie von hormonellen Dysbalancen genutzt werden (z. B. ▶ Kap. 6, „Hyperandrogenämie – Diagnostik, Differenzialdiagnostik“).

Die übergeordnete Funktionseinheit für die Steuerung des weiblichen Zyklus besteht aus dem Hypothalamus und der Hypophyse. Das Ovar ist das Zielorgan und sorgt u. a. mit der Produktion der weiblichen Geschlechtshormone für deren typische Effekte des weiblichen Zyklus. Der Zyklus ist im Durchschnitt von einer 28-tägigen Rhythmik gekennzeichnet. Eine Abweichung auf 25–35 Tage ist aber als physiologisch anzusehen.

T. Cordes (✉)
Gynaekologicum Hamburg, Kinderwunschzentrum Altonaer Strasse, Hamburg, Deutschland
E-Mail: tim.cordes@ivf-hamburg.de

K. Diedrich et al. (Hrsg.), *Reproduktionsmedizin*, Springer Reference Medizin,
https://doi.org/10.1007/978-3-662-57636-6_3

Für die Basisdiagnostik im Erstgespräch kann man mit hoher Wahrscheinlichkeit von einem ovulatorischen Zyklus ausgehen, wenn die Patientin eine Rhythmik innerhalb der Norm angibt.

► **Empfehlung** Details des Zyklusgeschehens bei einer Patientin in der Kinderwunschsprechstunde sollten aber immer durch eine Basishormonanalytik am 2.–5. Zyklustag und ein Zyklusmonitoring mit Kontrolle der relevanten Hormonparameter in der Follikelphase, der ovulatorischen Phase und der Lutealphase erfolgen.

2.1 Historie

Erste Beschreibungen der weiblichen Genitalien fanden bereits bei Aristoteles im 4. Jahrhundert v. Chr. Erwähnung (Historia animalium). Die ersten genauen anatomischen Schilderungen sowie die Zusammenhänge und deren physiologische Bedeutung in der Reproduktion wurden erstmals um 300 v. Chr. durch Herophilus von Alexandrien verfasst.

In den folgenden Jahrhunderten gab es keinen nennenswerten wissenschaftlichen Zugewinn. Erst im 16. Jahrhundert beschrieb Andreas Vesalius die genauere Struktur des Ovars mit Follikelbildung und Ausbildung des Corpus luteum. Die ersten biochemischen und strukturellen Untersuchungen zur Follikelreifung wurden von Renier de Graaf 1672 verfasst. Drelincourt erkannte etwa um die gleiche Zeit, dass die Eizelle in dem Graaf-Follikel eingeschlossen ist und nicht das Ganze als Eizelle zu bezeichnen ist.

In den folgenden Jahren Ende des 17. Jahrhunderts wurde von Boerhave über die Theorie der Befruchtung der Eizelle und deren Aufnahme in die Tube berichtet. Im Weiteren folgten die ersten detaillierten Beschreibungen einer Säugetiereizelle (von Bear) und Beobachtungen zum Konzeptionsoptimum (Raciborski 1875; zit. in Albrecht 1936). Dieser fand auch heraus, dass Frauen, die ihre Hochzeit 7–10 Tage nach der Regelblutung hatten, häufiger schwanger wurden. Somit waren die ersten Beobachtungen zum Konzeptionsoptimum niedergelegt. Das widerlegte die zuvor gültige Meinung, dass die fruchtbaren Tage während der Regelblutung seien, konnte diese aber bis in das 20. Jahrhundert nicht ausräumen (Döderlein 1985).

2.2 Embryologie

Die inneren weiblichen Genitalien setzen sich aus verschieden gruppierten Strukturen zusammen. Hierzu zählen die paarig angelegten Anteile der Wolff- und der Müller-Gänge sowie der Sinus urogenitales. Die Wolff-Gänge sind ursprünglich die exkretorischen Gänge des Mesonephrons, der Vorniere und der Urniere. Die Wolff- und Müller-Gänge sowie der Sinus urogenitalis differenzieren sich im embryonalen Zeitraum bis zur 12. SSW hormonabhängig in den jeweiligen geschlechtsspezifischen Phänotyp (Abb. 1). Die Müller-Gänge bilden die Tuben, Uterus, Zervix und das obere Scheidendrittel. Der Uterus ist zunächst bicornual angelegt und entwickelt später ein einheitliches Kavum (Strowitzki 2009).

Das Ovar entwickelt sich aus einem Teil des Zölomepithels, welche die indifferente Gonadenanlage darstellt. Aus den Urkeimzellen, die dem Dottersack entstammen und in die indifferente Gonadenanlage einwandern, entstehen ab der 12. SSW etwa 6 Mio. Oogonien (Wilhelm und Koopman 2006), die in etwa der 13. Entwicklungswoche nach Verdopplung der DNA in die erste Meiose eintreten. Nun werden sie als **primäre Oozyten** bezeichnet.

Nach der Prophase I wird die Meiose unterbrochen. Dieses Stadium wird als Diktotän bezeichnet und ist die Ruhephase zwischen der Prophase und der Metaphase I. Hier bildet sich eine umgebende Zellenschicht aus flachen Follikelzellen, die später im Zyklus zur Granulosazellschicht proliferiert. Danach werden sie als **Primärfollikel** bezeichnet.

Die Anzahl der Eizellen im Ovar sinkt bis zur Pubertät kontinuierlich ab. So sind bei Geburt noch ca. 1 Mio. primäre Oozyten vorhanden, bei Erreichen der Pubertät etwa 400.000.

Auf die hormonelle Steuerung der präpubertären Phase soll aber in diesem Kapitel nicht eingegangen werden (Ludwig et al. 2007).

3 Die Hypophyse-Hypothalamus-Ovar-Achse und deren Hormone

Die Steuerung des Hypophysenvorderlappens (HVL), der neben den direkt relevanten Hormonen des weiblichen Zyklus – LH (luteinisierendes Hormon) und FSH (follikelstimulierendes Hormon) – auch TSH (thyroideastimulierendes Hormon), ACTH (adrenokortikotropes Hormon), GH („growth hormone") und Prolaktin produziert, erfolgt durch das übergeordnete Zentrum des Hypothalamus. Anatomisch entstammt die Adenohypophyse (HVL) aus der Radtke-Tasche, einem Teil des Gaumendachs. Aus diesem Grund besteht auch keine direkte Verbindung zum Hypothalamus, sodass die Steuerung und Ausschüttung von „releasing hormone" über den hypothalamisch-hypophysären Pfortaderkreislauf erfolgt.

Die Neurohypophyse oder Hypophysenhinterlappen ist eine Ausstülpung und somit anatomisch ein Anteil des Hypothalamus. Er ist über Neurone direkt mit diesem verbunden. Die Hormone der Hypophyse und deren Wirkung ist in Abb. 2 dargestellt. Die Hormone des Hypophysenhinterlappens **Oxytocin** und **Vasopressin** sind nicht nur dort nachweisbar, sondern gelangen auch über den Liquor cerebro-

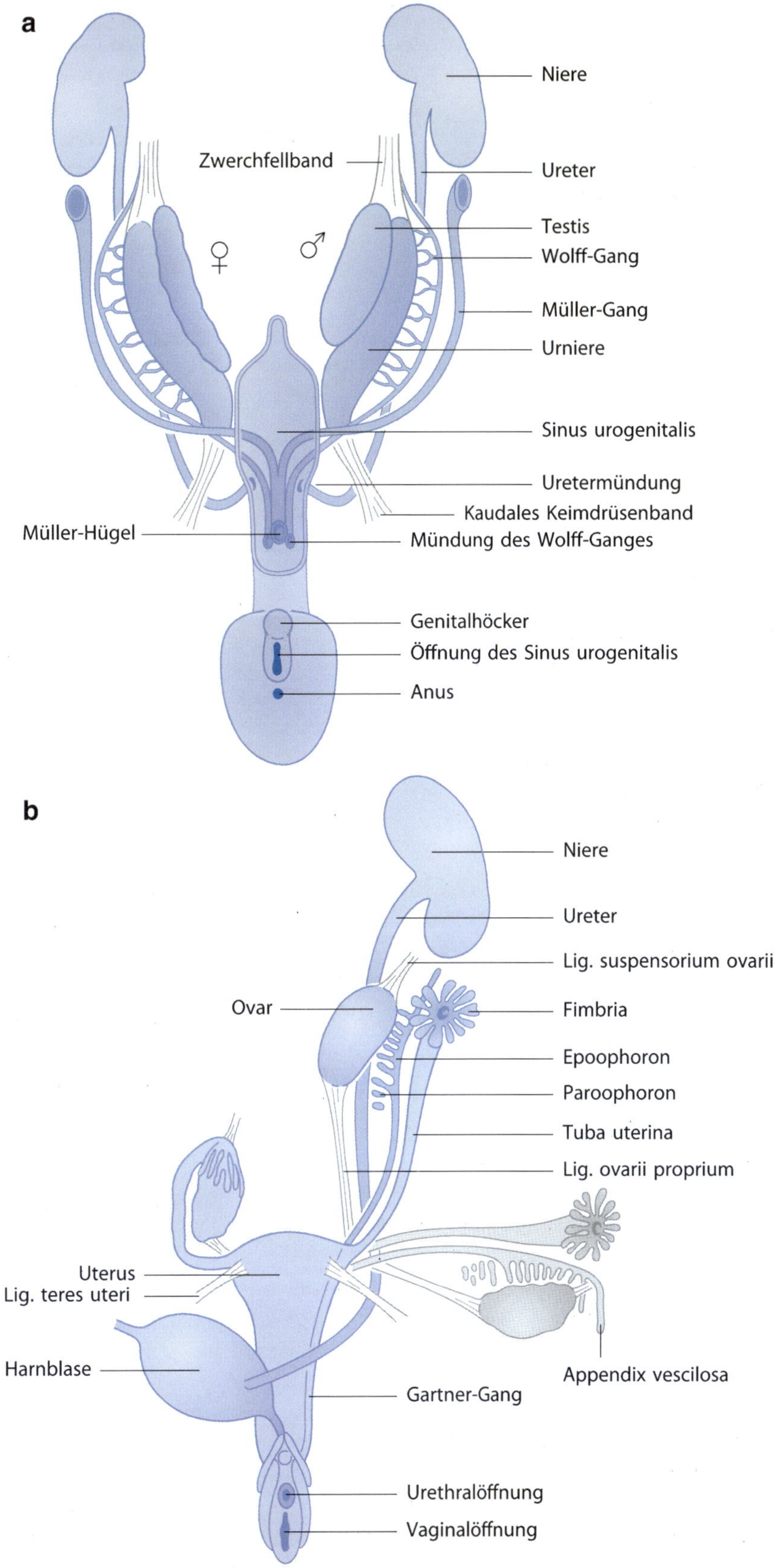

Abb. 1 Entwicklung der embryonalen und fetalen Genitalorgane (**a** indifferentes Stadium, **b** weibliches ausgereiftes Genitale). (Aus Strowitzky 2009)

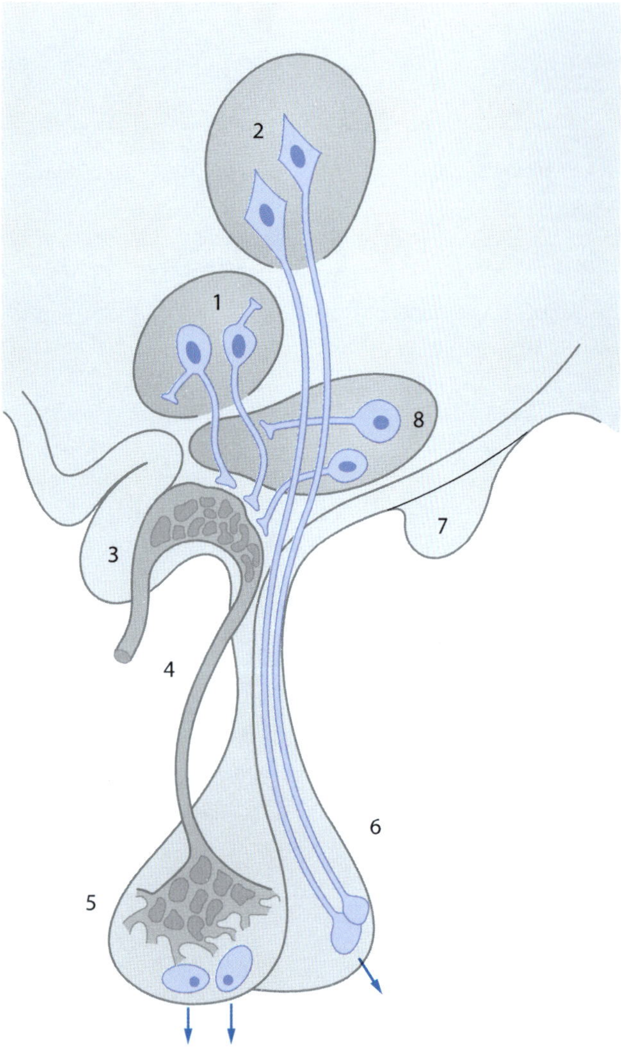

Abb. 2 Neuroanatomische Strukturen im Hypothalamus und der Hypophyse; *1* Nucleus arcuatus, *2* Nucleus paraventricularis, *3* Chiasma opticum, *4* hypothalamisch-hypophysärer Pfortaderkreislauf, *5* Hypophysenvorderlappen, *6* Hypophysenhinterlappen, *7* Corpus mamillare, *8* Neurone des Dopaminsystems und der endogenen Opiate. (Aus Ludwig 2009; nach Rossmanith 1991)

spinalis und das Pfortadersystem in den Hypophysenvorderlappen.

Beiden wird ein Einfluss auf die Ausschüttung der HVL-Hormone zugeschrieben. So scheint Vasopressin eine Wirkung auf die ACTH-Ausschüttung zu haben, welche die Gedächtnisleistung bei jungen Menschen und Depressiven beeinflusst (Koob et al. 1985; Speroff et al. 1984) und auch soziale Verhaltensweisen verändert. Dem Oxytocin hat man neben der Wirkung in der Laktation auch einen Einfluss auf soziale Verhaltensweisen zugeschrieben. Kürzlich wurde beschrieben, dass die nasale Gabe von Oxytocin das Verhalten von Probanden bei monetären Spenden beeinflusst. Dies galt interessanterweise nur für Probanden, die eine fürsorgliche Erziehung erfahren haben (van Ijzendoorn et al. 2011) Außerdem wird Oxytocin ein Einfluss auf den mittzyklischen Abbau von GnRH zugeschrieben.

Ein weiterer zyklusmodifizierender und reproduktionsbiologisch relevanter Faktor ist das **Melatonin**. Zwar greift Melatonin nicht direkt in den Zyklus ein, aber Beobachtungen des Fortpflanzungsverhaltens im Tag-Nacht-Rhythmus und Jahreszeitenrhythmus geben Hinweise auf einen Einfluss. So kann Melatonin auf die LH-Produktion Einfluss nehmen. Die Einflüsse in Zusammenhang mit der Gonadotropinsekretion ist aufgrund der insgesamt multifaktoriellen Zusammenhänge schwer zu deuten (Brown 1992; Cagnacci et al. 1995; Rossmanith und Wirth 1993).

Leptin ist ein Peptid, welches Einfluss auf alle Ebenen hat: den Hypothalamus, die Hypophyse und die Ovarien. Es wird in den Adipozyten gewichtsabhängig produziert und wirkt u. a. sowohl auf die Appetitregelung als interessanterweise auch auf die GnRH-Sekretion. So konnte in einem Tiermodell gezeigt werden, dass die LH-Sekretion, welche durch das Fasten supprimiert wurde, durch die Zugabe von Leptin reversibel ist (Pinilla et al. 1999). Des Weiteren zeigt Leptin eine direkte Wirkung sowohl auf die Hypophyse und die Gonadotropinsekretion als auch auf das Ovar und die Steroidsynthese.

▶ Somit erscheint auch erklärbar, warum Leptin bei übergewichtigen Frauen die Produktion der ovariellen Steroide (z. B. über „insulin like growth factor 1") vermindert und somit die Ovarfunktion beeinträchtigen kann.

Ein weiterer Faktor mit Wirkung auf die Gonadotropinstimulation ist das **Kisspeptin**. Ihm wird ein wesentlicher Einfluss auf den Eintritt der Pubertät zugeschrieben. Das KISS-1-kisspeptin-GPR54-System scheint ein wichtiges therapeutisches und diagnostisches Instrument bei Kindern mit verfrüht einsetzender Pubertät zu sein. Dies zeigt sich auch in einer direkten Wirkung auf die Gonadotropinsekretion (García-Galiano et al. 2012). In der Literatur gibt es außerdem Hinweise auf einen therapeutischen Effekt hinsichtlich der Follikelreifung und Ovulation bei zentraler Amenorrhö (Jayasena et al. 2010).

GnRH wird in hoch spezialisierten Neuronen des Hypothalamus gebildet. Diese 1000–2000 Neurone wandern in der frühen embryonalen Entwicklung von Anteilen des Riechhirns über die Lamina cribrosa in den mediobasalen Hypothalamus des Nucleus arcuatus. Eine Störung dieser Neuronen liegt beim sog. Kallmann-Syndrom vor. Diese Störung im Kal-1-Gen führt zum hypogonadotrophen Hypogonadismus und charakteristischerweise zu einer Riechstörung (z. B. Kaffee; Dodé und Harderlin 2004), aber auch andere Gendefekte führen zu den verschiedenen Unterformen des Kallmann-Syndroms.

Bei der Migration sind u. a. Fibroblastenwachstumsfaktoren, der LHRH-Faktor und Prokineticin beteiligt, die diese im

Bereich des Bulbus olfactorius steuern. Zum Zeitpunkt des Pubertätsbeginns wird der über die infantile Phase sich in Ruhe befindende GnRH-Pulsgenerator reaktiviert. Die GnRH-Pulse treten beim Heranwachsenden v. a. nachts mit zunehmender Frequenz auf (Wildt et al. 1980). Diese bewirken dann die pulsatile Freisetzung von LH und FSH aus der Hypophyse. Bei einer Pubertas praecox kommt es somit zu einer verfrühten Aktivierung des GnRH-Pulsgenerators (Abb. 3).

3.1 Wirkung und Steuerung der Gonadotropine

Luteinisierendes Hormon (LH)

Die pulsatile Ausschüttung des GnRH ist für die reguläre Funktion der Hypophyse obligat. Ein weiterer wesentlicher Steuerungsfaktor ist die Rückkopplung aus dem Ovar als Erfolgsorgan. Das Östrogen, welches vornehmlich im reifenden Follikel gebildet wird, steigt vor der Ovulation steil an und übt somit auch einen direkten Einfluss auf die Hormone der Hypophyse aus. Dieser Anstieg resultiert aus der rasch zunehmenden Anzahl von Granulosazellen im Graaf-Follikel und verhält sich proportional zur Follikelgröße.

Das ansteigende Östradiol bewirkt mit anderen Faktoren (s. unten) den zur Ovulation notwendigen LH-Peak. Hierzu ist eine Konzentration von zumindest ca. 150 pg/ml über eine Mindestdauer von etwa 36 h notwendig. In der Praxis gibt es aber auch Ausnahmefälle, sodass Ovulationen bei durchaus niedrigeren Östrogenspiegeln möglich sind. Viele Frauen entwickeln auch deutlich höhere Werte, bevor es zur Ovulation kommt.

► Grundvoraussetzung für einen normalen ovulatorischen Zyklus ist die pulsatile Sekretion des LH, die u. a. durch die GnRH-Sekretion und durch die Rückkopplung des Östradiols beeinflusst wird.

Andere Substanzen, wie Neuropeptid Y, Galanin, Neurotensin und Angiotensin, haben ebenfalls einen Einfluss auf die Steuerung der ovulatorischen Prozesse (Carmel et al. 1976; Kalra 1993; Neill et al. 1977; Norman et al. 1982; Clark 1995; Sahu et al. 1994; Shoham et al. 1995).

Die Frequenz der Pulsation des LH nimmt von der frühfollikulären zur spätfollikulären Phase zu. Auch im Tag-Nacht-Rhythmus gibt es einen Frequenzunterschied, mit häufigeren Peaks zur Tageszeit. In der Lutealphase I ist die Frequenz und Höhe der Amplitude am niedrigsten (Rossmanith und Wirth 1993).

Hypothalamische Peptide, die eine hemmende Wirkung haben, werden präovulatorisch blockiert (Clark 1995; Kalra 1993; Sahu et al. 1994; Shoham et al. 1995). Aber auch ein anderer Faktor, das Stickstoffmonoxid (NO), dient vermutlich als zusätzlicher Mediator. Ihm wird auch eine regulatorische Rolle beim ovariellen Blutfluss zugeschrieben (Kol und Adashi 1995). In der spätfollikulären Phase kommt es neben der vermehrten Speicherung von LH auch noch zu einer Induktion zusätzlicher GnRH-Rezeptoren. Dieser Mechanismus verstärkt vermutlich die Wirkung der intensivierten GnRH-Impulse (Neill et al. 1977; Adams et al. 1981).

Die mittzyklische LH-Ausschüttung stellt sich nicht als alleiniger LH-Peak dar, sondern ist eine Frequenz- und Amplitudensteigerung dessen. Die LH-Wirkung wird über die oben genannten Regulative durch eine Änderung der Synthese, Speicherung und Sekretion beeinflusst. Zusätzlich scheint die Östradiolwirkung aber auch eine Änderung der Mikrostruktur des LH nach sich zu ziehen. Dies soll die biologische Wirksamkeit des Moleküls durch eine Änderung des Kohlenhydratanteils positiv beeinflussen (Marut et al. 1981; Mukhopadhyay et al. 1979; Abb. 4).

Follikelstimulierendes Hormon (FSH)

Die FSH-Wirkung ist bei weitem nicht so detailliert erforscht wie die LH-Synthese und -Wirkung. Drei gonadale Peptide sind bei der Produktion und Sekretion nach derzeitigem Wissensstand beteiligt. Hierbei handelt es sich um Inhibin, ein Glykoproteohormon (bestehend aus α- und β-Untereinheit), das den Granulosazellen des reifenden Follikels entstammt. Man unterscheidet Inhibin A und Inhibin B. Letzterem wird eine stärkere FSH-supprimierende Rolle zugeschrieben (Burger 1993).

Weiterhin ist Aktivin (bestehend aus 2 β-Untereinheiten), ein selektiver hypophysär stimulierender Faktor der FSH-Synthese und -Sekretion, beschrieben. Dem Aktivin werden auch zahlreiche andere Induktions- und Differenzierungsprozesse, z. B. in der Blutbildung und Embryogenese, zugeschrieben. Dies beinhaltet auch Prozesse der Follikulogenese und Granulosazelldifferenzierung.

Die Ähnlichkeit der Proteohormone ermöglicht durch eine Dimerisierung der Untereinheiten einen schnellen Umbau von Aktivin in Inhibin, sodass eine aktivierende oder inhibierende Wirkung der FSH-Produktion nur durch die Änderung von α- in β-Untereinheiten und umgekehrt möglich ist.

Ein weiterer die Follikulogenese inhibierender Faktor ist Follistatin. Es handelt sich um ein monomeres Protein, das parakrin wirkt und durch reversible Bindung an Aktivin eine FSH-Suppression bewirkt (Robertson et al. 1987).

Anti-Müller-Hormon (AMH)

Das Anti-Müller-Hormon nimmt eine Sonderrolle ein. Bekannt mit seiner Funktion in der Embryonalentwicklung von männlichen Feten, in der es die Rückbildung des Müller-Gangsystems bewirkt, gewinnt der Zusammenhang mit der ovariellen Reserve zunehmende Bedeutung. AMH gehört zur TGF-β-Familie (TGF = „transforming growth factor“) und wird schon sehr früh in der Differenzierungsphase

Abb. 3 Interaktion der Hypothalamus-, Hypophysen- und Ovarachse. (Aus Ludwig 2009; nach Ying 1988)

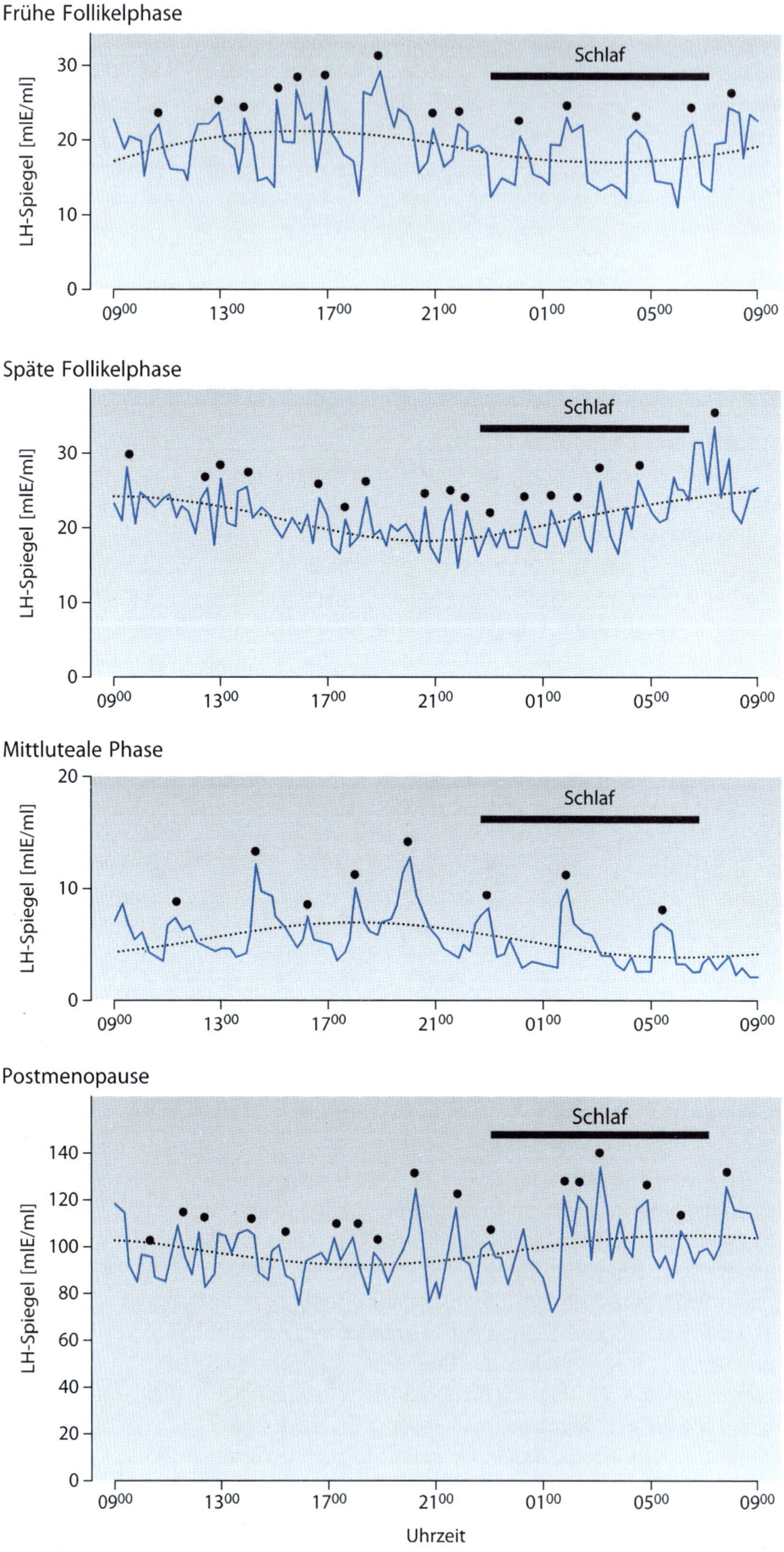

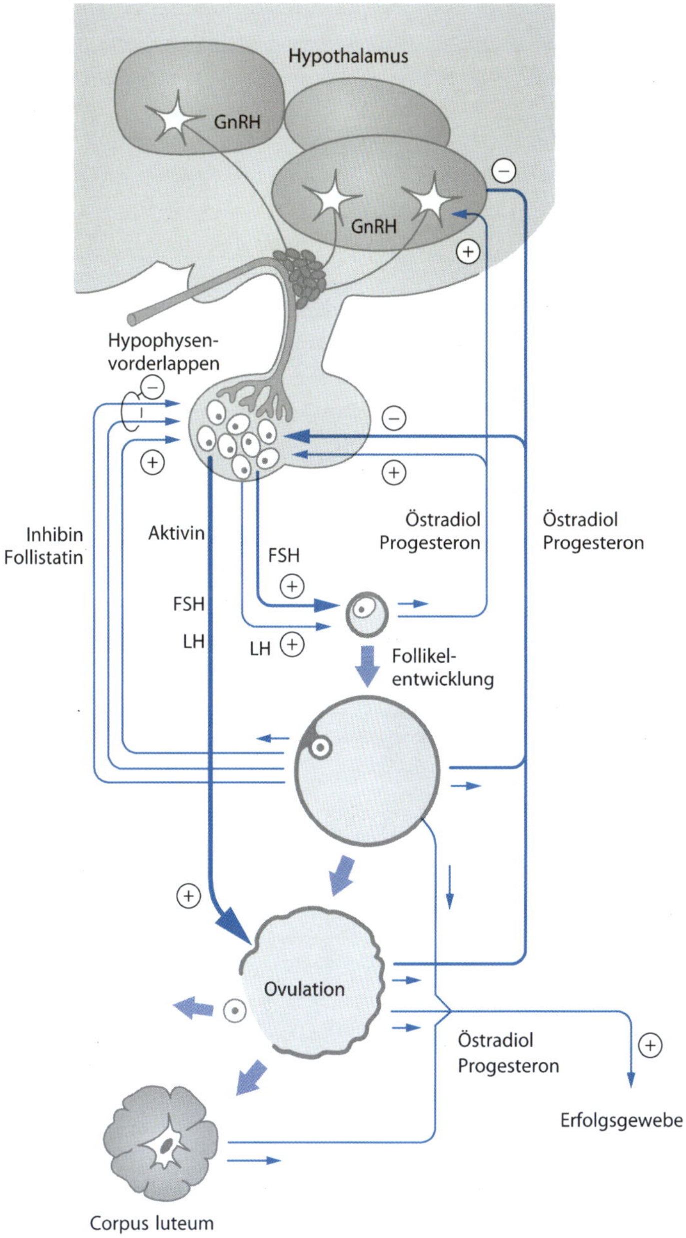

Abb. 4 Zirkadiane Varianz der LH-Sekretion in den einzelnen Zyklusphasen bzw. in der Postmenopause. (Aus Ludwig 2009; nach Rossmanith 1993)

der Hoden nachgewiesen. AMH ist in der embryonalen Phase für die Ausreifung des männlichen Phänotyps mitverantwortlich.

Das Konzentrationsmaximum wird während der Rückbildung der Müller-Gänge gemessen. Das AMH ist über die ganze Kindheit messbar und kann auch nach Chemotherapien mit geringem bis mittlerem Risiko des Funktionsverlustes auf den Ursprungswert zurückgehen (Brougham et al. 2012). In der Pubertät wird es dann in den Primär- und Sekundärfollikeln synthetisiert. In antralen Follikeln ist es in geringerer Konzentration vorhanden, in den präovulatorischen Follikeln kaum noch (Andersen und Byskov 2006). Es steigt bis zur Pubertät wellenförmig mit zwei Gipfeln im 2. Lebensjahr und im 8.–9. Lebensjahr an. Das Lebenszeitmaximum wird ca. im 25. Lebensjahr erreicht (Kelsey et al. 2011; Abb. 5).

Das Anti-Müller-Hormon reduziert die Empfindlichkeit der Granulosazellen gegenüber FSH und hemmt dadurch die Rekrutierung von Follikeln aus dem Pool der Primordialfollikel sowie die Selektion des dominanten Follikels. AMH bestimmt dadurch in entscheidendem Ausmaß den Follikelverbrauch (Pellatt et al. 2011).

Die These, dass die Konzentration des Hormons unabhängig von einer Kontrazeption (Somunkiran et al. 2007) ist, konnte in anderen Studien nicht bestätigt werden (van den Berg et al. 2010; Kallio et al. 2013) Auch in der Schwangerschaft sind die Werte unterschiedlich und im letzen Trimenon am niedrigsten (Nelson et al. 2010). Während des

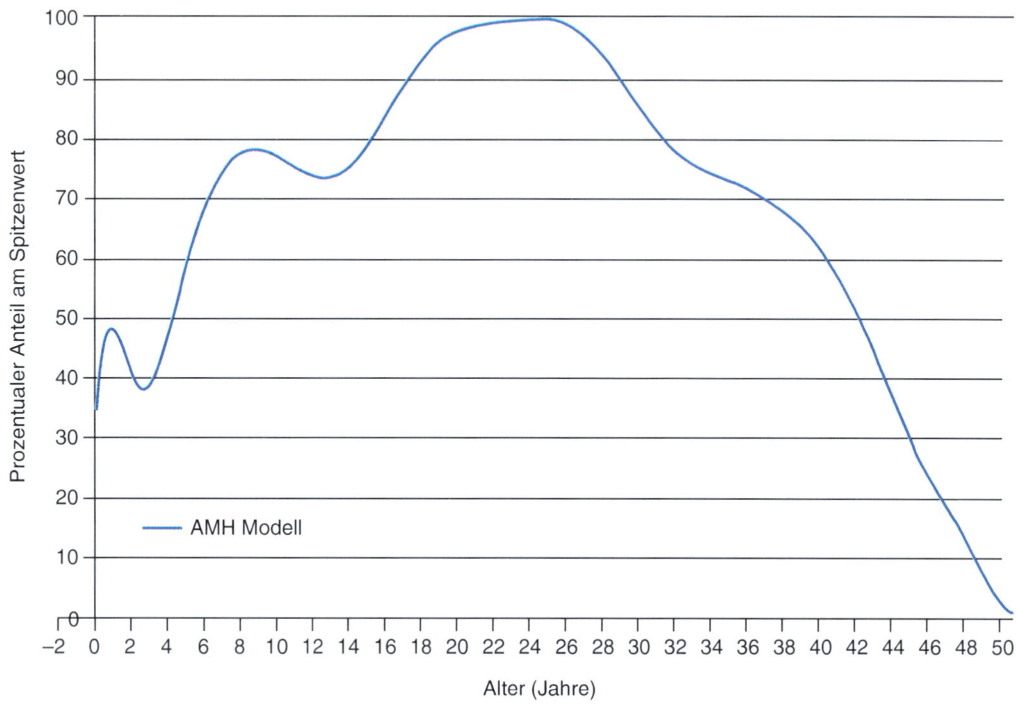

Abb. 5 Validiertes Model der Serum-AMH Konzentration. (Nach Kelsey et al. 2011, mit freundl. Genehmigung der Oxford University Press)

Zyklus ist das AMH weitestgehend konstant (Wunder et al. 2008). Das AMH wird in unterschiedlichen Asseys auch in unterschiedlichen Höhen gemessen; die Werte sind somit nicht unbedingt vergleichbar. Auch die Pränalytik spiel eine entscheidende Rolle und sollte beachtet werden. Entgegen erster Annahmen ist eine Schwangerschaftswahrscheinlichkeit mittels des AMH-Wertes nicht vorauszusagen (Hagen et al. 2012).

Eine aktuelle Veröffentlichung aus dem Jahr 2012 bestätigt die Annahme der dosisabhängigen Verminderung des AMH nach einer Chemotherapie (García-Galiano et al. 2012). Es stellt einen wichtigen Marker zur Beurteilung der Stimulierbarkeit der Ovarien dar (Tolikas et al. 2011).

▶ Eine Beurteilung der Schwangerschaftschancen sind aus dem AMH-Wert derzeit nicht abzuleiten; dies wird aber kontrovers diskutiert (Nakhuda et al. 2011; Yates et al. 2011; Hagen et al. 2012).

4 Follikulogenese

4.1 Follikelreifung

Das Ovar ist das zentrale Organ bei der Entwicklung und Reifung von Eizellen. Bereits im Mutterleib produzieren die Eierstöcke des ungeborenen weiblichen Fetus Follikel, deren Anzahl in der 20. Schwangerschaftswoche (SSW) ein Maximum von etwa 6 Mio. erreicht und bis zur Pubertät auf ca. 400.000 Primordialfollikel abfällt (Abb. 6). Ab der 28. SSW steigt die Rate der Atresie, d. h. der Verlust von Oozyten durch anovulatorische Prozesse. Die Follikelreserve wird durch die Rate der Mitose sowie Atresie bestimmt, deren Erschöpfung das Ende der fruchtbaren Phase widerspiegelt. Dabei reifen nur ca. 300–400 der Follikel bis zur Ovulation heran, die meisten erreichen das Niveau nicht und degenerieren im Verlauf.

4.2 Oogenese

Oogonien sind prämeiotische Keimzellen, die nach multiplen Mitosen in den Meiosezyklus eintreten und damit zur meiotischen Oozyte werden. Die Keimzellen treten um die 8.–13. SSW in die Meiose ein. Die Meiose stellt eine 2-phasige Zellteilung dar, in der sich kurz vor der ersten Reifeteilung der Chromosomensatz verdoppelt. In der Prophase findet der Austausch von maternalen und paternalen Chromatidenbruchstücken zwischen den homologen Chromosomen statt, das sog. „crossing over". Die Meiose arretiert in der letzten Phase der Prophase, dem sog. Diktyotänstadium, in dem die Oozyten bis zur Ovulation von Prägranulosazellen umgeben als Primordialfollikel verharren. Die Follikulogenese unterliegt einem orchestralen Zusammenspiel verschiedenster Faktoren. Hierzu gehören nicht nur das FSH und das LH, sondern auch die Androgene, das AMH und Stammzellfakto-

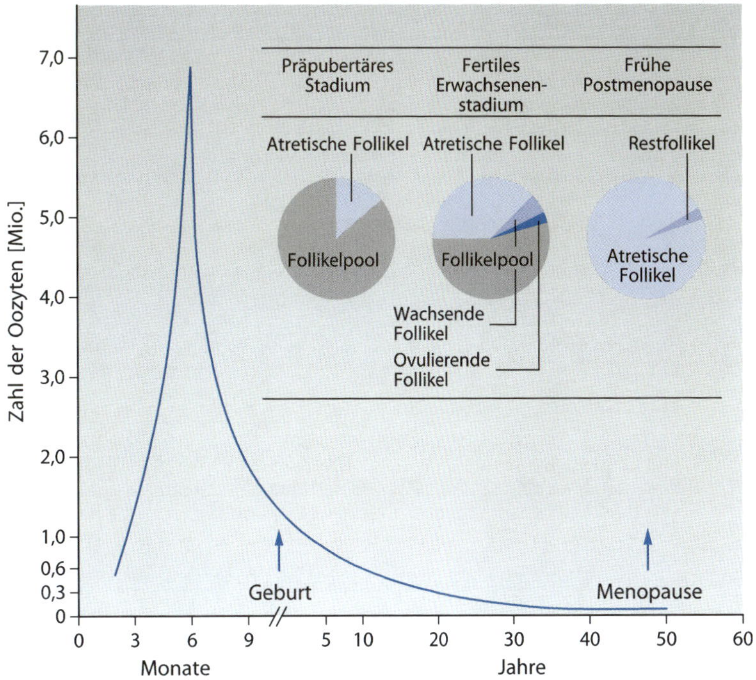

Abb. 6 Altersabhängigkeit der Oozytenzahl im Ovar. Das normale Schicksal eines Follikels ist nicht die Ovulation, sondern die Atresie. Diese kann aus dem Ruhestadium oder aus der Wachstumsphase heraus stattfinden. (Aus Ludwig 2009)

ren, LIF (leukemia inhibiting factor) sowie Wachstumsfaktoren wie das GDF9 (Hsueh et al. 2015; Dewailly et al. 2016). Die einzelnen Faktoren beeinflussen sich gegenseitig in der Follikulogenese, zeigen in In-vitro- und In-vivo-Versuchen aber auch alleine Effekte in der Reifung der Follikel.

▶ Das Ovar unterliegt in seiner Funktion der Hypophyse. Ab dem Beginn der Pubertät bewirken FSH und LH zyklisch die Reifung der Follikel, die dabei verschiedene Phasen durchlaufen. Die Einteilung erfolgt in Primär-, Sekundär-, Tertiär- und schließlich Graaf-Follikel.

4.3 Primordialfollikel

Primordialfollikel stellen die Ursprungfollikel dar, aus denen sich im Verlauf die weiteren Stadien eines Follikels entwickeln (Abb. 7). Sie bestehen aus Oozyten, die von einem flachen Saum aus Zölomepithelzellen umgeben sind. Die Rekrutierung der heranreifenden Follikel aus dem Pool der Primordialfollikel unterliegt zwei z. T. nebeneinander ablaufenden Prozessen. Zum einen besteht ein kontinuierliches Übertreten von Primordialfollikeln in heranreifende Follikel vom Anbeginn der Fetalperiode bis zur Erschöpfung der ovariellen Reserve (Abb. 6).

Des Weiteren werden durch die zyklusabhängige Stimulation Primordialfollikel zur weiteren Ausdifferenzierung induziert. Letztgenannte beginnt erst mit dem Eintritt in die Pubertät und unterliegt der zyklischen Wirkung des follikelstimulierenden Hormons (FSH) (McGee und Hsueh 2000). Das kontinuierliche Übertreten scheint durch ein komplexes System aktivierender und inhibierender Substanzen aus Oozyten, Stroma und somatischen Zellen gekennzeichnet zu sein (O'Brien et al. 2003).

Der Verlust von Oozyten durch nichtovulatorische Prozesse wird Atresie genannt und stellt den häufigsten Werdegang von Follikeln dar. Bereits bei der Geburt sind ca. 80 % aller Follikel atretisch, zu Beginn der Pubertät sogar 95 % (Abb. 6; Himelstein-Braw et al. 1976). Verschiedene Hormone sowie Wachstumsfaktoren fördern (Androgene, GnRH, IL-6) oder reduzieren (hypophysäre Gonadotropine, Östrogene, IGF-1, EGF, TGF-α) die Atresie (Matsuda-Minehata et al. 2006; Craig et al. 2007; Walters et al. 2008). Östrogen- sowie Gonadotropinentzug jeglicher Art beschleunigen den apoptotischen Prozess.

Die Gesamtheit der Primordialfollikel stellt die Ovarreserve dar. Das kontinuierliche Übertreten dieser unreifen Follikel zu weiteren Reifungsphasen entleert die Reserve im Laufe der Jahre. Etwa im 37. Lebensjahr ist eine kritische Zahl von etwa 25.000 verbleibenden Follikeln erreicht, woraufhin die Rate der in die Follikulogenese übertretenden Primordialfollikel kurzzeitig ansteigt und anschließend rapide abfällt bis zum Eintritt in die Menopause bei etwa 1000 verbleibenden Primordialfollikeln (Faddy und Gosden 2007).

4.4 Primärfollikel

Bei der Reifung zu Primärfollikeln verbreitern sich die Zölomepithelzellen, welche die Oozyte umgeben, sodass diese jetzt eine kubische bzw. hochprismatische Form einnehmen.

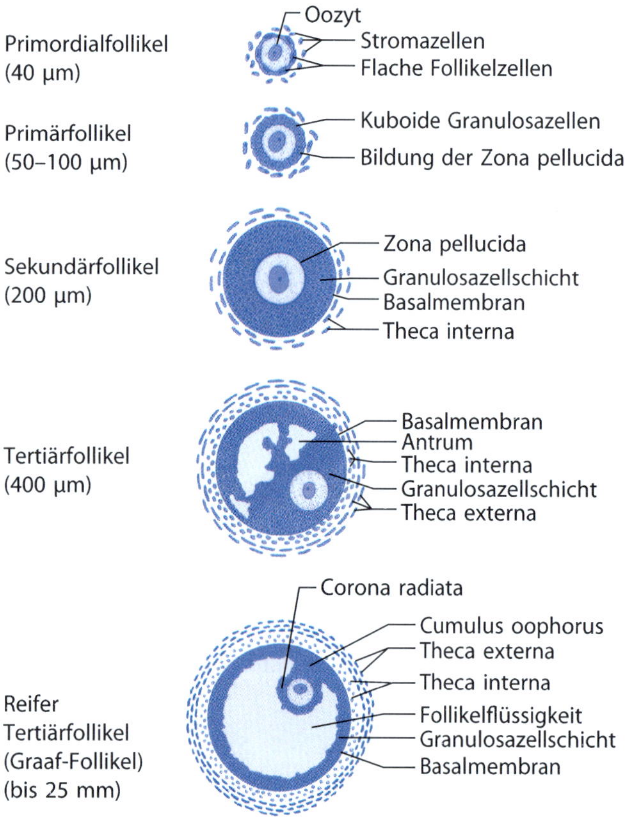

Abb. 7 Reifungsstadien eines Follikels. (Aus Ludwig 2009)

Die Umwandlung von Primordial- zu Primärfollikel ist kausal nicht erklärt (McGee und Hsueh 2000). Die Basalmembran ist deutlicher zu sehen. Zwischen Eizelle und Epithelzellen bildet sich ein Spalt, der von der späteren Zona pellucida ausgefüllt wird. Um die Oozyte herum verbleibt ein schmaler sog. perivitelliner Spalt (Abb. 7).

4.5 Sekundärfollikel

Bei der Entwicklung zum Sekundärfollikel teilt sich das Follikelepithel zu einer mehrschichtigen Zellschicht und wird durch die vermehrte lichtmikroskopisch sichtbare Granulierung Granulosazellschicht oder Stratum granulosum genannt. Es umgibt die Oozyte, die auf 120–150 µm heranwächst und eine Basalmembran ausbildet (Knight und Glister 2006). Zwischen beidem liegt die Zona pellucida, eine amorphe Substanz, die aus den Glykoproteinen ZP1, ZP2 und ZP3 besteht. Sie wird vermutlich sowohl von der Oozyte als auch von dem Follikelepithel synthetisiert. Die genaue Funktion der Substanz ist nicht bekannt. Es werden bei Mutationen in den Proteinen Zusammenhänge mit Infertilität und Kanzerogenese vermutet (Plaza et al. 2010).

Ab dem Sekundärfollikel bildet sich um das Follikelepithel herum eine Schicht von Stromazellen, die Theca folliculi (Knight und Glister 2006). Die Zellen unterscheiden sich histologisch von den weiteren Stromazellen und bilden eine gefäßreiche innere und eine gefäßarme äußere Schicht. Dadurch ist der Follikel ab dem späten Sekundarstadium vaskularisiert, wodurch die gonadotropen Hormone verstärkt Einfluss auf die Follikelreifung nehmen. Ebenso werden die follikulären Zellen mit Substraten für die Steroidsynthese versorgt, wodurch die ausgeprägte Syntheseleistung in der Lutealphase gewährleistet ist.

Ab dem späten Sekundärstadium spricht man von antralen Follikeln, da sie durch die Ausbildung eines Hohlraums (Antrum) gekennzeichnet sind. Das Antrum ist eine flüssigkeitsgefüllte Struktur, die in voller Reife des Graaf-Follikels eine Größe von bis zu 2,5 cm erreichen kann. Dabei teilen sich die Granulosazellen auf. Ein Saum umgibt die gesamte Follikelhöhle. Ein weiterer, der Cumulus oophorus, legt sich um die Eizelle und die Zona pellucida.

Die Entwicklung der Follikel wird im Wesentlichen durch die vermehrte Expression von Rezeptoren im Follikel und die Aktivität der Aromatase gesteuert. Hierbei spielen der FSH, LH, Androgene und AMH-Rezeptoren wahrscheinlich eine wesentliche Rolle (Durlinger et al. 2001). Auch Polymorphismen der LH, FSH und AMH-Rezeptoren beeinflussen die Ansprechbarkeit der Follikel auf Hormone und zeigen in vivo bei der Stimulation mit rekombinantem FSH unterschiedliche Follikelzahlen bei gleicher Dosis. Auch wird das erhöhte Risiko eines Überstimulationssyndroms unter anderem mit FSH-Rezeptorpolymorphismen in Verbindung gebracht (Loutradis et al. 2006).

4.6 Tertiärfollikel

Die Vaskularisierung der Thekazellschicht nimmt weiter zu, sodass die Oozyte kontinuierlich mit der Granulosazellschicht bis zu einer Größe von 400 µm heranwächst (Oktem und Urman 2010). In jedem Ovar reifen pro Zyklus 3–11 antrale Follikel heran. Sie haben eine Größe von 2–5 mm. Aus ihnen geht der präovulatorische Graaf-Follikel hervor. Dieser zeichnet sich durch ein rascheres Wachstum aus und erreicht eine Größe von 8,5–14 mm zwischen dem 5. und 12. Zyklustag.

Jeder Follikel enthält eine Eizelle, die umgeben ist von einer inneren Schicht aus Granulosa- und einer äußeren Schicht aus Thekazellen (Abb. 8). Aus den herangereiften Follikeln in einem Zyklus setzt der dominante Follikel die Eizelle im Rahmen der Ovulation frei. Die zurückbleibenden Granulosa- und Thekazellen werden zum Corpus luteum umgewandelt und produzieren die nötigen Steroide zur Aufrechterhaltung einer Schwangerschaft.

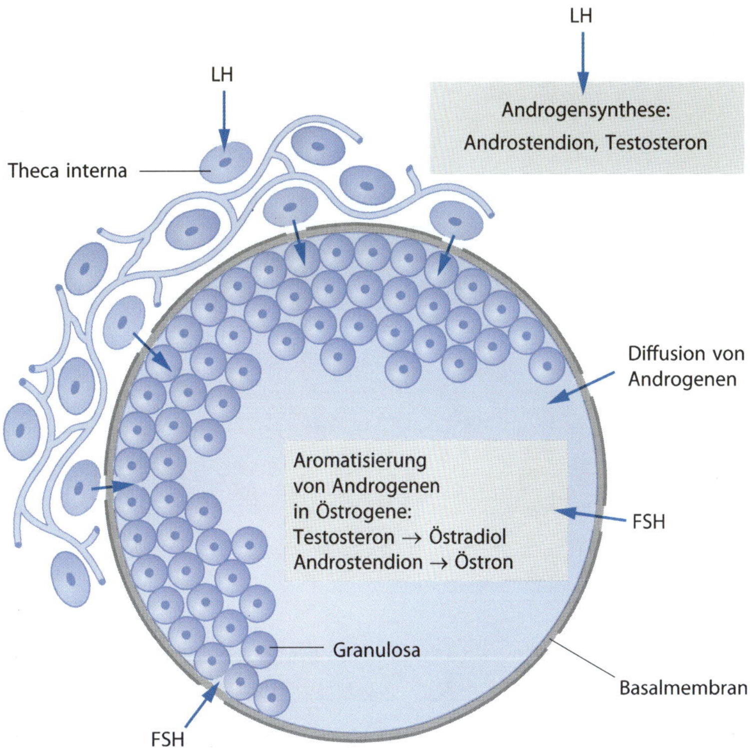

Abb. 8 Arbeitsteilung zwischen Theka- und Granulosazellschicht des reifen Follikels. Die LH-abhängige Androgensynthese und -sekretion erfolgen in der Thekazellschicht. Nach Diffusion durch die Basalmembran findet die Aromatisierung der Androgene in Östrogene fast ausschließlich in den Granulosazellen statt, deren Aromataseaktivität FSH-abhängig ist. (Aus Ludwig 2009)

4.7 Endokrine Funktion der Follikel

Die Entwicklung vom Primär- zum Sekundärfollikel kann beim Menschen bis zu Monate andauern und scheint von Gonadotropinen unabhängig zu sein (Oktem und Oktay 2008). Erst ab dem frühen Sekundärstadium sind auf den Follikeln FSH-Rezeptoren nachweisbar. Außerdem scheint das AMH eine Rolle in der Entwicklung der Follikel in der Frühphase vor Beginn der Aktivität der Granulosazellung und Bildung von E2 zu spielen (Dewailly 2016). In den weiteren Stadien interagiert das FSH mit anderen Mediatoren des Ovars, die von den Granulosazellen, Thekazellen und Oozyten freigesetzt werden (Oktem und Urman 2010).

Das Wachstum von präantralen und frühen Antralfollikeln ist gekennzeichnet durch hochregulierte LH- und FSH-Rezeptoren und vermehrte Aromataseaktivität zur Umwandlung von Androgenen zu Östrogen bedingt durch die Mediatoren Activin-A und TGF-β. Die Thekazellschicht synthetisiert unter dem Einfluss von LH vermehrt Androgene, die durch die Basalmembran zu der Granulosazellschicht diffundieren. Dort werden sie mit Hilfe der Aromatase, die durch FSH hochreguliert wird, zu Östrogenen umgewandelt. Es entsteht in dem Follikel ein Gleichgewicht zwischen Androgenen und Östrogenen.

Die Stimulation durch FSH ist die Voraussetzung für die Aromataseaktivität und damit für das hormonelle Gleichgewicht im Tertiärfollikel. Die unreiferen Primär- und Sekundärfollikel bilden aufgrund des geringeren Ansprechens auf FSH keine Aromatase. Es kommt in diesen Follikeln zu einem Androgenüberschuss mit konsekutiver Atresie der Follikel.

Die Stimulation durch FSH erfolgt in wellenförmigen Schüben. Es kommt in einem Zyklus zu mehrfachem Auftreten von an Größe zunehmenden Follikeln (Baerwald et al. 2003). Dieses ist auch aus der Praxis der Stimulation belegt. Die Wellen der stimulierbaren Follikelkohorten können durch eine doppelte oder auch mehrfache Stimulation zur Ausbildung reifer Follikel führen (Vaiarelli et al. 2017).

Die Eizellreifung erfolgt nach heutigen Erkenntnissen im Wesentlichen durch ein Zusammenspiel von drei wichtigen Akteuren. Das FSH, die Androgene und das AMH. Das AMH scheint eine wichtigere Rolle zu spielen, als bisher angenommen. Die Zusammenhänge sind in der nach Lebbe und Woodruff modifizierten Abb. 9 dargestellt.

▶ Die meisten Schübe enden anovulatorisch, bis letztendlich eine sog. „major wave" zur Ovulation führt. Damit ist die lange gültige Theorie, dass es in einem Zyklus nur die einmalige Stimulation gibt, die zur Ovulation führen, widerlegt.

Um den 7. Zyklustag erfolgt die Selektion des zur Ovulation bestimmten, dominanten Follikels. Der Mechanismus dieses Geschehens ist nicht bekannt. Es kommt ab diesem Zeitpunkt durch die Zunahme der Aromataseaktivität in den Granulosazellen zu einem kontinuierlichen Anstieg der Östradiolkonzentration im Blut.

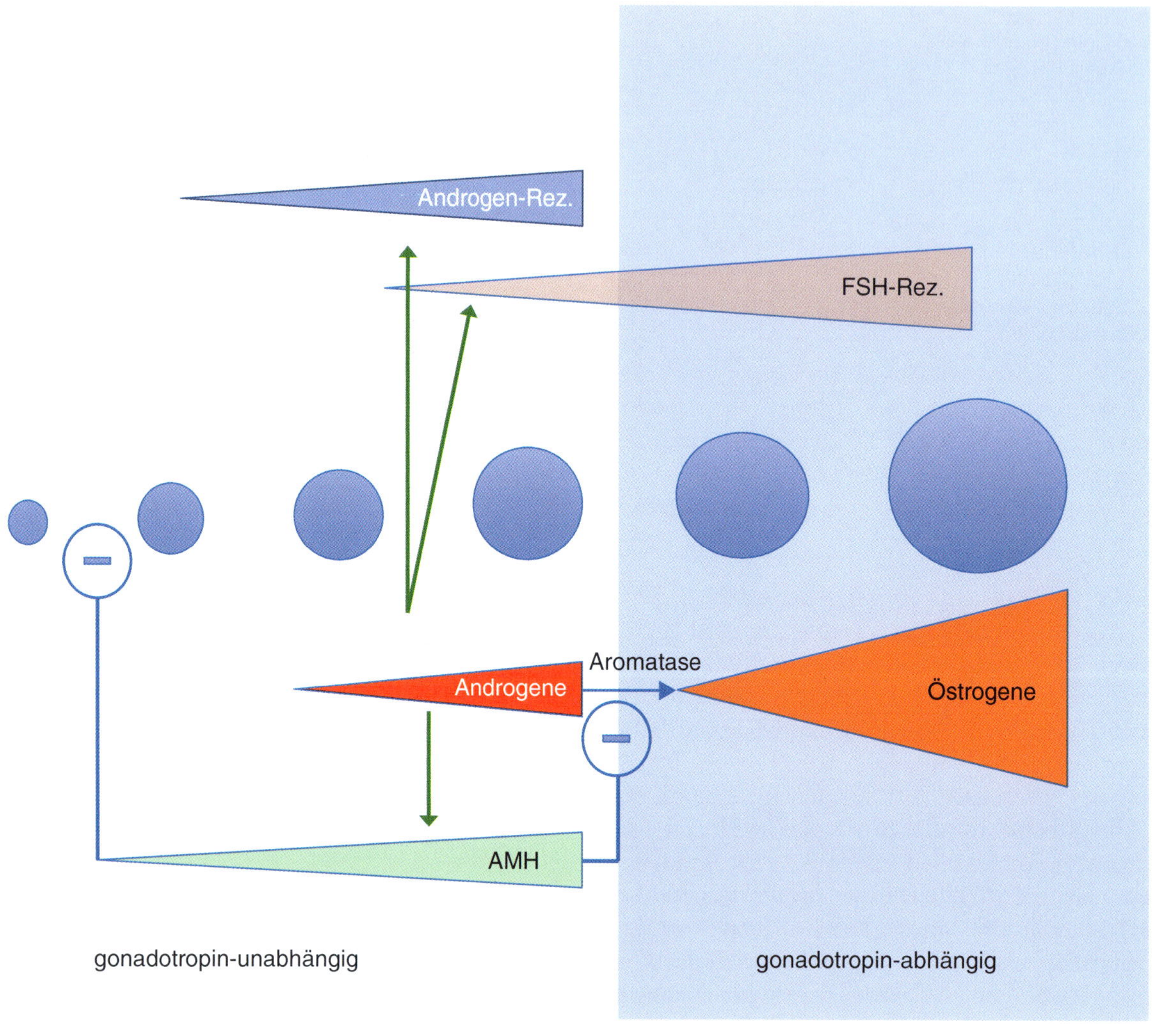

Abb. 9 Follikelreifung nach Lebbe und Woodruff

Neben Östrogen wird durch den dominanten Follikel Inhibin B synthetisiert. Dieses bewirkt einen Abfall der FSH-Serumspiegel bei ansteigender Androgensekretion. Das entstehende Milieu mit hohem Östradiolspiegel bei niedrigem FSH wird während der präovulatorischen Phase benötigt. Durch den Einfluss des Östrogens auf die Hypophyse nimmt die LH-Sekretion zu. LH induziert wiederum die Thekazellschicht zu nochmals verstärkter Androgensynthese und -sekretion.

In dem präovulatorischen Stadium erreicht die Östrogenkonzentration den Schwellenwert von 150 pg/ml (über 36 h) und löst die ovulatorische LH-Sekretion aus. Zum gleichen Zeitpunkt setzt die Progesteronsynthese bereits ein, wodurch es simultan zum LH-Anstieg zu einem erneuten Anstieg des FSH kommt. Dies fördert im Corpus luteum die Bildung von LH-Rezeptoren und bereitet es dadurch auf seine Funktion in der Lutealphase vor.

5 Ovulation

5.1 Endokrine Regulation

Die Ovulation stellt die Freisetzung der reifen Eizelle aus einem präovulatorischen Follikel dar. Die stetig ansteigende Östrogenkonzentration – durch vermehrte Androgensekretion in den Thekazellen und zunehmende Aromataseaktivität in den Granulosazellen – prägt die erste Hälfte des Zyklus. Ab einem Schwellenwert von 150 pg/ml über einen Zeitraum von 36 h in der späten Follikelphase setzt der Hypothalamus Gonadotropin-releasing-Hormon (GnRH) frei, das in der Hypophyse die Freisetzung des luteinisierenden Hormons (LH) induziert (Christian und Moenter 2010). Der LH-Gipfel im Blut und damit die Wirkung des Hormons dauert etwa 48 h. Bei zu kurzer oder zu schwacher LH-Exposition kommt es zwar zur Meiose und Luteinisierung, jedoch nicht zur Ruptur des Follikels. Somit findet weder ein eigentlicher Eisprung noch die Ausbildung eines Corpus luteum statt.

5.2 Pathophysiologie

Der präovulatorische Follikel unterliegt weiteren Veränderungen, die die Granulosa – sowie Thekazellen und die Oozyte betreffen. Der Follikel vergrößert sich bis auf 25 mm und liegt dicht unter der Oberfläche des Ovars. Die Wand des Ovars wölbt sich an dieser Stelle hervor. Sie wird jedoch nicht durch mechanische Faktoren, wie etwa erhöhten intrafollikulären Druck, zur Ruptur gebracht. Diverse Substanzen bewirken kombiniert Thrombosen, Ischämien und Nekrosen und dauen dadurch die oberflächlichste Schicht des Ovars an (Markosyan und Duffy 2009; Murdoch et al. 2010; Ohnishi et al. 2005). Zu ihnen zählen Plasmin, Kollagenasen und Proteinasen.

Der Anstieg von LH wirkt in dem ovulatorischen Follikel über einen cAMP- oder Phospholipase-Cβ3-abhängigen Mechanismus (Donadeu et al. 2011; Duffy 2011). Zum einen bewirkt es eine Hemmung der Oozytenmaturationsinhibitors, der seit dem Arrest der Oozyte im Diktyotänstadium die weitere Kernreifung hemmt (Channing et al. 1980). Die Meiose wird nach Hemmung des Inhibitors fortgesetzt (s. unten). Darüber hinaus initiiert die Stimulation via cAMP die Synthese von Prostaglandinen in den Granulosazellen (Duffy 2011).

Die Prostaglandine bewirken gemeinsam mit Gonadotropinen und Progesteron die Freisetzung und Aktivierung des Plasminogenaktivators aus den oberflächlichen Ovarepithelien. Über eine enzymatische Kaskade wird Plasmin gebildet, das selbst eine proteolytische Wirkung besitzt, zur Aktivierung von Kollagenasen führt und Tumornekrosefaktor α (TNF-α) freisetzt. Außerdem induziert LH die Synthese des Proteohormons Relaxin, das ebenfalls kollagenolytisch wirkt (Hwang et al. 1996).

Zusätzlich zu der Gesamtheit der oben genannten Substanzen, die die Wand des Ovars andauen, werden im Bereich der Follikelbasis Kontraktionen ausgelöst. Durch verschiedene Mediatoren, u. a. Endothelin-2 und Prostaglandinen, ausgelöst, unterstützen sie die Ovulation (Ko et al. 2006; Murdoch et al. 2010).

Die freigesetzte Oozyte wird vom Fimbrientrichter aufgenommen und Richtung Uterus transportiert.

5.3 Kernreifung der Oozyte

Die im Diktyotän arretierte erste meiotische Teilung der Eizelle setzt sich im Rahmen der Ovulation fort (Tab. 1).

Tab. 1 Phasen der ersten meiotischen Reifeteilung

Bezeichnung	Abläufe	Dauer
Prophase I	*Entdifferenzierung der Zelle, Sichtbarwerden der Chromosomen durch Kondensationsvorgänge, Crossing-over, Austausch genetischen Materials*	Wochen bis Jahre
Leptotän	Chromosomen werden als längliche Fäden sichtbar	
Zygotän	Paarung der homologen Chromosomen mit jeweils 2 Chromatiden, durch Längsspaltung Tetradenbildung	
Pachytän	Austausch von Chromosomenteilen durch Chiasmabildung (Überkreuzung homologer Chromosomenteiler) = Crossing-over	
Diplotän	Chiasmabildung	
Diktyotän	Sonderstadium des Diplotäns: Verweilstadium der Oozyte bis zur Ovulation, Ausbildung des Geminalvesikels als besonderer Kernstruktur	
Diakinese	*Auflösen der Kernmembran, Bildung der Teilungsspindel, Organisation der Mikrotubuli*	
Metaphase I	Kernmembran und Nucleoli sind verschwunden, Chromosomen lagern sich in der Äquatorialebene an, Beginn der Zytokinese (Trennung in 2 Zellen)	ca. 3–4 h
Anaphase I	Trennung der homologen Chromosomen und Ausstoßen des 1. Polkörperchens	ca. 3 h

Wie bereits erwähnt, hemmt LH den Ovulationsinhibitor, der von den Granulosazellen sezerniert wird. Nach Aufhebung der inhibitorischen Wirkung kann die meiotische Teilung nun fortgesetzt werden. Morphologisch sichtbar wird dies ca. 20–24 h nach Beginn der Reifung durch Auflösen der Kernmembran im Stadium der Diakinese, dem sog. „germinal vesicle breakdown". Germinalvesikel wird der in der Prophase I vergrößerte Zellkern der Oozyte genannt. Er wird nach Auflösung der Kernmembran nach peripher verlagert, das Chromatin kondensiert.

Nach etwa 32 h ist die Metaphase I erreicht. Der 1. Polkörper wird nach 36 h ausgestoßen, womit die erste meiotische Reifeteilung mit der Anaphase I abgeschlossen ist. Die zweite meiotische Reifeteilung schließt sich nahtlos an. Die Oozyte verharrt bis zur Fertilisierung in der Metaphase II.

Die Meiose der Oozyte führt nur zu einer einzigen funktionsfähigen Oozyte und nicht, wie bei den Spermatozoen, zu 4 Gameten. Es entstehen so die Polkörperchen, die jeweils das nicht in der Oozyte enthaltene genetische Material enthalten. Sie können im Rahmen der IVF/ICSI zur genetischen Diagnostik herangezogen werden, um Fehlverteilungen des Chromosomensatzes oder Translokationen festzustellen noch vor der Verschmelzung des mütterlichen und väterlichen Erbguts.

6 Lutealphase

Nach Ruptur des Follikels mit Ausstoßen der Oozyte wandeln sich die verbleibenden Theka- und Granulosazellen zum Corpus luteum um. Das Corpus luteum wird in jedem Zyklus neu gebildet und ist somit jeweils einzigartig.

Bereits präovulatorisch bilden die Granulosazellen nach Stimulation durch das luteinisierende Hormon (LH) zunehmend Steroide. Nach Umwandlung zum Corpus luteum steht die Progesteronsynthese im Vordergrund. Es werden 10- bis 20-fach größere Mengen als Östradiol gebildet. Neben diesen beiden Hormonen werden vom Corpus luteum Androgene sowie Inhibin, Oxytocin, Relaxin und andere Peptide synthetisiert (Maseelall et al. 2009; Shirasuna et al. 2007).

Die Progesteronsynthese steigt in den ersten Tagen nach Ovulation als Folge der Luteinisierung der Granulosazellen wie auch der Sekretion aus Thekaluteinzellen rasch an. Letztere differenzieren sich aus Thekazellen und umliegendem Bindegewebe. Vor allem durch Progesteron, aber auch Östradiol kommt es zentral zu einer vermehrten Bildung von β-Endorphin und damit zu einer Verlangsamung des GnRH-Pulsgenerators auf hypothalamisch-hypophysärer Ebene. Direkt an der Hypophyse hemmt Progesteron die Bildung von Östradiolrezeptoren, sodass die östradiolinduzierte Bildung größerer LH-Mengen unterdrückt wird.

Die Progesteronspiegel in der ersten Hälfte der Lutealphase variieren kaum, wohingegen sich in der zweiten Hälfte deutliche Schwankungen zeigen. Dies ist v. a. für die Beurteilung von Progesteronwerten in Hinblick auf die Corpus-luteum-Funktion von Bedeutung.

Das Corpus luteum gibt nach 12–14 Tagen seine Funktion auf, es sei denn, es wird durch die Stimulation durch LH oder humanes Choriongonadotropin (HCG) während oder nach der Implantation der Frucht erhalten. Wodurch bei Abwesenheit von LH oder HCG die Luteolyse ausgelöst wird, ist noch immer ungeklärt. Es werden Einflüsse von Prostaglandinen, Oxytocin und Zytokinen sowie apoptotische Abläufe diskutiert (Karsch und Sutton 1976; Khan-Dawood et al. 1995; Bulling et al. 2000).

4–5 Tage nach Abwesenheit von LH bildet sich das Corpus luteum zurück, wohingegen eine einmalige Injektion von HCG das Corpus für 14 Tage erhält, vermutlich bedingt durch längere Plasmaüberlebenszeit und längere Wirkung an der Plasmamembran luteinisierter Zellen. Für die Aufrechterhaltung des endokrinen Organs ist die pulsatile Stimulation durch LH nötig. Ein vermindertes Ansprechen des Corpus luteum am Zyklusende kann ebenso dessen Funktionsverlust induzieren (Stouffer 1996; Duffy et al. 1999; Zeleznik 1998).

Literatur

Adams TE, Norman RL, Spies HG (1981) Gonadotropin-releasing hormone receptor binding and pituitary responsiveness in estradiol-primed monkeys. Science 213(4514):1388–1390

Andersen CY, Byskov AG (2006) Estradiol and regulation of anti-Müllerian hormone, inhibin-A, and inhibin-B secretion: analysis of small antral and preovulatory human follicles' fluid. J Clin Endocrinol Metab 91(10):4064–4069

Baerwald AR, Adams GP, Pierson RA (2003) A new model for ovarian follicular development during the human menstrual cycle. Fertil Steril 80(1):116–122

Berg MH van den, van Dulmen-den Broeder E, Overbeek A, Twisk JW, Schats R, van Leeuwen FE, Kaspers GJ, Lambalk CB (2010) Comparison of ovarian function markers in users of hormonal contraceptives during the hormone-free interval and subsequent natural early follicular phases. Hum Reprod 25:1520–1527

Brougham MF, Crofton PM, Johnson EJ, Evans N, Anderson RA, Wallace WH (2012) Anti-Müllerian hormone is a marker of gonadotoxicity in pre- and postpubertal girls treated for cancer: a prospective study. J Clin Endocrinol Metab 97(6):2059–2067. https://doi.org/10.1210/jc.2011-3180. [Epub 2012 Apr 3]

Brown GM (1992) Day-night rhythm disturbance, pineal function and human disease. Horm Res 37(3):105–111. Review. PubMed PMID: 1427635

Bulling A, Berg FD, Berg U, Duffy DM, Stouffer RL, Ojeda SR, Gratzl M, Mayerhofer A (2000) Identification of an ovarian voltage-activated Na+-channel type: hints to involvement in luteolysis. Mol Endocrinol 14(7):1064–1074

Burger HG (1993) Evidence for a negative feedback role of inhibin in follicle stimulating hormone regulation in women. Hum Reprod 8(2):129–132

Cagnacci A, Soldani R, Yen SS (1995) Exogenous melatonin enhances luteinizing hormone levels of women in the follicular but not in the luteal menstrual phase. Fertil Steril 63(5):996–999. PubMed PMID: 7720945

Carmel PD, Araki S, Ferin M (1976) Prolonged stalk portal blood collection in rhesus monkeys: pulsatile release of gonadotrophin releasing hormone (GnRH). Endocrinology 99:243

Channing CP, Schaerf FW, Anderson LD, Tsafriri A (1980) Ovarian follicular and luteal physiology. Int Rev Physiol 22:117–201

Christian CA, Moenter SM (2010) The neurobiology of preovulatory and estradiol-induced gonadotropin-releasing hormone surges. Endocr Rev 31(4):544–577. [Epub 2010 Mar 17]

Clark IJ (1995) The preovulatory LH surge – a case of a neuroendocrine switch. Trends Endocrinol 6:241

Craig J, Orisaka M, Wang H, Orisaka S, Thompson W, Zhu C, Kotsuji F, Tsang BK (2007) Gonadotropin and intra-ovarian signals regulating follicle development and atresia: the delicate balance between life and death. Front Biosci 1(12):3628–3639

Dewailly D, Robin G, Peigne M, Decanter C, Pigny P, Catteau-Jonard S (2016) Interactions between androgens, FSH, anti-Müllerian hormone and estradiol during folliculogenesis in the human normal and polycystic ovary. Hum Reprod Update 22(6):709–724. Epub 2016 Aug 27. Review. PubMed PMID: 27566840

Dodé C, Hardelin JP (2004) Kallmann syndrome: fibroblast growth factor signaling insufficiency? J Mol Med (Berl) 82(11):725–734

Döderlein G (1985) Aufbau des weiblichen Genitaltraktes. In: Krebs D, Schwalm H, Wulf KH, Schmidt-Matthiessen H (Hrsg) Reproduktion, Störungen in der Frühgravidität, Bd 3 Klinik der Frauenheilkunde und Geburtshilfe. Urban & Schwarzenberg, München

Donadeu FX, Esteves CL, Doyle LK, Walker CA, Schauer SN, Diaz CA (2011) Phospholipase Cβ3 mediates LH-induced granulosa cell differentiation. Endocrinology 152(7):2857–2869

Duffy DM (2011) Prostaglandin dehydrogenase (PGDH) in granulosa cells of primate periovulatory follicles is regulated by the ovulatory gonadotropin surge via multiple G proteins. Mol Cell Endocrinol 333(2):119–126. [Epub 2010 Dec 16]

Duffy DM, Stewart DR, Stouffer RL (1999) Titrating luteinizing hormone replacement to sustain the structure and function of the corpus luteum after gonadotropin-releasing hormone antagonist treatment in rhesus monkeys. J Clin Endocrinol Metab 84(1):342–349

Durlinger AL, Gruijters MJ, Kramer P, Karels B, Kumar TR, Matzuk MM, Rose UM, de Jong FH, Uilenbroek JT, Grootegoed JA et al (2001) Anti-Mullerian hormone attenuates the effects of FSH on follicle development in the mouse ovary. Endocrinology 142:4891–4899

Faddy M, Gosden R (2007) Numbers of ovarian follicles and testing germ line renewal in the postnatal ovary: facts and fallacies. Cell Cycle 6(15):1951–1952

García-Galiano D, Pinilla L, Tena-Sempere M (2012) Sex steroids and the control of the kiss1 system: developmental roles and major regulatory actions. J Neuroendocrinol 24(1):22–33

Graaf R de (1672/1966) JAMA 195(4):324. https://doi.org/10.1001/jama.1966.03100040130050

Hagen CP, Vestergaard S, Juul A, Skakkebaek NE, Andersson AM, Main KM, Hjollund NH, Ernst E, Bonde JP, Anderson RA et al (2012) Low concentration of circulating anti-Müllerian hormone is not predictive of reduced fecundability in young healthy women: a prospective cohort study. Fertil Steril 98:1602–1608

Himelstein-Braw R, Byskov AG, Peters H, Faber M (1976) Follicular atresia in the infant human ovary. J Reprod Fertil 46(1):55–59

Hsueh AJ, Kawamura K, Cheng Y, Fauser BC (2015) Intraovarien control of early folliculogenesis. Endocr Rev 36:1–24

Hwang JJ, Lin SW, Teng CH, Ke FC, Lee MT (1996) Relaxin modulates the ovulatory process and increases secretion of different gelatinases from granulosa and theca-interstitial cells in rats. Biol Reprod 55(6):1276–1283

Ijzendoorn MH van, Huffmeijer R, Alink LR, Bakermans-Kranenburg MJ, Tops M (2011) the impact of oxytocin administration on charitable donating is moderated byexperiences of parental lovewithdrawal. Front Psychol 2:258

Jayasena CN, Nijher GM, Abbara A, Murphy KG, Lim A, Patel D, Mehta A, Todd C, Donaldson M, Trew GH, Ghatei MA, Bloom SR, Dhillo WS (2010) Twice-weekly administration of kisspeptin-54 for 8 weeks stimulates release of reproductive hormones in women with hypothalamic amenorrhea. Clin Pharmacol Ther 88(6):840–847

Kallio S, Puurunen J, Ruokonen A, Vaskivuo T, Piltonen T, Tapanainen JS (2013) Antimullerian hormone levels decrease in women using combined contraception independently of administration route. Fertil Steril 99:1305–1310

Kalra SP (1993) Mandatory neuropeptide-steroid signaling for the preovulatory luteinizing hormone releasing hormone discharge. Endocr Rev 14(5):507–538

Karsch FJ, Sutton GP (1976) An intra-ovarian site for the luteolytic action of estrogen in the rhesus monkey. Endocrinology 98(3): 553–561

Kelsey TW, Wright P, Nelson SM, Anderson RA, Wallace WH (2011) A validated model of serum anti-Müllerian hormone from conception to menopause. PloS one 6:e22024

Khan-Dawood FS, Yang J, Anwer K, Dawood MY (1995) Bioactive oxytocin in human and baboon corpora lutea. J Endocrinol 47(3): 525–532

Knight PG, Glister C (2006) TGF-beta superfamily members and ovarian follicle development. Reproduction 132(2):191–206

Ko C, Gieske MC, Al-Alem L, Hahn Y, Su W, Gong MC, Iglarz M, Koo Y (2006) Endothelin-2 in ovarian follicle rupture. Endocrinology 147(4):1770–1779

Kol S, Adashi EY (1995) Intraovarian factors regulating ovarian function. Curr Opin Obstet Gynecol 7(3):209–213

Koob GF, Le Brun C, Martinez JL Jr et al (1985) Use of arginine vasopressin antagonists in elucidating the mechanism of action for behavioral effects of arginine vasopressin. In: Schrier RW (Hrsg) Vasopressin. Raven, New York

Loutradis D, Patsoula E, Minas V, Koussidis GA, Antsaklis A, Michalas S, Makrigiannakis A (2006) FSH receptor gene polymorphisms have a role for different ovarian response to stimulation in patients entering IVF/ICSI-ET programs. J Assist Reprod Genet 23(4):177–184

Ludwig M (2009) Regulation der Ovarfunktion, Kap. 5. In: Leidenberger F, Strowitzki T, Ortmann O (Hrsg) Klinische Endokrinologie für Frauenärzte, 4. Aufl. Springer, Berlin/Heidelberg/New York

Ludwig M et al (2007) Sexuelle Differenzierung und Entwichlung. In: Diedrich K, Holzgreve W, Jonat W, Weiss S-MA (Hrsg) Gynäkologie und Geburtshilfe, 2. Aufl. Springer, Berlin/Heidelberg/New York

Markosyan N, Duffy DM (2009) Prostaglandin E2 acts via multiple receptors to regulate plasminogen-dependent proteolysis in the primate periovulatory follicle. Endocrinology 150(1):435–444

Marut EL, Williams RF, Cowan BD, Lynch A, Lerner SP, Hodgen GD (1981) Pulsatile pituitary gonadotropin secretion during maturation of the dominant follicle in monkeys: estrogen positive feedback enhances the biological activity of LH. Endocrinology 109(6): 2270–2272

Maseelall PB, Seungdamrong A, Weiss G, Wojtczuk AS, Donnelly R, Stouffer RL, Goldsmith LT (2009) Expression of LGR7 in the primate corpus luteum implicates the corpus luteum as a relaxin target organ. Ann N Y Acad Sci 1160:147–151

Matsuda-Minehata F, Inoue N, Goto Y, Manabe N (2006) The regulation of ovarian granulosa cell death by pro- and anti-apoptotic molecules. J Reprod Dev 52(6):695–705

McGee EA, Hsueh AJ (2000) Initial and cyclic recruitment of ovarian follicles. Endocr Rev 21(2):200–214

Mukhopadhyay AK, Leidenberger FA, Lichtenberg V (1979) A comparison of bioactivity and immunoactivity of luteinizing hormone stored in and released in vitro from pituitary glands of rats under various gonadal states. Endocrinology 104(4):925–931

Murdoch WJ, Murphy CJ, Van Kirk EA, Shen Y (2010) Mechanisms and pathobiology of ovulation. Soc Reprod Fertil Suppl 67:189–201

Nakhuda GS, Douglas NC, Thornton MH, Guarnaccia MM, Lobo R, Sauer MV (2011) Anti-Müllerian hormone testing is useful for individualization of stimulation Protocols in oocyte donors. Reprod Biomed Online 22(1):88–93

Neill JD, Patton JM, Dailey RA, Tsou RC, Tindall GT (1977) Luteinizing hormone releasing hormone (LHRH) in pituitary stalk blood of rhesus monkeys: relationship to level of LH release. Endocrinology 101(2):430–434

Nelson SM, Stewart F, Fleming R, Freeman DJ (2010) Longitudinal assessment of antimullerian hormone during pregnancy-relationship with maternal adiposity, insulin, and adiponectin. Fertil Steril 93:1356–1358

Norman RL, Gliessman P, Lindstrom SA, Hill J, Spies HG (1982) Reinitiation of ovulatory cycles in pituitary stalk-sectioned rhesus monkeys: evidence for a specific hypothalamic message for the preovulatory release of luteinizing hormone. Endocrinology 111(6): 1874–1882

O'Brien MJ, Pendola JK, Eppig JJ (2003) A revised protocol for in vitro development of mouse oocytes from primordial follicles dramatically improves their developmental competence. Biol Reprod 68(5): 1682–1686. [Epub 2002 Dec 11]

Ohnishi J, Ohnishi E, Shibuya H, Takahashi T (2005) Functions for proteinases in the ovulatory process. Biochim Biophys Acta 1751(1): 95–109

Oktem O, Oktay K (2008) The ovary: anatomy and function throughout human life. Ann N Y Acad Sci 1127:1–9

Oktem O, Urman B (2010) Understanding follicle growth in vivo. Hum Reprod 25(12):2944–2954

Pellatt L, Rice S, Dilaver N, Heshri A, Galea R, Brincat M, Brown K, Simpson ER, Mason HD (2011) Anti-Müllerian hormone reduces follicle sensitivity to follicle-stimulating hormone in human granulosa cells. Fertil Steril 96(5):1246–1251.e1

Pinilla L, Seoane LM, Gonzalez L, Carro E, Aguilar E, Casanueva FF, Dieguez C (1999) Regulation of serum leptin levels by gonadal function in rats. Eur J Endocrinol 140(5):468–473

Plaza S, Chanut-Delalande H, Fernandes I, Wassarman PM, Payre F (2010) From A to Z: apical structures and zona pellucida-domain proteins. Trends Cell Biol 20(9):524–532

Raciborski (1875) Periodische Fruchtbarkeit und Unfruchtbarkeit [zit. in Albrecht A (1936)]. Arch Gynaekol Obst 161(1):23–51

Robertson DM, Klein R, de Vos FL, McLachlan RI, Wettenhall RE, Hearn MT, Burger HG, de Kretser DM (1987) The isolation of polypeptides with FSH suppressing activity from bovine follicular fluid which are structurally different to inhibin. Biochem Biophys Res Commun 149(2):744–749

Rossmanith WG (1991) Zirkadiane und ultradiane Rhythmen in der Gonadotropinsekratioin: Regulationi durch ovarielle Steroide. Geburtsh Frauenheilkd 51:585

Rossmanith WG (1993) Ultradian and circadian patterns in luteinizing hormone secretion during reproductive life in women. Hum Reprod. 8(Suppl 2):77–83. Review

Rossmanith WG, Wirth U (1993) Einflüsse des Schlafes auf die Gonadotropinsekretion. Geburtsh Frauenheilkd 53:735

Sahu A, Crowley WR, Kalra SP (1994) Hypothalamic neuropeptide-Y gene expression increases before the onset of the ovarian steroid-induced luteinizing hormone surge. Endocrinology 134(3): 1018–1022

Shirasuna K, Shimizu T, Hayashi KG, Nagai K, Matsui M, Miyamoto A (2007) Positive association, in local release, of luteal oxytocin with endothelin 1 and prostaglandin F2alpha during spontaneous luteolysis in the cow: a possible intermediatory role for luteolytic cascade within the corpus luteum. Biol Reprod 76(6):965–970

Shoham Z, Schacter M, Loumaye E, Weissman A, MacNamee M, Insler V (1995) The luteinizing hormone surge – the final stage in ovulation induction: modern aspects of ovulation triggering. Fertil Steril 64(2):237–251

Somunkiran A, Yavuz T, Yucel O, Ozdemir I (2007) Anti-Müllerian hormone levels during hormonal contraception in women with polycystic ovary syndrome. Eur J Obstet Gynecol Reprod Biol 134(2): 196–201

Speroff L, Glass RH, Kase NG (1984) Clinical gynecologic endocrinology and infertility, 3. Aufl. Williams & Wilkins, Baltimore/London

Stouffer RL (1996) Corpus luteum formation and demise. In: Adashi EY, Rock JA, Rosenwaks Z (Hrsg) Reproductive endocrinology, surgery, and technology. Lippincott-Raven, New York, S 263–263

Strowitzki T (2009) Entwicklung und Funktion der weiblichen Fortpflanzungsorgane. In: Leidenberger F, Strowitzki T, Ortmann O (Hrsg) Klinische Endokrinologie für Frauenärzte, 4. Aufl. Springer, Berlin/Heidelberg/New York

Tolikas A, Tsakos E, Gerou S, Prapas Y, Loufopoulos A (2011) Anti-Mullerian hormone (AMH) levels in serum and follicular fluid as predictors of ovarian response in stimulated (IVF and ICSI) cycles. Hum Fertil (Camb) 14(4):246–253

Vaiarelli A, Venturella R, Vizziello D, Bulletti F, Ubaldi FM (2017) Dual ovarian stimulation and random start in assisted reproductive technologies: from ovarian biology to clinical application. Curr Opin Obstet Gynecol 29(3):153–159

Walters KA, Allan CM, Handelsman DJ (2008) Androgen actions and the ovary. Biol Reprod 78(3):380–389. [Epub 2007 Nov 14] Review

Wildt L, Marshall G, Knobil E (1980) Experimental induction of puberty in the infantile female rhesus monkey. Science 207(4437):1373–1375

Wilhelm D, Koopman P (2006) The makings of maleness: towards an integrated view of male sexual development. Nat Rev Genet 7(8): 620–631

Wunder DM, Bersinger NA, Yared M, Kretschmer R, Birkhäuser MH (2008) Statistically significant changes of antimüllerian hormone and inhibin levels during the physiologic menstrual cycle in reproductive age women. Fertil Steril 89(4):927–933

Yates AP, Rustamov O, Roberts SA, Lim HY, Pemberton PW, Smith A, Nardo LG (2011) Anti-Mullerian hormone-tailored stimulation protocols improve outcomes whilst reducing adverse effects and costs of IVF. Hum Reprod 26(9):2353–2362

Ying SY (1988) Inhibins, activins, and follistatins: gonadal proteins modulating the secretion of follicle-stimulating hormone. Endocr Rev 9:267

Zeleznik AJ (1998) In vivo responses of the primate corpus luteum to luteinizing hormone and chorionic gonadotropin. Proc Natl Acad Sci U S A 95(18):11002–11007

Schilddrüsenfunktionsstörungen in der Reproduktionsmedizin

4

Catharina Bullmann

Inhalt

1 Einleitung und Definition 39

2 Physiologische Veränderungen der Schilddrüsenfunktion in der Schwangerschaft 39

3 Schilddrüsenunterfunktion – Hypothyreose 40

4 Schilddrüsenüberfunktion – Hyperthyreose 43

5 Jodsupplementierung in der Schwangerschaft 46

6 Zusammenfassung 46

Literatur 46

1 Einleitung und Definition

Die Schilddrüsenfunktion beeinflusst die Fertilität. Bekannt sind die Effekte des Thyroxins auf das LH (luteinisierendes Hormon), das Prolaktin und die Höhe des sexualhormonbindenden Globulins (SHBG). Zusätzliche direkte Effekte auf die ovulatorische Funktion werden aufgrund von vorhandenen T3-Rezeptoren am Ovar vermutet (Poppe et al. 2008). Schilddrüsenfunktionsstörungen sind bei Frauen in fertilem Alter mit 2–4 % häufig (Wang und Crapo 1997). Die Abklärung und Behandlung von Schilddrüsenfunktionsstörungen haben in der Reproduktionsmedizin deshalb ihren festen Platz.

Die Schilddrüse ist verantwortlich für die Produktion der Schilddrüsenhormone T3 (Trijodthyronin) und T4 (Thyroxin). Notwendiger Baustein für die Produktion von Schilddrüsenhormonen ist Jodid. An der Zielzelle wirksam ist das nicht gebundene, freie T3 (fT3), welches eine relativ kurze Halbwertszeit aufweist. T4 ist das Prohormon für das T3 mit einer Halbwertszeit von etwa 8 Tagen. Aufgrund der längeren Halbwertszeit ist es auch die bessere Substitutionsform. Beide Hormone werden heute als freie Hormone gemessen (fT3 und fT4). Die Produktion der Schilddrüsenhormone unterliegt dem hypothalamisch-hypophysären Regelkreis aus TRH und TSH (Abb. 1).

Es wird zwischen latenten/subklinischen und manifesten Schilddrüsenfunktionsstörungen unterschieden. Als latente Funktionsstörung bezeichnet man eine ausschließliche Veränderung des TSH-Spiegels. Bei manifesten Funktionsstörungen sind zusätzlich auch Veränderungen der freien Schilddrüsenhormone (fT3 und fT4) auffällig. Dies setzt voraus, dass die empfindlichen Stellgrößen Hypophyse und Hypothalamus gesund sind (Abb. 1).

2 Physiologische Veränderungen der Schilddrüsenfunktion in der Schwangerschaft

Im Rahmen einer Schwangerschaft kommt es zu Veränderungen im Schilddrüsenstoffwechsel. Nur weniger als 1 % der Schilddrüsenhormone liegen in der ungebundenen Form als freies T3 und T4 vor. Das entscheidende Bindungsprotein ist das thyroxinbindende Globulin (TBG). Während einer Schwangerschaft verdoppelt sich das TBG, sodass mehr T4 gebunden werden kann.

C. Bullmann (✉)
Zentrum für Endokrinologie, Kinderwunsch und Pränatale Medizin im Barkhof, amedes, Hamburg, Deutschland
E-Mail: catharina.bullmann@amedes-group.com

K. Diedrich et al. (Hrsg.), *Reproduktionsmedizin*, Springer Reference Medizin,
https://doi.org/10.1007/978-3-662-57636-6_4

Zusätzlich kommt es durch die schwangerschaftsbedingte Zunahme des renalen Blutflusses zu einer vermehrten Jod-Clearance. Dabei ist gleichzeitig der periphere Metabolismus der Schilddrüsenhormone durch die plazentare Aktivität der Dejodothyronin-Dejodinase verändert (Poppe et al. 2008). Und nicht zuletzt kommt es durch die strukturelle Ähnlichkeit des Schwangerschaftshormons HCG mit dem TSH im 1. Trimenon und/oder bei Vorliegen einer Geminigravidität zu einer Stimulation des TSH-Rezeptors an der Schilddrüse und damit zu einem Anstieg der freien Schilddrüsenhormone innerhalb des Referenzbereichs. Konsekutiv fällt der TSH-Spiegel in der Frühschwangerschaft ab (Abb. 2).

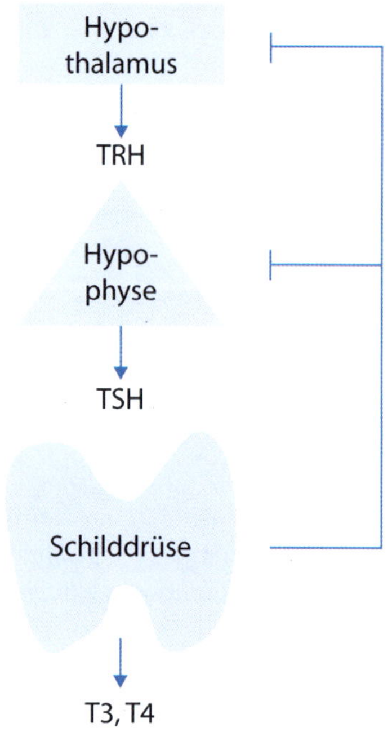

Abb. 1 Regulation der Schilddrüsenhormonsekretion

Im weiteren Verlauf der Schwangerschaft kommt es bis zur Entbindung dann zu einem langsamen Anstieg des TSH bei gleichzeitigem Abfall des fT4 (Glinoer 1997; Chan und Mandel 2007). Diese physiologischen Mechanismen, die den notwendigen Thyroxinmehrbedarf in der Schwangerschaft ausgleichen, funktionieren nur in einer gesunden Schilddrüse.

In der aktuellsten europäischen Leitlinie wird die Anwendung trimenonspezifischer Referenzbereiche empfohlen, die mittlerweile in den meisten Labors Anwendung finden (Lazarus et al. 2014) (Tab. 1). Die noch etwas aktuellere Leitlinie der American Thyroid Organisation empfiehlt eigene Schwangerschaftsspezifische Referenzbereiche zu generieren (Alexander et al. 2017), in Ermangelung dessen ist es adäquat, sich an den europäischen Empfehlungen zu orientieren:

▶ Die Schilddrüsenhormone gehen in nur geringer Menge diaplazentar auf das Kind über. Ab der 12. Schwangerschaftswoche ist der Fetus zur eigenständigen Produktion von Schilddrüsenhormonen fähig. Jodid, Schilddrüsenantikörper, aber auch Thyreostatika hingegen werden sehr gut diaplazentar übertragen (Abalovich et al. 2007).

3 Schilddrüsenunterfunktion – Hypothyreose

Häufigste Ursache einer latenten oder manifesten Hypothyreose ist im jungen Alter eine Autoimmunthyreoiditis (AIT), auch Hashimoto-Thyreoiditis genannt. Weitere Ursache kann eine ablative Schilddrüsenbehandlung (Operation oder Radiojodtherapie) sein. Die Überdosierung von Thyreo-

Abb. 2 TSH- und fT4-Verlauf in der Schwangerschaft. (Nach Chan und Mandel 2007)

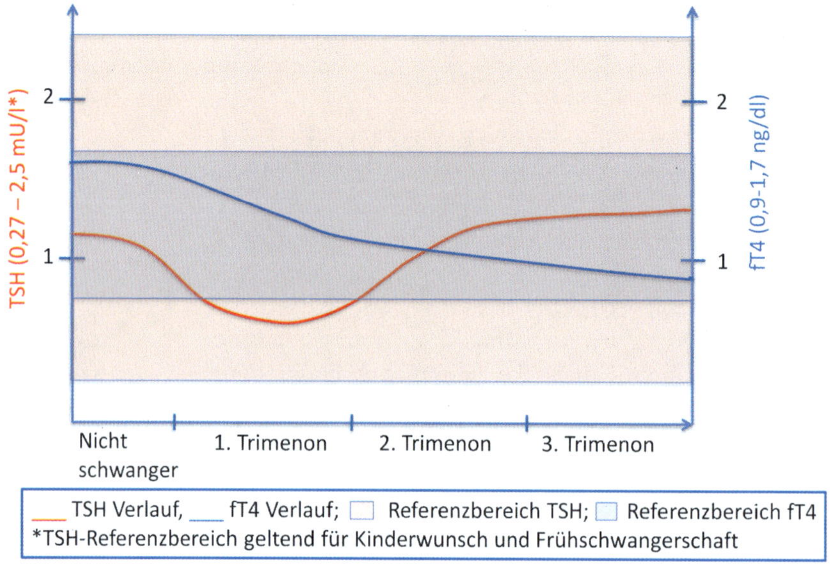

Tab. 1 Trimenonspezifische obere TSH-Referenzbereiche. (Lazarus et al. 2014)

	Oberer TSH Referenzbereich (mIU/L)
1. Trimenon	<2,5
2. Trimenon	<3,0
3. Trimenon	<3,5

statika sollte ursächlich nur ein passageres Problem sein. Seltene Ursachen sind eine Fehlanlage der Schilddrüse, schwerer Jodmangel (in Deutschland nicht mehr relevant) oder eine Störung der Hormonsynthese.

3.1 Symptome und Diagnose

Typische Beschwerden einer Schilddrüsenunterfunktion sind in der Übersicht dargestellt.

Typische Beschwerden einer Hypothyreose
- Müdigkeit
- Verminderte Leistungsfähigkeit
- Kälteintoleranz
- Trockene Haut
- Strohige Haare
- Heiserkeit
- Gewichtszunahme
- Zyklusunregelmäßigkeiten
- Wassereinlagerungen

Eine latente oder eben auch subklinisch genannte Hypothyreose ist meist symptomlos.

Die Diagnose Hashimoto-Thyreoiditis wird gestellt durch gleichzeitiges Auftreten

- einer latenten oder manifesten Hypothyreose,
- typischer sonographischer Veränderungen (Echoinhomogenität, Echoarmut) und
- erhöhter TPO-Antikörper.

2 von diesen 3 Kriterien müssen zur Diagnose einer Autoimmunthyreoiditis (AIT) erfüllt sein. Eine AIT kann im Rahmen eines polyendokrinen Autoimmunprozesses auftreten. Weitere – seltenere – assoziierte Manifestationen sind:

- M. Addison,
- Typ-1-Diabetes,
- prämature Ovarialinsuffizienz,
- pernitiöse Anämie.

Die Diagnose einer Hypothyreose wird zunächst mit dem Screeningparameter TSH überprüft. Ist dieser erhöht nachzuweisen, so empfiehlt sich die Bestimmung der freien Schilddrüsenhormonparameter fT3, fT4 und der Thyreoperoxidase-Antikörper (TPO-AK). Positive TPO-Antikörper und/oder Thyreoglobulin-Antikörper (TG-AK) finden sich bei etwa 10 % der Bevölkerung, hiervon ist 1/5 weiblich (Tunbridge et al. 1977). Bereits ab einem TSH-Spiegel >2,5 mIU/l finden sich gehäuft positive TPO-AK, sodass einige Labors den oberen Grenzwert des TSH auf 2,5 mIU/l festgelegt haben.

▶ **Empfehlung** Im Rahmen einer Fertilitätsabklärung ist auch bei einem TSH im Referenzbereich eine Thyreoperoxidase-Antikörperbestimmung sinnvoll.

Denn bereits 1981 gab es Untersuchungen, die eine erhöhte Inzidenz einer hypothyreoten Stoffwechsellage bei infertilen Frauen darstellten (reviewed in Poppe et al. 2008). Auch nachfolgende Untersuchungen wurden i. d. R. nicht prospektiv durchgeführt und die Definition einer latenten Hypothyreose mit unterschiedlichen Grenzwerten angesetzt. Versucht man jedoch, trotz allem die verschiedenen Studien zusammenzufassen, kommt man zu einer erhöhten Inzidenz von AIT bei infertilen Frauen im Vergleich zu Kontrollen etwa um den Faktor 2,1 (RR; Poppe et al. 2007).

Gleichzeitig hat es eine ganze Reihe von Studien – davon 12 Fallkontrollstudien – in den letzten Jahren gegeben, die eine Korrelation zwischen erhöhten TPO-Antikörpern und einer erhöhten Neigung zu Fehlgeburten zeigte (Männistö et al. 2009; Abalovich et al. 2007). In einer neueren Studie von 2016 hingegen zeigten TSH-Erhöhungen und TPO-AK-Positivität keinen negativen Einfluss (Plowden et al. 2016). Die genauen TSH-Grenzwerte sind hierbei weiterhin Gegenstand reger Diskussion.

Als eine Ursache wird angenommen, dass Frauen mit positiven TPO-Antikörpern eine relative Hypothyreose haben und insofern in der Schwangerschaft die Schilddrüsenfunktion nicht physiologisch anpassen können (Thangaratinam et al. 2011). Ob zusätzliche Autoimmunvorgänge hier noch einen direkten Einfluss auf die Intaktheit Schwangerschaft ausüben, ist Gegenstand der Diskussion.

Bis heute sind prospektive Studien rar, die den Effekt einer Levothyroxintherapie auf eine Reduktion der erhöhten Raten an Fehlgeburten bei TPO-Antikörper-positiven Frauen untersuchen. Es existieren hierzu 2 Arbeiten, die aus derselben Arbeitsgruppe um Negro stammen. Sie zeigen eine Reduktion der Rate an Fehlgeburten und v. a. keine negativen Effekte einer Levothyroxintherapie (Negro et al. 2005, 2006). Die Bestimmung des TPO-AK hat insofern zusätzlich zur Bestimmung des TSH Relevanz.

Die iranische Arbeitsgruppe um Sima Nazarpour hat kürzlich den Einfluss einer L-Thyroxingabe bei subklinisch hypothyreoten Frauen untersucht. Die Gruppe der TPO-AK-positiven Frauen scheint bezüglich einer Reduktion der Frühgeburtlichkeit von einer Levothyroxingabe zu profitieren. Die Häufigkeit neonataler stationärer Aufnahmen war insbesondere bei den Kindern der Frauen erhöht, die eine subklinische Hypothyreose mit einem TSH von >4,0 mIU/l aufwiesen und unbehandelt blieben (Nazarpour et al. 2017). Die Untersuchung bei TPO-AK-negativen Frauen zeigte eine Reduktion der Frühgeburtlichkeit unter einer Levothyroxintherapie ab einem TSH >4 mIU/l vor Therapiebeginn (Nazarpour et al. 2018). Bei beiden publizierten Untersuchungen wurde die Randomisierung in der 11–12. Schwangerschaftswoche vorgenommen, die Effekte einer L-Thyroxin-Therapie in der Frühschwangerschaft waren entsprechend nicht Gegenstand der Untersuchung.

In einer ebenfalls kürzlich erschienenen dänischen Follow-up-Studie wurde bei 5-jährigen Kindern eine Minderung des Intelligenzquotienten ab einem mütterlichen TSH in der Schwangerschaft >10 mIU/l nachgewiesen. Ein mütterliches TSH zwischen 2,5 und 9,9 mIU/l hatte keinen messbaren negativen Einfluss (Andersen et al. 2018). Dies bestätigt, dass milde TSH-Erhöhungen in der Schwangerschaft für die neuropsychologische Entwicklung des Kindes wohl keine negativen Auswirkungen haben.

Auch vor dem Hintergrund dieser neueren Daten sollten Übertherapien vermieden werden.

3.2 Therapie der Hypothyreose bei Kinderwunsch und Schwangerschaft

▶ **Empfehlung** Aufgrund der geschilderten Ergebnisse wird der Beginn einer Schilddrüsenhormonsubstitution bei Kinderwunsch und in der Frühschwangerschaft ab einem TSH-Wert >2,5 mIU/l empfohlen, insbesondere dann, wenn die TPO-AK positiv sind.

Die übliche Startdosis liegt bei 50 µg Levothyroxin, diese kann als Kombinationstherapie mit Jodid 150 µg eingenommen werden, falls die Frau nicht bereits ein Jodidpräparat einnimmt.

Schilddrüsenhormonsubstitution

Frauen mit Kinderwunsch, die positive TPO-AK aufweisen, profitieren nach der derzeitigen Studienlage wahrscheinlich von der Therapie einer subklinischen Hypothyreose mit Levothyroxin und sie wird deshalb empfohlen.

Ab einem TSH von >2,5 mIU/l wird bei Kinderwunsch der Beginn einer Schilddrüsenhormonsubstitution empfohlen (Abb. 3). In der Schwangerschaft ist eine Schilddrüsenhormonsubstitution ab einem TSH oberhalb des trimenonspezifischen Referenzbereiches empfohlen (Alexander et al. 2017).

Liegt das TSH nicht im Zielbereich, so kann nach Tab. 2 eine Dosisanpassung vorgenommen werden.

Nimmt die Frau bereits vor Eintritt einer Schwangerschaft ein Schilddrüsenhormon ein, so muss die Dosis um 25–50 % gesteigert werden. Es bietet sich hier an, in Kenntnis der Schwangerschaft die Dosis anzupassen. Hierzu können verschiedene Verfahren gewählt werden.

Möglichkeiten der Dosissteigerung der Levothyroxindosis im Rahmen der Schwangerschaft

- Dosissteigerung mit Kenntnis der Schwangerschaft um 50 % der Tagesdosis (Beispiel von 50 µg Levothyroxin auf 75 µg/Tag).
- Dosissteigerung durch Verdoppelung der Tagesdosis an beiden Wochenendtagen (Beispiel: 50 µg Levothyroxin Montag bis Freitag, 2 × 50 µg Samstag und Sonntag).

In jedem Fall sollte das TSH 4 Wochen nach Dosisänderung kontrolliert werden.

Bei stabilem TSH unter erfolgter Levothyroxintherapie und nicht notwendiger Dosisänderung im Verlauf wäre eine TSH-Kontrolle 1×/Trimenon zu empfehlen.

Direkt nach Entbindung ist eine Dosisreduktion auf die präkonzeptionelle Schilddrüsenhormondosis empfohlen.

Eine besondere Stellung nehmen in diesem Zusammenhang die Diagnose und Überwachung von Schilddrüsenfunktionsstörungen bei Hypophysenkrankheiten ein. Einerseits sollte bei Vorliegen einer bekannten hypophysären Insuffizienz an die Überwachung der thyreotropen Funktion gedacht werden, andererseits ist das TSH bei z. B. hypophysär bedingter sekundärer Hypothyreose inadäquat normal oder niedrig bei gleichzeitigem Vorliegen von niedrigen freien Schilddrüsenhormonen. In dieser Konstellation ist das TSH allein als Screening nicht zu gebrauchen. Der physiologische Abfall der freien Schilddrüsenhormone im Verlauf der Schwangerschaft durch das ansteigende TBG muss bei der Beurteilung mit berücksichtigt werden.

▶ **Empfehlung** Deshalb sollten auch die freien Schilddrüsenhormone bei bekannter Hypophysenerkrankung besonders bei bekannten Hypophysenmakroadenomen bestimmt werden (Beispiel: Makroprolaktinom).

Mikroadenome der Hypophyse hingegen führen in aller Regel nicht zu einer Hypophyseninsuffizienz, die Überwachung der Schilddrüsenfunktion allein durch Bestimmung des TSH ist ausreichend.

Für die Situation außerhalb von Kinderwunsch und Schwangerschaft gelten andere Indikationen für die Einleitung und die zu erreichenden Zielwerte einer Schilddrüsenhormonsubstitution.

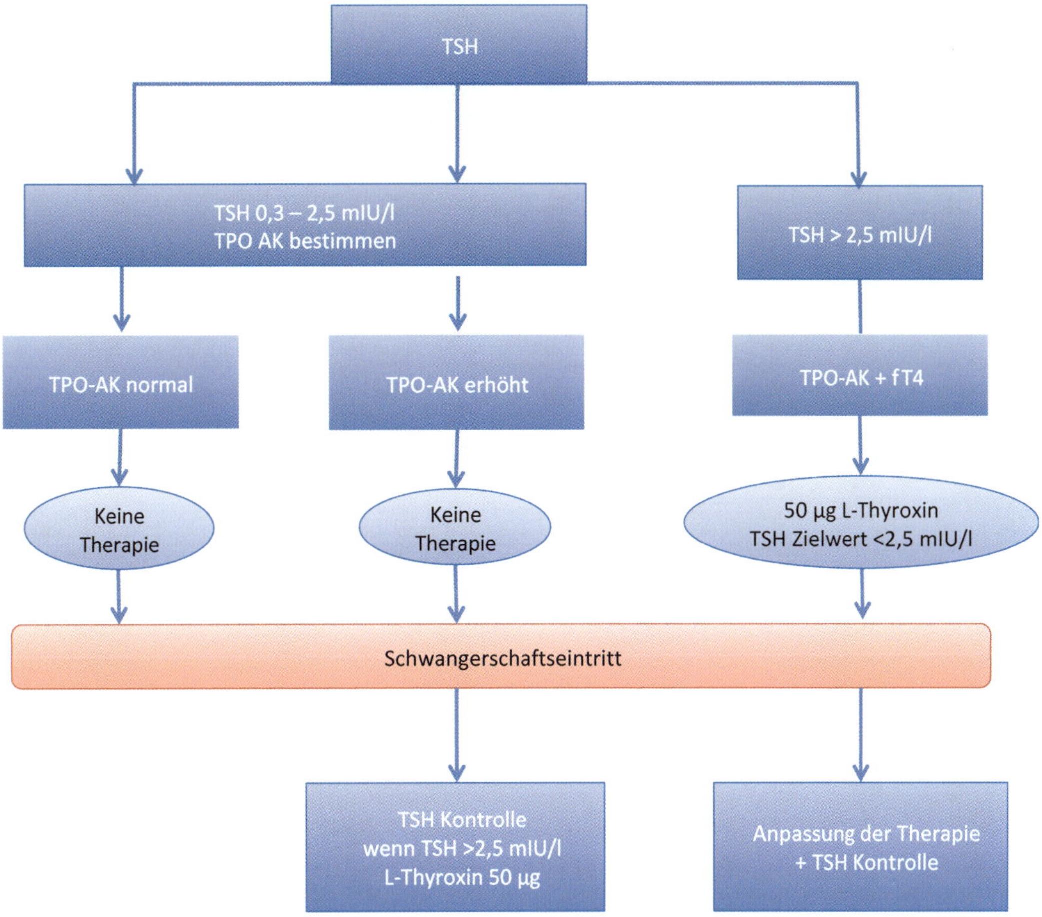

Abb. 3 Diagnostik und Therapie der Hypothyreose im Rahmen der Fertilitätsabklärung

Tab. 2 Anpassung der Thyroxindosis. (Nach Glinoer und Abalovic 2007)

Serum-TSH (mIU/ml)	Erhöhung des Thyroxins (µg/d)
5–10	25–50
10–20	50–75
>20	100

4 Schilddrüsenüberfunktion – Hyperthyreose

Auch bei der Schilddrüsenüberfunktion/Hyperthyreose unterscheidet man latente von manifesten Funktionsstörungen. Als latente Hyperthyreose wird ein erniedrigtes TSH mit noch normalen freien Schilddrüsenhormonparametern bezeichnet. Eine manifeste Hyperthyreose liegt bei niedrigem (supprimiertem) TSH und gleichzeitig erhöhten freien Schilddrüsenhormonparametern vor.

Im jungen Alter ist die häufigste Ursache für eine Hyperthyreose die immunogene Hyperthyreose, die bei gleichzeitigem Auftreten einer endokrinen Orbitopathie M. Basedow genannt wird. Die Erkrankung gehört zu den Autoimmunthyreopathien und kann im Rahmen eines polyendokrinen Autoimmunsyndroms auftreten.

Des Weiteren können folgende Konstellationen für eine latente oder manifeste Schilddrüsenüberfunktion ursächlich sein:

- Übersubstitution mit Schilddrüsenhormonen (iatrogene Hyperthyreose),
- Zerfallshyperthyreose mit Beginn einer Hashimoto-Thyreoiditis, bei einer postpartalen Hyperthyreose oder einer subakuten Thyreoiditis (immer passager),
- autonomes Adenom der Schilddrüse.

4.1 Symptome und Diagnose

Typische Beschwerden einer Hyperthyreose sind in der Übersicht dargestellt.

Typische Beschwerden einer Hyperthyreose
- Körperliche Unruhe
- Hyperhidrosis
- Tachykardie
- Haarausfall
- Schlaflosigkeit
- Wärmeintoleranz
- Gewichtsabnahme

Fieber und/oder Diarrhö weisen auf eine schwere Hyperthyreose hin. Auch Zyklusstörungen sprechen für eine ausgeprägte Hyperthyreose, sodass eine Hyperthyreose keinesfalls vor dem Eintreten einer Schwangerschaft schützt.

Die Diagnose einer Schilddrüsenüberfunktion wird neben dem klinischen Befund durch die Konstellation von erhöhten freien Schilddrüsenhormonparametern und supprimiertem TSH gestellt. Die sehr seltene Konstellation von erhöhten freien Schilddrüsenhormonparametern in Kombination mit einem inadäquat hohen TSH spricht – bei Vorliegen einer hyperthyreoten Klinik – für eine sekundäre Hyperthyreose (TSHom = TSH produzierendes Hypophysenadenom) oder – ohne Vorliegen einer hyperthyreoten Klinik – für eine Schilddrüsenhormonresistenz (Mutationen des Schilddrüsenhormonrezeptors; Refetoff et al. 1993).

▶ Fällt im Rahmen der Fertilitätsdiagnostik ein erniedrigtes TSH auf, so ist eine differenzialdiagnostische Abklärung zwingend notwendig, da das peripartale Vorgehen für die verschiedenen Erkrankungen unterschiedlich ist.

Für die weitere Diagnostik sind folgende Verfahren hilfreich:

- Bestimmung des TSH-Rezeptor-Antikörpers = TRAK (positiv bei immunogener Hyperthyreose/M. Basedow),
- Schilddrüsensonografie,
- ggf. Schilddrüsenszintigrafie (insbesondere bei der Abklärung von stoffwechselaktiven Knoten sinnvoll).

Bei der immunogenen Hyperthyreose findet sich neben den meist positiven TRAK in der Sonografie eine stark echoinhomogene, echoarme Schilddrüse. Sie ist häufig vergrößert und stellt sich in der Duplex-Sonografie vermehrt vaskularisiert (Abb. 4) dar.

Neben den typischen klinischen Befunden, die sich von den Symptomen ableiten, und der Laborkonstellation findet sich in der Palpation häufig eine vergrößerte Schilddrüse, möglicherweise mit einem auskultatorisch nachweisbaren Schwirren der Schilddrüse.

Bei einem autonomen Adenom – die typische Ursache einer Überfunktion im höheren Alter – ist der TRAK negativ, sonographisch sind ein oder mehrere Knoten zu finden, und falls eine Szintigrafie möglich ist, würde sich ein autonomer Knoten mit einem lokalisiert vermehrten Uptake darstellen.

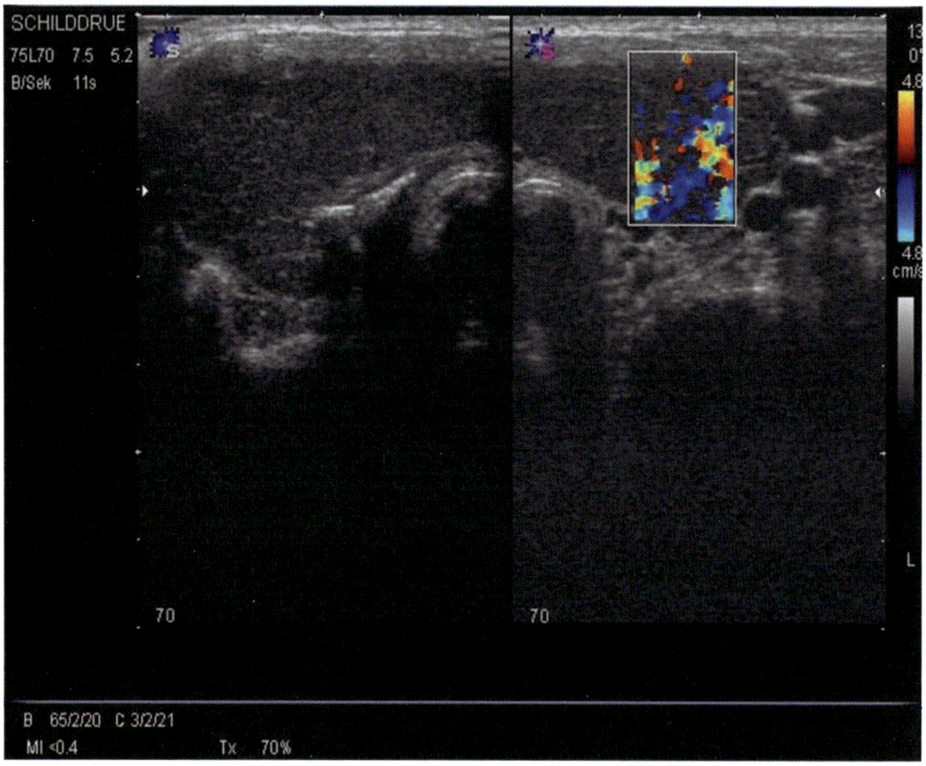

Abb. 4 Typischer sonographischer Befund einer immunogenen Hyperthyreose. Rechts typische starke Echoarmut, links vermehrte Vaskularisierung als typisches sonographisches Merkmal einer immunogenen Hyperthyreose (Siemens G50)

▶ Wird die Diagnose einer Hyperthyreose in der Frühschwangerschaft gestellt, so ist die schwangerschafts- bzw. HCG-induzierte Hyperthyreose die entscheidende Differenzialdiagnose.

Da die HCG-induzierte Hyperthyreose in der Regel selbstlimitierend ist, ist eine thyreostatische Therapie nicht erforderlich. Tab. 3 hilft bei der notwendigen Differenzialdiagnose der Hyperthyreose in der Schwangerschaft:

4.2 Therapie der Hyperthyreose

Außerhalb der schwangerschaftsinduzierten Hyperthyreose ist eine manifeste Hyperthyreose immer therapiebedürftig. Eine Beeinträchtigung von Fertilität und Schwangerschaft durch eine latente Hyperthyreose ist hingegen nicht bekannt, deshalb ist diese im Rahmen einer Kinderwunschtherapie und einer Schwangerschaft nicht behandlungsbedürftig (Glinoer 1997; Abalovich et al. 2007). Dies entbindet jedoch nicht von der Notwendigkeit, die Ursache einer latenten Hyperthyreose zu klären.

Die manifeste Hyperthyreose wird mit Thyreostatika behandelt. Es stehen Thiamazol/Carbimazol und Propylthiouracil (PTU) zur Verfügung. Bekannte Nebenwirkungen sind

- allergische Reaktionen,
- Blutbildveränderungen (Agranulozytose),
- milder bis starker Anstieg der Lebertransaminasen.

Die Nebenwirkungen treten dosisabhängig auf.

Im angloamerikanischen Raum war PTU lange das bevorzugte thyreostatische Medikament. Nachdem allerdings mehrere Fälle mit ausgeprägter Leberschädigung bei jungen Frauen und der Notwendigkeit einer Lebertransplantation unter höher dosierter Therapie mit PTU berichtet wurden, ist die Zurückhaltung größer geworden, dieses Medikament insbesondere bei jungen Frauen einzusetzen (Cooper und Rivkees 2009).

▶ Ziel der Therapie ist es, die freien Schilddrüsenhormone hoch normal zu halten und das TSH supprimiert zu lassen.

Die immunogene Hyperthyreose verläuft schubförmig. In etwa 30–40 % der Fälle wird nach 12–18 Monaten Therapie eine Remission erreicht. Die Größe der Schilddrüse und die Höhe des TRAK bei Erstdiagnose sind dabei von prognostischer Relevanz. Wird eine Remission nicht erreicht oder liegt ein rezidivierender Verlauf vor, so wird eine ablative Therapie der Schilddrüse empfohlen (Radiojodtherapie oder Operation).

50–70 % der Patienten leiden zusätzlich unter einer endokrinen Orbitopathie (EO), die die Mitbetreuung durch den erfahrenen Augenarzt verlangt. Bei Nikotinabusus sind das Auftreten einer EO häufiger und der Schweregrad höher (Wiersinga und Bartalena 2002).

Die Überfunktion im Rahmen einer Autonomie eines oder mehrerer Schilddrüsenknoten verlangt ebenfalls eine thyreostatische Therapie. Eine Heilung ist nur durch eine ablative Schilddrüsenbehandlung (Radiojodtherapie oder Operation) zu erreichen. Eine thyreostatische Therapie ist deshalb in der Regel nur vorübergehend einzusetzen.

4.3 Besonderheiten der Therapie bei Kinderwunsch und Schwangerschaft

Ein supprimiertes TSH, das in der Fertilitätsdiagnostik auffällt, sollte immer ursächlich geklärt werden. Für eine latente Hyperthyreose ist keine Beeinträchtigung der Schwangerschaft bekannt, sodass eine Therapie nicht zwingend erforderlich ist (Abalovich et al. 2007). Liegt einer latenten Hyperthyreose die in den jungen Jahren seltene Autonomie der Schilddrüse zugrunde, so wäre präkonzeptionell eine definitive Therapie erwägenswert, da sonst nur eingeschränkt Jodid gegeben werden könnte.

▶ **Empfehlung** Bei einer manifesten Hyperthyreose, u. U. mit einer endokrinen Orbitopathie, sollte von einer Schwangerschaft abgeraten werden, bis eine Remission eingetreten ist oder eine definitive Therapie durchgeführt wurde. Auch für mildere immunogene Hyperthyreose sollte eine Remission idealerweise vor der Konzeption angestrebt werden.

Fällt eine hyperthyreote Stoffwechsellage in der Schwangerschaft auf, so ist nach Ausschluss einer Schwangerschafts-

Tab. 3 Differenzialdiagnose der Hyperthyreose in der Schwangerschaft

	Schwangerschaftshyperthyreose	Autonomes Adenom mit manifester Hyperthyreose	Immunogene Hyperthyreose
Schilddrüsenanamnese	Keine	Oft Knoten bereits vorbekannt	U. U. früheres Hyperthyreose-Ereignis bekannt
TRAK	Normal	Normal	Erhöht
Sonografie der Schilddrüse	Unauffällig	Knotennachweis (oft vorbekannt)	Vermehrte Vaskularisierung, echoarm und inhomogen

hyperthyreose (Tab. 3) meist eine thyreostatische Therapie erforderlich, denn in den seltenen Fällen einer anhaltenden Hyperthyreose kann es sowohl zu mütterlichen als auch zu fetalen Komplikationen kommen. Die Wahl des Thyreostatikums sollte interdisziplinär erfolgen.

▶ **Cave** Die kombinierte Therapie eines Thyreostatikums mit einem Schilddrüsenhormon ist in der Schwangerschaft nicht erlaubt.

Es sollte die niedrigst mögliche Thyreostasedosis gewählt werden. Hierbei gilt als Regel, dass die mütterliche Schilddrüsenfunktion gut die fetale Schilddrüsenfunktion widerspiegelt (Chan und Mandel 2007). Die immunogene Hyperthyreose bessert sich im 2. Schwangerschaftstrimenon, sodass häufig die thyreostatische Therapie ganz abgesetzt werden kann. Postpartal besteht jedoch ein hohes Rezidivrisiko.

▶ Genauso wie die TRAK werden auch alle Thyreostatika diaplazentar übertragen.

Ist die Mutter bereits wegen einer immunogenen Hyperthyreose definitiv behandelt worden (Operation oder Radiojodtherapie), so sollte der TRAK-Spiegel im 3. Trimenon kontrolliert werden. Hohe Spiegel können eine fetale Hyperthyreose bedingen. Diese kann durch Prüfung der mütterlichen Schilddrüsenfunktion und fetale Ultraschalluntersuchungen kontrolliert werden (Abalovic et al. 2007).

5 Jodsupplementierung in der Schwangerschaft

Die Jodversorgung in Deutschland hat sich in den letzten Jahren zwar gebessert, ist jedoch noch nicht optimal. Aus diesem Grund ist für jede Schwangere und Stillende eine Jodidsupplementation von 150–200 µg/Tag empfehlenswert. Die Mutter, die an einer Hashimoto-Thyreoiditis leidet, profitiert zwar nicht von einer Jodidgabe, für die fetale Schilddrüse ist jedoch eine ausreichende Jodversorgung notwendig (Abalovich et al. 2007). Die Gesamtjodidzufuhr sollte 500 µg/Tag nicht überschreiten.

▶ **Cave** Es gibt eine klare Kontraindikationen zur Jodidgabe: die manifeste Hyperthyreose.

Liegt eine latente Hyperthyreose, so muss vor einer Jodidgabe eine Ursachenabklärung und Risikoabschätzung erfolgen. Ist eine immunogene Hyperthyreose erst kürzlich ausgeheilt, so ist eine Jodidgabe eine klinische Ermessensfrage.

6 Zusammenfassung

- Schilddrüsenfunktionsstörungen und insbesondere die Hypothyreose sind bei jungen Frauen häufig.
- Die Abklärung der Schilddrüsenfunktion ist fester Bestandteil der Fertilitätsabklärung.
- Im Rahmen von Kinderwunsch und Frühschwangerschaft wird ab einem TSH >2,5 mIU/l die Einleitung einer Schilddrüsenhormonsubstitution empfohlen. Insbesondere dann, wenn die TPO-AK positiv sind.
- Häufigste Ursache einer hyperthyreoten Stoffwechsellage ist im jungen Alter die immunogene Hyperthyreose/M. Basedow.
- Eine manifeste Hyperthyreose stellt auch in der Schwangerschaft eine Behandlungsindikation dar. Vorher sollte jedoch die wichtigste Differenzialdiagnose – HCG-induzierte Hyperthyeose – ausgeschlossen sein, da diese keine thyreostatische Behandlung verlangt.
- Jede Schwangere und Stillende sollte eine ausreichende Jodidsupplementierung von 150–200 µg Jodid/Tag erhalten. Einzige Ausnahme ist die manifeste Hyperthyreose.

Literatur

Abalovich M, Amino N, Barbour LA, Cobin RH, De Groot LJ, Glinoer D, Mandel SJ, Stagnaro-Green A (2007) Management of thyroid dysfunction during pregnancy and postpartum: an Endocrine Society Clinical Practice Guideline. J Clin Endocrinol Metab 92(8): S1–S47

Alexander EK, Pearce EN, Brent GA, Brown RS, CHen H, Dosiou C, Broman WA, Laurberg P, Lazarus JH, Mandel SJ, Peeters RP, Sullivan S (2017) 2017 guidelines of the American Thyroid Association for the diagnosis and management of thyroid disease during pregnancy and the postpartum. Thyroid 27:315–389

Andersen SL, Andersen S, Liew Z, Vestergaard P, Olsen J (2018) Maternal thyroid function in early pregnancy and neuropsychological performance of the child at 5 years of age. J Clin Endocrinol Metab 103:660–670

Chan GW, Mandel SJ (2007) Therapy insight: management of Graves' disease during pregnancy. Nat Clin Pract Endocrinol Metab 3:470–478

Cooper DS, Rivkees SA (2009) Putting propylthiouracil in perspective. J Clin Endocrinol Metab 94:1881–1882

Glinoer D (1997) The regulation of thyroid function in pregnancy: pathways of endocrine adaptation from physiology to pathology. Endocr Rev 18:404–433

Glinoer D, Abalovic M (2007) Unresolved questions in managing hypothyreoidism during pregnancy. BMJ 11:300–302

Lazarus J, Brown RS, Daumerie C, Hubalewska-Dydejczyk A, Negro R, Baidya B (2014) 2014 European thyroid association guidelines for the management of subclinical hypothyroidism in pregnancy an in children. Eur Thyroid J 3:76–94

Männistö T, Vääräsmäki M, Pouta A, Hartikainen AL, Ruokonen A, Surcel HM, Bloigu A, Järvelin MR, Suvanto-Luukkonen E (2009) Perinatal outcome of children born to mothers with thyroid dysfunction or antibodies: a prospective population-based cohort study. J Clin Endocrinol Metab 94:772–779

Nazarpour S, Tehrani FR, Simbar M, Tohidi M, Majd HA, Azizi F (2017) Effects of levothyroxine treatment on pregnancy outcomes in regnant women with autoimmunge thyroid disease. Eur J Endocrinol 176:253–265

Nazarpour S, Tehrani FR, Simbar M, Tohidi M, Minooee S, Rahmati M, Azizi F (2018) Effects of levothyroxine on pregnant women with subclinical hypothyroidism, negative for thyroid peroxidase antibodies. J Clin Endocrinol Metab 103:926–935

Negro R, Mangieri T, Coppola L, Presicce G, Casavola EC, Gismondi R, Locorotondo G, Caroli P, Pezzarossa A, Dazzi D, Hassan H (2005) Levothyroxine treatment in thyroid peroxidase antibodypositive women undergoing assisted reproduction technologies: a prospective study. Hum Reprod 20:1529–1533

Negro R, Formoso G, Mangieri T, Pezzarossa A, Dazzi D, Hassan H (2006) Levothyroxine treatment in euthyroid pregnant women with autoimmune thyroid disease: effects on obstretical complications. J Clin Endocrinol Metab 91:2587–2591

Plowden TC, Schisterman EF, LA SJ, Zaren SM, Perkins NJ, Silver R, Glas N, AH DC, Mumford SL (2016) Subclinical hypothyroidism and thyroid autoimmunity are not associated with fecundity, pregnancy loss, for live birth. J Clin Endocrine Metab 101: 2358–2365

Poppe K, Velkeniers B, Glinoer D (2007) Thyroid disease an female reproduction. Clin Endocrinol 66:309–321

Poppe K, Velkeniers B, Glinoer D (2008) The role of thyroid autoimmunity in fertility and pregnancy. Nat Clin Pract Endocrinol Metab 4:394–405

Refetoff S, Weiss SE, Usala SJ (1993) The syndromes of resistance to thyroid hormone. Endocr Rev 14(3):348–399

Thangaratinam S, Tan A, Knox E, Kilby MD, Franklyn J, Coomarasamy A (2011) Association between thyroid autoantibodies and miscarriage and preterm birth: meta-analysis of evidence. BMJ 342:d2616

Tunbridge WMG, Evered DC, Hall R, Appleton D, Brewis M, Clark F, Evans JG, Young E, Bird T, Smith PA (1977) The spectrum of thyroid disease in a community: The Wickham survey. Clin Endocrinol 7:481–493

Wang C, Crapo LM (1997) The epidemiology of thyroid disease and implications for screening. Endocrinol Metab Clin N Am 26:189–218

Wiersinga WM, Bartalena L (2002) Epidemiology and prevention of Graves' ophthalmopathy. Thyroid 12(10):855–860

Hyperprolaktinämie

5

Frank Nawroth

Inhalt

1 **Physiologie** 49

2 **Hyperprolaktinämie** 50

3 **Makroprolaktinämie** 51

4 **Prolaktinome** 51

5 **Zusammenfassung** 53

6 **Fazit für die Praxis** 53

Literatur 54

1 Physiologie

Prolaktin ist ein seit 1933 (Riddle et al. 1933) bei Nagern und seit ca. 30 Jahren beim Menschen bekanntes Polypeptidhormon, dessen kodierendes Einzelgen sich beim Menschen auf Chromosom 6 befindet. Nach der Entfernung des Signalpeptids besteht Prolaktin aus 199 Aminosäuren und hat ein Molekulargewicht von 23 kDa (Goffin et al. 2002). Die Aminosäuresequenz von Prolaktin entspricht der des plazentaren Laktogens. Aufgrund struktureller, biologischer und anderer Ähnlichkeiten gehören Prolaktin, das Wachstumshormon sowie das Plazentalaktogen zu einer gemeinsamen Proteinfamilie (Goffin et al. 1996).

In erster Linie wird Prolaktin von den laktotrophen Zellen des Hypophysenvorderlappens in das Blut sezerniert. Diese Sekretion unterliegt der Regulation sowohl stimulierender als auch inhibierender Einflüsse. Dabei überwiegen die inhibitorischen Einflüsse des Hypothalamus, wobei vor allem Dopamin eine Rolle spielt, das über seine D2-Rezeptoren in den laktotrophen Zellen wirkt (Goffin et al. 2002).

F. Nawroth (✉)
Facharzt-Zentrum für Kinderwunsch, Pränatale Medizin, Endokrinologie und Osteologie, amedes MVZ Hamburg, Hamburg, Deutschland
E-Mail: frank.nawroth@amedes-group.de

Stimulierende Faktoren sind GnRH (Yazigi et al. 1997) und von klinischer Relevanz vor allem das Thyreotropin-Releasing-Hormon (TRH) (Jacobs et al. 1971) sowie Serotonin (Clemens et al. 1978).

Die Expression des Prolaktingens wurde aber auch in verschiedenen extrahypophysären Lokalisationen wie z. B. im Endometrium (Maslar und Riddick 1979), den T-Lymphozyten, dem Gehirn, der Haut, der Brust (Ben-Jonathan et al. 1996), der Follikelflüssigkeit (McNatty et al. 1974), den Follikelzellen des Ovars (Phelps et al. 2003) sowie im Fruchtwasser (Golander et al. 1978) nachgewiesen. Die genaue Bedeutung des extrahypophysären Prolaktins beim Menschen ist unklar.

Durch posttranslationale Veränderungen (Phosphorylierung, Glykosylierung) entstehen unterschiedliche Prolaktinvarianten. Deren Wirkung kann zwischen einer hohen biologischen Aktivität und auch antagonistischen Effekten schwanken (Sinha 1995). Mit steigendem Molekulargewicht sinkt dabei die biologische Aktivität (Yazigi et al. 1997). Neben dem o. g. nicht-glykosylierten „little". Prolaktin (23 kDa) mit der höchsten biologischen Aktivität und hohen Affinität zum Prolaktinrezeptor gibt es glykosyliertes „big" (50 kDa) und zusätzlich an Immunglobuline gebundenes „big big" (100 kDa) Prolaktin.

K. Diedrich et al. (Hrsg.), *Reproduktionsmedizin*, Springer Reference Medizin,
https://doi.org/10.1007/978-3-662-57636-6_5

1.1 Prolaktinrezeptor

Der Prolaktinrezeptor ist ein spezifisches Membran-gebundenes Protein (Posner et al. 1974). Das ihn kodierende Gen befindet sich auf dem Chromosom 5 (Arden et al. 1990).

1.2 Biologische Effekte von Prolaktin

Prolaktin stimuliert die Entwicklung der Mammae und die Laktation. Es kann die Bildung und Funktion des Corpus luteum unterstützen (Astwood 1941).

Bole-Feysot et al. (1998) subsumierten ca. 300 Wirkungen von Prolaktin sowie von Molekülen, die über seinen Rezeptor aktiviert werden.

2 Hyperprolaktinämie

2.1 Ursachen

Eine Hyperprolaktinämie kann physiologische, pathologische und pharmakologische Ursachen aufweisen (Tab. 1).

▶ Wegen der vielfältigen Einflussfaktoren ist bei einer Hyperprolaktinämie einerseits gezielt nach diesen Faktoren zu fragen und andererseits bei erhöhtem Prolaktin ohne klinische Symptomatik (z. B. ab einem doppelten oberen Referenzwert) in jedem Fall eine Kontrolle des Laborwertes sinnvoll.

In der klinischen Routine wohl am häufigsten verantwortlich für eine Hyperprolaktinämie sind eine Hypothyreose sowie die Einnahme von Medikamenten, welche die Prolaktinsekretion steigern.

Tab. 1 Mögliche Ursachen einer Hyperprolaktinämie

Physiologische Ursachen	Stress Brustuntersuchung Koitus Schwangerschaft/Laktation Corpus-luteum-Phase Operationen Schlaf Venenpunktion
Pathologische Ursachen	Prolaktinsezernierende Hypophysentumoren Prolaktin-/GH-sezernierende Tumoren Ektope Prolaktinsekretion Andere Gehirntumoren, Enzephalitis Adrenale Erkrankungen (M. Addison, Hyperplasie, Karzinom) Hypothyreose
Pharmakologische Ursachen	Neuroleptika/Antidepressiva Metoclopramid Östrogene Orale Kontrazeptiva (20–30 % der Patientinnen mit 35 µg EE-OC)

Eine zu kurze Wachphase kann sicher Ursache eines einmalig erhöhten Prolaktinwertes sein, sollte dann wegen des passageren Effektes aber eigentlich nicht zu klinischen Symptomen führen. Etwa 3–4 Stunden nach dem Aufstehen dürfte der Einfluss des Schlafes auf die Höhe des Prolaktinwertes vernachlässigbar sein.

Erwähnung muss aber auch die Tatsache finden, dass eine TSH-Erhöhung im Rahmen einer Hypothyreose zwar Ursache eines erhöhten Prolaktinwertes und dadurch von Zyklusstörungen und einer Galaktorrhö sein kann, aber keine Korrelation zwischen den Werten von TSH und Prolaktin sowie zwischen der Höhe von Prolaktin und der Wahrscheinlichkeit von Zyklusstörungen besteht (Raber et al. 2003). Eine relevante Hyperprolaktinämie als Folge einer Hypothyreose scheint eher selten aufzutreten.

In etwa 30–40 % der Fälle bleibt die Ursache der Hyperprolaktinämie ungeklärt (idiopathische Hyperprolaktinämie). Untersuchungen zum Follow-up zeigen später den Nachweis von (primär möglicherweise übersehenen) Mikroprolaktinomen bei 10 % der Patienten (Schlechte et al. 1989) sowie eine spontane Normalisierung der Werte bei ca. ⅓ der Fälle (Verhelst und Abs 2003).

2.2 Klinische Symptomatik

▶ Neben der Galaktorrhö sind Zyklusstörungen bis zur Amenorrhö typische Symptome einer klinisch relevanten Hyperprolaktinämie.

Aufgrund der im Zusammenhang mit einer Hyperprolaktinämie und Zyklusstörungen niedrigen Gonadotropine wird eine zentrale hypothalamisch-hypophysäre Suppression als Ursache der Follikelreifungsstörung vermutet. Neuere Arbeiten weisen aber darauf hin, dass auch andere Ursachen eine Rolle spielen könnten. Dazu gehören eine Dissoziation zwischen Follikelreifung und endokriner Aktivität der Follikel mit einer resultierenden veränderten Stimulierbarkeit der Follikel (Velasquez et al. 2006a) sowie bei einer Hyperprolaktinämie nachweisbare veränderte FSH-Isoformen mit niedrigerer Bioaktivität (Velasquez et al. 2006b).

Das assoziierte Osteoporoserisiko beruht auf dem Östrogenmangel im Zusammenhang mit den Zyklusstörungen, möglicherweise aber auch auf einem direkten Einfluss von Prolaktin auf den Knochenstoffwechsel, welcher unabhängig vom Östradiol ist (Naliato et al. 2008). Das Osteoporoserisiko ist bei einer Hyperprolaktinämie 4,5-fach erhöht (Vartej et al. 2001).

3 Makroprolaktinämie

Prolaktin liegt im Serum – wie oben bereits beschrieben – in unterschiedlichen Bindungsformen vor, die sein Molekulargewicht und damit seine biologische Aktivität bestimmen. Je höher das MG, desto niedriger ist dabei die biologische Aktivität (Tab. 2).

„Big big“ Prolaktin wird als Makroprolaktin bezeichnet. Moderne Assays selektieren das biologisch aktive Prolaktin in der Laboranalytik schon recht gut, so dass das Problem der Makroprolaktinämie in der klinischen Routine in den letzten Jahren an Relevanz verloren hat, trotzdem aber gelegentlich noch eine Rolle für die klinische Entscheidung spielt.

Wird bei einer Patientin ohne klinische Symptome (!) wiederholt ein erhöhter Prolaktinwert gemessen, für den es keine andere passagere Ursache (Wachphase, Brustpalpation etc.) gibt, empfiehlt sich die Abklärung der sogenannten Makroprolaktinämie (Phelbs et al. 2003; Nawroth 2005; Nawroth und Ludwig 2007; Ono et al. 2010). Für deren Diagnostik gibt es verschiedene laboranalytische Möglichkeiten, wobei wir die nachfolgend genannte aufgrund ihrer Einfachheit sowie der niedrigen Kosten präferieren.

Vorgeschlagene Diagnostik der Makroprolaktinämie

- Basismessung von Prolaktin
- Ausfällung vorhandener Komplexe mit Polyethylenglykol (PEG)
- Kontrollmessung von Prolaktin
- Makroprolaktinämie: „Wiederfindung“ von Prolaktin <40 % des Ausgangswertes

Von klinischer Relevanz ist aber nicht, ob der Wert auf <40 % der Ausgangskonzentration abfällt, also per definitionem eine Makroprolaktinämie besteht, sondern, ob die Prolaktinkonzentration nach der Ausfällung in den Referenzbereich sinkt.

Erst der Prolaktinwert nach der Ausfällung erlaubt dann eine weitere individuelle klinische Entscheidung (Abb. 1).

Bleibt die Möglichkeit des Vorliegens einer Makroprolaktinämie unberücksichtigt, besteht die Gefahr einer unnötigen dauerhaften medikamentösen Therapie sowie der Stigmatisierung durch den Nachweis hormonell inaktiver Hypophysenadenome („Inzidentalome“), die sich bei 10–20 % der Menschen finden (meist <10 mm) (Molitch und Russell 1990) und Anlass zu weiteren unnötigen bildgebenden Verlaufskontrollen sein könnten.

Tab. 2 Prolaktinvarianten und biologische Aktivität

Prolaktinvarianten	Molekulargewicht
„little“ Prolaktin (nicht glykosyliert)	23 kDa
„big“ Prolaktin (glykosyliert)	50 kDa
„big big“ Prolaktin (glykosyliert + Ig)	100 kDa (= Makroprolaktin)

4 Prolaktinome

Hinsichtlich der Größe von Prolaktinomen wird zwischen Mikro- (<10 mm) und Makroprolaktinomen (>10 mm) differenziert. Um eine kostenintensive Überdiagnostik bzw. Stigmatisierung (s. obige Ausführung zu „Inzidentalomen“) zu vermeiden, wird häufig nach Cut-off-Werten von Prolaktin gefragt, ab denen ein koronales MRT der Hypophyse sinnvoll ist.

Diese existieren nicht bzw. werden in der Literatur unterschiedlich angegeben. Alle Empfehlungen sind daher heute mehr oder weniger empirisch basiert.

▶ Wir empfehlen die bildgebende Diagnostik bei klinischen Symptomen (Zyklusstörungen, Galaktorrhö) und Prolaktinwerten >60 ng/ml bzw. >1200 mIU/l, individuell ggf. auch bei niedrigeren Werten, wenn bilaterale Blickfeldausfälle („Scheuklappenphänomen“) oder Symptome wie Kopfschmerzen etc. als Ausdruck einer möglichen Kompression des Chiasma opticum auftreten.

4.1 Therapeutisches Vorgehen

Medikamentöse Therapie

Für die medikamentöse Therapie werden Dopaminagonisten verwendet, da Dopamin die Prolaktinsekretion hemmt. Dopaminagonisten binden mit hoher Affinität an verschiedene Dopaminrezeptoren sowohl normaler als auch adenomatöser laktotropher Zellen.

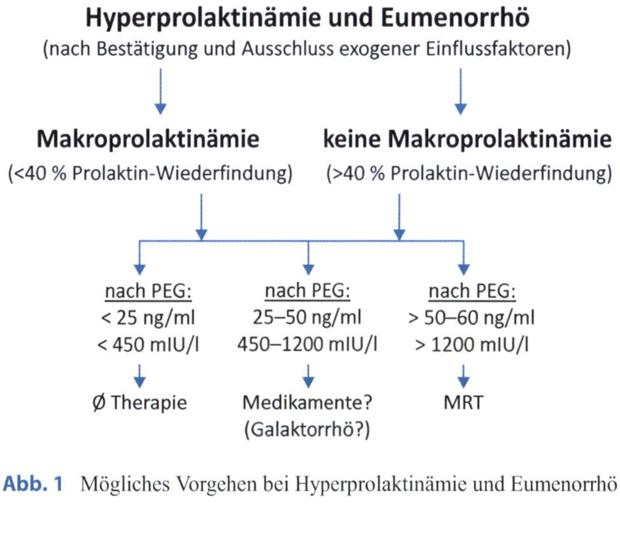

Abb. 1 Mögliches Vorgehen bei Hyperprolaktinämie und Eumenorrhö

Dabei werden vom Ergotamin abstammende Derivate (je nach Entwicklung der 1. [z. B. Bromocriptin] und 2. Generation [z. B. Cabergolin]) und Nicht-Ergotamin-Derivate (z. B. Quinagolid) unterschieden. Hauptnebenwirkungen der vor allem auch an die D1-Rezeptoren bindenden Agonisten der 1. Generation sind Übelkeit, Hypotension, Depressionen etc. Zur Minimierung der Nebenwirkungen sind eine initial niedrige abendliche Applikation und ggf. langsame Dosissteigerung zu empfehlen. Eine Kontrolle von Prolaktin ist etwa 3 Wochen nach Therapiebeginn sinnvoll.

Die genannten Nebenwirkungen treten bei Cabergolin als Dopaminagonisten der 2. Generation nicht auf.

Außerdem unterscheiden sich die einzelnen Agonisten teilweise erheblich in ihren Halbwertszeiten und damit der notwendigen Applikationshäufigkeit sowie ihrer Effektivität bei der Senkung der Prolaktinwerte, was insbesondere in der Therapie von Prolaktinomen bedeutsam sein kann (Tab. 3 und 4).

In der Therapie der Hyperprolaktinämie bei vorliegendem Prolaktinom können durchaus auch Ergotaminderivate der 1. Generation wie z. B. Bromocriptin versucht werden. Bei einer ausgeprägten klinischen Symptomatik, Nebenwirkungen unter dieser Medikamentengruppe bzw. ausbleibender Senkung der Werte sind Ergotaminderivate der 2. Generation wie Cabergolin oder das Nicht-Ergotaminderivat Quinagolid indiziert.

Dabei sind gerade bei Bromocriptin-resistenten Patientinnen Cabergolin-Dosierungen von bis zu 9 mg/Woche bis zum Schwangerschaftseintritt beschrieben worden (Ono et al. 2010).

Aus der hoch dosierten Cabergolin-Therapie beim M. Parkinson ist bekannt, dass diese – abhängig von der Dosis sowie der Therapiedauer – mit dem erhöhten Risiko von Herzklappeninsuffizienzen assoziiert ist (Schade et al. 2007; Zanettini et al. 2007). Die Anwendung von >3 mg Cabergolin/Tag (!) erhöhte das Risiko einer Klappeninsuffizienz etwa 50-fach (Schade et al. 2007).

Diese Dosierungen liegen damit aber noch um ein Vielfaches über den bei der Hyperprolaktinämie erforderlichen. In einer Untersuchung bei hyperpolaktinämischen Patientinnen/Patienten konnte bei kumulativen Dosen von 12–588 mg (Median 48 mg) über 24 Monate und 48–1260 mg (Median 149 mg) über 60 Monate keine Korrelation zwischen der kumulativen Dosis und Prävalenz sowie dem Grad von Klappeninsuffizienzen gezeigt werden (Auriemma et al. 2013a).

Daher halten wir die initiale Forderung nach einer Echokardiografie bei jeder Anwendung von Cabergolin für überzogen. Bei hohen Dosierungen sowie Risikopatientinnen sollte sie erwogen werden. Aktuelle Daten zur Therapie der Hyperprolaktinämie mit Cabergolin zeigen aber keine Assoziation mit Klappenerkrankungen in den bei einer Hyperprolaktinämie meist ausreichenden Dosierungen von durchschnittlich etwa 1 mg/Woche (Tan et al. 2010).

Tab. 3 Charakteristika einiger Dopaminagonisten (Barlier und Jaquet 2006)

Wirkstoff	Wirkungsmechanismus	Halbwertszeit	Wirkungsdauer
Bromocriptin (Ergotaminderivat der 1. Generation)	D1- und D2-Rezeptoragonist	3,3 h	8–12 h
Cabergolin (Ergotaminderivat der 2. Generation)	D1- (schwach) und D2- (stark) Rezeptoragonist	65 h	7–14 d
Quinagolid (Nicht-Ergotaminderivat)	D1- (schwach) und D2- (stark) Rezeptoragonist	22 h	24 h

Tab. 4 Dosierungsbeispiele einiger Dopaminagonisten

Wirkstoff	Beispiele für verfügbare Präparate	Dosierung
Bromocriptin	Pravidel 2,5® Bromocriptin 2,5® Kirim gyn®	2 × 1,25 mg/d – 15 mg/d Beginn: 1,25 mg abends über 3 d Dosiserhöhung auf 2–3 × 2,5 mg/d innerhalb von 1–2 Wochen
Lisurid	Dopergin 0,2®	2–3 × 100 µg/d Beginn: 100 µg abends über 3 d Dosiserhöhung auf 2–3 × 200 µg/d innerhalb von 1–2 Wochen
Metergolin	Liserdol®	4–12 mg/d
Cabergolin	z. B. Dostinex®, Cabergolin Dura®, Cabergolin Hexal®	0,25–2 mg/Woche

Auslassversuch

Einheitlich definierte Prognoseparameter für die Rezidivfreiheit nach dem Absetzen eines Dopaminagonisten existieren nicht. Die kumulative Rezidivrate liegt bei 21 % (idiopathische Hyperprolaktinämie: 32 %, Mikroprolaktinome: 21 %, Makroprolaktinome: 16 %; Dekkers et al. 2010).

Besonders erfolgversprechend ist ein Auslassversuch nach den Literaturangaben, wenn

- im MRT kein Tumorrest mehr nachweisbar ist (Colao et al. 2003),
- Cabergolin länger als 2 Jahre gegeben wurde (Dekkers et al. 2010).

Operative Therapie

Die primäre Operation ist beim Makroprolaktinom mit manifester Sehstörung und unmittelbarer Gefahr einer irreversiblen Nervenschädigung oder bei akutem Tumorwachstum indiziert. Die Operation erfolgt transnasal/transsphenoidal oder über einen kraniellen Zugang mit möglichst elektiver Resektion unter Schonung der Resthypophyse.

4.2 Gravidität und Laktation

Schwangerschaft und Laktation haben keinen Einfluss auf das Wachstum eines Prolaktinoms. Verlaufskontrollen von Prolaktin sind während der Schwangerschaft nicht sinnvoll, da es in dieser Zeit generell steigt, aber keine Korrelation mit dem Tumorwachstum besteht.

Der Dopaminagonist wird in aller Regel der Fälle mit der Konzeption abgesetzt.

▶ Wichtig ist die Belehrung der Patientin, beim Auftreten von lateralen Blickfeldausfällen den Arzt zu informieren.

Nur 1,6–5,5 % der Schwangeren mit einem Mikroprolaktinom entwickeln jedoch eine symptomatische Hypophysenvergrößerung (Kopfschmerz, Gesichtsfeldeinschränkung). Zumindest bei Makroprolaktinomen wird die Perimetrie 1×/Trimester diskutiert (15,5–35,7 % Wachstumswahrscheinlichkeit in der Schwangerschaft).

Bei Blickfeldausfällen aufgrund eines dynamischen Adenomwachstums muss individuell über die Indikation eines MRT, die Initiierung einer medikamentösen (Bromocriptin in der Schwangerschaft zugelassen, Cabergolin nicht zugelassen, aber nach bisherigem Kenntnisstand ohne negativen Einfluss) sowie in seltenen Fällen auch operativen Therapie entschieden werden. Eine Kontraindikation für das Stillen ist nicht ableitbar.

Diese Ergebnisse bestätigte eine Studie, in der 143 unter Cabergolin eingetretene Schwangerschaften bei 91 Patientinnen untersucht wurden. Die Medikation zum Konzeptionszeitpunkt erhöhte weder die Abort- noch die Fehlbildungsrate. Das Stillen hatte keinen Einfluss auf die Rezidivrate der Hyperprolaktinämie (Auriemma et al. 2013b).

5 Zusammenfassung

Die in Abb. 2 und 3 dargestellten Empfehlungen entsprechen auch denen in der Leitlinie der Endocrine Society (Melmed et al. 2011).

6 Fazit für die Praxis

Bei einem erhöhten Prolaktinwert im Serum müssen die oben genannten physiologischen Einflussfaktoren sowie die Einnahme einer Prolaktin-steigernden Medikation nachgefragt werden. In der Laboranalytik sollte eine Hypothyreose ausgeschlossen werden.

Entscheidend für die weiteren Konsequenzen ist vor allem die Frage, ob klinische Symptome (Galaktorrhö, Zyklusstörungen) vorliegen. Bestehen diese nicht, sollte das Vorliegen einer Makroprolaktinämie in Erwägung gezogen und ausgeschlossen werden.

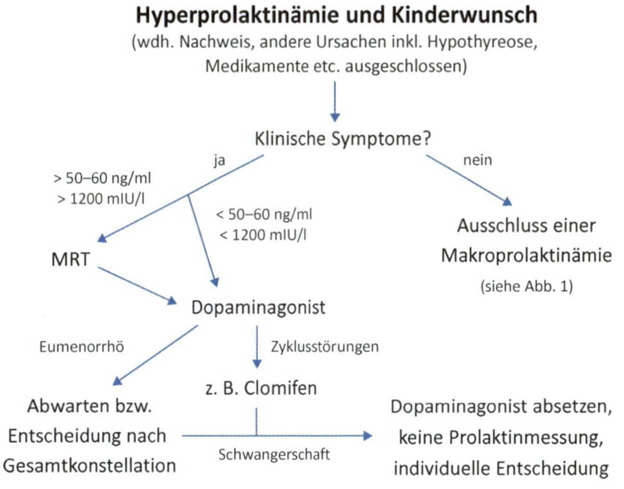

Abb. 2 Mögliches Vorgehen bei einer Hyperprolaktinämie und Kinderwunsch

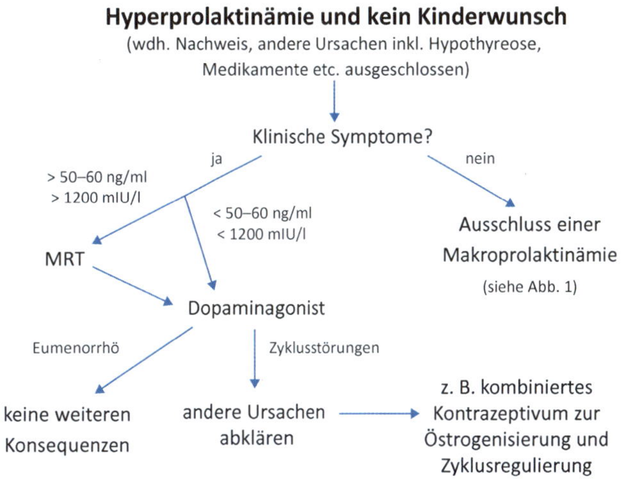

Abb. 3 Mögliches Vorgehen bei einer Hyperprolaktinämie ohne Kinderwunsch

Ab einem Cut-off-Prolaktinwert von etwa >50–60 ng/ml bzw. >1200 mIU/l ist die Indikationstellung für ein MRT der Hypophyse sinnvoll. Bei niedrigeren Werten, aber Kopfschmerzen, lateralen Blickfeldausfällen o. Ä. ist das MRT in jedem Fall zu empfehlen. Bei niedrigeren Werten und einer Galaktorrhö/Zyklusstörung kann primär mit einer Prolaktinhemmenden Medikation begonnen werden.

Deren Dosierung orientiert sich an der Beobachtung der klinischen Symptomatik (Eintreten einer Eumenorrhö, Sistieren einer Galaktorrhö), ggf. auch am Verlauf des Laborwertes.

Für die Abwägung eines Auslassversuches existieren zur Orientierung einige wenige Prognoseparameter wie der fehlende Tumorrest im MRT sowie die Anwendung von Cabergolin über mehr als 2 Jahre.

In aller Regel wird die Medikation in der Schwangerschaft abgesetzt, Stillen ist möglich.

Literatur

Arden KC, Boutin JM, Djiane J, Kelly PA, Cavenee WK (1990) The receptors for prolactin and growth hormone are localized in the same region of human chromosome 5. Cytogenet Cell Genet 53:161–165

Astwood EB (1941) The regulation of corpus luteum function by hypophysial luteotrophin. Endocrinology 29:309–319

Auriemma RS, Pivonello R, Perone Y, Grasso LF, Ferreri L, Simeoli C, Iacuaniello D, Gasperi M, Colao A (2013a) Safety of long-term treatment with cabergoline on cardiac valve disease in patients with prolactinomas. Eur J Endocrinol 169:359–366

Auriemma RS, Perone Y, Di Sarno A, Grasso LF, Guerra E, Gasperi M, Pivonello R, Colao A (2013b) Results of a single-center observational 10-year survey study on recurrence of hyperprolactinemia after pregnancy and lactation. J Clin Endocrinol Metab 98:372–379

Barlier A, Jaquet P (2006) Quinagolide – a valuable treatment option for hyperprolactinaemia. Eur J Endocrinol 154:187–195

Ben-Jonathan N, Mershon JL, Allen DL, Steinmetz RW (1996) Extrapituitary prolactin: distribution, regulation and clinical aspects. Endocr Rev 17:639–669

Bole-Feysot C, Goffin V, Edery M, Binart N, Kelly PA (1998) Prolactin (PRL) and its receptor: actions, signal transduction pathways and phenotypes observed in PRL receptor knockout mice. Endocr Rev 19:225–268

Clemens JA, Roush ME, Fuller RW (1978) Evidence that serotonin neurons stimulate secretion of prolactin releasing factor. Life Sci 22:2209–2213

Colao A, Di Sarno A, Cappabianca P, Di Somma C, Pivonello R, Lombardi G (2003) Withdrawal of long-term cabergoline therapy for tumoral and nontumoral hyperprolactinemia. N Engl J Med 349:2023–2033

Dekkers OM, Lagro J, Burman P, Jørgensen JO, Romijn JA, Pereira AM (2010) Recurrence of hyperprolactinemia after withdrawal of dopamine agonists: systematic review and meta-analysis. J Clin Endocrinol Metab 95:43–51

Goffin V, Shiverick KT, Kelly PA, Martial JA (1996) Sequence-function relationships within the expanding family of prolactin, growth hormone, placental lactogen and related proteins in mammals. Endocr Rev 17:385–410

Goffin V, Binart N, Touraine P, Kelly PA (2002) Prolactin. The new biology of an old hormone. Annu Rev Physiol 64:47–67

Golander A, Hurley T, Barret J, Hizi A, Handwerger S (1978) Prolactin synthesis by human chorion-decidual tissue: a possible source of prolactin in the amniotic fluid. Science 202:311–313

Jacobs LS, Snyder PJ, Wilbur JF, Utiger RD, Daughaday WH (1971) Increased serum prolactin after administration of synthetic thyrotropin releasing hormone (TRH) in man. J Clin Endocrinol Metab 33:996–998

Maslar IA, Riddick DH (1979) Prolactin production by human endometrium during the normal menstrual cycle. Am J Obstet Gynecol 135:751–754

McNatty KP, Sawers RS, McNeilly AS (1974) A possible role for prolactin in control of steroid secretion by the Graafian follicle. Nature 250:653–655

Melmed S, Casanueva FF, Hoffman AR, Kleinberg DL, Montori VM, Schlechte JA, Wass JA, Endocrine Society (2011) Diagnosis and treatment of hyperprolactinemia: an Endocrine Society clinical practice guideline. J Clin Endocrinol Metab 96:273–288

Molitch ME, Russell EJ (1990) The pituitary „incidentaloma". Ann Intern Med 112:925–931

Naliato EC, Violante AH, Caldas D, Farias ML, Bussade I, Lamounier Filho A, Loureiro CR, Fontes R, Schrank Y, Loures T, Colao A (2008) Bone density in women with prolactinoma treated with dopamine agonists. Pituitary 11:21–28

Nawroth F (2005) Hyperprolactinemia and the regular menstrual cycle in asymptomatic women – should it be treated during therapy of infertility? Reprod Biomed Online 11:581–588

Nawroth F, Ludwig M (2007) Persistierende Hyperprolaktinämie ohne Zyklusstörungen. Frauenarzt 48:454–459

Ono M, Miki N, Amano K, Kawamata T, Seki T, Makino R, Takano K, Izumi S, Okada Y, Hori T (2010) Individualized high-dose cabergoline therapy for hyperprolactinemic infertility in women with micro- and macroprolactinomas. J Clin Endocrinol Metab 95: 2672–2679

Phelps JY, Bugg EM, Shamblott MJ, Vlahos NP, Whelan J, Zacur HA (2003) Prolactin gene expression in human ovarian follicular cells. Fertil Steril 79:182–185

Posner BI, Kelly PA, Shiu RP, Friesen HG (1974) Studies of insulin, growth hormone and prolactin binding: tissue distribution, species variation and characterization. Endocrinology 95:521–531

Raber W, Gessl A, Nowotny P, Vierhapper H (2003) Hyperprolactinaemia in hypothyroidism: clinical significance and impact of TSH normalization. Clin Endocrinol 58:185–191

Riddle O, Bates RW, Dykshorn SW (1933) The preparation, identification and assay of prolactin – a hormone of the anterior pituitary. Am J Phys 105:191–216

Schade R, Andersohn F, Suissa S, Haverkamp W, Garbe E (2007) Dopamine agonists and the risk of cardiac-valve regurgitation. N Engl J Med 356:29–38

Schlechte J, Dolan K, Sherman B, Chapler F, Luciano A (1989) The natural history of untreated hyperprolactinemia: a prospective analysis. J Clin Endocrinol Metab 68:412–418

Sinha YN (1995) Structural variants of prolactin: occurrence and physiological significance. Endocr Rev 16:354–396

Tan T, Cabrita IZ, Hensman D, Grogono J, Dhillo WS, Baynes KC, Eliahoo J, Meeran K, Robinson S, Nihoyannopoulos P, Martin NM (2010) Assessment of cardiac valve dysfunction in patients receiving cabergoline treatment for hyperprolactinaemia. Clin Endocrinol 73:369–374

Vartej P, Poiana C, Vartej I (2001) Effects of hyperprolactinemia on osteoporotic fracture risk in premenopausal women. Gynecol Endocrinol 15:43–47

Velasquez EV, Trigo RV, Creus S, Campo S, Croxatto HB (2006a) Pituitary-ovarian axis during lactational amenorrhoea. I. Longitudinal assessment of follicular growth, gonadotrophins, sex steroids and inhibin levels before and after recovery of menstrual cyclicity. Hum Reprod 21:909–915

Velasquez EV, Creus S, Trigo RV, Cigorraga SB, Pellizzari EH, Croxatto HB, Campo S (2006b) Pituitary-ovarian axis during lactational amenorrhoea. II. Longitudinal assessment of serum FSH polymorphism before and after recovery of menstrual cycles. Hum Reprod 21:916–923

Verhelst J, Abs R (2003) Hyperprolactinemia: pathophysiology and management. Treat Endocrinol 2:23–32

Yazigi RA, Quintero CH, Salameh WA (1997) Prolactin disorders. Fertil Steril 67:215–225

Zanettini R, Antonini A, Gatto G, Gentile R, Tesei S, Pezzoli G (2007) Valvular heart disease and the use of dopamine agonists for Parkinson's disease. N Engl J Med 356:39–46

Hyperandrogenämie – Diagnostik, Differenzialdiagnostik

6

Michael Ludwig

Inhalt

1 Grundlagen 55
Literatur 57

1 Grundlagen

Die in der täglichen Diagnostik und Differenzialdiagnostik relevanten Androgene sind:

- Androstendion,
- Dehydroepiandrosteron (DHEA) und DHEA-Sulfat (DHEAS),
- Testosteron und
- Dihydrotestosteron.

DHEAS steht nicht, wie es manchmal behauptet wird, in einem direkten Gleichgewicht zu DHEA. Allerdings ist für die meisten Betrachtungen die Bestimmung des DHEAS, das weniger Tages- und Zyklusschwankungen unterworfen ist, ausreichend. Daher wird im Folgenden nur noch von DHEAS gesprochen.

Androgene werden im Ovar, in der Nebennierenrinde und – aus Vorstufen – in der Peripherie, v. a. auch im Fettgewebe produziert (Abb. 1). Während Androstendion und DHEA bzw. DHEAS nur relativ schwach potente Androgene sind, ist die Aktivität von Testosteron schon um ein Vielfaches höher. Demgegenüber wiederum ist Dihydrotestosteron mit einer nochmals vielfach höheren Potenz am Androgenrezeptor das stärkste wirksame Androgen im menschlichen Körper.

► Die Abklärung der Androgene sollte immer erfolgen, wenn Zyklusstörungen vorliegen. Die Androgendiagnostik dient der Abklärung der Quelle der Hyperandrogenämie, der Differenzialdiagnostik.

Androgene sollten grundsätzlich am Zyklusanfang bzw. in der ovariellen Funktionsruhe abgeklärt werden. Abhängig vom Zyklusgeschehen schwanken die meisten Androgene mit Ausnahme von DHEA und DHEAS. Vor allem lässt sich eine Differenzialdiagnostik häufig außerhalb der Follikelphase nicht durchführen: Wenn die Androgenkonstellation auf einen adrenalen Enzymdefekt hinweist (s. unten), ist der nächste Schritt der Diagnostik die Nachbestimmung von 17-α-Hydroxyprogesteron (17-OHP). 17-OHP allerdings steigt periovulatorisch an und persistiert postovulatorisch auf hohem Niveau, da es auch vom Corpus luteum produziert wird.

M. Ludwig (✉)
SYNLAB Holding Deutschland GmbH, Augsburg, Deutschland
E-Mail: michael.ludwig@synlab.com

K. Diedrich et al. (Hrsg.), *Reproduktionsmedizin*, Springer Reference Medizin,
https://doi.org/10.1007/978-3-662-57636-6_6

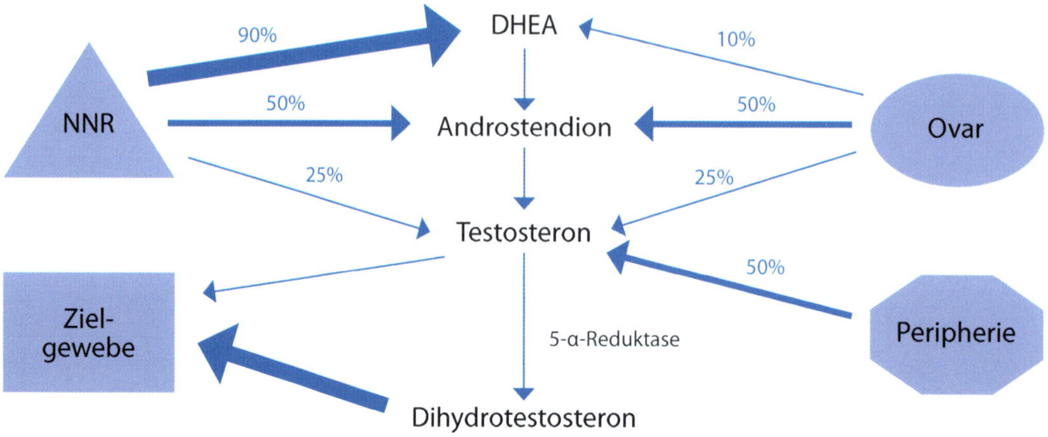

Abb. 1 Quelle der Androgene. (Mit freundl. Genehmigung aus Ludwig 2012)

▶ Der optimale Zeitraum für die Androgendiagnostik ist die frühe Follikelphase. Bei amenorrhoischen Patientinnen sollte vor der Blutentnahme die ovarielle Funktionsruhe nachgewiesen werden. Der Nachweis der ovariellen Funktionsruhe kann schnell und unkompliziert per Sonografie des inneren Genitale vorgenommen werden: das Endometrium sollte flach sein, in den Ovarien sollten keine Leitfollikel (>10 mm) nachweisbar sein.

Damit kann auch nach 6- oder 9-monatiger Amenorrhö am Tag der Erstvorstellung bei solchen Konstellationen eine Diagnostik vorgenommen werden, ohne zunächst eine Abbruchblutung einleiten zu müssen. Ist die ovarielle Funktionsruhe nicht gegeben, so bedarf es einer Blutungsinduktion. Eine Blutung kann bei flachem Endometrium nur nach vorangehender Östrogenisierung eingeleitet werden. Ist das Endometrium bereits auf 6 mm oder mehr aufgebaut, wird eine Gestagengabe zur Transformation des Endometriums ausreichend sein. Die Differenzialdiagnostik der Hyperandrogenämie ist in Abb. 2 dargestellt.

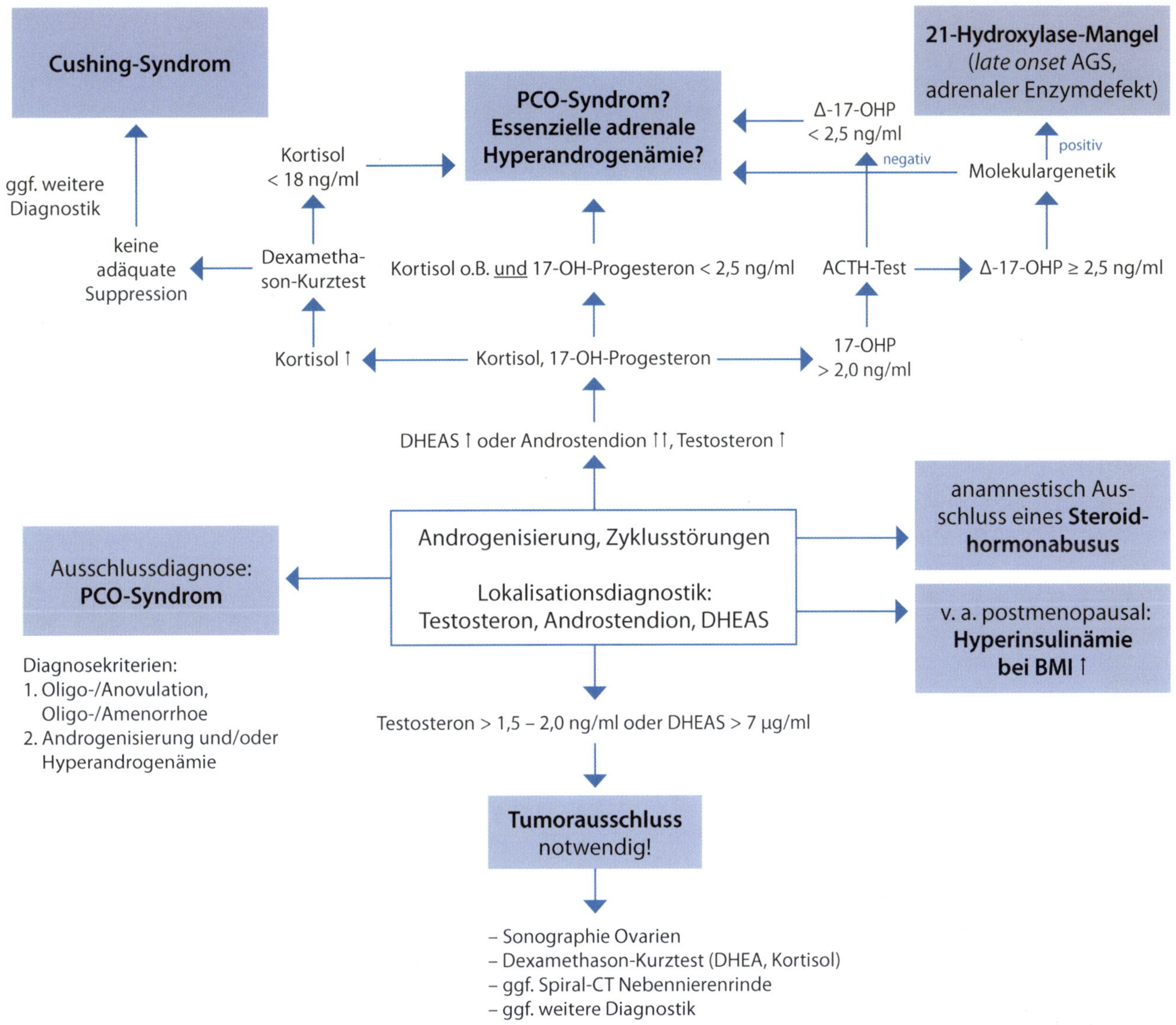

Abb. 2 Differenzialdiagnostik der Hyperandrogenämie beim Vorliegen von Zyklusstörungen mit oder ohne Androgenisierungserscheinungen. In der differenzialdiagnostischen Abklärung wird auf zwei Funktionsteste verwiesen. Für einen Dexamethason-Hemmtest erhält die Patientin 1 mg Dexamethason zur Nacht, Cortisol wird am nächsten Morgen nüchtern gegen 8.00 Uhr kontrolliert und sollte supprimiert sein (<18 ng/ml), um einen autonomen Hypercortisolismus mit hoher Sicherheit auszuschließen. Für einen ACTH-Test erhält die Patientin 250 µg ACTH (Synacthen), vorher und 60 Minuten später werden Cortisol und 17-OHP kontrolliert. Ein Anstieg von Cortisol belegt die korrekte Durchführung des Tests, ein Δ17-OHP von >2,5 ng/ml weist auf einen möglichen adrenalen Enzymdefekt hin, so dass die Differenzialdiagnostik über eine molekulargenetische Untersuchung des 21-Hydroxylase-Gens komplettiert werden sollte. (Mit freundl. Genehmigung aus Ludwig 2012)

Literatur

Adams JM, Taylor AE, Crowley WF Jr, Hall JE (2004) Polycystic ovarian morphology with regular ovulatory cycles: insights into the pathophysiology of polycystic ovarian syndrome. J Clin Endocrinol Metab 89:4343–4350

Anonymous (2004) Revised 2003 consensus on diagnostic criteria and long-term health risks related to polycystic ovary syndrome (PCOS). Hum Reprod 19:41–47

Carmina E (2006) Ovarian and adrenal hyperandrogenism. Ann N Y Acad Sci 1092:130–137

Kashyap S, Wells GA, Rosenwaks Z (2004) Insulin-sensitizing agents as primary therapy for patients with polycystic ovarian syndrome. Hum Reprod 19:2474–2483

Lord JM, Flight IH, Norman RJ (2003) Metformin in polycystic ovary syndrome: systematic review and meta-analysis. BMJ 327:951–953

Ludwig M (2012) Gynäkologische Endokrinologie – Ein Handbuch für die Praxis. optimist Fachbuchverlag, 2. Aufl. Optimist Fachbuchverlag, Hamburg

Murphy MK, Hall JE, Adams JM, Lee H, Welt CK (2006) Polycystic ovarian morphology in normal women does not predict the development of polycystic ovary syndrome. J Clin Endocrinol Metab 91:3878–3884

Schäfer-Graf U, Hahn S, Ludwig M, Schüring A, Tan S (2015) Metformin vor und in der Schwangerschaft bei PCOS und Kinderwunsch. Frauenarzt 12:1074–1083

Siebert TI, Kruger TF, Steyn DW, Nosarka S (2006) Is the addition of metformin efficacious in the treatment of clomiphene citrate-resistant patients with polycystic ovary syndrome? A structured literature review. Fertil Steril 86:1432–1437

Polyzystisches Ovarsyndrom (PCOS)

7

Kay Neumann und Georg Griesinger

Inhalt

1 Geschichte des polyzystischen Ovarsyndroms 59
2 Diagnostik des PCOS 60
3 Epidemiologie 60
4 Evolutionäre Aspekte des PCOS 61
5 Ätiologie und Pathophysiologie 61
6 PCOS, Anti-Müller-Hormon und gestörte Follikulogenese 62
7 Genetische Prädisposition des PCOS 62
8 PCOS und metabolisches Syndrom 62
9 Risikofaktor PCOS 63
10 PCOS und Fertilität 63
11 Management des PCOS 64
12 Anovulatorisches PCOS 64
13 Medikamentöse Ovulationsinduktion mittels Clomifen oder Letrozol 64
14 PCOS in der Schwangerschaft 67
Literatur 68

1 Geschichte des polyzystischen Ovarsyndroms

Bereits 1721 wurde durch Antonio Vallisneri, einem Mediziner, Wissenschaftler und Naturforscher aus Padua, das polyzystische Ovarsyndrom (PCOS) anhand auffallend großer Ovarien bei einer verheirateten, infertilen Frau beschrieben (Vallisneri 1721). 1935 berichteten Stein und Leventhal von Zyklusunregelmäßigkeiten und Hirsutismus bei einer Gruppe von Frauen mit großen sowie mit einer hohen Anzahl an Follikeln versehenen Ovarien (Stein und Leventhal 1935). Als Therapie wurde im Jahre 1948 von Stein und Leventhal eine chirurgische Keilresektion am Ovar postuliert, welche in einer Studie zu einer postoperativen Schwangerschaftsrate von 65 % führte (Stein et al. 1948). In der Folge wurde das PCOS auch lange als Stein-Leventhal-Syndrom bezeichnet.

K. Neumann (✉)
Sektion für gynäkologische Endokrinologie und Reproduktionsmedizin, Universitätsklinikum Schleswig-Holstein, Lübeck, Deutschland
E-Mail: Kay.Neumann@uksh.de

G. Griesinger
Sektion für gynäkologische Endokrinologie und Reproduktionsmedizin, Universitätsklinikum Schleswig-Holstein – Campus Lübeck, Lübeck, Deutschland
E-Mail: georg.griesinger@uni-luebeck.de

K. Diedrich et al. (Hrsg.), *Reproduktionsmedizin*, Springer Reference Medizin,
https://doi.org/10.1007/978-3-662-57636-6_7

2 Diagnostik des PCOS

Per definitionem ist ein **Syndrom** das gleichzeitige und gemeinsame Auftreten mehrerer Symptome. Die Diagnose PCOS ist eine Ausschlussdiagnose, andere endokrinologische Erkrankungen müssen als Verursacher einzelner Symptome zuvor weitestgehend ausgeschlossen worden sein. 2004 definierte das ESHRE/ASRM-Konsensustreffen das PCOS als gleichzeitiges Vorliegen von 2 der 3 folgenden Kriterien (Rotterdam-Kriterien) (Rotterdam ESHRE/ASRM-Sponsored PCOS Consensus Workshop Group 2004):

▶ **Definition PCOS**

- Klinische und/oder laborchemische Hyperandrogenämie
- Zyklusunregelmäßigkeiten im Sinne einer Oligo-/Amenorrhö
- Polyzystisches Ovar (ein- oder beidseitig ≥12 Follikel 2–9 mm pro Ovar und/oder Ovarvolumen >10 ml)

Diagnosekriterien

- **Hyperandrogenämie:** Ein Serum-Hormonstatus (LH, FSH, AMH, Östradiol, freies Testosteron, Sex-Hormon-Binding-Globulin (SHBG), Prolaktin, ggf. inklusive Androstendion und Dehydroepiandrosteron Sulphat [DHEAS]) sollte zwischen 1. und 5. Zyklustag bzw. bei Amenorrhö ohne Zyklusbindung erhoben werden. Während der laborchemische Nachweis einer Hyperandrogenämie gut objektivierbar ist, unterliegt die Diagnose einer klinischen Hyperandrogenämie dem subjektiven Eindruck des Untersuchers. Eine klinische Hyperandrogenämie (Seborrhö, Akne, androgenes Behaarungsmuster) kann von der Patientin leicht durch entsprechende Pflege/Kosmetik verborgen werden. Darüber hinaus kann eine starke Varianz im Ausmaß des Hirsutismus ethnisch begründet sein. Daher ist es ratsam, in der täglichen Routine die Diagnose einer klinischen Hyperandrogenämie zurückhaltend zu stellen. Auch Akne oder Alopezie können unspezifische Zeichen für eine Hyperandrogenämie sein. Objektiviert werden kann eine klinische Hyperandrogenämie durch den Ferriman-Gallwey-Score (Ferriman und Gallwey 1961).
- **Zyklusunregelmäßigkeiten im Sinne einer Oligo-/Amenorrhö:** Regelhaft ist die Zyklusanamnese bereits wegweisend für die Diagnostik einer Oligo- (>35 d) oder Amenorrhö. Bei unklaren Angaben oder zur Absicherung des Verdachts ist eine sonografische Follikulometrie im Zyklusverlauf in Kombination mit einer laborchemischen Ovulationskontrolle geeignet.

(*Fortsetzung*)

- **Polyzystische Ovarmorphologie:** Als polyzystisch definiert ist der sonographische Nachweis von ≥12 Follikeln von 2–9 mm Durchmesser und/oder ein Volumen von zumindest einem Ovar von >10 ml. Die Untersuchung der Ovarien erfolgt per transvaginaler Sonografie. Der subjektive Eindruck des Untersuchers alleine ist nicht ausreichend zur Feststellung einer PCOS-Morphologie und kann zur Überdiagnose des PCOS führen. Bei Nachweis einer Zyste oder eines Graafschen Follikels muss die Ultraschalluntersuchung im Folgezyklus wiederholt werden. Unter der Einnahme von oralen Kontrazeptiva kann eine sonografische Beurteilung der Ovarien nicht durchgeführt werden. Für peri- oder postmenopausale Frauen gibt es keine entsprechenden Diagnosekriterien. Bei Frauen unter 35 Jahren sind „polyzystische Ovarien" im Sinne des PCOS-Diagnosekriteriums bei mehr als 50 % zu finden (Lauritsen et al. 2014).

Die Diagnosekriterien des PCOS unterlagen in der Vergangenheit einem lebhaften Diskurs, der u. a. die Rotterdam-Kriterien in Frage stellte. So wurde moniert, dass für das PCOS insbesondere die Hyperandrogenämie charakteristisch sei. Die Diagnose PCOS kann jedoch anhand der Rotterdam-Kriterien auch ohne das Vorliegen einer Hyperandrogenämie gestellt werden (Vorliegen von 2 von 3 Kriterien) (Azziz et al. 2006). Daher wurde 2012 auf Betreiben des „National Health Institute" (NIH) die Verwendung einer Subklassifikation in Ergänzung zu den Rotterdam-Kriterien empfohlen (NIH 2012) (Tab. 1).

3 Epidemiologie

Literaturangaben zur Prävalenz des PCOS variieren in Abhängigkeit von Diagnosekriterien und der Ethnie der Patientinnen. So ist die Prävalenz unter Anwendung der Rotterdam-Kriterien höher (6–21 %) als nach NIH-Kriterien (5–10 %). Die höchste Prävalenz wird für die Türkei 19,9 % (Yildiz et al. 2012) und Australien (21,3 %) berichtet (Boyle et al. 2012). Da für Deutschland konkrete Studiendaten fehlen, wird von einigen Autoren eine Prävalenz von 4–12 % angenommen.

In einer Studie der Universität Kopenhagen zeigt sich eine Prävalenz des PCOS nach Rotterdam-Kriterien von 16,6 %. Durch Austausch des Kriteriums PCOS-Morphologie in der Ultraschalluntersuchung durch antralen Follikelcount >19 bzw. durch einen Serum-AMH-Wert >3,5 pmol/l sank die

Tab. 1 Verschiedene PCOS-Phänotypen. (Mod. nach Lizneva et al. 2016)

Parameter	Phänotyp A	Phänotyp B	Phänotyp C	Phänotyp D
Hyperandrogenämie	+	+	+	–
Zyklusstörung	+	+	–	+
PCOS-Morphologie	+	–	+	+
Klassifizierung				
NIH-Kriterien 1990	+	+		
ESHRE/ARSM-Kriterien 2003 (Rotterdam-Kriterien)	+	+	+	+
„Androgen Excess & PCOS Society"-Kriterien 2006	+	+	+	

Prävalenz auf 6,3 % bzw. 8,5 % (Lauritsen et al. 2014). Die Sinnhaftigkeit einer Verwendung eines definierten Serum-AMH-Grenzwerts bei der Diagnosestellung PCOS hat sich in weiteren Studien bestätigt (Dewailly et al. 2014a).

4 Evolutionäre Aspekte des PCOS

Auf den ersten Blick scheint eine hereditäre Komponente bei einem Syndrom, welches zur Subfertilität führt, wenig plausibel. Beim PCOS jedoch ist eine genetische Komponente inzwischen durch zahlreiche Studien gezeigt worden. Interessanterweise wurden in verschiedenen ethnischen Gruppen die gleichen PCOS-begünstigenden Gen-Loci identifiziert. Daher wird vermutet, dass die genetische Prädisposition und das PCOS älter sein muss als die Emigration der Menschheit aus Afrika (>50.000 Jahre) (Azziz et al. 2011). Es wurde postuliert, dass in prähistorischen Zeiten eine Insulinresistenz einen Selektionsvorteil dargestellt haben könnte. So könnte ein in Bezug auf Kalorienverbrauch „sparsamer Genotyp" in Zeiten von Hungersnöten ein Vorteil gewesen sein. Zudem könnte ein geringeres reproduktives Potenzial der Frauen ermöglicht haben, besser das Fortbestehen des bereits vorhandenen Nachwuchses zu sichern (Azziz et al. 2011). Andererseits wurde auch spekuliert, ob die in frühen Menschheitszeiten sehr niedrigen BMI-Werte in Kombination mit einem PCOS zu einer „Linksverschiebung" im Verhältnis Fertilität/BMI, d. h. zu einer normalen Fertilität geführt haben könnten im Gegensatz zu einer in Abhängigkeit vom BMI reduzierten Fertilität bei Frauen ohne PCOS (Corbett et al. 2009).

Des Weiteren könnten die PCOS-begünstigenden Gene durch männliche Gen-Träger konserviert worden sein. Denn durch die genetische Veranlagung kommt es bei männlichen Gen-Trägern nicht zu einer Beeinflussung der Fertilität, jedoch zu den metabolischen „Vorteilen" (Insulinresistenz) (Azziz et al. 2011). Zusammenfassend scheint die genetische Prädisposition zum PCOS in Zeiten verminderter Kalorienzufuhr ein metabolischer Vorteil gewesen zu sein. In den letzten beiden Generationen der Menschheitsgeschichte ist die Kalorienzufuhr allerdings drastisch gestiegen, wodurch vermutlich ehemalige Selektionsvorteile zu Nachteilen wurden (Ünlütürk et al. 2016).

5 Ätiologie und Pathophysiologie

Die Ätiologie und Pathophysiologie des PCOS ist bislang nur rudimentär verstanden. Ein PCOS entwickelt sich wahrscheinlich auf dem Boden einer polygenetischen Prädisposition. Die Genese ist multifaktoriell. Insbesondere übermäßige Kalorienzufuhr und Übergewicht in Kombination mit einer Insulinresistenz triggern die Ausbildung der klassischen PCOS-Symptomatik mit Hyperandrogenämie und ovarieller Dysfunktion. Genaue Ursachen sind bislang trotz zahlreicher Veröffentlichungen noch wenig verstanden. Ein unbestrittenes Hauptmerkmal des PCOS ist die gestörte neuroendokrine Funktion der Hypophysen-Hypothalamus-Achse.

Der Takt der hypophysären GnRH-Pulsfrequenz wird maßgeblich durch das negative Feedback von Progesteron gesteuert. Bei Frauen mit PCOS ist die Progesteron-Sensibilität des GnRH-Taktgebers reduziert, vermutlich bedingt durch den mit dem PCOS häufig einhergehenden Androgenüberschuss. So führt eine Anovulation, zusammen mit einer Progesterondesensibilisierung der neuroendokrinen Achse, kompensatorisch zu einer erhöhten GnRH-Pulsfrequenz (▶ Kap. 3, „Endokrine Kontrolle der Ovarfunktion"). Eine erhöhte GnRH-Pulsfrequenz zieht eine vermehrte LH-Ausschüttung der Hypophyse und einen relativen FSH-Mangel nach sich (erhöhter LH/FSH-Quotient im Serum) (Pastor et al. 1998). Erhöhter LH-Tonus und relativer FSH-Mangel sind einerseits vermutlich in die gestörte Follikelreifung involviert. Andererseits bindet LH an den Thekazellen und stimuliert so übermäßig die Synthese von Testosteron.

Zudem wird die ovarielle Testosteronsynthese durch eine Hyperinsulinämie, die bei Insulinresistenz entsteht, noch weiter verstärkt.

Genaue Mechanismen sind diesbezüglich noch unklar. Zudem haben In-vitro-Experimente an kultivierten Thekazellen von PCOS-Ovarien eine übermäßige Androgensynthese bereits ohne externen LH-Stimulus gezeigt. Schließlich führt eine Hyperinsulinämie zu einer verminderten Expression des sexualhormonbindenden Globulins (SHBG), wodurch der Anteil des freien, biologisch aktiven Testosterons ansteigt.

Durch den Überschuss an Androgenen wird o. g. neuroendokrine Fehlregulation der GnRH-Pulsfrequenz im Sinnes eines Circulus vitiosus aufrechterhalten (McCartney und Marshall 2016).

6 PCOS, Anti-Müller-Hormon und gestörte Follikulogenese

Ein weiteres Charakteristikum des PCOS sind 2- bis 4-fach erhöhte Serumwerte des Anti-Müller-Hormons (AMH). AMH wird von den Granulosazellen sezerniert (Dewailly et al. 2014b). Einerseits führt die erhöhte Anzahl an Granulosazellen, wie sie beim PCOS vorkommt, zu höheren AMH-Werten, anderseits haben In-vitro-Untersuchungen eine bis zu 75-fach erhöhte AMH-Produktion von Granulosazellen beim anovulatorischen PCOS gezeigt (Pellatt et al. 2007). Da AMH die Follikelreifung inhibiert, trägt es so vermutlich zur gestörten Follikelreifung beim PCOS bei. Zudem wirkt AMH inhibitorisch auf die FSH-abhängige Aromatisierung von Androstendion und Testosteron und fördert dadurch ebenfalls den Androgenüberschuss (Dumont et al. 2015).

Die Höhe des Serum-AMH-Spiegels korreliert mit der klinischen Ausprägung des PCOS, insbesondere eine ovarielle Dysfunktion ist mit erhöhten AMH-Werten assoziiert (Garg und Tal 2016). Zusammenfassend kommt es beim PCOS zu einer erhöhten Anzahl an langsam wachsenden Follikeln, einem Abbruch des späten Follikelwachstums, welcher zum sog. „Follikel-Arrest“ führt, sowie zu einer gestörten follikulären Apoptose, die den Überschuss an wachsenden Follikeln verstärkt (Dumont et al. 2015) (Abb. 1).

Laborchemische Merkmale des PCOS
- Erhöhter LH/FSH-Quotient
- Hyperandrogenämie (ovariell und adrenal)
- Erhöhte AMH-Werte

7 Genetische Prädisposition des PCOS

Im klinischen Alltag berichten Patientinnen gelegentlich von einer familiären Häufung des PCOS. Tatsächlich konnten inzwischen zahlreiche Gen-Loci identifiziert werden, die mit dem Vorkommen des PCOS assoziiert sind.

Die Vererbung erfolgt polygenetisch und autosomal (Casarini et al. 2016). Es wird aber auch für einzelne Gene ein X-chromosomaler Erbgang (AR-Gen) vermutet. Einige Gen-Loci codieren für Proteine, die in Signalkaskaden der Gonadotropine (u. a. FSHR, LHCGR-Gen), der Insulinwirkung (INSR-Gen), des Androgen-Haushalts oder in die metabolische Regulation (FTO-Gen) involviert sind. Bei anderen Gen-Loci ist zwar eine Assoziation mit dem Vorkommen des PCOS gezeigt worden, der Zusammenhang zwischen Gen und Pathogenese ist aber noch unklar (Casarini et al. 2016). Die Online-Datenbank (http://www.pcoskb.bicnirrh.res.in) zeigt eine Sammlung mit dem PCOS assoziierter Gene inklusive Literaturverweisen.

8 PCOS und metabolisches Syndrom

Übergewicht bei vorhandener genetischer Prädisposition gilt als ein Trigger des PCOS. 50–70 % der Frauen mit PCOS haben Übergewicht oder sind adipös und zeigen Merkmale des metabolischen Syndroms (Übergewicht, pathologischer Lipidstoffwechsel, Insulinresistenz, arterieller Hypertonus etc.). Vermutlich ist Leptin, ein Peptidhormon, das von Adipozyten synthetisiert wird und dessen Menge proportional zur Körperfettmasse ist, in die Pathogenese des PCOS involviert. Genaue Mechanismen sind bislang allerdings noch unklar. Untersuchungen des Lipidstoffwechsels haben ein vermehrtes atherosklerotisches Risikopotenzial mit erhöhten Triglyzeriden, Cholesterin, „low-density liproprotein“ (LDL) und

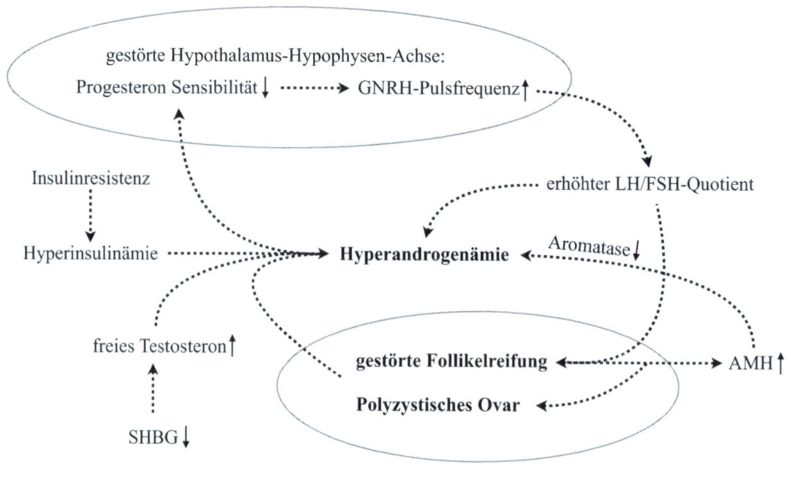

Abb. 1 Pathomechanismen des PCOS

einem geringeren „high-density lipoprotein" (HDL) bei Frauen mit PCOS gezeigt. Ein verringertes Apolipoprotein A-1 und erhöhtes Apolipoprotein C-I sind bei Frauen mit PCOS in die Dysregulation des Lipidstoffwechsels involviert.

Ein weiteres Charakteristikum des PCOS ist eine Insulinresistenz, die auf einer gestörten Insulinbindung am Insulinrezeptor oder auch durch Modifikation der Insulinsignalkaskade entstehen kann. Diese wird für 30 % der normalgewichtigen und 70 % der übergewichtigen Frauen mit PCOS beschrieben (Randeva et al. 2012). Es wird vermutet, dass u. a. eine verminderte Verfügbarkeit von Ionisitol und die Dysbalance des Androgenhaushalts zur Entwicklung der Insulinresistenz beiträgt (Anagnostis et al. 2017). Die Insulinresistenz ist auch ein Risikofaktor für die Entwicklung eines Diabetes mellitus Typ II (DM II). Nach Langzeit-Studiendaten von Dahlgren (1992) entwickeln 16 % der Frauen mit PCOS bis zur Menopause einen DM II. Zudem ist in der Schwangerschaft das Risiko, einen Gestationsdiabetes zu entwickeln, erhöht (relatives Risiko: 2,78) (Yu et al. 2016).

Ein arterieller Hypertonus wird für Frauen mit PCOS 9–25 % häufiger als in der Normalbevölkerung berichtet. Es wird spekuliert, ob der Androgenüberschuss und eine Aktivierung des Renin-Angiotensin-Systems in die Pathogenese des arteriellen Hypertonus beim PCOS involviert sein könnten (Anagnostis et al. 2017).

Des Weiteren wurden erhöhte Homocystein-Werte, welche als kardiovaskulärer Risikofaktor bekannt sind, beim PCOS beobachtet. Diese scheinen jedoch bei Frauen mit PCOS unabhängig vom BMI, Androgenhaushalt oder einer medikamentösen Intervention zu sein.

9 Risikofaktor PCOS

Zahlreiche Studien haben untersucht, ob das PCOS mit weiteren Erkrankungen assoziiert ist. Für psychiatrische Erkrankungen (insbesondere Depressionen), DM II sowie für das Endometriumkarzinom wird inzwischen eine höhere Prävalenz für Frauen mit PCOS angenommen (Tab. 2).

Bei der Assoziation des PCOS zum Endometriumkarzinom ist allerdings bislang unklar, ob das Vorliegen von konfundierenden Faktoren (Zyklusstörung, Östrogenüberexposition, Übergewicht, Diabetes) den statistischen Zusammenhang verursacht und die Diagnose PCOS per se nicht mit einem erhöhten Risiko für die Entwicklung eines Endometriumkarzinoms einhergeht (Hanson et al. 2017; Barry et al. 2014).

Für eine erhöhte Prävalenz kardiovaskulärer Erkrankungen bei Frauen mit PCOS ist die Studienlage heterogen, obwohl Frauen mit PCOS ein erhöhtes kardiovaskuläres Risikoprofil aufweisen. Im reproduktiven Alter, wenn das PCOS symptomatisch ist und mit einem kardiovaskulären Risikoprofil einhergeht, ist das kardiovaskuläre Risiko allgemein sehr gering. Im fortgeschrittenen Alter, d. h. insbesondere bei postmenopausalen Frauen, sistiert die PCOS-Symptomatik und das kardiovaskuläre Risikoprofil bessert sich, jedoch steigt nun statistisch das altersassoziierte Risiko. Daher wird spekuliert, ob der tatsächliche Einfluss des PCOS auf die kardiovaskuläre Morbidität und Mortalität gering ist (Anagnostis et al. 2017).

10 PCOS und Fertilität

Anovulatorischer Infertilität liegt zu 80 % ein PCOS zugrunde (ESHRE/ASRM 2008). Bei Frauen mit PCOS ist zwar die Zeit bis zum Schwangerschaftseintritt verlängert, jedoch bleibt die lebenslange Fertilität unbeeinträchtigt (Koivunen et al. 2008).

Zudem profitieren Frauen mit PCOS im fortgeschrittenen reproduktiven Alter von der charakteristisch erhöhten ovariellen Reserve. So bleiben Antralfollikelzahl und Lebendgeburtenrate stabil verglichen zu Frauen mit Eumenorrhö (Mellembakken et al. 2011), sodass bei alleinigem PCOS als

Tab. 2 PCOS und assoziierte Erkrankungen

Erkrankung	Zusammenhang zum PCOS	Pathogenese	Quelle
Kardiovaskuläre Morbidität/Mortalität	Unklar, ggf. Risikoerhöhung unerheblich	Insulinresistenz, Lipidstoffwechselar, Hypertonus	Anagnostis et al. 2017
Psychiatrische Erkrankungen (u. a. Depressionen)	Risiko wahrscheinlich erhöht	Unklar	Hanson et al. 2017
DM II	OR 4,00–4,43 (unabhängig vom BMI)	Insulinresistenz	Moran et al. 2010
Gestationsdiabetes	RR 2,78	Insulinresistenz	Yu et al. 2016
Mammakarzinom	Wahrscheinlich kein Zusammenhang	–	Hanson et al. 2017 Barry et al. 2014
Endometriumkarzinom	Erhöhtes Risiko: OR 2,79	Übergewicht, Diabetes mellitus (Konfounder?)	Hanson et al. 2017 Barry et al. 2014
Ovariakarzinom	Wahrscheinlich kein Zusammenhang	–	Hanson et al. 2017 Barry et al. 2014

OR = Odds Ratio; RR = Relatives Risiko; DM II = Diabetes mellitus Typ II

Ursache für den unerfüllten Kinderwunsch eine Aufklärung über die tendenziell gute Fertilitätsprognose erfolgen kann.

11 Management des PCOS

11.1 Screening auf gestörte Glukosetoleranz

Frauen mit PCOS und einem BMI >30 kg/m² und damit erhöhtem Risiko für einen Prä-Diabetes oder Diabetes mellitus sollten vor Beginn einer Kinderwunschbehandlung einer Abklärung der Glukosetoleranz zugeführt werden (Balen et al. 2016).

Obwohl eine Insulinresistenz bei bis zu 85 % der Frauen mit PCOS auftritt, wird vor Beginn einer Kinderwunschbehandlung aufgrund der Komplexität der Diagnostik kein regelhaftes Screening einer Insulinresistenz empfohlen. Stattdessen wird eine Abklärung der Glukosetoleranz mittels eines oralen Glukose-Toleranztests (OGTT) mit 75 g Glukose empfohlen (Balen et al. 2016). Falls dieses aufgrund mangelnder Compliance etc. nicht möglich ist, kann auch das Hb1c-Level evaluiert werden (erhöht ab >5,7 %, beweisend für DM II >6,4 %, allerdings nicht validiert im Kontext des PCOS).

12 Anovulatorisches PCOS

12.1 Gewichtsreduktion und Lebensstiloptimierung

Bei der Kinderwunschbehandlung von Frauen mit PCOS und Übergewicht/Adipositas ist zunächst eine Gewichtsreduktion und Lebensstiloptimierung anzustreben. Für eine Kinderwunschbehandlung kann ein BMI <30 kg/m² bzw. eine Gewichtsreduktion von 5–10 % mit der Patientin als Ziel anvisiert werden, bei einem von BMI >35 kg/m² sehen einzelne Autoren eine Kinderwunschbehandlung kritisch (Balen und Anderson 2007). Andererseits zeigt eine Studie von 2016 keine Verbesserung der Lebendgeburtenrate (oder Verbesserung der Kosteneffektivität) bei übergewichtigen/adipösen infertilen Frauen nach vorheriger (milder) Gewichtsreduktion vor einer Kinderwunschbehandlung (Mutsaerts et al. 2016; van Oers et al. 2017), weshalb ein erhöhter BMI-Wert als alleiniges Ausschlusskriterium für eine Kinderwunschbehandlung hinterfragt worden ist (Legro 2016).

Nichtsdestotrotz sollte bereits bei Übergewicht (BMI >25 kg/m²) eine Aufklärung über die erhöhten Schwangerschafts- und Geburtskomplikationen (Präeklampsie, HEELP, Sectio-Rate, Geburtsverletzungen, fetale Makrosomie etc.) erfolgen (Neumann et al. 2017).

Eine alleinige Gewichtsreduktion kann bereits für eine Zyklusnormalisierung und eine damit einhergehende Spontankonzeption ausreichend sein. Zur Unterstützung kann Metformin eingesetzt werden, welches sich hierbei als effektiv herausgestellt hat (Naderpoor et al. 2015).

Anwendung von Metformin (Metaanalyse von Naderpoor et al. 2015)

- Dosierung: bis zu 2× täglich 500–850 mg
- Anwendungsdauer: 6–12 Monate
- Zusätzliche Lebensstilmodifikation durch kalorienarme Ernährung und Sport

Bei einem BMI ≥35 kg/m² und ausbleibendem Erfolg einer Lebensstilumstellung über mindestens 6 Monate kann zudem ein bariatrischer Eingriff erwogen werden. Die Studienlage zeigt eine deutliche postoperative Verbesserung der Fertilität bei allerdings teils geringer Qualität der Studien (Balen et al. 2016).

Allerdings kann es nach rapidem Gewichtsverlust in einer späteren Schwangerschaft zu einem verminderten fetalen Wachstum („small-for-gestational-age") kommen, weswegen nach einem bariatrischen Eingriff auch wegen der transienten Malabsorption bei Bypass-Chirurgie für 6–12 Monate keine Schwangerschaft angestrebt werden darf (Balen et al. 2016).

13 Medikamentöse Ovulationsinduktion mittels Clomifen oder Letrozol

Bei ausbleibenden Spontanovulationen als Ursache des unerfüllten Kinderwunschs ist eine ovarielle Stimulation zur Ovulationsinduktion mit Verkehr zum Optimum (VZO) Mittel der Wahl.

Zur ovariellen Stimulation war jahrelang der selektive Östrogenrezeptormodulator (SERM) Clomifen Mittel der Wahl. Der Wirkmechanismus beruht auf einer vermehrten Gonadotropinausschüttung durch Blockade der negativen Rückkopplung an der Hypophyse. Clomifen gilt als effektive Erstlinientherapie (Ovulationsrate 73 %, Schwangerschaftsrate 36 % und Lebendgeburtenrate 29 % über 6 Monate) (Homburg 2005). Allerdings auf Kosten einer Mehrlingsrate von ca. 11 % (Kousta et al. 1997). Daher ist ein engmaschiges Zyklusmonitoring erforderlich. Behandlungsziel ist die Mono-Ovulation. Spätestens ab ≥3 Follikeln mit 14 mm Durchmesser sollte aufgrund des Mehrlingsrisikos von einer Ovulationsinduktion abgesehen und auf die Notwendigkeit von ausschließlich geschütztem Geschlechtsverkehr hingewiesen werden (Abb. 2).

Ab einem Follikeldurchmesser von 17 mm sollte eine Ovulationsinduktion mittels hCG 5000 IE s.c. zur möglichst effektiven Terminierung des VZO erfolgen (±1–2 h nach hCG-Injektion + erneut nach 2 Tagen).

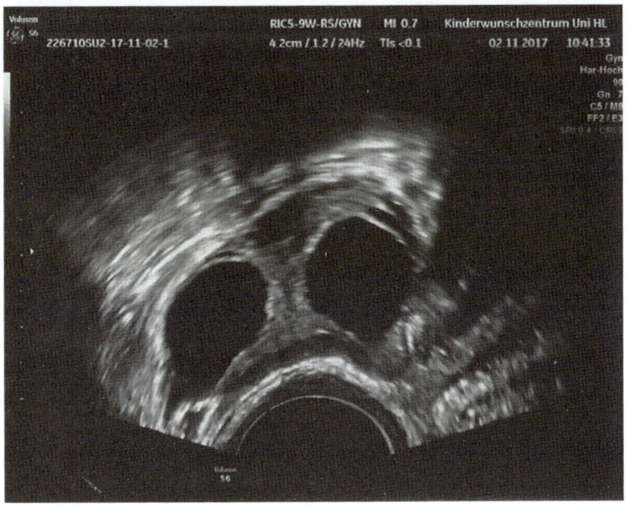

Abb. 2 Zwei Leitfollikel nach ovarieller Stimulation. Nach Aufklärung über das erhöhte Risiko von Mehrlingen kann bei zwei Follikeln >14 mm noch VZO stattfinden, ab ≥3 Follikeln ist VZO kontraindiziert

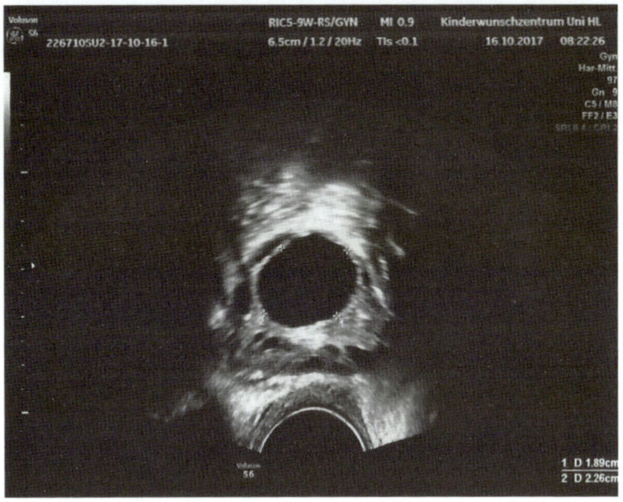

Abb. 3 Leitfollikel nach ovarieller Stimulation durch 2,5 mg Letrozol vom 2.–6. Zyklustag. Durch Ovulationsinduktion mittels 5000 IE hCG und Verkehr zum Optimum konnte bei dieser Patientin eine Schwangerschaft herbeigeführt werden

Der Versuch der Herbeiführung eines Schwangerschaftseintritts über VZO ist über insgesamt 6 Zyklen sinnvoll (Balen et al. 2016).

Allerdings kann die anti-östrogene Wirkung von Clomifen bei manchen Frauen zu einer verminderten Endometriumschleimhautdicke führen, Messungen <8 mm sind prognostisch ungünstig für einen Schwangerschaftseintritt (Homburg 2010).

Aromataseinhibitoren wie Letrozol hingegen führen nicht zu einer signifikanten Beeinträchtigung der Endometriumschleimhautdicke, da es zu keiner Blockade von Östrogenrezeptoren am Endometrium kommt (Abb. 3). Zudem kommt es durch die inhibierte Aromatisierung von Androgenen zu Östrogenen zur Stimulation einer FSH-Ausschüttung ohne Blockade des Feedbacks der Hypophysen-Hypothalamus-Achse und damit seltener zu einer polyfollikulären Reifung als unter Clomifen (Homburg 2010).

Ein Cochrane Review von 2014 zeigte konsekutiv für Letrozol weniger Mehrlingsschwangerschaften verglichen zu Clomifen (OR 0,38) trotz höherer Schwangerschaftsraten (OR 1,4) und einer tendenziell höheren Lebendgeburtenrate (OR 1,6) (Franik et al. 2014).

Zugelassen ist Letrozol allerdings für die Behandlung des hormonrezeptorpositiven Mammakarzinoms, weshalb eine Aufklärung über einen Off-label-Einsatz notwendig ist.

13.1 Medikamentöse Ovulationsinduktion mittels Gonadotropinen

Aufgrund des hohen Monitoring-Aufwands und hoher Kosten sollten Gonadotropine stets nur eine Zweitlinientherapie beim PCOS bleiben (▶ Kap. 14, „Ovulationsinduktion und ovarielle Stimulation“). Der Einsatz von Gonadotropinen, typischerweise bei höhergradiger ovarieller Dysfunktion, kann einen hohen Aufwand bis zu Erreichung der notwendigen FSH-Exposition mit sich bringen, über den die Frauen vor der Behandlung aufgeklärt werden sollten.

Durch Verwendung von Clomifen als Erstlinientherapie und Gonadotropinen als Zweitlinientherapie kann insgesamt bei bis zu 75–80 % Frauen mit PCOS eine Lebendgeburt erreicht werden.

13.2 Einsatz von Metformin und Inositol

Metformin wirkt als Insulinsensitizer, Hauptort der Wirkung ist der Glukosestoffwechsel der Leber. Durch den Wirkmechanismus vermindert Metformin die Insulinresistenz beim PCOS. Die Kombination von Metformin mit einer Lebensstilumstellung und Gewichtsreduktion hat sich gegenüber alleiniger Lebensstilumstellung/Gewichtsreduktion als günstig erwiesen. Wobei die alleinige Gabe von Metformin ohne zusätzliche Lebensstilumstellung zu keiner Gewichtsreduktion führt (Naderpoor et al. 2015).

Eine Metformin-Gabe in Kombination mit einer Gewichtsreduktion kann bereits ohne zusätzliche ovarielle Stimulation das Zyklusgeschehen normalisieren und die Spontankonzeptionsrate steigern. Die alleinige Verwendung von Metformin zur Ovulationsinduktion ist allerdings einer Clomifen-Therapie unterlegen (kumulative Lebendgeburtenrate nach 6 Monaten: 7,2 % versus 22,5 %; Legro et al. 2007). Allerdings profitieren Frauen mit Übergewicht und Clomifen-resistentem PCOS von einer Kombination von Clomifen mit Metformin (Schwangerschaftsrate OR 1,59 versus

Clomifen ohne Metformin). Aufgrund des metabolisch günstigen Wirkprofils von Metformin wurde in einer großen norwegischen Studie untersucht, ob die beim PCOS erhöhten Schwangerschaftskomplikationen (Gestationsdiabetes, Präeklampsie etc.) durch Metformin vermindert werden können. Es zeigte sich kein statistisch signifikanter Nutzen, allerdings ein Trend zu geringeren Abortraten und weniger Frühgeburtlichkeit, was weiter untersucht werden soll (Vanky et al. 2010).

Der Einsatz von Metformin sollte einschleichend beginnend, Startdosis ist 1 × 500 mg/täglich, Zieldosis ist 2 × 850–1000 mg/täglich.

Neuere Insulinsensitizer wie Exenatide oder Liraglutide, die dem Glucagon-like-Peptid I ähneln, wurden ebenfalls beim PCOS untersucht. Es zeigt sich bei alleiniger Gabe kein Vorteil gegenüber Metformin. Es sind aber weitere Studien notwendig, um einen evtl. vorhandenen Nutzen zu evaluieren.

Inositol, chemisch ein sechswertiger cyclischer Alkohol, wird ebenfalls eine Wirkung als Insulinsensitizer zugeschrieben. So soll MyoInositol die Glukoseaufnahme und FSH-Empfindlichkeit und das isomere DChiroInositol die insulinabhängige Androgensynthese beim PCOS vermindern (Facchinetti et al. 2015). Als therapeutische Dosierung werden 2–4 g täglich empfohlen. Abgesehen von einer Studie von Artini et al. (2013) an 50 Frauen mit PCOS, die eine signifikante klinische Verbesserung der PCOS-Symptomatik postuliert, fehlt bislang noch der robuste Nachweis eines klinischen Nutzens. Insgesamt ist daher zwar aufgrund des geringen Nebenwirkungsspektrums eine Therapie mit Inositol vertretbar, sollte aber stets vor dem Hintergrund eines noch ausstehenden überzeugenden Nachweises bedacht werden.

13.3 Ovarian Drilling

Wie eingangs beschrieben wurde bereits 1948 von Stein und Lewenthal eine Keilresektion des Ovar als therapeutischer Ansatz beim PCOS postuliert (Stein et al. 1948). Heutzutage wird als operative Form der Therapie des PCOS ein laparoskopisches Drilling des Ovars (LOD), bei dem bewusst Ovargewebe punktiert und zerstört wird, wodurch die Anzahl der antralen Follikel abnimmt, als Zweitlinientherapie durchgeführt. Ein LOD kann ein Zyklusgeschehen wiederherstellen und den erhöhten LH-Tonus sowie Testosteronspiegel senken. Da hierdurch eine physiologische monofollikuläre Follikelreifung induziert wird, kann nach LOD bei einsetzendem Spontanzyklus auf ein aufwendiges Zyklusmonitoring verzichtet werden (Mehrlingsrate OR 0,13 versus Gonadotropinen) (Balen 2013). Allerdings geht eine Laparoskopie besonders bei Frauen mit Übergewicht mit relevanten Operationsrisiken einher. Daher ist inzwischen ein LOD eher in den Hintergrund geraten und hat den Stellenwert einer Zweitlinientherapie im Fall einer Clomifen/Letrozol-Resistenz und Kontraindikation gegen Gonadotropine. Bei zusätzlich vorhandener Indikation für eine Laparoskopie kann ein LOD auch als Erstlinientherapie erfolgen (Balen et al. 2016).

13.4 Komplementäre und alternative Therapieformen beim PCOS

Akupunktur und pflanzliche Heilmittel wurden in der Therapie des PCOS bislang von wenigen Studien evaluiert. Die existierenden Studien wurden aufgrund teils mangelhafter Qualität kritisiert. Eine Cochrane-Analyse von 2010 konnte keinen signifikanten Nutzen von chinesischen Heilkräutern auf Ovulationsraten oder Schwangerschaftsraten feststellen (Zhang et al. 2010). Insgesamt gibt es keine ausreichende Evidenz für eine Rechtfertigung der Verwendung von Akupunktur oder Heilkräutern beim PCOS (Balen et al. 2016).

Abb. 4 zeigt einen Behandlungsalgorithmus bei Diagnose PCOS und Kinderwunsch.

13.5 Assistierte Reproduktion bei Frauen mit PCOS

Bei einem ausbleibenden Schwangerschaftseintritt nach Erst- (Clomifen/Letrozol) und Zweitlinientherapie (Gonadotropine) oder bei zusätzlicher tubarer Sterilität bzw. bei einer Einschränkung der männlichen Fertilität ist eine IVF- bzw. ICSI-Therapie der Wahl. Frauen mit PCOS sind bei einer kontrollierten, ovariellen Überstimulationsbehandlung einem besonders hohen Risiko für ein ovarielles Überstimulationssyndrom (OHSS) ausgesetzt, weshalb es hier einige Besonderheiten zu beachten gilt.

Vor dem Behandlungsstart ist ein BMI-Wert <35 kg/m^2 wünschenswert, um die Follikelpunktion mit möglichst geringem Risiko durchführen zu können. Zudem sinkt die benötigte Gonadotropin-Dosis mit dem Körpergewicht, also dem Verteilungsvolumen der Gonadotropine in der wässrigen Phase. Nach Erreichen der ovariellen Schwellendosis kann es dann rasch zur unkontrollierten ovariellen Überstimulation mit Folge eines OHSS kommen. Daher sollte bei Frauen mit PCOS eine kontrollierte ovarielle Überstimulation grundsätzlich im Antagonisten-Protokoll erfolgen (Griesinger et al. 2006), um die Auslösung der finalen Eizellreifung mit einem GnRH-Agonisten (anstatt hCGs) im Fall eines imminenten OHSS durchführen zu können.

Beim PCOS und geringem BMI kann bereits durch Stimulationsprotokolle mit 125 IE FSH täglich eine adäquate polyfollikuläre Reifung erreicht werden.

Das neuartige humanisierte rekombinante FSH Follitropin delta (Rekovelle®) verspricht in der ESTHER-1-Studie eine

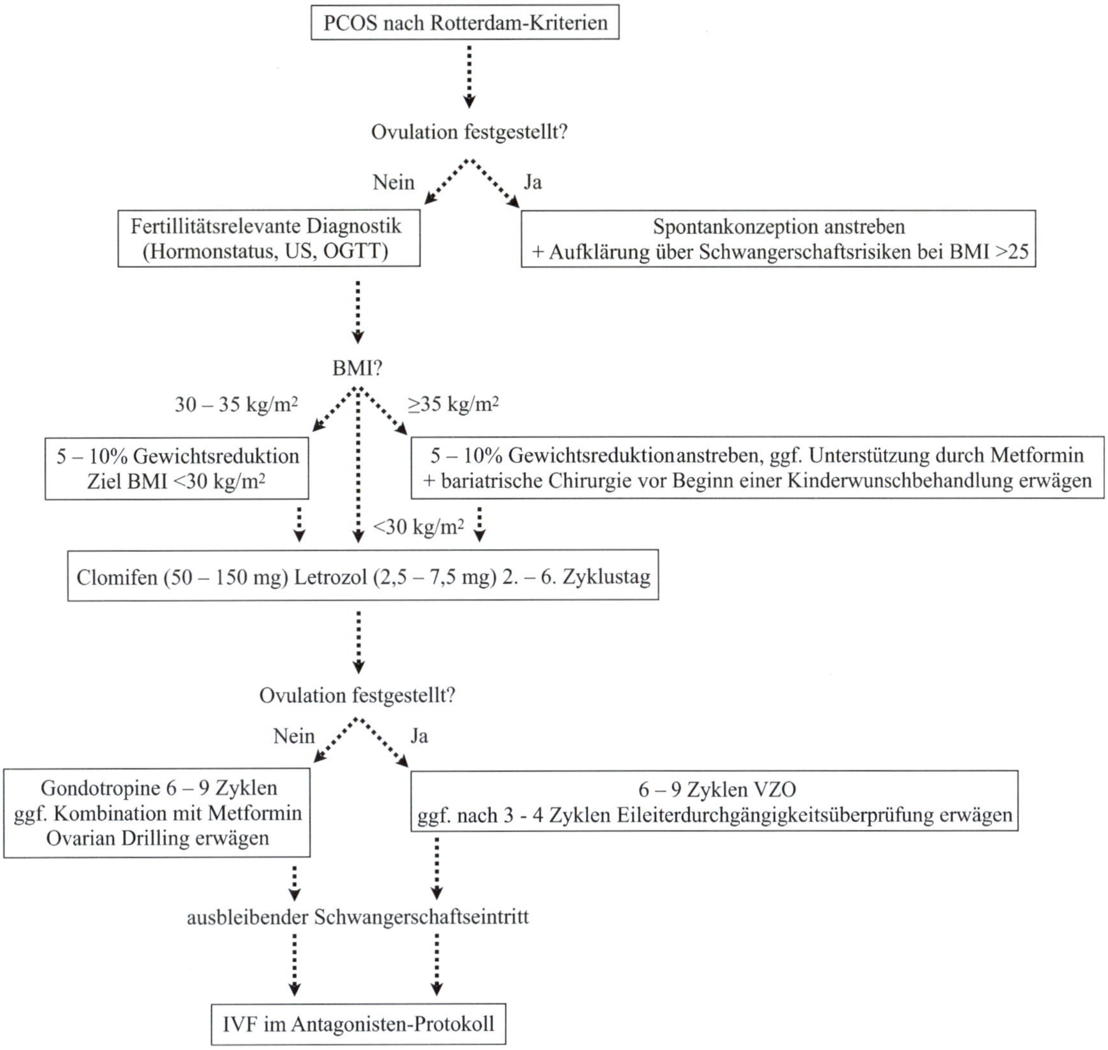

Abb. 4 Schema zu einem möglichen Behandlungsalgorithmus bei Diagnose PCOS und Kinderwunsch

verbesserte Pharmakodynamik mit einem geringeren Risiko für ein OHSS und scheint damit für Frauen mit PCOS besonders geeignet zu sein (Nyboe Andersen et al. 2017). Da allerdings durch die Ein-/Ausschlusskriterien der ESTHER-1-Studie ein symptomatisches PCOS größtenteils ausgeschlossen wurde, lassen sich die guten Studienergebnisse in Bezug auf gleichwertigen Oozyten-Gewinn bei geringerem OHSS-Risiko nicht auf Frauen mit PCOS übertragen.

Der Wirkstoff Corifollitropin alfa ist beim PCOS kontraindiziert.

Des Weiteren wurden für Frauen mit PCOS in einigen Studien grundsätzlich geringere Fertilisierungs- und höhere Abortraten im Rahmen einer IVF berichtet (35,8 % versus 23,6 %) (Balen et al. 1993). Eine deutlich erhöhte Lebendgeburtenrate konnte in einer Studie durch Einsatz von Metformin im Kryo-Zyklus (OR 2,86) bzw. während des Stimulationszyklus, der zum „freeze-all" führte (OR 9,33), beim PCOS erzielt werden (Brewer et al. 2010).

14 PCOS in der Schwangerschaft

Schwangerschaften bei Frauen mit PCOS gehen mit einer erhöhten Rate an Komplikationen einher. So wurde in einer Metaanalyse von Boomsma et al. (2006) mit n = 720 eingeschlossenen Frauen mit PCOS eine erhöhte Inzidenz an Gestationsdiabetes (OR 2,94), schwangerschaftsinduziertem Hypertonus (OR 3,67), Präeklampsie (OR 3,47) und Frühgeburtlichkeit (OR 1,75) nachgewiesen. Für die Neugeborenen von Müttern mit PCOS besteht ein erhöhtes Risiko für die postpartale Notwendigkeit einer intensivmedizinischen pädiatrischen Betreuung (OR 2,31) bei vermehrter Mortalität der Neugeborenen (OR 3,07). Vermutlich ist hier der Risikofaktor Adipositas ein bedeutender Konfounder, was die Notwendigkeit einer Aufklärung über die in Abhängigkeit vom BMI erhöhten Risiken für die Schwangerschaft bei Kinderwunsch unterstreicht (Neumann et al. 2017).

Literatur

Anagnostis P, Tarlatzis BC, Kauffman RP (2017) Polycystic ovarian syndrome (PCOS): long-term metabolic consequences. Metabolism: pii: S0026-0495(17)30274-3. https://doi.org/10.1016/j.metabol.2017.09.016. [Epub vor Druck] PubMed PMID: 29024702

Artini PG, Di Berardino OM, Papini F, Genazzani AD, Simi G, Ruggiero M, Cela V (2013) Endocrine and clinical effects of myo-inositol administration in poly cystic ovary syndrome. A randomized study. Gynecol Endocrinol 29:375–379

Azziz R, Carmina E, Dewailly D, Diamanti-Kandarakis E, Escobar-Morreale HF, Futterweit W et al (2006) Positions statement: criteria for defining polycystic ovary syndrome as a predominantly hyper-androgenic syndrome: an androgen excess society guideline. J Clin Endocrinol Metab 91:4237–4245

Azziz R, Dumesic DA, Goodarzi MO (2011) Polycystic ovary syndrome: an ancient disorder? Fertil Steril 95(5):1544–1548. https://doi.org/10.1016/j.fertnstert.2010.09.032. Epub 2010 Oct 27. Review. PubMed PMID:20979996; PubMed Central PMCID: PMC3164771

Balen AH (2013) Ovulation induction in the management of anovulatory polycystic ovary syndrome. Mol Cell Endocrinol 373:77–82

Balen AH, Anderson RA (2007) Policy & practice committee of the BFS: impact of obesity on female reproductive health: British fertility society, policy and practice guidelines. Hum Fertil 10:195–206

Balen AH, Tan SL, Jacobs HS (1993) Hypersecretion of luteinising hormone: a significant cause of infertility and miscarriage. Br J Obstet Gynaecol 100:1082–1089

Balen AH, Morley LC, Misso M, Franks S, Legro RS, Wijeyaratne CN, Stener-Victorin E, Fauser BC, Norman RJ, Teede H (2016) The management of anovulatory infertility in women with polycystic ovary syndrome: an analysis of the evidence to support the development of global WHO guidance. Hum Reprod Update 22 (6):687–708. Epub 2016 Aug 10. Review. PubMed PMID: 27511809

Barry JA, Azizia MM, Hardiman PJ (2014) Risk of endometrial, ovarian and breast cancer in women with polycystic ovary syndrome: a systematic review and meta-analysis. Hum Reprod Update 20 (5):748–758. https://doi.org/10.1093/humupd/dmu012. Epub 2014 Mar 30. Review. PubMed PMID: 24688118; PubMed Central PMCID: PMC4326303

Boomsma CM, Eijkemans MJ, Hughes EG, Visser GH, Fauser BC, Macklon NS (2006) A meta-analysis of pregnancy outcomes in women with polycystic ovary syndrome. Hum Reprod Update 12 (6):673–683. Epub 2006 Aug 4. Review. PubMed PMID: 16891296

Boyle JA, Cunningham J, O'Dea K, Dunbar T, Norman RJ (2012) Prevalence of polycystic ovary syndrome in a sample of indigenous women in Darwin, Australia. Med J Aust 196:62–66

Brewer C, Acharya S, Thake F, Tang T, Balen A (2010) Effect of metformin taken in the ‚fresh' in vitro fertilization/intracytoplasmic sperm injection cycle upon subsequent frozen embryo replacement in women with polycystic ovary syndrome. Hum Fertil 13 (3):134–142. https://doi.org/10.3109/14647273.2010.504805. PubMed PMID: 20849198

Casarini L, Simoni M, Brigante G (2016) Is polycystic ovary syndrome a sexual conflict? A review. Reprod Biomed Online 32(4):350–361. https://doi.org/10.1016/j.rbmo.2016.01.011. Epub 2016 Feb 2. Review. PubMed PMID: 26874987

Corbett SJ, McMichael AJ, Prentice AM (2009) Type 2 diabetes, cardiovascular disease, and the evolutionary paradox of the polycystic ovary syndrome: a fertility first hypothesis. Am J Hum Biol 21 (5):587–598. https://doi.org/10.1002/ajhb.20937. PubMed PMID: 19533615

Dahlgren E (1992) Women with polycystic ovary syndrome wedge resected in 1956 to 1965: a long-term follow up. Fertil Steril 57:505–513

Dewailly D, Alebić MŠ, Duhamel A, Stojanović N (2014a) Using cluster analysis to identify a homogeneous subpopulation of women with polycystic ovarian morphology in a population of non-hyperandrogenic women with regular menstrual cycles. Hum Reprod. 29(11):2536–2543. https://doi.org/10.1093/humrep/deu242. Epub 2014 Sep 29. PubMed PMID: 25267785

Dewailly D, Andersen CY, Balen A, Broekmans F, Dilaver N, Fanchin R, Griesinger G, Kelsey TW, La Marca A, Lambalk C, Mason H, Nelson SM, Visser JA, Wallace WH, Anderson RA (2014b) The physiology and clinical utility of anti-Mullerian hormone in women. Hum Reprod Update 20(3):370–385. https://doi.org/10.1093/humupd/dmt062. Epub 2014 Jan 14. Review. Erratum in: Hum Reprod Update. 2014 Sep-Oct;20(5):804. PubMed PMID: 24430863

Dumont A, Robin G, Catteau-Jonard S, Dewailly D (2015) Role of anti-müllerian hormone in pathophysiology, diagnosis and treatment of polycystic ovary syndrome: a review. Rep Biol Endocrinol 13:137. https://doi.org/10.1186/s12958-015-0134-9

ESHRE/ASRM (2008) Thessaloniki sponsored PCOS consensus workshop group consensus on infertility treatment related to polycystic ovary syndrome. Hum Reprod 23:462–477

Facchinetti F, Bizzarri M, Benvenga S, D'Anna R, Lanzone A, Soulage C, Di Renzo GC, Hod M, Cavalli P, Chiu TT, Kamenov ZA, Bevilacqua A, Carlomagno G, Gerli S, Oliva MM, Devroey P (2015) Results from the international consensus conference on myo-inositol and dchiro inositol in obstetrics and gynecology: the link between metabolic syndrome and PCOS. Eur J Obstet Gynecol Reprod Biol 195:72–76

Ferriman DM, Gallwey JD (1961) Clinical assessment of body hair growth in women. J Clin Endocrinol 21:1440–1447

Franik S, Kremer JA, Nelen WL, Farquhar C (2014) Aromatase inhibitors for subfertile women with polycystic ovary syndrome. Cochrane Database Syst Rev (2):CD010287. https://doi.org/10.1002/14651858.CD010287.pub2. Review. PubMed PMID: 24563180

Garg D, Tal R (2016) The role of AMH in the pathophysiology of polycystic ovarian syndrome. Reprod Biomed Online 33(1):15–28. https://doi.org/10.1016/j.rbmo.2016.04.007. Epub 2016 Apr 21. Review. PubMed PMID: 27174394

Griesinger G, Diedrich K, Tarlatzis BC, Kolibianakis EM (2006) GnRH-antagonists in ovarian stimulation for IVF in patients with poor response to gonadotrophins, polycystic ovary syndrome, and risk of ovarian hyperstimulation: a meta-analysis. Reprod Biomed Online 13:628–638

Hanson B, Johnstone E, Dorais J, Silver B, Peterson CM, Hotaling J (2017) Female infertility, infertility-associated diagnoses, and comorbidities: a review. J Assist Reprod Genet 34(2):167–177. https://doi.org/10.1007/s10815-016-0836-8. Epub 2016 Nov 5. Review. PubMed PMID: 27817040; PubMed Central PMCID: PMC5306404

Homburg R (2005) Clomiphene citrate – end of an era? A mini-review. Hum Reprod 20:2043–2051

Homburg R (2010) Choices in the treatment of anovulatory PCOS. Current management of polycystic ovary syndrome. In: Balen A, Franks S, Homburg R (Hrsg) Proceedings of 59th RCOG study group: current management of polycystic ovary syndrome. RCOG Press, London, S 143–152

Koivunen R, Pouta A, Franks S, Martikainen H, Sovio U, Hartikainen AL, McCarthy MI, Ruokonen A, Bloigu A, Järvelin MR, Morin-Papunen L, Northern Finland Birth Cohort 1966 Study (2008) Fecundability and spontaneous abortions in women with self-reported oligo-amenorrhea and/or hirsutism: Northern Finland birth cohort

1966 study. Hum Reprod 23(9):2134–2139. https://doi.org/10.1093/humrep/den136. Epub 2008 Jun 10. PubMed PMID: 18544581

Kousta E, White DM, Franks S (1997) Modern use of clomiphene citrate in induction of ovulation. Hum Reprod Update 3(4):359–365. Review. PubMed PMID: 9459281

Lauritsen MP, Bentzen JG, Pinborg A, Loft A, Forman JL, Thuesen LL, Cohen A, Hougaard DM, Nyboe AA (2014) The prevalence of polycystic ovary syndrome in a normal population according to the Rotterdam criteria versus revised criteria including anti-Müllerian hormone. Hum Reprod 29(4):791–801. https://doi.org/10.1093/humrep/det469. Epub 2014 Jan 16. PubMed PMID: 24435776

Legro RS (2016) Mr. Fertility authority, tear down that weight wall! Hum Repro 31(12):2662–2664. https://doi.org/10.1093/humrep/dew253

Legro RS, Barnhart HX, Schlaff WD, Carr BR, Diamond MP, Carson SA, Steinkampf MP, Coutifaris C, McGovern PG, Cataldo NA, Gosman GG, Nestler JE, Giudice LC, Leppert PC, Myers ER, Cooperative Multicenter Reproductive Medicine Network (2007) Clomiphene, metformin, or both for infertility in the polycystic ovary syndrome. N Engl J Med 356(6):551–566. PubMed PMID: 17287476

Lizneva D, Suturina L, Walker W, Brakta S, Gavrilova-Jordan L, Azziz R (2016) Criteria, prevalence, and phenotypes of polycystic ovary syndrome. Fertil Steril 106(1):6–15. https://doi.org/10.1016/j.fertnstert.2016.05.003. Epub 2016 May 24. Review. PubMed PMID: 27233760

McCartney CR, Marshall JC (2016) CLINICAL PRACTICE. Polycystic ovary syndrome. N Engl J Med 375(1):54–64. https://doi.org/10.1056/NEJMcp1514916. Review. PubMed PMID: 27406348; PubMed Central PMCID: PMC5301909

Mellembakken JR, Berga SL, Kilen M, Tanbo TG, Abyholm T, Fedorcsák P (2011) Sustained fertility from 22 to 41 years of age in women with polycystic ovarian syndrome. Hum Reprod 26(9):2499–2504. https://doi.org/10.1093/humrep/der214. Epub 2011 Jun 30. PubMed PMID: 21724569; PubMed Central PMCID: PMC444778

Moran LJ, Misso ML, Wild RA, Norman RJ (2010) Impaired glucose tolerance, type 2 diabetes and metabolic syndrome in polycystic ovary syndrome: a systematic review and meta-analysis. Hum Reprod Update 16(4):347–363. https://doi.org/10.1093/humupd/dmq001. Epub 2010 Feb 16. Review. PubMed PMID: 20159883

Mutsaerts MA, van Oers AM, Groen H, Burggraaff JM, Kuchenbecker WK, Perquin DA, Koks CA, van Golde R, Kaaijk EM, Schierbeek JM, Oosterhuis GJ, Broekmans FJ, Bemelmans WJ, Lambalk CB, Verberg MF, van der Veen F, Klijn NF, Mercelina PE, van Kasteren YM, Nap AW, Brinkhuis EA, Vogel NE, Mulder RJ, Gondrie ET, de Bruin JP, Sikkema JM, de Greef MH, ter Bogt NC, Land JA, Mol BW, Hoek A (2016) Randomized trial of a lifestyle program in obese infertile women. N Engl J Med 374(20):1942–1953. https://doi.org/10.1056/NEJMoa1505297. PubMed PMID: 27192672

Naderpoor N, Shorakae S, de Courten B, Misso ML, Moran LJ, Teede HJ (2015) Metformin and lifestyle modification in polycystic ovary syndrome: systematic review and meta-analysis. Hum Reprod Update 21:560–574

National Institutes of Health (NIH) (2012) Evidence-based methodology workshop on polycystic ovary syndrome, 03–05.12.2012. Executive summary. https://prevention.nih.gov/docs/programs/pcos/FinalReport.pdf. Zugegriffen am 15.11.2017

Neumann K, Indorf I, Härtel C, Cirkel C, Rody A, Beyer DA (2017) C-section prevalence among obese mothers and neonatal hypoglycemia: a cohort analysis of the department of gynecology and obstetrics of the University of Lübeck. Geburtshilfe Frauenheilkd 77(5):487–494. https://doi.org/10.1055/s-0043-108763. Epub 2017 May 24. PubMed PMID: 28579620; PubMed Central PMCID: PMC5444529

Nyboe Andersen A, Nelson SM, Fauser BC, García-Velasco JA, Klein BM, Arce JC, ESTHER-1 study group (2017) Individualized versus conventional ovarian stimulation for in vitro fertilization: a multicenter, randomized, controlled, assessor-blinded, phase 3 noninferiority trial. Fertil Steril 107(2):387–396.e4. https://doi.org/10.1016/j.fertnstert.2016.10.033. Epub 2016 Nov 29. PubMed PMID: 27912901

Oers AM van, Mutsaerts MAQ, Burggraaff JM, Kuchenbecker WKH, Perquin DAM, Koks CAM, van Golde R, Kaaijk EM, Schierbeek JM, Klijn NF, van Kasteren YM, Land JA, Mol BWJ, Hoek A, Groen H, LIFEstyle study group (2017) Cost-effectiveness analysis of lifestyle intervention in obese infertile women. Hum Reprod 32(7):1418-1426. https://doi.org/10.1093/humrep/dex092. PubMed PMID: 28486704

Pastor CL, Griffin-Korf ML, Aloi JA, Evans WS, Marshall JC (1998) Polycystic ovary syndrome: evidence for reduced sensitivity of the gonadotropin-releasing hormone pulse generator to inhibition by estradiol and progesterone. J Clin Endocrinol Metab 83(2):582–590. PubMed PMID: 9467578

Pellatt L, Hanna L, Brincat M, Galea R, Brain H, Whitehead S, Mason H (2007) Granulosa cell production of anti-Müllerian hormone is increased in polycystic ovaries. J Clin Endocrinol Metab 92(1):240–245. Epub 2006 Oct 24. PubMed PMID: 17062765

Randeva HS, Tan BK, Weickert MO, Lois K, Nestler JE, Sattar N et al (2012) Cardiometabolic aspects of the polycystic ovary syndrome. Endocr Rev 33:812–841

Rotterdam ESHRE/ASRM-Sponsored PCOS Consensus Workshop Group (2004) Revised 2003 consensus on diagnostic criteria and long-term health risks related to polycystic ovary syndrome. Fertil Steril 81(1):19–25. PubMed PMID: 14711538

Stein IF, Leventhal ML (1935) Amenorrhoea associated with bilateral polycystic ovaries. Am J Obstet Gynecol 29:181–191

Stein IF, Cohen MR, Elson RE (1948) Results of bilateral ovarian wedge resection in 47 cases of sterility. Am J Obstet Gynecol 58:267–273

Ünlütürk U, Sezgin E, Yildiz BO (2016) Evolutionary determinants of polycystic ovarysyndrome: part 1. Fertil Steril 106(1):33–41. https://doi.org/10.1016/j.fertnstert.2016.05.010. Epub 2016 May 26. Review. PubMed PMID: 27238626

Vallisneri A (1721/1920) Cited in Insler V, Lunesfeld B. Polycystic ovarian disease: a challenge and controversy. Gynecol Endocrinol 4:51–69

Vanky E, Stridsklev S, Heimstad R, Romundstad P, Skogøy K, Kleggetveit O, Hjelle S, von Brandis P, Eikeland T, Flo K, Berg KF, Bunford G, Lund A, Bjerke C, Almås I, Berg AH, Danielson A, Lahmami G, Carlsen SM (2010) Metformin versus placebo from first trimester to delivery in polycystic ovary syndrome: a randomized, controlled multicenter study. J Clin Endocrinol Metab 95(12):E448–E455. https://doi.org/10.1210/jc.2010-0853. Epub 2010 Oct 6. PubMed PMID: 20926533

Yildiz BO, Bozdag G, Yapici Z, Esinler I, Yarali H (2012) Prevalence, phenotype and cardiometabolic risk of polycystic ovary syndrome under different diagnostic criteria. Hum Reprod 27:3067–3073

Yu HF, Chen HS, Rao DP, Gong J (2016) Association between polycystic ovary syndrome and the risk of pregnancy complications: a PRISMA-compliant systematic review and meta-analysis. Medicine (Baltimore) 95:e4863

Zhang J, Li T, Zhou L, Tang L, Xu L, Wu T, Lim DC (2010) Chinese herbal medicine for subfertile women with polycystic ovarian syndrome. Cochrane Database Syst Rev (9):CD007535. https://doi.org/10.1002/14651858.CD007535.pub2. Review. Update in: Cochrane Database Syst Rev. 2016 Oct 12;10: CD007535. PubMed PMID: 20824862

Beurteilung und Therapie der Lutealphase

8

Barbara Sonntag

Inhalt

1 Bedeutung des Corpus luteum für Entstehung und Erhalt der Schwangerschaft 71
2 Beurteilung der Lutealphase 73
3 Therapeutische Optionen 75
Literatur 77

1 Bedeutung des Corpus luteum für Entstehung und Erhalt der Schwangerschaft

1.1 Physiologie der zweiten Zyklushälfte

Die Lutealphase beginnt nach der Ovulation, die durch den mittzyklischen Anstieg von luteinisierendem Hormon (LH) ausgelöst wird. Hierbei entsteht mit der Freisetzung der Eizelle aus dem dominanten Follikel das Corpus luteum, das neben Östrogenen sowie anderen Hormonen und Wachstumsfaktoren Progesteron als das Schlüsselhormon der zweiten Zyklushälfte sezerniert. Auf zellulärer Ebene erfolgt durch den LH-Anstieg eine terminale Differenzierung der Granulosa- und Thekazellen des Follikels in Luteinzellen, wodurch zum einen die Zellproliferation gestoppt und zum anderen die Steroidsynthese maximal gesteigert wird (Devoto et al. 2002).

▶ Übergeordnetes Ziel dieser zellulären und molekularen Veränderungen ist die Synthese von Progesteron, um die Entstehung und den Erhalt einer Schwangerschaft zu ermöglichen.

B. Sonntag (✉)
Facharzt-Zentrum für Kinderwunsch, Pränatale Medizin, Endokrinologie und Osteologie, amedes experts Hamburg, Hamburg, Deutschland
E-Mail: barbara.sonntag@amedes-group.com

Die Sekretionsleistung des Corpus luteum bewirkt die Transformation des unter dem Einfluss von Östrogen in der ersten Zyklushälfte proliferierten Endometriums und beeinflusst in einem definierten Zeitfenster die Rezeptivität der Schleimhaut für eine bevorstehende Einnistung des Embryos.

▶ Beim Menschen wird ein Zeitraum ca. 8–10 Tage nach Ovulation als optimal für die Rezeptivität des Endometriums und eine erfolgreiche Implantation erachtet.

Bei nach diesem Zeitpunkt noch eintretenden Schwangerschaften ist das Risiko für einen Frühabort erhöht (Wilcox et al. 1999).

Nach erfolgreicher Implantation hat das Corpus luteum eine einzigartige Bedeutung für den Erhalt der Schwangerschaft, was eindrucksvoll in den Experimenten von Csapo zur Ovarektomie in der frühen Schwangerschaft deutlich wird: Vor dem luteoplazentaren Shift in der ca. 8.–10. Schwangerschaftswoche führt dies zum Verlust der Schwangerschaft (Csapo und Pulkkinen 1978). Jüngere Daten mit Bestimmung von humanem Choriongonadotropin (HCG), Progesteron und dem ausschließlich im Corpus luteum produzierten 17-Hydroxyprogesteron lassen vermuten, dass dieser Übergang möglicherweise bereits in der 6.–8. Woche erfolgt. Bereits in der 7. Schwangerschaftswoche wird demnach der Nadir der Progesteronwerte erreicht (Jarvela et al. 2008), danach erfolgt die Synthese im überwiegenden Maße durch die Plazenta (Abb. 1). Tritt keine Schwangerschaft ein, so bleibt eine anhaltende Stimulation des Corpus luteum durch das in der Schwangerschaft produzierte HCG aus,

K. Diedrich et al. (Hrsg.), *Reproduktionsmedizin*, Springer Reference Medizin,
https://doi.org/10.1007/978-3-662-57636-6_8

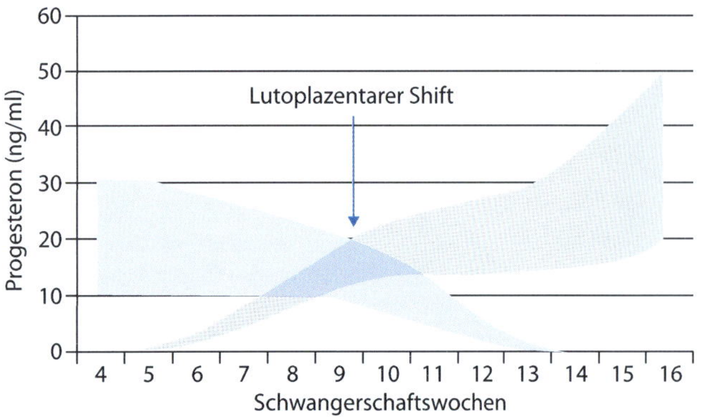

Abb. 1 Luteoplazentarer Shift: in der 8.–10. Schwangerschaftswoche (nach aktuelleren Daten vermutlich bereits in der 6. 8. SSW) erfolgt der Übergang der Progesteronproduktion vom Corpus luteum graviditatis auf die Plazenta. (Aus Ludwig 2010, mit freundlicher Genehmigung)

und es erfolgt eine luteale Regression, die den Beginn des nächsten Menstruationszyklus einleitet (Niswender et al. 2000).

1.2 Luteolyse

Was steuert diese „innere Uhr" des Corpus luteum und macht es zu einem so einzigartigen temporären endokrinen Organ?

Die Luteolyse ermöglicht nach ausgebliebenem Schwangerschaftseintritt den Beginn eines neuen Zyklus mit Konzeptionschance. Dabei tritt zunächst eine funktionelle Regression des Corpus luteum mit Abfall der Progesteronsekretion ein, gefolgt von der strukturellen Regression mit Zelltod unter Beteiligung apoptotischer, aber auch nekrotischer Prozesse (Devoto et al. 2009). Durch den experimentellen Einsatz von GnRH-Antagonisten und die exogene Substitution von LH konnte gezeigt werden, dass Amplitude und Frequenz der LH-Pulsatilität zwar für Entstehung und Erhalt des Corpus luteum essenziell sind, jedoch deren Veränderung im Verlauf der zweiten Zyklushälfte keinesfalls dessen Zusammenbruch verursachen (Bishop et al. 2009). Auch die Abnahme der LH-Rezeptordichte scheint nicht verantwortlich für die abnehmende Sensitivität gegenüber LH zu sein, welche nur in einem Konzeptionszyklus durch den exponentiellen HCG-Anstieg überwunden werden kann und so die Rettung des Corpus luteum ermöglicht.

Eine Vielzahl von Faktoren, u. a. Prostaglandin-F2α (PGF2α), Tumornekrosefaktor α (TNF-α), Interleukin-1β, scheinen mit der Luteolyse in Verbindung zu stehen, jedoch ist dabei insbesondere die initiierende Rolle von PGF2α beim Menschen im Gegensatz zum Mausmodell und anderen Spezies umstritten – vielmehr werden intraovarielle Mechanismen vermutet und die Beteiligung immunaktiver sowie endothelialer Zellen mit Auswirkung auf Vaskularisierung und Durchblutung (Devoto et al. 2009). Diese Besonderheiten des Corpus luteum als temporäres endokrines Organ sind in Abb. 2 zusammenfassend dargestellt.

1.3 Definition der Lutealphaseninsuffizienz

▶ **Definition Lutealphaseninsuffizienz** Liegt trotz erfolgter Ovulation eine ungenügende sekretorische Aktivität des Corpus luteum vor, so wurde dies historisch als Lutealphaseninsuffizienz bezeichnet (Jones 1949).

Neben dieser auf der Messung der Progesteronserumspiegel basierenden Definition wird auch eine verzögerte endometriale Reifung trotz unauffälliger Progesteronserumspiegel als Lutealphaseninsuffizienz bezeichnet – hierauf können auch rein klinische Zeichen wie eine verkürzte zweite Zyklushälfte oder das Auftreten prämenstrueller Schmierblutungen hinweisen.

Die Beurteilung des Vorliegens einer Lutealphaseninsuffizienz als kausale Ursache einer Subfertilität oder beispielsweise bei Patientinnen mit habituellen Aborten wird dadurch erschwert, dass spezifische diagnostische Referenzbereiche für eine individuell „ausreichende" Progesteronsekretion nicht klar definiert sind und deren Korrelation mit Markern der endometrialen Reifung niedrig ist (Abschn. 2; Branch et al. 2010). Die sekretorische Leistung des Corpus luteum basiert dabei in erster Linie auf der Qualität des präovulatorischen Follikels, sodass Zeichen einer gestörten zweiten Zyklushälfte als Folge einer Follikelreifungsstörung zu sehen wären, die als mögliche Extremvariante auch zu einer anovulatorischen Zyklusstörung führen könnte.

Gewissermaßen als Kontinuum einer ovariellen Funktionsstörung werden auch physiologisch in den Übergangszeiten um die Menarche sowie perimenopausal Zyklen mit nicht vollwertiger zweiter Zyklushälfte durchlaufen (Brown 2011), und auch bei fertilen Frauen im reproduktiven Lebensalter ist davon auszugehen, dass sporadisch oder auch sequenziell eine unvollständige Sekretionsleistung des Corpus luteum vorliegt (Davis et al. 1989). Als pathophysiologisch bedeutsam werden Abweichungen im LH-Sekretionsmuster erachtet (Soules et al. 1989), wie diese beispielsweise auch im Zusammenhang mit körperlicher Stressbelastung beim (Hochleistungs-) Sport entstehen und hier in ca. 50 % zu irregulären Zyklen u. a. in Form einer Lutealphaseninsuffizienz führen (De Souza et al. 2010).

1.4 LUF-Syndrom

Als ein weiteres Beispiel für das Auftreten von Zyklen mit eingeschränkter Qualität der zweiten Zyklushälfte ist das Syn-

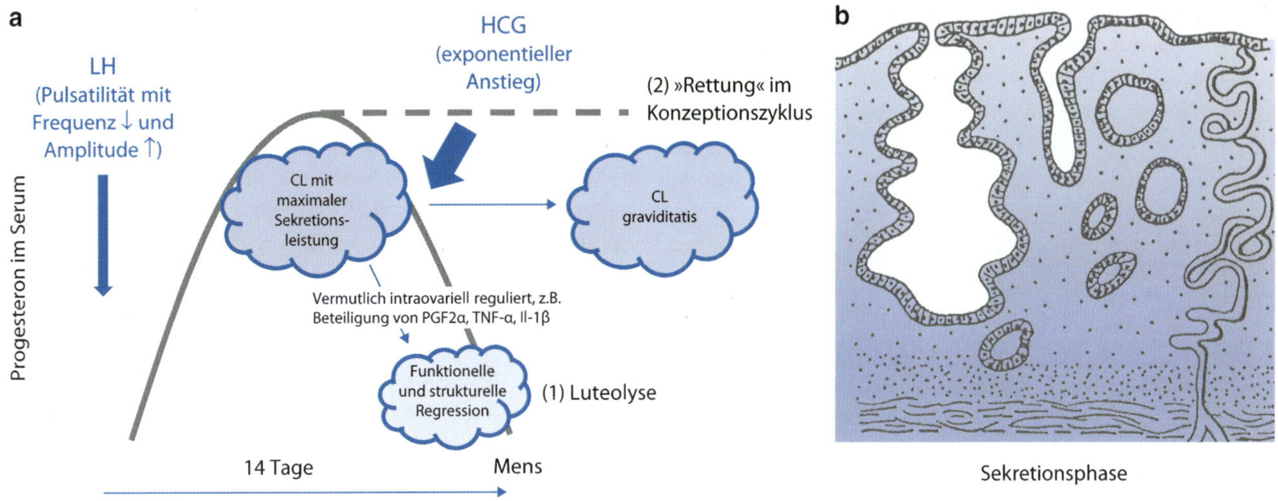

Abb. 2 a, b Das Corpus luteum (CL) als temporäres endokrines Organ. (a) Unter Einfluss der pulsatilen LH-Sekretion erfolgt in der Mitte der zweiten Zyklushälfte die maximale Progesteronsekretion durch das CL zur Vorbereitung des Endometriums auf die Implantation. Bei ausbleibender Schwangerschaft setzt eine funktionelle und strukturelle Regression ein (1, Luteolyse), die den folgenden Menstruationszyklus einleitet und durch exponentiellen Anstieg von HCG (2, „Rettung" des CL) im Konzeptionszyklus aufgehalten werden kann. (b) Sekretionsphase des Endometriums. (Aus Krieg et al. 2012)

drom des „luteinized unruptured follicle" (LUF) zu nennen (Jones 1949). Es handelt sich um die fehlende Freisetzung der Eizelle trotz Luteinisierung des Follikels und nachfolgendem Progesteronanstieg.

Das LUF-Syndrom kann Ursache einer Subfertilität sein, allerdings wird auch in einem fertilen Kollektiv die Prävalenz auf bis zu 10 % geschätzt. In stimulierten Zyklen zeigt sich ein Anstieg der Häufigkeit auf bis zu 25 % (Qublan et al. 2006) sowie bei dem sog. partiellen LUF eine negative Korrelation mit der Follikelgröße (Coetsier und Dhont 1996). Eine Reihe von Faktoren, wie die Einnahme von Medikamenten zur Hemmung der Prostaglandinsynthese und auch eine vorausgegangene Adnexitis als mechanischer Faktor wurden mit dem Vorliegen eines LUF in Verbindung gebracht.

Interessant ist, dass die zweite Zyklushälfte in Bezug auf Progesteronsynthese und Länge durchaus unauffällig verlaufen kann. Dennoch wurden ein im Verhältnis zur Follikelgröße unzureichender LH-Anstieg oder aber eine zu geringe LH-Rezeptordichte ursächlich vermutet, konnten aber ebenfalls nicht einheitlich nachgewiesen werden.

Die mit dem LUF-Syndrom in Verbindung stehenden Vorgänge um die Ovulation werden zunehmend auch auf molekularer Ebene entschlüsselt (Fan et al. 2009), sodass sich unser Verständnis hier vom „Alles-oder-nichts-Prinzip" entwickelt zu einem prozesshaften komplexen Ereignis, bei dem unterschiedliche Qualitäts- und Funktionsstufen durchlaufen werden können.

▶ Vor diesem Hintergrund ist das Konzept der Lutealphaseninsuffizienz als isolierte Krankheitsentität mit infolge auftretender Subfertilität und gehäufter Fehlgeburtlichkeit kritisch zu diskutieren.

2 Beurteilung der Lutealphase

Als diagnostische Methoden werden in der täglichen Praxis die Progesteronmessung im Serum oder die Entnahme einer Endometriumbiopsie eingesetzt. Beide Verfahren sind vergleichsweise einfach durchzuführen, allerdings hinsichtlich ihrer Aussagekraft differenziert zu beurteilen.

2.1 Progesteronmesssung

Die Progesteronmessung im Serum gilt als valider Parameter zur Dokumentation einer stattgefundenen Ovulation (Crosignani und Rubin 2000), und bei Nachweis eines Progesteronwertes >8 ng/l sowie gleichzeitig einem Östradiolwert von >100 pg/ml am 5.–7. Tag nach der Ovulation wäre auch von einer uneingeschränkten Sekretionsleistung des Corpus luteum auszugehen. Dies setzt im Übrigen die Detektion der Ovulation entweder mittels LH-Messung im Urin oder durch ein sonographisches Zyklusmonitoring in Kombination mit Serummessungen von Östradiol und LH voraus, um auch bei individuellen, aber regelmäßigen Zykluslängen zwischen 24 und 35 Tagen das Plateau der Sekretionsphase zu treffen.

▶ **Cave** Allerdings erscheint aufgrund der Schwankungsbreite bei pulsatiler Ausschüttung von Progesteron ein einziger zu niedrig bestimmter Wert zur Dokumentation einer Lutealphaseninsuffizienz nicht geeignet.

Die Funktion des Corpus luteum ist eng verbunden mit einer pulsatilen Ausschüttung von LH, die von der frühen zur späten Lutealphase in der Frequenz abnimmt bei steigender Amplitude (Ellinwood et al. 1984). Zum Ende der zweiten Zyklushälfte hin ist auch die Sekretion von Progesteron immer stärker an die LH-Pulsatilität gekoppelt, sodass hier die gemessenen Serumwerte für Progesteron einer zunehmenden Schwankungsbreite unterliegen. Entsprechend den ursprünglichen Empfehlungen wäre daher eine bis zu 3-mal wiederholte Progesteronbestimmung zwischen dem 5. und 9. Tag nach der Ovulation durchzuführen. Allerdings stellt sich auch hier das Problem einer geringen Spezifität, d. h. bei niedrig gemessenen Werten kann immer noch nicht sicher auf das tatsächliche Vorliegen einer gestörten zweiten Zyklushälfte geschlossen werden (Jordan et al. 1994).

2.2 Endometriumbiopsie

Durch die Endometriumbiopsie kann eine histologische Beurteilung der Lutealphasenqualität erfolgen, die Lutealphaseninsuffizienz wird hier als Abweichung um mindestens 2 Tage von den formal vorliegenden Reifungsstadien definiert (Noyes et al. 1950). Als Vorteil der Methode wird die Ermittlung eines kumulativen Progesteroneffekts gegenüber der Progesteronmessung im Serum mit aufgrund der Pulsatilität schwankenden Werten angeführt. Weiterhin werden auch gewebespezifische Defekte wie beispielsweise Rezeptordefekte erkannt trotz möglicherweise unauffälliger Progesteronserumspiegel.

Dennoch wurde diese Methode vielfach kritisiert aufgrund nicht unerheblicher Fehlermethoden, beispielsweise durch die subjektiv beeinflussbare Auswertung und Unsicherheiten bei der Detektion des LH-Anstiegs, der als Ausgangswert für die standardisierte Beurteilung der Endometriumreife benötigt wird (Murray et al. 2004). Auch war in einer Studie die Prävalenz einer Lutealphaseninsuffizienz gleich häufig bei fertilen Probandinnen verglichen mit einem Kollektiv infertiler Patientinnen zu finden (Tab. 1), sodass entweder die Beurteilungsmethodik oder aber die Bedeutung der Lutealphaseninsuffizienz für das Vorliegen einer Subfertilität per se in Frage zu stellen wäre (Coutifaris et al. 2004).

In einem experimentellen Ansatz, bei dem Probandinnen unter GnRH-Analoga definierte Dosierungen von Progesteron erhielten, konnte auch kein Zusammenhang zwischen der Höhe des Progesteronwertes und der in den Biopsien festgestellten endometrialen Reifung dokumentiert werden (Usadi et al. 2008; Young et al. 2017). Zwischenzeitlich konnten Genexpressionsmuster als neue molekulare Marker und zukünftiges valideres Messinstrument für die Progesteronwirkung am Endometrium und Beurteilung der endometrialen Rezeptivität charakterisiert werden (Diaz-Gimeno et al. 2011; Young et al. 2017). Für Therapien der assistierten Reproduktion (ART) hat dies zu der Entwicklung eines Endometrium-Rezeptivitäts-Assays mit Prädiktion des Implantationsfensters und Durchführung eines personalisierten Embryotransfers geführt (Diaz-Gimeno et al. 2011), dessen klinischer Nutzen allerdings aktuell noch im Rahmen einer prospektiven randomisiert-kontrollierten Studie geprüft wird.

▶ Ein wesentliches Problem besteht hinsichtlich der Definition einer Lutealphaseninsuffizienz somit in einer fehlenden validen und reliablen diagnostischen Methode zur Beurteilung der Sekretionsleistung des Corpus luteum.

Aktuelle internationale Leitlinien weisen daher auf die klinische Bedeutungslosigkeit einer in der zweiten Zyklushälfte durchgeführten Diagnostik zur Beurteilung der Lutealphase hin (Practice Committee ASRM 2015). Grundsätzlich könnte man sich bei der Indikationsstellung zu einer Diagnostik der zweiten Zyklushälfte daher auch in einem Kollektiv subfertiler Paare zunächst an dem Vorliegen klinischer Hinweiszeichen für eine gestörte Lutealphase orientieren: Dies sind Regeltempostörungen, insbesondere in Form einer verkürzten zweiten Zyklushälfte (<10 Tage) oder auch prämenstruell auftretende Schmierblutungen.

▶ Dabei ist zu berücksichtigen, dass bei regelmäßigen Zyklen in über 96 % von einem ovulatorischen Zyklusgeschehen auszugehen ist (Malcolm und Cumming 2003).

Sollte klinisch der Verdacht auf eine Lutealphaseninsuffizienz bestehen, so wäre bevorzugt auch an eine Blutentnahme zu einem frühen Zeitpunkt in der Follikelphase (Zyklustag 3–5) zu denken, um hier zunächst bekannte Störfaktoren der Ovarfunktion, beispielsweise in Form einer Hyperprolaktinä-

Tab. 1 Prävalenz einer auffälligen Endometriumbiopsie und Fertilitätsstatus. (Nach Coutifaris et al. 2004)

Abweichung (in Tagen)	Bei fertilen Paaren (%, n = 261)	Bei infertilen Paaren (%, n = 139)	Odds-Ratio (OR)	Konfidenzintervall (KI)
>2	49,4	43,2	0,79	0,50–1,26
>3	42,0	30,9	0,65	0,40–1,05
>4	22,2	13,3	0,55	0,30–1,02

mie oder Schilddrüsenfunktionsstörung, aber auch Hinweise auf eine beginnende Einschränkung der ovariellen Reserve ursächlich auszuschließen (▶ Kap. 3, „Endokrine Kontrolle der Ovarfunktion“).

Bei anderen Patientinnen, bei denen trotz fehlender hormoneller Auffälligkeiten der Verdacht auf eine gestörte Lutealphase besteht, könnte ursächlich eine zentrale Regulationsstörung vorliegen, beispielsweise basierend auf einem relativen Untergewicht oder vermehrter physischer oder psychischer Stressbelastung wie auch beim Leistungssport (De Souza et al. 2010). Hier wäre neben dem Vorliegen einer vermeintlich idiopathischen Sterilität auch die wesentliche Indikation zu einer expliziten Beurteilung der zweiten Zyklushälfte zu sehen.

3 Therapeutische Optionen

Da in der zweiten Zyklushälfte unter Annahme einer eingeschränkten Sekretionsleistung des Corpus luteum auftretende Störungen sich wie oben dargestellt im Wesentlichen aus einer vorausgehenden Störung der Follikelreifung ergeben, ist die kausale Behandlung von Störfaktoren der Follikelreifung hier im Vordergrund zu sehen. Nach Ausschluss dieser Ursachen oder falls eine kausale Behandlung nicht möglich sein sollte, wäre eine ovarielle Stimulation vorzuschlagen, um so die Follikelreifung zu optimieren. Dies könnte zunächst durchaus in Form von Clomifencitrat erfolgen, wobei hier aufgrund einer vorbekannten höheren Prävalenz des LUF-Syndroms möglicherweise auch den Gonadotropinen der Vorzug zu geben wäre (Ludwig und Sonntag 2010).

Der alleinige Einsatz einer Lutealphasensubstitution käme bei Patientinnen mit einer im Vordergrund stehenden Zyklusstörung ohne dabei bestehenden Kinderwunsch in Betracht. Für weitere Indikationen müssten zunächst jene in Frage kommenden Patientinnen, bei denen die Lutealphaseninsuffizienz nicht aus einer vorausgegangenen Follikelreifungsstörung mit dann möglicherweise parallel auch eingeschränkter Eizellqualität resultiert, sicher identifiziert werden können.

Besondere Situationen liegen nach einer vorausgegangenen assistierten Reproduktionstechnik (ART) in Verbindung mit der kontrollierten ovariellen Stimulation sowie bei Patientinnen mit habituellen Aborten vor und sollen im Folgenden näher betrachtet werden.

3.1 Lutealphasensubstitution nach kontrollierter ovarieller Stimulation

Nach kontrollierter ovarieller Stimulation im Rahmen assistierter Reproduktionsverfahren ist grundsätzlich von einer eingeschränkten Qualität der zweiten Zyklushälfte auszugehen (Edwards et al. 1980) – und dies unabhängig von einer bei der Patientin möglicherweise vorbekannten Pathologie. Ursächlich ist eine negative Rückkopplung der supraphysiologischen Hormonspiegel während der Stimulationsbehandlung auf die LH-Pulsatilität anzunehmen (Fauser und Devroey 2003). Jedoch wurden zunächst auch andere Mechanismen, wie beispielsweise der Verlust von hormonproduzierenden Granulosazellen durch die Follikelpunktion oder ein direkter Einfluss der GnRH(Gonadotropin Releasing Hormon)-Analoga auf ovarieller Ebene diskutiert (Fatemi et al. 2007).

Da bereits frühzeitig auf der Basis klinischer Erfahrungen mit einer regelmäßigen Substitution der Lutealphase nach assistierter Reproduktion begonnen wurde, existieren nur wenige kontrolliert-randomisierte Studien zu dieser Indikationsstellung. Eine 2003 publizierte Arbeit von Beckers et al. verglich den Einsatz von rekombinantem HCG vs. rekombinantes LH vs. GnRH-Agonist zur Ovulationsinduktion nach GnRH-Antagonistengabe bei ART-Patientinnen ohne Lutealphasensubstitution: In allen Studienarmen zeigte sich eine signifikante Verkürzung der Lutealphase, und die Studie wurde wegen einer ungewöhnlich niedrigen Konzeptionsrate von im Mittel 7–8 % vorzeitig abgebrochen (Beckers et al. 2003).

Auch für Behandlungszyklen mit einem GnRH-Agonisten zeigen die Metaanalysen einen klaren positiven Effekt auf die klinische Schwangerschaftsrate durch den Einsatz einer Lutealphasensubstitution (Pritts und Atwood 2002; Daya und Gunby 2004). Ein aktueller Cochrane-Review summiert die vorliegenden Daten zu einer evidenzbasierten Empfehlung der Lutealphasensubstitution bei der assistierten Reproduktion (van der Linden et al. 2015). Dabei ist der Einsatz von humanem Choriongonadotropin (HCG) oder alternativ Progesteron grundsätzlich als äquipotent zu beurteilen, jedoch liegt der Vorteil bei Einsatz von Progesteron in dem signifikant niedrigeren Risiko für die Entwicklung eines ovariellen Überstimulationssyndroms (OHSS; Daya und Gunby 2004; Fatemi et al. 2007).

In der täglichen Praxis dürfte der bevorzugte Einsatz von hCG- gegenüber Progesteron-Präparaten zur Lutealphasensubstitution somit besonderen Situationen vorbehalten sein. Dies kann beispielsweise auf eine erforderliche intensivierte Lutelphasensubstitution nach vorheriger Ovulationsinduktion mit einem GnRH-Agonisten im Antagonistenprotokoll zur Vermeidung eines OHSS (▶ Kap. 31, „Ovarielles Überstimulationssyndrom“) zutreffen – individualisierte und niedrigdosierte hCG-Dosierungen sind dabei aktuell noch Gegenstand klinischer Studien (Andersen et al. 2016).

Die Applikation von Progesteronpräparaten erfolgt zumeist vaginal, da bei der oralen Progesterongabe durch den „First-pass“-Effekt nur unzureichende intrauterine Wirkspiegel erzielt werden und diese gleichzeitig mit einem erhöhten Nebenwirkungsprofil assoziiert ist (Licciardi et al. 1999). Ein subkutan zu applizierendes Progesteronpräparat ist bei vaginaler Unverträglichkeit eine zugelassene und äquipotente Alternative (Lockwood et al. 2014). Weiterhin konnte für ein orales Gestagenpräparat (Dydrogesteron) in einer klinischen Phase-III-Studie die Anwendung als äquieffektiv zu einer über ebenfalls 12 Wochen fortgeführten vaginalen Progesterongabe belegt werden (Tournaye et al. 2017).

▶ Als Goldstandard der Lutealphasensubstitution kann aktuell auch aufgrund der guten Verträglichkeit die vaginale Progesterongabe angesehen werden (Yanushpolsky et al. 2010).

Dabei konnte in einer Metaanalyse durch die ergänzende Gabe von Östrogen (z. B. Östradiol 2 mg 3-mal tgl.) kein zusätzlicher positiver Effekt hinsichtlich der klinischen Schwangerschaftsraten gezeigt werden (Kolibianakis et al. 2008). Entgegen der weit verbreiteten Fortführung der Progesterongaben bis zur 10. Schwangerschaftswoche oder sogar darüber hinaus ergibt sich nach eingetretener Schwangerschaft in einem Stimulationszyklus bei ART kein zusätzlicher positiver Effekt für den Schwangerschaftsausgang (Kyrou et al. 2011; Andersen et al. 2002). Dies muss jedoch keinesfalls auf die Durchführung von Embryotransferzyklen nach vorheriger Kryokonservierung von befruchteten Eizellen zutreffen, bei denen der Endometriumaufbau durch exogene Östrogen- und Progesterongaben unterstützt wurde und somit keine endogene Corpus-luteum-Wirkung vorliegt.

▶ **Empfehlung** In der täglichen Praxis sollten daher die Progesteronpräparate nach einem Stimulationszyklus bei ART mit dem Vorliegen eines positiven Schwangerschaftstests abgesetzt werden.

Obwohl die Gabe von Progesteron in der frühen Schwangerschaft grundsätzlich als sicher beurteilt wird, sollte ein kürzlich beschriebenes erhöhtes Risiko für das Auftreten fetaler Hypospadien nicht übersehen werden (Carmichael et al. 2005). Dies belegt die Notwendigkeit der nachgewiesenen Effektivität einer Gestagengabe in der Schwangerschaft, um so möglicherweise nachteilige oder noch unberücksichtigte Nebenwirkungen zu vermeiden.

In Tab. 2 sind die aktuellen Grundsätze zur Lutealphasensubstitution nach kontrollierter ovarieller Stimulation in ART-Zyklen noch einmal zusammenfassend dargestellt – in der individuellen Therapiesituation können sich hierzu jedoch durchaus Abweichungen ergeben.

Tab. 2 Lutealphasensubstitution nach ART

Wirksubstanzen	HCG oder Progesteron äquipotent
Vorteil von Progesteron vs. HCG	Niedrigeres Risiko für OHSS
Progesteronapplikation	Vaginal, s.c. oder oral
Dosierung	
• HCG (urinär oder rekombinant, s.c.)	2500 IE, z. B. alle 3 Tage; 100–150 IE täglich?
• Progesteron vaginal	3-mal 200 mg (Kapseln) oder 90 mg (Gel) täglich
• Progesteron s.c.	25 mg täglich
• Dydrogesteron p.o.	3-mal 10 mg (Kapseln)
Absetzen nach positivem Schwangerschaftstest	Kein positiver Effekt auf den Schwangerschaftsausgang
Zusätzliche Östrogengaben	Laut Metaanalyse ohne signifikanten Nutzen

3.2 Abortprophylaxe

Es ist weit verbreitete klinische Praxis, bei drohendem Abort in der Frühschwangerschaft Progesteron oder HCG einzusetzen unter der Annahme, die weitere Entwicklung der Schwangerschaft damit zu unterstützen. In den vergangenen Jahren wurden zwei Cochrane-Analysen publiziert, die sowohl die Bedeutung der Gabe von HCG (Devaseelan et al. 2010) als auch Progesteron (Haas und Ramsey 2013) zur Abortprophylaxe untersucht haben: Beide Interventionsmöglichkeiten zeigten keinen signifikanten Effekt bei Patientinnen mit einem drohenden Spontanabort.

▶ **Empfehlung** Man sollte sich vergegenwärtigen, dass eine inadäquate Sekretion des Corpus luteum weniger die Ursache einer gestörten Frühgravidität darstellt, sondern vielmehr die Konsequenz einer eingeschränkten Entwicklungsqualität des Embryos mit nachfolgend insuffizienten HCG-Spiegeln und ausbleibender Stimulation des Corpus luteum.

Unbestritten ist, dass beide Prozesse parallel ablaufen und möglicherweise aufgrund der zunehmend erkannten Bedeutung der Follikelreifung sowohl für die Eizellqualität und Entwicklungskompetenz des Embryos als auch für die Sekretionsleistung des Corpus luteum bereits zu einem frühen Zeitpunkt einander gegenseitig bedingen. Dieses Konzept wird auch durch die retrospektive Auswertung einer fortgeführten Lutealphasensubstitution nach ART in den ersten 12 Schwangerschaftswochen unterstützt: Es zeigte sich lediglich eine Verschiebung der Aborte in spätere Schwangerschaftswochen, während die klinische Schwangerschafts- und Lebendgeburtenrate unverändert waren (Proctor et al. 2006).

Die Bedeutung einer Progesteronsubstitution im Zusammenhang mit dem Auftreten habitueller Aborte wird weiterhin diskutiert: Einige, aber nicht alle Studien haben eine gehäufte Assoziation mit dem Auftreten einer endometrialen Reifungsstörung festgestellt (Szekeres-Bartho und Balasch 2008), sodass die Patientinnen möglicherweise von einem höheren Progesteronspiegel profitieren könnten. Ohne dies durch diagnostische Methoden wie eine vorausgegangene Progesteronmessung zum jetzigen Zeitpunkt abschließend differenzieren zu können, war bisher aufgrund der aktuellen

Tab. 3 Wirksamkeit einer Progesteronsubstitution zur Abortprophylaxe. (Nach Haas und Ramsey 2013)

	Anzahl (n)	Odds-Ratio (OR)	Konfidenzintervall (KI)
Alle Patientinnen	(n = 2118)	0,98	0,78–1,24
Patientinnen mit ≥3 früheren Aborten	(n = 223)	0,38	0,20–0,70

Datenlage aus einer Subanalyse der oben zitierten Cochrane-Analyse (Tab. 3) bei Patientinnen mit habituellen Aborten zu frühzeitigen Progesterongaben bis einschl. der 12. SSW zu raten (Haas und Ramsey 2013). Eine in 2015 publizierte prospektive randomisiert-kontrollierte Studie zum Einsatz von 400 mg vaginalem Progesteron versus Plazebo, begonnen vor der 6. Schwangerschaftswoche, konnte dies jedoch nicht bestätigen (RR 1,04, KI 0,94–1,15; Coomarasamy et al. 2015). Jedoch zeigte eine aktuelle Metaanalyse den Nutzen von synthetischen Gestagenen, aber nicht Progesteron für eine Reduktion der Abortrate (RR: 0,72, 95 % KI: 0,53–0,97; Saccone et al. 2017), und wiederum eine prospektive Beobachtungsstudie den von sehr früh begonnenen vaginalen Progesterongaben in einem definierten Kollektiv (OR 2,1, 95 % KI 1,0–4,4; Stephenson et al. 2017). Zusammenfassend wird vermutlich eine noch differenziertere Betrachtung unterschiedlicher Kollektive durch zusätzliche diagnostische Marker zukünftig über den Nutzen einer prophylaktischen Progesterongabe bei habituellen Aborten entscheiden.

Literatur

Andersen AN et al (2002) Progesterone supplementation during early gestations after IVF or ICSI has no effect on the delivery rates: a randomized controlled trial. Hum Reprod 17(2):357–361

Andersen CY et al (2016) Micro-dose hCG as luteal phase support without exogenous progesterone administration: mathematical modelling of the hCG concentration in circulation and initial clinical experience. J Assist Reprod Genet 33:1311–1318

Beckers NG et al (2003) Nonsupplemented luteal phase characteristics after the administration of recombinant human chorionic gonadotropin, recombinant luteinizing hormone, or gonadotropin-releasing hormone (GnRH) agonist to induce final oocyte maturation in in vitro fertilization patients after ovarian stimulation with recombinant follicle-stimulating hormone and GnRH antagonist cotreatment. J Clin Endocrinol Metab 88(9):4186–4192

Bishop CV, Hennebold JD, Stouffer RL (2009) The effects of luteinizing hormone ablation/replacement versus steroid ablation/replacement on gene expression in the primate corpus luteum. Mol Hum Reprod 15(3):181–193

Branch DW, Gibson M, Silver RM (2010) Clinical practice. Recurrent miscarriage. N Engl J Med 363(18):1740–1747

Brown JB (2011) Types of ovarian activity in women and their significance: the continuum (a reinterpretation of early findings). Hum Reprod Update 17(2):141–158

Carmichael SL et al (2005) Maternal progestin intake and risk of hypospadias. Arch Pediatr Adolesc Med 159(10):957–962

Coetsier T, Dhont M (1996) Complete and partial luteinized unruptured follicle syndrome after ovarian stimulation with clomiphene citrate/human menopausal gonadotrophin/human chorionic gonadotrophin. Hum Reprod 11(3):583–587

Coomarasamy A et al (2015) A randomized trial of progesterone in women with recurrent miscarriages. N Engl J Med 373:2141–2148

Coutifaris C et al (2004) Histological dating of timed endometrial biopsy tissue is not related to fertility status. Fertil Steril 82(5):1264–1272

Crosignani PG, Rubin BL (2000) Optimal use of infertility diagnostic tests and treatments. The ESHRE Capri Workshop Group. Hum Reprod 15(3):723–732

Csapo AI, Pulkkinen M (1978) Indispensability of the human corpus luteum in the maintenance of early pregnancy. Luteectomy evidence. Obstet Gynecol Surv 33(2):69–81

Davis OK et al (1989) The incidence of luteal phase defect in normal, fertile women, determined by serial endometrial biopsies. Fertil Steril 51(4):582–586

Daya S, Gunby J (2004) Luteal phase support in assisted reproduction cycles. Cochrane Database Syst Rev (3):CD004830

De Souza MJ et al (2010) High prevalence of subtle and severe menstrual disturbances in exercising women: confirmation using daily hormone measures. Hum Reprod 25(2):491–503

Devaseelan P, Fogarty PP, Regan L (2010) Human chorionic gonadotrophin for threatened miscarriage. Cochrane Database Syst Rev (5):CD007422

Devoto L et al (2002) Control of human luteal steroidogenesis. Mol Cell Endocrinol 186(2):137–141

Devoto L et al (2009) The human corpus luteum: life cycle and function in natural cycles. Fertil Steril 92(3):1067–1079

Diaz-Gimeno P, Horcajadas JA, Martínez-Conejero JA et al (2011) A genomic diagnostic tool for human endometrial receptivity based on the transcriptomic signature. Fertil Steril 95:50–60

Edwards RG, Steptoe PC, Purdy JM (1980) Establishing full-term human pregnancies using cleaving embryos grown in vitro. Br J Obstet Gynaecol 87(9):737–756

Ellinwood WE, Norman RL, Spies HG (1984) Changing frequency of pulsatile luteinizing hormone and progesterone secretion during the luteal phase of the menstrual cycle of rhesus monkeys. Biol Reprod 31(4):714–722

Fan HY et al (2009) MAPK3/1 (ERK1/2) in ovarian granulosa cells are essential for female fertility. Science 324(5929):938–941

Fatemi HM et al (2007) An update of luteal phase support in stimulated IVF cycles. Hum Reprod Update 13(6):581–590

Fauser BC, Devroey P (2003) Reproductive biology and IVF: ovarian stimulation and luteal phase consequences. Trends Endocrinol Metab 14(5):236–242

Haas DM, Ramsey PS (2013) Progestogen for preventing miscarriage. Cochrane Database Syst Rev (10):CD003511

Jarvela IY, Ruokonen A, Tekay A (2008) Effect of rising hCG levels on the human corpus luteum during early pregnancy. Hum Reprod 23(12):2775–2781

Jones GE (1949) Some newer aspects of the management of infertility. JAMA 141(16):1123–1129

Jordan J et al (1994) Luteal phase defect: the sensitivity and specificity of diagnostic methods in common clinical use. Fertil Steril 62(1):54–62

Kolibianakis EM et al (2008) Estrogen addition to progesterone for luteal phase support in cycles stimulated with GnRH analogues and gonadotrophins for IVF: a systematic review and meta-analysis. Hum Reprod 23(6):1346–1354

Krieg J, Hornung D, Kiesel L (2012) Regulation der Fortpflanzungsfunktion, Kap. 8. In: Kaufmann M, Costa C, Scharl A (Hrsg) Die Gynäkologie. Springer, Berlin/Heidelberg/New York

Kyrou D et al (2011) Does cessation of progesterone supplementation during early pregnancy in patients treated with recFSH/GnRH an-

tagonist affect ongoing pregnancy rates? A randomized controlled trial. Hum Reprod 26(5):1020–1024
Licciardi FL et al (1999) Oral versus intramuscular progesterone for in vitro fertilization: a prospective randomized study. Fertil Steril 71(4):614–618
Linden M van der, Buckingham K, Farquhar C, Kremer JA, Metwally M (2015). Luteal phase support for assisted reproduction cycles. Cochrane Database Syst Rev (7):CD009154
Lockwood G, Griesinger G, Cometti B (2014) Subcutaneous progesterone versus vaginal progesterone gel for luteal phase support in in vitro fertilization: a noninferiority randomized controlled study. Fertil Steril 101:112–119
Ludwig M (2010) Gynäkologische Endokrinologie. Optimist-Fachbuchverlag, Hamburg
Ludwig M, Sonntag B (2010) LUF-Syndrom: häufig, selten oder nicht existent? Gynäkol Endokrinol 8(2):112–116
Malcolm CE, Cumming DC (2003) Does anovulation exist in eumenorrheic women? Obstet Gynecol 102(2):317–318
Murray MJ et al (2004) A critical analysis of the accuracy, reproducibility, and clinical utility of histologic endometrial dating in fertile women. Fertil Steril 81(5):1333–1343
Niswender GD et al (2000) Mechanisms controlling the function and life span of the corpus luteum. Physiol Rev 80(1):1–29
Noyes RW, Hertig AT, Rock J (1950) Dating the endometrial biopsy. Fertil Steril 1:3–9
Practice Committee of the ASRM (2015) Current clinical irrelevance of luteal phase deficiency: a committee opinion. Fertil Steril 103:e27–e32
Pritts EA, Atwood AK (2002) Luteal phase support in infertility treatment: a meta-analysis of the randomized trials. Hum Reprod 17(9):2287–2299
Proctor A et al (2006) Effect of progesterone supplementation in early pregnancy on the pregnancy outcome after in vitro fertilization. Fertil Steril 85(5):1550–1552
Qublan H et al (2006) Luteinized unruptured follicle syndrome: incidence and recurrence rate in infertile women with unexplained infertility undergoing intrauterine insemination. Hum Reprod 21(8):2110–2113
Saccone G et al (2017) Supplementation with progestogens in the first trimester of pregnancy to prevent miscarriage in women with unexplained recurrent miscarriage: a systematic review and meta-analysis of randomized, controlled trials. Fertil Steril 107(2):430–438
Soules MR et al (1989) Luteal phase deficiency: abnormal gonadotropin and progesterone secretion patterns. J Clin Endocrinol Metab 69(4):813–820
Stephenson MD et al (2017) Luteal start vaginal micronized progesterone improves pregnancy success in women with recurrent pregnancy loss. Fertil Steril 107(3):684–690
Szekeres-Bartho J, Balasch J (2008) Progestagen therapy for recurrent miscarriage. Hum Reprod Update 14(1):27–35
Tournaye H, Sukhikh GT, Kahler E, Griesinger G (2017) A Phase III randomized controlled trial comparing the efficacy, safety and tolerability of oral dydrogesterone versus micronized vaginal progesterone for luteal support in in vitro fertilization. Hum Reprod 32(5):1019–1027
Usadi RS et al (2008) Endometrial development and function in experimentally induced luteal phase deficiency. J Clin Endocrinol Metab 93(10):4058–4064
Wilcox AJ, Baird DD, Weinberg CR (1999) Time of implantation of the conceptus and loss of pregnancy. N Engl J Med 340(23): 1796–1799
Yanushpolsky E et al (2010) Crinone vaginal gel is equally effective and better tolerated than intramuscular progesterone for luteal phase support in in vitro fertilization-embryo transfer cycles: a prospective randomized study. Fertil Steril 94(7):2596–2599
Young SL et al (2017) Effect of randomized serum progesterone concentration on secretory endometrial histologic development and gene expression. Hum Reprod 32(9):1903–1914

Physiologie der Befruchtung

9

Barbara Sonntag

Inhalt

1 **Einleitung** 79
2 **Oozytenmaturation** 80
3 **Spermienselektion und Kapazitation im weiblichen Genitaltrakt** 82
4 **Interaktion zwischen Spermium und Eizelle – die Rolle der Zona pellucida** 82
5 **Eizell-Spermien-Fusion und Aktivierung der Eizelle** 83
6 **Klinische Relevanz** 83
Literatur 85

1 Einleitung

Ziel der regelmäßig sich wiederholenden Abläufe des weiblichen Zyklus ist die Bereitstellung einer befruchtungsfähigen Oozyte in Synchronisation mit der Vorbereitung des Endometriums auf eine entstehende Schwangerschaft.

Die Freisetzung der Eizelle im Rahmen der Ovulation erfolgt durch den präovulatorischen Anstieg von luteinisierendem Hormon (LH) unter dem Einfluss steigender Östrogenspiegel des heranwachsenden Follikels. Neben der Follikelruptur werden durch den LH-Anstieg und die Aktivierung nachgeordneter Signaltransduktionsketten auch die Luteinisierung der Granulosazellen sowie die Expansion der Cumuluszellen und die Oozytenmaturation vermittelt (Richards und Pangas 2010).

Die Fähigkeit der Oozyte zur Befruchtung liegt innerhalb eines engen Zeitfensters von wenigen Stunden nach dem Ovulationszeitpunkt, während die Spermien noch bis zu 5 Tage nach dem Koitus im weiblichen Genitaltrakt überleben und die Oozyte fertilisieren können (Wilcox et al. 1995).

B. Sonntag (✉)
Facharzt-Zentrum für Kinderwunsch, Pränatale Medizin, Endokrinologie und Osteologie, amedes experts Hamburg, Hamburg, Deutschland
E-Mail: barbara.sonntag@amedes-group.com

▶ **Definition Befruchtung** Die Befruchtung bezeichnet im engeren Sinne die Verschmelzung des Spermiums mit der Oozyte zur Zygote.

Damit in Verbindung steht ein komplexer Ablauf zellulärer und molekularer Ereignisse, bei dem auch die meiotische Reifungsteilung der Oozyte erst durch Eindringen des Spermiums vollendet wird. Im Rahmen der Meiose werden die Chromosomen der Eizelle auf den haploiden Satz reduziert, um so die Entstehung eines genetischen Individuums durch Verschmelzung mit dem haploiden Chromosomensatz des Spermiums zu ermöglichen. Neben der Meiose zur Bereitstellung eines haploiden Gameten zählt die Befruchtung zu den fundamentalen reproduktiven Prozessen und spielt eine grundsätzliche Rolle bei Entwicklungsansätzen zu neuen reproduktiven bzw. kontrazeptiven Therapien (Visconti und Florman 2010).

▶ Essenzielle Voraussetzung für eine erfolgreiche Befruchtung ist das Vorliegen reifer Gameten und die zeitliche sowie örtliche Koordination ihres Aufeinandertreffens in der Ampulle des Eileiters (Abb. 1).

K. Diedrich et al. (Hrsg.), *Reproduktionsmedizin*, Springer Reference Medizin,
https://doi.org/10.1007/978-3-662-57636-6_9

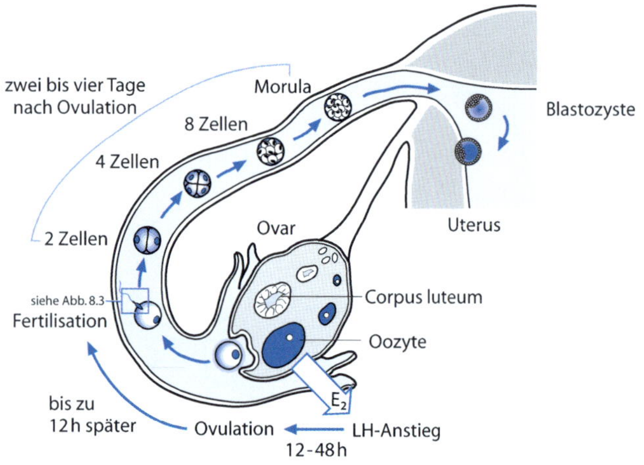

Abb. 1 Nach Follikelreifung und LH-Anstieg mit Freisetzung einer reifen Ooyzte im Rahmen der Ovulation erfolgt das Zusammentreffen der Eizelle mit den Spermien in der Ampulle des Eileiters innerhalb eines engen Zeitfensters von ca. 12 h. Bei erfolgreicher Befruchtung entwickelt sich innerhalb weniger Tage aus der Zygote ein lebensfähiger Embryo, der im Stadium der Blastozyste ca. 6–8 Tage nach der Ovulation in die Gebärmutter gelangt und sich dort implantiert. (Mod. nach Dey 2010)

2 Oozytenmaturation

Als Voraussetzung für die erfolgreiche Fertilisation durch das Spermium muss auf Seiten der Eizelle ein komplexer Ablauf von Reifungsschritten durchlaufen werden. Dabei nimmt die nukleäre Maturation mit Reduktion des diploiden Chromosomensatzes im Rahmen der Meiose einen essenziellen Teilschritt ein. Dies geht einher mit der zytoplasmatischen Reifung und damit verbundenen molekularen und strukturellen Veränderungen in der Eizelle (Gosden und Lee 2010).

So stammen das Zytoplasma der späteren Zygote sowie sämtliche Organellen und sonstigen Moleküle mit Ausnahme des komplementären Chromosomensatzes durch das Spermium nahezu vollständig von der Oozyte, und die ersten embryonalen Teilungsstadien finden statt, ohne dass die Transkription in diesem frühen Entwicklungsstadium bereits aktiviert worden wäre. Grundlage hierfür sind die massiven Transkriptionsvorgänge und Lagerung von Ribonukleinsäuretranskripten während der Oozytenreifung, welche erst mit der Wiederaufnahme der ersten meiotischen Teilung pausieren (Gosden und Lee 2010). Die molekulare Kontrolle der weiteren Entwicklungsschritte bei der Ooyztenmaturation erfolgt so zu einem bedeutenden Teil durch die Translation und über posttranslationelle Modifikationen, beispielsweise durch Polyadenylierung (Eichenlaub-Ritter und Peschke 2002).

Die nukleären und zytoplasmatischen Reifungsschritte der Eizelle sind nicht nur miteinander untrennbar verbunden, sondern stehen bereits im Rahmen der Follikulogenese auch mit den umgebenden Cumuluszellen im Austausch: Der Follikel bietet der Eizelle eine einzigartige Nische als Grundlage für Wachstum, Reifung und regulierte Weiterentwicklung (Gilchrist et al. 2008). Bei der zytoplasmatischen Reifung handelt es sich um einen kontinuierlichen Prozess, der ebenfalls bereits mit der Oogenese in der Fetalperiode beginnt und die Grundlagen für eine später erfolgreiche Fertilisation sowie das spätere Entwicklungspotenzial des entstehenden Embryos legt (Richards und Pangas 2010).

▶ Die im Metaphase-II-Stadium vorliegende reife Eizelle ist das Ergebnis einer nukleären und zytoplasmatischen Maturation, welche sich über einen Zeitraum von der Fetalperiode bis zur Befruchtung durch das Spermium erstreckt (Abb. 2).

2.1 Nukleäre Maturation

Nach mitotischer Vermehrung der primordialen Keimzellen in der Fetalperiode sind die primären Oozyten zunächst über viele Jahre im Diplotänstadium der Meiose I arretiert. In diesem Reifungsstadium ist die Kernmembran intakt, das Chromatin dekondensiert und der Nukleus als Germinalvesikel (GV) gut erkennbar. Die Dauer dieses Zustands ist variabel und kann über mehrere Jahrzehnte fortbestehen. Der meiotische Arrest wird durch hohe Konzentrationen von zyklischem Adenosinmonophosphat (cAMP) und Guanosinmonophosphat (cGMP) in den Oozyten aufrechterhalten (Sun et al. 2009).

Nach erfolgter Rekrutierung des Follikels in das Wachstum kommt es erst durch den LH-Anstieg periovulatorisch zu einer Aufhebung der direkten Zell-Zell-Verbindung zwischen Cumulus- und Eizelle und nachfolgendem Abfall der intrazellulären cAMP-Konzentration in der Eizelle. Zumindest mitursächlich ist die Aktivierung von mitogen aktivierten Proteinkinasen (MAPK) durch den LH-Anstieg zunächst in den Granulosazellen sowie Aufhebung der transzonalen Brückenverbindungen zwischen Eizelle und Cumuluszellen, u. a. durch Phosphorylierung von Brückenproteinen (Sela-Abramovich et al. 2005). Dabei muss erwähnt werden, dass die Cumuluszellen selbst, anders als die muralen Granulosazellen, nur eine geringe LH-Rezeptorexpression – wenn überhaupt – aufweisen und so im Follikel eine Vermittlung und Verstärkung des LH-Signals, beispielsweise über Epidermaler-Wachstumsfaktor(EGF)-ähnliche Faktoren, erfolgen muss, um dieses an die Oozyte weiterzuleiten (Fan et al. 2009; Richani und Gilchrist 2017).

In der Oozyte selbst spielt der „maturation promoting factor" (MPF) eine Schlüsselrolle für die Balance zwischen meiotischem Arrest, Fortsetzung des Zellzyklus und erneutem Arrest im Metaphase-II-Stadium bis zur Vollendung der zweiten meiotischen Reifeteilung. Er setzt sich zusammen

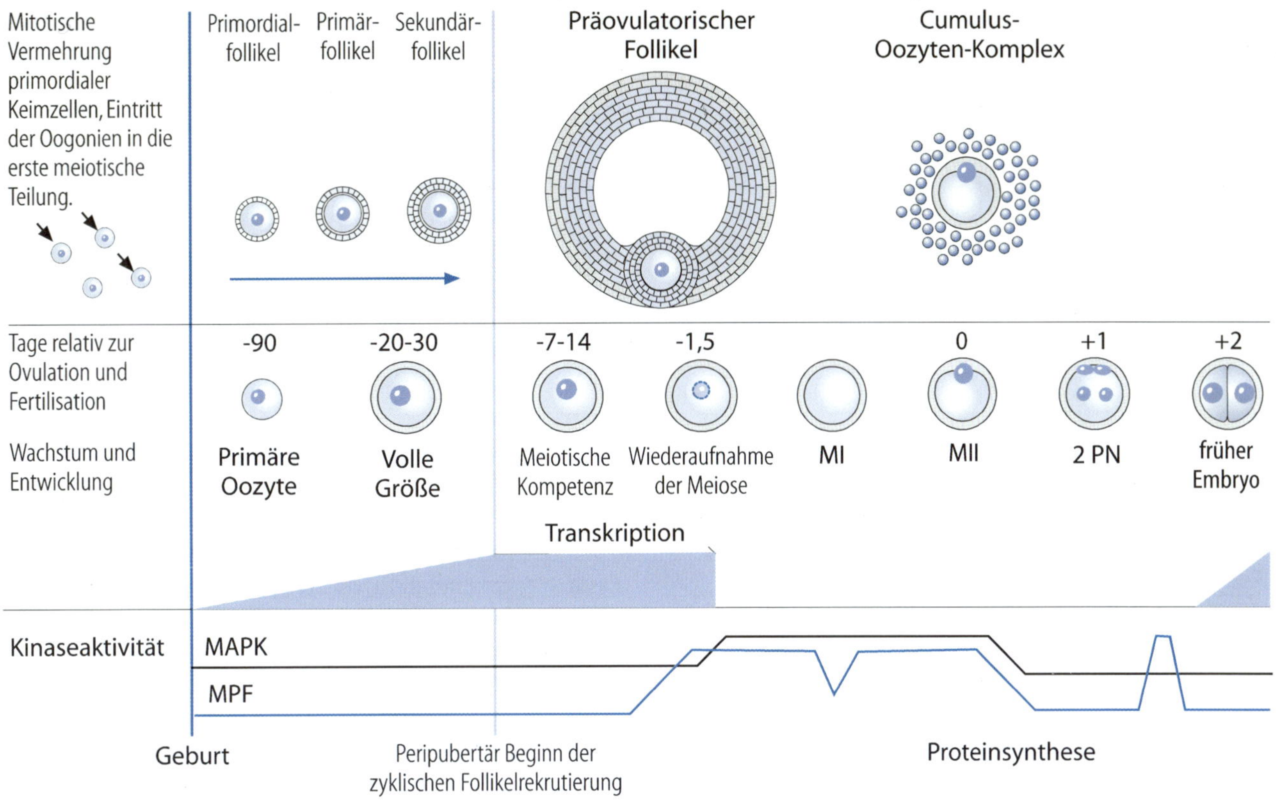

Abb. 2 Zeitliche Sequenz nukleärer und zytoplasmatischer Reifungsschritte bei der Ooyztenmaturation und Einordnung in den Ablauf der Follikelreifung (*MI* Meiose I, *MII* Meiose II, *2PN* = Vorkernstadium, *MAPK* mitogen aktivierte Proteinkinase, *MPF* „maturation promoting factor"). (Mod. nach Gosden und Lee 2010)

aus einer katalytischen und einer regulatorischen Untereinheit, die in Abhängigkeit von der intrazellulären cAMP-Konzentration und nachfolgenden Phosphorylierungsschritten stabilisiert oder aktiviert vorliegen und so zum „germinal vesicle breakdown" (GVBD) und der Fortsetzung des Zellzyklus beitragen (Tripathi et al. 2010).

Nach dem GVBD bildet sich die Zellteilungsspindel aus und wird zum Ende der ersten meiotischen Teilung in die Peripherie der Eizelle verlagert – durch diese exzentrische Position erklärt sich die Asymmetrie zwischen Eizelle und Polkörper. Auch die Positionierung der zweiten meiotischen Teilung mit Ausschleusung des zweiten Polkörpers ist hierdurch bereits festgelegt (Brunet und Verlhac 2011).

Der Übergang zur zweiten Reifungsteilung erfolgt direkt im Anschluss an die Vollendung der ersten meiotischen Teilung und führt zu der im Metaphase-II-Stadium arretierten Oozyte zum Zeitpunkt der Ovulation. In diesem Stadium entscheidet sich das weitere Schicksal der Oozyte durch das Vorhandensein eines befruchtungsfähigen Spermiums – durch die Befruchtung und regelrechte Aktivierung der Oozyte (s. unten) wird die Meiose II abgeschlossen und der zweite Polkörper ausgeschleust. Erfolgt eine Befruchtung nicht innerhalb von 12 h nach Ovulation, so wandeln sich die für eine Aktivierung der Eizelle typischen intrazellulären Oszillationen von Kalzium in ein proapoptotisches Signal, und die Oozyte degeneriert (Gordo et al. 2002).

2.2 Zytoplasmatische Reifung und Entwicklungskompetenz der Oozyte

Die zytoplasmatische Reifung beschreibt nicht nur eine Größenzunahme, sondern auch eine umfassende strukturelle Reorganisation der Oozyte: Dies betrifft in erster Linie das endoplasmatische Retikulum (ER), wodurch adäquate Voraussetzungen für die Kalziumoszillationen zur Aktivierung der Eizelle geschaffen werden, aber auch die Mitochondrien als intrazelluläre Energieversorger sowie eine Verlagerung der Kortikalgranula an die Eizellperipherie, um die Verhärtung der Zona zur Blockade einer Polyspermie vorzubereiten (Gosden und Lee 2010).

Es werden große Mengen von Ribonukleinsäuren und Proteinen für die weiteren Entwicklungsschritte des frühen Embryos bereitgestellt. Nach Rekrutierung des Primordialfollikels in den Pool wachsender Follikel erfolgt durch den Übergang in das Stadium des Sekundärfollikels auch eine ca. 100-fache Größenzunahme der Oozyte verbunden mit einem ca. 300-fachen Anstieg der RNA-Synthese (Watson 2007).

► Die Kompetenz der Oozyte ist die wichtigste Voraussetzung für die spätere Entwicklungskompetenz des Embryos.

So ist eine geringe Eizellqualität direkt verbunden mit

- Polyspermie,
- Entwicklungsstopp des Embryos im frühen Stadium oder
- späterem Abortgeschehen.

Die Oozytenreifung ist untrennbar mit der Follikelreifung verbunden: Nicht nur ist die Eizelle abhängig von Energietransfer und molekularen Signalen ausgehend von den Cumuluszellen. Vielmehr stehen diese selbst unter dem direkten Einfluss von in der Eizelle produzierten Faktoren (Gilchrist et al. 2008). Ein Beispiel hierfür ist die Ausbildung und Expansion der Cumulusmatrix unter dem Einfluss der oozytenspezifischen Faktoren GDF-9 und BMP-15 (Su et al. 2004).

Auch Steroidhormonproduktion und metabolische Aktivität der Cumuluszellen werden durch diese von der Eizelle ausgeschütteten Faktoren mit reguliert (Otsuka et al. 2011). Dies hat zu dem Konzept beigetragen, dass die Eizelle aktiv an der Qualität und Entwicklung des Follikels zur Dominanz mitwirkt (Gilchrist et al. 2008).

Im Allgemeinen wird eine Eizelle als reif beurteilt, die im zweiten meiotischen Arrest (M II) vorliegt, den ersten Polkörper ausgeschleust und somit einen Großteil der nukleären Maturation durchlaufen hat. Dies erlaubt jedoch nur eine eingeschränkte Aussage über das tatsächliche Entwicklungspotenzial der Eizelle bis hin zum Präimplantationsembryo bzw. einer erfolgreichen Schwangerschaft. Zukünftig könnte eine Analyse der Cumuluszellen in Reflexion der durch die Eizelle gesteuerten molekularen und zellulären Prozesse zusätzliche Aussagen über die Oozytenkompetenz ermöglichen (Huang und Wells 2010).

3 Spermienselektion und Kapazitation im weiblichen Genitaltrakt

► **Definition Kapazitation** Die Spermien erlangen die Fähigkeit zur Fertilisierung der Eizelle erst im weiblichen Genitaltrakt. Dieser Vorgang wird als Kapazitation bezeichnet (Chang 1951).

Das Seminalplasma enthält Faktoren, die die Kapazitation verhindern, u. a. Cholesterol und verschiedene Glykoproteine als sog. „Dekapazitationsfaktoren" (De Jonge 2005). Eine Vielzahl von Faktoren mit Bedeutung für die Interaktion zwischen Spermium und Eizelle wurden im Rahmen der künstlichen Befruchtung beschrieben.

Durch genetische Maus-knock-out-Modelle konnten weitere Aspekte, insbesondere auch zu Faktoren mit Bedeutung für die Spermienmigration im weiblichen Genitaltrakt, hinzugefügt werden (Ikawa et al. 2010). Ein Beispiel ist die kürzlich beschriebene Mutation von *Catsper1* bei männlicher Subfertilität, wodurch infolge fehlenden Kalziumioneneinstroms eine verminderte Spermienmotilität resultiert (Avenarius et al. 2009). Dabei ist die Oberfläche des Spermiums grundsätzlich so gestaltet, dass zum einen Hindernisse wie der Zervixschleim überwunden werden können, zum anderen das Überleben im Tubenisthmus für einen Zeitraum von mindestens 24 h sichergestellt wird und dann die Wiederaufnahme der Flagellenbewegung (Hyperaktivität) in Richtung Ampulle als eigentlichem Ort des zeitlich koordinierten Zusammentreffens mit der Eizelle erfolgt. Zum Teil sind hier bereits Moleküle von Bedeutung, die auch bei der späteren Zonabindung eine Rolle spielen (Sun et al. 2005).

Für Progesteron wurde eine wesentliche Rolle als chemotaktischer Faktor bei der Spermienmigration im weiblichen Genitaltrakt kürzlich bestätigt (Oren-Benaroya et al. 2008).

4 Interaktion zwischen Spermium und Eizelle – die Rolle der Zona pellucida

Die Eizelle liegt nach der Ovulation umgeben von den expandierten Cumuluszellen vor, welche induziert durch den LH-Anstieg eine hyaluronsäurehaltige Matrix ausgebildet haben und gemeinsam mit der Eizelle und der umgebenden Zona pellucida (Zp) den Cumulus-Oozyten-Komplex (COC) bilden. Die Spermien besitzen Moleküle mit spezifischer Hyaluronidaseaktivität zur Durchdringung des Cumuluskomplexes (Kimura et al. 2009).

Inwieweit hier zumindest partiell auch bereits die Akrosomreaktion ausgelöst wird, ist immer noch Gegenstand aktueller Diskussion (Yanagimachi 2011). Die Akrosomreaktion bezeichnet einen exozytotischen Prozess, der in vitro durch Einsatz eines Kalziumionophors induzierbar ist und die Penetration des Spermienkopfes durch die Zona pellucida und den perivitellinen Spalt bis hin zur Oozytenmembran ermöglicht.

Hierbei ist zu berücksichtigen, dass die individuelle Rückverfolgung eines Spermiums von dem ersten Kontakt mit dem umgebenden Cumuluskomplex bis zum Verschmelzen mit der Eizellmembran nicht möglich ist. Einfacher ausgedrückt könnte dies bedeuten, dass ein Spermium, das durch die Akromosomreaktion die Durchdringung des Cumuluskomplexes ermöglicht, durchaus nicht identisch sein muss mit dem Spermium, das später durch den Kontakt mit der Zona pellucida eine Akrosomreaktion durchläuft und sein genetisches Material in die Eizelle freisetzt. Ein induzierender Einfluss auf die Akrosomreaktion durch die Bindung der Spermien an die Zona pellucida, vermutlich vermittelt über den primären Spermienrezeptor Zp 3, wurde wiederholt beschrieben (Litscher et al. 2009). Dieses Konzept wird in seiner alleinigen Gültigkeit jedoch bezweifelt, da die Akrosomreaktion in Mausmodellen auch ohne vorhandenes Zp 3 und bereits vor oder während des Durchdringens der Zona auslösbar war (Gahlay et al. 2010).

Die Zona pellucida (ZP) ist eine extrazelluläre Ummantelung der befruchtungsfähigen Eizelle bestehend aus Glykoproteinen. Die Proteine ZP 1–4 erfüllen vielfältige Funktionen sowohl bei der Spermienbindung als auch -auswahl (Ikawa et al. 2010). ZP 3 fungiert vermutlich als primärer Spermienrezeptor und ist bei der Induktion der Akrosomreaktion beteiligt (Bleil und Wassarman 1980). ZP 1 und ZP 2 tragen wesentlich zum strukturellen Aufbau der ZP bei.

▶ Unmittelbar nach erfolgter Befruchtung der Eizelle wird ZP 2 enzymatisch umgewandelt, sodass das Eindringen weiterer Spermien und damit eine Polyspermie verhindert werden.

Auch die Speziesspezifität wird über die Zona pellucida vermittelt. Einige Autoren vermuten gar einen präkonzeptionellen Einfluss der Mutter auf das Geschlecht ihrer Nachkommen durch die Auswahl eines Spermiums mit einem weiblichen X- bzw. männlichen Y-Chromosom – beispielsweise durch eine veränderte Zusammensetzung der ZP infolge unterschiedlicher intrafollikulärer Testosteronspiegel (Grant und Chamley 2010).

Den sequenziellen Ablauf der Fertilisierung zeigen Tab. 1 und Abb. 3.

5 Eizell-Spermien-Fusion und Aktivierung der Eizelle

Durch Ausbildung von Mikrovilli und spezifischen Fusionsproteinen des Oolemma ermöglicht die Eizelle die Adhäsion des Spermiums, es kommt zu Konformationsänderungen der Proteine und dadurch zum Austausch zwischen und schließlich Fusion der Membranen (Saunders et al. 2002). Durch die entstehende Pore in der Eizellmembran gelangt der paternale Nukleus in die Eizelle und induziert die Aktivierung der Oozyte über den Inositoltriphosphat (IP_3)-Signaltransduktionsweg, wodurch repetitive intrazelluläre Kalziumoszillationen über Bindung an Rezeptoren des endoplasmatischen Retikulums und ein zusätzlicher Kalziuminflux initiiert werden (Saunders et al. 2002).

▶ Durch die Eizellaktivierung wird der meiotische Arrest aufgehoben, und der Zellzyklus setzt sich fort bis zur Dekondensation der Chromosomen des männlichen und weiblichen Gameten mit Ausbildung des Pronukleusstadiums.

Tab. 1 Sequenzieller Ablauf der Fertilisierung

Phase	Kennzeichen
Kapazitation	Durch Veränderungen an der Spermienoberfläche erhält das Spermium erst im weiblichen Genitaltrakt die Kompetenz zur Befruchtung der Eizelle.
Spermienmotilität und Chemotaxis	Im Isthmus der Tube erfolgen eine gezielte Verzögerung der Kapazitation und Anlage eines Spermienreservoirs, gefolgt von Hyperaktivität und Freisetzung der Spermien in Richtung Tubenampulle durch chemotaktische Reize nach erfolgter Ovulation.
Zonabindung und Akrosomreaktion	Das Spermium bindet über spezifische Rezeptoren an Proteine der Zona pellucida. Durch Verschmelzung des Akrosoms mit der äußeren Spermienmembran werden lytische Enzyme freigesetzt, die den expandierten Cumulus und die Zona pellucida bis zur Eizellmembran durchdringen.
Spermium-Eizell-Fusion	Durch Mikrovilli und spezifische Fusionsproteine des Oolemma wird die Spermienadhäsion und Fusion mit der Spermienmembran vermittelt, und das Spermienchromatin gelangt in die Eizelle.
Aktivierung der Eizelle	Vermittelt über Phospholipase C zeta (PL C ζ) aus dem Spermium erfolgt die Aktivierung der Oozyte mit Aufhebung des meiotischen Arrests, Dekondensation des Chromatins und Ausbildung eines weiblichen und männlichen Pronukleus.

Saunders et al. haben den spezifischen „Spermienfaktor“ bei der Aktivierung der Eizelle erstmalig im Jahr 2002 als Phospholipase Czeta (PLCzeta) identifiziert. Dabei wird die uneingeschränkte Fähigkeit der Eizelle zur Aktivierung erst durch die komplexen Maturationsprozesse im Rahmen der zytoplasmatischen Reifung erworben (Kashir et al. 2010). Neben der Aufhebung des meiotischen Arrests und Vollendung der nukleären Maturation mit Ausschleusung des zweiten Polkörpers bewirkt die Aktivierung der Eizelle eine Verlagerung der Kortikalgranula in die Peripherie der Eizelle, wo durch die sich anschließende Kortikalreaktion eine Verhärtung der Zona pellucida eintritt und eine Polyspermie verhindert wird.

6 Klinische Relevanz

Die **Effektivität** bei Verfahren der assistierten Reproduktion ist immer noch vergleichsweise gering und liegt nach konventioneller Stimulation einschließlich der Kryokonservierung aller fertilisierten Eizellen hochgerechnet bei einer Lebendgeburt auf 25 gewonnene Eizellen (Inge et al. 2005).

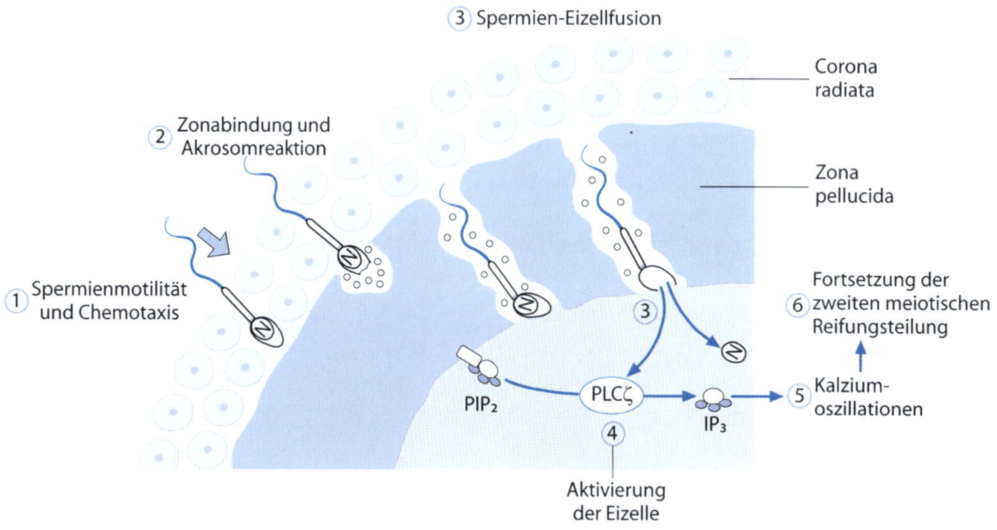

Abb. 3 Eizell-Spermien-Fusion und Aktivierung der Eizelle (*N* paternaler Nukleus, *PIP_2* Phosphatidylinositol-4,5-bisphosphat, *PL C ζ* Phospholipase C zeta, *IP_3* Inositoltriphosphat. (Mod. nach Berridge 2009)

Bei der intrazytoplasmatischen Spermieninjektion (ICSI) werden typischerweise Fertilisationsraten von ca. 70–80 % erzielt. Dies bedeutet allerdings auch, dass trotz einer Injektion des Spermiums in die Eizelle in ca. 20–30 % eine Befruchtung ausbleibt – bei ca. 2–3 % eines totalen Fertilisationsversagens (Swain und Pool 2008). Dies verdeutlicht, dass der Vorgang der Befruchtung ein komplexer Prozess mit mehreren Teilschritten ist, welche vor, während und nach der Spermienfusion mit der Eizelle liegen. Als ein effektiver Zusatz zur signifikanten Steigerung der Fertilisationsrate bei einer IVF/ICSI-Therapie gilt eine artifizielle Oozytenaktivierung beispielsweise durch die Verwendung von Kalzium-Ionophoren (Murugesi et al. 2017).

Wenngleich als prädiktiver Parameter für eine Lebendgeburt nach assistierter Reproduktionstherapie eine „optimale" Eizellzahl von 15–20 pro Patientin berechnet wurde (Sunkara et al. 2011), so konnten zumindest bei einem Alter der Patientin unter 38 Jahren vergleichbare Lebendgeburtenraten von ca. 27 % pro Transfer für ein geringes (<6 Eizellen), mittleres (6–16) und verstärktes (>16) ovarielles Ansprechen nach Stimulation erzielt werden (Inge et al. 2005).

Dies legt die Vermutung nahe, dass trotz einer steigerungsfähigen Zahl zu gewinnender reifer Eizellen die Zahl an qualitativ hochwertigen Eizellen mit einer optimalen Entwicklungskompetenz in jeder Follikelkohorte begrenzt sein wird – zumal auch die der Fertilisation und frühen Embryonalentwicklung nachfolgenden Vorgänge wie beispielsweise die Implantation durch suboptimale hormonelle Bedingungen als Folge einer ovariellen Stimulation negativ beeinflusst sein könnten. Über die Entwicklungskompetenz von Eizelle und Embryo geben während des Befruchtungsvorganges kontinuierlich zu erhebende morphokinetische Daten durch die fortlaufende Videodokumentation (sog. „time-lapse"-Mikroskopie) bei Verfahren der assistierten Reproduktion als neue Prädiktionsparameter Aufschluss (Coticchio et al. 2017).

Neben der herausragenden Bedeutung des **steigenden weiblichen Alters** für das Auftreten von meiotischen Fehlverteilungen als Ursache einer Aneuploidie in der Eizelle wurden auch die Ursache des unerfüllten Kinderwunsches sowie die FSH-Dosis pro gewonnener Oozyte als Kovariablen identifiziert (Gianaroli et al. 2010).

► Auf Seiten des weiblichen Gameten wird somit zukünftig zunehmend die Frage von Interesse sein, wie durch eine kontrollierte ovarielle Stimulation auch eine optimale Entwicklungskompetenz der Eizellen gewährleistet werden kann.

Direkte Zusammenhänge zu dem Einsatz von Gonadotropinen auf die posttranslationale Genmodifikation (= Imprinting) wurden beschrieben (Market-Velker et al. 2010). Hier wird das wachsende Verständnis über die bidirektionale Kommunikation zwischen Oozyte und umgebenden Granulosazellen eine besondere Rolle spielen (Gilchrist et al. 2008) und möglicherweise in Zukunft der auf die individuelle Patientin „maßgeschneiderte" Einsatz von Gonadotropinen sowie ggf. zusätzliche gezielte Anwendung oozytenspezifischer oder anderer Wachstumsfaktoren mit Einfluss auf die Maturation (Yeo et al. 2008).

Unter anderem dürfte sich durch die oben beschriebene Komplexität der Eizellreifung und insbesondere auch durch die Bedeutung der zytoplasmatischen Maturation das bisher vergleichsweise geringere Entwicklungspotenzial der durch In-vitro-Maturation (IVM) gewonnenen Eizellen erklären (Smitz et al. 2011; Richani und Gilchrist 2017). Von besonderer Bedeutung könnte dies für Patientinnen mit einem

Syndrom polyzystischer Ovarien sein, die auf der einen Seite ein erhöhtes Nebenwirkungsprofil bei der konventionellen ovariellen Stimulation aufweisen und bei denen zum anderen möglicherweise inhärente intra- oder extraovarielle Faktoren vorliegen mit negativen Auswirkungen auf die Oozytenmaturation (Qiao und Feng 2011).

Literatur

Avenarius MR et al (2009) Human male infertility caused by mutations in the CATSPER1 channel protein. Am J Hum Genet 84(4):505–510

Berridge MJ (2009) Inositol trisphosphate and calcium signalling mechanisms. Biochim Biophys Acta 1793:933–940

Bleil JD, Wassarman PM (1980) Mammalian sperm-egg interaction: identification of a glycoprotein in mouse egg zonae pellucidae possessing receptor activity for sperm. Cell 20(3):873–882

Brunet S, Verlhac MH (2011) Positioning to get out of meiosis: the asymmetry of division. Hum Reprod Update 17(1):68–75

Chang MC (1951) Fertilizing capacity of spermatozoa deposited into the fallopian tubes. Nature (London) 168(4277):697–698

Coticchio G, Renzini MM et al (2017) Focused time-lapse analysis reveals novel aspects of human fertilization and suggests new parameters of embryo viability. Hum Reprod. https://doi.org/10.1093/humrep/dex344

De Jonge C (2005) Biological basis for human capacitation. Hum Reprod Update 11(3):205–214

Dey SK (2010) How we are born. J Clin Invest 120(4):952–955

Eichenlaub-Ritter U, Peschke M (2002) Expression in in-vivo and in-vitro growing and maturing oocytes: focus on regulation of expression at the translational level. Hum Reprod Update 8(1):21–41

Fan HY et al (2009) MAPK3/1 (ERK1/2) in ovarian granulosa cells are essential for female fertility. Science 324(5929):938–941

Gahlay G et al (2010) Gamete recognition in mice depends on the cleavage status of an egg's zona pellucida protein. Science 329 (5988):216–219

Gianaroli L et al (2010) Predicting aneuploidy in human oocytes: key factors which affect the meiotic process. Hum Reprod 25 (9):2374–2386

Gilchrist RB, Lane M, Thompson JG (2008) Oocyte-secreted factors: regulators of cumulus cell function and oocyte quality. Hum Reprod Update 14(2):159–177

Gordo AC et al (2002) Intracellular calcium oscillations signal apoptosis rather than activation in in vitro aged mouse eggs. Biol Reprod 66 (6):1828–1837

Gosden R, Lee B (2010) Portrait of an oocyte: our obscure origin. J Clin Invest 120(4):973–983

Grant VJ, Chamley LW (2010) Can mammalian mothers influence the sex of their offspring peri-conceptually? Reproduction 140 (3):425–433

Huang Z, Wells D (2010) The human oocyte and cumulus cells relationship: new insights from the cumulus cell transcriptome. Mol Hum Reprod 16(10):715–725

Ikawa M et al (2010) Fertilization: a sperm's journey to and interaction with the oocyte. J Clin Invest 120(4):984–994

Inge GB, Brinsden PR, Elder KT (2005) Oocyte number per live birth in IVF: were Steptoe and Edwards less wasteful? Hum Reprod 20 (3):588–592

Kashir J, Heindryckx B, Jones C et al (2010) Oocyte activation, phospholipase C zeta and human infertility. Hum Reprod Update 16(6):690–703

Kimura M et al (2009) Functional roles of mouse sperm hyaluronidases, HYAL5 and SPAM1, in fertilization. Biol Reprod 81(5):939–9347

Litscher ES, Williams Z, Wassarman PM (2009) Zona pellucida glycoprotein ZP3 and fertilization in mammals. Mol Reprod Dev 76 (10):933–941

Market-Velker BA et al (2010) Dual effects of superovulation: loss of maternal and paternal imprinted methylation in a dose-dependent manner. Hum Mol Genet 19(1):36–51

Murugesi S, Saso S et al (2017) Does the use of calcium ionophore during artificial oocyte activation demonstrate an effect on pregnancy rate? A meta-analysis. Fertil Steril 108:468–482

Oren-Benaroya R et al (2008) The sperm chemoattractant secreted from human cumulus cells is progesterone. Hum Reprod 23(10): 2339–2345

Otsuka F, McTavish KJ, Shimasaki S (2011) Integral role of GDF-9 and BMP-15 in ovarian function. Mol Reprod Dev 78(1):9–21

Qiao J, Feng HL (2011) Extra- and intra-ovarian factors in polycystic ovary syndrome: impact on oocyte maturation and embryo developmental competence. Hum Reprod Update 17(1):17–33

Richani D, Gilchrist RB (2017) The epidermal growth factor network: role in oocyte growth, maturation and developmental competence. Hum Reprod Update. https://doi.org/10.1093/humupd/dmx029

Richards JS, Pangas SA (2010) The ovary: basic biology and clinical implications. J Clin Invest 120(4):963–972

Saunders CM et al (2002) PLC zeta: a sperm-specific trigger of Ca (2+) oscillations in eggs and embryo development. Development 129 (15):3533–3544

Sela-Abramovich S et al (2005) Mitogen-activated protein kinase mediates luteinizing hormone-induced breakdown of communication and oocyte maturation in rat ovarian follicles. Endocrinology 146(3):1236–1244

Smitz JE, Thompson JG, Gilchrist RB (2011) The promise of in vitro maturation in assisted reproduction and fertility preservation. Semin Reprod Med 29(1):24–37

Su YQ et al (2004) Synergistic roles of BMP15 and GDF9 in the development and function of the oocyte-cumulus cell complex in mice: genetic evidence for an oocyte-granulosa cell regulatory loop. Dev Biol 276(1):64–73

Sun F et al (2005) Human sperm chemotaxis: both the oocyte and its surrounding cumulus cells secrete sperm chemoattractants. Hum Reprod 20(3):761–767

Sun QY, Miao YL, Schatten H (2009) Towards a new understanding on the regulation of mammalian oocyte meiosis resumption. Cell Cycle 8(17):2741–2747

Sunkara SK et al (2011) Association between the number of eggs and live birth in IVF treatment: an analysis of 400 135 treatment cycles. Hum Reprod 26(7):1768–1774

Swain JE, Pool TB (2008) ART failure: oocyte contributions to unsuccessful fertilization. Hum Reprod Update 14(5):431–446

Tripathi A, Kumar KV, Chaube SK (2010) Meiotic cell cycle arrest in mammalian oocytes. J Cell Physiol 223(3):592–600

Visconti PE, Florman HM (2010) Mechanisms of sperm-egg interactions: between sugars and broken bonds. Sci Signal 3(142):pe35

Watson AJ (2007) Oocyte cytoplasmic maturation: a key mediator of oocyte and embryo developmental competence. J Anim Sci 85 (13 Suppl):E1–E3

Wilcox AJ, Weinberg CR, Baird DD (1995) Timing of sexual intercourse in relation to ovulation. Effects on the probability of conception, survival of the pregnancy, and sex of the baby. N Engl J Med 333(23):1517–1521

Yanagimachi R (2011) Mammalian sperm acrosome reaction: where does it begin before fertilization? Biol Reprod 85(1):4–5. http://www.biolreprod.org/content/85/1/4.full.pdf+html

Yeo CX et al (2008) Exogenous growth differentiation factor 9 in oocyte maturation media enhances subsequent embryo development and fetal viability in mice. Hum Reprod 23(1):67–73

Endometrium und Embryo – Interaktion

10

Thomas Strowitzki und Klaus Diedrich

Inhalt

1 Einleitung ... 87
2 Dezidualisierung des Endometriums ... 87
3 Einnistung des Embryos ... 88
4 Zusammenfassung ... 91
Literatur ... 91

1 Einleitung

Das menschliche Endometrium ist für die Einnistung der Blastozyste nur in einem engen Zeitraum von 4–5 Tagen empfänglich, dem sog. „window of implantation" (WOI), das den Zeitraum von Tag 19–24 bei einem 28-tägigen Zyklus umfasst (Dominguez et al. 2003). Mütterliche Dezidua kontrolliert die Implantation (Valbuena et al. 2017). Es ist also mehr als passiv rezeptiv, und kann auch zur frühzeitigen Abstoßung von nicht lebensfähigen Embryonen beitragen (Koot und Macklon 2013). Die Einnistung erfordert demnach einen zeitlich eng abgestimmten Dialog zwischen maternalem Endometrium und dem invadierenden Embryo.

T. Strowitzki (✉)
Abteilung für Gynäkologische Endokrinologie und Fertilitätsstörungen, Universitätsklinikum Heidelberg Frauenklinik, Heidelberg, Deutschland
E-Mail: thomas.strowitzki@med.uni-heidelberg.de

K. Diedrich
Facharzt-Zentrum für Kinderwunsch, Pränatale Medizin, Endokrinologie und Osteologie Hamburg GmbH, amedes experts, Hamburg, Deutschland

Universitäts-Frauenklinik Lübeck, Lübeck, Deutschland
E-Mail: prof.diedrich@gmail.com

2 Dezidualisierung des Endometriums

Viele Faktoren tragen zur Dezidualisierung bei: Hormone, Zytokine, Wachstumsfaktoren, Proteinasen, und mehr. Vor allem Studien mit „microarrays" zur zyklischen Genregulation im Endometrium haben eine Fülle von denkbaren Faktoren aufgezeigt, die für die Implantation von Bedeutung sein könnten (Popovici et al. 2000; Giudice 2003; Carson et al. 2002; Kao et al. 2002; Dominguez et al. 2003; Riesewijk et al. 2003).

Die klinische Bedeutung ist erst kürzlich evaluiert worden. So misst z. B. der kommerzielle ERA-Rezeptivitätsassay 238 Gene, die an gesunden Probanden analysiert wurden und mit der Rezeptivität des Endometriums assoziiert sind (Garrido-Gomez et al. 2013). Koot et al. beschrieben eine Signatur von 303 Genen, die akkurat ein Implantationsversagen vorhersagt (Koot et al. 2016). Die Fülle ist verwirrend, und viele der Moleküle haben sowohl Funktionen in der Dezidualisierung auf maternaler Seite als auch bei der Regelung der Implantation selbst.

Das humane Endometrium besteht im Wesentlichen aus 4 Zellarten (Übersicht). Diese Zelltypen haben während der Einnistung ganz spezielle Aufgaben.

K. Diedrich et al. (Hrsg.), *Reproduktionsmedizin*, Springer Reference Medizin,
https://doi.org/10.1007/978-3-662-57636-6_10

Zellarten des Endometriums
- Epithelzellen mit Erstkontakt zur Blastozyste
- Endometriale Stromazellen
- Endothelzellen
- Immunkompetente Zellen, vor allem uterine NK-Zellen, dendritische Zellen und T-Zellen

2.1 Histologie

Nach der Menstruationsblutung proliferiert das Endometrium unter dem Einfluss der Östrogene und bildet ein dichtes, knapp 10 mm dickes Gewebe, bestehend aus langgestreckten epithelialen Drüsenschläuchen, gestreckten Gefäßen und einem zwischen den Drüsenschläuchen liegenden stromalen Gewebeverband, der aus Stromazellen, Fibroblasten und verschiedenen Immunzellen wie den natürlichen Killerzellen (NK-Zellen, auch „large granular leukocytes", LGL, genannt), Monozyten/Makrophagen, T-Lymphozyten und B-Lymphozyten besteht.

Nach der Ovulation wird das Endometrium unter dem Einfluss des ovariellen Progesterons transformiert. Die Drüsenschläuche nehmen eine Spiralform an und sezernieren u. a. Zytokine in das Cavum uteri (Sekretionsphase). Aus den Gefäßen entwickeln sich Spiralarterien; die Konzentration der stromalen Immunzellen, insbesondere der für das Endometrium spezifischen NK-Zellen, nimmt stark zu, und die Stromazellen beginnen ihre deziduale Umwandlung. Bleibt die Einnistung aus, so kommt es im Ovar zur Luteolyse wegen der fehlenden Unterstützung durch vom Trophoblasten gebildetes humanes Choriongonadotropin (HCG). Die Progesteronspiegel sinken ab, und der prämenstruelle Gewebeumbau setzt ein.

Östrogen und **Progesteron** sind schon lange als die wichtigsten Regulatoren der Implantation und der endometrialen Rezeptivität bekannt (Carson et al. 2000; Lim et al. 2002). Neben ihrer zentralen Funktion für die endometriale Proliferation und die sekretorische Transformation beeinflussen sie auch zahlreiche andere endometriale Faktoren. So regulieren sie u. a. die Expression von Integrinen durch das Verhältnis von Östrogen zu Progesteron (Basak et al. 2002). Nach der Einnistung verstärkt Progesteron auch die Immunosuppression an der fetomaternalen Grenze (Szekeres-Bartho et al. 2005).

In den letzten 2 Jahrzehnten sind zahllose Proteine und weitere Moleküle beschrieben worden, die im Endometrium zyklisch exprimiert werden und so eine Rolle während der Implantation spielen könnten.

2.2 Biomarker der Dezidualisierung

Die bekanntesten Biomarker der Dezidualisierung sind Prolaktin und IGFBP-1. Beide regulieren u. a. die Trophoblastinvasion (Irwin und Giudice 1998; Jabbour und Critchley 2001). Prolaktin stimuliert zusätzlich die Angiogenese und moduliert uterine NK-Zellen (Gellersen und Brosens 2014).

▶ Welche Bedeutung die einzelnen endometrialen Faktoren haben und wie sie in einem subtilen Netzwerk zusammenspielen, ist noch weitgehend unbekannt.

Die einzelnen Faktoren und ihre möglichen Zusammenhänge werden deshalb im Zusammenhang mit dem jeweiligen Einnistungsstadium dargestellt.

3 Einnistung des Embryos

Der Prozess der Einnistung lässt sich in 3 Stadien beschreiben.

Prozess der Implantation
- Apposition
- Adhäsion
- Invasion

Der erste Kontakt zwischen der Blastozyste und dem Endometrium erfolgt über lokal wirksame Hormone und Wachstumsfaktoren und steuert die Apposition an die geeignete Implantationsstelle. Anschließend erfolgt die Adhäsion über spezifische Adhäsionsmoleküle, wie $\alpha_v\beta_3$-Integrin, und letztlich die Invasion, wenn der Embryo das luminale Epithel durchdringt und in das Stroma einwächst.

3.1 Apposition

Interaktionen zwischen Embryo und Endometrium beginnen bereits vor dem Anschluss an das endometriale Epithel durch die embryonale Sekretion verschiedener Faktoren, wie Oligosaccharide, GH-Relin oder LIF. Während der Apposition, d. h. während der Annäherung des Embryos an den Implantationsort, sezerniert der kompetente Embryo viele Faktoren, unter anderem Zytokine/Interleukine wie IL-1 und IL-11, Leptin, Wachstumsfaktoren, Chemokine und hCG (van Sinderen et al. 2013).

Humanes Choriogonadotrophin hCG moduliert epitheliale und stromale endometriale Zellen über Interleukin-1 (Bourdiec et al. 2013) und unterdrückt Tissue inhibitor of metalloproteinase-1 (TIMP-1) (Tapia-Pizarro et al. 2013).

Auch umgekehrt sezerniert das Endometrium Stoffe für embryonale Rezeptoren, wie z. B. ebenfalls LIF, Heparin binding epidermal growth factor (HB-EGF) oder Insulin-like Growth Factor-I (IGF-I). Nachdem der Embryo vom maternalen Endometrium erkannt ist, erfolgt die Annäherung an den Implantationsort.

Den Weg zur Einnistungsstelle findet der Embryo durch verschiedene Interaktionen mit mütterlichem Gewebe. **Muzine**, v. a. MUC1, bestimmen die Auswahl des Implantationsortes. MUC1 ist in sekretorischem Endometrium stark exprimiert (Hey et al. 1994). Normalerweise bildet MUC1 wie ein Film eine Barriere auf dem luminalen Epithel und beeinträchtigt so die Kontaktaufnahme zwischen Embryo und Endometrium. Veränderungen der MUC1-Glykoformen und Interaktionen mit Integrinen determinieren einen eng begrenzten Ort erleichterter Adhäsion des Embryos (Meseguer et al. 2001; DeLoia et al. 1998). Die Blastozyste ist ihrerseits in der Lage, MUC1 zu spalten und kann so ebenfalls den Ort der Einnistung mitbestimmen.

Die Leitung des Embryos zur Implantationsstelle wird durch Selektine bewerkstelligt, die von der Blastozyste exprimiert werden (Genbachev et al. 2003). Selektinrezeptoren auf dem endometrialen Epithel sind in der Phase der Rezeptivität hoch reguliert. Weitere Faktoren, die diesen Prozess steuern, sind Syndekane, HB-EGF und Galektin-9. HB-EGF wird ganz überwiegend im Epithel produziert, aber auch in der Blastozyste und ermöglicht es so, dass Epithelzellen mit dem eindringenden Embryo in Kontakt treten. HB-EGF ist ein gutes Beispiel für die Multifunktionalität von Faktoren. Neben der Regulierung der Implantation ist HB-EGF auch ein wesentlicher Dezidualisierungsfaktor (Cha et al. 2012). Daraus ergibt sich folgende **Hypothese**:

- ▶ Der Embryo wird durch das Cavum uteri über Muzine gelenkt. Nach dem Schlüpfen des Embryos aus der Zona pellucida sezerniert der Embryo L-Selektin, das an Oligosaccharide auf der epithelialen Oberfläche bindet und so den Embryotransport verlangsamt, sodass eine Anheftung über Integrine und somit die Adhäsion des Embryos ermöglicht wird.

3.2 Adhäsion

Der Adhäsionsprozess der Blastozyste wird von zahlreichen Faktoren unterstützt, wie Integrine und Galektine.

Integrine sind die derzeit sicher am besten charakterisierten Moleküle, denen eine Rolle während der Andockphase des Embryos zugeschrieben wird (Aplin 1997, 2006; Lessey 1998, 2000, 2002; Aplin und Kimber 2004; Kimber 2008). Integrine sind transmembranäre Glykoproteine (Singh und Aplin 2009) aus α- und β-Untereinheiten. Viele Integrine zeigen eine zyklusabhängige Expression. Während der Implantation ist das Integrin αvβ3 von größter Bedeutung (Lessey et al. 1992). Integrine sind sowohl auf der Blastozyste als auch auf dem luminalen Epithel lokalisiert und insbesondere das Integrin αvβ3 auf dem luminalen Epithel kann Osteopontin als Brückenprotein benutzen, das exakt zwischen Trophectoderm und luminalem Epithel lokalisiert ist (Johnson et al. 1999; von Wolff et al. 2004; Lessey et al. 1992; Kang et al. 2014). **Osteopontin** fungiert als Rezeptor für Integrine und wird in der mittleren und späten Sekretionsphase im glandulären Epithel exprimiert. Es findet sich ebenfalls in uterinen Sekreten in der 2. Zyklushälfte (von Wolff et al. 2001). Osteopontin wird von Progesteron reguliert (Apparao et al. 2001). Darüber hinaus stimuliert hCG MUC 16 und Osteopontin in Kokulturen in vitro, zwei für das Andocken des Embryos an das Endometrium essentielle Moleküle (Racicot et al. 2014).

Galektine gehören zu den Lektinen und haben Funktionen in der Immunmodulation, Zelladhäsion, Chemotaxis und z. B. Abwehr von eindringenden Mikroorganismen. Einzelne Galektine können zu den verschiedensten Zeitpunkten der Einnistung involviert sein. So ist Galektin-1 stromaspezifisch und wird dort zyklusabhängig exprimiert, Galektin-3 findet sich dagegen in epithelialen endometrialen Zellen (von Wolff et al. 2005; Singh und Aplin 2009). Galektin-9 wird ebenso in sekretorischem endometrialem Epithel exprimiert und könnte eine Rolle bei der frühen Invasion spielen (Shimizu et al. 2008).

3.3 Invasion

Die Invasion wird ebenfalls von einer Fülle von Faktoren gesteuert. Nach erfolgter Anbindung beginnt die Invasion durch das maternale, luminale Epithel in das dezidualisierte Stroma hinein. Weitere Faktoren, die diesen Prozess steuern, sind Syndekane, HB-EGF und Galektin-9. Nach dem Eindringen des Embryos in das Endometrium kann der Trophoblast Anschluss an das mütterliche Gefäßsystem gewinnen, und die frühe Schwangerschaft wird durch hCG im mütterlichen Blut nachweisbar.

Morphologie der Einnistung

Die Trophoblastzellen fusionieren vermutlich mit den Epithelzellen und penetrieren die Basalmembran, wonach sie in direkten Kontakt mit dezidualisierten Stromazellen und den uterinen NK-Zellen kommen. Das Endometrium durchläuft weitere Veränderungen, um die immunologische Akzeptanz des Embryos sicherzustellen. So differenzieren sich die Stromazellen in funktionell veränderte Deziduazellen, und die Konzentration der endometriumspezifischen NK-Zellen steigt an. Die Aktivität der Invasion ist überwiegend vom Trophoblasten gesteuert, aber auch die Dezidua selbst bestimmt das Ausmaß der Invasion mit (Norwitz et al. 2001).

Uterine NK-Zellen

Uterine NK-Zellen steuern im Wesentlichen die Immunmodulation, die die Invasion des „fremden" Embryos überhaupt erst erlaubt, und steuern parakrin die Genexpression in Stromazellen (Germeyer et al. 2009). So können NK-Zellen den „major histocompatibility complex" HLA-G (Human Leukocyte Antigen-G) invasiver Zytotrophoblastzellen erkennen. HLA-G scheint eine Immunsupression der NK-Zellen durch eine Veränderung ihrer Zytokinproduktion zu bewirken und somit einer Lyse der Zytotrophoblastzellen entgegenzuwirken.

Bei der Immunmodulation sind ergänzend verschiedene Mediatoren aktiv wie

- Glycodelin,
- LIF (Leukaemia Inhibitory Factor),
- IL-1 (Interleukin-1) und IL-6,
- CSF-1 („colony stimulating factor") u. a.

Leukaemia Inhibitory Factor (LIF)

LIF wurde als der entscheidende Implantationsfaktor des Endometriums im Mausmodell bekannt. Homozygote Mäuse mit einer LIF-Null-Mutation zeigten trotz normaler Blastozystenentwicklung keine Einnistungsreaktion (Stewart et al. 1992). Beim Menschen ist LIF zwar auch während der Implantation von Bedeutung, aber nicht im gleichen Ausmaß wie bei der Maus (Franasiak et al. 2014).

Interleukine

Interleukin-11 und sein Rezeptor finden sich während der Dezidualisierung im Stroma (Dimitriadis et al. 2000). Auch ist IL-11 im endometrialen Epithel bei Frauen mit rezidivierenden Aborten verringert (Linjawi et al. 2004) und könnte somit ebenso bedeutsam für die Implantation sein. Die meisten Interleukine sind an der Regulation der Implantation beteiligt und werden hier durch natürliche Killerzellen gesteuert. So konnte in vitro gezeigt werden, dass uterine NK-Zellen die Genexpression von IL-8 und IL-15 im Endometrium hochregulieren (Germeyer et al. 2009). Auch dem IL-1-System kommt eine wesentliche Rolle in der Implantation zu (Krüssel et al. 2003).

Wachstumsfaktoren (TGF-β, EGF, HB-EGF, IGF)

„Transforming growth factor" (TGF-β) ist sowohl im Stroma als auch im Epithel und der Dezidua lokalisiert (Bischof und Campana 2000). TGF-β wird dann im Epithel während der Einnistung hochreguliert.

„Epidermal growth factor" (EGF) findet sich sowohl im Embryo als auch im Endometrium. EGF trägt einerseits wesentlich zu einer normalen Entwicklung des Embryos bei (Dadi et al. 2009), andererseits auch zu einer korrekten Dezidualisierung. Auch **„heparin-binding epidermal growth factor" (HB-EGF)** findet sich während der Implantation im Endometrium (Birdsall et al. 1996), insbesondere an der apikalen Oberfläche des luminalen Epithels (Yoo et al. 1997). Ihm wird eine Rolle bei der Kontrolle der Trophoblastinvasion zugeschrieben (Yoo et al. 1997).

Einer der wichtigsten endometrialen Faktoren, der von dezidualisierten endometrialen Stromazellen sezerniert wird, ist das **IGF-Bindungsprotein 1, (IGF-BP-1)** (Zhou und Bondy 1992). An der Stelle der Implantation interagiert IGF-BP-1 mit dem vom Zytotrophoblasten sezernierten Insulin-like growth factor-II (IGF-II) (Zhou und Bondy 1992). IGF-BP-1 hat auch eine RGD-Aminosäuresequenz, die das Integrin $\alpha v\beta_1$ des eindringenden Zytotrophoblasten bindet und so das Ausmaß der Invasivität regelt (Irwin und Giudice 1998).

Faktoren der extrazellulären Matrix

Nachdem der Embryo das endometriale Oberflächenepithel durchbrochen hat, wandern die Trophoblastzellen in das endometriale Stroma und in das mütterliche Gefäßbett ein. Während dieses Prozesses werden Proteasen sezerniert, die die extrazelluläre Matrix abbauen, sog. Matrix-Metalloproteinasen **(MMP)**, in erster Linie MMP2 und MMP9 (Kim et al. 1999; Bischof et al. 1995). Stromazellen produzieren die Matrixproteine **Laminin** und **Fibronektin**, die ihrerseits die Prolaktin- und IGF-BP-1-Produktion im Stroma zumindest in vitro steigern (Brar et al. 1995) und somit die Invasion erleichtern. Fibronektin hat darüber hinaus eine sog. RGD-Aminosäuresequenz, mit der es an seinen Rezeptor auf dem eindringenden Zytotrophoblasten binden kann und so auch die Geschwindigkeit der Invasion regeln können soll (Damsky et al. 1994).

Glycodelin

Glycodelin-A gehört zu den am stärksten exprimierten Proteinen im sekretorischen Endometrium und in der Dezidua. Es wird überwiegend von endometrialen Drüsen sezerniert und scheint an der frühen plazentaren Entwicklung beteiligt zu sein (Lee et al. 2011). Microarray-Daten belegen, dass Glycodelin-A eines der am beständigsten hochregulierten Proteine während des WOI ist (Horcajadas et al. 2004; Giudice 2004).

Galektine und Glukosetransporter

Galektine haben zahlreiche Funktionen, wie in der Zell-Zell-Adhäsion, der Migration und der Chemotaxis, und sind wichtige Mediatoren der Entzündungsreaktion (Almkvist und Karlsson 2004).

Galektin-1, -3 und -9 werden in der sekretorischen Phase hochreguliert (von Wolff et al. 2005). Galektin-3 und -9 sind im endometrialen Epithel exprimiert, während Galektin-1 vorwiegend im Stroma zu finden ist (Popovici et al. 2005; von Wolff et al. 2005). Die Expression von Galektin-9-mRNA wird während des WOI angeschaltet (Popovici et al. 2005). Galektin-1 gilt heute als bedeutender Regulator der maternofetalen Toleranz (Fitzgerald et al. 2010).

Glukosetransporterproteine (GLUT) sind im Zuckerstoffwechsel essenziell für die Aufrechterhaltung einer normalen zellulären Funktion. Von den 14 bekannten Glukosetransportermolekülen, die für den Glukosetransport in die Zelle sorgen, sind 7 im Uterus beschrieben worden (Frolova und Morley 2011). GLUT1 wird in endometrialem Gewebe und Dezidua exprimiert (Strowitzki et al. 2001) und steigt in der sekretorischen Phase im dezidualisierten Stroma an (von Wolff et al. 2003). Bei Frauen mit idiopathischer Sterilität wird GLUT1 signifikant vermindert exprimiert (von Wolff et al. 2003).

4 Zusammenfassung

Die Interaktion zwischen Embryo und Endometrium während der Implantation besteht aus einem fein abgestimmten Netzwerk der verschiedensten Faktoren, von Hormonen über Zytokine bis zu Wachstumsfaktoren.

▶ Auch wenn zahllose Einzelzusammenhänge mittlerweile aufgeklärt sind, haben die Erkenntnisse bis auf die standardisierte Hormontherapie noch kaum Einfluss auf die Therapie von Implantationsstörungen nehmen können. Für keine der angebotenen Therapieformen liegen kontrollierte Studien bzgl. ihrer Wirksamkeit vor.

Literatur

Almkvist O, Karlsson A (2004) Galectins as inflammatory mediators. Glycoconj J 19:575–581

Aplin JD (1997) Adhesion molecules in implantation. Rev Reprod 2:84–93

Aplin JD, Kimber SJ (2004) Trophoblast-uterine interactions at implantation. Reprod Biol Endocrinol 2:48

Aplin JD (2006) Embryo implantation: the molecular mechanism remains elusive. Reprod Biomed Online 13:833–839

Apparao KB, Murray MJ, Fritz MA et al (2001) Osteopontin and its receptor alphavbeta(3) integrin are coexpressed in the human endometrium during the menstrual cycle but regulated differentially. J Clin Endocrinol Metab 86:4991–5000

Basak S, Dhar R, Das C (2002) Steroids modulate the expression of alpha4 integrin in mouse blastocysts and uterus during implantation. Biol Reprod 66:1784–1789

Birdsall MA, Hopkisson JF, Grant KE, Barlow DH, Mardon HJ (1996) Expression of heparin-binding epidermal growth factor messenger RNA in the human endometrium. Mol Hum Reprod 2:31–34

Bischof P, Campana A (2000) Molecular mediators of implantation. Baillieres Best Pract Res Clin Obstet Gynaecol 14:801–814

Bischof P, Martelli M, Campana A et al (1995) Importance of matrix metalloproteinases in human trophoblast invasion. Early Pregnancy 1:263–269

Bourdiec A, Calvo E, Rao CV, Akoum A (2013) Transcriptome analysis reveals new insights into the modulation of endometrial stromal cell receptive phenotype by embryo-derived signals interleukin-1 and human chorionic gonadotropin: possible involvement in early embryo implantation. PLoS One 8:e64829

Brar AK, Frank GR, Richards RG, Meyer AJ, Kessler CA, Cedars MI, Klein DJ, Handwerger S (1995) Laminin decreases PRL and IGFBP-1 expression during in vitro decidualization of human endometrial stromal cells. J Cell Physiol 163:30–37

Carson DD, Bagchi I, Dey SK, Enders AC, Fazleabas AT, Lessey BA, Yoshinaga K (2000) Embryo implantation. Dev Biol 223:217–237

Carson DD, Lagow E, Thathiah A, Al-Shami R, Farach-Carson MC, Vernon M, Yuan L, Fritz M, Lessey B (2002) Changes in gene expression during the early to mid-luteal (receptive phase) transition in human endometrium detected by high-density microarray screening. Mol Hum Reprod 8:871–879

Cha J, Sun X, Dey SK (2012) Mechanisms of implantation: strategies for successful pregnancy. Nat Med 18:1754–1767

Dadi TD, Li MW, Lloyd KC (2009) Decreased growth factor expression through RNA interference inhibits development of mouse preimplantation embryos. Comp Med 59:331–338

Damsky CH, Librach C, Lim KH, Fitzgerald ML, McMaster MT, Janatpour M, Zhou Y, Logan SK, Fisher SJ (1994) Integrin switching regulates normal trophoblast invasion. Development 120:3657–3666

DeLoia SA, Krasnow JS, Brekosky J, Babaknia A, Julian J, Carson DD (1998) Regional specialisation of the cell membrans associated mucin (MUC-1) in human uterine epithelia. Hum Reprod 13:2902–2299

Dimitriadis E, Salamonsen LA, Robb L (2000) Expression of interleukin-11 during the human menstrual cycle: coincidence with stromal cell decidualization and relationship to leukaemia inhibitory factor and prolactin. Mol Hum Reprod 6:907–914

Dominguez F, Remohi J, Pellicer A, Simon C (2003) Human endometrial receptivity: a genomic approach. Reprod Biomed Online 6:332–338

Fitzgerald JS, Germeyer A, Huppertz B, Jeschke U, Knöfler M, Moser G, Scholz C, Sonderegger S, Toth B, Markert UR (2010) Governing the invasive trophoblast: current aspects of intra- and extracellular regulation. Am J Reprod Immunol 63:492–505

Franasiak J, Holoch K, Yuan L, Fritz MA, Young S, Lessey BA (2014) Prospective assessment of midsecretory endometrial leukemia inhibitor factor expres- sion versus anb3 testing in women with unexplained infertility. Fertil Steril 101:1724–1731

Frolova AI, Morley KH (2011) Glucose transporters in the uterus: an analysis of tissue distribution and proposed physiological roles. Reproduction 142:211–220

Garrido-Gómez T, Ruiz-Alonso M, Blesa D, Diaz-Gimeno P, Vilella F, Simón C (2013) Profiling the gene signature of endometrial receptivity: clinical results. Fertil Steril 99:1078–1085

Gellersen B, Brosens JJ (2014) Cyclic dezidualization of the human endometrium in reproductive health and failure. Endocr Rev 35:851–905

Genbachev OD, Prakobphol A, Foulk RA, Krtolica AR, Ilic D, Singer MS, Yang ZQ, Kiessling LL, Rosen SD, Fisher SJ (2003) Trophoblast L-selectin-mediated adhesion at the maternal-fetal interface. Science 299:405–408

Germeyer A, Sharkey AM, Prasadajudio M, Sherwin R, Moffett A, Bieback K, Clausmeyer S, Leanne M, Popovici RM, Hess AP, Strowitzki T, von Wolff M (2009) Paracrine effects of uterine leukocytes on gene expression of human uterine stromal fibroblasts. Mol Hum Reprod 15:39–48

Giudice LC (2003) Elucidating endometrial function in the post-genomic era. Hum Reprod Update 9:223–235

Giudice L (2004) Microarray expression profiling reveals candidate genes for human uterine receptivity. Am J Pharmacogenomics 4:299–312

Hey NA, Graham RA, Seif MW, Aplin JD (1994) The polymorphic epithelial mucin MUC1 in human endometrium is regulated with maximal expression in the implantation phase. J Clin Endocrinol Metab 78:337–342

Horcajadas JA, Riesewijk A, Dominguez F, Cervero A, Pellicer A, Simon C (2004) Determinants of endometrial receptivity. Ann NY Acad Sci 1034:166–175

Irwin JC, Giudice LC (1998) Insulin-like growth factor binding protein-1 binds to placental cytotrophoblast alpha5beta1 integrin and inhibits cytotrophoblast invasion into decidualized endometrial stromal cultures. Growth Hormon IGF Res 8:21–31

Jabbour HN, Critchley HO (2001) Potential roles of decidual prolactin in early pregnancy. Reproduction 121:197–205

Johnson GA, Burghardt RC, Spencer TE, Newton GR, Ott TL, Bazer FW (1999) Ovine osteopontin: II. Osteopontin and alpha(v)beta (3) integrin expression in the utérus and conceptus during the periimplantation period. Biol Reprod 61:892–899

Kang YJ, Forbes K, Carver J, Aplin JD (2014) The role of the osteopontin-integrin $\alpha v\beta 3$ interaction at implantation: functional analysis using three different in vitro models. Hum Reprod 29:739–749

Kao LC, Germeyer S, Tulac S et al (2002) Expression profiling of endometrium from women with endometriosis reveals candidate genes for disease-based implantation failure and infertility. Endocrinology 144:2870–2881

Kim JJ, Jaffe RC, Fazleabas AT (1999) Blastocyst invasion and stromal response in primates. Hum Reprod 14(2):45–55

Kimber S (2008) Blastocyst implantation: the adhesion cascade. In: Aplin JD, Fazleabas AT, Glasser SR, Giudice LC (Hrsg) The endometrium. Informa, London, S 331–351

Koot YE, Macklon NS (2013) Embryo implantation: biology, evaluation, and enhancement. Curr Opin Obstet Gynecol 25:274–279

Koot YE, van Hooff SR, Boomsma CM, van Leenen D, Groot Koerkamp MJ, Goddijn M, Eijkemans MJ, Fauser BC, Holstege FC, Macklon NS (2016) An endometrial gene expression signature accurately predicts recurrent implantation failure after IVF. Sci Rep 6:19411

Krüssel JS, Bielfeld P, Polan ML, Simon C (2003) Regulation of embryonic implantation. Eur J Obstet Gynecol Reprod Biol 110(1): S2–S9

Lee CL, Lam KK, Koistinen H, Seppala M, Kurpisz M, Fernandez N, Pang RT, Yeung WS, Chiu PC (2011) Glycodelin-A as a paracrine regulator in early pregnancy. J Reprod Immunol 90(1):29–34

Lessey BA (1998) Endometrial integrins and the establishment of uterine receptivity. Hum Reprod 13(3):247–258

Lessey BA (2000) Endometrial receptivity and the window of implantation. Baillieres Best Pract Res Clin Obstet Gynaecol 14:775–788

Lessey BA (2002) Adhesion molecules and implantation. J Reprod Immunol 55:101–112

Lessey BA, Damjanovich L, Coutifaris C, Castelbaum A, Albelda SM, Buck CA (1992) Integrin adhesion molecules in the human endometrium. Correlation with the normal and abnormal menstrual cycle. J Clin Invest 90:188–195

Lim H, Song H, Paria BC, Reese J, Das SK, Dey SK (2002) Molecules in blastocyst implantation: uterine and embryonic perspectives. Vitam Horm 64:43–76

Linjawi S, Li TC, Tuckerman EM, Blakemore AI, Laird SM (2004) Expression of interleukin-11 receptor alpha and interleukin-11 protein in the endometrium of normal fertile women and women with recurrent miscarriage. J Reprod Immunol 64:145–155

Meseguer M, Aplin JD, Caballero-Campo P et al (2001) Human endometrial mucin MUC1 is up-regulated by progesterone and down-regulated in vitro by the human blastocyst. Biol Reprod 64:590–601

Norwitz ER, Schust DJ, Fisher SJ (2001) Implantation and the survival of early pregnancy. N Engl J Med 345:1400–1408

Popovici RM, Kao LC, Giudice LC (2000) Discovery of new inducible genes in in vitro decidualized human endometrial stromal cells using microarray technology. Endocrinology 141:3510–3513

Popovici RM, Krause MS, Germeyer A, Strowitzki T, von Wolff M (2005) Galectin-9: a new endometrial epithelial marker for the mid- and late-secretory and decidual phases in humans. J Clin Endocrinol Metab 90:6170–6176

Racicot KE, Wünsche V, Auerbach B, Aldo P, Silasi M, Mor G (2014) Human chorionic gonadotropin enhances trophoblast-epithelial interaction in an in vitro model of human implantation. Reprod Sci 21:1274–1280

Riesewijk A, Martin J, van Os R, Horcajadas JA, Polman J, Pellicer A, Mosselman S, Simon C (2003) Gene expression profiling of human endometrial receptivity on days LH+2 versus LH+7 by microarray technology. Mol Hum Reprod 9:253–264

Shimizu Y, Kabir-Salmani M, Sugihara K, Sakai K, Iwashita M (2008) Expression and localization of galectin-9 in the human uterodome. Endocr J 55:879–887

Sinderen M van, Menkhorst E, Winship A, Cuman C, Dimitriadis E (2013) Preimplantation human blastocyst-endometrial interactions: the role of inflammatory mediators. Am J Reprod Immunol 69: 427–440

Singh H, Aplin JD (2009) Adhesion molecules in endometrial epithelium: tissue integrity and embryo implantation. J Anat 215:3–13

Stewart CL, Kaspar P, Brunet LJ, Bhatt H, Gadi I, Kontgen F, Abbondanzo SJ (1992) Blastocyst implantation depends on maternal expression of leukaemia inhibitory factor. Nature 359:76–79

Strowitzki T, Capp E, von Wolff M, Müller-Höcker J (2001) Expression of glucose transporter 1 in human endometrial and decidual tissue. Gynecol Endocrinol 15:219–224

Szekeres-Bartho J, Polgar B, Kozma N, Miko E, Par G, Szereday L, Barakonyi A, Palkovics T, Papp O, Varga P (2005) Progesterone-dependent immunomodulation. Chem Immunol Allergy 89:118–125

Tapia-Pizarro A, Argandoña F, Palomino WA, Devoto L (2013) Human chorionic gonadotropin (hCG) modulation of TIMP1 secretion by human endometrial stromal cells facilitates extravillous trophoblast invasion in vitro. Hum Reprod 28:2215–2227

Valbuena D, Valdes CT, Simon C (2017) Introduction: Endometrial function: facts, urban legends, and an eye to the future. Fertil Steril 108(1):4–8

Wolff M von, Strowitzki T, Stieger S, Becker V, Zepf C, Tabibzadeh S, Thaler CJ (2001) Osteopontin and its receptor β_3-integrin – mRNA and protein expression in human endometrium. Fertil Steril 76:775–781

Wolff M von, Ursel S, Hahn U, Steldinger R, Strowitzki T (2003) Glucose transporter proteins (GLUT) in human endometrium: expression, regulation, and function throughout the menstrual cycle and in early pregnancy. J Clin Endocrinol Metab 88:3885–3892

Wolff M von, Bohlmann MK, Fiedler C, Ursel S, Strowitzki T (2004) Osteopontin is up-regulated in human decidual stromal cells. Fertil Steril 81(1):741–748

Wolff M von, Wang X, Gabius HJ, Strowitzki T (2005) Galectin fingerprinting in human endometrium and decidua during the menstrual cycle and in early gestation. Mol Hum Reprod 11:189–194

Yoo HJ, Barlow DH, Mardon HJ (1997) Temporal and spatial regulation of expression of heparin-binding epidermal growth factor-like growth factor in the human endometrium: a possible role in blastocyst implantation. Dev Genet 21:102–108

Zhou J, Bondy C (1992) Insulin-like growth factor-II and its binding proteins in placental development. Endocrinology 131:1230–1240

Teil III

Reproduktionsmedizinische Techniken

Natürlicher Zyklus und Spontanschwangerschaftsraten

11

Christian Gnoth, Tanja Freundl-Schütt und Günter Freundl

Inhalt

1 Einleitung 95

2 Der natürliche Zyklus 95

3 Schwangerschaftsraten in Spontanzyklen 98

Literatur 100

1 Einleitung

Bei der Beurteilung der Sinnhaftigkeit und Effektivität reproduktionsmedizinischer Maßnahmen spielen Fragen nach dem „normalen" Zyklus und den natürlichen Schwangerschaftsraten eine wichtige Rolle. Leider ist heute das Wissen über den normalen Zyklus eher gering, da viele gängigen medizinischen Maßnahmen wie z. B. die Einnahme hormoneller Kontrazeptiva über Jahre und Jahrzehnte den normalen Zyklus für viele Frauen nicht mehr erfahrbar machen (Frank-Herrmann et al. 2006).

C. Gnoth
green-ivf: Grevenbroicher Endokrinologie & IVF-Zentrum, Grevenbroich, Deutschland
E-Mail: dr.christian.gnoth@green-ivf.de

T. Freundl-Schütt
Universitätsfrauenklinik, Heinrich-Heine-Universität Düsseldorf, Düsseldorf, Deutschland
E-Mail: freundl-schuett@unikid.de

G. Freundl (✉)
Sektion Natürliche Fertilität (SNF) der Deutschen Ges. für Gynäkologische Endokrinologie und Fertilitätsmedizin (DGGEF), Düsseldorf/Heidelberg/München, Deutschland
E-Mail: freundlg@uni-duesseldorf.de

2 Der natürliche Zyklus

Aus den in der deutschen Zyklusdatenbank mit derzeit über 36.000 natürlichen Zyklen dokumentierten Informationen zeigt sich als ein nicht selbstverständliches Ergebnis, dass der normale weibliche Zyklus im Gegensatz zu den gängigen Vorstellungen eine große Schwankungsbreite hat:

▶ Bei 2/3 aller gesunden Frauen schwankt die Zykluslänge um bis zu 7 Tage – und selbst bei „relativ regelmäßigem" Zyklus ist das fertile Fenster unterschiedlich lokalisiert (Freundl et al. 1991).

Dies bestätigen Ergebnisse anderer Arbeitsgruppen (Wilcox et al. 2000). Der Eisprung „in der Zyklusmitte" ist eine nicht hilfreiche Vereinfachung, und der „gezielte" Geschlechtsverkehr liegt demzufolge nicht unbedingt im fertilen Fenster (Fehring 2002; Fehring et al. 2006).

Um die beobachtbaren Zyklusphänomene richtig zu deuten, ist es sinnvoll, die Physiologie des normalen Zyklus zu kennen und bei der Interpretation von Zyklusaufzeichnungen (z. B. Basaltemperaturkurven) auch zu nutzen:

Der **Menstruationszyklus** ist nicht mit dem ovariellen Zyklus gleichzusetzen, sondern ist dessen 4-wöchige Endphase. Der **ovarielle Zyklus** mit der Entwicklung vom Primärfollikel bis zum sprungreifen Tertiärfollikel dauert ca. 1 Jahr (Gougeon 1990). Noch ist unbekannt, wie lange dabei die vorgeschaltete Initiationsphase mit der Entwicklung vom Primordial- zum Primärfollikel dauert.

K. Diedrich et al. (Hrsg.), *Reproduktionsmedizin*, Springer Reference Medizin,
https://doi.org/10.1007/978-3-662-57636-6_11

Bis zum Auftreten des Antrums in der Follikelwand wird die follikuläre Entwicklung ausschließlich durch lokale Wachstumsfaktoren gesteuert. AMH kontrolliert dabei als sehr wichtiger parakriner Faktor die Follikelrekrutierung aus dem ruhenden Follikelpool wobei vorwiegend hemmende Wirkungen bestehen. Es wird in den Granulosazellen der kleinen antralen Follikel (2–7 mm) synthetisiert. In den verbleibenden Wochen bis zur Ovulation, auch sekundäre Rekrutierung genannt, steigen die FSH-Empfindlichkeit und die Aktivität der Aromatase. Diese Abläufe sind durch die Frau nicht direkt beobachtbar.

Antrale Follikel werden von einer schmalen Theca-externa-Schicht umgeben. Bereits unter geringem LH-Einfluss findet dort die ovarielle Androgensynthese statt. Nach Passage der Basalmembran werden die Androgene von den Granulosazellen der Theca interna FSH-abhängig zu Östrogenen aromatisiert. Die größte FSH-Sensibilität haben die Follikel zur Zeit des luteofollikulären Übergangs in der frühen Follikelphase. Im Prozess der Follikelselektion spielt AMH eine sehr wichtige Rolle, weil es einerseits die FSH-Wirkung am wachsenden Follikel hemmt und selbst wiederum durch das von den Granulosazellen synthetisierte Östradiol gehemmt wird. FSH induziert in den Granulosazellen die Bildung von LH-Rezeptoren, so dass dort nach dem LH-Anstieg und der Ovulation die Biosynthese der Lutealphasenhormone Östradiol und Progesteron startet. Kommt es nicht zum Eintreten einer Schwangerschaft, stirbt das Corpus luteum durch Apoptose (Erickson und Shimasaki 2001).

Diese zyklischen Abläufe bedingen die schwankenen Konzentrationen der wichtigsten ovariellen Steroide im Zyklus:

- Testosteron,
- Östradiol und
- Progesteron.

Die genitalen und extragenitalen Wirkungen dieser Hormone sind für die zyklischen Veränderungen bei einer Frau verantwortlich, und nur diese können selbst beobachtet werden (s. unten), spiegeln indirekt aber die Vorgänge im Ovar in den vergangenen Monaten der Follikelreifung wider.

Gesteuert wird der Menstruationszyklus aus Kerngebieten im Hypothalamus (Hypothalamus-Hypophysen-Ovar-Achse). Die hypothalamischen Kerngebiete reagieren unterschiedlich auf die ovariellen Steroide (Hemmung, Stimulation). Da die primäre Rekrutierung und Follikelreifung im Ovar größtenteils gonadotropinunabhängig verläuft, kommt dem Ovar selbst eine passive Steuerungsfunktion zu. Das erklärt, warum das Zyklusgeschehen einer Frau nicht nur altersabhängig variabel ist (Einregulierung des Zyklusgeschehens bzw. später im Leben Ausklingen der ovariellen Funktion), sondern auch phasenweise großen Schwankungen unterworfen sein kann.

Die Schwankungen in der Zykluslänge spielen sich zunächst ausschließlich in der Follikelphase mit entweder normal langer, verzögerter oder auch akzelerierter Follikelreifung ab. Verläuft die Follikelentwicklung weitgehend ungestört, kommt es zu einer stabilen Gelbkörperfunktion, die 12–14 Tage andauert. Die Lebensdauer des Corpus luteum wird dann durch programmierten Zelltod beendet, es sei denn, eine Schwangerschaft ist eingetreten. Insofern kann die Lebensdauer des Corpus luteum als ovarielle Uhr betrachtet werden (Erickson und Shimasaki 2001).

Die meisten Tage im Zyklus sind unfruchtbar. Die Fruchtbarkeit einer Frau im eigentlichen Sinne wird durch die Lebenszeit der menschlichen Eizelle bestimmt. Getriggert durch die ansteigende Östradiolkonzentration im Serum kommt es nach einer anfänglichen Hemmung der Gonadotropinsekretion zu einer plötzlichen Stimulierung und zum präovulatorischen LH-Anstieg. Etwa 24–36 h danach geschehen 90 % aller Eisprünge.

LH gibt den entscheidenden Impuls zur Vollendung der ersten Reduktionsteilung der Eizelle, die damit potenziell befruchtungsfähig wird. Dieser Zustand ist nur von kurzer Dauer (12 bis maximal 24 h mit gegen Ende stark abnehmendem Fertilisationspotenzial). Durch die mehrtägige Befruchtungsfähigkeit menschlicher Spermien im inneren Genitale ergibt sich eine entsprechend lange fruchtbare Zeit im Zyklus.

Der LH-peak liegt in ca. 25 % der Fälle postovulatorisch (Roos et al. 2015).

▶ Moderne Schätzungen gehen von bis zu 7 potenziell fruchtbaren Tagen pro Zyklus aus. An den einzelnen Tagen jedoch ist die Wahrscheinlichkeit auf eine Konzeption sehr unterschiedlich.

Tab. 1 zeigt die Schwangerschaftswahrscheinlichkeit an den verschiedenen Tagen des Zyklus anhand der Daten einer europäischen Multicenter-Studie (Colombo und Masarotto 2000; Masarotto und Romualdi 1997). Die Tabelle zeigt, dass die Wahrscheinlichkeit einer Konzeption an den präovulatorischen Tagen (≤ 1 Tag präovulatorisch) am höchsten ist.

Die durchschnittliche Empfängniswahrscheinlichkeit im Zyklus liegt bei 28 % (Colombo-Masarotto-Daten) bis 35 % pro Zyklus (Bilian et al. 2010), wenn Verkehr an mehreren fruchtbaren Tagen stattgefunden hat.

▶ **Empfehlung** Diese Konzeptionswahrscheinlichkeiten werden allerdings nur erreicht, wenn die entsprechenden fruchtbaren Tage bekannt sind und dann genutzt werden. Insofern spielt die Bestimmung des fertilen Fensters eine enorm wichtige Rolle zur Optimierung der natürlichen Fertilität.

Tab. 1 Schwangerschaftswahrscheinlichkeit an den verschiedenen Zyklustagen (3175 Zyklen mit 434 Schwangerschaften. Referenzpunkt ist der erste Tag des Temperaturanstieges; der Eisprung selbst findet meist am Tag vor dem Temperaturanstieg statt)

Zyklustag	−8	−7	−6	−5	−4	−3	−2	−1	Temperaturanstieg	+1	+2
Schwangerschaftswahrscheinlichkeit	0,3 %	1,4 %	2,7 %	6,8 %	17,6 %	23,7 %	25,5 %	21,2 %	10,3 %	0,8 %	0,35 %

3 Schwangerschaftsraten in Spontanzyklen

In der Epidemiologie können wir Konzeptionswahrscheinlichkeiten auf einzelne Zyklustage, einen gesamten Menstruationszyklus oder eine Folge von Zyklen (kumulative Konzeptionsraten oder „time to pregnancy") beziehen. In Abschn. 2 haben wir bereits die Konzeptionswahrscheinlichkeiten für die einzelnen Zyklustage bzw. einen gesamten Menstruationszyklus angegeben für den Fall, dass die fruchtbaren Tage bekannt sind und tatsächlich auch ein ungeschützter Verkehr stattgefunden hat. Schätzungen von täglichen Konzeptionswahrscheinlichkeiten haben methodische Vorteile, da im statistischen Modell gut Adjustierungen für Kofaktoren (Alter, Umweltfaktoren, Lifestyle u. a.) möglich sind und daher ihr Einfluss leichter hochgerechnet werden kann.

▶ Entscheidender für die Beurteilung der Fertilität jedoch sind kumulative Schwangerschaftsraten.

Dazu zeigen zwei prospektive Studien, dass die menschliche Fruchtbarkeit höher ist, als häufig angenommen wird. Die Studien kommen mit völlig unterschiedlicher Methodik zu übereinstimmenden Ergebnissen (Wang et al. 2003; Gnoth et al. 2003b).

Abb. 2 zeigt die kumulative Konzeptionswahrscheinlichkeit für Frauen, die schließlich schwanger wurden (Gnoth et al. 2003a). Dabei zeigt sich, dass die meisten Schwangerschaften innerhalb der ersten 6 Zyklen eingetreten sind und von den schließlich erfolgreichen Paaren lediglich 2 % länger als 12 Zyklen gewartet haben. Besonders interessant ist hier der Alterseffekt. Im unselektierten Kollektiv (Abb. 1) findet man wie erwartet eine deutliche Abnahme der kumulativen Schwangerschaftswahrscheinlichkeit mit zunehmendem Alter. Wie Abb. 3 jedoch deutlich zeigen, findet man bei schließlich erfolgreichen Paaren keine solche statistisch signifikante Abnahme der kumulativen Schwangerschaftsrate.

▶ Das bestätigt, dass die Fruchtbarkeit – bei jungen Frauen homogen hoch – mit zunehmendem Alter sehr heterogen wird. Es gibt also auch in höherem Alter (>35 Jahre) eine Gruppe hochfruchtbarer Frauen, die genau wie in jungen Jahren schnell schwanger werden können.

Bei Spontanschwangerschaftswahrscheinlichkeiten bei Paaren mit mehr als 12 Monate lang unerfülltem Kinderwunsch ermittelte 1997 eine große prospektive Beobachtungsstudie an 726 Paaren über insgesamt 9915 Monate eine kumulative Lebendgeburtenrate nach 36 Monaten von durchschnittlich 52,45 % (Snick et al. 1997). Besonders hohe kumulative Lebendgeburtenraten erreichten Paare mit idiopathischer Sterilität, kurzer Dauer des unerfüllten Kinderwunsches sowie sekundärer Sterilität.

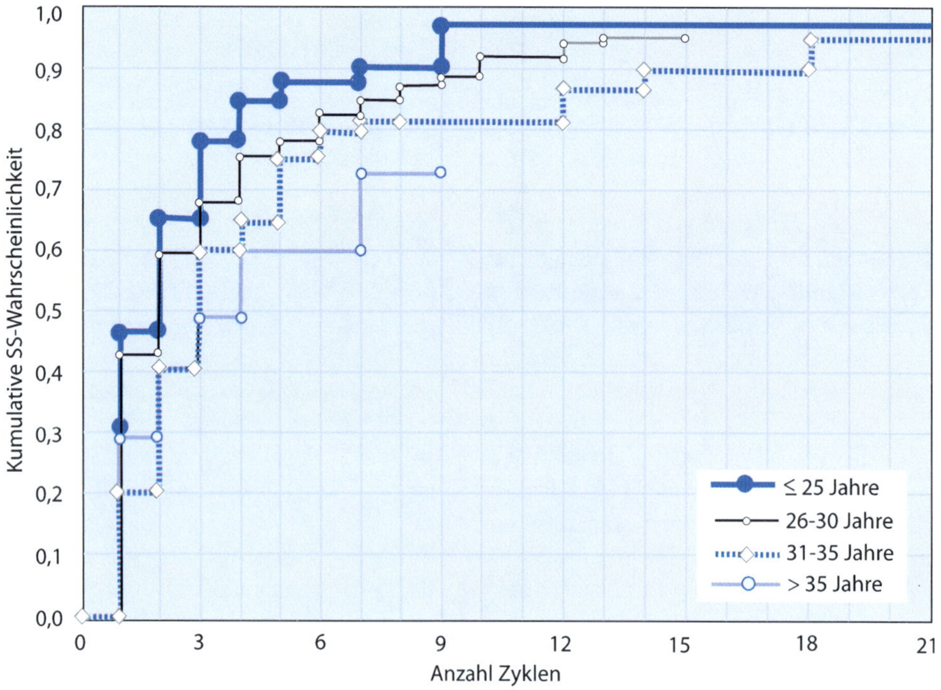

Abb. 1 Kumulative Schwangerschaftswahrscheinlichkeit über Zyklen mit ungeschütztem Verkehr in der fruchtbaren Zeit nach Kaplan und Meier für alle Paare (n = 339) in verschiedenen Altersklassen (≤25 Jahre: n = 58; 26–30 Jahre: n = 189; 31–35 Jahre: n = 82; >35 Jahre: n = 10). (Originaldaten in Gnoth et al. 2003a, b)

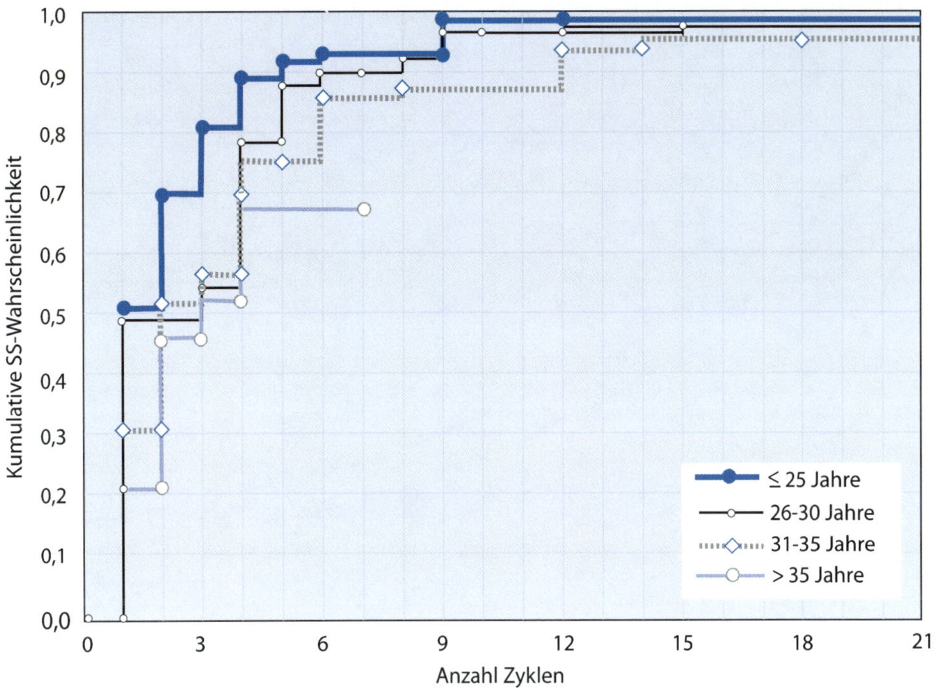

Abb. 2 Kumulative Schwangerschaftswahrscheinlichkeit über Zyklen mit ungeschütztem Verkehr in der fruchtbaren Zeit nach Kaplan und Meier für Paare, die schließlich schwanger wurden (n = 303) in verschiedenen Altersklassen (≤25 Jahre: n = 55; 26–30: n = 168; 31–35: n = 71; >35 Jahre: n = 9). (Originaldaten in Gnoth et al. 2003b)

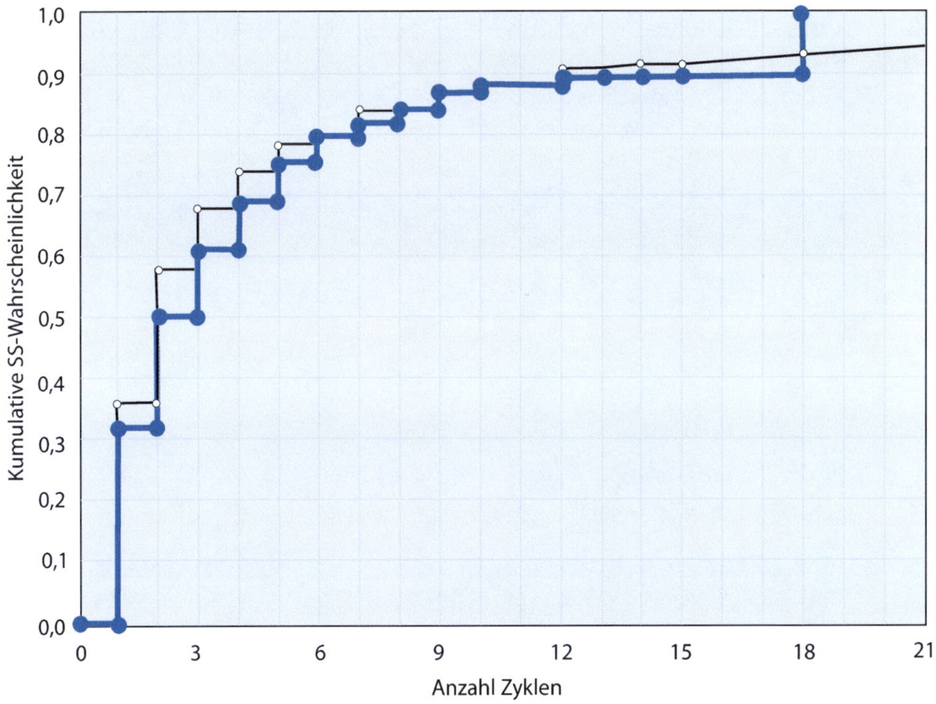

Abb. 3 Kumulative Schwangerschaftsraten nach ART (blau; 3394 Patientinnen) und in natürlichen Zyklen (schwarz-weiß; 340 Patientinnen). (Originaldaten in Gnoth et al. 2011)

Auf eine vorliegende Subfertilität kann zunächst nur aus der Zahl bisher erfolgloser Zyklen, d. h. kein Eintritt der gewünschten Schwangerschaft, geschlossen werden. Abb. 4 zeigt die Spontanschwangerschaftswahrscheinlichkeit im nächsten Zyklus in Abhängigkeit von der Zahl bisher erfolgloser Zyklen und dem Alter der Frau.

Diese Modellrechnung zeigt, wie die Spontankonzeptionsaussichten mit der Zahl bisher erfolgloser Zyklen und

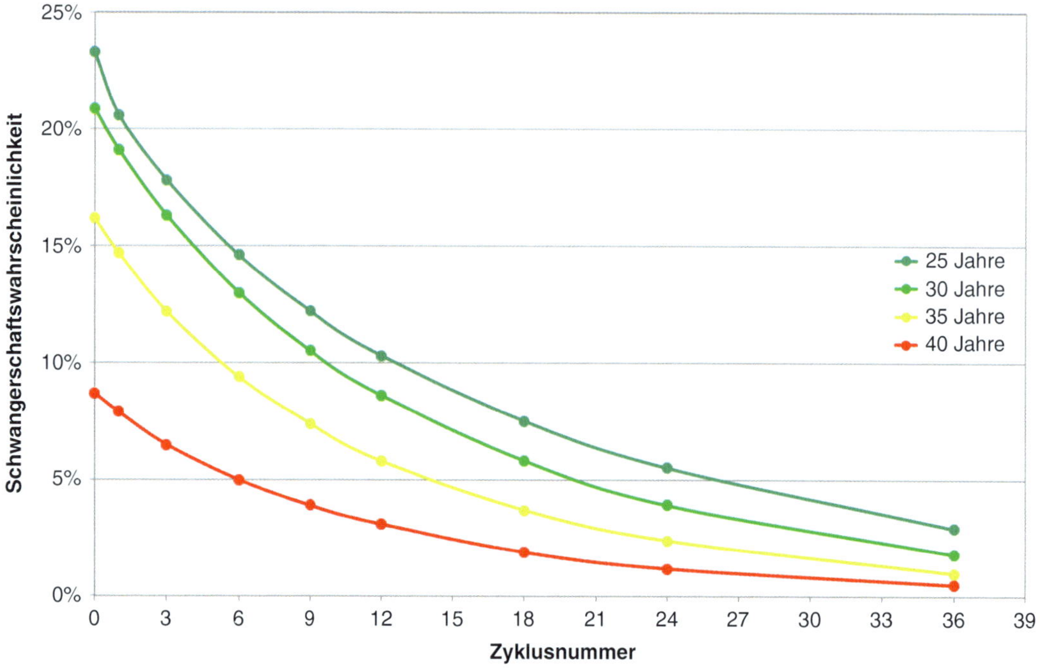

Abb. 4 Spontankonzeptionswahrscheinlichkeit im nächsten Zyklus (Ordinate) in Abhängigkeit von der Zahl bisher erfolgloser Zyklen (Abszisse) und dem Alter der Frau. (Nach Sozou und Hartshorne 2012)

Tab. 2 Definition und Prävalenz von Subfertilität und Infertilität, die die vereinfachte dichotome Definition fertil/infertil ersetzten sollte. (Nach Gnoth et al. 2005)

Von allen Paaren mit Kinderwunsch verbleiben …		
Nach 6 erfolglosen Zyklen	ca. 20 % zumindest leicht subfertile Paare	→ 50 % dieser Paare werden in den nächsten 6 Zyklen konzipieren; die andere Hälfte ist erheblich subfertil oder infertil.
Nach 12 erfolglosen Zyklen	ca. 10 % erheblich subfertile Paare (alte klinische Definition von Sterilität)	→ Etwa 50 % dieser Paare haben noch die Aussicht auf eine Spontankonzeption in den nächsten 36 Monaten(!); die andere Hälfte ist infertil
Nach 48 erfolglosen Monaten	ca. 5 % definitiv infertile Paare	→ Nur noch sporadische Aussichten auf eine Konzeption

dem Alter der Frau sehr stark abnehmen. Wie zu erwarten, reduziert sich der Alterseffekt mit der Zahl erfolgloser Zyklen deutlich.

Für die Beratung von Paaren mit unerfülltem Kinderwunsch, die Indikationsstellung weiterer Diagnostik und ggf. Einleitung von therapeutischen Maßnahmen ist auf der Basis oben genannter Studien die in Tab. 2 dargestellte Einteilung hilfreich:

Im Vergleich zu den Ergebnissen nach ART (Myers et al. 2008; Gnoth et al. 2011) ist damit „fertility awareness" bei vielen Paaren sinnvoll.

Literatur

Bilian X, Heng Z, Shang-chun W, Xiao-ping J, Chang-hai H, Wen-qi S, Zhen-wu L (2010) Conception probabilities at different days of menstrual cycle in Chinese women. Fertil Steril 94: 1208–1211

Colombo B, Masarotto G (2000) Daily fecundability: first results from a new data base. Demogr Res 3(5): 2–39, Internet edition

Erickson GF, Shimasaki S (2001) The physiology of folliculogenesis: the role of novel growth factors. Fertil Steril 76:943–949

Fehring RJ (2002) Accuracy of the peak day of cervical mucus as a biological marker of fertility. Contraception 66:231–235

Fehring RJ, Schneider M, Raviele K (2006) Variability in the phases of the menstrual cycle. J Obstet Gynecol Neonatal Nurs 35:376–384

Frank-Herrmann P, Gnoth C, Baur S, Schmoll A, Godehardt D, Strowitzki T, Freundl G (2006) Zyklusverhalten nach Absetzen von oralen Kontrazeptiva. J Reproduktionsmed Endokrinol 1:54–57

Freundl G, Baur S, Bremme M, Döring G (1991) Natürliche Familienplanung: Neue Technologien und Studien zur Methode. Projekt des BMMJFFG an der Universität Düsseldorf. Forschungsbericht für das Bundesfamilienministerium

Gnoth C, Frank-Herrmann P, Freundl G (2003a) Angepasstes Management bei „unerfülltem Kinderwunsch". Geburtshilfe Frauenheilkd 63:124–129

Gnoth C, Godehardt D, Godehardt E, Frank-Herrmann P, Freundl G (2003b) Time to pregnancy: results of the German prospective study and impact on the management of infertility. Hum Reprod 18:1959–1966

Gnoth C, Godehardt E, Frank-Herrmann P, Friol K, Tigges J, Freundl G (2005) Definition and prevalence of subfertility and infertility. Hum Reprod 20:1144–1147

Gnoth C, Maxrath B, Skonieczny T, Friol K, Godehardt E, Tigges J (2011) Final ART success rates: a 10 years survey. Hum Reprod 26:2239–2246

Gougeon A (1990) Follicular growth to ovulation. In: Edwards R (Hrsg) Establishing a successful human pregnancy. Raven Press, New York, S 49–62

Masarotto G, Romualdi C (1997) Probability of conception on different days of the menstrual cycle: an ongoing exercise. Adv Contracept 13:105–115

Myers ER, McCrory DC, Mills AA, Price TM, Swamy GK, Tantibhedhyangkul J, Wu JM, Matchar DB (2008) Effectiveness of assisted reproductive technology (ART). Evid Rep Technol Assess (Full Rep) 167:1–195

Roos J, Johnson S, Weddell S, Godehardt E, Schiffner J, Freundl G, Gnoth C (2015) Monitoring the menstrual cycle: comparison of urinary and serum reproductive hormones referenced to true ovulation. Eur J Contracept Reprod Health Care 20: 438–450

Snick HK, Snick TS, Evers JL, Collins JA (1997) The spontaneous pregnancy prognosis in untreated subfertile couples: the Walcheren primary care study. Hum Reprod 12:1582–1588

Sozou PD, Hartshorne GM (2012) Time to pregnancy: a computational method for using the duration of non-conception for predicting conception. PLoS One 7:e46544

Wang X, Chen C, Wang L, Chen D, Guang W, French J (2003) Conception, early pregnancy loss, and time to clinical pregnancy: a population-based prospective study. Fertil Steril 79:577–584

Wilcox AJ, Dunson D, Baird DD (2000) The timing of the „fertile window" in the menstrual cycle: day specific estimates from a prospective study. BMJ 321:1259–1262

Natürliche Familienplanung bei Kinderwunsch und unerfülltem Kinderwunsch

12

Christian Gnoth, Tanja Freundl-Schütt und Günter Freundl

Inhalt

1 Die verschiedenen natürlichen Methoden zur Beobachtung des Zyklus 103

2 Bedeutung der natürlichen Familienplanungsmethoden (NFP) bei Kinderwunsch und unerfülltem Kinderwunsch 106

Literatur 108

1 Die verschiedenen natürlichen Methoden zur Beobachtung des Zyklus

Sie sind dadurch charakterisiert, dass eine Frau durch Beobachtung ihres Körpers eine fruchtbare („fertile window") und unfruchtbare Zeit im Zyklus findet (Arbeitsgruppe NFP 2015). Die Symptome der Selbstbeobachtung (Übersicht) sind durch die genitalen und extragenitalen Wirkungen der ovariellen Steroide bedingt. Da hormonelle Schwankungen (Abschn. 2) bestehen, ändern sich die Symptome und können bestimmten Zykluszeitpunkten zugeordnet werden. Die Grundvoraussetzung für die Anwendung dieser Methoden ist, dass die Ovulation nur zu einem bestimmten Zeitpunkt im Zyklus erfolgt und dass die Frau zyklusabhängige Zeichen an sich beobachten bzw. messen kann (Frank-Herrmann et al. 2011).

C. Gnoth
green-ivf: Grevenbroicher Endokrinologie & IVF-Zentrum, Grevenbroich, Deutschland
E-Mail: dr.christian.gnoth@green-ivf.de

T. Freundl-Schütt
Universitätsfrauenklinik, Heinrich-Heine-Universität Düsseldorf, Düsseldorf, Deutschland
E-Mail: freundl-schuett@unikid.de

G. Freundl (✉)
Sektion Natürliche Fertilität (SNF) der Deutschen Ges. für Gynäkologische Endokrinologie und Fertilitätsmedizin (DGGEF), Düsseldorf/Heidelberg/München, Deutschland
E-Mail: freundlg@uni-duesseldorf.de

Symptome der Selbstbeobachtung

- Zervixschleim
- Körpertemperatur
- Brustsymptom
- Mittelschmerz

Die Methoden werden seit einigen Jahren international und von der WHO als „fertility awareness based methods" (FAM) zusammengefasst. Mögliche Indikationen für ihren Einsatz sind

- der Wunsch nach Kontrazeption oder Konzeption sowie
- die Verlaufsbeobachtung (Zyklusmonitoring) bei Zyklus- und Hormonstörungen.

Allen natürlichen Familienplanungsmethoden ist gemeinsam, dass bei Verhütungsabsicht in der fruchtbaren Zeit kein ungeschützter Verkehr stattfinden darf. Umgekehrt haben Studien gezeigt, dass sich die Wahrscheinlichkeit für eine Schwangerschaft durch Verkehr am selbstbeobachteten Konzeptionsoptimum signifikant steigern lässt.

▶ Wesentlich ist ein Verkehr an Tagen mit hochfruchtbarem Zervixschleim zur Maximierung des Konzeptionspotenzials (Fehring 2002). Der eigentliche Abstand zum Eisprung selbst ist dann von untergeordneter Bedeutung (Bigelow et al. 2004).

Ein weiterer wichtiger Vorteil der natürlichen Familienplanungsmethoden liegt darin, dass frühzeitig Zyklusstörungen

K. Diedrich et al. (Hrsg.), *Reproduktionsmedizin*, Springer Reference Medizin, https://doi.org/10.1007/978-3-662-57636-6_12

auffallen (Regeltempostörung, fehlender Temperaturanstieg, Blutungsstörungen, u. a.). Hormonelle Kontrazeptiva würden diese maskieren. Durch die Anwendung dieser Familienplanungsmethoden ist eine rechtzeitige diagnostische Abklärung möglich, die – bei Kinderwunsch – wichtige Zeit sparen kann. Tab. 1 gibt eine Übersicht der verschiedenen natürlichen Familienplanungsmethoden.

Die wichtigsten NFP-Methoden werden im Folgenden kurz dargestellt (s. auch Freundl et al. 2010b).

1.1 Kalendermethoden

Dieser Methode liegen Berechnungen zugrunde, die sich auf die letzten 6–12 vorangegangenen Zyklen beziehen. Ogino (1932) nahm zur Berechnung der von ihm angegebenen Zeitspanne eine maximale Lebenszeit der Spermien von 3 Tagen an. Knaus (1933) legte als fruchtbare Phase die Zeitspanne von 3 Tagen vor der Ovulation bis 1 Tag nach der Ovulation fest („originäre Kalendermethode“).

Um die Schwankungen der Zyklen zu berücksichtigen, empfahl schließlich Marshall (1963) zur Berechnung der fruchtbaren Zeit die Formel:

- Kürzester Zyklus minus 18 = 1. fruchtbarer Tag; längster Zyklus minus 10 = letzter fruchtbarer Tag („modifizierte Kalendermethode“).

Diese Rechenmethode ist die am meisten benützte Methode aller periodischen Abstinenzmethoden. Bedingt jedoch durch die großen Schwankungsbreiten der Zyklen und unterschiedlichste Einflüsse auf die Zyklusdauer ergibt sich letztendlich eine relativ hohe Fehlerrate.

Die Effektivität der Kalendermethoden schwankt hinsichtlich der Gebrauchssicherheit zwischen 5,9 und 47 Pearl-Index (vereinfacht: ungewollte Schwangerschaften in %/Jahr). Es ist aber darauf hinzuweisen, dass Kalendermethode und Coitus interruptus häufig zusammen benützt werden.

„Standard days method“ (SDM)

Die „standard days method“, eine vereinfachte Kalendermethode, wurde jüngst vom Institute of Reproductive Health an der Georgetown University insbesondere zum Gebrauch in Entwicklungsländern entwickelt. Die Intention war, eine simple Methode zu schaffen, die ohne großen Aufwand durch Health Care Providers verbreitet werden kann. Sie wird Frauen mit einer Zykluslänge zwischen 26 und 32 Tagen empfohlen.

Das **Prinzip** der „standard days method“ ist einfach: Es werden 12 fruchtbare Tage festgelegt, und zwar immer vom 8. bis zum 19. Zyklustag. Die Frauen erhalten eine dem Zyklus nachempfundene Kette mit verschieden farbigen Gliedern für die fruchtbaren und unfruchtbaren Tage (CycleBeads).

Eine Studie in 3 Entwicklungsländern ergab eine für den kulturellen Kontext relativ akzeptable Methodensicherheit von 4,8 und eine Gesamtsicherheit von 12 Pearl-Index (Arevalo et al. 2002). Die Tatsache aber, dass primär nur Frauen mit anamnestisch regelmäßigen Zyklen zugelassen waren und dennoch nachträglich 28 % wegen zu langer/zu kurzer Zyklen ausgeschlossen wurden, lässt vermuten, dass diese Vorgangsweise im Alltag deutlich unsicherer sein dürfte.

Tab. 1 Natürliche Familienplanungsmethoden im Überblick. Die wichtigsten sind Sensiplan für entwickelte und die 2-Tage-Methode (TDM) für Entwicklungsländer

Methode		Beobachtung	Prinzip
Kalendermethoden	Alte Rhythmusmethoden wie „Knaus-Ogino“	Zyklustage	Berechnung fruchtbarer und unfruchtbarer Tage aus der Länge vorangegangener Zyklen
	Neuentwicklung: Standard-Days-Methode (SDM)		Kein Verkehr von Tag 8 bis Tag 19
Temperaturmethoden	z. B. Coverline-Methoden Döring-Methode	Basaltemperatur (BT) und Kalkulation	Berechnung fruchtbarer und unfruchtbarer Tage aus der Veränderung der Basaltemperatur
Zervixschleimmethoden	Ovulationsmethode (OM) „modified mucus method“ (MMM) Creighton-Modell (NaProTechnology)	Zervixschleim: • Menge und Qualität • **Vorhandensein bzw. Fehlen**	Erkennen fruchtbaren Zervixschleims, Umschlagen der Qualität
	Neuentwicklung: 2-Tage-Methode* (TDM)		**Fehlender Zervixschleim: unfruchtbar; Vorhandensein von Zervixschleim: fruchtbar**
Symptothermale Methoden (STM)	Rötzer-Methode Double-check-Methoden Sensiplan (Arbeitsgruppe NFP)*	Zervixschleim und Basaltemperatur, Kalkulation	Beginn der fruchtbaren Tage durch Erkennen von Zervikalschleim oder Berechnung frühester, potenziell fruchtbarer Tage aus der BT vorangegangener Zyklen Nachweis der Ovulation durch Anstieg der Basaltemperatur Bestätigung der Ovulation durch Umschlagen der Zervixschleimqualität

1.2 Temperaturmethoden

Erstmals 1868 berichtete Squire über einen biphasischen Temperaturverlauf im Zyklus. Nach mehreren Publikationen in den USA erkannte van de Velde (1905) richtig, dass der Temperatursprung mit dem Eisprung zusammenhing. Der erste, der die Schwankungen der Basaltemperatur einer Frau in der Praxis benützt hatte, um unfruchtbare Tage zu bestimmen und der damit eine neue Zeitwahlmethode der Empfängnisverhütung geschaffen hat, war der katholische Pfarrer Wilhelm Hillebrandt 1934 auf der Schwäbischen Alb. Im deutschsprachigen Raum hat v. a. Döring (1954, 1972) die Temperaturmethode weiteren Kreisen bekannt gemacht.

Die Temperaturmethode basiert auf dem Anstieg der Körpertemperatur nach dem Eisprung um etwa 0,2–0,4 °C oder 0,4–0,8 °F. Bedingt wird dieser Anstieg durch einen Anstieg des Progesteronspiegels im Serum, der normalerweise 1–3 Tage nach dem Eisprung auftritt. Diskutiert wird auch eine peripher gefäßkonstringierende Wirkung des Progesterons mit Anstieg der Kerntemperatur.

Die Erhöhung der Körpertemperatur bleibt bis zur nächsten Periode erhalten. Bei der strengen Form der Temperaturmethode werden nur die Tage nach der Ovulation, nachdem die Temperatur angestiegen ist, als sicher unfruchtbare Tage gewertet. An diesen ist ungeschützter Verkehr erlaubt. Bei der großzügigeren Form der Temperaturmethode, deren Sicherheit geringer ist, existieren auch präovulatorisch unfruchtbare Zeiten, die mittels einer Rechnung und Betrachtung der letzten 6 bzw. 12 Zyklen ermittelt werden. Für den Beginn der postovulatorisch unfruchtbaren Zeit gilt die Regel, dass sie am Abend des 3. Tages mit erhöhter Körpertemperatur (mindestens 0,2 °C) beginnt. Präovulatorisch werden von dem frühesten Tag des Temperaturanstiegs in den letzten 6–12 Monaten 8 Tage abgezogen. Der so bestimmte Tag (8. Tag) ist der letzte unfruchtbare Tag vor der Ovulation.

Der Methodenfehler (≙ „perfect use“ nach WHO) dieser Methode liegt zwischen 0,1 und 1,2 Pearl-Index, der Gebrauchsfehler (≙ „typical use“ nach WHO) zwischen 0,3 und 6,6 Pearl-Index.

1.3 Schleimmethoden

Über Veränderungen der Qualität des Zervikalschleims (CM) im Verlauf eines Zyklus wurde erstmals in Frankreich durch Donne (1837) und Pouchet (1847), in den USA durch Tyler Smith (1855) berichtet. Shettles empfahl erstmals 1949 die CM-Beobachtung zur Familienplanung (Shettles 1949). Weltweit propagiert wurde diese Methode von dem Neurologen J.J. Billings und seiner Ehefrau A. Billings (Billings und Billings 1973).

Die Schleimmethode basiert auf dem Erkennen und Interpretieren typischer Veränderungen des Zervikalschleims, die eine Frau am Scheidenausgang als Feuchtigkeit oder Schleim oder feuchtes Gefühl feststellen kann. Die Ovulationsmethode fordert sexuelle Abstinenz nur an den Tagen, an denen eine Frau den Abgang von Schleim oder die entsprechende Sensation am Scheidenausgang selbst beobachtet. Den Beginn des Schleimsymptoms beobachtet man üblicherweise 5–6 Tage vor dem Eisprung. Das Schleimsymptom verschwindet normalerweise etwa 1–2 Tage nach erfolgter Ovulation.

Angaben über die Effektivität dieser Methode sind sehr kontrovers. Es werden Methodenfehler zwischen 1,2 und 3 Pearl-Index angegeben, die Gebrauchsfehlerrate der Methode wird als sehr schlecht angegeben und liegt in verschiedenen prospektiven Studien zwischen 15,5 und 34,9 Pearl-Index. Die Methode ist deswegen unter die unsicheren NFP-Methoden einzuordnen.

2-Tage-Methode („two-day-method“ = TDM)

Die TDM ist eine vereinfachte Schleimmethode, die insbesondere zum Gebrauch in Entwicklungsländern empfohlen wird (Sinai et al. 1999). Dabei stellt sich die Anwenderin zwei Fragen: „Habe ich heute Schleim beobachtet?“ und „Hatte ich gestern Schleim beobachtet?“ Wenn sie beide Fragen mit „nein“ beantworten kann, kann sie ungeschützt Verkehr haben. Vorteil ist, dass die Frau nicht zwischen den verschiedenen Schleimqualitäten unterscheiden muss. Erste prospektive Studien zur Gebrauchssicherheit dieser 2-Tage-Methode haben einen Wert von 14 % ergeben, was das Risiko einer Schwangerschaft auf fast 1/6 reduziert (Arevalo et al. 2004). Ein Vorteil dieser einfachen natürlichen Methode ist, dass sie gut zu lehren und zu verbreiten ist. Einen Nachteil stellt natürlich der fehlende Schutz vor sexuell übertragbaren Krankheiten dar und die geringe Sicherheit.

1.4 Symptothermale Methoden

Die Kombination von Temperatur- und Schleimbeobachtungen zur Zyklusbeobachtung wurde seit 1949 von dem amerikanischen Gynäkologen Keefe (1949) gefordert. Der österreichische Arzt Dr. Rötzer entwickelte zu diesem Zweck seit den 1960er-Jahren eine Methode (Rötzer 1968), Thyma propagierte 1970 diese sog. „double-check-method“ in den USA (Thyma 1977).

Wir haben diese STM-Methode modifiziert und hinsichtlich der Bedürfnisse einer modernen Anwendergruppe ausgiebig getestet (s. auch Arbeitsgruppe NFP 2009, 2015; Raith-Paula et al. 2013).

Sie ist heute unter dem Namen **Sensiplan** weltweit geschützt und benutzt den sog. „double-check“, d. h. zwei Indikatoren, um den Beginn und das Ende der fruchtbaren

Zeit zu bestimmen. Der Beginn der fruchtbaren Zeit wird erfasst durch das Schleimsymptom und eine Kalkulationsregel, die aus den zurückliegenden Zyklen den frühesten denkbaren fruchtbaren Tag ermittelt („Minus-8-Regel"). Sollte der Zervixschleim schon davor beobachtet werden („fühlen oder sehen"), gilt ab diesem Zeitpunkt potenzielle Fruchtbarkeit. Das Ende der fruchtbaren Zeit wird bestimmt durch die Ermittlung des Temperaturanstiegs („Drei-höhere-Temperaturwerte-über-sechs-niedere-Regel") und den Umschlag des Schleimsymptoms.

Alle Beobachtungen werden am besten in ein standardisiertes Zyklusdatenblatt oder heutzutage in ein Computerprogramm eingegeben. Das Lernen dieser Selbstbeobachtungsmethoden hat sich als erstaunlich einfach und sicher gezeigt. Aus den heute vorliegenden Auswertungen prospektiver Studien können wir von einer Gebrauchssicherheit von 1,8 bis 2,5 % (Pearl-Index) ausgehen (Freundl 1999; Frank-Herrmann et al. 2007).

Die von uns modifizierte und gelehrte symptothermale Methode Sensiplan ist insofern eine „lebende" Methode, als sie durch Ergebnisse einer durch die Sektion Natürliche Fertilität (früher Forschungsprojekte NFP an der H.-H.-Universität Düsseldorf) betreuten prospektiven Beobachtungsstudie laufend überwacht und ggf. korrigiert wird, wenn sich Unzulänglichkeiten in der Methode einstellen (Frank-Herrmann et al. 2007).

Frank-Herrmann et al. (2011) haben das Wesentliche des Zyklusmonitorings mit Sensiplan wie in der Übersicht dargestellt zusammengefasst.

Zyklusmonitoring mit Sensiplan

- Eine optisch biphasische Temperaturkurve ist so gut wie immer Beweis für die stattgefundene Ovulation. Ausnahme: das seltene spekulative LUF-Syndrom („luteinized unruptured follicle").
- Der Ovulationszeitpunkt liegt meist 1 oder 2 Tage vor der ersten höheren Messung oder am Tag der höheren Messung selbst bzw. am letzten Tag mit spinnbarem, transparentem Zervixschleim +1 Tag.
- Eine hypertherme Phase von <10 Tagen ist ein Hinweis auf eine Lutealinsuffizienz
- Ein sog. Dip oder Nadir als Ovulationstagzeichen muss nicht sein.
- Zackige Temperaturkurven haben meist mit fehlerhafter Messtechnik zu tun.
- Langsame Temperaturanstiege sind nicht pathologisch.
- Der Temperaturanstieg ist oft relativ gering und lässt keinen Rückschluss auf die Höhe des Progesteronspiegels zu, da ab 6 ng/ml kein weiterer Anstieg erfolgt.

(*Fortsetzung*)

- Rezidivierende Zervixschleimphasen geben Hinweis auf die (schwankende, wellenförmige) östrogene Aktivität bei Oligo- und Amenorrhö. Ovulations- und Lutealphasendiagnostik können gezielt terminiert werden. Im Hinblick auf Zykluscomputer und Softwareprogramme, die heute zunehmend in der Familienplanung eingesetzt werden, verweisen wir auf entsprechende Publikationen (Freundl et al. 2010a).

1.5 Effektivität und Stellenwert natürlicher Methoden zur Familienplanung

Hinsichtlich der Effektivität der unterschiedlichen „fertility awareness methods" (FAB) lässt sich unschwer erkennen, dass Beobachtungsmethoden immer effektiver sind als Kalendermethoden und dass die Effektivität der Methoden mit einer Vereinfachung der Regeln immer mehr abnimmt.

▶ Daraus ergibt sich zwangsläufig, dass Frauen mit einem hohen Anspruch an Effektivität nur mit modernen Double-check-Methoden verantwortungsvoll bedient sind. Nur die letzteren Methoden können mit effektiven anderen Methoden wie Pille oder Spirale konkurrieren.

Etwa 22 % der Paare in Deutschland haben Kinderwunsch, weshalb auf einen Aspekt noch besonders hingewiesen werden muss: Nicht selten wird 20 Jahre verhütet, bevor an die Gründung einer Familie gedacht wird. Dies hat zur Folge, dass mit zunehmendem Alter die Angst vor dem verpassten Kind auftritt. Diese Angst ist im Übrigen nicht unbegründet, denn über 80 % der Deutschen berücksichtigen die nachlassende Fertilität mit zunehmendem Alter bei ihren Planungen oft nur unzureichend. Natürliche Familienplanung spannt also den Bogen zwischen Kontrazeption und Reproduktion.

▶ **Empfehlung** Eine verantwortungsvolle Kontrazeptionsberatung von heute muss daher an die Erfüllung des Kinderwunsches von morgen denken.

2 Bedeutung der natürlichen Familienplanungsmethoden (NFP) bei Kinderwunsch und unerfülltem Kinderwunsch

Korrelationsstudien mit täglicher Follikulometrie und LH-Messung haben gezeigt, dass der selbstbeobachtete Zervixschleim-Peak eine enge Korrelation zur Ovulation aufweist (Freundl et al. 1984; Gnoth et al. 1996; Guida et al. 1999; Ecochard et al. 2001; Fehring 2002). So konnte man erwarten, dass hier die Chance gegeben ist, dass NFP ein erweitertes Zyklusmonitoring durch die Patientin, auch als „natural cycle monitoring method" (NCM-Methode) bezeichnet, anbieten kann (Gnoth et al. 2003). Damit ließ sich die Kompetenz der Patientin für die Basisdiagnostik und den fertilitätsoptimierten Sexualverkehr nutzen.

Prospektive Daten zeigen, dass Patientinnen mit Kinderwunsch bzw. unerfülltem Kinderwunsch in der Lage sind, bereits nach einer kurzen Einführung zur Selbstbeobachtung das fertile Fenster nach der symptothermalen Methode auf Anhieb sicher vorherzusagen und nachweisbar ihr Konzeptionspotenzial zu steigern (Frank-Herrmann et al. 2017).

Für die NFP fand sich eine hohe Empfängniswahrscheinlichkeit am Höhepunkt des **Schleimsymptoms** und an den 2 Tagen zuvor. Nach Bigelow et al. (2004) – die Daten entstammen der Europäischen Datenbank Fertili – spielt die Qualität des Schleimsymptoms innerhalb des fertilen Fensters eine deutlich größere Rolle als die Nähe zur Ovulation: Sexualverkehr einen Tag vor der Ovulation mit weniger guter Zervixschleimqualität hat demnach eine niedrigere Konzeptionschance als 3 Tage vorher, jedoch mit optimalem Zervixschleim. Daher empfehlen die Autoren Paaren mit Kinderwunsch, sich unabhängig vom genauen Ovulationszeitpunkt einfach an der besten Zervixschleimqualität zu orientieren (Bigelow et al. 2004; Scarpa et al. 2007).

Mit der Zervixschleimbeobachtung kann überdies ein größeres fertiles Fenster identifiziert und damit eine höhere Schwangerschaftswahrscheinlichkeit erreicht werden als mit Teststreifen zur LH-Bestimmung, die nur die kurze periovulatorische Phase erfassen (Stanford et al. 2002).

Eine prospektive Studie mit 2055 Zyklen von 851 Frauen konnte darüber hinaus belegen, dass ein einzelner, optimal platzierter Verkehr im fertilen Fenster das reproduktive Potenzial dieses Zykluses voll ausschöpft. Demnach sind viele Verkehre unter reproduktiven Gesichtspunkten nur notwendig, wenn dieser optimale Zeitpunkt nicht bekannt ist. Diese Information ist vor allem für subfertile Paare wichtig, von denen wir wissen, dass mit zunehmender Dauer eines unerfüllten Kinderwunsches die sexuelle Aktivität ohnehin abnimmt (Bilian et al. 2010).

Die Effekte durch Konzeptionsoptimierung werden bei hochfertilen Paaren, die sehr schnell eine Schwangerschaft erzielen, weniger messbar sein bzw. nicht zum Tragen kommen. Allerdings sind sie von großer Bedeutung für Paare mit eingeschränkter Fruchtbarkeit (s. oben).

2.1 Diagnostik

Die **Temperaturhochlage** dauert 12–15 Tage, und die Temperaturwerte liegen i. d. R. um mindestens 0,2 °C über der Temperaturtieflage. Der Temperaturanstieg erfolgt idealerweise innerhalb von 1–2 Tagen.

Diskrete Follikelreifungsstörungen zeigen sich in einer verlängerten Follikelphase. Bei verlängerten Follikelphasen kommt es aufgrund der verzögerten Follikelentwicklung zu einer relativen Hyperandrogenämie, die sich bei regelmäßiger Wiederholung auch in anderen Symptomen (z. B. der Haut und der Körperbehaarung) entsprechend zeigt. Liegen polyfollikuläre Ovarien vor oder ist die Patientin übergewichtig, zeigt die ständig in gewissem Ausmaß stattfindende Aromatisierung der Androgene zu Östradiol entsprechende Effekte an der Cervix uteri mit sehr langen Schleimphasen, allerdings ohne dass hochfruchtbarer Zervixschleim auftritt.

Das Ausmaß der Beeinträchtigung durch die gestörte Follikelreifung lässt sich an der Lutealphase ablesen. Zunächst ist diese diskret verkürzt, die Zykluslänge insgesamt noch normal lang. Die Temperaturhochlage zeigt einen glockenförmigen Verlauf. Bei der Verkürzung auf <11 Tage und dem zusätzlichen Auftreten von prämenstruellen Schmierblutungen ist das Vollbild einer Corpus-luteum-Insuffizienz erreicht.

Gelegentlich ist der Temperaturanstieg in dieser Situation zusätzlich verlängert, und die Temperaturdifferenz erreicht nicht 0,2 °C. Neben einer primären oder sekundären hyperandrogenämischen Ovarialinsuffizienz kommt hier ursächlich z. B. auch ein FSH-Rezeptor-Polymorphismus in Frage, wobei dort die Zykluslängen oft stark schwanken (Greb et al. 2005).

Mit Abnahme der ovariellen Funktionsreserve kommt es zu einer akzelerierten Follikelreifung, die sich in einer verkürzten Follikelphase, zunächst ohne Zeichen der Corpus-luteum-Beeinträchtigung, zeigt. Später addieren sich die Zeichen der Corpus-luteum-Insuffizienz, die Zyklen verkürzen sich. Kurz vor dem Ausklingen der ovariellen Funktion kommt es dann zu einer Zyklusverlängerung und anschließendem Ausbleiben der Blutung. Auch in sehr langen Zyklen kann der Ovulationszeitraum nach Wochen durch den Umschlag der Zervixschleimqualität erkannt werden, die eine Reaktivierung der hypothalamisch-hypophysären ovariellen Achse anzeigt.

▶ **Empfehlung** Die korrekte Aufzeichnung und die richtige Interpretation der sich im Zyklus ändernden Symptome helfen, hormonelle Analysen richtig zu terminieren und zu interpretieren, da Einschränkungen einer laboranalytischen Momentaufnahme wegfallen.

Zur Einbeziehung der NFP in die Diagnostik wurde in der Zeit vom 01.05.2004 bis 31.10.2007 an der Abteilung für Gynäkologische Endokrinologie und Fertilitätsstörungen der Universität Heidelberg eine Studie zur „Selbstbeobachtung des individuellen fertilen Fensters im Zyklus durch die Kinderwunschpatientin: diagnostische Bedeutung und spontane Schwangerschaftsrate" durchgeführt (Frank-Herrmann et al.

2017). Damit zeigt sich ein neuer Ansatz im Bereich der Gesundheitsförderung und Basisdiagnostik bei Kinderwunschpatientinnen. Hier ergab sich u. a., dass 80 % der Patientinnen, die NFP anwandten, das 3-tägige Ovulationsfenster (–48 bis + 24 h) auf Anhieb getroffen haben, 9 % lagen vor und 11 % nach diesem Fenster.

Literatur

Arbeitsgruppe NFP (2009) Natürlich und Sicher. Arbeitsheft, 8. Aufl. Trias Verlag, Stuttgart

Arbeitsgruppe NFP (2015) Natürlich und sicher, 17. Aufl. Trias Verlag, München

Arevalo M, Jennings V, Sinai I (2002) Efficacy of a new method of family planning: the Standard Days Method. Contraception 65:333–338

Arevalo M, Jennings V, Nikula M, Sinai I (2004) Efficacy of the new TwoDay Method of family planning. Fertil Steril 82:885–892

Bigelow JL, Dunson DB, Stanford JB, Ecochard R, Gnoth C, Colombo B (2004) Mucus observations in the fertile window: a better predictor of conception than timing of intercourse. Hum Reprod 19:889–892

Bilian X, Heng Z, Shang-chun W, Xiao-ping J, Chang-hai H, Wen-qi S, Zhen-wu L (2010) Conception probabilities at different days of menstrual cycle in Chinese women. Fertil Steril 94:1208–1211

Billings JJ, Billings EL (1973) Determination of fertile and infertile days by the mucus pattern: developement of the ovulation method. In: Uricchio WA (Hrsg) Proceedings of a research conference on natural family planning, Airlie House, Virginia 1972. Human Life Foundation, Washington, DC, S 149–170

Döring G (1954) Die Bestimmung der fruchtbaren und unfruchtbaren Tage der Frau mit Hilfe der Körpertemperatur. Georg Thieme Verlag, Stuttgart/New York

Döring G (1972) Empfängnisverhütung mit Hilfe der Temperaturmethode. Dtsch Ärztebl 69:963–966

Ecochard R, Boehringer H, Rabilloud M, Marret H (2001) Chronological aspects of ultrasonic, hormonal, and other indirect indices of ovulation. BJOG 108:822–829

Fehring RJ (2002) Accuracy of the peak day of cervical mucus as a biological marker of fertility. Contraception 66:231–235

Frank-Herrmann P, Heil J, Gnoth C, Toledo E, Baur S, Pyper C, Jenetzky E, Strowitzki T, Freundl G (2007) The effectiveness of a fertility awareness based method to avoid pregnancy in relation to a couple's sexual behaviour during the fertile time: a prospective longitudinal study. Hum Reprod 22:1310–1319

Frank-Herrmann P, Sottong U, Baur S, Raith-Paula E, Strowitzki T, Freundl G (2011) Natürliche Familienplanung – Sensiplan – eine moderne,. verlässliche Methode. Gynäkologe 44:17–22

Frank-Herrmann P, Jacobs C, Jenetzky E, Gnoth C, Pyper C, Baur S, Freundl G, Goeckenjan M, Strowitzki T (2017) Natural conception rates in subfertile couples following fertility awareness training. Arch Gynecol Obstet 295:1015–1024

Freundl G (1999) European multicenter study of natural family planning (1989–1995): efficacy and drop-out. Adv Contracept 15:69–83

Freundl G, Suberg D, Flynn AM, Diemer HP (1984) Naturliche Familienplanung (symptothermale Methode) und objektive Ovulations parameter – eine Pilotstudie. [Natural family planning (symptothermal method) and objective ovulation parameters – a pilot study]. Geburtshilfe Frauenheilkd 44:368–374

Freundl G, Frank-Herrmann P, Gnoth C (2010a) Cycle monitors and devices in natural family planning. J Reproduktionsmed Endokrinol (Sonderheft) 7:90–96

Freundl G, Sivin I, Batar I (2010b) State-of-the-art of non-hormonal methods of contraception: IV. Natural family planning. Eur J Contracept Reprod Health Care 15:113–123

Gnoth C, Frank-Herrmann P, Bremme M, Freundl G, Godehardt E (1996) Wie korrelieren selbstbeobachtete Zyklussymptome mit der Ovulation? [How do self-observed cycle symptoms correlate with ovulation?]. Zentralbl Gynakol 118:650–654

Gnoth C, Frank-Herrmann P, Freundl G (2003) Angepasstes Management bei „unerfülltem Kinderwunsch". Geburtshilfe Frauenheilkd 63:124–129

Greb RR, Grieshaber K, Gromoll J, Sonntag B, Nieschlag E, Kiesel L, Simoni M (2005) A common single nucleotide polymorphism in exon 10 of the human follicle stimulating hormone receptor is a major determinant of length and hormonal dynamics of the menstrual cycle. J Clin Endocrinol Metab 90:4866–4872

Guida M, Tommaselli GA, Palomba S, Pellicano M, Moccia G, Di CC, Nappi C (1999) Efficacy of methods for determining ovulation in a natural family planning program. Fertil Steril 72:900–904

Keefe E (1949) A practical open-scale thermometer for timing human ovulation. N Y Med J 49:2554–2555

Knaus H (1933) Die periodische Frucht und Unfruchtbarkeit des Weibes. Zentralbl Gynäkol 57:1408

Marshall J (1963) The infertile period. Helicon Press, Baltimore

Ogino K (1932) Über den Konzeptionstermin des Weibes und seine Anwendung in der Praxis. Zentralbl Gynakol 12:721–732

Raith-Paula E, Frank-Herrmann P, Freundl G, Strowitzki T (2013) Natürliche Familienplanung heute, 5. Aufl. Springer, Heidelberg

Rötzer J (1968) Erweiterte Basaltemperaturmessung und Empfängnisregelung. Arch Gynäkol 206:195–214

Scarpa B, Dunson DB, Giacchi E (2007) Bayesian selection of optimal rules for timing intercourse to conceive by using calendar and mucus. Fertil Steril 88:915

Shettles LB (1949) Cervical Mucus: cyclic variations and their clinical significance. Obstet Gynecol Surv 4:614–623

Sinai I, Jennings V, Arevalo M (1999) The TwoDay Algorithm: a new algorithm to identify the fertile time of the menstrual cycle. Contraception 60:65–70

Stanford JB, White GL, Hatasaka H (2002) Timing intercourse to achieve pregnancy: current evidence. Obstet Gynecol 100:1333–1341

Thyma P (1977) The double-check method of family planning, 1. Aufl. Modern Printing Co, Fall River

Velde T van de (1905) Über den Zusammenhang zwischen Ovarialfunktion, Wellenbewegung und Menstrualblutung und über die Entstehung des sog (De Erven F (Hrsg)). Mittelschmerzes. Bohn, Haartem

Optimierung der natürlichen Fertilität und Zukunftsaspekte

13

Günter Freundl, Tanja Freundl-Schütt und Christian Gnoth

Inhalt

1 Optimierung der natürlichen Fertilität ... 109

2 Zukunftsaspekte ... 113

Literatur ... 114

1 Optimierung der natürlichen Fertilität

In der deutschen NFP-Zyklusdatenbank (Gnoth et al. 1999), aus der ab Beginn des Kinderwunsches die Schwangerschaftsrate unter Selbstbeobachtung des fertilen Fensters ermittelt werden kann, waren im „gesunden" Kollektiv bereits nach einem Zyklus mit Kinderwunsch 38 % der 340 Frauen schwanger, nach 3 Zyklen 68 %, nach 6 Zyklen 81 % und nach 12 Zyklen 92 %) (Gnoth et al. 2003b).

Das Zyklusmonitoring durch Selbstbeobachtung kann damit zur Steigerung der Empfängniswahrscheinlichkeit genutzt werden. Inzwischen gibt es dafür eine ausreichende Datenbasis, sodass die „fertility awareness method" (FAB) auch Eingang in die Empfehlungen der Amerikanischen Gesellschaft für Reproduktionsmedizin gefunden hat (ASRM 2008; Mu und Fehring 2014). Entsprechende prospektive Studien haben dabei die besondere Bedeutung der Zervixschleimbeobachtung auch bei unregelmäßigen Zyklen belegt, womit sogar eine höhere Schwangerschaftsrate erreicht wird als mit alleiniger Anwendung von z. B. LH-Tests im konzentrierten Morgenurin, die nur eine kurze präovulatorische Phase erfassen ▶ Kap. 12, „Natürliche Familienplanung bei Kinderwunsch und unerfülltem Kinderwunsch".

Die im ▶ Kap. 12, „Natürliche Familienplanung bei Kinderwunsch und unerfülltem Kinderwunsch" bereits erwähnte aktuelle prospektive Beobachtungsstudie an Paaren mit unerfülltem Kinderwunsch und zur Indikation einer Sterilitätstherapie (Frank-Herrmann et al. 2017) zeigte, dass 32 % der Patientinnen in einer bis zu 8-monatigen Wartezeit vor dem 1. Therapiezyklus nach Ausschluss eines hochgradigen OAT-Syndroms (OAT = Oligoasthenoteratozoospermie) oder beidseitigem Tubenverschlusses schwanger wurden. Erwartungsgemäß war diese Spontanschwangerschaftsrate bei unter 35-Jährigen mit 42 % signifikant höher als bei den über 40-Jährigen mit lediglich 20 %. Auch die Dauer des unerfüllten Kinderwunsches hatte einen signifikanten Einfluss. Die Spontankonzeptionsaussicht bei Paaren mit einer >5-jährigen ungewollten Kinderlosigkeit betrug in dem Beobachtungszeitraum von bis zu 8 Monaten lediglich 8 %.

In diesem Zusammenhang ist ein Vergleich der kumulativen Schwangerschaftsraten invasiver Sterilitätstherapien (alle Zyklen mit extrakorporalen Maßnahmen) und der kumulativen Schwangerschaftsraten im Spontanzyklus interessant. Über alle Altersklassen hinweg zeigen die kumulativen Schwangerschaftsraten im Spontanzyklus sowie nach ART einen deckungsgleichen Kurvenverlauf.

▶ Reproduktionsmedizinische Techniken können offensichtlich die natürlichen Schwangerschaftsraten nicht übertref-

G. Freundl (✉)
Sektion Natürliche Fertilität (SNF) der Deutschen Ges. für Gynäkologische Endokrinologie und Fertilitätsmedizin (DGGEF), Düsseldorf/Heidelberg/München, Deutschland
E-Mail: freundlg@uni-duesseldorf.de

T. Freundl-Schütt
Universitätsfrauenklinik, Heinrich-Heine-Universität Düsseldorf, Düsseldorf, Deutschland
E-Mail: freundl-schuett@unikid.de

C. Gnoth
green-ivf: Grevenbroicher Endokrinologie & IVF-Zentrum, Grevenbroich, Deutschland
E-Mail: dr.christian.gnoth@green-ivf.de

K. Diedrich et al. (Hrsg.), *Reproduktionsmedizin*, Springer Reference Medizin,
https://doi.org/10.1007/978-3-662-57636-6_13

fen. Reproduktionsmedizinische Techniken heben bei massiver Subfertilität die Schwangerschaftsaussichten lediglich wieder auf das normale Niveau zurück.

Sofern eine Schwangerschaft auf natürlichem Wege nicht prinzipiell fast unmöglich ist (z. B. bei Tubenverschluss beidseits bzw. hochgradigem OAT-Syndrom), profitieren Paare dann von einer invasiven Sterilitätstherapie, wenn nach mindestens 6 Zyklen mit Verkehr zum optimalen Zeitpunkt keine Schwangerschaft eingetreten ist und somit die verbliebene Spontankonzeptionsaussicht extrem gering ist. Unabhängig von der medizinischen Diagnose stellt sich also oft allein aufgrund der Anzahl erfolgloser Spontanzyklen die Indikation zu reproduktionsmedizinischen Maßnahmen.

1.1 Hilfsmittel in der NFP

Zykluscomputer zur Zyklusbeurteilung

Verschiedene technische Hilfsmittel, Geräte und Programme versprechen einer Frau Unterstützung zur Aufzeichnung und Beurteilung des Zyklus und zur Bestimmung des fertilen Fensters. In letzter Zeit sind in großer Anzahl Programme im Netz (Fertility- und Zyklus-Apps dazugekommen und werden lebhaft unter Laien und in wissenschaftlichen Kreisen diskutiert (Freundl et al. 2016, 2017) Sie verarbeiten verschiedene, zyklusabhängige Indikatoren der Fertilität (z. B. Aufwachtemperatur, Schleim, Hormone), oft in Kombination mit mathematischen Algorithmen zur Auswertung, und werden weltweit in großer Zahl angeboten. Hinsichtlich ihrer Wirksamkeit und Akzeptanz durch die Benutzer sind sie häufig nur unzureichend untersucht. Eine sicher nicht vollständige Aufstellung der uns bekannten Geräte und Hilfsmittel zeigt Tab. 1; neuere Computerprogramme sind in Tab. 2 zusammengefasst. Dabei muss zuerst darauf hingewiesen werden, dass prospektiv randomisierte, vergleichende Doppelblindstudien zur Effektivitätsbeurteilung zum Erreichen oder Verhüten einer Schwangerschaft für keines der Geräte und Programme existieren. Für wenige Geräte liegen prospektiv vergleichende Beobachtungsstudien vor, für die meisten nur Beobachtungsstudien oder Einzelbeobachtungen (Zusammenfassung in (Freundl und Freundl-Schütt 2006). Abb. 1a–c zeigt drei Geräte, die derzeit auf dem deutschen Markt erhältlich sind.

Tab. 1 Zyklusmonitore und die darin verwendeten Indikatoren

Geräte	Gemessene Indikatoren
Babycomp Ladycomp Cyclotest	Basaltemperatur (BT) und Kalkulation
PC 2000 PG 53 Maybe Baby	Zervikalschleim (CM): Kristallisation
Persona	LH/Estrone-3-glucuronid (E3G)
Brown's Ovarian Monitor	Pregnandiol-3-Glucuronid (PdG) und E3G
Cyclotest 2 plus	BT/LH oder Zervikalschleim (CM)
CUE-Fertility Monitor	Zervikalschleim (CM): elektrische Leitfähigkeit
Ovulation Controller	Elektrostatische Ladung
Capnodig	pCO_2
Safeplan	Progesteron
Skin-check	Lipidprofile

Für die Fertility Apps existieren bis heute keine wissenschaftlich korrekten prospektiven Studien. Dennoch haben sie zahlreiche Zugriffe im Netz, die wohl durch vollmundige Versprechungen und entsprechende „likes" gefördert werden. Tab. 3 zeigt eine nach dem zugrunde liegenden Prinzip geordnete unvollständige Aufstellung ohne eine derzeit nicht mögliche Wertung (nach Stiftung Warentest 2017). Effektivitätsstudien fehlen. Für den angloamerikanischen Markt wurden Bewertungen nach einem Scoringsystem, das aber keine prospektiven Effektivitätsstudien ersetzen kann publiziert (Moglia et al. 2016; Shaia et al. 2017). Hinzuweisen ist auf die Technologie der multiparametrischen Techniken und Algorithmen zur Ovulationsprediktion, wie sie beispielsweise in der Fertility-App Ava versucht wird. Aussagekräftige Studien zu derartigen Apps. sind derzeit in Planung, Ergebnisse liegen jedoch noch nicht vor.

Temperaturcomputer

Es handelt sich um Computer mit Computerprogrammen **(Babycomp/Ladycomp, Cyclotest)**, die alle eine Temperaturmesssonde haben, die dem Gerät die Morgentemperatur (BT) mitteilt – gemessen an unterschiedlichen Orten (oral, subaxillar, rektal, vaginal). Die Geräte errechnen aus diesen Temperaturwerten und aus Kalenderkalkulationen mit unterschiedlichen Algorithmen eine fruchtbare Zeit im Zyklus einer Frau. Indikatorlampen bzw. Anzeigen im Display erklären der Frau ihren derzeitigen Fertilitätsstatus und geben zusätzliche Informationen wie z. B., ob eine Schwangerschaft bestehen kann. Wenn eine Frau schwanger werden will, geben die Geräte den fertilen Zeitraum an. Die Länge der angezeigten fertilen Zeit liegt zwischen 12 und 14 Tagen, was definitiv zu lang ist. Die Sicherheit bei Verhütungsabsicht bei typischer Anwendung liegt bei einem Pearl-Index zwischen 2 und 4.

Derzeit drängen Temperaturmesssonden auf den Markt, die für die intravaginale, teilweise kontinuierliche Temperaturmessung entwickelt worden sind (z. B. i-Button [Anwendung gut beschrieben in http://trainyabrain-blog.com/2017/09/beste-basal thermometer-meine-geratherm-basal-analog-erfahrungen] oder

Tab. 2 Zykluscomputerprogramme für Palm oder Handy

Geräte	Hersteller	Internetadressen
May I	Modeleo e.K.	http://www.mayi.de
sympto.ch	Monsieur Emile Tasev	http://www.symptotherm.ch
myona	myona GmbH	http://www.myona.de/

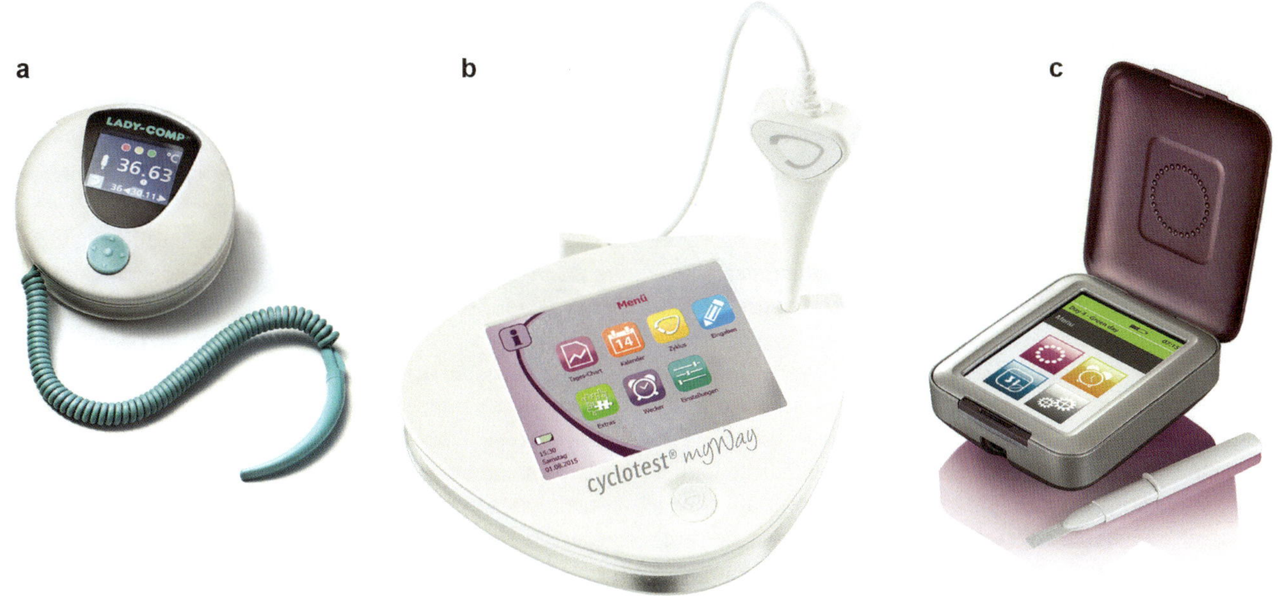

Abb. 1 Zykluscomputer, die derzeit in Deutschland auf dem Markt sind: **a, b** Temperaturcomputer, **c** Hormoncomputer

Tab. 3 Fertility- und Zyklus-Apps im Netz. (Nach Stiftung Warentest 2017)

Name App	Zugrundeliegende Methode	Android	iOS	Bewertung
Ladycycle	CM/BT	X	/	gut (2,2)
MyNFP	CM/BT	X	X	gut (2,2)
Lily	CM/BT	/	X	befriedigend (2,6)
OvuView	CM/BT	X	/	ausreichend (4,3)
Ovy-Zyklus	K/BT	X	X	mangelhaft (5,2)
Natural Cycles	K/BT	X	X	mangelhaft (5,5)
Clue; Flo; Maya; Menstruationskalender Pro; Period tracker; Woman-Log-Pro; Mein Menstruationskalender	K	X	X	mangelhaft (5,5)

OvulaRing). Sie sollen das Temperaturmessen einfacher und effektiver machen.

Minimikroskope zur Zervikalschleim- und Speichelbeobachtung

Es handelt sich um unterschiedlich designte, vergrößernde, teilweise auch beleuchtete Lupen (Donna, Pg 53, Ovulens, Fertile Focus, Cycle Check), mit denen eine Frau Phänomene beobachten kann, die beim Trocknen von Speichel oder Zervikalschleim auf einem fettfreien Objektträger entstehen (farnphänomenartige Bilder) und ein Zeichen für die fertile Phase sind. Trotz einer sehr optimistischen Werbung („reliable, cheap") sind die beobachteten Phänomene sehr störanfällig (durch Luftfeuchtigkeit, Verunreinigungen) und deswegen in der versprochenen Deutlichkeit häufig nicht zu erkennen. Dies ist bei Kinderwunsch zwar bedauerlich, führt dabei aber nicht zu weitreichenden Konsequenzen. Anders ist es, wenn die Geräte eingesetzt werden, um eine Schwangerschaft zu verhindern. In vergleichenden Studien (Abschn. 1.2) schnitten sie schlecht ab. Prospektive oder gute Beobachtungsstudien zu den einzelnen Geräten existieren praktisch nicht.

Hormoncomputer

Durch diese Geräte werden die Veränderungen bestimmter Hormone im Zyklus der Frau gemessen.

Der **Ovarian Monitor** misst in einem schwierigen, zeitaufwendigen Verfahren relativ genau die beiden Hormone Östradiol und Progesteron [als E3-Glucuronid (E3G) und Pregnandiol-Glucuronid (PdG) im Urin] und deren Verhältnis zueinander. Das Gerät wurde ursprünglich von (Brown und Blackwell 1980) angewendet, um die Effektivität der Billings-Methode (Billings 1964) zu untermauern. Die Bestimmungen sind sehr genau, jedoch auch sehr zeitaufwendig (40–50 min/Messung tgl.) und damit für den täglichen Gebrauch ungeeignet. Zu seiner Effektivität existieren gute Studien.

Persona ist ebenfalls ein Hormonmesscomputer. Es werden an bestimmten Tagen im Zyklus die Hormone LH und E3-glucuronid (E3G) im Urin gemessen. Moderne Analyse- (Teststick) und Programmiertechnik (Auswertung nach Hormonanalysen und Zykluskalkulation) haben ein für die Frau leicht zu bedienendes Gerät geschaffen (Abb. 1c). Der Messvorgang inkl. Berechnung dauert <5 min. Vom Hersteller wird die Anwendung auf Zykluslängen zwischen 25 und 35 Tagen beschränkt.

Nicht angewendet werden soll das Gerät lt. Hersteller bei anovulatorischen Zyklen einschließlich Stillzeit und Prämenopause. Unter Beachtung dieser Bedingungen versprechen die Entwickler eine Sicherheit der Fertilitätsvoraussage von ca. 94 %.

Ein Schwesterprodukt ist der **Clear Plan Ferility Montitor** mit geändertem Algorithmus zum Erzielen einer Schwangerschaft.

Widerstandsmessgeräte

Geräte wie **OvaCue/Cue II** weisen Veränderungen im Elektrolytgehalt von Speichel oder Zervikalschleim nach, die als Antwort auf Hormonveränderungen um den Eisprung herum zu beobachten sind. Sie werden derzeit in Deutschland nicht verkauft, sind aber über die USA zu beziehen. Die Frau legt jeden Tag eine löffelartige Sonde für 5 s auf die Zunge, die den elektrischen Widerstand misst. Sie hat zudem die Option, auch eine Widerstandsmesssonde in die Scheide einzulegen. Störungen können durch die Art der Ernährung (sehr salzreich etc.) auftreten. Gemessen werden der sog. CuePeak im Speichel und das „vaginal low" im Zervikalschleim.

Die Beurteilung der Effektivität dieser Geräte fällt in der Literatur sehr unterschiedlich aus. Zur Unterstützung des Kinderwunsches können sie sicher zuweilen hilfreich sein, genauso wie Temperaturcomputer.

1.2 Effektivität von Zykluscomputern

Wir haben im Rahmen einer prospektiven Beobachtungsstudie die Fertilitätsangaben von 7 Zykluscomputern bzw. Minimikroskopen und der von uns gelehrten symptothermalen Familienplanungsmethode Sensiplan mit dem fertilen Fenster verglichen, das mittels LH-Peak-Bestimmung und ultrasonographischer Messung des größten Follikeldurchmessers (MFD) objektiv bestimmt wurde (Freundl et al. 1980). Die Untersuchungen wurden durch die Stiftung Warentest unterstützt (Freundl et al. 2003b; Stiftung Warentest 2000). Entsprechend den statistischen Vorgaben wurde angestrebt, von jedem System 15 „Kontrollzyklen" oder Überwachungszyklen zur Verfügung zu haben. Zu diesem Zweck wurden 4 Gruppen (= 8 Geräte oder Methoden) zu je 15 klinisch gesunden Probandinnen gebildet, die keine Erfahrung mit den zu prüfenden Geräten bzw. Systemen hatten. Die Probandinnen sollten jedes System ohne Unterbrechungen – zum Aufbau der notwendigen Datenbank bei speichernden Geräten 7–8 Zyklen, bei nicht speichernden für mindestens 4 Zyklen – anwenden. Die Geräte bzw. Methoden wurden in dieser Zeit lt. Gebrauchsanweisung der Hersteller angewandt.

Der letzte Zyklus war der sog. Kontroll- oder Überwachungszyklus, in dem der Ovulationstag sicher ermittelt wurde. An der Studie haben insgesamt 65 Frauen teilgenommen (Einzelheiten s. Freundl et al. 2003b).

Die Sicherheit der Systeme bezüglich der Bestimmung der fertilen Zeit im Zyklus ließ sich darstellen, indem die falsch-negativen Angaben (Gerät zeigt „unfruchtbar" in der fruchtbaren Zeit) und falsch-positiven Angaben (Gerät zeigt „fruchtbar" in der unfruchtbaren Zeit, bezogen auf die Referenzmethode) ausgewertet werden. Tab. 4 gibt diese Zahlen in prozentualen Werten an.

Eine Anwenderin ist an Tagen mit falsch-negativen Geräteangaben trotz der gegenteiligen Anzeige ihres Gerätes fruchtbar und hat die Möglichkeit, bei Verkehr schwanger zu werden. Bei der Angabe falsch-positiv sagt das Gerät aus, dass die Möglichkeit eines Eintritts einer Schwangerschaft besteht, obwohl sie in Wirklichkeit nicht gegeben ist. Diese Information gibt somit Auskunft über die Spezifität eines Gerätes bzw. einer Methode. Im Hinblick auf die Verhütung sind die falsch-negativen Angaben besonders wichtig, weil sie aussagen, dass das Gerät einen Tag, der entsprechend den objektiven Parametern fruchtbar war, als unfruchtbar be-

Tab. 4 Prozentsatz falsch-negativer und falsch-positiver Anzeigen bei den getesteten Zyklusmonitoren und Schleimmikroskopen

Gerät bzw. Methode	Anzeige „falsch-negativ"[a] bezogen auf die Gesamtzahl der infertilen Tage im Zyklus (%)	Anzahl „falsch positiv"[b] bezogen auf die Gesamtzahl der infertilen Tage im Zyklus (%)
PG 53	73,4	6,6
PC 2000	58,0	11,3
MayBe Baby	51,6	22,7
Persona	20,8	23,0
Babycomp/ LC	4,7	29,3
Bioself 2000	7,5	53,9
Cyclotest 2 plus	1,7	39,7
NFP	0,0	25,3

[a] Falsch-negativ: ein klinisch fertiler Zyklustag, der durch den Monitor als infertil ausgewiesen wurde

[b] Falsch-positiv: ein klinisch infertiler Tag, der durch den Monitor als fertil ausgewiesen wurde

zeichnet hat. Dies widerspricht der Intention einer Frau, die mit dem System verhüten will.

Die Temperaturcomputer weisen insgesamt eine relativ hohe Sicherheit auf: Falsch-negative Anzeigen erfolgen in einem Prozentsatz zwischen 1,7 % und 7,5 %. Am besten hat Cyclotest abgeschnitten.

Besonders schlechte Ergebnisse zeigen die Speichel-Minimikroskope, deren entsprechende Zahlen zwischen 51,6 % und 73,4 % lagen. In einem Mittelfeld hält sich Persona mit 20,8 %.

▶ Die falsch-negativen Befunde bei Anwenderinnen der symptothermalen Methode der natürlichen Familienplanung beliefen sich auf 0 % (allerdings bei relativ wenigen Benutzerinnen), d. h. dass die Methode der Körperselbstbeobachtung zur Kontrazeption bisher den technischen Geräten überlegen war.

Nach unserer Erfahrung scheinen die Zykluscomputer in erster Linie als Mittel zum Erzielen einer Schwangerschaft von den Anwenderinnen akzeptiert zu werden. Interessanterweise war das Vertrauen der Probandinnen in die NFP, bei der sie selbst auf ihre eigenen Beobachtungen zurückgreifen konnten, größer als in die entsprechenden Geräte. Die Minimikroskope sind indiskutabel. Allen anderen Modellen (auch der symptothermalen Methode der NFP) gemeinsam ist die zugunsten der Sicherheit verhältnismäßig lange potenziell fertile Zeit, die sich bei Verhütungsabsicht nachteilig auf die Akzeptanz auswirkt. Die bisherige starre, dichotome Trennung der Zyklustage in fruchtbar/unfruchtbar spiegelt aber nicht die reale Situation und die alltägliche Anwendung dieser Methoden wider. In Zukunft können die Konzeptionsrisiken/-chancen pro Zyklustag prozentual ausgewiesen werden.

1.3 Ratschläge zur Anwendung von Zykluscomputern für die Praxis

Der Einsatz von Fertilitätscomputern kann man unter unterschiedlichen Zielsetzungen sehen: zum einen, um das Erreichen einer gewünschten Schwangerschaft zu fördern, und zum anderen, um eine im Moment oder für immer nicht gewünschte Schwangerschaft zu verhindern.

Wenn eine Frau überhaupt zu technischen Hilfsmitteln ihre Zuflucht nehmen will, so kann man insgesamt zur Anwendung von derartigen Computern raten, wenn man **schwanger werden** will. Dazu sind diese Geräte ausreichend geeignet. Auch Sicherheitsbedenken können nicht zu schwer wiegen, da ein Nichterkennen z. B. der bevorstehenden Ovulation zu keinen nicht mehr zu korrigierenden Folgen für die Frau führt. Auch die hochfruchtbaren Tage können verschiedene Geräte gut voraussagen.

Ganz anders ist dies zu sehen, wenn eine Frau mit Hilfe dieser Geräte eine **Schwangerschaft verhindern** will. Dies leisten die Geräte unterschiedlich gut, die Sicherheit ist jedoch bei keinem Gerät so groß, dass eine Schwangerschaft ganz sicher zu verhindern ist. Auch bei anderen kontrazeptiven Methoden ist dies nicht der Fall. Allerdings unterscheidet sich die Effektivität der verschiedenen Zykluscomputer doch beträchtlich. Derzeit sind auf dem Sektor der Verhütung die Temperaturcomputer relativ sicher (Pearl-Index von 2–6). Verbesserungen sind auf dem Gebiet der Hormoncomputer zu erwarten, wenn die Analysetechnik und die entsprechenden Auswertungsalgorithmen noch verbessert werden.

In diesem Zusammenhang sei besonders auf eine Arbeit von Freundl et al. (2003a) verwiesen, die eine Möglichkeit aufzeigt, durch relativ einfache Untersuchungen bei einem neuen, für die Kontrazeption entwickelten Gerät zu entscheiden, ob es prinzipiell zur Empfängnisverhütung eingesetzt werden kann und eine akzeptable Effektivität haben sollte. Erst wenn diese Frage in diesem Verfahren (Monitorzyklus mit Fehlerhochrechnung) beantwortet ist, können sich für einen Entwickler die Kosten einer prospektiven Effektivitätsstudie für das von ihm entwickelte Gerätes lohnen.

2 Zukunftsaspekte

In der modernen Reproduktionsmedizin spielt eine aktive Beteiligung der Patientin in Diagnostik und Therapie noch nicht die Rolle, die ihr zusteht. Die reproduktive Kompetenz der Frau wird üblicherweise nur marginal genützt (Frank-Herrmann et al. 2005). Dies liegt darin begründet, dass man bis heute die Erkenntnisse über die natürliche Fertilität bei den Betroffenen nicht fördert und Bemühungen auf diesem Gebiet eher disqualifiziert.

Es hat sich aber inzwischen gezeigt, dass die kumulative Schwangerschaftsrate von subfertilen Paaren nach kompetentem FAM-Training 38 % betrug (Frank-Herrmann et al. 2017). Der konsequente Einsatz dieser Methoden vor aggressiven Maßnahmen ist deswegen als State-of-the-art zu empfehlen.

Familienplanung heißt, bei der Kontrazeption heute an die Reproduktion von morgen zu denken. Das gilt insbesondere für die ungenügende Information über die nachlassende Fertilität mit zunehmendem Alter! Dies gilt aber auch für die Schleimbeobachtung durch eine Frau selbst genauso wie für die einfache zervikale Diagnostik, die die Beobachtungen der Frauen verifizieren kann, durch den Behandler. Dabei hatten dies bereits vor fast einem Vierteljahrhundert Insler et al. (1972, 1985) gefordert, und es ist von vielen danach immer wieder angemahnt worden (Harrison 1977; Hammerstein et al. 1977; Freundl et al. 1979, 1985).

Auch Aussagen über den männlichen Partner lassen sich über Interaktionstests leicht bekommen, wenn die Kenntnisse über Motilität und Morphologie der Spermatozoen (Hofmann et al. 1982) von den Untersuchern dokumentiert werden. Das Problem liegt darin, dass die Tests häufig nicht oder nicht sachgerecht durchgeführt werden. Bis heute sind diese Forderungen in vielen Institutionen nicht umgesetzt. Werden regelmäßig Interaktionstests, wie sie beispielsweise (Jager et al. 1978; Kremer und Jager 1988) bereits in den 1980er-Jahren vorgeschlagen haben, durchgeführt? Oft werden stattdessen Immunglobulintests im Serum favorisiert, deren Aussagekraft mehr als beschränkt und deren Kosten hoch sind. Wo werden Patientinnen zur Mitarbeit und Selbstbeobachtung ihres Zyklus angehalten?

Die geringe Beteiligung der Betroffenen an Diagnostik und Therapie hat zur Folge, dass eine (unnötige) Vorwurfshaltung (Übertherapie, sprachloser Patient) gegenüber notwendigen Maßnahmen der ART entstehen kann. Eine depressive Verarbeitung, v. a. bei Enttäuschung über die reproduktionsmedizinischen Ergebnisse, kann die Folge sein. Dem lässt sich durch Einbeziehung der Betroffenen ohne Mühe in gewisser Weise vorbeugen (Gnoth et al. 2003a). Dazu dient insbesondere die Information der Paare über alles, was mit natürlicher Fertilität und Familienplanung zu tun hat.

Immer mehr in den Blickpunkt der betroffenen Kinderwunschpaare rücken heute Hilfen, die im Netz als Fertility- oder Zyklus-Apps angepriesen werden. Leider ist deren Qualität bisher weitgehend nicht getestet (Freundl et al. 2016). Positive Ergebnisse lassen Apps erwarten, deren Algorithmen eine gute STM darstellen. Jedoch müssen auch für sie Effektivitätsstudien durchgeführt werden.

Literatur

ASRM (2008) Optimizing natural fertility. Fertil Steril 90:1–6

Billings JJ (1964) The ovulation method. Advocate, Melbourne

Brown JB, Blackwell LF (1980) Ovarian monitor instruction manual. OM Research and Reference Center of Australia, Melborne

Frank-Herrmann P, Gnoth C, Baur S, Strowitzki T, Freundl G (2005) Determination of the fertile window: reproductive competence of women – European cycle databases. Gynecol Endocrinol 20(6): 305–312

Frank-Herrmann P, Jacobs C, Jenetzky E, Gnoth C, Pyper C, Baur S, Freundl G, Goeckenjan M, Strowitzki T (2017) Natural conception rates in subfertile couples following fertility awareness training. Arch Gynecol Obstet 295:1015–1024

Freundl G, Freundl-Schütt T (2006) Fertilitätscomputer und ihre Wertigkeit. Gynakologe 39:678–689

Freundl G, Dörner H, Hofmann N (1979) Korrelation von Zahl, Motilität und Morphologie menschlicher Spermatozoen zwischen Sperma und geeignetem periovulatorischem Zervikalschleim. FDF 6:168–172

Freundl G, Terinde R, Distler W, Baumeister U, Herberger J, Kozlowski P (1980) Serum levels of estradiol-17-β and luteinizing hormone related to follicle growth as monitored by ultrasound in women with normal menstrual cycles. Acta Endocrinol 96:370–376

Freundl G, Hofmann N, Heywinkel E (1985) Gynäkologischandrologische Aspekte in der Diagnostik und Therapie der paarbedingten Sterilität. In: Distler W, Hofmann N (Hrsg) Fertilitätsstörungen aktuelle Grundlagen, Diagnostik und Therapie in der Gynäkologie und Andrologie. Georg Thieme Verlag, Stuttgart/New York

Freundl G, Godehardt E, Kern PA, Frank-Herrmann P, Koubenec HJ, Gnoth C (2003a) Estimated maxmum failure rates of cycle monitors using daily conception probabilities in the menstrual cycle. Hum Reprod 18:2628–2633

Freundl G, Frank-Herrmann P, Godehardt E, Kern PA, Klose A, Koubenec HJ, Gnoth C (2003b) Die Effektivität von Zyklusmonitoren zur Bestimmung des fertilen Fensters. Geburtshilfe Frauenheilkd 63:778–785

Freundl G, Gnoth C, Krahlisch M (2016) Zykluscomputer und Apps. Gynäkol Endokrinol 14:93–104

Freundl G, Frank-Herrmann P, Freundl-Schütt T, Görner K, Strowitzki T, Wallwiener L, Ch G (2017) Fertilitäts- und Zyklus-Apps im Netz. Ein Überblick zu einem globalen Phänomen. Frauenarzt 58:378–381

Gnoth C, Bremme M, Klemm R, Frank-Herrmann P, Godehardt E, Freundl G (1999) Research and quality control in natural family planning with relational database systems. Adv Contracept 15:375–380

Gnoth C, Frank-Herrmann P, Freundl G (2003a) Angepasstes Management bei „unerfülltem Kinderwunsch". Geburtshilfe Frauenheilkd 63:124–129

Gnoth C, Godehardt D, Godehardt E, Frank-Herrmann P, Freundl G (2003b) Time to pregnancy: results of the German prospective study and impact on the management of infertility. Hum Reprod 18:1959–1966

Hammerstein J, Zielske F, Kratzsch E, Koch U (1977) Sperm migration throughout the female genital tract in relation to the time of ovulation. In: Insler V, Bettendorf G (Hrsg) The uterine cervix in reproduction. Georg Thieme Verlag, Stuttgart/New York

Harrison R (1977) The cervical factor fact or fantasy? In: Insler V, Bettendorf G (Hrsg) The Uterine Cervix in Reproduction. Georg Thieme Verlag, Stuttgart/New York

Hofmann N, Freundl G, Hilscher B (1982) Über die Zuordnung der pathomorphologischen Spermabefunde zu testikulären Erkrankungen. Akt Dermatol 8:191–197

Insler V, Melmed H, Eichenbrenner I, Serr D, Lunenfeld B (1972) The cervical score. Int J Gynaecol Obstet 10:223–228

Insler V, Glezerman M, Gaton E (1985) Der zervikale Faktor als Sterilitätsursache: Pathophysiologie und klinische Aspekte. In: Distler W, Hofmann N (Hrsg) Fertilitätsstörungen Aktuelle Grundlagen, Diagnostik und Therapie. Georg Thieme Verlag, Stuttgart/New York

Jager S, Kremer J, van Slochteren-Draaisma T (1978) A simple method of screening for antisperm antibodies in the human male. Detection of spermatozoal surface IgG with the direct mixed antiglobulin reaction carried out on untreated fresh human semen. Int J Fertil 23:12–21

Kremer J, Jager S (1988) Sperm-cervical mucus interaction, in particular in the presence of antispermatozoal antibodies. Hum Reprod 3:69–73

Moglia ML, Nguyen HV, Chyjek K, Chen KT, Castano PM (2016) Evaluation of Smartphone Menstrual Cycle Tracking Applications Using an Adapted APPLICATIONS Scoring System. Obstet Gynecol 127:1153–1160

Mu Q, Fehring RJ (2014) Efficacy of achieving pregnancy with fertility-focused intercourse. MCN Am J Matern Child Nurs 39:35–40

Shaia KL, Farag S, Chyjek K, Knopman J, Chen KT (2017) An evaluation of mobile applications for reproductive endocrinology and infertility providers. Telemed J E Health 23(3):254–258

Stiftung Warentest (2000) Abschlußbericht des Projektes Stiftung Warentest „Zyklustester" Prüfprogramm-Nr. 96140 v. 01.12.1998 (Hrsg. G Freundl). Stiftung Warentest, Düsseldorf, S 1–26

Stiftung Warentest (2017) Fruchtbar oder nicht 12:94–99

Ovulationsinduktion und ovarielle Stimulation 14

Georg Griesinger

Inhalt

1 Einleitung und Begriffsbestimmung ... 115
2 Wirkweise: Schwellenwertprinzip ... 116
3 Ovulationsinduktion mit Letrozol und Clomifen ... 116
4 Ovulationsinduktion mit Letrozol ... 119
5 Ovulationsinduktion mit Gonadotropinen ... 119
6 Induktion der finalen Eizellreifung mit HCG ... 134
7 Induktion der finalen Eizellreifung mit GnRH-Agonisten ... 135
8 Adjuvante Behandlungen und Zukunft ... 136
Literatur ... 136

1 Einleitung und Begriffsbestimmung

Das Wirkprinzip der ovariellen Stimulation beruht auf einer indirekten oder direkten Erhöhung des Serum-FSH-Spiegels. Das therapeutische Ziel der ovariellen Stimulation ist entweder die Unterstützung bzw. Herbeiführung eines Eisprungs bei Störung der Follikelreifung oder die Polyovulation zur Gewinnung von mehreren Eizellen für eine extrakorporale Verwendung.

Definition wichtiger Begriffe

Ovarielle Stimulation	Überbegriff für alle Formen der Eierstockstimulation.
Ovulationsinduktion	Herbeiführung einer (Mono-) Ovulation bei Oligo-/Anovulation.
Kontrollierte ovarielle Stimulation	Stimulation des Eierstocks bei gleichzeitiger Suppression („Kontrolle") der endogenen LH-Sekretion mit dem Ziel der Gewinnung von $\geq$8 Eizellen (nach Nargund et al. 2007).
Milde ovarielle Stimulation	Begriff zur Bezeichnung einer Stimulation mit dem Ziel der Gewinnung von $\leq$7 Eizellen unter minimaler Anwendung von Pharmaka.
Kontrollierte ovarielle Hyperstimulation	(Veralteter) Begriff zur Abgrenzung der kontrollierten Polyovulation von der Ovulationsinduktion.

Jede ovarielle Stimulationsbehandlung bedarf einer klar umschriebenen Indikation. Es ist hier zu unterscheiden zwischen dem Komplex Follikelreifungsstörung/Anovulation/Lutealphasendefekt und der ovariellen Stimulation bei regelrechter Ovarfunktion mit dem Ziel der Polyovulation. Die unkritische Anwendung der ovariellen Stimulation bei nicht näherer beschriebener „Unfruchtbarkeit" ist aufgrund des Überstimulations- und Mehrlingsrisikos problematisch (Hughes et al. 2010).

G. Griesinger (✉)
Sektion für gynäkologische Endokrinologie und Reproduktionsmedizin, Universitätsklinikum Schleswig-Holstein – Campus Lübeck, Lübeck, Deutschland
E-Mail: georg.griesinger@uni-luebeck.de

K. Diedrich et al. (Hrsg.), *Reproduktionsmedizin*, Springer Reference Medizin,
https://doi.org/10.1007/978-3-662-57636-6_15

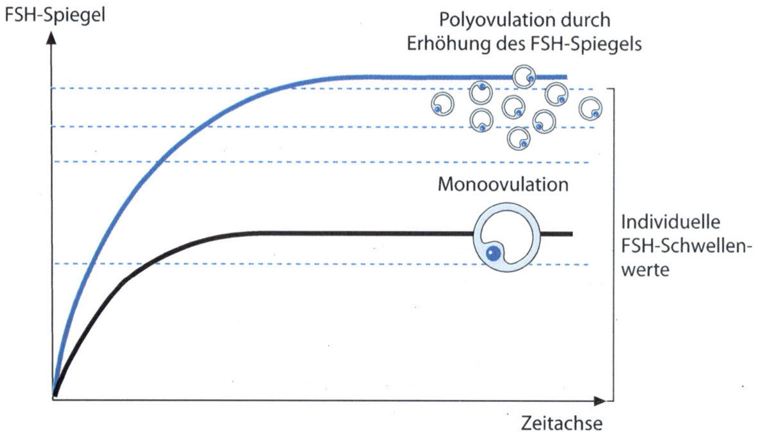

Abb. 1 FSH-Schwellenwert, der überschritten werden muss, um eine Monoovulation – oder bei weiterer FSH-Steigerung eine Polyovulation – auszulösen

2 Wirkweise: Schwellenwertprinzip

Im natürlichen Zyklus kommt es über die endogene FSH- und LH-Wirkung zur zyklischen Rekrutierung von Follikeln im Ovar und in weiterer Folge zur Selektion eines dominanten Follikels mit dem Ergebnis einer Monoovulation (▶ Kap. 3, „Endokrine Kontrolle der Ovarfunktion"). Bei Störung dieser Abläufe kann durch exogene FSH- und ggf. LH-Wirkung eine Follikelreifung forciert und die regelrechte Ovarfunktion wiederhergestellt werden. Bei der Ovulationsinduktion mit dem Ziel der Monoovulation geschieht dies durch eine minimal notwendige Steigerung des Serum-FSH-Spiegels, um das Wachstum möglichst nur eines Follikels zu induzieren (van Weissenbruch et al. 1993). Bei der Polyovulation wird der FSH-Serumspiegel gezielt in so ausgeprägtem Maße erhöht, dass mehrere – also auch subordinate – Follikel reifen und der Atresie entgehen (Abb. 1).

Es ist zu beachten, dass starke interindividuelle (Imani et al. 2002a), aber auch intraindividuelle Unterschiede im Ansprechen der Ovarien auf eine Erhöhung des Serum-FSH-Spiegels bestehen.

▶ Als (theoretischer) FSH-Schwellenwert ist jener Serum-FSH-Spiegel definiert, bei dem der eine Follikel mit der höchsten FSH-Rezeptorendichte, und somit der höchsten FSH-Sensitivität, Dominanz entwickelt und ovuliert.

3 Ovulationsinduktion mit Letrozol und Clomifen

Bei rund 20–30 % der Frauen mit Kinderwunsch besteht eine Follikelreifungsstörung bis hin zur Anovulation (Healy et al. 1994), v. a. im Rahmen (▶ Kap. 7, „Polyzystisches Ovarsyndrom (PCOS)"). Als Mittel der 1. Wahl zur Behandlung einer normogonadotropen Ovulationsstörung gilt neuerdings der Aromataseinhibitor Letrozol (Teede et al. 2018). Zuvor galt über viele Jahrzehnte das Antiöstrogen Clomifen als Mittel der 1. Wahl (Thessaloniki ESHRE/ASRM-Sponsored PCOS Consensus Workshop Group 2008).

Der Wirkstoff Clomifen gehört genauso wie Tamoxifen zur Gruppe der sog. **selektiven Östrogenrezeptormodulatoren.** Clomifen wirkt über Bindung an die Steroidrezeptoren des Hypothalamus. Der Hypothalamus kann somit das Niveau der Sexualsteroide im Serum, insbesondere des Östrogens, nicht mehr erfassen und reagiert mit einer vermehrten Ausschüttung von GnRH, welches über Wirkung an der Hypophyse zu einer Steigerung der FSH- und LH-Sekretion führt. Voraussetzung für die Wirksamkeit einer Clomifentherapie ist eine weitgehende Intaktheit der Hypothalamus-Hypophasen-Ovar-Achse. Bei höhergradiger Störung der hypothalamischen Funktion (sog. WHO-Typ-I-Ovarialinsuffizienz), wie beispielsweise bei einer Anorexia nervosa, kann Clomifen nicht eingesetzt werden.

Als oral verabreichbare, nicht antiöstrogene Alternative zu Clomifen wurden **Aromataseinhibitoren** zur Ovulationsinduktion untersucht. Aromatase ist ein zytochromer P-450-Enzymkomplex, der den entscheidenden Schritt in der Biosynthese der Östrogene katalysiert. Androgene wie z. B. Androstendion und Testosteron werden durch die Aromatase in Östrogene umgewandelt. Die Aromatase kann durch steroidale und nichtsteroidale Inhibitoren selektiv gehemmt oder inaktiviert werden. Dieser Effekt wird bei der hormonablativen Therapie des Brustkrebses genutzt, welches auch die einzige offizielle klinische Zulassung der Aromataseinhibitoren darstellt.

Eine Hemmung der Östrogensynthese durch einen Aromataseinhibitor führt über einen positiven Rückkoppelungsmechanismus zu einer vermehrten hypophysären Gonadotropinausschüttung und damit zu einer ovariellen Stimulation ohne einen antiöstrogenen Effekt auf der Ebene des Östrogenrezeptors. Außerdem soll die Akkumulation von Androgenen im Ovar bei Hemmung der Östrogensynthese die Sensitivität des Eierstocks auf FSH steigern, die Selektion eines dominanten Follikels begünstigen und das Risiko für Mehrlingsschwangerschaften senken (Casper und Mitwally 2011).

Analog zu Clomifen ist die weitgehende Intaktheit der Hypothalamus-Hypophasen-Ovar-Achse für die Letrozoltherapie Voraussetzung.

Indikationen zur Letrozol- und Clomifenanwendung
- Follikelreifungsstörung (vorwiegend bei PCOS)
- Lutealphasendefekt
- Grenzwertige WHO-Typ-I-Ovarialinsuffizienz (Therapieversuch)

Die Kosten für Clomifen als Generikum sind gering, Clomifen kann oral angewendet werden, Nebenwirkungen treten selten auf, und die Überwachung der ovariellen Reaktion ist wenig aufwendig, sodass Clomifen weit verbreitet zum Einsatz kommt. Substanzielle teratogene Risiken sind nach über 40 Jahren klinischer Erfahrung in der Anwendung von Clomifen nicht bekannt (Reefhuis et al. 2011; Tulandi et al. 2006).

Außer im Hypothalamus entfaltet Clomifen seine Wirkungen auch an anderen Organen mit Östrogenrezeptorausstattung. Als häufigste **Nebenwirkungen einer Clomifentherapie** gelten Unterbauchschmerzen, Hitzewallungen, Brustspannen und Sehstörungen. Selten treten Schlafstörungen, Schwindel, Kopfschmerzen und Depressionen auf.

Die Letrozolanwendung ist der Clomifentherapie sehr ähnlich, allerdings ist die Verwendung von Letrozol zur Ovulationsinduktion „off-label". Teratogene Risiken wurden entgegen initialer Bedenken (Tulandi et al. 2006), die sogar in einem Rote-Hand-Brief des Herstellers Novartis gipfelten, in den jüngeren Studien nicht bestätigt (Legro et al. 2014), sodass von keinem erhöhten fetalen Risiko von Letrozol gegenüber Clomifen ausgegangen werden sollte. Das Nebenwirkungsprofil von Letrozol wurde in den Zulassungsstudien zum eigentlichen Einsatzzweck (Mammakarzinom) umfassend studiert. Die häufigsten **Nebenwirkungen von Letrozol** ergeben sich aus der antihormonellen Wirkung und ähneln denen von Östrogenmangel-bedingten Wechseljahresbeschwerden (Kopfschmerzen, Schwindel, Hitzewallungen und Stimmungsveränderungen, Magen-Darm-Beschwerden, Hautreaktionen und Gelenk- oder Knochenschmerzen). Allerdings wird Letrozol bei der Brustkrebstherapie kontinuierlich über lange Zeiträume verabreicht, bei der Ovulationsinduktion hingegen erfolgt eine kurze Intervalltherapie, sodass die kumulative Exposition gering und Nebenwirkungen selten sind.

3.1 Anwendung von Clomifen

Clomifen wird über 5 Tage in der frühen Follikelphase (z. B. mit Start zwischen dem 2. und 5. Zyklustag) in einer Dosis von 50 mg pro Tag per os verabreicht (Abb. 2). Bei anovulatorischen Patientinnen wird vor Clomifenbehandlung üblicherweise eine Menstruation durch Verabreichung eines Gestagens über 10–12 Tage induziert. Allerdings ist dies nicht zwingend notwendig (Farhi et al. 2010a), und die Clomifenbehandlung kann auch unabhängig von der letzten Menstruation gestartet werden. Sollte eine Menstruationsinduktion mit einem Gestagen erfolgen, sollte zuvor eine Schwangerschaft ausgeschlossen werden. Dies entfällt bei Verwendung eines Progestongens, welches als sicher in der Schwangerschaft gilt (z. B. natürliches Progesteron oder Dydrogesteron).

Sollte das Ovar auf 50 mg Clomifen nicht reagieren, so ist in Folgezyklen die Tagesdosis auf 100 mg, dann auf maximal 150 mg, zu steigern. Eine weitere Dosiserhöhung führt zu keiner Effektivitätssteigerung (Dickey et al. 1996), sodass bei Clomifenresistenz eine Behandlung mit FSH indiziert ist.

Definition

Clomifenresistenz	Keine Ovulation durch Clomifen trotz Dosissteigerung auslösbar.
Clomifenversagen	Kein Schwangerschaftseintritt trotz Ovulation unter Clomifenbehandlung.

Positive Prädiktoren für die Auslösbarkeit einer Ovulation bei PCOS (Imani et al. 2002b) sind v. a.

- geringeres Ausmaß der Zyklusstörung (Oligomenorrhö vs. Amenorrhö),
- Normgewicht vs. Übergewicht,
- Normoandrogenämie vs. Hyperandrogenämie.

Eine Kontrolle des Follikelwachstums ist bei Clomifenbehandlung nicht zwingend erforderlich (Galazis et al. 2011). Um eine Überreaktion der Eierstöcke zu erkennen und Mehrlingsschwangerschaften zu vermeiden, und um eine Clomifenresistenz frühzeitig zu erkennen, gilt es allerdings – zumindest in den Industriestaaten – als empfehlenswert, als

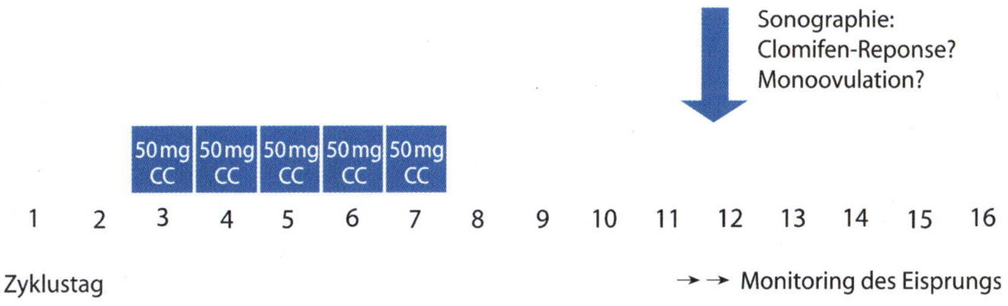

Abb. 2 Einfaches Anwendungsschema von Clomifen (*CC* Clomifencitrat)

minimale Form der Zyklusüberwachung eine mittzyklische transvaginale Sonografie durchzuführen (Abb. 3).

Die Ovulation wird üblicherweise ab einer Follikelgröße von 18–20 mm mit 5000 IE humanem Choriongonadotropin (HCG) ausgelöst (Farhi et al. 2010b). Die Ruptur des Follikels erfolgt 34–46 h nach HCG-Verabreichung (Abb. 4). Die HCG-Gabe dient allerdings lediglich der Terminierung des Eisprungs ohne positiven Effekt auf die Schwangerschaftswahrscheinlichkeit (Kosmas et al. 2007).

Alternativ dazu kann eine LH-Messung im Urin oder Serum durchgeführt werden, um den bevorstehenden Eisprung und damit das Konzeptionsoptimum abzuschätzen. Aufgrund der Rezeptorblockade im Hypothalamus kommt es allerdings in clomifenstimulierten Zyklen häufig erst verzögert und somit bei relativ großen Follikeln zur Auslösung der endogenen LH-Ausschüttung. Eine Lutealphasenunterstützung ist bei Clomifenbehandlung nicht notwendig (Kyrou et al. 2010; Green et al. 2017).

Clomifen hat aufgrund einer sehr langen Eliminationshalbwertszeit von 5–7 Tagen eine prolongierte Wirkung, sodass häufig ovarielle Zysten nach Clomifenbehandlung beobachtet werden.

3.2 Ergebnisse der Ovulationsinduktion mit Clomifen

Bei anovulatorischen Patientinnen mit PCOS kann durch Clomifen in 70–75 % der Fälle eine Ovulation ausgelöst werden (Homburg 2005). Wenn mit Clomifen eine Ovulation erzielt wird, so sollte die Behandlung über 6, längstens jedoch 12 Zyklen fortgesetzt werden (Eijkemans et al. 2003). Nach 6 ovulatorischen Zyklen ohne Schwangerschaftseintritt sollten jedoch auch andere Infertilitätsursachen abgeklärt und ein Wechsel auf FSH erwogen werden (Weiss et al. 2018).

Die Wahrscheinlichkeit einer Schwangerschaft pro Ovulation nach Clomifen ist in den ersten Zyklen am höchsten und liegt im Mittel bei 15–20 % (Kousta et al. 1997; Eijkemans et al. 2003; Veltman-Verhulst et al. 2012), die (nach

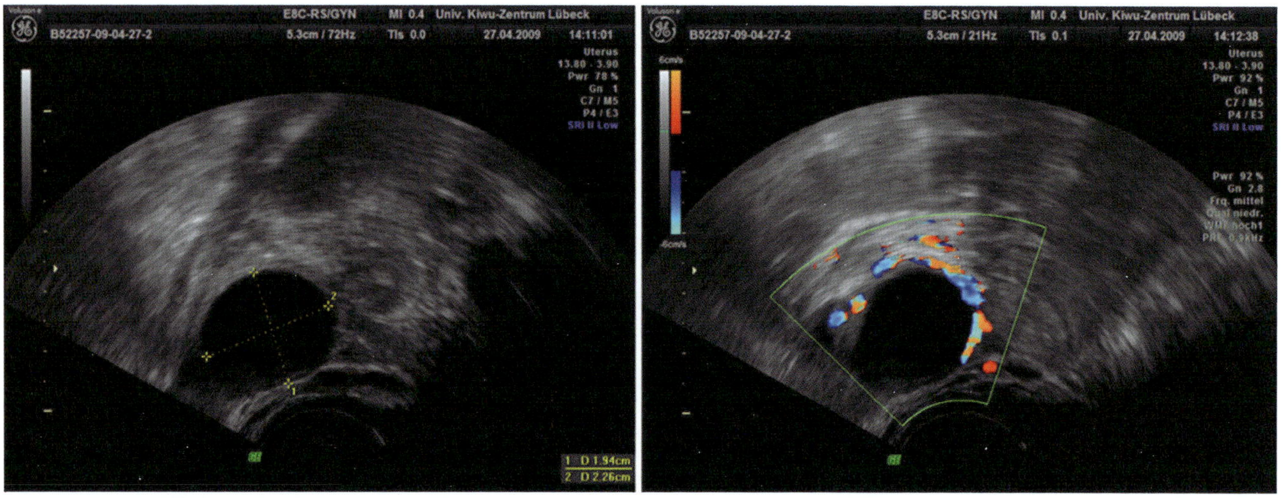

Abb. 3 Transvaginalsonographisches Bild kurz vor Monoovulation (Follikeldurchmesser 21 mm)

Abb. 4 Verteilung der Patientinnen nach Zeitintervall zwischen i.m. Verabreichung von 6000 IE HCG und sonographisch dargestellter Ruptur des Leitfollikels nach Ovulationsinduktion mit Clomifen (50–150 mg). (Mod. nach Andersen et al. 1995)

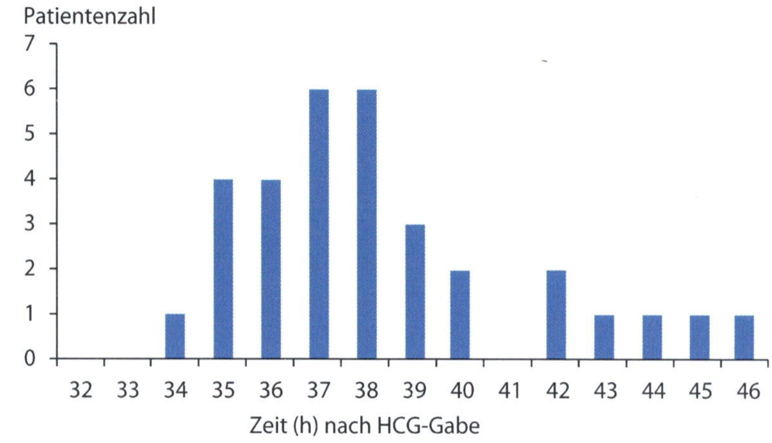

Kaplan-Meier Analyse theoretisch erzielbare) kumulative Schwangerschaftswahrscheinlichkeit über 6–12 Zyklen liegt bei 50–65 % (Kousta et al. 1997). In einer jüngeren Arbeit (Weiss et al. 2018) erzielten rund 40 % der Frauen mit Clomifenversagen in den Zyklen 1–6 noch Schwangerschaften und Geburten in den Zyklen 6–12 (Weiss et al. 2018). Mehrlingsschwangerschaften treten bei Clomifenbehandlung in der Größenordnung von 8–12 % auf.

▶ Von 100 anovulatorischen Frauen, die eine Clomifenbehandlung beginnen, erzielen 25–50 eine Lebendgeburt, wenn Clomifenresistenz, vorzeitiger Behandlungsabbruch und Aborte in der Berechnung berücksichtigt werden (Homburg 2005; Homburg et al. 2012; Braam et al. 2018).

3.3 Antiöstrogene Effekte von Clomifen

Die antiöstrogene Wirkung des Clomifens wird für den unter Clomifentherapie auftretenden schwachen Endometriumaufbau und die verminderte zervikale Mukusproduktion verantwortlich gemacht (Randall und Templeton 1992). Es wird vermutet, dass die lang dauernde, antiöstrogene Wirkung des Clomifens auf das innere Genitale eine Diskrepanz zwischen beobachteter und theoretisch erzielbarer Schwangerschaftswahrscheinlichkeit pro Ovulation begründet. Ein kausaler Zusammenhang zwischen dünnem Endometrium und der Schwangerschaftswahrscheinlichkeit ist allerdings umstritten (Kolibianakis et al. 2004a).

Um die antiöstrogene Wirkung des Clomifens am Geschlechtstrakt abzumildern, wurde in mehreren Studien Östradiol oral, transdermal oder vaginal verabreicht (z. B. Elkind-Hirsch et al. 2002). Aufgrund methodischer Mängel und zu geringer Fallzahlen in den verfügbaren Studien ist der Nutzen mit Bezug auf die Schwangerschaftswahrscheinlichkeit einer zusätzlichen Verabreichung von Östradiol bei Clomifentherapie nicht belegt.

3.4 Metformin, Kortikosteroide und Tamoxifen

Umstritten ist auch der Benefit einer **Kombinationstherapie** von Clomifen mit Kortikosteroiden (Brown et al. 2009). Unumstritten ist die höhere Effektivität von Clomifen hinsichtlich der Ovulations- und Lebendgeburtenrate gegenüber einer Metforminmonotherapie (Tang et al. 2010; Legro et al. 2007; Teede et al. 2018). Eine Kombinationstherapie von Clomifen und Metformin bringt möglicherweise einen Zusatznutzen gegenüber einer Clomifenmonotherapie (Tang et al. 2010), allerdings sind die Ergebnisse zahlreicher Studien bei weitem nicht einheitlich (Pauli et al. 2011). Eine jüngere internationale Leitlinie sieht den Metformineinsatz im Kontext der Ovulationsinduktion mit Clomifen deshalb eher bei Clomifenresistenz oder bei Frauen mit einem BMI $\geq$ 30 kg/m^2 (Teede et al. 2018). Tamoxifen ist ähnlich effektiv wie Clomifen (Brown et al. 2009), aufgrund der fehlenden Zulassung wird es jedoch kaum zur Ovulationsinduktion eingesetzt.

4 Ovulationsinduktion mit Letrozol

Die Mehrzahl der Vergleichsstudien zu Clomifen wurden mit dem Aromataseinhibitor **Letrozol** durchgeführt (Polyzos et al. 2009). Letrozol wurde dazu überwiegend in einer Dosis von 2,5 mg oder 5 mg per os eingesetzt, analog der Verabreichung von Clomifen über 5 Tage in der frühen Follikelphase. Analog zu Clomifen sollten Zahl und Größe der heranreifenden Follikel durch eine transvaginalsonographische Untersuchung monitoriert werden.

Eine Cochrane-Metaanalyse (Franik et al. 2018) summierte 42 randomisierte Studie mit rund 8000 Frauen zur Verwendung von Letrozol. Die Lebengeburt bei Letrozol- vs. Clomifenverwendung war statistisch signifikant zugunsten des Letrozol erhöht (Chancenverhältnis 1,7; 95 % Konfidenzintervall: 1,4–2,0). Die Abortraten und die Mehrlingsraten waren bei Clomifen- und Letrozolbehandlung ähnlich, allerdings mit einem Trend zu weniger Mehrlingsschwangerschaften beim Einsatz von Letrozol.

▶ Letrozol ist der Wirkstoff erster Wahl zur Ovulationsinduktion (Teede et al. 2018).

Der Aromataseinhibitor **Anastrozol** ist selbst in hohen Dosen weniger effektiv als Clomifen in Hinblick auf die Ovulationsrate, sodass von einem klinischen Einsatz abzuraten ist (Griesinger et al. 2009; Tredway und Schertz 2011).

5 Ovulationsinduktion mit Gonadotropinen

Die Gonadotropinstimulation soll ein Follikelwachstum initiieren oder unterstützen und bis zur Ovulation aufrechterhalten. Das Konzept beruht auf einer transienten Erhöhung des Serum-FSH-Spiegels über einen individuellen Schwellenwert für einen ausreichend langen Zeitraum, sodass ein Follikel – oder ggf. auch mehrere Follikel – ovulieren.

Das **therapeutische Ziel** bei der anovulatorischen Patientin ist die Monoovulation und in der Folge die Einlingsgeburt. Eine Gonadotropinstimulation wird aber auch bei normoovulatorischen Patientinnen zur „sanften" Polyovulation eingesetzt, mit dem Ziel, die Schwangerschaftswahrscheinlichkeit nach Verkehr zum Optimum oder nach intrauteriner Insemination zu steigern (la Cour Freiesleben et al. 2009).

Indikationen zur Gonadotropinanwendung

- Clomifen- oder Letrozolresistenz bei normogonadotroper Ovarialinsuffizienz (WHO Typ II)
- Clomifen- oder Letrozolversagen bei normogonadotroper Ovarialinsuffizienz (WHO Typ II)
- Anovulation bei hypothalamischer Amenorrhö (WHO Typ I)
- Lutealphasendefekt
- „Sanfte" Stimulation zur Konzeptionsoptimierung bei VZO oder IUI

5.1 Gonadotropinpräparate

Seit den 1920er-Jahren war der Zusammenhang zwischen Hypophysenaktivität und Eierstockfunktion bekannt. Die ersten Präparate zur ovariellen Stimulation stammten aus Hypophysenextrakten von Schweinen, Hunden und Schafen, dann aus dem Blut trächtiger Stuten (engl. „pregnant mare serum gonadotropin"; PGSM). Aschek und Zondheim publizierten 1927 bereits eine gonadotrope Substanz im Urin schwangerer Frauen, welche später als HCG identifiziert wurde. Später wurden Gonadotropine aus menschlichen Hypophysen extrahiert. Aufgrund von Antikörperbildung und allergischen Reaktionen bei Verwendung von Präparaten tierischen Ursprungs bzw dem Auftreten einer Variante der von Creutzfeld-Jakob-Krankheit bei Verwendung von Präparaten humanen Ursprungs wurden diese Stoffe im weiteren Verlauf vom Markt genommen.

Ab 1950 wurde das humane menopausale Gonadotropin (HMG) aus Rohextrakten großer Urinpools postmenopausaler Frauen isoliert und in weiterer Folge immer besser aufgereinigt. Der auf FSH und LH bezogene Reinheitsgrad der initial verfügbaren Präparate lag bei gerade 5 %. Durch Verwendung von monoklonalen Antikörpern in Affinitätssäulen konnte das FSH aus der Proteinmasse des HMG extrahiert werden; die hochgereinigten urinären Präparate mit 90–95 % FSH Anteil waren geschaffen.

Seit 1996 ist in Deutschland rekombinant hergestelltes, humanes follikelstimulierendes Hormon verfügbar, das in Ovarzellen des chinesischen Hamsters produziert wird. Das rekombinant hergestellte FSH gilt bezüglich potenzieller viraler und proteinärer Kontamination als sicherer im Vergleich zu Präparaten urinären Ursprungs. Ein faktisch (und nicht nur theoretisch) bestehendes Sicherheitsrisiko ist allerdings auch für urinäre Präparate trotz vieler Jahre der Anwendung nicht dokumentiert.

Am deutschen Markt findet sich inzwischen eine breite Palette an Gonadotropinpräparaten, von hochgereinigten FSH-Präparaten urinären Ursprungs über FSH/HCG-Mischpräparate urinären Ursprungs, rekombinant hergestellte FSH-Präparate und deren Nachfolgepräparate (sog. „biosimilars"), sowie ein rekombinant hergestelltes FSH/LH-Mischpräparate, ein lang-wirksames FSH-Präparat und rekombinantes FSH- Präparat aus einer humanen Zelllinie (Tab. 1).

5.2 Ovulationsinduktion mit FSH: Step-up-Protokoll

Das Wirkprinzip des Low-dose-step-up-Protokolls basiert auf einer schrittweisen Erhöhung der exogen zugeführten FSH-Dosis, um den individuellen Schwellenwert, oberhalb dessen ein Follikelwachstum initiiert wird, zu erreichen. Abb. 5 zeigt exemplarisch die Durchführung einer Low-dose-step-up-Stimulation. Aufgrund der Halbwertszeit von FSH von 25–40 h (Mannaerts et al. 1996) wird ein „steady state" zwischen Zufuhr und Elimination erst nach rund 3 Tagen der täglichen subkutanen Verabreichung erzielt.

Es wird empfohlen, die initial gewählte Dosis für 14 Tage nicht vorzeitig zu erhöhen (Homburg und Howles 1999). Sollte nach diesem Zeitraum in der transvaginalen Ultraschalluntersuchung kein Follikelwachstum darstellbar sein, so ist die Dosis geringfügig zu erhöhen. Die jeweils nächsthöhere Dosisstufe ist dann für 7 Tage beizubehalten, bevor erneut eine Steigerung durchgeführt wird. Die FSH-Verabreichung in der so eruierten, minimal notwendi-

Tab. 1 Gonadotropinpräparate am deutschen Markt

Wirkstoff	Präparatnamen	Verabreichung	Hersteller
Rekombinantes FSH (Follitropin α)*	Gonal-F	Ampullen, Pen oder Multidose, s.c.	Merck Serono
Rekombinantes FSH (Follitropin β)	Puregon	Ampulle, Pen, s.c.	Merck Sharpe & Dohme
Urinäres FSH	Bravelle	Ampullen (75 IE), s.c.	Ferring Arzneimittel
Hochgereinigtes HMG	Menogon HP	Ampullen (75 IE), s.c.	Ferring Arzneimittel
Rekombinantes LH	Luveris	Ampullen (75 IE), s.c.	Merck Serono
Rekombinantes FSH und rekombinantes LH	Pergoveris	Single- und multi-dose Ampullen, Pen, s.c.	Merck Serono
FSH-CTP (Corifollitropin α)	Elonva	150 µg oder 100 µg single-dose s.c.	Merck Sharpe & Dohme
Rekombinantes humanes FSH (Follitropin δ)	Rekovelle	Pen, s.c.	Ferring Arzneimittel

Abkürzungen: *HMG* humanes Menopausengonadotropin; *CTP* Carboxy-terminales Peptid
*biosimilar Präparate zu follitropin alfa: Bemfola® (Hersteller Gedeon-Richter) und Ovaleap® (Hersteller Theramex)

gen Dosis wird, sobald ein Follikelwachstum stattfindet, schließlich bis zur Ovulation fortgeführt.

Es gilt, dass Follikel ab einer Größe von 9–10 mm Dominanz entwickeln und unter der eruierten Dosis weiter reifen, sodass ein sorgfältiges transvaginalsonographisches Monitoring und Zurückhaltung bei der Dosiserhöhung Voraussetzung für Erfolg im Sinne der Monoovulation darstellen. Hilfreich ist die gleichzeitige Bestimmung des Serumöstradiolspiegels, da häufig ein endokrines Ansprechen dem sonographischen Nachweis des Follikelwachstums vorausgeht (Schoot et al. 1995).

Die Ovulation wird üblicherweise ab einer Follikelgröße von 18–20 mm mit 5000 IE humanem Choriongonadotropin ausgelöst. Dies dient allerdings lediglich der Terminierung des Eisprungs ohne positiven Effekt auf die Schwangerschaftswahrscheinlichkeit (Martinez et al. 1991; Cantineau et al. 2010). Alternativ dazu kann eine LH-Messung im Urin oder Serum durchgeführt werden, um den bevorstehenden Eisprung und damit das Konzeptionsoptimum abzuschätzen. Eine Lutealphasenunterstützung ist nach gängiger Auffassung nur indiziert, wenn es im Rahmen der Stimulation zu einer Polyovulation mit supraphysiologischen Serumöstradiolwerten kommt (Tavaniotou et al. 2002), die über eine negative Rückkoppelung die endogene LH-Ausschüttung in der Lutealphase kompromittieren und somit zu einer vorzeitigen Luteolyse führen können.

- ▶ Bei normogonadotropen Patientinnen kann die Ovulationsinduktion mit reinem FSH (rekombinantes FSH oder hochgereinigtes urinäres FSH) erfolgen. Eine Zugabe von rekombinantem LH bzw. die Verwendung eines urinären FSH/LH-Mischpräparates ist zwingend notwendig lediglich bei Patientinnen mit hypogonadotroper Amenorrhö.

5.3 Step-up-Protokoll versus Step-down-Protokoll

Als Alternative zum Step-up-Protokoll wurde das sog. Step-down-Protokoll entwickelt (Abb. 6). Mit einer „Ladedosis" über einen kurzen Zeitraum soll der FSH-Schwellenwert rasch erreicht, und dann die FSH Dosis schrittweise gesenkt werden, was einerseits dem geringeren FSH Bedarf mit Fortschreiten der Follikelphase Rechnung trägt und andererseits die Follikelselektion und Dominanzentwicklung begünstigen soll (van Santbrink et al. 2002).

Eine randomisierte Studie zum Vergleich von Step-up-vs. Step-down-Protokoll zeigte jedoch, dass das Risiko für eine Polyovulation mit dem Step-down-Protokoll signifikant höher ist, auch wenn die Stimulationsdauer und der Gonadotropinverbrauch mit dem Step-down-Protokoll gesenkt werden können (Christin-Maitre et al. 2003). Der Monitoringaufwand ist mit dem Step-down-Protokoll höher, ebenso wie die Häufigkeit von Zyklusabbrüchen.

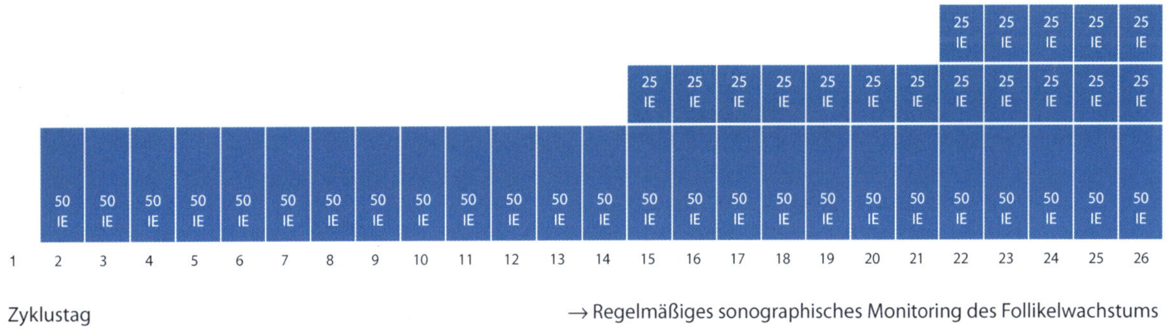

Abb. 5 Beispiel eines Step-up-Protokolls (*IE* subkutane Verabreichung von FSH gemessen in Internationalen Einheiten)

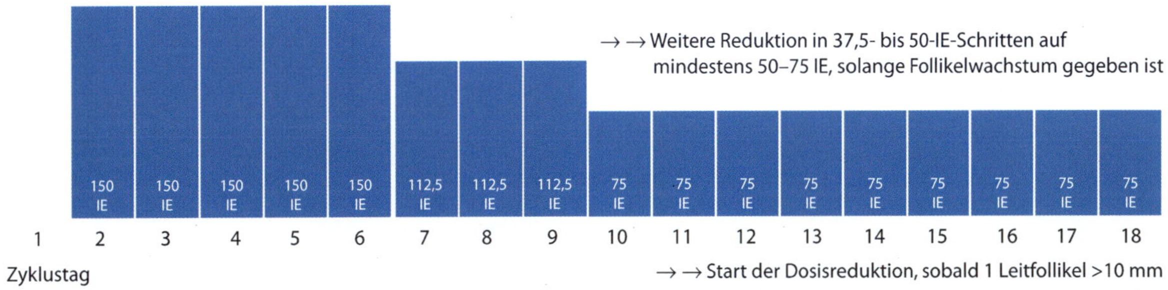

Abb. 6 Beispiel eines Step-down-Protokolls (*IE* subkutane Verabreichung von FSH gemessen in Internationalen Einheiten). (Nach Schoot et al. 1995)

▶ Aus diesem Grund gilt das Step-up-Protokoll als Methode der 1. Wahl bei der Ovulationsinduktion mit Gonadotropinen (Thessaloniki ESHRE/ASRM-Sponsored PCOS Consensus Workshop Group 2008).

5.4 Wahl der initialen FSH-Dosis im Step-up-Protokoll

Die Startdosis für ein Step-up-Protokoll wird in den meisten Studien mit 50–75 IE FSH definiert. In wenigen Fällen kann jedoch bereits mit dieser Dosisgröße eine Überstimulation und Polyovulation provoziert werden, sodass ggf. eine niedrigere Dosis zum Einsatz kommen muss. Die Wahl der Startdosis sollte also im Zweifelsfall immer etwas niedriger angesetzt werden. Eine Dosiserhöhung sollte in 25- bis 37,5-IE-Schritten erfolgen (Abb. 5). In ausgewählten Fällen kann auch eine solche Dosiserhöhung zu hoch angesetzt sein. Die heute verfügbaren Pen-Injektionsgeräte erlauben aus diesem Grund eine Feindosierung von FSH in 12,5 IE Schritten.

In einer prospektiven Studie von Imani et al. (2002a) war die benötigte Dosis umso höher, je höher der BMI und der endogene FSH-Wert und je ausgeprägter die Insulinresistenz waren. Darüber hinaus gelten vorangegangene Clomifenresistenz und Amenorrhö als Prädiktoren für einen hohen FSH-Schwellenwert, oberhalb dessen ein Follikelwachstum auslösbar ist. Der bei Adipositas nach oben verschobene FSH-Schwellenwert dürfte mehr in der FSH-Resistenz der Ovarien (im Gefolge der metabolischen Entgleisung mit Insulinresistenz) als durch ein größeres Verteilungsvolumen (und somit einen „Verdünnungseffekt") begründet sein.

Da eine rasche Findung des individuellen FSH-Schwellenwertes die Behandlungsdauer und den Gonadotropinverbrauch senkt, ist eine Prädiktion der optimalen Startdosis im Step-up-Protokoll wünschenswert. In einer jüngeren Studie (Nyboe Andersen et al. 2008) wurden 3 Prädiktoren für eine Schwellenwertdosis oberhalb von 75 IE identifiziert: BMI, Ovarvolumen und Zyklusanamnese (Oligomenorrhö vs. Oligomenorrhö vs. Amenorrhö). Basierend auf diesen Variablen wurden Nomogramme entwickelt, die eine optimale Startdosis definieren sollen (Abb. 7). Das Nomogramm von Nyboe Andersen et al. (2008) ist allerdings bisher nicht validiert worden.

Ein weiterer Prädiktionsalgorithmus, entwickelt von Imani et al. (2002a), wurde extern validiert, allerdings mit ernüchterndem Ergebnis (van Wely et al. 2006): Nur 11 % der interindividuellen Variation der benötigten Schwellenwertdosis konnte durch das Modell von Imani et al. (2002a) erklärt werden. Wenn auch die interindividuelle Variation im FSH-Bedarf größer sein dürfte als die intraindividuelle Variation, so lehrt die klinische Praxis, dass die Schwellenwertdosis auch von Zyklus zu Zyklus signifikant unterschiedlich sein kann. In Kenntnis dieses biologischen „Hintergrundrauschens" erscheinen weitere Prädiktionsstudien wenig erfolgsversprechend.

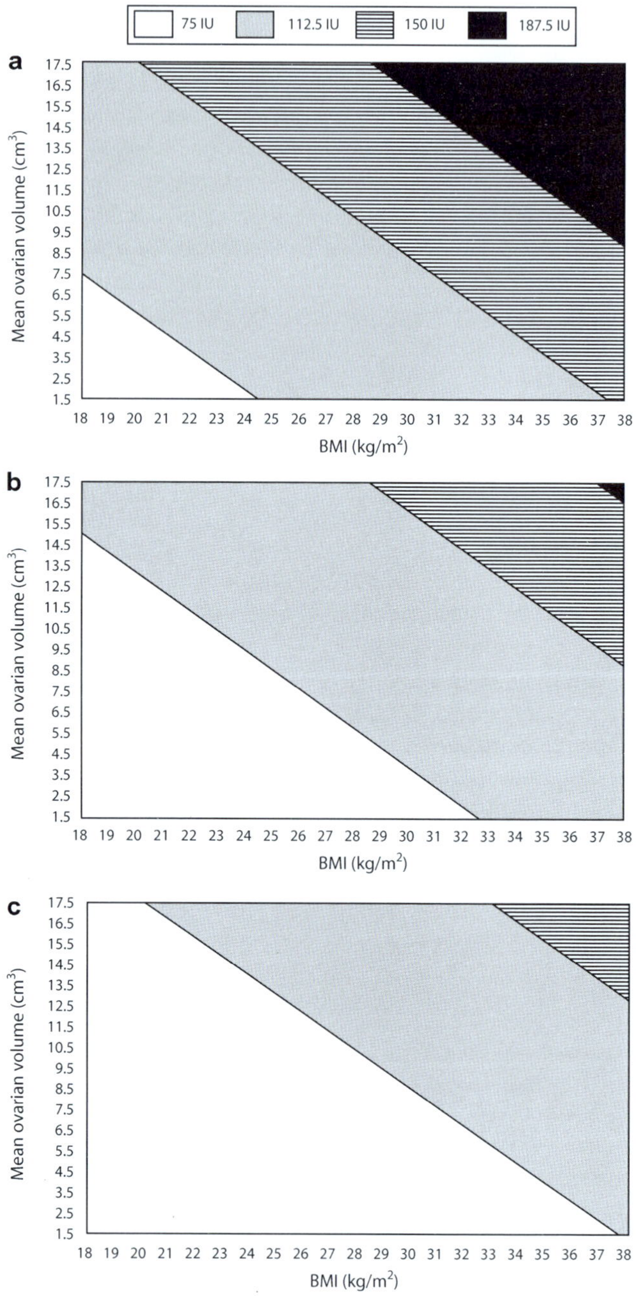

Abb. 7 Beispiel eines FSH-Schwellenwertdosisnomogramms unter Berücksichtigung von BMI und Ovarvolumen bei Amenorrhö (**a**), Oligomenorrhö (**b**) und anovulatorischen Zyklen mit regelmäßiger Menstruation (**c**). (Aus Nyboe Andersen et al. 2008; mit frdl. Genehmigung von Oxford University Press)

▶ Keiner der publizierten FSH-Schwellenwertbestimmungsalgorithmen zur Ovulationsinduktion hat bisher Einzug in die klinische Routine gehalten.

5.5 Ergebnisse der Ovulationsinduktion mit Gonadotropinen

► Die Ergebnisse der Ovulationsinduktion mit Gonadotropinen sind immer Ausdruck einer Balance zwischen einer möglichst rasch und kostengünstig herbeigeführten Ovulation und dem Risiko einer Überstimulation mit Zyklusabbruch bzw. dem Risiko einer Mehrlingsschwangerschaft.

In einer Zusammenfassung von 11 Studien zum Step-up-Protokoll mit einer Startdosis von 75 IE zeigten Homburg und Howles (1999) eine Rate an monoovulatorischen Zyklen von 69 %, eine klinische Schwangerschaftsrate pro Zyklus von 20 % und eine kumulative Schwangerschaftsrate von 40 %. Die Mehrlingsinzidenz lag bei 6 %. Mit einer Startdosis von 50 IE FSH in einem Step-up-Protokoll konnte in einer Studie an 225 PCOS-Patientinnen (White et al. 1996) eine Monoovulationsrate von 84 % und eine (theoretisch erzielbare kumulative) Schwangerschaftsrate von 54 % erreicht werden. Die Zwillingsrate lag bei 6 %.

Eine randomisierte Studie (Balen et al. 2007) verglich rekombinantes FSH mit hochgereinigtem urinärem FSH zur Ovulationsinduktion bei Clomifenresistenz. Die Patientinnen erhielten einen Zyklus eines Step-up-Protokolls mit einer Startdosis von 75 IE über 7 Tage. Die Ovulationsrate lag bei 80–90 %, die Einlingslebendgeburtenrate bei 15 % und die Mehrlingsrate bei 15–25 % ohne nennenswerte Unterschiede in der Effizienz der verglichenen Präparate.

Einem allgemeinen Trend zur Vermeidung von Mehrlingsschwangerschaften Rechnung tragend, wurden in jüngeren Studien auch Startdosen von 37,5 IE untersucht (Balasch et al. 2000). Im Ergebnis kann mit dem Step-up-Protokoll auch bei sehr niedriger Startdosis eine Ovulation herbeigeführt werden; allerdings wird die Stimulationsdauer und kumulative FSH-Dosis bei einigen Frauen signifikant gesteigert. Es gilt hier, einen vernünftigen Mittelweg zu finden.

► **Empfehlung** Bei „offensiverer" Dosiswahl hat sich zur Reduktion der Mehrlingsinzidenz bewährt, bei einer Reifung von mehr als 1–2 Follikeln >14 mm den Behandlungszyklus abzubrechen und dem Paar geschützten Verkehr anzuraten.

► Als Schwellenwert oberhalb dessen ein Follikel eine reife Eizelle enthalten und somit zu einer Mehrlingsschwangerschaft beitragen kann, wurde in einer Studie an 112 Zyklen mit erzielter Schwangerschaft eine Follikelgröße von 14–15 mm definiert (Richmond et al. 2005).

Eijkemans et al. (2003) studierten in einem pragmatischen Setting 240 Frauen mit Amenorrhö oder Oligomenorrhö, die 6 Zyklen Clomifenstimulation durchliefen bzw. bei Clomifenresistenz oder Clomifenversagen eine Low-dose-step-up-FSH-Behandlung über 6 Zyklen erhielten. In dieser Studie wurde somit die gesamte Behandlungskaskade aus Erst- und Zweitlinientherapie erfasst und bis zum primären Ergebnisparameter Lebendgeburt ausgewertet. Die nach Kaplan-Meier-Analyse theoretisch erzielbare kumulative Einlingslebendgeburtenrate lag nach 6, 12, 18 bzw. 24 Monaten bei 32, 50, 63 bzw. 71 %. Die Latenzzeit bis zum Schwangerschaftseintritt lag im Median bei 12 Monaten. Bei Berücksichtigung der Mehrlingsgeburten lag die kumulative Lebendgeburtenrate nach 24 Monaten bei 74 %.

5.6 Clomifenstimulation versus FSH-Stimulation zur Ovulationsinduktion bei PCOS

Die Ovulationsinduktion mit Letrozol gilt als Methode der 1. Wahl bei PCOS. Die Gonadotropintherapie wurde mehrheitlich gegen die Clomifenbehandlung (und nicht gegen Letrozol) verglichen und gilt als Methode 2. Wahl. Nachteile der Clomifenbehandlung liegen in der Clomifenresistenz, welche bei 20–30 % der Patientinnen auftritt, der häufig langwierigen Dosisfindung, der antiöstrogenen Nebenwirkungen sowie der relativ hohen Inzidenz an Mehrlingsschwangerschaften. Aus diesem Grund, und bedingt durch die höhere Effizienz der FSH-Behandlung, wird eine primäre Gonadotropintherapie inzwischen von vielen Reproduktionsmedizinern favorisiert.

Eine methodisch hochwertige, randomisierte Studie (Homburg et al. 2012) verglich als Erstlinienbehandlung 3 Clomifenzyklen mit 3 Zyklen rekombinantem FSH in einem Step-up-Protokoll bei 302 PCOS-Patientinnen. Die Schwangerschaftsrate pro Zyklus und die kumulativ erzielbare Lebendgeburtenrate waren signifikant höher nach Behandlung mit rekombinantem FSH (kumulativ erzielbare Lebendgeburtenrate: 47 % vs. 37 %, $p = 0{,}03$). Die Zwillingsrate war in beiden Gruppen <4 %. Der Monitoringaufwand war vergleichbar bzw. geringer nach Adjustierung auf die Zahl erzielter Lebendgeburten in der Behandlungsgruppe mit rekombinantem FSH. Ähnliche Ergebnisse zeigte eine frühere randomisierte Studie (López et al. 2004), allerdings an einer sehr kleinen Fallzahl.

Eine multizentrische, randomisierte Studie (Weiss et al. 2018) untersuchte die Lebendgeburtswahrscheinlichkeit bei Frauen mit 6 Zyklen Clomifenversagen, die über bis zu 6 weitere Zyklen Clomifen oder Gonadotropine erhielten. Die Lebendgeburtswahrscheinlichkeit war bei den Gonadotropin-behandelten Frauen deutlich höher (52 % vs. 41 %, RR 1,24; 95 % Konfidenzintervall: 1,05–1,46).

Tab. 2 Vergleich der Erstlinienbehandlung mit Clomifen vs. rekombinantem FSH in einem Step-up-Protokoll bei PCOS-Patientinnen. (Mod. nach Homburg et al. 2012)

Clomifen		FSH
✓	Einfache, schmerzfreie Verabreichung	
=	Monitoringaufwand	=
✓	Niedrige Medikamentenkosten	
	Zeitdauer bis zum Schwangerschaftseintritt	✓
	Schwangerschaftsrate	✓
	Lebendgeburtenrate	✓
=	Mehrlingsrate bei adäquatem Monitoring	=

Auch wenn diese Studienergebnisse für eine primäre Behandlung mit FSH bei PCOS-Patientinnen sprechen, ist zu beachten, dass in Deutschland rekombinantes FSH zur Anwendung bei PCOS-Patientinnen nur bei Clomifenresistenz oder -versagen zugelassen ist.

▶ Eine prominente Leitlinie (Teede et al. 2018) empfiehlt die Ovulationsinduktion mit FSH als Erstlinientherapie in Betracht zu ziehen, allerdings nur unter der Bedingung der Verfügbarkeit eines verlässlichen Monitorings und nach Berücksichtig von Kosten und dem Risiko der Polyovulation.

Tab. 2 fasst die wichtigsten Vor- und Nachteile der Clomifen- vs. FSH-Behandlung zusammen.

5.7 „Laparoscopic ovarian drilling" vs. FSH-Stimulation bei PCOS mit Clomifenresistenz

Die laparoskopisch durchgeführte Ovarstichelung (engl. „laparoscopic ovarian drilling"; LOD) mit beidseitiger Koagulation von Ovargewebe normalisiert die bei PCOS häufig erhöhten Androgenwerte, senkt den LH-Tonus und kann zu einer Regulierung des Zyklusgeschehens führen (Flyckt und Goldberg 2011). Üblicherweise wird das Ovar beidseits mit mono- oder bipolarem Strom oder mit dem Laser traktiert. Allerdings herrscht in der Literatur keine Einigkeit hinsichtlich der Methode 1. Wahl, ebenso wenig wie hinsichtlich der notwendigen Zahl an Stichelungen pro Ovar bzw. dem notwendigem Ausmaß der ovariellen Destruktion (Amer et al. 2003).

Das LOD gilt mit Bezug auf die Schwangerschaftswahrscheinlichkeit als gleichwertige Alternative zur FSH-Stimulation bei Frauen mit Clomifenresistenz (Farquhar et al. 2007; Nahuis et al. 2011). Nahuis et al. (2011) berichten beispielsweise von einer kumulativen Lebendgeburtenrate von 86 % nach Randomisierung zum LOD vs. 81 % nach Randomisierung zur FSH-Step-up-Stimulation. Mehr Frauen nach LOD konnten im weiteren Verlauf ein zweites Kind entbinden.

▶ Das „laparoscopic ovarian drilling" wird vorrangig bei Clomifenresistenz eingesetzt.

Als Erstlinientherapie scheint das LOD im Vergleich zu Clomifen weniger gut geeignet (Amer et al. 2009). Nach LOD sollte zumindest 3 Monate das Zyklusgeschehen beobachtet werden. Sollte sich keine Ovulation einstellen, wäre eine Letrozol- oder Clomifenbehandlung und im Gefolge ggf. eine FSH-Stimulation indiziert.

Protagonisten des LOD führen ins Feld, dass der Effekt des LOD lange anhält, die Fruchtbarkeit dauerhaft wiederhergestellt und eine teure Medikamentengabe ebenso wie das aufwendige Zyklusmonitoring vermieden werden können. Schließlich ist das Mehrlingsrisiko bei LOD deutlich geringer als bei FSH-Stimulation (Farquhar et al. 2007; Nahuis et al. 2011). Gegner der Methode führen die Risiken der laparoskopischen Operation, die fehlende Standardisierung des Eingriffs (Hendriks et al. 2010), die Gefahr von postoperativen Adhäsionen mit Eileiterbeeinträchtigungen und die Gefahr einer prämaturen Ovarialinsuffizienz an. Schließlich ist trotz durchgeführtem LOD in 50 % der Fälle eine Stimulationsbehandlung mit FSH notwendig. Aus letztgenannten Gründen hat das LOD bei der Behandlung des clomifenresistenten PCOS in Deutschland wenig Verbreitung erfahren. In Ländern mit schlechterem Zugang zu einer hochqualitativen reproduktionsmedizinischen Versorgung ist das LOD bei Kinderwunsch aber durchaus verbreitet. Dies auch vor dem Hintergrund, dass das LOD durch Vermeidung von Mehrlingsschwangerschaften als kostengünstigere Behandlungsvariante vs. FSH-Stimulation gilt (van Wely et al. 2004).

5.8 Ovulationsinduktion bei hypogonadotropen Patientinnen

Bei Versagen der GnRH-Sekretion im Hypothalamus oder bei direkter Schädigung der Hypophyse entsteht ein LH- und FSH-Mangel, der zu einem Totalausfall der endokrinen und reproduktiven Funktion des Ovars führt (WHO-Typ-I-Ovarialinsuffizienz oder sog. **hypogonadotrope, hypogonadale Ovarialinsuffizienz**). Bei Ausfall des Hypothalamus, aber Intaktheit der Hypophyse kann die FSH- und LH-Sekretion durch eine pulsatile GnRH-Therapie wiederhergestellt werden (▶ Kap. 15, „Pulsatile GnRH-Therapie"). Da diese Therapie eine tragbare Pumpe, einen dauerhaften subkutanen Zugang und eine gewisse praktische Erfahrung erfordert, wird in der klinischen Routine überwiegend eine Gonadotropinstimulation zur Ovulationsinduktion bei hypogonadotropem Hypogonadismus favorisiert.

Mit Verfügbarkeit von reinem FSH konnte die 2-Zell-2-Gonadotropin Hypothese (Hillier et al. 1993) experimentell verifiziert werden: Bei insuffizienter endogener LH-Sekretion kommt es nach Stimulation mit hochgereinigtem FSH zu einem geringeren Follikelwachstum, einer schwächeren Östradiolbiosynthese, einem geringeren Ansprechen auf eine HCG-Induktion des Eisprungs, einer schlechteren Luteinisierung und einer geringeren Fertilisationswahrscheinlichkeit der Eizellen im Vergleich zu FSH/LH-Mischpräparaten (Couzinet et al. 1988; Shoham et al. 1991).

Die Verfügbarkeit von reinem, rekombinant hergestelltem LH hat eine untere Schwellenwertbestimmung der für eine Follikelreifung notwendigen LH-Aktivität erlaubt. In einer Dosisfindungsstudie an hypogonadotropen Patientinnen, die 150 IE rekombinantes FSH zur Ovulationsinduktion erhielten, wurden 75 IE LH als bei der Mehrzahl der Patientinnen minimal wirksame Dosis identifiziert, mit Blick auf Follikelreifung, Östradiolbiosynthese in der Follikelphase und Progesteronbiosynthese in der Lutealphase (European Recombinant Human LH Study Group 1998). In wenigen Fällen kann der LH-Bedarf allerdings bis zu 225 IE pro Tag betragen. Häufig geübte Praxis ist die fixe tägliche Gabe von 75 IE LH in einem FSH-Step-up-Protokoll. Erst nach Resistenz der Follikelreifung und Ausbleiben einer adäquaten Östradiolproduktion trotz FSH-Dosissteigerung erfolgt eine Anpassung der LH-Dosis in 75-IE-Schritten nach oben.

▶ Ob eine flexible Kombination aus rekombinantem LH und rekombinantem FSH oder FSH/LH-Präparate urinären Ursprungs in einem festen Mischverhältnis von 1:1 zur Ovulationsinduktion bei hypogonadotropen Patientinnen besser geeignet sind, ist nicht durch Studien geklärt.

Das Konzept des „LH-Fensters"

Eine Zugabe von rekombinantem LH zu einer Stimulation mit rekombinantem FSH bei normogonadotropen Frauen, die mehr als 3 Follikel mit einem Durchmesser von 11–15 mm gebildet haben, begünstigt die Dominanzentwicklung eines einzelnen Follikels und supprimiert die Entwicklung subordinater Follikel. Im Ergebnis steigert eine zusätzliche LH-Verabreichung somit die Rate an Mono- vs. Polyovulationen (Hugues et al. 2005). Diese experimentellen Daten und die Daten aus der LH-Dosisfindungsstudie an hypogonadotropen Frauen (European Recombinant Human LH Study Group 1998) sind im Einklang mit dem sog. LH-Fenster-Konzept: Jeder Follikel kann nur bei Überschreitung eines individuellen FSH-Schwellenwertes die Reifung aufnehmen. Mit Fortschreiten der Reifung wird der Follikel jedoch in zunehmendem Maß „FSH-unabhängig", dafür aber „LH-abhängig". Die regelrechte Follikelentwicklung und Ovulation kann nur stattfinden, wenn eine minimale LH-Aktivität wirkt (unterer Schwellenwert). Bei Überschreiten eines individuellen (oberen) LH-Schwellenwertes kommt es jedoch zur Atresie oder prämaturen Luteinisierung einzelner Follikel.

Die antiproliferative Potenz des LH findet letztlich seinen Ausdruck in dem Vorgang der Ovulation: Inhibition der Mitose und Supprimierung der Aromatase in den Granulosazellen und Luteinisierung des Follikels. Das LH-Fenster ist also begrenzt durch einen (individuellen) unteren und (individuellen) oberen Schwellenwert, innerhalb derer die regelrechte Follikelreifung stattfindet.

Eine Festlegung auf Grenzwerte, die das LH-Fenster nach unten und oben definieren, ist jedoch bisher misslungen. Einer der Gründe dürfte sein, dass das immunoreaktive – also das im Immun-assay messbare – endogene LH nicht der biologischen Aktivität des zirkulierenden LH entspricht. Eine Erhöhung der Chance auf eine Monoovulation durch Zugabe von LH-Aktivität bei der Ovulationsinduktion bei normogonadotropen Frauen wurde postuliert (Filicori et al. 2001; Hugues et al. 2005), die Daten dazu sind jedoch nicht belastbar genug, als dass die Notwendigkeit einer routinehaften LH-Supplementierung bei der Ovulationsinduktion allgemeine Akzeptanz erfahren hätte. Lediglich in der hypogonadotropen Situation ist die LH-Verabreichung in Form von reinem LH oder in Form eines FSH/LH-Mischpräparates zwingend notwendig. Diese Indikation entspricht auch der Marktzulassung des rekombinanten LH.

5.9 Ovarielle Stimulation bei normoovulatorischen Patientinnen

Um die Schwangerschaftswahrscheinlichkeit durch Verkehr zum Optimum oder intrauterine Insemination zu steigern, wird auch bei Frauen mit regelrechtem ovulatorischem Geschehen von manchen Autoren eine „sanfte" ovarielle Stimulation propagiert, mit dem Ziel, 2–3 Follikel zur Reifung zu bringen (Freiesleben et al. 2008). In einer Metaanalyse von 14 Studien (van Rumste et al. 2008) wurde gezeigt, dass die Schwangerschaftswahrscheinlichkeit statistisch signifikant mit der Zahl der reifenden Follikel steigt: Die Odds-Ratio für eine Schwangerschaft beträgt 1,6 bei bifollikulärem vs. monofollikulärem Wachstum und 2,0 bei trifollikulärem vs. monofollikulärem Wachstum. In absoluten Zahlen bedeutet dies eine Chancensteigerung auf eine Schwangerschaft um 5 % bzw. 8 % bei bi- bzw. trifollikulärem vs. monofollikulärem Wachstum.

Eine weitere Zunahme der Zahl reifender Follikel führt zu keiner messbaren Erhöhung der Schwangerschaftschance, das Risiko für Mehrlinge nimmt jedoch unverhältnismäßig stark zu (van Rumste et al. 2008). Die Rate an Mehrlingsschwangerschaften war 3,7 % nach monofollikulärem Wachstum und 17 % bei Reifung von 2 oder mehr Follikeln.

▶ Genaue Kenntnis dieser Zahlen auf Seiten des Arztes und Aufklärung und Einwilligung auf Seiten der Patientin sind zwingende Voraussetzung, wenn eine ovarielle Stimulation bei normoovulatorischen Frauen durchgeführt werden soll.

5.10 Einsatz der GnRH-Analoga bei der Ovulationsinduktion

Da das PCOS typischerweise mit einem tonisch erhöhten LH-Spiegel einhergeht, wurde versucht, durch Reduktion der hypophysären LH-Sekretion mittels GnRH-Antagonisten ein regelrechtes ovulatorisches Geschehen bei PCOS-Patientinnen wieder herzustellen (Dubourdieu et al. 1993; Hohmann et al. 2005). Zu diesem Zweck wurde die Hirnanhangsdrüse beispielsweise mit einem GnRH-Antagonisten blockiert und die pulsatile LH-Ausschüttung durch eine GnRH-Pumpe induziert. Ein Follikelwachstum ließ sich dadurch jedoch nicht erzielen, sodass diese Therapieoption verworfen wurde. Allerdings haben derartige Studien interessante Einblicke in die Pathophysiologie des PCOS gewährt insofern, als dass ein tonisch erhöhter LH-Spiegel offensichtlich nicht Ursache, sondern Folge einer primären Ovarfunktionsstörung ist.

Da die Clomifenstimulation die Intaktheit der Hypothalamus-Hypophysen-Achse voraussetzt, kommen GnRH-Analoga, die die Hypophysenfunktion außer Kraft setzen, bei dieser Form der Ovulationsinduktion nicht zum Einsatz. Auch bei der Ovulationsinduktion mit Gonadotropinen in einem Step-up-Protokoll mit dem Ziel der Monoovulation bei anovulatorischen Patientinnen haben GnRH-Analoga keinen akzeptierten Stellenwert. Bei der „sanften" Polyovulation bei normogonadotropen Patientinnen mit dem Ziel der Reifung von 2–3 Follikeln (Freiesleben et al. 2008) kann es jedoch aufgrund supraphysiologischer Östradiolwerte über einen positiven Rückkoppelungsmechanismus zu einer vorzeitigen Freisetzung von LH aus der Hypophyse kommen. Diese vorzeitige LH-Freisetzung kann die Entwicklungspotenz der Eizellen beeinträchtigen bzw. zu einer Asynchronie zwischen Embryonalentwicklung und Endometriumrezeptivität führen (Loumaye 1990). Zur Unterbindung dieses Effekts und um vom endogen gesteuerten Eisprung bei der Planung einer Insemination unabhängig zu werden, wurde der Einsatz von GnRH-Analoga zur Steigerung der Effektivität des Verfahrens bzw. zur Vermeidung von Inseminationen an Wochenenden propagiert (Matorras et al. 2006).

Der Nachweis einer Steigerung der Schwangerschaftsrate durch Kombination der ovariellen Stimulation mit GnRH-Agonisten vor Insemination konnte bisher nicht geführt werden (Cantineau et al. 2007). Allerdings gibt es zu dieser Fragestellung nur (zu) wenige Studien. Die Kombination eines GnRH-Antagonisten mit einer FSH-Stimulation wurde hingegen in zahlreichen Studien untersucht. Abb. 8 zeigt exemplarisch eine Low-dose-FSH-Stimulation mit flexiblem Beginn der GnRH-Antagonisten-Gabe (nach Crosignani et al. 2007).

Auch wenn eine Steigerung der Schwangerschaftsrate durch GnRH-Antagonisten in diesem Setting proklamiert wurde (Kosmas et al. 2008), ist die Datenlage nicht eindeutig, da eine jüngere, methodisch hochwertige Studie keinen derartigen Effekt nachweisen konnte (Cantineau et al. 2011). Unumstritten ist lediglich, dass durch Gabe eines GnRH-Antagonisten die Follikelphase protrahiert und eine Insemination an einem Wochenende auf diesem Weg vermieden werden kann.

▶ **Empfehlung** Da die GnRH-Antagonisten-Behandlung nicht nur das endogene LH, sondern auch das endogene FSH supprimiert, muss eine gleichzeitige Stimulation mit FSH zwingend erfolgen, da ansonsten das Follikelwachstum sistiert (Duijkers et al. 2002).

Aufgrund der nicht unerheblichen Kosten für die GnRH-Antagonisten-Medikation ist – zumindest nach Daten des deutschen Arbeitskreises für konservative Fertilitätstherapie (Schill 2011) – die Verwendung von GnRH-Antagonisten bei „sanfter Stimulation" zur IUI eher die Ausnahme als die Regel.

▶ Zur Verzögerung des Eisprungs und zur besseren Planbarkeit einer Insemination kann kurzzeitig ein GnRH-Antagonist in einem Low-dose-FSH-Protokoll verabreicht werden (Matorras et al. 2006).

5.11 Polyovulation mit Gonadotropinen

Die Geburt des ersten Kindes nach In-vitro Fertilisation (IVF) erfolgte nach laparoskopischer Gewinnung einer einzelnen Eizelle in einem spontanen menstruellen Zyklus (Steptoe und Edwards 1978). Ein wesentlicher Schritt zur Effizienzsteigerung der IVF-Methode war die Einführung der Eierstockstimulation, erst durch Clomifen (Trounson et al. 1981), dann durch Gonadotropine. Die ovarielle Stimulation soll die Verfügbarkeit mehrerer befruchtungsfähiger Eizellen gewährleisten. Da nicht jede durch Follikelaspiration gewonnene Eizelle reif im Sinne einer Befruchtungsfähigkeit ist und nicht jede im Reagenzglas inseminierte oder injizierte Eizelle sich auch tatsächlich befruchten lässt, soll eine höhere Zahl an Eizellen sicherstellen, dass bei der Mehrzahl der Patientinnen nach ovarieller Stimulation und IVF ein Embryotransfer erfolgt.

5.12 „Kontrollierte" ovarielle Stimulation

Eine Begleiterscheinung des multifollikulären Wachstums durch Eierstockstimulation ist die Veränderung der endokrinen Situation in der Follikelphase. Über zentralnervöse Rückkoppelungsmechanismen kann es zur vorzeitigen Freisetzung von luteinisierendem Hormon (LH) aus der Hirnanhangsdrüse kommen, dem sog. prämaturen LH-Anstieg. Die Folgen eines vorzeitigen LH-Anstiegs zeigen sich in

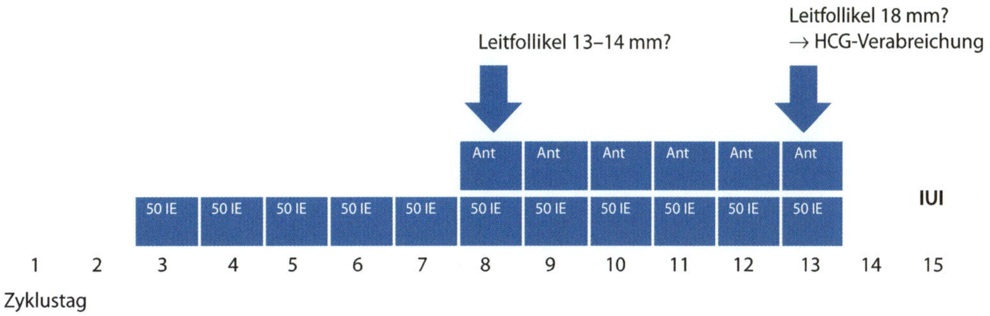

Abb. 8 Beispiel einer Low-dose-FSH-Stimulation zur intrauterinen Insemination mit flexibler GnRH-Verabreichung von 0,25 mg ab einer Leitfollikelgröße von 13–14 mm (*Ant* GnRH-Antagonist 0,25 mg s.c., *IUI* intrauterine Insemination). (Nach Crosignani et al. 2007)

einer geringeren Entwicklungspotenz der Eizellen und in letzter Konsequenz einer verringerten Wahrscheinlichkeit einer Schwangerschaft nach Embryotransfer (Loumaye 1990).

Zur Prophylaxe eines vorzeitigen LH-Anstiegs haben sich Analoga des nativen Gonadorelins (GnRH) als Standardmedikation im Rahmen der Eierstockstimulation zur IVF durchgesetzt, da GnRH-Analoga die endogene LH-Ausschüttung der Hypophyse unterbinden können. Die Phase der Stimulation und der Zeitpunkt der Eizellentnahme werden somit unter Kontrolle der endogenen LH-Sekretion durchgeführt, woher der englische Name „controlled ovarian stimulation“ (COS) rührt.

GnRH-Analoga

Die Substanzgruppe der GnRH-Analoga wird nach ihrer Wirkung am GnRH-Rezeptor der Hypophyse in Agonisten und Antagonisten unterschieden. Tab. 3 zeigt GnRH-Analoga mit Marktzulassung in Deutschland.

GnRH-Agonisten binden mit hoher Affinität an den GnRH-Rezeptor und blockieren die hypophysäre LH- und FSH-Ausschüttung. Allerdings kommt es nach Rezeptorbindung initial zu einer Aktivierung und Entleerung der Gonadotropinspeicher der Hirnanhangsdrüse („flare-up effect“). Erst bei fortwährender Wirkung am Rezeptor ist eine Hypogonadotropie infolge einer Herabregulierung der Rezeptorexpression nach einer Latenzzeit von 10–14 Tagen ab Verabreichungsbeginn zu verzeichnen.

► GnRH-Agonisten aktivieren erst die Hypophyse und führen zu einer kurzfristigen Ausschüttung von LH und FSH (engl. „flare-up effect“). Erst nach 10–14 Tagen andauernder GnRH-Agonisten-Wirkung tritt ein Zustand der Hypogonadotropie ein.

Dieser Effekt der temporären Inaktivierung durch Daueraktivierung der Hypophyse wird bei der ovariellen Stimulation genutzt, um vorzeitige LH-Anstiege zu verhindern.

GnRH-Antagonisten hingegen bewirken keine Rezeptoraktivierung, sondern binden an den GnRH-Rezeptor und verdrängen das native, biologisch aktive GnRH. Dies führt zu einer raschen und reversiblen Blockierung der FSH- und LH-Ausschüttung. Nach Gabe von 0,25 mg eines GnRH-Antagonisten wird die LH-Ausschüttung der Hypophyse innerhalb von 6 h um rund 75 % verringert. Die Ausschüttung von FSH wird um rund 25 % verringert. Die Zeitdauer der hypophysären Blockade ist dosisabhängig: Nach einer einmaligen Verabreichung von 0,25 mg erreichen die Gonadotropinserumkonzentrationen bereits nach 24 h das Ausgangsniveau. Nach einer Verabreichung von 1 mg dauert die Blockade der Hirnanhangsdrüse rund 100 h (Duijkers et al. 2002). Tab. 4 zeigt pharmakokinetische Kennzahlen der GnRH-Antagonisten.

► GnRH-Antagonisten blockieren die LH- und FSH-Freisetzung der Hypophyse innerhalb weniger Stunden (Duijkers et al. 2002).

Eine Verabreichung eines GnRH-Antagonisten im Rahmen der Ovulationsinduktion oder der ovariellen Stimulation zur IVF ist somit nur für den kurzen Zeitraum notwendig, in dem ein vorzeitiger LH-Anstieg imminent ist – also üblicherweise während der späten Follikelphase.

5.13 Stimulationsprotokolle

Im Rahmen der ovariellen Stimulation zur IVF werden GnRH-Antagonisten vorwiegend im sog. Mehrfachdosisprotokoll eingesetzt (Diedrich et al. 1994). Die Stimulationsbehandlung mit FSH beginnt typischerweise am 2. oder 3. Zyklustag. Entsprechend der Zulassung der Antagonisten wird ab dem 6. Stimulationstag täglich ein GnRH-Antagonist in einer Dosis von 0,25 mg verabreicht (sog. fixes Mehrfachdosisprotokoll; Abb. 9). Die Zeitspanne zwischen 2 Verabreichungen und zwischen letzter Antagonistenverabreichung

Tab. 3 In Deutschland zugelassene GnRH-Analoga

Wirkstoff	Präparatnamen	Verabreichung	Zulassung IVF	Hersteller
GnRH-Agonisten				
Triptorelin	Decapeptyl Gyn	3,75 mg Depot, s.c. oder i.m.	Ja	Ferring Arzneimittel
Triptorelin	Decapeptyl IVF	0,1mg tgl. s.c.	Ja	Ferring Arzneimittel
Buserelin	Metrelef	15,75 mg (4 × 1–2 Sprühstöße intranasal pro Tag)	Ja	Ferring Arzneimittel
Goserelin	Zoladex Gyn	3,6 mg Implantat, s.c.	Nein	Astra Zeneca
Leuprorelin	Enantone Gyn Trenantone Gyn	3,75 oder 11,25 mg Depot, s.c. oder i.m.	Nein	Takeda
Nafarelin	Synarela	0,8 mg pro Tag, intranasal	Ja	Pharmacia
GnRH-Antagonisten				
Cetrorelix	Cetrotide	0,25 mg tgl. s.c.	Ja	Merck-Serono
Ganirelix	Orgalutran	0,25 mg tgl. s.c.	Ja	Merck-Sharpe&Dohme

Tab. 4 Pharmakokinetik der GnRH-Antagonisten. (Nach Griesinger et al. 2004)

	Cetrorelix			Ganirelix	
	Einmalgabe 3 mg	Einmalgabe 0,25 mg	Mehrfachgabe (14 Tage) 0,25 mg	Einmalgabe 0,25 mg	Mehrfachgabe (7 Tage) 0,25 mg
t_{max} [h]	1,5 (0,5–2)	1,0 (0,5–1,5)	1,0 (0,5–2)	1,1±0,3	1,14±0,23
Halbwertszeit $t_{½}$ [h]	62,8 (38,2–108)	5,0 (2,4–48,8)	20,6 (4,1–179,3)	12,8±4,3	16,23±1,64
C_{max} [ng/ml]	28,5 (22,5–36,2)	4,97 (4,17–5,92)	6,42 (5,18–7,96)	14,8±3,2	11,16±2,41
Bioverfügbarkeit	85 %			91 %	

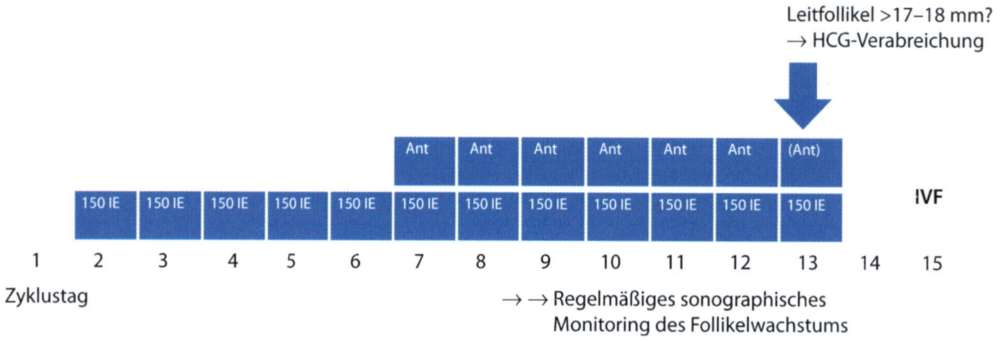

Abb. 9 GnRH-Antagonisten-Mehrfachdosisprotokoll mit Start der Verabreichung am 6. Stimulationstag (*Ant* GnRH-Antagonist). (Nach Diedrich et al. 1994)

und HCG-Injektion sollte 30 h nicht übersteigen. Das fixe GnRH-Antagonisten-Mehrfachdosisprotokoll repräsentiert die offizielle Zulassung der Wirkstoffe in der ovariellen Stimulation.

Um den Medikamentenverbrauch und die finanziellen Kosten zu senken, wurde auch erprobt, die Antagonistenverabreichung erst ab einer Leitfollikelgröße von 12–14 mm zu initiieren (sog. „flexibles Mehrfachdosisprotokoll"; Ludwig et al. 2002).

Eine Alternative stellt das Cetrorelix-Einfachdosisprotokoll dar: In fixer oder flexibler Weise wird 3 mg Cetrorelix verabreicht, was die Hypophyse für 96 h supprimiert. Sollte nach 96 h die HCG-Gabe noch nicht erfolgen, wird eine tägliche Gabe von 0,25 mg angeschlossen. Allerdings hat sich dieses Protokoll in der klinischen Routine nicht durchgesetzt, sodass die 3-mg-Dosierung inzwischen vom Markt genommen wurde.

Der optimale Zeitpunkt des Beginns der Verabreichung des GnRH-Antagonisten wurde nie systematisch untersucht. Dementsprechend findet sich neben dem „fixen Protokoll" eine Vielzahl von Therapieoptimierungsstudien in der Literatur mit Beginn der Antagonistengabe in der Lutealphase des vorangegangenen Zyklus, mit Beginn am 1. Zyklustag, mit flexiblem Beginn nach sonographischen Kriterien oder mit nur 2-täglicher Verabreichung.

Auch die GnRH-Agonisten werden in einer Vielzahl von Stimulationsprotokollen eingesetzt. Am häufigsten wird in Deutschland das sog. lange GnRH-Agonistenprotokoll verwendet (Abb. 10). Der GnRH-Agonist wird in der Lutealphase des vorangegangen Zyklus (sog. luteales Protokoll) oder mit Beginn der Regelblutung (sog. follikuläres Protokoll) verabreicht. Nach 10–14 Tagen wird eine transvaginale Ultraschalluntersuchung und eine Östradiol- und LH-Messung im Serum durchgeführt. Bei Hypogonadotropie und regelrechtem Sonografiebefund startet dann die FSH-Stimulation, die dann bis zur HCG-Gabe beibehalten wird.

Der Flare-up-Effekt der GnRH-Agonisten wurde auch therapeutisch genutzt, um exogene und endogene Gonadotropinstimulation zu kombinieren. Nach initialem „flare-up" über wenige Tage kommt es dann zur Desensitisierung der Hypophyse, sodass ein vorzeitiger LH-Anstieg in der späten Follikelphase unterbleibt. Abb. 11 zeigt exemplarisch das sog. kurze GnRH-Agonistenprotokoll.

Das lange Protokoll gilt als geringfügig effektiver im Vergleich zum kurzen Protokoll (Daya 2007). Um die Zeitdauer der Stimulation und den Gonadotropinverbrauch zu senken, wird das kurze Protokoll vorzugsweise bei Patientinnen mit vorbekanntem oder erwartetem schlechtem Ansprechen auf die ovarielle Stimulation angewendet (▶ Kap. 39, „Behandlung der Patientin mit geringem Ansprechen auf die ovarielle Stimulation"). Da die GnRH-Wirkung auf die Follikelphase beschränkt bleiben soll, sind GnRH-Agonisten-Depotpräparate für das kurze Protokoll ungeeignet.

Durch Verwendung eines GnRH-Antagonistenprotokolls (Abb. 9) kann den Anforderungen an eine moderne ovarielle Stimulation besser Rechnung getragen werden. Im „langen" Protokoll ist der eigentliche Therapiebeginn um 2–3 Wochen bis zum Erreichen der Hypogonadie verzögert. Zusätzlich treten in diesem Zeitraum häufig unerwünschte Wirkungen der hormonellen Kastration auf, wie postmenopausale Beschwerden, Zwischenblutungen und Zystenbildung an den Eierstöcken. Im Vergleich zu einem langen GnRH-Agonistenprotokoll kann die Gesamtdauer der Behandlung mit einem GnRH-Antagonistenprotokoll drastisch um im Mittel 20 Tage reduziert werden (Kolibianakis et al. 2006). Ebenso verkürzt sich die Stimulationsdauer, und es verringert sich der Gonadotropinverbrauch. Schließlich wird die Stimulation im Antagonistenprotokoll zyklussynchron durchgeführt, und die Hypophyse bleibt gegenüber einem GnRH-Agonisten responsiv. Letzeren Effekt nutzt man bei Triggerung der finalen Eizellreifung mit GnRH-Agonist anstatt HCG.

▶ Im Vergleich zum langen GnRH-Agonistenprotokoll sind Stimulationsdauer, Gonadotropinverbrauch, Eizellzahl und OHSS-Risiko im GnRH-Antagonistenprotokoll geringer (Kolibianakis et al. 2006).

Die Wahrscheinlichkeit einer Lebendgeburt nach IVF oder ICSI ist im GnRH-Antagonisten- und -Agonistenprotokoll ähnlich. Zu diesem Schluss kommen mehrere unabhängige Metaanalysen (Kolibianakis et al. 2006; Al-Inany et al. 2011). In einer systematischen Zusammenfassung der Studienergebnisse von 22 randomisierten Vergleichsstudien (n = 3176 Patientinnen) wurde 2006 ein relatives Risiko für eine Lebendgeburt von 0,89 (95 % KI: 0,72–1,02; p = 0,08) beschrieben (Kolibianakis et al. 2006), entsprechend einem statistisch und klinisch nicht signifikanten Unterschied. Dieses Ergebnis wurde 2016 unter Berücksichtigung weiterer Studien bestätigt (Al-Inany et al. 2016; Kolibianakis et al. 2017).

▶ Die Unterschiede in der Schwangerschaftswahrscheinlichkeit zwischen verschiedenen Stimulationsprotokollen sind gering.

Klinisch besonders relevant ist, dass sich das Risiko für die Entwicklung eines schweren hospitalisierungswürdigen Überstimulationssyndroms bei Verwendung von GnRH-

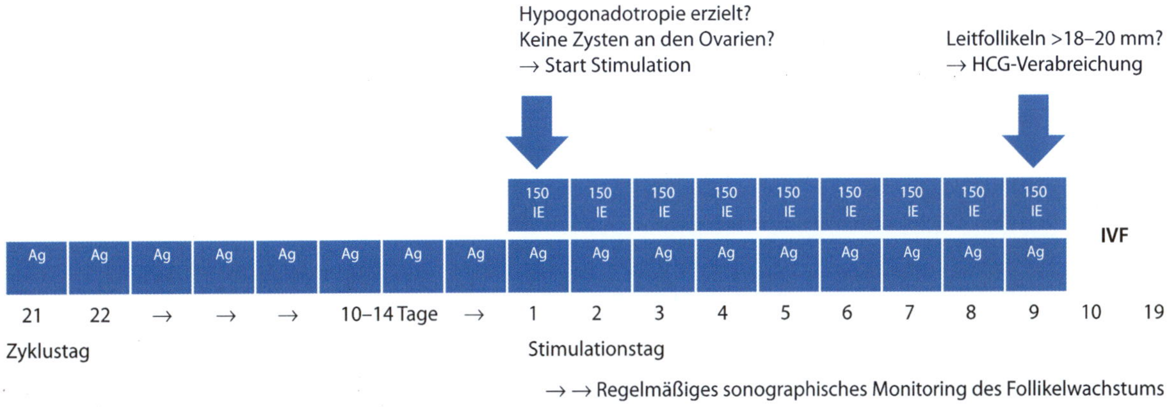

Abb. 10 Langes luteales GnRH-Agonistenprotokoll (*Ag* GnRH-Agonist)

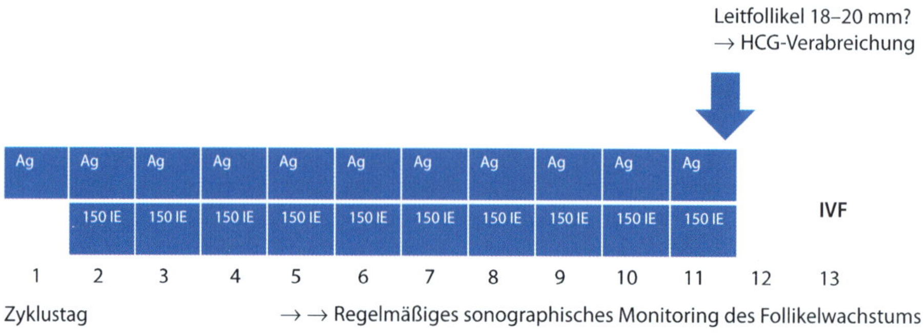

Abb. 11 Kurzes GnRH-Agonistenprotokoll (*Ag* GnRH-Agonist)

Antagonisten um die Hälfte reduziert (Odds-Ratio 0,46; 95 % KI: 0,26–0,82). Zu beachten ist, dass die Mehrzahl der in den Metaanalysen (Kolibianakis et al. 2006) zusammengefassten Studien OHSS-Risikopatientinnen (PCOS, vorangegangenes OHSS) ausgeschlossen hatten, sodass der Unterschied in realiter möglicherweise noch größer sein dürfte (Al-Inany et al. 2016). Aus einem absoluten Risikounterschied von ca. 2 % (Kolibianakis et al. 2006) würde sich eine „number needed to treat to harm“ von 50 Patientinnen errechnen. Das bedeutet, dass pro 50 Patientinnen, die ein langes GnRH-Agonistenprotokoll anstatt eines GnRH-Antagonistenprotokolls erhalten, eine Patientin mit schwerem OHSS hospitalisiert werden muss.

▶ **Empfehlung** In Anbetracht der Tatsache, dass GnRH-Agonisten- und GnRH-Antagonistenprotokolle mit Hinblick auf die Lebendgeburtenwahrscheinlichkeit äquivalent sind, ist eine vermehrte Anwendung der GnRH-Antagonisten zur Reduzierung der OHSS-Inzidenz geboten.

Der Unterschied im OHSS-Risiko dürfte sich u. a. in der Zahl der gewonnenen Eizellen begründen, die geringfügig höher im langen GnRH-Agonistenprotokoll ist.

5.14 Effektivität vs. Risiko in der ovariellen Stimulation

Die Wahl eines Stimulationsprotokolls und die Wahl der FSH-Dosis müssen immer individualisiert werden unter Berücksichtigung biologischer Voraussetzungen seitens der Patientin sowie von Komfort- und Sicherheitsaspekten.

Das gängige Paradigma in der ovariellen Stimulation lautet: Je mehr Eizellen, desto höher die Schwangerschaftswahrscheinlichkeit. Allerdings gilt dies nur bis zu einem Schwellenwert an „Intensität“ der Stimulation bzw. an „Reaktion“ der Eierstöcke, oberhalb dessen kein weiterer therapeutischer Zugewinn verzeichnet werden kann. Nebenwirkungen und Risiken der ovariellen Stimulation nehmen hingegen oberhalb dieses Schwellenwertes stark zu (Abb. 12).

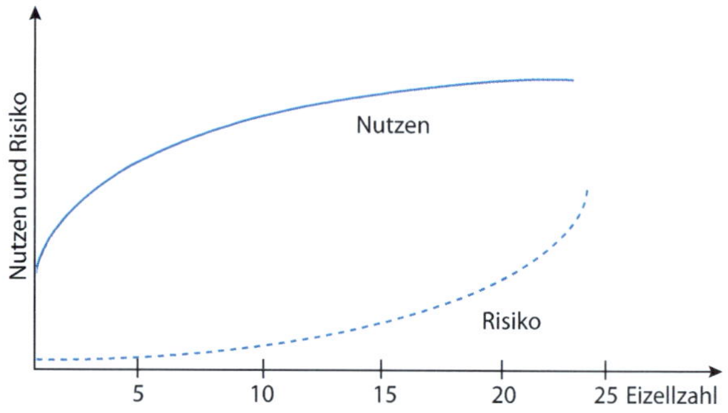

Abb. 12 Abstrahierte Darstellung des Zusammenhangs zwischen therapeutischem Nutzen und Risiken der ovariellen Stimulation in Abhängigkeit von der Reaktion der Eierstöcke. (Nach Popovic-Todorovic et al. 2003a)

Eine allgemein akzeptierte, „optimale“ Zahl an Eizellen als Ergebnis der ovariellen Stimulation existiert nicht. Bei Balance von Nutzen und Risiken wurde beispielsweise proklamiert, dass die ovarielle Stimulation zwischen 5 und 15 Eizellen (Popovic-Todorovic et al. 2003a) oder – nach anderer Auffassung (Nyboe Andersen et al. 2017) – zwischen 8 und 14 Eizellen für die In-vitro-Fertilisation generieren sollte – allerdings gibt es hier eine Vielzahl an Einschätzungen, je nach Behandlungsphilosophie und klinisch-ökonomischen Rahmenbedingungen (Fauser et al. 2010). Eine jüngere Analyse von über 400.000 IVF-Zyklen zeigte, dass die höchste Lebendgeburtenrate bei jenen Frauen beobachtet werden konnte, die als Reaktion auf die ovarielle Stimulation 15 Eizellen gebildet hatten (Sunkara et al. 2011).

5.15 Prädiktive Faktoren für die ovarielle Reaktion

Eine Vorhersagbarkeit der ovariellen Reaktion ist wünschenswert, insofern als Extreme der Reaktion („schwach“ und „exzessiv“) durch eine Anpassung der FSH-Dosis theoretisch vermieden werden könnten. Eine Vielzahl an Variablen wurde als Prädiktoren der ovariellen Antwort identifiziert. Diese Variablen können entweder allein oder in einer multivariaten Berechnung für die Vorhersage der ovariellen Antwort genutzt werden (Übersicht).

Prädiktive Faktoren für die ovarielle Reaktion
- Alter
- Anti-Müller-Hormon
- FSH, Inhibin B (frühe Follikelphase)
- Ovarvolumen
- Antralfollikelzahl (frühe Follikelphase)
- Zykluslänge
- Body-Mass-Index
- Nikotinkonsum

Schwierigkeiten bei der Prädiktion der ovariellen Antwort bestehen v. a. darin, dass eine signifikante intraindividuelle Varianz von Zyklus zu Zyklus besteht. So liegt beispielsweise der Korrelationskoeffizient der Antralfollikelzahl und des frühfollikulären FSH-Wertes zwischen 2 Zyklen bei nur 0,76 bzw. 0,63 (Andersen et al. 2011). Dementsprechend erscheinen nur Parameter geeignet, die unmittelbar zu Stimulationsbeginn erhoben werden oder die zyklusunabhängig stabil sind.

Darüber hinaus wurde zwar eine Reihe von (multivariaten) Prädiktionsmodellen entwickelt (z. B. Popovic-Todorovic et al. 2003b; Olivennes et al. 2009; Broekmans et al. 2014; Oehninger et al. 2015), diese sind jedoch nur extern valide in einer Patientenkohorte, die der Studienkohorte gleicht. Des Weiteren gibt es Unterschiede in der ovariellen Reaktion, die in der Wahl des Stimulationsprotokolls begründet sind, sodass ein Prädiktionsalgorithmus nur für ein bestimmtes Stimulationsprotokoll Gültigkeit haben würde. Aus diesen Gründen haben Dosisnomogramme und Dosisberechnungsalgorithmen bisher nur sehr wenig Akzeptanz im klinischen Alltag erfahren.

In der jüngeren Literatur wird dem Anti-Müller-Hormon herausragende Bedeutung für die Prädiktion der Eizellzahl nach ovarieller Stimulation beigemessen. Der Korrelationskoeffizient zwischen Serum-AMH-Wert und Eizellzahl wird in einer Reihe von Studien durchgängig höher als der für FSH, Östradiol, Alter oder Inhibin berichtet (z. B. La Marca et al. 2007). Der AMH-Wert korreliert zwar auch stark mit der Antralfollikelzahl, die durch eine transvaginalsonografische Untersuchung erhoben wird. Trotz Bemühungen um eine Standardisierung der Antralfollikelmessung (Broekmans et al. 2010) ist das Ergebnis der Antralfollikelzählung jedoch nicht nur stark untersucherabhängig, sondern auch abhängig vom Zeitpunkt der Messung während des Zyklus. Es darf deshalb angenommen werden, dass sich das AMH als der wichtigste Prädiktor in der ovariellen Stimulation zur Diskriminierung von erwarteter schlechter, durchschnittlicher und exzessiver ovarieller Antwort etablieren wird (Lerman et al. 2017; Scheinhardt et al. 2018).

Das Alter einer Patientin stellt den wichtigsten Prädiktor für eine Lebendgeburt nach IVF-Behandlung dar.

▶ Innerhalb einer Altersgruppe zeigen aber Frauen mit einem höheren Anti-Müller-Hormon eine stärkere ovarielle Reaktion auf die Stimulation und eine höhere Chance auf eine Lebendgeburt als Frauen gleichen Alters mit einem niedrigeren AMH.

5.16 Wahl der FSH-Dosis zur ovariellen Stimulation

Bei der Mehrzahl der Patientinnen unter 40 Jahren mit regelrechtem Zyklus wird eine ovarielle Stimulation mit 150–225 IE FSH den erwünschten Effekt zeitigen. Nach Alter, Zyklusanamnese der Patientin und weiteren Variablen wie AMH und AFC wird eine Dosisindividualisierung zwar angestrebt, aus den oben genannten Gründen war die Entwicklung eines allgemein akzeptieren Dosierungsalgorithmus bisher nicht geglückt. Ein Sonderfall ist die Markteinführung eines neuen rekombinanten Gonadotropins (Rekovelle®; Fa. Ferring Arzneimittel GmbH) im Jahr 2018, welches einer humanen Zelle (und nicht einer CHO Zelle) entstammt. Die Dosierung von Rekovelle erfolgt in µg Protein nach Körpergewicht und rezent gemessenem Serum Anti-Mueller-Hormonwert (Nyboe Andersen et al. 2017). Die Zulassungsstudien zu Rekovelle® zeigen, dass eine derart individualisierte Dosis im Besonderen die Inzidenz von ovariellen Überreaktionen senken kann. Inwieweit die Verwendung des Präparats und des damit verbundenen Dosierungsalgorithmus den Markt penetrieren werden, ist nun ab zu warten.

Es muss aber in jedem Fall mit der Möglichkeit des Auftretens einer überschießenden oder zu schwachen Reaktion der Eierstöcke auf die initial gewählte Dosis gerechnet werden. Ob eine Dosisanpassung nach oben während der Stimulation bei zu schwacher ovarieller Reaktion sinnvoll ist, darf bezweifelt werden, da im Regelfall nicht genügend Zeit bis zur HCG-Verabreichung verbleiben dürfte, um auch Follikel mit noch höherem FSH-Schwellenwert ausreichend zu reifen. Eine randomisierte Vergleichsstudie zeigte dementsprechend, dass bei insuffizienter Reaktion der Ovarien eine Verdopplung der Dosis von 225 IE HMG auf 450 IE HMG nach dem 5. Tag der Stimulation keine Steigerung der Eizellzahl erbrachte (van Hooff et al. 1993).

Darüber hinaus gilt, dass mit zunehmender ovarieller Erschöpfung durch eine weitere FSH-Dosissteigerung i. d. R. kein Zugewinn an Eizellen erzielt werden kann. Die sinnvolle Maximaldosis bei Frauen mit stark eingeschränkter ovarieller Reserve wurde nie systematisch untersucht, aber es ist anzunehmen, dass eine initial gewählte FSH-Tagesdosis von 225 IE in der überwiegenden Mehrzahl der Fälle eine Maximalantwort der Eierstöcke provoziert. Bei hochgradig eingeschränkter ovarieller Reserve kann eine Dosissteigerung häufig lediglich die Kosten der Behandlung, aber nicht die Eizellzahl steigern: In einer randomisierten Vergleichsstudie erhielten Frauen mit einer Antralfollikelzahl <5 entweder 150 IE oder 300 IE rekombinantes FSH. In beiden Gruppen konnten im Mittel 3 Eizellen gewonnen werden (Klinkert et al. 2005).

▶ Je stärker die Einschränkung der ovariellen Reserve, desto geringer die therapeutische Breite der FSH-Stimulation (Klinkert et al. 2005).

Eine FSH-Dosissteigerung führt nur bei jungen Frauen mit guter ovarieller Reserve zu mehr Eizellen. Eine Zusammenfassung mehrerer randomisierter Studien zum Vergleich von entweder 100 vs. 200 IE oder 150 vs. 250 IE zeigte, dass im Mittel 3–4 Eizellen mehr durch eine Dosissteigerung gewonnen werden können, hingegen die Schwangerschaftsrate pro „frischem" Embryotransfer zwischen den Dosisgruppen durchgängig gleich ist (Rombauts 2007).

▶ **Cave** Eine FSH-Dosissteigerung kann den Effekt einer ovariellen Erschöpfung im Regelfall nicht kompensieren (Klinkert et al. 2005).

Eine Dosisreduktion bis hin zum Aussetzen der FSH-Gabe in den letzten 1–3 Tagen der Stimulation (engl. „coasting") ist hingegen eine häufig geübte Praxis bei überschießender ovarieller Reaktion. Mittels dieses Vorgehens sollen kleinere Follikel, die noch stark FSH-abhängig sind, zur Atresie geführt werden, und so das Risiko für ein ovarielles Überstimulationssyndrom gesenkt werden. Der Nachweis, dass „coasting" tatsächlich OHSS-präventiv wirkt, steht jedoch laut einer jüngeren Cochrane-Analyse weiterhin aus (D'Angelo et al. 2011).

5.17 Überwachung der ovariellen Stimulation

Als unverzichtbar zur Kontrolle der ovariellen Reaktion gilt die **transvaginale Sonografie**. Kontrolliert werden die Zahl und Größe der heranreifenden Follikel in beiden Eierstöcken. Dies dient der

- Prognoseabschätzung,
- Findung des optimalen Zeitpunkts der HCG-Gabe,
- Risikoabschätzung hinsichtlich der Entwicklung eines ovariellen Überstimulationssyndroms.

Sollten zu wenige Follikel reifen, könnte der IVF-Zyklus noch unter Stimulation abgebrochen oder zu einer IUI konvertiert werden. Sollten zu viele Follikel reifen, könnte zur Verhinderung eines OHSS die HCG-Verabreichung unterbleiben oder sekundäre Maßnahmen der OHSS-Prävention veranlasst werden.

Inwieweit die Messung der **Gonadotropine** (FSH und LH) und der **Sexualsteroide** (Östradiol und Progesteron) während der Stimulation notwendig ist, ist umstritten. Die meisten jüngeren Studien zu dieser Fragestellung wurden im GnRH-Antagonistenprotokoll durchgeführt. Für die Prognoseabschätzung ist der Serumöstradiolspiegel ungeeignet (Kyrou et al. 2009). Ebenso ungeeignet ist der LH-Serumspiegel (Griesinger et al. 2011a): Weder sehr niedrige noch sehr hohe endogene LH-Werte sind prädiktiv für einen Schwangerschaftseintritt, solange ein hoher LH-Wert nicht Ausdruck einer vorzeitigen Luteinisierung ist.

Eine Serum-Progesteronerhöhung in der späten Follikelphase ist jedoch mit einer statistisch und klinisch signifikanten Verringerung der Schwangerschaftswahrscheinlichkeit assoziiert (Bosch et al. 2010; Griesinger et al. 2013; Venetis et al. 2013). Je stärker die Progesteronwirkung (Serumspiegelhöhe und Dauer der Erhöhung), desto ausgeprägter dürfte die Verringerung der Schwangerschaftswahrscheinlichkeit ausfallen. In der klinischen Routine wird jedoch typischerweise eine einzelne spätfollikuläre Messung (z. B. am Tag der hCG-Gabe) durchgeführt und ein Überschreiten eines Schwellenwerts von 1,5 ng/ml Progesteron zum Anlass genommen, die frische Embryonenübertragung auszusetzen. Die Ursache für den negativen Progesteroneffekt dürfte sich in einer prämaturen sekretorischen Transformation des Endometriums begründen (Labarta et al. 2011). Bei systemischer Betrachtung ist der Effekt der Progesteronerhöhung allerdings aufgrund der geringen Inzidenz (5–20 %) gering, sodass umstritten ist, ob Progesteron routinehaft zumindest einmalig vor HCG-Gabe gemessen werden sollte oder nicht.

▶ Eine Progesteronerhöhung in der späten Follikelphase ist mit einer geringeren Schwangerschaftswahrscheinlichkeit assoziiert (Venetis et al. 2013).

Für die Risikoabschätzung für ein ovarielles Überstimulationssyndrom sind LH und Progesteron ungeeignet, wobei jedoch zu beachten ist, dass eine Progesteronerhöhung häufig im Gefolge einer exzessiven ovariellen Reaktion auftritt. Da die Zahl reifender Follikel gut mit dem endogenen Östradiolwert korreliert, ist der zusätzliche Nutzen einer Östradiolmessung für die OHSS-Prädiktion über den Informationswert hinausgehend, den die transvaginale Sonografie erbringt, gering (Papanikolaou et al. 2006; Griesinger et al. 2016).

5.18 Prädiktion der ovariellen Überreaktion

Sowohl die Antralfollikelzahl als auch der AMH-Wert vor Behandlung sind prädiktiv für eine überschießende ovarielle Antwort auf die Stimulation. Nach einer Zusammenfassung von 9 Studien erzielt **AMH** eine mittlere Sensitivität und Spezifität von 82 % bzw. 76 % bei der Vorhersage einer „Überreaktion" (Broer et al. 2011). Aufgrund verschiedener Stimulationsprotokolle und FSH-Dosen, unterschiedlicher Patientenpopulationen sowie unterschiedlicher Definitionen von Überreaktion lässt sich jedoch kein einheitlicher AMH-Schwellenwert definieren, oberhalb dessen mit großer Wahrscheinlichkeit „zu viele" Eizellen gebildet werden. Dies sei dadurch illustriert, dass in den verfügbaren Studien die Gewinnung von 14 bis hin zu 21 Eizellen als „Überreaktion" definiert wurde. Darüber hinaus sind unterschiedliche AMH-Assays auf dem Markt, was einen direkten Vergleich von AMH-Absolutwerten zwischen einzelnen Studien verunmöglicht.

Die **Antralfollikelzahl** erzielt eine ähnlich gute Vorhersagewirkung wie das AMH (Broer et al. 2011). Basierend auf diesen Erkenntnissen könnte in Zukunft die Inzidenz an Überreaktionen durch eine gezielte Verringerung der FSH-Dosis bei Risikopatientinnen und Verwendung eines GnRH-Antagonistenprotokolls verringert werden (Nelson et al. 2009; Nyboe Andersen et al. 2017).

Die Zahl an **Follikeln >10 mm,** die sich als Reaktion auf die ovarielle Stimulation gebildet haben, gilt als stärkster Indikator eines drohenden Überstimulationssyndroms. Allerdings ist zum Zeitpunkt der Messung die Überstimulation bereits im Gange, und es können nur noch sekundäre Methoden der OHSS-Prävention zum Einsatz gebracht werden. In einer prospektiven Kohortenstudie (Papanikolaou et al. 2006) an 1800 Patientinnen wurden die Sensitivität und Spezifität verschiedener Schwellenwerte des Serumöstradiolwertes und der Follikelzahl am Tag der HCG-Gabe für die Vorhersage eines schweren OHSS in einem GnRH-Antagonistenprotokoll untersucht. Die Inzidenz eines schweren OHSS war in dieser Kohorte 2,1 %. Die Verwendung der Schwellenwerte ≥18 präovulatorische Follikel und/oder Serumöstradiol ≥5000 ng/l ergab eine Sensitivität von 83 % und eine Spezifität von 84 % für die Entwicklung eines schweren OHSS. Ähnliche Ergebnisse zeigte eine Auswertung von 3 Phase-III-Studien mit rund 2400 Patientinnen (Griesinger et al. 2016): Der optimale Schwellenwert, um ein moderates und/oder schweres OHSS vorherzusagen, war 19 Follikel >10 mm am Tag der hCG-Gabe. Die zusätzliche Berücksichtigung des Serumöstradiolwertes zeigte nur wenig Informationszugewinn. Unterhalb des Schwellenwertes von 19 Follikeln wurden fast keine OHSS beobachtet (negativ prädiktiver Wert von 99,5 %), sodass eine Identifizierung von Niedrigrisikopatienten, die von sekundären OHSS-Präventionsmaßnahmen nicht profitieren werden, gut möglich ist.

▶ Unterhalb eines Schwellenwertes von 19 präovulatorischen Follikeln ist die Entwicklung eines schweren OHSS bei Stimulation in einem GnRH-Antagonistenprotokoll extrem unwahrscheinlich (Griesinger et al. 2016).

5.19 Stimulation mit Corifollitropin α

Ein zentrales Problem der IVF-Behandlung stellt der vorzeitige Behandlungsabbruch dar. Dieser ist überwiegend durch die psychische Belastung der Behandlung (Olivius et al. 2004) motiviert. Inwieweit Belastungen durch die ovarielle Stimulation (subkutane Injektionen, Nebenwirkungen der Gonadotropine, Arzttermine zur Follikelwachstumskontrolle etc.) hierbei von Bedeutung sind, ist bisher wenig erforscht. Unumstritten ist jedoch, dass eine Reduktion der Injektionsfrequenz eine objektive und subjektive Verringerung der Behandlungsbürde darstellt. Dementsprechend wurde ein lang wirksames FSH-Molekül entwickelt – Corifollitropin α – welches die täglichen FSH-Injektionen über einen Zeitraum von einer Woche ersetzt, mit dem Ziel, die Behandlung für die Patientin verträglicher zu gestalten.

Corifollitropin α: ein lang wirksames FSH

Das FSH ist, wie auch das humane Choriongonadotropin (HCG), das thyroideastimulierende Hormon (TSH) und das luteinisierende Hormon (LH), ein Glykoprotein mit einem Proteingerüst aus 2 Peptidketten (Heterodimer aus einer α- und β-Kette), das mit einem Kohlenhydratanteil vernetzt ist. Die Aminosäuresequenz der α-Kette ist bei allen 4 Glykoproteinen gleich. Die Länge und die Sequenz der β-Kette ist bei jedem dieser Glykoproteinhormone verschieden und vermittelt dadurch biologische Spezifität. Das LH und das HCG zeigen weitreichende Homologie in Sequenz, Struktur und Affinität zum LH-Rezeptor – ein Effekt, den man sich zur Ovulationsauslösung mittels HCG zunutze macht. Die längere Halbwertszeit des HCG von 31–56 h im Gegensatz zu rund 20 min für das LH begründet sich in einer Verlängerung des C-terminalen Endes der β-Kette um das sog. C-terminale Peptid (CTP).

Corifollitropin α (FSH-CTP), ist ein lang wirksames Derivat des FSH-Moleküls, bestehend aus einer (nativen) α-Kette und einer β-Kette, in die das CTP des humanen Choriongonadotropins durch biotechnologische Methoden inkorporiert wurde. Die terminale Halbwertszeit ($t_{½}$) von Corifollitroipn α ist 94,7 h, entsprechend einer 2- bis 3-fachen Verlängerung der Halbwertszeit im Vergleich zu konventionellem rekombinantem FSH (mittlere $t_{½}$ = 28 h).

Durch Modellierung der pharmakokinetisch-pharmakodynamischen Beziehung in aufwendigen Dosisfindungsstudien wurden 2 minimal effektive Dosen ermittelt.
Diese Dosen induzieren und erhalten ein multifollikuläres Wachstums über zumindest eine Woche (Abb. 13).

Corifollitropin α (FSH-CTP)
- $t_{½}$: 60–75 h
- t_{max}: 36–48 h

(Fortsetzung)

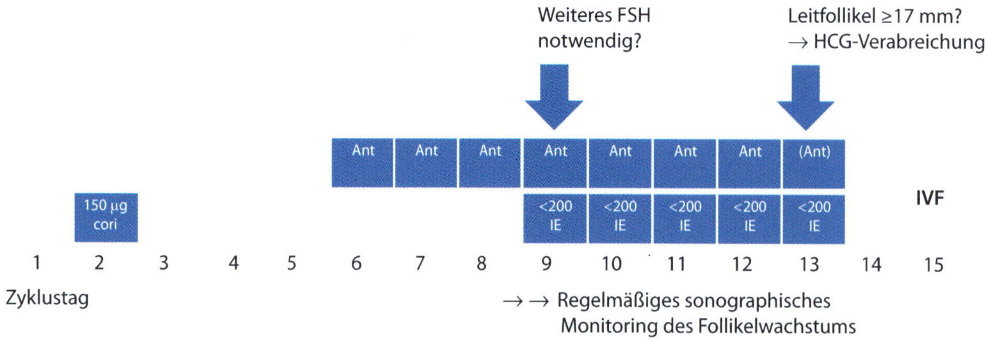

Abb. 13 Stimulationsprotokoll mit 150 µg Corifollitropin α *(cori)* in einem fixen GnRH-Antagonistenprotokoll. (Nach Devroey et al. 2009a)

- ≤36 Jahre und ≤60 kg Körpergewicht = 100 µg
- ≤36 Jahre und >60 kg Körpergewicht = 150 µg
- >36 Jahre und >50 kg Körpergewicht = 150 µg
- Wirkungsdauer ca. 7 Tage

Mit insgesamt mehr als 3500 randomisierten Probandinnen sind die Zulassungsstudien zu Corifollitropin α die umfangreichsten Studien, die je zur ovariellen Stimulation zur IVF durchgeführt wurden. In einer randomisierten, doppelblinden und placebokontrollierten klinischen Prüfung zur Nichtunterlegenheit der Behandlung mit Corifollitropin α 150 µg als Einzelinjektion plus anschließender täglicher Verabreichung von rekombinantem FSH ab Tag 8 der Stimulation (Devroey et al. 2009a) vs. täglicher Injektionen von 200 IE rekombinantem FSH wurde gezeigt, dass mit Corifollitropin α im Mittel 1,2 Eizellen mehr gebildet wurden. Der Anteil der fortlaufenden Schwangerschaften war in beiden Gruppen ähnlich (38,9 % vs. 38,1 %).

Eine weitere Studie mit 100 µg Corifollitropin α bei Patientinnen mit ≤60 kg Körpergewicht vs. eine Kontrollgruppe mit 150 IE rFSH zeigte ebenso, dass die Zahl der gewonnenen Eizellen signifikant höher war mit Corifollitropin α; die Schwangerschafts- und OHSS-Rate unterschied sich nicht signifikant (Mannaerts et al. 2010). Die Inzidenz eines OHSS wurde aus den gepoolten Daten von Phase-III-Studien mit 2585 Patientinnen errechnet (Tarlatzis et al. 2012). Es zeigte sich eine Inzidenz für ein mildes, moderates und schweres OHSS von 3,0 %, 2,2 %, und 1,8 % in der Gruppe der mit Corifollitropin α behandelten Patientinnen bzw. 3,5 %, 1,3 %, und 1,3 % in der mit rFSH-behandelten Gruppe.

Schließlich wurde eine Phase-III-Studie bei rund 1400 Frauen im Alter von 35–42 Jahren durchgeführt (Boostanfar et al. 2015), in der 150 µg Corifollitropin α mit 300 IE rFSH bei Körpergewicht >50 kg verglichen wurde. Es zeigte sich, dass sowohl die ovarielle Reaktion (Mittelwert der gewonnenen Eizellen 10,7 bzw. 10,3 in den beiden Armen) als auch die Lebendgeburtsrate in den beiden Behandlungsgruppen sehr ähnlich waren.

Da Corifollitropin α als neuartiges Hybridmolekül möglicherweise zur Antikörperbildung und zu allergischen Reaktionen führen könnte, wurde die Verabreichung in bis zu 3 aufeinanderfolgenden Behandlungszyklen an mehr als 600 Patientinnen getestet (Norman et al. 2011). Corifollitropin α zeigte keine Immunogenität. Die vorliegenden Daten zeigen somit eine äquivalente Effizienz und Sicherheit von Corifollitropin α im Vergleich zur täglichen rFSH-Verabreichung. Inwieweit durch Einsparung von täglichen Injektionen die Behandlungsadhärenz tatsächlich gesteigert werden kann, ist allerdings nicht systematisch untersucht.

Es ist zu beachten, dass die Zulassung für die Verwendung von Corifollitropin α nur bei Verwendung im GnRH-Antagonistenprotokoll erfolgte, da nur zu diesem Stimulationsprotokoll ausreichend Effizienz- und Sicherheitsdaten vorliegen. Darüber hinaus fehlen zum gegenwärtigen Zeitpunkt noch hinlänglich Effizienzdaten aus der Phase IV, also aus Patientenkollektiven, die sich näher an der klinischen Realität als Phase-III-Kollektive bewegen.

Kritiker des vergleichsweise „starren" Corifollitropinprotokolls beklagen die fehlende Möglichkeit der Dosisindividualisierung, da nur 2 Dosisgrößen entwickelt wurden. Aufgrund der vorgegebenen Dosisgrößen, der Pharmakokinetik mit Konzentrationsmaximum schon kurz nach Verabreichung und der somit schlechter steuerbaren ovariellen Antwort ist Corifollitropin α zur Ovulationsinduktion nicht geeignet.

▶ Corifollitropin α ist zur Ovulationsinduktion nicht geeignet

6 Induktion der finalen Eizellreifung mit HCG

Die menschliche Eizelle verharrt in der Prophase der ersten Reifeteilung durch inhibitorische Signale der umgebenden muralen Granulosazellen des Follikels. Im Gegensatz zur Eizelle und den Cumuluszellen besitzen die muralen Granulosazellen LH-Rezeptoren und reagieren auf die mittzyklische LH-Ausschüttung der Hypophyse mit der Synthese von epidermalem Wachstumsfaktor. Über nicht genau geklärte Mechanismen wirken die muralen Granulosazellen dann auf die Cumuluszellen, welche in engem Kontakt zur Eizelle stehen und die Progression der Eizelle in die weitere Reifeteilung auslösen.

Da der Zeitpunkt der mittzyklischen endogenen LH-Ausschüttung nur durch ein endokrines Monitoring bestimmbar ist und da die LH-Ausschüttung in Stimulationszyklen unter Verwendung von GnRH-Analoga unterbleibt, wird HCG (als Strukturanalogon des LH) verabreicht, um die Eizellreifung zu induzieren. HCG wird zu diesem Zweck seit rund 50 Jahren eingesetzt, ursprünglich aus urinärer Quelle, inzwischen auch als rekombinantes Präparat. Der wesentliche pharmakokinetische Unterschied zwischen LH und HCG liegt in der Halbwertszeit, die beim HCG 24–36 h beträgt, sodass HCG nach einer Verabreichung von 5000 IE über eine ganze Woche seine biologische Wirkung entfalten kann.

Ein klinisch relevanter Unterschied in der C_{max} zwischen der subkutanen und der intramuskulären Verabreichung von 10.000 IE HCG besteht nicht (Wikland et al. 1995). Aus diesem Grund wird HCG fast ausschließlich subkutan verabreicht, auch wenn die Präparate für die intramuskuläre Anwendung zugelassen wurden. Ein Einfluss des Körpergewichts und damit der Resorptionsgeschwindigkeit aus dem subkutanen Fettgewebe bzw. ein Einfluss des Verteilungsvolumens wurde in zahlreichen Studien untersucht. Es gibt Hinweise, dass die Bioverfügbarkeit von HCG bei Frauen mit hohem Körpergewicht verringert sein könnte (Chan et al. 2003), allerdings ist es unwahrscheinlich, dass dies klinisch relevant ist, solange eine Dosisgröße von 5000 IE HCG nicht unterschritten wird. Trotzdem werden in manchen Kliniken bei Frauen mit hohem Körpergewicht 10.000 IE und nicht 5000 IE zur Auslösung der finalen Eizellreifung verabreicht. In der Klinik des Autors gilt ein Schwellenwert von 80 kg Körpergewicht, oberhalb dessen 10.000 IE zur Anwendung kommen.

6.1 Minimal effektive Dosis von HCG

Die minimal effektive Dosis von HCG wurde allerdings auch bei normalgewichtigen Frauen nie systematisch in ausreichend großen Studien zur IVF-Behandlung ermittelt. Die verfügbaren Studien zeigen mehrheitlich eine Äquivalenz von 5000 IE und 10.000 IE mit Bezug auf die Eizellgewinnungsrate, die Fertilisierungsrate und die Schwangerschaftsrate (Schmidt et al. 2004; Kolibianakis et al. 2004b).

▶ **Empfehlung** Bei Frauen unter 80 kg Körpergewicht dürften 5000 IE HCG regelhaft ausreichen, um die finale Eizellreifung vor Eizellentnahme zur IVF zu induzieren.

Der optimale Zeitpunkt der HCG-Verabreichung im Rahmen der ovariellen Stimulation zur IVF ist weder im langen GnRH-Agonistenprotokoll noch im GnRH-Antagonistenprotokoll abschließend und befriedigend beantwortet worden (Tan et al. 1992; Clark et al. 1991). Die Kriterien in einzelnen Studien orientieren sich im Regelfall am sonografischen Befund der Ovarien, häufig finden sich aber auch komplexe Kriterien, die die Östradiolbiosynthese mitberücksichtigen. Auf einer vorwiegend empirischen Basis ist es häufig geübte Praxis im langen GnRH-Agonistenprotokoll, die HCG-Gabe bei Vorliegen von 2–3 Follikeln von 17–20 mm Durchmesser durchzuführen. Im GnRH-Antagonistenprotokoll wird üblicherweise HCG verabreicht, sobald 2–3 Follikel von 17–18 mm Durchmesser darstellbar sind (Kolibianakis et al. 2004b; Devroey et al. 2009b).

Auch das optimale Zeitintervall zwischen HCG-Gabe und transvaginaler Eizellentnahme wurde nicht systematisch evaluiert. Übliche Praxis ist es, ein Zeitintervall von 36 h einzuhalten. Die verfügbaren Studien (Nargund et al. 2001; Thornton et al. 1990) zeigen jedoch gemessen an Ergebnisparametern wie Proportion an gewonnen Eizellen pro punktiertem Follikel, dass ein relativ breites Zeitfenster von 34–40 h zur Verfügung stehen dürfte.

6.2 Rekombinantes HCG

Seit 2001 steht rekombinantes HCG als Alternative zum HCG urinären Ursprungs zur Verfügung. Im Gegensatz zu urinären Präparaten und in Analogie zu rekombinanten FSH-Präparaten erfolgt die Aktivitätsangabe nur noch in Gewichtseinheiten und nicht in Internationalen Einheiten (IE).

Eine Zusammenschau der Daten der methodisch hochwertigen Phase-III-Studien zur IVF zeigt, dass rekombinant hergestelltes HCG in einer Dosis von 250 µg äquivalent zu 5000 oder 10.000 IE urinärem HCG mit Bezug auf die Zahl der gewonnen Eizellen ist (Driscoll et al. 2000; Chang et al. 2001). Ebenso finden sich keine Unterschiede in der Schwangerschafts- und Lebendgeburtenwahrscheinlichkeit zwischen urinärem und rekombinantem HCG.

7 Induktion der finalen Eizellreifung mit GnRH-Agonisten

Seit über 25 Jahren ist bekannt, dass eine Bolusgabe eines GnRH-Agonisten eine endogene LH-Ausschüttung bewirkt, die zur Ovulationsinduktion bzw. zur Induktion der finalen Eizellreifung bei der ovariellen Stimulation zur IVF führt (Gonen et al. 1990). Da sich ovarielle Stimulationsprotokolle mit Desensitisierung der Hypophyse in der klinischen Routine durchgesetzt haben (langes GnRH-Agonistenprotokoll), wurde das Konzept der GnRH-Agonist-vermittelten Auslösung der finalen Eizellreifung erst wieder nach Markteinführung der GnRH-Antagonisten aufgegriffen. Aufgrund der Wirkweise der GnRH-Antagonisten bleibt die Gonadotropinreserve der Hypophyse unter GnRH-Antagonisten-Gabe intakt, und eine Bolusgabe eines GnRH-Agonisten kann den GnRH-Antagonisten vom hypophysären Rezeptor verdrängen und eine endogene LH Ausschüttung bewirken (Felberbaum et al. 1995).

▶ Nur im GnRH-Antagonistenprotokoll bleibt die Hypophyse responsiv auf eine Bolusgabe eines GnRH-Agonisten zur Induktion der Eizellreifung.

Es konnte in mehreren Studien überzeugend dargestellt werden, dass nach Bolusgabe eines GnRH-Agonisten im Vergleich zu HCG eine massive Luteolyse einsetzt (Fauser et al. 2002; Beckers et al. 2003; Übersicht in Kol 2004). Eine systematische Literaturübersicht klinischer Studien zeigte, dass nach Bolusgabe eines GnRH-Agonisten im GnRH-Antagonistenprotokoll ein OHSS bisher nicht beobachtet werden konnte (Griesinger et al. 2006; Youssef et al. 2014). Ausnahmen sind Fallberichte, wie beispielsweise zu einer schweren Spätform eines OHSS nach Schwangerschaftseintritt (Chun 2005) und einer schweren Frühform des Syndroms (Griesinger et al. 2011b).

Randomisierte Vergleichsstudien bestätigen das Potenzial der GnRH-Agonist-vermittelten Auslösung der finalen Eizellreifung zur totalen Prävention schwerer Verlaufsformen eines OHSS (Youssef et al. 2014). Ebenso wurde in einer prospektiven Beobachtungsstudie bei Eizellspenderinnen mit OHSS-Risiko eine Inzidenz von 0 % (0/1046) für ein schweres OHSS berichtet (Bodri et al. 2009).

Wenn auch die GnRH-Agonisten-Gabe zur OHSS-Prävention sehr gut geeignet erscheint, so bestehen Unsicherheiten hinsichtlich der optimalen Lutealphasenunterstützung (Kolibianakis et al. 2012). Die Mehrzahl der randomisierten Vergleichsstudien zeigten eine deutlich verringerte Schwangerschaftswahrscheinlichkeit nach Agonist vs. HCG, bei Supplementierung der Lutealphase mit vaginalem Progesteron und oralem Östradiol oder niedrig dosiertem HCG (Kolibianakis et al. 2012; Youssef et al. 2014). Obwohl es verschiedene Vorschläge gibt, wie die Lutealphase bei gleichzeitiger Luteolyse nach GnRH-Agonisten-Gabe optimal unterstützt werden sollte (Humaidan et al. 2012), ist die einzig effektive und sichere Vorgehensweise bei der OHSS-Risiko-Patientin bis dato die zeitliche Trennung von GnRH-Agonisten-Gabe und Embryotransfer. Die Lutealphase nach dem Agonisten wird dabei „umgangen", indem alle befruchteten Eizellen kryokonserviert und erst später transferiert werden (Abb. 14).

▶ **Empfehlung** Die Induktion der finalen Eizellreifung mit GnRH-Agonisten und die Kryokonservierung aller Eizellen oder Embryonen ist ein effektives und sicheres Instrument der OHSS-Sekundärprävention bei Hochrisikopatientinnen.

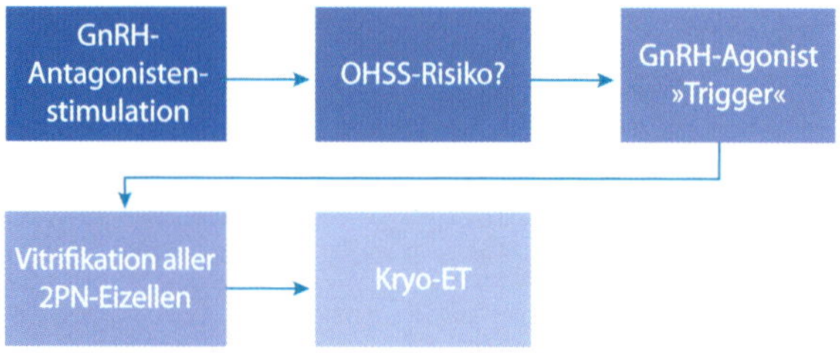

Abb. 14 Sekundärprävention eines schweren Überstimulationssyndroms bei Stimulation in einem GnRH-Antagonistenprotokoll: Induktion der finalen Eizellreifung mit GnRH-Agonist, elektive Kryokonservierung aller Eizellen, Transfer in einem späteren Zyklus (*2PN* Vorkernstadium, *ET* Embryotransfer). (Nach Griesinger et al. 2007)

8 Adjuvante Behandlungen und Zukunft

Zur Optimierung der kontrollierten ovariellen Stimulation zur IVF wird eine Reihe von Behandlungsmodalitäten mit dem Ziel eingesetzt, die Behandlung patientenfreundlicher, sicherer, kostengünstiger oder effektiver zu gestalten. Exemplarisch genannt seien die folgenden Verfahren:

- Verabreichung von niedrig dosiertem HCG in der späten Follikelphase als Ersatz für FSH.
- Milde – also dosisverminderte – Stimulation.
- Adjuvante Behandlung mit Wachstumshormon (▶ Kap. 39, „Behandlung der Patientin mit geringem Ansprechen auf die ovarielle Stimulation").
- Vorbehandlung mit Androgenen zur Steigerung der Follikelzahl bei Patientinnen mit erschöpfter ovarieller Reserve (▶ Kap. 39, „Behandlung der Patientin mit geringem Ansprechen auf die ovarielle Stimulation").
- Metformingabe bei PCOS-Patientinnen vor IVF.
- Vorbehandlung mit Sexualsteroiden zur Synchronisierung der Follikelkohorte und zur Planung des zeitlichen Beginns der Stimulation (▶ Kap. 39, „Behandlung der Patientin mit geringem Ansprechen auf die ovarielle Stimulation").

Alle genannten Optionen sind in der Bewertung der Sicherheit und Effektivität umstritten, sodass ein klares Bild gegenwärtig nicht gezeichnet werden kann. Weiterentwickelte FSH-Moleküle (Rekovelle®, FSH-GEX®, also humane rekombinante FSH-Moleküle) und oral verfügbare Gonadotropinmimetika könnten den nächsten Evolutionsschub in der ovariellen Stimulation begründen.

Literatur

Al-Inany HG, Youssef MA, Aboulghar M, Broekmans F, Sterrenburg M, Smit J, Abou-Setta AM (2011) Gonadotrophin-releasing hormone antagonists for assisted reproductive technology. Cochrane Database Syst Rev (5):CD001750. https://doi.org/10.1002/14651858.CD001750.pub3

Al-Inany HG, Youssef MA, Ayeleke RO, Brown J, Lam WS, Broekmans FJ (2016) Gonadotrophin-releasing hormone antagonists for assisted reproductive technology. Cochrane Database Syst Rev (4): CD001750

Amer SA, Li TC, Cooke ID (2003) A prospective dose-finding study of the amount of thermal energy required for laparoscopic ovarian diathermy. Hum Reprod 18(8):1693–1698

Amer SA, Li TC, Metwally M, Emarh M, Ledger WL (2009) Randomized controlled trial comparing laparoscopic ovarian diathermy with clomiphene citrate as a first-line method of ovulation induction in women with polycystic ovary syndrome. Hum Reprod 24(1):219–225

Andersen AG, Als-Nielsen B, Hornnes PJ, Franch Andersen L (1995) Time interval from human chorionic gonadotrophin (HCG) injection to follicular rupture. Hum Reprod 10(12):3202–3205

Andersen AN, Witjes H, Gordon K, Mannaerts B, Xpect investigators (2011) Predictive factors of ovarian response and clinical outcome after IVF/ICSI following a rFSH/GnRH antagonist protocol with or without oral contraceptive pre-treatment. Hum Reprod 26(12):3413–3423

Balasch J, Fábregues F, Creus M, Casamitjana R, Puerto B, Vanrell JA (2000) Recombinant human follicle-stimulating hormone for ovulation induction in polycystic ovary syndrome: a prospective, randomized trial of two starting doses in a chronic low-dose step-up protocol. J Assist Reprod Genet 17(10):561–565

Balen A, Platteau P, Andersen AN, Devroey P, Helmgaard L, Arce JC, for the Bravelle Ovulation Induction (BOI) Study Group (2007) Highly purified FSH is as efficacious as recombinant FSH for ovulation induction in women with WHO Group II anovulatory infertility: a randomized controlled non-inferiority trial. Hum Reprod 22(7):1816–1823

Beckers NG, Macklon NS, Eijkemans MJ, Ludwig M, Felberbaum RE, Diedrich K, Bustion S, Loumaye E, Fauser BC (2003) Nonsupplemented luteal phase characteristics after the administration of recombinant human chorionic gonadotropin, recombinant luteinizing hormone, or gonadotropin-releasing hormone (GnRH) agonist to induce final oocyte maturation in in vitro fertilization patients after ovarian stimulation with recombinant follicle-stimulating hormone and GnRH antagonist cotreatment. J Clin Endocrinol Metab 88(9):4186–4192

Bodri D, Guillén JJ, Galindo A, Mataró D, Pujol A, Coll O (2009) Triggering with human chorionic gonadotropin or a gonadotropin-releasing hormone agonist in gonadotropin-releasing hormone antagonist-treated oocyte donor cycles: findings of a large retrospective cohort study. Fertil Steril 91(2):365–371

Boostanfar R, Shapiro B, Levy M, Rosenwaks Z, Witjes H, Stegmann BJ, Elbers J, Gordon K, Mannaerts B, Pursue investigators (2015) Large, comparative, randomized double-blind trial confirming noninferiority of pregnancy rates for corifollitropin alfa compared with recombinant follicle-stimulating hormone in a gonadotropin-releasing hormone antagonist controlled ovarian stimulation protocol in older patients undergoing in vitro fertilization. Fertil Steril 104(1):94–103

Bosch E, Labarta E, Crespo J, Simón C, Remohí J, Jenkins J, Pellicer A (2010) Circulating progesterone levels and ongoing pregnancy rates in controlled ovarian stimulation cycles for in vitro fertilization: analysis of over 4000 cycles. Hum Reprod 25(8):2092–2100

Braam SC, de Bruin JP, Buisman ETIA, Brandes M, Nelen WLDM, Smeenk JMJ, van der Steeg JW, Mol BWJ, Hamilton CJCM (2018) Treatment strategies and cumulative live birth rates in WHO-II ovulation disorders. Eur J Obstet Gynecol Reprod Biol 225:84–89

Broekmans FJ, de Ziegler D, Howles CM, Gougeon A, Trew G, Olivennes F (2010) The antral follicle count: practical recommendations for better standardization. Fertil Steril 94(3):1044–1051

Broekmans FJ, Verweij PJ, Eijkemans MJ, Mannaerts BM, Witjes H (2014) Prognostic models for high and low ovarian responses in controlled ovarian stimulation usinga GnRH antagonist protocol. Hum Reprod 29(8):1688–1697

Broer SL, Dólleman M, Opmeer BC, Fauser BC, Mol BW, Broekmans FJ (2011) AMH and AFC as predictors of excessive response in controlled ovarian hyperstimulation: a meta-analysis. Hum Reprod Update 17(1):46–54

Brown J, Farquhar C, Beck J, Boothroyd C, Hughes E (2009) Clomiphene and anti-oestrogens for ovulation induction in PCOS. Cochrane Database Syst Rev (4):CD002249

Cantineau AE, Cohlen BJ, Heineman MJ (2007) Ovarian stimulation protocols (anti-oestrogens, gonadotrophins with and without GnRH agonists/antagonists) for intrauterine insemination (IUI) in women with subfertility. Cochrane Database Syst Rev (2):CD005356

Cantineau AE, Janssen MJ, Cohlen BJ (2010) Synchronised approach for intrauterine insemination in subfertile couples. Cochrane Database Syst Rev (4):CD006942

Cantineau AE, Cohlen BJ, Klip H, Heineman MJ, Dutch IUI Study Group Collaborators (2011) The addition of GnRH antagonists in intrauterine insemination cycles with mild ovarian hyperstimulation does not increase live birth rates – a randomized, double-blinded, placebo-controlled trial. Hum Reprod 26(5):1104–1111

Casper RF, Mitwally MF (2011) Use of the aromatase inhibitor letrozole for ovulation induction in women with polycystic ovarian syndrome. Clin Obstet Gynecol 54(4):685–695

Chan CC, Ng EH, Chan MM, Tang OS, Lau EY, Yeung WS, Ho PC (2003) Bioavailability of hCG after intramuscular or subcutaneous injection in obese and on-obese women. Hum Reprod 18(11):2294–2297

Chang P, Kenley S, Burns T, Denton G, Currie K, DeVane G, O'Dea L (2001) Recombinant human chorionic gonadotropin (rhCG) in assisted reproductive technology: results of a clinical trial comparing two doses of rhCG (Ovidrel) to urinary hCG (Profasi) for induction of final follicular maturation in in vitro fertilization embryo transfer. Fertil Steril 76:67–74

Christin-Maitre S, Hugues JN, Recombinant FSH Study Group (2003) A comparative randomized multicentric study comparing the step-up versus step-down protocol in polycystic ovary syndrome. Hum Reprod 18(8):1626–1631

Chun E (2005) Severe OHSS can be prevented in GnRH antagonist protocol using GnRHa to trigger ovulation. Fertil Steril 84(Suppl 1): S301 (P-149)

Clark L, Stanger J, Brinsmead M (1991) Prolonged follicle stimulation decreases pregnancy rates after in vitro fertilization. Fertil Steril 55(6):1192–1194

Cour Freiesleben N la, Lossl K, Bogstad J, Bredkjaer HE, Toft B, Rosendahl M, Loft A, Bangsboll S, Pinborg A, Nyboe Andersen A (2009) Individual versus standard dose of rFSH in a mild stimulation protocol for intrauterine insemination: a randomized study. Hum Reprod 24(10):2523–2530

Couzinet B, Lestrat N, Brailly S, Forest M, Schaison G (1988) Stimulation of ovarian follicular maturation with pure follicle stimulating hormone in women with gonadotropin deficiency. J Clin Endocrinol Metab 66:552–556

Crosignani PG, Somigliana E, Intrauterine Insemination Study Group (2007) Effect of GnRH antagonists in FSH mildly stimulated intrauterine insemination cycles: a multicentre randomized trial. Hum Reprod 22(2):500–505

D'Angelo A, Brown J, Amso NN (2011) Coasting (withholding gonadotrophins) for preventing ovarian hyperstimulation syndrome. Cochrane Database Syst Rev (6):CD002811

Daya S (2007) WITHDRAWN: Gonadotrophin-releasing hormone agonist protocols for pituitary desensitization in in vitro fertilization and gamete intrafallopian transfer cycles. Cochrane Database Syst Rev (1):CD001299

Devroey P, Boostanfar R, Koper NP, Mannaerts BM, Ijzerman-Boon PC, Fauser BC (2009a) A double-blind, non-inferiority RCT comparing corifollitropin alfa and recombinant FSH during the first seven days of ovarian stimulation using a GnRH antagonist protocol. Hum Reprod 24(12):3063–3072

Devroey P, Aboulghar M, Garcia-Velasco J, Griesinger G, Humaidan P, Kolibianakis E, Ledger W, Tomás C, Fauser BC (2009b) Improving the patient's experience of IVF/ICSI: a proposal for an ovarian stimulation protocol with GnRH antagonist co-treatment. Hum Reprod 24(4):764–774

Dickey RP, Taylor SN, Curole DN, Rye PH, Pyrzak R (1996) Incidence of spontaneous abortion in clomiphene pregnancies. Hum Reprod 11:2623–2628

Diedrich K, Diedrich C, Santos E, Zoll C, al-Hasani S, Reissmann T, Krebs D, Klingmüller D (1994) Suppression of the endogenous luteinizing hormone surge by the gonadotrophin-releasing hormone antagonist Cetrorelix during ovarian stimulation. Hum Reprod 9(5):788–791

Driscoll GL, Tyler JP, Hangan JT, Fisher PR, Birdsall MA, Knight DC (2000) A prospective, randomized, controlled, double-blind, double-dummy comparison of recombinant and urinary HCG for inducing oocyte maturation and follicular luteinization in ovarian stimulation. Hum Reprod 15:1305–1310

Dubourdieu S, Le Nestour E, Spitz IM, Charbonnel B, Bouchard P (1993) The combination of gonadotrophin-releasing hormone (GnRH) antagonist and pulsatile GnRH normalizes luteinizing hormone secretion in polycystic ovarian disease but fails to induce follicular maturation. Hum Reprod 8(12):2056–2060

Duijkers IJ, Klipping C, Boerrigter PJ, Machielsen CS, De Bie JJ, Voortman G (2002) Single dose pharmacokinetics and effects on follicular growth and serum hormones of a long-acting recombinant FSH preparation (FSH-CTP) in healthy pituitary-suppressed females. Hum Reprod 17(8):1987–1993

Eijkemans MJ, Imani B, Mulders AG, Habbema JD, Fauser BC (2003) High singleton live birth rate following classical ovulation induction in normogonadotrophic anovulatory infertility (WHO 2). Hum Reprod 18(11):2357–2362

Elkind-Hirsch KE, Phillips K, Bello SM, McNicho M, de Ziegler D (2002) Sequential hormonal supplementation with vaginal estradiol and progesterone gel corrects the ffect of clomiphene on the endometrium in oligo-ovulatory women. Hum Reprod 17(2):295–298

European Recombinant Human LH Study Group (1998) Recombinant human luteinizing hormone (LH) to support recombinant human follicle-stimulating hormone (FSH)-induced follicular development in LH- and FSH-deficient anovulatory women: a dose-finding study. J Clin Endocrinol Metab 83(5):1507–1514

Farhi J, Orvieto R, Homburg R (2010a) Administration of clomiphene citrate in patients with polycystic ovary syndrome, without inducing withdrawal bleeding, achieves comparable treatment characteristics and outcome. Fertil Steril 93(6):2077–2079

Farhi J, Orvieto R, Gavish O, Homburg R (2010b) The association between follicular size on human chorionic gonadotropin day and pregnancy rate in clomiphene citrate treated polycystic ovary syndrome patients. Gynecol Endocrinol 26(7):546–548

Farquhar C, Lilford RJ, Marjoribanks J, Vandekerckhove P (2007) Laparoscopic ‚drilling' by diathermy or laser for ovulation induction in anovulatory polycystic ovary syndrome. Cochrane Database Syst Rev (3):CD001122

Fauser BC, de Jong D, Olivennes F, Wramsby H, Tay C, Itskovitz-Eldor J, van Hooren HG (2002) Endocrine profiles after triggering of final oocyte maturation with GnRH agonist after cotreatment with the GnRH antagonist ganirelix during ovarian hyperstimulation for in vitro fertilization. J Clin Endocrinol Metab 87(2):709–715

Fauser BC, Nargund G, Andersen AN, Norman R, Tarlatzis B, Boivin J, Ledger W (2010) Mild ovarian stimulation for IVF: 10 years later. Hum Reprod 25(11):2678–2684

Felberbaum RE, Reissmann T, Küpker W, Bauer O, al Hasani S, Diedrich C, Diedrich K (1995) Preserved pituitary response under ovarian stimulation with HMG and GnRH antagonists (Cetrorelix) in women with tubal infertility. Eur J Obstet Gynecol Reprod Biol 61(2):151–155

Filicori M, Cognigni GE, Taraborrelli S, Spettoli D, Ciampaglia W, Tabarelli De Fatis C, Pocognoli P, Cantelli B, Boschi S (2001) Luteinzing hormone activity in menotropins optimizes folliculogenesis and treatment in controlled ovarian stimulation. J Clin Endocrinol Metab 86(1):337–343

Flyckt RL, Goldberg JM (2011) Laparoscopic ovarian drilling for clomiphene-resistant polycystic ovary syndrome. Semin Reprod Med 29(2):138–146

Franik S, Eltrop SM, Kremer JA, Kiesel L, Farquhar C (2018) Aromatase inhibitors (letrozole) for subfertile women with polycystic ovary syndrome. Cochrane Database Syst Rev (5):CD010287

Freiesleben NL, Lossl K, Bogstad J, Bredkjaer HE, Toft B, Loft A, Bangsboll S, Pinborg A, Budtz-Jørgensen E, Andersen AN (2008) Predictors of ovarian response in intrauterine insemination patients and development of a dosage nomogram. Reprod Biomed Online 17(5):632–641

Galazis N, Zertalis M, Haoula Z, Atiomo W (2011) Is ultrasound monitoring of the ovaries during ovulation induction by clomiphene citrate essential? A systematic review. J Obstet Gynaecol 31(7):566–571

Gonen Y, Balakier H, Powell W, Casper RF (1990) Use of gonadotropin-releasing hormone agonist to trigger follicular maturation for in vitro fertilization. J Clin Endocrinol Metab 71(4):918–922

Green KA, Zolton JR, Schermerhorn SM, Lewis TD, Healy MW, Terry N, DeCherney AH, Hill MJ (2017) Progesterone luteal support after ovulation induction and intrauterine insemination: an updated systematic review and meta-analysis. Fertil Steril 107(4):924–933.e5

Griesinger G, Felberbaum RE, Schultze-Mosgau A, Diedrich K (2004) Gonadotropin-releasing hormone antagonists for assisted reproductive techniques: are there clinical differences between agents? Drugs 64(6):563–575

Griesinger G, Diedrich K, Tarlatzis B, Kolibianakis EM (2006) GnRH-antagonists in ovarian stimulation for IVF in patients with [1] poor response to gonadotrophins, [2] polycystic ovary syndrome, and [3] risk of ovarian hyperstimulation: a meta-analysis. Reprod Bio-Med Online 13(5):628–638

Griesinger G, von Otte S, Schroer A, Ludwig AK, Diedrich K, Al-Hasani S, Schultze-Mosgau A (2007) Elective cryopreservation of all pronuclear oocytes after GnRH agonist triggering of final oocyte maturation in patients at risk of developing OHSS: a prospective, observational proof-of-concept study. Hum Reprod 22(5):1348–1352

Griesinger G, von Otte S, Schultze-Mosgau A, Diedrich K, Schröer A (2009) Follicular and endocrine response to anastrozole versus clomiphene citrate administered in follicular phase to normoovulatory women: a randomized comparison. Fertil Steril 91(5):1831–1836

Griesinger G, Shapiro DB, Kolibianakis EM, Witjes H, Mannaerts BM (2011a) No association between endogenous LH and pregnancy in a GnRH antagonist protocol: part II, recombinant FSH. Reprod Bio-Med Online 23(4):457–465

Griesinger G, Schultz L, Bauer T, Broessner A, Frambach T, Kissler S (2011b) Ovarian hyperstimulation syndrome prevention by gonadotropin-releasing hormone agonist triggering of final oocyte maturation in a gonadotropin-releasing hormone antagonist protocol in combination with a „freeze-all" strategy: a prospective multi-centric study. Fertil Steril 95(6):2029–2033, 2033.e1

Griesinger G, Mannaerts B, Andersen CY, Witjes H, Kolibianakis EM, Gordon K (2013) Progesterone elevation does not compromise pregnancy rates in high responders: a pooled analysis of in vitro fertilization patients treated with recombinant follicle-stimulating hormone/gonadotropin-releasing hormone antagonist in six trials. Fertil Steril 100(6):1622–1628

Griesinger G, Verweij PJ, Gates D, Devroey P, Gordon K, Stegmann BJ, Tarlatzis BC (2016) Prediction of ovarian hyperstimulation syndrome in patients treated with corifollitropin alfa or rFSH in a GnRH antagonist protocol. PLoS One 11(3):e0149615

Healy DL, Trounson AO, Nyboe Andersen A (1994) Female infertility: causes and treatment. Lancet 343:1539–1544

Hendriks ML, van der Valk P, Lambalk CB, Broeckaert MA, Homburg R, Hompes PG (2010) Extensive tissue damage of bovine ovaries after bipolar ovarian drilling compared to monopolar electrocoagulation or carbon dioxide laser. Fertil Steril 93(3):969–975

Hillier SG, Whitelaw PF, Smyth CD (1993) Follicular oestrogen synthesis: the ‚two-cell, two-gonadotropin' model revisited. Mol Cell Endocrinol 100:51–54

Hohmann FP, Laven JS, Mulders AG, Oberyé JJ, Mannaerts BM, de Jong FH, Fauser BC (2005) LH suppression following different low doses of the GnRH antagonist ganirelix in polycystic ovary syndrome. J Endocrinol Investig 28(11):990–997

Homburg R (2005) Clomiphene citrate – end of an era? A mini-review. Hum Reprod 20(8):2043–2051

Homburg R, Howles CM (1999) Low-dose FSH therapy for anovulatory infertility associated with polycystic ovary syndrome: rationale, results, reflections and refinements. Hum Reprod Update 5(5):493–499

Homburg R, Hendriks ML, König TE, Anderson RA, Balen AH, Brincat M, Child T, Davies M, D'Hooghe T, Martinez A, Rajkhowa M, Rueda-Saenz R, Hompes P, Lambalk CB (2012) Clomifene citrate or low-dose FSH for the first-line treatment of infertile women with anovulation associated with polycystic ovary syndrome: a prospective randomized multinational study. Hum Reprod 27(2):468–473

Hooff MH van, Alberda AT, Huisman GJ, Zeilmaker GH, Leerentveld RA (1993) Doubling the human menopausal gonadotrophin dose in the course of an in-vitro fertilization treatment cycle in low responders: a randomized study. Hum Reprod 8:369–373

Hughes E, Brown J, Collins JJ, Vanderkerchove P (2010) Clomiphene citrate for unexplained subfertility in women. Cochrane Database Syst Rev (1):CD000057

Hugues JN, Soussis J, Calderon I, Balasch J, Anderson RA, Romeu A (2005) Recombinant LH Study Group. Does the addition of recombinant LH in WHO group II anovulatory women over-responding to FSH treatment reduce the number of developing follicles? A dose-finding study. Hum Reprod 20(3):629–635

Humaidan P, Papanikolaou EG, Kyrou D, Alsbjerg B, Polyzos NP, Devroey P, Fatemi HM (2012) The luteal phase after GnRH-agonist triggering of ovulation: present and future perspectives. Reprod Biomed Online 24(2):134–141

Imani B, Eijkemans MJ, Faessen GH, Bouchard P, Giudice LC, Fauser BC (2002a) Prediction of the individual follicle-stimulating hormone threshold for gonadotropin induction of ovulation in normogonadotropic anovulatory infertility: an approach to increase safety and efficiency. Fertil Steril 77(1):83–90

Imani B, Eijkemans MJ, te Velde ER, Habbema JD, Fauser BC (2002b) A nomogram to predict the probability of live birth after clomiphene citrate induction of ovulation in normogonadotropic oligoamenorrheic infertility. Fertil Steril 77(1):91–97

Klinkert ER, Broekmans FJ, Looman CW, Habbema JD, te Velde ER (2005) Expected poor responders on the basis of an antral follicle count do not benefit from a higher starting dose of gonadotrophins in IVF treatment: a randomized controlled trial. Hum Reprod 20(3):611–615

Kol S (2004) Luteolysis induced by a gonadotropin-releasing hormone agonist is the key to prevention of ovarian hyperstimulation syndrome. Fertil Steril 81(1):1–5

Kolibianakis EM, Zikopoulos KA, Fatemi HM, Osmanagaoglu K, Evenpoel J, Van Steirteghem A, Devroey P (2004a) Endometrial thickness cannot predict ongoing pregnancy achievement in cycles stimulated with clomiphene citrate for intrauterine insemination. Reprod Biomed Online 8(1):115–118

Kolibianakis EM, Albano C, Camus M, Tournaye H, Van Steirteghem AC, Devroey P (2004b) Prolongation of the follicular phase in in vitro fertilization results in a lower ongoing pregnancy rate in cycles stimulated with recombinant follicle-stimulating hormone and gonadotropin-releasing hormone antagonists. Fertil Steril 82(1): 102–107

Kolibianakis EM, Collins J, Tarlatzis BC, Devroey P, Diedrich K, Griesinger G (2006) Among patients treated for IVF with gonadotrophins and GnRH analogues, is the probability of live birth dependent on the type of analogue used? A systematic review and meta-analysis. Hum Reprod Update 12(6):651–671

Kolibianakis EM, Griesinger G, Venetis CA (2012) GnRH agonist for triggering final oocyte maturation: time for a critical evaluation of data. Hum Reprod Update 18(2):228–229

Kolibianakis EM, Griesinger G, Venetis CA (2017) GnRH antagonists vs. long GnRH agonists in IVF: significant flaws in a meta-analysis lead to invalid conclusions. Hum Reprod Update. https://doi.org/10.1093/humupd/dmx037

Kosmas IP, Tatsioni A, Fatemi HM, Kolibianakis EM, Tournaye H, Devroey P (2007) Human chorionic gonadotropin administration vs. luteinizing monitoring for intrauterine insemination timing, after administration of clomiphene itrate: a meta-analysis. Fertil Steril 87(3):607–612

Kosmas IP, Tatsioni A, Kolibianakis EM, Verpoest W, Tournaye H, Van der Elst J, Devroey P (2008) Effects and clinical significance of GnRH antagonist administration for IUI timing in FSH superovulated cycles: a meta-analysis. Fertil Steril 90(2):367–372

Kousta E, White DM, Franks S (1997) Modern use of clomiphene citrate in induction of ovulation. Hum Reprod Update 3(4):359–365

Kyrou D, Popovic-Todorovic B, Fatemi HM, Bourgain C, Haentjens P, Van Landuyt L, Devroey P (2009) Does the estradiol level on the day of human chorionic gonadotrophin administration have an impact on pregnancy rates in patients treated with rec-FSH/GnRH antagonist? Hum Reprod 24(11):2902–2909

Kyrou D, Fatemi HM, Tournaye H, Devroey P (2010) Luteal phase support in normo-ovulatory women stimulated with clomiphene citrate for intrauterine insemination: need or habit? Hum Reprod 25(10):2501–2506

La Marca A, Giulini S, Tirelli A, Bertucci E, Marsella T, Xella S, Volpe A (2007) Anti-Müllerian hormone measurement on any day of the menstrual cycle strongly predicts ovarian response in assisted reproductive technology. Hum Reprod 22(3):766–771

Labarta E, Martínez-Conejero JA, Alamá P, Horcajadas JA, Pellicer A, Simón C, Bosch E (2011) Endometrial receptivity is affected in women with high circulating progesterone levels at the end of the follicular phase: a functional genomics analysis. Hum Reprod 26(7):1813–1825

Legro RS, Barnhart HX, Schlaff WD, Carr BR, Diamond MP, Carson SA, Steinkampf MP, Coutifaris C, McGovern PG, Cataldo NA, Gosman GG, Nestler JE, Giudice LC, Leppert PC, Myers ER, Cooperative Multicenter Reproductive Medicine Network (2007) Clomiphene, metformin, or both for infertility in the polycystic ovary syndrome. N Engl J Med 356(6):551–566

Legro RS, Brzyski RG, Diamond MP, Coutifaris C, Schlaff WD, Casson P, Christman GM, Huang H, Yan Q, Alvero R, Haisenleder DJ, Barnhart KT, Bates GW, Usadi R, Lucidi S, Baker V, Trussell JC, Krawetz SA, Snyder P, Ohl D, Santoro N, Eisenberg E, Zhang H, NICHD Reproductive Medicine Network (2014) Letrozole versus clomiphene for infertility in the polycystic ovary syndrome. N Engl J Med 371(2):119–129

Lerman T, Depenbusch M, Schultze-Mosgau A, von Otte S, Scheinhardt M, Koenig I, Kamischke A, Macek M, Schwennicke A, Segerer S, Griesinger G (2017) Ovarian response to 150 µg corifollitropin alfa in a GnRH-antagonist multiple-dose protocol: a prospective cohort study. Reprod Biomed Online 34(5): 534–540

López E, Gunby J, Daya S, Parrilla JJ, Abad L, Balasch J (2004) Ovulation induction in women with polycystic ovary syndrome: randomized trial of clomiphene citrate versus low-dose recombinant FSH as first line therapy. Reprod Biomed Online 9(4):382–390

Loumaye E (1990) The control of endogenous secretion of LH by gonadotrophin-releasing hormone agonists during ovarian hypersti-

mulation for in-vitro fertilization and embryo transfer. Hum Reprod 5(4):357–376
Ludwig M, Katalinic A, Banz C, Schröder AK, Löning M, Weiss JM, Diedrich K (2002) Tailoring the GnRH antagonist cetrorelix acetate to individual patients' needs in ovarian stimulation for IVF: results of a prospective, randomized study. Hum Reprod 17(11):2842–2845
Mannaerts B, on behalf The corifollitropin alfa Ensure study group (2010) Corifollitropin alfa for ovarian stimulation in IVF: a randomized trial in lower-body-weight women. Reprod Biomed Online 21:66–76
Mannaerts BM, Rombout F, Out HJ, Coelingh Bennink H (1996) Clinical profiling of recombinant follicle stimulating hormone (rFSH; Puregon): relationship between serum FSH and efficacy. Hum Reprod Update 2(2):153–161
Martinez AR, Bernardus RE, Voorhorst FJ, Vermeiden JP, Schoemaker J (1991) Pregnancy rates after timed intercourse or intrauterine insemination after human menopausal gonadotropin stimulation of normal ovulatory cycles: a controlled study. Fertil Steril 55(2):258–265
Matorras R, Ramón O, Expósito A, Corcóstegui B, Ocerin I, Gonzalez-Lopera S, Rodríguez-Escudero FJ (2006) Gn-RH antagonists in intrauterine insemination: the weekend-free protocol. J Assist Reprod Genet 23(2):51–54
Nahuis MJ, Kose N, Bayram N, van Dessel HJ, Braat DD, Hamilton CJ, Hompes PG, Bossuyt PM, Mol BW, van der Veen F, van Wely M (2011) Long-term outcomes in women with polycystic ovary syndrome initially randomized to receive laparoscopic electrocautery of the ovaries or ovulation induction with gonadotrophins. Hum Reprod 26(7):1899–1904
Nargund G, Reid F, Parsons J (2001) Human chorionic gonadotropin-to-oocyte collection interval in a superovulation IVF program. A prospective study. J Assist Reprod Genet 18(2):87–90
Nargund G, Fauser BC, Macklon NS, Ombelet W, Nygren K, Frydman R, Rotterdam ISMAAR Consensus Group on Terminology for Ovarian Stimulation for IVF (2007) The ISMAAR proposal on terminology for ovarian stimulation for IVF. Hum Reprod 22(11):2801–2804
Nelson SM, Yates RW, Lyall H, Jamieson M, Traynor I, Gaudoin M, Mitchell P, Ambrose P, Fleming R (2009) Anti-Müllerian hormone-based approach to controlled ovarian stimulation for assisted conception. Hum Reprod 24(4):867–875
Norman RJ, Zegers-Hochschild F, Salle BS, Elbers J, Heijnen E, Marintcheva-Petrova M, Mannaerts B, Investigators T (2011) Repeated ovarian stimulation with corifollitropin alfa in patients in a GnRH antagonist protocol: no concern for immunogenicity. Hum Reprod 26(8):2200–2208
Nyboe Andersen A, Balen A, Platteau P, Devroey P, Helmgaard L, Arce JC (2008) Bravelle Ovulation Induction (BOI) Study Group. Predicting the FSH threshold dose in women with WHO Group II anovulatory infertility failing to ovulate or conceive on clomiphene citrate. Hum Reprod 23(6):1424–1430
Nyboe Andersen A, Nelson SM, Fauser BC, García-Velasco JA, Klein BM, Arce JC (2017) ESTHER-1 study group. Individualized versus conventional ovarian stimulation for in vitro fertilization: a multicenter, randomized, controlled, assessor-blinded, phase 3 noninferiority trial. Fertil Steril 107(2):387–396.e4. https://doi.org/10.1016/j.fertnstert.2016.10.033
Oehninger S, Nelson SM, Verweij P, Stegmann BJ (2015) Predictive factors for ovarian response in a corifollitropin alfa/GnRH antagonist protocol for controlled ovarian stimulation in IVF/ICSI cycles. Reprod Biol Endocrinol 13:117. https://doi.org/10.1186/s12958-015-0113-1
Olivennes F, Howles CM, Borini A, Germond M, Trew G, Wikland M, Zegers-Hochschild F, Saunders H, Alam V, CONSORT Study Group (2009) Individualizing FSH dose for assisted reproduction using a novel algorithm: the CONSORT study. Reprod Biomed Online 18(2):195–204
Olivius C, Friden B, Borg G, Bergh C (2004) Why do couples discontinue in vitro fertilization treatment? A cohort study. Fertil Steril 81(2):258–261
Papanikolaou EG, Pozzobon C, Kolibianakis EM, Camus M, Tournaye H, Fatemi HM, Van Steirteghem A, Devroey P (2006) Incidence and prediction of ovarian hyperstimulation syndrome in women undergoing gonadotropin-releasing hormone antagonist in vitro fertilization cycles. Fertil Steril 85(1):112–120
Pauli JM, Raja-Khan N, Wu X, Legro RS (2011) Current perspectives of insulin resistance and polycystic ovary syndrome. Diabet Med 28(12):1445–1454
Polyzos NP, Tzioras S, Badawy AM, Valachis A, Dritsas C, Mauri D (2009) Aromatase inhibitors for female infertility: a systematic review of the literature. Reprod Biomed Online 19(4):456–471
Popovic-Todorovic B, Loft A, Bredkjaeer HE, Bangsbøll S, Nielsen IK, Andersen AN (2003a) A prospective randomized clinical trial comparing an individual dose of recombinant FSH based on predictive factors versus a ‚standard' dose of 150 IU/day in ‚standard' patients undergoing IVF/ICSI treatment. Hum Reprod 18(11):2275–2282
Popovic-Todorovic B, Loft A, Lindhard A, Bangsbøll S, Andersson AM, Andersen AN (2003b) A prospective study of predictive factors of ovarian response in ‚standard' IVF/ICSI patients treated with recombinant FSH. A suggestion for a recombinant FSH dosage normogram. Hum Reprod 18(4):781–787
Randall JM, Templeton A (1992) Cervical mucus score and in vitro sperm mucus interaction in spontaneous and clomiphene citrate cycles. Fertil Steril 56:465–468
Reefhuis J, Honein MA, Schieve LA, Rasmussen SA (2011) National Birth Defects Prevention Study. Use of clomiphene citrate and birth defects, National Birth Defects Prevention Study, 1997–2005. Hum Reprod 26(2):451–457
Richmond JR, Deshpande N, Lyall H, Yates RW, Fleming R (2005) Follicular diameters in conception cycles with and without multiple pregnancy after stimulated ovulation induction. Hum Reprod 20(3): 756–760
Rombauts L (2007) Is there a recommended maximum starting dose of FSH in IVF? J Assist Reprod Genet 24(8):343–349
Rumste MM van, Custers IM, van der Veen F, van Wely M, Evers JL, Mol BW (2008) The influence of the number of follicles on pregnancy rates in intrauterine insemination with ovarian stimulation: a meta-analysis. Hum Reprod Update 14(6):563–570
Santbrink EJ van, Eijkemans MJ, Macklon NS, Fauser BC (2002) FSH response-dose can be predicted in ovulation induction for normogonadotropic anovulatory infertility. Eur J Endocrinol; 147 (2): 223–226
Scheinhardt MO, Lerman T, König IR, Griesinger G (2018) Performance of prognostic modelling of high and low ovarian response to ovarian stimulation for IVF. Hum Reprod. https://doi.org/10.1093/humrep/dey236
Schill T (2011) Daten zur konservativen Fertiltätstherapie. DVR Kongress 2011
Schmidt TW, Maier DB, Nulsen JC, Benadiva CA (2004) Reducing the dose of human chorionic gonadotropin in high responders does not affect the outcomes of in vitro fertilization. Fertil Steril 82(4):841–846
Schoot DC, Hop WC, de Jong FH, van Dessel TJ, Fauser BC (1995) Initial estradiol response predicts outcome of exogenous gonadotropins using a step-down dose regimen for induction of ovulation in polycystic ovary syndrome. Fertil Steril 64(6):1081–1087
Shoham Z, Balen A, Patel A, Jacobs HS (1991) Results of ovulation induction using human menopausal gonadotropin or purified follicle-stimulating hormone in hypogonadotropic hypogonadism patients. Fertil Steril 56(6):1048–1053
Steptoe PC, Edwards RG (1978) Birth after the reimplantation of a human embryo. Lancet II:366
Sunkara SK, Rittenberg V, Raine-Fenning N, Bhattacharya S, Zamora J, Coomarasamy A (2011) Association between the number of eggs

and live birth in IVF treatment: an analysis of 400 135 treatment cycles. Hum Reprod 26:1768–1774

Tan SL, Balen A, el Hussein E, Mills C, Campbell S, Yovich J, Jacobs HS (1992) A prospective randomized study of the optimum timing of human chorionic gonadotropin administration after pituitary desensitization in in vitro fertilization. Fertil Steril 57(6):1259–1264

Tang T, Lord JM, Norman RJ, Yasmin E, Balen AH (2010) Insulin-sensitising drugs (metformin, rosiglitazone, pioglitazone, D-chiro-inositol) for women with polycystic ovary syndrome, oligo amenorrhoea and subfertility. Cochrane Database Syst Rev (1):CD003053

Tarlatzis B, Griesinger G, Leader A, Rombauts R, IJzerman-Boon P, Mannaerts B, on behalf of all investigators participating in the Engage, Ensure or Trust trials (2012) Comparative incidence of ovarian hyperstimulation syndrome following ovarian stimulation with corifollitropin alfa or recombinant FSH. Reprod Biomed Online 24(4):410–419. [Epub 2012 Jan 24]

Tavaniotou A, Albano C, Smitz J, Devroey P (2002) Impact of ovarian stimulation on corpus luteum function and embryonic implantation. J Reprod Immunol 55(1–2):123–130

Teede HJ, Misso ML, Costello MF, Dokras A, Laven J, Moran L, Piltonen T, Norman RJ (2018) International PCOS Network. Recommendations from the international evidence-based guideline for the assessment and management of polycystic ovary syndrome. Hum Reprod 33(9):1602–1618

Thessaloniki ESHRE/ASRM-Sponsored PCOS Consensus Workshop Group (2008) Consensus on infertility treatment related to polycystic ovary syndrome. Hum Reprod 23(3):462–477. Erratum in: Hum Reprod 2008; 23(6):1474

Thornton SJ, Pantos C, Speirs A, Johnston I (1990) Human chorionic gonadotropin to oocyte retrieval interval in in vitro fertilization – how critical is it? Fertil Steril 53(1):177–179

Tredway DR, Schertz JC (2011) Anastrozole versus clomiphene citrate: which is better for ovulation induction? Fertil Steril 95(5): 1549–1551

Trounson AO, Leeton JF, Wood C et al (1981) Pregnancies in humans by fertilization in vitro and embryo transfer in the controlled ovulatory cycle. Science 212(4495):681–682

Tulandi T, Martin J, Al-Fadhli R, Kabli N, Forman R, Hitkari J, Librach C, Greenblatt E, Casper RF (2006) Congenital malformations among 911 newborns conceived after infertility treatment with letrozole or clomiphene citrate. Fertil Steril 85(6):1761–1765

Veltman-Verhulst SM, Fauser BC, Eijkemans MJ (2012) High singleton live birth rate confirmed after ovulation induction in women with anovulatory polycystic ovary syndrome: validation of a prediction model for clinical practice. Fertil Steril 98(3):761–768.e1. https://doi.org/10.1016/j.fertnstert.2012.04.027

Venetis CA, Kolibianakis EM, Bosdou JK, Tarlatzis BC (2013) Progesterone elevation and probability of pregnancy after IVF: a systematic review and meta-analysis of over 60.000 cycles. Hum Reprod Update 19(5):433–457

Weiss NS, Nahuis MJ, Bordewijk E, Oosterhuis JE, Smeenk JM, Hoek A, Broekmans FJ, Fleischer K, de Bruin JP, Kaaijk EM, Laven JS, Hendriks DJ, Gerards MH, van Rooij IA, Bourdrez P, Gianotten J, Koks C, Lambalk CB, Hompes PG, van der Veen F, Mol BWJ, van Wely M (2018) Gonadotrophins versus clomifene citrate with or without intrauterine insemination in women with normogonadotropic anovulation and clomifene failure (M-OVIN): a randomised, two-by-two factorial trial. Lancet 391(10122):758–765

Weissenbruch MM van, Schoemaker HC, Drexhage HA, Schoemaker J (1993) Pharmaco-dynamics of human menopausal gonadotrophin (HMG) and follicle-stimulating hormone (FSH). The importance of the FSH concentration in initiating follicular growth in polycystic ovary-like disease. Hum Reprod 8(6):813–821

Wely M van, Bayram N, van der Veen F, Bossuyt PM (2004) An economic comparison of a laparoscopic electrocautery strategy and ovulation induction with recombinant FSH in women with clomiphene citrate-resistant polycystic ovary syndrome. Hum Reprod 19(8):1741–1745

Wely M van, Fauser BC, Laven JS, Eijkemans MJ, van der Veen F (2006) Validation of a prediction model for the follicle-stimulating hormone response dose in women with polycystic ovary syndrome. Fertil Steril 86(6):1710–1715

White DM, Polson DW, Kiddy D, Sagle P, Watson H, Gilling-Smith C, Hamilton-Fairley D, Franks S (1996) Induction of ovulation with low-dose gonadotropins in polycystic ovary syndrome: an analysis of 109 pregnancies in 225 women. J Clin Endocrinol Metab 81(11):3821–3824

Wikland M, Borg J, Forsberg AS, Jakobsson AH, Svalander P, Waldenström U (1995) Human chorionic gonadotrophin self-administered by the subcutaneous route to induce oocyte maturation in an in-vitro fertilization and embryo transfer programme. Hum Reprod 10(7):1667–1670

Youssef MA, Van der Veen F, Al-Inany HG, Mochtar MH, Griesinger G, Nagi Mohesen M, Aboulfoutouh I, van Wely M (2014) Gonadotropin-releasing hormone agonist versus HCG for oocyte triggering in antagonist-assisted reproductive technology. Cochrane Database Syst Rev (10):CD008046

Pulsatile GnRH-Therapie

15

Ludwig Wildt, Bettina Böttcher und Gerhard Leyendecker

Inhalt

1 Einleitung 143
2 Physiologische Grundlagen 143
3 Hypothalamische Ovarialinsuffizienz 144
4 Ätiologie der hypothalamischen Amenorrhö 145
5 Diagnostisches Vorgehen 146
6 Therapeutisches Vorgehen 148
7 Zusammenfassung 154
Literatur 155

1 Einleitung

Die pulsatile GnRH-Therapie (Gonadotropin Releasing Hormone) wird seit mehr als 30 Jahren zur Behandlung der hypothalamischen Amenorrhö eingesetzt. Sie beruht auf der Nachahmung des physiologischen, pulsatilen Sekretionsmusters von GnRH (Übersicht: Knobil 1980; Herbison 2018), welches bei Frauen mit hypothalamischer Amenorrhö abwesend oder unterschiedlich stark eingeschränkt ist, und hat sich von Beginn an als effektives Verfahren zur Ovulationsinduktion bei Frauen mit hypothalamischer Ovarialinsuffizienz erwiesen (Leyendecker et al. 1980a, b). Sie ist durch eine hohe Schwangerschaftsrate und geringe Nebenwirkungen, insbesondere durch ein niedriges Mehrlingsrisiko gekennzeichnet. Voraussetzung für ihre erfolgreiche Anwendung sind die korrekte Stellung der Diagnose sowie die Berücksichtigung pathophysiologischer Grundlagen der zugrunde liegenden Funktionsstörung.

Darüber hinaus wurde und wird die pulsatile Gabe von GnRH als Hilfsmittel zur Aufklärung der Regulation der Ovarialfunktion und zur Differenzialdiagnose hypothalamisch-hypophysärer Erkrankungen verwendet. Auf diese Aspekte sowie auf praktische Gesichtspunkte der Behandlung soll im folgenden Beitrag eingegangen werden. Die wissenschaftliche Entwicklung, die zur Einführung der pulsatilen GnRH-Therapie geführt hat, ist vor einiger Zeit zusammenfassend dargestellt worden (Wildt und Leyendecker 2011; Strowitzki 2011).

Zusammenfassungen der Behandlungsergebnisse und Therapieempfehlungen sind in letzter Zeit publiziert worden (Gronier et al. 2014; Gordon et al. 2017; Tranoulis et al. 2018).

2 Physiologische Grundlagen

Die Kontrolle der hypophysären Gonadotropinsekretion bei der Frau erfolgt durch den Hypothalamus und das Ovar. Die hypothalamische Kontrolle wird durch das von Neuronen im

L. Wildt (✉)
Univ.-Klinik für Gynäkologische Endokrinologie und Medizinische Reproduktionsmedizin, Universität Innsbruck, Innsbruck, Österreich
E-Mail: ludwig.wildt@i-med.ac.at

B. Böttcher
Univ.-Klinik für Gynäkologische Endokrinologie und Reproduktionsmedizin, Medizinische Universität Innsbruck, Innsbruck, Österreich
E-Mail: Bettina.Boettcher@i-med.ac.at

G. Leyendecker
Kinderwunschzentrum Darmstadt, Darmstadt, Deutschland
E-Mail: Gerhard.Leyendecker@t-online.de

K. Diedrich et al. (Hrsg.), *Reproduktionsmedizin*, Springer Reference Medizin,
https://doi.org/10.1007/978-3-662-57636-6_16

mediobasalen Hypothalamus gebildete und in das hypothalamisch-hypophysäre Portalgefäß sezernierte GnRH vermittelt, das die Produktion und Sekretion von LH und FSH durch die Hypophyse stimuliert. Der reifende Follikel und das Corpus luteum stellen die ovarielle Komponente des Kontrollsystems dar, welches die Gonadenfunktion steuert.

Östradiol und Progesteron als Sekretionsprodukte von Follikel und Corpus luteum wurden lange als die wesentlichen bei der Kontrolle der Gonadotropinsekretion beteiligten ovariellen Komponenten angesehen. In den letzten Jahren wurde jedoch zunehmend erkannt, dass auch ovarielle (Inhibine, Aktivine, AMH und andere) und hypothalamische Peptide (Endorphine, Dynorphin, Kisspeptin) in diesem Zusammenhang eine wichtige, bisher jedoch erst unzureichend aufgeklärte und komplexe Rolle spielen (Ferin et al. 1984; Ying 1988; Wildt et al. 1993a, b; Ludwig 2008; Braun und Kiesel 2010; Lunenfeld und Bühler 2018).

Östradiol und Progesteron steuern die hypophysäre Gonadotropinsekretion über stimulierende und inhibierende Mechanismen, die als positive und negative Rückkopplungsschleifen bezeichnet werden. Die Dynamik dieses Kontrollsystems wurde im Detail beschrieben, und es stellte sich heraus, dass beim Menschen und den höheren Primaten das Ovar und nicht das zentrale Nervensystem den Zeitgeber für den Ablauf des menstruellen Zyklus darstellt (Wildt und Leyendecker 1981, 2011; Wildt und Neuwinger 1995; Leyendecker et al. 1990; Knobil 1974, 1980; Knobil et al. 1980.

Durch die klassischen Untersuchungen von Knobil und Mitarbeitern am präpuberalen weiblichen Rhesusaffen und an adulten weiblichen Rhesusaffen mit Läsionen im Bereich des mediobasalen Hypothalamus, durch die die endogene GnRH-Sekretion aufgehoben wurde, konnte gezeigt werden, dass die hypothalamische GnRH-Sekretion pulsatil erfolgen muss, um die Gonadotropinsekretion aufrechtzuerhalten und dass die negativen und positiven Rückkopplungsmechanismen von Östradiol auf der Ebene der Hypophyse und nicht des Hypothalamus ausgeübt werden. Der Hypothalamus übt demnach eine zwar obligate, jedoch nur permissive Rolle bei der Regulation der LH- und FSH-Sekretion während des menstruellen Zyklus aus, während der zeitliche Ablauf von Follikelreifung, Ovulation und Corpus-luteum-Funktion durch Rückkopplungsschleifen zwischen Ovar und Hypophyse gesteuert werden (Knobil 1974, 1980; Knobil et al. 1980; Wildt et al. 1980; Wildt und Leyendecker 1981; Leyendecker et al. 1981).

3 Hypothalamische Ovarialinsuffizienz

Als Ovarialinsuffizienz ist eine Störung der Follikelreifung mit entsprechender Einschränkung der ovariellen Hormonsekretion definiert. Ätiologisch lassen sich vier Hauptkategorien der Ovarialinsuffizienz (Übersicht) unterscheiden (Plotz 1981).

Übersicht Die vier Hauptkategorien der Ovarialinsuffizienz

- Primäre Ovarialinsuffizienz
- Hypothalamische Ovarialinsuffizienz
- Hyperandrogenämische Ovarialinsuffizienz
- Hyperprolaktinämische Ovarialinsuffizienz

Unabhängig von der Ätiologie manifestiert sich die Ovarialinsuffizienz als pathophysiologisches Kontinuum, das sich von der Corpus-luteum-Insuffizienz über die Oligomenorrhö bis hin zur primären Amenorrhö erstreckt (Leyendecker et al. 1981, 1990).

Der Begriff der **hypothalamischen Amenorrhö** wurde von Klinefelter, Albright und Griswold vor über 70 Jahren zur Beschreibung von amenorrhoischen Patientinnen geprägt, bei denen aufgrund niedriger Konzentrationen von FSH im Urin angenommen wurde, dass die Ursache der Zyklusstörung oberhalb der Hypophyse zu suchen war (Klinefelter et al. 1943). Aufgrund der in der Originalarbeit beschriebenen Fälle wurde der Begriff in der Folgezeit auf Patientinnen eingeengt, bei denen eine psychogene Ursache der Zyklusstörung vermutet wurde (Reifenstein 1946).

Wir gebrauchen den Begriff hier in seinem ursprünglichen Sinn zur Bezeichnung von Ovarialfunktionsstörungen, deren Ursache oberhalb der Hypophyse lokalisiert ist und denen eine reduzierte Sekretion von GnRH aus dem Hypothalamus als einheitlicher Pathomechanismus zugrunde liegt (Leyendecker et al. 1981).

Die Reduktion der hypothalamischen GnRH-Sekretion kann dabei sowohl anatomisch (Tumor im Bereich des Hypophysen-Hypothalamus-Systems), genetisch (Kallmann-Syndrom, Mutationen im GnRH-Rezeptorgen) oder auch – meistens – funktionell (Stress, psychogene Faktoren, Störungen des Essverhaltens, Leistungssport) bedingt sein und sich als Corpus-luteum-Insuffizienz, anovulatorischer Zyklus oder Oligo- bzw. Amenorrhö klinisch manifestieren. Die hypothalamische Ovarialinsuffizienz stellt somit ein pathophysiologisches Kontinuum auf der Grundlage einer eingeschränkten GnRH-Sekretion dar.

Das Ausmaß der hypothalamischen Funktionseinschränkung spiegelt sich im Pulsationsmuster von LH wider, das sich von der vollständigen Abwesenheit jeder LH-Pulse (z. B. beim Kallmann-Syndrom) über nächtliche Anstiege der Pulsationen bis zu einem annähernd normalen Muster bei leichter Funktionseinschränkung erstrecken kann (Wildt et al. 1983; Brensing et al. 1993). Das pulsatile Muster der Gonadotropinsekretion bei Patientinnen mit verschiedenen Schweregraden der hypothalamischen Amenorrhö entspricht dem Muster, das im Verlauf der Pubertät beobachtet wird und ebenfalls durch eine zunächst auf die Schlafphasen beschränkte Aktivierung des hypothalamischen Pulsgenerators mit einer Zunahme von Amplitude und Frequenz der pulsatilen LH-Sekretion mit dem Fortschreiten der Pubertät gekennzeichnet ist.

▶ Unter dem Aspekt der eingeschränkten pulsatilen Gonadotropinsekretion – unabhängig von deren Ursache – kann die hypothalamische Amenorrhö daher funktionell als Arrest der Pubertätsentwicklung (primäre Amenorrhö) oder als Regression in die Pubertät (sekundäre Amenorrhö) angesehen werden.

4 Ätiologie der hypothalamischen Amenorrhö

Die Verminderung der Aktivität des Pulsgenerators im mediobasalen Hypothalamus kann verschiedene Ursachen haben: Neben Tumoren im Bereich von Hypothalamus und Hypophyse und genetisch bedingten Störungen kommen eine ganze Reihe funktioneller Störungen als Auslöser einer hypothalamischen Ovarialinsuffizienz in Betracht, auf die weiter unten im Detail eingegangen wird. Mit Ausnahme des Kallmann-Syndroms und anderer genetisch verursachter Störungen, bei denen in den meisten Fällen eine primäre Amenorrhö vorliegt, können alle anderen Störungen in Abhängigkeit vom Zeitpunkt, an dem die Störung erstmals auftritt, sowohl eine primäre wie auch eine sekundäre Amenorrhö zur Folge haben.

In diesem Zusammenhang sind neuere Befunde von Interesse, die zeigen, dass bestimmte heterozygote Mutationen, die in der homozygoten Form zu einer primären Amenorrhö führen, einen Risikofaktor für die Entwicklung einer sekundären hypothalamischen Amenorrhö darstellen können (Abb. 1).

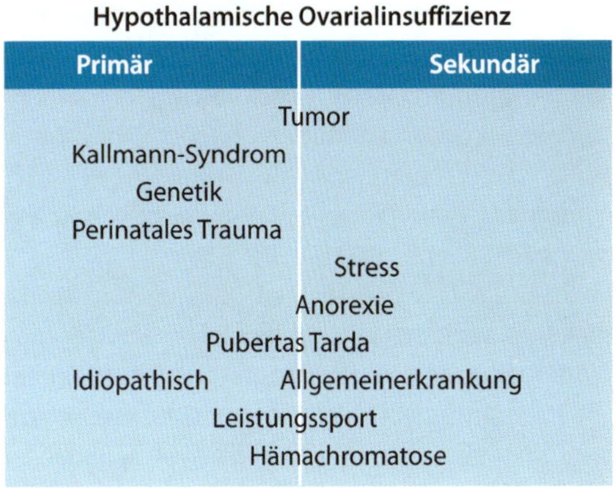

Abb. 1 Tabellarische Darstellung der Ätiologie der hypothalamischen Amenorrhö. Die im linken Panel dargestellten Ursachen führen zur primären Amenorrhö, die nach rechts verschobenen Ursachen können sowohl zu einer primären als auch sekundären Amenorrhö führen. (Mod. nach Leyendecker et al. 1981; Mattle und Wildt 2008)

4.1 Anatomische Ursachen

Tumoren im Bereich des zentralen Nervensystem und der Hypophyse (Kraniopharyngeome, Hamartome) und andere Läsionen können zu einer Einschränkung des Transports von GnRH über das hypothalamisch-hypophysäre Portalgefäßsystem zur Hypophyse oder zur Zerstörung von Hypophysen und Hypothalamusgewebe führen und damit die Ursache einer primären oder sekundären hypothalamischen Amenorrhö darstellen (Gacs 1987; Davies et al. 1996; Wettstein et al. 1996; Miyamoto et al. 2000; Oberfield und Garvin 2000; Isoo et al. 2000; Niederau 2009).

4.2 Genetische Ursachen

▶ Das Kallmann-Syndrom stellt die häufigste genetische Ursache einer primären hypothalamischen Amenorrhö dar.

Es wird X-chromosomal rezessiv vererbt, überwiegend ist das männliche Geschlecht betroffen (im Verhältnis 4:1 bis 5:1). Die autosomalen Gene, die für die Entstehung des Kallmann-Syndroms verantwortlich sind, sind nicht bekannt. Ein an das X-Chromosom gebundenes Gen (KAL) wurde dagegen identifiziert und kloniert. KAL kodiert Anosmin, ein sekretorisches Protein, das in steigenden Mengen mit der Differenzierung und dem Wachstum des Bulbus olfactorius produziert wird. Anosmin ist ein neurales Zelladhäsionsmolekül, das für die Migration der olfaktorischen und GnRH-produzierenden Nervenzellen von Bedeutung ist. Bei einer Mutation des KAL-Gens können weder die GnRH-produzierenden noch die olfaktorischen Neurone den Anschluss an das ZNS gewinnen. Demnach liegt dem GnRH-Mangel beim Kallmann-Syndrom eine Störung der Migration und damit der topografischen Anordnung der GnRH-Neurone zugrunde.

Als weitere genetische Ursachen eines hypogonadotropen Hypogonadismus wurden darüber hinaus Mutationen im Gen des GnRH-Rezeptors, des DAX1-Gens (X-chromosomale adrenale Hypoplasie und hypogonadotroper Hypogonadismus) und des PC1-Gens (Prohormon-Convertase 1 Gen) nachgewiesen. Mutationen im GnRH-kodierenden Gen selbst konnten beim Menschen bisher nicht identifiziert werden (Kallmann et al. 1944; Caronia et al. 2011; Seminara und Crowley 2001; Achermann und Jameson 2001; Waldstreicher et al. 1996; Gordon 2010; Rugarli 1999).

4.3 Funktionelle Ursachen

Funktionelle Ursachen einer hypothalamischen Amenorrhö können ätiologisch unter dem Begriff einer „Stressreaktion" im weiteren Sinn zusammengefasst werden. Die endokrine

Stressreaktion ist gekennzeichnet durch die Aktivierung des hypothalamischen CRH-Systems, das über eine Steigerung der ACTH-Sekretion neben dem Anstieg von Cortisol einen äquimolaren Anstieg endogener Opiate, die mit ACTH Bestandteil des Proopiomelanocorticotropins (POMC) sind und aus diesem Präkursormolekül enzymatisch abgespalten werden, auslöst (Ferin et al. 1984).

Vom Hypophysenvorderlappen (HVL) sezerniertes β-Endorphin kann durch den retrograden Blutfluss zwischen HVL und Hypothalamus in die Eminentia mediana gelangen (Bergland und Page 1979). Darüber hinaus wurden im Bereich der Eminentia mediana Nervenendigungen identifiziert, die zu Endorphin-produzierenden Neuronen gehören und die durch axo-axonale Synapsen mit den GnRH-produzierenden Zellen des Nucleus arcuatus verbunden sind. Damit wäre ein funktionell und anatomisch plausibler Mechanismus gegeben, durch den Stress über die Freisetzung endogener Opiate eine Hemmung der GnRH-Freisetzung und damit eine hypothalamische Amenorrhö verursachen könnte (Wildt et al. 1993a, b; Krsmanovic et al. 2009).

Eine Vielzahl von „Stressoren“ konnte identifiziert werden, die zu einer hypothalamischen Amenorrhö führen können. Dazu gehören die körperliche Belastung und der Leistungssport, die Anorexie und der Gewichtsverlust im Zusammenhang mit einer anorektischen Reaktion sowie Besonderheiten der Ernährung und belastende Lebenssituationen, auf deren Bedeutung im Zusammenhang mit der hypothalamischen Amenorrhö hier nicht eingegangen werden kann, die aber in der Erhebung der Anamnese berücksichtigt werden müssen (Peters et al. 1982; Chan und Mantzoros 2001; Warren und Chua 2008; Gordon 2010).

5 Diagnostisches Vorgehen

5.1 Anamnese und Befund

Frauen mit **primärer** hypothalamischer Amenorrhö weisen, sofern bisher keine Behandlung mit Sexualsteroiden durchgeführt wurde, ein infantiles, aber normal angelegtes Genitale auf. Bei Verdacht auf das Vorliegen eines Kallmann-Syndroms müssen Hyposmie und Anosmie durch gezielte Befragung bzw. objektive Olfaktometrie ausgeschlossen werden. Die Agenesie des Bulbus olfactorius lässt sich in der Kernspintomografie des Schädels nachweisen, die aus diesem Grunde und zum Ausschluss von Läsionen im Bereich des Hypophysenstiels, des Hypophysenvorderlappens (HVL) und des Hypothalamus indiziert ist (Klingmüller et al. 1987).

Darüber hinaus können molekulargenetische Untersuchungen zur weiteren Abklärung und Sicherung der Diagnose erforderlich werden. Der Ausfall weiterer hypophysärer Partialfunktionen muss bei primärer Amenorrhö vor Beginn einer Therapie durch entsprechende Funktionsdiagnostik gezielt ausgeschlossen werden.

Bei jüngeren Patientinnen stellt sich die Frage, ob eine primäre Amenorrhö oder eine verzögert, aber im Prinzip normal verlaufende Pubertät (Pubertas tarda, konstitutionelle Entwicklungsverzögerung) vorliegt. Die Differenzialdiagnose ist letztlich nur durch den Verlauf, d. h. die spontan, aber verspätet einsetzende Ovarialfunktion bei Pubertas tarda möglich.

Bei Frauen mit **sekundärer** hypothalamischer Amenorrhö finden sich häufig anamnestische Angaben über unregelmäßige, instabile Zyklen in der Vorgeschichte und das frühere Ausbleiben der Periode in Belastungssituationen (Abitur, Prüfungssituationen, Trennung vom Elternhaus).

▶ **Empfehlung** Nach akuten Belastungssituationen und nach der entsprechenden Vorgeschichte muss gezielt und detailliert gefragt werden.

Das auf die Größe bezogene Körpergewicht (Body-Mass-Index) liegt meist unterhalb des Normbereichs oder im unteren Normalbereich. Angaben über einen zeitlichen Zusammenhang des Auftretens der Zyklusstörung mit Gewichtsverlust, der meist bewusst herbeigeführt wurde, sind häufig, wobei offenbar das Ausmaß des Gewichtsverlustes und nicht das absolute Körpergewicht von Bedeutung sind. Die Übergänge zwischen einfachem Gewichtsverlust, anorektischer Reaktion und der Anorexia nervosa können dabei fließend sein. Ebenfalls von großer Bedeutung in diesem Zusammenhang ist die Frage nach aktuell oder früher betriebenem Leistungssport, da seit Langem bekannt ist, dass Leistungssport, insbesondere Ausdauersportarten, gehäuft mit einer hypothalamischen Ovarialinsuffizienz assoziiert sind („athlet's triad“).

5.2 Labordiagnostik und endokrine Funktionsdiagnostik

Die Labordiagnose der hypothalamischen Ovarialinsuffizienz ist eine Ausschlussdiagnose, die gestellt wird, wenn LH, FSH, der LH/FSH-Quotient, Prolaktin, Testosteron und DHEAS im Serum **nicht erhöht** sind (Leyendecker 1979; Leyendecker et al. 1981; Plotz 1981). Der freie Androgenindex kann als Folge der durch den Östrogenmangel niedrigen SHBG-Spiegel im oberen Normbereich liegen. Die Serumspiegel des AMH (Anti-Müller- Hormon) können bei Frauen mit schwerer hypothalamischer Amenorrhö im unteren Normbereich oder sogar unterhalb der Nachweisgrenze liegen, was in diesem Fall nicht als Ausdruck einer verminderten ovariellen Reserve angesehen werden darf. Hochnormale oder erhöhte Spiegel von AMH können einen Hinweis auf ein PCO-Syndrom (polyzystisches Ovarsyndrom) darstellen, welches durch die gleichzeitig bestehende hypothalamische Amenorrhö maskiert ist.

Der Diagnose der hypothalamischen Ovarialinsuffizienz schließt sich die Ermittlung des **Schweregrades** durch den Gestagen-, Clomifen- und GnRH-Test an (Abb. 2). Diese Funktionsteste müssen standardisiert und in fester zeitlicher Reihenfolge durchgeführt werden.

Am Beginn steht der **Gestagentest**, bei dem täglich 10 mg Medroxyprogesteronacetat (MPA) für 10 Tage eingenommen werden. Der Gestagentest stellt einen Bioassay für die Proliferation des Endometriums und damit für die Höhe der endogenen Östrogenspiegel und das noch vorhandene Ausmaß der pulsatilen Gonadotropinsekretion dar.

Tritt eine Blutung ein, wird am 5. Blutungstag mit dem **Clomifentest** begonnen. 100 mg Clomifenzitrat werden täglich für 5 Tage eingenommen und die ovarielle Reaktion durch Ultraschall und Hormonbestimmung kontrolliert. Der Test ist positiv, wenn innerhalb von 3 Wochen der Einnahme der letzten Tablette eine uterine Blutung erfolgt bzw. wenn ein Anstieg von Progesteron als Indikator für die stattgehabte Ovulation nachgewiesen werden kann. Die Durchführung regelmäßiger Ultraschallkontrollen ist zur Erkennung von polyfollikulärer Entwicklung und zur Vermeidung von Mehrlingsschwangerschaften notwendig.

Ist der Gestagentest negativ, d. h. tritt innerhalb einer Woche nach Einnahme der letzten Tablette keine Blutung ein, schließt sich innerhalb von 6 Wochen der **GnRH-Test** (100 µg GnRH i.v.) an.

Nach dem Ergebnis dieser funktionellen Tests lässt sich die hypothalamische Amenorrhö in unterschiedliche Schweregrade (Abb. 2 und 3) einteilen.

Wir haben gezeigt, dass der so bestimmte Schweregrad der hypothalamischen Amenorrhö in enger Beziehung zum 24-Stunden-Muster der pulsatilen Gonadotropinsekretion steht (Wildt et al. 1983; Brensing et al. 1993).

▶ Die Ermittlung des Schweregrades erlaubt demnach Rückschlüsse auf den Grad der Einschränkung der GnRH-Sekretion; sie ist darüber hinaus für die Wahl der Initialdosis von GnRH notwendig.

5.3 Bildgebende Verfahren

Die Ultraschalluntersuchung der Ovarien und die Bestimmung der Zahl und der Größe der sonografisch nachweisbaren antralen Follikel (AFC, antraler Follicle-Count) erlauben ebenfalls Rückschlüsse auf die Schwere der Funktionsstörung. Während beim Grad 3c nur kleine Follikel mit einem Durchmesser unter 5 mm (und entsprechend niedrige AMH-Werte) gefunden werden, können bei Grad 1 und 2 Follikel bis zu einer Größe von 14 mm nachgewiesen werden. Diese Follikel können akkumulieren und ein sonografisches Bild ergeben, das als multizystisches Ovar bezeichnet wurde, dessen Abgrenzung vom polyzystischen Ovar beim PCO u. U. schwierig sein kann.

▶ **Definition multizystisches/polyzystisches Ovar** Das multizystische Ovar unterscheidet sich vom polyzystischen Ovar durch die Lokalisation der Follikel, die über die gesamte Schnittfläche verteilt sind, und das Fehlen einer dichten Innenzone im Zentrum des Ovars.

Eine Untersuchung der Hypophysen-Hypothalamus-Region mit Hilfe der Magnetresonanztomographie muss bei primärer Amenorrhö durchgeführt werden; sie sollte auch bei gestagennegativer sekundärer Amenorrhö zum Ausschluss einer Raumforderung vorgenommen werden.

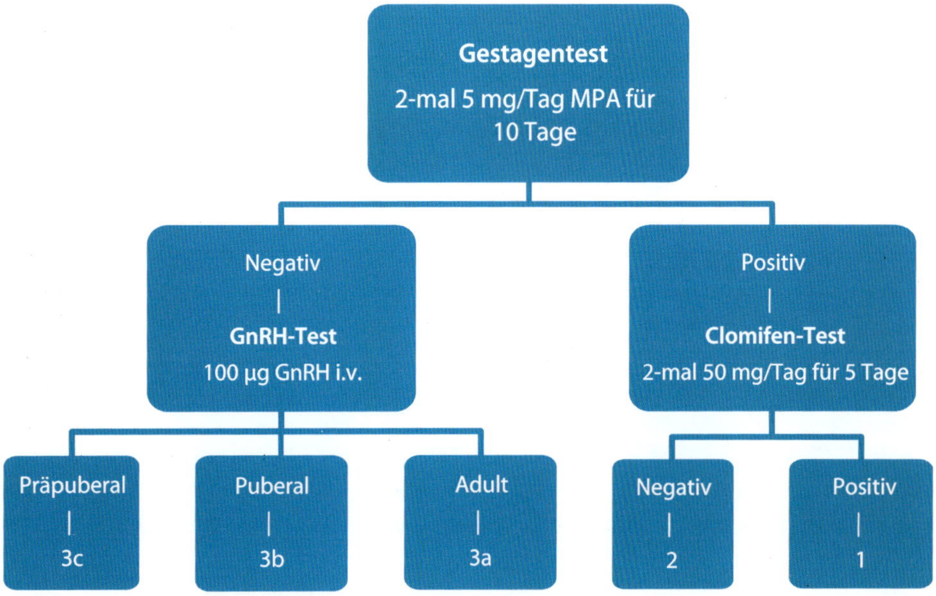

Abb. 2 Flussdiagramm zur Ermittlung des Schweregrades der hypothalamischen Amenorrhö. Der GnRH-Test ist nur bei gestagennegativer Amenorrhö Grad 3a-c differenzialdiagnostisch einzusetzen (*MPA* Medroxyprogesteronacetat). (Mod. nach Mattle et al. 2008a)

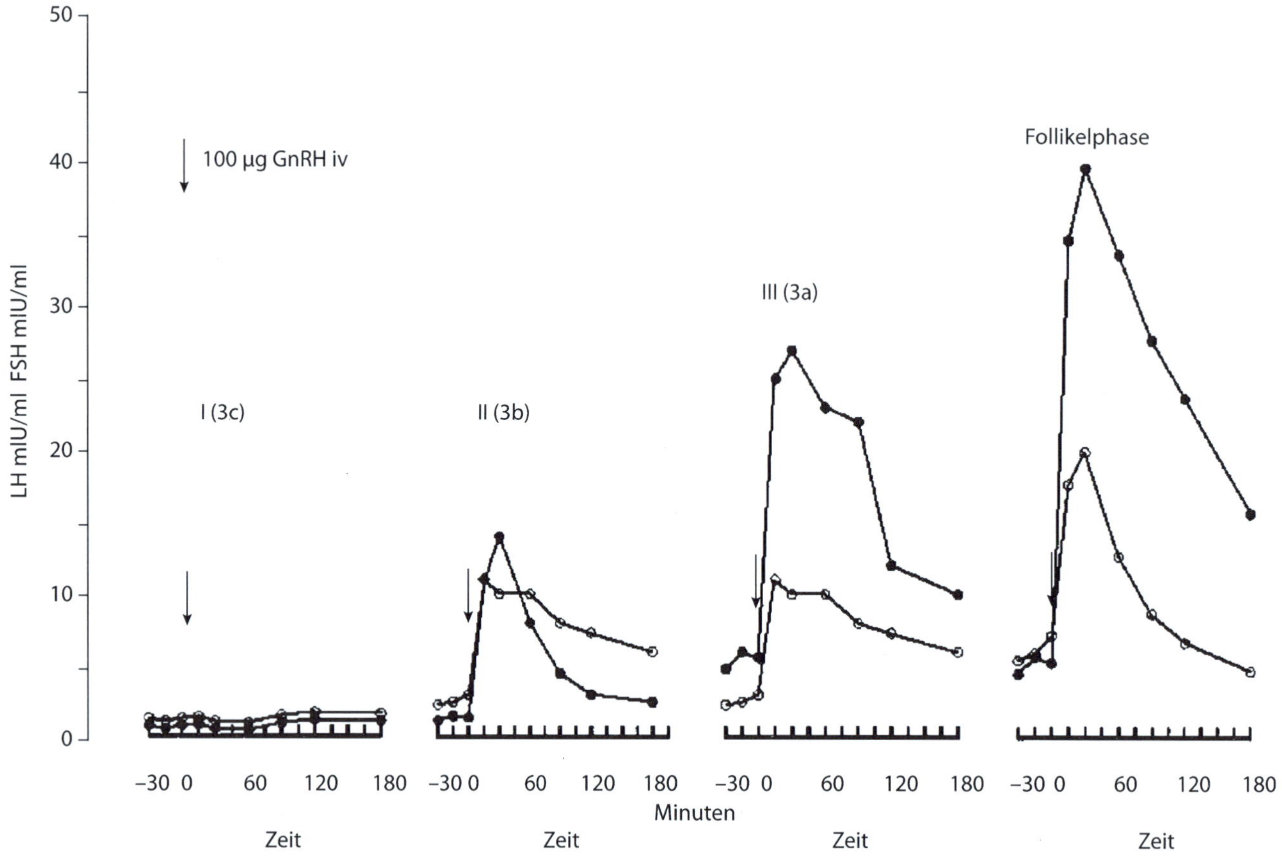

Abb. 3 Hypophysäre LH- und FSH-Sekretion nach Gabe von 100 µg GnRH i.v. bei gestagennegativen Patientinnen mit hypothalamischer Amenorrhö. Grad 3c ist durch eine völlig fehlende Reaktion gekennzeichnet, während Grad 3a ein adultes, aber im Vergleich zur Follikelphase reduziertes Muster des Anstiegs von LH und FSH aufweist. Grad 3b ist durch ein puberales Reaktionsmuster gekennzeichnet, bei dem LH und FSH im gleichen Umfang ansteigen und die FSH-Spiegel längere Zeit erhöht bleiben

Auf die Differenzialdiagnose zwischen Sheehan-Syndrom und sekundärer hypothalamischer Amenorrhö bzw. dem Nachweis einer kombinierten hypothalamisch-hyperandrogenämischen Ovarialinsuffizienz wird in Abschn. 6.2 eingegangen.

6 Therapeutisches Vorgehen

6.1 Pulsatile GnRH-Therapie

Die Indikation zur pulsatilen GnRH-Therapie ergibt sich in erster Linie bei bestehendem Kinderwunsch. Bei primärer Amenorrhö oder bei sekundärer Amenorrhö nach neurochirurgischen Eingriffen im Bereich von Hypophyse/Hypothalamus oder bei Verdacht auf das Vorliegen einer Hypophysitis oder eines Sheehan-Syndroms kann, auch ohne Kinderwunsch, die pulsatile GnRH-Behandlung über einen oder auch mehrerer Zyklen mit der Auslösung von Ovulationen indiziert sein, um die prinzipielle Reaktionsfähigkeit der Hypophyse zu dokumentieren (Leyendecker et al. 1981; Begon et al. 1993; Bergh et al. 1985).

Apparative Voraussetzungen

Zur Durchführung der pulsatilen GnRH-Therapie wurden von der Ferring Arzneimittel GmbH im Lauf der letzten 30 Jahre verschiedene tragbare, elektronisch gesteuerte Infusionspumpen (Zyklomat) und die dazugehörigen Sets mit Batterien und Applikatoren sowie Lutrelef® (GnRH) entwickelt. Die ursprünglich verwendeten peristaltischen Pumpensysteme wurden später durch eine Kolbenpumpe mit entsprechenden Kartuschen ersetzt. Abb. 4a zeigt die bisher verwendeten Pumpen, mit denen sowohl die intravenöse als auch die subkutane Therapie durchgeführt werden können. Neuere elektronische gesteuerte Systeme zur ausschließlich subkutanen Applikation sind in den letzten Jahren entwickelt worden und für die pulsatile GnRH-Therapie zugelassen (Omipad-LutrePulse-System®, Abb. 4b).

Beginn der Therapie, Applikation, Dosis und Überwachung

Die pulsatile GnRH-Therapie kann bei gestagennegativen Patientinnen (Ovarialinsuffizienz Grad 3a, b und c) jederzeit begonnen werden. Bei leichteren Schweregraden beginnen wir die Therapie nach einer gestageninduzierten

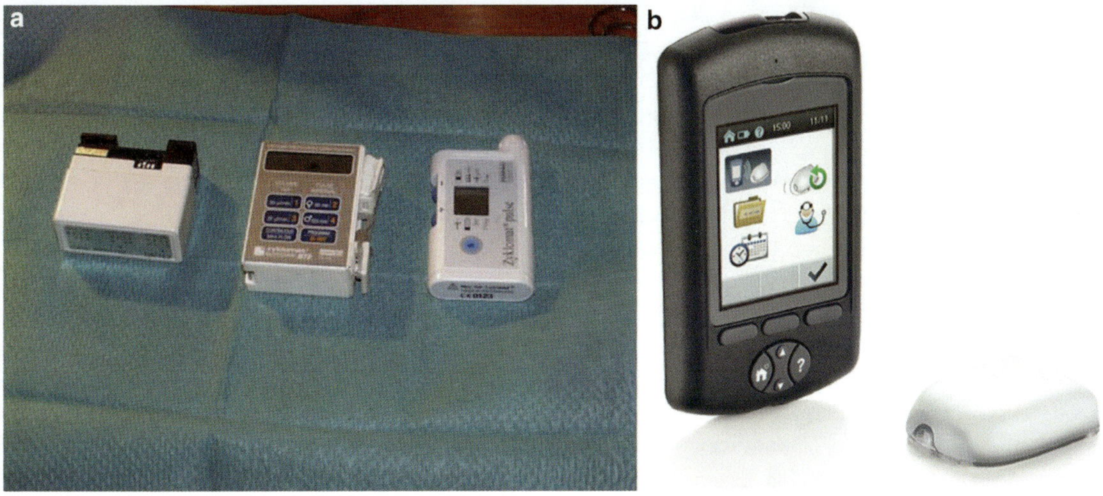

Abb. 4 **a** Bisher verwendete Zyklomatpumpen; **b** Omipad-LutrePulse-System®

Entzugsblutung oder nach einer durch die Vorbehandlung mit einer Östrogen-Gestagen-Kombination (z. B. monophasisches orales Kontrazeptivum) ausgelösten Blutung. Dadurch wird sichergestellt, dass keine größeren Follikel vorhanden sind, die u. U. zu einer frühen Ovulation und ggf. auch zu einer Mehrfachovulation im ersten Zyklus führen könnten.

Die Verabreichung von GnRH kann entweder subkutan oder intravenös erfolgen. Die subkutane Applikation ist technisch einfach und wird von den Patientinnen gut toleriert, sie ist in den meisten Fällen ausreichend. Der erforderliche Nadelwechsel kann von der Patientin meist selbst vorgenommen werden. Die Dosierung ist bei der intravenösen Applikation im Prinzip genauer und zuverlässiger, sie wird von uns jedoch nur noch im Zusammenhang mit wissenschaftlichen Fragestellungen oder bei einer fehlenden Reaktion auf die subkutane Verabreichung eingesetzt, z. B. bei adipöseren Patientinnen.

Dosierung Die initiale Dosierung beträgt

- bei Grad 1 und 2: 5 µg GnRH/Puls im Abstand von 90 min,
- bei Grad 3 werden bei s.c. Applikation in Abhängigkeit vom Körpergewicht 5–10 µg/Puls appliziert.

Abb. 5 zeigt das entsprechende Flussdiagramm für die Durchführung der Therapie.

Überwachung der Therapie Die Follikelreifung wird unter der pulsatilen GnRH-Therapie nach den in der Sterilitätsbehandlung üblichen Kriterien überwacht. Bei Anlegen der Pumpe wird sonografisch das Vorhandensein größerer Follikel >10 mm ausgeschlossen und nach 6–8 Tagen die erste Kontrolle durch Sonografie der Ovarien und Bestimmung von LH und E2 vorgenommen. Postovulatorisch wird die Funktion des Corpus luteum durch Bestimmung von Progesteron im Serum überprüft. Die weiteren Kontrollen werden jeweils beim Füllen der Pumpe durchgeführt, was in Abhängigkeit von der Dosis pro Puls im Abstand von 10–30 Tagen erforderlich ist.

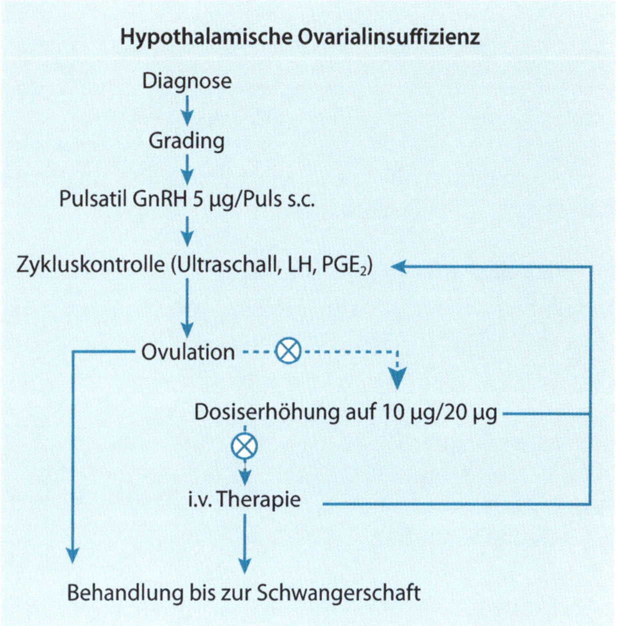

Abb. 5 Flussdiagramm für die Durchführung der pulsatilen GnRH-Therapie. Die gestrichelten Pfeile weisen auf das Ausbleiben der Ovulation hin und geben die ggf. vorzunehmenden Modifikationen der Therapie an

Ovulation und Lutealphasenunterstützung Eine **Ovulationsauslösung** durch HCG ist bei der pulsatilen GnRH-Therapie nicht erforderlich und nicht indiziert, da der präovulatorische LH-Peak durch die physiologischen, zwischen

Hypothalamus-Hypophysen-Ovar-System wirksamen Rückkopplungsmechanismen bei abgeschlossener Follikelreifung ausgelöst wird.

Die **Substitution der Lutealphase** kann, nach erfolgter Ovulation, z. B. durch dreimalige Gabe von 1500 IU HCG im Abstand von 3 Tagen erfolgen (Abb. 6). Die alleinige Substitution mit Gestagenen ist nicht sinnvoll, da das Corpus luteum ohne direkte Stimulation durch LH innerhalb kurzer Zeit seine Funktion einstellt und somit bei Eintritt einer Schwangerschaft kein funktionsfähiges Corpus luteum graviditatis zur Aufrechterhaltung der frühen Schwangerschaft erzeugt werden kann.

Die Frequenz der GnRH-Pulse kann in der Lutealphase auf 1 Puls im Abstand von 2–4 h erniedrigt werden, was der Pulsationsfrequenz von LH in der Lutealphase des normalen Zyklus entspricht. Die Weiterführung der pulsatilen Therapie ist unserer Auffassung nach vorzuziehen, da im Falle des Nichteintretens einer Schwangerschaft die Therapie unmittelbar mit einer Erhöhung der Pulsfrequenz auf einen Pulsabstand von 90 min nach Eintritt der Menstruation weitergeführt werden kann.

Mit Eintreten einer Schwangerschaft wird das Corpus luteum durch das von der Blastozyste und dem frühen Embryo produzierte HCG ausreichend unterstützt, die Pumpe kann dann abgenommen werden.

Dauer der Therapie

Die pulsatile GnRH-Therapie kann ohne Unterbrechung unter Beibehaltung der einmal ermittelten Dosis von GnRH/Puls so lange fortgeführt werden, bis eine Schwangerschaft eingetreten ist oder die Behandlung aus anderen Gründen beendet wird (Abb. 7).

Erfolgsrate

Bei korrekter Stellung der Diagnose „hypothalamische Amenorrhö" beträgt die mittels der pulsatilen GnRH-Therapie erzielte **Ovulationsrate** 100 %. Können keine Ovulationen induziert werden, muss nach anderen gleichzeitig bestehenden Störungen (anatomischer Ausfall der gonadotropen Partialfunktion der Hypophyse, PCO-Syndrom) gesucht werden (Leyendecker et al. 1981; Begon et al. 1993; Mattle et al. 2008b; Leyendecker und Wildt 1996).

Die **Schwangerschaftsrate** ist, wie bei jeder ovulationsauslösenden Therapie, von einer Reihe anderer Faktoren (Tubenfaktor, Spermiogramm) abhängig. Wie Abb. 8 zeigt, ist die kumulative Schwangerschaftsrate bei pulsatiler GnRH-Therapie – sofern die Amenorrhö die einzige Ursache der Sterilität darstellt – identisch mit der von verschiedenen Autoren mitgeteilten Schwangerschaftsrate bei Frauen mit normaler Ovarialfunktion und gesundem Partner. Sie beträgt in Abhängigkeit vom Alter etwa 30 % pro Zyklus. Die Abortrate ist ebenfalls nicht höher als bei gesunden Frauen und liegt in dem von uns und anderen behandelten Kollektiven deutlich unter 10 % (Leyendecker und Wildt 1985, 1996; Christin-Maitre et al. 2007). Die Schwangerschaftsverläufe unterscheiden sich nicht von denen spontan eingetretener Graviditäten.

6.2 Pulsatile GnRH-Therapie bei Hyperprolaktinämie

Bereits in der ersten Publikation, in der die Normalisierung des Zyklus durch pulsatile GnRH-Therapie beschrieben wurde, konnte gezeigt werden, dass diese Behandlung auch bei einer Hyperprolaktinämie zu einer Normalisierung der Ovarialfunktion führt (Leyendecker et al. 1980a). Dieser Befund wurde durch weitere Untersuchungen bestätigt (Berg et al. 1983b).

▶ Die pulsatile GnRH-Therapie kann daher auch erfolgreich zur Induktion ovulatorischer Zyklen bei Hyperprolaktinämien eingesetzt werden, bei denen eine Resistenz gegen Dopaminagonisten besteht oder aufgrund von Unverträglichkeit keine Behandlung mit Dopaminagonisten durchgeführt werden kann (Abb. 9).

Diese Befunde stehen mit der Auffassung in Einklang, dass die Störung der Ovarialfunktion bei Hyperprolaktinämie wie bei der hypothalamischen Ovarialinsuffizienz durch eine verminderte Aktivität des hypothalamischen Pulsgenerators bedingt ist.

Überstimulation und Mehrlingsrisiko

Bei korrekter Diagnosestellung (Ausschluss einer Hyperandrogenämie) und der Auswahl der adäquaten Dosis von GnRH per Puls ist das Risiko einer ovariellen Überstimulation und damit auch das Risiko der Mehrlingsschwangerschaft äußerst gering. (Leyendecker et al. 1981; Leyendecker und Wildt 1982,1983, 1985, 1996; Berg et al. 1983a; Hadziomerovic und Wildt 2006; Christin-Maitre et al. 2007; Mattle et al. 2008b). Da bei leichteren Schweregraden der hypothalamischen Amenorrhö initial bereits größere Follikel vorhanden sein können, ist dies durch die Ultraschalluntersuchung der Ovarien bei Beginn der Therapie und ggf. durch Vorbehandlung mit einem monophasischen Ovulationshemmer auszuschließen.

Diagnostische Verwendung der pulsatilen GnRH-Therapie

Neben dem therapeutischen Einsatz kann die pulsatile GnRH-Therapie auch zu diagnostischen Zwecken verwendet werden. Nach neurochirurgischen Eingriffen kann bei Persistieren der Amenorrhö die prinzipielle Intaktheit der Hypophysenvorderlappenfunktion durch die pulsatile GnRH-Therapie überprüft werden (Abb. 10; Begon et al. 1993; Bergh et al. 1985).

Die fehlende Reaktion auf die pulsatile Gabe von GnRH spricht – bei adäquater Dosierung und Applikationsweise –

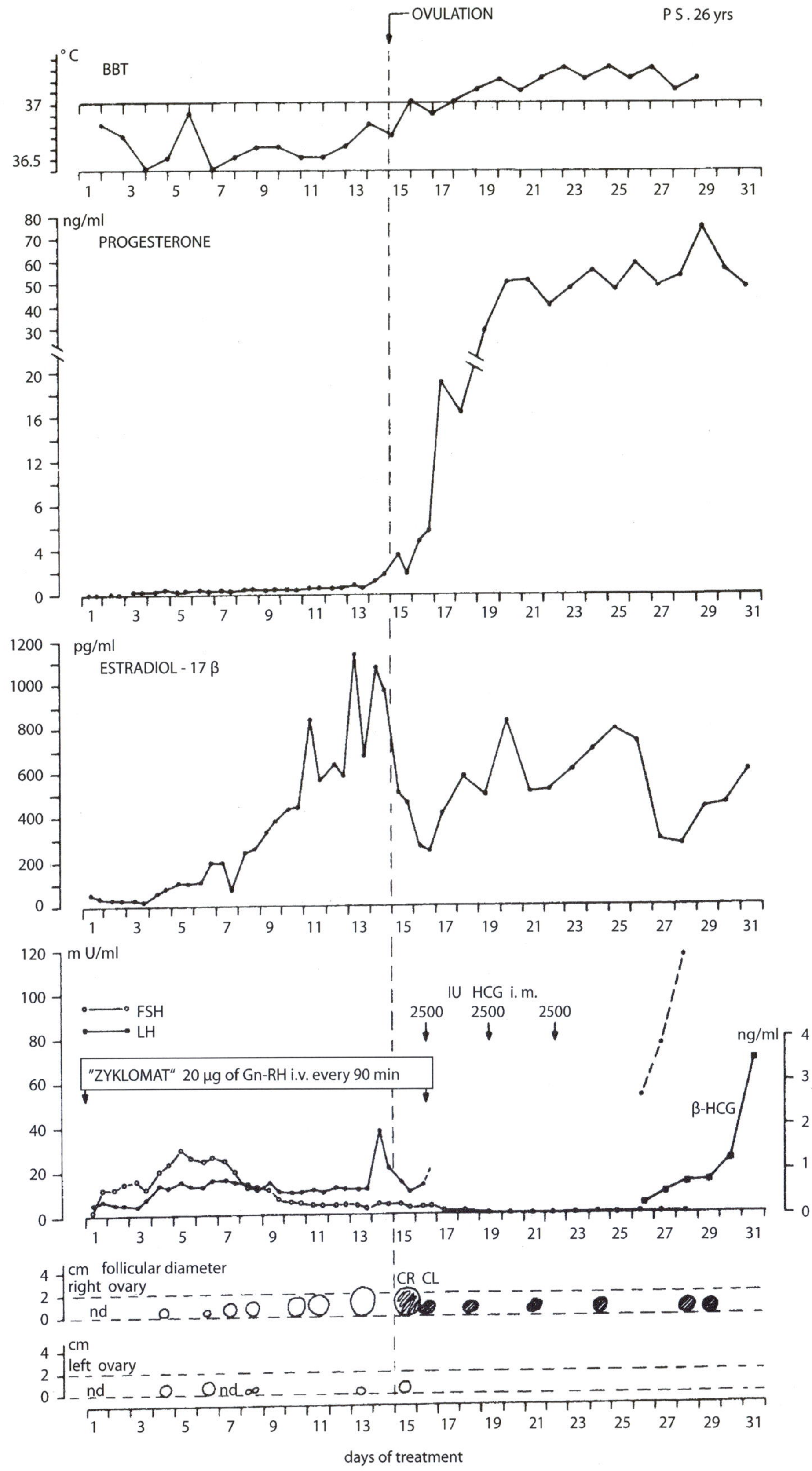

Abb. 6 Der erste mit der pulsatilen GnRH-Therapie induzierte Zyklus, der zu einer Schwangerschaft führte. Die Patientin litt unter einer gestagennegativen hypothalamischen Amenorrhö Grad 3c, die Lutealphase wurde nach Abnahme der Pumpe durch HCG unterstützt. (Aus Leyendecker et al. 1980b, mit freundlicher Genehmigung [© 1980, The Endocrine Society])

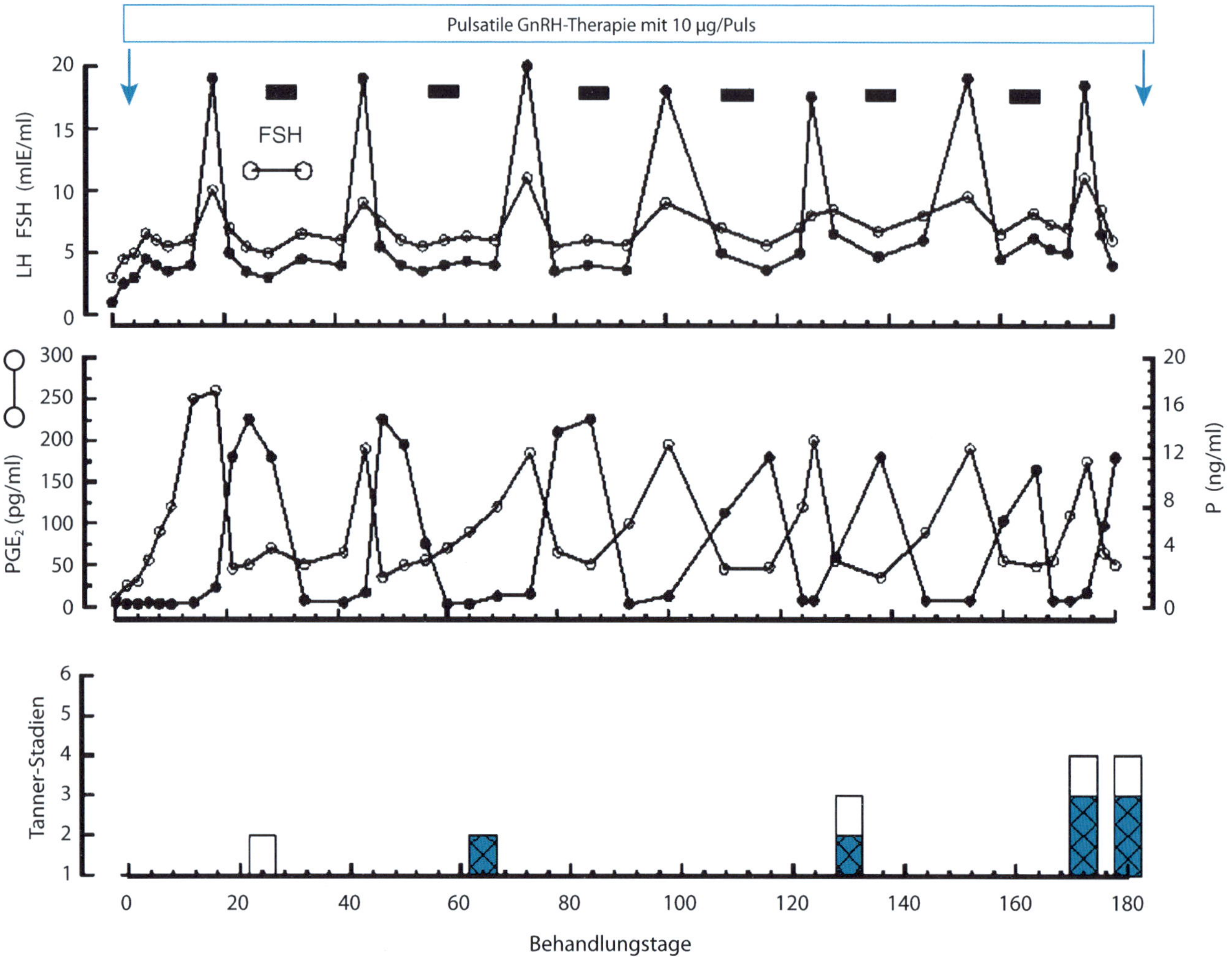

Abb. 7 Induktion von 7 aufeinanderfolgenden ovulatorischen Zyklen durch pulsatile GnRH-Behandlung mit 10 µg/Puls bei einer 17-jährigen Patientin mit primärer Amenorrhö und ausbleibender Pubertätsentwicklung. Die schwarzen Balken im oberen Panel zeigen die Menstruation an (*P* Progesteron). Im unteren Panel ist die Entwicklung von Pubes (blaue Balken) und Brust (weiße Balken) angezeigt. (Mod. nach Mattle et al. 2005)

für einen primär hypophysären Defekt als Ursache der Amenorrhö. Dafür kommen kausal im Wesentlichen in Betracht:

- das Sheehan-Syndrom (Abb. 11),
- die Hypophysitis und
- die seltene Zerstörung der Hypophyse durch entzündliche Granulome oder bei Hämochromatose.

In diesen Fällen kann durch die Therapie mit Gonadotropinen meist eine Ovulation ausgelöst werden.

6.3 Therapie bei Corpus-luteum-Insuffizienz und anovulatorischem Zyklus

Die pulsatile GnRH-Therapie führt bei Frauen mit primärer oder sekundärer hypothalamischer Amenorrhö in allen Fällen zur Follikelreifung, Ovulation und Corpus-luteum-Funktion. Bei leichteren Schweregraden der hypothalamischen Ovarialinsuffizienz sind die Resultate der Therapie jedoch weniger genau vorhersehbar. Dies dürfte durch die bei Frauen mit Corpus-luteum-Insuffizienz oder anovulatorischen Zyklen noch in erheblichem Umfang vorhandene endogene GnRH-Sekretion, die mit der exogenen Zufuhr interferiert, sowie durch die bei leichteren Funktionsstörungen bestehende Schwierigkeit der differenzialdiagnostischen Abgrenzung von anderen Ursachen der Ovarialinsuffizienz, v. a. der Hyperandrogenämie und des PCO-Syndroms, bedingt sein.

6.4 Pulsatile GnRH-Therapie und PCO-Syndrom

Dem PCO-Syndrom liegt keine pathologische, insbesondere keine reduzierte Störung der GnRH-Sekretion zugrunde.

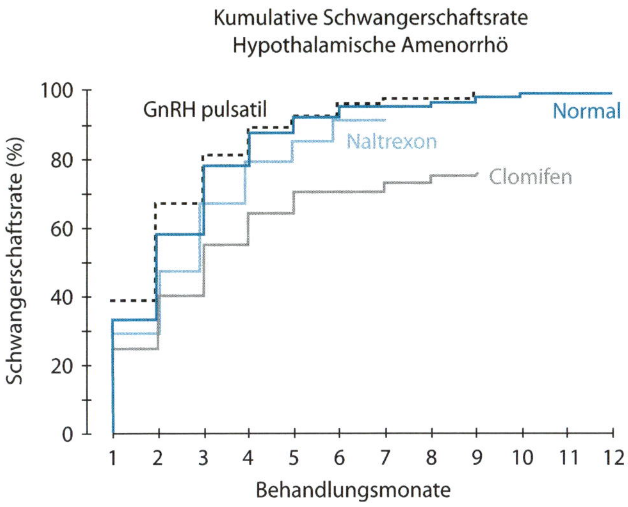

Abb. 8 Kumulative Schwangerschaftsrate bei Patientinnen unter Zyklomattherapie im Vergleich zu fertilen Frauen mit normalem Zyklus und der Behandlung mit Naltrexon und Clomifen. Eingeschlossen sind mehr als 800 Zyklen mit pulsatiler GnRH-Therapie bei mehr als 250 Patientinnen, bei denen die hypothalamische Amenorrhö die einzige Sterilitätsursache darstellte. (Mod. nach Wildt und Leyendecker 2011)

Deshalb ist eine pulsatile GnRH-Therapie aus pathophysiologischer Sicht zur Ovulationsauslösung bei diesen Patientinnen nicht geeignet.

Wegen der Häufigkeit des PCO-Syndroms in der weiblichen Gesamtbevölkerung von ca. 10–15 % und wegen der unterschiedlichen Pathogenese ist es jedoch nicht überraschend, dass hypothalamische Ovarialinsuffizienz und die Anlage zum PCO-Syndrom gemeinsam vorkommen können. Das PCO-Syndrom manifestiert sich meist bereits in der Pubertät mit dem Einsetzen der pulsatilen Gonadotropinsekretion. Bei Fehlen der gonadotropen Stimulation bei hypothalamischer Amenorrhö kann sich deshalb ein PCO-Syndrom verbergen, das durch die pulsatile GnRH-Therapie demaskiert wird.

Wir haben gezeigt, dass dies bei ca. 5–10 % der Frauen mit hypothalamischer Amenorrhö der Fall sein kann, was der Häufigkeit des PCO-Syndroms in der Gesamtbevölkerung entspricht (Mattle et al. 2008a). Wie Abb. 12 zeigt, kommt es in diesen Fällen nach anfänglicher Normalisierung der Ovarialfunktion zum Anstieg der Androgene und zur erneuten Anovulation mit dem typischen Erscheinungsbild eines PCO-Syndroms.

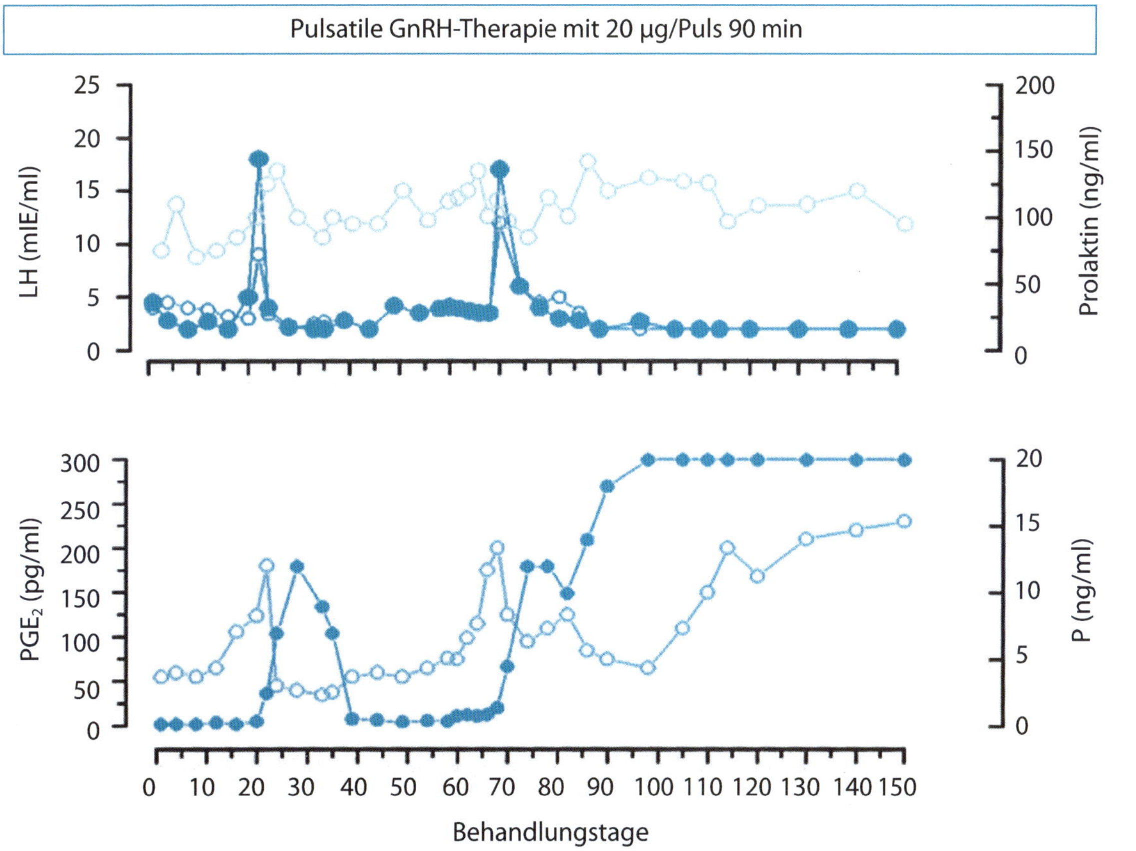

Abb. 9 Induktion von ovulatorischen Zyklen bei einer Patientin mit dopaminresistenter Hyperprolaktinämie mit pulsatiler GnRH-Therapie 20 µg/Puls (90 min). Die Patientin wurde im 2. Zyklus schwanger, die Normalisierung des Zyklus erfolgte trotz erhöhter Progesteronwerte *(P)*

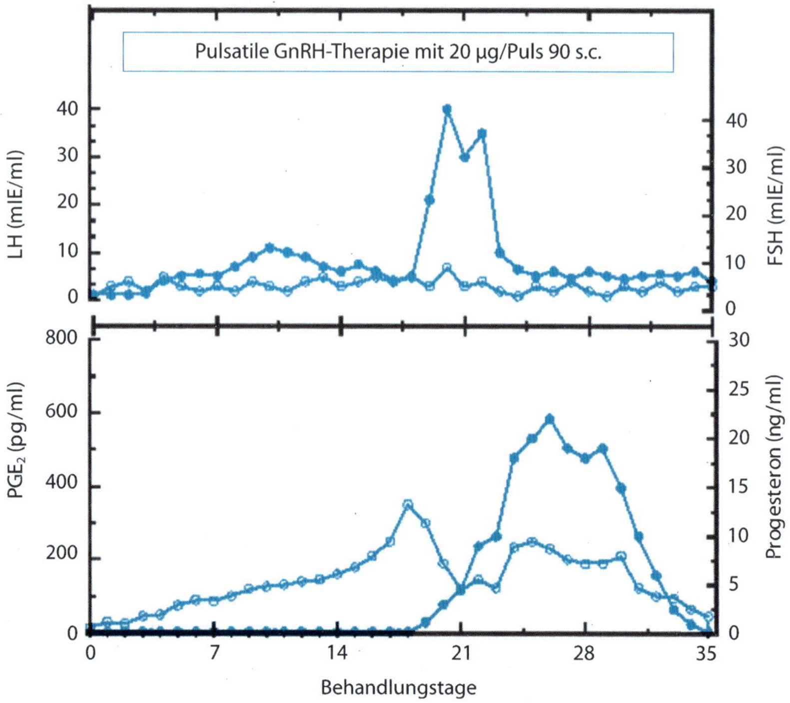

Abb. 10 Induktion eines ovulatorischen Zyklus mit pulsatiler GnRH-Therapie (20 µg/Puls s.c.) bei einer Patientin mit Panhypopituitarismus und primärer hypothalamischer Amenorrhö Grad 3c nach operativer Entfernung eines Kraniopharyngeoms im Bereich des mediobasalen Hypothalamus. Die Induktion eines ovulatorischen Zyklus dokumentiert die prinzipielle Intaktheit der gonadotropen Partialfunktion des Hypophysenvorderlappens. (Mod. nach Wildt und Neuwinger 1995)

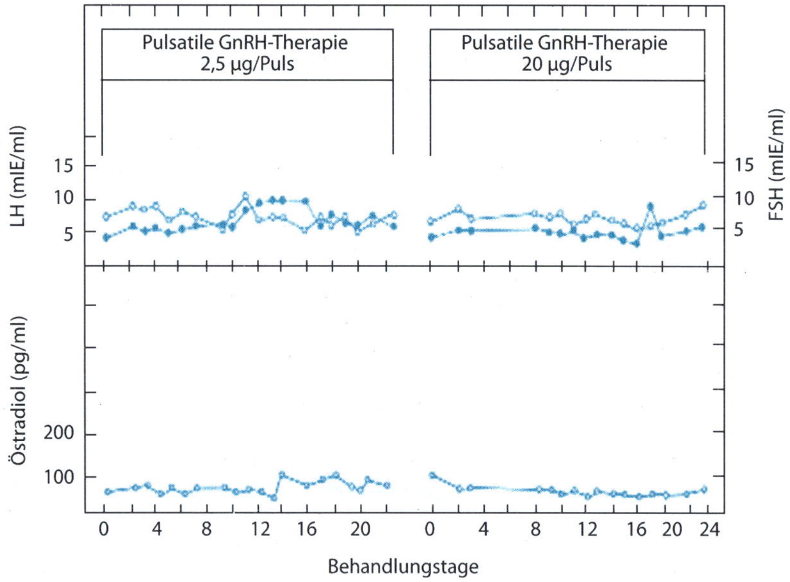

Abb. 11 Versagen der pulsatilen GnRH-Therapie bei einer Patientin mit Panhypopituitarismus infolge eines postpartalen Sheehan-Syndroms. Diese Patientin wurde nach konventioneller HMG-Therapie im 1. Zyklus schwanger

7 Zusammenfassung

Die hypothalamische Ovarialinsuffizienz stellt ein komplexes Krankheitsbild dar, dessen pathophysiologische Grundlage die Reduktion der hypothalamischen GnRH-Sekretion darstellt. Die Reduktion der GnRH-Sekretion kann durch genetische Defekte, anatomische Läsionen oder funktionelle Faktoren bedingt sein; in Abhängigkeit von ihrem Ausmaß manifestiert sich die Reduktion der GnRH-Sekretion in einem pathophysiologischen Kontinuum, das sich von der primären über die sekundäre Amenorrhö bis zur Corpus-luteum-Insuffizienz erstrecken kann.

Die Therapie der hypothalamischen Amenorrhö besteht bei Frauen mit Kinderwunsch in der pulsatilen Gabe von GnRH, welche die gonadotrope Partialfunktion der Hypophyse und die Rückkopplungsmechanismen zwischen Ovar und Hypophyse auf physiologische Weise wiederherstellt. Bei korrekter Diagnose kann durch diese Therapie der Zyklusablauf vollständig ohne das Risiko der Überstimulation

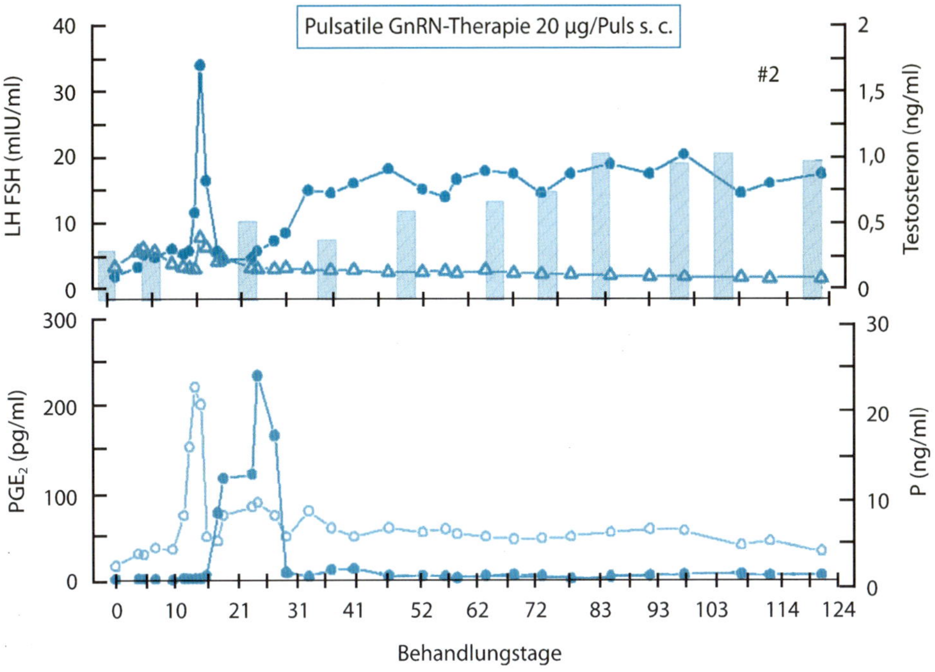

Abb. 12 Pulsatile GnRH-Therapie (20 µg/Puls s.c.) bei einer Patientin mit der primären Diagnose einer sekundären hypothalamischen Amenorrhö. Nach dem 1. ovulatorischen Zyklus steigen der LH/FSH-Quotient und die Testosteronkonzentrationen im Serum (blaue Balken) an als Hinweis auf die Demaskierung eines vorbestehenden PCO-Syndroms durch die pulsatile GnRH-Therapie. Der schwarze Balken im oberen Panel zeigt die Menstruation an (*P* Progesteron). (Mod. nach Mattle et al. 2008a)

normalisiert und eine Schwangerschaftsrate erzielt werden, die der Schwangerschaftsrate von Frauen mit normalem Zyklus entspricht. Die pulsatile Behandlung mit GnRH stellt deshalb die First-line-Therapie der hypothalamischen Amenorrhö bei Frauen mit Kinderwunsch dar.

Literatur

Achermann JC, Jameson JL (2001) Advances in the molecular genetics of hypogonadotropic hypogonadism. J Pediatr Endocrinol Metab 14:3–15

Begon S, Leyendecker G, Fahlbusch R, Buchfelder M, Wildt L (1993) Pulsatile administration of gonadotrophin releasing hormone as a diagnostic tool to distinguish hypothalamic from pituitary hypogonadism following neurosurgery. Hum Reprod 8(Suppl 2):200–203

Berg D, Mickan H, Michael S et al (1983a) Ovulation and pregnancy after pulsatile administration of gonadotropin releasing hormone. Arch Gynecol 233:205–209

Berg D, Rjosk HK, Janicke F, Von Werder K (1983b) Treatment of hyperprolactinemic amenorrhea by pulsatile administration of gonadotropin-releasing hormone. Geburtshilfe Frauenheilkd 43:686–688

Bergh T, Skarin G, Nillius SJ, Wide L (1985) Pulsatile GnRH therapy – an alternative successful therapy for ovulation induction in infertile women with pituitary tumours. Acta Encocrinol (Copenh) 110:440–444

Bergland RM, Page RB (1979) Pituitary-brain vascular relations: a new paradigm. Science 204:18–24

Braun J, Kiesel L (2010) Regulation der Follikulogenese. Gyn Endokrinol 8:175–179

Brensing KA, Smyczek B, Waibel-Treber S, Leyendecker G, Wildt L (1993) Luteinizing hormone (LH) pulsatility during the oestradiol- and oestradiol/progesterone-induced LH surge in the human female. Hum Reprod 8(Suppl. 2):72–76

Caronia LM, Martin C, Welt CK, Sykiotis GP, Quinton R, Thambundit A, Avbelj M, Dhruvakumar S, Plummer L, Hughes VA, Seminara SB, Boepple PA, Sidis Y, Crowley WF Jr, Martin KA, Hall JE, Pitteloud N (2011) A genetic basis for functional hypothalamic amenorrhea. N Engl J Med 364(3):215–225

Chan JL, Mantzoros CS (2001) Leptin and the hypothalamic-pituitary regulation of the Gonadotropin-gonadal axis. Pituitary 4:87–92

Christin-Maitre S, de Grecy M, Groupe Francais des pompes a GnRH (2007) Pregnancy Outcome following pulsatile GnRH treatment: results of a large multicenter retrospective study. J Gynecol Obstet Biol Reprod (Paris) 36:8–12

Davies JS, Hinds NP, Scanlon MF (1996) Growth hormone deficiency and hypogonadism in a patient with multiple sclerosis. Clin Endocrinol (Oxf) 44:117–119

Ferin M, van Vugt D, Wardlaw S (1984) The hypothalamic control of the menstrual cycle and the role of endogenous opioid peptides. Recent Prog Horm Res 40:441–485

Gacs G (1987) Perinatal factors in the aetiology of hypopituitarism. Helv Paediatr Acta 42:137–144

Gordon CM (2010) Functional Hypothalamic Amenorrhea. N Engl J Med 363:365–371

Gordon CM, Ackerman KE, Berga SL, Kaplan JR, Mastorakos G, Misra M, Hassan Murad H, Santoro NF, Warren MF (2017) Functional hypothalamic amenorrhea: an endocrine society clinical practice guideline. J Clin Endocrinol Metab 102:1413–1439

Gronier H, Peigne M, Catteau-Jonard S, Dewailly D, Robin G (2014) Ovulation induction by pulsatile GnRH therapy in 2014: literature review and synthesis of current practice. Gynecol Obster Fertil 42:732–740

Hadziomerovic D, Wildt L (2006) Hypothalamische Ovarialinsuffizienz. Gyn Endokrinol 4:27–32

Herbison AE (2018) The gonadotropin-releasing hormone pulse generator. Endocrinology 159:3723–3726

Isoo A, Ueki K, Ishida T et al (2000) Langerhans cell histiocytosis limited to the pituitary-hypothalamic axis – two case reports. Neurol Med Chir (Tokyo) 40:532–535.35

Kallmann FJ, Schoenfeld WA, Barrera SW (1944) The genetic aspects of primary eunuchoidism. Am J Ment Defic 48:203–236

Klinefelter JF Jr, Albright F, Griswold G (1943) Experience with a quantitative test for normal or decreased amounts of follicle stimulating hormone in the urine in endocrinological diagnosis. J Clin Endocrinol Metabol 3:529–536

Klingmüller D, Dewes W, Krahe T, Brecht G, Schweikert HU (1987) Magnetic resonance imaging of the brain in patients with anosmia and hypopthalamic hypogonadism (Kallmann's syndrom). J Clin Endocrinol Metab 65:581–584

Knobil E (1974) On the control of gonadotropin secretion in the rhesus monkey. Recent Prog Horm Res 30:1–46

Knobil E (1980) The neuroendocrine control of the menstrual cycle. Recent Prog Horm Res 36:53–88

Knobil E, Plant TM, Wildt L, Belchetz PE, Marshall G (1980) Control of the rhesus monkey menstrual cycle: permissive role of hypothalamic gonadotropin-releasing hormone (Gn-RH). Science 207:1371–1373

Krsmanovic LZ, Leung PK, Feng H, Catt KJ (2009) The hypothalamic GnRH pulse generator: multiple regulatory mechanisms. Trends Endocrinol Metab 20:402–408

Leyendecker G (1979) The pathophysiology of hypothalamic ovarian failure. Diagnostic and therapeutical considerations. Eur J Obstet Gynecol Reprod Biol 9:175–186

Leyendecker G, Wildt L (1982) Die pulsatile Therapie mit Gonadotropin-Releasinghormon (GnRH). Geburtshilfe Frauenheilkd 42:689

Leyendecker G, Wildt L (1983) Induction of ovulation with chronic intermittent (pulsatile) administration of Gn-RH in women with hypothalamic amenorrhoea. J Reprod Fertil 69:397–409

Leyendecker G, Wildt L (1985) Ovulation und Schwangerschaft durch pulsatile Zufuhr von GnRH. Eine Analyse von 213 Zyklen. Fertilität 1:2–6

Leyendecker G, Wildt L (1996) From physiology to clinics – 20 years of experience with pulsatile GnRH. Eur J Obstet Gynecol Reprod Biol 65:3–12

Leyendecker G, Struve T, Plotz EJ (1980a) Induction of ovulation with chronic intermittent (pulsatile)administration of LH-RH in women with hypothalamic and hyperprolactinemic amenorrhoea. Arch Gynecol 229:177–190

Leyendecker G, Wildt L, Hansmann M (1980b) Pregnancies following chronic intermittent (pulsatile) administration if Gn-RH by means of a portable pump („Zyklomat") – a new approach to the treatment of infertility in hypothalamic amenorrhea. J Clin Endocrinol Metab 51:1214–1216

Leyendecker G, Wildt L, Plotz EJ (1981) Die hypothalamische Ovarialinsuffizienz. Gynakologe 4:84–103

Leyendecker G, Waibel-Treber S, Wildt L (1990) The central control of follicular maturation and ovulation in the human. Oxf Rev Reprod Biol 12:93–46

Ludwig M (2008) Anti-Müller-Hormon (AMH). Gyn Endokrinol 6:115–122

Lunenfeld B, Bühler K (2018) The neuro control of the ovarian cycle – a hypothesis. Gynecol Endocrinol 34:278–282

Mattle V, Wildt L (2008) Ätiologie, Diagnostik und Therapie der Ovarialinsuffizienz – ein Update Teil 1: Hyperandrogenämische und hypothalamische. Ovarialinsuff J Reproduktionsmed Endokrinol 5:335–341

Mattle V, Doerr HG, Hadziomerovic D, Krieg J, Wildt L (2005) Ätiologie, Physiopathologie, Diagnostik und Therapie der Pubertas Tarda bei der Frau. J Reproduktionsmed Endokrinol 2:163–172

Mattle V, Bilgyicildirim A, Hadziomerovic D, Ott HW, Zervomanolakis I, Leyendecker G, Wildt L (2008a) Polycystic ovarian disease unmasked by pulsatile GnRH therapy in a subgroup of women with hypothalamic amenorrhea. Fertil Steril 90:404–409

Mattle V, Leyendecker G, Wildt L (2008b) Side effects of pulsatile GnRH therapy for induction of ovulation. Expert Rev Endocrinol Metab 3:535–538

Miyamoto T, Miyamoto M, Yokota N, Kubo J, Hirata K (2000) A case of multiple sclerosis with hypothalamic amenorrhea. Rinsho Shinkeigaku 40:263–267

Niederau C (2009) Hereditary hemochromatosis. Med Klin 104:931–946

Oberfield SE, Garvin JH Jr (2000) Thalamic and hypothalamic tumors of childhood: endocrine late effects. Pediatr Neurosurg 32:264–271

Peters F, Richter D, Breckwoldt M (1982) Interactions between psychosomatic conflicts and gonadotropin secretion. Acta Obstet Gynecol Scand 61:439–443

Plotz EJ (1981) Differentialdiagnose und Therapie ovarieller Funktionsstörungen. Gynakologe 14:145–148

Reifenstein E (1946) Psychogenic or „hypothalamic" amenorrhoea. Med Clin North Am 30:1103–1111

Rugarli EI (1999) Kallmann syndrome and the link between olfactory and reproductive development. Am J Hum Genet 65: 943–948

Seminara SB, Crowley WF Jr (2001) Perspective: the importance of genetic defects in humans in elucidating the complexities of the hypothalamic-pituitary-gonadal axis. Endocrinology 142:2173–2177

Strowitzki T (2011) Entwicklung der pulsatilen GnRH-Therapie. Gynakologe 44:1009–1014

Tranoulis A, Laios A, Pampanos A, Yannoukakos D, Loutradis D, Michala L (2018) Efficacy and safety of pulsatile gonadotropin-releasing hormone therapy among patients with idiopathic and functional hypothalamic amenorrhea: a systematic review of the literature and a meta-analysis. Fertil Steril 109:708–719

Waldstreicher J, Seminara SB, Jameson JL et al (1996) The genetic and clinical heterogeneity of gonadotropin-releasing hormone deficiency in the human. J Clin Endocrinol Metab 81:4388–4395

Warren MP, Chua T (2008) Exercise-induced amenorrhea and bone health in the adolescent athlete. Ann N Y Acad Sci 1135: 244–252

Wettstein M, Diez LF, Twohig M, Abourizk NN (1996) The role of birth injury and the consequences of inadequately treated hypogonadism in longstanding panhypopituitarism. Conn Med 60:583–586

Wildt L, Leyendecker G (1981) Die endokrine Kontrolle des menstruellen Zyklus. Gynakologe 14:64–83

Wildt L, Leyendecker G (2011) Neuroendokrine Regulation der Ovarialfunktion. In: Kreienberg R, Ludwig H (Hrsg) 125 Jahre Deutsche Gesellschaft für Gynäkologie und Geburtshilfe. Springer, Berlin/Heidelberg/New York, S 535–553

Wildt L, Neuwinger J (1995) Regulation der Funktion des Ovars. In: Wulf KH, Schmidt-Matthiesen H (Hrsg) Klinik der Frauenheilkunde und Geburtshilfe, Bd. 1, 3. Aufl. Urban und Schwarzenberg, München/Wien/Baltimore, S 25–50.

Wildt L, Marshall G, Knobil E (1980) Experimental induction of puberty in the infantile female rhesus monkey. Science 207:1373–1375

Wildt L, Schwilden H, Wesner G, Roll C, KA Brensing J, Luckhaus M (1983) Bähr and G Leyendecker. The pulsatile pattern of gonadotropin secretion and follicular development during the menstrual cycle and in women with hypothalamic and hyperandrogenemic amenorrhea. In: von Leyendecker G, Stock HW, Wildt L (Hrsg) Brain and pituitary peptides II. Pulsatile administration of GnRH in hypothalamic failure: basic and clinical aspects. Karger, Basel, S 28–57

Wildt L, Leyendecker G, Sir-Petermann T, Waibel-Treber S (1993a) Treatment with naltrexone in hypothalamic ovarian failure: induction of ovulation and pregnancy. Hum Reprod 8:350–358

Wildt L, Sir Petermann T, Leyendecker G, Waibel Treber S, Rabenbauer B (1993b) Opiate antagonist treatment of ovarian failure. Hum Reprod 8(Suppl 2):168–174

Ying SY (1988) Inhibins, activins, and follistatins: gonadal proteins modulating the secretion of follicle-stimulating hormone. Endocr Rev 9:267–293

Ultraschall in der Reproduktionsmedizin

16

Jan Weichert und Andreas Schröer

Inhalt

1 **Transvaginalsonografie** ... 157

2 **Farbdopplersonografie** ... 158

3 **Sonografische Evaluation des Endometriums** ... 158

4 **Sonodiagnostik der Ovarien** ... 161

5 **Andere Adnexbefunde** ... 164

6 **Extrauteringravidität** ... 165

7 **Sonografische Beurteilung der Tubendurchgängigkeit** ... 167

8 **3D-/4D-Sonografie** ... 169

9 **Andere bildgebende Verfahren** ... 171

10 **Sonografische Diagnostik kongenitaler Uterusanomalien** ... 172

11 **US-gesteuerte transvaginale Oozytengewinnung** ... 173

Literatur ... 174

Die sonografische Beurteilung der inneren Genitalorgane ist eine der Basisuntersuchungen im Rahmen der Infertilitätsdiagnostik. Neben der Feststellung des individuellen Hormonstatus ist eine detaillierte B-Bilddiagnostik zum Ausschluss von Uterusanomalien, Adnextumoren und anderen Auffälligkeiten des kleinen Beckens obligat. Darüber hinaus bietet die Beurteilung der Endometriumstärke und -textur, die Follikulometrie und die Dopplersonografie der uterinen und ovariellen Perfusion die Möglichkeit dar, anatomische Veränderungen der uterinen Feinstruktur erkennen bzw. Aussagen zur ovariellen Reserve treffen zu können – noch vor der Veranlassung weiterführender interventioneller (Hysterosalpingographie) und invasiver diagnostischer Maßnahmen (Laparoskopie mit Chromopertubation).

J. Weichert (✉)
Bereich Pränatalmedizin und gynäkologische Sonographie, Klinik für Frauenheilkunde und Geburtshilfe, Universitätsklinikum Schleswig-Holstein, Campus Lübeck, Lübeck, Deutschland
E-Mail: jan.weichert@uksh.de

A. Schröer
Zentrum für Pränataldiagnostik und Humangenetik, Berlin, Deutschland
E-Mail: andreas@drschroer.de

1 Transvaginalsonografie

Infolge der unmittelbaren Nähe zum reproduktiven Apparat kommen im Rahmen der transvaginalen Ultraschalluntersuchung (TVS) regulär hochfrequentere Schallköpfe (5–>10 MHz, 150–215° Scan-Winkel) als in der Transabdominalsonografie (TAS; 1–9 MHz) zum Einsatz. Die dadurch deutlich bessere räumliche Auflösung und Bildqualität ermöglichen eine exakte Evaluation des kleinen Beckens in Echtzeit, auch bereits vor Eintritt einer Schwangerschaft bzw. der Einleitung reproduktiver Maßnahmen.

Die diagnostische Sicherheit z. B. intrauterine Läsionen korrekt im TVS abzubilden ist scheinbar am größten periovulatorisch bzw. in der frühen Lutealphase (Hajishaiha et al. 2011; Groszmann und Benacerraf 2016). Im Falle einer

K. Diedrich et al. (Hrsg.), *Reproduktionsmedizin*, Springer Reference Medizin,
https://doi.org/10.1007/978-3-662-57636-6_17

erfolgreichen Konzeption kann die sich entwickelnde Schwangerschaft so optimal überwacht und schon früh einer detaillierten Diagnostik zugeführt werden (Abdallah et al. 2012). Ein weiterer Vorteil gegenüber dem transabdominalen Zugang ist die Durchführbarkeit der transvaginalen Untersuchung bei entleerter Blase, was von den Patientinnen i. d. R. als deutlich angenehmer empfunden wird.

▶ Durch ergänzende sonografische bimanuelle Untersuchung (Transvaginalsonde ersetzt innere Palpation) lässt sich nach Ansicht einiger Autoren die Genauigkeit bei abklärungsbedürftigen Befunden im kleinen Becken deutlich heraufsetzen (Tayal et al. 2008).

Ein Umstand, der gerade bei der weltweit stetig ansteigenden Adipositasprävalenz insbesondere bei Frauen im reproduktiven Alter (Anteil Übergewichtige und Adipöse zwischen 20–39 Jahre in Deutschland: >18 % bzw. >8 %, Mikrozensus 2013) zunehmende Bedeutung erlangt.

Speziell bei adipösen Patientinnen lassen sich in der Frühschwangerschaft, trotz des vergleichsweise eingeschränkten Insonationswinkels, so die fetale Hautlinie, perispinales Gewebe und das Amnion z. B. im Rahmen des Ersttrimesterscreenings effektiver diskriminieren als über einen transabdominalen Zugang (Weichert und Hartge 2011).

Mit zunehmendem Gestationsalter nimmt die Darstellbarkeit fetaler Kernstrukturen infolge der limitierten Eindringtiefe allerdings deutlich ab. Gleiches gilt im Rahmen der gynäkologischen Sonografie auch für Raumforderungen außerhalb des kleinen Beckens (große ovarielle Läsionen, subseröse Leiomyomknoten, Retroflexio uteri).

2 Farbdopplersonografie

Mittels farbkodierter Dopplersonografie im Rahmen der gynäkologischen Untersuchung lässt sich u. a. die pelvine Zirkulation anatomisch exakt abbilden. Die charakteristischen Strömungsprofile der uterinen und ovariellen Gefäßstämme erleichtern deren präzise Lokalisation und erlauben eine qualitative und quantitative Untersuchung des intraluminalen Blutstromes.

▶ Bei der Differenzialdiagnose von Raumforderungen im kleinen Becken können durch Darstellung des Vaskularisationsmusters entscheidende klinische Rückschlüsse bezüglich der Dignität gezogen werden (Leiomyome, Corpora lutea, ektope Gravidität, Torquierung, Neoplasien etc.; Abb. 1).

Auch die Detektion seltener Anomalien wie uterine arteriovenöse Malformationen, die kongenital, aber vergleichsweise häufiger nach stattgehabten Uteruseingriffen auffallen und z. T. schwere Blutungsstörungen hervorrufen können, ist letztlich nur farbdopplersonografisch möglich (O'Brien et al. 2006; Timmerman et al. 2003; Syla et al. 2011). In der Reproduktionsmedizin können durch Einsatz des Farbdopplers Aussagen zur Tubendurchgängigkeit im Rahmen interventioneller (Kontrastmittel-)Verfahren getroffen werden (Abschn. 7; O'Brien et al. 2006).

3 Sonografische Evaluation des Endometriums

Ein endometriales Echo ist in 97 % der <1 Wochen alten Neugeborenen und in etwa 50 % der weiblichen Säuglinge (<6 Monate) nachzuweisen, um dann erst wieder in den ersten Stadien der Pubertät darstellbar zu werden (Nussbaum et al. 1986; de Vries und Phillip 2011).

Die vaskuläre Architektur des Uterus und speziell des Endometriums ist von maßgeblicher Bedeutung für die Entstehung einer Schwangerschaft (Abb. 2). So unumstritten diese Tatsache ist, so generell unklar sind die exakten Vorgänge und Voraussetzungen auf endometrialer und subendo-

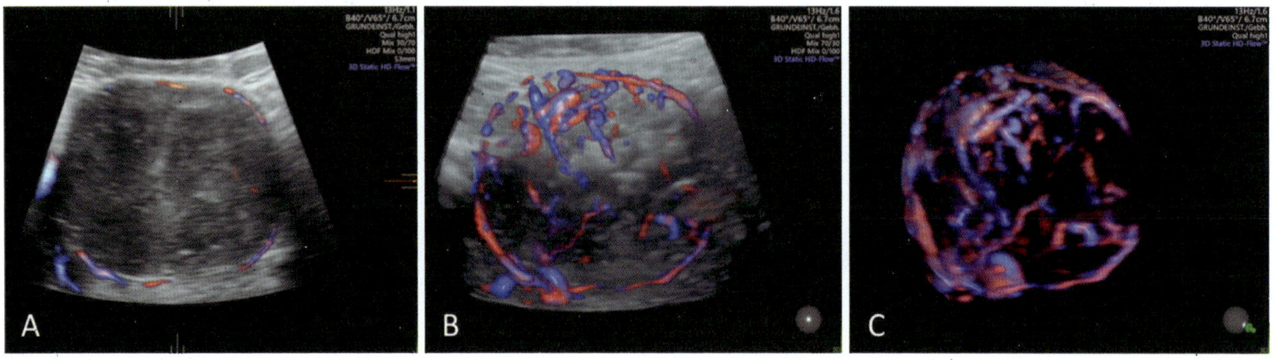

Abb. 1 **a–c** Intramurales Myom mit randständiger Vaskularisation, dargestellt im statischen 3D-Flow mit B-Bild-Information **(a)**, im Glas-Body-Mode **(b)** bzw. im 3D-High-Definition-Doppler **(c)**

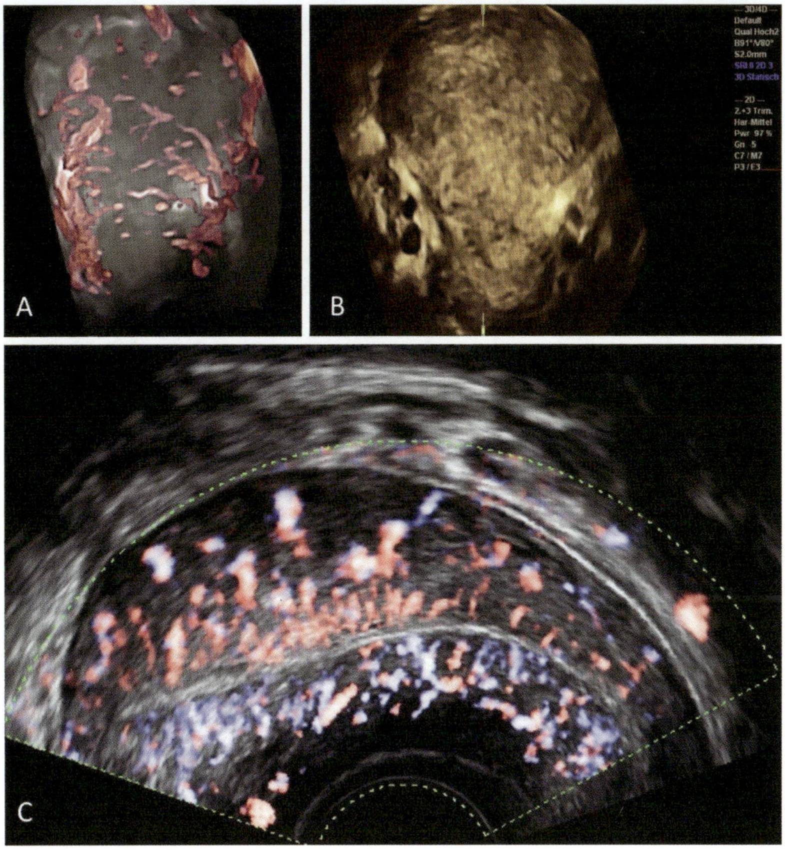

Abb. 2 **a–c** Gefäßdarstellung der uterinen Vaskularisation im 3D-Powerdoppler (Glas-Body-Mode) **(a)**, korrespondierendes Bild der Uterus-Oberfläche, gerendert **(b)** 2DHD-Dopplerdarstellung der uterinen Spiralarterien und der subendometrialen Vaskularisation **(c)**

metrialer Ebene für eine erfolgreiche Implantation des Embryos.

Detaillierte Empfehlungen zur objektiven sonografischen Erfassung der endometrialen Integrität gibt die International Endometrial Tumor Analysis Group (IETA) in ihrem Konsensuspapier (Leone et al. 2010). Die vorzugsweise transvaginal durchzuführende Diagnostik sollte an Zyklustag 4–6 erfolgen (s. a. Punkt 13.10) mit entsprechender axialer und sagittaler Schnittbildgebung des Endometriums (Insonationswinkel 90°). Die quantitative Erfassung der endometrialen Stärke sollte in Höhe der größten Ausdehnung vorgenommen werden (im Falle intrakavitärer Flüssigkeit seitengetrennt, s. Abb. 3).

Die sonografische Evaluation des Endometriums umfasst heutzutage mehr als die alleinige quantitative und qualitative Beurteilung morphologischer Charakteristika (Dicke, Echogenität, Form, Raumforderungen, Abb. 3) da deren prognostische Wertigkeit allein eher als gering einzuschätzen ist. Insbesondere die substanziellen Veränderungen der endometrial-myometralen Grenzschicht (endometrial-myometrial junction, EMJ) scheinen von besonderer diagnostischer Bedeutung zu sein (Abb. 4) (Naftalin und Jurkovic 2009; Abdallah et al. 2012). Die EMJ, synonym auch als junctional zone (JZ) bezeichnet, besteht zum einen aus der endometrialen Basalschicht und zum anderen aus dem inneren Myometrium und unterscheidet sich dabei nicht nur hinsichtlich ihres embryologischen Ursprungs (Müllergangepithel) vom restlichen Myometrium (mesenchymal), sondern auch in ihrer physiologisch-funktionellen Rolle. Die innere myometrale Schicht zeigt eine zyklusabhängige kontraktile Aktivität mit mutmaßlich direktem Einfluss auf eine erfolgreiche Implantation. Der EMJ fehlt im Gegensatz zu klassischen Mukosa-Muskularis-Gewebsschichten die vor mukosaler Invasion schützende angrenzende Submukosa, was letztlich anatomisches Korrelat der hypertrophen und hyperplastischen Umbauprozesse des Myometriums im Falle einer Adenomyosis uteri darstellt, mit konsekutivem Verlust der EMJ. Diesen Zusammenhang unterstreicht die Feststellung einer veränderten Oxytocin-Rezeptorexpression in der EMJ mit einer resultierenden uterinen Hyperperistaltik und Folgen für die Rezeptivität bei Endometriose-Patientinnen (Huang et al. 2017).

Mittels zusätzlicher dopplersonografischer Analyse des **uterinen Blutflusses** ist in der Vergangenheit versucht worden, verlässliche Aussagen hinsichtlich des Erfolgs der assistierten Reproduktion zu treffen. Die Mehrzahl dieser Studien hat sich insbesondere auf die Spektraldoppleranalyse der Uterinarterien und Quantifizierung der uterinen Widerstandsindizes (Pulsatilitätsindex, PI; Resistanceindex, RI) konzentriert (gemessen zur Zeit der Ovulationsauslösung, Follikelpunktion bzw. des Transfers). Die Aussagekraft der zu unterschiedlichen Zeitpunkten erhobenen Parameter unterschied sich dabei nur unwesentlich. Eine erfolgreiche Kon-

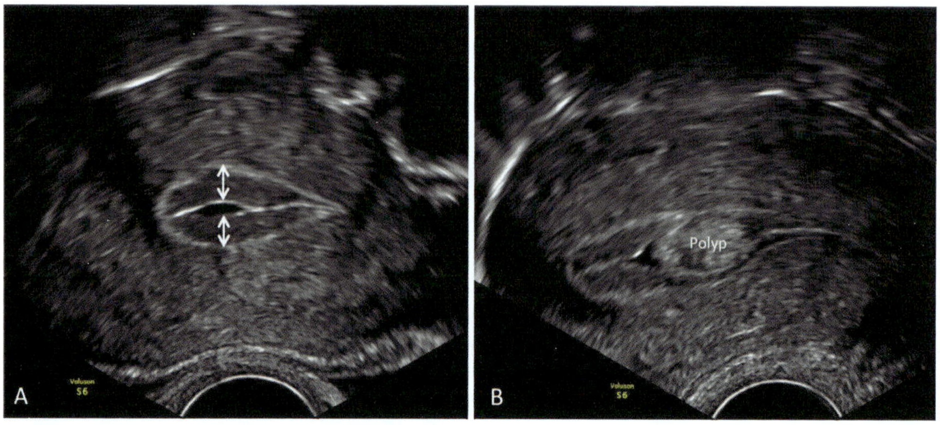

Abb. 3 **a**,**b** Transversalschnitt durch den Uterus mit dreischichtigem endometrialem Echo und kleinem Cavumspalt (**a**). In diesem Fall separate Messung der beiden gegenüberliegenden Endometriumanteile zur Bestimmung der endometrialen Dicke. Sagittalschnitt mit sich demarkierender hyperechogener Struktur im Sinne eines Korpus-Schleimhautpolypen (**b**)

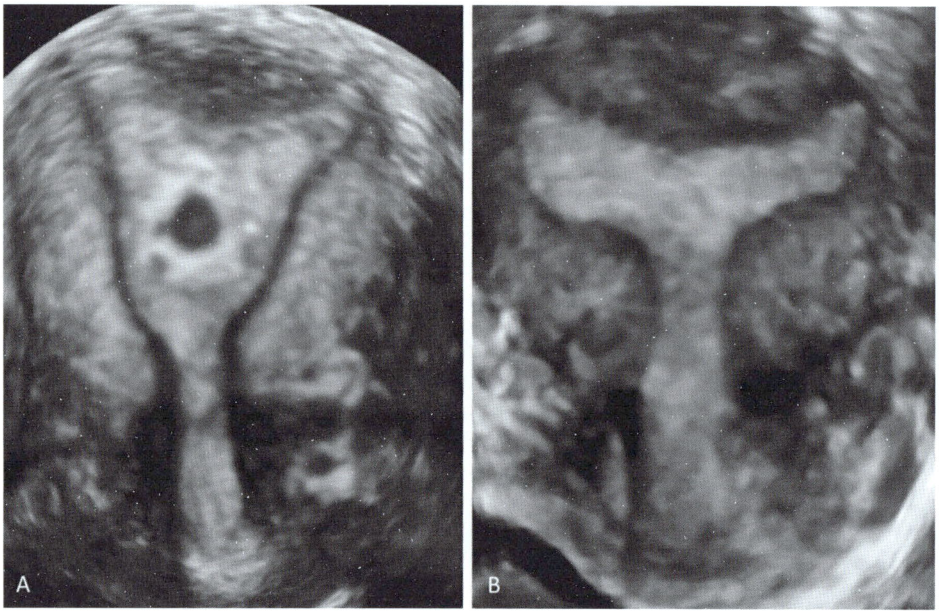

Abb. 4 **a**,**b** Koronarschnitt (C-Ebene nach triplanarer Rekonstruktion) eines Uterus mit gestörter (zentraler, nicht exzentrischer) Frühgravidität ohne Anschluss an die EMJ (**a**), T-förmiges endometriales Echo mit gut abzugrenzender EMJ (**b**)

zeption war demnach oberhalb eines PI von 2,5–3,6 nur noch wenig wahrscheinlich.

Tatsächlich können bei erfolgreicher Konzeption signifikant erniedrigte PI-Werte verglichen mit denen bei ausgebliebener Konzeption gemessen werden. Ungeachtet dessen wurde von einigen Autoren stark angezweifelt, dass der uterine Blutfluss tatsächlich repräsentative Rückschlüsse auf das nachgeschaltete uterine und endometriale Gefäßbett zulässt. Einen möglichen Ansatz lieferten Studien, die mittels quantitativer dreidimensionaler Powerdoppleranalyse den regionalen endometrialen und subendometrialen Blutfluss untersucht haben. Demnach scheint es so zu sein, dass es im Zuge der Implantation zu einer Blutflussverminderung und nachfolgend zu einer lokalen Ischämie mit entsprechender Stimulation der Trophoblasteninvasion kommt (Raine-Fenning 2008). Eine lediglich Doppleranalyse der Aa. uterinae ist in der Konsequenz nachweislich nicht ausreichend, diese Blutflussvariation suffizient abzubilden.

Die Betrachtung der prozentualen Änderung endometrialer und subendometrialer Flussindizes gemessen mittels 3D-Powerdoppleranalyse zwischen Auslösung und nachfolgendem Transfer zeigte keine signifikanten Unterschiede bezüglich der Prädiktion einer Schwangerschaft nach assistierter Reproduktion (Ng et al. 2009). Generell bleibt festzuhalten, dass die volumetrischen Studien zum endometrialen Blutfluss und der endometrialen Rezeptivität insgesamt sehr heterogen sind, nicht zuletzt aufgrund der hohen Untersucherabhängigkeit und der fehlenden Standardisierung der 3D-Messung (Saravelos et al. 2017). Dementsprechend ist eine 3D-Erfassung der endometrialen und subendometrialen Vaskularisation derzeit kein Bestandteil der Empfehlungen zur Überwachung der Sterilitätstherapie. Nach Raine-Fenning scheint dem Endometrium, wenngleich eine wichtige Determinante der Implantation, eher eine passive Rolle zuzukommen, mit dem Embryo als dem entscheidenderen Faktor (Raine-Fenning 2008).

Die in älteren Publikationen propagierte Endometriumbiopsie hat sich nicht zuletzt wegen ihres invasiven Charakters und der damit einhergehenden erhöhten Verlustrate gerade in dem Risikokollektiv von Frauen, die sich nicht zuletzt wegen eines unerfüllten Kinderwunsches vorstellen, nicht durchsetzen können.

4 Sonodiagnostik der Ovarien

Generell kommt den Ovarien als dynamisches eizelltragendes Gewebe mit zyklischen Veränderungen infolge endokriner Stimuli gerade in der Sterilitätsdiagnostik und -therapie eine zentrale Rolle zu. Das Erkennen und adäquate Monitoring funktioneller und struktureller ovarieller Veränderungen sind dabei von maßgeblicher Bedeutung und setzen Kenntnisse der normalen pelvinen Sonoanatomie und -morphologie sowie der Physiologie der Follikulogenese bzw. deren Störungen voraus.

Bei Frauen im reproduktiven Alter lassen sich die Ovarien aufgrund der echoleeren Follikel relativ einfach in unmittelbarer Nähe der hypogastrischen Gefäße lokalisieren. In der Lutealphase kann darüber hinaus das Corpus luteum durch Hinzunahme des Farbdopplers (Powerdoppler) unschwer identifiziert werden. Die normale Größe wird mit etwa 8 ml (± 2–3 ml SD) angegeben.

▶ Die Häufigkeit suspekter Adnexbefunde bei Frauen mit unerfülltem Kinderwunsch wird mit 5–18 % angegeben.

In der Regel handelt es sich bei Frauen in gebärfähigem Alter um benigne Befunde reichend von einfachen Ovarialzysten (Follikel-, Corpus-luteum-Zysten) über Endometriosezysten bis hin zu Dermoidzysten bzw. Zystadenomen und tuboovariellen Abszedierungen. Die diagnostische Sicherheit Adnextumoren sonografisch korrekt zu klassifizieren ist hoch und liegt bei entsprechender Expertise bei etwa 90 % (Valentin et al. 2006). Die alleinige Beurteilung mittels konventioneller transvaginaler B-Bildsonografie ist nach Ansicht der meisten Autoren dabei oft schon richtungsweisend. Die zusätzliche Anwendung der farbkodierten Dopplersonografie in der 2D- bzw. 3D-Darstellung kann darüber hinaus weitere Aufschlüsse hinsichtlich der Dignität zystischer, solider oder echogemischter Raumforderungen im kleinen Becken geben. Die diagnostische Effizienz lässt sich durch Anwendung spezieller Scoringsysteme für ultrasonografische Charakteristika von unklaren Adnexprozessen insbesondere bei der Planung operativer Eingriffe nachweislich verbessern. Sehr eindrücklich zeigen das die Daten der International Ovarian Tumor Analysis Group (IOTA) – durch konsequente Anwendung der sog. Simple Rules in prospektiven Validierungsstudien konnten in 77–94 % Aussagen zur mutmaßlichen Dignität getroffen werden (Timmerman et al. 2010; Timmerman et al. 2016). In einer Metaanalyse verschiedener Scoringsysteme konnten primär inkonklusive Adnextumoren durch Anwendung der Simple Rules mit einer Sensitivität von 93 % bzw. Spezifität von 81 % als maligne identifiziert werden (Kaijser et al. 2014).

Die weitaus am häufigsten gefundenen funktionellen **Ovarialzysten** überschreiten selten eine Größe von 8 cm, sind echoleer, glatt berandet und zeigen eine hohe spontane Remissionsrate. Demgegenüber sind **Corpus-luteum-Zysten** dickwandiger, mit randständiger Vaskularisation und neigen zu Einblutungen (Abb. 5). Ein operatives Vorgehen ist i. d. R. nicht notwendig und nur bei symptomatischen Zysten gerechtfertigt.

▶ Im Allgemeinen empfiehlt sich insbesondere bei Sterilitätspatientinnen eine exakte Dokumentation aller zystischen Befunde und eine erneute sonografische Kontrolle nach 2–3 stattgehabten Menstruationszyklen.

Bei ausbleibender Ovulation und Follikelpersistenz (anamnestisch bei >20 % der subfertilen Frauen) sollten zusätzliche therapeutische Schritte vor weiteren reproduktiven Maßnahmen eingeleitet werden.

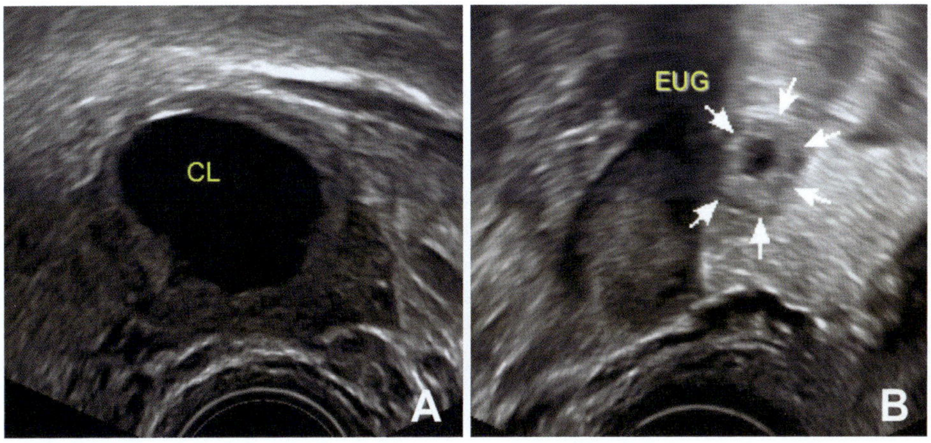

Abb. 5 **a**, **b** Vergleichende Darstellung eines zystischen Corpus luteum mit einer ektopen Tubargravidität. Charakteristisch für eine Corpus-luteum-Zyste ist der echoarme Randsaum **(a)**, im Gegensatz zur EUG mit echodichter kräftiger Wandstruktur **(b)**

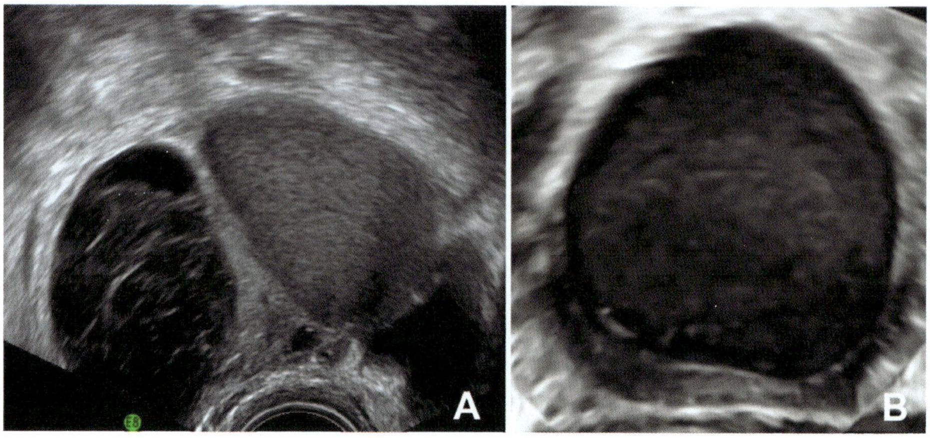

Abb. 6 **a**,**b** B-Bild-Sonografie eines zystisch veränderten Ovars mit eingebluteter Zyste neben einer Endometriosezyste (**a**). Dreidimensional gerenderte Ansicht eines Endometrioms mit kräftiger Zystenwand (**b**)

Eine häufig ähnliche sonomorphologische Binnentextur wie hämorrhagische (luteale) Zysten zeigen **Endometriome**, die bei etwa 20–50 % der Endometriose-Patientinnen auftreten und dabei eines oder beide Ovarien betreffen können. Bei unilateralem Auftreten finden sich Endometriome, wegen ihres eingedickten bräunlichen Zysteninhaltes auch als „Schokoladenzysten" bezeichnet, interessanterweise in 65 % am linksseitigen Ovar. Im Wesentlichen unterscheidet sich eine **Endometriosezyste** von den vorgenannten hinsichtlich ihrer deutlich kräftigeren echodichteren Wandstruktur (Abb. 6).

Die Entstehung von Endometriomen wird nach wie vor kontrovers diskutiert. Am ehesten scheinen eine progrediente Invagination von Ovarkortex mit anhaftenden Endometrioseherden und Ausbildung einer Pseudozyste, eine Einbeziehung benachbarter Ovarialzysten bzw. eine Metaplasie des Zölomepithels in Frage zu kommen (Donnez et al. 1996).

▶ Insbesondere bei größeren Endometriosezysten sollte eine operative Sanierung erfolgen (▶ Kap. 34, „Endometriose"), wenngleich in den aktuellen ESHRE-Guidelines ein entsprechender cut-off, ab welchem ein operativ-chirurgischer Ansatz verfolgt werden sollte, fehlt (Dunselman et al. 2014).

Bei zusätzlichen papillären Randstrukturen muss auch an endometrioide Karzinome gedacht werden (0,3–0,8 %; Testa et al. 2011).

Eine Entscheidungshilfe hinsichtlich eines operativen Vorgehens könnte der MISE-Score (Multiparametric score for the indication to surgery in case of endometrioma) bieten (Muzii et al. 2017).

Auch eine tiefinfiltrierende Endometriose anderer Beckenstrukturen kann heutzutage transvaginalsonografisch reproduzierbar mit hoher Sensitivität und Spezifität insbesondere vor geplanten operativen Eingriffen (z. B. im Rahmen einer Sterilitätstherapie) diagnostiziert werden (Coccia und Rizzello 2011; Hudelist et al. 2011). Sonografisch lässt sich im Falle einer Darmbeteiligung der echoarme fokal bis tubuläre Herdbefund im Bereich der Darmwand mit einem echoarmen schwanzartigen Ausläufer erkennen (Comet sign, Abb. 7) (Benacerraf et al. 2015).

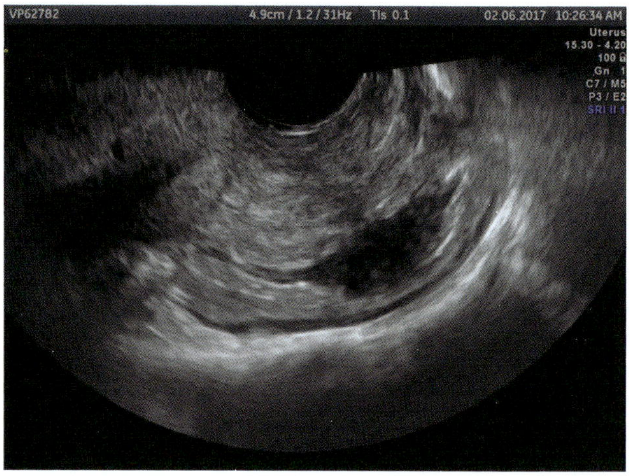

Abb. 7 Tief infiltrierender Endometrioseherd im Bereich der Rektumwand, Darstellung als echoarmer unregelmäßiger Herdbefund mit schweifartigem Ausläufer (Comet-Sign)

4.1 Polyzystische Ovarien

Von polyzystischen Ovarien wird nach Festlegung des Rotterdam Consensus Workshops 2003 gesprochen, wenn sonografisch mindestens 12 perlschnurartig aufgereihte Follikel mit einer Größe von 2–9 mm und/oder einem vergrößerten ovariellen Volumen von mehr als 10 ml (verlängertes Rotationsellipsoid [math.]: Längsdurchmesser × Querdurchmesser × Tiefendurchmesser × 0,5233) auffallen (Abb. 8) (Fauser et al. 2012).

Treten Oligo- oder Anovulation und/oder klinische oder laborchemische Zeichen eines Hyperandrogenismus (nach Ausschluss anderer endokriner Erkrankungen) hinzu, liegt

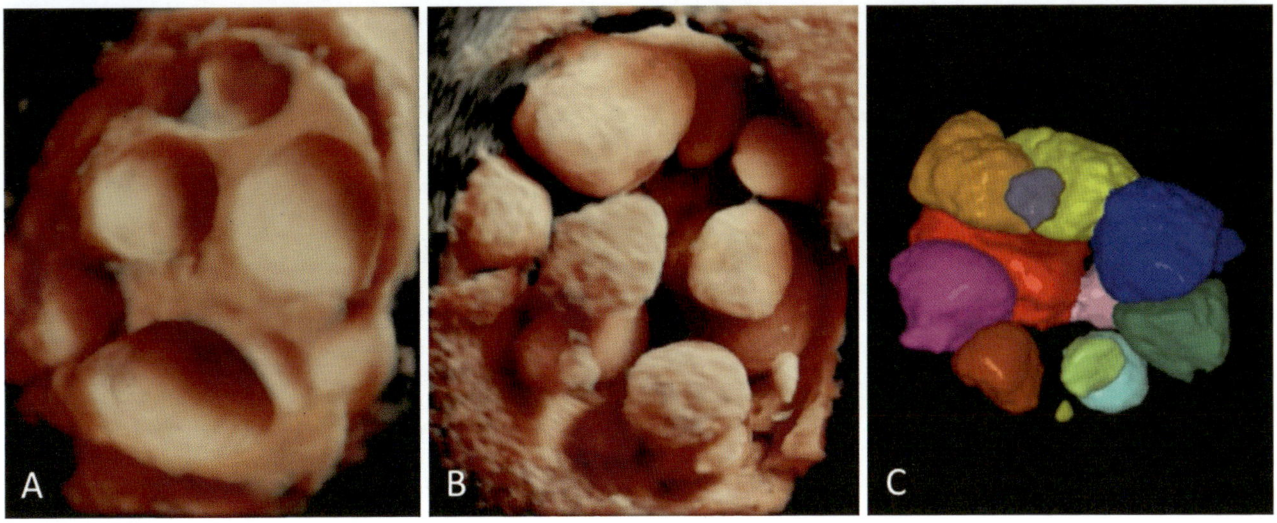

Abb. 8 a–c Dreidimensional rekonstruiertes Ovar mit multiplen Follikeln in gerenderter Oberflächendarstellung (**a**), Inversion Mode (**b**) bzw. Darstellung mittels SonoAVC (**c**)

definitionsgemäß ein Syndrom der polycystischen Ovarien vor (auch wenn die sonografischen Veränderungen nur einseitig bestehen). Bei gleichzeitigem Nachweis eines Corpus luteum oder eines Leitfollikels (>10 mm) sollte nach Expertenmeinung eine erneute Evaluation nach stattgehabter Menstruation erfolgen.

Nach Einschätzung eines Experten-Panels wird empfohlen, die Follikelanzahl auf ≥25 heraufzusetzen, da so eine exakteres Maß der polyzystischen Ovar-Morphologie (PCOM) möglich wird. Voraussetzung hierfür ist der Einsatz moderner US-Systeme mit hochfrequenten US-Sonden (≥8 MHz), andernfalls sollte auf die Bestimmung des ovariellen Volumens mit o. g. Grenzwert zurückgegriffen werden (Dewailly et al. 2014). Auch hier zeigt sich der Vorteil einer dreidimensionalen multiplanaren Rekonstruktion gegenüber der zweidimensionalen Darstellung hinsichtlich der Bestimmung der tatsächlichen Follikelzahl und der Vermeidung falsch-positiver Befunde (Allemand et al. 2006). In diesem Zusammenhang scheinen semiautomatische volumetrische Softwarelösungen (SonoAVC) ein vielversprechender Ansatz zu sein. Dem gegenüber sind die sonografischen Kriterien eines PCOS bei Jugendlichen beschriebenermaßen nur von eingeschränktem Nutzen (Hickey et al. 2011). Letzterem wurde im aktuellen ESHRE-/ARSM-Konsensus-Workshopbericht entsprechend Rechnung getragen (Fauser et al. 2012). Insbesondere die nachgewiesene Altersabhängigkeit der Follikelanzahl und des ovariellen Volumens haben dazu geführt, dass eine entsprechende Adjustierung (nach unten) dieser Kenngrößen jenseits des 30. Lebensjahres gefordert wird (Kim et al. 2017). Die Bestimmung der Serumkonzentration des Antimüllerhormons (AMH) als Zusatz- oder gar Ersatzparameter in der Beurteilung eines möglichen PCOS wird von einigen Autoren empfohlen (Dewailly et al. 2011; Lie Fong et al. 2017), wenngleich dieses in größeren Studien mit einheitlichem Test-Standard noch belegt werden muss. Ebenso unklar ist die Frage altersabhängiger cut-offs der AMH-Werte bei der PCOS-Diagnose.

Lassen sich epidemiologisch bei etwa jeder fünften Frau im fertilen Alter polyzystische Ovarien sonografisch nachweisen, werden in der Literatur Häufigkeiten von bis zu 90 % bei infertilen Frauen angegeben. Eine endokrine Störung i. S. eines PCOS lässt sich dagegen bei etwa 5–10 % der Bevölkerung nachweisen. Bei etwa der Hälfte der PCOS-Patientinnen findet sich eine Adipositas und etwa 30–40 % haben eine gestörte Glucosetoleranz.

Das sonografische Bild **überstimulierter Ovarien** imponiert mit deutlich vergößerten Ovarien beidseits (häufig >10 cm) mit multiplen zystischen Corpora lutea, die im Zuge einer hormonellen Stimulationstherapie (Verabreichung von exogenem hCG; humanes Choriongonadotropin) in bis zu 0,6–14 % (leichte u. schwere Form) auftreten können (Abb. 9).

Das spontane Auftreten eines ovariellen Überstimulationssyndroms (OHSS) infolge erhöhter endogener HCG-Konzentrationen (z. B. bei Blasenmole) ist dagegen ein äußerst seltenes Ereignis. Ausgehend vom Ausmaß einer zusätzlichen Aszitesbildung (als Ausdruck der Permeabilitätssteigerung der Kapillaren) werden von der WHO 3 Schweregrade unterschieden. Ein engmaschiges sonografisches Monitoring, insbesondere bei Sterilitätspatientinnen mit erhöhtem individuellem Risiko für ein OHSS (PCOS, hyperandrogenämische Zyklusstörungen, hypothalamisch-hypophysäre Ovarialinsuffizienz), für eine eventuell notwendig werdende Dosisanpassung oder Therapieunterbrechung wird generell empfohlen (Binder et al. 2007).

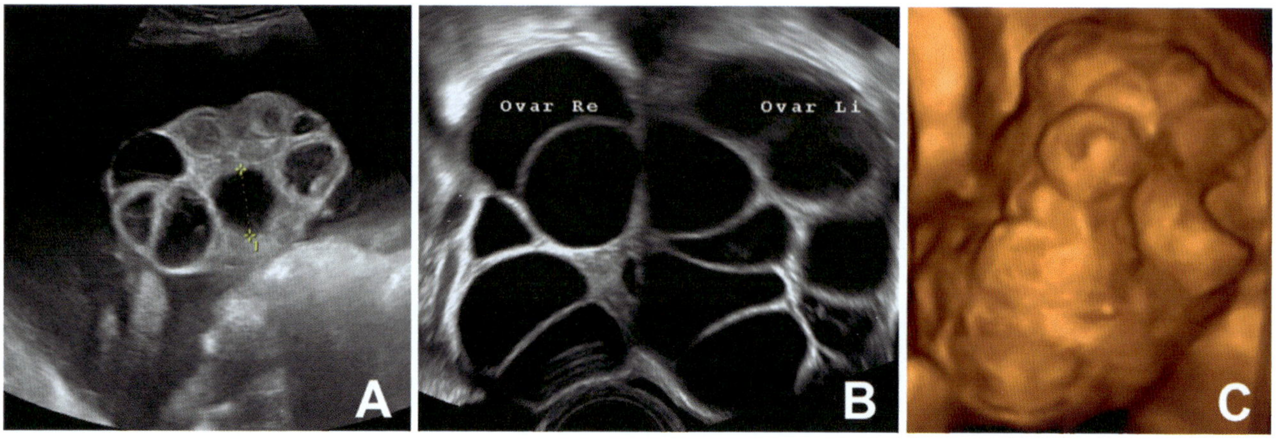

Abb. 9 **a–c** Deutlich vergrößertes Ovar mit Aszitesbildung bei ovariellem Überstimulationssyndrom (**a**). Ovarielles Parenchym beidseits nahezu vollständig zystisch verändert (**b**). 3D-Oberflächendarstellung eines (über-)stimulierten Ovars (**c**)

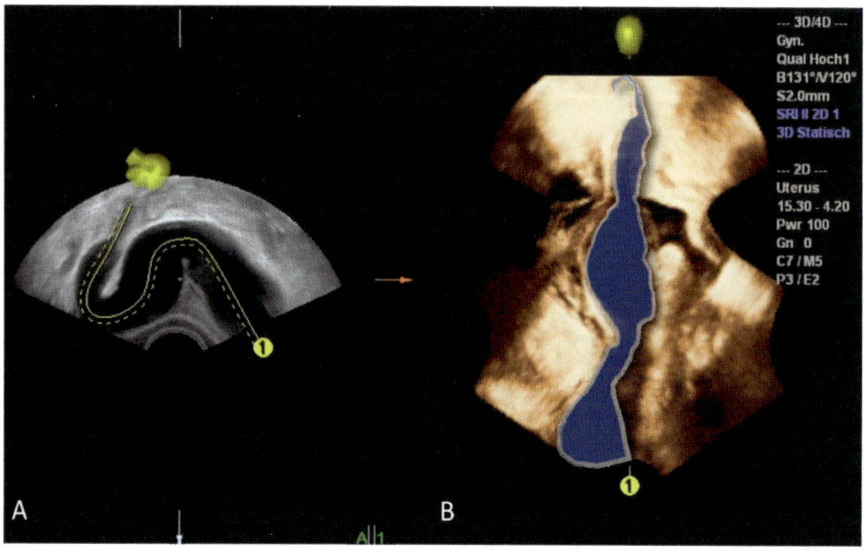

Abb. 10 **a,b** Echoarme Hydrosalpinx mit mäanderartigem Verlauf (**a**), dreidimensionale multiplanare Aufnahme mit Darstellung der A- und C-Ebene mittles Omniview-Technik (**a, b**)

5 Andere Adnexbefunde

Eine häufige, insbesondere im IVF-Kollektiv auftretende, Differenzialdiagnose zu multizystischen Ovarialbefunden sind flüssigkeitsgefüllte Auftreibungen der Tuba uterinae (Sactosalpinx), die in erster Linie postinflammatorische Residuen mit i. d. R. distaler Okklusion des Tubenlumens darstellen. Während unauffällige Tuben transvaginal-sonografisch allenfalls im proximalen Drittel und darüber hinaus nur bei Vorhandensein eines die Tuben umgebenden intrapelvinen Flüssigkeitsspiegels dargestellt werden können, zeigen sich auffällig veränderte Eileiter häufig als mäanderförmig-geschlängelte, echoarme, dünnwandige zystische Strukturen (Abb. 10).

Die Wertigkeit von Hydrosactosalpingen für den Erfolg einer Sterilitätstherapie konnte in der Vergangenheit nachhaltig belegt werden. So sind z. B. bei nachgewiesener Hydrosalpinx die Implantations- und klinischer Schwangerschaftsrate um etwa die Hälfte vermindert und die Spontanabortrate dagegen nahezu doppelt so hoch (Strandell 2000). Diskutiert wird eine embryotoxische Wirkung durch Stase und Rücklauf der Tubenflüssigkeit in das Uteruscavum (Strandell 2000). In einer aktuellen Arbeit konnte eine verminderte endometriale Rezeptivität und Eizellqualität durch den negativen Einfluss von Hydrosalpingen auf den endometrialen und ovariellen Blutfluss nachgewiesen werden (El-Mazny et al. 2016).

Die Auswertung prospektiv randomisierter Multizenterstudien legte daher die Salpingektomie im Vorfeld einer IVF-Behandlung nahe (Strandell et al. 1999; Johnson et al. 2002). Die Vorteile dieses Vorgehens sind auch in einer Cochrane-Analyse aus 2010 hervorgehoben werden (Johnson et al. 2010), obschon einige Studien einen negativen

Effekt bezüglich der ovariellen Blutversorgung nach Salpingektomie nachweisen konnten (Dechaud und Hedon 2000; Hammadieh et al. 2008).

Im Rahmen anderer, weniger invasiver Ansätze ist insbesondere die US-gesteuerte Aspiration des flüssigen Tubeninhalts während der Eizellgewinnung (Hammadieh et al. 2008) oder im Vorfeld einer IVF-Behandlung mit nachfolgender Sklerotherapie durch Instillation von 98 %igem Äthanol zu nennen (Jiang et al. 2010). Ein effektiver Ansatz, dem schädigenden Einfluss rasch reakkumulierender Tubenflüssigkeit (immerhin in 1/3 der konservativen Therapieregime [Fouda et al. 2015]) zu begegnen, ist in der hysteroskopischen Platzierung von Essure®-Spiralen zur proximalen Tubenokklusion zu sehen (Arora et al. 2014). Die Vorteile eines laparoskopischen Vorgehens mit Salpingektomie bei Hydrosalpinx vs. eines proximalen Tubenverschlusses sind in mehreren Metaanalysen untersucht und kontrovers diskutiert worden. Während eine unilaterale Salpingektomie keinen relevanten Einfluss auf die ovarielle Reserve zu haben scheint, ist dieses im Falle einer bilateralen Salpingektomie noch unklar (Noventa et al. 2016). Barbosa et al. konnten eine erhöhte Fehlgeburtsrate unter Essure® beobachten, andere Autoren sahen dagegen Essure® einer Salpingektomie überlegen (Barbosa et al. 2016; Tsiami et al. 2016).

6 Extrauteringravidität

Die Häufigkeit einer Extrauteringravidität (EUG) nach IVF-Behandlung wird nach Angaben des Deutschen IVF-Registers mit etwa 2 % beziffert und entspricht damit der nach Auswertung anderer nationaler Datenbanken publizierten Inzidenz (DIR 2011; Gunby et al. 2008; ASRT/ASRM 2007). Als Risikofaktoren gelten in erster Linie die in der Übersicht genannten Punkte.

Risikofaktoren für Extrauteringravidität

- Tubare Sterilität
- Tubenchirurgische Eingriffe
- Vorausgegangene EUG
- Intrauterinpessar
- Endometriose
- Chronisch-entzündliche Veränderungen im kleinen Becken.

Inwieweit vorausgegangene Myomenukleationen eine ektope Schwangerschaft begünstigen, wird kontrovers diskutiert (Strandell et al. 1999; Jun et al. 2001; Malak et al. 2011). Interessanterweise ist der Sitz einer EUG nach ART häufiger proximal, also uterusnah, was wiederum mit einem deutlich erhöhten Rupturrisiko vergesellschaftet ist (Tews et al. 2004).

Im Vergleich zu spontan konzipierten Schwangerschaften finden sich im IVF-Kollektiv häufiger heterotope Schwangerschaften (gleichzeitige intrauterine und ektope Schwangerschaft; 1 : 10.000–50.000 vs. 1 : 100) (Condous 2007), auch kommen Kombinationen von intrauterinen und Schwangerschaften in beiden Eileitern oder gar interstitiell (nach vorausgegangener bilateraler Salpingektomie) bzw. zervikal vor (Pan et al. 2002; Pan et al. 2010; Jozwiak et al. 2003).

Dies unterstreicht die dringende Notwendigkeit der Beurteilung **beider Adnexregionen** von Patientinnen nach ART auch bei Nachweis einer intrauterinen Fruchtanlage.

► Da abdominelle Beschwerden und/oder vaginale Blutungen nur bei etwa einem Viertel der Patientinnen mit einer EUG auftreten (Timor-Tritsch und Goldstein 2010), kommt der transvaginalsonografischen Evaluation der Verhältnisse im kleinen Becken bei entsprechendem klinischen Verdacht eine entscheidende Bedeutung zu (Crochet et al. 2013).

Vorsichtigen Schätzungen zufolge liegt die Entdeckungsrate einer EUG insgesamt lediglich um 20 %, da eine ektope Schwangerschaft sich gerade in den ersten Tagen nach Konzeption einer sonografischen Diagnose entzieht und der HCG-Verlauf i. d. R. noch nicht richtungsweisend ist (Timor-Tritsch und Goldstein 2010). Andere Quellen gehen davon aus, dass bei dringendem EUG-Verdacht das Vorliegen einer ektopen Schwangerschaft in 75–93 % mittels TVS suffizient diagnostiziert werden kann (Murray et al. 2005; Condous 2007) bei einer Falsch-Positiv-Rate von <6 % (Condous et al. 2005). Ein zusätzlicher transabdominaler US kann in Einzelfällen hilfreich sein (z. B. bei Kranialisierung oder Nichtvisualisierung der Adnexe infolge großer Leiomyome oder (über-)stimulierten Ovarien, Abb. 11), allerdings wird der tatsächliche Nutzen im klinischen Alltag zumindest kritisch gesehen (Zinn et al. 1997; Winder et al. 2011). Als suspekt werden in diesem Zusammenhang sonografische Auffälligkeiten eingestuft wie

- ein leeres uterines Cavum (insbesondere bei Schwangeren mit HCG-Werten >1000–1500 mlU/ml),
- ein hoch aufgebautes echodichtes Endometrium,
- eine vom Ovar abzugrenzende suspekte Rundstruktur mit echoarmem Randsaum im Adnexbereich (bagel sign) bzw.
- freie echogene Flüssigkeit im Douglas.

Im Farbdoppler zeigt sich i. d. R. ein hypervaskulärer Ring (ring of fire) (Abb. 12). Als ein sicheres Zeichen gilt selbstverständlich der extrauterine Nachweis eines Fruchtsacks mit embryonalen Strukturen (Embryo, Dottersack), was nach Angaben von Condous et al. in etwa 13 % der Fall

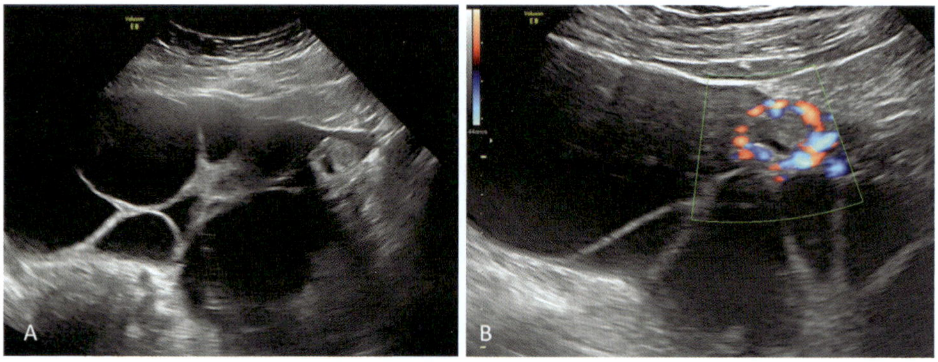

Abb. 11 **a**,**b** Ektope (tubare) Gravidität im Transabdominalschall bei OHSS und inkonklusivem Befund im TVS (**a**), Darstellung der Extrauteringravidität mit zirkulärer Vaskularisation (**b**)

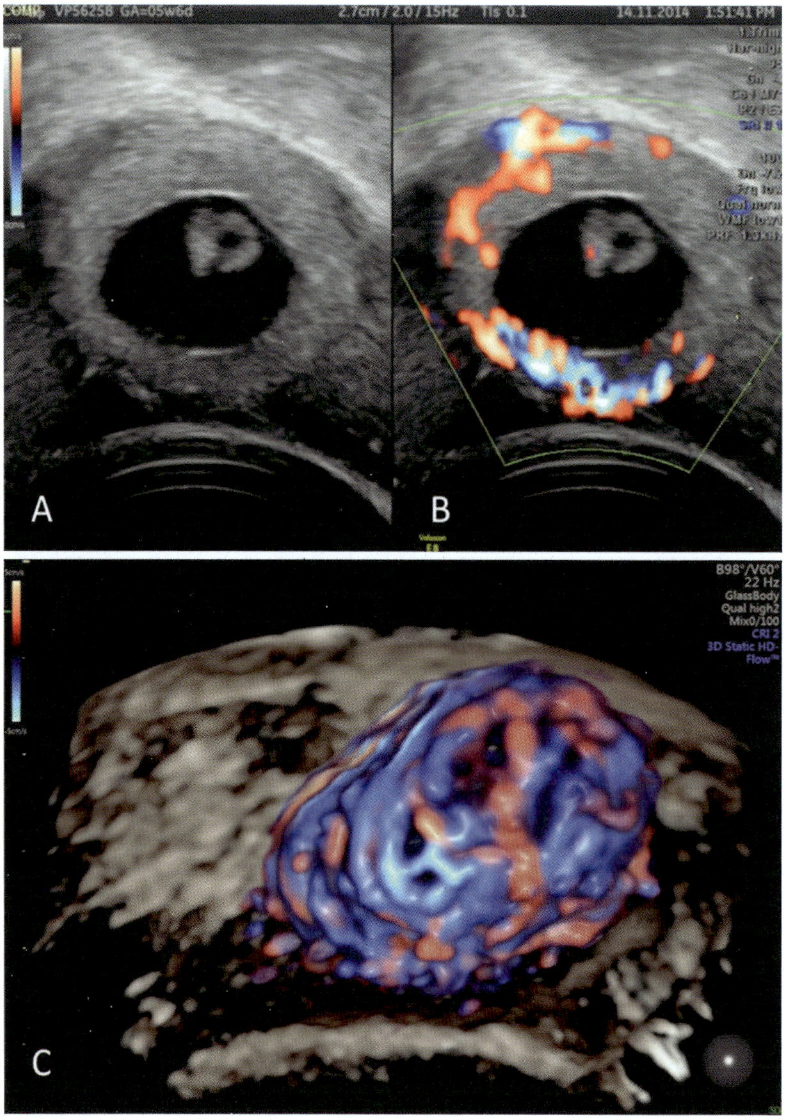

Abb. 12 **a**–**c** Intakte Tubargravidität im konventionellen 2D-Ultraschall (**a**) und mit zusätzlichem Farbdoppler und Darstellung einer zirkulären Vaskularisation (ring of fire) (**b**). 3D-HD-Doppler mit ähnlichem Vaskularisationsmuster bei Corpus luteum (**c**)

ist (Condous et al. 2005). In der gleichen Studie konnte in etwa 60 % der EUG-Fälle eine suspekte Raumforderung in der Adnexregion bzw. in 20 % eine typische Doppelringstruktur gesehen werden. In einigen Studien konnte die diagnostische Wertigkeit einer TVS auch ohne verfügbare Angaben zum Serum-HCG bzw. bei geringen HCG-Werten eindeutig belegt werden. Wie wichtig eine gezielte Diagnostik auch im Falle erniedrigter HCG-Konzentrationen ist, zeigt eine Untersuchung, die in 29 % der Schwangeren mit einer EUG und HCG-Werten <100 mIU/ml eine Tubenruptur während der laparoskopischen Sanierung fanden (Saxon et al. 1997).

Ein diagnostisches Dilemma stellt die korrekte Differenzierung eines (zystischen) Corpus luteum von einer dem Ovar adhärenten Tubargravidität oder einer tatsächlichen Ovarialschwangerschaft (selten, 1,6 %) bei (noch) nicht nachweisbarer intrauteriner Fruchtanlage dar (Stein et al. 2004; Choi et al. 2011). Insbesondere wenn die Ovarien selbst nicht adäquat abzugrenzen sind, ist die vergleichende Beurteilung der Echogenität der Zystenwand mit der des Endometriums ein möglicher Ansatz hinsichtlich der Identifizierung einer EUG. Tatsächlich ist die Wandstruktur einer Tubarschwangerschaft deutlich echodichter als das ovarielle Stroma (Frates et al. 2001) und auch hyperechogener als das Endometrium (Stein et al. 2004), wohingegen bei einem Corpus luteum generell eher ein hypoechogener Randsaum bzw. eine echoleere Binnentextur beschrieben sind (s. Abb. 5).

In diesem Zusammenhang ist es wichtig, zu erwähnen, dass eine Tubargravidität auch auf der kontralateralen Seite des Corpus luteum lokalisiert sein kann (transperitoneale Migration). Immerhin konnten Ross et al zeigen, dass in 266/842 Schwangerschaften (31,6 %) mit vorausgegangener einseitiger Salpingektomie das Corpus luteum auf der kontralateralen Seite der verbliebenen Tube zu finden war (mit vergleichbarer Rate an intra- und extrauterinen Anlagen) (Ross et al. 2013).

Da das **klinische Bild** einer EUG sehr variabel sein kann und nicht selten bei asymptomatischen Patientinnen spontane Tubaraborte ohne relevantes Blutungsereignis auftreten können, kann auch das **therapeutische Regime** ganz individuell angepasst werden.

Bei fallenden HCG-Werten und unauffälligem sonografischen Befund ist durchaus ein konservativ-exspektatives Vorgehen ohne weitere Maßnahmen zu diskutieren. Unterstützt wird dieses u. a. durch die Beobachtung von Jurkovic et al. (2017), die in einer placebokontrollierten aktuellen Studie keinen Vorteil einer MTX-Therapie bei klinisch unauffälligen Schwangeren mit einer Tubargravidität (und niedrigen Serum-HCG-Werten) sehen konnten. Ganz generell bleibt die laparoskopische Sanierung mittels Salpingotomie allerdings die Methode der Wahl.

Darüber hinaus stellt insbesondere bei weder sonografisch noch makroskopisch (intraoperativ) zu lokalisierender EUG die medikamentöse Behandlung mit dem Folsäureanalogon Methotrexat (MTX) eine alternative Therapieoption (single dose/multidose = vergleichbares Outcome) dar. Erwähnt werden sollte hier, dass die Erfolgsraten einer MTX-Therapie bei initialen HCG-Werten ≥15.000 mlU/ml deutlich abnehmen – ungeachtet des Behandlungsprotokolls (Lipscomb 2007) und daher auch als relative Kontraindikation eines solchen Vorgehens angesehen werden (ACOG 2018).

Bei der Betrachtung der kumulativen Rate an spontan konzipierten **Folgeschwangerschaften** nach EUG waren in einer britischen Studie nach 18 Monaten 80 % der Frauen nach vorausgegangener medikamentösen Therapie bzw. 73 % nach Salpingotomie bzw. 57 % nach Salpingektomie erneut schwanger (Bouyer et al. 2000).

7 Sonografische Beurteilung der Tubendurchgängigkeit

Mechanische, tuben-okkludierende Veränderungen sind für etwa 30 % der Fälle einer ungewollten Kinderlosigkeit verantwortlich. Weitere 10 % lassen sich auf strukturelle Veränderungen innerhalb des Uteruscavums zurückführen. Das Wissen um etwaige anatomische Störungen des Eitransportes bzw. der Implantation hat in den vergangenen 30 Jahren dazu geführt, dass die Evaluation des Uterus und der Tuben zur Basisdiagnostik bei der Abklärung einer Sterilität gehört. Zum Nachweis oder Ausschluss von Tubenschäden stehen eine Reihe diagnostischer Tests zur Verfügung (Tab. 1), wobei in den meisten reproduktionsmedizinischen Zentren die **diagnostische Laparoskopie mit Chromopertubation** (± diagnostische Hysteroskopie) nach wie vor als „Goldstandard“ angesehen wird (Saunders et al. 2011).

Neben der invasiven Diagnostik gilt auch die Prüfung der Tubendurchlässigkeit mittels **Hysterosalpingographie (HSG)** als eine Methode mit hoher diagnostischer Sicherheit, die aber zum einen für die Patientin mit einer Strahlenbelastung (5 mGy) verbunden ist und zum anderen eine vergleichsweise geringere Sensitivität (72–85 %) bzw. Spezifität (68–89 %) aufweist (Luciano et al. 2011). Auch allergische Reaktionen auf das verwendete Röntgenkontrastmittel sind beschrieben.

Steht die Abklärung von Unregelmäßigkeiten des Cavum uteri im Vordergrund, kann durch Instillation von isotonischer Kochsalzlösung **(saline Infusionssonografie; SIS)** die sonografische Darstellbarkeit intrakavitärer (Polypen) bzw. submuköser Anomalien (Myome) deutlich heraufgesetzt werden. Die Sensitivität und Spezifität wird gegenüber der Hysteroskopie, als der Methode der Wahl, mit 87,5 % bzw. 100 % angegeben (Ayida et al. 1997).

▶ Die diagnostischen Tests im Rahmen der Primärabklärung einer Sterilität werden empfohlenermaßen an Zyklustag 6–11 (bei regelmäßigem Menstruationszyklus) durchgeführt.

Ein anderer diagnostischer Ansatz, der die Vorteile beider o. g. Techniken kombiniert, ist die sog. **Hysterosalpingo-Kontrastsonografie (HyCoSy)**. Bei diesem Verfahren wird eine ultraschalldichte hyperosmolare Flüssigkeit transzervikal in die Gebärmutter instilliert, deren Übertritt in die Eileiter bei dem gleichzeitig durchgeführten US dargestellt.

Tab. 1 Vergleich der Methoden zur Darstellung der Tubendurchgängigkeit und des uterinen Cavums. (Mod. nach Horowitz et al. 2006; Pundir und El Toukhy 2010; Saunders et al. 2011)

Methode	Darstellbarkeit von					Vorteile	Nachteile
	Cavum	Wand	Ovarien	Tuben	Douglas-Raum		
Hysterosalpingographie (HSG)	(+)	–	–	+	–	Darstellung verschiedener Tubenpathologien „Tubal flushing" (therapeutische Lavage)	Hohe Falsch-positiv- und Falsch-negativ-Rate Strahlenexposition KM-Allergie möglich
Hystero-Hydrosonografie, saline Infusion Sonogram (SIS)	+	+	+	(+)	+	Geringere Invasivität als HSK Gute Beurteilbarkeit des Cavums	Geringe Aussagekraft bezüglich Tubendurchgängigkeit
Hysterosalpingo-Kontrastsonografie (HyCoSy)	(+)	+	+	+	+	Sehr gute Beurteilbarkeit des gesamten inneren Genitale Keine Strahlenexposition Keine allerg. Reaktionen Geringe Schmerzen	Setzt US-Erfahrung und geeignete apparative Ausstattung voraus Schließt nichtokklusive Tubenpathologien nicht aus Tubal-flushing-Effekt nicht nachgewiesen
Hysteroskopie (HSK)	+	–	–	–	–	Exakte Aussagen über Anomalien des Cavums Möglichkeit der gezielten Biopsie und Resektion Verbesserte SS-Rate nach HSK beschrieben	Keine/wenig Information zu intrapelviner Situation oder uteriner Anatomie Höhere Kosten
Laparoskopie (LSK)	–	(+)	+	+	+	Beurteilung der anatomischen Verhältnisse im kleinen Becken Gleichzeitige operative Sanierung möglich	Allgemeinanästhesie Längere postoperative Schmerzen Höhere Kosten

Die Kontrastmedien der neueren Generation (SonoVue®) enthalten inerte Gaspartikel mit niedrigerem molekularen Gewicht eingekapselt in flexible Mikrosphären, mit einer Phospholipid-Hüllmembran und erlauben eine noch bessere Visualisierung aufgrund der verlängerten Persistenz der US-Signale (Abb. 13) (de Jong et al. 2009; Mandia et al. 2017).

In diesem Zusammenhang konnten in den letzten Jahren die Vorteile einer Kontrastmedium-Instillation auf Gelbasis (ExEm-Gel®; Hydroxethylzellulose und Glyzerin) herausgearbeitet werden (**Hysterosalpingo-Foam sonography, HyFoSy**; Emanuel und Exalto 2011). Im direkten Vergleich mit der 2D-HyCoSy zeigten sich eine signifikant verbesserte Sensitivität und Spezifität bei der Feststellung der Tubendurchgängigkeit (Piccioni et al. 2017). Zu ähnlichen Ergebnissen kamen auch van Schoubroeck et al. (2013) mit einer 100 %igen Übereinstimmung mit laparoskopisch erhobenen Vergleichsbefunden.

Verglichen mit der Laparoskopie (inkl. Chromopertubation) wird die Sensitivität und Spezifität der Tubendurchgängigkeitsprüfung durch HyCoSy mit jeweils 85 % angegeben (Schwärzler et al. 1997; Reis et al. 1998; Luciano et al. 2011). Die diagnostische Sicherheit intrauterine Anomalien abzubilden, wird in der Literatur mit 75–90 % notiert (Horowitz et al. 2006).

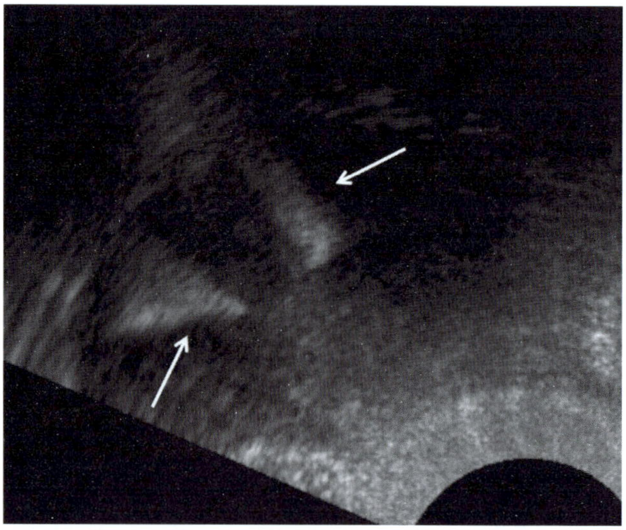

Abb. 13 Hysterosalpingo-Kontrastsonografie (HyCoSy) mit sonografisch darstellbarem Kontrastmittelaustritt (Pfeile) als Zeichen der beidseitigen Tubendurchgängigkeit

Die Untersuchung kann aufgrund der geringen Invasivität und der überschaubaren Vorbereitung ambulant und mit generell hoher Akzeptanz seitens der Patientin (Vermeidung von Strahlenexposition, jodhaltigem Kontrastmittel bzw.

Intubationsnarkose) erfolgen. Kontraindikationen sind in erster Linie vorbestehende akut-entzündliche Veränderungen des Genitalapparates bzw. des kleinen Beckens. Schmerzereignisse im Zuge einer HyCoSy können durch Vorwärmen des Kontrastmediums vermindert werden. Da es sich bei den Tuben um muskuläre Stukturen handelt, können auch Spasmen auftreten, die einen vermeindlichen Tubenverschluss vortäuschen können. Aus diesem Grund gilt ein Test als positiv (i. S. eines nicht sichtbaren Austritts an Kontrastmedium) wenn innerhalb von mindestens 5 min. kein entsprechendes US-Signal registriert werden kann.

Wichtig ist in diesem Zusammenhang auch, dass peritubare oder -ovarielle Adhäsionen, die mit Störungen des Eiauffangmechanismus einhergehen und eine spontane Konzeption verhindern können, oder aber hypoplastische Tuben mittels indirekter bildgebender Verfahren i. d. R. nicht erfasst werden. Darüber hinaus ist die HyCoSy eine diagnostische Methode mit relativ flacher Lernkurve und setzt eine entsprechende Expertise voraus (Imthurn et al. 2008). Nach Angaben einer britischen Studie wird davon ausgegangen, dass erst bei $\geq$ 50 selbst durchgeführten Untersuchungen verläßliche Aussagen zur Tubendurchlässigkeit nach HyCoSy zu erwarten sind (Killick 1999). Diese Untersucherabhängigkeit und die z. T. schwierige Interpretation der 2D-HyCoSy (insbesondere die Abbildung den gesamten Tubenverlaufs) können zumindest teilweise im Zuge der 3D- und 4D-HyCoSy aufgegriffen bzw. vereinfacht werden (Abschn. 8) (Lo Monte et al. 2015; Alcázar et al. 2016).

Abnorme Untersuchungsbefunde im Rahmen der bildgebenden Diagnostik sind für die Indikationsstellung zu einem tubenchirurgischen Eingriff allein nicht ausreichend (Schippert et al. 2007). Dennoch stellt insbesondere die HyCoSy eine effiziente, einfach durchzuführende und gut tolerierte Screeninguntersuchung im Rahmen der initialen Sterilitätsabklärung dar (Ait Benkaddour et al. 2010; Saunders et al. 2011; Luciano et al. 2011), die aufgrund der o. g. Vorzüge die klassische Hysterosalpingographie zur Tubendurchgängigkeitsprüfung mehr und mehr abgelöst hat (Luciano et al. 2011; Lim et al. 2011). Darüber hinaus ist ein zusätzlicher Aspekt von Bedeutung: So konnte gezeigt werden, dass durch Flüssigkeits- oder Gelinstillation Tubenokklusionen kleineren Ausmaßes gelöst werden und die Schwangerschaftsrate nach einer Hysterosalpingosonografie mutmaßlich erhöht werden kann. In zwei größeren Studien wurde Letzteres untersucht, während Lindborg et al. keine signifikant verbesserten Schwangerschaftsraten nach HyCoSy nachweisen konnten, war bei 180 von Gugliano et al. rekrutierten Frauen in 22 % eine Schwangerschaft postinterventionell eingetreten, interessanterweise war dieses bei 45 % der Frauen bereits nach 30 Tagen nach der HyCoSy der Fall (Lindborg et al. 2009; Giugliano et al. 2012). In einer aktuellen Cochrane-Analyse konnte ein Vorteil hinsichtlich der Schwangerschafts- und Lebendgeburtrate durch ein „tubal flushing" im Rahmen der Sterilitätsdiagnostik nachgewiesen werden (Mohiyiddeen et al. 2015).

Die Beurteilung der Tubendurchgängigkeit ist in der Vergangenheit auch durch Darstellung des Vaskularisationsmusters der Tuben sowohl im Farb- als auch Spektraldoppler versucht worden. Allerdings wird hier die Sensitivität bzw. Spezifität der Flussmusteranalyse der Tuben lediglich mit 76 bzw. 81 % angegeben (Kleinkauf-Houcken et al. 1997; Demir et al. 2011). Der Stellenwert dieses diagnostischen Ansatzes ist generell eher als gering anzusehen.

8 3D-/4D-Sonografie

Seit der Einführung der dreidimensionalen (3D) Ultraschalltechnologie stehen mittlerweile eine Reihe von hocheffektiven nicht-invasiven diagnostischen Untersuchungsmodalitäten zur Verfügung, die gerade im Bereich der gynäkologischen bildgebenden Diagnostik wertvolle Zusatzinformationen geben können (Raine-Fenning und Fleischer 2005; Pundir und El Toukhy 2010). Speziell die dreidimensionale Rekonstruktion der Beckenorgane hat z. B. durch die anders nicht darstellbare koronale Ansicht die diagnostische Akkuranz im Rahmen der Sterilitätsdiagnostik maßgeblich beeinflusst. Kongenitale Uterusanomalien können so deutlich genauer nachvollzogen und das weitere therapeutische Vorgehen dahingehend ausgerichtet werden (insbesondere Differenzierung Uterus bicornis vs. septus, Abschn. 10, Abb. 14).

Exacoustos et al. (2011) konnten zeigen, dass mittels dreidimensionaler Rekonstruktion der koronalen Schnittebene die Darstellung der endomyometralen Grenzschicht oder auch „junctional zone" und damit die Diagnose einer Adenomyosis sehr genau möglich ist (Abschn. 3). In einer Vergleichsstudie konnte gezeigt werden, dass durch 3D-TVS intrauterine Anomalien (Abb. 15) mit einer Sensitivität von 91,9 %, einer Spezifität von 98,8 % und einem negativen bzw. positiven prädiktiven Wert von 97,1/96,5 % abgebildet werden konnten, verglichen mit einem hysteroskopischen Ansatz (Makris et al. 2007).

In diesem Zusammenhang zeigt sich bei der vergleichenden Betrachtung von 3DUS und MRT die hohe Sensitivität und Spezifität des volumetrischen Ansatzes, der hinsichtlich der Aussagekraft einer MR-Untersuchung in jedem Fall vergleichbar ist (Ghi et al. 2009; Bermejo et al. 2010; Sakhel et al. 2013). Imboden et al. (2014) konnten zeigen, dass die Übereinstimmung von 3DUS und intraoperativem Befund bei 100 % lag, während die MRI-Befunde nur in 7 von 13 Patientinnen bestätigt werden konnten.

Durch Speicherung digitaler Volumendaten oder Schnittbildserien (tomographic ultrasound imaging®, Multi-slice view) können detaillierte Offline-Analysen auch nachträglich vorgenommen werden. Ein weiterer entscheidender Vorteil der dreidimensionalen Ultraschalldiagnostik (3D-US) im

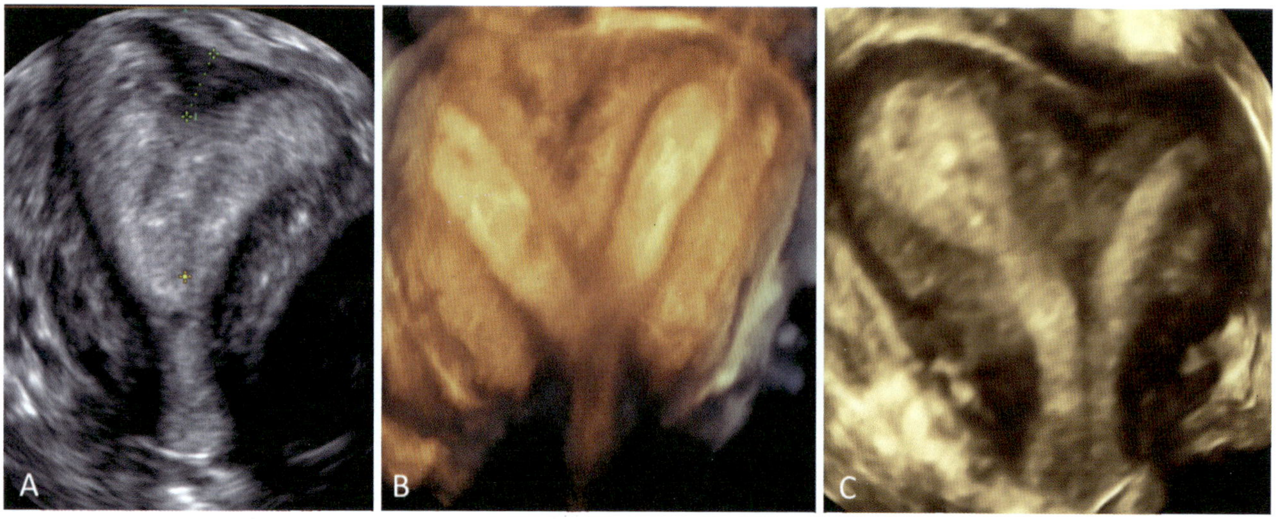

Abb. 14 a–c Koronare Schnittebene eines subseptierten Uterus **(a)**, eines Uterus septus **(b)** und eines bicornualen Uterus und nicht intakter Frühschwangerschaft in einem Horn **(c)**. Maßgeblich für die Klassifikation dieser Müllerganganomalien sind die fundale Einkerbung und das endometriale Echo

Abb. 15 a–d Koronale uterine Schnittbilder und Darstellung von Leiomyomen unterschiedlicher Lokalisation und Größe. Pelottierung des Cavums durch ein solitäres großes intramurales Fundusmyom **(a)**, durch mehrere intramurale Myome **(b)**, submuköser Leiomymknoten der rechten Seitenwand mit intrakavitärer Komponente **(c)**, Uterus myomatosus mit multiplen Leiomyomen ohne erkennbares endometriales Echo **(d)**

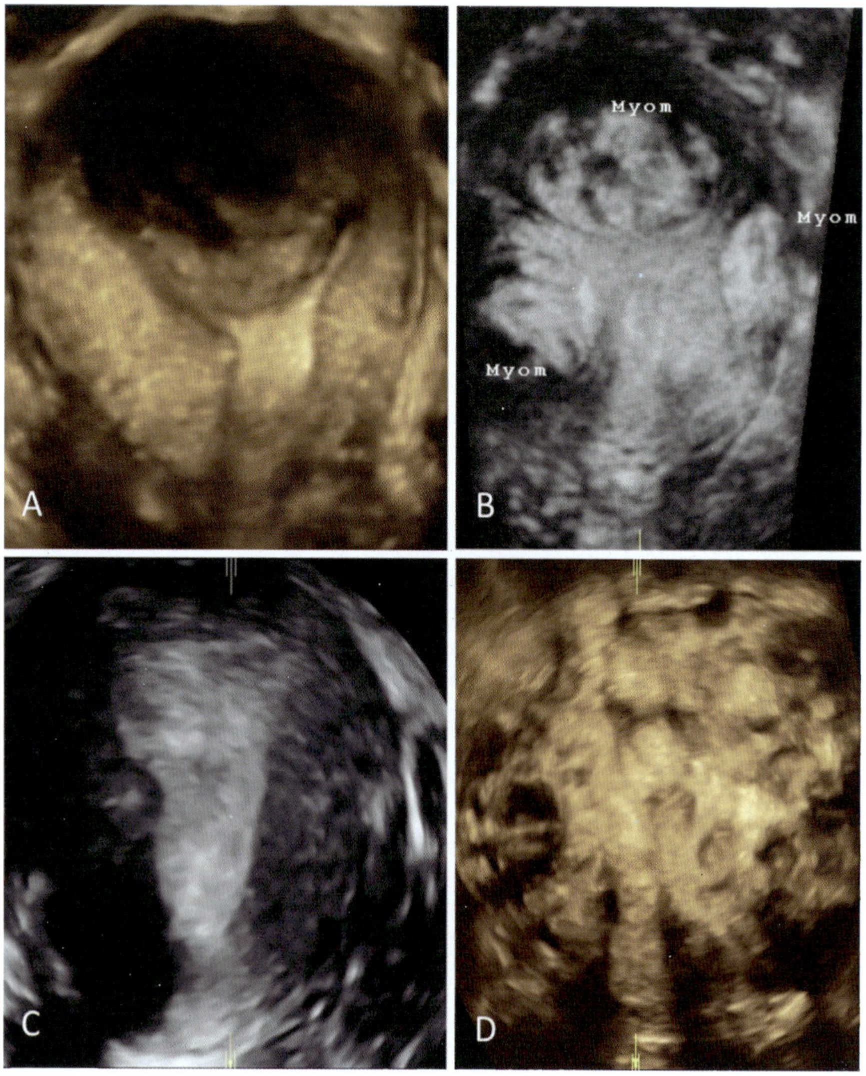

Vergleich zur konventionellen 2D-Sonografie liegt u. a. auch in der Einschätzung der ovariellen Reserve (einfachere Follikulometrie bei erhöhter Follikelanzahl). Als hilfreich hat sich hier die Volumenanalyse mittels sog. inversion mode erwiesen, hierbei können durch invertiert-gerenderte Darstellung von Flüssigkeiten sowohl die Anzahl als auch die Größe der reifen Follikel manuell oder mittlerweile auch automatisiert (SonoAVC) ermittelt werden (Abb. 8).

Darüber hinaus können z. B. durch spezielle Volumetrie (VOCAL®) sehr genau die Volumina der Ovarien getrennt und somit die ovarielle Reserve und Ansprechrate auf ART abgeschätzt werden. Man geht vereinfacht davon aus, dass bei einem Volumen <3 ml eine verminderte Responserate zu erwarten ist. Volumina >6,6 ml lassen sich gehäuft bei polyzystischen Ovarien (PCO) finden. Das Risiko eines Überstimulationssyndrom ist ebenfalls mit erhöhten ovariellen Volumina vergesellschaftet.

Durch die Kombination von Dopplersonografie und 3D-Analyse mit nachfolgender Kalkulation unterschiedlicher Flowindizes (Abschn. 3) können Aussagen zur Gewebsvaskularisation getroffen werden, was u. a. für die Einschätzung der endometrialen Rezeptivität bzw. der Eizellqualität genutzt werden kann. Die Wertigkeit der Analyse der ovariellen Vaskularisierung hinsichtlich des Ansprechens auf reproduktive Maßnahmen wird in der Literatur kontrovers diskutiert. Nicht zuletzt aufgrund der bislang nur geringen Aussagekraft hat sich diese Vorgehensweise (im Gegensatz zur endometrialen Flussanalyse) bei der Feststellung von ART-Responseraten nicht etablieren können.

Bei der vergleichenden Analyse der Zeitersparnis und Kosteneffizienz einer dreidimensionalen sonografischen Darstellung uteriner Anomalien gegenüber der einer konventionellen Hysterosalpingographie (Abschn. 7) konnte eindeutig die Überlegenheit der 3D-TVS nachgewiesen werden (Bocca et al. 2012). Heutzutage besteht darüber hinaus die Möglichkeit die mit Kontrastmedien der 2. Generation (SonoVue®) im Rahmen der 3D-HyCoSy gewonnenen US-Signale dreidimensional zu rekonstruieren und durch Anwendung bestimmter Postprocessing-Technologien (Coded Contrast Imaging, Contrast-tuned Imaging) die Visualisierung der Tuben weiter zu optimieren (Kiyokawa et al. 2000).

Die Sensitivität und Spezifität der 3D-HyCoSy wird je nach Studiendesign mit 93–100 % bzw. 67–99 % angegeben (Exacoustos et al. 2009; Zhou et al. 2012). Als eher nachteilig wird von einigen Autoren der relativ komplexe Charakter der dreidimensionalen sonografischen Volumendarstellung mit unterschiedlichsten Untersuchungsmodi und -applikationen gesehen, die eine unmittelbare Analyse erschwert aber auch eine z. T. sehr zeitintensive Offline-Nachbearbeitung nach sich zieht. Chen et al. konnten im Rahmen eines 4D-Ansatzes zeigen, dass die Überprüfung der Tubendurchgängigkeit auch in Echtzeit mittels 4D-HyCoSy möglich ist (Chen et al. 2017). Vergleichbare Ergebnisse lieferten die Arbeiten von Ludwin et al., die zum einen darauf hinweisen, dass mittels 2D-HyCoSy ein orientierender Befund erhoben (hoher negativ-prädiktiver Wert, NPV) und inkonklusive Untersuchungsbefunde durch eine gezielte 2D-/3D-HyFoSy (mit höherem positiv-prädiktiven Wert, PPV) abgeklärt werden kann, und zum anderen zeigen konnten, dass durch Einsatz eines speziellen Lidocaingel-Kochsalzschaums im Rahmen der HyFoSy mit anschließender Volumetrie (und Powerdoppler-Interrogation; HyLiFoSy-PD) die diagnostische Genauigkeit der Tubendurchgängigkeitsprüfung dadurch nachhaltig verbessert wurde (Ludwin et al. 2017a, b, 2018). Laut zweier aktueller Metaanalysen ist für die volumenbasierte Hysterokontrastsonografie von einer Sensitivität von 92–98 % bzw. Spezifität von 90–91 % auszugehen (Alcázar et al. 2016; Wang und Qian 2016).

9 Andere bildgebende Verfahren

Die Beurteilung der anatomischen Verhältnisse ist durch eine **Magnetresonanztomographie (MRT)** mit hoher Sensitivität und Spezifität möglich. Die multiplanare Navigation und die hohe Kontrastauflösung erlauben eine exakte Orientierung entlang pelviner Strukturen und Diagnose von Auffälligkeiten auch jenseits des kleinen Beckens.

Aus reproduktionsmedizinischer Perspektive scheint die genaue Lokalisation und Vermessung von (multiplen; >4) Leiomyomen, insbesondere bei einem Volumen (>375 ml) im MRT besser möglich zu sein (Dueholm et al. 2002). Bei der Diagnose einer Adenomyosis uteri ist die Sensitivität/Spezifität einer MRT-Untersuchung mit 78–88 % bzw. 67–93 % der der zwei- u. dreidimensionalen TVS vergleichbar (Imaoka et al. 2003; Maubon et al. 2008; Steinkeler et al. 2009).

In einigen Studien ist die Wertigkeit einer MRT bei der Diagnose von ektopen Schwangerschaften (Kataoka et al. 1999; Tamai et al. 2007), Hydrosalpingen (Kim et al. 2009), (tief-infiltrierender) Endometriose (Chamié et al. 2011), Uterusanomalien (Mueller et al. 2007) bzw. bei der Feststellung der Tubendurchgängigkeit (Unterweger et al. 2002; Winter et al. 2010) untersucht worden. Daraus lässt sich nach Ansicht einiger Autoren konsequenterweise die Notwendigkeit der (zusätzlichen) MR-Untersuchung innerhalb des Diagnosealgorithmus bei infertilen Frauen ableiten. Nichtsdestotrotz, eindeutig nachteilig sind u. a. die längere Untersuchungsdauer und die eher schwierige exakte Beurteilung kleinerer (uteriner) Läsionen. Der diagnostische Informationszugewinn und die Sinnhaftigkeit müssen daher vor dem Hintergrund der Kosteneffizienz kritisch beurteilt werden. Darüber hinaus ist die generelle Verfügbarkeit einer MR-tomographischen Untersuchung oder eines Funktionstests (MR-Hysterosalpingographie) im Vergleich zur TVS i. d. R. nicht gegeben, was den Einsatz der Magnetresonanztomographie (zumindest derzeit) auf spezielle Fragestellungen im Rahmen der Sterilitätsdiagnostik beschränkt.

10 Sonografische Diagnostik kongenitaler Uterusanomalien

Im Kindesalter haben sowohl der uterine Fundus als auch die Zervix aufgrund ihrer gleichartigen Größe eine eher schlauchartige Form (Fundus/Zervix-Verhältnis =1 : 1). Erst im Alter von etwa 9 Jahren, mit Beginn der Pubertät, kommt es zu einem deutlichen Wachstumsschub mit verhältnismäßig stärkerem Wachstum des Fundus.

Die Häufigkeit uteriner Fehlbildungen wird nach neueren Untersuchungen mit etwa 7 % bei Frauen mit normalem reproduktivem Outcome angegeben, obschon die tatsächliche Inzidenz höher einzuschätzen ist, da die betroffenen Frauen nicht selten asymptomatisch sind (▶ Kap. 36, „Uterine Fehlbildungen“). Nachweislich häufiger können Anomalien des inneren Genitaltraktes bei Frauen mit auffälliger reproduktiver Anamnese gefunden werden. Hier geht man von 20–30 % struktureller Störungen aus, die im Wesentlichen aus Entwicklungsstörungen der Müllerschen Gänge (Ductus paramesonephrici) ab der 7. SSW resultieren und so für eine ungewollte Kinderlosigkeit verantwortlich sein können. Die häufigsten der nach der American Fertility Society (AFS 1988), ausgehend von der externen und internen Morphologie, klassifizierten vertikalen Fusionsanomalien sind:

- (sub-)septierter Uterus (90 %),
- Uterus bicornis (5 %) bzw.
- Uterus didelphys (5 %) (Abb. 14, 15 und 16)

Diese Formen können i. d. R. mittels konventionellem 2D-Ultraschall erkannt werden. Allerdings werden etwa >10 % der kavitären Unregelmäßigkeiten durch die zweidimensionale Transvaginalsonografie (auch trotz hochauflösender US-Technik) übersehen (Fatemi et al. 2010). Eine maßgebliche Ursache ist in der generell limitierten Beurteilung der fundalen Konfiguration zu sehen, die dadurch nur schwerlich eine exakte Differenzierung zwischen einem Uterus arcuatus, bicornis bzw. subseptus erlaubt.

▶ Hier können durch dreidimensionale Volumetrie sowohl der externen Oberfläche als auch des Uteruscavums einfach und mit hoher Reproduzierbarkeit exakte Aussagen über eine etwaige Uterusfehlbildung vorgenommen werden (Woelfer et al. 2001; Salim et al. 2003).

In einer prospektiven Studie konnte in 92 % der Fälle durch 3D-Volumetrie mit multiplanarer Darstellung der zugrundeliegende uterine Defekt korrekt benannt werden (negativ prädiktiver Wert 100 %; Ghi et al. 2009; Tab. 2).

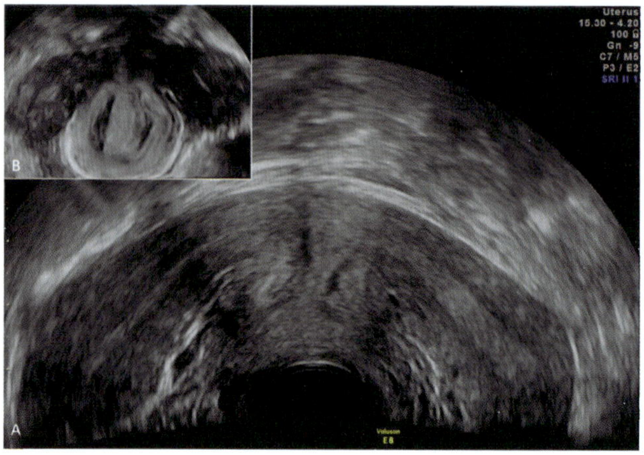

Abb. 16 **a,b** Komplette uterine Doppelanlage im Sinne eines Uterus didelphys im konventionellen 2D-TVS (**a**), koronale Ansicht mit klarer Demarkation beider Zervices (**b**)

Nach Ansicht der Autoren kann so im Falle eines unauffälligen sonografischen Befundes durchaus auf eine diagnostische Hysteroskopie verzichtet werden. So konnten Faivre et al. zeigen, dass bei allen in ihrer Studie eingeschlossenen Patientinnen mit einem Uterus septus bzw. bicornis die Diagnose mittels 3DUS bestätigen werden konnte. Im Gegensatz dazu war hysteroskopisch nur in 90 % die Diagnose korrekt gestellt worden, MR-tomographisch dagegen nur in 77 % (Faivre et al. 2012).

Die Basis der dreidimensionalen Analyse des Uterus bildet die rekonstruierte koronale Ansicht mit Darstellung des Fundus und des Cavums (Endometriums) in seiner Gesamtheit (Abb. 17).

Voraussetzung hierfür ist eine ausreichende endometriale Stärke von ≥5 mm (erste Zyklushälfte zwischen Tag 5–9, präovulatorisch) (Benacerraf et al. 2008). Nach Woelfer et al. findet sich bei einem Uterus subseptus eine spitzwinklige fundale Einkerbung des endometrialen Echos und bei einem Uterus arcuatus eher eine stumpfwinklige Vertiefung (Tab. 2). Von einem Uterus bicornis spricht man bei 2 getrennt darzustellenden Uterushörnern, die durch eine mindestens 10 mm tiefe Imprimierung der uterinen Oberflächenkontur auffallen.

In den letzten Jahren ist der Ruf nach einem neuen Klassifikationssystem lauter geworden, was die anatomische Bandbreite von Anomalien des weiblichen Genitaltrakts abbildet, dabei aber einfach verständlich und vor allen Dingen klinisch orientiert sein soll. Die ESHRE hat 2013 ein neuartiges Klassifikationssystem etabliert (Tab. 3) (Grimbizis et al. 2013), was nach Einschätzung der CONUTA-Expertengruppe (CONgenital UTerine Anomalies) die bekannten Ungenauigkeiten der AFS-Kategorien aufgreifen und ausgleichen sollte (Grimbizis und Campo 2010). Die klinische Reliabilität dieses neues Systems wurde in der Folgezeit stark kritisiert. In erster Linie ist die nicht exakte Kategorisierung

Tab. 2 Klassifikation angeborener uteriner Anomalien ausgehend von 3D-US-Darstellung. (Mod. nach Woelfer et al. 2001 und Ghi et al. 2009)

Uterine Morphoplogie	Fundale Kontur	Äußere Uteruskontur
Normal	Gerade, konvex	Konvex (oder mit Einkerbung <10 mm)
U. arcuatus	Konkave fundale Einkerbung (stumpfer Winkel >90°)	Konvex (oder mit Einkerbung <10 mm)
U. subseptus	Septum ohne Erreichen der Zervix (zentraler Punkt bildet spitzen Winkel <90°)	Konvex (oder mit Einkerbung <10 mm)
U. septus	Septum trennt das Cavum bis einschl. Zervix	Konvex (oder mit Einkerbung <10 mm)
U. bicornis	2 gut zu differenzierende normale Uterushörner	Einkerbung >10 mm, deutliche Trennung in 2 Hörner
U. unicornis (± rudimentäres Horn)	Einzelnes normales Cavum mit interstitieller Insertion einer Tube, konkave fundale Kontur	

Tab. 3 ESHRE-Klassifikation von Müllergang-Anomalien

	Uterine Anomalie	
	Hauptgruppe	Untergruppe
U0	Unauffälliger Uterus	
U1	Dysmorpher Uterus	a. T-förmig b. Infantil c. Andere
U2	Uterus septus	a. Partiell b. Vollständig
U3	Uterus bicornis	a. Partiell b. Vollständig c. Bicornis septiert
U4	Hemiuterus	a. Mit rudimentärem Kavum (kommunizierendes Horn oder nicht kommunizierendes Horn) b. Ohne rudimentäres Kavum (Horn ohne Kavum/kein Horn)
U5	Uterusaplasie	a. Mit rudimentärem Kavum (bi- oder unilaterales Horn) b. Ohne rudimentäres Kavum (bi- oder unilaterale Reste/Aplasie)
U6	Nichtklassifizierte Fehlbildungen	
	Zervikale/vaginale Anomalie	
C0	Unauffällige Zervix	
C1	Septierte Zervix	
C2	Doppelte „normale" Zervix	
C3	Unilaterale zervikale Aplasie	
C4	Zervikale Aplasie	
V0	Unauffällige Vagina	
V1	Longitudinales nichtobstruierendes Vaginalseptum	
V2	Longitudinales obstruierendes Vaginalseptum	
V3	Transversales Vaginalseptum und/oder Hymenalatresie	
V4	Vaginale Aplasie	

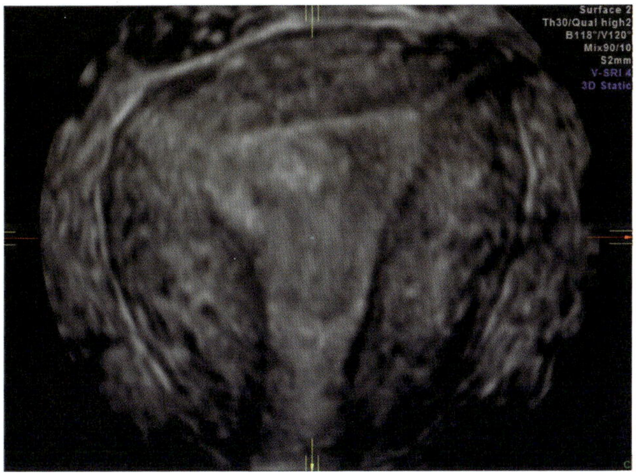

Abb. 17 C-Ebene eines unauffällig triplanar rekonstruierten Uterus, unauffällige uterine Anatomie im Koronarschnitt mit regelhaften Tubenabgängen und klar abzugrenzender EMJ

in einen Uterus septus zu nennen. Hier kommt es bei strikter Anwendung des ESHRE/ESGE-Schemas zu einer entsprechenden Überschätzung der tatsächlichen Häufigkeit, was die klinische Nutzbarkeit nach Ansicht einiger Autoren in Frage stellt (Ludwin et al. 2015; Bhagavath et al. 2017).

In einer aktuellen Studie zur korrekten Diagnose eines Uterus septus konnte ein Experten-Panel zeigen, dass die Übereinstimmung zwischen Experteneinschätzung und der ESHRE-Klassifikation bei 38 % und verglichen mit der AFS-Klassifikation bei 87 % lag (Ludwin et al. 2018). Ein ubiquitär anwendbares Klassifikationssystem scheint daher auch weiter nicht gefunden zu sein.

11 US-gesteuerte transvaginale Oozytengewinnung

▶ Die TVS-gestützte transvaginale Vorgehensweise zur Follikelpunktion hat sich in den vergangenen drei Dekaden als die Methode der Wahl in der Reproduktionsmedizin herausgestellt.

Die ultraschallgesteuerte transvaginale Oozytengewinnung ist sowohl dem transabdominalen als auch dem transurethralen Zugangsweg überlegen, auch wenn sich gerade bei letzterem vergleichbare Erfolgsraten verzeichnen ließen. Transabdominale Punktionen bieten sich bei bestimmten intraabdominellen Konstellationen (Adhäsionssitus, dystope Ovarien etc.), die nach Barton et al. in etwa 0,4 % der infertilen Frauen gefunden werden und sich einem transvaginalen Zugang entziehen, an (Barton et al. 2011).

Neben einer leicht verminderten Zahl gewonnener Eizellen wiesen die Autoren auf die insgesamt erhöhten Schwierigkeitsgrad des transabdominalen Zugangs hin. Keinen Unterschied hinsichtlich der Schwangerschafts- bzw. Komplikationsrate konnten Roman-Rodriguez et al. nachweisen. Vielmehr ließ sich die Zahl gewonnener Eizellen bei Frauen, die mittels eines Scoring-Systems triagiert und transabdominal punktiert wurden, verbessern (Roman-Rodriguez et al. 2015). Ein laparoskopischer Ansatz wird dagegen nur noch selten verfolgt und beschränkt sich auf Situationen mit einem Maldescensus der Ovarien (z. B. bei Uterusagenesie oder -fehlbildung) (von Wolff und Santi 2011).

Die Vorteile eines transvaginalen Zugangs sind klar in der direkten Positionierung der Sonde in der beweglichen Scheide unmittelbar in die Nähe der stimulierten Ovarien zu sehen. Auch kann der Eingriff ambulant ohne Allgemeinanästhesie (ggf. Gabe von Sedativa) erfolgen und wird von den Patientinnen gut toleriert. Die durch den Einsatz der Hochfrequenzschallköpfe hohe räumliche Auflösung ermöglicht eine scharfe Abgrenzung des ovariellen Gewebes und der zu punktierenden Follikel. Die optimale Eizellgröße (-volumina) hinsichtlich der Blastozystenqualität und der Lebengeburtrate liegt liegt bei 13–23 mm (1–6 ml), wenngleich kleinere Follikel (8–12 mm bzw. 0,3–0,9 ml) potenziell auch normale Outcome-Daten zeigen können (Wirleitner et al. 2018).

In diesem Zusammenhang sind zwei Aspekte zu nennen – zum einen besteht Konsens dahingehend, dass die exakte Bestimmung der Zahl und Durchmesser der Follikel eines stimulierten Ovars von übergeordneter Bedeutung ist, unklar bleibt allerdings die optimale Methode, um dies zu erreichen (konventioneller 2DUS vs. semiautomatische 3D-Ansätze, SonoAVC) (Wertheimer et al. 2017; Coelho Neto et al. 2017); und zum anderen wird das Thema „follicular flushing", also das Ausspülen kleinerer Follikel, zur Erhöhung der Zahl gewonnener Eizellen in der Literatur kontrovers diskutiert (Levy et al. 2012; von Wolff et al. 2013).

Die Komplikationsrate ist insgesamt niedrig und wird mit <1 % (intraabdominale Blutung), 2–6 % (pelvine Infektion), 1 % (Verletzungsrisiko von Darm, Ureter etc.) angegeben (Ludwig et al. 2006; Spencer et al. 2017). Durch zusätzlichen Einsatz des Farbdopplers lassen sich versehentliche Punktionen vaskulärer Strukturen vermeiden. Eine prophylaktische Antibiotikagabe wird i. d. R. nicht empfohlen und sollte nur Patientinnen mit entsprechendem Risikopotenzial (Adhäsionen, chronisch entzündliche Erkrankungen oder vorausgegangene operative Eingriffe im kleinen Becken) vorbehalten bleiben.

Auch der Transfer von Embryonen erfolgt heutzutage transvaginalsonografisch gesteuert (Bodri et al. 2011). In bestimmten Situationen (ungünstiges Körpermasse-Verhältnis; BMI) wird von einigen Autoren auch ein transrektalsonografischer Ansatz empfohlen (Sohan et al. 2004).

Literatur

Abdallah Y, Naji O, Saso S, Pexsters A, Stalder C, Sur S, Raine-Fenning N, Timmerman D, Brosens JJ, Bourne T (2012) Ultrasound assessment of the peri-implantation uterus: a review. Ultrasound Obstet Gynecol 39:612–619

Ait Benkaddour Y, Gervaise A, Fernandez H (2010) Which is the method of choice for evaluating uterine cavity in infertility workup? J Gynecol Obstet Biol Reprod 39:606–613

Alcázar JL, Martinez-Astorquiza Corral T, Orozco R, Dominguez-Piriz-J, Juez L, Errasti T (2016) Three-dimensional hysterosalpingo-contrast-sonography for the assessment of tubal patency in women with infertility: a systematic review with meta-analysis. Gynecol Obstet Investig 81:289–295

Allemand MC, Tummon IS, Phy JL, Foong SC, Dumesic DA, Session DR (2006) Diagnosis of polycystic ovaries by three-dimensional transvaginal ultrasound. Fertil Steril 85:214–219

American Fertility Society (1988) The American Fertility Society classification of adnexal adhesions, distal tubal occlusion, distal tubal occlusion secondary to tubal ligation, tubal pregnancies. Mullerian anomalies and intrauterine adhesions. Fertil Steril 49:944–955

Arora P, Arora RS, Cahill D (2014) Essure(®) for management of hydrosalpinx prior to in vitro fertilisation-a systematic review and pooled analysis. BJOG 121:527–536

Ayida G, Chamberlain P, Barlow D, Kennedy S (1997) Uterine cavity assessment prior to in vitro fertilization: comparison of transvaginal scanning, saline contrast hysterosonography and hysteroscopy. Ultrasound Obstet Gynecol 10:59–62

Barbosa MW, Sotiriadis A, Papatheodorou SI, Mijatovic V, Nastri CO, Martins WP (2016) High miscarriage rate in women treated with Essure® for hydrosalpinx before embryo transfer: a systematic review and meta-analysis. Ultrasound Obstet Gynecol 48: 556–565

Barton SE, Politch JA, Benson CB, Ginsburg ES, Gargiulo AR (2011) Transabdominal follicular aspiration for oocyte retrieval in patients with ovaries inaccessible by transvaginal ultrasound. Fertil Steril 9(5):1773–1776

Benacerraf BR, Shipp TD, Bromley B (2008) Which patients benefit from a 3D reconstructed coronal view of the uterus added to standard routine 2D pelvic sonography? AJR Am J Roentgenol 190:626–696

Benacerraf BR, Groszmann Y, Hornstein MD, Bromley B (2015) Deep infiltrating endometriosis of the bowel wall: the comet sign. J Ultrasound Med 34:537–542

Bermejo C, Martínez Ten P, Cantarero R, Diaz D, Pérez Pedregosa J, Barrón E, Labrador E, Ruiz López L (2010) Three-dimensional ultrasound in the diagnosis of Müllerian duct anomalies and concordance with magnetic resonance imaging. Ultrasound Obstet Gynecol 35:593–601

Bhagavath B, Ellie G, Griffiths KM, Winter T, Alur-Gupta S, Richardson C, Lindheim SR (2017) Uterine malformations: an update of diagnosis, management, and outcomes. Obstet Gynecol Surv 72:377–392

Binder H, Griesinger G, Kiesel L (2007) Ovarielles Überstimulationssyndrom. Gynäkol Endokrinol 5:203–211

Bocca SM, Oehninger S, Stadtmauer L, Agard J, Duran EH, Sarhan A, Horton S, Abuhamad AZ (2012) A study of the cost, accuracy, and benefits of 3-dimensional sonography compared with hysterosalpingography in women with uterine abnormalities. J Ultrasound Med 31:81–85

Bodri D, Colodrón M, García D, Obradors A, Vernaeve V, Coll O (2011) Transvaginal versus transabdominal ultrasound guidance for embryo transfer in donor oocyte recipients: a randomized clinical trial. Fertil Steril 95:2263–2268

Bouyer J, Job-Spira N, Pouly JL, Coste J, Germain E, Fernandez H (2000) Fertility following radical, conservative-surgical or medical treatment for tubal pregnancy: a population-based study. BJOG 107:714–721

Chamié LP, Blasbalg R, Pereira RM, Warmbrand G, Serafini PC (2011) Findings of pelvic endometriosis at transvaginal US, MR imaging, and laparoscopy. Radiographics 31:E77–E100

Chen F, Quan J, Huang P, You X (2017) Hysterosalpingo-contrast sonography with four-dimensional technique for screening fallopian tubal patency: let's make an exploration. J Minim Invasive Gynecol 24(3):407–414

Choi HJ, Im KS, Jung HJ, Lim KT, Mok JE, Kwon YS (2011) Clinical analysis of ovarian pregnancy: a report of 49 cases. Eur J Obstet Gynecol Reprod Biol 158:87–89

Coccia ME, Rizzello F (2011) Ultrasonografic staging: a new staging system for deep endometriosis. Ann N Y Acad Sci 1221:61–69

Coelho Neto MA, Ludwin A, Borrell A, Benacerraf B, Dewailly D, da Silva Costa F, Condous G, Alcazar JL, Jokubkiene L, Guerriero S, Van den Bosch T, Martins WP (2017) Counting ovarian antral follicles by ultrasound: a practical guide. Ultrasound Obstet Gynecol. https://doi.org/10.1002/uog.18945. [Epub ahead of print]

Committee on Practice Bulletins – Gynecology (2018) ACOG practice bulletin no. 191: tubal ectopic pregnancy. Obstet Gynecol 131: e65–e77

Condous G (2007) Ultrasound diagnosis of ectopic pregnancy. Semin Reprod Med 25:85–92

Condous G, Okaro E, Khalid A et al (2005) The accuracy of transvaginal ultrasonography for the diagnosis of ectopic pregnancy prior to surgery. Hum Reprod 20:1404–1409

Crochet JR, Bastian LA, Chireau MV (2013) Does this woman have an ectopic pregnancy?: the rational clinical examination systematic review. JAMA 309:1722–1729

Dechaud H, Hedon B (2000) What effect does hydrosalpnx have on assisted reproduction? The role of salpingectomy remains controversial. Hum Reprod 15:234–235

Demir B, Kocak M, Beydilli G, Kaplan M, Gelisen O, Haberal A (2011) Diagnostic accuracy and efficacy of color Doppler mapping for tubal patency. J Obstet Gynaecol Res 37:782–786

Deutsches IVF-Register (2011) Jahresbericht 2010. J Reproduktionsmed Endokrinol 8(4):1–39

Dewailly D, Gronier H, Poncelet E, Robin G, Leroy M, Pigny P, Duhamel A, Catteau-Jonard S (2011) Diagnosis of polycystic ovary syndrome (PCOS): revisiting the threshold values of follicle count on ultrasound and of the serum AMH level for the definition of polycystic ovaries. Hum Reprod 26:3123–3129

Dewailly D, Lujan ME, Carmina E, Cedars MI, Laven J, Norman RJ, Escobar-Morreale HF (2014) Definition and significance of polycystic ovarian morphology: a task force report from the Androgen excess and polycystic ovary syndrome society. Hum Reprod Update 20:334–352

Donnez J, Nisolle M, Gillet N, Smets M, Bassil S, Casanas-Roux F (1996) Large ovarian endometriomas. Hum Reprod 11:641–646

Dueholm M, Lundorf E, Hansen ES, Ledertoug S, Olesen F (2002) Accuracy of magnetic resonance imaging and transvaginal ultrasonography in the diagnosis, mapping, and measurement of uterine myomas. Am J Obstet Gynecol 186:409–415

Dunselman GA, Vermeulen N, Becker C, Calhaz-Jorge C, D'Hooghe T, De Bie B, Heikinheimo O, Horne AW, Kiesel L, Nap A, Prentice A, Saridogan E, Soriano D, Nelen W, European Society of Human Reproduction and Embryology (2014) ESHRE guideline: management of women with endometriosis. Hum Reprod 29:400–412

El-Mazny A, Ramadan W, Kamel A, Gad-Allah S (2016) Effect of hydrosalpinx on uterine and ovarian hemodynamics in women with tubal factor infertility. Eur J Obstet Gynecol Reprod Biol 199:55–59

Emanuel MH, Exalto N (2011) Hysterosalpingo-foam sonography (HyFoSy). A new technique to visualize tubal patency. Ultrasound Obstet Gynecol 37:497–499

Exacoustos C, Di Giovanni A, Szabolcs B, Binder-Reisinger H, Gabardi C, Arduini D (2009) Automated sonografic tubal patency evaluation with three-dimensional coded contrast imaging (CCI) during hysterosalpingo-contrast sonography (HyCoSy). Ultrasound Obstet Gynecol 34:609–612

Exacoustos C, Brienza L, Di Giovanni A, Szabolcs B, Romanini ME, Zupi E, Arduini D (2011) Adenomyosis: three-dimensional sonografic findings of the junctional zone and correlation with histology. Ultrasound Obstet Gynecol 37:471–479

Faivre E, Fernandez H, Deffieux X, Gervaise A, Frydman R, Levaillant JM (2012) Accuracy of three-dimensional ultrasonography in differential diagnosis of septate and bicornuate uterus compared with office hysteroscopy and pelvic magnetic resonance imaging. J Minim Invasive Gynecol 19:101–106

Fatemi HM, Kasius JC, Timmermans A, van Disseldorp J, Fauser BC, Devroey P, Broekmans FJ (2010) Prevalence of unsuspected uterine cavity abnormalities diagnosed by office hysteroscopy prior to in vitro fertilization. Hum Reprod 25:1959–1965

Fauser BC, Tarlatzis BC, Rebar RW, Legro RS, Balen AH, Lobo R, Carmina E, Chang J, Yildiz BO, Laven JS, Boivin J, Petraglia F, Wijeyeratne CN, Norman RJ, Dunaif A, Franks S, Wild RA, Dumesic D, Barnhart K (2012) Consensus on women's health aspects of polycystic ovary syndrome (PCOS): the Amsterdam ESHRE/ASRM-Sponsored 3rd PCOS consensus workshop group. Fertil Steril 97:28–38.e25

Fouda UM, Sayed AM, Abdelmoty HI, Elsetohy KA (2015) Ultrasound guided aspiration of hydrosalpinx fluid versus salpingectomy in the management of patients with ultrasound visible hydrosalpinx undergoing IVF-ET: a randomized controlled trial. BMC Womens Health 15:21

Frates MC, Visweswaran A, Laing FC (2001) Comparison of tubal ring and corpus luteum echogenicities: a useful differentiating characteristic. J Ultrasound Med 20:27–31

Ghi T, Casadio P, Kuleva M, Perrone AM, Savelli L, Giunchi S, Meriggiola MC, Gubbini G, Pilu G, Pelusi C, Pelusi G (2009) Accuracy of three-dimensional ultrasound in diagnosis and classification of congenital uterine anomalies. Fertil Steril 92:808–813

Giugliano E, Cagnazzo E, Bazzan E, Patella A, Marci R (2012) Hysterosalpingo-contrast sonography: is possible to quantify the therapeutic effect of a diagnostic test? Clin Exp Reprod Med 39:161–165

Grimbizis GF, Campo R (2010) Congenital malformations of the female genital tract: the need for a new classification system. Fertil Steril 94:401–417

Grimbizis GF, Gordts S, Di Spiezio Sardo A, Brucker S, De Angelis C, Gergolet M, Li TC, Tanos V, Brölmann H, Gianaroli L, Campo R (2013) The ESHRE/ESGE consensus on the classification of female genital tract congenital anomalies. Hum Reprod 28:2032–2044

Groszmann YS, Benacerraf BR (2016) Complete evaluation of anatomy and morphology of the infertile patient in a single visit; the modern infertility pelvic ultrasound examination. Fertil Steril 105: 1381–1393

Gunby J, Bissonnette F, Librach C, Cowan L, IVF Directors Group of the Canadian Fertility and Andrology Society (2008) Assisted reproductive technologies (ART) in Canada: 2004 results from the Canadian ART register. Fertil Steril 89:1123–1132

Hajishaiha M, Ghasemi-Rad M, Karimpour N, Mladkova N, Boromand F (2011) Transvaginal sonografic evaluation at different menstrual cycle phases in diagnosis of uterine lesions. Int J Womens Health 3:353–357

Hammadieh N, Coomarasamy A, Ola B, Papaioannou S, Afnan M, Sharif K (2008) Ultrasound-guided hydrosalpinx aspiration during oocyte collection improves pregnancy outcome in IVF: a randomized controlled trial. Hum Reprod 23:1113–1117

Hickey M, Doherty DA, Atkinson H, Sloboda DM, Franks S, Norman RJ, Hart R (2011) Clinical, ultrasound and biochemical features of polycystic ovary syndrome in adolescents: implications for diagnosis. Hum Reprod 26:1469–1477

Horowitz E, Orvieto R, Rabinerson D, Yoeli R, Bar-Hava I (2006) Hysteroscopy combined with hysterosalpingo contrast sonography (HyCoSy): a new modality for comprehensive evaluation of the female pelvic organs. Gynecol Endocrinol 22:225–229

Huang M, Li X, Guo P, Yu Z, Xu Y, Wei Z (2017) The abnormal expression of oxytocin receptors in the uterine junctional zone in women with endometriosis. Reprod Biol Endocrinol 15:1

Hudelist G, Ballard K, English J, Wright J, Banerjee S, Mastoroudes H, Thomas A, Singer CF, Keckstein J (2011) Transvaginal sonography vs. clinical examination in the preoperative diagnosis of deep infiltrating endometriosis. Ultrasound Obstet Gynecol 37:480–487

Imaoka I, Wada A, Matsuo M, Yoshida M, Kitagaki H, Sugimura K (2003) MR imaging of disorders associated with female infertility: use in diagnosis, treatment, and management. Radiographics 23:1401–1421

Imboden S, Müller M, Raio L, Mueller MD, Tutschek B (2014) Clinical significance of 3D ultrasound compared to MRI in uterine malformations. Ultraschall Med 35:440–444

Imthurn B, Maurer-Major E, Stiller R (2008) Sterilität/Infertilität – Ursachen und Abklärung. Schweiz Med Forum 8:124–130

Jiang H, Pei H, Zhang WX, Wang XM (2010) A prospective clinical study of interventional ultrasound sclerotherapy on women with hydrosalpinx before in vitro fertilization and embryo transfer. Fertil Steril 94:2854–2856

Johnson NP, Mak W, Sowter MC (2002) Laparoscopic salpingectomy for women with hydrosalpinges enhances the success of IVF: a Cochrane review. Hum Reprod 17:543–548

Johnson N, van Voorst S, Sowter MC, Strandell A, Mol BW (2010) Surgical treatment for tubal disease in women due to undergo in vitro fertilisation. Cochrane Database Syst Rev (1): CD002125

Jong N de, Emmer M, van Wamel A, Versluis M (2009) Ultrasonic characterization of ultrasound contrast agents. Med Biol Eng Comput 47:861–873

Jozwiak EA, Ulug U, Akman MA, Bahceci M (2003) Successful resection of a heterotopic cervical pregnancy resulting from intracytoplasmatic sperm injection. Fertil Steril 79:428–430

Jun SH, Ginsburg ES, Racowsky C, Wise LA, Hornstein MD (2001) Uterine leiomyomas and their effect on in virto fertilisation outcome: a retrospective study. J Assist Reprod Genet 18:139–143

Jurkovic D, Memtsa M, Sawyer E, Donaldson AN, Jamil A, Schramm K, Sana Y, Otify M, Farahani L, Nunes N, Ambler G, Ross JA (2017) Single-dose systemic methotrexate vs expectant management for treatment of tubal ectopic pregnancy: a placebo-controlled randomized trial. Ultrasound Obstet Gynecol 9:171–176

Kaijser J, Sayasneh A, Van Hoorde K, Ghaem-Maghami S, Bourne T, Timmerman D, Van Calster B (2014) Presurgical diagnosis of adnexal tumours using mathematical models and scoring systems: a systematic review and meta-analysis. Hum Reprod Update 20:449–462

Kataoka ML, Togashi K, Kobayashi H, Inoue T, Fujii S, Konishi J (1999) Evaluation of ectopic pregnancy by magnetic resonance imaging. Hum Reprod 14:2644–2650

Killick SR (1999) Hysterosalpingo contrast sonography as a screening test for tubal patency in infertile women. J R Soc Med 92:628–631

Kim MY, Rha SE, Oh SN, Jung SE, Lee YJ, Kim YS, Byun JY, Lee A, Kim MR (2009) MRImaging findings of hydrosalpinx: a comprehensive review. Radiographics 29:495–507

Kim HJ, Adams JM, Gudmundsson JA, Arason G, Pau CT, Welt CK (2017) Polycystic ovary morphology: age-based ultrasound criteria. Fertil Steril 108:548–553

Kiyokawa K, Masuda H, Fuyuki T, Koseki M, Uchida N, Fukuda T, Amemiya K, Shouka K, Suzuki K (2000) Three-dimensional hysterosalpingo-contrast sonography (3D-HyCoSy) as an outpatient procedure to assess infertile women: a pilot study. Ultrasound Obstet Gynecol 16:648–654

Kleinkauf-Houcken A, Hüneke B, Lindner C, Braendle W (1997) Combining B-mode ultrasound with pulsed wave Doppler for the assessment of tubal patency. Hum Reprod 12:2457–2460

Leone FP, Timmerman D, Bourne T, Valentin L, Epstein E, Goldstein SR, Marret H, Parsons AK, Gull B, Istre O, Sepulveda W, Ferrazzi E, van den Bosch T (2010) Terms, definitions and measurements to describe the sonographic features of the endometrium and intrauterine lesions: a consensus opinion from the International Endometrial Tumor Analysis (IETA) group. Ultrasound Obstet Gynecol 35: 103–112

Levy G, Hill MJ, Ramirez CI, Correa L, Ryan ME, DeCherney AH, Levens ED, Whitcomb BW (2012) The use of follicle flushing during oocyte retrieval in assisted reproductive technologies: a systematic review and meta-analysis. Hum Reprod 27:2373–2379

Lie Fong S, Laven JSE, Duhamel A, Dewailly D (2017) Polycystic ovarian morphology and the diagnosis of polycystic ovary syndrome: redefining threshold levels for follicle count and serum anti-Müllerian hormone using cluster analysis. Hum Reprod 32:1723–1731

Lim CP, Hasafa Z, Bhattacharya S, Maheshwari A (2011) Should a hysterosalpingogram be a first-line investigation to diagnose female tubal subfertility in the modern subfertility workup? Hum Reprod 26:967–971

Lindborg L, Thorburn J, Bergh C, Strandell A (2009) Influence of HyCoSy on spontaneous pregnancy: a randomized controlled trial. Hum Reprod 24:1075–1079

Lipscomb GH (2007) Medical therapy for ectopic pregnancy. Semin Reprod Med 25:93 98

Lo Monte G, Capobianco G, Piva I, Caserta D, Dessole S, Marci R (2015) Hysterosalpingo contrast sonography (HyCoSy): let's make the point! Arch Gynecol Obstet 291:19–30

Luciano DE, Exacoustos C, Johns DA, Luciano AA (2011) Can hysterosalpingo-contrast sonography replace hysterosalpingography in confirming tubal blockage after hysteroscopic sterilization and in the evaluation of the uterus and tubes in infertile patients? Am J Obstet Gynecol 204:79.e1–79.e5

Ludwig AK, Glawatz M, Griesinger G, Diedrich K, Ludwig M (2006) Perioperative and post-operative complications of transvaginal ultrasound-guided oocyte retrieval: prospective study of >1000 oocyte retrievals. Hum Reprod 21:3235–3240

Ludwin A, Ludwin I (2015) Comparison of the ESHRE-ESGE and ASRM classifications of Müllerian duct anomalies in everyday practice. Hum Reprod 30:569–580

Ludwin I, Ludwin A, Wiechec M, Nocun A, Banas T, Basta P, Pitynski K (2017a) Accuracy of hysterosalpingo-foam sonography in comparison to hysterosalpingo-contrast sonography with air/saline and to laparoscopy with dye. Hum Reprod 32:758–769

Ludwin A, Nastri CO, Ludwin I, Martins WP (2017b) The „flaming tube" sign at hysterosalpingo-lidocaine-foam sonography combined with Power Doppler imaging (HyLiFoSy-PD): description of the technique. Ultrasound Obstet Gynecol. https://doi.org/10.1002/uog.17420

Ludwin A, Martins WP, Nastri CO, Ludwin I, Coelho Neto MA, Leitão VM, Acién M, Alcazar JL, Benacerraf B, Condous G, De Wilde RL, Emanuel MH, Gibbons W, Guerriero S, Hurd WW, Levine D, Lindheim S, Pellicer A, Petraglia F, Saridogan E (2018) Congenital uterine malformation by experts (CUME): better criteria for distinguishing between normal/arcuate and septate uterus? Ultrasound Obstet Gynecol 51:101–109

Makris N, Kalmantis K, Skartados N, Papadimitriou A, Mantzaris G, Antsaklis A (2007) Three-dimensional hysterosonography versus hysteroscopy for the detection of intracavitary uterine abnormalities. Int J Gynaecol Obstet 97:6–9

Malak M, Tawfeeq T, Holzer H, Tulandi T (2011) Risk factors for ectopic pregnancy after in vitro fertilization treatment. J Obstet Gynaecol Can 33:617–619

Mandia L, Personeni C, Antonazzo P, Angileri SA, Pinto A, Savasi V (2017) Ultrasound in Infertility Setting: optimal strategy to evaluate the assessment of tubal patency. Biomed Res Int 2017:3205895. https://doi.org/10.1155/2017/3205895

Maubon A, Pouquet M, Piver P, Mazet N, Viala-Trentini M, Rouanet JP (2008) Imaging of female infertility. J Radiol 89(1 Pt 2):172–183

Mohiyiddeen L, Hardiman A, Fitzgerald C, Hughes E, Mol BW, Johnson N, Watson A (2015) Tubal flushing for subfertility. Cochrane Database Syst Rev 5:CD003718. https://doi.org/10.1002/14651858

Mueller GC, Hussain HK, Smith YR, Quint EH, Carlos RC, Johnson TD, DeLancey JO (2007) Müllerian duct anomalies: comparison of MRI diagnosis and clinical diagnosis. AJR Am J Roentgenol 189:1294–1302

Murray BH, Bardell T, Tulandi T (2005) Diagnosis and treatment of ectopic pregnancy. CMAJ 173:905–912

Muzii L, Tucci CD, Feliciantonio MD, Galati G, Verrelli L, Donato VD, Marchetti C, Panici PB (2017) Management of endometriomas. Semin Reprod Med 35:25–30

Naftalin J, Jurkovic D (2009) The endometrial-myometrial junction: a fresh look at a busy crossing. Ultrasound Obstet Gynecol 34:1–11

Ng EH, Chan CC, Tang OS, Yeung WS, Ho PC (2009) Changes in endometrial and subendometrial blood flow in IVF. Reprod Biomed Online 18:269–275

Noventa M, Gizzo S, Saccardi C, Borgato S, Vitagliano A, Quaranta M, Litta P, Gangemi M, Ambrosini G, D'Antona D, Palomba S (2016) Salpingectomy before assisted reproductive technologies: a systematic literature review. J Ovarian Res 9:74

Nussbaum AR, Sanders RC, Jones MD (1986) Neonatal uterine morphology as seen on real-time US. Radiology 160:641–643

O'Brien P, Neyastani A, Buckley AR, Chang SD, Legiehn GM (2006) Uterine arteriovenous malformations: from diagnosis to treatment. J Ultrasound Med 25:1387–1392

Pan HS, Chuang J, Chi SF, Hsieh BC, Lin H, Tsai YL, Huang SC, Hsieh ML, Chen CY, Hwang JL (2002) Heterotopic triplet pregnancy: report of a case with bilateral tubal pregnancy and an intrauterine pregnancy. Hum Reprod 17:1363–1366

Pan J, Qian Y, Wang J (2010) Bilateral interstitial pregnancy after in vitro fertilization and embryo transfer with bilateral fallopian tube resection detected by transvaginal sonography. J Ultrasound Med 29:1829–1832

Piccioni MG, Riganelli L, Filippi V, Fuggetta E, Colagiovanni V, Imperiale L, Caccetta J, Panici PB, Porpora MG (2017) Sonohysterosalpingography: comparison of foam and saline solution. J Clin Ultrasound 45:67–71

Pundir J, El Toukhy T (2010) Uterine cavity assessment prior to IVF. Women's Health (Lond Engl) 6:841–847

Raine-Fenning N (2008) Doppler assessment of uterine artery blood flow for the prediction of pregnancy after assisted reproduction treatment. Ultrasound Obstet Gynecol 31:371–375

Raine-Fenning N, Fleischer AC (2005) Clarifying the role of three-dimensional transvaginal sonography in reproductive medicine: an evidenced-based appraisal. J Exp Clin Assist Reprod 2:10

Reis MM, Soares SR, Cancado ML, Camargos AF (1998) Hysterosalpingo contrast sonography (HyCoSy) with SH U 454 (Echovist) for the assessment of tubal patency. Hum Reprod 31:3049–3052

Roman-Rodriguez CF, Weissbrot E, Hsu CD, Wong A, Siefert C, Sung L (2015) Comparing transabdominal and transvaginal ultrasound-guided follicular aspiration: a risk assessment formula. Taiwan J Obstet Gynecol 54:693–699

Ross JA, Davison AZ, Sana Y, Appiah A, Johns J, Lee CT (2013) Ovum transmigration after salpingectomy for ectopic pregnancy. Hum Reprod 28:937–941

Rotterdam ESHRE/ASRM-Sponsored PCOS consensus workshop group (2004) Revised 2003 consensus on diagnostic criteria and long-term health risks related to polycystic ovary syndrome (PCOS). Hum Reprod 19:41–47

Sakhel K, Benson CB, Platt LD, Goldstein SR, Benacerraf BR (2013) Begin With the Basics. Role of 3-Dimensional Sonography as a First-line Imaging Technique in the Cost-effective Evaluation of Gynecologic Pelvic Disease. J Ultrasound Med 32:381–388

Salim R, Regan L, Woelfer B, Bacos M, Jurkovic D (2003) Reproducibility of three-dimensional ultrasound diagnosis of congenital uterine anomalies. Ultrasound Obstet Gynecol 21:578 582

Sarevelos SH, Jayaprakasan K, Ojha K, Li, TC (2017) Assessment of the uterus with three- dimensional ultrasound in women undergoing ART. Hum Reprod Update 23:188–210

Saunders RD, Shwayder JM, Nakajima ST (2011) Current methods of tubal patency assessment. Fertil Steril 95:2171–2179

Saxon D, Falcone T, Mascha EJ, Marino T, Yao M, Tulandi T (1997) A study of ruptured tubal ectopic pregnancy. Obstet Gynecol 90:46–49

Schippert C, Staboulidou I, Schlösser HW (2007) Operative Sterilitätsdiagnostik und -therapie. CME Praktische Fortbildung Gynäkologie. Geburtsmed Gynäkol Endokrinol 1:4–16

Schwärzler P, Consin H, Wohlgenannt K (1997) Kontrastgebende Medien in der vaginosonografischen Uterus- und Tubendiagnostik. Ultraschall Med 18:8–13

Society for Assisted Reproductive Technology; American Society for Reproductive Medicine (2007) Assisted reproductive technology in the United States: 2001 results generated from the American Society for Reproductive Medicine/Society for Assisted Reproductive Technology registry. Fertil Steril 87:1253–1266

Sohan K, Woodward B, Ramsewak SS (2004) Successful use of transrectal ultrasound for embryo transfer in obese women. J Obstet Gynaecol 24:839–840

Spencer ES, Hoff HS, Steiner AZ, Coward RM (2017) Immediate ureterovaginal fistula following oocyte retrieval: a case and systematic review of the literature. Urol Ann 9:125–130

Statistisches Bundesamt. Mikrozensus (2013) Fragen zur Gesundheit. Körpermaße der Bevölkerung, Wiesbaden, 2014. https://www.destatis.de/DE/Publikationen/Thematisch/Gesundheit/Gesundheitszustand/Koerpermasse5239003139004.pdf?__blob=publicationFile

Stein MW, Ricci ZJ, Novak L, Roberts JH, Koenigsberg M (2004) Sonografic comparison of the tubal ring of ectopic pregnancy with the corpus luteum. J Ultrasound Med 23:57–62

Steinkeler JA, Woodfield CA, Lazarus E, Hillstrom MM (2009) Female infertility: a systematic approach to radiologic imaging and diagnosis. Radiographics 29:1353–1370

Strandell A (2000) The influence of hydrosalpinx on IVF and embryo transfer: a review. Hum Reprod Update 6:387–395

Strandell A, Lindhard A, Waldenström U, Thorburn J, Janson PO, Hamberger L (1999) Hydrosalpinx and IVF outcome: a prospective, randomized multicentre trial in Scandinavia on salpingectomy prior to IVF. Hum Reprod 14:2762–2769

Syla BH, Fetiu SS, Tafarshiku SS (2011) Transabdominal two- and three-dimensional color Doppler imaging of a uterine arteriovenous malformation. Ultrasound Obstet Gynecol 37:376–378

Tamai K, Koyama T, Togashi K (2007) MR features of ectopic pregnancy. Eur Radiol 17:3236–3246

Tayal VS, Crean CA, Norton HJ, Schulz CJ, Bacalis KN, Bliss S (2008) Prospective comparative trial of endovaginal sonografic bimanual examination versus traditional digital bimanual examination in nonpregnant women with lower abdominal pain with regard to body mass index classification. J Ultrasound Med 27: 1171–1177

Testa AC, Timmerman D, Van Holsbeke C, Zannoni GF, Fransis S, Moerman P, Vellone V, Mascilini F, Licameli A, Ludovisi M, Di Legge A, Scambia G, Ferrandina G (2011) Ovarian cancer arising in endometrioid cysts: ultrasound findings. Ultrasound Obstet Gynecol 38:99–106

Tews G, Ebner T, Jesacher KJ (2004) Besonderheiten der ektopen Schwangerschaft nach IVF/ICSIReproduktionsmed. Endokrinol 1:268–271

Timmerman D, Wauters J, Van Calenbergh S, Van Schoubroeck D, Maleux G, Van Den Bosch T, Spitz B (2003) Color Doppler imaging is a valuable tool for the diagnosis and management of uterine vascular malformations. Ultrasound Obstet Gynecol 21:570–577

Timmerman D, Ameye L, Fischerova D, Epstein E, Melis GB, Guerriero S, Van Holsbeke C, Savelli L, Fruscio R, Lissoni AA, Testa AC, Veldman J, Vergote I, Van Huffel S, Bourne T, Valentin L (2010) Simple ultrasound rules to distinguish between benign and malignant adnexal masses before surgery: prospective validation by IOTA group. BMJ 341:c6839

Timmerman D, Van Calster B, Testa A, Savelli L, Fischerova D, Froyman W, Wynants L, Van Holsbeke C, Epstein E, Franchi D, Kaijser J, Czekierdowski A, Guerriero S, Fruscio R, Leone FPG, Rossi A, Landolfo C, Vergote I, Bourne T, Valentin L (2016) Predicting the risk of malignancy in adnexal masses based on the simple rules from the international ovarian tumor analysis group. Am J Obstet Gynecol 214:424–437

Timor-Tritsch IE, Goldstein SR (2010) Skilled US imaging of the adnexae. Part 4: the fallopian tubes. OBG Manag 22:34–42

Tsiami A, Chaimani A, Mavridis D, Siskou M, Assimakopoulos E, Sotiriadis A (2016) Surgical treatment for hydrosalpinx prior to in-vitro fertilization embryo transfer: a network meta-analysis. Ultrasound Obstet Gynecol 48:434–445

Unterweger M, De Geyter C, Fröhlich JM, Bongartz G, Wiesner W (2002) Three-dimensional dynamic MR-hysterosalpingography; a new, low invasive, radiation-free and less painful radiological approach to female infertility. Hum Reprod 17:3138–3141

Valentin L, Ameye L, Jurkovic D, Metzger U, Lécuru F, Van Huffel S, Timmerman D (2006) Which extrauterine pelvic masses are difficult to correctly classify as benign or malignant on the basis of ultrasound findings and is there a way of making a correct diagnosis? Ultrasound Obstet Gynecol 27:438–444

Van Schoubroeck D, Van den Bosch T, Meuleman C, Tomassetti C, D'Hooghe T, Timmerman D (2013) The use of a new gel foam for the evaluation of tubal patency. Gynecol Obstet Investig 75:152–156

Vries L de, Phillip M. Role of pelvic ultrasound in girls with precocious puberty. Horm Res Paediatr 2011; 75:148–152

Wang Y, Qian L (2016) Three- or four-dimensional hysterosalpingo contrast sonography for diagnosing tubal patency in infertile females: a systematic review with meta-analysis. Br J Radiol 89 (1063):20151013. https://doi.org/10.1259/bjr.20151013. Epub 2016 Apr 25

Weichert J, Hartge DR (2011) Obstetrical sonography in obese women: a review. J Clin Ultrasound 39:209–216

Wertheimer A, Nagar R, Oron G, Meizner I, Fisch B, Ben-Haroush A (2017) Fertility treatment outcomes after follicle tracking with standard 2-dimensional sonography versus 3-dimensional sonography-based automated volume count: prospective study. J Ultrasound Med. https://doi.org/10.1002/jum.14421

Winder S, Reid S, Condous G (2011) Ultrasound diagnosis of ectopic pregnancy. Australas J Ultrasound Med 14:29–33

Winter L, Glücker T, Steimann S, Fröhlich JM, Steinbrich W, De Geyter C, Pegios W (2010) Feasibility of dynamic MR-hysterosalpingography for the diagnostic work-up of infertile women. Acta Radiol 51:693–701

Wirleitner B, Okhowat J, Vištejnová L, Králíčková M, Karlíková M, Vanderzwalmen P, Ectors F, Hradecký L, Schuff M, Murtinger M (2018) Relationship between follicular volume and oocyte competence, blastocyst development and live-birth rate: optimal follicle size for oocyte retrieval. Ultrasound Obstet Gynecol 51:118–125

Woelfer B, Salim R, Banerjee S, Elson J, Regan L, Jurkovic D (2001) Reproductive outcomes in women with congenital uterine anomalies detected by three-dimensional ultrasound screening. Obstet Gynecol 98:1099–1103

Wolff M von, Santi A (2011) Laparoskopische Follikelpunktion. Gynäkol Endokrinol 9:58–59

Wolff M von, Hua YZ, Santi A, Ocon E, Weiss B (2013) Follicle flushing in monofollicular in vitro fertilization almost doubles the number of transferable embryos. Acta Obstet Gynecol Scand 92: 346–348

Zhou L, Zhang X, Chen X, Liao L, Pan R, Zhou N, Di N (2012) The value of three-dimensional hystero-salpingo-contrast sonography with SonoVue in the assessment of tubal patency. Ultrasound Obstet Gynecol. https://doi.org/10.1002/uog.11085

Zinn HL, Cohen HL, Zinn DL (1997) Ultrasonografic diagnosis of ectopic pregnancy: importance of transabdominal imaging. J Ultrasound Med 16:603–607

Endoskopische Techniken in der Reproduktionsmedizin

17

Friederike Höllen und Michael Bohlmann

Inhalt

1 Einleitung 179

2 Diagnostische und operative Hysteroskopie 180

3 Uterus- und Vaginalfehlbildungen 181

4 Endometriumpolypen 182

5 Intrauterine Adhäsionen 182

6 Intraabdominale Adhäsionen und tubare Sterilität (Tubenfaktor) 182

7 Tubenchirurgie 185

8 Chromopertubation 185

9 Myome 186

10 Endometriose 187

11 PCO-Syndrom 188

12 Fertilitätserhalt vor einer gonadotoxischen Therapie 189

13 Ausblick 190

Literatur 191

1 Einleitung

Eine Operation soll im Rahmen einer Kinderwunschbehandlung der Optimierung der Voraussetzungen für Konzeption, Implantation und eine komplikationslose Schwangerschaft und Geburt dienen. Für die Patientin bedeutet dies, sich einer Operation zu unterziehen, um die Wahrscheinlichkeit zu erhöhen, schwanger zu werden, schwanger zu bleiben und ein reifes Kind am Termin zur Welt zu bringen.

Insbesondere in Hinblick auf rein diagnostische operative Eingriffe und Operationen, deren Outcome eine Schwangerschaft nur bedingt begünstigen können, sind eine strenge Indikationsstellung sowie eine ausführliche Risikoaufklärung der Patientin unabdingbar.

An dieser Stelle sei betont, dass im Vorfeld jeglicher OP-Indikation im Rahmen einer Kinderwunschbehandlung zunächst endokrinologische, infektiöse und metabolische Faktoren der ratsuchenden Frau sowie die Fertilität des Partners unbedingt abgeklärt werden müssen.

► Ein nicht abgeklärter Partner stellt eine Kontraindikation für einen fertilitätschirurgischen Eingriff dar (Wallwiener et al. 2009).

Insbesondere mit der Entwicklung minimal-invasiver operativer Techniken wurde die Reproduktionschirurgie etabliert

F. Höllen
Klinik für Frauenheilkunde und Geburtshilfe, Universitätsklinikum Schleswig-Holstein – Campus Lübeck, Lübeck, Deutschland
E-Mail: Friederike.hoellen@uksh.de

M. Bohlmann (✉)
Frauenklinik, Universitätsmedizin Mannheim, Mannheim, Deutschland
E-Mail: Michael.Bohlmann@umm.de

K. Diedrich et al. (Hrsg.), *Reproduktionsmedizin*, Springer Reference Medizin,
https://doi.org/10.1007/978-3-662-57636-6_18

(Adamson 2011). Es wird dabei zwischen rein diagnostischen und operativen Eingriffen unterschieden sowie zwischen Eingriffen bei angestrebter Spontankonzeption im Gegensatz zu Operationen, die die Bedingungen für eine assistierte Reproduktion optimieren. Um eine OP-Indikation stellen zu können, muss zudem zwischen einer primären oder sekundären Subfertilität und rezidivierenden Aborten unterschieden werden. Die möglichen anatomischen Ursachen für Subfertilität müssen evaluiert werden.

Zu den klassischen diagnostischen Eingriffen zählen die diagnostische Hysteroskopie und die diagnostische Laparoskopie mit Chromopertubation. Dabei erfolgt möglichst ein Simultaneingriff. Alternativ erfolgt die Diagnostik konsekutiv vom am wenigsten invasiven Eingriff zum invasiveren, d. h. zunächst sollte eine hysteroskopische Abklärung erfolgen, bevor eine Chromopertubation durchgeführt wird.

Klassische OP-Indikationen bei Kinderwunschpatientinnen sind tubare Pathologien wie Hydrosalpinx und Tubenverschluss, aus der Anamnese zu vermutende Adhäsionen, Endometriose, das polyzystische Ovarsyndrom (PCOS), Myome, angeborene Uterus- und Vaginalfehlbildungen sowie die Refertilisierung nach tubarer Sterilisation. Weitere Indikationsbereiche für endoskopische Techniken im weitesten Sinne umfassen auch die konventionelle Entfernung größerer Ovarialzysten, den Fertilitätserhalt vor einer gonadotoxischen Therapie sowie urologische Operationen bei männlicher Subfertilität.

2 Diagnostische und operative Hysteroskopie

Bei bis zu 20 % aller Subfertilitätspatientinnen bleibt die Ursache ungeklärt (Pundir und El-Toukhy 2010). Angeborene oder erworbene Anomalien des Cavum uteri können eine bedeutsame Ursache für Subfertilität und wiederholtes Implantationsversagen sein (Pundir und El-Toukhy 2010). Bis zu 30 % aller Subfertilitätspatientinnen weisen uterine Anomalien auf (Hornemann et al. 2009). Hysterosalpingographie und saline Hysterosonografie stellen nichtinvasive diagnostische Techniken dar.

▶ Die Hysteroskopie wird als diagnostisches Mittel der Wahl bei Verdacht auf uterine Anomalien angesehen, insbesondere kann bei Auffälligkeiten im Rahmen einer diagnostischen Hysteroskopie in der gleichen Sitzung eine Befundsanierung mittels operativer Hysteroskopie erfolgen.

Die diagnostische Hysteroskopie erfolgt in der ersten Zyklushälfte – nach der Regelblutung – wenn das Endometrium flach, die Sichtverhältnisse optimal und die Wahrscheinlichkeit einer Schwangerschaft minimal sind. Bei der Hysteroskopie werden die Architektur des Cavum uteri, Form, Größe, Symmetrie, Tubenostien, Uteruswände und Cervix uteri beschrieben mit Ermittlung der Sondenlänge und der Länge der Cervix uteri durch Darstellung des inneren Muttermundes. Es erfolgt eine Beurteilung der Morphologie des Endometriums sowie Auffälligkeiten wie Adhäsionen, Polypen, Myome oder Septen. Im Rahmen des Eingriffs kann auch eine diagnostische Strichkürettage zur histopathologischen Beurteilung des Endometriums durchgeführt werden (Tab. 1). Erste Studien deuten darauf hin, dass das Vorliegen einer Endometriose bereits an Auffälligkeiten der Architektur eutopen Endometriums nachgewiesen werden kann (Liu und Lang 2011). Auch chronische Entzündungsprozesse des Endometriums können so diagnostiziert werden.

Bei ausgedehnten Hysteroskopien ist insbesondere das Risiko eines gynäkologischen TUR-Syndroms (transurethrales Resektionssyndrom), so benannt in Analogie zu Komplikationen im Rahmen einer Prostataoperation, zu berücksichtigen. Durch exzessive Absorption von hypotoner, elektrolytfreier Distensionslösung kann es dabei zur Flüssigkeitsüberladung der Patientin mit Lungenödem und Hyponatriämie kommen (Serocki et al. 2009). Routinemäßig kommt daher isotonische Kochsalzlösung als Distentionsmedium des Uterus bei diagnostischen Hysteroskopien generell sowie bei operativen Hysteroskopien und gleichzeitiger Verwendung von bipolarem Strom zur Anwendung. Grundsätzlich sind eine exakte intraoperative Bilanzierung der das Cavum uteri distendierenden Lösung sowie eine enge Absprache zwischen Operateur und Anästhesist in Hinblick auf etwaige Veränderungen der Vitalparameter notwendig.

Weitere Risiken einer Hysteroskopie sind Perforation, Blutung und Verletzung benachbarter Organe mit konsekutiver Laparoskopie oder Laparotomie, über die die Patientinnen bei Elektiveingriffen entsprechend aufgeklärt werden müssen.

Moderne flexible Hysteroskope ermöglichen eine minimal geringe Invasivität des Eingriffs und stellen Optionen für eine ambulante Hysteroskopie ohne Narkose oder Parazervikalblock (Pundir und El-Toukhy 2010) dar. Die flexiblen

Tab. 1 Hysteroskopische Beurteilung uteriner Parameter und deren Bedeutung

Hysteroskopische Beurteilung	Klinische Relevanz
Architektur des Cavum uteri Form Größe Symmetrie Uteruswände	Ausschluss von Pathologien (Adhäsionen, Polypen, Myome, Septen)
Tubenostien	Ausschluss proximaler Tubenverschluss/Fehlbildung
Sondenlänge Zervixlänge	Optimierung Bedingungen für Insemination/Embryonentransfer
Strichkürettage	Ausschluss Infektion Prospektiv Ausschluss Endometriose

Hysterofiberskope mit 90°-Optik ermöglichen durch einen Außendurchmesser von nur 2,7–5 mm die „Mikrohysteroskopie“ ohne vorherige Dilatation des Zervikalkanals und ohne Traktion der Cervix uteri, sodass die Untersuchung im Vergleich zu einer konventionellen Hysteroskopie deutlich weniger schmerzhaft ist (Wang et al. 2007; Jacobs et al. 2005). Die Durchführung ohne Narkose und mit minimaler Traumatisierung bedeutet eine erhebliche anästhesiologische und chirurgische Risikoreduktion.

2.1 Habitueller Abort

Bei habituellen Aborten – gemäß ursprünglicher Definition 3 und mehr Fehlgeburten vor der 20. Schwangerschaftswoche – wird routinemäßig der Ausschluss von Uterusanomalien empfohlen, wobei als eine Methode der Wahl die Hysteroskopie gilt (Toth et al. 2018). Bei Implantationsversagen und rezidivierenden Aborten werden bei bis zu 50 % aller Patientinnen uterine Auffälligkeiten unterschiedlichen Ausmaßes diagnostiziert (Pundir und El-Toukhy 2010). Neue Studien weisen nach, dass aus epidemiologischer Sicht bereits eine operative Abklärung der Uterusanatomie nach 2 Aborten in Erwägung gezogen werden sollte, wobei auch hier Narkose- und Operationsrisiken berücksichtigt werden müssen (Bohlmann et al. 2010). Diesen und anderen Studien trägt die American Society for Reproductive Medicine (ASRM) Rechnung, wenn sie nun den Begriff „habituelle Aborte“ bereits nach zwei aufeinanderfolgenden Fehlgeburten erfüllt sieht (ASRM 2008a, b).

2.2 Subfertilität

Bei Subfertilität wird eine routinemäßige Hysteroskopie zur Abklärung gemäß den NICE-Leitlinien bisher nicht empfohlen, hingegen favorisiert die European Society of Human Reproduction and Embryology (ESHRE) diese invasive Methode zur komplettierenden Abklärung vor einer assistierten Reproduktion (Pundir und El-Toukhy 2010). In praxi erscheint eine im Rahmen einer diagnostischen Laparoskopie zur Überprüfung der Tubendurchgängigkeit zusätzliche Hysteroskopie in der gleichen (Narkose-) Sitzung nur marginal belastend, ist aber insbesondere aufgrund der prognostischen Relevanz ggf. zusätzlich detektierter Auffälligkeiten (s. u.) bedeutsam. Eine kürzlich veröffentliche Metaanalyse wies bei Frauen mit vor reproduktionsmedizinischen Maßnahmen erfolgter Hysteroskopie signifikant höhere Schwangerschafts- und Lebendgeburtraten nach, wobei die Qualität der vorhandenen Studien von den Autoren der Metaanalyse einschränkend nicht als hochrangig klassifiziert wurde (Di Spiezio Sardo et al. 2016).

2.3 Rezidivierendes IVF-Versagen

Bei Patientinnen mit rezidivierendem IVF-Versagen, d. h. je nach Definition 2 oder mehr frustranen IVF-Versuchen bzw. der Transfer von >6 Embryonen ohne Eintritt einer Gravidität (▶ Kap. 40, „Wiederholtes Implantationsversagen – diagnostische und therapeutische Ansätze“), deuteten erste Untersuchungen auf erhöhte Schwangerschaftsraten im folgenden IVF-Zyklus nach einer Hysteroskopie unabhängig vom Status des Cavum uteri hin, mit einer NNT („number needed to treat“) von 7 (Pundir und El Toukhy 2010; Demirol und Gurgan 2004; Rama Raju et al. 2006).

▶ Von den Befürwortern der operativen Abklärung wurden als mögliche Effekte der Hysteroskopie nicht nur allein die Detektion von Anomalien und deren Sanierung, sondern auch weitere Faktoren aufgeführt.

Zu den Faktoren, die einen adäquaten Embryonentransfer im nächsten IVF-Zyklus optimieren können, gehören

- die intraoperative Dilatation des Zervikalkanals,
- die Kenntnis der Architektur des Cavum uteri,
- die Ermittlung einer Sondenlänge.

Eine minimale Traumatisierung des Endometriums während der Hysteroskopie geht mit einer immunologischen Reaktion einher, die durch Freisetzung von Wachstumsfaktoren und Zytokinen die Implantation möglicherweise begünstigt (Pundir und El-Toukhy 2010). Diese ermutigenden Ergebnisse konnten in einer prospektiv-randomisierten Studie bei Frauen mit sonografisch unauffälligem Uterus und wiederholtem Implantationsversagen (HSK vs. keine HSK vor einem erneuten Embryotransfer) nicht bestätigt werden (El-Toukhy et al. 2016).

3 Uterus- und Vaginalfehlbildungen

Uterusfehlbildungen Angeborene Uterusfehlbildungen entstehen durch eine gestörte Verschmelzung der paarig angelegten Müller-Gänge (Hornemann et al. 2009). Sie werden je nach Variation gemäß der Nomenklatur der damaligen American Fertility Society (1988) klassifiziert. In der Normalbevölkerung treten kongenitale uterine Malformationen in 3–4 % auf, bei Subfertilitätspatientinnen ist die Inzidenz deutlich höher (Nouri et al. 2010). Auf Einzelheiten des diagnostischen und therapeutischen Vorgehens bei uterinen Fehlbildungen wird im ▶ Kap. 36, „Uterine Fehlbildungen“ eingegangen.

Kongenitale Vaginalanomalien Während transverse Vaginalsepten häufig bereits bei Adoleszenten aufgrund von

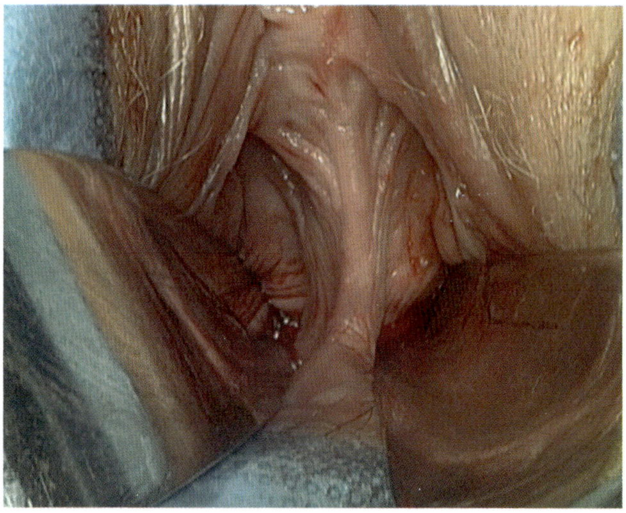

Abb. 1 Bis dato unerkanntes longitudinales Vaginalseptum bei einer 29-jährigen Kinderwunschpatientin

Beschwerden wie einem Hämatokolpos und scheinbarer Vaginalverkürzung diagnostiziert werden, können sich longitudinale Septen (Abb. 1) leichter einer korrekten Diagnostik entziehen.

▶ **Empfehlung** Longitudinale Vaginalsepten sollten bei Kohabitationsbeschwerden und zur Prophylaxe geburtshilflicher Komplikationen bei Kinderwunschpatientinnen generell reseziert werden (Brucker et al. 2011). Dabei ist es wichtig, die häufig gleichzeitig auftretenden uterinen und ggf. renalen Fehlbildungen parallel abzuklären.

4 Endometriumpolypen

Endometriumpolypen sind ein häufiger Grund für Subfertilität (16–26 %) (Kim et al. 2003), bei habituellen Aborten werden sie bei 5 % der Patientinnen gefunden (Guimaraes Filho et al. 2006). Endometriumpolypen werden mittels scharfer Kürette oder durch Anklemmen mit der Kornzange und vorsichtiges Abdrehen abgetragen. Größere Polypen werden unter Sicht mittels Resekionshysteroskop und elektrischer Schlinge oder Schere direkt interventionell abgetragen. Die therapeutische Relevanz der Abtragung ließ sich durch eine prospektiv-randomisierte Studie nachweisen: Bei einer Inseminationsbehandlung fand sich eine signifikant erhöhte Schwangerschaftsrate nach Abtragung im Vergleich zu einer alleinigen Biopsie des Polypen (63 % vs. 28 %; Perez-Medina et al. 2005).

Generell wird bei Patientinnen mit Sterilitätsanamnese eine Polypabtragung empfohlen (Pereira et al. 2015).

5 Intrauterine Adhäsionen

Insbesondere bei Patientinnen mit habituellen Aborten und wiederholt erfolgten Ausschabungen muss das Vorliegen eines Asherman-Syndroms in Betracht gezogen werden. Dabei handelt es sich um Fibrin-Bindegewebs-Stränge im Cavum uteri, die nach etwa 30 % der Kürettagen auftreten (Hornemann et al. 2009). Amenorrhö, Hypomenorrhö und Dysmenorrhö können Symptome sein, zudem wurde ein vermehrtes Auftreten von Endometriose aufgrund retrograder Menstruation durch zervikale Stenosen postuliert (March 2011).

Beim Vorliegen intrauteriner Adhäsionen liegt die Schwangerschaftsrate je nach Ausmaß <50 % (Schenker und Margalioth 1982). Verletzungen des Endometriums, v. a. nach Kürettagen, aber auch nach Myomenukleation oder Septumplastik, resultieren in Verklebungen mit der gegenüberliegenden Myometriumwand. Auch Infektionen können Adhäsionen verursachen. Die Adhäsionen treten meist im Zusammenhang mit einer Schwangerschaft 4 Monate post partum auf, durch eine hypoöstrogene Hormonsituation (Berman 2008).

Durch Verengung des Cavum uteri, gestörte Vaskularisierung des fibrosierten Endometriums und der insgesamt verminderten Fläche des der Implantation dienenden Endometriums kommt es zur Sterilität oder zur Abortneigung.

▶ **Empfehlung** Um das Endometrium nicht weiter zu traumatisieren, sollte eine intrauterine Adhäsiolyse unter hysteroskopischer Kontrolle mittels scharfer Durchtrennung oder kontrolliert stumpfem Lösen erfolgen (Hornemann et al. 2009).

Dies kann mittels Elektrokoagulation oder Schere unter hysteroskopischer Sicht erfolgen. Der anschließende Einsatz eines Ballonstents wurde ebenso als Anschlussbehandlung postuliert wie eine postoperative, das Endometrium stimulierende Östrogentherapie (March 2011). Der mittlere Zeitraum bis zum Eintritt einer Schwangerschaft nach erfolgter intracavitärer Adhäsiolyse liegt bei mehreren Monaten (Chen et al. 2017). Die Erfolgsraten der Adhäsiolyse sind dabei abhängig vom Ausmaß der Verwachsungen. Risiken einer späteren Zervixinsuffizienz mit Frühgeburtlichkeit, intrauteriner Wachstumsrestriktion sowie Placenta accreta mit hohem Blutverlust und Gefahr der Hysterektomie müssen für eine Folgegravidität zudem berücksichtigt werden (March 2011).

6 Intraabdominale Adhäsionen und tubare Sterilität (Tubenfaktor)

Basis der sorgfältigen Indikation zur laparoskopischen Abklärung einer Subfertilität ist die ausführliche Anamnese, was in den britischen Leitlinien zur Kinderwunschtherapie zum Ausdruck kommt (NICE 2004). Vorangegangene Adnexitis, lange vorbestehende Subfertilität, vorangegangene chirurgische abdominale Eingriffe und eine hohe Anzahl vorangegangener Geburten bei sekundärer Subfertilität in der Anamnese sind signifikant mit tubarem Faktor vergesellschaftet (NICE 2004). Auch eine Dysmenorrhö sollte im Rahmen der Kinderwunschbehandlung laparoskopisch abgeklärt werden, da in bis zu 50 % eine Endometriose vorliegt (Forman et al. 1993; ▶ Kap. 34, „Endometriose").

▶ Im Rahmen der Abklärung einer Subfertilität ist insbesondere eine Infektion mit Chlamydia trachomatis auszuschließen.

Eine vorangegangene oder floride Chlamydieninfektion geht in 38–54 % mit tubarer Sterilität einher (Coppus et al. 2007). Die Niederländische Gesellschaft für Geburtshilfe und Gynäkologie (NVOG) empfiehlt die Bestimmung des Chlamydientiters im Rahmen der Basisdiagnostik bei Kinderwunschpatientinnen. Dabei wird der Chlamydienantikörpertiter bestimmt (Grenzwert IgG MIF >1 : 32 oder ELISA >1,1), oberhalb des Grenzwerts kann eine laparoskopische Abklärung mit Überprüfung der Tubendurchgängigkeit erfolgen (Abb. 2; Coppus et al. 2007).

Neueste Daten geben zudem Hinweise darauf, dass eine Sterilitätsproblematik neben signifikant häufigeren anamnestischen Chlamydien-Infektionen auch mit relevanten Veränderungen des vaginalen Mikrobioms einhergeht (Graspeuntner et al. 2018).

15–20 % aller Fälle sekundärer Subfertilität sind auf Adhäsionen zurückzuführen. Ziele einer adäquaten Adhäsiolyse sind die Freilegung bekannter Strukturen und die Wiederherstellung normaler anatomischer Verhältnisse (Wallwiener et al. 2009).

Intraabdominale Adhäsionen treten nach abdominalen Operationen, Infektionen, Endometriose (Abb. 3), kongenital oder spontan auf. Adhäsionen im weiblichen Becken können durch Verklebungen der Tuben, verminderte Tubenmotilität und gestörten Follikeltransport zu Subfertilität und erhöhtem Risiko für eine Extrauteringravidität führen. Insgesamt müssen Adhäsionen als häufigste Komplikation nach abdominalen Operationen gewertet werden (Hirschelmann et al. 2011), sie treten in mehr als 50 % der Fälle auf (Bruggmann et al. 2010).

Ovarielle Adhäsionen treten nach Adnexeingriffen sogar in über 90 % auf, bedingt durch die hohe Vulnerabilität des ovariellen Epithels und die Nähe zum Peritoneum (Bruggmann et al. 2010). Die individuell unterschiedlich ausgeprägten Sigmaadhäsionen zur linken Beckenwand sind physiologisch.

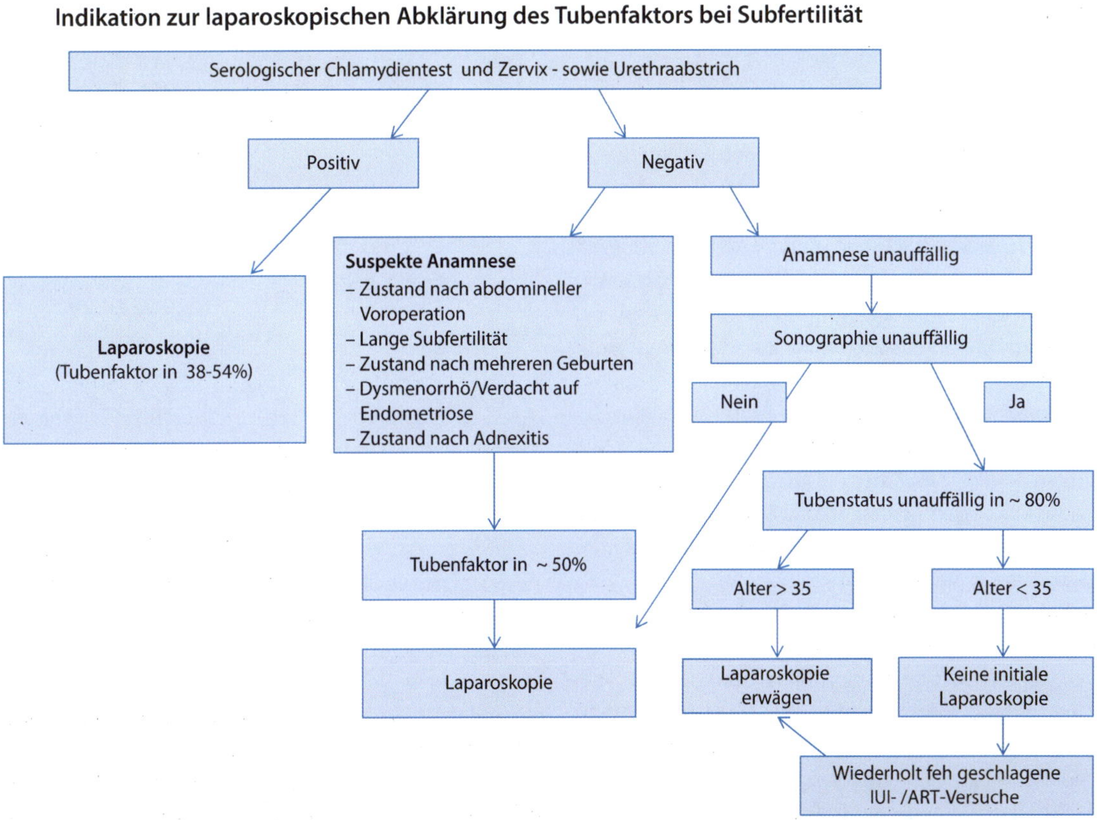

Abb. 2 Leitfaden zur Indikationsstellung der Laparoskopie auf dem Boden der Chlamydiendiagnostik (Voraussetzungen zur Indikation sind erfolgtes Ovulationsmonitoring mit hormoneller Abklärung und Spermiogramm). (Nach Coppus et al. 2007)

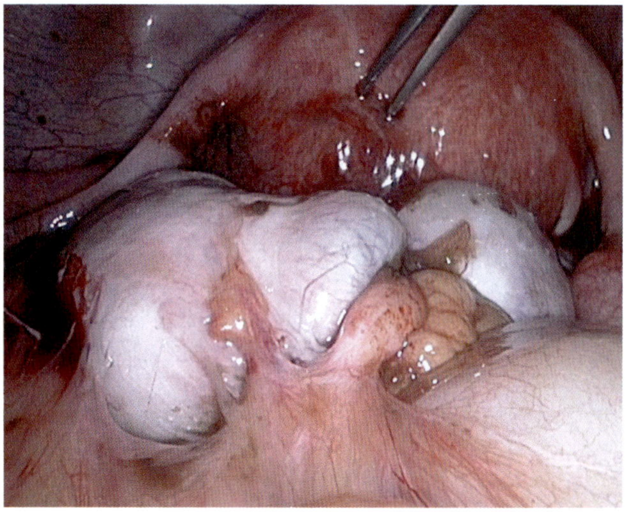

Abb. 3 Laparoskopische Darstellung von Adhäsionen des Darms zu beiden Ovarien („kissing ovaries") im Rahmen einer ausgedehnten Endometriose

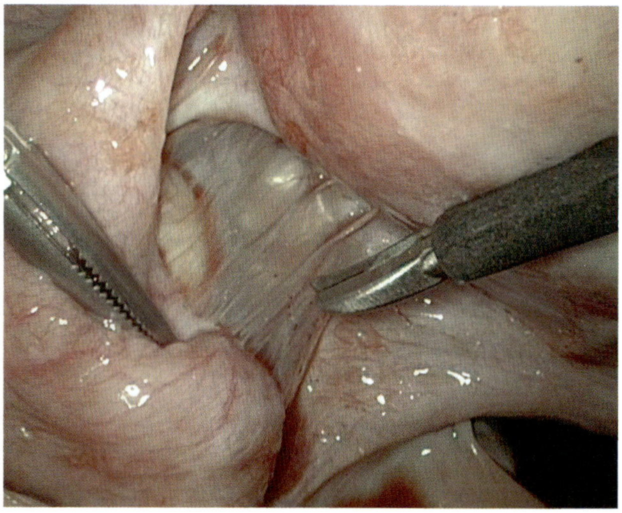

Abb. 4 Scharfes Trennen peritubarer und periovarieller Adhäsionen zum Uterus bei hieraus resultierendem distalem Tubenverschluss links. Die Adhäsionen wären dabei einer nichtoperativen Diagnostik (Sonohysterographie) nicht zugänglich gewesen

Allerdings ist beispielsweise bei der Chromopertubation mitunter eine Lösung dieser physiologischen Adhäsionen notwendig, um die linke Adnexloge optimal beurteilen zu können (Wallwiener et al. 2009).

6.1 Adhäsiolyse

Die Adhäsiolyse erfolgt laparoskopisch möglichst atraumatisch, wobei sowohl Blutungen als auch exzessives Koagulieren vermieden werden sollten. Sie erfolgt mittels Zug-Gegenzug-Schneide-Technik. Adhäsionen medial des Ovars sind in der Regel avaskulär, bei Präparation in der optimalen Schichtebene treten im Normalfall keine verstärkten Blutungen auf. Netzadhäsionen mit Adnexen oder Uterus, die nach ausgedehnten Entzündungsprozessen oder Voroperationen auftreten, sind meist sehr gut vaskularisiert und erfordern eine abwechselnde bipolare Koagulation und scharfe Durchtrennung (Wallwiener et al. 2009).

Ovariolyse, Salpingolyse und insbesondere Fimbriolyse können bei tubaren Pathologien mechanische Passagestörungen und Störungen der Tubenmobilität beseitigen, sodass im Idealfall intraoperativ eine Konversion von negativem zu positivem Chromopertubationsbefund gesichert werden kann.

Die Mobilisierung der Tube gegenüber dem zugehörigen Ovar kann sich technisch schwierig gestalten, da die Fimbrienenden innerhalb der Adhäsionen häufig nur unscharf abgegrenzt sind. Unmittelbar anliegende Verwachsungen sind relativ stark vaskularisiert, allerdings verbietet sich eine Elektrokoagulation an Tube und Fimbrientrichter in der Fertilitätschirurgie (Wallwiener et al. 2009). Der mit dem Ovar verwachsene Eileiter muss scharf präpariert werden, da es bei stumpfem Zug zu Zerreißungen der Tube mit starken Blutungen kommen kann (Abb. 4). Bei Blutungen im Bereich der Tube und des Fimbrientrichters sollte zunächst die Hämostase abgewartet werden, eine Koagulation sollte in jedem Fall punktgenau erfolgen (Wallwiener et al. 2009). Insgesamt sollte bezüglich der Tube mittels „No-touch-Technik" operiert werden. Bei notwendiger Traktion wird die Tube atraumatisch gefasst, da die Tuben hoch vulnerabel sind und bei Kontakt häufig bluten.

Im Rahmen der Laparoskopie erfolgt initial die Entnahme eines intraabdominalen mikrobiologischen Abstrichs, um auch bei asymptomatischen Patientinnen eine evtl. bestehende chronische Pelvioperitonitis auszuschließen.

Komplikationen bei der Adhäsiolyse sind neben den gängigen Operationsrisiken insbesondere Darm-, Harnblasen- und Ureterverletzungen sowie bei insuffizienter Adhäsiolyse der Bridenileus. Betont werden muss das Risiko von Rezidiven, die umso häufiger auftreten, je größer die gesetzten peritonealen Defekte sind (Wallwiener et al. 2009).

6.2 Adhäsionsprophylaxe

Es wurden verschiedene Strategien zur Adhäsionsprophylaxe erstellt. Intraoperativ sollte die Traumatisierung des Peritoneums möglichst gering gehalten werden. Das Mesothel sollte feucht gehalten werden, um eine Austrocknung zu vermeiden. Eine ausgiebige Spülung mit isotoner Lösung sowie eine ausführliche Blutstillung dienen der Vermeidung von Fibrinverklebungen durch intraoperativ verbliebene Koagel. Fremdmaterial und Nahtmaterial sollte in so geringem Maße wie möglich eingesetzt werden (Bruggmann et al. 2010).

Eine Überlegenheit der Laparoskopie über die Laparotomie bezüglich Adhäsionsbildung wurde bisher statistisch nicht belegt. Allerdings ist das peritoneale Trauma bei der Laparoskopie durch die präzisere Präparation unter Vergrößerung deutlich geringer. Die Kontamination der Abdominalhöhle wird verringert, und das Infektionsrisiko ist geringer.

Die Suche nach im Rahmen von Laparoskopien zu instillierenden Präparaten mit optimalem Schutz vor Adhäsionen ist Gegenstand intensiver Forschung. Aktuell kommen befeuchtetes und angewärmtes Insufflationsgas, therapeutische Agenzien sowie kolloidale und kristalloide Lösungen zum Einsatz. Die Agenzien wirken antiinflammatorisch oder fibrinolytisch, auch antibiotische Agenzien werden eingesetzt. Den kolloidalen oder kristalloiden Lösungen wurden teilweise Kortikosteroide oder Heparin beigefügt. Das 4 %ige Glukosepolymer Icodextrin (Adept) retiniert durch seine osmotische Aktivität über 3–4 Tage Flüssigkeit im Abdomen, sodass Organe und Peritoneum separiert werden (Bruggmann et al. 2010). Bis dato hat sich jedoch noch kein Präparat letztlich durchgesetzt, was u. a. auch darin begründet liegt, dass zum Wirksamkeitsnachweis beim Menschen eine Second-look-Operation notwendig ist.

Während nach Verwendung verschiedener Agenzien bei diesen Second-look-Operationen geringere Neu-Adhäsionen festgestellt werden können, liegen gemäß einer aktuellen Cochrane-Analyse keine Daten bzgl. der Schwangerschaftsraten bei Frauen mit Kinderwunsch vor (Ahmad et al. 2015).

7 Tubenchirurgie

Die Indikation für tubenchirurgische Eingriffe wird auf dem Boden einer negativen Chromopertubation gestellt. Dazu zählen

- der proximale Tubenverschluss,
- der endständige Tubenverschluss,
- die Tubenphimose und
- der Wunsch nach Refertilisierung bei anamnestischer tubarer Sterilisation (▶ Kap. 18, „Rekonstruktive Tubenchirurgie“).

▶ Die Patientin muss ausführlich über die zu erwartende Erfolgsrate und das nach Tubenrekonstruktion erhöhte Risiko einer Tubargravidität aufgeklärt werden (Wallwiener et al. 2009).

Die Erfolgsraten werden als niedrig angesehen bei anamnestischer Tubentuberkulose, bei stark sklerosierten starren Tuben, bei kurzen Tuben von <4 cm, bei voroperierten Tuben mit fehlender Ampulle oder Fimbrientrichter sowie bei stark aufgetriebenen oder sehr dickwandigen Hydrosalpingen (Wallwiener et al. 2009).

Bei proximaler Tubenstenose ist der am wenigsten traumatische Eingriff zur Verbesserung der Tubendurchgängigkeit das transzervikale Durchspülen der Tuben (Kodaman et al. 2004).

Bei distalem Tubenverschluss erfolgt die Salpingostomie mit Fimbrioplastik. Dabei wird das distale Tubenende mit Schere oder monopolarer Elektrode sternförmig drei- oder vierschenklig eröffnet. Die freipräparierten Tubenenden werden an der Resttube durch Nähte fixiert oder durch gezielte, sparsame Koagulation evertiert („flowering“). Durch die Eversion soll der Fimbrientrichter dauerhaft offen gehalten werden (Wallwiener et al. 2009). Trotz intraoperativ hoher Erfolgsrate von 70–85 % intraoperativ durchgängiger Tuben ist die Schwangerschaftsrate gering.

Nach aktuellem evidenzbasierten Standard können Second-look-Operationen zum Adhäsionsausschluss bzw. zum Nachweis einer persistierenden Pertubation nach tubarer Chirurgie nicht empfohlen werden (Duffy et al. 2009). Eine tubare Überprüfung nach operativer Rekonstruktion allein mit der simplifizierenden Aussage einer vorhandenen oder fehlenden Durchgängigkeit zu beantworten, dürfte dabei auch zu kurz greifen, da hierin noch keine Informationen über die Funktionalität einer selbst postoperativ durchgängigen Tube enthalten sind (Papaioannou et al. 2007). Als letztendlicher „tubarer Funktionsnachweis“ muss daher die Schwangerschaftsrate gelten. Diese wird nach Fimbrioplastik in der Literatur mit 20–60 % beziffert. Insbesondere bei Reobstruktion mit chirurgischer Revision ist die Schwangerschaftsrate als extrem gering einzustufen und liegt bei 10 % (Reyftmann et al. 2009).

Randomisiert kontrollierte Studien, die den Stellenwert der tubaren Chirurgie mit anderen Verfahren vs. fehlende operative Therapie vergleichen, fehlen bisher (Ahmad et al. 2006). Allerdings ist auch bei nur vergleichsweise geringer Erfolgsrate bei dringendem Kinderwunsch eine Tubenrekonstruktion indiziert, da die Laparoskopie nur mit einer minimalen Morbidität einhergeht. Es gibt therapeutische Ansätze, die Tubendurchgängigkeit durch postoperatives Durchspülen der Tube nach Tubenchirurgie zu optimieren. Dabei kamen auch antibiotika- und steroidhaltige Lösungen zum Einsatz. Allerdings fehlt bisher die Evidenz für diese Verfahren (Duffy et al. 2009).

8 Chromopertubation

Nach Abklärung endokrinologischer, infektiöser und metabolischer Faktoren sowie Ausschluss uteriner Anomalien und Abklärung des Partners erfolgt die Überprüfung der Eileiterdurchgängigkeit mittels Chromopertubation. Goldstandard ist die laparoskopische Chromopertubation. Diese wird naturgemäß mit einer ausführlichen Inspektion der Organe des kleinen Beckens, aber auch von Ober- und Mittelbauchorganen

(Leber, Appendix etc.) zum Ausschluss dortiger Pathologien kombiniert. Weniger invasive Methoden zur Abklärung des Tubenfaktors, wie Sonohysterografie und Hysterosalpingografie, besitzen eine deutlich geringere diagnostische Aussagekraft (Kodaman et al. 2004) und lassen die Vorteile einer Operation – parallele therapeutische Option, Ausschluss von Adhäsionen, Ausschluss von Endometrioseherden durch direkte Visualisierung des kleinen Beckens – vermissen.

Bei Stand der Drucklegung dieses Kapitels ist das zur Sonohysterografie verwendete Echovist vom Markt genommen. Einige Autoren favorisieren die sonografische Bestimmung von Spülflüssigkeit im Douglas-Raum nach Hysteroskopie, um Rückschlüsse auf die Tubendurchgängigkeit zu ziehen. Allerdings kann dadurch keine Aussage zur tatsächlichen Tubenkonfiguration getroffen werden, und es ist keine Seitendifferenzierung möglich (Gaetini et al. 1988). Zwar stellt die Chromopertubation ein vergleichsweise invasives diagnostisches Verfahren dar, da eine Vollnarkose unumgänglich ist. Allerdings ermöglicht diese Invasivität auch simultan eine operative Kausalbehandlung bei Tubenfaktor. Im Rahmen tubenchirurgischer Eingriffe ermöglicht die Chromopertubation die intraoperative Überprüfung einer Refertilisierung.

9 Myome

Myome, die bei 30–50 % aller Frauen vorliegen, können mit Subfertilität und Schwangerschaftskomplikationen einhergehen (Parsanezhad et al. 2010). Es wurden multiple Hypothesen zur Pathophysiologie der durch Myome bedingten Subfertilität propagiert. Myome gehen je nach Lokalisation einher mit Störung der uterinen Motilität, mechanischem Druck im Cavum uteri, lokaler Entzündungsreaktion und Blutungsneigung, mangelhafter Blutversorgung des Endometriums und Verengung und Verlegung der Tubenabgänge. Außerdem können Störungen hinsichtlich Spermienfluss, Blastozystentransport, Implantation, des embryonalen und fetalen Wachstums sowie vorzeitiger Wehentätigkeit und Zervixinsuffizienz vorliegen (Parsanezhad et al. 2010; Übersicht).

Myome als Subfertilität auslösender Faktor (Parsanezhad et al. 2010)

- Störung der uterinen Motilität
- Mechanischer Druck im Cavum uteri
- Lokale Entzündungsreaktion
- Blutungsneigung
- Mangelnde Blutversorgung des Endometriums
- Verengung/Verlegung der Tubenostien
- Störungen des Spermienflusses

(Fortsetzung)

- Störungen des Blastozystentransports
- Störungen der Implantation
- Störungen des embryonalen und fetalen Wachstums
- Vorzeitige Wehentätigkeit
- Zervixinsuffizienz

Insbesondere bei submukösen Myomen ist durch die Impression des Cavum uteri eine Reduktion der Schwangerschaftsrate (Schwangerschaftsrate nach IVF 10 % bei unbehandelten Myomen gegenüber 30 % nach IVF in der Normalbevölkerung) und der Implantationsrate pro Embryo bei assistierter Reproduktion relevant (Eldar-Geva et al. 1998). Auch intramurale Myome gehen mit schlechterem IVF-Outcome einher (Schwangerschaftsrate 16 %), subseröse Myome gelten als statistisch nicht relevant: Die Schwangerschaftsrate (34) % entspricht der Schwangerschaftsrate nach IVF der Normalbevölkerung (Bernard et al. 2000).

Bei Myomen, die sich in das Cavum uteri vorwölben, verbessert eine chirurgische Sanierung die Schwangerschaftsraten signifikant (Fernandez et al. 2001).

▶ **Empfehlung** Submuköse und intramurale Myome sollten daher vor einer assistierten Reproduktion enukleiert werden.

Die Erfolgsrate bei Subfertilität durch laparoskopische Myomenukleation wird mit 50 % beziffert (Malartic et al. 2007). Bei sehr großen intramuralen oder subserösen Myomen muss auch ein evtl. erhöhtes Komplikationsrisiko in fortgeschrittenen Schwangerschaftswochen berücksichtigt werden. Blutungskomplikationen, Frühgeburtlichkeit und Geburtshindernis bedingt durch Myome können eine Myomenukleation vor einer (Folge-) Konzeption notwendig machen (Hornemann et al. 2009).

▶ Einziges etabliertes Verfahren zur Myomentfernung in der Kinderwunschbehandlung ist die operative Myomenukleation.

Alternative Verfahren wie Myomembolisation, Myolyse, medikamentöse Verfahren (Ulipristalacetat) oder „high-intensity-focussed ultrasound" (HIFU) sind bei prospektivem Kinderwunsch mangels ausreichender Evaluierung oder Erfolgsaussichten nicht oder sogar kontraindiziert.

Das Risiko einer sekundären Ovarialinsuffizienz durch akzidentelle Gefäßokklusion mit konsekutiver ovarieller Minderperfusion nach Myomembolisation wird mit 5 % beziffert (Lumsden 2002), auch ist das Risiko von Placentationsstörungen erhöht. Die Myomenukleation erfolgt, je nach Lage des Myoms, als abdominal offener, laparoskopischer, hysteroskopischer oder kombiniert laparoskopisch und hysteroskopischer Eingriff (Hornemann et al. 2009). Handelt es sich um intrakavitäre oder subseröse Myome, erfolgt die Resektionshysteroskopie mit elektrischer Schlinge. Bei der abdominalen und laparoskopischen Myomenukleation ist eine Eröffnung des Cavum uteri möglichst zu vermeiden.

Indikationen zur laparoskopischen Myomenukleation sind <5 Myome mit einer Maximalgröße von 9 cm (Malartic et al. 2007). Die Laparoskopie ist der Laparotomie bezüglich Morbidität und Verweildauer überlegen (Bhave Chittawar et al. 2014), geht allerdings im Schnitt mit einer längeren Operationszeit einher. Insbesondere in der Kinderwunschtherapie ist die geringere Adhäsionsbildung nach Laparoskopie (LSK) im Vergleich zu Laparotomie relevant (Dubuisson et al. 2001). Die Komplikationsrate der laparoskopischen Myomenukleation liegt unter 2 % (Parsanezhad et al. 2010). Unterschiede im Outcome bezüglich der Schwangerschaftsrate, Abortrate, Geburtenrate und Sectiorate waren zwischen beiden Methoden nicht signifikant different (Jin et al. 2009). Die Konversionsrate von LSK zur Laparotomie wird mit 1–3 % angegeben und ist neben den individuellen Fähigkeiten des Operateurs mit einem Myomdurchmesser von >5 cm, intramuralen und Vorderwandmyomen assoziiert (Dubuisson et al. 2001; Malzoni et al. 2006).

Die intrakorporale Uterusnaht bei der laparoskopischen Myomenukleation geht mit einem leicht erhöhten Risiko einer Uterusruptur während Schwangerschaft und Geburt einher. Die Prävalenz der Uterusruptur nach laparoskopischer Myomenukleation wird mit 0–1 % angegeben, bei Vorderwandmyomen ist sie leicht erhöht (Dubuisson et al. 2001; Malartic et al. 2007). Einer Uterusruptur kann vorgebeugt werden durch Vermeidung von Hohlräumen beim Nähen, Vermeidung exzessiver Elektrokoagulation mit konsekutiver Gewebsnekrose und Vermeidung von Fisteln (Dubuisson et al. 2001). Bei sehr tief intramural lokalisierten Myomen oder bei Eröffnung des Cavum uteri wird eine doppelschichtige Naht empfohlen (Dubuisson et al. 2001). Auch nach Enukleation oberflächlicher Myome sollte ein Nahtverschluss erfolgen. Bei der Naht ist ein vollständiges Erfassen der Inzisionsecken erforderlich, um Hämatome zu vermeiden (Dubuisson et al. 2001). Mittels transzervikalem Einspritzen von Methylenblau in das Cavum uteri sollte die Integrität der Nahtstelle beurteilt werden (Abb. 5).

Eine Second-look-LSK vor assistierter Reproduktion zur Adhäsiolyse nach Myomenukleation wird nicht routinemäßig durchgeführt. Bei Eröffnung des Cavum uteri im Rahmen einer Myomenukleation wird aufgrund der erhöhten Rupturgefahr bei spontanen Wehen weiterhin eine Indikation zur primären Sectio caesarea in einer Folgegravidität gesehen, der Geburtsmodus sollte mit der Patientin ausführlich diskutiert werden (Lieng et al. 2004; Kavallaris et al. 2010).

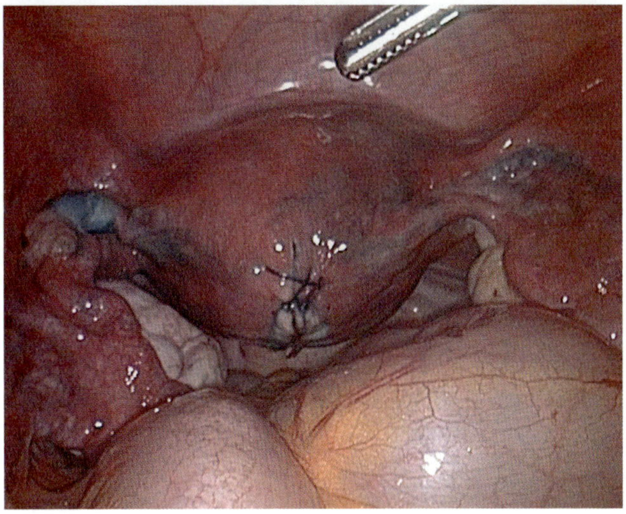

Abb. 5 Kontrolle auf Integrität der Uterusnaht mittels transzervikalem Einspritzen von Methylenblau nach Myomenukleation

10 Endometriose

6–10 % aller Frauen im reproduktionsfähigen Alter leiden an Endometriose. Bei Subfertilität liegt in bis zu 50 % eine Endometriose vor (Giudice 2010). Endometriose wird nach rAFS (American Fertility Society) oder ASRM (American Society for Reproductive Medicine) eingeteilt, die Schweregrade sind I–IV (▶ Kap. 34, „Endometriose“). Das rAFS-Stadium korreliert mit dem anatomischen Situs und dem operativen Management, jedoch nicht mit dem Ansprechen auf eine Therapie bei Subfertilität (Giudice 2010). Die endoskopische Endometrioseklassifikation (EEC) bezieht auch extragenitale Befunde, Bildgebung und Inspektion mit ein. Der ENZIAN-Score bezieht auch insbesondere die tief infiltrierende Endometriose mit ein. Die EFI-Stadieneinteilung („endometriosis fertility index“) ist hingegen die einzige, die eine Einschätzung der Schwangerschaftschancen beinhaltet. Neben der Endometrioseklassifikation nach rASRM bezieht sie auch die funktionellen Einschränkungen, das Alter der Frau, die Dauer des unerfüllten Kinderwunsches und frühere Schwangerschaften in die Auswertung mit ein.

Eine Endometriose kann nur durch die Laparoskopie sicher diagnostiziert werden. Eine Ausnahme stellen Endometriome dar, die durch sonografische Detektion vermutet werden können. Das Intervall zwischen Erstsymptomen und Diagnose der Endometriose beträgt 10,4 Jahre. Dieses lange Intervall ist insbesondere im Rahmen der Kinderwunschbehandlung von Relevanz. Bei Subfertilität und chronischen Unterbauchschmerzen, Dysmenorrhö, Dyspareunie, aber auch Dyschezie und Algurie oder Hämaturie sollte eine laparoskopische Abklärung zum Ausschluss einer Endometriose erfolgen. Dabei hat die Laparoskopie heute den Stellenwert einer First-line-Therapie. Eine probatorische hormonelle Therapie –

gerade im Rahmen der Behandlung von Kinderwunschpatientinnen – ist als obsolet anzusehen.

Eine Metaanalyse zeigte, dass im Rahmen der Kinderwunschbehandlung die hormonelle Therapie der Endometriose mit oralen Kontrazeptiva, GnRH-Agonisten, Medroxyprogesteronacetat oder Danazol keinen Stellenwert hat (Giudice 2010). Die Laparoskopie beinhaltet die ausführliche Exploration des gesamten Beckens und die vollständige Exzision aller Endometrioseherde. Bei kleinen oberflächlichen Endometrioseherden kann eine Elektrokoagulation erfolgen. Endometriome sollten vollständig exzidiert werden. Eine sorgfältige Adhäsiolyse ist obligat (Giudice 2010).

In einer weiteren Metaanalyse konnte eine Überlegenheit der laparoskopischen Endometriosesanierung gegenüber rein diagnostischer Laparoskopie bei Endometriose bezüglich der Schwangerschaftsraten gezeigt werden (Jacobson et al. 2010).

▶ **Empfehlung** Daher wird insbesondere bei Patientinnen mit Endometriose rAFS I und II eine Endometriosesanierung empfohlen.

Bei 341 infertilen Patientinnen lag die Schwangerschaftsrate nach Endometriosesanierung bei rAFS I und II nach 3 Jahren bei 31 % (vs. 17 % ohne Therapie; Jacobson et al. 2010). In einer Studie mit 63 Patientinnen mit Endometriose bei unerfülltem Kinderwunsch, die anschließend einer assistierten Reproduktion zugeführt wurden, lag die Schwangerschaftsrate bei 39,7 % mit einem Schwangerschaftseintritt 10 ± 3,8 Monate postoperativ.

▶ **Empfehlung** Dabei sollte eine Schwangerschaft möglichst kurzfristig nach einer operativen Endometriosesanierung angestrebt werden, möglichst 6–12 Monate postoperativ, insbesondere bei Tubenfaktor oder schon lange vorbestehender Subfertilität.

Nach einem längeren Intervall kann es zu einem Rezidiv mit erneuter Endometriose und konsekutiv Adhäsionen kommen (Bourdel et al. 2011). Weitere Details zur Endometriose ▶ Kap. 34, „Endometriose“.

11 PCO-Syndrom

11.1 „Wedge Resection“ (Keilresektion)

Das polyzystische Ovarsyndrom (PCOS) tritt bei 5–10 % aller Frauen im reproduktionsfähigen Alter auf (Ott et al. 2010). Es geht charakteristischerweise, neben der typischen hormonellen Dysbalance zugunsten der Androgene mit erhöhtem LH/FSH-Quotienten, mit der Bildung multipler kleiner Follikelzysten, einer Volumenzunahme der Ovarien und Verdickung der Kapsel einher.

Neben einem hormonellen Therapieansatz, bei Kinderwunsch beispielsweise in Form einer Stimulation mit Clomifencitrat, kann daher eine chirurgische Follikelmassenreduktion indiziert sein. Diese wurde initial als Ovarkeilresektion etabliert (Stein und Leventhal 1935). Mit der Möglichkeit der Behandlung mit Clomifencitrat seit den 1960er-Jahren wurde dieser operative Ansatz zunehmend kritischer gesehen im Hinblick auf die dadurch möglicherweise entstehenden Adnexadhäsionen. Mit der Etablierung der Laparoskopie wurde der chirurgische Ansatz wieder zunehmend favorisiert. Durch die Ovarkeilresektion kann die Rate an Spontankonzeptionen signifikant erhöht werden, nach hormoneller Stimulation liegt die Schwangerschaftsrate sogar bei bis zu 88 % (Lunde et al. 2001). Die klassische Keilresektion wurde zunehmend durch die laparoskopische Technik des „ovarian drilling“ (Ovarstichelung) abgelöst (Farquhar et al. 2007).

11.2 „Ovarian Drilling“ (Stichelung)

Beim PCOS mit anovulatorischen Zyklen ist auch das sog. laparoskopische „ovarian drilling“ (LOD), die „Stichelung“ der Ovarien (auch „laparoscopic electrocoagulation of the ovarian surface“, LEOS), als Second-line-Therapie in der Kinderwunschbehandlung bei Clomifen-Resistenz etabliert (Li et al. 1998; Fernandez et al. 2011).

▶ „Ovarian drilling“ wird als langfristige Alternative zur Gonadotropinbehandlung zur Ovulationsinduktion angesehen.

Dabei werden die bei der Gonadotropinbehandlung bestehenden Risiken einer Mehrlingsschwangerschaft und eines ovariellen Überstimulationssysndroms, die bei Vorliegen eines PCOS per se schon erhöht sind, umgangen (Flyckt und Goldberg 2011). Auch der Kostenfaktor und die Nebenwirkungen spielen bei der Indikationsstellung LOD vs. Gonadotropinbehandlung eine entscheidende Rolle (Flyckt und Goldberg 2011).

Beim „ovarian drilling“ erfolgt eine beidseitige laparoskopische punktuelle monopolare Elektrokoagulation der multiplen, für das PCOS charakteristischen Follikel (Abb. 6). Quantität und Effektstärke der Elektrokoagulation sind bisher nicht standardisiert. In der Praxis erfolgt die punktförmige Elektrokoagulation von 2–3 mm durchschimmernder Follikel in der porzellanartigen Kapsel an 5–10 Stellen (Ott et al. 2010; Lunde et al. 2001). Die Diathermie ist dabei der Laserkoagulation überlegen (Flyckt und Goldberg 2011).

Neben der Verminderung der Follikelzahl und des Ovarvolumens wird auch das typische hormonelle Ungleichgewicht positiv beeinflusst. Nach „ovarian drilling“ fällt der LH/FSH-Quotient signifikant ab sowie auch die Serumkon-

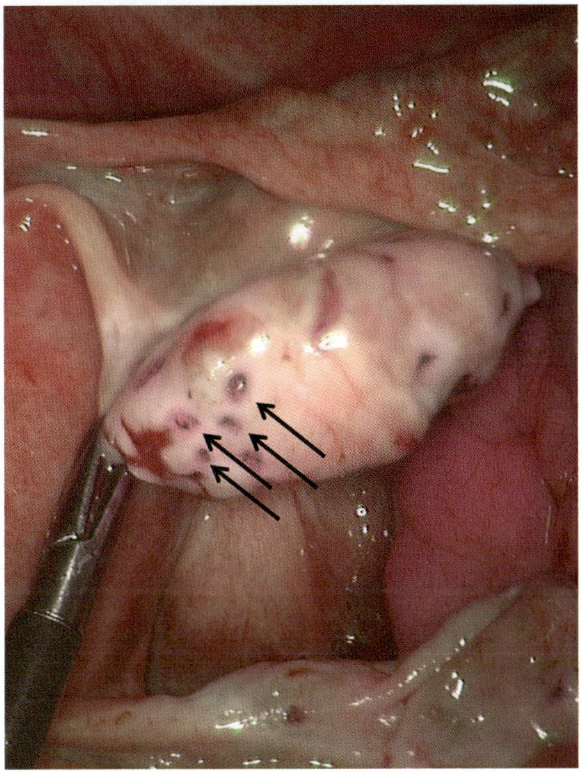

Abb. 6 „Ovarian drilling" mit noch partieller punktueller monopolarer Elektrokoagulation *(Pfeile)* durchscheinender Follikel bei PCO-Syndrom

zentrationen von LH und FSH (nach initial transientem Anstieg 24–48 h postoperativ erfolgt ein langsamer kontinuierlicher Abfall). Testosteron und Androstendion fallen unmittelbar postoperativ rapide ab (Amer et al. 2002a). Dabei handelt es sich um hormonelle Langzeiteffekte, deren Tendenz bis zu 10–20 Jahre postoperativ stabil bleiben (Amer et al. 2002a; Gjonnaess 1998). Auch bei der entsprechend in der Vaginalsonografie nachweisbaren Volumenreduktion der Ovarien handelt es sich um Langzeiteffekte (Amer et al. 2002a).

Bei bis zu 85 % aller Patientinnen kann durch die Laparoskopie wieder ein regelmäßiger Zyklus hergestellt werden (Badawy und Elnashar 2011). „Ovarian drilling" geht signifikant mit einer erhöhten Ovulationsrate und erhöhten Schwangerschaftsraten einher, die Spontankonzeptionsrate liegt im 1. Jahr um 50 % (Li et al. 1998; Gjonnaess 1998; Amer et al. 2002b).

Bei PCOS-Patientinnen liegt eine erhöhte Abortrate vor, die u. a. auf erhöhte LH-Werte zurückgeführt wird. Durch die Follikelmassenreduktion wird die Abortrate signifikant gesenkt durch die Reduktion des LH (Lunde et al. 2001). Es gibt Hinweise, dass insbesondere junge Frauen, bei denen vergleichsweise kurzzeitig in der Vorgeschichte unerfüllter Kinderwunsch bestand und die in der Sonografie polyzystische Ovarien aufweisen, bei erhöhtem LH-Spiegel von der Operation profitieren (Li et al. 1998). Allerdings könnten das bessere Outcome in dieser Subgruppe wie auch die Langzeiteffekte auch damit zusammenhängen, dass naturgemäß der endokrinologische und klinische Ausprägungsgrad des PCOS mit zunehmendem Alter abnimmt (Amer et al. 2002a). Das hypothetische Risiko einer Ovarialinsuffizienz („premature ovarian insufficiency", POI) nach lege artis durchgeführtem „ovarian drilling" konnte widerlegt werden (Amer et al. 2002a).

Die in Bezug auf Spontankonzeptionen nachzuweisenden Erfolgsraten kehren sich jedoch bei Methoden der künstlichen Befruchtung ins Gegenteil um: Hier finden sich bei PCOS-Patientinnen nach „Ovarian Drilling" signifikant niedrigere Schwangerschaftsraten im Vergleich zu nicht Operierten (Cai et al. 2016; Eftekhar et al. 2016).

12 Fertilitätserhalt vor einer gonadotoxischen Therapie

Vor einer gonadotoxischen Therapie, wie sie beispielsweise bei systemischer Chemotherapie bei Malignomen oder bei verschiedenen Autoimmunerkrankungen (z. B. Zyklophosphamidstoßtherapie bei schwerem systemischem Lupus erythematodes) zur Anwendung kommt, sollte bei Frauen im reproduktionsfähigen Alter und nicht abgeschlossener Familienplanung eine Beratung über Möglichkeiten des Fertilitätserhalts erfolgen. Dies gilt umso mehr bei jungen Nulliparae, sofern der Beginn der gonadotoxischen Behandlung in wenigen Tagen geplant ist.

Ein interdisziplinäres Expertennetzwerk hat dabei für den deutschsprachigen Raum Therapieempfehlungen erstellt, die auch im Internet (www.fertiprotekt.de) abrufbar sind. Auf medikamentöse Optionen wird im ▶ Kap. 47, „Fertilitätserhalt in der Onkologie" eingegangen.

Grundsätzlich können in Hinblick auf operative Ansätze dabei Eingriffe zur Entnahme und Kryokonservierung von Ovarialgewebe von solchen Operationen abgegrenzt werden, die das innere Genitale vor einer Schädigung durch eine geplante Bestrahlung schützen sollen. Gegebenenfalls können auch beide Operationsansätze kombiniert werden. Auf Versuche der organerhaltenden Chirurgie bei einem malignen Befall eines Organs des weiblichen Reproduktionssystems soll in diesem Kapitel nicht eingegangen werden.

12.1 Kryokonservierung

Bei geplanter Kryokonservierung von Ovargewebe wird laparoskopisch eine Teilresektion des ovariellen Kortex durchgeführt, bei der, um eine möglichst große Menge vitalen Gewebes gewinnen zu können, auf eine initiale Elektrokoagulation verzichtet werden sollte (Wallwiener et al. 2009).

Eine Bestrahlung im kleinen Becken geht in über 50 % aller Fälle mit einem langfristigen Verlust der Ovarfunktion einher.

▶ Neben dem Verlust von Oozyten spielt auch die endokrinologische Funktion der Ovarien eine entscheidende Rolle.

12.2 Laparoskopische Ovariopexie

Die laparoskopische Ovariopexie wird vor der Durchführung einer Strahlentherapie im kleinen Becken in die Wege geleitet, z. B. bei Lymphomen oder Rektoanalkarzinomen. Ziel ist es, die Ovarien aus dem Strahlenfeld zu distanzieren, um die Ovarfunktion zu erhalten. In seltenen nicht onkologischen Fällen wird auch eine laterale Ovariopexie zur Adhäsionsprophylaxe nach ausgedehnter Ovariolyse empfohlen, z. B. bei Endometriose, da insbesondere im Bereich des Douglas-Raums und der Adnexloge Adhäsionen rezidivieren können (Carbonnel et al. 2011).

Die Transposition erfolgt entweder lateral an die Beckenwand, oder medial retrouterin (bei Bestrahlung der pelvinen Lymphknoten entlang der großen Beckengefäße), wobei die Gefäßversorgung über das Lig. infundibulopelvicum erhalten bleibt. Bei der lateralen Ovariopexie wird das Ovar zunächst mobilisiert, indem man Tubenabgang, Lig. ovarium proprium und Lig. latum partiell durchtrennt. Das Pelvioperitoneum wird an der seitlichen Beckenwand über dem M. psoas eröffnet, um den Ureter darzustellen. Das Lig. infundibulopelvicum wird ausreichend nach kranial mobilisiert. Anschließend wird das Ovar mittels nichtresorbierbarer Nähte an der seitlichen Beckenwand fixiert und mit radiodensen Clips markiert.

Im Normalfall ist die Transposition eines Ovars ausreichend, wobei aufgrund der technisch einfacheren Anatomie – begründet durch den Verlauf des Lig. infundibulopelvicum – häufig die rechte Seite favorisiert wird. Für die hohe laterale Ovariopexie, die von einigen Autoren gefordert wird, müssen Zökum und Colon ascendens weit nach kranial mobilisiert werden (Gaetini et al. 1988). Bei der technisch deutlich weniger anspruchsvollen medial retrouterinen Transposition werden die Ovarien in Analogie zu „kissing ovaries" mittels zweier nichtresorbierbarer Nähte aneinander fixiert. Dabei wird die normale Anatomie weitgehend erhalten, und nach Abschluss der Bestrahlung kann die Rückverlagerung erfolgen.

Während die laterale Ovariopexie bezüglich der Protektion eine höhere Sicherheit bietet, ist die mediale Ovariopexie deutlich weniger traumatisch (Grabenbauer et al. 1991). Durch den Erhalt der Tubenkontinuität bei der medialen Transposition kann die Möglichkeit einer Spontankonzeption erhalten bleiben, wenn nach Abschluss der Bestrahlung eine Rückverlagerung der Ovarien erfolgt.

Die Clipmarkierung ist entscheidend für die Erstellung des Bestrahlungsplans. Ein Monitoring der Fertilitätsreserve kann durch serologische Verlaufskontrollen von FSH und Östradiol oder AMH erfolgen. Zu den seltenen Komplikationen zählen Schmerzen bei der Ovulation, Zystenbildung und Thrombosen und Infarzierung des Lig. infundibulopelvicum (Wallwiener et al. 2009).

Trotz Transposition liegt der langfristige Erhalt der Ovarialfunktion nur bei 60–70 %, z. B. aufgrund von Streustrahlung.

13 Ausblick

Zu den neuen diagnostischen endoskopischen Verfahren zählen

- transvaginale Endoskopie (TVE) oder transvaginale Hydrolaparoskopie (THL),
- „Mikrohysteroskopie" (Abschn. 2),
- die Falloposkopie.

Bei der TVE oder THL erfolgt der endoskopische Zugang über den Fornix vaginae, der weibliche Reproduktionstrakt wird mit Hilfe einer Lichtquelle und Spülflüssigkeit (konventionelle isotonische Kochsalz- oder Ringerlaktatlösung) dargestellt (Gordts et al. 2002). Über diesen Zugang kann die Kontrolle der tubaren Durchgängigkeit erfolgen, analog zur klassischen laparoskopischen Chromopertubation. Diese Eingriffe können ambulant in Lokalanästhesie oder Analgosedierung durchgeführt werden und ermöglichen die Beurteilung des weiblichen Reproduktionstraktes im Rahmen eines einzigen Einstichs. Auch kleine operative Eingriffe wie „ovarian drilling", Salpingotomie oder Sanierung kleiner, gut zugänglicher Endometrioseherde sollten auf diesem Wege in Zukunft durchgeführt werden können (Catenacci und Goldberg 2011). Allerdings sind diese Methoden in Hinblick auf Sicherheitsaspekte, Operationsdauer und Vollständigkeit der zu entfernenden Läsionen bei Weitem nicht ausreichend validiert. Insbesondere bei pelvinen Adhäsionen dürfte eine hohe Konversionsrate des transvaginalen Zugangs zur konventionellen Laparoskopie zu erwarten sein.

Die Salpingoskopie ermöglicht die Beurteilung der Tubenmukosa mit Hilfe eines Miniendoskops über einen laparoskopischen Zugang oder im Rahmen der transvaginalen Endoskopie (Muzii et al. 2010). Die Beurteilung der Tubenmukosa soll eine Einschätzung der Erfolgsaussichten bei geplanter Tubenchirurgie ermöglichen (Muzii et al. 2010). Allerdings kommen diese minimal-invasiven Eingriffe bisher nicht routinemäßig zum Einsatz, und die routinemäßige Durchführbarkeit, die diagnostische Aussagekraft und der Kostenfaktor müssen noch weiter evaluiert werden (Gordts et al. 2005).

Literatur

Adamson GD (2011) The modern role of reproductive surgery. Clin Obstet Gynecol 54:710–719

Ahmad G, Watson A, Vandekerckhove P, Lilford R (2006) Techniques for pelvic surgery in subfertility. Cochrane Database Syst Rev (2): CD000221

Ahmad G, O'Flynn H, Hindocha A, Watson A (2015) Barrier agents for adhesion prevention after gynaecological surgery.Cochrane Database Syst Rev (4):CD000475

Amer SA, Banu Z, Li TC, Cooke ID (2002a) Long-term follow-up of patients with polycystic ovary syndrome after laparoscopic ovarian drilling: endocrine and ultrasonographic outcomes. Hum Reprod 17:2851–2857

Amer SA, Gopalan V, Li TC, Ledger WL, Cooke ID (2002b) Long term follow-up of patients with polycystic ovarian syndrome after laparoscopic ovarian drilling: clinical outcome. Hum Reprod 17:2035–2042

American Fertility Society (1988) The American Fertility Society classifications of adnexal adhesions, distal tubal occlusion, tubal occlusion secondary to tubal ligation, tubal pregnancies, mullerian anomalies and intrauterine adhesions. Fertil Steril 49:944–955

American Society for Reproductive Medicine – ASRM (2008a) Definitions of infertility and recurrent pregnancy loss. Fertil Steril 90(5 Suppl):S60

American Society for Reproductive Medicine – ASRM (2008b) Patient's fact sheet. Recurrent pregnancy loss. American society for reproductive medicine. http://www.asrm.org/uploadedFiles/ASRM_Content/Resources/Patient_Resources/Fact_Sheets_and_Info_Booklets/recurrent_preg_loss.pdf. Zugegriffen am 14.01.2018

Badawy A, Elnashar A (2011) Treatment options for polycystic ovary syndrome. Int J Womens Health 3:25–35

Berman JM (2008) Intrauterine adhesions. Semin Reprod Med 26:349–355

Bernard G, Darai E, Poncelet C, Benifla JL, Madelenat P (2000) Fertility after hysteroscopic myomectomy: effect of intramural myomas associated. Eur J Obstet Gynecol Reprod Biol 88:85–90

Bhave Chittawar P, Franik S, Pouwer AW, Farquhar C (2014) Minimally invasive surgical techniques versus open myomectomy for uterine fibroids. Cochrane Database Syst Rev (10):CD004638

Bohlmann MK, von Wolff M, Luedders DW, Beuter-Winkler P, Diedrich K, Hornemann A, Strowitzki T (2010) Hysteroscopic findings in women with two and with more than two first-trimester miscarriages are not significantly different. Reprod Biomed Online 21:230–236

Bourdel N, Dejou-Bouillet L, Roman H, Jaffeux P, Aublet-Cuvelier B, Mage G, Pouly JL, Canis M (2011) Endometriosis and postoperative infertility. A prospective study (Auvergne cohort of endometriosis). Gynecol Obstet Fertil [Epub vor Druck]

Brucker SY, Rall K, Campo R, Oppelt P, Isaacson K (2011) Treatment of congenital malformations. Semin Reprod Med 29:101–112

Bruggmann D, Tchartchian G, Wallwiener M, Munstedt K, Tinneberg HR, Hackethal A (2010) Intra-abdominal adhesions: definition, origin, significance in surgical practice, and treatment options. Dtsch Arztebl Int 107:769–775

Cai J, Liu L, Sun L, Sha A, Jiang X, Ren J (2016) Effects of previous ovarian drilling on cumulative ongoing pregnancy rates among patients with polycystic ovarian syndrome undergoing in vitro fertilization. Int J Gynaecol Obstet 134:272–277

Carbonnel M, Ducarme G, Dessapt AL, Yazbeck C, Hugues JN, Madelenat P, Poncelet C (2011) Efficacy of transient abdominal ovariopexy in patients with severe endometriosis. Eur J Obstet Gynecol Reprod Biol 155:183–187

Catenacci M, Goldberg JM (2011) Transvaginal hydrolaparoscopy. Semin Reprod Med 29:95–100

Chen L, Zhang H, Wang Q, Xie F, Gao S, Song Y, Dong J, Feng H, Xie K, Sui L (2017) Reproductive outcomes in patients with intrauterine adhesions following hysteroscopic adhesiolysis: experience from the largest women's hospital in China. J Minim Invasive Gynecol 24:299–304

Coppus SF, Opmeer BC, Logan S, van der Veen F, Bhattacharya S, Mol BW (2007) The predictive value of medical history taking and Chlamydia IgG ELISA antibody testing (CAT) in the selection of subfertile women for diagnostic laparoscopy: a clinical prediction model approach. Hum Reprod 22:1353–1358

Demirol A, Gurgan T (2004) Effect of treatment of intrauterine pathologies with office hysteroscopy in patients with recurrent IVF failure. Reprod Biomed Online 8:590–594

Di Spiezio Sardo A, Di Carlo C, Minozzi S, Spinelli M, Pistotti V, Alviggi C, De Placido G, Nappi C, Bifulco G (2016) Efficacy of hysteroscopy in improving reproductive outcomes of infertile couples: a systematic review and meta-analysis. Hum Reprod Update 22:479–496

Dubuisson JB, Fauconnier A, Fourchotte V, Babaki-Fard K, Coste J, Chapron C (2001) Laparoscopic myomectomy: predicting the risk of conversion to an open procedure. Hum Reprod 16:1726–1731

Duffy JM, Johnson N, Ahmad G, Watson A (2009) Postoperative procedures for improving fertility following pelvic reproductive surgery. Cochrane Database Syst Rev (2):CD001897

Eftekhar M, Deghani Firoozabadi R, Khani P, Ziaei Bideh E, Forghani H (2016) Effect of Laparoscopic Ovarian drilling on outcomes of in vitro fertilization in clomiphene-resistant women with polycystic ovary syndrome. Int J Fertil Steril 10:42–47

Eldar-Geva T, Meagher S, Healy DL, MacLachlan V, Breheny S, Wood C (1998) Effect of intramural, subserosal, and submucosal uterine fibroids on the outcome of assisted reproductive technology treatment. Fertil Steril 70:687–691

El-Toukhy T, Campo R, Khalaf Y, Tabanelli C, Gianaroli L, Gordts SS, Gordts S, Mestdagh G, Mardesic T, Voboril J, Marchino GL, Benedetto C, Al-Shawaf T, Sabatini L, Seed PT, Gergolet M, Grimbizis G, Harb H, Coomarasamy A (2016) Hysteroscopy in recurrent in-vitro fertilisation failure (TROPHY): a multicentre, randomised controlled trial. Lancet 387:2614–2621

Farquhar C, Lilford RJ, Marjoribanks J, Vandekerckhove P (2007) Laparoscopic ‚drilling' by diathermy or laser for ovulation induction in anovulatory polycystic ovary syndrome. Cochrane Database Syst Rev (3):CD001122

Fernandez H, Sefrioui O, Virelizier C, Gervaise A, Gomel V, Frydman R (2001) Hysteroscopic resection of submucosal myomas in patients with infertility. Hum Reprod 16:1489–1492

Fernandez H, Morin-Surruca M, Torre A, Faivre E, Deffieux X, Gervaise A (2011) Ovarian drilling for surgical treatment of polycystic ovarian syndrome: a comprehensive review. Reprod Biomed Online 22:556–568

Flyckt RL, Goldberg JM (2011) Laparoscopic ovarian drilling for clomiphene-resistant polycystic ovary syndrome. Semin Reprod Med 29:138–146

Forman RG, Robinson JN, Mehta Z, Barlow DH (1993) Patient history as a simple predictor of pelvic pathology in subfertile women. Hum Reprod 8:53–55

Gaetini A, De Simone M, Urgesi A, Levis A, Resegotti A, Ragona R, Anglesio S (1988) Lateral high abdominal ovariopexy: an original surgical technique for protection of the ovaries during curative radiotherapy for Hodgkin's disease. J Surg Oncol 39:22–28

Giudice LC (2010) Clinical practice. Endometriosis. N Engl J Med 362:2389–2398

Gjonnaess H (1998) Late endocrine effects of ovarian electrocautery in women with polycystic ovary syndrome. Fertil Steril 69:697–701

Gordts S, Campo R, Puttemans P, Verhoeven H, Gianaroli L, Brosens J, Borsens I (2002) Investigation of the infertile couple: a one-stop outpatient endoscopy-based approach. Hum Reprod 17:1684–16847

Gordts S, Puttemans P, Brosens I, Campo R (2005) Transvaginal laparoscopy. Best Pract Res Clin Obstet Gynaecol 19:757–767
Grabenbauer GG, Girke P, Wildt L, Muller RG, Herbst M, Sauer R (1991) Ovariopexy and the treatment of Hodgkin's disease. Strahlenther Onkol 167:273–276
Graspeuntner S, Bohlmann MK, Gillmann K, Speer R, Kuenzel S, Mark H, Hoellen F, Lettau R, Griesinger G, König IR, Baines JF, Rupp J (2018) Microbiota-based analysis reveals specific bacterial traits and a novel strategy for the diagnosis of infectious infertility. PLoS One 13:e0191047
Guimaraes Filho HA, Mattar R, Pires CR, Araujo Junior E, Moron AF, Nardozza LM (2006) Comparison of hysterosalpingography, hysterosonography and hysteroscopy in evaluation of the uterine cavity in patients with recurrent pregnancy losses. Arch Gynecol Obstet 274:284–288
Hirschelmann A, Tchartchian G, Wallwiener M, Hackethal A, De Wilde RL (2011) A review of the problematic adhesion prophylaxis in gynaecological surgery. Arch Gynecol Obstet [Epub vor Druck]
Hornemann A, Lüdders DW, Kubartski M, Thill M, Altgassen C, Diedrich K, Bohlmann MK (2009) Anatomische Ursachen für habituelle Aborte. Gynäkologe 42:11–16
Jacobs VR, Paepke S, Schwarz-Boeger U, Fischer T, Pildner von Steinburg S, Plattner B, Schmalfeldt B, Schaaf H, Kiechle M (2005) Development of a thinner and more flexible type of minihysteroscope with a controlled 90-degree bendable tip for vision-guided endometrium biopsy. J Minim Invasive Gynecol 12:426–431
Jacobson TZ, Duffy JM, Barlow D, Farquhar C, Koninckx PR, Olive D (2010) Laparoscopic surgery for subfertility associated with endometriosis. Cochrane Database Syst Rev (1):CD001398
Jin C, Hu Y, Chen XC, Zheng FY, Lin F, Zhou K, Chen FD, Gu HZ (2009) Laparoscopic versus open myomectomy – a meta-analysis of randomized controlled trials. Eur J Obstet Gynecol Reprod Biol 145:14–21
Kavallaris A, Panayotidis C, Chalvatzas N, Banz C, Diedrich D, Hornemann A (2010) Rupture rates after laparocopic myomectomy using single stitches in only one layer. Gynecol Surg 7:437–439
Kim MR, Kim YA, Jo MY, Hwang KJ, Ryu HS (2003) High frequency of endometrial polyps in endometriosis. J Am Assoc Gynecol Laparosc 10:46–48
Kodaman PH, Arici A, Seli E (2004) Evidence-based diagnosis and management of tubal factor infertility. Curr Opin Obstet Gynecol 16:221–229
Li TC, Saravelos H, Chow MS, Chisabingo R, Cooke ID (1998) Factors affecting the outcome of laparoscopic ovarian drilling for polycystic ovarian syndrome in women with anovulatory infertility. Br J Obstet Gynaecol 105:338–344
Lieng M, Istre O, Langebrekke A (2004) Uterine rupture after laparoscopic myomectomy. J Am Assoc Gynecol Laparosc 11:92–93
Liu H, Lang JH (2011) Is abnormal eutopic endometrium the cause of endometriosis? The role of eutopic endometrium in pathogenesis of endometriosis. Med Sci Monit 17:RA92–RA99
Lumsden MA (2002) Embolization versus myomectomy versus hysterectomy: which is best, when? Hum Reprod 17:253–259
Lunde O, Djoseland O, Grottum P (2001) Polycystic ovarian syndrome: a follow-up study on fertility and menstrual pattern in 149 patients 15–25 years after ovarian wedge resection. Hum Reprod 16:1479–1485
Malartic C, Morel O, Akerman G, Tulpin L, Clement D, Barranger E (2007) Laparoscopic myomectomy in 2007: state of the art. J Gynecol Obstet Biol Reprod (Paris) 36:567–576
Malzoni M, Sizzi O, Rossetti A, Imperato F (2006) Laparoscopic myomectomy: a report of 982 procedures. Surg Technol Int 15:123–129
March CM (2011) Asherman's syndrome. Semin Reprod Med 29:83–94
Muzii L, Angioli R, Tambone V, Zullo MA, Marana R, Panici PB (2010) Salpingoscopy during laparoscopy using a small-caliber hysteroscope introduced through an accessory trocar. J Laparoendosc Adv Surg Tech A 20:619–621
NICE (2004) Fertility: assessment and treatment for people with fertility problems. NICE. http://humrep.oxfordjournals.org/content/22/5/1353.long. Zugegriffen am 14.01.2018
Nouri K, Ott J, Huber JC, Fischer EM, Stogbauer L, Tempfer CB (2010) Reproductive outcome after hysteroscopic septoplasty in patients with septate uterus – a retrospective cohort study and systematic review of the literature. Reprod Biol Endocrinol 8:52
Ott J, Kurz C, Nouri K, Wirth S, Vytiska-Binstorfer E, Huber JC, Mayerhofer K (2010) Pregnancy outcome in women with polycystic ovary syndrome comparing the effects of laparoscopic ovarian drilling and clomiphene citrate stimulation in women pre-treated with metformin: a retrospective study. Reprod Biol Endocrinol 8:45
Papaioannou S, Afnan M, Jafettas J (2007) Tubal assessment tests: still have not found what we are looking for. Reprod Biomed Online 15:376–382
Parsanezhad ME, Azmoon M, Alborzi S, Rajaeefard A, Zarei A, Kazerooni T, Frank V, Schmidt EH (2010) A randomized, controlled clinical trial comparing the effects of aromatase inhibitor (letrozole) and gonadotropin-releasing hormone agonist (triptorelin) on uterine leiomyoma volume and hormonal status. Fertil Steril 93:192–198
Pereira N, Petrini AC, Lekovich JP, Elias RT, Spandorfer SD (2015) Surgical management of endometrial polyps in infertile women: a comprehensive review. Surg Res Pract 2015:914390
Perez-Medina T, Bajo-Arenas J, Salazar F, Redondo T, Sanfrutos L, Alvarez P, Engels V (2005) Endometrial polyps and their implication in the pregnancy rates of patients undergoing intrauterine insemination: a prospective, randomized study. Hum Reprod 20:1632–1635
Pundir J, El Toukhy T (2010) Uterine cavity assessment prior to IVF. Womens Health (London) 6:841–847
Rama Raju GA, Shashi Kumari G, Krishna KM, Prakash GJ, Madan K (2006) Assessment of uterine cavity by hysteroscopy in assisted reproduction programme and its influence on pregnancy outcome. Arch Gynecol Obstet 274:160–164
Reyftmann L, Dechanet C, Amar-Hoffet A, Flandrin A, Hedon B, Dechaud H (2009) Surgery for infertility. J Gynecol Obstet Biol Reprod (Paris) 38(1–2):F35–F42
Schenker JG, Margalioth EJ (1982) Intrauterine adhesions: an updated appraisal. Fertil Steril 37:593–610
Serocki G, Hanss R, Bauer M, Scholz J, Bein B (2009) The gynecological TURP syndrome. Severe hyponatremia and pulmonary edema during hysteroscopy. Anaesthesist 58:30–34
Stein IF, Leventhal M (1935) Amenorrhea associated with polycystic ovaries. Am J Obstet Gynecol 29:181–191.
Toth B, Tempfer C, Bohlmann MK, Hancke K, Nawroth F, Schleußner E, Rogenhofer N, Rudnik-Schöneborn S, von Otte S, von Wolff M, Wischmann T, Würfel W, Zschocke J (2018) Diagnostik und Therapie beim wiederholten Spontanabort; AWMF-Leitlinie 015/050 (S2k). Deutsche Gesellschaft für Gynäkologie und Geburtshilfe (DGGG). https://www.awmf.org/uploads/tx_szleitlinien/015-050l_S2k_Spontanabort_Diagnostik_Therapie_2018-07_01.pdf. Zugegriffen am 06.07.2018
Wallwiener D, Jonat W, Kreienberg R, Friese K, Diedrich K, Beckmann M (2009) Atlas der Gynäkologischen Operationen, 7. Aufl. Thieme, Stuttgart/New York
Wang CJ, Mu WC, Yuen LT, Yen CF, Soong YK, Lee CL (2007) Flexible outpatient hysterofibroscopy without anesthesia: a feasible and valid procedure. Chang Gung Med J 30:256–262

Rekonstruktive Tubenchirurgie

18

Jürgen Kleinstein

Inhalt

1 **Einleitung** ... 193

2 **Tubenchirurgie vs. IVF als Primärtherapie** ... 193

3 **Tubenchirurgie als Primärtherapie** ... 194

4 **Tubenchirurgie als adjuvante Therapie vor IVF-ET** ... 197

Literatur ... 198

1 Einleitung

Die rekonstruktive Tubenchirurgie ist ein Teilgebiet der organerhaltenden Operationen in der Gynäkologie. Als weitere Teilgebiete dieses Komplexes sind die Myomenukleation, die Resektion von Endometriose und Adhäsionen sowie die Korrektur von Fehlbedingungen des inneren Genitales zu nennen. Zunehmende Bedeutung hat der Fertilitätserhalt bei benignen und malignen Erkrankungen mittels Ovartransposition oder Ovarpräservation. Im weitesten Sinne gehören aber auch die Inkontinenz- und Prolapschirurgie zur rekonstruktiven Chirurgie in der Gynäkologie.

Die Tubenchirurgie hat als fertilitätsverbessernde Maßnahme eine lange Tradition. Aber erst die Einführung mikrochirurgischer Techniken ermöglichte ihr einen Höhenflug zwischen 1970 und 1980 (Swolin 1975; Gomel 1977). Schon sehr bald war nach Analyse der Ergebnisse klar, dass selbst mikrochirurgische Techniken die Limitierungen der rekonstruktiven Tubenchirurgie nicht überwinden konnten. So ist das Ergebnis der Korrektur des endständigen Tubenverschlusses (Hydrosalpinx) mittels mikrochirurgischer Salpingostomie entscheidend von dem Ausmaß der Wandschädigung abhängig (Boer-Meisel et al. 1986). Hochgradige Schädigungen der Tunica mucosa und muscularis hinterlassen auch nach mikrochirurgischen Korrekturen reduzierte intrauterine Schwangerschaftsraten bei hohen Raten ektoper Graviditäten.

Die begrenzten Erfolgsaussichten reproduktiver Eingriffe an den Eileitern waren u. a. der Ansporn für die Pioniere der assistierten Reproduktionstechniken (ART) – Patrick Steptoe und Robert Edwards –, die Eileiter mittels In-vitro-Fertilisation (IVF) und Embryotransfer (ET) zu umgehen (Steptoe und Edwards 1978).

Heutzutage sind Mikrochirurgie und ART keine Gegensätze, in vielen reproduktionsmedizinischen Problemfällen ergänzen sie sich in idealer Weise, indem die vorausgehende mikrochirurgische Korrektur erst den Erfolg der nachfolgenden assistierten Reproduktion ermöglicht. In diesem Sinne wird anschließend zwischen der rekonstruktiven Tubenchirurgie als Primärtherapie und der adjuvanten Mikrochirurgie vor ART unterschieden.

2 Tubenchirurgie vs. IVF als Primärtherapie

Für die Beratung zu einer der Maßnahmen der Sterilitätstherapie sind minimale Anforderungen an die Sterilitätsdiagnostik zu stellen. So sollten nachfolgende Eckpunkte abgeklärt sein:

- Testung der Ovarialreserve (AMH),
- Nachweis der Ovulation (vaginaler Ultraschall, Progesteron),

J. Kleinstein (✉)
Zentrum für Frauen medizin Department für Reproduktionsmedizin und Gyn. Endokrinologie, Helios Klinik Jerichower Land, Burg, Deutschland
E-Mail: juergen.kleinstein@helios-gesundeit.de

K. Diedrich et al. (Hrsg.), *Reproduktionsmedizin*, Springer Reference Medizin,
https://doi.org/10.1007/978-3-662-57636-6_19

- adäquate Spermaproduktion (Spermiogramm),
- Evaluation des Cavum uteri (Hysteroskopie),
- Prüfung der Eileiterdurchgängigkeit (Laparoskopie und Chromopertubation),
- regelrechte Sexualfunktion (Befragung).

Die Beratung zur primären Tubenchirurgie macht natürlich nur Sinn, wenn eine ausreichende Ovarialreserve (AMH >1,0 ng/ml) und ausreichend motile Spermien (>1 Mio. bewegliche Spermien) gesichert sind. Nur unter diesen Voraussetzungen ist mit einer Spontankonzeption zu rechnen, andernfalls ist der assistierten Reproduktion der Vorzug zu geben.

Prinzipiell gehen Tubenchirurgie und ART mit Vor- und Nachteilen einher (Tab. 1).

▶ Die Vorteile der Tubenchirurgie liegen darin, dass nur einmal, evtl. minimal-invasiv, operiert werden muss und damit Zyklus für Zyklus eine Konzeption möglich wird.

Die Kostenerstattung ist bei entsprechender Indikation geklärt. Eine Ausnahme bildet hier die Refertilisierung nach stattgehabter Sterilisation, für die i. d. R. keine Kostenübernahme gewährt wird. Die Vorteile der ART sind ebenfalls einleuchtend. Abgesehen von der Eizellgewinnung, die auch ohne Narkose durchgeführt werden kann, ist ART eine nicht chirurgische Maßnahme, und altersabhängig existieren etablierte Erfolgsraten.

Nachteile der Tubenchirurgie sind das Operationsrisiko, auch wenn es aufgrund des jungen Alters der betroffenen Frauen nicht hoch ist, die limitierten Erfolgsraten, z. B. bei der Salpingostomie und die bisweilen hohen EUG-Raten bis zu 20 %. Der ART haftet das aufwendige Zyklusmonitoring, das Risiko für Überstimulationen und Mehrlinge als Nachteil an. Bisweilen ist aber auch die Kostenbeteiligung oder die fehlende Kostendeckung problematisch für die Patienten.

Neben den genannten Vor- und Nachteilen spielen die voraussichtlichen Erfolgsaussichten die dominante Rolle bei der Abwägung zur primären Tubenchirurgie vs. primären ART.

Tab. 1 Vor- und Nachteile Tubenchirurgie vs. IVF

	Tubenchirurgie	IVF
Vorteile	Einmaliger Eingriff, evtl. minimal invasiv	Nicht chirurgisch
	Konzeptionschance in jedem Zyklus	Etablierte Erfolgsraten
	Kostendeckung (Ausnahme Refertilisierung)	
Nachteile	Operationsprozedur, -risiko	Aufwendiges Monitoring
	Limitierte Erfolgsraten (Salpingostomie)	OHSS-Risiko, Mehrlinge
	EUG-Risiko	Kostenintensiv

EUG = Extrauteringravidität, OHSS = ovarielles Überstimulationssyndrom

Wenn Erfolg als das Verhältnis von intrauteriner (IUG) zu extrauteriner Gravidität (EUG) definiert wird, dann haben nur Verwachsungslösungen an offenen Eileitern (Salpingolysen) und die Korrektur von artifiziell geblockten Eileitern nach Sterilisation (Refertilisierungen) einen Vorteil gegenüber der ART, weil die Ratio von IUG zu EUG besser ist als der Vergleichswert von IVF-ET (Tab. 2). Alle anderen mikrochirurgischen Eingriffe an den Eileitern haben in der Primärtherapie ihre Bedeutung zugunsten der IVF verloren. Es sind die hohen EUG-Raten, die die Ratio von IUG/EUG nach Korrektur subtotal verschlossener Eileiter (Fimbrioplastik), Resektion proximaler entzündlich bedingter Eileiterverschlüsse (Anastomosen) und Eröffnung endständiger Eileiterverschlüsse (Salpingostomie) so ungünstig werden lassen, dass eine primäre rekonstruktive Tubenchirurgie nicht angeraten werden kann.

3 Tubenchirurgie als Primärtherapie

Peritubare und periovarielle Verwachsungen sind zwar das Resultat aszendierender Infektionen, gehen aber nicht immer mit Endosalpinxschäden und Tubenverschlüssen einher. Insbesondere bleibt dabei der Fimbrienapparat intakt und funktionstüchtig. Bisweilen gibt es Hinweise, dass Chlamydien über eine Perisalpingitis eine derartige tubare Sterilität verursacht haben, indem neben den periadnexalen perihepatische Verwachsungen (Fitz-Hugh-Curtis-Syndrom) nachweisbar sind.

3.1 Salpingolyse

Wenn peritubare und periovarielle Adhäsionen das einzige Sterilitätsproblem darstellen, dann resultieren akzeptable intrauterine Schwangerschaftraten von über 30 % ohne erhöhte EUG-Rate (Tab. 2) nach einer Salpingolyse.

Technik Technisch ist die mikrochirurgische Adhäsiolyse durch die dünnen gefäßlosen Verwachsungssegel denkbar einfach, indem diese entlang der Organgrenzen – Tube und Ovar – mit der Elektromikronadel oder Mikroschere abgetra-

Tab. 2 Verhältnis intrauteriner (IUG) zu extrauteriner (EUG) Gravidität nach mikrochirurgischer Sterilitätsoperation und IVF-ET

	IUG (%)	EUG (%)	Ratio
Salpingolyse	33	2	16,5
Refertilisierung	89	6	14,8
IVF-ET/Zyklus	28	2	14,0
IVF-ET/Patientin	60	5	12,0
Fimbrioplastik	49	13	3,8
Anastomose	58	20	2,9
Salpingostomie	27	16	1,6

IUG = intrauterine Gravidität, EUG = extrauterine Gravidität, IVF-ET = Embryonentransfer nach In-vitro-Fertilisation gen werden. Dazu ist die Elevation der Segel mit einer Fasszange hilfreich (Abb. 1a). Schlussendlich werden die verbliebenen Segel von den betroffenen Organen abgelöst, ohne Defekte in der Serosa zu hinterlassen (Abb. 1b).

Neben der Elevation der Verwachsungssegel eignet sich die Hydroflotation mit Ringerlaktatlösung oder 4 % Icodextrinlösung (Adept; Baxter, Unterschleißheim) zur Unterspülung mit dem Effekt, dass die Adhäsionen defektfrei abpräpariert werden können.

Es versteht sich von selbst, dass die erwünschten Ergebnisse – verwachsungsfreie Adnexe mit intakter Funktion von Fimbrien und Endosalpingen – auch mit laparoskopischen Techniken erzielt werden können (Gomel 1983; Saravelos et al. 1995). Mit feinen Scheren werden unter Einhaltung mikrochirurgischer Prinzipien zur Mikrochirurgie analoge Erfolgsraten erzielt.

3.2 Refertilisierung

Die zweite Domäne für eine primäre Tubenchirurgie ist die Refertilisierung, die Rückgängigmachung einer Sterilisation. Erfahrungsgemäß bereuen 3 % der sterilisierten Frauen den Eingriff, und 1 % lässt ihn rückgängig machen. Die Gründe für einen Wunsch nach Refertilisierung können wie in der Übersicht dargestellt aufgelistet werden.

Gründe für einen Wunsch nach Refertilisierung in abnehmender Häufigkeit

- Erneuter Kinderwunsch in neuer Partnerschaft
- Status nach erfolgloser ART bei Status nach Sterilisation
- Erneuter Kinderwunsch in gleicher Partnerschaft
- Inakzeptanz der Sterilisation
- Wegfall einer chronischen Erkrankung

Die **Voraussetzungen** für eine erfolgreiche Refertilisierung sind

- der Ausschluss einer erschöpften Ovarialreserve durch AMH-Bestimmung und
- der Nachweis einer Normozoospermie.

Die **Determinanten des Erfolges** (Hanafi 2003) sind in erster Linie

- Alter der Frau – Absinken der Schwangerschaftsrate ab dem 40. Lebensjahr <50 %,
- BMI – Reduktion des Erfolgs ab einem BMI >25 kg/m^2.

Technik Aus operationstechnischer Sicht sollten wenigstens 4 cm Tubenlänge nach der Anastomisierung resultieren, und die Fimbrientrichter sollten intakt sein. Um diese Bedingungen gesichert zu wissen, beginnt die Refertilisierung mit einer diagnostischen Laparoskopie nach Narkosebeginn. Der typische Befund eines Status nach Sterilisation lässt 2 Segmente erkennen, ein proximales Segment von variabler Länge und ein distales Segment, das mit dem Fimbrientrichter endet. Beide Segmente sind durch eine Vernarbung im Bereich der Mesosalpinx getrennt, sodass unter Mikroskopsicht zunächst die angefrischten Stümpfe mit einer Mesosalpinxnaht (Fadenstärke 6-0) approximiert werden.

Zur Anastomisierung erfolgt eine erste Naht in der Tunica muscularis (Fadenstärke 8-0) in der 6.00-Uhr-Position (Abb. 2), indem der Knoten außen zu liegen kommt (Abb. 2b). Weitere Einzelknopfnähte erfolgen in der 3.00-Uhr-, 9.00-Uhr- und 12.00-Uhr-Position (Abb. 2c). Die Serosa wird mit einer variablen Anzahl von Nähten der Fadenstärke 6–0 in invertierter Knotentechnik adaptiert (Abb. 2d). Die Adaptierung der Mesosalpinx komplementiert die spannungsfreie Anastomose.

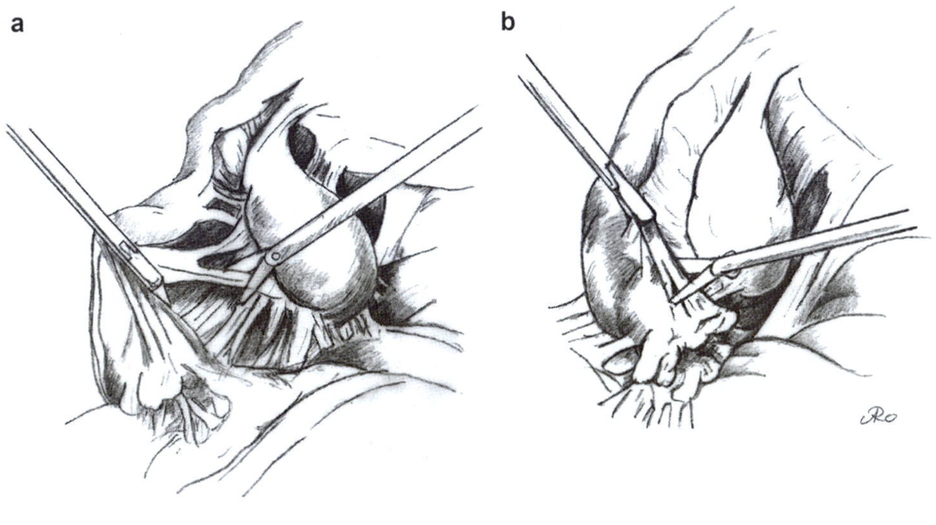

Abb. 1 **a, b** Mikrochirurgische Salpingoovariolyse. **a** Elevation und Abpräparation der Verwachsungssegel entlang der Organgrenzen. **b** Abtragen der Adhäsionen von Tube und Ovar. (Mod. nach Gomel 2010)

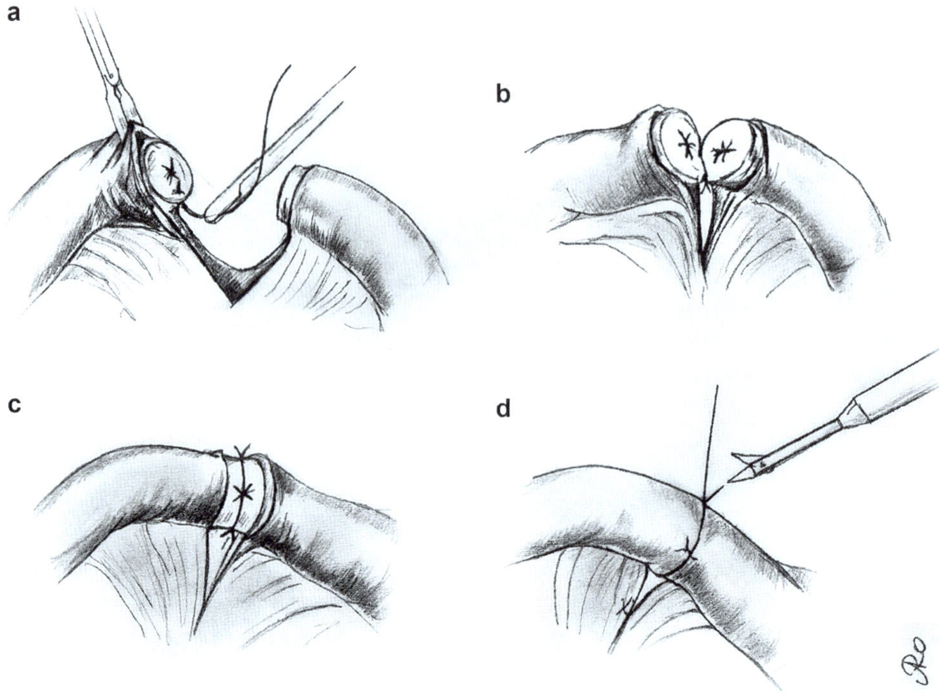

Abb. 2 **a–d** Refertilisierung durch isthmoisthmische Anastomose (**a, b**). Approximation der Tubenstümpfe durch eine Muskularisnaht in 6.00-Uhr-Position. **c** Weitere Muskularisnähte in 3.00-, 9.00- und 12.00-Uhr-Position. **d** Naht der Tubenserosa und der Mesosalpinx. (Mod. nach Gomel 2010)

Laparoskopische Techniken der Refertilisierung waren zunächst den Erfolgsraten der „offenen" Refertilisierung unterlegen (Reich et al. 1993). Spätere Publikationen berichten aber Erfolgsraten, die denen der konventionellen mikrochirurgischen Refertilisierung gleichen (Yoon et al. 1999).

Allerdings bedarf es für vergleichbare, erfolgreiche Ergebnisse nach laparoskopischer Refertilisierung eines enormen Trainingsaufwandes. Auf keinen Fall sollte ein Unerfahrener primär mit der laparoskopischen Technik starten. Das Beherrschen der mikroskopischen Refertilisierung ist eine ideale Basis für den laparoskopischen Zugang. Roboterassistierte laparoskopische Refertilisierungen mit dem daVinci-System (Intuitive Surgical, Sunnyvale, Californien, USA) haben den mikroskopischen und konventionell laparoskopischen Techniken vergleichbare Ergebnisse erzielt. Ein großer Nachteil ist der enorme Kosten-, Zeit- und Trainingsaufwand (Gargiulo und Nezhat 2011).

3.3 Refertilisierung vs. IVF

Bis zum heutigen Tag existiert keine kontrollierte, prospektiv randomisierte Studie zum Vergleich der Refertilisierung vs. IVF bei Status nach Tubensterilisation mit erneutem Kinderwunsch. Ein Cochrane-Protokoll wurde zwar 2003 initiiert, keine Studie genügte aber den Kriterien einer Cochrane-Collaboration-Analyse, sodass die Autoren im Jahr 2010 zu dem Schluss kamen, diese Analyse zukünftig nicht mehr zu aktualisieren (Yossry et al. 2010).

Es existiert lediglich eine retrospektive Analyse einer refertilisierten Gruppe mit einer gleichaltrigen IVF-Gruppe (Boeckxstaens et al. 2007). Für eine kumulative Geburtenrate von 52 % wurden in der IVF-Gruppe im Durchschnitt 1,8 (Bereich 1–6) IVF-Zyklen benötigt. In derselben Zeitspanne von 72 Monaten resultierte eine kumulative Schwangerschaftsrate von 59,5 % nach Refertilisierung. Allerdings betrug die Zeitspanne vom 1. Versuch bis zum Eintritt der Geburt im Durchschnitt nur 14 (Bereich 8–37) Monate in der IVF-Gruppe. Der vergleichbare Zeitraum nach Refertilisierung war länger mit 21 (9–81) Monaten. Ein wichtiger Unterschied bestand darin, dass in der IVF-Gruppe 40 % nicht schwanger waren, in der operierten Gruppe waren es nur 31 %.

▶ **Empfehlung** Die Autoren (Boeckxstaens et al. 2007) kommen zu dem Resümee, dass sterilisierte Frauen mit Kinderwunsch vor dem 37. Lebensjahr bevorzugt zur Refertilisierung beraten werden sollten, nach dem 37. Lebensjahr profitieren Frauen in höherem Maße von der IVF mit einer Geburtenrate von 51,4 % vs. 36,6 %.

Allerdings wiesen eine Gruppe von Frauen im Alter von 40–47 Jahren eine Lebendgeburtenrate von 40 % (Petrucco et al. 2007) bzw. eine Gruppe von 40- bis 43-jährigen Frauen eine Schwangerschaftsrate von 50 % (Gordts et al. 2009) nach Refertilisierung auf.

4 Tubenchirurgie als adjuvante Therapie vor IVF-ET

Nur die mikrochirurgische Salpingolyse und Ovariolyse sowie die Refertilisierung besitzen eine Überlegenheit gegenüber den assistierten Reproduktionstechniken bezüglich der Erfolgsrate. Alle anderen rekonstruktiven tubenchirurgischen Verfahren haben wegen unterlegener Ergebnisse als Primärtherapie ihre Bedeutung zugunsten der IVF-ET verloren (Tab. 2).

4.1 Hydrosalpinx

Was passiert, wenn nun ein peripherer Tubenverschluss die Indikation zur ART darstellt? In fast 80 % aller Fälle tubarer Sterilitäten ist dies der Fall, und eine **Hydrosalpinx (HSX)** bzw. **Saktosalpinx** wurde diagnostiziert. Unbehandelt reduzieren HSX die IVF-Erfolgsraten durch Ausbildung einer Serometra (Bloechle et al. 1997) und einer Drucksteigerung im Fundus (Eytan et al. 2001). Beide Komponenten führen zu einem frühen Verlust transferierter Embryonen. Zusätzlich ist die embryonale Rezeptivität durch Verlust an Integrinen drastisch herabgesetzt, und von Zytokinen werden direkt embryotoxische Effekte entfaltet (Meyer et al. 1997).

Zwei Metaanalysen, die Studien über IVF-Resultate bei Frauen mit und ohne HSX analysiert haben, konnten über signifikant niedrigere Implantations-, Schwangerschafts- und Lebendgeburten bei Frauen mit Hydrosalpingen berichten. Vice versa wiesen HSX-Frauen höhere Abort- und EUG-Raten auf. Zahlenmäßig waren die Schwangerschaftsraten um 50 % vermindert, die Spontanabortraten um das 2,3-Fache und die EUG-Raten um das 1,3-Fache erhöht (Zeyneloglu et al. 1998; Camus et al. 1999).

Das Management der Hydrosalpinx im IVF-Programm umfasst viele Therapieoptionen mit der Aspiration der Serometra oder Punktion der Hydrosalpinx vor Embryotransfer als weniger taugliche Mittel. Ebenfalls wenig erfolgversprechend sind die Gabe von Antibiotika und die proximale Tubenokklusion zur Unterbindung des Überlaufs von Flüssigkeit der HSX in das Cavum uteri mit Ausschwemmen von Embryonen einzuordnen.

Salpingektomie

Für das erfolgreiche Management der Hydrosalpinx vor IVF-ET stehen die Arbeiten von Anika Strandell und ihrer Arbeitsgruppe (Strandell et al. 1999, 2001). Sie konnten zeigen, dass insbesondere beidseitige Hydrosalpingen und im Ultraschall sichtbare HSX sich negativ im IVF-Programm auswirken. Eine Metaanalyse hat den Nachweis erbracht, dass durch die Korrektur vor HSX – hauptsächlich durch laparoskopische Salpingektomie betroffener Eileiter – durchschnittlich eine um 20 % höhere Schwangerschaftsrate erzielt werden kann. Zahlenmäßig bedeutet dieses Ergebnis, dass nach jeder 5. Operation eine zusätzliche Schwangerschaft resultiert (Johnson et al. 2011).

Salpingostomie

Eine Alternative zur radikalen Salpingektomie bei Hydrosalpinx könnte in dem Erhalt der Eileiter durch eine mikrochirurgische Salpingostomie bestehen. Dieses Vorgehen ist in der Lage, die negativen Effekte der HSX im IVF-Programm zu beseitigen, gleichzeitig entsteht den Frauen eine „zweite Chance“ für den Fall, dass die IVF-Behandlung der Erfolg versagt bleibt.

In einer monozentrischen, kontrollierten, prospektiv randomisierten Studie an 40 Frauen mit beidseitigen Hydrosalpingen konnte der Nachweis geführt werden, dass in der Gruppe mit mikrochirurgisch korrigierter HSX eine signifikant höhere Implantations- und Schwangerschaftsrate im Vergleich zur existenten HSX im nachfolgenden IVF-Programm resultiert (Lindig 2001; Tab. 3).

Technik Die Technik der mikrochirurgischen Salpingostomie ist standardisiert und beinhaltet zunächst die Mobilisierung der fixierten Ampulla von der Ovaroberfläche (Abb. 3). Avaskuläre „Straßen“ werden dadurch zur Darstellung gebracht, indem im Zentrum des endständigen Verschlusses ein 1–2 mm großes Loch mit der Mikroschere oder Elektromikronadel gebildet wird, die Straßen mit einem Teflonstab von innen geschient und mit Schere oder Nadel aufgetrennt werden (Abb. 3b). Ein Stoma wird dadurch kreiert (Abb. 3c), und Evertierungsnähte halten es in Entfaltung (Abb. 3d). Die geschilderte Technik ist mit gleichem Erfolg laparoskopisch durchführbar, insbesondere, wenn es sich um dünnwandige Hydrosalpingen handelt.

Tab. 3 Mikrochirurgische Salpingostomie vor IVF. (Nach Lindig 2001)

	HSX korrigiert	HSC existent	p-Wert
Patientenzahl	20	20	
Implantationsrate	35,4 %	8,1 %	0,000
Schwangerschaftsrate/ET	58,6 %	15,4 %	0,000
Schwangerschaftsrate/Embryo	26,2 %	7,0 %	0,002
EUG-Rate	6,9 %	2,6 %	0,4 %

HSX = Hydrosalpinx

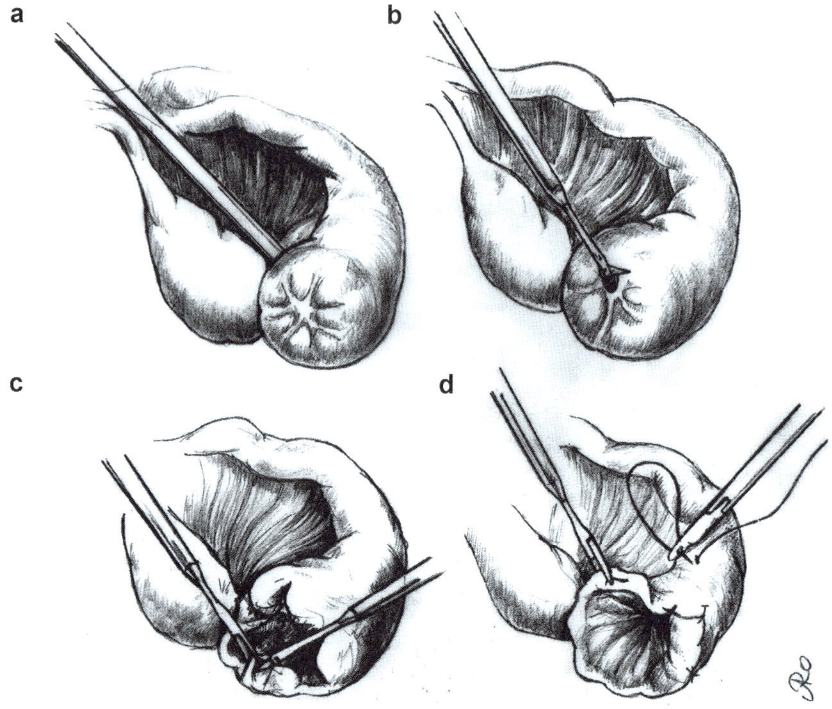

Abb. 3 **a–d** Mikrochirurgische Salpingostomie. **a** Abpräparation der Ampulla von der Ovaroberfläche. **b** Inzision des endständigen Verschlusses. **c** Fimbriolyse entlang gefäßfreier „Straßen". **d** Evertierungsnähte zur Entfaltung des Stomas. (Mod. nach Gomel 2010)

4.2 Weitere Indikationen der Mikrochirurgie am inneren Genitale vor IVF-ET

In Analogie zu Hydrosalpingen reduzieren eine unbehandelte Endometriose stadienabhängig, Myome lokalisationsabhängig, Adhäsionen und ein Asherman-Syndrom abhängig vom Schweregrad die Erfolgsaussichten im IVF-Programm. So ist es sinnvoll, durch die in Abschn. 2 aufgelistete Sterilitätsdiagnostik – hier durch eine Hysteroskopie und Laparoskopie mit Chromopertubation – die genannten Pathologien zu verifizieren oder auszuschließen. Im Fall der Existenz einer fortgeschrittenen Endometriose (Stadium III–IV ASRM), von Myomen mit submuköser und intramuraler Lokalisation sowie eines Adhäsionssitus im Becken- und Bauchraum bzw. der Existenz von intrauterinen Adhäsionen im Sinne eines Asherman-Syndroms führt die adäquate Korrektur zu signifikant höheren Schwangerschafts- und reduzierten Abortraten im nachfolgenden Programm der assistierten Reproduktion.

4.3 Zusammenfassung

Mikrochirurgie und ART sind längst keine Konkurrenten mehr. Sie ergänzen sich idealerweise, wenn Pathologien den ART-Erfolg verhindern. Prinzipiell ist die Mikrochirurgie sinnvoll

- als Primärtherapie in Form der Salpingolyse und Refertilisierung,
- als adjunktive Therapie vor ART bei Hydrosalpingen, Endometriose, Myomen, Ovarialzysten, Adhäsionssitus und dem Asherman-Syndrom,

denn nur ein „gesundes" inneres Genitale lässt ART-Schwangerschaften zu.

Literatur

Bloechle M, Schreiner T, Lisse K (1997) Case report: recurrence of hydrosalpinges after transvaginal aspiration of tubal fluid in a cycle and the developement of a serometra. Hum Reprod 12:703–705

Boeckxstaens A, Devroey P, Collins J, Tournaye H (2007) Getting pregnant after tubal sterilization: surgical reversal or IVF? Hum Reprod 22:2660–2664

Boer-Meisel ME, te Velde ER, Habbema IDF, Kardaun WPF (1986) Predicting the pregnancy outcome in patients treated for hydrosalpinx: a prospective study. Fertil Steril 45:23–29

Camus E, Poncelet C, Goffinet F, Merlet F, Nisand I, Philippe HI (1999) Pregnancy rates after in-vitro fertilization in cases of tubal infertility with and without hydrosalpinx: a meta-analysis of published comparative studies. Hum Reprod 14:1243–1249

Eytan O, Azem F, Gull I, Wolman I, Elad D, Jaffa AJ (2001) The mechanism of hydrosalpinx in embryo implantation. Hum Reprod 16:2662–2667

Gargiulo AR, Nezhat C (2011) Robot-assisted laparoscopy, natural orifice transluminal endoscopy, and single-site laparoscopy in reproductive surgery. Semin Reprod Med 29:155–168

Gomel V (1977) Reconstructive surgery of the oviduct. J Reprod Med 18:181–190
Gomel V (1983) Salpingo-ovariolysis by laparoscopy in infertility. Fertil Steril 34:607–611
Gomel V (2010) Chapter 23. Reproductive surgery. In: Gomel V, Brill AI (Hrsg) Reconstructive and reproductive surgery in gynecology. Informa Healthcare, London, S 259–280
Gordts S, Campo R, Puttemans P, Gordts S (2009) Clinical factors determening pregnancy outcome after microsurgical tubal reanastomosis. Fertil Steril 92:1198–1202
Hanafi MM (2003) Factors affecting the pregnancy rate after microsurgical reversal of tubal ligation. Fertil Steril 80:434–440
Johnson N, van Voorst S, Sowter MC, Strandell A, Mol BWJ (2011) Tubal surgery before IVF. Hum Reprod Update 17:3
Lindig T (2001) Wertigkeit der mikrochirurgischen Korrektur von Hydrosalpingen für die assistierte Reproduktion. Dissertation. Medizinische Fakultät, Universität Magdeburg
Meyer WR, Castelbaum AJ, Somkuti S, Sagoskin AW, Doyle M, Harris JE, Lessey BA (1997) Hydrosalpinges adversely affect markers of endometrial receptivity. Hum Reprod 12:1393–1398
Petrucco OM, Silber SJ, Chamberlain SL, Warnes GM, Davies M (2007) Live birth following ay surgery reversal of female sterilisation in women older than 40 years: a realistic option in Australia? Med J Aust 187(5):271–273
Reich H, Mcglynn F, Parente C, Sekel L, Levie M (1993) Laparoscopic tubal anastomosis. J Am Assoc Gynecol Laparosc 1:16–19
Saravelos HG, Li TC, Cook ID (1995) An analysis of the outcome of microsurgical and laparoscopic adhesiolysis for infertility. Hum Reprod 10:2887–2894
Steptoe PC, Edwards RG (1978) Birth after the implantation of a human embryo. Lancet 2:336
Strandell A, Lindhard A, Waldenström U, Thorburn J, Janson PO, Hamberger L (1999) Hydrosalpinx and IVF outcome: a prospective, randomized multicentre trial in Scandinavia on salpingectomy prior to IVF. Hum Reprod 14:2762–2769
Strandell A, Lindhard A, Waldenström U, Thorburn J (2001) Hydrosalpinx and IVF outcome: cumulative results after salpingectomy in a randomized controlled trial. Hum Reprod 16: 2403–2410
Swolin K (1975) Electro microsurgery and salpingostomy: long-term results. Am J Obstet Gynecol 121:418–419
Yoon TK, Sung HR, Kang HG, Cha SH, Lee CN, Cha KY (1999) Laparoscopic tubal anastomosis: fertility outcome in 202 cases. Fertil Steril 72:1121–1126
Yossry M, Aboulghar M, D'Angelo A, Gillet W (2010) In vitro fertilisation versus tubal reanastomosis (sterilisation reversal) for subfertility after tubal sterilisation. Cochrane Database Syst Rev (3): CD004144
Zeyneloglu HB, Arici A, Olive DL (1998) Adverse effects of hydrosalpinx on pregnancy rates after in vitro fertilization – embryo transfer. Fertil Steril 70:492–499

Inseminationsbehandlung

19

Christoph Dorn

Inhalt

1 Indikationen 202
2 Methode und Durchführung der Insemination 204
3 Komplikationen und Risiken 208
4 Rechtliche Voraussetzungen 208
5 Erfolgsraten 208
6 Zusammenfassung 209
Literatur 209

Die intrauterine Insemination (IUI) ist eine der meist verbreiteten Techniken im Rahmen der Reproduktionsmedizin, sie ist und bleibt eine wichtige Therapieoption für Paare mit ungewollter Kinderlosigkeit.

Die ersten Erfahrungen mit intravaginaler Insemination wurden bereits 1770 dokumentiert (Schellen 1957), zugrunde lag eine Hypospadie des Ehemannes. Eine homologe intrauterine Insemination mit aufbereitendem Sperma konnte erstmals von Sims (1871) durchgeführt werden (Sims 1871). Neben der homologen Insemination (auch „artificial insemination by husband", AIH, bezeichnet) gibt es die Übertragung von Spendersperma als sog. donogene Insemination („artificial insemination by donor", AID). Hier sei auch auf das ▶ Kap. 55, „Samenbanken: Organisation und rechtliche Regulierungen" verwiesen. Die erste donogene Insemination erfolgte 1884. Die erste wissenschaftliche Arbeit zum technischen Vorgehen der intrauterinen Insemination publizierte Cohen 1962.

Formal kann die artifizielle Insemination perizervikal mit Hilfe einer Portiokappe, intrazervikal oder auch intrauterin erfolgen. Heutzutage hat nur noch die intrauterine Insemination einen medizinischen Stellenwert, außer bei weiblichen homosexuellen Paaren (aktuelle Literatur zu Erfolgschancen fehlt hier allerdings noch).

Die Methoden der intrauterinen Insemination (IUI) wurden in den letzten Jahren durch verschiedene Maßnahmen deutlich verbessert. So wurden die Techniken der Aufbereitung der Spermien modifiziert, das Zyklusmonitoring konnte gezielt durch Ovulationsinduktion, z. B. mit einem HCG-Präparat, besser terminiert werden. Zusätzlich kamen Stimulationsprotokolle wie mit Clomifencitrat als auch der Einsatz von Gonadotropinen hinzu. Die erste große statistische Auswertung von Inseminationszyklen wurde im Rahmen des europäischen IVF-Registers publiziert und zeigte, dass im Jahr 2004 fast 100.000 gemeldete Inseminationszyklen aus 19 verschiedenen Ländern gemeldet wurden (Crosignani 2009). Die Geburtenrate lag bei 12,3 % pro Zyklus, 87 % davon Einlinge.

Die Insemination findet immer noch eine große Anwendung in der täglichen Praxis. Mit Hilfe dieses Beitrages sollen die Grenzen, Indikationen, Methoden, Erfolgschancen und auch begleitende Maßnahmen näher erläutert werden.

▶ Das Ziel der Insemination ist, gut aufbereitete Spermien zum optimalen Zeitpunkt intrauterin zu befördern.

C. Dorn (✉)
Facharzt-Zentrum für Kinderwunsch, Pränatale Medizin, Endokrinologie und Osteologie, amedes MVZ Hamburg, Hamburg, Deutschland
E-Mail: christoph.dorn@amedes-group.de

K. Diedrich et al. (Hrsg.), *Reproduktionsmedizin*, Springer Reference Medizin,
https://doi.org/10.1007/978-3-662-57636-6_20

1 Indikationen

Indikationen zur intrauterinen Insemination

- Zervikaler Faktor
- Andrologischer Faktor
- Idiopathische Sterilität
- Endometriose Grad 1 (–2)
- Impotentia coeundi
- Vaginismus
- Lesbisches Paar
- Infektiosität bei serodiskordanten Paare (HIV oder Hepatitis)
- Donogene Insemination

1.1 Zervikaler Faktor

Der früher häufig angewendete Postkoitaltest hat heutzutage kaum noch eine Relevanz, da dessen prädiktiver Wert relativ gering ist. Dennoch wurden Studien angelegt, die einen pathologischen Postkoitaltest als Indikation für eine intrauterine Insemination angaben. In einer Metaanalyse, in der 5 Studien erfasst wurden, zeigte sich allerdings kein positiver Effekt der intrauterinen Insemination bei Patientinnen, die einen pathologischen Postkoitaltest aufwiesen (Helmerhorst et al. 2005; Nawroth et al. 2010). Auch der sog. immunologische Effekt beim Nachweis von spermatozoenbindenden Antikörpern ist weitgehend unklar. Dies gilt sowohl für den Nachweis im Seminalplasma bzw. im zervikalen Mukus als auch im Serum der Paare.

Insofern bleiben als zervikale Faktoren klassische Indikationen wie eine zervikale Stenose nach operativen Eingriffen. Fraglich allerdings ist, inwieweit bei normalem Menstruationsvolumen tatsächlich intrazervikale Adhäsionen eine Schwangerschaft verhindern können, d. h. inwieweit in diesen Fällen die Spermienpassage beeinträchtigt wird.

1.2 Andrologischer Faktor

Bezüglich der andrologischen Faktoren existieren immer noch keine eindeutigen Studien zu den genauen Mindestanforderungen an ein **Spermiogramm** für eine intrauterine Insemination. Die aktuellen Cochrane-Analysen machen aufgrund der mangelnden Studienqualität deutlich, dass noch keine eindeutigen Kriterien beschrieben werden können, die für oder gegen eine IUI sprechen (Bensdorp et al. 2007).

▶ Der wichtigste Parameter scheint die Anzahl der beweglichen Spermien nach Aufarbeitung zu sein (TMSC, „total motil sperm count") und sollte als Minimum nach aktueller Studienlage 5 Mio. betragen.

Eine größer angelegte Studie von Merviel et al. und ältere Daten sowie Übersichtsarbeiten lassen vermuten, dass die Gesamtzahl motiler Spermien nach Ejakulationspräparation >5 Mio. betragen sollten (Merviel et al. 2010; Ludwig 2004; Akanji und Bhattacharya 2010). Auch eigene Daten zeigen anhand von über 700 Inseminationen, dass der TMSC-Cut-off bei über 5 Mio. nach Präparation liegen sollte (Tetteh 2009). Beim TMSC unter 1 Mio. bzw. unter 5 % normal geformter Spermatozoen konnten Ombelet und Mitarbeiter bestätigen, dass eine erfolgreiche Insemination eher unwahrscheinlich ist (Ombelet 2003).

Eine andere Arbeit kam in der retrospektiven Analyse von über 1100 Inseminationszyklen bei 283 Paaren zu dem Schluss, dass die Gesamtanzahl der Spermien mehr als 10 Mio. betragen und die Gesamtmotilität bei über 30 % liegen sollte (Dorjpurev et al. 2011). Ebenso schlussfolgerten Schröder et al. (2004) in ihrer Übersichtsarbeit eine Grenze bei über 10 Mio./ml TMSC und 5 % normaler Morphologie für erfolgreiche Inseminationstherapien. Insgesamt sollte die normale Morphologie über 4 % liegen, um die Schwangerschaftsraten signifikant zu verbessern (Van Waart et al. 2001). Interessanterweise konnte keine Steigerung der Schwangerschaftsrate erzielt werden, wenn der TMSC über 10 Mio. lag (Van Voorhis et al. 2001).

Die empfohlene **Abstinenz der Ejakulation** vor einer Insemination wurde immer mit 3–4 Tagen angegeben, da dann das Maximum der TMSC beobachtet worden ist. Eine längere Abstinenz führt zu einer höheren Spermiendichte bei gleichzeitiger Abnahme der Motilität (Magnus et al. 1991). Andere Daten zeigen die Notwendigkeit einer kürzeren Abstinenz (Jurema et al. 2005; Marshburn et al. 2009).

▶ **Empfehlung** Neue Daten konnten zeigen, dass die Schwangerschaftsraten bei einer Abstinenz von <3 Tagen bzw. sogar <2 Tagen am höchsten sind. Der TMSC sollte bei >5 Mio. liegen, <1 Mio. sind Inseminationen nicht mehr erfolgversprechend.

1.3 Idiopathische Sterilität

Die Cochrane-Analyse von Verhulst et al. (2006) legte dar, dass eine Insemination im Vergleich zum optimalen Zyklusmonitoring eine 1,6-fache Steigerung der Schwangerschaftsraten ergab, hier wurden 6 prospektive randomisierte Studien mit über 500 Frauen eingeschlossen (Verhulst et al. 2006). Dieses konnte auch in neueren Arbeiten bestätigt werden (Farquhar et al. 2017).

Auch zeigte sich, dass die Insemination nach ovarieller Stimulation (Clomifen oder Gonadotropine) im Vergleich zur Insemination mit Spontanzyklus signifikante Verbesserungen zeigte.

In diesem Zusammenhang sollte aber erwähnt werden, dass intrauterine Inseminationen bei z. B. PCOS-Patientinnen mit unregelmäßigen Zyklen im Vergleich zum Zyklusmonitoring mit Clomifen keinen Vorteil ergeben (Abu Hashim et al. 2011). Neuere Daten von Wordsworth et al. (2011) konnten auch belegen, dass bei Paaren mit idiopathischer Sterilität eine Clomifenstimulation mit anschließender Insemination für 6 Monate keinen Vorteil bringt gegenüber abwartendem Verhalten. Die Autoren schließen daraus, dass die Insemination keinen Vorteil bringt bei diesen Paaren, insbesondere vor dem Hintergrund der Kosteneffektivität (Wordsworth et al. 2011).

1.4 Endometriose

In einer Übersichtsarbeit und ausführlichen Zusammenfassung der bis dahin vorhandenden Literatur kam Greb (2004) zu dem Schluss: „Wenn bestimmte Voraussetzungen erfüllt sind, kann mittels ovarieller Stimulation in Verbindung mit intrauteriner Inseminationen über eine limitierte Anzahl von Behandlungszyklen eine 3-bis 5-fache Erhöhung der monatlichen Fruchtbarkeitsrate bei vorliegender Endometriose erzielt werden" (Greb 2004, S. 196).

1.5 Impotentia coeundi – Vaginismus

Eine Indikation zur intrauterinen Insemination kann bei der Impotentia coeundi gegeben sein, sofern eine Korrektur, z. B. der anatomischen Defekte, und bestimmte andere Maßnahmen nicht möglich sind. Psychogene Faktoren können unter dem Druck des Kinderwunsches nur schwer behoben werden – eine Begleitung ist jedoch in jedem Fall sinnvoll. Das gleiche gilt für Patientinnen mit Vaginismus, bei denen zusätzlich eine psychosomatische und psychotherapeutische Diagnostik und Therapie eingeleitet werden sollte. Bei weiterhin bestehendem Vaginismus und Kinderwunsch ist eine intrauterine Insemination hier als Möglichkeit gegeben.

1.6 Infektiosität bei serodiskordanten Paaren

Ein weiterer Aspekt ist die Insemination bei HIV-betroffenen Paaren mit Kinderwunsch, insbesondere die Therapie bei HIV-Infektionen des Mannes und Nichtinfektiosität der Frau. Bei HIV-positiven Männern ist die homologe Insemination nach entsprechender Kryokonservierung der Spermien und spezifischen Aufbereitungsschritten die Standardmaßnahme, wenn die Spermiogrammparameter normal oder nur leicht eingeschränkt sind. Durch Dichtegradientenzentrifugation wird nach PCR-Testung auf HIV das Seminalplasma und Zellfraktionen von Spermien getrennt. Nach 2 Waschschritten soll das Spermienpellet mit Kulturmedium bedeckt und inkubiert werden (37 °C). Die motilen Spermien befinden sich dann anschließend in der oberen Grenzschicht. Es erfolgt eine erneute hochsensitive PCR-Testung auf HIV-Nukleinsäuren mit anschließender Kryokonservierung (Kupka et al. 2007; Tandler-Schneider et al. 2008).

Durch eine hohe Qualitätssicherung der zusammengeschlossenen reproduktionsmedizinischen Zentren konnte eine Multicenterstudie mit über 1000 Paaren mit HIV-positiven Partnern und über 3300 Behandlungszyklen zeigen, dass es zu keiner Serokonversion der HIV-negativen Partnerin kam (Bujan et al. 2007; Vitorino et al. 2011).

▶ Inseminationen in dieser Konstellation sollten nur spezifisch geschulten Zentren mit großer Erfahrung und großer Expertise vorbehalten sein.

1.7 Donogene Insemination

Im Rahmen der intrauterinen Insemination gilt die donogene Insemination als weitere Maßnahme im Rahmen der Reproduktionsmedizin, auch wenn durch die Verfahren der intrazytoplasmatischen Spermieninjektion (ICSI) die Rate der donogenen Inseminationen jährlich rückläufig ist und derzeit bei ca. 1000 Geburten pro Jahr nach donogener Insemination liegt. Die hauptsächlichen **Indikationen** der donogenen Insemination sind (Katzorke 2007):

- Verzicht auf eine ICSI-Therapie, z. B. aufgrund der hohen Kosten oder aus ethischen Gesichtspunkten.
- Azoospermie aus verschiedenen Ursachen.
- Zustand nach onkologischer Therapie ohne vorherige Kryokonservierung von Spermien.
- Ablehnung einer Hodenbiopsie.
- Mehrere ICSI-Versuchen führen nicht zum Erfolg, Wunsch einer weiteren Therapiemaßnahme.
- Persönliche Gründe.
- Erfolglose Therapie im homologen System.
- Genetische Gründe.
- Sogenannte geplante lesbische Familien, die für die Erfüllung des Kinderwunsches die Hilfe der donogenen Insemination in Anspruch nehmen wollen (Thorn 2010; Katzorke 2007).

Bei der donogenen Insemination werden zusätzliche Kriterien in der Diagnostik der Samenspender gefordert (Arbeitskreis für donogene Insemination e.V., www.dono

gene-Insemination.de). Zur Organisation und rechtlichen Regulierung einer Samenbank wird auf das ▶ Kap. 55, „Samenbanken: Organisation und rechtliche Regulierungen" verwiesen.

▶ In diesem Zusammenhang muss explizit darauf hingewiesen werden, dass eine psychosoziale Beratung für Frauen und Männer, die eine Kinderwunschbehandlung mit Gametenspende (auch im Ausland) beabsichtigen, nach den Leitlinien der Deutschen Gesellschaft für Kinderwunschberatung (BeKiD) besteht.

Darüber hinaus sei hier auf die Arbeit von Thorn und Wischmann (2010) und auf das ▶ Kap. 43, „Psychosomatik und psychosoziale Betreuung in der Reproduktionsmedizin" verwiesen. Auch die psychosozialen Aspekte der Spendersamenbehandlung sollten dabei berücksichtigt werden (Wischmann 2008).

2 Methode und Durchführung der Insemination

Erfolg einer Inseminationsbehandlung
Der Erfolg einer Inseminationsbehandlung beruht auf den bereits oben erläuterten Faktoren:

- Es soll eine adäquate Präparation der Spermien erfolgen.
- Die Spermien werden durch die IUI/AID nah zur befruchtenden Eizelle befördert.
- Die intrauterine Insemination erfolgt zum optimalen Zeitpunkt, d. h. kurz vor der Ovulation.

Spermiengewinnung Ob die Spermiengewinnung zu Hause erfolgt und körpernah in die entsprechende Praxis gebracht wird oder die Spermiengewinnung durch Masturbation vor Ort erfolgt, ist relativ unerheblich. Song et al. (2007) konnten dabei keinen Unterschied in der Schwangerschaftsrate bei über 633 Inseminationszyklen feststellen.

▶ **Empfehlung** Vorteilhaft erscheint es allerdings, wenn die Spermienpräparation innerhalb von 30 min nach Abgabe beginnt und die Insemination spätestens 90 min nach Abgabe erfolgt (Yavas und Selub 2004).

Spermienaufbereitung Als Techniken zur Aufbereitung der Spermien stehen derzeit die Kombination zwischen Wasch- und Zentrifugationsschritten (Abb. 1), die Dichtegradientzentrifugation oder Glaswollfiltration (Abb. 2) und die Swim-up-Präparation zur Verfügung (Abb. 3). Bei der Spermienwaschung werden dem Ejakulat ca. 3 ml Kulturmedium zugefügt mit anschließender Zentrifugation bei ca. 500 g. Der

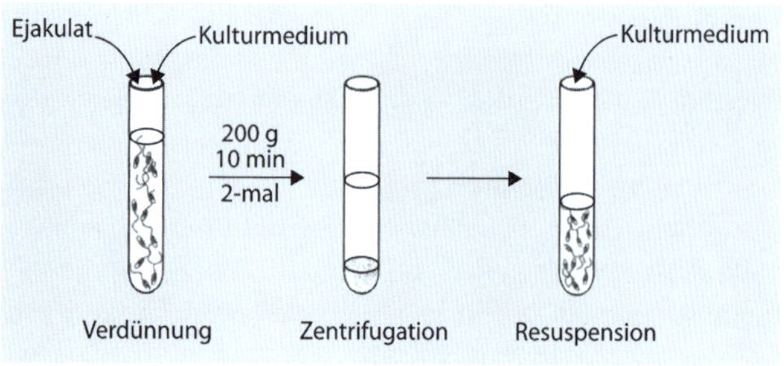

Abb. 1 Wasch- und Zentrifugationsschritte. (Aus Montzka et al. 1998)

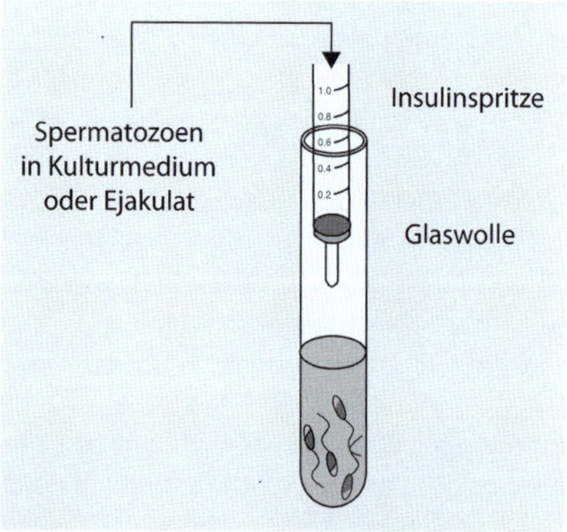

Abb. 2 Glaswollfiltration. (Aus Montzka et al. 1998)

so gewonnene Überstand wird durch Dekantieren vom Pellet getrennt. Es erfolgt ein 2. Waschgang, oder das Pellet wird direkt durch frisches Medium resuspendiert (Abb. 1).

Bei der Dichtegradientzentrifugation werden defekte oder intakte Zellen in Subpopulationen aufgetrennt, da sie ein verschiedenes Gewicht aufweisen. Vor dem Gebrauch werden die Proben und das Dichtegradientenmedium auf 37 °C oder Raumtemperatur erwärmt. Anschließend werden z. B. 2,5 ml 45 %-iger Gradient in ein Zentrifugenröhrchen pipettiert und mit 2,5 ml 90 %-igem Gradienten unterschichtet. Auch nur ein Gradient mit 75 % ist möglich.

1–3 ml verflüssigtes Sperma wird auf die Flüssigkeitssäule aufgebracht und anschließend 15–18 min bei 350–400 g zentrifugiert. Der Überstand wird abgesaugt und das verbleibende Pellet mit 2–3 ml Waschmedium resuspendiert. Anschließend wird noch einmal bis 10 min zentrifugiert, und dieser Arbeitsschritt wird noch einmal wiederholt, um einen maximalen Reinigungseffekt zu erzielen. Abschließend wird das Pellet mit der gewünschten Verwendungsmenge resuspendiert (nach Gynemed Medizinprodukte GmbH & Co. KG, Lensahn; S. GM501 Gradient).

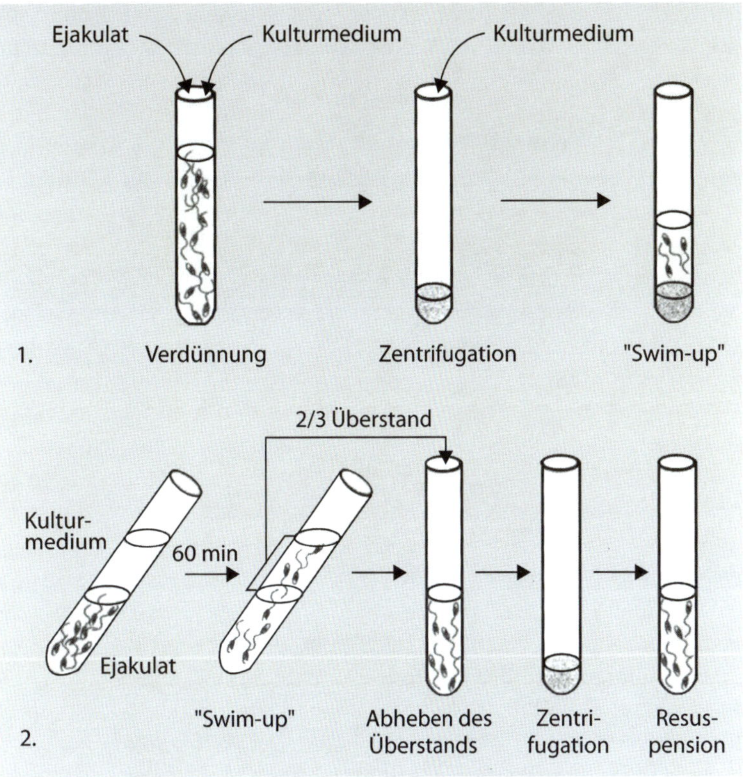

Abb. 3 Swim-up-Präparation. (Aus Montzka et al. 1998)

Bei der sog. Swim-up-Präparation wird eine Ejakulationsprobe nach Verflüssigung in ein Reagenzglas gegeben und mit Kulturmedium überschichtet und bei 37 °C maximal 60 min inkubiert. Dabei wird die Eigenbeweglichkeit der Zellen genutzt und zwischen motilen und immotilen Spermien unterschieden. Der Medienüberstand wird anschließend vorsichtig abgehoben. Durch Neigung des Reagenzglases nach Überschichtung oder Aufteilung auf mehrere Reagenzgläser kann die Oberflache vergrößert und die Ausbeute motiler Spermien erhöht werden (Abb. 3). Ob bei der Swim-up-Technik zentrifugiert werden sollte, wird weiterhin kontrovers diskutiert, da dieser Schritt durch Anreicherung von Sauerstoffradikalen ggf. die Spermienfunktion negativ beeinflussen kann.

▶ Es lässt sich allerdings nicht verifizieren, welches Verfahren der Spermienaufbereitung eine höhere Schwangerschaftsrate als die anderen erzielt (Boomsma et al. 2007).

Ziel ist es, zur Verhinderung einer prostaglandininduzierten Gebärmutterkontraktion das Seminalplasma zu entfernen. Des Weiteren wird dabei die Infektionsrate der Tuben bzw. des kleinen Beckens reduziert.

Einbringen der Spermiensuspension Wie bereits oben erwähnt, kann die Spermiensuspension in den Zervikalkanal, in die Gebärmutterhöhle oder in die Eileiter gebracht werden. Die gebräuchlichste Methode ist das Einbringen von 0,2–0,5 ml der aufbereiteten Spermien intrauterin (Abb. 4). Die Intrauterininsemination als sog. Spermiensuspension mit 4 ml („fallopian tube sperm perfusion“) wurde zahlreich seit den 1990er-Jahre empfohlen (Kahn et al. 1992), die vorliegenden Studien sind allerdings sehr heterogen. Eine abschließende Bewertung ist auch im Rahmen der Cochrane-Analyse (Cantineau et al. 2009) nicht möglich gewesen. In jedem Fall sollte bei kryokonservierten Spermien die Intrauterininsemination vorgezogen werden, da dort höhere Schwangerschaftsraten nach 6 Zyklen aufgezeigt werden konnten (Besselink et al. 2008).

Die Auswahl des Katheters scheint auch nach den Cochrane-Analysen von van der Poel et al. (2010) keine Rolle zu spielen (van der Poel et al. 2010). Ein wichtiger Aspekt ist der Zeitpunkt der Insemination, der möglichst nahe an der Ovulation liegen sollte.

▶ Die Mehrzahl der publizierten Arbeiten beschreibt einen Inseminationszeitpunkt ca. 32–36 h nach HCG-Gabe oder 24 h nach endogenem LH-Anstieg (Kosmas et al. 2007).

Dabei ist es irrelevant, ob das HCG durch ein urinäres Präparat gegeben wird, z. B. 5000 IE Predalon® (MSD) oder Brevactid® (Ferring) oder durch ein rekombinant hergestellte HCG, z. B. Ovitrelle® (Merck Serono). Ältere Arbeiten zeigen, dass die Schwangerschaftsraten nicht durch einen endo-

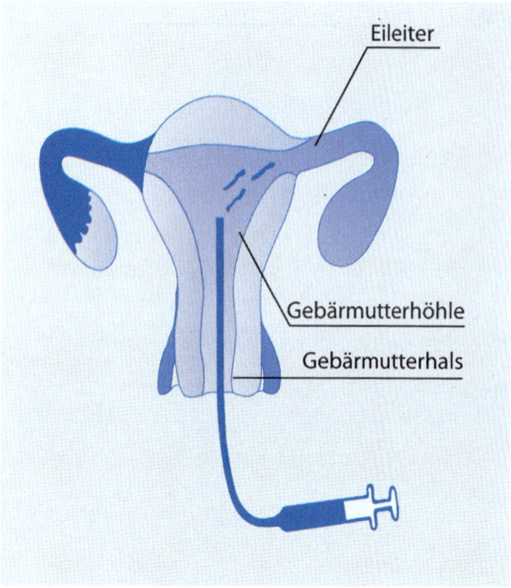

Abb. 4 Intrauterine Insemination. (Aus Dorn 2012)

genen LH-Anstieg oder eine HCG-Gabe (Kosmas et al. 2007) beeinflusst werden. In einer neu publizierten Arbeit von Taerk et al. soll die HCG-Gabe Vorteile bringen gegenüber dem spontanen LH-Anstieg besonders bei FSH-stimulierten Zyklen (Taerk et al. 2017). In Anbetracht der täglichen Praxisroutine und in Hinblick auf die Kooperation der Patientin ist eine HCG-Gabe zu bevorzugen: Damit wird ein exakter Zeitpunkt für die Insemination vorgegeben, zusätzliche Besuche der Patientin oder zusätzliche Testungen auf einen endogenen LH-Anstieg entfallen und vereinfachen das Prozedere. Neuere Arbeiten konnten sogar zeigen, dass eine Insemination erfolgreicher ist, wenn HCG exogen verabreicht wird, als auf den spontanen LH-Anstieg zu „warten" (Taerk et al. 2017).

Interessanterweise zeigte der Vergleich in einer prospektiv randomisierten Untersuchung zwischen Inseminationen 32–34 bzw. 38–40 h nach HCG-Gabe keinen signifikanten Unterschied in der Schwangerschaftsrate (Claman et al. 2004). Bei einer Clomifenstimulation und einem positiven Urinstick auf LH zeigten die Ergebnisse der Insemination vergleichbare Werte 33–40 h nach HCG-Gabe (Lewis et al. 2006; Kosmas et al. 2007). Es ist mittlerweile bewiesen, dass eine 2-malige Insemination im stimulierten Zyklus die Schwangerschaftsrate gegenüber einer einmaligen Insemination nicht steigert (Cantineau et al. 2007a, b). Dies konnte in einer neu publizierten Metaanalyse nochmals bestätigt werden (Arab-Zozani und Nastri 2017). Weiterhin gibt es keine Daten über die genaue Applikationsstelle des Katheters intrauterin und einem Zusammenhang zur Schwangerschaftsrate.

Ruhephase Die 10-minütige Ruhepause nach einer Insemination soll die Schwangerschaftsrate signifikant erhöhen (Saleh et al. 2000). In einer kürzlich publizierten Metaanalyse und systematischen Übersichtsarbeit von Cordary und Mitarbeiter konnte dies allerdings nicht bestätigt werden (Cordary et al. 2017). Erwähnenswert ist auch , dass bei der IVF nach dem Embryotransfer der Nutzen von Bettruhe auch mehrfach widerlegt worden ist (Purcell et al. 2007). Insofern wird meist von der Empfehlung der Bettruhe nach Insemination abgesehen.

Tubarer Faktor Die Abklärung des tubaren Faktors durch den sog. Goldstandard der Laparoskopie vor einer Insemination ist individuell zu entscheiden. Bei einer auffälligen Anamnese wie Zustand nach Adnexitis, EUG, Voroperationen, schwerer Dysmenorrhö etc. ist eine Laparoskopie (LSK) indiziert. Als Screeningparameter ist die Chlamydienserologie zu nennen, die annähernd mit der Hysterosalpingographie (HSG) oder ggf. Hysterosalpingokontrastsonographie (HSKS) verglichen werden kann (Mol et al. 1997) und bei positiven Werten eine Abklärung per Laparoskopie nach sich ziehen sollte.

Erwähnenswert ist die prospektive Studie von Tanahatoe et al. (2005), die zeigt, dass eine unauffälligen HSG mit anschließenden 6 intrauterinen Inseminationen keine Besonderheiten in einer folgenden Laparoskopie zeigte (Tanahatoe et al. 2005). In einer neueren Studie von derselben Arbeitsgruppe konnte allerdings verifiziert werden, dass einer auffälligen HSG nicht immer ein pathologisches Ergebnis der LSK folgt (Tanahatoe et al. 2008).

▶ Dieses bedeutet für die Praxis, dass eine auffällige Hysterosalpingographie/Hysterosalpingokontrastsonographie immer eine Laparoskopie nach sich ziehen sollte und eine unauffällige HSG/HSKS eine nachfolgende Laparoskopie meist unnötig macht.

Der klinische Eindruck, dass eine kurzfristige Hysterosalpingographie/Hysterosalpingokontrastsonographie vor einer IUI zu besseren Erfolgschancen führt, konnte sich bis jetzt nicht bestätigen (Aboulghar et al. 2010; Nawroth et al. 2010). Allerdings könnte ggf. das sog. „scratchen" vor einer Insemination zu besseren Ergebnissen bei der Insemination führen. Dies konnte in einer kürzlich publizierten Übersichtsarbeit und Metaanalyse dargestellt werden (Vitagliano et al. 2017). Ich spekuliere, dass eventuell bei der Hysterosalpingokontrastsonographie ± Hysteroskopie dieser Effekt auch eine Rolle spielen könnte.

2.1 Hormonelle Stimulation

Eine wichtige Frage, die stets in den Praxen und in reproduktionsmedizinischen Zentren gestellt wird, ist, ob gegenüber Inseminationen im Spontanzyklus eine intrauterine Insemination nach vorheriger Stimulation mit einem Gonadotropin- oder mit einem Clomifenpräparat Vorteile bringt. In einer größeren Metaanalyse bei idiopathischer Sterilität konnte gezeigt werden, dass die Schwangerschaftsrate nach einer ovariellen Stimulation signifikant höher ist als bei einer Insemination im Spontanzyklus (Verhulst et al. 2006).

Weitere Untersuchungen zeigten etwas konträre Ergebnisse. Einige Publikationen gaben an, dass die Gonadotropinstimulation die Schwangerschaftsrate gegenüber der Clomifenstimulation um nahezu das 2-fache erhöht (Cantineau et al. 2007a, b). Eine andere Publikation von Dankert et al. (2007) zeigte keinen signifikanten Unterschied im Erfolg einer Insemination nach Clomifen- oder FSH-Stimulation. Bei einer Follikelreifungsstörung ist sicherlich eine Stimulation zur Vorbereitung auf die Insemination in jedem Fall sinnvoll.

Eine ältere Metaanalyse belegte ein geringradigen Vorteil des rekombinierten FSH (recFSH) gegenüber dem hochgereinigten FSH (hpFSH) in Bezug auf die Schwangerschaftsrate (Matorras et al. 2011).

▶ **Empfehlung** Aufgrund der Kostensituation und des Risikos der Mehrlingsschwangerschaften ist eine Clomifenstimulation zur Insemination primär der Vorzug zu geben (Dickey et al. 2002).

Auch sollte in diesem Zusammenhang berücksichtigt werden, dass in Deutschland die gesetzliche Krankenkasse 50 % einer Insemination übernimmt, bei Gonadotropinstimulation 3 Versuche, bei einer Clomifenstimulation 8 Versuche. Die Kosten nach einer Clomifenstimulation für die Insemination sind erheblich geringer als die Kosten für die Stimulation mit Gonadotropinpräparaten (Gesamtkosten derzeit ca. 200 Euro vs. 700 Euro).

In vielen retrospektiven Studien konnte das höhere Risiko von Mehrlingsschwangerschaften nach FSH-Stimulation bei einer Insemination klar verifiziert werden (Tab. 1). Die Anwendung von GnRH-Antagonisten zur Verhinderung eines vorzeitigen LH-Anstiegs im Rahmen der FSH-Stimulation zur Insemination sollte aufgrund der höheren Kosten kritisch gesehen werden. Auch wird der Einfluss der GnRH-Antagonisten auf die Schwangerschaftsrate kontrovers diskutiert (Cantineau et al. 2011; Bakas et al. 2011).

Tab. 1 Schwangerschaftsrate und Mehrlingsrate in Abhängigkeit der Follikelzahl in 11.599 Inseminationszyklen. (Nach Van Rumste et al. 2008)

11.599 Inseminationszyklen	Follikelzahl			
	1	2	3	4
Schwangerschaftsraten	8,4 %	13,4 %	16,4 %	16,4 %
Mehrlingsraten	0,3 %	6,3 %	14,3 %	15,3 %

Nach den Daten von guten randomisierten, kontrollierten Studien von 503 Paaren bei idiopathischer Sterilität von Reindollar et al. (2010) konnte gezeigt werden, dass nach 3 Inseminationen mit Clomifenstimulation eine anschließende FSH-Stimulation nicht sinnvoll ist. Es sollte dann direkt auf eine invasivere reproduktionsmedizinische Maßnahme übergegangen werden, wie die IVF bzw. ICSI (Tab. 2).

Nach Aboulghar et al. (2000) sind 3 bis maximal 6 intrauterine Inseminationen indiziert. Die Schwangerschaftsrate ist in den Versuchen 4–6 bereits rückgängig, dies bestätigen auch eigene Daten mit über 700 Inseminationen (Aboulghar et al. 2010; Tetteh 2009). Einige Publikationen, u. a. die von Custers et al. (2009), raten sogar zu bis zu 9 Zyklen der Insemination, andere sehen dies kritisch. Dickey et al. (2002) konnten anhand von über 3300 Inseminationszyklen zeigen, dass nach 4 bis maximal 6 Zyklen der Insemination diese Form der Therapie ausgeschöpft ist und weiterführende Maßnahmen (IVF/ICSI) durchgeführt werden sollten (Dickey et al. 2002; Nawroth et al. 2010).

In letzter Zeit wird zunehmend Letrozol zur Stimulation bei Inseminationen verwendet. Ausschlaggebend war wahrscheinlich die Arbeit von Legro und Mitarbeiter in NEJM 2014, die eine höhere Schwangerschaftsrate nach Letrozol bei PCOS-Patientinnen zeigte im Vergleich zur First-line-Therapie Clomifen (Legro et al. 2014). In dieser Arbeit konnte allerdings auch gezeigt werden, dass das Endometrium nicht höher aufgebaut war bei Letrozol im Vergleich zu Clomifen. Auch in früheren Arbeiten konnte ein Vorteil von Letrozol bei der Insemination im Vergleich zu Clomifen dargestellt werden; hierbei wurde allerdings 9 Tage Letrozol und 100 mg Climifen gegeben. In dieser randomisierten Studie war das Endometrium in der Letrozol-Gruppe höher aufgebaut (Fouda und Sayed 2011). Andere Arbeiten konnten dies bestätigen durch Untersuchungen von Stimulationen mit Clomifen und HMG versus Letrozol und HMG (Liu et al. 2016).

▶ Letrozol ist zur Stimulation nicht zugelassen; es kann nur „off label" verschrieben werden; bedarf einer guten – nach

Tab. 2 Schwangerschaftsrate (SS) in Abhängigkeit von Stimulationsart und Therapieform. (Nach Reindollar et al. 2010).

Paare mit idiopathischer Sterilität	Konventionell (n = 247)	Akzeleriert (n = 256)
SS nach CC + IUI	18,5 %	20,7 %
SS nach FSH + IUI	25,3 %	–
SS nach IVF	64,0 %	68,4 %
Mediane Zeit zur SS		Signifikant kürzer

Studiendesign: Randomisierte, kontrollierte Studie an 503 Paaren mit idiopathischer Sterilität, 3 × CC + IUI + 3 ×,x FSH + IUI + bis zu 6 IVF-Versuche (= konventionelles Vorgehen) vs. 3 × CC + IUI + bis zu 6 IVF-Versuche (= akzeleriertes Vorgehen).

unserer Auffassung – auch schriftlichen Aufklärung mit Unterschrift der Patientin.

Die anhaltende Diskussion „Wie dick muss das Endometrium bei der Insemination wirklich sein, damit es zu einer Schwangerschaft kommt?“ ist weiterhin nicht geklärt und wird kontovers diskutiert. In einer neuen Übersichtsarbeit von Weiss und Mitarbeitern wird deutlich, dass es keinen Beweis gibt, der einen Zusammenhang zwischen Endometriumsdicke und Schwangerschaftsrate bei Stimulation zur Insemination zeigt. Fünf randomisierte Studien zeigten allerdings keinen Unterschied in der Endometriumsdicke bei Letrozol- versus Clomifen-Stimulation (Weiss et al. 2017).

2.2 Begleitende Maßnahmen

Eine Lutealphasenunterstützung ist bei Inseminationen im Spontanzyklus oder monofollikulärer Reaktion auch nach Clomifen nicht erforderlich (Kyrou et al. 2010). Allerdings sollte bei polyfollikulärer Reifung (>2 Follikel) nach ovarieller Stimulation zur Insemination oder auch bei der Gonadotropinstimulation eine Gestagengabe in der Lutealphase durchaus diskutiert werden, da sich zum Teil höhere Schwangerschaftsraten zeigen (Erdem et al. 2008). In einer kürzlich publizierten Übersichtsarbeit von Green und Mitarbeiten bei über 4000 Inseminationszyklen konnte nochmals dargelegt werden, dass eine Lutealphasenunterstützung mit Progesteron bei Inseminationen nach Clomifen oder Clomifen in Kombination mit Gonadotropinen keinen positiven Effekt auf die Schwangerschaftsrate hat. Bei reiner Gonadotropinstimulation scheint es einen positiven Effekt zu geben (Green et al. 2017). Es gibt Hinweise, dass die supraphysiologischen Östradiolwerte in der späteren Follikelphase zu einer negativen Rückkopplung und Hemmung der LH-Freisetzung führt und dabei die Funktionsfähigkeit des Corpus luteum stört (Beckers et al. 2003; Nawroth et al. 2010). Es ist dabei unerheblich, ob die Gabe von Progesteron vaginal durch Crinone® (Merck Serono) oder durch Utrogest® 200 mg 3 × 1 (Dr. Kade/Besins Pharma GmbH) bzw. Famenita® 200 3 × 1 (exeltis) oder Prolutex® (IBSA) Spritzen s.c. durchgeführt wird.

3 Komplikationen und Risiken

Die Komplikationen einer IUI sind sehr gering. In einem Review wurde die Infektionsrate nach IUI mit 1,83 Fällen auf 1000 Frauen angegeben. In einer neueren Übersichtsarbeit von Matorras und Mitarbeiter lag die Infektionsrate bei 0,16/1000 Behandlungszyklen, sodass eine Antibiotikaprophylaxe nicht gerechtfertigt ist (Matorras et al. 2017). Die Wahrscheinlichkeit wurde durch die Supplementierung der Präparationsmedien mit Antibiotika oder die prophylaktische Antibiotikagabe nicht signifikant beeinflusst (Nawroth et al. 2010; Sacks und Simon 1991). Überstimulationen nach Gonadotropinstimulation sind möglich und auch beschrieben worden. Vermutlich wird das gesundheitliche Risiko der Kinder nach einer IUI so hoch sein wie bei der IVF bzw. ICSI, da wahrscheinlich nicht die Technik, sondern die Subfertilität per se das Risiko erhöht (Sutcliffe und Ludwig 2007; Klemetti et al. 2010).

4 Rechtliche Voraussetzungen

In Deutschland ist zur Durchführung intrauteriner Inseminationen eine Genehmigung nach § 121a SGB V erforderlich, wenn zuvor mit Gonadotropinen stimuliert wird. Es werden dabei 3 Versuche zu 50 % von der GKV übernommen (Gesamtkosten ca. 700 Euro). Im Spontanzyklus bzw. nach Clomifenstimulation bedarf es lediglich der Gebietsbezeichnung „Frauenarzt“ (Richtlinien des Bundesausschusses der Ärzte und Krankenkassen über ärztliche). Hier werden 8 Versuche zu 50 % von der GKV übernommen (Gesamtkosten ca. 200 Euro) (Nawroth et al. 2010). Die Übernahme der Kosten wird derzeit von der GKV nur übernommen

- bei verheirateten Paaren,
- bei Frauen vom 25.–40. Lebensjahr und
- Männern von 25 bis unter 50 Jahren.

5 Erfolgsraten

Die Erfolgsraten einer Insemination hängen von zahlreichen verschieden Faktoren ab und müssen individuell erhoben werden (Übersicht).

Einflussfaktoren auf die Erfolgsraten einer Insemination
- Alter der Frau
- Dauer des Kinderwunsches
- Spermiogramm
- Tubarer Faktor

Die Schwangerschaftsrate beträgt ca. 12–15 % pro Inseminationszyklus.

Die Effizienz der Stimulation mit einer Insemination pro Zyklus ist geringer verglichen mit der IVF, hingegen ist aber die kumulative Schwangerschaftsrate bei der IVF im Fall einer idiopathischen Sterilität aufgrund der geringeren Zahl von Zyklen, die Paare bereit sind durchzuführen, nicht höher

(Goverde et al. 2000). Nach einer Arbeit von Khalil et al. (2001) liegt die Geburtenrate in einer Untersuchung von 893 Paaren nach 2,8 Inseminationszyklen bei 27,2 %. Die größte retrospektive Analyse der ESHRE 2009 ergab eine Schwangerschaftsrate von 12,4 % bei 98.388 Inseminationszyklen (davon 86,9 % Einlinge) (Crosignani 2009).

6 Zusammenfassung

Die Insemination ist eine effektive Maßnahme zur Therapie der ungewollten Kinderlosigkeit und sollte in jeder reproduktionsmedizinische Praxis angeboten werden. Obwohl immer noch viele Daten kontrovers diskutiert werden, sollen hier einige Empfehlungen zusammengefasst werden:

- Die in Abschn. 1 aufgeführten Indikationen sind zu berücksichtigen.
- Bei auffälliger Anamnese ist eine Laparoskopie vor einer Insemination indiziert.
- Hysterosalpingographie (HSG) oder ggf. Hysterosalpingokontrastsonographie (HSKS) und/oder ein „Endometriumscratchen" sind zu diskutieren.
- 1. Wahl der Stimulation bei der Insemination ist aufgrund der Kosten, der Reduktion des Mehrlingsrisikos und der Belastung der Patientin Clomifen.
- Eine Gonadotropinstimulation – auch in Kombination – ist möglich.
- Eine Ovulationsinduktion mit HCG ist u. a. aufgrund des besseren „Timings" zu empfehlen.
- Insemination 32–36 h nach HCG-Gabe oder 24 h nach spontanem LH-Anstieg.
- Lutealphasenunterstützung ist nicht nötig, außer ggf. bei >2 Follikeln.
- Das Liegen nach einer Insemination ist nicht notwendig.
- Keine Präferenz in der Art der Spermienaufbereitung.
- 2–4 Tage maximale Karenzzeit der Ejakulation vor Insemination.
- Der „total motil sperm count" (TMSC) sollte mindesten 5 Mio. betragen; bei <1 Mio. sind Inseminationen nicht mehr erfolgversprechend.
- Nach 3–6 IUI-Zyklen sollte eine weiterführende Therapie (IVF/ICSI) eingeleitet werden.

Literatur

Aboulghar M, Mansour R, Serour G, Abdrazek A, Amin Y, Rhodes C (2000) Controlled ovarian hyperstimulation and intrauterine insemination for treatment of unexplained infertility should be limited to a maximum of three trials. Fertil Steril 75:88–91

Aboulghar MA, Mourad LM, Al-Inany HG, Aboulghar MM, Mansour RT, Serour GA (2010) Prospective randomized study for hydrotubation versus no hydrotubation before intrauterine insemination in unexplained infertility. Reprod Biomed Online 20(4):543–546

Abu Hashim H, Ombar O, Abd Elaal I (2011) Intrauterine insemination versus timed intercourse with clomiphene citrate in polycystic ovary syndrome: a randomized controlled trial. Acta Obstet Gynecol Scand 90(4):344–350

Akanji TH, Bhattacharya S (2010) The role of intrauterine insemination in male infertility. Hum Fertil (Camb) 13:226–232

Arab-Zozani M, Nastri CO (2017) Single versus double intrauterine insemination (IUI) for pregnancy: a systematic review and meta-analysis. Eur J Obstet Gynecol Reprod Biol 215:75–84

Bakas P, Konidaris S, Liapis A, Gregoriou O, Tzanakaki D, Creatsas G (2011) Role of gonadotropin-releasing hormone antagonist in the management of subfertile couples with intrauterine insemination and controlled ovarian stimulation. Fertil Steril 95(6):2024–2028

Beckers NG, Macklon NS, Eijkemans MJ, Ludwig M, Felberbaum RE, Diedrich K, Bustion S, Loumaye E, Fauser BC (2003) Nonsupplemented luteal phase characteristics after the administration of recombinant human chorionic gonadotropin, recombinant luteinizing hormone, or gonadotropin-releasing hormone (GnRH) agonist to induce final oocyte maturation in in vitro fertilization patients after ovarian stimulation with recombinant follicle-stimulating hormone and GnRH antagonist cotreatment. J Clin Endocrinol Metab 88: 4186–4941

Bensdorp AJ, Cohlen BJ, Heineman MJ, Vandekerckhove P (2007) Intra-uterine insemination for male subfertility. Cochrane Database Syst Rev (3):CD000360

Besselink DE, Farquhar C, Kremer JA, Marjoribanks J, O'Brien P (2008) Cervical insemination versus intra-uterine insemination of donor sperm for subfertility. Cochrane Database Syst Rev (2): CD000317

Boomsma CM, Heineman MJ, Cohlen BJ, Farquhar C (2007) Semen preparation techniques for intrauterine insemination. Cochrane Database Syst Rev (4):CD004507

Bujan L, Hollander L, Coudert M et al (2007) Safety and efficacy of sperm washing in HIF-1-serodiscordant couples where the male is infected: results from the European CREAThE network. AIDS 21(14):1909–1914

Cantineau AE, Heineman MJ, Cohlen BJ (2007a) Single versus double intrauterine insemination in stimulated cycles for subfertile couples: a systematic review based on a Cochrane review. Hum Reprod 18(5):941–946

Cantineau AE, Cohlen BJ, Heineman MJ (2007b) Ovarian stimulation protocols (anti-oestrogens, gonadotrophins with and without GnRH agonists/antagonists) for intrauterine insemination (IUI) in women with subfertility. Cochrane Database Syst Rev (2): CD005356

Cantineau AE, Cohlen BJ, Heineman MJ (2009) Intra-uterine insemination versus fallopian tube sperm perfusion for non-tubal infertility. Cochrane Database Syst Rev (2):CD001502

Cantineau AE, Cohlen BJ, Klip H, Heineman MJ, The Dutch IUI Study Group Collaborators (2011) The addition of GnRH antagonists in intrauterine insemination cycles with mild ovarian hyperstimulation does not increase live birth rates – a randomized, double-blinded, placebo-controlled trial. Hum Reprod 26(5):1104–1111

Claman P, Wilkie V, Collins D (2004) Timing intrauterine insemination either 33 or 39 hours after administration of human chorionic gonadotropin yields the same pregnancy rates as after superovulation therapy. Fertil Steril 82:13–16

Cohen MR (1962) Intrauterine insemination. Int J Fertil 7:235–240

Cordary D, Braconier A, Guillet-May F, Morel O, Agopiantz M, Callec R (2017) Immobilization versus immediate mobilization after intrauterine insemination: a systematic review and meta-analysis. J Gynecol Obstet Hum Reprod 46(10):747–751

Crosignani PG, ESHRE Capri Workshop Group (2009) Intrauterine insemination. Hum Reprod 15(3):265–277

Custers IM, Flierman PA, Maas P, Cox T, Van Dessel TJ, Gerards MH, Mochtar MH, Janssen CA, van der Veen F, Mol BW (2009)

Immobilisation versus immediate mobilisation after intrauterine insemination: randomised controlled trial. BMJ 29:339–408
Dankert T, Kremer JA, Cohlen BJ, Hamilton CJ, Pasker-de Jong PC, Straatman H, van Dop PA (2007) A randomized clinical trial of clomiphene citrate versus low dose recombinant FSH for ovarian hyperstimulation in intrauterine insemination cycles for unexplained and male subfertility. Hum Reprod 22(3):792–797
Dickey RP, Taylor SN, Lu PY, Sartor BM, Rye PH, Pyrzak R (2002) Effect of diagnosis, age, sperm quality, and number of preovulatory follicles on the outcome of multiple cycles of clomiphene citrate-intrauterine insemination. Fertil Steril 78(5):1088–1095
Dorjpurev U, Kuwahara A, Yano Y, Taniguchi T, Yamamoto Y, Suto A, Tanaka Y, Matsuzaki T, Yasui T, Irahara M (2011) Effect of semen characteristics on pregnancy rate following intrauterine insemination. J Med Investig 58(1–2):127–133
Dorn C (2012) Intrauterine insemination. Gynäkol Endokrinol 10(2):121–131
Erdem A, Erdem M, Atmaca S, Guler I (2008) Impact of luteal phase support on pregnancy rates in intrauterine insemination cycles: a prospective randomized study. Fertil Steril 91(6):2508–2513
Farquhar CM, Liu E, Armstrong S, Arroll N, Lensen S, Brown J (2017) Intrauterine insemination with ovarian stimulation versus expectant management for unexplained infertility (TUI): a pragmatic, openlabel, randomized, controlled, two-centr trial. Lancet 23(17):32406–32406 [Epub vor Druck]
Fouda UM, Sayed AM (2011) Extended letrozole regimen versus clomiphene citrate for superovulation in patients with unexplained infertility undergoing intrauterine insemination: a randomized controlled trial. Reprod Biol Endocrinol 21(9):84
Goverde AJ, McDonnell J, Vermeiden JP, Schats R, Rutten FF, Schoemaker J (2000) Intrauterine insemination or in-vitro fertilisation in idiopathic subfertility and male subfertility: a randomised trial and cost-effectiveness analysis. Lancet 355:13–18
Greb R (2004) Ovarielle Stimulation und intrauterine Insemination (COH-IUI). Gynäkologische Endokrinologie 2(4):194–199
Green KA, Zolton JR, Schermerhorn SM, Lewis TD, Healy MW, Terry N, DrCherney AH, Hill MJ (2017) Progesterone luteal support after ovulation induction and intrauterine insemination: an updated systematic review and metaanalysis. Fertil Steril 107(4):924–933
Helmerhorst FM, Van Vliet HA, Gornas T, Finken MJ, Grimes DA (2005) Intra-uterine insemination versus timed intercourse for cervical hostility in subfertile couples. Cochrane Database Syst Rev (4): CD002809
Jurema MW, Vieira AD, Bankowski B, Petrella C, Zhao Y, Wallach E, Zacur H (2005) Effect of ejaculatory abstinence period on the pregnancy rate after intrauterine insemination. Fertil Steril 84(3):678–681
Kahn JA et al (1992) Fallopian tube sperm perfusion: first clinical experience. Hum Reprod 7:19–24
Katzorke T (2007) Donogene insemination. Gynäkologe 10:807–812
Khalil MR, Rasmussen PE, Erb K, Laursen SB, Rex S, Westergaard LG (2001) Homologous intrauterine insemination. An evaluation of prognostic factors based on a review of 2473 cycles. Acta Obstet Gynecol Scand 80(1):74–81
Klemetti R, Sevón T, Gissler M, Hemminki E (2010) Health of children born after ovulation induction. Fertil Steril 93(4):1157–1168
Kosmas IP, Tatsioni A, Fatemi HM, Kolibianakis EM, Tournaye H, Devroey P (2007) Human chorionic gonadotropin administration vs. luteinizing monitoring for intrauterine insemination timing, after administration of clomiphene citrate: a meta-analysis. Fertil Steril 87:607–612
Kupka MS, Franz M, Friese K (2007) Hepatitis, HIV und Kinderwunsch. Gynakologe 10:780–789
Kyrou D, Fatemi HM, Tournaye H, Devroey P (2010) Luteal phase support in normo-ovulatory women stimulated with clomiphene citrate for intrauterine insemination: need or habit? Hum Reprod 25(10):2501–2506
Legro RS, Brzyski RG, Diamond MP, Coutifaris C, Schlaff WD, Casson P, Christman GM, Huang H, Yan Q, Alvero R, Haisenleder DJ, Barnhart KT, Bates GW, Usadi R, Lucidi S, Baker V, Trussell JC, Krawetz SA, Snyder P, Ohl D, Santoro N, Eisenberg E, Zhang H for the NICHD Reproductive Medicine Network* (2014) Letrozole versus clomiphene for infertility in the polycystic ovary syndrome. N Engl J Med 371:119–129
Lewis V, Queenan J Jr, Hoeger K, Stevens J, Guzick DS (2006) Clomiphene citrate monitoring for intrauterine insemination timing: a randomized trial. Fertil Steril 85:401–406
Liu J, Li TC, Wang J, Wang W, Hou Z, Liu J (2016) The impact of ovarian stimulation on the outcome of intrauterine insemination treatment: an nalysis of 8893 cycles. BJOG 123(3):70–75
Ludwig M (2004) Intrauterine Insemination unter Gonadotropin-Stimulation im GnRH-Antagonisten Protokoll in einem evidenzbasiert selektierten Patientenkollektiv. Geburtsh Frauenheilk 64:1177–1183
Magnus O, Tollefsrud A, Abyholm T, Purvis K (1991) Effects of varying the abstinence period in the same individuals on sperm quality. Arch Androl 26(3):199–203
Marshburn PB, Alanis M, Matthews ML, Usadi R, Papadakis MH, Kullstam S, Hurst BS (2009) A short period of ejaculatory abstinence before intrauterine insemination is associated with higher pregnancy rates. Fertil Steril 93(1):286–288
Matorras R, Osuna C, Exposito A, Crisol L, Pijoan JI (2011) Recombinant FSH versus highly purified FSH in intrauterine insemination: systematic review and metaanalysis. Fertil Steril 95(6):1937–1942
Matorras R, Rubio K, Iglesias M, Vara I, Exposito A (2017) Risk of pelvic inflammatory disease after intrauterine insemination: a systematic review. Reprod Biomed Online 36(2):164–171. Nov 17 S1472-6483 [Epub vor Druck]
Merviel P, Heraud MH, Grenier N, Lourdel E, Sanguinet P, Copin H (2010) Predictive factors for pregnancy after intrauterine insemination (IUI): an analysis of 1038 cycles and a review of the literature. Fertil Steril 93(1):79–88
Mol BW, Dijkman B, Wertheim P, Lijmer J, van der Veen F, Bossuyt PM (1997) The accuracy of serum chlamydial antibodies in the diagnosis of tubal pathology: a meta-analysis. Fertil Steril 67:1031–1037
Montzka et al (1998) Grundlagen der Inseminationsbehandlung. In: Diedrich K (Hrsg) Weibliche Sterilität. Springer, Berlin/Heidelberg/New York
Nawroth F, Dorn C, Ludwig M (2010) Die intrauterine Insemination. Indikationen und Grenzen. In: Gynäkologische Endokrinologie und Reproduktionsmedizin. Marseille Verlag, München
Ombelet W (2003) Semen quality and intrauterine insemination. Reprod Biomed Online 7:485–492
Poel N van der, Farquhar C, Abou-Setta AM, Benschop L, Heineman MJ (2010) Soft versus firm catheters for intrauterine insemination. Cochrane Database Syst Rev (11):CD006225
Purcell KJ, Schembri M, Telles TL, Fujimoto VY, Cedars MI (2007) Bed rest after embryo transfer: a randomized controlled trial. Fertil Steril 87:1322–1326
Reindollar RH, Regan MM, Neumann PJ, Levine BS, Thornton KL, Alper MM, Goldman MB (2010) A randomized clinical trial to evaluate optimal treatment for unexplained infertility: the fast track and standard treatment (FASTT) trial. Fertil Steril 94(3):888–899
Sacks PC, Simon JA (1991) Infectious complications of intrauterine insemination: a case report and literature review. Int J Fertil 36:331–339
Saleh A, Tan SL, Biljan MM, Tulandi T (2000) A randomized study of the effect of 10 minutes of bed rest after intrauterine insemination. Fertil Steril 74:509–511
Schellen AMCM (1957) Artificial insemination in the human. Elsevier, Amsterdam, S 13

Schröder AK, Pelikan S, Tauchert S, Griesinger G, Felberbaum R, Diedrich K (2004) Prognostische Faktoren für den Erfolg einer intrauterinen Insemination: Eine Evaluation von 1005 Zyklen bei 349 Frauen. Gebirtsh Frauenheilkd 64:1052–1060

Sims JM (1871) Clinical notes on uterine surgery with special reference to the management of the sterile condition. William Wood, New York, S 165

Song GJ, Herko R, Lewis V (2007) Location of semen collection and time interval from collection to use for intrauterine insemination. Fertil Steril 88:1689–1691

Sutcliffe AG, Ludwig M (2007) Outcome of assisted reproduction. Lancet 370(9584):351–359

Taerk E, Hughes E, Greenberg C, Neal M, Faghih M, Karnis M (2017) Controlled ovarian hyperstimulation with intrauterine insemination is more successful after rhCG administartion than spontaneous LH surge. J Reprod Infertil 18(3):316–322

Tanahatoe SJ, Lambalk CB, Hompes PG (2005) The role of laparoscopy in intrauterine insemination: a prospective randomized reallocation study. Hum Reprod 20:3225–3230

Tanahatoe S, Lambalk C, McDonnell J, Dekker J, Mijatovic V, Hompes P (2008) Diagnostic laparoscopy is needed after abnormal hysterosalpingography to prevent over-treatment with IVF. Reprod Biomed Online 16(3):410–415

Tandler-Schneider A, Sonnenberg-Schwan U, Gingelmaier A, Meurer A, Kremer H, Weigel M, Vernazza P, Schmied B, Klumb S, Schafberger A, Kupka M, Friese K, Brockmeyer NH (2008) Diagnostics and treatment of HIV-affected couples who wish to have children. Eur J Med Res 13(12):546–551

Tetteh RBA (2009) Intrauterine Insemination: Prognosefaktoren für eine Schwangerschaft. Inaugural-Dissertation, Universität Bonn

Thorn P (2010) Geplante lesbische Familien. Gynäkologische Endokrinologie 8:73–81

Thorn P, Wischmann T (2010) Leitlinien des BKiD „Psycosoziale Beratung für Frauen und Männer, die eine Kinderwunschbehandlung im Ausland beabsichtigen“. J Reproduktionsmed Endokrinol 7(5):394–402

Van Rumste MME, Custers IM, van der Veen F, van Wely M, Evers JLH (2008) The influence of the number of follicles on pregnancy rates in intrauterine insemination with ovarian stimulation: a meta-analysis. Hum Reprod Update 14:563–570

Van Voorhis BJ, Barnett M, Sparks AE, Syrop CH, Rosenthal G, Dawson J (2001) Effect of the total motile sperm count on the efficacy and cost-effectiveness of intrauterine insemination and in vitro fertilization. Fertil Steril 75(4):661–668

Van Waart J, Kruger TF, Lombard CJ, Ombelet W (2001) Predictive value of normal sperm morphology in intrauterine insemination (IUI): a structured literature review. Hum Reprod Update 7(5):495–500

Verhulst SM, Cohlen BJ, Hughes E, Te Velde E, Heineman MJ (2006) Intra-uterine insemination for unexplained subfertility. Cochrane Database Syst Rev 18(4):CD001838

Vitagliano A, Noventa M, Saccone G, Gizzo S, Vitale SG, Lagana AS, Litta PS, Saccardi C, Nardelli GB, Di Spiezio Sardo A (2017) Endometrial scratch injury before intrauterine insemination: is it time to re-evaluate its value? Evidence from a systematic review and meta-analysis of randomized controlled trals. Fertil Steril 17:31954–31954

Vitorino RL, Grinsztejn BG, de Andrade CA, Hökerberg YH, de Souza CT, Friedman RK, Passos SR (2011) Systematic review of the effectiveness and safety of assisted reproduction techniques in couples serodiscordant for human immunodeficiency virus where the man is positive. Fertil Steril 95(5):1684–1690

Weiss NS, van Vliet MN, Limpens J, Hompes PGA, Lambalk CB, Mochtar MH, van der Veen F, Mol BWJ, van Wely M (2017) Endometrial thickness in women undergoing IUI with ovarian stimulation. How thick is too thin? A systematic review and metaanalysis. Hum Reprod 32(5):1009–1018

Wischmann T (2008) Psychosoziale Aspekte der Spendersamenbehandlung – eine Übersicht. Geburtsh Frauenheilkd 68:1147–1153

Wordsworth S, Buchanan J, Mollison J, Harrild K, Robertson L, Tay C, Harrold A, McQueen D, Lyall H, Johnston L, Burrage J, Grossett S, Walton H, Lynch J, Johnstone A, Kini S, Raja A, Templeton A, Bhattacharya S (2011) Clomifene citrate and intrauterine insemination as first-line treatments for unexplained infertility: are they cost-effective? Hum Reprod 26(2):369–375

Yavas Y, Selub MR (2004) Intrauterine insemination (IUI) pregnancy outcome is enhanced by shorter intervals from semen collection to sperm wash, from sperm wash to IUI time, and from semen collection to IUI time. Fertil Steril 82:1638–1647

Follikelpunktion und Eizellgewinnung

20

Michael Ludwig

Inhalt

1 Historie 213

2 Technik der transvaginalen, ultraschallgesteuerten Follikelpunktion 213

3 Mögliche Komplikationen durch eine transvaginale Follikelpunktion 215

4 Das Erlernen der transvaginalen Follikelpunktion 215

Literatur 216

1 Historie

Die Follikelpunktion ist integraler Bestandteil der assistierten Reproduktion bei IVF- und ICSI-Therapien. Nachdem initial die Follikelpunktion per Laparoskopie durchgeführt wurde, hat sich bereits vor vielen Jahren der transvaginale Zugang etabliert.

Als Indikation für eine dennoch laparoskopisch durchgeführte Punktion bleiben heutzutage eigentlich nur diejenigen Fälle, bei denen keine Vagina vorliegt, z. B. im Rahmen eines Rockitansky-von Küster-Hauser-Syndroms. Eine GIFT („gamete intra-fallopian transfer“), bei der dies ebenfalls sinnvoll gewesen war, wird heutzutage kaum noch durchgeführt, die Indikationsstellung ist fraglich.

Erstmalig berichtete Patrick Steptoe 1968 über eine laparoskopisch durchgeführte Follikelpunktion. Als alternativer Zugang wurde die transabdominale transvesikale Eizellegewinnung ebenfalls zeitweise genutzt. Sie war gegenüber der Laparoskopie sicherlich ein Fortschritt. Das Risiko von Infektionen und Verletzungen war höher, schon allein aufgrund der relativ großen Distanz zu den Ovarien. Diese Technik soll schmerzhafter als die transvaginale gewesen sein (Brinsden 2005).

Die transabdominal-transvaginale Follikelpunktion wurde zuerst von Gleicher et al. (1983), dann von Dellenbach et al. (1984) beschrieben. Letztere haben die erste größere Serie von Patientinnen untersucht, bei denen mit einer transabdominal-transvaginalen Follikelpunktion gearbeitet worden war (Dellenbach et al. 1985).

Schließlich wurde der transabdominal-periurethrale Weg beschrieben, um Eizellen zu gewinnen. Die größte Serie dazu wurde von Parsons et al. (1985) publiziert.

All diese Techniken werden heute nicht mehr durchgeführt.

2 Technik der transvaginalen, ultraschallgesteuerten Follikelpunktion

Bahnbrechend war die Arbeit von Wikland et al. im Jahr 1985, in der die transvaginale Follikelpunktion publiziert wurde – im Wesentlichen hat sich an dieser Technik bis heute nichts mehr geändert (Abb. 1).

2.1 Analgesie/Anästhesie

In Deutschland wird in aller Regel der Fälle eine leichte Sedierung oder eine Vollnarkose appliziert.

M. Ludwig (✉)
SYNLAB Holding Deutschland GmbH, Augsburg, Deutschland
E-Mail: michael.ludwig@synlab.com

K. Diedrich et al. (Hrsg.), *Reproduktionsmedizin*, Springer Reference Medizin,
https://doi.org/10.1007/978-3-662-57636-6_21

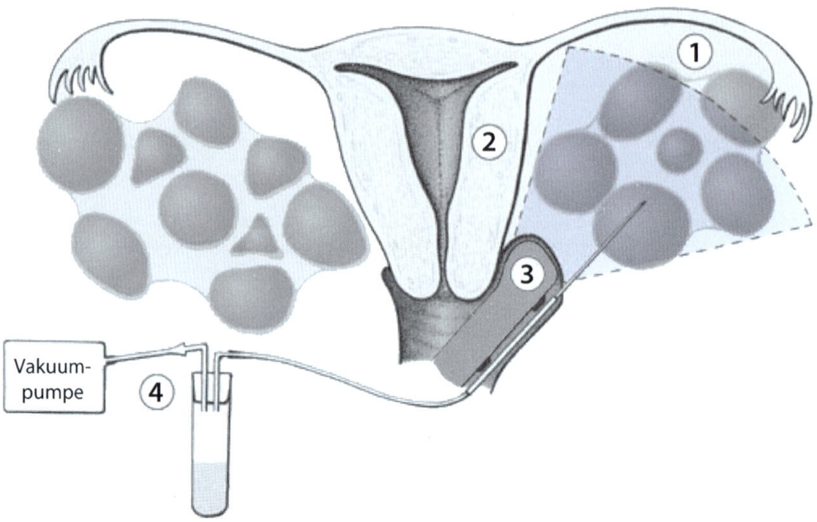

Abb. 1 Sonographisch gesteuerte Follikelpunktion (nach Ludwig 2002). Die Ovarien werden stimuliert (1), das Endometrium baut sich auf (2). Die Follikel werden transvaginal unter sonographischer Kontrolle punktiert (3) und die Eizellen mit umgebenden Granulosazellen und Flüssigkeit abgesaugt (4). (Mod. nach Ludwig 2007)

Aus der eigenen Erfahrung heraus kann, wenn die Patientin dies wünscht, auf die Gabe von Analgetika oder einer Vollnarkose verzichtet werden. Allerdings sollte eine Patientin nicht dazu gedrängt werden, wenn sie eine wie auch immer geartete Analgesie wünscht. Die Verweigerung in diesen Fällen führt zu einer deutlichen Verspannung mit erheblicher Steigerung des Schmerzempfindens.

2.2 Durchführung

Die Patientin wird zur Follikelpunktion in Steinschnittlage gelagert.

Nach Einführung der Vaginalsonde sollte man sich zur Lage der Ovarien, der Blase sowie der großen intraabdominalen Gefäße (A. iliaca interna), die direkt die Ovarien tangieren, orientieren. Darmschlingen sollten von den Ovarien abgegrenzt werden. Durch Positionierung der Vaginalsonde in den lateralen Scheibengewölben ist es in aller Regel der Fälle möglich einen direkten Kontakt zwischen Vaginalsonde, Vaginalhaut und umgebendem Gewebe sowie den Ovarien herzustellen (Abb. 1).

▶ **Empfehlung** Im Rahmen des initialen Ultraschalls sollte nochmals das Endometrium angeschaut werden und insbesondere geprüft werden, ob sich eine Serometra gebildet hat. Dies wäre nach aktueller Auffassung eine Indikation für die Vitrifikation bzw. Kryokonservierung aller Eizellen bzw. der Eizellen im Vorkernstadium, um den Embryotransfer in einem Folgezyklus durchzuführen. Die Chancen auf eine weiterlaufende Schwangerschaft bei Vorliegen einer Serometra sind deutlich reduziert.

Nach Orientierung über die anatomischen Zusammenhänge wird die Nadel zunächst in das eine und nach Entleerung der Follikel in das andere Ovar eingeführt. Beim Seitenwechsel sollte die Nadel einmal komplett in die Führungshülse zurückgezogen werden.

▶ Häufig ist es möglich, mehrere, wenn nicht sogar alle Follikel durch eine Punktion pro Seite zu entleeren.

Dabei sollte mit etwas Druck im lateralen Scheidengewölbe die Vaginalsonde direkt an das Ovar herangeführt werden. Dies vermeidet auch ein Wegrutschen des Ovars. Bei sehr ungünstiger Lage der Ovarien können diese durch eine dritte Person von transabdominal gehalten bzw. in die korrekte Position gebracht werden.

▶ **Empfehlung** Es empfiehlt sich, alle Follikel zu punktieren, die punktiert werden können. Dies sind in aller Regel diejenigen mit einem Durchmesser von über 10 mm.

Sollte aufgrund der Position des Ovars die Punktionsnadel nur über das Myometrium in das Ovar eingeführt werden können, so ist auch dies möglich und schränkt die Chancen auf eine Schwangerschaft offenbar nicht ein (Davis und Ginsburg 2004). Dieser Weg ist selten notwendig, in der vorgenannten Publikation wird für die Notwendigkeit einer solchen Maßnahme eine Wahrscheinlichkeit von 1,7 % angegeben (84/5115). Blutungskomplikationen traten nicht auf.

Wenn bei der Durchführung der Follikelpunktion wider Erwarten keine Follikel mehr darstellbar sind, da die Ovulation schon stattgefunden hat, kann versucht werden, Metaphase-II-Eizellen aus dem Douglas-Raum zu punktieren. Dies gelingt gelegentlich. Aufgrund des einfachen Zugangs sollte diese Chance wahrgenommen werden. Inwieweit die Ergebnisse mit diesen Zellen vergleichbar denjenigen sind, die aus Follikeln gewonnen werden, kann aufgrund des Mangels an entsprechenden Daten nicht beurteilt werden.

3 Mögliche Komplikationen durch eine transvaginale Follikelpunktion

Eine Follikelpunktion ist schmerzhaft, auch wenn eine Vollnarkose oder Schmerzmedikation gegeben wurde. Die Intensität der Schmerzen ist direkt korreliert mit der Zahl der gewonnenen Eizellen (Ludwig et al. 2006).

Mit dem oben genannten Vorgehen wird die Verletzung insbesondere von Darmschlingen vermieden. Eine Verletzung des Ureters ist grundsätzlich möglich und beschrieben, scheint jedoch eher eine Rarität zu sein (Grynberg et al. 2012; Ludwig et al. 2006).

▶ **Cave** Teilweise können solche – seltenen – Komplikationen leicht langfristig übersehen werden, da abdominale Beschwerden nach einer Follikelpunktion allein schon durch die Bildung der zahlreichen Corpora lutea nicht ungewöhnlich sind und sich für einige Tage nach fast jeder höherdosierten ovariellen Stimulation etwas freie intraabdominale Flüssigkeit findet.

Intraabdominalen Blutungen können auftreten, wenn v. a. kleinere Gefäße intraovariell verletzt werden. Hier muss dann insbesondere an die Möglichkeit einer zweizeitigen Ruptur gedacht werden mit initialer Einblutung in das Ovar und nachfolgender, zeitlich verzögerter Entleerung eines Hämatoms in die freie Bauchhöhle.

Zur Erfassung von Komplikationen eignen sich v. a. prospektive Datensammlungen – die meisten Publikationen beziehen sich allerdings auf retrospektive Betrachtungen. Aus den prospektiven Daten und retrospektiven Sammlungen kann man auf eine Prävalenz schwerwiegender Komplikationen, die eine operative Intervention erforderlich machen, von <1 ‰ schließen. Dabei geht es im Wesentlichen um intraabdominale Blutungen und Tuboovarialabszesse (Tab. 1). Kleinere Komplikationen wie vaginale Blutungen werden nur in prospektiven Erhebungen offensichtlich (Tab. 2).

Tab. 1 Retrospektive und prospektive Datenbanken zu Komplikationen bei der transvaginalen ultraschallgesteuerten Follikelpunktion

Studie	Anzahl (n)	Komplikationsrate (schwerwiegende)	Spezifizierung der Komplikation
Aragona et al. 2011	7058	0,06 %	Intraabdominale Blutung
		0,03 %	Tuboovarialabszess
Ashkenazi et al. 1994	4771	0,58 %	Infektion kleines Becken
Bennett et al. 1993 (prospektiv)	2670	0,11 %	Intraabdominale Blutung, Verletzung A. iliaca interna
		0,3 %	Tuboovarialabszess
Bergh und Lundkvist 1992	10.125	0,02 %	intraabdominale Blutung
		0,3 %	Tuboovarialabszess
Dicker et al. 1993	3656	0,08 %	Schwere intraabdominale Blutung
		0,24 %	Tuboovarialabszess
Govaerts et al. 1998	1500	0,2 %	Intraabdominale Blutung
Ludwig et al. 2006	1058	0,1 %	Ureterläsion
		0,1 %	Unklares Fieber
Roest et al. 1996	2495	0,24 %	Infektion kleines Becken
Tureck et al. 1993	674	0,3 %	Intraabdominale Blutung
		0,3 %	Infektion/ Tuboovarialabszess

Tab. 2 Prospektiv erfasste Komplikationen während einer Follikelpunktion (n = 1058). (Nach Ludwig et al. 2006)

Komplikation	Häufigkeit (%)	Anzahl (n)
Anästhesiekomplikationen	–	–
Blutungen (vaginal)	2,8 %	29/1049
... mit Kompression zu stillen	2,7 %	28/1049
... Tamponade erforderlich (>2 h)	0,1 %	1/1049
Ureterläsion	0,1 %	1/1049

4 Das Erlernen der transvaginalen Follikelpunktion

Die prinzipielle Technik der transvaginalen ultraschallgesteuerten Follikelpunktion ist einfach erlernbar. In einer kürzlich publizierten Studie konnte nach 10 Follikelpunktion dieselbe Rate an Eizellen gewonnen werden, wie dies von erfahrenen Fachärzten zu erwarten ist (Goldman et al. 2011; Abb. 2).

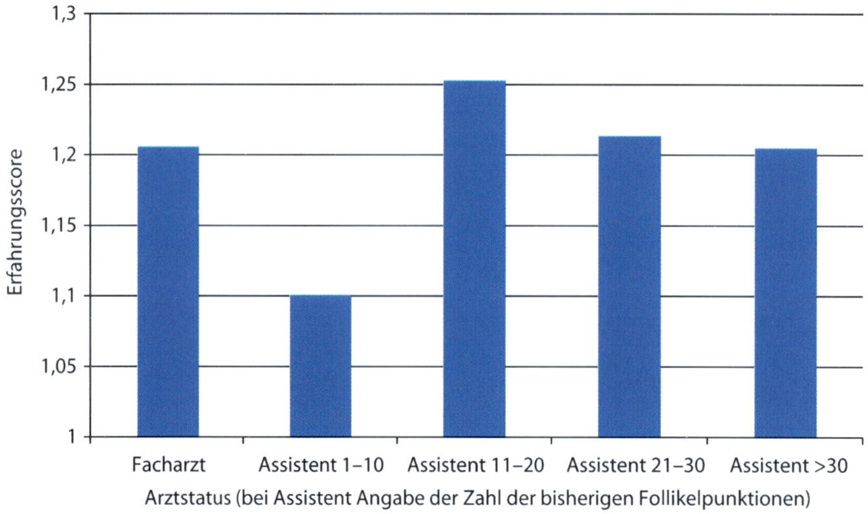

Abb. 2 Trainingseffekt der Follikelpunktion. Die Arbeit zeigt überzeugend, dass tatsächlich innerhalb der ersten 10 Follikelpunktionen ein Trainingseffekt vorliegt. Danach kann man von vergleichbaren Erfolgen pro Follikelpunktion ausgehen wie bei langjährig erfahrenen Ärzten. Dargestellt ist ein Score, errechnet aus der Zahl gewonnener Eizellen dividiert durch die Zahl erwarteter Eizellen auf der Basis von Follikeln ≥12 mm am Tag der HCG-Gabe. (Nach Goldman et al. 2011)

Literatur

Aragona C, Mohamed MA, Espinola MSB, Linari A, Pecorini F, Micara G, Sbracia M (2011) Clinical complications after transvaginal oocyte retrieval in 7: 098 IVF cycles. Fertil Steril 95:293–294

Ashkenazi J, Farhi J, Dicker D, Feldberg D, Shalev J, Ben Rafael Z (1994) Acute pelvic inflammatory disease after oocyte retrieval: adverse effects on the results of implantation. Fertil Steril 61:526–528

Bennett SJ, Waterstone JJ, Cheng WC, Parsons J (1993) Complications of transvaginal ultrasound-directed follicle aspiration: a review of 2760 consecutive procedures. J Assist Reprod Genet 10:772–778

Bergh T, Lundkvist Ö (1992) Clinical complications during in-vitro fertilization treatment. Hum Reprod 7:625–626

Brinsden PR (Hrsg) (2005) Oocyte recovery and embryo transfer techniques. In: A textbook of in vitro fertilization and assisted reproduction: the Bourn Hall guide to clinical and laboratory practice, 3. Aufl. Parthenon, New York/London

Davis LB, Ginsburg ES (2004) Transmyometrial oocyte retrieval and pregnancy rates. Fertil Steril 81:320–322

Dellenbach P, Nisand I, Moreau L, Feger B, Plumere C, Gerlinger P (1984) Transvaginal, sonographically controlled ovarian follicle puncture for egg retrieval. Lancet 323(8392):1467

Dellenbach P, Nisand I, Moreau L, Feger B, Plumere C, Gerlinger P (1985) Transvaginal sonographically controlled follicle puncture for oocyte retrieval. Fertil Steril 44:656–662

Dicker D, Ashkenazi J, Feldberg D, Levy T, Dekel A, Ben Rafael Z (1993) Severe abdominal complications after transvaginal ultrasonographically guided retrieval of oocytes for in vitro fertilization and embryo transfer. Fertil Steril 59:1313–1315

Gleicher N, Friberg J, Fullan N, Giglia RV, Mayden K, Kesky T, Siegel I (1983) Egg retrieval for in vitro fertilisation by sonographically controlled vaginal culdocentesis. Lancet 27:508–509

Goldman KN, Moon KS, Yauger BJ, Payson MD, Segars JH, Stegmann BJ (2011) Proficiency in oocyte retrieval: how many procedures are necessary for training? Fertil Steril 95:2279–2282

Govaerts I, Devreker F, Delbaere A, Revelard P, Englert Y (1998) Short-term medical complications of 1500 oocyte retrievals for in vitro fertilization and embryo transfer. Eur J Obstet Gynecol Reprod Biol 77:239–243

Grynberg M, Berwanger AL, Toledano M, Frydman R, Deffieux X, Fanchin R (2012) Ureteral injury after transvaginal ultrasound-guided oocyte retrieval: a complication of in vitro fertilization-embryo transfer that may lurk undetected in women presenting with severe ovarian hyperstimulation syndrome. Fertil Steril 96:869–871

Ludwig M (2002) Pregnancy and birth after assisted reproductive technologies, 1. Aufl. Springer, Berlin/Heidelberg/New York

Ludwig L (2007) Kinderwunschsprechstunde, 2. Aufl. Springer, Berlin/Heidelberg/New York

Ludwig AK, Glawatz M, Griesinger G, Diedrich K, Ludwig M (2006) Perioperative and post-operative complications of transvaginal ultrasound-guided oocyte retrieval: prospective study of >1000 oocyte retrievals. Hum Reprod 21:3235–3240

Parsons J, Riddle A, Booker M, Sharma V, Goswamy R, Wilson L, Akkermans J, Whitehead M, Campbell S (1985) Oocyte retrieval for in-vitro fertilisation by ultrasonically guided needle aspiration via the urethra. Lancet 325(8437):1076–1077

Roest J, Mous HVH, Zeilmaker GH, Verhoeff A (1996) The incidence of major clinical complications in a Dutch transport IVF programme. Hum Reprod Update 2:345–353

Tureck RW, Garcia C, Blaso L, Mastroianni L (1993) Perioperative complication arising after transvaginal oocyte retrieval. Obstet Gynecol 81:590–593

Wikland M, Enk L, Hamberger L (1985) Transvesical and transvaginal approaches for the aspiration of follicles by use of ultrasound. Ann N Y Acad Sci 442:182–194

In-vitro-Fertilisation und intrazytoplasmatische Spermieninjektion

21

Thomas Ebner und Klaus Diedrich

Inhalt

1 **Beurteilung der Cumulus-Eizell-Komplexe** 218

2 **Aufbereitung des Samens** 218

3 **In-vitro-Fertilisation** 219

4 **Denudation der Oozyten** 220

5 **Aufbereitung der Spermien** 220

6 **ICSI** 222

7 **Post-IVF/ICSI-Prozesse** 223

Literatur 224

Die Geburt von Louise Brown (Steptoe und Edwards 1978) war der Meilenstein in der Geschichte der assistierten Reproduktion und zugleich Startschuss für intensive Forschung auf diesem Gebiet (▶ Kap. 2, „Historischer Abriss zur Reproduktionsmedizin“). Anfänglich konnten natürlich lediglich Paare behandelt werden, bei denen die Samenqualität nicht oder nur in geringem Ausmaß beeinträchtigt war. Schwerere Formen männlicher Subfertilität konnten in diesen Tagen nicht therapiert werden. Dies hatte zur Folge, dass weltweit Forscher danach trachteten, bei reduzierter Samenqualität die Spermien näher zur eigentlichen Eizelle zu bringen, als es bei der herkömmlichen IVF üblich war. Zum Teil mit ersten Erfolgen, wie die Entwicklung der partiellen Zona-Dissektion (Cohen et al. 1988) und der subzonalen Injektion (Ng et al. 1988) beweisen.

Aber erst die Implementation der intrazytoplasmatischen Spermieninjektion (ICSI) (Palermo et al. 1992) ermöglichte es endlich, nahezu alle Paare zu behandeln, sofern man zumindest ein funktionelles Spermium aus dem männlichen Urogenitaltrakt isolieren kann. Dabei ist interessanterweise die Technik bis dato mehr oder weniger unverändert geblieben, bestenfalls für bestimmte Indikationen modifiziert worden. Allerdings hat sich im Laufe der Jahre herauskristallisiert, dass man Spermien aus den unterschiedlichsten Quellen für eine ICSI heranziehen kann. So ist es mittlerweile Standard, Spermien durch testikuläre Extraktion (TESE) zu gewinnen (Silber et al. 1994), mitunter wird auch noch eine Aspiration von Spermien aus der Epididymis (MESA) praktiziert (Patrizio et al. 1988). Material, das mittels MESA gewonnen wird, kann bei entsprechender Motilität auch für eine IVF herangezogen werden.

Längst ist ja bekannt, dass bei der IVF aufgrund der noch notwendigen Penetration des Cumulus-Eizell-Komplexes, der Zona pellucida, des perivitellinen Spaltes sowie der Eimembran der Befruchtungsvorgang um 2–3 h länger dauern kann, was bei der Beurteilung des Vorkernmusters berück-

T. Ebner (✉)
Klinik für Gynäkologie, Geburtshilfe und gyn. Endokrinologie, Kepler Universitätsklinikum GmbH, Linz, Österreich
E-Mail: Thomas.Ebner@kepleruniklinikum.at

K. Diedrich
Facharzt-Zentrum für Kinderwunsch, Pränatale Medizin, Endokrinologie und Osteologie Hamburg GmbH, amedes experts, Hamburg, Deutschland

Universitäts-Frauenklinik Lübeck, Lübeck, Deutschland
E-Mail: prof.diedrich@gmail.com

K. Diedrich et al. (Hrsg.), *Reproduktionsmedizin*, Springer Reference Medizin,
https://doi.org/10.1007/978-3-662-57636-6_22

sichtigt werden sollte (Montag et al. 2001). Weiters ist es ratsam, dass im Falle einer ICSI der Zeitraum zwischen Eizellgewinnung und Injektion 6 h nicht überschritten werden, um ein vorzeitiges Altern der Eizellen zu verhindern (Van de Velde et al. 1998; Dozortsev et al. 2004). In diesem Zusammenhang scheint es nicht von Relevanz zu sein, ob die Cumulus-Eizell-Komplexe (COC) unmittelbar nach der Punktion enzymatisch denudiert werden und dann einige Stunden bis zur ICSI gewartet wird, oder ob die Denudation unmittelbar vor einer solchen Prozedur durchgeführt wird (Van de Velde et al. 1998). Da Cumuluszellen ja eine wichtige Rolle in der Reifung und Versorgung der weiblichen Gameten einnehmen, tendiert die Mehrheit der klinischen Embryologen aber dazu, die COC zeitnah zur ICSI zu manipulieren.

▶ **Empfehlung** Unabhängig von der Herkunft der Spermien bleibt aber die Tatsache, dass sowohl die IVF als auch die ICSI einem genauen Zeitplan folgen sollten, um Befruchtungs- und Schwangerschaftsraten zu optimieren.

Die meisten Institute praktizieren heutzutage die Eizellgewinnung (▶ Kap. 1, „Was ist „Sterilität" – eine Begriffsbestimmung") 36 h nach Ovulationsinduktion. Die Punktion der Follikel erfolgt ausschließlich ultraschallgesteuert meist unter leichter Sedierung. Die so gewonnene Follikelflüssigkeit darf nicht oder nur minimal abkühlen, da sie die temperatursensiblen COC enthält.

1 Beurteilung der Cumulus-Eizell-Komplexe

Die COC (Abb. 1) werden in der Regel nach der Expansion der Corona radiata sowie der äußeren Cumuluszellschichten beurteilt, wobei eine expandierte und luteinisierte Cumuluszellmatrix eine reife Eizelle (Metaphase II) beherbergen soll, während dichter gepackte Cumuluszellen eine Unreife der assoziierten Oozyte andeuten (Veeck 1999). Kürzlich wurde gezeigt, dass eine exakte Bestimmung des Reifegrades einer Eizelle anhand des Erscheinungsbildes des entsprechenden COC kaum möglich ist (Rattanachaiyanont et al. 1999; Ebner et al. 2008).

Häufig findet man in den COC auch kleinere Ansammlungen von Blut (Daya et al. 1990; Ebner et al. 2008). Dieses Phänomen könnte ein Zeichen von follikulärer Überreife sein (Daya et al. 1990) und lässt auf eine reduzierte Eizellqualität schließen (Ebner et al. 2008). Prinzipiell stellt sich die Frage, ob man diese Areale nicht mittels zweier Spritzennadeln mechanisch entfernen sollte? Für die ICSI mag dieser Aufwand vergebens sein, ist doch die Oozyte bereits a priori geschädigt, doch für eine konventionelle IVF würde man sich einer potenziellen Quelle von Sauerstoffradikalen entledigen.

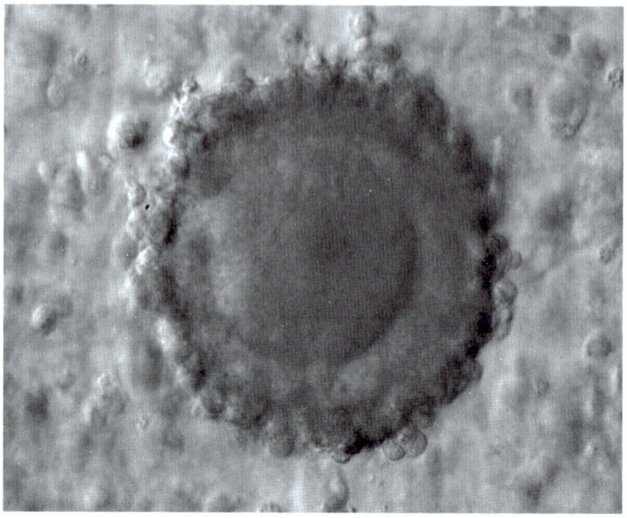

Abb. 1 Oozyte inmitten der Cumulusmatrix. Deutlich zu sehen die eizellnahe Struktur der Corona radiata

Bis zur Eizellgewinnung ist das Prozedere für jede Patientin mehr oder weniger ident, mit individuellen Abweichungen, was das jeweilige Stimulationsschema betrifft (▶ Kap. 14, „Ovulationsinduktion und ovarielle Stimulation").

▶ Sobald die COC aber im Labor gelandet sind, muss anhand der Samenqualität des Partners entschieden werden, ob eine konventionelle IVF möglich ist, oder ob eine ICSI (Abb. 2) als einzige Alternative für eine erfolgreiche Befruchtung verbleibt.

Im Zweifelsfall und v. a. bei Patienten mit schlechter Prognose sollte auf jeden Fall darauf geachtet werden, zumindest einen Teil der Oozytren mittels ICSI zu behandeln, um so ein totales Befruchtungsversagen bei der herkömmlichen IVF zu verhindern (Komsky-Elbaz et al. 2013).

2 Aufbereitung des Samens

Um die Qualität einer Samenprobe abschätzen zu können, muss das Ejakulat nach Verflüssigung nach WHO-Kriterien analysiert werden (▶ Kap. 42, „Andrologie in der interdisziplinären Reproduktionsmedizin"), es wird ein sogenanntes Spermiogramm erstellt (WHO 2010). Entsprechen Spermienanzahl, Beweglichkeit und Morphologie (Übersicht) den Referenzwerten (mitunter kann es in Einzelparametern auch leicht unter diesen Werten liegen), kann eine IVF ins Auge gefasst werden.

▶ Letztendlich ist eine seriöse Entscheidung erst nach Aufbereitung des Ejakulats möglich.

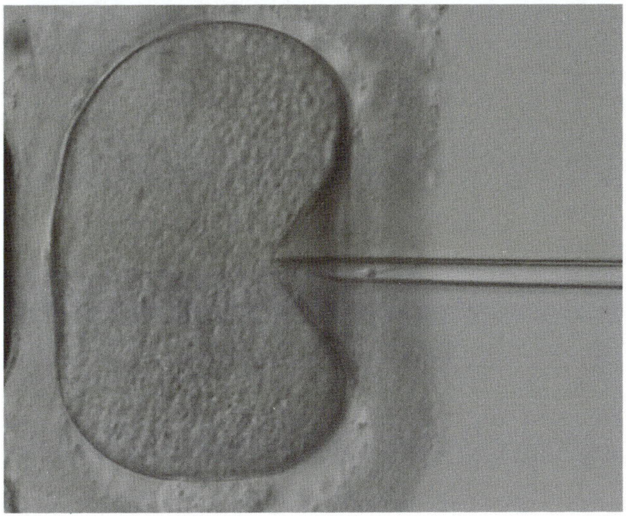

Abb. 2 Intrazytoplasmatische Spermieninjektion mit deutlich sichtbarem Einstichtrichter. Das immobilisierte Spermium befindet sich noch in der ICSI-Pipette

WHO-Referenzwerte für ein Spermiogramm

- Spermienanzahl: 15×10^6 pro ml bzw. 39×10^6 im Ejakulat
- Beweglichkeit: 40 % motil bzw. 32 % progressiv motil
- Morphologie: 4 % normale Formen

Jeglicher Aufbereitungstechnik zugrunde liegt das Bestreben, ein Maximum an gut beweglichen und normal geformten Spermien anzureichern. In der Regel geschieht das durch zweimaliges Abzentrifugieren des Ejakulates oder eines Ejakulat-Kulturmedium-Gemisches, wonach die beweglichen Spermien aus dem sich bildenden Pellet in den Überstand schwimmen. Wahlweise, für infektiöse Patienten hingegen ein absolutes Muss, kann das Ejakulat durch einen aus einer kolloidalen Suspension von Silikatpartikeln bestehenden Dichtegradienten zentrifugiert werden (▶ Kap. 19, „Inseminationsbehandlung“).

Da Zentrifugalkräfte mitunter für das Entstehen von DNA-Strangbrüchen in den Spermien verantwortlich sein können, kann alternativ auf Spermienselektoren zurückgegriffen werden, die problemlos ohne Zentrifugationsschritte funktionieren (Ebner et al. 2011a; Seiringer et al. 2013).

Nun gibt es aber auch Fälle ohne jegliche Spermien im Ejakulat, eine sogenannte Azoospermie. Hier besteht die Möglichkeit, aus dem Nebenhoden Spermien zu aspirieren. Dieser **MESA** genannte Eingriff bringt zahlenmäßig eine relative gute Ausbeute, allerdings lässt die Motilität oft zu wünschen übrig. Finden sich aber genug vitale Spermien im Aspirat, kann man die Spermiensuspension ebenso wie ein Ejakulat aufbereiten.

Trotzdem bleibt die MESA natürlich ein mikrochirurgischer Eingriff mit all seinen Komplikationen, weswegen heutzutage Spermien eher aus dem Hoden extrahiert werden. Bei einer solchen **TESE** werden kleinere Gewebsstücke entnommen und (meist) im Labor aufbereitet. Prinzipiell gilt es, die meist noch schlecht motilen Spermatozoen aus den Samenkanälchen zu gewinnen. Hierzu kann man entweder auf ein mechanisches Auspressen mittels steriler Werkzeuge zurückgreifen, was unter Kulturmedium erfolgen sollte, um ein Austrocknen der Proben zu verhindern. Die so erhaltene mit unterscheidlichsten Zelltypen verunreinigte Spermiensuspension kann dann in ICSI-Schälchen eingebracht werden, wobei sich motile Spermien von den umgebenden Zellen quasi freischwimmen.

Eleganter – und auch mit einer besseren Ausbeute behaftet – ist die enzymatische Verdauung der Biopsate mit **Kollagenase** (GM501 Collagenase, Gynemed, Lensahn, Deutschland). Das sich dabei bildende Suspensat wird anschließend durch einen Dichtegradienten zentrifugiert, worauf sich die Spermien (motil und immotil) am Boden des Zentrifugenröhrchens ansammeln, um nach einem Waschschritt für die ICSI herangezogen zu werden (Wöber et al. 2015).

Es mehren sich die Stimmen, die selbst im Falle einer ausgeprägten Oligoasthenoteratozoospermie oder Kryptozoospermie eine TESE der Aufbereitung des suboptimalen Ejakulats vorziehen, weil die Samenqualität im Hoden oft besser ist als nach der Passage durch den Nebenhoden (Ollero et al. 2001; Greco et al. 2005).

3 In-vitro-Fertilisation

Die herkömmliche IVF ist im Wesentlichen den in vivo stattfindenden Prozessen nachempfunden, d. h. in einem Kulturschälchen werden (normalerweise 2–3 h nach Punktion) ein oder mehrere COC mit einer festgelegten Zahl an Spermien versetzt. In der Literatur findet man über die benötigte Spermienkonzentration unterschiedliche Angaben, meist trachteten die Autoren aber danach, pro Milliliter eine Endkonzentration von 50–150.000 Spermien (nach Aufbereitung des Ejakulates) zur Verfügung zu haben (Plachot et al. 2002; Tomsu et al. 2002; Hwang et al. 2005; Bungum et al. 2006). Natürlich muss man dann die Anzahl der zu inseminierenden COC pro Kulturschälchen so anpassen, dass zumindest 20–25.000 Spermien pro Eizelle garantiert sind. Arbeitet man unter Mikrotropfen, kann die Konzentration dementsprechend geringer gehalten werden, oft reichen hier 2–10.000 Spermien pro COC aus (Gianaroli et al. 1996).

Traditionellerweise werden die inseminierten COC über Nacht inkubiert, um am folgenden Tag mittels Pipetten derart denudiert zu werden, dass man das Vorhandensein von zwei Vorkernen bzw. zwei Polkörpern kontrollieren kann. Nun birgt diese Vorgangsweise aber ein erhöhtes Risiko, freie Sauerstoffradikale in der Kultur anzureichern (Bedaiwy et al. 2004).

▶ **Empfehlung** Um das Risiko einer Anreicherung freier Sauerstoffradikale in der Kultur zu umgehen, kann es ratsam sein, diese Inkubationsperiode auf 2 h zu verkürzen (Lundqvist et al. 2001; Kattera und Chen 2003).

Tatsächlich wurden so bei gleichbleibender Befruchtungsrate weniger Polyspermiefälle und bessere Embryoqualitäten beschrieben. Im Extremfall würden sogar 30 Sekunden Spermien-Ei-Interaktion ausreichen, ohne die weitere Entwicklung in vitro nachhaltig zu beeinträchtigen! (Bungum et al. 2006)

In ca. 5–10 % aller Fälle kann es zu einem völligen Befruchtungsversagen nach IVF kommen, jene Patienten, die ausschließlich polysperme Befruchtungen hatten, gar nicht mit eingerechnet. Oft sind hier immunologische, genetische oder eben doch andrologische Gründe ausschlaggebend.

▶ Es empfiehlt sich wirklich, in Zweifelsfällen zumindest der Hälfte der Eizellen eine ICSI angedeihen zu lassen, um nicht vorzeitig den Zyklus abbrechen zu müssen.

In frühen Jahren wurde versucht, durch eine Verlängerung der Koinkubation von COC und Spermien oder durch eine deutlich höhere Konzentration an Spermien einem Befruchtungsversagen entgegenzuwirken, allerdings mit bescheidenem Erfolg (Gianaroli et al. 1996; Kastrop et al. 1999). Es scheint auch wenig zu fruchten, wenn man die Cumulusmatrix z. B. mittels zweier Kanülen mechanisch verkleinert oder der Kultur Hyaluronidase zugibt, um den Spermien enzymatisch den Zugang zur Eizelle zu erleichtern (Ebner et al. 2011b). Keine dieser Ansätze konnte ein komplettes Befruchtungsversagen verhindern, auch wenn letztere Methode bei jenen Patienten mit zumindest einer Zygote zu mehr Befruchtungen und Blastozysten führte.

▶ Letztendlich kristallisiert sich einmal mehr heraus, dass nach einem Befruchtungsversagen nach IVF nur eine ICSI zielführend ist.

4 Denudation der Oozyten

Für eine erfolgreiche Fertilisation nach ICSI ist es unabdingbar, dass die Oozyte von den umgebenden somatischen Zellen befreit wird, weil man ja die Reife der zu injizierenden Gameten kontrollieren muss. Zudem würden überzählige Cumuluszellen die Manipulation mit der Haltepipette erschweren, wenn nicht unmöglich machen. Nicht zu vergessen das erhöhte Risiko, irrtümlich Fremd-DNA in die Oozyte einzubringen, wenn bei der Injektion erst eine Schicht Cumuluszellen passiert werden muss (Stanger et al. 2001).

Es hat sich im IVF-Labor bewährt, für den Denudationsschritt eine Kombination aus enzymatischer Verdauung und

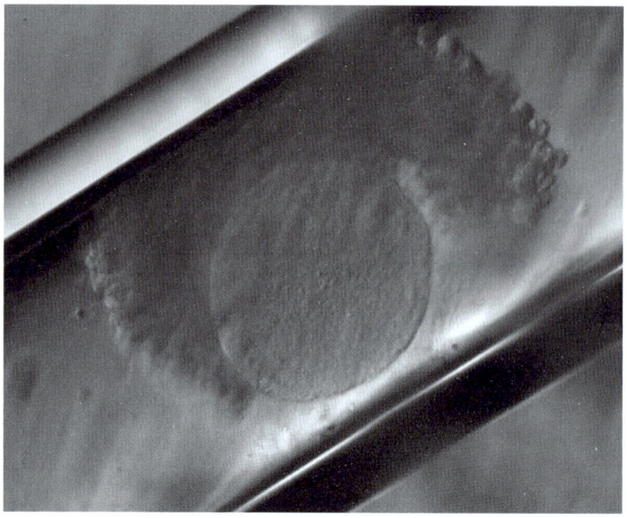

Abb. 3 Mechanische Denudation eines Cumulus-Eizell-Komplexes mittels handgezogener Glaspipette. (Mit freundlicher Genehmigung der Firma Gynemed)

mechanischer Feinpräparation anzuwenden. Da die mechanische Manipulation (Abb. 3) gewisse Risiken birgt – so besteht die Gefahr, durch zu enge Pipetten den ersten Polkörper im perivittelinen Spalt zu dislozieren und somit den exakten Marker für die Teilungsspindel zu verlieren –, empfiehlt es sich, die vorherige Inkubation in dem Enzym Hyaluronidase entsprechend länger durchzuführen. Da alle kommerziell erhältlichen Produkte eine maximale Konzentration von 80 IU/l enthalten, was bestenfalls ein Zehntel des kritischen Schwellenwertes ausmacht, über dem eine parthenogenetische Aktivierung der Eizelle beobachtet worden ist (Van de Velde et al. 1997), kann der enzymatische Part auch mal bis zu 3 min in Anspruch nehmen (Moura et al. 2017).

Hat man bezüglich der Quelle von Hyaluronidase (unberechtigte) Sicherheitsbedenken, kann man alternativ auf rekombinante (Evison et al. 2009) oder pflanzliche (Parinaud et al. 1998) Produkte zurückgreifen (ICSI Cumulase, Origio, Måløv, Dänemark; CoronaseTM, Bio-Media, Boussens, Frankreich).

▶ Im Zweifelsfall sollte man jedenfalls hartnäckige Cumuluszellen auf der Zona pellucida belassen (Abb. 4) und das Ganze als In-situ-Kokultur sehen (Ebner et al. 2006).

5 Aufbereitung der Spermien

5.1 Selektion der Spermien

Der genauen Auswahl des Spermiums, welches für die ICSI herangezogen werden soll, kommt enorme Bedeutung zu (▶ Kap. 42, „Andrologie in der interdisziplinären Reproduktionsmedizin“). Nicht nur, dass der klinische Embryologe

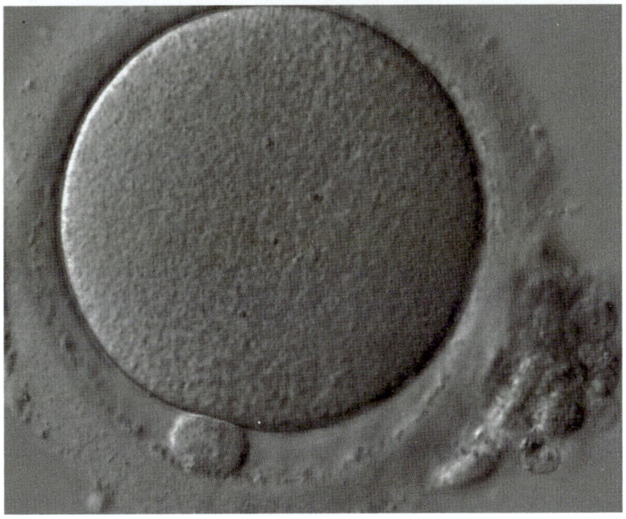

Abb. 4 Reife und morphologisch einwandfreie Metaphase-II-Eizelle mit unvollständig entfernten Cumuluszellen (4-Uhr-Position)

größtmögliche Sorgfalt bei der morphologischen Beurteilung des männlichen Gameten (nicht unter × 400) walten lassen sollte, darf man auch physiologische Gesichtspunkte nicht außer Acht lassen (Ebner et al. 2011c).

Eine Zeit lang wurde diesbezüglich eine IMSI genannte Methode sehr propagiert (Bartoov et al. 2003) und dies mag auch bei gewissen Konstellationen eine wertvolle Alternative sein, jedoch zeigten neuere Arbeiten, dass die unter 6500-facher Vergrößerung entdeckten Vakuolen erstens relativ häufig sind und zweitens eher einer Einbuchtung der Spermienmembranoberfläche entsprechen, als dass es sich um „Hohlräume" im Spermienkopf handeln würde (Boitrelle et al. 2011, 2013).

Huszar et al. (2007) berichteten von Hyaluronatrezeptoren, die nach erfolgter Maturation am Spermienkopf exprimiert werden. Dies führte zur Entwicklung von mit Hyaluronsäure beschichteten Kulturschälchen (pICSI-Schälchen), die sich gut als physiologische Spermienselektoren eignen. Derselbe Effekt, also das Binden ausgereifter Spermien an Hyaluronat, lässt sich kostengünstiger mit hyaluronsäurehaltigen Medien (SpermSlow, Origio, Måløv, Dänemark; SpermCatch, Nidacon, Mölndal, Schweden) erzielen (Van den Bergh et al. 2009; Parmegiani et al. 2010a). Derart isolierte Spermien weisen offensichtlich weniger Strangbrüche bzw. eine reduzierte Aneuploidierate auf. Noch physiologischer ist sicherlich die Verwendung der Zona pellucida als Attraktion für reife Spermien, da dieses Modell mehr oder weniger der In-vivo-Situation entspricht.

Zu guter Letzt erlauben spezielle Kammern, die ausschließlich schnell vorwärts bewegliche Spermien selektionieren, die exklusive Akkumulation von DNA-intakten Spermatozoen. Die in solchen Selektoren außen vor bleibenden langsamen Spermien weisen offensichtlich nicht nur eine defekte Kern-DNA auf, sondern auch eine beeinträchtigte mitochondriale DNA, was zu ATP-Einbußen und mangelnder Motilität führt (Ebner et al. 2011a; Seiringer et al. 2013).

5.2 Manipulation der Spermien

Da in den meisten Fällen zumindest einige gut bewegliche Spermien nach Präparation des Ejakulates zur Verfügung stehen werden, stellt sich zuallererst das Problem des Einfangens der männlichen Gameten. Dieser Schritt kann in zwei verschiedenen Milieus durchgeführt werden (sieht man von herkömmlichem Kulturmedium ab). In der Regel wird zur Erleichterung dieses Prozesses Polyvinylpyrrolidon (PVP) verwendet, eine hochvisköse Substanz, die die Motilität der Spermien stark einschränkt. Gleichzeitig überzieht PVP die Innenseite der Einstichpipette, was der Präzision des Anstichprozesses sehr entgegenkommt. Besagtes Synthetikum verbleibt jedoch aufgrund seiner enormen Molekülgröße nach Injektion in der Eizelle, was mitunter zu einer Vakuolisierung der Zygote führt (Ebner et al. 2004). Nicht zuletzt deshalb war die Industrie seit längerer Zeit auf der Suche nach physiologischeren Ersatzprodukten und wurde bei Hyaluronsäure fündig (Barak et al. 1999; Balaban et al. 2003). Da dieses Glykosaminoglykan ein wesentlicher Bestandteil der Cumulusmatrix ist und zudem eine enorme Hydrationskapazität aufweist, lassen sich physiologische Lösungen unterschiedlicher Viskosität herstellen, die bereits mit Erfolg im IVF eingesetzt werden (Parmegiani et al. 2010b), auch wenn die Viskosität (und somit die Qualität) von PVP nie erreicht werden kann.

Ist das Spermium einmal eingefangen, stellt sich das Problem der **Immobilisierung** des männlichen Gameten. Dies ist erforderlich (Van den Bergh et al. 1995), um einerseits dem natürlichen Befruchtungsprozess zu entsprechen – einmal im Ei ist die Spermiengeißel unbeweglich –, aber auch um dem Spermienenzym Phospholipase C zeta (PLC ζ) Zutritt zur Eizelle zu ermöglichen, was in weiterer Folge die für die Eizellaktivierung und -befruchtung nötigen Kalziumoszillationen bedingt.

Herkömmlicherweise werden die für die ICSI herangezogenen Spermien mechanisch immobilisiert, entweder durch Pressen der Geißel gegen den Pipettenboden oder durch wiederholtes Aspirieren in der Gegend des Spermienmittelstücks, wobei letztere Methode zu deutlich schlechteren Befruchtungsraten führt (Van den Bergh et al. 1995).

Eine wesentlich elegantere Immobilisationstechnik, die zudem unabhängig von der Viskosität des verwendeten Mediums ist, wurde von Montag et al. (2000) beschrieben. Diese Autoren benutzten einen Diodenlaser (1,48 µm), um die Spermienmembran zu permeabilisieren. Um beim Einsatz am Menschen die Energiebelastung für die Spermien zu minimieren, wird in der Regel auf eine Zweischussstrategie, also das sukzessive Setzen zweier Laserpulse niedriger Energie (1,5 und 1,0 mJ), zurückgegriffen (Ebner et al. 2001,

2002). Einige wenige Arbeitsgruppen greifen auf eine piezoelektrische Manipulation motiler Spermien zurück, was wohl zu einer rascheren Ausschüttung von Kalzium in der Eizelle führt (Yanagida et al. 1999).

Ganz anders stellt sich die Sachlage dar, wenn man es ausschließlich mit **immotilen Spermien** zu tun hat. Hier steht man dem Problem gegenüber, zwischen unbeweglichen (aber befruchtungsfähigen) und nicht vitalen Spermien unterscheiden zu müssen, um zumindest einige wenige Befruchtungen zu erzielen. Häufige Praktiken in solchen Fällen sind die Verwendung hyperosmotischer Medien, um die osmotische Aktivität der Spermienmembran nachzuweisen (Casper et al. 1996; Liu et al. 1997) bzw. das mechanische Testen der Geißelelastizität mittels ICSI-Pipette (de Oliveira et al. 2004). Weiters wurde gezeigt, dass auch ein Diodenlaser für diese Zwecke herangezogen werden kann, denn vitale Spermien scheinen nach Laserbeschuss mit einem „Einrollen" des Geißelendes zu reagieren (Aktan et al. 2004). Mittlerweile gibt es kommerziell erhältliche Phosphodiesterasehemmer, z. B. Theophyllin (GM501 SpermMobil, Gynemed, Lensahn, Deutschland), die durch Akkumulation von ATP im Spermium relativ unkompliziert einer stark eingeschränkten Spermienmotilität entgegenwirken (Ebner et al. 2011d).

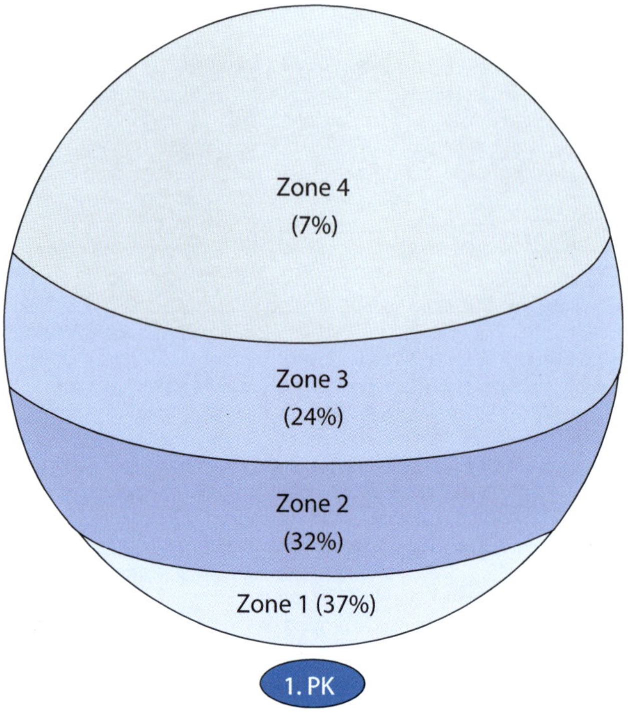

Abb. 5 Schematische Darstellung einer Eizelle mit dem ersten Polkörper (1. PK) in 6-Uhr-Position. In Klammern der Prozentsatz an in vivo gereiften meiotischen Spindeln, die in der jeweiligen Zone nachgewiesen wurden. (Nach Hardarson et al. 2000)

6 ICSI

Unabhängig von der Tatsache, ob man ein motiles oder immotiles Spermium für die Injektion zur Verfügung hat, sollte die ICSI standardisierten Abläufen folgen (Übersicht).

Durchführung der ICSI

- Es hat sich eingebürgert, dass die Eizelle an der 9-Uhr-Position mittels einer Haltepipette fixiert wird. Der erste Polkörper würde sich demnach in 6- oder 12-Uhr-Lage befinden.
- Die Injektionspipette wird in der Folge vorsichtig an der 3-Uhr-Position gegen das Oolemma, also die Eimembran, gedrückt, um sich zu vergewissern, dass sich der sogenannte „Einstichtrichter" bildet, welcher die Äquatorialebene anzeigt.
- Nach erfolgter Penetration an eben jener Stelle empfiehlt es sich ein wenig Ooplasma zu aspirieren, um sicherzustellen, dass das Spermium auch in der Eizelle deponiert wird und nicht irrtümlich im perivitellinen Spalt (Vanderzwalmen et al. 1996).

Es zeigte sich in einer rezenten Studie (Krause et al. 2016), dass die Ausprägung des Einstichtrichters nicht nur von der Reife des jeweiligen Eies abhängt, sondern auch von der ovariellen Hyperstimulation.

Der Ansatz, den ersten Polkörper möglichst weit von der Einstichstelle entfernt zu positionieren, beruht auf der biologischen Tatsache, dass die Teilungsspindel diesem Polkörper gegenüberliegt. So meinte man, diesen sensitiven Mikrotubuliapparat vor mechanischen Schäden bewahren zu können (Nagy et al. 1995). Mittlerweile weiß man aber, dass einerseits die Spindel in der Eizelle relativ geschützt ist, und andererseits, dass sich die meiotische Spindel der Eizelle aufgrund der ovariellen Hyperstimulation bzw. der exzessiven Manipulation in vitro bei weitem nicht immer an der vermuteten Position befindet (Abb. 5).

▶ Dies erklärt wohl auch das Phänomen, dass unabhängig von der Lage des ersten Polkörpers während der ICSI idente Befruchtungsraten und Embryoqualitäten erzielt werden konnten (Blake et al. 2000).

Lediglich eine Ablage des Spermiums in unmittelbarer Nähe der vermuteten Spindel führte zu erhöhten Raten meiotischer Nondisjunction oder zu Zygoten (schlechter Prognose) mit randständigen Pronuklei.

6.1 ICSI-Versagen

Da ICSI eine relativ invasive Mikromanipulationstechnik ist, verwundert es nicht, dass Oozyten nach erfolgter Injektion lysieren können und somit unwiderruflich geschädigt sind. Allerdings sollte die Rate an degenerierten Eizellen in guten Labors 1–3 % nicht überschreiten. Besonders bei Patienten mit einigen wenigen Eizellen sollte sichergestellt werden, dass man keinen Schaden setzt, weil sonst natürlich die Gefahr droht, den ganzen Behandlungszyklus vorzeitig beenden zu müssen.

Eine Möglichkeit, den Injektionsprozess schonender zu gestalten, ist das Einsetzen eines Laserpulses, um die Zona pellucida an der geplanten Einstichstelle teilweise abzutragen und somit empfänglicher für die ICSI-Pipette zu machen (Rienzi et al. 2001; Nagy et al. 2002; Abdelmassih et al. 2002). Da diese Ablation an der Eizelle auf einige wenige Mikrometer (5–10 μm) beschränkt ist, ergibt sich in späteren Entwicklungsstadien (mit dünnerer Zona) das Problem, dass diese partielle Öffnung unauffindbar bleibt und somit eine assistierte Schlüpfhilfe („Assisted Hatching") unterbleiben muss, da zwei artifizielle Öffnungen dem Schlüpfen abträglich sind, ja sogar zu nekrotischen Prozessen führen können.

▶ **Empfehlung** Diesem Problem kann insofern entgegengewirkt werden, indem man von Haus aus ein großflächigeres Abtragen der äußeren Hülle durchführt (Moser et al. 2004). Mit dieser Methode kann man zwei Vorteile vereinen: eine erhöhte Überlebensrate nach ICSI sowie eine verbesserte Hatching-Rate.

Gleichwohl wird es immer wieder Fälle geben, wo keine Eizellen degenerieren und es trotz ausreichender Eizellanzahl zu einem völligen Befruchtungsversagen nach ICSI kommt. Was also tun, wenn der Patient erneut in der Klinik vorspricht? Ein erneutes ICSI mag mitunter Erfolg bringen (Moomjy et al. 1998), kann aber getrost als suboptimale Therapie angesehen werden.

Viel erfolgversprechender scheinen hier verschiedene modifizierte ICSI-Techniken zu sein. So ermöglicht eine wiederholte Dislokation von Ooplasma innerhalb der Eizelle Befruchtungen unabhängig von der Tatsache, ob das frühere Befruchtungsdilemma auf den männlichen oder den weiblichen Gameten zurückzuführen war (Tesarik et al. 2002). Erklärt wird dieser Erfolg mit dem Leeren intrazellulärer Kalziumspeicher. Etwas schonender und mit einer viel geringeren Degenerationsrate einhergehend ist eine mICSI genannte Technik, die danach trachtet, stoffwechselaktive Mitochondrien aus der Peripherie im Zentrum des Ooplasmas (dem Ort der Befruchtung) zu akkumulieren (Ebner et al. 2004).

Eine artifizielle Aktivierung der Eizelle kann aber auch piezoelektrisch erfolgen (Baltaci et al. 2010). Dieser Ansatz hat mit den beiden weiter oben erwähnten Techniken gemein, dass diese mehr oder weniger invasive Eingriffe sind und/ oder eine gewisse technische Fähigkeit des klinischen Embryologen voraussetzen. Viel eher ist man also dazu geneigt, eizellaktivierende Substanzen zu applizieren, allen voran den Ca^{2+}-Ionophor A23187 (GM508 Gynemed, Lensahn, Deutschland), welche den Pegel an intrazellulärem Kalzium künstlich hochhalten (Rybouchkin et al. 1997), auch wenn es dabei nicht zu den charakteristischen Ca^{2+}-Oszillationen kommt. Bei dieser Herangehensweise kommt es aufgrund des Öffnens von Membrankanälen oder eines aktiven Entleerens intrazellulärer Speicher zu einem intrazellulären Kalziumanstieg, der nach Erreichen eines „Schwellenwertes" zur Eizellaktivierung führt. Durch ein einfaches 15-minütiges Bad in A23187 können so in diesem schwierigsten Kollektiv Befruchtungsraten von um die 50 % erzielt werden (Montag et al. 2012; Ebner et al. 2015). Alternativ kann auf eine selbst fabrizierte Ionomycinlösung (Nikiforaki et al. 2016) oder Strontiumchlorid (Kim et al. 2014) zurückgegriffen werden, um Eizellen künstlich zu aktivieren. Die physiologischste Methode hinsichtlich des Auftretens von Oszillationen wäre sicherlich die Verwendung von rekombinanter PLC ζ. Erste Erfolge im Tiermodell wurden bereits publiziert (Swann et al. 2012; Yoon et al. 2012).

7 Post-IVF/ICSI-Prozesse

Durch eine optimierte Präparation und Auswahl der Spermien bzw. die Anwendung der richtigen Methode (z. B. besser im Zweifelsfall immer einen Teil der Oozyten einer ICSI zuführen), sollten in 60 % (IVF) bis 80 % (ICSI) der Eizellen eine Befruchtung erfolgt sein (▶ Kap. 9, „Physiologie der Befruchtung"). Diese Raten würden eben publizierten „Key Performance Indikatoren" entsprechen (ESHRE und Alpha 2017). Nun gilt es, während der kommenden Tage in Kultur die positiven und negativen Prädiktoren (▶ Kap. 22, „Bewertung der Qualität menschlicher Oozyten und Embryonen") richtig zu deuten, um letztendlich den oder die besten Kandidaten hinsichtlich einer erfolgreichen Implantation (▶ Kap. 10, „Endometrium und Embryo – Interaktion") herauszufiltern.

▶ Überzählige vitale Embryonen/Blastozysten werden zur Erhöhung der kumulativen Schwangerschaftsrate standardmäßig eingefroren bzw. vitrifiziert (▶ Kap. 23, „Kryokonservierung").

Optional können weitere Mikromanipulationstechniken eingesetzt werden, um die Implantationsrate zu erhöhen, vor allem einer als „Assisted Hatching" bekannten Technik wird ein gewisses Potenzial zugesprochen (▶ Kap. 26, „„Assisted Hatching""). Wie der Name schon sagt, soll bei entsprechender Indikation (z. B. mehrere Fehlversuche) den Embryonen das Verlassen aus der möglicherweise durch die Langzeitkultur gehärteten Zona pellucida erleichtert werden (Primi et al. 2004).

Das individuelle In-vitro-Wachstum sowie die Fähigkeit, spontan die äußere Glykoproteinmatrix zu verlassen, lassen jedoch keinen Rückschluss auf die genetische Konstitution des Embryos zu. Hier bleibt nur die Biopsie des Embryos mit anschließender präimplantationsgenetischer Untersuchung (▶ Kap. 27, „Polkörper- und Präimplantationsdiagnostik"), um zu garantieren, dass ein euploider Embryo für den Embryotransfer (▶ Kap. 25, „Embryonentransfer") zur Verfügung steht. Oft endet eine solche invasive genetische Technik aber mit dem Absetzen des Behandlungszyklus, weil alle untersuchten Eizellen oder Embryonen aneuploid sind. Hier erreichen die assistierten Reproduktionstechniken dann ihre Grenzen, zumindest was die Verwendung homologer Eizellen betrifft.

Literatur

Abdelmassih S, Cardoso J, Abdelmassih V, Dias JA, Abdelmassih R, Nagy ZP (2002) Laser-assisted ICSI: a novel approach to obtain higher oocyte survival and embryo quality rates. Hum Reprod 17:2694–2699

Aktan TM, Montag M, Duman S, Gorkemli H, Rink K, Yurdakul T (2004) Use of a laser to detect viable but immotile spermatozoa. Andrologia 36:366–369

Balaban B, Lundin K, Morrell JM, Tjellström H, Urman B, Holmes PV (2003) An alternative to PVP for slowing sperm prior to ICSI. Hum Reprod 18:1887–1889

Baltaci V, Ayvaz OU, Unsal E, Aktaş Y, Baltacı A, Turhan F, Ozcan S, Sönmezer M (2010) The effectiveness of intracytoplasmic sperm injection combined with piezoelectric stimulation in infertile couples with total fertilization failure. Fertil Steril 94:900–904

Barak Y, Menezo Y, Veiga A, Elder K (1999) A physiological replacement for polyvinylpyrrolidone (PVP) in assisted reproductive technology. Hum Fertil 4:99–103

Bartoov B, Berkovitz A, Eltes F, Kogosovsky A, Yagoda A, Lederman H, Artzi S, Gross M, Barak Y (2003) Pregnancy rates are higher with intracytoplasmic morphologically selected sperm injection than with conventional intracytoplasmic injection. Fertil Steril 80:1413–1419

Bedaiwy MA, Falcone T, Mohamed MS, Aleem AA, Sharma RK, Worley SE, Thornton J, Agarwal A (2004) Differential growth of human embryos in vitro: role of reactive oxygen species. Fertil Steril 82:593–600

Blake M, Garrisi J, Tomkin G, Cohen J (2000) Sperm deposition site during ICSI affects fertilization and development. Fertil Steril 73:131–137

Boitrelle F, Ferfouri F, Petit JM, Segretain D, Tourain C, Bergere M, Bailly M, Vialard F, Albert M (2011) Large human sperm vacuoles observed in motile spermatozoa under high magnification: nuclear thumbprints linked to failure of chromatin condensation. Hum Reprod 26:1650–1658

Boitrelle F, Albert M, Petit JM, Ferfouri F, Wainer R, Bergere M, Bailly M, Vialard F, Selva J (2013) Small human sperm vacuoles observed under high magnification are pocket-like nuclear concavities linked to chromatin condensation failure. Reprod Biomed Online 27:201–211

Bungum M, Bungum L, Humaidan P (2006) A prospective study, using sibling oocytes, examining the effect of 30 seconds versus 90 minutes gamete co-incubation in IVF. Hum Reprod 21:518–523

Casper RF, Meriano JS, Jarvi KA, Cowan L, Lucato ML (1996) The hypo-osmotic swelling test for selection of viable sperm for intracytoplasmic sperm injection in men with complete asthenozoospermia. Fertil Steril 65:972–976

Cohen J, Malter H, Fehilly C, Wright G, Elsner C, Kort H, Massey J (1988) Implantation of embryos after partial opening of oocyte zona pellucida to facilitate sperm penetration. Lancet 2:162

Daya S, Kohut J, Gunby J, Younglai E (1990) Influence of blood clots in the cumulus complex on oocyte fertilization and cleavage. Hum Reprod 5:744–746

Dozortsev D, Nagy P, Abdelmassih S, Oliveira F, Brasil A, Abdelmassih V, Diamond M, Abdelmassih R (2004) The optimal time for intracytoplasmic sperm injection in the human is from 37 to 41 hours after administration of human chorionic gonadotropin. Fertil Steril 82:1492–1496

Ebner T, Yaman C, Moser M, Sommergruber M, Hartl J, Tews G (2001) Laser assisted immobilization of spermatozoa prior to intracytoplasmic sperm injection in humans. Hum Reprod 16:2628–2631

Ebner T, Moser M, Yaman C, Sommergruber M, Tews G (2002) Successful birth after laser assisted immobilization of spermatozoa before intracytoplasmic injection. Fertil Steril 78:417–418

Ebner T, Moser M, Sommergruber M, Jesacher K, Tews G (2004) Complete oocyte activation failure after ICSI can be overcome by a modified injection technique. Hum Reprod 19:1837–1841

Ebner T, Moser M, Sommergruber M, Shebl O, Tews G (2006) Incomplete denudation of oocytes prior to ICSI enhances embryo quality and blastocyst development. Hum Reprod 21:2972–2977

Ebner T, Moser M, Shebl O, Sommergruber M, Yaman C, Tews G (2008) Blood clots in the cumulus-oocyte complex predict poor oocyte quality and post-fertilization development. Reprod Biomed Online 16:801–807

Ebner T, Shebl O, Moser M, Mayer RB, Arzt W, Tews G (2011a) Easy sperm processing technique allowing exclusive accumulation and later usage of DNA-strandbreak-free spermatozoa. Reprod Biomed Online 22:37–43

Ebner T, Moser M, Shebl O, Mayer R, Tews G (2011b) Assisting in vitro fertilization by manipulating cumulus-oocyte-complexes either mechanically or enzymatically does not prevent IVF failure. J Turk Ger Gynecol Assoc 12:135–139

Ebner T, Filicori M, Tews G, Parmegiani L (2011c) A plea for a more physiological ICSI. Andrologia 44(1):2–19

Ebner T, Tews G, Mayer RB, Ziehr S, Arzt W, Costamoling W, Shebl O (2011d) Pharmacological stimulation of sperm motility in frozen and thawed testicular sperm using the dimethylxanthine theophylline. Fertil Steril 96:1331–1336

Ebner T, Montag M, Oocyte Activation Study Group (2015) Live birth after artificial oocyte activation using a ready-to-use ionophore: a prospective multicentre study. Reprod Biomed Online 30:359–365

ESHRE Special Interest Group Embryology und Alpha Scientists in Reproductive Medicine (2017) The Vienna consensus: report of an expert meeting on the development of ART laboratory performance indicators. Reprod Biomed Online. https://doi.org/10.1016/j.rbmo.2017.06.015

Evison M, Pretty C, Taylor E, Franklin C (2009) Human recombinant hyaluronidase (Cumulase) improves intracytoplasmic sperm injection survival and fertilization rates. Reprod Biomed Online 18:811–814

Gianaroli L, Fiorentino A, Magli MC, Ferraretti AP, Montanaro N (1996) Prolonged sperm-oocyte exposure and high sperm concentration affect human embryo viability and pregnancy rate. Hum Reprod 11:2505–2511

Greco E, Scarselli F, Iacobelli M, Rienzi L, Ubaldi F, Ferrero S, Franco G, Anniballo N, Mendoza C, Tesarik J (2005) Efficient treatment of infertility due to sperm DNA damage by ICSI with testicular spermatozoa. Hum Reprod 20:226–230

Hardarson T, Lundin K, Hamberger L (2000) The position of the metaphase II spindle cannot be predicted by the location of the first polar body in the human oocyte. Hum Reprod 15:1372–1376

Huszar G, Jak A, Sakkas OCC, Cayli S, Delpiano E, Ozkavukcu S (2007) Fertility testing and ICSI sperm selection by hyaluronic acid binding: clinical and genetics aspects. Reprod Biomed Online 14:650–663

Hwang JL, Seow KM, Lin YH, Hsieh BC, Huang LW, Chen HJ, Huang SC, Chen CY, Chen PH, Tzeng CR (2005) IVF versus ICSI in sibling oocytes from patients with polycystic ovarian syndrome: a randomized controlled trial. Hum Reprod 20:1261–1265

Kastrop PM, Weima SM, Van Kooij RJ, Te Velde ER (1999) Comparison between intracytoplasmic sperm injection and in-vitro fertilization (IVF) with high insemination concentration after total fertilization failure in a previous IVF attempt. Hum Reprod 14:61–69

Kattera S, Chen C (2003) Short coincubation of gametes in in vitro fertilisation improves implantation and pregnancy rates: a prospective, randomised, controlled study. Fertil Steril 80:1017–1021

Kim JW, Kim SD, Yang SH, Yoon SH, Jung JH, Lim JH (2014) Successful pregnancy after SrCl2 oocyte activation in couples with repeated low fertilization rates following calcium ionophore treatment. Syst Biol Reprod Med 60:177–182

Komsky-Elbaz A, Raziel A, Friedler S, Strassburger D, Kasterstein E, Komarovsky D, Ron-El R, Ben-Ami I (2013) Conventional IVF versus ICSI in sibling oocytes from couples with endometriosis and normozoospermic semen. J Assist Reprod Genetics 30:251–257

Krause I, Pohler U, Grosse S, Shebl O, Petek E, Chandra A, Ebner T (2016) Characterization of the injection funnel during intracytoplasmic sperm injection reflects cytoplasmic maturity of the oocyte. Fertil Steril 106:1101–1106

Liu J, Tsai YL, Katz E, Compton G, Garcia JE, Baramki TA (1997) High fertilization rate obtained after intracytoplasmic sperm injection with 100 % nonmotile spermatozoa selected by using a simple modified hypo-osmotic swelling test. Fertil Steril 68:373–375

Lundqvist M, Johansson U, Lundquist Ø, Milton K, Westin C, Simberg N (2001) Reducing the time of coincubation of gametes in human in vitro fertilisation has no beneficial effects. Reprod Biomed Online 3:21–24

Montag M, Rink K, Delacrétaz G, van der Ven H (2000) Laser-induced immobilization and plasma membrane permeabilization in human spermatozoa. Hum Reprod 15:846–852

Montag M, van der Ven H, German Pronuclear Morphology Study Group (2001) Evaluation of pronuclear morphology as the only selection criterion for further embryo culture and transfer: results of a prospective multicentre study. Hum Reprod 16:2384–2389

Montag M, Köster M, van der Ven K, Bohlen U, van der Ven H (2012) The benefit of artificial oocyte activation is dependent on the fertilization rate in a previous treatment cycle. Reprod Biomed Online 24:521–526

Moomjy M, Scott Sills E, Rosenwaks Z, Palermo GD (1998) Implications of complete fertilization failure after intracytoplasmic sperm injection for subsequent fertilization and reproductive outcome. Hum Reprod 13:2212–2216

Moser M, Ebner T, Sommergruber M, Gaisswinkler U, Jesacher K, Puchner M, Wiesinger R, Tews G (2004) Laser-assisted zona pellucida thinning prior to routine ICSI. Hum Reprod 19:573–578

Moura BR, Gurgel MC, Machado SP, Marques PA, Rolim JR, Lima MC, Salgueiro LL (2017) Low concentration of hyaluronidase for oocyte denudation can improve fertilization rates and embryo quality. JBRA Asist Reprod 21:27–30

Nagy ZP, Liu J, Joris H, Desmet B, Van Ranst H, Vankelecom A, Devroey P, Van Steirteghem AC (1995) The influence of the site of sperm deposition and mode of oolemma breakage at intracytoplasmic sperm injection on fertilization and embryo development rates. Hum Reprod 10:3171–3177

Nagy ZP, Oliveira SA, Abdelmassih V, Abdelmassih R (2002) Novel use of laser to assist ICSI for patients with fragile oocytes: a case report. Reprod Biomed Online 4:27–31

Ng SC, Bongso A, Ratnam SS, Sathananthan H, Chan CL, Wong PC, Hagglund L, Anandakumar C, Wong YC, Goh VH (1988) Pregnancy after transfer of sperm under zona. Lancet 2:790

Nikiforaki D, Vanden Meerschaut F, de Roo C, Lu Y, Ferrer-Buitrago M, de Sutter P, Heindryckx B (2016) Effect of two assisted oocyte activation protocols used to overcome fertilization failure on the activation potential and calcium releasing pattern. Fertil Steril 105:798–806

Oliveira NM de, Sanchez R, Fiesta S, Lopez Salgado T, Rodríguez R, Bethencourt JC, Blanes Zamora R (2004) Pregnancy with frozen–thawed and fresh testicular biopsy after motile and immotile sperm microinjection, using the mechanical touch technique to assess viability. Hum Reprod 19: 262–265

Ollero M, Gil-Guzman E, Lopez MC, Sharma RK, Agarwal A, Larson K, Evenson D, AJJr T, Alvarez JG (2001) Characterization of subsets of human spermatozoa at different stages of maturation: implications in the diagnosis and treatment of male infertility. Hum Reprod 16:1912–1921

Palermo G, Joris H, Devroey P, Van Steirteghem AC (1992) Pregnancies after intracytoplasmic injection of single spermatozoon into an oocyte. Lancet 340:17–18

Parinaud J, Vieitez G, Milhet P, Richoilley G (1998) Use of a plant enzyme preparation (Coronase) instead of hyaluronidase for cumulus cell removal before intracytoplasmic sperm injection. Hum Reprod 13:1933–1935

Parmegiani L, Cognigni GE, Ciampaglia W, Pocognoli P, Marchi F, Filicori M (2010a) Efficiency of hyaluronic acid (HA) sperm selection. J Assist Reprod Genet 27:13–16

Parmegiani L, Cognigni GE, Bernardi S, Troilo E, Ciampaglia W, Filicori M (2010b) „Physiologic ICSI“: hyaluronic acid (HA) favors selection of spermatozoa without DNA fragmentation and with normal nucleus, resulting in improvement of embryo quality. Fertil Steril 93:598–604

Patrizio P, Silber S, Ord T, Balmaceda JP, Asch RH (1988) Two births after microsurgical sperm aspiration in congenital absence of vas deferens. Lancet 2:1364

Plachot M, Belaisch-Allart J, Mayenga JM, Chouraqui A, Tesquier L, Serkine AM (2002) Outcome of conventional IVF and ICSI on sibling oocytes in mild male factor infertility. Hum Reprod 17:362–369

Primi MP, Senn A, Montag M, Van der Ven H, Mandelbaum J, Veiga A, Barri P, Germond M (2004) A European multicentre prospective randomized study to assess the use of assisted hatching with a diode laser and the benefit of an immunosuppressive/antibiotic treatment in different patient populations. Hum Reprod 19:2325–2333

Rattanachaiyanont M, Leader A, Léveillé MC (1999) Lack of correlation between oocyte-corona-cumulus complex morphology and nuclear maturity of oocytes collected in stimulated cycles for intracytoplasmic sperm injection. Fertil Steril 71:937–940

Rienzi L, Greco E, Ubaldi F, Iacobelli M, Martinez F, Tesarik J (2001) Laser-assisted intracytoplasmic sperm injection. Fertil Steril 76:1045–1047

Rybouchkin AV, Van der Straeten F, Quatacker J, De Sutter P, Dhont M (1997) Fertilization and pregnancy after assisted oocyte activation and intracytoplasmic sperm injection in a case of round-headed sperm associated with deficient oocyte activation capacity. Fertil Steril 68:1144–1147

Seiringer M, Maurer M, Shebl O, Dreier K, Tews G, Ziehr S, Schappacher-Tilp G, Petek E, Ebner T (2013) Efficacy of a sperm-selection chamber in terms of morphology, aneuploidy and DNA packaging. Reprod Biomed Online 27:81–88

Silber SJ, Nagy ZP, Liu J, Godoy H, Devroey P, Van Steirteghem AC (1994) Conventional in-vitro fertilization versus intracytoplasmic sperm injection for patients requiring microsurgical sperm aspiration. Hum Reprod 9:1705–1709

Stanger JD, Stevenson K, Lakmaker A, Woolcott R (2001) Pregnancy following fertilization of zona free, coronal cell intact human ova. Hum Reprod 16:164–167

Steptoe PC, Edwards RG (1978) Birth after the reimplantation of a human embryo. Lancet 2:366

Swann K, Windsor S, Campbell K, Elgmati K, Nomikos M, Zernicka-Goetz M, Amso N, Lai FA, Thomas A, Graham C (2012) Phospholipase C-ζ-induced Ca2+ oscillations cause coincident cytoplasmic movements in human oocytes that failed to fertilize after intracytoplasmic sperm injection. Fertil Steril 97:742–747

Tesarik J, Rienzi L, Ubaldi F, Mendoza C, Greco E (2002) Use of a modified intracytoplasmic sperm injection technique to overcome sperm-borne and oocyte-borne oocyte activation failures. Fertil Steril 78:619–624

Tomsu M, Sharma V, Miller D (2002) Embryo quality and IVF treatment outcomes may correlate with different sperm comet assay parameters. Hum Reprod 17:1856–1862

Van de Velde H, Nagy ZP, Joris H, De Vos A, Van Steirteghem AC (1997) Effects of different hyaluronidase concentrations and mechanical procedures for cumulus cell removal on the outcome of intracytoplasmic sperm injection. Hum Reprod 12:2246–2250

Van de Velde H, De Vos A, Joris H, Nagy ZP, Van Steirteghem AC (1998) Effect of timing of oocyte denudation and micro-injection on survival, fertilization and embryo quality after intracytoplasmic sperm injection. Hum Reprod 13:3160–3164

Van den Bergh M, Bertrand E, Biramane J, Englert Y (1995) Importance of breaking a spermatozoon's tail before intracytoplasmic injection: a prospective randomized trial. Hum Reprod 10:2819–2820

Van den Bergh MJ, Fahy-Deshe M, Hohl MK (2009) Pronuclear zygote score following intracytoplasmic injection of hyaluronan-bound spermatozoa: a prospective randomized study. Reprod Biomed Online 19:796–801

Vanderzwalmen P, Bertin G, Lejeune B, Nijs M, Vandamme B, Schoysman R (1996) Two essential steps for a successful intracytoplasmic injection: Injection of immobilized spermatozoa after rupture of the oolemma. Hum Reprod 11:540–547

Veeck LL (1999) The human oocyte. In: Veeck LL (Hrsg) An atlas of human gametes and conceptuses, 1. Aufl. Parthenon Publishing, New York/London

Wöber M, Ebner T, Steiner SL, Strohmer H, Oppelt P, Plas E, Obruca A (2015) A new method to process testicular sperm: combining enzymatic digestion, accumulation of spermatozoa, and stimulation of motility. Arch Gynecol Obstet 291:689–694

World Health Organization (2010) WHO laboratory manual for the examination and processing of human semen, 5. Aufl. WHO Press, Geneva

Yanagida K, Katayose H, Yazawa H, Kimura Y, Konnai K, Sato A (1999) The usefulness of a piezo-micromanipulator in intracytoplasmic sperm injection in humans. Hum Reprod 14:448–453

Yoon SY, Eum JH, Lee JE, Lee HC, Kim YS, Han JE, Won HJ, Park SH, Shim SH, Lee WS, Fissore RA, Lee DR, Yoon TK (2012) Recombinant human phospholipase C zeta 1 induces intracellular calcium oscillations and oocyte activation in mouse and human oocytes. Hum Reprod 27: 1768–1780

Bewertung der Qualität menschlicher Oozyten und Embryonen

22

Safaa Al-Hasani und Klaus Diedrich

Inhalt

1 Abweichungen der Eizellmorphologie 228

2 Bewertungsparameter für Eizellen im Vorkernstadium und Embryonen 230

3 Zusammenfassung 233

Literatur 233

Die Erkennung der Viabilität der menschlichen Metaphase-II-Oozyten ist in der Literatur des letzten Jahrzehnts ein kontrovers diskutiertes Thema.

Die Entwicklung der Oozyten während der follikulären Maturation ist entscheidend für ihre Fähigkeit, eine normale Fertilisation sowie die folgenden embryonalen Entwicklungsschritte zu durchlaufen. Die komplette physiologische Reifung der Eizelle (Abb. 1) erfordert konzertiert ablaufende nukleäre und zytoplasmatische Prozesse, um optimale zelluläre Bedingungen herzustellen. Diese Qualitätsmerkmale beschreibt umfassend die Arbeit von Montag et al. (2009). Abweichungen von diesen optimalen Prozessen führen zu Eizellen, deren Qualitätseinschränkungen sich in verschiedenen Dysmorphien ausdrücken und im weiteren Verlauf dann unter Umständen nicht zu der gewünschten Implantation führen.

Die Bestimmung der Oozytenqualität erfolgte bei der Durchführung der IVF-Technik zunächst anhand der Bewertung der Morphologie des Kumulus-Korona-Komplexes direkt nach der Eizellgewinnung. In vielen Studien wurden verschiedene Skalen entwickelt, um die nukleäre und zytoplasmatische Reifung der Eizelle zu identifizieren. Erst mit der Etablierung der ICSI-Methode, bei der die mechanische und enzymatische Entfernung des umgebenden Kumulus-Korona-Komplexes erforderlich ist, wurde die direkte Visualisierung der Eizelle und somit auch die exakte Klassifizierung der Morphologie und des Reifegrades der Eizelle mit einer höheren Präzision als zuvor möglich. Sowohl extrazytoplasmatische als auch zytoplasmatische (Abb. 2) Veränderungen ließen sich jetzt erkennbar machen.

Zu den extrazytoplasmatischen Abnormalitäten zählen beispielsweise irreguläre Formen der Eizelle, eine Abnormalität der Zona pellucida oder des ersten Polkörpers sowie Dysmorphismen des perivitellinen Spalts (PVS).

Zytoplasmatische Abnormalitäten zeigen sich u. a. in einer Granulierung oder Fragmentierung bzw. einer Abweichung von der Homogenität des Zytoplasmas sowie im Vorhandensein von refraktilen Körpern, Vakuolen, glatten endoplasmatischen Reticula (smooth endoplasmic reticulum) oder Vesikeln (Abb. 2).

S. Al-Hasani (✉)
Al-Hasani IVF-Consulting, Lübeck, Deutschland
E-Mail: sf_alhasani@hotmail.com

K. Diedrich
Facharzt-Zentrum für Kinderwunsch, Pränatale Medizin, Endokrinologie und Osteologie Hamburg GmbH, amedes experts, Hamburg, Deutschland

Universitäts-Frauenklinik Lübeck, Lübeck, Deutschland
E-Mail: prof.diedrich@gmail.com

K. Diedrich et al. (Hrsg.), *Reproduktionsmedizin*, Springer Reference Medizin,
https://doi.org/10.1007/978-3-662-57636-6_23

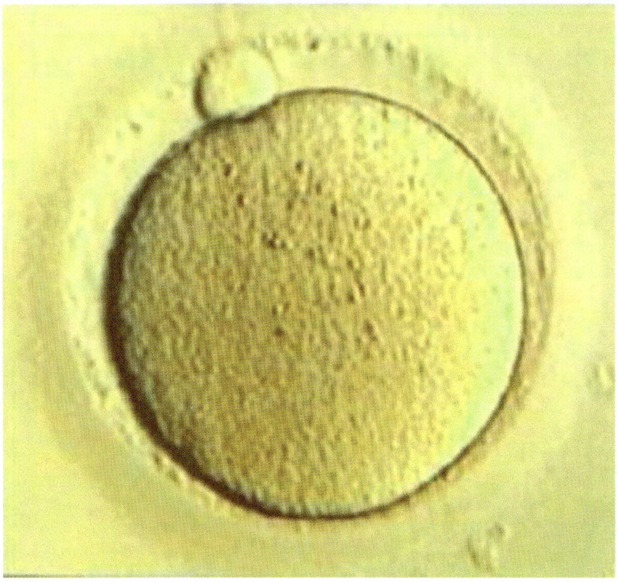

Abb. 1 Reife Eizelle mit homogenem Zytoplasma und sichtbarem Polkörper. (Foto: S. Al-Hasani)

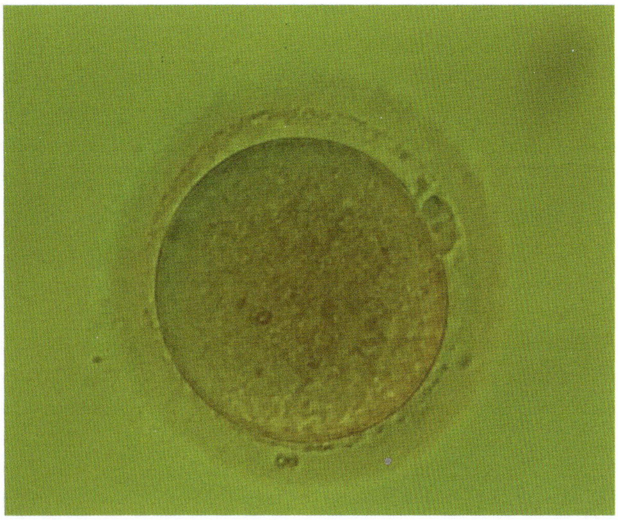

Abb. 2 Reife Eizelle mit nicht-homogenem Zytoplasma, deutlicher Granulierung und feinen Vesikeln. (Foto: S. Al-Hasani)

Ursachen für morphologische Veränderungen der Oozyten können sowohl intrinsische Faktoren, wie z. B. das Alter der Patientin oder genetische Defekte, als auch extrinsische Faktoren, wie z. B. die hormonelle Stimulation und der ovarielle Respond auf die kontrollierte ovarielle Stimulation (controlled ovarian stimulation, COS), sein (Rashidi et al. 2005; Ng et al. 2001).

Diese Eizelldysmorphismen sind die meistbeobachteten und sollen neben der Vorstellung der neueren zur Verfügung stehenden Techniken bei eben der Bewertung von nukleärer

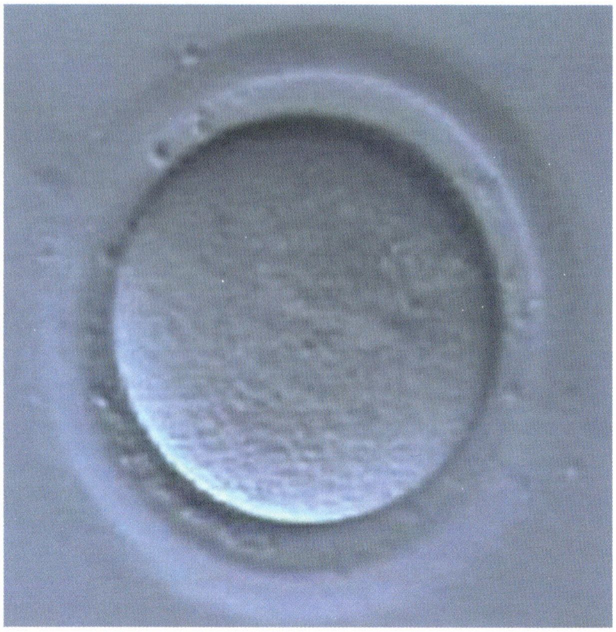

Abb. 3 Mittelreife Eizelle mit vergrößertem perivitellinem Spalt. (Foto: S. Al-Hasani)

und zytoplasmatischer Reife und Qualität der Oocyten in diesem Abschnitt in den Fokus gestellt werden.

1 Abweichungen der Eizellmorphologie

1.1 Extrazytoplasmatische Abweichungen

Eine dunkle oder eine zu dünne oder zu dicke Zona pellucida, ein zu großer perivitelliner Spalt (PVS) (Abb. 3) sowie unregelmäßige Formen der Eizelle haben zwar keinen nachgewiesenen Einfluss auf die Fertilisation, jedoch auf die Qualität des entstehenden Embryos und dessen Implantationspotenzial nach Anwendung der ICSI-Methode (Xia 1997; Alikani et al. 1995; Shen et al. 2006). Hier werden nach der Applikation des ICSI-Verfahrens vermehrte Degenerationen beobachtet (Hamamah 2005; Balaban und Urman 2006).

Balaban et al. (1998) erkennen zwar, dass etwa 3 % aller gewonnenen Eizellen eine abnormale Form besitzen, diese jedoch die Fertilisationsrate und die Embryoqualität nicht beeinflussen, was auch weitere Studien bestätigten (Yakin et al. 2007). Dennoch bleibt dieser Aspekt kontrovers diskutiert (Rienzi et al. 2008).

Auch zwischen der Morphologie des Polkörpers und der Fähigkeit der Eizelle zur Fertilisation und im weiteren zu einer normalen Teilung zeigen Studien eine Korrelation (Choi et al. 1996). Ritter-Eichenlaub et al. (1995) zeigten sogar, dass anhand der Morphologie des ersten Polkörpers das post-ovulatorische Alter der befruchteten Eizelle bestimmt werden kann (Ritter-Eichenlaub et al. 1995). Während einige Autoren berichten, dass sowohl Implantations- als auch Schwangerschaftsraten höher ausfallen, wenn bei Embryotransfers anhand der Morphologie des ersten Polkörpers selektiert wird (Ebner et al. 1999; Balaban et al. 2001), zeigen hingegen neuere Studien, dass die Morphologie des ersten Polkörpers keine prognostische Aussagekraft hat für die weitere Fertilisation oder die embryonale Entwicklung (De Santis et al. 2005; Ciotti et al. 2004; Verlinsky et al. 2003).

1.2 Zytoplasmatische Abweichungen

Von großer Bedeutung für die Teilungs- und Implantationsfähigkeit einer befruchteten Eizelle bleibt hingegen der zytoplasmatische Reifegrad der Eizelle.

Eine Abnormalität des Zytoplasmas führt zu unregelmäßigen, in ihrer Vitalität beeinträchtigten Embryonen, deren Implantationspotenzial reduziert ist. Somit steht in der klinischen Tätigkeit des Embryologen die Evaluierung des Reifegrades einer Eizelle anhand ihres Aussehens (Textur) im Vordergrund (De Sutter et al. 1996).

▶ Ein dunkles oder granuliertes Zytoplasma, sogenannte refraktile Körper, Spots oder die Bildung einer oder mehrerer Vakuolen oder Vesikeln im Zytoplasma haben eine verminderte Fertilisationsrate bzw. eine verminderte Embryoqualität zur Folge und zeigen damit einen Einfluss auf die Implantationsraten (Giovanni et al. 2004; Xia 1997; De Sutter et al. 1996).

1.3 Intrinsische und extrinsische Ursachen von Eizelldysmorphismen

Einfluss des Patientinnenalters auf Oozytengröße und chromosomale Aberrationen

Klein et al. (1996) beobachteten bei Frauen ab dem 40. Lebensjahr, dass 79 % der aus nicht stimulierten Zyklen gewonnenen Eizellen aneuploid waren, während bei Frauen unter 25 Jahren die Rate aneuploider Eizellen bei etwa 17 % lag. Übergroße oder zu kleine Eizellen sind in der Regel diploid oder aneuploid. Balakier et al. (2002) zeigten, dass unbeleuchtete übergroße Oozyten meist einen abnormalen, diploiden Chromosomensatz aufweisen, eine oder zwei Metaphaseplatten besitzen (mit 46 oder 2 × 23 Chromosomen) sowie einen oder zwei Polkörper. Nach ovarieller Stimulation mit Gonadotropinen lassen sich hingegen solche Größenabweichungen bei Eizellen (giant oocytes) nur selten beobachten.

Für den Fall, dass der klinische Embryologe dennoch solche Größenabweichungen beobachten sollte, besteht die eindeutige Empfehlung des EHSRE-Konsensuspapiers aus dem Jahr 2010/11 (Alpha Scientists in Reproductive Medicine, ESHRE Special Interest Group Embryoology 2011), an diesen Eizellen keine ICSI durchzuführen, da in der Regel aus ihnen triploide Zygoten entstehen.

Im europäischen und nicht-europäischen Ausland werden u. a. aus diesem Grund für Patientinnen mit Kinderwunsch ab einem bestimmten Alter Eizellspenden empfohlen, um unnötigen Aborten und fötalen Fehlbildungen vorzubeugen (Klein et al. 1996).

Einfluss der ovariellen Stimulation auf die Qualität sowie das morphologische Erscheinungsbild von Oozyten

Insgesamt bleibt die Eizellqualität stark abhängig von der Art der hormonellen Stimulation, die, erfolgt sie nicht patientinnen- und zeitgerecht, durchaus zu abnormalen Reifungsprozessen führen kann (De Cassia et al. 2010).

Eine exzessive ovarielle Stimulation und in der Folge superphysiologische Effekte wie hyperöstrogene oder zu hohe E2-Werte können ebenso wie eine zu früh vorgenommene Ovulationsinduktion negative Auswirkungen auf die Eizellqualität haben (Pena et al. 2002; Baart et al. 2007).

Von Palermo et al. (1996) erhobene Daten bekräftigen diesen negativen Effekt eines falschen ovariellen Stimulationsprotokolls auf die Entwicklung und Qualität der Eizellen. Überdosierte Gonadotropine haben sowohl Effekte auf die Zona pellucida als auch auf die Beschaffenheit des perivitellinen Spalts (Granularität des PVS) (Hassan-Ali et al. 1998). Mikkelsen und Lindenberg (2001) sehen einen vergrößerten PVS als Hinweis auf eine Überreifung der Oozyte.

1.4 Neuere Techniken zur Bewertung der Eizellqualität

Morphologische Bewertungen der Eizellqualität nach lichtmikroskopischer Betrachtung gehören zu den gängigen Routineverfahren in IVF-Laboren.

Dennoch sollen neuere Techniken zur Bewertung der zytoplasmatischen Eizellqualität hier nicht unerwähnt bleiben. Die technische Entwicklung von Mikroskopen mit polarisiertem Licht ermöglicht das sogenannte „Zona-Imaging“: die Zona pellucida, als trilaminare Struktur während der Eizellentwicklung sezerniert, erlaubt Rückschlüsse auf die Eizellqualität. Auch die Betrachtung und Bewertung des Spindelapparates und seiner Position sind damit möglich geworden (Montag et al. 2009).

Kritisch anzumerken sei jedoch, dass diese polarisationsmikroskopischen Analyseverfahren zeitaufwendig sind und auch Temperaturschwankungen mit sich bringen, auf die der

Spindelapparat und auch die Oozyte sensibel reagieren. Des Weiteren bleibt die Datenlage bezüglich höherer Implantations- bzw. Schwangerschaftsraten nach diesem Verfahren bis heute uneindeutig.

2 Bewertungsparameter für Eizellen im Vorkernstadium und Embryonen

2.1 Fertilisierte Eizellen im Pronukleusstadium (Zygote)

Mit der Fertilisierung in vitro beginnt für den Embryologen ein weiteres Stadium in der Betrachtung und Beurteilung der Oozyte. Dieses liegt in einem zeitlichen Abstand von in der Regel 16–18 Stunden nach Insemination (IVF) oder Injektion der Samenzelle (ICSI), so dass sich im Klinikablauf die Arbeitsbezeichnung „Tag 1 nach Gewinnung" durchgesetzt hat. Hier gilt es nochmals das Zytoplasma und weiter das Vorhandensein von zwei (Abb. 4) oder mehr Vorkernen (paternaler und maternaler Pronukleus) zu beurteilen, was soweit unter einem Lichtmikroskop erfolgen kann. Darüber hinaus ist eine Bewertung der in den Vorkernen enthaltenen Kernkörperchen (Nukleoli) unter einem Umkehrmikroskop (Inverted Microscope) möglich. Für die Bewertung des letztgenannten Parameters wurden verschiedene Scoring-Systeme entwickelt, von denen in der Literatur besonders das nach Tesarik und Greco (1999) und das nach Scott und Smith (1998) Erwähnung fanden. Auch Montag und Van der Ven (2001) betonen aufgrund ihrer multizentrischen, prospektiven Studie die Signifikanz der Bewertung der Pronuklei in diesem Stadium für Implantations- und Schwangerschaftsraten. All diese Scoring-Systeme legen die Morphologie der Eizelle und die Position und Verteilung der Kernkörperchen in den beiden Vorkernen als Parameter zugrunde.

▶ Je gleichmäßiger die Verteilung der Kernkörperchen in den beiden Vorkernen ist, desto höher liegt die Chance auf Implantation (Borini et al. 2005).

Andere Publikationen wiederum zeigten diesbezüglich nach Anwendung und Vergleich der verschiedenen Scoring-Systeme keinerlei Vorteile (Ludwig et al. 2000; Balaban et al. 2001), zumal das Scoring an sich einen zeitaufwendigen Arbeitsschritt darstellt, der, insbesondere beim Vorliegen mehrerer Zygoten, den nötigen raschen Arbeitsablauf in vitro und außerhalb des Inkubators in die Länge zieht.

Die erste Zellteilung nach Syngamie (etwa 28–36 h) ist dann der nächste Prozessschritt, der für die Bewertung des nunmehr Embryos im 2-Zell-Stadium von Wichtigkeit ist.

2.2 Der embryonale Zwei- und Vierzeller

Nach den ersten Zellteilungen bleibt die Morphologie des nunmehr embryonalen Zwei- und Vierzellers (Abb. 5 und 6) von enormer Wichtigkeit für die weitere physiologische Entwicklung des Embryos. Wie bereits bezüglich der Oozyten erwähnt, bleibt die lichtmikroskopische, morphologische Beurteilung auch der Embryonen ein Routineverfahren. Untersuchungen zu weiteren nichtinvasiven Markern wie Metabolomics (Devreker 2005), Proteomics (Brewis 1999) und Transcriptomics (Kere und Hofmann 2011) hielten nicht, was sie in ihren Anfängen versprachen, und setzten sich somit in der Praxis nicht durch. Eine zeitgerechte Teilung und die gleich-

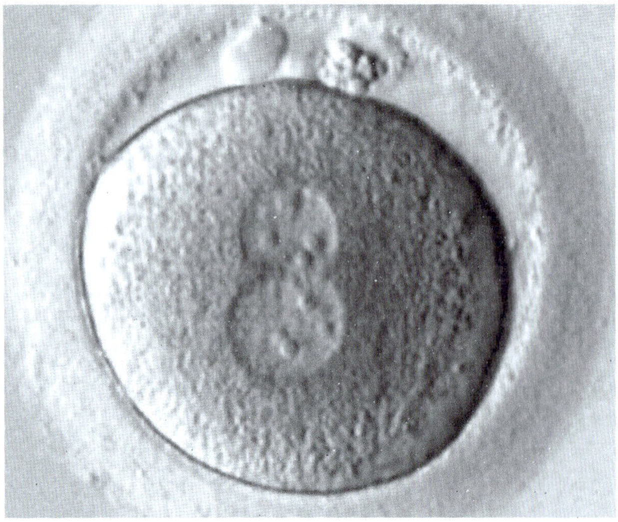

Abb. 4 Eizelle mit 2 Vorkernen (Zygote 16–18 h nach ICSI). (Foto: S. Al-Hasani)

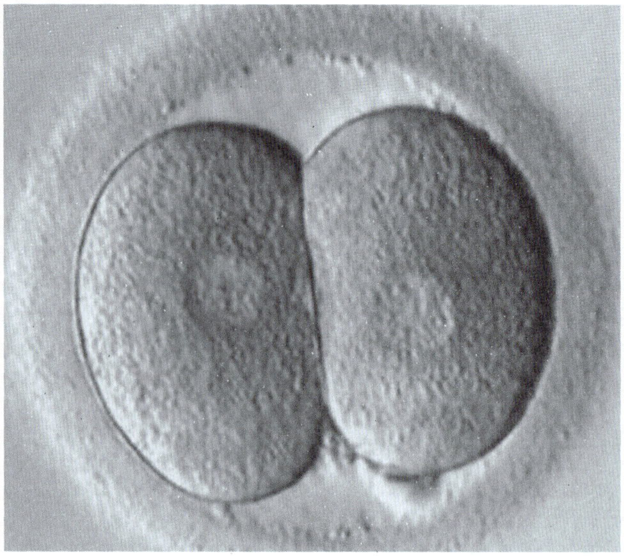

Abb. 5 Eizelle im 2-Zell-Stadium (36 h nach ICSI, in beiden Blastomeren sichtbare Nuclei). (Foto: S. Al-Hasani)

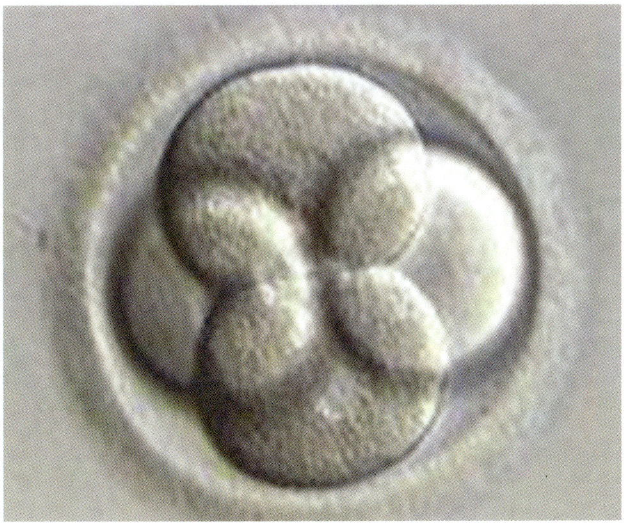

Abb. 6 Eizelle im 4-Zell-Stadium (44–48 h nach ICSI, idealer 4-Zeller). (Foto: S. Al-Hasani)

mäßige bzw. symmetrische Größe der entstehenden Blastomeren sind die beiden zu bewertenden Parameter dieser Stadien. Unter dem Lichtmikroskop sollten in den einzelnen Blastomeren auch jeweils eigene Kerne zu sehen sein.

▶ Eine als gut zu bewertende geteilte Eizelle sollte frei von Fragmentationen der Blastomere sein – eine erhöhte Blastomerfragmentation bedeutet eine eher negative Implantationsfähigkeit des weiterentwickelten Embryos (Ciray et al. 2005).

In den Anfängen der klinischen IVF-Praxis wurden drei verschiedene Bewertungsstufen des Embryos angelegt: idealer 4-Zeller (alle 4 Blastomeren in symmetrischer Form und Größe); schöner 4-Zeller (alle 4 Elastomeren gleichmäßig mit max. 10 % Fragmentierung); unregelmäßiger 4-Zeller (4 oder weniger unregelmäßig große Blastomere mit mehr als 10 % Fragmentierung) (Abb. 7) (Trotnow et al. 1981). 1992 dann erarbeiteten Steer et al. (1992) den sogenannten kumulativen Embryoscore (CES) mit 4 ganz ähnlichen Gütekriterien. Durch Multiplikation der Graduierung des Embryos (morphologische Qualität) mit der Anzahl der vorhandenen Blastomeren ergibt sich der jeweilige Embryoscore: beispielsweise bekommt ein idealer 2-Zeller 4 Score; ein idealer 4-Zeller 8 Score, ein idealer 8-Zeller (Abb. 8) wiederum 16 Score. Die Scorewerte der zu transferierenden Embryonen einer Patientin werden addiert und ergeben damit den kumulativen Embryoscore.

2.3 Das Blastozystenstadium

Mit dem Aufkommen optimierter Kulturmedien (sequential bzw. 1-step-media) in den vergangenen 10 Jahren konnte die

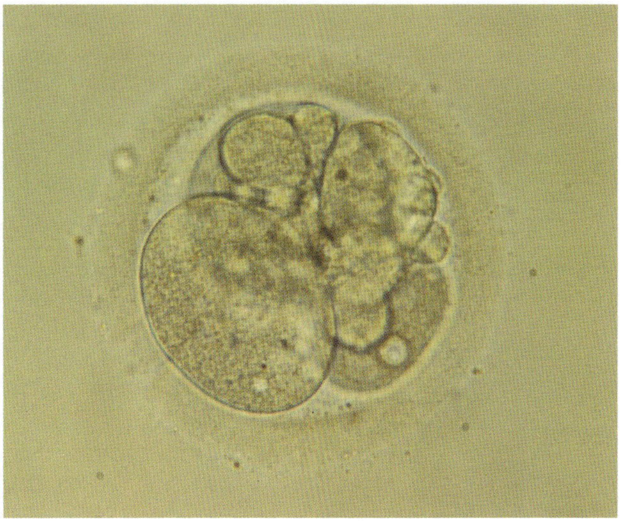

Abb. 7 Eizelle mit im 4-Zell-Stadium mit asymmetrischen Blastomeren und vielen Fragmenten (unregelmäßiger Embryo). (Foto: S. Al-Hasani)

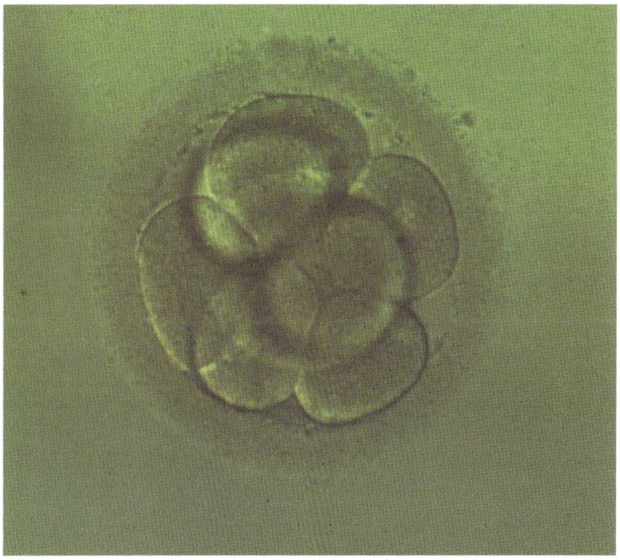

Abb. 8 Eizelle im 8-Zell-Stadium (etwa 72 h nach ICSI, idealer 8-Zeller). (Foto: S. Al-Hasani)

Kulturdauer bis zu Tag 5 bzw. 6 nach Eizellgewinn erweitert werden, womit 50–60 % aller kultivierten Zygoten das Blastozystenstadium (Abb. 9 und 10) erreichen können. In Deutschland dürfen nach wie vor entsprechend dem Embryonenschutzgesetz aus 1991 lediglich drei Zygoten bis zu diesem Stadium weiterentwickelt werden, so dass ihr Prozentsatz bei ca. 20 % liegt. Die Wahrscheinlichkeit unter diesen drei zur Weiterentwicklung erlaubten Zygoten auch drei ausreichend gut entwickelte und geteilte Embryonen im Blastozystenstadium zu erreichen und schließlich zum Transfer zu bringen, liegt demnach in Deutschland signifikant unter dem internationalen Durchschnitt.

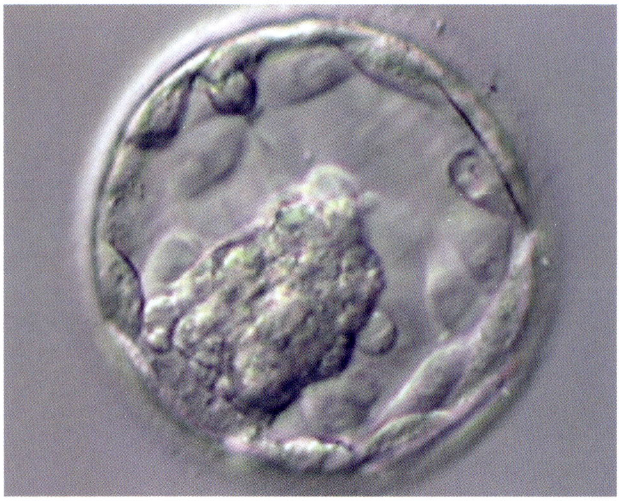

Abb. 9 Expandierte Blastozyste (Tag 5 nach ICSI mit deutlich sichtbarer innerer Zellmasse). (Foto: S. Al-Hasani)

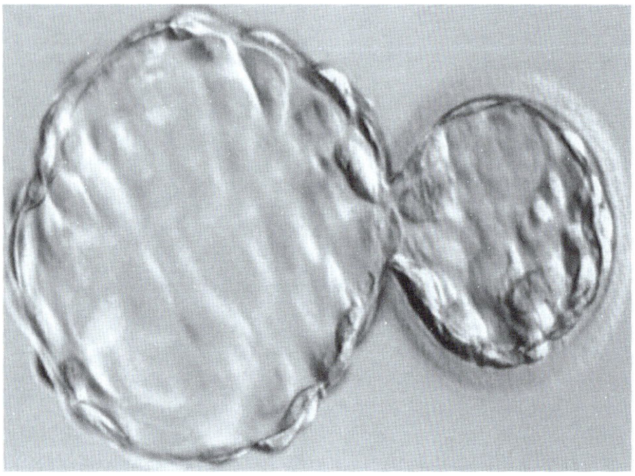

Abb. 10 Geschlüpfte Blastozyste (Tag 6 nach ICSI). (Foto: S. Al-Hasani)

Dem klinischen Embryologen obliegt nunmehr die Aufgabe, aus den vorhandenen Embryonen im Blastozystenstadium die optimalen auszuwählen, wozu mittlerweile auch verschiedene Bewertungssysteme vorliegen. International hat sich diesbezüglich das Scoresystem nach Gardner et al. (2000) durchgesetzt und etabliert, das schlussendlich einen „single blastocyst transfer" als Ziel definiert.

Sowohl letztgenannte als auch zahlreiche weitere Publikationen bekräftigen den Zusammenhang zwischen der Möglichkeit, hochqualitative Blastozysten im Labor zu kultivieren, und dem Erfolg einer ART-Behandlung unter Vermeidung von Mehrlingsschwangerschaften und der damit verbundenen Risiken. Das Vermeiden solcher risikobehafteten Mehrlingsschwangerschaften hat sich mit den immer weiter optimierten ART-Verfahren zu einem der wichtigsten Ziele entwickelt. Um diesem Ziel näher zu kommen, ohne gleichzeitig Abstriche bezüglich der gesamten Schwangerschaftsrate machen zu müssen, erweist sich bei bestimmten Patientinnen der sogenannte „elective single embryo transfer" als sinnvoll. Als Voraussetzungen hierfür gelten jedoch neben dem relativ jungen Alter der Patientin, das Vorhandensein einer ausreichenden Anzahl von Embryonen, aus denen der klinische Embryologe den mit den besten Entwicklungschancen bis hin zur höchsten Implantationswahrscheinlichkeit auswählen kann. Die Anzahl der gut weiterentwickelten Embryonen geht mit der Frage des Zeitpunkts des Embryotranfers einher: Papanikolaou et al. (2008) konnten in ihrer Metaanalyse zeigen, dass an Tag 3 der Kultivierung sich ausreichend Embryonen zu idealen 8-Zellern entwickelt haben sollten, um die Weiterkultivierung bis hin zum Blastozystenstadium (Tag 5 bzw. Tag 6) zu erwägen und diese die Wahrscheinlichkeit einer später eintretenden klinischen Schwangerschaft signifikant erhöht.

Der Bestimmung der Embryonenqualität kam ohne Frage von Anfang an in ART-Verfahren eine hohe Bedeutung zu; die Kultivierung bis hin zur Blastozyste extendierte dieses Bemühen lediglich zeitlich. In diesem Zusammenhang entwickelte sich das sogenannte Timelapse-Verfahren zu einem weiteren kontrovers diskutierten Bewertungsverfahren der gesamten Stadien der embryonalen Entwicklung in vitro.

Die Entwicklung von Timelapse-Inkubatoren (EmbryoScope™, Miri®, Geri™) bzw. Geräten für videobasierte Überwachung eines Embryos innerhalb eines Standard-Inkubators (PrimoVision™, Eeva™) erlaubt dem Embryologen eine konstante Überwachung und Qualitätsbestimmung der sich entwickelnden Embryonen bei gleichzeitiger Reduzierung von Störungen, wie beispielsweise ständiges Öffnen des Inkubators und das Herausnehmen der Petrischalen. So können beispielsweise Mitosefehler und anschließende Fusionen der Blastomere detektiert werden. Solche Teilungsfehler ändern zwar nicht die Anzahl der Blastomeren, einem der Hauptkriterien bei der Qualitätsbestimmung, aber doch die Entwicklungsfähigkeit des Embryos, und könnten bei einer herkömmlichen punktuellen Kontrolle unentdeckt bleiben (Niakan et al. 2012).

Über diese erwähnten Vorteile des Verfahrens hinaus werden in der Diskussion weitere genannt: so die Möglichkeit einer automatisierten Auswertung durch Algorithmen und einer Reduktion von Varianzen durch verschiedene Labormitarbeiter (Alpha Konsensus 2011).

Demgegenüber dürfen in der Diskussion kritische Anmerkungen nicht fehlen. Als ausgewiesene Nachteile ergeben sich zum einen die unverhältnismäßig hohen Kosten aufgrund der Anschaffung vieler Geräte: Entweder wird ein bereits vorhandener Inkubator komplett für die Timelapse-Beobachtung reserviert werden müssen oder ein neues kombiniertes Gerät angeschafft, was neben den finanziellen Nachteilen enorme räumliche Probleme in Laboren bedeuten kann. Ferner werden spezielle kostenintensive Petrischalen benötigt. Beide Aspekte steigern bei hohen Fallzahlen die Laborkosten deutlich und stellen eine Herausforderung im täglichen Ablauf des Laborbetriebes dar, zumal auch nicht alle Mitarbeiter mit diesem Verfahren betraut werden können. Nicht zu unterschätzen sind die aufwendige Wartungslogistik, da die Hersteller in der Regel Techniker weit anreisen lassen müssen.

Ein schwerwiegender kritischer Aspekt ist die eingeschränkte Sicht einer Timelapse-Kamera auf den sich teilenden Embryo: Während ein klinischer Embryologe unter dem Lichtmikroskop eindeutig diploide von triploiden Zygoten unterscheiden kann, liefern die eindimensionalen Aufnahmen von Timelapse u. a. bei überlappenden Vorkernen keine eindeutigen Sichtergebnisse, so dass dennoch zusätzlich manuell unter dem Lichtmikroskop kontrolliert werden müsste.

Ein weiterer wesentlicher Kritikpunkt bezieht sich auf die spezifisch deutsche Situation mit dem bisher bestehenden Embryonenschutzgesetz. Lediglich drei Zygoten pro Patientin und Zyklus dürfen hier zur Weiterentwicklung gebracht werden. Diesem Fakt steht der oben beschriebene Aufwand in keinem Verhältnis gegenüber.

Ob demnach die beschriebene Präzisierung des Embryomonitorings mit Timelapse tatsächlich zu besseren Schwangerschaftsraten führt, sollten umfassende randomisierte klinische Studien klären (Kirkegaard et al. 2012).

3 Zusammenfassung

Nach wie vor bleibt trotz aller genannten neueren alternativ vorgeschlagenen Verfahren die lichtmikroskopische Beurteilung der Eizell- und Zygotenqualität bis zum Blastozystenstadium im IVF-Labor die gängige. In Deutschland verhindert das Embryonenschutzgesetz die Weiterkultivierung und Selektion der Embryonen, so dass nach der lichtmikroskopischen Beurteilung der Embryonen im Vorkernstadium überzählige kryokonserviert oder verworfen werden. Im internationalen Ausland schaffen liberalere Regelungen und Gesetze andere Voraussetzungen für die klinische Praxis, aufgrund der allein schon höhere Erfolgsraten bei ART-Behandlungen vorzuweisen sind.

Literatur

Alikani M, Palermo G, Adler A et al (1995) Intracytoplasmic sperm injection in dysmorphic human oocytes. Zygote 3:283–288

Alpha Scientists in Reproductive Medicine, ESHRE Special Interest Group Embryology (2011) Istanbul consensus workshops on embryo assessment: proceedings of an expert meeting. Reprod Biomed Online 22:632–646

Baart EB, Martini E, Eijkemans MJ et al (2007) Milder ovarian stimulation for in vitro fertilization reduces aneuploidy in the human preimplantation embryo: a randomized controlled trial. Hum Reprod 22:980–988

Balaban B, Urman B (2006) Effect of oocyte morphology on embryo development and implantation. Reprod Biomed Online 12:608–615

Balaban B, Urman B, Setac A et al (1998) Oocyte morphology does not affect fertilization rate, embryo quality and implantation rate after intracytoplasmic sperm injection. Hum Reprod 13:3431–3433

Balaban B, Urman B, Isiklar A, Alatas C, Aksoy S, Mervan R, Mumcu A, Nuhoglu A (2001a) The effect of pronuclear morphology on embryo quality parameters and blastocyst transfer outcome. Hum Reprod 16:2357–2361

Balaban B, Urman B, Isiklar A et al (2001b) The effect of polar body (PB) morphology on embryo quality, implantation and pregnancy rates. Fertil Steril 76:S11

Balakier H, Bouman D, Sojecki et al (2002) Morphological and cytoplasmic analysis of human giant ooctes and giant embryos. Hum Reprod 17:2394–2401

Borini A, Lagalla C, Cattoli M et al (2005) Predictive factors for embryo implantation potential. Reprod Biomed Online 10:653–658

Brewis IA (1999) Proteomics in reproductive research: The potential importance of proteomics to research in reproduction. Hum Reprod 14:2927–2929

Choi T, Fukasawa K, Zhou R et al (1996) The Mos/mitogen-activated protein kinase (MAPK) pathway regulates the size and degradation of the first polar body in maturing mouse oocytes. Proc Natl Acad Sci U S A 93:7032–7035

Ciotti PM, Notarangelo L, Morselli-Labate AM et al (2004) First polar body morphology before ICSI is not related to embryo quality or pregnancy rate. Hum Reprod 19:2334–2339

Ciray HN, Karagenc L, Ulug U et al (2005) Use of both early cleavage and day 2 mononucleation to predict embryos with high implantation potential in intracytoplasmic sperm injection cycles. Fertil Steril 84:1411–1416

De Cassia R, Figueira MS, Braga DPAF et al (2010) Metaphase II human oocyte morphology: contributing factors and effects on fertilization potential and embryo developmental ability in ICSI cycles. Fertil Steril 94:1115–1117

De Santis L, Cino I, Rabelloti E et al (2005) Polar body morphology and spindle imaging as predictors of oocyte quality. Reprod Biomed Online 11:36–42

De Sutter P, Dozortsev D, Qian C et al (1996) Oocytes morphology does not correlate with fertilization rate and embryo quality after intracytoplasmic sperm injection. Hum Reprod 11:595–597

Devreker F (2005) Uptake and release of glucose, pyruvate and lactate, non-invasive embryo quality assessment. Eshre Campus:77–91

Ebner T, Moser M, Yaman C et al (1999) Elective transfer of embryos selected on the basis of first polar body morphology is associated with increased rates of implantation and pregnancy. Fertil Steril 72:599–603

Gardner DK, Lane M, Stevens J et al (2000) Blastocysts score affects implantation and pregnancy outcome: towards a single blastocyst transfer. Fertil Steril 73:1155–1158

Giovanni C, Elena S, Lucia S et al (2004) What criteria for the definition of oocyte quality? Ann N Y Acad Sci 1034:132–144

Hamamah S (2005) Oocyte and embryo quality: is their morphology a good criterion? J Gynecol Obstet Biol Reprod 34:5S38–5S41

Hassan-Ali H, Hisham-Saleh A, El-Gezeriry D et al (1998) Perivitelline space granularity: a sign of human menopausal gonadotrophin overdose in intracytoplasmic sperm injection. Hum Reprod 13:3425–3430

Kere J, Hofmann B (2011) Comprehensive molecular analysis of oocytes and embryos. Hum Reprod 26(Suppl 1):i56

Kirkegaard K, Agerholm IE, Ingerslev HJ (2012) Time-lapse monitoring as a tool for clinical embryo assessment. Hum Reprod 27(5): 1277–1285. https://doi.org/10.1093/humrep/des079

Klein NA, Battaglia DE, Fujimoto VY, Davis GS, Bremner WJ, Soules MR (1996) Reproductive aging: accelerated ovarian follicular development associated with a monotropic follicle-stimulating hormone rise in normal older women. J Clin Endocrinol Metabol 81:1038–1045

Ludwig M, Schopper B, Al-Hasani S, Diedrich K (2000) Clincial use of pronuclear stage score following intracytoplasmatic sperm injection: impact on pregnancy rates under the condition of the German embryo protection law. Hum Reprod 15:325–329

Mikkelsen A, Lindenberg S (2001) Morphology of in vitro matured oocytes: impact on fertility potential and embryo quality. Hum Reprod 16:1714–1718

Montag M, Van der Ven H (2001) Evaluation of pronuclear morphology as the only selection criterion for further embryo culture and transfer: results of a prospective multicentre study. Hum Repaired 16:2384–2389

Montag M, Köster K, van der Ven K, Van der Ven H (2009) Qualität der Eizelle. J Reproduktionsmed Endokrinol 6(Sonderheft 1):26–28

Ng EH, Lau EY, Yeung WS et al (2001) hMG is as good as recombinant human FSH in terms of oocyte and embryo quality: a prospective randomized trial. Hum Reprod 16:319–325

Niakan KK, Han J, Pedersen RA, Simon C, Reijo Pera RA (2012) Human pre-implantation embryo development. Development 139:829–841

Palermo G, Alikani M, Bertoli M et al (1996) Oolemma characteristics in relation to survival and fertilization patterns of oocyte treated by intracytoplasmic sperm injection. Hum Reprod 11:172–176

Papanikolaou EG, Kolbianakis EM, Tournaye H, Venedig CA, Fatemi H, Tarlatzis B, Devroey P (2008) Live birth rates after transfer of equal number of blastocysts or cleavage-stage embryos in IVF. A systematic review and meta-analysis. Hum Reprod 23:91–99

Pena JE, Chang PL, Chan LK et al (2002) Supraphsiological estradiol levels do not effect oocyte and embryo quality in oocyte donation cycles. Hum Reprod 17:83–87

Rashidi BH, Sarvi F, Tehrani ES et al (2005) The effect of hMG and recombinant human FSH on oocyte quality: a randomized single-blind clinical trial. Eur J Obstet Gynecol Reprod Biol 120: 190–194

Rienzi L, Ubaldi FM, Lacbelli M et al (2008) Significance of metaphase II human oocyte morphology on ICSI outcome. Fertil Steril 90:1692–1700

Ritter-Eichenlaub U, Schmiady H, Kentenich H et al (1995) Recurrent failure in polar body formation and premature chromosome condensation in oocytes from human patient: indicatore ofasynchrony in nuclear and cytoplasmic maturation. Hum Reprod 10:2343–2349

Scott LA, Smith S (1998) The successful use of pronuclear embryo transfers the day following oocyte retrieval. Hum Report 13:1000–1013

Shen Y, Stalf T, Mehnert C et al (2006) Light retardnace by human oocyte spindle is positively related to pronuclear score after ICSI. Reprod Biomed Online 12:737–751

Steer CV, Mills CL, Tan SL, Campbell S, Edwards RG (1992) The cumulative embryo score: a predictive embryo scoring tecnique to select optimal number of embryos to transfer in an in-vitro fertilization and embryo transfer programme. Hum Reprod 7:117–119

Tesarik J, Greco E (1999) The probability of abnormal preimplantation development can be predicted by single static observation on pronuclear stage morphology. Hum Reprod 14:1318–1323

Trotnow S, Kniewald T, Al-Hasani S, Becker H (1981) Follikelpunktion, In vitro Fertilisation, Embryotransfer und eingetretene Schwangerschaften in Dyneric/HMG-stimulierten Zyklen. Geburtsh Frauenheilk 41:829–898

Verlinsky Y, Lerner S, Illkevitch N et al (2003) Is there any predictive value of first polar body morphology for embryo genotype or developmental potential. Reprod Biomed Online 7:336–341

Xia P (1997) Intracytoplasmic sperm injection: correlation of oocyte grade based on polar body, perivitelline space and cytoplasmic inclusions with fertilization rate and embryo quality. Hum Reprod 12:1750–1755

Yakin K, Balaban B, Isiklar A (2007) Oocyte dysmorphism is not associated with aneuploidy in the developing embryo. Fertil Steril 88:811–816

Kryokonservierung

23

Jürgen Liebermann

Inhalt

1 Einleitung 235
2 Langsame Kryokonservierung („slow freezing“) 236
3 Die Vitrifikationskomponente 237
4 Zusammenfassung 245
Literatur 246

1 Einleitung

Die Kryokonservierung von menschlichen Zellen hat sich seit den Publikationen über die erste erfolgreiche Kryokonservierung von Maus-Embryonen (Whittingham et al. 1972), die erste Schwangerschaft (Trounson und Mohr 1983) bzw. Geburt (Zeilmaker et al. 1984) nach Kryokonservierung eines menschlichen Embryos bzw. einer unfertilisierten Eizelle (Chen 1986) in der klinischen Routine eines jeden reproduktionsmedizinischen Labors etabliert. Der Begriff Kryokonservierung bezieht sich auf die Lagerung vitaler Zellen und Gewebe in flüssigem Stickstoff bei −196 °C. Der Beitrag der Kryokonservierung auf das Wachstum und die zunehmende Effizienz der assistierenden Reproduktionsmedizin wird heute hochgeschätzt. Des Weiteren führt die routinemäßige Kryokonservierung von Blastozysten zu einer deutlichen Zunahme der Schwangerschaftsraten. Tatsächlich ist es heute Realität, vergleichbar hohe Implanations- und Schwangerschaftsraten mit vitrifizierten, erwärmten und frischen Blastozysten zu erzielen. Durch eine zunehmende Verlässlichkeit der Kryokonservierungsprotokolle und Techniken ist es möglich geworden, die Anzahl der zu transferrierenden Embryonen zu reduzieren, welches wiederum in einer Reduktion von Mehrlingsschwangerschaften und einer Zunahme von gesunden Implantationen resultiert.

Da unter natürlichen Bedingungen menschliche Zellen/Gewebe keine Exposition gegenüber diesen niedrigen Temperaturen erleben, bedürfen sie der Anwendung kryoprotektiver Lösungen sowie definierter Einfrierverfahren, damit sie diesen Prozess sowie das spätere Auftauen ohne Vitalitätsverlust überleben. Dabei ist in den letzten Jahren ein eindeutiger Trend von der zeitintensiven langsamen Kryokonservierung, für die programmierbare Einfriergeräte erforderlich sind, zur sog. Vitrifikation, einem zeiteffektiven ultraschnellen Einfrierverfahren ohne kostenintensive Gerätetechnik, zu beobachten (Liebermann et al. 2002a).

Des Weiteren muss darauf hingewiesen werden, dass die Kryokonservierung ohne Zweifel Einfluss nimmt auf die intra- und extrazelluläre Homeostasis. Dies kann möglicherweise zu einer abnormalen Spindelmorphologie, Chromation-nondisjunctions, Fertilisationsfehlern und abnormalen mitotischen Teilungen während der embryonalen Entwicklung führen. Erwähnenswert ist auch, dass spezielle zelluläre Kompartments Transkripte und Proteine enthalten, welche verantwortlich sind für die Spindelformation, epigenetische Kontrolle und das Ausrichten der Chromosomen an der Äquatorialplatte der meiotischen Spindel. Die aktuelle Literatur konnte keine Anzeichen eines erhöhten Risikos von durch imprinting verursachten Erkrankungen in Lebendgeburten von vitrifizierten Eizellen und Embryonen finden (Trapphoff 2015).

J. Liebermann (✉)
Fertility Centers of Illinois, Chicago, Vereinigte Staaten

Oak Park, Vereinigte Staaten
E-Mail: juergen.liebermann@integramed.com

K. Diedrich et al. (Hrsg.), *Reproduktionsmedizin*, Springer Reference Medizin,
https://doi.org/10.1007/978-3-662-57636-6_24

Dieses Kapitel legt daher eine deutliche Gewichtung auf die in der Routine zunehmend im Fokus stehende Vitrifikation.

2 Langsame Kryokonservierung („slow freezing")

2.1 Grundlagen

Das traditionell langsame Einfrieren („slow freezing") beinhaltet das langsame kontrollierte Einfrieren, welches bei relativ niedrigen Konzentrationen der Kryoprotektiva den Austritt des intrazellulären Wassers aus den Zellen während der Prozedur ermöglicht.

▶ Für Zellen ist nicht die Lagerung bei niedrigen Temperaturen, sondern die Letalität in einer intermediären Temperaturzone (−15 °C bis −60 °C) problematisch, die sie sowohl während des Einfrierens als auch des Auftauens durchlaufen müssen (Mazur 1963).

Bis zu einer Temperatur von −5 °C sind die Zellen und das umgebende Medium ungefroren und unterkühlt („supercooled"). Zwischen −5 und −10 °C bildet sich im umgebenden Medium Eis (entweder spontan oder als Folge des Seedings der Lösung). Die Einfrierverfahren zielen darauf ab, die intrazelluläre Kristallisation zu vermeiden, die die Zellen zerstören und deren Avitalität verursachen würde.

Wenn die Abkühlung langsam abläuft, verlässt das Wasser die Zelle schnell genug, um eine Konzentration der intrazellulären Lösungen zu erreichen. Die Zellen dehydrieren, und die intrazelluläre Eisbildung wird verhindert.

Erfolgt die Abkühlung aber zu langsam, schrumpfen die Zellen stark und sind den erhöhten intrazellulären Konzentrationen zu lange ausgesetzt. Beide Phänomene können eine Zellschädigung verursachen.

Das traditionell langsame Einfrieren, auch als „equilibrium freezing" bezeichnet, beinhaltet die Äquilibrierung der Zellen in relativ niedrigen Kryoprotektiva-Konzentrationen (ca. 1,5 M) sowie die Dehydrierung während des Einfrierens bei langsamen, genau festgelegten Kühlraten (0,3–2 °C/min). Diese Methode wurde zur Kryokonservierung von Mäuseembryonen erstmals erfolgreich angewendet (Whittingham et al. 1972). Erst 1977 allerdings berichtete Whittingham über die erste Geburt nach Kryokonservierung von Mäuseoozyten in flüssigem Stickstoff bei −196 °C.

Kryoprotektiva können durch direkte (permeable Kryoprotektiva) oder osmotische Einflüsse (nicht permeable Kryoprotektiva) die Zellen schädigen. Die Toxizität eines Kryoprotektivums steigt mit seiner Konzentration und Expositionszeit (Vajta et al. 2007).

Während des Einfrierens können 2 grundlegende Probleme auftreten:

- intrazelluläre Eisbildung, wenn „zu schnell" eingefroren wird,
- Zerstörung durch extrazelluläre Eisbildung und hohe Konzentrationen der intrazellulären Elektrolytkonzentration, wenn „zu langsam" eingefroren wird.

Insbesondere langsam eingefrorene Zellen sind durch Einfrierschäden potenziell beeinträchtigt (Mazur et al. 1992).

Der wichtigste limitierende Faktor des langsamen Einfrierens ist die Geschwindigkeit des Durchtritts von Wasser und Kryoprotektiva durch die Zellmembran. Diese hängt ab von

- der Membranzusammensetzung,
- der temperaturabhängigen Permeabilität der Zellmembran für Wasser und Kryoprotektiva (Mazur und Schneider 1986) sowie
- dem Oberfläche/Volumen-Verhältnis (Leibo 1980; Mazur und Schneider 1986).
- Diese Parameter gestatten eine Kalkulation der optimalen Methode für:
- die Zugabe und Entfernung der Kryoprotektiva,
- die Einfrier- und Auftaugeschwindigkeit
- zur Vermeidung der intrazellulären Kristallisation (Karlsson et al. 1996; Mazur 1990).

2.2 Oozyten

Nach Publikation der ersten Geburt mit einem langsamen Einfrierprotokoll unter Verwendung von Propandiol/Sucrose und nachfolgender ICSI einer Oozyte beim Menschen (Porcu et al. 1997) gab es zahlreiche Berichte über die klinischen Ergebnisse bei Verwendung des langsamen Einfrierverfahrens. Das Interesse an der Kryokonservierung unfertilisierter Oozyten stieg noch einmal deutlich mit der zunehmenden Thematisierung der unterschiedlichen Optionen zur Fertilitätsprotektion vor relevanten Operationen, Chemotherapien und/oder einer Radiatio im kleinen Becken (Jeruss und Woodruff 2009).

Bereits 1996 veröffentlichten Tucker et al. ihre Daten und zeigten dabei eine Überlebensrate von lediglich 25 %, wobei aber die Fertilisierungsrate nach intrazytoplasmatischer Spermieninjektion (ICSI) mit 65 % der aus anderen Studien entsprach (Gook et al. 1995). Erwähnenswert ist, dass sich alle regelrecht fertilisierten Zellen am Tag 3 zu qualitativ guten 4- bis 12-Zell-Embryonen entwickelt hatten. Größere Studien bestätigten niedrige Überlebensraten um die 25–50 % (Gook und Edgar 2007). In Kombination mit der Kryokonservierung unfertilisierter Oozyten wurden die Zellen nach dem Auftauen durch ICSI fertilisiert. In Zusammenfassung der bis dahin publizierten Ergebnisse implantierten sich allerdings nur 2,3 von 100 aufgetauten Oozyten (Gook und Edgar 2007).

In der Folgezeit wurde versucht, durch erhöhte Saccharosekonzentrationen (bis 0,3 M) die Dehydrierung zu verbessern. Dies resultierte in Überlebensraten der Oozyten nach dem Auftauen von 39 % (0,1 M), 58 % (0,2 M) bzw. 83 % (0,3 M; Fabbri et al. 2001). Durch eine Verlängerung der Expositionszeit in 0,2 M Saccharose ergab sich ebenfalls eine Steigerung der Überlebensraten von 55 % (5 min) auf 70 % (>10 min).

In gleicher Weise führte die Verwendung von 0,3 M Saccharose im Vergleich zu 0,1 M zu einer Überlebensrate von 71 vs. 24 %, einer Fertilisierungsrate von 80 vs. 53 % sowie Teilungsrate von 91 vs. 80 % (De Santis et al. 2007). Bianchi et al. (2007) beschrieben in ihrer Klinik eine vergleichbare Fertilisierungs- (76 vs. 80 %) und Teilungsrate (94 vs. 97 %) für kryokonservierte (0,2 M Saccharose) bzw. nicht kryokonservierte Oozyten.

Eine Zusammenfassung der Ergebnisse mit 0,2 M Saccharose (Gook und Edgar 2007) zeigte eine Überlebensrate von 72 % und eine Teilungsrate von 93 %, sodass nach dem Auftauen von 100 Oozyten sowie ICSI 53 Embryonen vorlagen. Bei einer Implantationsrate von 9,1 %/aufgetauter Oozyte war das Ergebnis deutlich besser als mit 0,1 M Saccharose.

Die Zusammenfassung der Daten mit 0,3 M Saccharose (Gook und Edgar 2007) beschreiben zwar ein vergleichbares Ergebnis von 49 Embryonen aus 100 aufgetauten Eizellen, aber eine Implantationsrate von lediglich 5 %/Embryo und 2,4 %/aufgetauter Oozyte. Etwa 1/3 der implantierten Zellen endeten aber in einem Abort.

▶ **Empfehlung** Für die Konservierung der besonders kryosensitiven unfertilisierten Oozyten stellt die Vitrifikation sicher eine optimale Alternative dar (Cobo et al. 2008; Abschn. 3).

2.3 Pronukleuszellen, Embryonen und Blastozysten

Die erfolgreiche Kryokonservierung überzähliger Embryonen nach IVF sowie die aus deren Transfer resultierende Schwangerschaft wurde erstmals bei Trounson und Mohr (1983), die erste Geburt jedoch bei Zeilmaker et al. (1984) publiziert.

Man schätzt, dass heute ungefähr 20 % der nach Maßnahmen der assistierten Reproduktion geborenen Kinder aus dem Transfer kryokonservierter – meist Embryonen im Teilungsstadium und im Stadium der Blastozysten – jedoch seltener von Oozyten stammen (Ata et al. 2010).

Die Rate an Frühgeburten, Fehlbildungen und chromosomalen Anomalien nach dem Transfer kryokonservierter Embryonen differiert nicht signifikant zum Transfer nicht kryokonservierter Embryonen (Wennerholm et al. 2009). Das galt auch für das Wachstum und die mentale Entwicklung der Kinder.

In Deutschland müssen aufgrund des Embryonenschutzgesetzes in der Routine Zellen im Pronukleusstadium kryokonserviert werden. Durch eine liberalere Auslegung des Gesetzes werden mittlerweile teilweise auch Embryonen und Blastozysten langsam programmiert eingefroren, wobei die Ergebnisse nach Vitrifikation auch hier wiederum deutliche Vorteile zeigen (Youssry et al. 2008).

▶ Beim Vergleich der langsamen Kryokonservierung von Pronukleuszellen bzw. Blastozysten zeigten Vorkernzellen zwar eine höhere Überlebensrate, aber Blastozysten signifikant höhere Implantations-und Lebendgeburtenraten (Surrey et al. 2010).

3 Die Vitrifikationskomponente

Die erfolgreiche Kryokonservierung von Keimzellen in der Reproduktionsmedizin kann nunmehr auf bald 40 Jahre zurückschauen. Es ist deshalb nicht verwunderlich, dass heute die Kryokonservierung von Eizellen und Embryonen einen integralen Bestandteil der Reproduktionsmedizin darstellt. Mit mehr als 700.000 geborenen Kindern von eingefrorenen Eizellen oder Embryonen hat sich diese Technologie zwischenzeitlich weltweit etabliert und findet ihre tägliche routinemäßige Anwendung in der Mehrzahl der IVF-Labors.

Was ist das Ziel der Kryokonservierung von Gameten? Die Einlagerung in flüssigem Stickstoff mit einer Temperatur von −196 °C verlangsamt und letztendlich stoppt jegliche physikalische als auch chemische Veränderung innerhalb der Zelle, ohne diese selber nachhaltig zu schädigen.

▶ Um diesen Anforderungen gerecht zu werden, muss das Hauptaugenmerk eines jeden Kryokonservierungsprotokolls auf der Verhinderung der Eiskristallbildung gelegt werden.

Die Kristallisation während des Einfrierens kann zu unerwünschten physikalischen als auch chemischen Ereignissen führen, welche nachhaltige Schäden des biologischen Materials verursachen können. Heute beherrschen 2 Techniken das Gebiet der Kryokonservierung:

- traditionell langsame Protokolle (Whittingham et al. 1972) und
- Vitrifikationsprotokolle (Rall und Fahy 1985).

Um biologisches Material in flüssigem Stickstoff mit einer Temperatur von −196 °C erfolgreich einlagern zu können, muss die Abfolge der in der Übersicht genannten Schritte eingehalten werden.

Abfolge der Kryokonservierungsschritte

1. Dehydrierung der Zelle (Wasserentzug) mit Hilfe eines Kryokonservierungsmittels
2. Einfrieren und Lagern der Zelle bei −196 °C
3. Rehydrierung der Zelle durch Entfernung der Kryokonservierungsmittels und Zufuhr von Wasser
4. Zurückführen der Zelle in eine physiologische Umgebung (Uterus via Embryotransfer)

Sowohl traditionelle Einfrierprotokolle als auch Vitrifikationsprotokolle verfolgen trotz ihrer unterschiedlichen Anwendungsweise gemeinsame Ziele:

- den Metabolismus der Zelle zu arretieren, wobei dieser Vorgang reversibel sein muss,
- die Erhaltung der Struktur und der genetischen Integrität der Zelle,
- akzeptable Überlebensraten nach dem Auftauen oder Erwärmen,
- die Lieferung von zuverlässigen und reproduzierbaren Ergebnissen.

Unbestritten haben traditionell langsame Einfrierprotokolle seit ihrer erfolgreichen Etablierung 1972 einen positiven Beitrag zur Steigerung der kumulativen Schwangerschaftsraten (frisch plus kryokonservierte Zyklen) beigesteuert (Gardner et al. 2003; Van den Abbeel et al. 2005). In den vergangenen Jahrzehnten hat sich jedoch erwiesen, dass ihrem Anwendungsbereich in der Reproduktionsmedizin zunehmend Grenzen gesetzt sind.

Die ersten Versuche der Vitrifikation von Mausembryonen wurden von Rall und Fahy (1985) beschrieben. Darauf folgten weitere erfolgreiche Versuche durch Ali und Shelton (1993). Einige Jahre darauf konnten bovine Eizellen und Embryonen erfolgreich vitrifiziert und erwärmt werden (Vajta et al. 1998). Letztendlich gelang die erfolgreiche Vitrifikation von humanen Eizellen in den Jahren 1999 und 2000, die nach dem Transfer in Schwangerschaften und Lebendgeburten resultierten (Kuleshova et al. 1999; Yoon et al. 2000). Seitdem gelang es, die Überlebensraten von Eizellen und Embryonen deutlich zu verbessern (Walker et al. 2004).

▶ **Empfehlung** Diese publizierten Resultate weckten das Interesse und die Aufmerksamkeit vieler IVF-Labors weltweit, sodass die Vitrifikation heute unbestritten als eine effektive Alternative zum traditionell langsamen Einfrieren angesehen werden kann.

Belegt wird das wachsende Interesse an dieser Kryokonservierungstechnik durch die Tatsache, dass seit 1985 eine exponentielle Zunahme an Publikationen mit Bezug zur „Vitrifikation" zu verzeichnen ist.

Trotz alledem sehen noch heute viele Embryologen (oft wegen fehlender eigener Erfahrungen mit der Vitrifikation) die Verwendung von hohen Konzentrationen an **Kryokonservierungsmittel** als Nachteil dieser Technik an. Dieses Vorurteil beruht auf der Erwartung, dass mit steigender Konzentration des Kryokonservierungsmittels auch seine Toxizität ansteigt. Mit dem zunehmend besseren Verständnis der physikalischen und auch biologischen Prinzipien dieser Technik (Vanderzwalmen et al. 2013) hat die Vitrifikation daher zunehmend an Popularität gewonnen und sich v. a. Hilfe zahlreicher klinischer Anwendungen einen festen Platz in der Reproduktionsmedizin verschafft.

3.1 Grundlagen

Obwohl bereits 1985 die erfolgreiche Vitrifikation von Mausembryonen publiziert wurde, fand diese Technik zuerst eine nur geringe Verbreitung in der Reproduktionsmedizin. Die Vitrifikation als Kryokonservierungsmethode von biologischem Material stellt jedoch eine der aufregendsten Entwicklungen der vergangenen Jahre in der Reproduktionsmedizin dar.

Bei sorgfältiger Anwendung der Vitrifikation kann die Eiskristallbildung während des Einfrierens durch Bildung einer amorphen Glasphase gänzlich verhindert werden. Hierbei gelingt es auch, jegliche Abläufe auf molekularer Ebene zu arretieren („state of suspended animation").

▶ **Definition Vitrifikation** Die Vitrifikation einer Lösung ist definiert als die „Solidifikation von Wasser ohne Eiskristallbildung bei Temperaturen weit unter 0 °C, verursacht durch eine extreme Erhöhung der Viskosität der Lösung während des Abkühlens" (Fahy et al. 1984; Fahy 1986).

Durch sehr schnelles Abkühlen des Wassers konvertiert die Lösung in einen glasähnlichen amorphen Aggregatzustand ohne jegliche kristalline Strukturen. Um in- und außerhalb der Zelle eine glasähnliche Solidifikation zu erreichen und toxische sowie osmotische Verletzungen zu minimieren, müssen die folgenden Punkte beachtet werden:

- Einsatz hoher Kühlraten (>2500 °C/min) und die Verwendung einer hohen Konzentration an Kryokonservierungsmittel (15 % v/v).
- Einsatz von Trägersystemen, deren Material eine hohe Wärmeleiteigenschaft oder einen niedrigen Isolierungsindex aufweist.

- Einsatz einer Mixtur, bestehend aus 2 Kryokonservierungsmitteln, um die spezifische Toxizität jedes einzelnen Kryokonservierungsmittels zu erniedrigen.
- Kombinierter Gebrauch von permeablen und nicht permeablen Kryokonservierungsmitteln
- Schrittweise Zugabe der Kryokonservierungsmittel.
- Erniedrigung der Temperatur während der Inkubation der Zellen in der hoch konzentrierten Vitrifikationslösung.
- Verwendung eines in den Nanoliter-Bereich gehenden Volumens.
- Einsatz hoher Wärmeraten (dominierende Rolle im Vergleich zu hoher Kühlraten).

Die Bedeutung der Verwendung eines kleinen Volumens, auch als „minimal volume approach" bezeichnet, wurde 2005 erstmals beschrieben und publiziert (Kuwayama et al. 2005; Kuwayama 2007). Als Grundregeln für die Vitrifikation gelten die in der Übersicht genannten Punkte (Seki und Mazur 2009; Mazur und Seki 2011).

Grundregeln für die Vitrifikation

- Je höher die Kühlrate, umso niedriger kann die Konzentration des Kryokonservierungsmittels gewählt werden.
- Dominanz von Erwärmungsraten gegenüber Kühlraten für eine gute Überlebensrate nach der Vitrifikation.

Neben dem bereits oben Erwähnten existiert eine weitere Vielzahl an Variablen, welche nachhaltig den Erfolg und die Überlebensrate des biologischen Materials beeinflussen können. Aufgrund der nachfolgend aufgelisteten Gründe ist ein Standardvitrifikationsprotokoll sowohl für Eizellen als auch Embryonen ungeeignet, weil

- Eizellen und Embryonen ein unterschiedliches Verhältnis zwischen Oberfläche und Volumen aufweisen,
- Eizellen, Zygoten, Teilungsstadien und Blastozysten unterschiedliche Kühl- und Erwärmungsraten erfordern, um einen Erfolg zu garantieren und
- die verschiedensten Zellstadien eine unterschiedliche Empfindlichkeit gegenüber Kälte aufweisen.
- Das heute am weitesten verbreitete Protokoll, das sich für Eizellen und die unterschiedlichsten Entwicklungsstadien eignet, besteht aus 2 Schritten:
- Equilibrierung der Zelle (Dehydrierung) in einer Mixtur, bestehend aus gleiche Anteilen von 7,5 % (v/v) Dimethylsulfoxid (DMSO) und Ethylenglykol (EG),
- Vitrifikationslösung von 15 % (v/v), versetzt mit 0,5 M Zucker und 20 % Protein.

Eiskristalle sind letal für jedes biologische Material. Die Bildung von Eiskristallen wird durch den Einsatz von Kryokonservierungsmitteln („cryoprotectant agents") unterbunden. Die Inkubation der Zelle in einem Kryokonservierungsmittel bewirkt die Entfernung von intrazellulärem Wasser aus dem Zytoplasma via Osmose (passiv) oder Wasserkanälen (Aquaporine; aktiv). Man unterscheidet zwischen nicht permeablen Kryokonservierungsmitteln (nicht membrangängig) mit einem großen Molekulargewicht um die 300–400 (Saccharide, Proteine, Polymere) oder permeablen Kryokonservierungsmitteln (membrangängig) mit einem Molekulargewicht von <100 wie Glyzerol, Ethylenglykol (EG), Dimethylsulphoxid (DMSO).

Die membrangängigen Gefrierschutzmittel binden das intrazelluläre Wasser und verhindern damit die Formation von Eiskristallen. An dieser Stelle muss betont werden, dass Kryokonservierungmittel bei nicht sachgerechter Anwendung toxische Nebenwirkungen auf die Zelle ausüben können. Daraus resultieren beispielsweise osmotische Schäden oder Schäden an intrazellulären Kompartimenten. Erwähnenswert ist, dass in kürzlich erschienenen Publikationen (Takahashi et al. 2005; Liebermann und Tucker 2006; Liebermann 2009, 2011) bei Verwendung relativ hoher Konzentrationen an DMSO keine negativen Effekte auf die Lebendgeburtenrate beobachtet werden konnten.

Zusammenfassend lässt sich Folgendes feststellen (Tucker 2003; Liebermann und Tucker 2004):

▶ Mit der Vitrifikation steht eine einfache Technologie zur Verfügung, die sich schnell in ein IVF-Labor integrieren lässt. Sie ist relativ billig, etabliert sich zunehmend in vielen IVF-Zentren weltweit und scheint bei sachgerechter Anwendung zuverlässiger zu sein als das langsame Einfrieren.

Im Folgenden werden kurz die praktische Durchführung der Vitrifikation und der Erwärmung von Zellen besprochen.

Dehydrierung Die Dehydrierung der Zelle beginnt mit einer Inkubation der Zellen in 7,5 % EG/DMSO + 20 % Protein. Hierbei hängt die Dauer der Inkubation vom Zelltyp ab:

lang > – Eizelle – Zygote – Tag 3 Embryonen – Tag 5 Blastozysten – < **kurz**

Daran schließt sich eine Inkubationsdauer von 60–70 s in 15 % EG/DMSO + 0,5 M Zucker + 20 % Protein an. Der Einsatz eines Zuckers unterstützt die Dehydrierung während der Vitrifikationsprozedur. Im Anschluss daran werden die Zellen auf ein Trägersystem („carrier") aufgebracht und dann direkt (offenes System) oder erst nach Verschluss des Trägersystems (geschlossenes System) in flüssigen Stickstoff (LN_2) eingetaucht.

Empfehlung Wichtig ist, dass die Zellen in einem sehr kleinen Volumen der Vitrifikationslösung auf das Trägersystem aufgetragen werden.

Rehydrierung Die Rehydrierung erfolgt in 3 Schritten. Nach der Entnahme aus dem LN_2 werden die Zellen zuerst in eine 1-M-Zuckerlösung gebracht. Dem schließt sich eine Inkubation in 0,5 M Zucker an, bis letztendlich im abschließenden Schritt die Zellen in einer zuckerfreien Lösung inkubiert werden.

Die Verwendung einer Zuckerlösung wahrend des Erwärmens erlaubt einen kontrollierten Austausch von Kryokonservierungsmittel und Wasser. Dies bedeutet, dass die Zelle nur sehr langsam expandiert und schwillt, was sich positiv auf die Überlebensrate niederschlägt. Des Weiteren wirkt der nicht membrangängige Zucker als osmotischer Puffer, indem er osmotischen Schock auf die Zelle reduziert. Die hohe Zuckerkonzentration kann das Schwellen der Zelle nicht völlig verhindern, aber die Geschwindigkeit und das Ausmaß der Schwellung reduzieren (Liebermann et al. 2002a, 2003).

3.2 Vitrifikation von Eizellen

Die erfolgreiche Kryokonservierung von menschlichen Eizellen stellt einen bedeutsamen Schritt in der Reproduktionsmedizin dar, insbesondere, wenn man bedenkt, dass es über mehr als 2 Jahrzehnte nicht gelang, das Einfrieren von Eizellen als klinische Anwendung zu etablieren. Erst mit Hilfe der Vitrifikation als Alternative zu den traditionell langsamen Einfrierprotokollen wurde es möglich, menschliche Metaphase-II-Eizellen mit gleichbleibendem Erfolg einzufrieren.

Die erste Lebendgeburt unter Verwendung von Vitrifikationsprotokollen gelang Kuleshova et al. (1999). Obwohl die Kryokonservierung von Eizellen historisch betrachtet eine geringe Effizienz aufwies (niedrige Überlebens-, Befruchtungs- und Teilungsrate), liegen heute Information von über 2000 Kindern vor.

Trotz alledem stellt sich die Frage, was die Eizellen neben ihrer Zellgröße und reduzierten Membrandurchgängigkeit von Teilungsstadien unterscheidet?

- Hier ist einerseits ein geringes Verhältnis zwischen Volumen und Zelloberfläche zu nennen.

Daher sind Eizellen sowohl in Bezug auf die Aufnahme des Gefrierschutzmittels als auch die Abgabe von Wasser weniger effizient. Weitere Unterschiede sind:

- Die maternale DNA liegt im Zytoplasma an der Kernspindel an und ist nicht durch eine Kernmembran geschützt. Eine Schädigung von DNA und Mikrotubuli während des traditionell langsamen Einfrierens könnte den begrenzten Erfolg über so viele Jahre erklären.
- Die Eizelle ist in einem Zustand unmittelbarer Aktivierung arretiert.
- Veränderungen in der Umgebung der Eizelle wie z. B. niedrige Temperaturen können zu einer parthenogenetischen Aktivierung führen.

Das Einfrieren von Eizellen kann die Fertilität von Frauen sichern, die

- sich einer Chemotherapie unterziehen müssen,
- ihren Kinderwunsch aufgrund von Karriere, Partnerschaftstatus oder psychologischen, emotionalen Gründen zeitlich verzögern.
- Ein weiterer Grund wäre die am Tag der Eizellentnahme erfolglose Masturbation oder Azoospermie.

Obwohl im Vergleich zu geborenen Kindern aus langsam eingefrorenen Eizellen die Geburt des ersten Babys von vitrifizierten Eizellen viel später gelang (ca. 13 Jahre später), hat die Zahl geborener Kinder längst diejenige nach langsamer Kryokonservierung übertroffen. Alle diese Neugeborenen zeigten kein erhöhtes Risiko kongenitaler Anomalien (Noyes et al. 2009). Des Weiteren konnte gezeigt werden, dass die Vitrifikation von Eizellen nicht das Risiko für ein abnormales Imprinting oder Veränderungen in der Spindelformation oder Anordnung der Chromosomen an der Spindelplatte erhöht (Trapphoff et al. 2010).

Anhand der bisher vorliegenden Daten wurde keine signifikante Zunahme genetischer Auffälligkeiten der Kinder aus kryokonservierten Eizellen beobachtet (Chian et al. 2009).

Dies ist umso erwähnenswerter, als bekannt ist, dass die Kryokonservierung von reifen Metaphase-II-Eizellen den meiotischen Spindelapparat separiert und dadurch ein erhöhtes Aneuploidierisiko der resultierenden Embryonen bestehen könnte. Wissenschaftliche Studien haben gezeigt, dass eingefrorene Eizellen keine Chromosomenanomalien aufweisen (Gook und Edgar 1999). Eine Fluoreszenz-in-situ-Hybridisierung von Embryonen aus frischen und eingefrorenen Eizellen fand keinen Unterschied im Grad der Aberrationen (Cobo et al. 2001). Es ist eine bekannt, dass die meiotische Spindel sich nach dem Erwärmen wieder adäquat und unabhängig von der Kryokonservierungstechnik reformiert (Chen et al. 2004; Bianchi et al. 2005; Larman et al. 2007).

Die wissenschaftliche Literatur über die Eizellkryokonservierung wächst täglich. Die meisten Publikationen fokussieren auf die Verbesserung klinischer Schwangerschaften (Boldt et al. 2003, 2006), wobei die hierbei erzielten und publizierten Daten das Vertrauen in diese Technik untermauern.

3.3 Vitrifikation von Vorkernstadien

Das Einfrieren von Vorkernstadien (Zygoten) unter Verwendung von traditionell langsamen Einfrierprotokollen ist seit Jahren, besonders in Ländern wie Deutschland, das die Kryokonservierung von menschlichen Embryonen nach Kernverschmelzung per Gesetz untersagt, etabliert.

Etwa 98 min werden benötigt, um Zygoten per traditionellem Protokoll einzufrieren. Die klinischen Schwangerschaftsraten belaufen sich auf 18 % mit einer Implantationsrate (IR) von 10 % per transferiertem Embryo. Im Gegensatz dazu benötigt die Vitrifikation von Zygoten ca. 12 min.

Die Überlebensrate vitrifizierte Zygoten liegt bei >90 % mit einer Teilungsrate von 80 % am Tag 2, einer Blastozystenformationsrate am Tag 5 > 30 % (Park et al. 2000; Jelinkova et al. 2002; Liebermann et al. 2002b; Al-Hasani et al. 2007). Al-Hasani et al. (2007) publizierten klinische Schwangerschafts- und Implantationsraten von 30 % und 17 %. Das Vorkernstadium durchläuft nach der Befruchtung signifikante Veränderungen der Membranpermeabilität, die wiederum verantwortlich dafür sind, dass das Oolemma der Zygote mehr Stabilität aufweist. Des Weiteren können Vorkernzellen einen Kälteschock und osmotische Veränderungen während der Vitrifikation und Erwärmung besser tolerieren.

3.4 Vitrifikation von Teilungsstadien

Über die Vitrifikation von Embryonen liegen zahlreiche Publikationen vor. Abhängig von der Wahl des Trägersystems demonstrierten Liebermann und Tucker (2002) Überlebensraten von 80–90 %. Gute Teilungsraten und eine Morulabildung in >30 % wurden beobachtet. Weitere Publikationen bestätigten diese Ergebnisse (Mukaida et al. 1998). Die Überlebensrate von Embryonen nach langsamem Einfrieren oder Vitrifikation liegen vergleichbar um die 75–80 % (Jericho et al. 2003). Erfolgreiche Schwangerschaften und Lebendgeburten von vitrifizierten Teilungsstadien wurden beschrieben (El-Danasouri und Selman 2001; Selman und El-Danasouri 2002; Rama Raju et al. 2005; Desai et al. 2007). Trotz der Tatsache, dass gute Überlebensraten erreicht wurden (Liebermann und Tucker 2002), entwickelten sich nur ca. 35 % der erwärmten Teilungsstadien zum Morulastadium.

Loutradi et al. (2008) publizierten eine Metaanalyse und einen systematischen Review zur Kryokonservierung von Teilungsstadien unter Verwendung von traditionellen langsamen vs. Vitrifikationsprotokollen und fanden eine Überlebensrate von 84 % vs. 97 %. Vitrifikationsprotokolle zeigten sich aber auch im Vergleich mit traditionell langsamen Protokollen hinsichtlich klinischer Schwangerschafts- (48 % vs. 35 %) und Implantationsraten (39 % vs. 15 %) deutlich überlegen (Rama Raju et al. 2005; Desai et al. 2007; Li et al. 2007; Balaban et al. 2008).

▶ Schlussfolgernd kann festgestellt werden, dass Vitrifikationsprotokolle für Teilungsstadien einen positiven Einfluss auf das gesamte weitere Outcome besitzen.

Rama Raju et al. (2009) verglichen Neugeborene aus vitrifizierten Teilungsstadien mit Neugeborenen aus frisch transferierten Teilungsstadien und fanden keine signifikante Erhöhung kongenitaler Anomalien.

3.5 Vitrifikation von Blastozysten

Zahlreiche Schwangerschaften und Lebendgeburten von vitrifizierten menschlichen Blastozysten mit unterschiedlichen Trägersystemen wurden publiziert (Mukaida et al. 2003a, b; Son et al. 2003; Liebermann 2015). Die Blastozyste ist ebenso wie die unbefruchtete Eizelle besonders empfindlich gegenüber niedrigen Temperaturen. Ihre Besonderheit liegt im flüssigkeitsgefüllten Blastozoel. Es ist bekannt, dass die Überlebensrate nach Vitrifikation mit zunehmendem Volumen des Blastozoels abnimmt (Mukaida et al. 2006). Eine mögliche Ursache dafür könnte eine nicht ausreichende Permeation des Kryokonservierungsmittels sein, sodass intrazellulär Restwasser verbleibt, das dann kristallisiert. Hilfreich ist die artifizielle Reduktion des Blastozoels vor der Vitrifikation (Vanderzwalmen et al. 2002; Hiraoka et al. 2004; Liebermann und Conaghan 2013). Sowohl Iwayama et al. (2011) als auch Hur et al. (2011) erzielten höhere Implantationsraten und klinische Schwangerschaftsraten, nachdem die Größe des Blastozoels vor der Vitrifikation reduziert wurde. Alle hier zitierten Literaturstellen kommen zu dem Schluss, dass ein Kollapieren des Blastozoels vor der Vitrifikation die Schwangerschaftsraten von transferrierten vitrifizierten und erwärmten Blastozysten erhöht und somit auch die kumulative Schwangerschafts- und Implanationsrate.

Nach Vitrifikation menschlicher Blastozysten unter Anwendung von Cryoloops betrug die Überlebensrate 72–90 %, die klinische Schwangerschaftsrate 37–53 % und die Implantationsrate 22–30 % (Mukaida et al. 2001, 2003a, b; Vanderzwalmen et al. 2002, 2003; Liebermann und Tucker 2006; Liebermann 2009, 2011, 2015).

Die Aktivierung des embryonalen Genoms erfolgt im 8-Zell-Stadium ungefähr 3 Tage nach Eizellentnahme (Braude et al. 1988). Ohne diese Aktivierung würde der Embryo sich nicht weiterentwickeln und somit nicht überleben.

▶ Somit ist eine Identifizierung der Embryonen essenziell, die sich nach embryonaler Genomaktivierung weiterentwickeln. Die Kultivierung zum Blastozystenstadium (ca. 5 Tage nach Eizellentnahme) erlaubt den Transfer von Embryonen, die definitiv eine Weiterentwicklung nach Aktivierung des fetalen Genoms aufweisen.

Weitere Vorteile des Transfers sowie der Kryokonservierung menschlicher Embryonen im Blastzystenstadium sind:

- Transfer am Tag 5 erlaubt eine Reduktion der Anzahl der zu transferierenden Embryonen, was zu einer Reduktion von Zwillings- und Drillingsschwangerschaften und damit verbundenen Komplikationen führt.
- Im Blastozystenstadium kryokonservierte Embryonen liefern eine erhöhte Schwangerschafts- und Implantationsrate per aufgetautem, transferiertem Embryo.
- Ungefähr 120 h nach Eizellentnahme (Tag 5 der Zellkultur) besitzt das menschliche Blastozystenstadium ungefähr 50–150 Zellen. Diese hohe Zellzahl erlaubt eine bessere Kompensation von Kälteschäden, was wiederum in einer schnelleren Erholung und besseren Überlebensrate des Embryos resultiert.
- Das zytoplasmatische Volumen jeder einzelnen Zelle ist aufgrund des Verhältnisses von Oberfläche zu Volumen niedrig, was wiederum eine schnellere Penetration des Kryokonservierungsmittels ermöglicht.
- Obwohl weniger Embryonen pro Patientin eingefroren werden, besitzt jede dieser vitrifizierten Blastozysten nach dem Erwärmen ein deutlich höheres Implantationspotenzial als vergleichsweise Vorkern- oder Teilungsstadien.

Vitrifikation von Blastozystem am Fertility Centers of Illinois

Menschliche Blastozysten werden seit 2004 in den Fertility Centers of Illinois mit einem „offenen“ (Cryotop; Kitazato Bio Pharma Co. Ltd., Fuji-shi, Japan), oder seit 2007 mit einem „geschlossenen“ Trägersystem (HSV [High Security Vitrification Kit]; CryoBio System, L’Aigle, Frankreich) bei 24 °C vitrifiziert. Vor der eigentlichen Vitrifikation wird das Blastozoel mit Hilfe eines Lasers zum Kollapieren gebracht. Dies geschieht, indem die Schale mit der Blastozyste unter ein Mikroskop, welches mit einem Laser (LYKOS, Hamilton Thorne) ausgestattet ist, gebracht wird. Eine Zellverbindung zwischen zwei Trophektoderm-Zellen wird lokalisiert und ein Laserpuls mit 100 % Energie und 500 µs Puls Länge wird ausgelöst. Unmittelbar danach wird die Kulturschale mit der Blastozyste dann für weitere 5 min zurück in den Inkubatorschrank gebracht. Nach Ablauf der 5 min kann mit der Vitrifikation wie folgt begonnen werden: Die Blastozysten werden zuerst in einer Äquilibrierungslösung inkubiert (M199 mit 20 % Serum Supplement Substitution [SSS], 7,5 % [v/v] Ethylenglykol [EG] und 7,5 % [v/v] Dimthylsulfoxid [DMSO]). Nach 8 min werden die Blastozysten dann für 60 s in der Vitrifikationslösung inkubiert (15 % [v/v] DMSO, 15 % [v/v] EG, 0,5 M Sucrose) und dann mit einem kleinen Volumen (<1 µl) auf das Trägersystem geladen, in flüssigen Stickstoff eingetaucht und gelagert. Das „geschlossene“ System wird zuerst verschweißt, dann in flüssigen Stickstoff eingetaucht und gelagert.

Das Erwärmen der Blastozysten erfolgt ungefähr 1–2 Stunden vor dem Transfer. Das Verfahren des Erwärmens der Blastozysten und Entfernen des Kryokonservierungsmittels erfolgt in drei Schritten. Beide Trägersysteme werden nach Entnahme aus dem flüssigen Stickstoff unmittelbar in eine 37 °C warme 1,0-M-Zuckerlösung eingetaucht. Hierbei werden die Blastozysten vom Trägersystem genommen und nun in 24 °C warme 1,0-M-Zuckerlösung eingetaucht. Nach 5 min werden die Blastozysten in 0,5-M-Zuckerlösung und nach weiteren 5 min in ein zuckerfreies Medium überführt und gewaschen. Aufgrund des bekannten Phänomens, genannt „zona hardening“, welches eine durch die Kryokonservierung herbeigeführte Strukturveränderung der Zona-Proteine (Larman und Sheehan 2006) beinhaltet, und aufgrund erst kürzlich publizierter Daten (Conaghan und Vaccari 2015) wurden alle erwärmten Blastozysten einer Prozedur, genannt „assisted hatching“, unterworfen. Hierbei wird mit Hilfe eines Lasers ungefähr 30 % der Zona entfernt. Anschließend werden die Blastozysten im Kulturmedium bis zum Transfer aufbewahrt. Sowohl natürliche als auch Hormonersatzzyklen wurden durchgeführt, um die Rezeptivität des Endometriums zu verbessern. Progesteron wurde supplementiert am Tag 15 des Zyklus, und die Blastozysten wurden erwärmt am 6. Tag der Progesteron-Supplementation.

Über einen Zeitraum von 2004 bis 2016 wurden in den Fertility Centers of Illinois „IVF Labor River North“ (Chicago) 33.476 Blastozysten von 8289 Patienten mit einem Durchschnittsalter von 34,6 ± 6,0 Jahren vitrifiziert. Die Mehrheit der Blastozysten wurde am Tag 5 vitrifiziert (55 %), 43,5 % am Tag 6 und eine Minderheit von 1,5 % am Tag 7 (Tab. 1).

Nach 13 Jahren der Vitrifikation von Blastozysten unter der Anwendung eines offenen Systems (Cryotop) und eines geschlossenen Systems (HSV; High Security Vitrification System) wurde in 6706 Transfers mit einem Durchschnitt von 1,7 Blastozysten pro Transfer folgendes pränatales Ergebnis erreicht: Aus 1914 Entbindungen wurden 2336 Kinder (1203 Mädchen und 1133 Jungen) geboren (Tab. 2). Es wurden keine nennenswerten Abnormalitäten registriert.

Tab. 1 Retrospektive Daten von 8289 Patientinnen (Durchschnittsalter 34,6 ± 6,0 Jahre) mit Blastozystenvitrifikation von 2004–2016

Entwicklungstag	Tag 5	Tag 6	Tag 7	Gesamt
Vitrifizierte Blastozysten (n)	18495	14505	476	33476
Vitrifizierte Blastozysten (%)	55 %	43,5 %	1,5 %	

In Tab. 3 werden Daten zusammengefasst, welche an Schwangerschaftsdauer und Geburtsgewicht von 1363 geborenen Kindern erhoben wurden. 926 Kinder waren von vitrifizierten und erwärmten Tag-5- und Tag-6-Blastozysten-Transfers (VBT), während 437 Kinder nach einem frischen Transfer von einem Embryo (selektiver Transfer von einer Tag-5-Blastozyste, SFBT) geboren wurden. Wenn Kinder von vitrifizierten und erwärmten Tag-5- (n = 561) und Tag-6-Blastozysten (n = 365) in Bezug auf Schwangerschaftsdauer und Geburtsgewicht mit Hilfe eines T-Tests verglichen wurden, wurden keine statistisch signifikanten Unterschiede (p = 0,71 und p = 0,124) festgestellt. Bekanntlich korreliert die Schwangerschaftsdauer mit dem Geburtsgewicht, jedoch wurden keine Unterschiede zwischen SFBT und VBT beobachtet. Tab. 3 zeigt jedoch auch, dass mit Hilfe des One-way ANOVA-Tests ein signifikanter Unterschied (p = 0,013) im Geburtsgewicht zwischen SFBT und VBT gefunden wurde. Tendenziell zeigte die VBT-Gruppe ein höheres Geburtsgwicht. Diese Daten bestätigen früher publizierte Beobachtungen von Pinborg et al. (2014). Tab. 3 zeigt auch, dass Chi-Square keinen signifikanten Unterschied in der prozentualen Verteilung von Mädchen und Jungen geboren nach vitrifizierten, erwärmten oder frisch transferrierten Embryonen (χ^2; p = 0,2454) finden konnte. Wurden die beiden Geschlechter von frischen und vitrifizierten und erwärmten Transfers kombiniert, konnte mit Hilfe eines T-Tests ein signifikanter, aber auch ein zu erwartender Unterschied im Geburtsgewicht zwischen Jungen und Mädchen gemessen werden (p <0,001) (Tab. 4). Jungen waren im Durchschnitt 157,2 g schwerer als Mädchen. Zusammenfassend wurde beoachtet, dass 110 Kinder ein Geburtsgewicht von weniger als 2500 g hatten (definiert als niedriges Geburtsgewicht) und 159 Kinder ein Geburtsgewicht zwischen 4000 und 4500 g (definiert als hohes Geburtsgwicht),

Tab. 2 Pränatale Daten (2004–2016) von vitrifizierten Blastozysten nach 6706 Transfers (Babys entbunden bis Januar 2015)

Entwicklungstag	Tag 5 + Tag 6	Tag 5	Tag 6	Tag 7
Entbindungen (total)	1914	1264	641	9
Kinder geboren (total)	2336	1555	771	10
Mädchen	1203	813	386	4
Jungen	1133	742	385	6
Einlinge	1502 (78,5)	979 (77,5)	515 (80,0)	8 (89,0)
Zwillinge	402 (21,0)	279 (22,0)	122 (19,0)	1 (11,0)
Drillinge	10 (0,5)	6 (0,5)	4 (1,0)	–

Tab. 3 Geburtsgewicht (GW) und Schwangerschaftsdauer (SD) von Kindern (n = 1363) geboren nach einem frischen Transfer einer Blastozyste am Tag 5 (SFBT; n = 437) im Vergleich zu Kindern geboren nach einem Transfer von vitrifizierten und erwärmten Blastozysten (VBT; n = 926) und in Abhängigkeit vom Tag der Embryonalentwicklung (Tag 5 vs. Tag 6)

	SFBT – Tag 5	VBT – Tag 5 + Tag 6	VBT – Tag 5	VBT – Tag 6
Patientendurchschnittsalter (Jahre)	31,1 ± 3,1[c]	34,7 ± 4,9[c]	34,7 ± 5,0	34,8 ± 4,8
Geburten	437	926	561	365
Mädchen	238[a]	479[a]	288	191
Jungen	199[a]	447[a]	273	174
SD	38,1 ± 2,5[a]	37,9 ± 2,7[a]	38,0 ± 2,6[a]	37,9 ± 2,9[a]
GW (g)	3294,9 ± 609,4[b]	3390,1 ± 710,6[b]	3419,1 ± 712,6[a]	3345,5 ± 705,8[a]

T-Test (Satterthwaite-Unequal variance) & χ^2 Test: [a]*P* >0,05; [b]*P* = 0,013; [c]*P* <0,001

Tab. 4 Prozentuale Verteilung (%) des Geburtsgewichtes (GW) von Kindern (n = 1363) geboren nach einem frischen Transfer einer Blastozyste am Tag 5 (SFBT; n = 437) im Vergleich zu Kindern geboren nach einem Transfer von vitrifizierten und erwärmten Blastozysten (VBT; n = 926) und Vergleich von Schwangerschaftsdauer (SD) und geschlechtsbezogenem Geburstsgewicht (GW) nach frischem und vitrifiziertem erwärmtem Embryo-Transfer

	SFBT – Tag 5 (n) [%]	VBT – Tag 5 + Tag 6 (n) [%]	Total (n) [%]
GW (g) <2500	34 [7,8]	76 [8,2]	110
GW (g) ≥4000	38 [8,7]	154 [16,6]	192
GW (g) ≥400 and ≤4500	32 [7,3]	127 [13,7]	159
GW (g) >4500	6 [1,4]	27 [2,9]	33
Geschlecht	Mädchen von SFBT und VBT	Jungen von SFBT und VBT	
N	717	646	
GA (weeks)	37,9 ± 2,6[a]	38,0 ± 2,6[a]	
LBW (g)	3284,1 ± 663,8[b]	3441,3 ± 691,0[b]	

Prozentdarstellung in Klammern. T-test & χ^2 Test: [a]*P* >0,05; [b]*P* <0,001

Tab. 5 Retrospektive Outcome-Daten (2004–2016) des offenen/geschlossenen Blastozysten-Vitrifikationsprogramms (Fertility Centers of Illinois, Chicago) von vitrifizierten und erwärmten Tag-5-Blastozysten in Abhängigkeit vom Alter der Patientin; ebenfalls dargestellt sind die Outcome-Daten nach Eizellspende (Spalte Donor)

Patientenalter	<35	35–37	38–40	>40	Donor
Anzahl der Zyklen	1978	895	587	307	355
Anzahl der Transfers	1977	894	585	306	355
Überlebensrate der Blastozysten (%)	98,4	98,7	98,8	98,7	99,0
Durchschnittliche Anzahl transferierter Blastozysten pro Patientin (%)	1,6	1,6	1,7	1,7	1,7
Schwangerschaftsrate pro Transfer (%)	64,9	62,9	60,5	59,8	62,8
Klinische Schwangerschaftsrate pro Transfer (%)	56,0	52,0	49,0	48,0	53,0
Rate fortlaufender Schwangerschaften pro Transfer (%)	49,2	44,0	39,0	37,0	41,0
Anzahl der Implantationen	1442	585	355	173	240
Implantationsrate (%)	45,1	42,0	36,5	34,3	40,5

Tab. 6 Retrospektive Outcome-Daten (2004–2016) des offenen/geschlossenen Blastozysten-Vitrifikationsprogramms (Fertility Centers of Illinois, Chicago) von vitrifizierten und erwärmten Tag-6-Blastozysten in Abhängigkeit vom Alter der Patientin; ebenfalls dargestellt sind die Outcome-Daten nach Eizellspende (Spalte Donor)

Patientenalter	<35	35–37	38–40	>40	Donor
Anzahl der Zyklen	1039	579	451	316	178
Anzahl der Transfers	1032	574	448	314	177
Überlebensrate der Blastozysten (%)	97,7	98,7	98,2	97,0	99,7
Durchschnittliche Anzahl transferierter Blastozysten pro Patientin (%)	1,7	1,6	1,7	1,6	1,7
Schwangerschaftsrate pro Transfer (%)	52,6	48,4	48,0	45,5	46,3
Klinische Schwangerschaftsrate pro Transfer (%)	44,0	41,0	40,0	35,0	38,0
Rate fortlaufender Schwangerschaften pro Transfer (%)	36,0	33,0	31,0	24,0	27,0
Anzahl der Implantationen	579	291	224	124	79
Implantationsrate (%)	32,4	30,6	29,5	24,4	26,6

Tab. 7 Retrospektive Daten (Oktober 2007–2016) des aseptischen Blastozysten-Vitrifikationsprogramms (Fertility Centers of Illinois, Chicago) von vitrifizierten und erwärmten Tag-5-, Tag-6- und Tag-7-Blastozysten

Technik	Vitrifikation
Patientinnenalter (Jahre)	35,7 ± 4,9
Anzahl der Transfers	5575
Anzahl der erwärmten Blastozysten	9102
Anzahl der überlebenden Blastozysten (%)	9011 (99,0)
Anzahl der transferierten Blastozysten	8856
Durchschnittliche Anzahl transferierter Blastozysten pro Patientin	1,6
Anzahl der Implantationen (%)	3483 (39,3)
Anzahl positiver Schwangerschaften pro Transfer (%)	3334 (59,8)
Anzahl klinischer Schwangerschaften pro Transfer (%)	2795 (50,1)
Fortlaufende Schwangerschaften pro Transfer (%)	2309 (41.4,
Anzahl der Lebendgeburten	1726

während 33 Kinder ein Gewicht von mehr als 4500 g (definiert als Makrosomia) aufwiesen (Tab. 4).

Tab. 5 und 6 zeigen klinische Daten von vitrifizierten und erwärmten Blastozysten entsprechend ihrem Entwicklungsstadium (Tag 5 und Tag 6) und von Patienten mit Donor-Rezipient-Zyklen. Bei Patientinnen jünger als 35 Jahre ergaben sich folgende Daten (Transfer von Tag-5-Blastozysten, n = 1977 vs. Transfer von Tag-6-Blastozysten, n = 1032): Überlebens-, Implantations- und klinische Schwangerschaftsrate: 98,4 % vs. 97,7 %, 45,1 % vs. 32,4 % und 56,0 % vs. 44,0 %.

In 2007 erfolgte ein Wechsel des Trägersystems von einem „offenen" zu einem geschlossenen, aseptischen System (High Security Vitrification Kit). Seitdem wurden folgende Überlebens-, Implantations- und klinische Schwangerschaftsraten erzielt: 99,0 %, 39,3 % und 50,1 % (Tab. 7).

Tab. 8 zeigt klinische Daten von vitrifizierten und erwärmten Blastozysten entsprechend ihrem Entwicklungsstadium (Tag 5, n = 3552; Tag 6, n = 1979; Tag 7, n = 44). Folgende Daten (Transfer von Tag-5-Blastozysten vs. Transfer von Tag-6-Blastozysten vs. Transfer von Tag-7-Blastozysten): Überlebens-, Implantations- und klinische Schwangerschaftsrate: 99,2 % vs. 98,76 % vs, 97,3 %, 44,0 % vs. 31,9 % vs. 12,5 % und 54,8 % vs. 42,5 % vs. 18,2 %.

Zwischen 2007 und 2016 führte das Fertility Centers of Illinois (Chicago) 2765 Transfers mit vitrifizierten und erwärmten Blastozysten durch, ohne das Blastcoel vor der Vitrifikaton zu kollapieren (Gruppe A), wohingegen in 2765 Transfers das

Tab. 8 Retrospektive Daten (Oktober 2007–2016) des aseptischen Blastozysten-Vitrifikationsprogramms (Fertility Centers of Illinois, Chicago) von vitrifizierten und erwärmten Tag-5-, Tag-6- und Tag-7-Blastozysten in Abhängigkeit vom Entwicklungsstadium der Embryonen

Entwicklungstag	Tag 5	Tag 6	Tag 7
Patientinnenalter (Jahre)	35,3 ± 4,9	36,2 ± 4,8	36,0 ± 4,1
Anzahl der Transfers	3552	1979	44
Anzahl der erwärmten Blastozysten	5679	3349	74
Anzahl der überlebenden Blastozysten (%)	5635 (99,2)	3304 (98,7)	72 (97,3)
Anzahl der transferierten Blastozysten	5546	3238	72
Durchschnittliche Anzahl transferierter Blastozysten pro Patientin	1,6	1,6	1,6
Anzahl der Implantationen (%)	2440 (44,0)[a]	1034 (31,9)[a]	9 (12,5)[a]
Anzahl positiver Schwangerschaften pro Transfer (%)	2297 (64,7)[b]	1023 (51,7)[b]	14 (31,8)[b]
Anzahl klinischer Schwangerschaften pro Transfer (%)	1947 (54,8)[c]	840 (42,5)[c]	8 (18,2)[c]
Fortlaufende Schwangerschaften pro Transfer (%)	1643 (46,3)[d]	659 (33,3)[d]	7 (15,9)[d]
Anzahl der Lebendgeburten	1200	520	6

Prozent dargestellt in Klammern. χ^2; $^{a}P > 0{,}05$; $^{b}P < 0{,}001$; $^{a,b,c,d}P < 0{,}001$

Tab. 9 Retrospektive Vergleichsdaten von vitrifizierten und erwärmten Blastozysten entsprechend ihrem Entwicklungsstadium (Tag 5, Tag 6) ohne künstliches Kollapieren des Blastocoel (Gruppe A) und mit künstlichem Kollapieren des Blastocoel (Gruppe B) unter Anwendung des aseptischen Blastozysten-Vitrifikationsprogramms am Fertility Centers of Illinois, Chicago (2007–2016)

	Gruppe A		Gruppe B	
	Tag 5	Tag 6	Tag 5	Tag 6
Patientinnenalter (Jahre)	35,5 ± 5,0	36,1 ± 4,8	35,2 ± 4,8	36,4 ± 4,7
Anzahl der Transfers	1622	1143	1930	835
Anzahl der erwärmten Blastozysten	2735	2004	2943	1343
Anzahl der überlebenden Blastozysten (%)	2709 (99,0)	1972 (98,4)	2925 (99,4)	1330 (99,0)
Anzahl der transferierten Blastozysten	2632	1930	2913	1306
Durchschnittliche Anzahl transferierter Blastozysten pro Patientin	1,6	1,7	1,5	1,6
Anzahl der Implantationen (%)	1012 (38,4)[a]	514 (26,6)[aa]	1426 (49,0)[a]	519 (39,7)[aa]
Anzahl positiver Schwangerschaften pro Transfer (%)	926 (57,1)[b]	497 (43,5)[bb]	1370 (71,0)[b]	525 (62,9)[bb]
Anzahl klinischer Schwangerschaften pro Transfer (%)	793 (48,9)[c]	416 (36,4)[cc]	1153 (59,7)[c]	423 (50,7)[cc]
Fortlaufende Schwangerschaften pro Transfer (%)	648 (40,0)[d]	312 (27,3)[dd]	994 (51,5)[d]	347 (41,6)[dd]

Prozent dargestellt in Klammern. χ^2; Tag 5: $^{a}P < 0{,}01$; $^{b,c,d}P < 0{,}001$; Tag 6: $^{aa}P < 0{,}01$; $^{bb,cc,dd}P < 0{,}001$

Blastocoel vor der Vitrifikation kollapiert wurde (Gruppe B). Wurden die vitrifizierten und erwärmten Transfers eingeteilt in Tag-5- und Tag-6-Blastozysten, wurden folgende Daten erfasst (Tab. 9): in 1622 Tag-5-Blastozysen-Transfers von Gruppe A (Durchschnittsalter 35,5 ± 5,0) verglichen mit 1930 Tag-5-Blastozysten-Transfers von Gruppe B (Durchschnittsalter 35,2 ± 4,8), die Implantations-, klinische und angehende Schwangerschaftsrate war wie folgt: 38,5 %, 48,9 % und 40 % vs. 49 %, 59,7 % und 51,5 %. Wie Tab. 9 zeigt, waren die Schwangerschaftsraten von vitrifizierten und erwärmten Tag-5-Blastozysten in Gruppe B signifikant besser als mit vitrifizierten und erwärmten Tag-5-Blastozysten in Gruppe A.

Wurden die Daten von vitrifizierten und erwärmten Tag-6-Blastozysten verglichen, wurden folgende Daten zwischen Gruppe A (n = 1143; Durchschnittsalter 36,1 ± 4,8) und Gruppe B (n = 835; Durchschnittsalter 36,4 ± 4,7) in Bezug auf Implantations-, klinische und angehende Schwangerschaftsrate ermittelt: 26,6 %, 36,4 %, 27,3 % vs. 39,7 %, 50,7 % und 41,6 %. Wie Tab. 9 zeigt, waren die Outcome-Daten von vitrifizierten und erwärmten Tag-6-Blastozysten in Gruppe B signifikant besser im Vergleich zu vitrifizierten und erwärmten Tag-6-Blastozysten in Gruppe A.

4 Zusammenfassung

Die hier in diesem Kapitel vorgestellten Daten demonstrieren deutlich, dass die Vitrifikationsmethode eine vielversprechende und zukunftsträchtige Alternative zu den langsamen Einfrierprotokollen darstellt. Heute hat die Vitrifikation die traditionell langsamen Einfrierprotokolle in ihrer Anwendung weitgehend verdrängt. Zwischenzeitlich sind die meisten Embryologen davon überzeugt, dass ein Wechsel von traditionell langsamen zu Vitrifikationsprotokollen nicht nur sinnvoll, sondern notwendig ist. In den meisten IVF-Labors weltweit hat sich die Vitrifikation klinisch etabliert. Dies basiert auf den vielen Vorteilen, die die Vitrifikation mit sich bringt, aber besonders auf einen stetig wachsenden klinischen „Track record", der mehr und mehr gleichbleibend gute Outcome-Daten liefert.

Hinsichtlich der Vitrifikation von Blastozysten liegt der Schlüssel zum Erfolg in einem optimalen Timing der Embryokryokonservierung. Blastozysten können z. B. individuell dann vitrifiziert werden, wenn sie ein optimales Stadium der Entwicklung und Expansion erreicht haben. Die sich wiederholende Diskussion über die Anwendung von offenen Trägersystemen und die mögliche Gefahr der Kontamination der Zelle mit Bakterien, Pilzen oder verschiedenen Virustypen in LN_2 (Tedder et al. 1995; Fountain et al. 1997; Bielanski et al. 2000, 2003; Letur-Könirsch et al. 2003) kann durch den Einsatz eines geschlossenen Trägersystems gänzlich verhindert werden, ohne dass bereits erbrachte gute Outcome-Daten mit einem offenen System kompromittiert werden würden.

Literatur

Al-Hasani S, Ozmen B, Koutlaki N, Schoepper B, Diedrich K, Schultze-Mosgau A (2007) Three years of routine vitrification of human zygotes: is it still fair to advocate slow-rate freezing? Reprod Biomed Online 14:288–293

Ali J, Shelton JN (1993) Vitrification of preimplantation stages of mouse embryos. J Reprod Fertil 98:459–465

Ata B, Chian RC, Tan SL (2010) Cryopreservation of oocytes and embryos for fertility preservation for female cancer patients. Best Pract Res Clin Obstet Gynaecol 24:101–212

Balaban B, Urman B, Ata B, Isiklar A, Larman MG, Hamilton R, Gardner DK (2008) A randomized controlled study of human Day 3 embryo cryopreservation by slow freezing or vitrification: vitrification is associated with higher survival, metabolism and blastocyst formation. Hum Reprod 23:1976–1982

Bianchi V, Coticchio G, Fava L, Flamigni C, Borini A (2005) Meiotic spindle imaging in human oocytes frozen with a slow freezing procedure involving high sucrose concentration. Hum Reprod 20:1078–1083

Bianchi V, Coticchio G, Distratis V, Di Giusto N, Flamigni C, Borini A (2007) Differential sucrose concentration during dehydration (0,2 mol/l) and rehydration (0,3 mol/l) increases the implantation rate of frozen human oocytes. Reprod Biomed Online 14:64–71

Bielanski A, Nadin-Davis S, Sapp T, Lutze-Wallace C (2000) Viral contamination of embryos cryopreserved in liquid nitrogen. Cryobiology 40:110–116

Bielanski A, Bergeron H, Lau PC, Devenish J (2003) Microbial contamination of embryos and semen during long term banking in liquid nitrogen. Cryobiology 46:146–152

Boldt J, Cline D, McLaughlin D (2003) Human oocyte cryopreservation as an adjunct to IVF-embryo transfer cycles. Hum Reprod 18:1250–1255

Boldt J, Tidswell N, Sayers A, Kilani R, Cline D (2006) Human oocyte cryopreservation: 5-year experience with a sodium-depleted slow freezing method. Reprod Biomed Online 13:96–100

Braude P, Bolton V, Moore S (1988) Human gene expression first occurs between the four- and eight-cell stages of preimplantation development. Nature 332:459–461

Chen C (1986) Pregnancy after human oocyte cryopreservation. Lancet 1:884–886

Chen CK, Wang CW, Tsai WJ, Hsieh LL, Wang HS, Soong YK (2004) Evaluation of meiotic spindles in thawed oocytes after vitrification using polarized light microscopy. Fertil Steril 82:666–672

Chian RC, Gilbert L, Huang JY, Demirtas E, Holzer H, Benjamin A, Buckett WM, Tulandi T, Tan SL (2009) Live birth after vitrification of in-vitro matured human oocytes. Fertil Steril 91:372–376

Cobo A, Rubio C, Gerli S, Ruiz A, Pellicer A, Remohi J (2001) Use of fluorescence in situ hybridisation to assess the chromosomal status of embryos obtained from cryopreserved oocytes. Fertil Steril 75:354–360

Cobo A, Domingo J, Pérez S, Crespo J, Remohí J, Pellicer A (2008) Vitrification: an effective new approach to oocyte banking and preserving fertility in cancer patients. Clin Transl Oncol 10:268–273

Conaghan J, Vaccari S (2015) Development and hatching of human blastocysts after vitrification and warming, Chapter 20. In: Tucker MJ, Liebermann J (Hrsg) Vitrification in assisted reproduction, 2. Aufl. Informa Healthcare, London, S 175–184

De Santis L, Cino I, Rabellotti E, Papaleo E, Calzi F, Fusi FM, Brigante C, Ferrari A (2007) Oocyte cryopreservation: clinical outcome of slow-cooling protocols differing in sucrose concentration. Reprod Biomed Online 14:57–63

Desai N, Blackmon H, Szeptycki J, Goldfarb J (2007) Cryoloop vitrification of human day 3 cleavage-stage embryos: post-vitrification development, pregnancy outcomes and live births. Reprod Biomed Online 14:208–213

El-Danasouri HA, Selman I (2001) Successful pregnancies and deliveries after a simple vitrification protocol for day 3 human embryos. Fertil Steril 76:400–402

Fabbri R, Porcu E, Marsella T, Rocchetta G, Venturoli S, Flamigni C (2001) Human oocyte cryopreservation: new perspectives regarding oocyte survival. Hum Reprod 16:411–416

Fahy (1986) Vitrification: a new approach to organ cryopreservation. In: Merryman HT (Hrsg) Transplantation: approaches to graft rejection. Alan R Liss, New York, S 305–335

Fahy GM, MacFarlane DR, Angell CA, Meryman HT (1984) Vitrification as an approach to cryopreservation. Cryobiology 21:407–426

Fountain D, Ralston M, Higgins N, Gorlin JB, Uhl L, Wheeler C, Antin JH, Churchill WH, Benjamin RJ (1997) Liquid nitrogen freezer: a potential source of microbial contamination of hematopoietic stem cell components. Transfusion 37:585–591

Gardner DK, Lane M, Stevens J, Schoolcraft WB (2003) Changing the start temperature and cooling rate in a slow-freezing protocol increases human blastocyst viability. Fertil Steril 79:407–410

Gook DA, Edgar DH (1999) Cryopreservation of the human female gamete: current and future issues. Hum Reprod 14:2938–2940

Gook DA, Edgar DH (2007) Human oocyte cryopreservation. Hum Reprod Update 13:591–605

Gook DA, Schiewe MC, Osborn SM, Asch RH, Jansen RP, Johnston WI (1995) Intracytoplasmic sperm injection and embryo development of human oocytes cryopreserved using 1,2-propanediol. Hum Reprod 10:2637–2641

Hiraoka K, Hiraoka K, Kinutani M, Kinutani K (2004) Blastocoele collapse by micropipetting prior to vitrification gives excellent survival and pregnancy outcomes for human day 5 and 6 expanded blastocysts. Hum Reprod 19:2884–2888

Hur YS, Park JH, Ryu EK, Yoon HJ, Yoon SH, Hur CY, Lee WD (2011) Lim JH Effect of artificial shrinkage on clinical outcome in fresh blastocyst transfer cycle. Clin Exp Reprod Med 38:87–92

Iwayama H, Hochi S, Yamashita M (2011) In vitro and in vivo viability of human blastocysts collapsed by laser pulse or osmotic shocks prior to vitrification. J Assist Reprod Genet 28:355–361

Jelinkova L, Selman HA, Arav A, Strehler E, Reeka N, Sterzik K (2002) Twin pregnancy after vitrification of 2-pronuclei human embryos. Fertil Steril 77:412–414

Jericho H, Wilton L, Gook DA, Edgar DH (2003) A modified cryopreservation method increases the survival of human biopsied cleavage stage embryos. Hum Reprod 18:568–571

Jeruss JS, Woodruff TK (2009) Preservation of fertility in patients with cancer. N Engl J Med 360:902–911

Karlsson JOM, Eroglu A, Toth TL, Cravalho EG, Toner M (1996) Fertilization and development of mouse oocytes cryopreserved using a theoretically optimized protocol. Hum Reprod 11:1296–1305

Kuleshova L, Gianaroli L, Magli C, Ferraretti A, Trounson A (1999) Birth following vitrification of a small number of human oocytes: case report. Hum Reprod 14:3077–3079
Kuwayama M (2007) Highly efficient vitrification for cryopreservation of human oocytes and embryos: the Cryotop method. Theriogenology 67:73–80
Kuwayama M, Vajta G, Ieda S, Kato O (2005) Comparison of open and closed methods for vitrification of human embryos and the elimination of potential contamination. Reprod Biomed Online 11:608–614
Larman MG, Sheehan CB (2006) Gardner DK Calcium-free vitrification reduces cryoprotectant-induced zona pellucida hardening and increases fertilization rates in mouse oocytes. Reproduction 131:53–61
Larman MG, Minasi MG, Rienzi L, Gardner DK (2007) Maintenance of the meiotic spindle during vitrification in human and mouse oocytes. Reprod Biomed Online 15:692–700
Leibo SP (1980) Water permeability and its activation energy of fertilized and unfertilized mouse ova. J Membr Biol 53:179–188
Letur-Könirsch H, Collin G, Sifer C, Devaux A, Kuttenn F, Madelenat P, Brun-Vezinet F, Feldmann G, Benifla JL (2003) Safety of cryopreservation straws for human gametes or embryos: a study with human immunodeficiency virus-1 under cryopreservation conditions. Hum Reprod 18:140–144
Li YB, Zhou CG, Yang GF, Wang O, Li Y, Chen ZJ, Yang HJ, Zhong WX, Ma SY, Li M (2007) Comparison of vitrification and slow-freezing of human day 3 cleavage stage embryos: post-vitrification development and pregnancy outcomes. Zhonghua Fu Chan Ke Za Zhi 42:753–755
Liebermann J (2009) Vitrification of human blastocysts: an update. Reprod Biomed Online 19(Suppl 4):4328
Liebermann J (2011) More than six years of blastocyst vitrification – what is the verdict? US Obstet Gynecol 5:14–17
Liebermann J (2015) Vitrification of human blastocysts: clinical realities and neonatal outcomes, Chapter 19. In: Tucker MJ, Liebermann J (Hrsg) Vitrification in assisted reproduction, 2. Aufl. Informa Healthcare, London, S 163–173
Liebermann J, Conaghan J (2013) Artificial collapse prior blastocyst vitrification: improvement of clinical outcome. J Clin Embryol 16:1
Liebermann J, Tucker MJ (2002) Effect of carrier system on the yield of human oocytes and embryos as assessed by survival and developmental potential after vitrification. Reproduction 124:483–489
Liebermann J, Tucker MJ (2004) Vitrifying and warming of human oocytes, embryos, and blastocysts: vitrification procedures as an alternative to conventional cryopreservation methods. Mol Biol 254:345–364
Liebermann J, Tucker MJ (2006) Comparison of vitrification versus conventional cryopreservation of day 5 and day 6 blastocysts during clinical application. Fertil Steril 86:20–26
Liebermann J, Nawroth F, Isachenko V, Isachenko E, Rahimi G, Tucker MJ (2002a) Potential importance of vitrification in reproductive medicine. Biol Reprod 67:1671–1680
Liebermann J, Tucker MJ, Graham JR, Han T, Davis A, Levy MJ (2002b) Blastocyst development after vitrification of multipronucleate zygotes using the flexipet denuding pipette (FDP). Reprod Biomed Online 4:146–150
Liebermann J, Dietl J, Vanderzwalmen P, Tucker MJ (2003) Recent developments in human oocyte, embryo and blastocyst vitrification: where are we now? Reprod Biomed Online 7:623–633
Loutradi KE, Kolibianakis EM, Venetis CA, Papanikolaou EG, Pados G, Bontis I, Tarlatzis BC (2008) Cryopreservation of human embryos by vitrification or slow freezing: a systematic review and meta-analysis. Fertil Steril 90:186–193
Mazur P (1963) Kinetics of water loss from cells at subzero temperatures and the likelihood of intracellular freezing. J Gen Physiol 47:347–369
Mazur P (1990) Equilibrium, quasi-equilibrium, and non-equilibrium freezing of mammalian embryos. Cell Biophys 17:53–92
Mazur P, Schneider U (1986) Osmotic response of preimplantation mouse and bovine embryos and their cryobiological implications. Cell Biophys 8:259–285
Mazur P, Seki S (2011) Survival of mouse oocytes after being cooled in a vitrification solution to −196 °C at 95° to 70.000 °C/min and warmed at 610° to 118.000 °C/min: a new paradigm for cryopreservation by vitrification. Cryobiology 62:1–7
Mazur P, Schneider U, Mahowald AP (1992) Characteristics and kinetics of subzero chilling injury in Drosophila embryos. Cryobiology 29:39–68
Mukaida T, Wada S, Takahashi K, Pedro PB, An TZ, Kasai M (1998) Vitrification of human embryos based on the assessment of suitable conditions for 8-cell mouse embryos. Hum Reprod 13:2874–2879
Mukaida T, Nakamura S, Tomiyama T, Wada S, Kasai M, Takahashi K (2001) Successful birth after transfer of vitrified human blastocysts with use of a Cryoloop containerless technique. Fertil Steril 76:618–623
Mukaida T, Takahashi K, Kasai M (2003a) Blastocyst cryopreservation: ultrarapid vitrification using Cryoloop technique. Reprod Biomed Online 6:221–215
Mukaida T, Nakamura S, Tomiyama T, Wada S, Oka C, Kasai M, Takahashi K (2003b) Vitrification of human blastocysts using Cryoloops: clinical outcome of 223 cycles. Hum Reprod 18:384–3891
Mukaida T, Oka C, Goto T, Takahashi K (2006) Artificial shrinkage of blastocoeles using either a microneedle or a laser pulse prior to the cooling steps of vitrification improves survival rate and pregnancy outcome of vitrified human blastocysts. Hum Reprod 21:3246–3252
Noyes N, Porcu E, Borini A (2009) Over 900 oocyte cryopreservation babies born with no apparent increase in congenital anomalies. Reprod Biomed Online 18:769–776
Park SP, Kim EY, Oh JH, Nam HK, Lee KS, Park SY, Park EM, Yoon SH, Chung KS, Lim JH (2000) Ultra-rapid freezing of human multipronuclear zygotes using electron microscope grids. Hum Reprod 15:1787–1790
Pinborg A, Henningsen AA, Loft A et al (2014) Large baby syndrome in singleton born after frozen embryo transfers (FET): is it due the maternal factors or the cryotechnique? Hum Reprod 29:618–627
Porcu E, Fabbri R, Seracchioli R, Ciotti PM, Magrini O, Flamigni C (1997) Birth of a healthy female after intracytoplasmic sperm injection of cryopreserved human oocytes. Fertil Steril 68:724–726
Rall WF, Fahy GM (1985) Ice-free cryopreservation of mouse embryos at −196 °C by vitrification. Nature 313:573–575
Rama Raju GA, Haranath GB, Krishna KM, Prakash GJ, Madan K (2005) Vitrification of human 8-cell embryos, a modified protocol for better pregnancy rates. Reprod Biomed Online 11:434–437
Rama Raju GA, Jaya Prakash G, Murali Krishna K, Madan K (2009) Neonatal outcome after vitrified day 3 embryo transfers: a preliminary study. Fertil Steril 92:143–148
Seki S, Mazur P (2009) The dominance of warming rate over cooling rate in the survival of mouse oocytes subjected to a vitrification procedure. Cryobiology 59:75–82
Selman HA, El-Danasouri I (2002) Pregnancies derived from vitrified human zygotes. Fertil Steril 77:422–423
Son WY, Yoon SH, Yoon HJ, Lee SM, Lim JH (2003) Pregnancy outcome following transfer of human blastocysts vitrified on electron microscopy grids after induced collapse of the blastocoele. Hum Reprod 18:137–139
Surrey E, Keller J, Stevens J, Gustofson R, Minjarez D, Schoolcraft W (2010) Freeze-all: enhanced outcomes with cryopreservation at the blastocyst stage versus pronuclear stage using slow-freeze techniques. Reprod Biomed Online 21:411–417
Takahashi K, Mukaida T, Goto T, Oka C (2005) Perinatal outcome of blastocyst transfer with vitrification using cryoloop: a 4-year follow-up study. Fertil Steril 84:88–92
Tedder RS, Zuckerman MA, Goldstone AH, Hawkins AE, Fielding A, Briggs EM, Irwin D, Blair S, Gorman AM, Patterson KG et al (1995)

Hepatitis-B transmission from contaminated cryopreservation tank. Lancet 346:137–140
Trapphoff T (2015) Vitrification of oocytes: imprinting and disturbance in spindle formation and chromosome segregation, Chapter 12. In: Tucker MJ, Liebermann J (Hrsg) Vitrification in assisted reproduction, 2. Aufl. Informa Healthcare, London, S 105–116
Trapphoff T, El Hajj N, Zechner U, Haaf T, Eichenlaub-Ritter U (2010) DNA integrity, growth pattern, spindle formation, chromosomal constitution and imprinting patterns of mouse oocytes from vitrified pre-antral follicles. Hum Reprod 25:3025–3042
Trounson A, Mohr L (1983) Human pregnancy following cryopreservation, thawing and transfer of an eight-cell embryo. Nature 305:707–709
Tucker MJ (2003) Cryopreservation protocols. In: Patrizio P, Guelman V, Tucker MJ (Hrsg) Color atlas of human assisted reproduction: laboratory and clinical insights. Lippincott Williams & Wilkins, Philadelphia, S 257–276
Tucker M, Wright G, Morton P, Shanguo L, Massey J, Kort H (1996) Preliminary experience with human oocyte cryopreservation using 1,2-propanediol and sucrose. Hum Reprod 11:1513–1515
Vajta G, Holm P, Kuwayama M, Booth PJ, Jacobsen H, Greve T, Callesen H (1998) Open pulled straws (OPS) vitrification: a new way to reduce cryoinjuries of bovine ova and embryos. Mol Reprod Dev 51:53–85
Vajta G, Kuwayama M, Vanderzwalmen P (2007) Disadvantages and benefits of vitrification. In: Tucker MJ, Liebermann J (Hrsg) Vitrification in assisted reproduction A user's manual and troubleshooting guide. Informa UK, London, S 33–44
Van den Abbeel E, Camus M, Verheyen G, Van Waesberghe L, Devroey P, Van Steirteghem A (2005) Slow controlled-rate freezing of sequentially cultured human blastocysts: an evaluation of two freezing strategies. Hum Reprod 10:2939–2945
Vanderzwalmen P, Bertin G, Ch D, Standaert V, van Roosendaal E, Vandervorst M, Bollen N, Zech H, Mukaida T, Takahashi K, Schoysman R (2002) Births after vitrification at morula and blastocyst stages: effect of artificial reduction of the blastocoelic cavity before vitrification. Hum Reprod 17:744–451
Vanderzwalmen P, Bertin G, Ch D, Standaert V, Bollen N, van Roosendaal E, Vandervorst M, Schoysman R, Zech N (2003) Vitrification of human blastocysts with the hemistraw carrier: application of assisted hatching after thawing. Hum Reprod 18:1501–1511
Vanderzwalmen P, Connan D, Grobet L et al (2013) Lower intracellular concentration of cryoprotectants aftervitrification than after slow freezing despite exposure to higher concentration of cryoprotectant solutions. Hum Reprod 28:2101–2110
Walker DL, Tummon IS, Hammitt DG, Session DR, Dumesic DA, Thornhill AR (2004) Vitrification versus programmable rate freezing of late stage murine embryos: a randomized comparison prior to application in clinical IVF. Reprod Biomed Online 8: 558–568
Wennerholm UB, Soderstrom-Anttila V, Bergh C, Aittomäki K, Hazekamp J, Nygren KG, Selbing A, Loft A (2009) Children born after cryopreservation of embryos or oocytes: a systematic review of outcome data. Hum Reprod 24:2158–2172
Whittingham DG (1977) Fertilization in vitro and development to term of unfertilized mouse oocytes previously stored at −196 °C. J Reprod Fertil 49:89–94
Whittingham DG, Leibo SP, Mazur P (1972) Survival of mouse embryos frozen to −196° and −289 °C. Science 178:411–414
Yoon TK, Chung HM, Lim JM, Han SY, Ko JJ, Cha KY (2000) Pregnancy and delivery of healthy infants developed from vitrified oocytes in a stimulated in vitro fertilization-embryo transfer program [letter]. Fertil Steril 74:180–181
Youssry M, Ozmen B, Zohni K, Diedrich K, Al-Hasani S (2008) Current aspects of blastocyst cryopreservation. Reprod Biomed Online 16:311–320
Zeilmaker GH, Alberda AT, van Gent I, Rijkmans CM, Drogendijk AC (1984) Two pregnancies following transfer of intact frozen-thawed embryos. Fertil Steril 42:293–296

In-vitro-Maturation (IVM)

24

Thomas Strowitzki, Klaus Diedrich und Sabine Rösner

Inhalt

1 Geschichte der IVM 249
2 Indikationen für die IVM 249
3 Physiologie der Oozytenreifung 250
4 Technik der IVM 251
5 Ergebnisse der IVM 252
6 Langzeitfolgen der IVM 253
7 Ausblick 254
Literatur 255

▶ **Definition IVM** Die IVM ist eine Technik der extrakorporalen künstlichen Befruchtung, bei der im Unterschied zur klassischen IVF/ICSI nur kurzzeitig niedrig dosiert stimuliert oder aber auf eine kontrollierte ovarielle Hyperstimulation ganz verzichtet wird. Bei dieser Technik werden Oozyten im unreifen Zustand aus den Ovarien abpunktiert, in vitro maturiert und anschließend einer IVF oder ICSI zugeführt.

T. Strowitzki (✉) · S. Rösner
Abteilung für Gynäkologische Endokrinologie und Fertilitätsstörungen, Universitätsklinikum Heidelberg Frauenklinik, Heidelberg, Deutschland
E-Mail: thomas.strowitzki@med.uni-heidelberg.de; sabine_roesner@med.uni-heidelberg.de

K. Diedrich
Facharzt-Zentrum für Kinderwunsch, Pränatale Medizin, Endokrinologie und Osteologie Hamburg GmbH, amedes experts, Hamburg, Deutschland

Universitäts-Frauenklinik Lübeck, Lübeck, Deutschland
E-Mail: prof.diedrich@gmail.com

1 Geschichte der IVM

Grundlegende Arbeiten zur IVM wurden bereits von Robert G. Edwards in den 1960er-Jahren publiziert. Edwards et al. (1969) beschrieben erstmals die erfolgreiche Fertilisierung von Oozyten, die in vitro maturiert worden waren. Über die erste Schwangerschaft nach IVM berichteten allerdings erst Cha et al. (1991), die Oozyten aus exstirpierten Ovarien in vitro nachreiften. Eine erste Schwangerschaft nach einer transvaginalen Entnahme unreifer Eizellen mit konsekutiver IVM erreichten Trounson et al. (1994). Im Jahr 2005 wurde die IVM erfolgreich in Deutschland an den Universitäts-Frauenkliniken Heidelberg und Lübeck eingeführt.

2 Indikationen für die IVM

▶ Eine Indikation auch für die IVM ergibt sich nur dann, wenn eine Maßnahme der extrakorporalen Sterilitätstherapie medizinisch indiziert ist und keine Kontraindikationen gegen eine Schwangerschaft bestehen.

Erst im Anschluss erfolgt die Wahl der am besten geeigneten Methode.

K. Diedrich et al. (Hrsg.), *Reproduktionsmedizin*, Springer Reference Medizin,
https://doi.org/10.1007/978-3-662-57636-6_25

Das Hauptrisiko der klassischen IVF/ICSI, das mit Hilfe von IVM weitgehend vermieden werden kann, ist das durch die Gonadotropinstimulation bewirkte ovarielle Überstimulationssyndrom (OHSS).

Besondere Risikogruppen für die Entwicklung eines OHSS

- Frauen mit einem polyzystischen Ovarsyndrom (PCOS)
- Frauen mit positiver Anamnese, d. h. mit OHSS in einer zurückliegenden Stimulation
- Frauen unter 30 Jahren

Im Durchschnitt beträgt das Risiko für ein hochgradiges Überstimulationssyndrom mit Aszitesbildung und der Notwendigkeit einer stationären Aufnahme bei einer IVF/ICSI-Behandlung zwar nur ca. 1 %, bei Patientinnen mit polyzystischen Ovarien steigt es jedoch signifikant (Odds-Ratio 6,8; Tummon et al. 2005) und liegt bei mindestens 5 % (Heijnen et al. 2006). Auch wenn das Risiko durch eine Modifizierung der Stimulationsprotokolle durch Antagonistenprotokolle, Ovulationsinduktion mit GnRH-Analoga, IVF im natürlichen Zyklus oder Verzicht auf Embryotransfer im gleichen Zyklus mit Kryokonservierung der fertilisierten Eizellen beeinflusst werden kann, ist die In-vitro-Maturation für diese Risikogruppen eine erfolgversprechende Alternative, nicht zuletzt auch durch die Vermeidung der hohen Kosten für eine Gonadotropinstimulation.

Frauen mit einem PCOS stellen auch deshalb eine ideale Zielgruppe für den Einsatz der IVM dar, da nicht nur ein OHSS vermieden, sondern auch bei polyzystischen Ovarien eine überdurchschnittlich hohe Zahl unreifer Oozyten aspiriert werden kann.

Eine weitere Gruppe von Patientinnen, die von einer IVM profitieren können, sind Patientinnen mit einem begrenzten Zeitfenster vor einer zytotoxischen Therapie bei malignen Erkrankungen. Die Entnahme der unreifen Oozyten ist in jeder Phase des Zyklus möglich (Demirtas et al. 2008; Maman et al. 2011; Grynberg et al. 2016; Creux et al. 2017). Zusammenfassend ergeben sich heute die in der Übersicht aufgeführten Indikationsgruppen.

Indikationen für IVM

- Eindeutige Indikationen
  - Zustand nach einer hochgradigen ovariellen Überstimulation bei einer konventionellen IVF/ICSI-Behandlung
  - Polyzystische Ovarien mit einem hohen Risiko einer hochgradigen ovariellen Überstimulation bei einer konventionellen IVF/ICSI-Behandlung

(Fortsetzung)

  - Entnahme von Oozyten vor einer zytotoxischen Therapie als fertilitätskonservierende Maßnahme bei Patientinnen mit einem PCOS bzw. hohem AFC
- Kontrovers diskutierte Indikationen
  - Sterilität mit einem normalen Risikoprofil für eine konventionelle IVF/ICSI-Behandlung
  - Low-/Non-Responder (unzureichende Follikelbildung unter Gonadotropinstimulation) mit gutem AMH bzw. hohem AFC
  - Medizinisches Risiko einer hoch dosierten Gonadotropinstimulation

3 Physiologie der Oozytenreifung

Der Reifungsprozess der Oozyte erfordert ein sehr komplexes Netzwerk von nukleären und zytoplasmatischen Reifungsprozessen. Zum Zeitpunkt der Geburt hat der natürliche Abbau des Eizellpools längst eingesetzt. Die Ovarien enthalten ca. 1–2 Mio. Oozyten, die in der Prophase der ersten meiotischen Reifeteilung arretiert sind. Eine reproduktive Lebensphase von 30 Jahren (Alter 15–45 Jahre) vorausgesetzt, lässt sich somit berechnen, dass nur 400 Eizellen aus diesem Pool letztlich in spontanen Zyklen maturiert und ovuliert werden. Phasen der Einnahme von Kontrazeptiva und Schwangerschaften sind hier nicht berücksichtigt.

In jedem Zyklus treten Kohorten von Oozyten kontinuierlich in die Wachstumsphase ein und wachsen bis zu einer Größe von ca. 120 μm unter gleichzeitiger Proliferation der Granulosa- und Thekazellen heran. Während dieser Phase nimmt die Konzentration zytoplasmatischer Organellen zu (Gougeon 1996), und die Proteinsynthese wird als Vorbereitung für die kommenden Zellteilungen gesteigert. Letztlich erreicht die Oozyte die Ausreifung erst im eigentlichen ovulatorischen Zyklus, wenn die Hemmung der Oozytenmaturation durch LH verringert wird.

Die weitere meiotische Reifung wird durch die Auflösung der nukleären Membran, den sog. „germinal vesicle break down“ (GVBD), eingeleitet. Die homologen Chromosomen trennen sich, und der erste Polkörper wird in den perivitellinen Raum ausgeschleust.

Im Zytoplasma konzentrieren sich RNA-Moleküle und verschiedene Proteine. Sie sind für die frühe embryonale Entwicklung von entscheidender Bedeutung und steuern sie bis ins 4- bis 6-Zell-Stadium. Kurz vor dem GVBD nimmt die Proteinsynthese zu, was als Vorbereitung für die Embryonalentwicklung angesehen wird (Chian et al. 1997). Die Proteine steuern nicht nur die frühe Embryonalentwicklung, sondern sie regulieren auch die Expression des paternalen Genoms nach der Fertilisierung. Eine insuffiziente zytoplasmatische Maturation der Oozyte kann somit auch zu einer Störung der Ausbildung des väterlichen Vorkerns und somit zu einer erhöhten Rate von chromosomalen Aberrationen führen (Thibault et al. 1975).

Ist der Maturationsprozess gestört, so hat dies letztlich einen Abbruch der embryonalen Entwicklung oder bereits der meiotischen Teilung oder der Fertilisierung zur Folge. Gerade bei der In-vitro-Maturation könnten einige Vorgänge dieser physiologischen Eizellreifung gestört sein. So verläuft die Maturation rascher als unter In-vivo-Bedingungen, da der noch unreife Oozyten-Granulosa-Komplex von hemmenden Signalen des umgebenden Follikels abgekoppelt wird. Darüber hinaus verläuft die In-vitro-Maturation nicht synchron. Einige Eizellen erreichen die Reifung nach 24 h, einige erst nach 48 h In-vitro-Kultur (Trounson et al. 1994), wobei Oozyten, die die Reife bereits nach 24 h erreichen, ein höheres Entwicklungspotenzial zu haben scheinen (Barnes et al. 1996).

Während der Follikelreifung und des Eizellwachstums findet auch eine De-novo-Methylierung maternal geprägter Gene in einem zeitlich exakt geordneten Ablauf statt. Wie sich Änderungen des epigenetischen Programmierens in der IVM auswirken, ist noch nicht geklärt. Epigenetische Veränderungen sind assoziiert mit verschiedenen Syndromen, z. B. dem Beckwith-Wiedemann- und dem Angelman-Syndrom (Horsthemke und Ludwig 2005).

▶ Zusammenfassend ist unser Wissen über die Entwicklungsfähigkeit von IVM-Oozyten und ihre Bewertbarkeit noch deutlich limitiert. So kann die unphysiologisch beschleunigte Reifung während der IVM sich negativ auf Maturation, Fertilisation, Implantation und frühe embryonale Entwicklung auswirken.

4 Technik der IVM

Heute wird der IVM zumeist eine Kurzzeitstimulation mit Gonadotropinen in niedriger Dosierung vorgeschaltet oder es wird gänzlich auf eine Stimulation verzichtet. Entscheiden wir uns für eine Stimulation, so verwenden wir ein Priming mit täglich 125 Einheiten rekombinantem FSH für 3 Tage beginnend an Tag 3–7 des menstruellen Zyklus oder aus der Amenorrhoe heraus bis 48 h vor der geplanten Oozytenentnahme. 36 h vor der Punktion erfolgt eine einmalige Gabe von 250 µg rHCG. Bei Verzicht auf die Stimulation wird 36 h vor der geplanten Oozytenentnahme 250 µg rHCG injiziert. Die HCG-Induktion 36 h vor der Eizellentnahme verbessert zwar nicht die Fertilisationsrate, führt aber zu einem höheren Prozentsatz von maturierten Oozyten nach 24 h (Chian et al. 2000).

Follikelaspiration Zur sicheren Identifizierung der unreifen Follikel (Abb. 1) und zur sicheren Aspiration der subkortikal gelegenen Follikel ist der Einsatz eines hoch auflösenden Ultraschallgeräts erforderlich.

Punktiert wird in Allgemeinnarkose mit einlumigen Nadeln der Stärke 17 G. Sehr wichtig ist die Wahl eines geringen Aspirationssogs von 80–100 mmHg. Die Punktionszeit ist mit circa 20 Minuten deutlich länger als bei der Punktion im konventionell stimulierten Zyklus.

4.1 Oozytenmaturierung in vitro

Die In-vitro-Maturation der Oozyten wird in aller Regel über 24 h durchgeführt. Anschließend erfolgt eine Beurteilung des Reifestadiums und ggf. die Fertilisation durch konventionelle IVF oder ICSI. Für die Maturation der Oozyte scheinen die Granulosazellen von Bedeutung zu sein (Hwang et al. 2000). Es ist jedoch noch weitgehend unklar, wie die Granulosazellen die zytoplasmatische Maturation beeinflussen.

Die Erfahrungen und Kenntnisse bezüglich der optimalen Zusammensetzung der Kulturmedien sind noch begrenzt. Wir verwenden heute ein kommerziell erhältliches, vorgefertigtes Medium (Medicult, Jyllinge, Dänemark) unter Zusatz von FSH (Endkonzentration 0,08 IU/ml IVM-Medium), HCG (Endkonzentration 0,1 IU/ml IVM-Medium) und Serum der Patientin (Endkonzentration 0,1 ml/ml IVM-Medium).

Die Lutealphase wird mit 6 mg Östradiol oral ab Eizellgewinnung und 600 mg Progesteron vaginal ab der Eizellinsemination unterstützt. Aufgrund der in der IVM nicht sicheren Endometriumsreifung und einer evtl. unzureichenden endogenen Corpus-luteum-Funktion wird diese Substitution bis zur 12. Schwangerschaftswoche fortgesetzt.

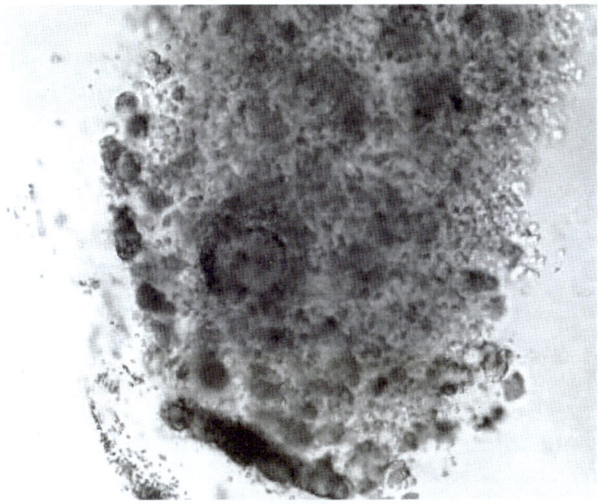

Abb. 1 Unreife Oozyte vor In-vitro-Maturation. (Aus Montag et al. 2006)

5 Ergebnisse der IVM

Die Schwangerschaftsraten pro Zyklus liegen zwischen 15 % und 48 % (Tab. 1).

Die vergleichende Bewertung der Schwangerschaftsraten nach IVM und ihre Analyse sind nach wie vor schwierig und von unterschiedlichen Faktoren abhängig.

Des Weiteren werden häufig Embryonentransfers unter der Bezeichnung IVM durchgeführt, bei denen sowohl Embryonen aus in vivo maturierten Oozyten als auch nach eigentlicher IVM verwendet werden (Son et al. 2008a). Wird eine Mischung aus Embryonen von in vivo und in vitro maturierten Embryonen transferiert, so liegt die Schwangerschaftsrate um 40 % verglichen mit 23,3 % bei Transfer von ausschließlich IVM-Embryonen. Außerdem werden nicht nur Zyklen mit Follikeln <10 mm als IVM-Zyklen gewertet. Ist der dominante Follikel <10 mm, so liegt die Schwangerschaftsrate bei 21,1 %. Wird dagegen für den dominanten Follikel eine In-vivo-Maturierung bis zu einem Durchmesser von 14 mm abgewartet, so steigt die Schwangerschaftsrate auf 40,3 % (Son et al. 2008b).

Die Zahl der international transferierten Embryonen differiert ebenfalls beträchtlich. So gibt die Gruppe von Chian et al. (2003) eine durchschnittliche Zahl von 4,3 transferierten Embryonen an.

5.1 Morphokinetik

Die In-vitro-Entwicklung von Embryonen aus in vitro maturierten Eizellen zeigt im Vergleich zu Embryonen aus ausgereiften Eizellen aus dem gleichen Behandlungszyklus keine wesentlichen Unterschiede (Dal Canto et al. 2016). In einer eigenen Studie, in der die morphokinetische embryonale Entwicklung aus IVM-Zyklen (n = 30) mit konventioneller ICSI bei Frauen mit und ohne PCOS verglichen wurde, konnten wir Unterschiede der Wachstumsdynamik zu verschiedenen Messzeitpunkten registrieren. Nach IVM war die Rate von Embryonen mit morphologisch hoher Qualität zwar geringer, Schwangerschafts- und Lebendgeburtenrate unterschieden sich aber nicht (Roesner et al. 2017a).

5.2 Abwägung zu Standardtechniken

Endometriale Reifung

Im IVM-Zyklus ist eine Behandlung der Patientin mit Östrogenen und Progesteron erforderlich, da wegen der geringeren Stimulation und der fehlenden Ovulation keine ausreichende Proliferation des Endometriums im Vergleich zur konventionellen Stimulation zu erreichen ist. Bisher war man davon ausgegangen, dass eine Östrogengabe vor der Follikelaspiration sich nachteilig auf die Maturation der Oozyten und die Entwicklung der Embryonen auswirken könnte (Russell et al. 1997), so dass die zusätzliche Östrogenunterstützung nur in den letzten 3 Tagen bis zum Embryotransfer erfolgen sollte. Dies war auch ein wesentlicher Grund für die Einführung einer kurzzeitigen FSH-Stimulation. Eine neuere Studie von Vitek et al. (2013) konnte jedoch zeigen, dass die Gabe von Östrogen die FSH-Stimulation ersetzen kann und zu gleichwertigen Ergebnissen führt.

Unklar ist auch, ob die Gabe von HCG 36 h vor der Follikelaspiration für die Implantation von Vorteil ist. Tendenziell scheint zwar die Maturationsrate der Oozyten nach einer HCG-Gabe höher zu sein (Chian et al. 2000), Daten bezüglich einer verbesserten Implantationsrate liegen jedoch nicht vor. Somit bleibt unklar, ob HCG tatsächlich zu einer besseren Synchronisierung der embryonalen und endometrialen Entwicklung führt.

Andererseits kann auch diskutiert werden, ob die IVM im Vergleich zur IVF möglicherweise sogar für die endometriale Entwicklung von Vorteil ist. Nachteilige Effekte supraphysiologischer Östradiolspiegel auf das Endometrium sind bekannt. Zusammenfassend lässt sich hinsichtlich der Funktion des Endometriums bei der IVM-Therapie und den beschriebenen Stimulationstherapien noch keine klare Aussage treffen.

Tab. 1 Klinische Ergebnisse der IVM

	IVM-Zyklen	Aspirierte Oozyten	Maturierte Oozyten	Fertilisierte Oozyten	Schwangerschaftsrate/Zyklus
Cha et al. 2000	94	13,6	62 %	5,1 (68 %)	23 (24 %)
Child et al. 2002	107	10,3	75 %	6,1 (78 %)	23 (21 %)
Chian et al. 2003	254	11,9	79 %	5,9 (69 %)	61 (24 %)
Le Du et al. 2005	45	11,4	63 %	4,9 (70 %)	9 (20 %)
Benkhalifa et al. 2009	350	9	62 %	–	15,2 %
Ellenbogen et al. 2011	102	12	64,9 %	47,2 %	28,4 %
Roesner et al. 2012	215	8,9	64 %	2,8	27 (15,3 %)
Shalom-Paz et al. 2012	108	17,1	10,5 %	70,2 %	52 (48,1 %)
Vitek et al. 2013	20	16,7	52,1 %	58 %	8 (40 %)

Indikationen zur Fertilitätsprotektion

Da bei der IVM keine hormonelle Stimulation benötigt wird, bietet sich diese Methode zur Fertilitätsprotektion zumindest bei bestimmten Patientinnengruppen an. Frauen, bei denen ein PCO-Syndrom vorliegt bzw. die einen hohen AMH- und AFC-Wert aufweisen und einen zügigen Start der Chemotherapie benötigen, kann eine IVM angeboten werden (Huang et al. 2010; Sonigo et al. 2016). Die Entnahme der Oozyten ist zu jedem Zeitpunkt des menstruellen Zyklus möglich (Demirtas et al. 2008; Maman et al. 2011; Grynberg et al. 2016; Creux et al. 2017). Ist eine kurzzeitige Stimulation möglich, so kann diese, ebenso wie die HCG-Gabe, zur Verbesserung des Ergebnisses durchgeführt werden. Beides ist aber auch verzichtbar. Um eine reelle Chance auf eine Schwangerschaft nach der Chemotherapie mit den kryokonservierten Oozyten zu haben, sollten mindestens acht Oozyten kryokonserviert werden.

Behandlungsergebnisse der IVM im Vergleich zur IVF/ICSI

Um aufgrund der von Land zu Land unterschiedlichen Zahl der transferierten Embryonen überhaupt einen Vergleich ziehen zu können, muss ersatzweise für den Vergleich der Erfolgschancen die Zahl der PN-Stadien (Vorkernstadien) herangezogen werden, die nach Maturation und Fertilisation verblieben sind. Bei PCO-Patientinnen fanden Vitek et al. (2013) durchschnittlich 16,7 Oozyten, daraus resultierten durchschnittlich 8,7 PN-Stadien mit einer Implantationsrate von 17,5 %. Vergleicht man diese Daten mit jenen von konventionellen IVF-Zyklen bei PCO-Patientinnen, so erbrachte die IVM ähnliche Ergebnisse wie die konventionelle IVF mit durchschnittlich 9,3 PN-Stadien und einer Implantationsrate von 17,1 %. Diese Verbesserung der Ergebnisse der IVM im Vergleich zu den Anfangsjahren dürfte an der zunehmenden Erfahrung sowohl der Punkteure wie auch der Verbesserung der Methoden im Labor liegen.

Vorteile und Nachteile der In-vitro-Maturation im Vergleich zum konventionellen IVF/ICSI zeigt die Übersicht.

Vor- und Nachteile der In-vitro-Maturation im Vergleich zu einer konventionellen IVF-Behandlung

- Vorteile
  - Kein Risiko einer ovariellen Überstimulation
  - Oozytenentnahme kurzfristig vor zytotoxischen Therapien als fertilitätserhaltende Maßnahme möglich
  - Reduzierung der Kosten durch keine oder geringe Gonadotropinstimulation
  - Kürzere Therapiezyklen
- Nachteile

(Fortsetzung)

  - Ultraschallgerät mit sehr hoher Auflösung für die Follikelpunktion erforderlich
  - Technisch schwierigere Punktion
  - Längere Punktionsdauer
  - Erhöhter Arbeitsaufwand im Labor
  - Höhere Laborkosten
  - Ungeklärte epigenetische und andere fetale Risiken durch die Maturation in vitro

Der unbestreitbare Vorteil der IVM liegt in der Vermeidung eines ovariellen Überstimulationssyndroms (OHSS; Abschn. 2). Es konnte gezeigt werden, dass die IVM im Vergleich mit der Stimulation im Antagonistenprotokoll, die mit einem niedrigeren Risiko eines OHSS einhergeht, zu einer Reduktion des OHSS führt, ohne Unterschiede in den Erfolgsraten nach sich zu ziehen. So fand man gleiche Schwangerschafts-, Abort- und Geburtenraten in mehreren Studien, die die IVM mit der Stimulation im Antagonistenprotokoll verglichen (Shavit et al. 2014; Das et al. 2014; Ganor-Paz et al. 2016).

Ein weiterer Vorteil liegt in der Möglichkeit, kurzfristig Oozyten, z. B. vor einer zytotoxischen Therapie, entnehmen zu können. Aufgrund dieser Technik ist die Konservierung von Oozyten als fertilitätserhaltende Maßnahme in Fällen, in denen der Start der Chemotherapie für eine konventionelle IVF-Behandlung nicht um 10–14 Tage hinausgeschoben werden kann, erst möglich geworden.

Als vorteilhaft werden auch die kürzeren Therapiezyklen und die niedrigeren Kosten pro Therapiezyklus durch den Wegfall oder die Reduzierung der Gonadotropindosis genannt.

Seitens der behandelnden Ärzte liegt der Nachteil der IVM in der technisch schwierigeren Punktion, die mindestens doppelt so viel Zeit wie eine normale Follikelpunktion selbst bei geübten Ärzten in Anspruch nimmt. Für die Kostenkalkulation ist weiterhin der Einsatz eines hochauflösenden und somit teuren Ultraschallgeräts zu berücksichtigen.

Seitens der Biologen ist die IVM durch die 24-stündige Maturation deutlich zeitaufwendiger. Neben den damit verbundenen höheren Personalkosten müssen für die zusätzlich erforderlichen speziellen Kulturmedien etc. höhere Materialkosten berechnet werden.

Diese Erfordernisse relativieren den Vorteil der geringeren Medikamentenkosten.

6 Langzeitfolgen der IVM

6.1 Kindliche Entwicklung

Die IVM ist eine noch relativ neue Technik. Die beschleunigte Maturierung von Oozyten in vitro wirft Fragen nach einer erhöhten Fehlbildungsrate und einer negativen kindlichen Entwicklung auf. Eine erhöhte Zahl chromosomaler Aberrationen findet sich nach IVM bislang aber nicht (Zhang et al. 2010).

Die unphysiologische In-vitro-Kultur könnte aber ein erhöhtes Risiko für Genomreprogrammierungsfehler in der Keimbahn und Imprinting-Krankheiten mit sich bringen (Horsthemke und Ludwig 2005). Unter Imprinting wird eine epigenetische Modifikation von Genen durch eine Veränderung der DNA-Methylierung verstanden, wodurch die Gene eines Allels in der frühen Keimzellentwicklung inaktiviert werden und somit eine monoallele Genexpression resultiert. Diese Inaktivierung wird beim Menschen vermutlich bereits in der frühen Entwicklung der Oozyte aufgehoben und in den ersten Tagen nach der Fertilisierung reprogrammiert (Reik und Walter 2001). Erfolgt beispielsweise kein Imprinting des Insulin-like-growth-factor-Gens, d. h. keine Inaktivierung, so wird dieses Gen auf beiden Allelen und somit überexprimiert, wodurch sich ein Beckwith-Wiedemann-Syndrom (BWS) entwickeln kann.

Erste Berichte über eine erhöhte Inzidenz des BWS selbst bei Kindern nach einer konventionellen IVF/ICSI-Behandlung (Maher et al. 2003; Gicquel et al. 2003) haben zu einer Diskussion über bisher nicht erfasste Risiken durch die In-vitro-Kultur von Oozyten und Embryonen geführt. Da das BWS, ein Syndrom mit erhöhtem Geburtsgewicht, verstärktem Wachstum verschiedener Organe und einer erhöhten Inzidenz von Tumoren in der Kindheit (Reik und Maher 1997), auf einen Imprinting-Defekt zurückzuführen ist, besteht die Sorge, dass durch die In-vitro-Kultur von Oozyten vermehrt bisher unerkannte Defekte entstehen.

Dies könnte in besonderem Maße für die In-vitro-Maturation gelten, da sie sich beträchtlich vom physiologischen Ablauf unterscheidet. Es fehlt das follikuläre Umfeld mit Granulosa- und Thekazellen, das eine lokale Regulierung der hormonalen Sekretion erlaubt. Die Eizellen sind unkontrolliert und direkt Gonadotropinen in einem künstlichen Medium ausgesetzt. Letztlich könnten auch Veränderungen der Keimzellen selbst in der IVM zu einer Risikoerhöhung im Schwangerschaftsverlauf mit schwangerschaftsspezifischen Erkrankungen und Frühgeburtlichkeit führen.

In ersten Studien wurden jedoch keine Hinweise auf ein verändertes DNA-Methylierungsmuster in Placentagewebe oder Nabelschnurblut von IVM-Kindern gefunden (Pliushch et al. 2015).

Zur Entwicklung der Kinder nach IVM sind die Daten noch begrenzt. Untersuchungen zur Fehlbildungsrate von IVM-Kindern haben bisher keine erhöhte Fehlbildungsrate beschrieben (Cha et al. 2005; Mikkelsen 2005; Buckett et al. 2007; Fadini et al. 2012; Foix-L'Hélias et al. 2014; Roesner et al. 2017b). Auch das BWS oder andere auf Imprinting-Defekte zurückzuführende Syndrome wurden bisher nicht im Zusammenhang mit IVM beschrieben. Allerdings ist zum einen die Zahl der untersuchten Kinder sehr klein, und zum anderen ist nicht auszuschließen, dass kleinere Fehlbildungen oder Funktionsstörungen gar nicht oder erst später erkannt werden.

Buckett et al. haben in einer retrospektiven Analyse im Vergleich zu den Standardklinikdaten ihres Zentrums für IVM eine Odds-Ratio bezüglich Malformationen von 1,42, für IVF von 1,21 und für ICSI von 1,69 berechnet (Buckett et al. 2007). IVM unterscheidet sich demnach nicht von den Standardtechniken der assistierten Reproduktion.

Fadini et al. verglichen IVM-Kinder mit ICSI-Kindern und fanden ein höheres Geburtsgewicht bei Kindern nach IVM (Fadini et al. 2012). Foix-L`Hélias et al. konnten bei Mädchen nach IVM ein erhöhtes Geburtsgewicht im Vergleich zu ICSI-Mädchen feststellen, auch waren diese im Alter von einem Jahr noch schwerer und größer als die Mädchen der ICSI-Vergleichsgruppe. Jungen unterschieden sich zu keinem Zeitpunkt in den beiden Studiengruppen (Foix-L'Hélias et al. 2014).

Auch in der mentalen Entwicklung unterscheiden sich nach den bislang vorliegenden Daten IVM-Kinder nicht von Kontrollen (Shu-Chi et al. 2006). Nach zwei Jahren verläuft die neuropsychologische Entwicklung nach IVM unauffällig (Söderström-Anttila et al. 2006).

Eine von der DFG geförderte Studie in Deutschland hat bislang ebenfalls keine erhöhten Auffälligkeiten, weder in der Fehlbildungsrate noch in der kindlichen Entwicklung, ergeben. So unterschieden sich Kinder nach IVM nicht in ihrer mentalen Entwicklung im Alter von zwei Jahren im Vergleich mit IVF- und ICSI-Kindern (Bayley score 91,4 für IVM, 95,8 für IVF und 102,3 für ICSI) (Roesner et al. 2017b). Aber auch hier ist die Zahl der nachverfolgten Kinder noch klein, so dass bisher keine abschließende Beurteilung möglich ist.

7 Ausblick

In der ersten Euphorie wurden sehr hohe Erfolgsraten von einigen wenigen Gruppen berichtet. Es wurde bereits postuliert, dass die IVM die konventionelle IVF/ICSI völlig ersetzen werde.

▶ Mittlerweile hat sich gezeigt, dass die IVM sicher auf längere Zeit eine Technik sein wird, die an ganz spezielle Indikationen gebunden ist.

Die ersten Publikationen größerer seriöser Studien, die die begrenzte Effektivität der IVM im Vergleich zur konventionellen IVF aufzeigten, haben Vorbehalte gegenüber dieser Technik begründet. Mittlerweile werden mit der IVM Schwangerschaftsraten erzielt, die den Standardmethoden vergleichbar sind. Epigenetische Auffälligkeiten konnten in ersten Studien weder im plazentaren Gewebe noch im Nabelschnurblut nachgewiesen werden.

Ein Einsatz der In-vitro-Maturation sollte deshalb weiterhin einer strengen Indikationsstellung und ausschließlich kontrollierten Bedingungen unterliegen mit engmaschigem Follow-up der nach IVM geborenen Kinder. Unsere Zweijahresstudie konnte keinen sicheren Unterschied in der kindlichen Entwicklung zeigen, aber letztlich auch nicht definitiv ausschließen. Die Kohorte wird in dieser Langzeitstudie weiter beobachtet. Eine weitere Folgeuntersuchung bei Achtjährigen ist geplant.

Zusammenfassend steht mit der IVM eine für einen speziellen Patientenkreis erfolgreiche Methode in Ergänzung zu den Standardtechniken der assistierten Reproduktion zur Verfügung. Ob sie die konventionelle IVF/ICSI mit ovarieller Hyperstimulation ersetzen können wird, ist nach dem derzeitigen Stand der Forschung fraglich.

Literatur

Barnes FL, Kausche A, Tiglias J, Wood C, Wilton L, Trounson A (1996) Production of embryos from in vitro-matured primary human oocytes. Fertil Steril 65:1151–1156

Benkhalifa M, Demirol A, Ménézo Y, Balashova E, Abduljalil AK, Abbas S, Giakoumakis I, Gurgan T (2009) Natural cycle IVF and oocyte in-vitro maturation in polycystic ovary syndrome: a collaborative prospective study. Reprod Biomed Online 18:29–36

Buckett WM, Chian RC, Holzer H, Dean N, Usher R, Tan SL (2007) Obstetric outcomes and congenital abnormalities after in vitro maturation, in vitro fertilization, and intracytoplasmic sperm injection. Obstet Gynecol 110:885–891

Cha KY, Koo JJ, Ko JJ, Choi DH, Han SY, Yoon TK (1991) Pregnancy after in vitro fertilization of human follicular oocytes collected from nonstimulated cycles, their culture in vitro and their transfer in a donor oocyte program. Fertil Steril 55:109–113

Cha KY, Han SY, Chung HM, Choi DH, Lim JM, Lee WS, Ko JJ, Yoon TK (2000) Pregnancies and deliveries after in vitro maturation culture followed by in vitro fertilization and embryo transfer without stimulation in women with polycystic ovary syndrome. Fertil Steril 73:978–983

Cha KY, Chung HM, Lee DR, Kwon H, Chung MK, Park LS, Choi DH, Yoon TK (2005) Obstetric outcome of patients with polycystic ovary syndrome treated by in vitro maturation and in vitro fertilization-embryo transfer. Fertil Steril 83:1461–1465

Chian RC, Park SE, Park EH (1997) Molecular and structural characteristics between immature human oocytes retreived from stimulated and unstimulated ovaries. In: Gromel V, PCK L (Hrsg) vitro fertilization and assisted reproduction. Monduzzi Editiore, Bologna, S 315–319

Chian RC, Buckett WM, Tulandi T, Tan SL (2000) Prospective randomized study of human chorionic gonadotrophin priming before immature oocyte retrieval from unstimulated women with polycystic ovarian syndrome. Hum Reprod 15:165–170

Chian RC, Buckett WM, Tan SL (2003) In-vitro maturation of human oocytes. Reprod Biomed Online 8:148–166

Child TJ, Phillips SJ, Abdul-Jalil AK, Gulekli B, Tan SL (2002) A comparison of in vitro maturation and in vitro fertilization for women with polycystic ovaries. Obstet Gynecol 100:665–670

Creux H, Monnier P, Son WY, Tulandi T, Buckett W (2017) Immature oocyte retrieval and in vitro oocyte maturation at different phases of the menstrual cycle in women with cancer who require urgent gonadotoxic treatment. Fertil Steril 107:198–204

Dal Canto MC, Novara PV, Coticchio G, Mignini Renzini M, Brambillasca F, Brigante C, De Ponti E, Fadini R (2016) Morphokinetics of embryos developed from oocytes matured in vitro. J Assist Reprod Genet 33:247–253. https://doi.org/10.1007/s10815-015-0625-9. Epub 4 Dec 2015

Das M, Son WY, Buckett W, Tulandi T, Holzer H (2014) In-vitro maturation versus IVF with GnRH antagonist for women with polycystic ovary syndrome: treatment outcome and rates of ovarian hyperstimulation syndrome. Reprod Biomed Online 29:545–551

Demirtas E, Elizur SE, Holzer H, Gidoni Y, Son WY, Chian RC, Tan SL (2008) Immature oocyte retrieval in the luteal phase to preserve fertility in cancer patients. Reprod Biomed Online 17:520–523

Edwards RG, Bavister BD, Steptoe PC (1969) Early stages of fertilization in vitro of human oocytes matured in vitro. Nature 221:632–635

Ellenbogen A, Atamny R, Fainaru O, Meidan E, Rotfarb N, Michaeli M (2011) In vitro maturation of oocytes: a novel method of treatment of patients with polycystic ovarian syndrome undergoing in vitro fertilization. Harefuah 150:833–836

Fadini R, Mignini Renzini M, Guarnieri T, Dal Canto M, De Ponti E, Sutcliffe A, Shevlin M, Comi R, Coticchio G (2012) Comparison of the obstetric and perinatal outcomes of children conceived from in vitro or in vivo matured oocytes in in vitro maturation treatments with births form conventional ICSI cycles. Hum Reprod 27:3601–3608

Foix-L'Hélias L, Grynberg M, Ducot B, Frydman N, Kerbrat V, Bouyer J, Labrune P (2014) Growth development of french children born after in vitro maturation. PLoS One 9:e89713

Ganor-Paz Y, Friedler-Mashiach Y, Ghetler Y, Hershko-Klement A, Berkovitz A, Gonen O, Shulman A, Wiser A (2016) What is the best treatment for women with polycystic ovarian syndrome and high LH/FSH ratio? A comparison among in vitro fertilization with GnRH agonist, GnRH antagonist and in vitro maturation. J Endocrinol Investig 39:799–803

Gicquel C, Gaston V, Mandelbaum J, Siffroi JP, Flahault A, Le Bouc Y (2003) In vitro fertilization may increase the risk of Beckwith-Wiedemann syndrome related to the abnormal imprinting of the KCN1OT gene. Am J Hum Genet 72:1338–1341

Gougeon A (1996) Regulation of ovarian follicular development in primates: facts and hypotheses. Endocr Rev 17:121–155

Grynberg M, Poulain M, le Parco S, Sifer C, Fanchin R, Frydman N (2016) Similar in vitro maturation rates of oocytes retrieved during the follicular or luteal phase offer flexible options for urgent fertility preservation in breast cancer patients. Hum Reprod 31: 623–629

Heijnen EM, Eijkemans MJ, Hughes EG, Laven JS, Macklon NS, Fauser BC (2006) A meta-analysis of outcomes of conventional IVF in women with polycystic ovary syndrome. Hum Reprod Update 12:13–21

Horsthemke B, Ludwig M (2005) Assisted reproduction: the epigenetic perspective. Hum Reprod Update 11(5):473–482

Huang JY, Chian RC, Gilbert L, Fleiszer D, Holzer H, Dermitas E, Elizur SE, Gidoni Y, Levin D, Son WY, Tan SL (2010) Retrieval of immature oocytes from unstimulated ovaries followed by in vitro maturation and vitrification: a novel strategy of fertility preservation for breast cancer patients. Am J Surg 200:177–183

Hwang JL, Lin YH, Tsai YL (2000) In vitro maturation and fertilization of immature oocytes: a comparative study of fertilization techniques. J Assist Reprod Genet 17:39–43

Le Du A, Kadoch IJ, Bourcigaux N, Doumerc S, Bourrier MC, Chevalier N, Fanchin R, Chian RC, Tachdjian G, Frydman R, Frydman N (2005) In vitro oocyte maturation for the treatment of infertility associated with polycystic ovarian syndrome: the French experience. Hum Reprod 20:420–424

Lin YH, Hwang JL, Huang LW, Mu SC, Seow KM, Chung J, Hsieh BC, Huang SC, Chen CY, Chen PH (2003) Combination of FSH priming

and hCG priming for in-vitro maturation of human oocytes. Hum Reprod 18:1632–1636
Maher ER, Brueton LA, Bowdin SC, Luharia A, Cooper W, Cole TR, Macdonald F, Sampson JR, Barratt CL, Reik W, Hawkins MM (2003) Beckwith-Wiedemann syndrome and assisted reproduction technology (ART). J Med Genet 40:62–64
Maman E, Meirow D, Brengauz M, Raanani H, Dor J, Hourvitz A (2011) Luteal phase oocyte retrieval and in vitro maturation is an optional procedure for urgent fertility preservation. Fertil Steril 95:64–67. https://doi.org/10.1016/j.fertnstert.2010.06.064. Epub 5 Aug 2010
Mikkelsen AL (2005) Strategies in human in-vitro maturation and their clinical outcome. Reprod Biomed Online 10:593–599
Montag M, Isachenko V, Isachenko E et al (2006) Generierung und Konservierung von Keimzellen. Gynäkol Endokrinol 4:205–210
Pliushch G, Schneider E, Schneider T, El Hajj N, Rösner S, Strowitzki T, Haaf T (2015) In vitro maturation of oocytes is not associated with altered deoxyribonucleic acid methylation patterns in children from in vitro fertilization or intracytoplasmic sperm injection. Fertil Steril 103:720–727
Reik W, Maher ER (1997) Imprinting in clusters: lessons from Beckwith-Wiedemann syndrome. Trends Genet 13:330–334
Reik W, Walter J (2001) Genomic imprinting: parental influence on the genome. Nat Rev Genet 2:21–32
Roesner S, Von Wolff M, Eberhardt I, Beuter-Winkler P, Toth B, Strowitzki T (2012) In vitro maturation: a five-year experience. Acta Obstet Gynecol Scand 91:22–27
Roesner S, Dietrich JE, Weigert J, Montag M, Toth B, Strowitzki T (2017a) Time-lapse imaging reveals differences in growth dynamics of embryos after in vitro maturation compared with conventional stimulation. Fertil Steril 107:606–612.e3
Roesner S, von Wolff M, Elsaesser M, Roesner K, Reuner G, Pietz J, Bruckner T, Strowitzki T (2017b) Two-year development of children conceived by IVM: a prospective controlled single-blinded study. Hum Reprod 1(32):1341–1350
Russell JB, Knezevich KM, Fabian KF, Dickson JA (1997) Unstimulated immature oocyte retrieval: early versus midfollicular endometrial priming. Fertil Steril 67:616–620
Shalom-Paz E, Holzer H, Young Son W, Levin I, Tan SL, Almog B (2012) PCOS patients can benefit from in vitro maturation (IVM) of oocytes. Eur J Obstet Gynecol Reprod Biol 165:53–56
Shavit T, Ellenbogen A, Michaeli M, Kartchovsky E, Ruzov O, Shalom-Paz E (2014) In-vitro maturation of oocytes vs in-vitro fertilization with a gonadotropin-releasing hormone antagonist for women with polycystic ovarian syndrome: can superiority be defined? Eur J Obstet Gynecol Reprod Biol 179:46–50
Shu-Chi M, Jiann-Loung H, Yu-Hung L, Tseng-Chen S, Ming-I L, Tsu-Fuh Y (2006) Growth and development of children conceived by in-vitro maturation of human oocytes. Early Hum Dev 82:677–682
Söderström-Anttila V, Salokorpi T, Pihlaja M, Serenius-Sirve S, Suikkari AM (2006) Obstetric and perinatal outcome and preliminary results of development of children born after in vitro maturation of oocytes. Hum Reprod 24:1508–1513
Son WY, Chung JT, Herrero B, Dean N, Demirtas E, Holzer H, Elizur S, Chian RC, Tan SL (2008a) Selection of the optimal day for oocyte retrieval based on the diameter of the dominant follicle in hCG-primed in vitro maturation cycles. Hum Reprod 23: 2680–2685
Son WY, Chung JT, Demirtas E, Holzer H, Sylvestre C, Buckett W, Chian RC, Tan SL (2008b) Comparison of in-vitro maturation cycles with and without in-vivo matured oocytes retrieved. Reprod Biomed Online 17:59–67
Sonigo C, Simon C, Boubaya M, Benoit A, Sifer C, Sermondade N, Grynberg M (2016) What threshold values of antral follicle count and serum AMH levels should be considered for oocyte cryopreservation after in vitro maturation. Hum Reprod 31:1493–1500
Thibault C, Gerard M, Menezo Y (1975) Preovulatory and ovulatory mechanisms in oocyte maturation. J Reprod Fertil 45:605–610
Trounson A, Wood C, Kausche A (1994) In vitro maturation and the fertilization and developmental competence of oocytes recovered from untreated polycystic ovarian patients. Fertil Steril 62: 353–362
Tummon I, Gavrilova-Jordan L, Allemand MC, Session D (2005) Polycystic ovaries and ovarian hyperstimulation syndrome: a systematic review. Acta Obstet Gynecol Scand 84:611–616
Vitek WS, Witmyer J, Carson SA, Robins JC (2013) Estrogen-suppressed in vitro maturation: a novel approach to in vitro maturation. Fertil Steril 99:1886–1890
Zhang XY, Ata B, Son WY, Buckett WM, Tan SL, Ao A (2010) Chromosome abnormality rates in human embryos obtained from in-vitro maturation and IVF treatment cycles. Reprod Biomed Online 21:552–559

Embryonentransfer

25

Safaa Al-Hasani und Klaus Diedrich

Inhalt

1 **Vorbereitung des Embryonentransfers** ... 257

2 **Durchführung des Embryonentransfers** ... 259

3 **Zusammenfassung** ... 262

Literatur ... 262

1 Vorbereitung des Embryonentransfers

Diesem Abschnitt muss der Hinweis vorausgeschickt werden, dass der Embryonentransfer als das letzte „Segment" gesehen werden muss, auf das das behandelnde Team vor dem Zustandekommen der erwünschten Schwangerschaft noch einen aktiven Einfluss nehmen kann. Alle Bedingungen, die Materialauswahl und die genaue Technik sollten für die Patientinnen so simpel, so schnell und so atraumatisch sein und erfolgen wie möglich.

Je nach Strategien der verschieden IVF-Zentren weltweit haben sich unterschiedliche Zeitabläufe für die Kultivierung und den Embryonentransfer etabliert.

Entweder nach 48 h, 72 h, 96 h oder 120 h Kultur werden die Embryonen in die Gebärmutterhöhle der Patientin übertragen.

Zu diesen Zeitpunkten befinden sich die Embryonen zellmorphologisch entweder im 4-, 8-, Morula- oder Blastozystenstadium.

S. Al-Hasani (✉)
Al-Hasani IVF-Consulting, Lübeck, Deutschland
E-Mail: sf_alhasani@hotmail.com

K. Diedrich
Facharzt-Zentrum für Kinderwunsch, Pränatale Medizin, Endokrinologie und Osteologie Hamburg GmbH, amedes experts, Hamburg, Deutschland

Universitäts-Frauenklinik Lübeck, Lübeck, Deutschland
E-Mail: prof.diedrich@gmail.com

Auch sind mittlerweile Patientenpaare so ausführlich informiert, dass sie selbst den Transferzeitpunkt zu einem spezifischen Zeitpunkt bzw. Stadium einfordern.

1.1 Anzahl der zu transferierenden Embryonen

▶ Sowohl europäische Richtlinien als auch das deutsche Embryonenschutzgesetz erlauben dem Reproduktionsmediziner grundsätzlich den Transfer von bis zu 3 Embryonen.

In den skandinavischen Ländern ist für die ersten beiden Behandlungszyklen bei jüngeren Patientinnen sogar der Transfer von lediglich einem Embryo vorgesehen, auch in Deutschland empfehlen Musterrichtlinien der Bundesärztekammer, so aus 2006, bei unter 38-jährigen Patientinnen die Unterschreitung von 3 Embryonen und somit den Transfer von 1–2 Embryonen in den ersten beiden Behandlungszyklen.

Über den gesetzlichen Rahmen hinaus ist der individuelle Patientinnenfall bzw. -wunsch ein weiterer Faktor, der die Anzahl der transferierten Embryonen beeinflusst.

Mit diesen quantitativen Regelungen sollen bekanntlich Mehrlingsschwangerschaften reduziert werden; so zeigt der jährliche Bericht des Deutschen IVF-Registers deutlich den Konnex zwischen Mehrlingsschwangerschaftsraten und Anzahl transferierter Embryonen. Nach dem aktuellen Jahresbericht von 2015 haben sich die Zwillingsrate nach IVF- und ICSI-Zyklen bei den unter 24-jährigen Patientinnen und

K. Diedrich et al. (Hrsg.), *Reproduktionsmedizin*, Springer Reference Medizin,
https://doi.org/10.1007/978-3-662-57636-6_26

einem Transfer von 3 Embryonen bei 27 % und die Drillingsrate immerhin noch bei 4,9 % stabilisiert. Beim Transfer von 2 Embryonen liegt die Zwillingsrate bei 23,2 % und die Drillingsrate bei 0,4 % (Jahresbericht Deutsches IVF-Register – DIR 2015, S. 198).

▶ Besteht der dringende Patientinnenwunsch, 3 Embryonen transferiert zu bekommen, müssen ausführliche Aufklärungen über die erhöhten Risiken und Gefahren von Mehrlingsschwangerschaften für Mütter und Nachkommen erfolgen.

In Deutschland hat sich mittlerweile nicht nur aufgrund der gesetzlichen Regelungen, sondern auch aufgrund des entschiedenen Patientinnenwunsches der Transfer von 2 Embryonen durchgesetzt und stellt so die gängige Praxis dar. In diesem Zusammenhang sollte erwähnt werden, dass nicht zuletzt dank der Vitrifikationsmethode weltweit die Mehrlingsschwangerschaftsraten gesenkt und gleichzeitig die kumulativen Schwangerschaftsraten erhöht werden konnten.

1.2 Anatomische Grundlagen

Über diese bis hierher beschriebenen Vorüberlegungen zur Herbeiführung einer Schwangerschaft einerseits und einer Minimierung von Risiken andererseits bestehen weitere relevante Aspekte, deren Beachtung auf jeden Fall zur Optimierung des Embryonentransfers beiträgt. Zu den wichtigsten prognoseentscheidenden Faktoren gehören ohne Zweifel Kenntnisse über die individuell-anatomischen Bedingungen einer jeden Patientin vor dem Transfer.

▶ Wichtig ist die präoperative Untersuchung der Gebärmutterposition im kleinen Becken: Eine starke Streckung der Gebärmutter, die Retroflexio und/oder Retroversio uteri können Ursache traumatischer Transfers sein.

Eine erhöhte uterine Kontraktilität in den ersten Tagen nach HCG-Applikation, die bis etwa Tag 7 abzunehmen scheint, wird bei verschiedenen Autoren beschrieben (Lesny et al. 1998; Fanchin et al. 1998, 2001). Diese erhöhte Kontraktilität des Uterus kann durch einen Funduskontakt stimuliert werden und sich im Verlauf negativ auf eine Schwangerschaft auswirken. Aus diesem Grund favorisieren manche Autoren in vorherigen Monatszyklen sogenannte „Mock-ETs“, worunter nichts anderes als ein „Probetransfer“ zu verstehen ist, bei dem der Abstand zwischen Os externum uteri und Fundus uteri in Erfahrung gebracht werden soll. Des Weiteren erlaubt so ein Probetransfer dem behandelnden Arzt, Informationen sowohl über den Verlauf des Zervikalkanals als auch des Cavum uteri zu erlangen.

Mittlerweile bieten jedoch 3D- und High-end-Ultraschallgeräte für eine gezielte sonografische Untersuchung des Cavum uteri bei Zweitkontakt und natürlich auch zum Zeitpunkt der Eizellentnahme eine etablierte Alternative zu dem beschriebenen „Mock“- bzw. „Dummy-ET“, und so wundert es nicht, dass dieser zunehmend unnötig erscheint und der sogenannte „ultraschall-überwachte ET“ sich mehr und mehr durchsetzt.

Weitere Diagnosen, die einen erfolgreichen Embryotransfer erschweren können, sind eine Zervixstenose, intrakavitäre Synechien (Verwachsungen), Fehlbildungen der Gebärmutter oder eine insuffiziente Endometriumrezeptivität. Eine bis zum Zeitpunkt des Embryotransfers nicht diagnostizierte Stenose kann Ursache einer Zervix- wie auch einer Kavumtraumatisierung sein und u. U. die Möglichkeit einer Implantation des Embryos verringern. Synechien des Cavum Uteri (z. B. Ashermann-Syndrom) sind zunächst klinisch nicht diagnostizierbar, erfolgen jedoch rezidivierende Aborte, dann sollten sie differenzialdiagnostisch bedacht, mittels diagnostischer bzw. operativer Hysteroskopie ausgeschlossen oder behoben werden.

Den Vorteil einer Zervixdilatation vor Embryonentransfer (n = 145) gegenüber keiner Dilatation des Zervixkanals (n = 138) beschreiben Prapas et al. (2004) an zwei untersuchten Gruppen. Signifikant höhere Implantationsraten (24,1 % vs. 14,9 %) und klinische Schwangerschaftsraten (40 % vs. 24 %) ergaben sich bei der Gruppe nach Zervixdilatation gegenüber der zweiten Gruppe ohne eine solche. Abusheikha et al. (1999) und weitere Gruppen berichten sogar von höheren klinischen Schwangerschaftsraten nach vorheriger Zervixkanaldilatation von bis zu 70 %.

Ein weiterer wichtiger Parameter in der Optimierung der Schwangerschaftsraten nach Embryotransfer ist die Sanierung von vorliegenden Hydrosalpingen. Verschiedene Arbeiten konnten in der Vergangenheit den negativen Einfluss von Hydrosalpingen auf verminderte Schwangerschaftsraten, erhöhte Raten an Extrauteringraviditäten sowie Frühaborten nachweisen, so beispielsweise Strandell et al. (2000).

Ursächlich wird eine embryotoxische Wirkung der Hydrosalpinxflüssigkeit und eine Endometriumrezeptivität auch durch veränderte intrakavitäre Druckverhältnisse diskutiert. Neben der Möglichkeit einer operativen Entfernung der Tuben, der Salpingektomie, können die proximalen Tubenenden durch Clip oder Ligatur verschlossen werden. Ein 2010 veröffentlichter Cochrane-Review von Johnson et al. zeigte einen deutlichen Anstieg der Schwangerschaftsraten (OR = 2,31) bei erfolgter laparoskopischer Salpingektomie gegenüber keiner Intervention. Im Vergleich der Salpingektomie mit der Tubenokklusion konnte kein signifikanter Vorteil festgestellt werden.

Die klinische Praxis zeigt jedoch, dass Patienten mit ausgedehnten Voroperationen in der Anamnese, Endometriose des Pelveoperitoneums oder bekanntem Verwachsungsbauch die eigentliche Herausforderung darstellen. Eine laparoskopische Salpingektomie oder eine Tubenokklusion erweisen sich in so kurzen Zeiträumen als nicht durchführbar. In solchen Problemfällen bietet sich alternativ eine ultraschallgesteuerte transvaginale Flüssigkeitsaspiration an. Sie kann mit einer Sklerotherapie der Tube durch Spülung von 98 % Ethanol kombiniert werden. Signifikant höhere biochemische Schwangerschaften (ca. 32 %) gegenüber einer unbehandelten Gruppe (20 %) zeigen für diesen Fall Hammadieh et al. (2009).

1.3 Instrumentarium

Die Wahl des Transferkatheters stellt den nächsten wichtigen Aspekt dar, der einen erfolgreichen Embryonentransfer ermöglicht (Abb. 1).

Seit den Anfängen der Reproduktionsmedizin und den damals üblichen Metallinstrumenten („Erlanger Technik“: Führungssonde aus Metall und Einmal-Nabelschnurkatheter als Innenkatheter; Trotnow et al. 1983) hat es eine enorme kommerzielle Weiterentwicklung gegeben. Mittlerweile werden Einmalkatheter eingesetzt; sie sollen Verunreinigungen vermeiden, reduzieren jedoch zunächst ein hohes Maß Arbeitszeit, da ständiges Sterilisieren der Instrumente entfällt.

Katheter sind heute in der Regel weich und flexibel, so dass bei Embryonentransfers weniger Traumen an Endozervix und Endometrium entstehen. Sie erlauben die Vorlage der Katheterführung bis an den inneren Muttermund heran mit anschließender Weiterführung der elastischen Katheterspitze in das Cavum uteri. Wenn jedoch Zervikalstenosen, Anteversio-Flexio oder Retroversio-Flexio vorliegen, dann bieten einige Kathetermodelle die Möglichkeit, mit einem Stilett die Zervix genauer zu sondieren, womit das Prinzip des starren „Erlanger Katheters“ wieder aufgegriffen wäre.

Verschiedene Arbeiten vergleichen die Schwangerschaftsraten nach Verwendung weicher bzw. starrer Katheter und kommen zu unterschiedlichen Ergebnissen. Während Ghazzawi et al. (1999) in einer randomisierten Studie eine Schwangerschaftsrate von 19,4 % unter Verwendung eines weichen Transferkathetermodells (Wallace) gegenüber einer Schwangerschaftsrate von 30 % unter Verwendung des Erlanger Katheters feststellen, erkennen andere Studien keine signifikanten Unterschiede. Die Metaanalyse von Abou-Setta et al. (2005) darf in diesem Zusammenhang nicht unerwähnt bleiben; sie vergleicht insgesamt die Ergebnisse aus 10 Studien und weit über 4000 Embryotransfers mit sowohl harten als auch weichen Kathetern. Die Ergebnisse weisen auf signifikant höhere Schwangerschaftsraten bei der Verwendung von weichen, flexiblen Kathetern (OR = 1,39) hin. Randomisierte Studien unterstreichen diese Ergebnisse und zeigen noch deutlichere Vorteile (OR = 1,9).

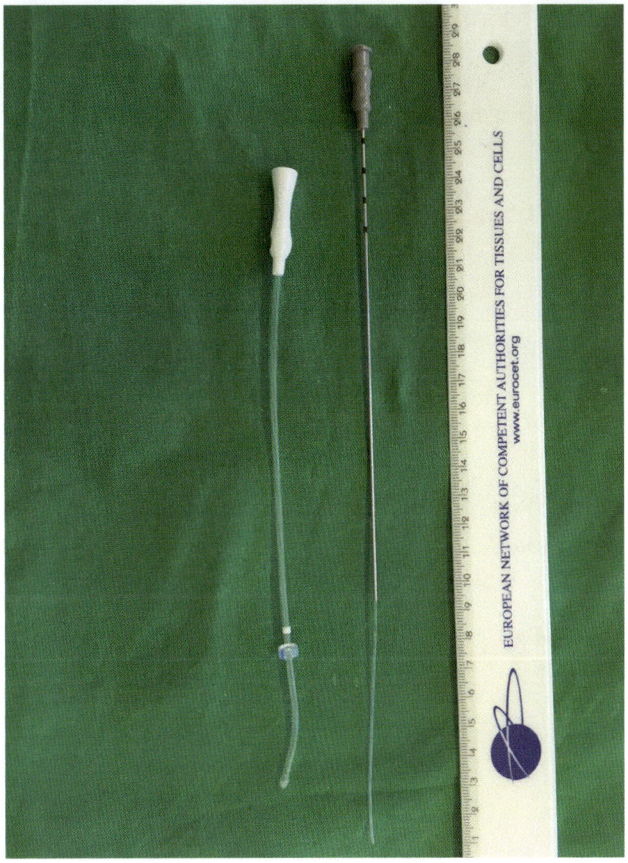

Abb. 1 Embryonentransferkatheter (Cook)

Zusammengefasst muss gesagt werden, dass die individuelle Wahl des Produktes abhängig ist von Erfahrungsgrad und Präferenz des Operateurs. Angesichts der mittlerweile stark angestiegenen Behandlungskosten im IVF-Bereich sind die finanziellen Überlegungen für Materialausgaben ebenfalls nicht von der Hand zu weisen.

2 Durchführung des Embryonentransfers

Nach der Auswahl des Transferkatheters muss der Fokus auf die optimale Technik der verschiedenen Schritte des Embryonentransfers gelenkt werden. Auch hier gibt es selbstredend einige Aspekte, die berücksichtigt sein wollen und teilweise Patientinnen-individuell angepasst werden müssen.

▶ Oberste Priorität eines jeden Operateurs und des beim Embryonentransfer ebenfalls beteiligten Embryologen bzw. Labormitarbeiters muss sein, den Embryo so atraumatisch wie möglich zu transferieren, d. h. an den bestmöglichen Ort (Fundus uteri) zu setzen und eine Einnistung zu ermöglichen.

2.1 Lagerung der Patientin

Nach einem kurzen abklärenden Gespräch mit dem Patientenpaar über die gewünschte Anzahl, das gewünschte Stadium, und die Qualität der zu transferierenden Embryonen, eventuell auch eine Darstellung der Embryonen am Monitor oder die Übergabe von Fotos, wird der Embryonentransfer an der wachen, nicht narkotisierten Patientin vorgenommen. Diese befindet sich in Steinschnittlage. Von Desinfektionen jeder Art sollte unbedingt abgesehen werden, da sich mit dem Medium des Katheters vermischende Spülflüssigkeiten oder Desinfektionslösungen einen negativen Einfluss auf die Schwangerschaftsrate haben können. Lediglich sollte nach Spiegeleinstellung Zervikalschleim durch trockene Tupfer entfernt werden, da er zu einem Verschluss der Katheterspitze und damit einem Verbleib der Embryonen im Katheter führen kann.

Die Spiegeleinstellung kann, wenn genügend Assistenz anwesend ist, mit einem zweiblättrigen Spekulum erfolgen, da durch die Einstellung beider Blätter die Position der Zervix leichter sichtbar wird. Ansonsten kann auch ein Schnabelspekulum verwendet werden. Auch hier kommt zunehmend Einmalmaterial zum Einsatz.

2.2 Aufnehmen der Embryonen (Loading des Embryotransferkatheters)

Im Ablauf des gesamten Embryonentransfers ist die Technik des Aufnehmens der Embryonen in den Transferkatheter durch den verantwortlichen Embryologen in ihrer Bedeutung nicht zu unterschätzen, da sie, falsch ausgeführt, mitunter den weiteren Verbleib des einen oder anderen Embryonen im Katheter verursachen kann. Bereits in den frühen 1980er-Jahren, in den Anfängen der erfolgreich durchgeführten IVF-Behandlung, hat der Autor des Artikels dafür eine etablierte Technik aus der Veterinärmedizin in die Humanmedizin übernommen: im sogenannten „3-Tröpfchen-System" (insgesamt max. 10 µl) werden die Embryonen in einem mittleren Tröpfchen Medium zwischen zwei weiteren, mit einem geringen Abstand platzierten leeren Tröpfchen Medium in den Katheter aufgenommen (Abb. 2). Dabei übernimmt das letzte Tröpfchen Medium die Funktion, Embryonen, die an der Spitze des Katheters haften geblieben sein können, in das Cavum uteri weiter zu schieben (Trotnow et al. 1983). Diese Technik hat sich mittlerweile weltweit in IVF-Zentren bewährt und durchgesetzt.

2.3 Transfervorgang

Einige allgemein vorbereitende Schritte bezüglich der Patientinnenlagerung wurden oben bereits thematisiert. An dieser Stelle sollen weitere Details herausgehoben werden.

In der Praxis hat sich in den letzten Jahren zunehmend der ultraschallüberwachte Embryonentransfer gegenüber dem freien Transfer durchgesetzt. Gerade auch unerfahrenere Operateure profitieren von diesem Verfahren und können sich so einen Erfahrungsfundus aneignen.

Die sonografische Kontrolle erfolgt in der Regel transabdominal, was eine Assistenz durch eine weitere Person, die den Schallkopf hält, notwendig macht. Viele Kollegen favorisieren bei dieser Technik eine gefüllte Blase der Patientin, was zwar die Sonografie wie auch den Transfer durch Veränderung des zerviko-uterinen Winkels (Abflachung bei stark antevertiertem Uterus) erleichtert. Von den Patientinnen selbst wird der Druck der Ultraschallsonde auf den Unterbauch jedoch als äußerst störend empfunden.

Zur Verwendung kommen sogenannte echogene Katheter, welche sonographisch gut verfolgt werden können. Der Operateur vermag somit die Embryonen ohne Funduskontakt intrakavitär zu platzieren, so dass das oben bereits erwähnte Ziel, Traumen zu verhindern, gewährleistet ist (Abb. 3).

Der freie Embryonentransfer erfolgt im Gegensatz dazu *blind*, also ohne sonografische Kontrolle. Einen eindeutigen Vorteil zugunsten einer Methode konnten bisherige Vergleichsstudien nicht feststellen. Exemplarisch dafür sollen hier Prapas et al. (2001) angeführt werden, die zwar eine höhere Schwangerschaftsrate im Falle von Ultraschall-gezielten Embryonentransfers für Tag 3 und Tag 4 feststellen konnten, nicht jedoch für Tag 5. Auch in ihrem Cochrane-Review fanden Brown et al. (2010) keine abschließende Antwort darauf. Hier muss der Operateur seine Entscheidung zugunsten einer der beiden möglichen Transferverfahren abhängig machen von der Anamnese der Patientin bzw. den im obigen Abschnitt über anatomische Grundlagen angedeuteten Problemlagen und vom eigenen Erfahrungsgrad.

Negative, traumatische Einflüsse, Blutungen oder gar Kontraktionen beim Embryonentransfer so weit es geht auszuschließen, ist das Motiv für die Aussage, dass das Anhaken der Portio uteri durch Kugelzangen zu vermeiden sei. In wenigen, spezifischen Fällen einer leichten Stenose beispielsweise kann ein Anhaken dennoch von Vorteil sein, da es, sicher und vorsichtig ausgeführt, ein schnelles Beenden des Transfervorgangs ermöglicht und weitere Manipulationen verhindert. Die Vermeidungsstrategie führt manchmal zu kontraproduktivem,

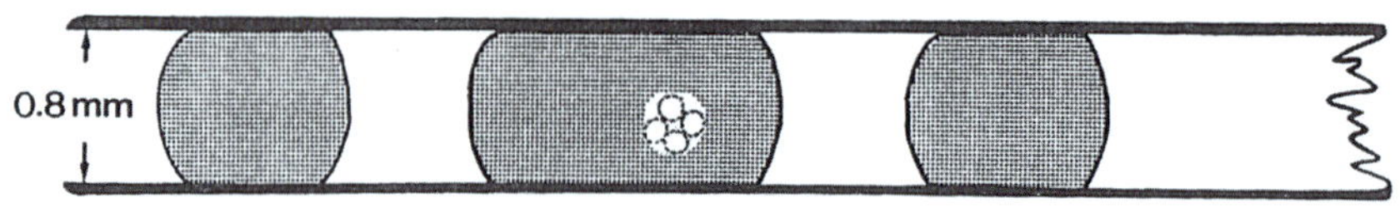

Abb. 2 Schematische Darstellung des 3-Tröpfchen-Systems

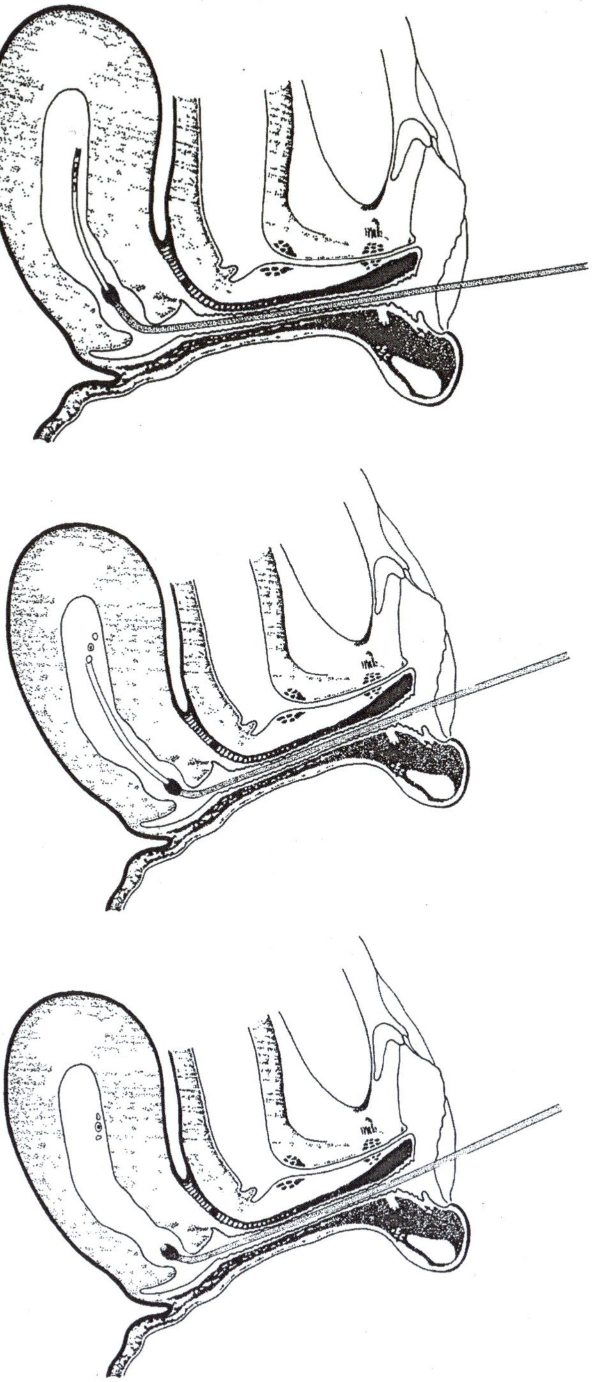

Abb. 3 a-c Schematische Darstellung des Embryonentransfers. (Nach Trotnow et al. 1983)

langem Probieren des Operateurs, bevor er dann doch zur Einsicht gelangt, eine Kugelzange einzusetzen.

Die Wahl des Ortes für die Platzierung der Embryonen im Uterus ist der nächste Schritt, bei dem es in der Praxis keine einheitliche Vorgehensweise gibt. Fixpunkt bleibt bei allen Varianten jedoch der Fundus uteri. Einigkeit besteht darin, dass der Transferkatheter zur Positionierung den Fundus nicht berühren sollte. Uneinigkeit besteht dagegen in der Frage, wie weit die Katheterspitze vom Fundusbereich zurückgezogen werden sollte, bevor die Embryonen dann platziert werden. In der Literatur werden diesbezüglich unterschiedliche Empfehlungen ausgesprochen, von denen sich bis jetzt keine als die vorteilhaftere erwiesen hat. Spitzer et al. (2011) geben einen tabellarischen Publikationsüberblick zu dieser Frage, der hier hilfreich sein kann (Tab. 1).

Tab. 1 Positionen des Embryonentransfers

Autor	Position des ET
Diedrich et al. 1989	ca. 0,5 cm unter dem Fundus
Cohen 1989	0,5–1 cm unter dem Fundus
Naaktgeboren et al. 1998	6 cm vom Os externum
Mansour und Aboulghar 2002	1–2 cm unter dem Fundus
Coroleu et al. 2002	1,5–2 cm unter dem Fundus

Auch hier muss der Operateur schlussendlich individuell und nach Erfahrung entscheiden und vorgehen.

Nach der Platzierung der Embryonen sollte vor dem endgültigen Beenden des Eingriffs die Kontrolle des Transferkatheters auf zurückgebliebene Embryonen zu einem Routinevorgang zählen. In der Regel beugt zwar die oben erwähnte 3-Tröpfchen-Methode bereits einem solchen Haftenbleiben von Embryonen im Katheter vor, dennoch muss an dieser Stelle nochmals ein kontrollmäßiges Spülen des Katheters mit Medium unter mikroskopischer Sicht durchgeführt werden. Augenscheinliche Gründe, die diese obligatorische Kontrolle zwingend machen, sind eventuelle Schleim- oder Blutauflagerungen der Katheterspitze.

Spitzer et al. (2011) geben einen umfassenden Überblick über mögliche Ursachen für solche Blutrückstände: sie können zum einen rein mechanisch (harte oder zu scharfe Katheterspitzen, Unerfahrenheit der Ärzte oder zu heftiger Druck bei der Schleimentfernung) oder zum anderen auch pathologisch (endozervikale Entzündungen, Polypen oder auch seltener Neoplasien) bedingt sein. Angeborene oder iatrogene Gerinnungsstörungen im Falle von Heparin- oder Acetylsalicylsäure-Behandlungen können ebenfalls Blutungen verursachen.

In diesem Zusammenhang konnten Nabi et al. (1997) zeigen, dass bei Schleim- bzw. Blutauflagerungen der Katheterspitze oder auch bei schwierigen Embryonentransfers die Häufigkeit von im Katheter zurückgebliebenen Embryonen um bis zu 20 % erhöht ist, ohne dass dieses gleichzeitig signifikanten Einfluss auf die Schwangerschaftsrate hat.

2.4 Nachbetreuung der Patientin

In der Phase der Nachbetreuung der Patientin nach abgeschlossenem Embryonentransfer spielen zwei Aspekte eine Rolle: Viel diskutiert wird, ob eine verordnete Bettruhe oder gar eine stationäre Aufnahme der Patientin einen positiven Einfluss auf Implantationsraten hat. Eine Vielzahl von Studien nimmt sich dieser Fragestellung an und vergleicht eine mindestens so hohe Anzahl von Zeitdauer-Varianten von Bettruhe nach Embryonentransfer. Eine Metaanalyse der Ergebnisse von 14 veröffentlichten Studien diesbezüglich lässt die Amerikanische Gesellschaft für Reproduktionsmedizin in ihren kürzlich erschienenen Richtlinien (2017) die eindeutige Nichtempfehlung von Bettruhe nach Embryonentransfer aussprechen. Lediglich aus psychologisch-stabilisierenden Aspekten kann eine kurze Bettruhe ermöglicht werden.

Der wichtigere Aspekt in der Nachbetreuung bleibt in jedem Fall die hormonelle Unterstützung der Lutealphase mit Progesteron bis zum Nachweis eines positiven HCG-Wertes. Auch hier gibt es verschiedene Erfahrungswerte und Vorgehensweisen, die jedoch an dieser Stelle nicht ausgeführt werden sollen.

3 Zusammenfassung

Der Embryonentransfer bleibt einer der kritischsten Schritte, nicht zuletzt wegen seiner zeitlichen Kürze und Begrenztheit in Relation zum gesamten Verlauf eines IVF-Behandlungszyklus. Implantations- und Schwangerschaftsraten differieren z. T. signifikant, abhängig von den jeweils praktizierten Methoden und vor allem auch vom Erfahrungsstand und des Eingespieltseins des klinischen Teams im Allgemeinen und dem Operateur im Besonderen. Die erforderliche Akkuratesse, die sowohl simple, gleichzeitig schnelle und so wenig wie möglich traumatische Vorgehensweise fängt dabei, wie beschrieben, mit der profunden präoperativen Vorbereitung an.

Literatur

Abou-Setta AM, Al-Inany HG, Mansour RT, Serour GI, Aboulghar MA (2005) Soft versus firm embryo transfer catheters for assisted reproduction: a systematic review and meta-analysis. Hum Reprod 20:3114–3121

Abusheikha N, Lass A, Akagbosu F, Brinsden P (1999) How useful is cervical dilatation in patient with cervical stenosis who are participating in an in vitro fertilization-embryo transfer program? The Bourn Hall experience. Fertil Steril 72:610–612

Brown J, Buckingham K, Abou-Setta AM, Buckett W (2010) Ultrasound versus „clinical touch" for catheter guidance during embryo transfer in women (review). Cochrane Database Syst Rev (1):CD006107

Bundesärztekammer (2006) Musterrichtlinie zur Durchführung der assistierten Reproduktion. Dtsch Ärztebl 20:A1392–A1403

Cohen J (1989) Embryo replacement technology San Francisko 31 Annual post graduate course. ASRM

Coroleu B, Barri PN, Carreras O, Marinez F, Parriego M, Hereter L, Parera N, Veiga A, Balasch J (2002) The influence of the depth of embryo replacement into the uterine cavity on implantation rates after IVF: a controlled, ultrasound-guided study. Hum Reprod 17:341–346

Deutsches IVF-Register – DIR (2015) Deutsches IVF-Register 2015. http://www.deutsches-ivf-register.de/perch/resources/downloads/dirjahrbuch2015d.pdf. Zugegriffen am 22.10.2018

Diedrich K, Van der Ven H, Al-Hasani S, Krebs D (1989) Establishment of pregnancy related to embryo transfer techniques after in-vitro-fertilization. Hum Reprod 4:111–114

Fanchin R, Righini C, Olivennes F, Taylor S, De Ziegler R (1998) Uterine contractions at the time of embryo transfer alter pregnancy rates after in-vitro-fertilization. Hum Reprod 7:1968–1974

Fanchin R, Ayoubi JM, Righini C, Olivennes F, Schönauer LM, Frydman R (2001) Uterine contractility decrease at the time of blastocyst transfer. Hum Reprod 16:1115–1119

Ghazzawi IM, Al-Hasani S, Karaki R, Souso S (1999) Transfertechnique and catheter choice influence the incidence of transcervicalembryo expulsion and the outcome of IVF. Hum Reprod 14:677–682

Hammadieh N, Coomarasamy A, Ola B, Papaionnou S, Afnan M, Sharif K (2009) Ultrasound-guided hydrosalpinx aspiration during oocyte collection improves pregnancy outcome in IVF: a randomizsed controlled trail. Hum Reprod 8:1113–1117

Johnson N, van Voorst S, Sowter MC, Strandell A, Mol BWJ (2010) Surgical treatment for tubal disease in women due to undergo in vitro fertilisation. Cochrane Database Syst Rev (1):CD002125. https://doi.org/10.1002/14651858

Lesny P, Killick SR, Tetlow RL, Robinson J, Maguisness SD (1998) Embryo transfer – can we learn anything new from the observation of junctional zone contractions? Hum Reprod 7:1540–1546

Mansour RT, Aboulghar MA (2002) Optimizing the embryo transfer technique. Hum Reprod 17:1149–1153

Naaktgeboren N, Dieben S, Heinsbroek I et al (1998) Embryo transfer easier said than done. Fertil Steril 7:352

Nabi A, Awonuga A, Birch H, Barlow S, Stewart B (1997) Multiple attempts at embryo transfer: does this affect in-vitro fertilization treatment outcome? Hum Reprod 12:1188–1190

Prapas Y, Prapas N, Hatziparasidou A, Vanderzwalmen P, Nijs M, Prapa S, Vlassis G (2001) Ultrasound guided embryo transfer maximizes the IVF results on day 3 and day 4 embryo transfer but has no impact on day 5. Hum Reprod 16:1904–1908

Prapas N, Prapas Y, Panagiotidis Y, Prapa S, Vanderzwalmen P, Makedos G (2004) Cervical dilatation has positive impact on the outcome of IVF in randomly assigned cases having two previous difficult embryo transfer. Hum Reprod 19:1791–1895

Spitzer D, Nouri K, Zech NH (2011) Embryotransfertechnik – Was ist für den Erfolg wichtig? J Reproduktionsmed Endokrinol 8:123–129

Strandell A, Bergh C, Lundin K (2000). Selection of patients suitable for one-embryo transfer may reduce the rate of multiple births by half without impairment of overall birth rates. Hum Reprod 15:2520–2525

Trotnow S, Al-Hasani S, Kniewald T, Becker H, Hünlich T (1983) Transfer of human embryos at early cleavage stages. In: Beier HM, Lindner HR (Hrsg) Ferilization of the human egg in vitro. Springer, Berlin/Heidelberg/New York/Tokyo

„Assisted Hatching“

26

Markus Montag und Bettina Toth

Inhalt

1 Einleitung und Begriffsbestimmung 263
2 Hatching in vitro und in vivo 263
3 Techniken zur Eröffnung der Zona einschließlich Vor- und Nachteilen 264
4 Aktuelle Datenlage 267
5 Fazit 268
Literatur 268

1 Einleitung und Begriffsbestimmung

Während der frühen Teilungsstadien bis hin zur Blastozyste ist der menschliche Embryo von einer Hülle umgeben, der sog. Zona pellucida. Diese besteht beim Menschen aus 4 unterschiedlichen glykolisierten Proteinen, die eine extrazelluläre, multilaminäre Matrix aufbauen.

Die Zona pellucida schützt den Embryo vor einer Polyspermie, sowie bei der Passage durch den Eileiter. Weiterhin stellt sie eine Barriere dar, die den Transport von Molekülen oder Botenstoffen in beide Richtungen beeinflusst. Als Vorbedingung für die Implantation in das sekretorisch umgewandelte Endometrium muss der Embryo im Stadium der Blastozyste die ihn umgebende Zonahülle verlassen. Dieser Vorgang wird als „Schlüpfen“ bezeichnet und heißt übersetzt ins Englische „hatching“.

▶ **Definition „Assisted Hatching“ (AH)** Unter „Assisted Hatching“ versteht man die künstliche Eröffnung der Zona pellucida, um dem Embryo eine Hilfestellung beim „Schlüpfprozess“ zu geben. Hierzu wurden verschiedene Techniken zur kompletten Eröffnung oder partiellen Ausdünnung der Zona pellucida entwickelt. Unabhängig vom jeweils gewählten Verfahren kann AH nur im Rahmen einer künstlichen Befruchtung in vitro durchgeführt werden.

In diesem Beitrag werden zunächst die derzeitigen Kenntnisse über das Schlüpfen des Embryos in vivo und in vitro zusammengefasst, und die verschiedenen Methoden des AH werden illustriert dargestellt und beschrieben. Zudem wird die aktuelle Datenlage zu den Studienergebnissen des assistierten Schlüpfens vorgestellt und die sich daraus ableitenden Implikationen für die Anwendung in der täglichen Praxis zusammen gefasst.

2 Hatching in vitro und in vivo

Die Zona pellucida erfährt erste Veränderungen nach dem Eindringen des ersten Spermiums in die Eizelle. Mit dem sog. „Polyspermieblock“ wird das Eindringen von weiteren Spermien in die Eizelle weitgehend verhindert. Dies führt bis zum Vorkernstadium zu einer Verhärtung der Zona. Diese Veränderung dürfte aufgrund ihrer Bedeutung in vitro und in vivo gleichermaßen erfolgen. Im weiteren Verlauf bis hin zum

M. Montag (✉)
ilabcomm GmbH, St. Augustin, Deutschland
E-Mail: mmontag@ilabcomm.com

B. Toth
Klinik für Gynäkologische Endokrinologie und Reproduktionsmedizin, Medizinische Universität Innsbruck, Innsbruck, Österreich
E-Mail: bettina.toth@i-med.ac.at

K. Diedrich et al. (Hrsg.), *Reproduktionsmedizin*, Springer Reference Medizin,
https://doi.org/10.1007/978-3-662-57636-6_27

Blastozystenstadium unterscheiden sich die Mechanismen in vivo und in vitro grundlegend.

In vitro beginnt mit dem Erreichen des Blastozystenstadiums eine zunehmende Raumforderung der expandierenden Blastozyste. Dadurch wird auf die sie umgebende Zona ein steigender Druck ausgeübt, welcher die Zona dehnt und gleichzeitig ausdünnt. Es handelt sich jedoch hierbei nicht um ein Ausdünnen als Ergebnis des Abbaus von Zonabestandteilen, vielmehr wird die Zona verdichtet und dadurch härter und spröder (Montag et al. 2000a). Um aus der Zona herauszuschlüpfen, unternimmt die Blastozyste mehrere Kontraktions- und Expansionsschritte. Gleichzeitig unterstützen einige (spezifische) Trophektodermzellen aktiv den Prozess des Schlüpfens (Sathananthan et al. 2003), vermutlich durch die Bereitstellung von lokal wirkenden Botenstoffen, die noch nicht näher charakterisiert sind.

Bezüglich der Situation **in vivo** kann derzeit nur auf die Kenntnisse von einigen wenigen tierexperimentellen Arbeiten zurückgegriffen werden. Diese Arbeiten belegen, dass beim Hamster und bei der Maus im Unterschied zum Menschen die Zona pellucida im Blastozystenstadium, solange sie vorhanden ist, keine Anzeichen einer Veränderung in Hinblick auf ihre Dicke zeigt (Gonzales und Bavister 1995; Montag et al. 2000b). Die Tatsache, dass die Zona von in vivo gewonnenen Embryonen sehr weich ist und innerhalb kürzester Zeit in utero aufgelöst wird, deutet auf eine direkte Beteiligung von Lysinen hin, welche eine enzymatische Auflösung der Zona in vivo nahelegen. In tierexperimentellen Untersuchungen konnten bisher jedoch in vivo keine expandierte Blastozysten mit einer sie umgebenden Zona aufgefunden werden.

Neben den kulturbedingten Veränderungen der Zona pellucida wird auch ein endokriner Einfluss insbesondere bei älteren Frauen oder bei Vorliegen eines erhöhten basalen FSH-Wertes diskutiert. Diese Argumente haben zu der Etablierung verschiedener Techniken des AH geführt, die im Folgenden im Detail beschrieben werden.

3 Techniken zur Eröffnung der Zona einschließlich Vor- und Nachteilen

Die verschiedenen Methoden des „Assisted Hatching" dienen dazu, eine permanente Eröffnung oder partielle Ausdünnung in der Zona pellucida zu erzeugen. Die partielle Zonadissektion (PZD) und die laserbasierten Methoden haben ihren Ursprung in der Zeit vor Einführung der subzonalen Insemination (SUZI) und der intrazytoplasmatischen Spermieninjektion (ICSI). Sie wurden primär dafür verwendet, um bei eingeschränkten Spermaparametern den wenigen motilen Spermien einen Zugang zu der Eizelle zu ermöglichen und die Befruchtungsrate zu erhöhen (Gordon und Talansky 1986).

3.1 Partielle Zonadissektion (PZD)

Bei der PZD wird mit Hilfe einer spitzen Glaskapillare ein Schlitz in der Zona pellucida als permanente Öffnung erzeugt (Gordon und Talansky 1986). Das genaue Vorgehen ist in Abb. 1 illustriert. Diese Technik benötigt neben der erwähnten Glaskapillare die Zuhilfenahme einer Haltekapillare und wird in 2 aufeinander folgenden Manipulationsschritten ausgeführt.

Der Vorteil dieser Technik ist, dass sie auf einer rein mechanischen Methode basiert. Jedoch besteht durch die Verwendung einer spitzen Kapillare und durch die auftretenden Scherkräfte die Gefahr, dass einzelne Blastomere des Embryos verletzt werden. Insbesondere können mit dieser Technik keine standardisierten Öffnungen mit einem definierten Durchmesser in der Zona pellucida erzeugt werden, sondern es wird vielmehr durch den Schlitz eine Schwachstelle innerhalb der Zona erzeugt, die der schlüpfende Embryo später bevorzugt nutzen kann.

Auch wenn die PZD historisch ihre Bedeutung hatte, so wird sie aktuell zum ausschließlichen Zweck des AH nicht mehr eingesetzt.

3.2 Saure Tyrode-Lösung

Der Einsatz einer sauren Tyrode-Lösung zur partiellen Eröffnung der Zona pellucida war eine der ersten Methoden, die ausschließlich für das AH entwickelt und angewandt wurden (Cohen et al. 1992). Saure Tyrode-Lösung hat einen pH-Wert von 2,5 und kann nur bei Embryonen eingesetzt werden, da eine Exposition von Eizellen mit dieser Lösung zu einer Beeinträchtigung bei der Embryonalentwicklung führen kann (Gordon et al. 1988). Insbesondere die später eingeführte Blastomerenbiopsie griff auf diese Technik zurück.

Die Anwendung dieses Verfahrens benötigt eine sehr große Erfahrung. Zunächst wird der Embryo derart an einer Haltekapillare fixiert, dass an der Stelle, die eröffnet werden soll, keine Blastomere mit direktem Kontakt zur Zona pellucida liegt. Mit einer zweiten Kapillare wird dann die saure Tyrode-Lösung auf die zu eröffnende Fläche aufgeblasen, wobei kontinuierlich die fortschreitende Auflösung der Zona pellucida kontrolliert werden muss. Sobald eine durchgehende Öffnung erzeugt ist, muss das Tyrode-haltige Medium sofort in die Applikationskapillare aufgezogen und der Embryo in eine neue Schale oder einen neuen Mediumtropfen umgesetzt werden.

Auch wenn dieses Verfahren in erfahrenen Händen gute Ergebnisse aufweist, so ist die Anwendung nicht ohne Risiken. Eine zu lange Exposition mit der sauren Tyrode-Lösung kann das Embryowachstum negativ beeinflussen und vermehrt zur Lyse von Blastomeren führen (Garrisi et al. 1990). Die Erzeugung von Zonaöffnungen mit einer definierten

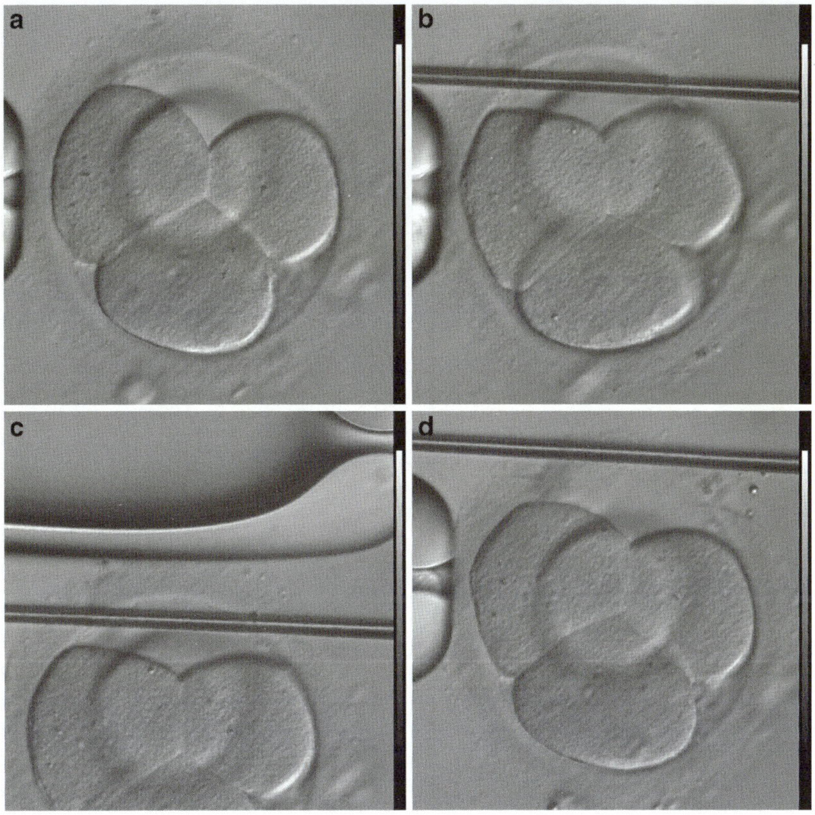

Abb. 1 **a–d** Partielle Zonadissektion (PZD). Bei der PZD wird der Embryo an einer Haltekapillare fixiert (**a**) und eine spitze, dünne Kapillare wird durch die Zona pellucida und den perivitellinen Raum durchgestoßen (**b**). Danach wird der Embryo von der Haltekapillare gelöst, und die Zona wird durch druckvolles Reiben an der Haltekapillare (**c**) im durchstoßenen Bereich aufgetrennt (**d**)

Größe ist mittels saurer Tyrode-Lösung nur schwer zu gewährleisten.

3.3 Pronase-Lösung

Die Inkubation von Embryonen in einer Pronase-Lösung führt zu einer gleichmäßigen Ausdünnung der Zona pellucida über die gesamte exponierte Oberfläche (Fong et al. 1997). Das Verfahren lässt sich kontrollierter durchführen als eine vergleichbare Behandlung mit Tyrode-Lösung. Es wird u. a. zum Transfer völlig zonafreier Blastozysten eingesetzt (Fong et al. 1997). Das Verfahren wird jedoch heute nur vereinzelt in Veröffentlichungen erwähnt.

3.4 Lasereinsatz

Seit Beginn der 1990er-Jahre wurden verschiedene Lasersysteme für das Eröffnen der Zona pellucida eingesetzt. Bei den ersten Lasern handelte es sich um Kontaktlaser, die nur an der direkten Kontaktstelle zur Zona pellucida eine lokal eng begrenzte Eröffnung erzeugen konnten. Das Laserlicht musste hierzu mittels spezieller Kapillaren appliziert werden, und die Prozedur erforderte neben einer Haltkapillare und einer Laserapplikationskapillare auch Mikromanipulatoren. Es kamen ursprünglich verschiedene Laserwellenlängen zum Einsatz, die jedoch z. T. in einem für lebende Zellen kritischen Bereich lagen. Der erste kommerzielle kontaktfrei arbeitende Stickstofflaser verwendete ebenfalls eine Wellenlänge im UV-Bereich und konnte zudem nur sehr kleine Öffnungen im µm-Bereich erzeugen, sodass eine hohe Anzahl von Laserpulsen mit entsprechender Energiedeposition benötigt wurde (Übersicht in Montag et al. 2000c).

▶ Erst mit der Einführung eines 1,48-µm-Diodenlasers konnte sich die Lasertechnik als ein sicheres und einfach anzuwendendes Verfahren etablieren (Germond et al. 1995).

Die Sicherheit dieser Methode wurde in zahlreichen Publikationen belegt, und bis heute wurden nach zurückhaltenden Schätzungen mittels Laser-AH weltweit mehr als 100.000 Kinder geboren. Die Vorgehensweise beim laserassistierten Eröffnen der Zona pellucida ist in Abb. 2 gezeigt.

Alle derzeit gebräuchlichen kontaktfreien Lasersysteme können für die verschiedensten Anwendungen bei sachgemäßer Anwendung und entsprechender Expertise eingesetzt werden. Die Einfachheit des Verfahrens birgt jedoch das Risiko eines undifferenzierten Vorgehens mit u. U. problematischen Folgeerscheinungen. Prinzipiell führt eine künstlich erzeugte Öffnung dazu, dass der Embryo, sobald er innerhalb der ihn umgebenden Hülle eine Raumforderung kreiert, seitens der eröffneten Zona keinen Widerstand erfährt und somit die vorhandene Öffnung zum Schlüpfen

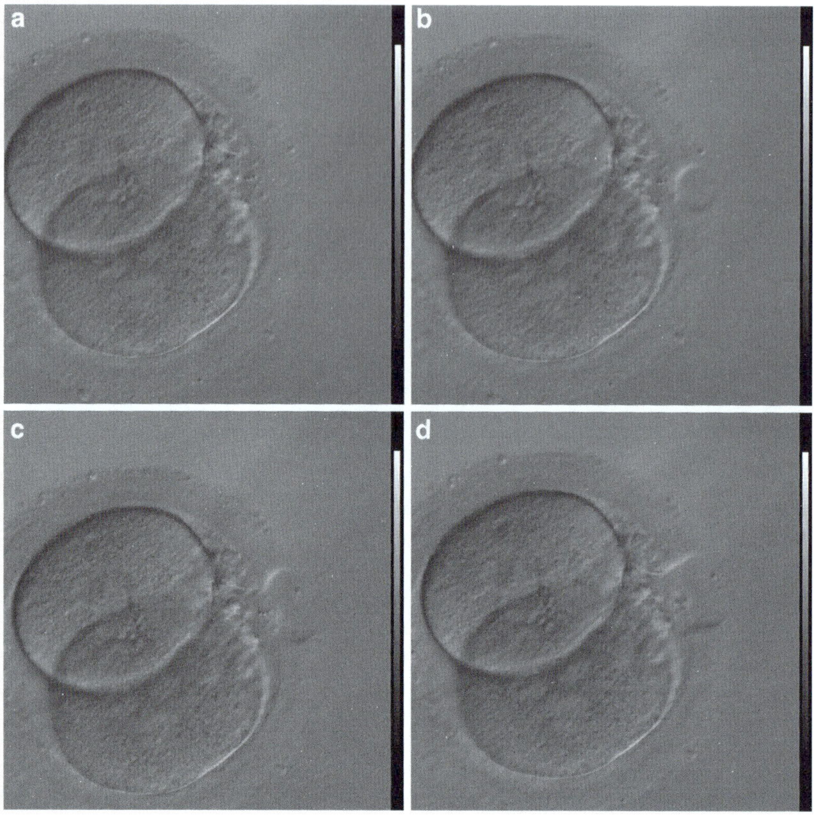

Abb. 2 **a–d** „Laser-assisted Hatching“. Beim Laser-AH der Zona pellucida werden keine Kapillaren benötigt (**a**). Mit einem ersten Laserschuss wird die Zona an einer Stelle eröffnet (**b**). Diese Öffnung wird mit einem zweiten Schuss vergrößert (**c**) und die Öffnung kann durch weitere Schüsse geringerer Intensität geformt werden (**d**)

benutzt. Daher kann man bei der Zona dieser Embryonen nach AH im weiteren Verlauf der Entwicklung und bei beginnender Expansion des Embryos kein weiteres Ausdünnen der Zona mehr erkennen. Stattdessen schlüpft der Embryo direkt durch die Öffnung, die durch das AH in der Zona geschaffen wurde. Der Zeitpunkt, zu dem der Prozess des Schlüpfens startet, ist dabei direkt von der Anzahl an verfügbaren Zellen des Embryos abhängig (Montag et al. 2000b).

Allerdings nutzt der Embryo auch alle ihm zur Verfügung stehenden Öffnungen für den Prozess des Ausschlüpfens. Werden beispielsweise zwei räumlich getrennte Öffnungen in der Zona erzeugt, so werden auch beide Öffnungen für das spätere Ausschlüpfen benutzt, und somit besteht eine nahezu 100 %-ige Chance, dass dieser Embryo letztendlich verkümmert.

Gleichermaßen bedeutsam ist die Größe der erzeugten Öffnung: Sobald diese einen bestimmten Durchmesser unterschreitet, besteht die Gefahr, dass der Embryo die Zona beim Schlüpfen nicht komplett verlassen kann und infolgedessen degeneriert.

Die hier skizzierten Probleme wurden in den 1990er-Jahren tierexperimentell untersucht, und auf ihre Bedeutung für eine erfolgreiche Applikation des AH wurde bereits damals hingewiesen (Montag und van der Ven 1999; Schmoll et al. 2003).

▶ **Cave** Es muss insbesondere erwähnt werden, dass bei der Verwendung des Lasers für andere Einsatzgebiete (z. B. Polkörper- oder Embryobiopsie) diese grundlegenden Regeln des Lasereinsatzes beachtet werden müssen, um einen negativen Effekt aufgrund einer unsachgemäßen Zonaeröffnung zu vermeiden.

3.5 „Zona Thinning“ und „Zona Removal“, Weiterentwicklungen des AH

Eine Weiterentwicklung des AH führte zu dem sog. „zona thinning“ (Blake et al. 2001). Hierbei wird keine durchgehende permanente Öffnung erzeugt, vielmehr wird die Zona pellucida über eine größere Strecke hinweg ausgedünnt. „Zona thinning“ kann sowohl mit saurer Tyrode als auch mit einem Lasersystem durchgeführt werden. Ein Beispiel für laserassistiertes thinning ist in Abb. 3 gezeigt.

In Bezug auf „zona thinning“ wurde darauf hingewiesen, dass für den Erfolg des Verfahrens ein ausreichend großer Anteil der Zona ausgedünnt werden muss, um einen positiven Effekt bei der klinischen Anwendung zu erzielen (Mantoudis et al. 2001).

Eine weitere Technik zur möglichen Verbesserung der Implantation stellt die komplette Entfernung der Zona pellu-

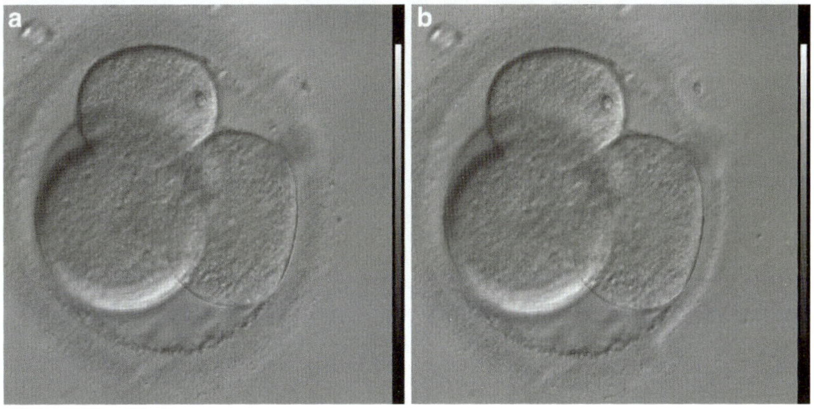

Abb. 3 **a, b** Ausdünnen der Zona („zona thinning"). Beim „zona thinning" wird die Zona pellucida ohne Hilfskapillaren (**a**) über ¼ des Umfangs ausgedünnt (**b**). Die präzise Durchführung ist nur mit einem optimal justierten Lasersystem gewährleistet

cida dar. Dies wurde nach Anwendung von Pronase bereits 1997 vorgestellt (Fong et al. 1997). Eine aktuelle Studie auf der Basis von Laser-AH zeigte an zuvor vitrifizierten Blastozysten, dass eine vollständige Entfernung der Zona pellucida unmittelbar nach dem Erwärmen im Vergleich zu einer partiellen Zona-Eröffnung signifikant höhere Hatchingraten unterstützt und die geschlüpften Blastozysten in vitro schneller auf Substraten anwachsen (Ueno et al. 2016).

4 Aktuelle Datenlage

„Assisted Hatching" wurde von Anbeginn bei den verschiedensten Indikationen angewandt (Übersicht).

Indikationen des „Assisted Hatching"

- Alter 37 Jahre
- Erhöhter basaler FSH
- Wiederholtes Implantationsversagen
- Schlechte Embryoqualität
- Kryotransferzyklen
- Eizellen mit einer auffallend breiten Zona pellucida

Zu allen genannten Indikationen findet man Studien, die einen Vorteil des AH belegen, aber auch solche, die genau das Gegenteil beweisen.

▶ Auch mehr als 20 Jahre nach Einführung des Verfahrens wird der effektive Nutzen des AH nach wie vor kontrovers diskutiert.

Im aktuellen Cochrane Review zum AH wird ausdrücklich auf die Heterogenität der Studien hingewiesen und die daraus resultierende Problematik bei der Erstellung einer validen Metaanalyse erörtert (Carbney et al. 2012). Fasst man alle Studien zusammen, so ergibt sich für AH hinsichtlich der Geburtenrate derzeit kein signifikanter Vorteil. Werden nur die methodisch „robusten" Studien berücksichtigt, so konnte eine Steigerung der klinischen Schwangerschaftsrate beobachtet werden, wobei sich insbesondere in Subgruppen-Analysen signifikante Verbesserungen nach vorausgegangener, erfolglosen IVF-Behandlung ergaben. Für AH wurde eine signifikant höhere Mehrlingsrate dokumentiert (Carbney et al. 2012). Ähnliche Ergebnisse wurden bereits zuvor in einem systematischen Review mit Metaanalyse berichtet (Martins et al. 2011) und in einem begleitenden Editorial kommentiert (Van Wely und van der Veen 2011).

Dass das methodische Vorgehen bei AH einen Einfluss auf die Ergebnisse haben kann, soll am Beispiel der sog. rezidivierenden Implantationsversager („recurrent implantation failure"; RIF) aufgezeigt werden (Farquharson et al. 2005). RIF tritt bei etwa 2–3 % der Kinderwunschpatientinnen auf. Die Definition umfasst das Nichteintreten einer Schwangerschaft nach 3-maligem Transfer von einem oder mehreren Embryonen von „guter Qualität" bzw. nach dem erfolglosen Transfer von >10 Embryonen in multiplen Transfers (Margalioth et al. 2006). Die RIF-Patientengruppe war bereits in einer Metaanalyse von 2003 die einzige Gruppe, bei der AH einen Vorteil hinsichtlich der Schwangerschaftsrate zeigte (Edi-Osagie et al. 2003).

In einer Studie untersuchten Valojerdi und Mitarbeiter den Benefit eines lasergestützten AH bei 410 älteren IVF/ICSI-Patientinnen (>37 Jahre), 180 Frauen mit einem Kryotransfer und 796 RIF-Patientinnen (≥2 erfolglose Zyklen) (Valojerdi et al. 2008). Jede Studiengruppe wurde hälftig geteilt in Frauen mit und ohne AH. Eine signifikant höhere Implantationsrate im Vergleich zur Kontrollgruppe wurde nur in der Gruppe mit einem Kryotransfer gefunden, nicht jedoch bei den RIF-Patientinnen. Allerdings wurden in dieser Arbeit mit dem Laser sehr große Öffnungen erzeugt (>40 µm).

Hingegen belegte eine prospektiv randomisierte europäische Multicenterstudie zum Laser-AH mit Öffnungen um 20–25 µm einen Vorteil für RIF-Patientinnen (Primi et al. 2004), und auch eine neue Studie zum „zona thinning" sieht bei RIF-Patientinnen eine Indikation für AH (Petersen et al. 2005).

Diese Beispiele belegen, dass die Durchführung des AH ausschlaggebend für einen Vorteil der Methode ist. Selbst kleine Veränderungen wie die Größe der erzeugten Öffnungen können einen negativen Einfluss auf die Ergebnisse haben. Insofern könnte sich das „zona thinning" als die effizientere AH-Methode erweisen, da hier eine gute Standardisierung möglich ist.

Generell hat die Durchführung des laser-assistierten AH an menschlichen Embryos keine negativen Auswirkungen auf die Embryonen (Zhou et al. 2014; Uppangala et al. 2016). Im Vergleich mit einer großen externen Kontrollgruppe (Kinder nach spontaner Konzeption) konnte nach Laserbehandlung keine Erhöhung der Häufigkeiten leichter und schwerer angeborener Fehlbildungen festgestellt werden (Kanyó und Konc 2003).

5 Fazit

Der Einsatz des AH kann derzeit nur bei Patientinnen mit wiederholtem Implantationsversagen unter Berücksichtigung von Transfers mit kryokonservierten Embryonen empfohlen werden. Eine Steigerung der Erfolgsraten ist nur bei einem standardisierten Vorgehen zu erwarten.

Das Verfahren der Wahl ist das Ausdünnen der Zona pellucida („zona thinning") über mindestens ¼ des Umfangs.

Literatur

Blake DA, Forsberg AS, Johansson BR, Wikland M (2001) Laser zona pellucida thinning – an alternative approach to assisted hatching. Hum Reprod 16:1959–1964

Carbney SK, Das S, Blake D, Farquhar C, Seif MM, Nelson L (2012) Cochrane Database Syst Rev (12):CD001894

Cohen J, Alikani M, Trowbridge J, Rosenwaks Z (1992) Implantation enhancement by selective assisted hatching using zona drilling of human embryos with poor prognosis. Hum Reprod 7:685–688

Edi-Osagie EC, Hooper L, McGinlay P, Seif MW (2003) Effect(s) of assisted hatching on assisted conception (IVF & ICSI). Cochrane Database Syst Rev (4):CD001894

Farquharson RG, Jauniaux E, Exalto N (2005) Updated and revised nomenclature for description of early pregnancy events. Hum Reprod 20:3008–3011

Fong C, Bongso A, Ng S et al (1997) Ongoing normal pregnancy after transfer of zona free blastocysts: implications for embryo transfer. Hum Reprod 12:557–560

Garrisi GJ, Talansky BE, Grunfeld L, Sapira V, Navot D, Gordon JW (1990) Clinical evaluation of three approaches to micromanipulation assisted fertilzation. Fertil Steril 54:671–677

Germond M, Nocera D, Senn A, Rink K, Delacrétaz G, Fakan S (1995) Microdissection of mouse and human zona pellucida using a 1.48 µm diode laser beam: efficacy and safety of the procedure. Fertil Steril 64:604–611

Gonzales DS, Bavister BD (1995) Zona pellucida escape by hamster blastocysts in vitro is delayed and morphologically different compared with zona escape in vivo. Biol Reprod 52:470–480

Gordon JW, Talansky BE (1986) Assisted fertilisation by zona drilling: a mouse model for correction of oligospermia. J Exp Zool 239:347–354

Gordon J, Grunfeld L, Garissi G, Talansky BE, Rishcards C, Laufer N (1988) Fertilization of human oocytes by sperm from infertile males after zona pellucida drilling. Fertil Steril 50:68–73

Kanyó K, Konc J (2003) A follow-up study of children born after diode laser assisted hatching. Eur J Obstet Gynecol Reprod Biol 110:176–180

Mantoudis E, Podsiadly BT, Gorgy A, Venkat G, Craft IL (2001) A comparison between quarter, partial and total laser assisted hatching in selected infertility patients. Hum Reprod 16:2182–2186

Margalioth EJ, Ben-Chetrit A, Gal M, Eldar-Geva T (2006) Investigation and treatment of repeated implantation failure following IVF-ET. Hum Reprod 21:3036–3043

Martins WP, Rocha IA, Ferriani RA, Nastri CO (2011) Assisted hatching of human embryos: a systematic review and meta-analysis of randomized controlled trials. Hum Reprod Update 17:438–453

Montag M, van der Ven H (1999) Laser-assisted hatching in assisted reproduction. Croat Med J 40:398–403

Montag M, Koll B, van der Ven H (2000a) Use of a laser to evaluate zona pellucida hardness at different stages of mouse embryonic development in vitro and in vivo. J Assist Reprod Genet 17:178–181

Montag M, Koll B, Holmes P, van der Ven H (2000b) Significance of the number of embryonic cells and the state of the zona pellucida for hatching of mouse blastocysts in vitro versus in vivo. Biol Reprod 62:1738–1744

Montag M, Rink K, Delacrétaz G, van der Ven H (2000c) Laser in assisted reproduction. In: Rabe T, Diedrich K, Strowitzki T (Hrsg) Manual on assisted reproduction. Springer, Berlin/Heidelberg/New York, S 473–487

Petersen CG, Mauri AL, Baruffi RL, Oliveira JB, Massaro FC, Elder K, Franco JG Jr (2005) Implantation failures: success of assisted hatching with quarter-laser zona thinning. Reprod Biomed Online 10:224–229

Primi MP, Senn A, Montag M, van der Ven H, Mandelbaum J, Veiga A, Barri P, Germond M (2004) A European multicentre prospective randomized study to assess the use of assisted hatching with a diode laser and the benefit of an immunosuppressive/antibiotic treatment in different patient populations. Hum Reprod 19:2325–2333

Sathananthan H, Menezes J, Gunasheela S (2003) Mechanics of human blastocyst hatching in vitro. Reprod Biomed Online 7:228–234

Schmoll F, Schneider H, Montag M, Wimmers K, Rink K, Schellander K (2003) Effects of different laser-drilled openings in the zona pellucida on hatching of in vitro-produced cattle blastocysts. Fertil Steril 80(Suppl 2):714–719

Ueno S, Ezoe K, Yabuuchi A, Uchiyama K, Okimura T, Okuno T, Kobayashi T, Kato K (2016) Complete zona pellucida removal from vitrified-warmed human blastocysts facilitates earlier in-vitro attachment and outgrowth. Reprod Biomed Online 33:140–148

Uppangala S, D'Souza F, Pudakalakatti S, Atreya HS, Raval K, Kalthur G, Adiga SK (2016) Laser assisted zona hatching does not lead to immediate impairment in human embryo quality and metabolism. Syst Biol Reprod Med 62:396–403

Valojerdi MR, Eftekhari-Yazdi P, Karimian L, Ashtiani SK (2008) Effect of laser zona pellucida opening on clinical outcome of assisted reproduction technology in patients with advanced female age, recurrent implantation failure, or frozen-thawed embryos. Fertil Steril 90:84–91

Van Wely M, van der Veen F (2011) To assist or not to assist embryo hatching. Hum Reprod Update 17:436–437

Zhou H, Zao W, Zhang W, Shi J, Shi W (2014) No adverse effects were identified o the perinatal outcomes after laser-assisted hatching treatment. Reprod Biomed Online 29:692–698

Polkörper- und Präimplantationsdiagnostik 27

Markus Montag, Bettina Toth und Thomas Strowitzki

Inhalt

1 **Einleitung und Begriffsbestimmung** ... 269
2 **Indikationen für die Präimplantationsdiagnostik** ... 270
3 **Stadienspezifische Biopsien und ihre Vor- und Nachteile** ... 272
4 **Untersuchungsmethoden im Rahmen der PID** ... 277
5 **Entwicklung der PID in Deutschland** ... 279
6 **Aktuelle Datenlage** ... 280
7 **Zukünftige Entwicklungen** ... 282
8 **Empfehlungen für die Praxis** ... 282
Literatur ... 283

1 Einleitung und Begriffsbestimmung

▶ **Definition Präimplantationsdiagnostik (PID)** Die Präimplantationsdiagnostik (PID) umfasst man jegliche Diagnostik an befruchteten Eizellen und Embryonen, die vor der eigentlichen Einnistung (Implantation) des Embryos in die Gebärmutter durchgeführt wird.

Der Begriff PID wurde bereits vom Pionier der assistierten Reproduktion, Sir Robert Edwards, geprägt, der die Möglichkeiten der PID zu einer Zeit voraussagte, als eine konkrete Anwendung dieses Verfahrens noch nicht in Reichweite erschien (Gardner und Edwards 1968; Streptoe et al. 1971).

In Hinblick auf die Komplexität des Themas, und insbesondere der begrifflichen Vielfalt, ist eine Erläuterung der wesentlichen Begriffe und Abkürzungen, die im Zusammenhang mit der PID benutzt werden, von größter Wichtigkeit.

▶ Präimplantationsdiagnostik ist ein Überbegriff, unter dem sich viele weitere Begriffe subsumieren, welche oft als Synonym für PID verwendet werden, obwohl sie andere Inhalte darlegen.

Hier wären zunächst die Begriffe Bezeichnung „preimplantation genetic diagnosis" (PGD) und „preimplantation genetic screening" (PGS) zu nennen.

Die Bezeichnung **„preimplantation genetic diagnosis" (PGD)** wird korrekterweise für alle diagnostische Vorgehensweisen verwendet, bei denen eine genetische Erkrankung oder Veranlagung im Vordergrund steht. Hierzu gehören z. B. Erkrankungen wie die zystische Fibrose/Mukoviszidose, die Chorea Huntington oder das Fragile-X-Syndrom, um nur einige wenige zu nennen.

Die Bezeichnung **„preimplantation genetic screening" (PGS)** wird für alle diagnostischen Verfahren zum chromo-

M. Montag (✉)
ilabcomm GmbH, St. Augustin, Deutschland
E-Mail: mmontag@ilabcomm.com

B. Toth
Klinik für Gynäkologische Endokrinologie und Reproduktionsmedizin, Medizinische Universität Innsbruck, Innsbruck, Österreich
E-Mail: bettina.toth@tirol-kliniken.at; bettina.toth@i-med.ac.at

T. Strowitzki
Abteilung für Gynäkologische Endokrinologie und Fertilitätsstörungen, Universitätsklinikum Heidelberg Frauenklinik, Heidelberg, Deutschland
E-Mail: thomas.strowitzki@med.uni-heidelberg.de

K. Diedrich et al. (Hrsg.), *Reproduktionsmedizin*, Springer Reference Medizin,
https://doi.org/10.1007/978-3-662-57636-6_28

somales Screening verwendet. Hierzu gehören im Wesentlichen verschiedene Verfahren zur Aneuploidiediagnostik, bei denen es beispielsweise um die Suche nach Chromosomenfehlverteilungen geht. Im weiteren Sinne gehören hierzu auch Untersuchungen zu strukturellen Chromosomenaberrationen, etwa bei Vorliegen einer mütterlichen oder väterlichen Translokation.

Die Einführung der Begriffe PGD und PGS geht auf Diskussionen innerhalb verschiedener Fachgesellschaften – Preimplantation Genetic Diagnosis International Society (PDGIS), European Society for Human Reprdoduction and Embryology (ESHRE), PGD Consortium – zurück, um das Screening (PGS) von den genetischen Indikationan klar zu differenzieren. Damit sollte auch in Fachpublikationen und auf internationalen Kongressen eine eindeutige Zuordenbarkeit dieser Begriffe erzielt werden (Harper 2010).

Die Begriffe Polkörperbiopsie (PKB), Polkörperdiagnostik (PKD), Blastomerenbiopsie und Blastozystenbiopsie stehen im Zusammenhang mit der praktischen Durchführung der PID. Die **Polkörperbiopsie (PKB)** bzw. **Polkörperdiagnostik (PKD)** umfasst die Entnahme des 1. und/oder 2. Polkörpers zwischen dem Metaphase-II-Stadium der Eizelle bis hin zum Vorkernstadium (PKB) und die daran anschließende Diagnostik (PKD).

Unter **Blastomerenbiospie** versteht man die Entnahme von 1 oder 2 embryonalen Zellen (sog. Blastomere) im 6- bis 8-Zell-Stadium. Erfolgt eine Entnahme von Trophektodermzellen im sog. Blastozystenstadium, spricht man von der **Blastozystenbiopsie**.

Die Vielfalt der diagnostischen Nachweismethoden im Labor wird durch die Begriffe FISH, PCR, CGH und NGS gekennzeichnet. Die **Fluoreszenz-in-situ-Hybridisierung (FISH)** ist ein Verfahren, bei dem chromosomenspezifische Sonden, die direkt mit einem Fluoreszenzfarbstoff markiert sind, zur Detektion numerischer und/oder struktureller Chromosomenaberrationen eingesetzt werden. Die **Polymerasekettenreaktion** („polymerase chain reaction"; **PCR**) dient der Vervielfältigung von DNA sowie zum spezifischen Nachweis definierter Gene bzw. Genabschnitte. Die **„comparative genomic hybridisation" (CGH)** ist ein Verfahren, bei dem man alle Chromosomen einer Zelle in einer Reaktion nachweisen kann. Oft wird auch der Begriff „Array-CGH" verwendet, der darauf hinweist, dass die zum Nachweis eingesetzten Chromosomensonden auf einer festen Matrix in Form eines sog. „array" oder Gitternetzes aufgetragen sind. Im Unterschied zu dem Array-CGH-Verfahren ermöglicht das Next Generation Sequencing (NGS) sowohl den Nachweis definierter Gene bzw. Genabschnitte durch eine Analyse der DNA-Sequenzen als auch den Nachweis von strukturellen oder numerischen Veränderungen der Chromosomen. Hierbei liegt die Auflösung des Verfahrens weit über dem der Array-CGH.

2 Indikationen für die Präimplantationsdiagnostik

▶ Prinzipiell muss beim Einsatz der PID nach der zugrunde liegenden Indikation unterschieden werden. Im Wesentlichen lassen sich 2 Indikationsbereiche abgrenzen. Zum einen bereits vorliegende und bekannte genetische Veranlagungen, Erkrankungen bzw. strukturelle Chromosomenveränderungen, die ggf. an die Nachkommen weitergegeben werden, zum anderen altersbedingte Risiken, die man im Rahmen eines Screenings erkennen kann.

Der erste Indikationsbereich betrifft i. d. R. Paare, die erst im Rahmen der PID eine Kinderwunschbehandlung in Anspruch nehmen, obwohl sie auf normalem Weg schwanger werden können. Der zweite Indikationsbereich betrifft Paare, die im Rahmen einer Kinderwunschbehandlung die PID als zusätzliche Behandlungsoption wählen.

2.1 Genetische Erkrankungen

Genetischen Erkrankungen liegen Mutationen auf Genebene zugrunde. Diese Mutationen äußern sich in einer Veränderung des genetischen Codes eines betreffenden Gens und können manchmal nur einige wenige DNA-Basen betreffen, manchmal aber auch ganze Genduplikationen. Für die PID sind im Wesentlichen die Vererbungsmechanismen der autosomal-rezessiven, autosomal-dominanten und X-chromosomal gekoppelten oder geschlechtschromosomenspezifischen Erkrankungen relevant.

- Bei autosomal-rezessiven Erbgängen wie der zystischen Fibrose/Mukoviszidose werden 2 veränderte Kopien eines Genes benötigt, um die Krankheit bei 25 % der Nachkommen auszulösen. Hierbei sind die Eltern jeder für sich Träger einer veränderten Kopie, die sich dann bei ihren Kindern als Krankheit manifestiert.
- Autosomal-dominante Erbgänge treten bei 50 % der Nachkommen auf, und der entsprechende Elternteil ist ebenfalls erkrankt. Hierzu gehören insbesondere Erkrankungen, die sich erst später im Leben manifestieren, wie z. B. die Chorea Huntington.

Die Anwendung der PGD wird aber auch für bestimmte familiäre Krebserkrankungen wie z. B. Brustkrebs oder Darmkrebs diskutiert (Konstantopoulou et al. 2009; Spits et al. 2007).

Die geschlechtschromosomenspezifische Diagnostik ist im internationalen Sprachgebrauch als „sexing" bekannt, da letztlich der Embryo in Hinblick auf geschlechtsspezifische Merkmale untersucht und ausgewählt wird. Dabei wird unterschieden zwischen dem medizinisch indizierten Sexing und dem Sexing aus nicht medizinischen Gründen (Ogilvie und Scriven 2010). Dem medizinisch indizierten Sexing liegen geschlechtschromosomengebundene Erkrankungen zugrunde. Diese werden durch Mutationen in X-chromosomal verankerten Genen verursacht, sodass die Prävalenz der Erkrankungen insbesondere bei Männern sehr hoch ist. Zu den am häufigsten untersuchten Erkrankungen zählen die Duchenne-Muskeldystrophie, die Hämophilie A und das Fragile-X-Syndrom.

Sexing für nicht medizinische Indikationen wird auch als „social sexing" oder „gender balancing" bezeichnet und geht mit dem Wunsch der Eltern nach einem Kind mit einem bestimmten Geschlecht einher.

▶ **Empfehlung** Mehrheitlich herrscht international ein Konsens, dass eine alleinige geschlechtschromosomenspezifische Diagnostik aus nicht medizinischen Indikationen nicht unterstützt werden sollte (ASRM 1999); entsprechende Regelungen sind auch in vielen Ländern gesetzlich verankert.

2.2 Strukturelle Chromosomenaberrationen

Paare, bei denen einer der Partner eine strukturelle Chromosomenaberration aufweist, haben im Fall einer Schwangerschaft ein hohes Abortrisiko (Sugiura-Ogasawara et al. 2004; Otani et al. 2006).

Zu den strukturellen Chromosomenaberrationen gehören neben den Inversionen oder Duplikationen von Chromosomenabschnitten im Wesentlichen die Translokationen. Man unterscheidet die reziproken und die Robertson-Translokationen. Bei einer reziproken Translokation liegt ein Austausch von distalen Chromosomenabschnitten zwischen nicht homologen Chromosomen vor. Ein solcher Austausch kann sowohl zwei lange, zwei kurze oder einen langen und einen kurzen Chromosomenarm betreffen.

Bei einer Robertson-Translokation liegt eine Fusion von 2 Chromosomen unter Verlust der kurzen Arme vor. Dieser Translokationstyp ist i. d. R. auf die akrozentrischen Chromosomen begrenzt, welche in den kurzen Armen keine genetisch relevante DNA enthalten. Der Träger einer Robertsons-Translokation hat einen um 1 Chromosom verminderten Chromosomensatz. Da sowohl bei einer reziproken als auch bei einer Robertson-Translokation die gesamte lebensnotwendige genetische Information erhalten ist und lediglich die Anordnung auf den Chromosomen eine Veränderung aufweist, spricht man auch von einer balancierten Translokation.

Träger einer balancierten Translokation unterscheiden sich phänotypisch nicht von Menschen mit strukturell völlig unauffälligen Chromosomen, bei denen keine Translokation vorliegt. Während der Bildung der männlichen und weiblichen Keimzellen kommt es jedoch aufgrund der strukturell veränderten Chromosomen im Rahmen der Paarung und anschließenden Trennung der homologen Chromosomen zu einer Fehlverteilung. Das Ausmaß dieser Störung ist von der Größe der translozierten Chromosomenabschnitte abhängig. Die entstehenden Gameten können unter statistischer Betrachtung zu 25 % chromosomal normal sein, zu 25 % tragen sie eine balancierte Translokation, und zu 50 % sind sie unbalanciert. Unter einer unbalancierten Translokation versteht man eine ungleiche Weitergabe der an der Translokation beteiligten Chromosomenabschnitte, sodass partielle Trisomien oder Monosomien entstehen können, die i. d. R. zu einem Abort führen oder zu einem schwer behinderten Kind.

Im Rahmen der PID kann festgestellt werden, ob eine Eizelle oder ein Embryo bezüglich der an der Translokation beteiligten Chromosomen unbalanciert oder balanciert, also unauffällig ist. Eine Unterscheidung zwischen einer balancierten und einer normalen Weitergabe der an der Translokation beteiligten Chromosomen ist mit den üblicherweise verwendeten Sonden i. d. R. nicht möglich. Eine unbalancierte Weitergabe der Translokationschromosomen führt, wie erwähnt, zu partiellen Trisomien oder Monosomien, die mit geeigneten Sonden detektiert werden können. In der Realität findet sich jedoch auch unabhängig von Vorhersagemodellen (Jalbert et al. 1980; Midro et al. 1992; Gardner und Sutherland 2004) sehr oft eine völlig andere Aufteilung der entstehenden Gameten, was im weiteren Verlauf noch diskutiert wird (Abschn. 6.2).

In sehr seltenen Fällen wurden Translokationen unter Beteiligung von mehr als 2 Chromosomen beschrieben. Hierbei ist die Wahrscheinlichkeit, dass balancierte oder „normale" Gameten entstehen äußerst gering.

2.3 Numerische Chromosomenfehlverteilungen

Als häufigste Indikation zur Durchführung einer PID sind numerische Chromosomenfehlverteilungen, sog. Aneuploidien, zu nennen. Aneuploidien äußern sich in einem nicht korrekten numerischen Chromosomensatz, d. h. dass eines oder mehrere Chromosomen zu viel (Trisomie) oder zu wenig (Monosomie) vorliegen.

Aneuploidien können sowohl in der Meiose, während der Bildung der Keimzellen, entstehen oder aber postmeiotisch, nach der Verschmelzung der Gameten in dem dann vorliegenden Embryo. Die meisten Aneuploidien entstehen während der Meiose und zu unterschiedlichen Anteilen bei dem Mann und bei der Frau (Nicolaidis und Petersen 1998). Beim Mann wird die Meiose erst ab Beginn der Pubertät initiiert, und erst ab diesem Zeitpunkt werden aus den Stammzellen und entsprechenden Vorläuferzellen in den Hoden Spermien produziert. Bei der Frau wird der Eizellpool bereits im weiblichen Fetus angelegt, und die maximale Anzahl primordialer Follikel ist im 6.–7. Monat gegeben. Dabei sind die Eizellen in einem frühen Stadium der Meiose arretiert und somit bis zu ihrer Rekrutierung und der Fortsetzung der Follikelreifung ab der Pubertät Umwelteinflüssen ausgesetzt. Je länger die Eizellen bis zur Rekrutierung im Eierstock verharren, umso stärker steigt mit dem zunehmenden mütterlichen Alter die Aneuploidierate – bis zu 80 % bei Frauen über 40 Jahre (Hassold et al. 1987; Geraedts et al. 2011). Folglich sind bei Eizellen bedeutend höhere Aneuploidieraten nachweisbar als bei Spermien.

In der Meiose wird der doppelte Chromosomensatz des Spermiums bzw. der Eizelle in 2 Reifeteilungen auf einen haploiden Chromatidensatz reduziert. Beim Mann entstehen aus einer diploiden Vorläuferzelle letztlich 4 haploide Spermien. Bei der Frau entstehen hingegen eine Eizelle und 2 Polkörper, von denen der erste einen Satz an Chromosomenbivalenten enthält, der zweite hingegen einen Chromatidensatz. Entsprechend können Ungleichmäßigkeiten bei der Verteilung der Chromosomen bzw. der Chromatiden durch die Analyse des 1. und 2. Polkörpers detektiert werden.

Entsteht in der Eizelle eine Aneuploidie nach Abschluss der Meiose, dann kann diese mittels Untersuchung von Blastomeren oder Trophektodermzellen nachgewiesen werden. Gleiches gilt für Aneuploidien, die durch ein Spermium verursacht werden. Eine erhöhte Prävalenz für spermienbedingte Aneuploidien wurde für Patienten mit Klinefelter-Syndrom (Staessen et al. 2003) und für Patienten mit extrem stark eingeschränktem Spermiogramm beschrieben (Magli et al. 2009).

Im Fall des Vorliegens einer Aneuploidie kann dies zu einem erhöhten Abortrisiko führen. So ist z. B. eine der häufigsten bekannten Aborturachen das Vorliegen einer fetalen Trisomie 16. Zu den weiteren, häufig zu beobachteten Aneuploidien in Aborten gehören die Trisomien 13, 18, 21 und 22. Andere Chromosomen werden bedeutend seltener im Abortmaterial nachgewiesen, sodass vermutet wurde, dass diese möglicherweise eine erfolgreiche Einnistung eines betroffenen Embryos verhindern und somit eine Schwangerschaft erst gar nicht eintritt (Munné et al. 2004). Aufgrund dieser Betrachtungen wurde im Rahmen der Kinderwunschbehandlung das Aneuploidie-Screening als eine Möglichkeit zur Steigerung der Schwangerschaftsrate angesehen, da nicht implantationskompetente Embryonen frühzeitig detektiert werden und somit die weitere Kultivierung bzw. der Transfer entfallen (Munné et al. 2012).

▶ Neben dem altersbedingten erhöhten Aneuploidierisiko werden Untersuchungen für numerische Chromosomenfehlverteilungen auch bei wiederholtem Implantationsversagen und bei rezidivierenden Spontanaborten durchgeführt (Abschn. 6.3).

3 Stadienspezifische Biopsien und ihre Vor- und Nachteile

Die im Rahmen einer PID zur Verfügung stehenden Zellen sind

- der 1. und 2. Polkörper der Eizelle,
- 1 oder 2 Blastomeren des Embryos in den frühen Teilungsstadien und
- einige wenige Zellen des Trophektoderms im Blastozystenstadium.

Die Entnahme der Zellen erfolgt mittels einer Biopsie (PKB, Blastomerenbiopsie, Blastozystenbiopsie) in dem jeweiligen Entwicklungsstadium. Im historischen Kontext wurden die Blastomerenbiopsie und die PKB nahezu zeitgleich entwickelt und im Rahmen der PID eingesetzt (Handyside et al. 1989; Verlinsky et al. 1990). Im internationalen Vergleich hatte sich zunächst die Blastomerenbiopsie als das zentrale Verfahren entwickelt. Aufgrund neuerer Entwicklungen kann derzeit international eine Abkehr von der Blastomerenbiopsie beobachtet werden. Je nach Einsatzgebiet und rechtlicher Grundlage in den verschiedenen Ländern ist eine Hinwendung zur Polkörper- bzw. zur Blastozystenbiopsie zu beobachten.

3.1 Blastomerenbiopsie

Die Entnahme von Blastomeren erfolgt i. d. R. im 6- bis 8-Zell-Stadium. Hierzu ist eine Eröffnung der Zona pellucida nötig, um mittels einer Biopsiekapillare Zugang zum perivitellinen Raum zu erhalten. Bei der Entnahme ermöglichen nur Blastomeren mit deutlich erkennbarem Zellkern eine eindeutige Entnahme der DNA. Das Vorhandensein eines Zellkerns ist insbesondere für anschließende FISH-Untersuchungen von größter Bedeutung. Entsprechend ist auf die Anzahl der Zellkerne zu achten, denn das Vorliegen von mehreren Zellkernen in einer Blastomere kann bereits auf eine Aneuploidie hinweisen (Kligman et al. 1996; Hardarson et al. 2001), würde aber im Zusammenhang mit einer monogenetischen Diagnostik die Interpretation der Ergebnisse möglicherweise erschweren.

Für die **Durchführung** einer Blastomerenbiopsie muss zunächst die Zona pellucida an einer geeigneten Stelle eröffnet werden. Hierzu stehen verschiedene Verfahren zur Verfügung. Die Erzeugung der zur Entnahme benötigten Öffnung in der Zona erfolgte anfänglich mit saurer Tyrode-Lösung (Hardy et al. 1990; ▶ Kap. 26, „„Assisted Hatching""). Die Möglichkeit einer effektiven Blastomerenbiopsie in Verbindung mit einem Lasersystem wurde erstmals 1998 beschrieben (Boada et al. 1998). Eine vergleichende Studie aus der Brüsseler Arbeitsgruppe belegte dann für die

Blastomerenbiopsie vielfältige Vorteile der Lasertechnik gegenüber dem Verfahren mit saurer Tyrode-Lösung (Joris et al. 2003). Nach den Daten des ESHRE PGD Consortium ist bereits seit einigen Jahren die laserassistierte Biopsie die am häufigsten eingesetzte Methode im Rahmen der Blastomerenbiopsie (Harper et al. 2010).

Bei der Biopsie wird die Blastomere nicht in die Kapillare eingesogen, vielmehr wird sie aus dem Zellverbund herausgelöst und vorsichtig aus dem perivitellinen Raum entfernt. Das Verfahren ist detailliert in Abb. 1 dargestellt.

Historisch betrachtet wurden die Vorteile der Blastomerenbiopsie darin gesehen, dass die Analyse einer Blastomere einen direkten Hinweis auf die genetische bzw. auf die chromosomale Konstitution des korrespondierenden Embryos gibt und somit väterliche und mütterliche Anteile untersucht werden. Insbesondere bei der Diagnostik von genetischen Erkrankungen (PGD) konnte nach der Entnahme von 2 Blastomeren im 8-Zell-Stadium an beiden Zellen unabhängig voneinander eine genetische Diagnostik durchgeführt werden. Aber auch für die Aneuploidiediagnostik wurde die Entnahme von 2 Blastomeren sehr lange favorisiert. Der direkte Vergleich der Ergebnisse beider Blastomere wurde als einer der wesentlichsten Bestandteile der diagnostischen Sicherheit angesehen.

Für die Unbedenklichkeit der Entnahme von bis zu 2 Blastomeren eines Embryos im 8-Zell-Stadium werden verschiedene Untersuchungen aus den Anfangszeiten der PID angeführt (Nijs und Van Steirteghem 1987; Hardy et al. 1990; Wilton und Trounson 1989). Bereits in früheren Jahren wurden allerdings im Mausmodell dargelegt, dass nach einer Blastomerenbiopsie mögliche Beeinträchtigungen der Schwangerschaftsrate (Van Blerk et al. 1991), der Implantationsrate (Wilton und Trounson 1989) und der fetalen Entwicklung (Krzyminska et al. 1990) auftreten. Die Relevanz dieser Ergebnisse für die Biopsie menschlicher Embryonen zeigte sich nach Studien, bei denen die Zahl der entnommenen Blastomeren mit den Behandlungsergebnissen korreliert wurde. Bei Entnahme von 2 Blastomeren wurden im Vergleich zu der Entnahme nur 1 Blastomere Beeinträchtigungen des embryonalen Entwicklungs- und Implantationspotenzials festgestellt (Cohen et al. 2007; Goossens et al. 2008).

Vor dem Hintergrund der seit 2007 veröffentlichten randomisierten und kontrollierten Studien zum potenziellen Vorteil des Aneuploidiescreenings (PGS; s. auch Abschn. 6.3)

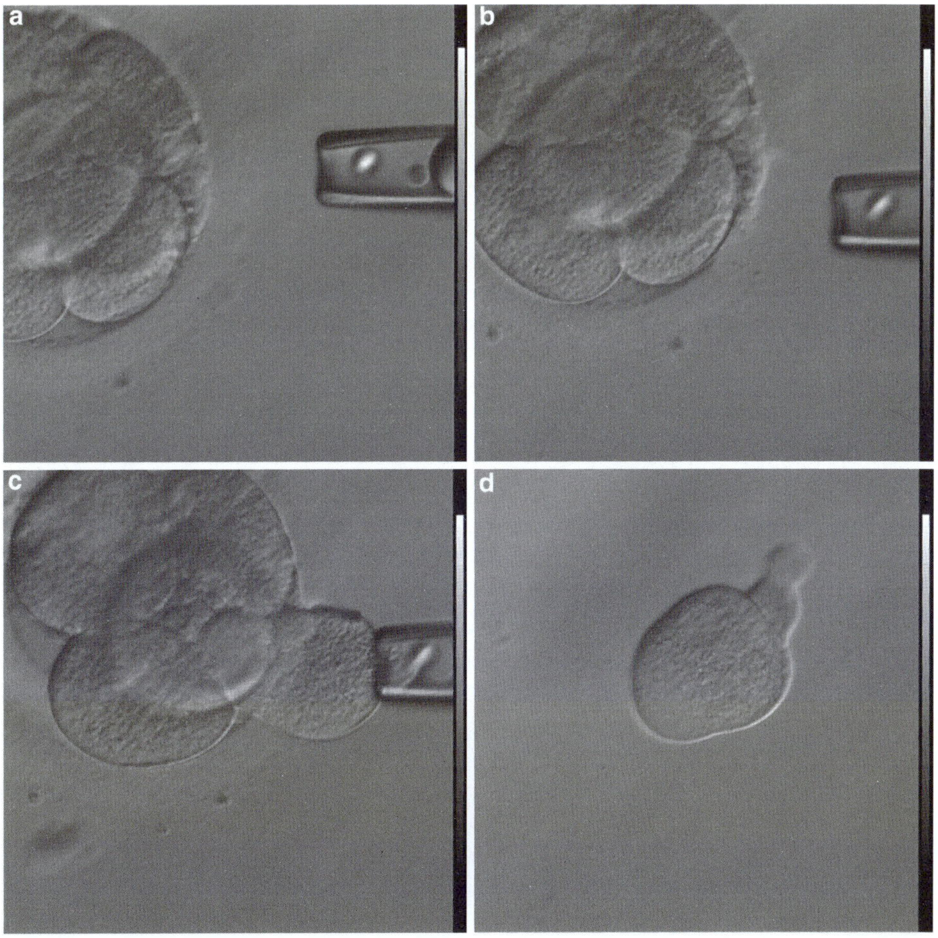

Abb. 1 **a–d** Entnahme einer Blastomere. Nach Positionierung des Embryos (**a**) kann mit einem Lasersystem die Zona pellucida punktgenau eröffnet werden (**b**). Mittels einer stumpfen, hitzepolierten Biopsiekapillare kann eine Blastomere mit einem Zellkern gezielt entnommen werden (**c**) und steht nach der Isolation (**d**) für weitere zytogenetische oder molekulardiagnostische Untersuchungen zur Verfügung

wird diskutiert, dass die negativen Ergebnisse u. a. auf dem Verfahren der Blastomerenbiopsie und der damit verbundenen Beeinträchtigung der Embryonalentwicklung beruhen und letztlich zu einem reduzierten Implantationspotenzial führen.

Neuere Untersuchungen belegen mit Hilfe von Zeitrafferaufnahmen, dass nach der Entnahme bereits nur einer Blastomere im 8-Zell-Stadium die betroffenen Embryonen im weiteren Verlauf ihrer In-vitro-Entwicklung eine Wachstumsretardierung zeigen. Diese beruht im Wesentlichen auf einem deutlich verlängerten Zellzyklus des Stadiums, in dem die Biopsie stattfand. Auch zeigen die sich später entwickelnden Blastozysten ein charakteristisch verändertes Schlüpfverhalten beim Verlassen der Zona pellucida (Kirkegaard et al. 2011).

▶ Zumindest in Bezug auf das „preimplantation genetic screening" (PGS) tritt daher international die Blastomerenbiospie immer mehr in den Hintergrund, und die alternativen Verfahren der Polkörperbiospie (Geraedts et al. 2010) und insbesondere der Blastozystenbiopsie (Jansen et al. 2008) werden zunehmend favorisiert.

In Hinblick auf die PGD wird die Blastomerenbiospie derzeit nach wie vor an einigen Zentren eingesetzt, während mehrheitlich ein Übergang zu der Blastozystenbiopsie erfolgt ist.

3.2 Polkörperbiospie

Der 1. und der 2. Polkörper (PK) entstehen im Rahmen der meiotischen Reifeteilung und haben für die weitere Entwicklung der Eizelle bzw. des Embryos keine Bedeutung. Zwar kann der 2. Polkörper und insbesondere dessen Lokalisation ein Indikator für bestimmte Symmetrien bezüglich des entstehenden Embryos sein, doch wird die jeweilige Symmetrieachse nicht durch den 2. Polkörper aktiv induziert.

Der 1. Polkörper kennzeichnet die reife Metaphase-II-Eizelle und enthält einen kompletten Chromosomensatz, in dem jedes Chromosom in Form von gepaarten Chromatiden vorliegt. Direkt nach der Bildung ist der 1. PK mit einer Spindelbrücke an die Eizelle fixiert (Abb. 2; Montag et al. 2006). Erst nach Auflösen dieser Verbindung liegt eine befruchtungsfähige Metaphase-II-Eizelle vor.

Durch das Eindringen des Spermiums wird der Metaphase-II-Arrest der Eizelle aufgehoben, und nach der Trennung der in der Metaphaseplatte lokalisierten gepaarten Chromatiden wird ca. 2–4 h später im 2. PK ein Chromatidensatz ausgeschleust (Abb. 3). Der 2. PK ist somit das erste morphologische Indiz für eine Aktivierung der Eizelle.

Ebenso wie bei dem 1. PK können direkt nach dem Ausschleusen des 2. PK mit geeigneten mikroskopischen Verfahren innerhalb des Zytoplasmastrangs, der den 2. PK mit der

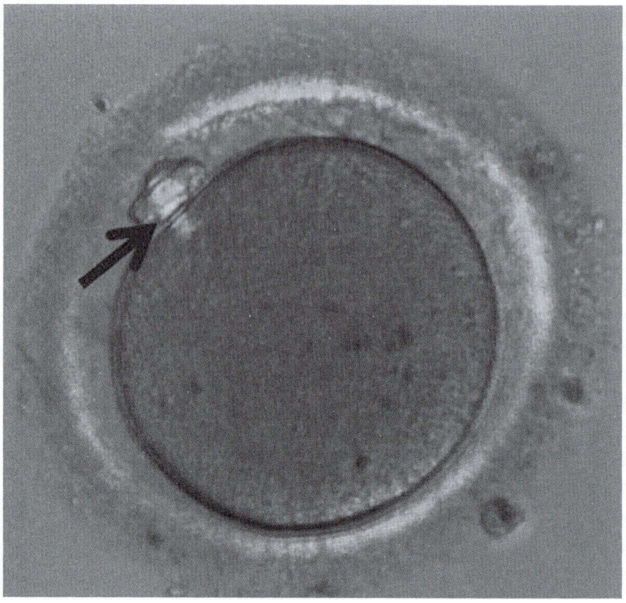

Abb. 2 Spindelbrücke am 1. Polkörper. Bei einer Biopsie sowohl des 1. Polkörpers als auch des 2. Polkörpers kann das Vorliegen einer Spindelbrücke zu einer unbeabsichtigten Entnahme der in der Eizelle verbliebenen Chromosomen (Biopsie 1. PK) bzw. Chromatiden (Biopsie 2. PK) führen. Dies kann nur durch ein geeignetes Zeitmanagement vermieden werden

Eizelle verbindet, Spindelfasern nachgewiesen werden (Montag et al. 2010a). Diese sind Reste der sich auflösenden Spindel, die zur Trennung der gepaarten Chromatiden während der zweiten meiotischen Reifeteilung nötig sind. Solange diese Spindelfasern persistieren, darf der 2. PK unter keinen Umständen biopsiert werden, da ein hohes Risiko besteht, dass Chromatiden der Eizelle an die Spindelfasern anhaften und aus dieser herausgezogen werden. Dies hätte eine künstlich herbeigeführte Aneuploidie zur Folge.

In der Regel ist eine Biopsie des 2. PK frühestens 5–6 h nach dessen Bildung möglich, während der 1. PK frei im perivitellinen Spalt vorliegt. Der Entnahmezeitpunkt scheint für eine nachfolgende Untersuchung mittels der FISH-Technik von untergeordneter Bedeutung zu sein. Neuere Untersuchungen zeigen jedoch für die Array-CGH, dass, wenn der 2. PK zu früh entnommen wird (<6 h nach ICSI), die Amplifikationseffizienz in der nachfolgenden PCR-Reaktion bedeutend schlechter ist als bei einer Entnahme >6 h nach ICSI (Magli et al. 2011).

Die Biopsie des 1. und 2. PK kann simultan, also zur selben Zeit erfolgen, oder sequenziell, d. h. der 1. PK und der 2. PK werden zu unterschiedlichen Zeiten entnommen. Generell weisen Eizellen bis ca. 2 h nach der Befruchtung eine sehr empfindliche Oolemma auf. Erst mit der abgeschlossenen Kortikalreaktion geht eine Stabilisierung der Oolemma einher, und somit werden jegliche Manipulationen ab 2 h nach Befruchtung von der Eizelle besser toleriert.

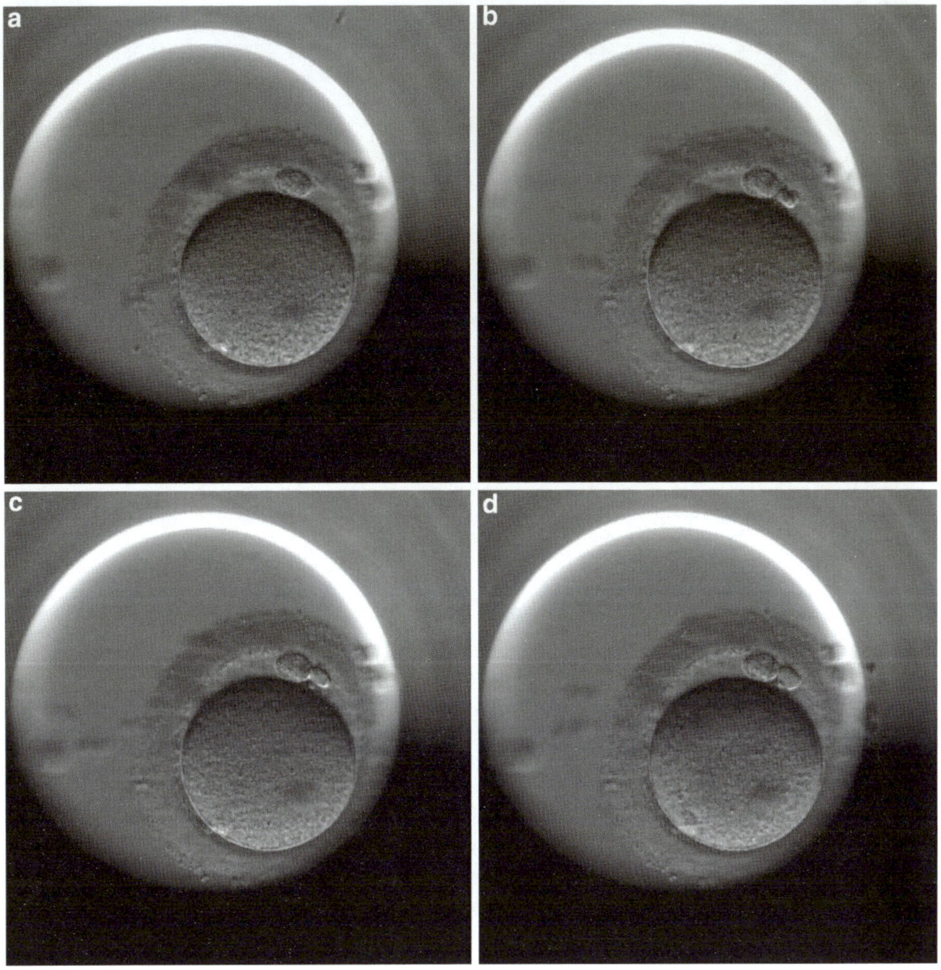

Abb. 3 **a–d** Bildung des 2. Polkörpers. Der 2. PK bildet sich i. d. R. zwischen 2,5 h und 4 h nach ICSI. Von der abgebildeten Eizelle wurden mit einem Time-Lapse-System (EmbryoScope, Vitrolife, Gothenborg, Sweden) 2,2 h (**a**), 2,9 h (**b**), 3,5 h (**c**) und 4,2 h (**d**) nach ICSI jeweils eine Aufnahme gemacht. Die Bildung des 2. PK und Abrundung des Polkörpers zieht sich über einen Zeitraum von 1–2 h hin. Deutlich erkennbar ist eine basale Platte, mit der der 2. PK direkt mit dem Oolemma verbunden ist und die zu diesem frühen Zeitpunkt noch Reste der Spindelbrücke enthält

Zur Entnahme der Polkörper muss die Zona pellucida eröffnet werden. Dies kann entweder mechanisch (Cieslak et al. 1999) oder mit Hilfe eines Diodenlasers (Montag et al. 1998) erfolgen. Die von der Blastomerenbiopsie und vom „assisted hatching" bekannte Methode der sauren Tyrode-Lösung kann bei Eizellen nicht eingesetzt werden, da Eizellen gegenüber dem niedrigen pH Wert sehr empfindlich sind und die weitere Entwicklungskompetenz stark eingeschränkt wird. Die mechanische Eröffnung bedarf einer gewissen Erfahrung in der Anwendung. Die laserassistierte Biopsie ist in Abb. 4 dargestellt.

▶ Bei sachgemäßer Anwendung ist die laserassistierte Biopsie die schnellste und schonendste Methode, da jegliche traumatische Beeinträchtigung der Eizelle vermieden wird.

Besondere Aufmerksamkeit muss jedoch fragmentierten Polkörpern entgegengebracht werden. Da jedes Fragment eines oder mehrere Chromosomen bzw. Chromatiden enthalten kann, müssen immer alle Fragmente zusammen entfernt und einer Diagnostik zugeführt werden.

In Hinblick auf die Diagnostik genetischer Erkrankungen mittels der PKD müssen auch aus ethischer Sicht einige Einschränkungen beachtet werden. Zum Einen müssen immer beide Polkörper untersucht werden, da ansonsten ein hohes Risiko für eine Fehldiagnose besteht. Zum anderen muss beachtet werden, dass mit Hilfe der PKD nur eine Aussage für die untersuchte Eizelle, nicht aber für den potenziellen Embryo möglich ist. Wird die Eizelle bei einem autosomal-rezessiven Erbgang als „gesund" diagnostiziert, so kann das Kind mit einem betroffenen väterlichen Allel wieder Träger einer Erkrankung sein. Wird hingegen die Eizelle als Träger des veränderten Gens identifiziert, so kann das gesunde Allel des Vaters einen Embryo entstehen lassen, der selbst wieder Träger, aber nicht von der Krankheit betroffen ist. Da die als Träger identifizierte Eizelle i. d. R. verworfen wird, unterliegt die PKD hier einem ethischen Dilemma, da die Hälfte der gezeugten Kinder zwar Träger der Erkrankung, aber selbst gesund sind.

3.3 Blastozystenbiopsie

Die Blastozystenbiopsie wurde bereits 1997 propagiert (Veiga et al. 1997). Die Methode wird allerdings erst in den

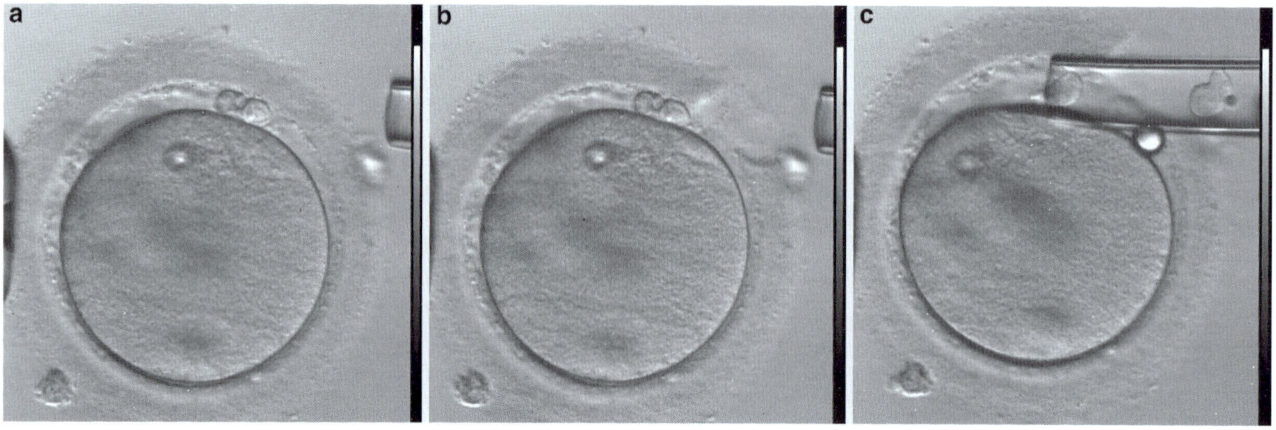

Abb. 4 a–c Laserassistierte Biopsie des 1. und 2. Polkörpers. Zur simultanen Entnahme des 1. und 2. Polkörpers ist eine optimale Ausrichtung beider Polkörper in ein und derselben Fokusebene wie die Biopsiekapillare Voraussetzung für eine schnelle und erfolgreiche Biopsie (a). Nach Eröffnung mit einem Lasersystem (b) können beide Polkörper mit einer geeigneten Biopsiekapillare entnommen werden (c) und stehen für weitere diagnostische Untersuchungen zur Verfügung

letzten Jahren als Alternative zu der als problematisch angesehenen Blastomerenbiopsie zunehmend eingesetzt.

Die Blastozystenbiopsie beinhaltet die Entnahme von Zellen des Trophektoderms am Tag 5 nach der Insemination und erlaubt ebenfalls einen umfassenden Rückschluss auf väterliche und mütterliche chromosomale bzw. genetische Anteile des Embryos. Trophektodermzellen sind an der Bildung der Plazenta beteiligt, während der spätere Fetus sich aus den Zellen der inneren Zellmasse entwickelt. Insofern wird bei einer Blastozystenbiopsie kein embryonales Gewebe entnommen bzw. untersucht.

Die Entnahme erfolgt über eine Öffnung in der Zona pellucida, die oftmals bereits am Tag 3 oder 4 erzeugt wird. Mit zunehmender Entwicklung des Blastozoels dehnt sich die Blastozyste aus und nutzt die vorhandene Öffnung in der Zona zum Schlüpfen (▶ Kap. 26, „„„Assisted Hatching""). Das Austreten von Zellen im Zuge des Hatching-Prozesses wird auch als „Herniation" bezeichnet.

Die aus der Hülle ausgetretenen Zellen des Trophektoderms können mit einer Biopsiekapillare entnommen werden (Abb. 5). Dazu werden diese partiell in die Biopsiekapillare eingesaugt, und die Kapillare wird von der an einer Haltekapillare fixierten Blastozyste weggezogen. Der entstehende Verbindungsstrang wird unter Zuhilfenahme eines Lasersystems perforiert, sodass die Zellen von dem Gewebeverband abgetrennt werden können.

Danach stehen diese Zellen für zytogenetische (FISH) oder für molekulargenetische Untersuchungen (PGD, Array-CGH, NGS) zur Verfügung. Bei FISH-Untersuchungen wird jede Zelle einzeln ausgewertet. Die Ergebnisse können durch die Untersuchung mehrerer Zellen besser abgesichert werden. Bei den molekulargenetischen Methoden wird von allen entnommenen Trophektodermzellen die DNA insgesamt isoliert, und somit ist die Effizienz der DNA-Amplifikation sehr hoch. Dies ist insbesondere für PCR-basierte Nachweismethoden (NGS, Array-CGH, PCR für genetische Erkrankungen) von großer Bedeutung. Allerdings ist dadurch nur eine Gesamtaussage für das Amplifikat aller Zellen und nicht für die einzelnen Zellen möglich.

Ein intensiv diskutiertes Thema ist die hohe Mosaikrate, die an Embryonen in frühen Teilungsstadien (8-Zell-Stadium) mittels der FISH-Technik nachgewiesen wurde (Harper et al. 1995). Es war lange Zeit unbklar, ob auch bei der Blastozyste Mosaike vorliegen können und ob und in welchem Ausmaß Zellen des Trophektoderms bzw. der inneren Zellmasse betroffen sind. Theoretisch bestünde die Möglichkeit, dass bei mehreren Trophektodermzellen mit einer Mosaiksituation für ein bestimmtes Chromosom sowohl Zellen mit einer Monosomie als auch einer Trisomie vorliegen. Da bei der Trophektodermbiopsie wie bereits erwähnt die amplifizierte DNA von mehreren Zellen untersucht wird, kann dies bei Vorliegen eines Mosaiks im ungünstigsten Fall dazu führen, dass dies mit der Array-CGH nicht erkannt wird, da im Mittel kein Zuviel oder Zuwenig an DNA für das betreffende Chromosom vorliegt. Mit der höheren Auflösung des NGS-Verfahrens konnte inzwischen eindeutig gezeigt werden, dass verschiedengradige Mosaike in Biopsien von Trophektodermzellen nachweisbar sind und dass nach Transfer von Embryonen mit nachgewiesenem Mosaik in Trophektodermzellen gesunde Kinder zur Welt kommen können (Greco et al. 2015). Die momentane Diskussion geht in die Richtung, dass eventuell laborspezifische Einflüsse den Mosaikgrad bestimmen können, was die Zuverlässigkeit der Blastozystenbiopsie an sich in Frage stellt (Sachdev et al. 2016; Munné et al. 2017a).

Ein weiterer Nachteil der Blastozystenbiopsie besteht darin, dass der Zeitpunkt der Biopsie abhängig von der fortschreitenden Ausstülpung von trophektodermalen Zellen aus der Zonaöffnung ist (McArthur et al. 2005).

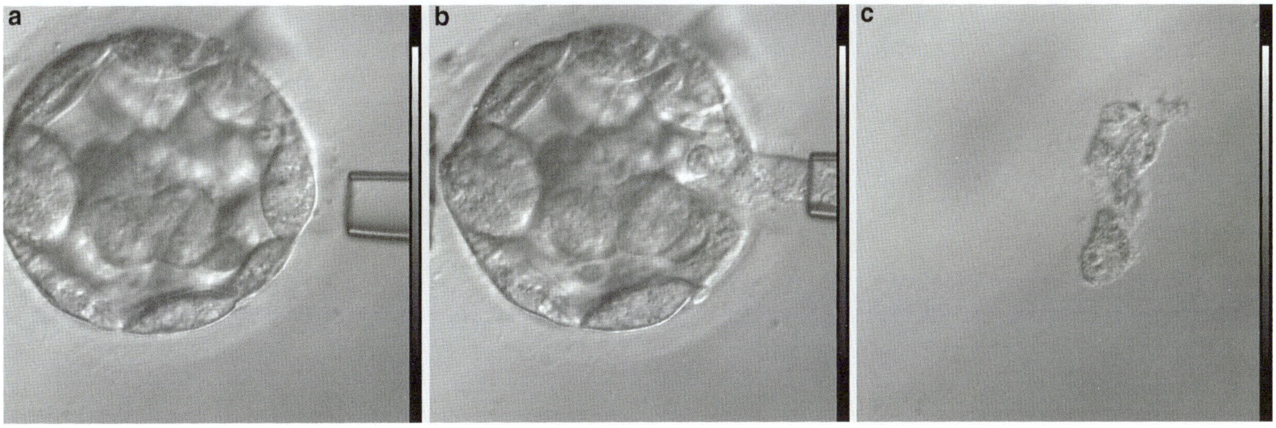

Abb. 5 Blastozystenbiopsie – Entnahme von Trophektodermzellen. Bei der Blastozystenbiopsie kann die zur Entnahme benötigte Öffnung der Zona pellucida bereits 1–2 Tage vor der geplanten Biopsie erzeugt werden (**a**). Mit einer geeigneten Kapillare werden dann einige wenige Trophektodermzellen vorsichtig aus dem Zellverband herausgezogen (**b**). Gegebenenfalls kann der dabei entstehende Zellstrang durch weitere Laserschüsse getrennt werden. Das entnommene Zellmaterial kann nach Isolation weiter bearbeitet werden (**c**)

Die Entnahme von Trophektodermzellen von einer Blastozyste ohne Herniation ist sehr schwierig und nicht immer möglich. Insofern dürfte die Blastozystenbiopsie trotz der Tatsache, dass im Vergleich zur Blastomerenbiopsie weniger Embryonen letztlich biopsiert werden, zeitaufwendiger sein. Diese Methode setzt in jedem Fall eine entsprechend hohe Erfahrung im Umgang mit Mikromanipulatoren voraus.

4 Untersuchungsmethoden im Rahmen der PID

▶ Die im Rahmen der PID gebräuchlichsten Untersuchungsmethoden sind die FISH-Technik und die Array-CGH für die Aneuploidiediagnostik und für strukturelle Chromosomenaberrationen. Untersuchungen im Rahmen der PGD benötigen molekulargenetische Techniken wie PCR-basierte Nachweise und die Sequenzanalysen.

4.1 FISH

Die FISH-Technik (Fluoreszenz-in-situ-Hybridisierung) wurde sehr früh für die Aneuploidiediagnostik eingesetzt. Sie beruht auf der Markierung von chromosomenspezifischen Sonden mit jeweils einem definierten Fluoreszenzfarbstoff. In der Routineanwendung können dabei 5–6 verschiedene Sonden in Kombination für eine Hybridisierung auf die biopsierten und fixierten Zellen (Polkörper, Blastomere, Trophektodermzellen) eingesetzt werden.

Die Auswertung erfolgt mit einem Fluoreszenzmikroskop und geeigneten Fluoreszenzfiltern. Jedes Farbsignal zeigt das Vorhandensein des jeweiligen Chromosoms oder Chromosomenabschnitts an. Insofern ermöglicht die FISH-Technik die Erfassung der Anzahl von ganzen Chromosomen oder Chromatiden sowie die gezielte Analyse der Geschlechtschromosomen, z. B. im Rahmen des „social sexing" (Abschn. 2.1). Hierzu werden sowohl locusspezifische als auch zentromerspezifische Sonden eingesetzt, die kommerziell erhältlich sind.

Durch die Möglichkeit, bestimmte Chromosomenabschnitte zu untersuchen, eignet sich die FISH-Technik auch für die Diagnostik von strukturellen Chromosomenaberrationen. Bei Translokationen werden i. d. R. Kombinationen von telomer- und zentromerspezifischen Sonden verwendet. Nachteile der FISH-Technik für den Routineeinsatz sind die Begrenzung auf eine geringe Anzahl von Fluoreszenzfarben und die eingeschränkte Verfügbarkeit von markierten Chromosomensonden.

Unter optimalen Bedingungen können 2–3 Hybridisierungsrunden mit unterschiedlichen Chromosomensonden durchgeführt werden, was die Analyse von 12–15 Chromosomen ermöglicht (Abdelhady et al. 2003; Munné et al. 1998, 1999; Munné 2010). Da jedoch die Hybridisierungseffizienz nach jeder Rehybridisierung deutlich geringer wird, ist eine zuverlässige Auswertung erschwert (Ruangvutilert et al. 2000; Munné et al. 2012).

4.2 Komparative genomische Hybridisierung (CGH)

Die Einschränkungen der FISH-Technik in Hinblick auf die Anzahl der zu untersuchenden Chromosomen wurde durch die sog. CGH aufgehoben. Eine wesentliche Voraussetzung für die Durchführung der CGH ist eine ausreichende Menge an DNA, die durch eine Amplifikation der ursprünglich in einer Zelle (Polkörper, Blastomere) oder in einigen wenigen Zellen (Trophektoderm) vorhandenen DNA gewonnen wird.

Das Prinzip der CGH ist, dass eine Test-DNA mit einem definierten Fluoreszenzfarbstoff markiert wird und mit einer in einer anderen Farbe markierten Kontroll-DNA gegen alle Chromosomen hybridisiert wird. Wenn diese Chromosomen wie bei einem Kariogramm als Metaphasechromosomen auf einem Objektträger aufgetragen sind, spricht man von einer m-CGH, wenn sie jedoch in Form von chromosomenspezifischen Bac-Klonen in einem charakteristischen gitternetzähnlichen Muster auf einem Objektträger aufgetragen sind, spricht man von einer Array-CGH (Abb. 6).

Unterschiede in der Häufigkeit ganzer Chromosomen oder Chromosomenabschnitte können durch eine Farbverschiebung in der Analyse erkannt werden (Abb. 7). Wenn beispielsweise in der zu testenden Zelle im Rahmen einer Trisomie ein Chromosom zu viel vorliegt, dann ist für dieses Chromosom mehr markierte DNA vorhanden, und die zur Markierung verwendete Farbe überwiegt in der Analyse.

Diese Methode wurde ursprünglich für die onkologische Diagnostik entwickelt (Albertson et al. 2000) und mit Modifikationen bereits sehr früh in experimentellen Studien im Rahmen des „preimplantation genetic screening" (PGS) für die Aneuploidiediagnostik an Blastomeren (Voullaire et al. 2000; Wilton et al. 2003) und an Polkörpern (Wells und Delhanty 2000) eingesetzt. Die ursprüngliche m-CGH-Methode war sehr zeitaufwendig, und obwohl die anfänglichen Arbeitszeiten von 72 h auf 18 h verkürzt werden konnten (Landwehr et al. 2008), war die m-CGH-Methode in der Routine nicht praktikabel, da die Auswertung für jeden Polkörper jeweils 1 h in Anspruch nimmt.

Erst die Einführung der Array-CGH ermöglichte eine zuverlässige und zeitnahe Analyse aller Chromosomen (Le Caignec et al. 2006).

4.3 PCR-basierte Nachweismethoden und Sequenzanalysen

Die PCR wird insbesondere für die Diagnostik von monogenetischen Erkrankungen eingesetzt. Das Grundprinzip besteht darin, die veränderten genetischen Abschnitte der DNA mit geeigneten PCR-basierten Nachweismethoden darzustellen und die normale (gesunde) Variante von der veränderten (krankmachenden) zu unterscheiden. Dies kann durch einen Größenvergleich oder durch eine direkte Sequenzanalyse der erhaltenen DNA-Abschnitte erfolgen. Bei der PCR werden zunächst geeignete Sonden, sog. Primer benutzt, die für die betreffenden Genregionen spezifisch sind. Mit Hilfe dieser Primer erfolgt eine Amplifikation der Ausgangs-DNA aus den Einzelzellen.

Ein Problem der Einzelzell-PCR ist der sog. „allel dropout" (ADO), d. h. dass eines der zwei vorhandenen Allele eine präferenzielle Amplifikation zeigt und das andere Allel nicht amplifiziert. Dies beinhaltet die Gefahr von falsch-positiven wie auch falsch-negativen Diagnosen und kann nur durch geeignete Marker, die an das zu untersuchende Gen gekoppelt sind, ausgeschlossen werden. Mittels der sog. Multiplex-PCR können die meisten technischen Probleme der Einzelzell-PCR sowie Kontaminationen erfasst werden (Sermon 2010).

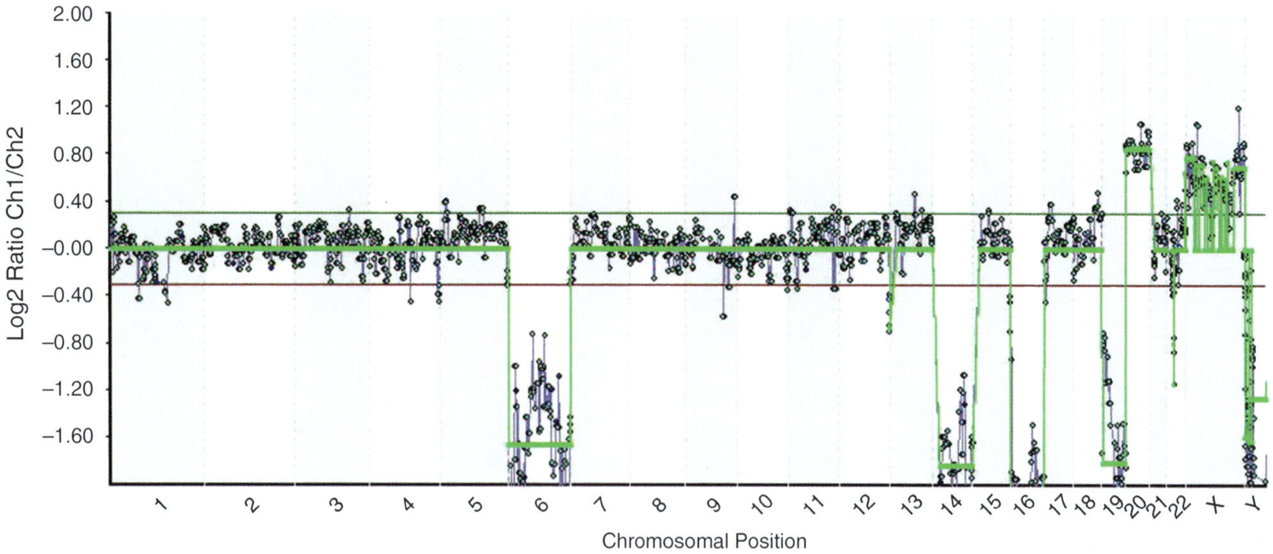

Abb. 6 Array-CGH zum Nachweis von Aneuploidien aller Chromosomen nach Polkörperbiopsie. Bei der Array-CGH wird die markierte DNA eines Polkörpers zusammen mit einer andersfarbig markierten männlichen Referenz-DNA gegen eine Matrix mit Kontroll-DNA (BAC-Klone) hybridisiert. Bei der softwarebasierten Auswertung werden die Farbintensitäten der Hybridisierung graphisch dargestellt. Da der 1. Polkörper 2 Kopien für das X-Chromosom enthält, die männliche Kontrolle hingegen 1 Kopie für Y und 1 Kopie für X, ist eine Zugewinn für X und ein Verlust für Y zu erwarten und dient als interne Kontrolle. Zusätzlich sind hier im Polkörper Verluste für die Chromosomen 6, 14, 16 und 19 sowie ein Zugewinn für Chromosom 20 zu erkennen. Die dazugehörige Eizelle weist somit eine komplexe Aneuploidie auf

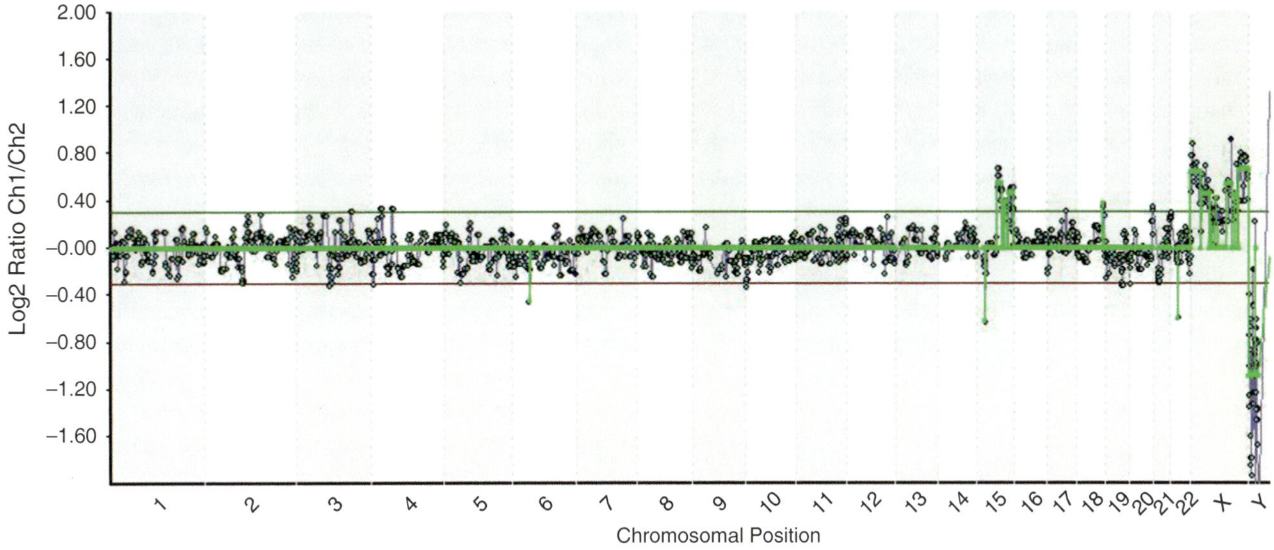

Abb. 7 Array-CGH zum Nachweis struktureller Chromosomenaberrationen nach Polkörperbiopsie. De novo auftretender partieller Zugewinn für Chromosom 15q in einem 1. Polkörper. Dies deutet auf eine partielle Aneuplodie für Chromosom 15 in der Eizelle hin

4.4 Next Generation Sequencing

Next Generation Sequencing ermöglicht einen hohen Durchsatz an Sequenzanalysen. Der Begriff umfasst jedoch mehrere verschiedene Sequenzierungstechnologien, welche sich je nach verwendeter Plattform unterscheiden. Allen gemeinsam ist der Ansatz des parallelen, massiven Sequenzierens von amplifizierten DNA-Fragmenten, welche mit Barcodes versehen sind, um eine eindeutige Zuordnung zu der Herkunft der zur Amplifikation eingesetzten DNA (im Fall von PGS/PGD: Eizelle/Embryo) zu ermöglichen. Der hohe Probendurchsatz wird durch weitgehende Automatisierung und den Einsatz von Informations-Softwarelösungen ermöglicht.

Mit NGS sind sowohl strukturelle als auch numerische Chromosomen-Fehlverteilungen detektierbar. Parallel können auch gezielt spezifische Gensequenzen von bekannten Erkrankungen oder Prädispositionen untersucht werden.

5 Entwicklung der PID in Deutschland

In Deutschland wurde ein Einsatz der PID im universitären Bereich seit 1996 angestrebt. In Hinblick auf das Embryonenschutzgesetz stand dabei die Aneuploidiediagnostik in Verbindung mit einer Polkörperbiospie im Vordergrund.

Auf der Basis von zahlreichen grundlagenorientierten Untersuchungen zum Einsatz der Lasertechnik, insbesondere zur laserassistierten Polkörperbiopsie (Montag et al. 1997, 1998), wurde im Jahr 2001 an der Universitäts-Frauenklinik Bonn ein positives Ethikvotum für eine Studie zur Untersuchung chromosomaler Fehlverteilungen in Eizellen von über 35-jährigen ICSI-Patientinnen in Relation zum Vorkernmuster der imprägnierten Eizelle erteilt. Die Studie zeigte schnell, dass das Vorkernmuster keinen Rückschluss auf eine mögliche Aneuploidie zulässt und somit die Aneuploidiediagnostik nicht ersetzen kann.

Die erste Geburt eines Kindes nach Polkörperbiopsie erfolgte in Deutschland im Februar 2002 in Bonn (van der Ven et al. 2002), und wenige Tage später wurde die zweite Geburt aus dem Kinderwunschzentrum in Karlsruhe berichtet. Im Juni 2003 etablierte sich ein Arbeitskreis PKD im Bundesverband der reproduktionsmedizinischen Zentren (BRZ) mit dem Ziel, die Anwendung der PKD auf einem möglichst hohen Qualitätsstandard zu sichern (Wetzel 2005).

Der Nationale Ethikrat bezog ebenfalls im Jahr 2003 in einer sehr ausführlichen Stellungnahme eine Positionierung zur PID insbesondere in Hinblick auf die PKD (Nationaler Ethikrat 2003). Die Durchführung der PKD für monogenetische Erkrankungen wurde dabei als äußerst kritisch eingestuft, und für die Aneuploidiediagnostik wurde die Initiierung einer randomisierten kontrollierten Studie empfohlen.

Der Versuch, eine multizentrische randomisierte Studie zum Nachweis des möglichen Vorteils einer PKD-basierten Aneuploidiediagnostik durchzuführen, scheiterte aus verschiedenen Gründen im Jahr 2005. Das Indikationsspektrum für die PKD wurde zunächst an wenigen Zentren um Translokationen erweitert (Buchholz et al. 2006). Nur 2 Zentren boten die PKD für monogenetische Erkrankungen an (Griesinger et al. 2009). Die erste Geburt eines Kindes, bei dem beide Eltern die Veranlagung für eine monogentische Erkrankung tragen, erfolgte im August 2004 (Hehr et al. 2004) und wenig später die zweite Geburt in Lübeck (Tomi et al. 2006).

Vor dem Hintergrund der Veröffentlichungen zur Problematik des „preimplantation genetic screening" bei der Blastomerenbiopsie (ausführlich diskutiert in Geraedts et al. 2010) waren zeitverzögert auch in Deutschland die Behandlungszyklen mit PKD für die Aneuploidiediagnostik rückläufig.

Die PID-Debatte wurde in Deutschland im Jahr 2009/2010 neu entfacht durch den Fall einer Blastozystenbiopsie, die ein Berliner Arzt bei einem Paar mit einer Translokation beim Mann durchgeführt hatte. In der nachfolgenden juristischen Auseinandersetzung kam es im Juli 2010 zu einem abschließenden Urteil des BGH, in dem festgestellt wurde, dass das Verfahren der PID mittels Blastozystenbiopsie in Deutschland durchgeführt werden kann (Bloechle 2011). Daraufhin wurde auf politischer Ebene eine Entscheidung im Deutschen Bundestag angestrebt.

▶ Die Abstimmung im Parlament im Juli 2011 ergab ein Mehrheitsvotum für eine begrenzte Durchführung der PID bei besonders schweren genetischen Erkrankungen oder bei einem hohen Risiko für eine Fehlgeburt unter Einbeziehung einer Ethikkommission zur fallbezogenen Entscheidung.

Mittlerweile wird die PID in Deutschland in mehreren, anerkannten PID-Zentren angeboten, wobei zuvor durch eine der speziell dafür eingerichteten Ethikkommissionen fallbezogen ein positives Votum erteilt werden muss.

6 Aktuelle Datenlage

Im Folgenden soll ein Überblick hinsichtlich der derzeitigen Ergebnisse und Erfahrungen der PID in Abhängigkeit von der eingesetzten Methode gegeben werden.

6.1 Genetische Erkrankungen

Im Rahmen des ESHRE PGD Consortiums werden jährlich die Daten aller Mitgliedszentren erhoben, kontinuierlich ausgewertet und jährlich veröffentlicht. Da im ESHRE PGD Consortium im Wesentlichen europäische und nur einige wenige amerikanische/asiatische Zentren vertreten sind, kann diese Datensammlung nur ein orientierendes Bild geben. Generell ist bei der Auswertung in den letzten Jahren eine deutliche Zunahme des Anteils der genetischen Erkrankungen an allen PID-Zyklen zu beobachten. So wurden in der letzten Erhebung allein für das Jahr 2007 insgesamt 2042 Behandlungszyklen für genetische Erkrankungen dokumentiert gegenüber 8111 für den gesamten Zeitraum davor von 1999–2006 (Harper et al. 2010).

Die häufigsten Indikationen für autosomal-rezessive Erkrankungen waren die β-Thalassämie, die zystische Fibrose und die spinale Muskelatrophie. Bei den autosomal-dominanten Erkrankungen lag die Chorea Huntington vor der myotonen Dystrophie Typ I, der Neurofibromatose und dem Charcot-Marie-Tooth-Syndrom. Geschlechtschromosomengebundene Erkrankungen waren im Wesentlichen das Fragile-X-Syndrom, die Duchenne- und die Becker-Muskeldystrophie sowie die Hämophilie A und B. In der Regel kann bei ca. 75 % der Punktionszyklen auch ein Embryotransfer durchgeführt werden, und die Chance auf eine Schwangerschaft pro Transfer wird inzwischen mit 31 % (für das Jahr 2007) angegeben, im Vergleich zu 26 % für die gesamten Vorjahre (Harper et al. 2010).

Der Anteil an Zyklen, die mittels PKD bearbeitet wurden, betrug im Jahr 2007 2 % (41 Zyklen). Der Grund für den sehr geringen Anteil an PKD-basierten Zyklen dürfte sicherlich in den bereits diskutierten Begrenzungen der PKD auf das Vorliegen von genetischen Erkrankungen liegen. Der Anteil der Blastozystenbiopsie lag im Jahr 2007 bei 1 % und dürfte sich in den folgenden Datensammlungen positiv verändern, da auch für die genetischen Erkrankungen ein Umdenken und damit verbunden eine Abkehr von der Blastomerenbiopsie zu verzeichnen ist.

6.2 Strukturelle Chromosomenaberrationen

Die Prävalenz für eine reziproke bzw. Robertson-Translokation liegt bei 1:500 bzw. 1:1000 Neugeborenen. Zudem findet sich im Rahmen der Kinderwunschbehandlung mit ICSI ein überdurchschnittlich hoher Anteil an Paaren, bei denen der Mann oder die Frau eine Translokation aufweist. Laut den Daten des ESHRE PGD Consortiums ist bei Vorliegen einer Translokation in Verbindung mit einer PID mit FISH die Schwangerschaftsrate bezogen auf einen erfolgten Embryotransfer bei ca. 28–34 % bei reziproken Translokationen und 33–43 % bei Robertson-Translokationen (Harper et al. 2010).

Ein Grundproblem bei der Translokationsdiagnostik ist die geringe Anzahl an normal oder balanciert vorliegenden Embryonen bzw. Gameten. So sind nach Polkörperdiagnostik i. d. R. nur 10 % der entstehenden Eizellen normal oder balanciert; die anderen Eizellen sind bezüglich der an der Translokation beteiligten Chromosomen unbalanciert (Montag et al. 2010b). Nach der Embryobiopsie sind nur ca. 15–40 % der diagnostizierten Embryonen normal oder balanciert (Harper 2010). Es wird zudem diskutiert, dass das Vorliegen einer Translokation den regelrechten Ablauf der Meiose stört und zusätzliche numerische Chromosomenfehlverteilungen auftreten können (Gianaroli et al. 2002; Pujol et al. 2003; Buchholz und Clement-Sengewald 2004). Auch wenn nach der FISH-Untersuchung der an der Translokation beteiligten Eizellen noch eine weitere Hybridisierungsrunde für eine Aneuploidietestung durchgeführt wird, ist die Zahl der untersuchten Chromosomen relativ gering.

Eine erweiterte Diagnostik wurde mit der Einführung der Array-CGH möglich, da diese eine gleichzeitige Überprüfung für strukturell bedingte partielle Aneuploidien der Translokationschromosomen wie auch für Aneuploidien aller übrigen Chromosomen zulässt. Eine erste Übersichtsarbeit belegt bereits 2002, dass Embryonen von Patientinnen mit einer balancierten Translokation eine hohe Mosaikrate gegenüber Chromosomen, die nicht an der Translokation beteiligt sind, aufweisen (Malmgren et al. 2002).

Im Rahmen der ESHRE-Pilotstudie zum Einsatz der Array-CGH bei der PKD wurden auch 3 Paare mit einer nachgewiesenen Translokation bei der Frau untersucht. Dabei konnten neben den translokationsbedingten Aberrationen gleichzeitig numerische Fehlverteilungen aller Chromosomen detektiert werden. Die Ergebnisse zeigten, dass neben den erwarteten partiellen Aneuploidien für die Translokationschromosomen auch Aneuploidien für andere Chromosomen gefunden werden. Bei 2 der 3 Paare wurde ein Transfer durchgeführt, und beide resultierten in einer Schwangerschaft und der Geburt gesunder Kinder (Montag et al. 2010a).

Diese vorläufigen Daten wurden inzwischen von einer größeren Studie aus Italien bestätigt, wo ebenfalls bei Translokationspatienten nach Blastomerenbiopsie und Array-CGH eine auffällig hohe Aneuploidierate für Nichttranslokationschromosomen berichtet wurde (Fiorentino et al. 2011). Aber auch in dieser Studie waren die Schwangerschaftsraten, wenn ein Transfer durchgeführt werden konnte, mit 70 % pro Transfer überdurchschnittlich hoch. In Hinblick auf die eingangs erwähnten vergleichsweise geringen Erfolgsraten, die beim ESHRE PGD Consortium hinterlegt sind, deuten diese Ergebnisse auf Folgendes hin:

▶ Bei Vorliegen einer Translokation gewährleistet nur die Untersuchung aller Chromosomen zusätzlich zur Untersuchung der Translokationschromosomen eine hohe Erfolgsrate.

6.3 Numerische Chromosomenfehlverteilungen/PGS

Die Hauptindikationen für eine Durchführung des „preimplantation genetic screening" zur Detektion von numerischen Chromosomenfehlverteilungen sind das Alter der Frau, wiederholte Spontanaborte und wiederholtes Implantationsversagen.

Bis vor kurzem wurde für das PGS mehrheitlich die Biopsie von 1–2 Blastomeren und die FISH-basierte Untersuchung von 5–10 Chromosomen durchgeführt. Die PKD wurde nur im deutschsprachigen Raum und in einigen wenigen internationalen Zentren angeboten (Montag et al. 2010c). Die Datenerhebung des ESHRE PGD Consortiums belegt, dass PGS das am häufigsten durchgeführte Verfahren in den angeschlossenen internationalen Zentren ist. Wurden in der Zeit vor 1997 insgesamt 116 PGS-Zyklen gemeldet, so waren es im Jahr 2007 allein 3750 Zyklen (Harper et al. 2010).

Fast alle frühen Publikationen zu „preimplantation genetic screening" nach Polkörperbiopsie und nach Blastomerenbiopsie erfolgten auf der Basis von retrospektiven Studien oder in Form von Vergleichsstudien, bei denen gematchte Kollektive als Kontrollgruppe verwendet wurden. Die Mehrzahl dieser Studien untersuchte als primäres Ergebnis die Implantations- und Schwangerschaftsraten und vereinzelt die Abortraten. Geburtenraten wurden i. d. R. nicht dokumentiert. Diese frühen Studien nach Blastomerenbiopsie kamen zu dem Schluss, dass „preimplantation genetic screening" zu besseren Ergebnissen führt bei:

- fortgeschrittenem Alter der Frau (Munné et al. 1999, 2003, 2005; Gianaroli et al. 1999, 2004),
- wiederholtem Implantationsversagen (Gianaroli et al. 1999; Kahraman et al. 2000; Pehlivan et al. 2002; Munné et al. 2003; Werlin et al. 2003),
- wiederholten Spontanaborten (Munné et al. 2005; Garrisi et al. 2009).

Auch retrospektive Studien zu „preimplantation genetic screening" nach Polkörperdiagnostik lieferten ähnliche Ergebnisse (Munné et al. 1995; Verlinsky et al. 1995, 2005; Montag et al. 2004; van der Ven et al. 2008).

Eine systematische Metaanalyse fand für alle Publikationen vor 2004 Probleme im Studiendesign und stellte fest, dass diese Arbeiten für eine systematische Auswertung nicht herangezogen werden können und damit auch die Aussagekraft dieser Arbeiten fraglich ist (Twisk et al. 2006). Eine erste kritische und viel beachtete Arbeit aus dem Jahr 2007 zeigte keinen Vorteil für PGS hinsichtlich der Verbesserung der Behandlungserfolge (Mastenbroek et al. 2007). In kurzer Folge erschien dann eine Vielzahl von randomisierten kontrollierten Studien, die alle keinen Vorteil für das PGS nach Blastomerenbiopsie und FISH belegen konnten (Geraedts et al. 2010).

Auch zur PKD erschien eine deutsche Studie, die für die Studiengruppe eine niedrigere Schwangerschaftsrate berichtete als für die Kontrolle (Haaf et al. 2010). Befürworter des „preimplantation genetic screening" kritisierten, dass bei einigen der genannten Studien methodische Probleme zugrunde liegen und somit auch diese Studienergebnisse kritisch zu betrachten sind (Cohen und Munné 2004; Cohen und Grifo 2007; Montag und van der Ven 2007; Munné et al. 2007). Eine weitere Erklärung für die teils schlechteren Ergebnisse nach Blastomerenbiopsie wird inzwischen darin gesehen, dass in den frühen Teilungsstadien zu einem hohen Grad Mosaike vorliegen (Harper et al. 1995; Baart et al. 2006), dass die Entnahme von 2 Blastomeren das Entwicklungs- und Implantationspotenzial eines Embryos negativ beeinflusst (Cohen et al. 2007; Goossens et al. 2008) und dass immer nur eine vergleichsweise geringe Anzahl von Chromosomen mit FISH untersucht wurde, aber nie alle Chromosomen (Geraedts et al. 2010).

▶ Aufgrund der Ergebnisse der randomisierten Studien zu PGS haben einige Fachgesellschaften eindeutige Stellungsnahmen veröffentlicht, in denen von der generellen Anwendung des „preimplantation genetic screening" abgeraten wird (Anderson und Pickering 2008; American Society for Reproductive Medicine 2008; Harper et al. 2010).

Als Reaktion auf die Studienergebnisse hatte die ESHRE im Jahr 2008 eine Task Force PGS gegründet, die zu dem Schluss kam, dass die Frage nach einem Vorteil des „preimplantation genetic screening" bei der Indikation fortgeschrittenes mütterliches Alter nur durch eine kontrollierte randomisierte multizentrische Studie nach Biopsie des 1. und 2. Polkörpers und in Verbindung mit der Untersuchung aller Chromosomen durch Array-CGH beantwortet werden kann (Geraedts et al. 2010). Zur Vorbereitung dieser multizentrischen Studie wurde eine Pilotstudie vorgeschaltet, die 2009–2010 in den Zentren in Bonn und Bologna durchgeführt wurde und deren Ergebnisse die prinzipielle Machbarkeit des geplanten Vorgehens bewiesen (Geraedts et al. 2011; Magli et al. 2011). Die Multicenterstudie startete im Sommer 2012 an 7 europäischen Zentren, und die Ergebnisse der ESTEEM-Studie wurden auf der ESHRE 2017 vorgestellt. In der Studiengruppe mit Polkörperbiopsie und Aneuploidie-Screening mittels Array-CGH wurden die gleichen Schwangerschaftsraten erzielt wie in einer Kontrollgruppe, jedoch lag die Rate an Fehlgeburten in der Studiengruppe deutlich niedriger (Brown 2017).

Mittlerweile wurden auch die Daten einer weiteren randomisierten kontrollierten Studie zum Einsatz des PGS in Verbindung mit Tropektodermbiopsie und NGS-Diagnostik vorgestellt (STAR trial; https://clinicaltrials.gov/ct2/show/NCT02268786?term=STAR+aneuploidy&rank=1. Zugegriffen am 28.12.2018). Diese Studie wurde an 34 Zentren in 4 Ländern durchgeführt und ergab, dass PGS die weiterführende Schwangerschaftsrate nur bei Frauen im Alter von 35–40 Jahren relativ um 38 erhöhen konnte. Hingegen konnte bei Frauen unter 35 Jahren kein Vorteil durch das Aneuploidie-Screening belegt werden. In Verbindung mit der aktuellen Diskussion zur zentrenspezifischen Variabilität der Aneuploidieraten (Munné et al. 2017a) und dem Eintritt von erfolgreichen Schwangerschaften nach Transfer von Mosaik-Embryonen (Greco et al. 2015; Munné et al. 2017b) ist auch weiterhin eine kritische Auseinandersetzung mit dem Präimplantationsscreening erforderlich.

7 Zukünftige Entwicklungen

Die Bioinformatik ist einer der innovationsträchtigsten Zweige innerhalb der Biowissenschaften und direkt mit den Fortschritten in der Humangenetik verknüpft. An zwei Beispielen sollen die prinzipiellen Möglichkeiten angedeutet werden. Anhand dieser Beispiele soll aber auch verdeutlicht werden, dass es wichtig ist, diese Techniken zu kennen und sich die mit ihrer Anwendung verbundenen Implikationen bewusst zu machen.

Die NGS-Technik wurde im Rahmen der PID zunächst für das Aneuploidiesreening eingesetzt. Inzwischen ist das Verfahren so weit weiter entwickelt, dass auch die Analyse von genetischen Sequenzen möglich ist, um bekannte und genetisch klar definierte Erkrankungen zu untersuchen. Die fortschreitende Optimierung und Verbreitung der NGS-Technik hat bereits zu einem Preisniveau geführt, bei dem entsprechende diagnostische Untersuchungen an wenigen biopsierten Zellen bis hin zu Einzelzellanalysen auch im größeren Maßstab realistisch und erschwinglich sind.

Die grundlegende Problematik von NGS oder vergleichbaren hochauflösenden Nachweismethoden besteht darin, dass eine Unmenge an Informationen gewonnen wird. Deren Interpretation ist eine Herausforderung, aber ebenso die Akzeptanz dessen, dass selbst heute bei jedem Menschen die genetische Analyse des gesamten Genoms Veranlagungen aufdecken würden, die der Betreffende möglicherweise nicht kennen möchte. Analog zu dem Gendiagnostikgesetz sind hier konsequenterweise für die PID auch zukünftig ähnliche Begrenzungen hinsichtlich der diagnostischen Möglichkeiten zu verlangen wie bei der Pränataldiagnostik. Letztlich besteht die Problematik in der Unterscheidung dessen, was „Diagnostik" und dessen, was schlichtweg unbekannt ist und vielleicht am besten mit dem Begriff „Evolution" umfasst wird.

8 Empfehlungen für die Praxis

Sowohl für die strukturellen Chromosomenaberrationen als auch für die genetischen Erkrankungen können eindeutige Empfehlungen hinsichtlich des Vorgehens gegeben werden.

Bei den **strukturellen Chromosomenaberrationen** muss zwischen einer auf mütterlicher Seite und einer auf väterlicher Seite vorliegenden strukturellen Veränderung unterschieden werden. Mütterliche Aberrationen können mit der Diagnostik der 1. und 2. Polkörper und in Verbindung mit einer Array-CGH sehr zuverlässig erkannt werden (Montag et al. 2010a).

Väterliche strukturelle Aberrationen benötigen eine Untersuchung auf der Ebene des Embryos (Fiorentino et al. 2011). Diese erfolgt mit der höchsten diagnostischen und therapeutischen Sicherheit für den betreffenden Embryo im Blastozystenstadium an Zellen des Trophektoderms und unter Einsatz des NGS oder alternativ der Array-CGH. Beide Vorgehensweisen ermöglichen neben der Diagnostik der strukturellen Aberrationen eine begleitende Untersuchung auf numerische Aberrationen mit unterschiedlicher Auflösung (Montag et al. 2010a; Fiorentino et al. 2011).

Auf die im Zusammenhang mit genetischen Erkrankungen vorliegenden Einschränkungen der Einzelzelldiagnostik mit Hilfe des 1. und 2. Polkörpers wurde bereits hingewiesen. Infolgedessen sollte auch für die Einzelzelldiagnostik die Untersuchung im Blastozystenstadium an Zellen des Trophektoderms empfohlen werden. In Abhängigkeit von der Komplexität der genetischen Diagnostik und den damit verbundenen zeitlichen Erfordernissen kann u. U. eine Blastozystenkryokonservierung (Vitrifikation) nach der Biopsie in Erwägung gezogen werden.

Für das **Aneuploidiescreening** muss – wie bereits erwähnt – explizit darauf verwiesen werden, dass derzeit keine randomisierten kontrollierten Studien vorliegen, die einen eindeutigen Vorteil für dieses Verfahren belegen. Da jedoch 95 % aller Aneuploidien ihren Ursprung auf mütterlicher Seite haben, erscheint bei ausschließlich mütterlicher Indikation (z. B. bei fortgeschrittenem Alter der Frau) die Polkörperdiagnostik (PKD) in Verbindung mit Array-CGH ein gangbarer Weg zu sein, zumal bei Polkörpern definitiv keine Mosaike vorliegen und somit eine eindeutige Diagnostik möglich ist (Geraedts et al. 2010; Geraedts und Sermon 2016).

Zur Durchführung der PID hat das ESHRE PGD Consortium Empfehlungen in Form von sog. „Best Practice Guidelines" veröffentlicht (Harton et al. 2011a, b, c), die detaillierte Informationen zu den technischen Aspekten der PID enthalten.

Literatur

Abdelhady I, Colls P, Sandalinas M, Escudero T, Munné S (2003) Preimplantation genetic diagnosis of numerical abnormalities for 13 chromosomes. Reprod Biomed Online 6:226–231

Albertson DG, Ylstra B, Segraves R, Collins C, Dairkee SH, Kowbel D, Kuo WL, Gray JW, Pinkel D (2000) Quantitative mapping of amplicon structures by array CGH identifies CYP24 as a candidate oncogene. Nat Genet 25:144–146

American Society for Reproductive Medicine (ASRM) (1999) Sex selection and preimplantation genetic diagnosis. Ethics Committee of the American Society of Reproductive Medicine. Fertil Steril 72:595–598

American Society for Reproductive Medicine (ASRM) (2008) Preimplantation genetic testing: a Practice Committee opinion. Fertil Steril 90(Suppl):S136–S143

Anderson R, Pickering S (2008) The current status of preimplantation genetic screening: British Fertility Society Policy and Practice Guidelines. Hum Fertil 11:71–75

Baart EB, Martini E, van den Berg I, Macklon NS, Galjaard RJ, Fauser BC, Van Opstal D (2006) Preimplantation genetic screening reveals a high incidence of aneuploidy and mosaicism in embryos from young women undergoing IVF. Hum Reprod 21:223–233

Bloechle M (2011) Präimplantationsdiagnostik im Rahmen der Kinderwunschbehandlung. Gynäkol Geburtsmed Gyn Endokrinol 1:18–26

Boada M, Carrera M, De La Iglesia C, Sandalinas M, Barri P, Veiga A (1998) Successful use of a laser for human embryo biopsy in preimplantation genetic diagnosis: report of two cases. J Assist Reprod Genet 15:302–307

Brown S (2017) Still in high ESTEEM. https://focusonreproduction.eu/2017/07/04/still-in-high-esteem/. Zugegriffen am 07.07.2017

Buchholz T, Clement-Sengewald A (2004) Polkörperdiagnostik bei Translokationsträgerinnen. Med Genet 4:6

Buchholz T, Vogt U, Clement-Sengewald A (2006) Polkörperdiagnostik in Deutschland – Erfahrungen und neue Entwicklungen. J Reproduktionsmed Endokrinol 3:215–218

Cieslak J, Ivakhenko V, Wolf G, Sheleg S, Verlinsky Y (1999) Three dimensional partial zona dissection for preimplantation genetic diagnosis and assisted hatching. Fertil Steril 71:308–313

Cohen J, Grifo J (2007) Multicenter trial of preimplantation genetic screening reported in the New England Journal of Medicine: an in-depth look at the findings. Reprod Biomed Online 15:365–366

Cohen J, Munné S (2004) Comment 2 on Staessen et al. (2004) Two-cell biopsy and PGD pregnancy outcome. Hum Reprod 20:2363–2364

Cohen J, Wells D, Munné S (2007) Removal of 2 cells from cleavage stage embryos is likely to reduce the efficacy of chromosomal tests that are used to enhance implantation rates. Fertil Steril 87:496–503

Fiorentino F, Spizzichino L, Bono S, Biricik A, Kokkali G, Rienzi L, Ubaldi FM, Iammarrone E, Gordon A, Pantos K (2011) PGD for reciprocal and Robertsonian translocations using array comparative genomic hybridization. Hum Reprod 26:1925–1935

Gardner RL, Edwards R (1968) Control of the sex ratio at full term in the rabbit by transferring sexed blastocysts. Nature 218:346–349

Gardner RJM, Sutherland GR (2004) Chromosome abnormalities and genetic counseling, 3. Aufl. Oxford University Press, New York

Garrisi JG, Colls P, Ferry KM, Zheng X, Garrisi MG, Munné S (2009) Effect of infertility, maternal age, and number of previous miscarriages on the outcome of preimplantation genetic diagnosis for idiopathic recurrent pregnancy loss. Fertil Steril 92:288–295

Geraedts J, Sermon K (2016) Preimplantation genetic screening 2.0: the theory. Hum Reprod 22:839–844

Geraedts J, Collins J, Gianaroli L, Goossens V, Handyside A, Harper J, Montag M, Repping S, Schmutzler A (2010) What next for preimplantation genetic screening? A polar body approach! Hum Reprod 25:575–577

Geraedts J, Montag M, Magli MC, Repping S, Handyside AH, Staessen C, Harper J, Schmutzler A, Collins J, Goossens V, van der Ven H, Vesela K, Gianaroli L (2011) Polar body array CGH for prediction of the status of the corresponding oocyte. I. Clinical results. Hum Reprod 26(11):3173–3180

Gianaroli L, Magli C, Ferraretti AP, Munné S (1999) Preimplantation diagnosis for aneuploidies in patients undergoing in vitro fertilization with a poor prognosis: identification of the categories for which it should be proposed. Fertil Steril 72:837–844

Gianaroli L, Magli MC, Ferraretti AP, Munne S, Balicchia B, Escudero T, Crippa A (2002) Possible interchromosomal effect in embryos generated by gametes from translocation carriers. Hum Reprod 17:3201–3207

Gianaroli L, Magli C, Ferraretti AP, Tabanelli C, Trengia V, Farfalli V, Cavallini G (2004) The beneficial effects of PGS for aneuploidy support extensive clinical application. Reprod Biomed Online 10:633–640

Goossens V, De Rycke M, De Vos A, Staessen C, Michiels A, Verpoest W, Van Steirteghem A, Bertrand C, Liebaers I, Devroey P, Sermon K (2008) Diagnostic efficiency, embryonic development and clinical outcome after the biopsy of one or two blastomeres for preimplantation genetic diagnosis. Hum Reprod 23:481–492

Greco E, Minasi G, Fiorentino F (2015) Healthy babies after intrauterine transfer of mosaic aneuploid blastocysts. New Engl J Med 373:2089–2090

Griesinger G, Bündgen N, Salmen D, Schwinger E, Gillessen-Kaesbach G, Diedrich K (2009) Polkörperdiagnostik für monogene Erkrankungen. Dt Ärzteblatt 33:533–538

Haaf T, Tresch A, Lambrecht A, Grossmann B, Schwaab E, Khanaga O, Hahn T, Schorsch M (2010) Outcome of intracytoplasmic sperm injection with and without polar body diagnosis of oocytes. Fertil Steril 93:405–415

Handyside AH, Pattinson JK, Penketh RJ, Delhanty JD, Winston RM, Tuddenham EG (1989) Biopsy of human preimplantation embryos and sexing by DNA amplification. Lancet 18:347–349

Hardarson T, Hanson C, Sjögren A, Lundin K (2001) Human embryos with unevenly sized blastomeres have lower pregnancy and implantation rates: indications for aneuploidy and multinucleation. Hum Reprod 16:313–318

Hardy K, Martin KL, Leese HJ, Winston RML, Handyside AH (1990) Human preimplantation development in vitro is not adversely affected by biopsy at the 8-cell stage. Hum Reprod 5:708–714

Harper J (Hrsg) (2010) Introduction to preimplantation genetic diagnosis. In: Preimplantation genetic diagnosis, 2. Aufl. Cambridge University Press, Cambridge, S 1–47

Harper JC, Coonen E, Handyside AH, Winston RML, Hopman AHN, Delhanty JDA (1995) Mosaicism of autosomes and sex chromosomes in morphologically normal, monospermic, preimplantation human embryos. Prenat Diagn 15:41–50

Harper J, Coonen E, De Rycke M, Fiorentino F, Geraedts J, Goossens V, Harton G, Moutou C, Pehlivan Budak T, Renwick P, Sengupta S, Traeger-Synodinos J, Vesela K (2010) What next for preimplantation genetic screening (PGS)? A position statement from the ESHRE PGD Consortium Steering Committee. Hum Reprod 25:821–823

Harton G, Braude P, Lashwood A, Schmutzler A, Traeger-Synodinos J, Wilton L, Harper JC, European Society for Human Reproduction and Embryology (ESHRE) PGD Consortium (2011a) ESHRE PGD consortium best practice guidelines for organization of a PGD centre for PGD/preimplantation genetic screening. Hum Reprod 26:14–24

Harton GL, Harper JC, Coonen E, Pehlivan T, Vesela K, Wilton L, European Society for Human Reproduction and Embryology (ESHRE) PGD Consortium (2011b) ESHRE PGD consortium best practice guidelines for fluorescence in situ hybridization-based PGD. Hum Reprod 26:25–32

Harton GL, Magli MC, Lundin K, Montag M, Lemmen J, Harper JC, European Society for Human Reproduction and Embryology (ESHRE) PGD Consortium/Embryology Special Interest Group (2011c) ESHRE PGD Consortium/Embryology Special Interest Group–best practice guidelines for polar body and embryo biopsy for preimplantation genetic diagnosis/screening (PGD/PGS). Hum Reprod 26:41–46

Hassold T, Jacobs PA, Leppert M, Sheldon M (1987) Cytogenetic and molecular studies of trisomy 13. J Med Genet 24:725–732

Hehr U, Gross C, Paulmann B, Seifert B, Hehr A (2004) Polkörperdiagnostik für monogene Erkrankungen am Beispiel von Chorea Huntington und Norrie-Syndrom. Med Genet 4:422–427

Jalbert P, Sele B, Jalbert H (1980) Reciprocal translocations: a way to predict the mode of imbalanced segregation by pachytene-diagram drawing. Hum Genet 55:209–222

Jansen RP, Bowman MC, de Boer KA, Leigh DA, Lieberman DB, McArthur SJ (2008) What next for preimplantation genetic screening (PGS)? Experience with blastocyst biopsy and testing for aneuploidy. Hum Reprod 23:1476–1478

Joris H, De Vos A, Janssens R, Devroey P, Liebaers I, Van Steirteghem A (2003) Comparison of the results of human embryo biopsy and outcome of PGD after zona drilling using acid Tyrode medium or a laser. Hum Reprod 18:1896–1902

Kahraman S, Bahce M, Samli H, Imirzalioğlu N, Yakisn K, Cengiz G, Dönmez E (2000) Healthy births and ongoing pregnancies obtained by preimplantation genetic diagnosis in patients with advanced maternal age and recurrent implantation failure. Hum Reprod 15:2003–2007

Kirkegaard K, Hindkjaer J, Ingerslev HJ (2011) How does blastomere removal affect embryonic development? A time-lapse analysis. Hum Reprod 26(Suppl 1):i53

Kligman I, Benadiva C, Alikani M, Munne S (1996) The presence of multinucleated blastomeres in human embryos is correlated with chromosomal abnormalities. Hum Reprod 11:1492–1498

Konstantopoulou I, Pertesi M, Fostira F, Grivas A, Yannoukakos D (2009) Hereditary cancer predisposition syndromes and preimplantation genetic diagnosis: where are we now? J BUON 14(Suppl 1): 187–192

Krzyminska UB, Lutjen J, O'Neill C (1990) Assessment of the viability and pregnancy potential of mouse embryos biopsied at different preimplantation stages of development. Hum Reprod 5:203–208

Landwehr C, Montag M, van der Ven K, Weber RG (2008) Rapid comparative genomic hybridization protocol for prenatal diagnosis and its application to aneuploidy screening of human polar bodies. Fertil Steril 90:488–496

Le Caignec C, Spits C, Sermon K, De Rycke M, Thienpont B, Debrock S, Staessen C, Moreau Y, Fryns JP, Van Steirteghem A, Liebaers I, Vermeesch JR (2006) Single-cell chromosomal imbalances detection by array CGH. Nucleic Acids Res 34:e68

Magli MC, Gianaroli L, Ferraretti AP, Gordts S, Fredericks V, Crippa A (2009) Paternal contribution to aneuploidy in preimplantation embryos. Reprod Biomed Online 18:536–542

Magli C, Montag M, Köster M, Muzzi L, Geraedts J, Collins C, Goossens V, Handyside A, Harper J, Repping S, Schmutzler A, Vesela K, Gianaroli L (2011) Polar body array CGH for prediction of the status of the corresponding oocyte II. Technical aspects. Hum Reprod 26(11):3181–3185

Malmgren H, Sahlen S, Inzunza J, Aho M, Rosenlund B, Fridstrom M, Hovatta O, Ahrlund-Richter L, Nordenskjold M, Blennow E (2002) Single cell CGH analysis reveals a high degree of mosaicism in human embryos from patients with balanced structural chromosome aberrations. Mol Hum Reprod 8:502–510

Mastenbroek S, Twisk M, Van Echten-Arends J, Sikkema-Raddatz B, Korevaar JC, Verhoeve HR, Vogel NE, Arts EG, de Vries JW, Bossuyt PM, Buys CH, Heineman MJ, Repping S, van der Veen F (2007) In Vitro Fertilization with Preimplantation Genetic Screening. New England J Med 357:9–17

McArthur SJ, Leigh D, Marschall JT, de Broer KA, Jansen R (2005) Pregnancies and live births after trophectoderm biopsy and preimplantation genetic testing of human blastocysts. Fertil Steril 84:1628–1636

Midro AT, Stengel-Rutkowski S, Stene J (1992) Experiences with risk estimates for carriers of chromosomal reciprocal translocations. Clin Genet 41:113–122

Montag M, van der Ven H (2007) Stellungnahme: Preimplantation Genetic Screening (PGS) als Altersindikation in der IVF-Therapie für Patientinnen im Alter von 35 Jahren und darüber. J Reproduktionsmed Endokrinol 3:145–147

Montag M, van der Ven K, Delacrétaz G, Rink K, van der Ven H (1997) Efficient preimplantation genetic diagnosis using laser assisted microdissection of the zona pellucida for polar body biopsy followed by primed in situ labelling (PRINS). J Assist Reprod Genet 14:455–456

Montag M, van der Ven K, Delacrétaz G, Rink K, van der Ven H (1998) Laser-assisted microdissection of the zona pellucida facilitates polar body biopsy. Fertil Steril 69:539–542

Montag M, van der Ven K, Dorn C, van der Ven H (2004) Outcome of laser-assisted polar body biopsy. Reprod Biomed Online 9:425–429

Montag M, Schimming T, van der Ven H (2006) Spindle imaging in human oocytes: the impact of the meiotic cell cycle. Reprod Biomed Online 12:442–446

Montag M, Köster K, van der Ven K, Bohlen U, Bender F, van der Ven H (2010a) Kombinierte Translokations- und Aneuploidieuntersuchungen nach Polkörperbiopsie und array-Comparative Genomic Hybridisation. J Reproduktionsmed Endokrinol 6:498–502

Montag M, van der Ven K, van der Ven H (2010b) Polar body diagnosis. In: Harper J (Hrsg) Preimplantation genetic diagnosis, 2. Aufl. Cambridge University Press, Cambridge, S 166–174

Montag M, Köster M, van der Ven K, van der Ven H (2010c) Polar body diagnosis. Modern myth or effective aid in IVF and ICSI? Gynakologische Endokrinologie 8:135–140

Munné S (2010) Preimplantation genetic diagnosis for infertility (preimplantation genetic screening). In: Harper J (Hrsg) Preimplantation genetic diagnosis, 2. Aufl. Cambridge University Press, Cambridge, S 203–229

Munné S, Dailey T, Sultan KM, Grifo J, Cohen J (1995) The use of first polar bodies for preimpantation diagnosis of aneuploidy. Hum Reprod 10:1015–1021

Munné S, Magli C, Bahce M, Fung J, Legator M, Morrison L, Cohert J, Gianaroli L (1998) Preimplantation genetic diagnosis of the aneuploidies most commonly found in sponatneous abortions and live births: XY, 13, 14, 15, 16, 18, 21, 22. Prenat Diagn 18:1459–1466

Munné S, Magli C, Cohen J, Morton P, Sadowy S, Gianaroli L, Tucker M, Márquez C, Sable D, Ferraretti AP, Massey JB, Scott R (1999) Positive outcome after preimplantation genetic diagnosis of aneuploidy in human embryos. Hum Reprod 14:2191–2199

Munné S, Sandalinas M, Escudero T, Velilla E, Walmsley R, Sadowy S, Cohen J, Sable D (2003) Improved implantation after preimplantation genetic diagnosis of aneuploidy. Reprod Biomed Online 7:91–97

Munné S, Bahçe M, Sandalinas M, Escudero T, Márquez C, Velilla E, Colls P, Oter M, Alikani M, Cohen J (2004) Differences in chromosome susceptibility to aneuploidy and survival to first trimester. Reprod Biomed Online 8:81–90

Munné S, Chen S, Fischer J et al (2005) Preimplantation genetic diagnosis reduces pregnancy loss in women aged 35 years and older with a history of recurrent miscarriages. Fertil Steril 84:331–335

Munné S, Gianaroli L, Tur-Kaspa I, Magli C, Sandalinas M, Grifo J, Cram D, Kahraman S, Verlinsky Y, Simpson JL (2007) Sub-standard application of PGS may interfere with its clinical success. Fertil Steril 88:781–784

Munné S, Fragouli E, Colls P, Katz-Jaffe M, Schoolcraft W, Wells D (2012) Improved detection of aneuploid blastocysts using a new 12-chromosome FISH test. Reprod Biomed Online 20:92–97

Munné S, Alikani M, Ribustello L, Colls P, Martinez-Ortiz PA, Referring Physician Group, McCulloh DH (2017a) Euploidy rate in donor egg cycles significantly differ between fertility centers. Hum Reprod 32:743–749

Munné S, Blazek J, Large M, Martinez-Ortiz PA, Nisson H, Liu E, Tarozzi N, Borini A, Becker A, Zhang J, Maxwell S, Grifo J, Babariya D, Wells D, Fragouli E (2017b) Detailed investigation into the cytogenetic constitution and pregnancy outcome of replacing mosaic blastocysts detected with the use of high-resolution next generation sequencing. Fertil Steril 108:62–71

Nationaler Ethikrat (2003) Stellungnahme Genetische Diagnostik vor und während der Schwangerschaft. Berlin, Januar 2003. http://www.ethikrat.org/dateien/pdf/Stellungnahme_Genetische-Diagnostik.pdf. Zugegriffen am 01.03.2003

Nicolaidis P, Petersen MB (1998) Origin and mechanisms of non-disjunction in human autosomal trisomies. Hum Reprod 13:313–319

Nijs M, Van Steirteghem AC (1987) Assessment of different isolation procedures for blastomeres from two-cell mouse embryos. Hum Reprod 2:421–424

Ogilvie CM, Scriven PN (2010) Preimplantation genetic diagnosis for sex-linked diseases and sex selection for non-medical reasons. In: Harper J (Hrsg) Preimplantation genetic diagnosis, 2. Aufl. Cambridge University Press, Cambridge, S 230–236

Otani T, Roche M, Mizuike M, Colls P, Escudero T, Munné S (2006) Preimplantation genetic diagnosis significantly improves the pregnancy outcome of translocation carriers with a history of rwecurrent miscarriage and unsuccessful pregnancies. Reprod Biomed Online 13:869–874

Pehlivan T, Rubio C, Rodrigo L et al (2002) Impact of preimplantation genetic diagnosis on IVF outcome in implantation failure patients. Reprod Biomed Online 6:232–237

Pujol A, Durban M, Benet J, Boiso I, Calafell JM, Egozcue J, Navarro J (2003) Multiple aneuploidies in the oocytes of balanced translocation carriers: a preimplantation genetic diagnosis study using first polar body. Reproduction 126:701–711

Ruangvutilert P, Delhanty JDA, Rodeck C, Harper JC (2000) Relative efficiency of FISH on metaphase and interphase nuclei from non-mosaic trisomic or triploid fibroblasts. Prenatal Diag 20:159–162

Sachdev NM, Ribustello L, Liu E, McCulloh DH, Grifo J, Munné S (2016) The rate of mosaic embryos from donor eggs detected by next generation sequencing (NGS) varies by IVF laboratory. Fertil Steril 106:e156–e157

Sermon K (2010) Preimplantation genetic diagnosis for monogenic disorders: multiplex PV Three dimensional partial zona dissection for preimplantation genetic diagnosis and assisted hatching PCR and whole-genome amplification for gene analysis at the single cell level. In: Harper J (Hrsg) Preimplantation genetic diagnosis, 2. Aufl. Cambridge University Press, Cambridge, S 237–246

Spits C, De Rycke M, Van Ranst N, Verpoest W, Lissens W, Van Steirteghem A, Liebaers I, Sermon K (2007) Preimplantation genetic diagnosis for cancer predisposition syndromes. Prenat Diagn 27:447–456

Staessen C, Tournaye H, Van Assche E, Michiels A, Van Landuyt L, Devroey P, Liebaers I, Van Steirteghem A (2003) PGD in 47, XXY Klinefelter's syndrome patients. Hum Reprod Update 9:319–330

Streptoe PC, Edwards RG, Purdy JM (1971) Human blastocysts grown in culture. Nature (London) 229:123–123

Sugiura-Ogasawara M, Ozaki Y, Sato T, Suzumori N, Suzumori K (2004) Poor prognosis of recurrent aborters with either maternal or paternal reciprocal translocations. Fertil Steril 81:367–373

Tomi D, Schultze-Mosgau A, Eckhold J, Schopper B, Al-Hasani S, Steglich C, Gal A, Axt-Fliedner R, Schwinger E, Diedrich K, Griesinger G (2006) First pregnancy and life birth after preimplantation genetic diagnosis by polar body analysis for mucopolysaccharidosis type I. Reprod Biomed Online 12:215–220

Twisk M, Mastenbroek S, van Wely M, Heineman MJ, Van der Veen F, Repping S (2006) Preimplantation genetic screening for abnormal number of chromosomes (aneuploidies) in in vitro fertilisation or intracytoplasmic sperm injection. Cochrane Database Syst Rev 1: CD005291

Van Blerk M, Nijs M, Van Steirteghem AC (1991) Decompaction and biopsy of late mouse morulae: assessment of in-vitro and in-vivo developmental potential. Hum Reprod 6(9):1298–1304

Ven H van der, van der Ven K, Montag M (2002) Schwangerschaft nach Polkörperbiopsie und Fluoreszenz-in situ-Hybridisierung (FISH) der Chromosomen 13, 16, 18, 21 und 22. Geburtshilfe Frauenheilkd 62:585–588

Ven K van der, Montag M, van der Ven H (2008) Polar body diagnosis – a step in the right direction? Dtsch Arztebl Int 105:190–196

Veiga A, Sandalinas M, Benkhalifa M, Boada M, Carrera M, Santaló J, Barri PN, Menezo Y (1997) Laser blastocyst biopsy for preimplantation genetic diagnosis in the human. Zygote 5:351–354

Verlinsky Y, Ginsberg N, Lifchez A Valle J, Moise J, Strom CM (1990) Analysis of the first polar body: preconception genetic diagnosis. Hum Reprod 5:826–829

Verlinsky Y, Cieslak J, Freidine M, Ivakhnenko V, Wolf G, Kovalinskaya L, White M, Lifchez A, Kaplan B, Moise J (1995) Pregnancies following pre-conception diagnosis of common aneuploidies by fluorescent in-situ hybridization. Hum Reprod 10:1923–1927

Verlinsky Y, Tur-Kaspa I, Cieslak J, Bernal A, Morris R, Taranissi M, Kaplan B, Kuliev A (2005) Preimplantation testing for chromosomal disorders improves reproductive outcome of poor-prognosis patients. Reprod Biomed Online 11:219–225

Voullaire L, Slater H, Williamson R, Wilton L (2000) Chromosome analysis of blastomeres from human embryos by using comparative genomic hybridization. Hum Genet 106:210–217

Wells D, Delhanty JD (2000) Comprehensive chromosomal analysis of human preimplantation embryos using whole genome amplification and single cell comparative genomic hybridization. Mol Hum Reprod 6:1055–1062

Werlin L, Rodi I, DeCherney A, Marello E, Hill D, Munné S (2003) Preimplantation genetic diagnosis (PGD) as both a therapeutic and diagnostic tool in assisted reproductive technology. Fertil Steril 80:467–468

Wetzel V (2005) Bericht aus dem Arbeitskreis Polkörperdiagnostik (PKD) im Berufsverband Reproduktionsmedizinischer Zentren (BRZ): Das Konsensuspapier des Arbeitskreises PKD des BRZ zur Durchführung der Aneuploidiediagnostik und maternalen Translokationsdiagnostik mit Fluoreszenz-in-situ-Hybridisierung unter den Vorgaben des Embryonenschutzgesetzes (ESchG). J Reproduktionsmed Endokrinol 1:57–60

Wilton LJ, Trounson AO (1989) Biopsy of preimplantation mouse embryos: development of micromanipulated embryos and proliferation of single blastomeres in vitro. Biol Reprod 40:145–152

Wilton L, Voullaire L, Sargeant P, Williamson R, McBain J (2003) Preimplantation aneuploidy screening using comparative genomic hybridization or fluorescence in situ hybridization of embryos from patients with recurrent implantation failure. Fertil Steril 80:860–868

Eizell- und Embryonenspende

28

Marion Depenbusch und Askan Schultze-Mosgau

Inhalt

1 Einleitung und Definitionen 287
2 Indikationen 288
3 Ablauf der Behandlung 288
4 Eizellspende in Deutschland 289
5 Embryonenspende in Deutschland 289
6 Eizell-/Embryonenspende im Ausland 290
7 Kinderwunschbehandlung jenseits der Grenze – wohin wenden sich deutsche Paare? 291
8 Medizinische Aspekte 291
9 Ethische Aspekte 292
Literatur 295

1 Einleitung und Definitionen

Die Planung einer Familiengründung findet aufgrund gesellschaftlicher Veränderungen, insbesondere in den Industrienationen, zunehmend erst im vorangeschrittenen Alter der Frauen statt. Oftmals stehen zunächst die Berufsausbildung und Karriere im Vordergrund, sodass die Bereitschaft für eine Schwangerschaft in die Altersphase ab 30 Jahren oder später fällt. Zeitgleich nimmt die natürliche Konzeptionsrate mit voranschreitendem Alter der Frau ab, ebenso die Erfolgsraten von Maßnahmen der assistierten Reproduktion. Insbesondere bei Frauen >40 Jahren ist aufgrund der abnehmenden ovariellen Reserve und abnehmenden Eizellqualität die Erfolgsaussicht bereits deutlich eingeschränkt.

Bei der **Eizellspende** unterzieht sich eine Frau (die Spenderin) freiwillig einer ovariellen Stimulationsbehandlung und Follikelpunktion, um die so erhaltenen Eizellen an eine andere Frau (die Empfängerin) abzugeben. Alternativ spendet eine Frau, die sich selbst einer IVF-Behandlung unterzieht, im laufenden Zyklus überzählige Eizellen an die Empfängerin („egg sharing“).

Die Eizellen werden extrakorporal befruchtet und können dann auf die Empfängerin transferiert werden. Für die Befruchtung werden i. d. R. Samenzellen des Partners der Empfängerin oder bei gleichzeitiger Infertilität des Partners Spendersamen verwendet. In letzterem Fall handelt es sich dann um eine **Embryonenspende** (Kentenich und Utz-Billing 2006). Eine Embryonenspende liegt ebenfalls vor, wenn ein Paar die eigene fortpflanzungsmedizinische Behandlung endgültig abgeschlossen hat, aber noch überzählige Embryonen vorhanden sind, die das Paar zur Übertragung an Dritte zur Verfügung stellt.

M. Depenbusch (✉) · A. Schultze-Mosgau
Sektion für Reproduktionsmedizin und Gynäkologische Endokrinologie, Universitäres Kinderwunschzentrum, Lübeck, Deutschland
E-Mail: marion.depenbusch@uksh.de; a.schultze-mosgau@web.de

K. Diedrich et al. (Hrsg.), *Reproduktionsmedizin*, Springer Reference Medizin,
https://doi.org/10.1007/978-3-662-57636-6_29

1984 wurde die erste Schwangerschaft nach Eizellspende erfolgreich ausgetragen (Lutjen et al. 1984). Mittlerweile hat sie sich, international gesehen, zu einem Standardverfahren der Kinderwunschbehandlung entwickelt. In den USA werden bei etwa 10 % der künstlichen Befruchtungen gespendete Eizellen eingesetzt (Sunderam et al. 2009). Auch in Europa kommt diese Form der Behandlung zunehmend zum Einsatz. Laut der Human Fertilisation and Embryology Authority (HFEA) steigt die Zahl der Behandlungszyklen mit gespendeten Eizellen stetig, bei Frauen >45 Jahren werden in Großbritannien demnach zu etwa 60 % gespendete Eizellen verwendet (HFEA 2014).

Da i. d. R. Eizellen von sehr jungen Spenderinnen eingesetzt werden, handelt es sich um ein sehr effektives Verfahren. Die Lebendgeburtrate lag für das Jahr 2012 bei 37,1 % (HFEA 2014).

2 Indikationen

Die Kinderwunschbehandlung mit Eizell- oder Embryonenspende sollte nur durchgeführt werden, wenn ohne sie keine Möglichkeit einer Schwangerschaft besteht (Kentenich und ESHRE 2007).

Das Verfahren der Eizellspende wurde ursprünglich nur bei Frauen mit Gonadendysgenesie und Turner-Syndrom angewendet. Mittlerweile hat sich das Indikationsspektrum deutlich ausgeweitet (Übersicht).

Indikationen für eine Eizellspende

- Prämatures Ovarialversagen (POF)
- Schwerwiegende genetische Erkrankungen der Frau
- Ovarialversagen nach gonadentoxischer Therapie bei Karzinomerkrankung
- Altersbedingte Infertilität (Menopause)
- Hochgradige Endometriose
- Vermindertes Ansprechen auf eine ovarielle Stimulation
- Wiederholte erfolglose künstliche Befruchtungen

Die ursprünglichen Indikationen liegen heutzutage eher selten vor, die altersbedingte Infertilität durch abnehmende Eizellqualität und Ovarreserve ist dagegen mittlerweile die häufigste Indikation für die Kinderwunschbehandlung mittels Eizellspende (Paulson et al. 2002).

Ethisch umstritten sind psychosoziale Indikationen wie z. B. die Behandlung von lesbischen Paaren oder alleinstehenden Frauen, da diese Form der Familie nicht der allgemein gesellschaftlich anerkannten Form entspricht. Zu diesen Behandlungen besteht international kein einheitlicher Konsens. Einige Länder nehmen in der Gesetzgebung allerdings eindeutig Stellung zu diesen Indikationen (Kentenich und ESHRE 2007).

Eine Embryonenspende ist entsprechend indiziert, wenn zusätzlich vom Mann keine Gameten zur Verfügung stehen.

3 Ablauf der Behandlung

▶ **Empfehlung** Vor Beginn einer Behandlung mit Eizell- oder Embryonenspende sollte eine eingehende psychosoziale Beratung der Spenderin sowie der Empfängerin bzw. den Wunscheltern erfolgen.

Das Beratungsnetzwerk Kinderwunsch Deutschland e. V. (BKiD) hat Leitlinien für die spezielle Beratung bei Gametenspende erstellt. Diese Leitlinien sollen dazu beitragen, dass die Entscheidung zu einer Gametenspende auf einem „informed consent" beruht, der sowohl aktuelle als auch langfristige Implikationen dieser Familienbildung berücksichtigt. Diese Beratung sollte die gesetzlichen Rahmenbedingungen der Behandlung beinhalten sowie über juristische und berufsrechtliche Regelungen informieren, aber auch alternative Möglichkeiten aufzeigen (Thorn und Wischmann 2008).

Entscheidet sich ein Paar für die Behandlung, muss nach einer passenden Spenderin gesucht werden, die phänotypisch idealerweise einzelne Übereinstimmungen zu der Empfängerin aufweisen sollte. In den USA z. B. kann die Empfängerin eine Spenderin aus einem Katalog auswählen.

Damit die Behandlung mit Eizellspende erfolgreich zum Eintritt einer Schwangerschaft führt, muss das Endometrium der Empfängerin synchron zur Eizellreifung bei der Spenderin vorbereitet werden. Die Eizellreifung bei der Spenderin wird i. d. R. mit rekombinantem FSH oder HMG stimuliert. Um eine Synchronisierung mit der Empfängerin zu ermöglichen, kommen zusätzlich GnRH-Agonisten oder -Antagonisten zum Einsatz.

Die Vorbereitung des Endometriums der Empfängerin erfolgt i. d. R. mittels exogen zugeführten Östrogenen (Tabletten oder transdermale Systeme). Vor dem Transfer wird das Endometrium zusätzlich mit einem Progesteronpräparat umgewandelt. Es existieren verschiedene Protokolle mit unterschiedlichen Erfolgsquoten (Budak et al. 2007; Remohi et al. 1997; Soares et al. 2005). Da es schwierig ist, mehrere Empfängerinnen zeitgleich mit einer Spenderin zu synchronisieren, werden i. d. R. alle Eizellen einer Spenderin für eine Empfängerin zur Verfügung gestellt.

Der Ablauf einer Behandlung mit Eizellspende ist einfacher, wenn eine Kryobank zur Verfügung steht, da die Synchronisierung von Spenderin und Empfängerin dann entfällt. Zusätzlich wird die Behandlung dann sicherer, da die Eizellen erst nach einer Quarantänezeit von 6 Monaten und einer wiederholten Testung der Spenderin auf vorliegende Infektionen zur Behandlung freigegeben werden. Aktuelle Daten zeigen, dass sich nach Vitrifikation von Eizellen zu diesem Zweck vergleichbare Implantationsraten und Lebendgeburten wie nach Verwendung frischer Eizellen erzielen lassen (Cobo et al. 2017).

4 Eizellspende in Deutschland

Während die Behandlung mit Spendersamen in Deutschland gesetzlich nicht geregelt und damit nicht explizit verboten ist, nimmt das Embryonenschutzgesetz (ESchG 1990) zur Kinderwunschbehandlung mit Eizellspende eindeutig Stellung (Übersicht).

§ 1 Missbräuchliche Anwendung von Fortpflanzungstechniken
Mit Freiheitsstrafe bis zu drei Jahren oder mit Geldstrafe wird bestraft, wer

1. auf eine Frau eine fremde unbefruchtete Eizelle überträgt
   ...

Strafrechtlich verfolgt wird bei einem Verstoß gegen § 1 Abs. 1 Nr. 1 ESchG die Person, die die medizinisch erforderlichen Handlungen vorbereitet oder durchführt. Die Spenderin und die Empfängerin der Eizelle werden dagegen nicht bestraft (ESchG § 1 Abs. 3 Nr. 1):

Nicht bestraft werden
... die Frau, von der die Eizelle oder der Embryo stammt, sowie die Frau, auf die die Eizelle übertragen wird oder der Embryo übertragen werden soll.

Die deutsche Regierung nahm im Rahmen der Abhandlung des Themas Eizellspende durch den Europäischen Gerichtshof für Menschenrechte zum Verbot der Eizellspende Stellung:

„Das Verbot der Eizellspende solle das Kindeswohl schützen, indem durch das Verbot die eindeutige Identität der Mutter gesichert sei. Die Aufteilung der Mutterschaft in eine genetische und biologische Mutter würde dazu führen, dass 2 Frauen an der Entstehung eines Kindes Teilhabe hätten. Dies wäre ein absolutes Novum in der Natur und Menschheitsgeschichte. In rechtlicher, historischer und kultureller Hinsicht repräsentiere die Eindeutigkeit der Mutterschaft einen fundamentalen und grundsätzlichen sozialen Konsens und würde allein aus diesem Grund für den deutschen Gesetzgeber als unabdingbar betrachtet. Eine gespaltene Mutterschaft würde als schwerwiegende Bedrohung des Kindeswohls angesehen, die das im Embryonenschutzgesetz vorhandene Verbot rechtfertige" (Hilland 2010).

Die aus dieser Gesetzeslage resultierende Ungleichheit in der Behandlungsmöglichkeit von Kinderwunschpaaren (Samenspende vs. Eizellspende) bleibt bisher jedoch unbegründet und führt dazu, dass sich manche Frauen in unserer Gesellschaft benachteiligt fühlen. Darüber hinaus führt das Verbot der Eizellspende dazu, dass sich betroffene Paare Hilfe im Ausland suchen (Katzorke 2007). Geschätzt wünschen in Deutschland etwa 1000–3000 Frauen/Jahr eine Eizellspende (Schumann 2014).

5 Embryonenspende in Deutschland

Während die Eizellspende durch das ESchG in Deutschland ohne Zweifel verboten ist, werden die Aussagen des ESchG zum Thema Embryonenspende kontrovers ausgelegt. Während die **gezielte** Herstellung von Embryonen aus gespendeten Ei- und Samenzellen zum Zweck der Embryonenspende eindeutig verboten ist (ESchG § 1 Abs. 1 Nr. 2 und Abs. 2, Nr. 1 und 2), bewertet u. a. der Deutsche Ethikrat die Weitergabe von ungeplant überzähligen Embryonen zur Austragung durch Dritte als nicht durch das ESchG verbotenes, aber auch nicht geregeltes Vorgehen:

Mit Freiheitsstrafe bis zu drei Jahren oder mit Geldstrafe wird bestraft, wer

2. es unternimmt, eine Eizelle zu einem anderen Zweck künstlich zu befruchten, als eine Schwangerschaft der Frau herbeizuführen, von der die Eizelle stammt.

   ... Ebenso wird bestraft, wer

1. künstlich bewirkt, dass eine menschliche Samenzelle in eine menschliche Eizelle eindringt, oder
2. eine menschliche Samenzelle in eine menschliche Eizelle künstlich verbringt, ohne eine Schwangerschaft der Frau herbeiführen zu wollen, von der die Eizelle stammt.

„Unstreitig ist, dass ein Embryo, der nach seiner Erzeugung ungeplant nicht mehr auf die Frau übertragen werden kann, von der die zu seiner Herstellung verwendete Eizelle stammt, auf eine andere Frau transferiert werden darf, sofern diese nicht als Leihmutter (vgl. § 1 Abs. 1 Nr. 7 ESchG) dienen will" (Deutscher Ethikrat 2016).

Der Deutsche Ethikrat argumentiert in seiner Stellungnahme, dass für überzählige Embryonen, die für die Behandlung des Paares, für das sie erzeugt wurden, endgültig nicht mehr verwendet werden können (z. B. aus medizinischen Gründen), das Ziel, eine gespaltene Mutterschaft zu verhindern, hinter die im Einzelfall bestehende Chance der Weiterentwicklung des Embryos zurücktritt. Durch dieses Vorgehen könne zumindest einigen überzähligen Embryonen eine Lebenschance eröffnet werden (Deutscher Ethikrat 2016).

In Deutschland vermittelt das Netzwerk Embryonenspende seit seiner Gründung im Jahr 2013 Spender- und Empfängereltern. Es ermöglicht potenziellen Spenderpaaren die Möglichkeit, sowohl überzählige Embryonen als auch imprägnierte Eizellen im Vorkernstadium freizugeben. Vor der Spende erfolgt eine ärztliche Beratung. Die Spenderin darf zum Zeitpunkt der Eizellentnahme nicht älter als 37 Jahre gewesen sein. Als Empfängerin kommt eine Frau bis zur Vollendung ihres 44. Lebensjahres in Frage. Die Embryonenspende erfolgt anonym und ohne jegliche materielle Gegenleistung. Die Daten des Spenderpaares werden bei einem Notariat hinterlegt (Netzwerk Embryonenspende).

Der Deutsche Ethikrat weist in seiner Stellungnahme darauf hin, dass sie aufgrund des Wortlautes und Gesetzessinnes davon ausgehen, dass die Verwendung von Vorkernstadien zur Embryonenspende nach dem ESchG unzulässig ist.

Der Deutsche Ethikrat fordert mit seiner Stellungnahme eine staatliche Regulierung der Embryonenspende, um den Interessen, Rechten und Pflichten der spendenden und annehmenden Eltern sowie den Rechten und dem Wohl der entstehenden Kinder gerecht zu werden.

6 Eizell-/Embryonenspende im Ausland

Die Kinderwunschbehandlung jenseits der eigenen Ländergrenzen ist allgemein ein zunehmendes Phänomen und führt sogar dazu, dass einige Länder lukrative Industriekomplexe, die vollständig auf Fertilitätsbehandlungen ausgerichtet sind, entwickeln (Hudson et al. 2011). Jedoch sind die Gesetzeslagen und sozialrechtlichen Bedingungen bezüglich der Eizell- und Embryonenspende international gesehen sehr heterogen. Während einige Länder liberale Regelungen getroffen haben, gehören z. B. die 2004 in Italien und 2010 in der Türkei erlassenen gesetzlichen Regelungen international gesehen zu den restriktivsten. So verbietet die türkische Gesetzgebung z. B. explizit die Kinderwunschbehandlung im Ausland (Crockin 2011).

Betroffene Paare empfinden eine restriktive Gesetzgebung im eigenen Land oftmals als einen unzulässigen Eingriff in ihr Privatleben. In Österreich klagten aus diesem Grund zwei betroffene Paare vor dem Europäischen Gerichtshof für Menschenrechte (EGMR) gegen das Verbot der Behandlung mit Eizell- oder Samenspende im eigenen Land. Nachdem sie im April 2010 in erster Instanz Recht bekamen, rief die österreichische Regierung die große Kammer des EGMR an. Diese gab im November 2011 der Regierung mit dem Urteil, dass es kein Grundrecht auf jegliche Form der künstlichen Befruchtung gibt, Recht (Ärzte-Zeitung 2011).

Allgemein gibt es verschiedene Gründe, warum Paare sich für eine Eizell- oder Embryonenspende im Ausland entscheiden. Die einen begeben sich ins Ausland, um die im eigenen Land gesetzlich verbotenen Behandlungen durchführen zu lassen. Andere wollen Wartelisten im eigenen Land umgehen oder die größere Auswahl an Spendern oder die bessere Qualität der Behandlung in Anspruch nehmen. Manche bevorzugen das Ausland, da die Kosten für die Behandlung dort geringer sind (Bergmann 2011; Ethics Committee of the ASRM 2016).

Die Patientinnen/Paare informieren sich meistens eigenständig über das Internet über Behandlungsmöglichkeiten im Ausland. Soziale Netzwerke wie z. B. Facebook haben dabei eine zunehmende Bedeutung. So sind hier Informationen der jeweiligen Kliniken und vermittelnden Agenturen zu finden, es gibt aber auch spezielle Facebook-Gruppen z. B. zum Thema Eizellspende (Jackson et al. 2017). Zum Teil ist dies für die Patientinnen/Paare mit Schwierigkeiten (z. B. sprachlicher Art, Unsicherheit bzgl. der Validität der angegebenen Informationen) verbunden (Blyth 2010; Jackson et al. 2017). Die persönliche ärztliche Beratung im Heimatland tritt zunehmend in den Hintergrund. Insbesondere, wenn die gewünschte Behandlung im eigenen Land verboten ist, trauen die Paare sich aus Angst vor ablehnenden Reaktionen häufig nicht, darüber z. B. mit ihrem Gynäkologen oder bisher betreuendem Reproduktionsmediziner zu sprechen (Jackson et al. 2017).

Um eine möglichst hohe Sicherheit und gute Qualität für die Beteiligten (Spenderinnen, Empfängerinnen, Kinder, Ärzte) zu gewährleisten, erließ die ASRM (American Society for Reproductive Medicine) Leitlinien zur Behandlung mittels Eizellspende. Im europäischen Raum entwickelte die HFEA (Human Fertilisation and Embryology Authority), eine englische Behörde, die berufsrechtlich die Praxis der Reproduktionsmedizin in England reguliert, einen „code of practice" (einzusehen unter www.hfea.gov.uk). Darüber hinaus publizierte die ESHRE (European Society of Human Reproduction and Embryology) 2011 Empfehlungen für Kinderwunschbehandlungen bei ausländischen Patienten (Shenfield et al. 2011). Darin wird insbesondere darauf verwiesen, das ausländische Patienten nach dem gleichen Standard wie Einheimische behandelt werden und ausführlich in verständiger Sprache über die notwendigen Untersuchungen, Kosten und Wartezeiten aufgeklärt werden sollten.

Entscheidet sich ein Paar für eine Eizell- oder Embryonenspende im Ausland, sollten sie sich der Rechte und späteren Interessen ihres Kindes bewusst sein. Durch unterschiedliche Gesetzeslagen in den verschiedenen Ländern kann insbesondere die Identifizierung der genetischen Mutter für die Kinder schwierig sein. Einige Länder allerdings ermöglichen es den Kindern auf Wunsch, die Identität der Spenderin zu erfahren (z. B. Schweden, Großbritannien, Niederlande; Thorn und Wischmann 2008). Crockin (2011) plädiert dafür, international gültige gesetzliche Regelungen bezüglich grenzüberschreitender Kinderwunschbehandlungen zu schaffen. Dabei müssten allerdings die Interessen der Länder mit sehr restriktiver und auch die Interessen derjenigen Länder mit liberaler Haltung berücksichtigt werden.

7 Kinderwunschbehandlung jenseits der Grenze – wohin wenden sich deutsche Paare?

Um die Begrenzungen der reproduktionsmedizinischen Maßnahmen zu umgehen, reisen deutsche Paare für eine Behandlung mit Eizell- oder Embryonenspende ins Ausland. Dabei handelt es sich häufig um Frauen, bei denen im Vorfeld bereits einige IVF-Zyklen in Deutschland erfolglos durchgeführt wurden.

Da die Frauen häufig bereits das 40. Lebensjahr erreicht haben, ist die Adoption als Alternative in Deutschland nicht mehr möglich. Einigen Paaren wurde daraufhin die Eizellspende im Ausland empfohlen, und z. T. wurden bereits Kliniken genannt, an die sich die Paare wenden können.

▶ **Empfehlung** Laut den Leitlinien der ESHRE bietet eine gute Zusammenarbeit zwischen den behandelnden Ärzten im Heimat- und Ausland die beste Basis für eine optimale Behandlung, wenn die Gesetzeslage im Heimatland diese Zusammenarbeit nicht explizit verbietet (Shenfield et al. 2011).

Die meisten Paare sind jedoch auf sich selbst gestellt und informieren sich in erster Linie im Internet und dort insbesondere in speziellen Foren zum Thema Eizellspende. Internetauftritte ausländischer Kinderwunscheinrichtungen sind mittlerweile z. T. gezielt auf deutschsprachige Patientinnen/Paare ausgerichtet (Pecks et al. 2011). Der Informationsaustausch in den Foren wird von vielen als sehr positiv und hilfreich empfunden. Darüber hinaus erfahren die Paare in diesen Foren eine Solidarität, die ihnen im täglichen Leben nicht widerfährt, da sie aus Angst vor Inakzeptanz die Behandlung mit Eizellspende ihrem Familien- oder Freundeskreis nicht mitteilen (Bergmann 2011).

In erster Linie entscheiden sich deutsche Paare für eine Behandlung in einem europäischen Nachbarland. Am häufigsten fällt die Wahl auf Tschechien gefolgt von Spanien und dann Polen, Russland, Ukraine, Südafrika und USA (Bergmann 2011). Die Präferenz für Tschechien und Spanien ist dabei zum einen durch die bessere Erreichbarkeit und insbesondere in Bezug auf Spanien durch die gute touristische Infrastruktur bedingt (Topziel der Tourismusbranche). Darüber hinaus existiert in beiden Ländern ein etabliertes Spendersystem mit einem großen Angebot an verfügbaren Spenderinnen. Aufgrund der großen Nachfrage aus dem Ausland mussten allerdings in einigen Zentren mittlerweile Wartelisten eingerichtet werden. Manche Kliniken werben auch mit deutschsprachigen Ärzten vor Ort, die den Paaren die Angst vor einer sprachlichen Barriere nehmen sollen.

Bergmann (2011) fand im Rahmen von Interviews und auf Internetforen heraus, dass deutsche Paare oft annehmen, dass sie in Spanien keine Spenderin finden würden, die ihrem Phänotyp (z. B. blaue Augen) entspricht, sodass sie sich aus diesem Grund für eine Behandlung in Tschechien entscheiden. Wie in Abschn. 8.3 dargestellt, können Kliniken in Spanien jedoch i. d. R. einen deutlich heterogeneren Pool an Spenderinnen anbieten.

Für die Kinderwunschbehandlung im Ausland nehmen die Paare oftmals eine enorme Belastung in Kauf. In den meisten Fällen wird die Behandlung geheim gehalten, und die Termine in den Kliniken werden als Urlaub getarnt. Tatsächlich verwenden die Paare z. T ihren ganzen Jahresurlaub für die Behandlung.

Nach erfolgreichem Embryotransfer wird die Patientin in Deutschland gemäß den Richtlinien des Mutterschutzgesetzes weiter betreut. Die geringe Akzeptanz der Eizellspende in Deutschland kann jedoch dazu führen, dass die Frauen aus Angst vor Stigmatisierung die Behandlung mit Eizellspende geheim halten. Zusätzlich sind die Frauen durch die rechtlichen Aspekte oftmals verunsichert und verbergen selbst vor dem weiterbehandelnden Frauenarzt den Entstehungsweg der Schwangerschaft. Eine adäquate Schwangerschaftsbetreuung mit gezielter Überwachung möglicher Risikofaktoren ist in solch einem Fall nicht gewährleistet (Pecks et al. 2011).

8 Medizinische Aspekte

Die Fertilität der Frau scheint in erster Linie vom Alterungsprozess der Ovarien und der Eizellqualität abhängig zu sein. Die Rezeptivität des Endometriums dagegen scheint bis zu einem Lebensalter Ende 40 unbeeinträchtigt, erst dann zeigen auch die Schwangerschaftsraten nach Eizell- oder Embryonenspende eine abfallende Tendenz (Soares et al. 2005). Somit wird es Frauen ermöglicht, weit über ihre natürliche reproduktive Lebensphase hinaus ihren Kinderwunsch zu erfüllen.

Für die durchführenden Kinderwunschzentren sollte eine detaillierte Aufklärung der Paare über mögliche Risiken der Behandlung mit Eizellspende selbstverständlich sein. Findet diese Aufklärung nicht in ausreichendem Maße statt, kann dies insbesondere die Frauen in vorangeschrittenem Alter in trügerischer Sicherheit wiegen, wenn sie sich der altersbedingt zunehmenden Schwangerschaftskomplikationen (z. B. Gestationsdiabetes, Präeklampsie, Thrombophlebitis) nicht bewusst sind (Michalas et al. 1996).

Aufgrund des Verbots der Eizellspende sind Frauenärzte in Deutschland mit den besonderen medizinischen Aspekten, die im Zusammenhang mit dieser Art der Kinderwunschbehandlung in Erscheinung treten können, nicht unbedingt vertraut. Folgende Aspekte sollten daher berücksichtigt werden:

8.1 Sicherheit der Behandlung

Bei den Spenderinnen sollte im Vorfeld ein Infektionsscreening (HIV, Hepatitis B und C) erfolgen, um die Übertragung einer Erkrankung auf die Empfängerin oder das Kind zu vermeiden. Im Vergleich zur Samenspende werden die gespendeten Eizellen nicht immer in Quarantäne gehalten, wie es bei Samenbanken der Fall ist. Mit voranschreitenden Etablierungen von Eizellkryobanken wird die Einhaltung einer Quarantäne in Zukunft zunehmend möglich sein (Cobo et al. 2017).

Die ovarielle Stimulation der Spenderin sollte so erfolgen, dass gesundheitliche Risiken (z. B. Überstimulation) möglichst gering gehalten werden (Shenfield et al. 2011). Die Behandlung sollte nur in akkreditierten Zentren erfolgen, die regelmäßigen Kontrollen unterliegen und eine angemessene Archivierung der Spenderdaten gewährleisten.

► **Empfehlung** Um einen evtl. Informationswunsch der Nachkommen erfüllen zu können oder z. B. im Krankheitsfall eine Rückverfolgbarkeit zu gewährleisten, sollten die Daten 50 Jahre aufbewahrt werden (Kentenich und ESHRE 2007).

8.2 Mehrlingsschwangerschaften

Paare, die sich für eine Behandlung im Ausland entscheiden, sollten gut über das Risiko von (z. T. höhergradigen) Mehrlingsschwangerschaften aufgeklärt werden. In manchen Ländern gibt es keine eindeutige Begrenzung der Anzahl von Embryonen, die pro Zyklus transferiert werden dürfen. So betrug die Zwillingsrate in Amerika 1998 nach Eizellspende 38,5 %, die Drillingsrate lag bei 5,1 % und die Rate an höhergradigen Mehrlingen bei 0,2 % (Kentenich und Utz-Billing 2006). Das Eintreten einer höhergradigen Mehrlingsschwangerschaft bedeutet eine schwere Belastung für die Frau (Forman 2011) und generiert eine ethische Konfliktsituation, wenn nachfolgend eine Embryoreduktion gewünscht wird.

8.3 Hypertonie und Präeklampsie in der Schwangerschaft

Durch das i. d. R. vorangeschrittene Alter der Frau und eine erhöhte Rate an Mehrlingsschwangerschaften nach Eizellspende ist generell ein erhöhtes Risiko für eine Schwangerschaftshypertonie zu erwarten. Pecks et al. (2011) führten zu dieser Fragestellung eine Metaanalyse durch und zeigten damit, dass das Risiko für die Entwicklung eines Bluthochdrucks in der Schwangerschaft allgemein, also unabhängig vom Alter der Frau, von Mehrlingsschwangerschaften und der Art des reproduktionsmedizinischen Eingriffs nach Eizellspende erhöht ist. Tarlatzi et al. (2017) und Letur et al. (2016) bestätigten dies anhand ihrer Untersuchungen und zeigten zusätzlich ein signifikant erhöhtes Risiko für das Auftreten einer Präeklampsie. Bemerkenswert ist die Beobachtung, dass sogar junge Frauen nach Eizellspende ein erhöhtes Risiko aufweisen (Letur et al. 2016). Ursächlich werden immunologische Faktoren oder die häufig zugrunde liegende ovarielle Dysfunktion diskutiert.

► **Empfehlung** Eine engmaschige Kontrolle ist daher für alle Schwangerschaften nach Eizellspende empfehlenswert (Pecks et al. 2011)

8.4 Immunologie

Bei einer Schwangerschaft nach Eizellspende besitzt der Embryo einen vollständig verschiedenartigen Erbsatz als die austragende Mutter (allogenetisch). Obwohl es weltweit eine zunehmende Anzahl an Schwangerschaften nach Eizellspende gibt, ist bisher nur wenig über biologische/immunologische Interaktionen und Langzeitauswirkungen bekannt (Van der Hoorn et al. 2010). Diskutiert werden, ob Schwangerschaftskomplikationen, wie z. B. schwangerschaftsinduzierte Hypertonie, Präeklampsie, vaginale Blutungen in der Schwangerschaft, postpartale Nachblutungen, die nach Eizell- oder Embryonenspende vermehrt auftreten, durch immunologische Interaktionen ausgelöst werden (Van der Hoorn et al. 2010; Tarlatzi et al. 2017).

9 Ethische Aspekte

Die Kinderwunschbehandlung mittels Eizell- oder Embryonenspende wird in der Gesellschaft noch vielfach kritisch gesehen, da in die genetische Abstammung der Familie eingegriffen wird, die in vielen Gesellschaften eine zentrale Einheit bildet (Kentenich und ESHRE 2007). Sie verändert die gewohnten biologischen und sozialen Verhältnisse, führt zu einer gespaltenen Mutterschaft, da die biologische nicht gleichzeitig die soziale Mutter ist, und kann zu einem Generationskonflikt führen, da sie Mütter ermöglicht, die ihr reproduktives Alter bereits hinter sich haben (Katzorke 2007).

Auch für den behandelnden Frauenarzt in Deutschland kann durch den Wunsch seiner Patientin nach einer Behandlung mit Eizell- oder Embryonenspende eine ethische Konfliktsituation entstehen. Einerseits möchte er seiner Patientin bei der Erfüllung ihres Kinderwunsches eine größtmögliche

Hilfe sein, andererseits unterstützt er sie bei einer Behandlung, die im eigenen Land ggf. verboten ist (Forman 2011).

9.1 Anonymität vs. Identifizierbarkeit von Spenderinnen

Das Wissen um die eigene Abstammung ist ein wichtiger Bestandteil der Identität und durch die Europäische Menschenrechtskonvention (EMRK) geschützt.

Im Vorfeld einer Behandlung mit Eizellspende muss vertraglich geregelt sein, ob die Spenderin anonym bleibt oder eine Identifizierung durch die Nachkommen möglich sein wird. In einigen Ländern gibt es dazu gesetzliche Regelungen (Abschn. 5).

Generell gilt es, folgende **Rechtsansprüche** zu berücksichtigen (Kentenich und ESHRE 2007):

- das Recht der Eltern auf Autonomie und Privatsphäre,
- das Recht der Spenderin auf Autonomie und Privatsphäre,
- das Recht des Kindes zu wissen, von wem es abstammt.

Diese Rechtsansprüche gleichzeitig zu erfüllen ist oftmals schwierig. Die Arbeitsgruppe „Ethik und Recht" der ESHRE hat daher folgende Regelung vorgeschlagen:

- die Spenderin kann sich entscheiden, anonym oder identifizierbar zu bleiben
- die Empfängerinnen können sich für anonyme oder identifizierbare Spenderinnen entscheiden

Somit soll das Recht der Eltern auf Autonomie hinsichtlich der Organisation der Familie gewahrt bleiben. Die Arbeitsgruppe fordert jedoch, dass unabhängig von der Haltung der Spenderin zur Anonymität eine Rückverfolgung immer möglich sein sollte, falls bei den Nachkommen ein genetisches Problem auftritt. Ebenso betonen sie, dass das Wohlergehen des Kindes an erster Stelle stehen sollte und es Anspruch auf alle Informationen hat, die von der Spenderin zur Verfügung gestellt wurden (Kentenich und ESHRE 2007).

▶ In Deutschland hat jedes Kind ein Recht auf Kenntnis seiner Abstammung (BVerfGE 79, 256 - Kenntnis der Abstammung).

In Spanien und Tschechien, dort, wo sich deutsche Paare in erster Linie für eine Behandlung mit Eizellspende hinbegeben, ist es vorgeschrieben, dass die Behandlung für die Spenderin und die Empfängerin streng anonym verläuft (Bergmann 2011). Die Behandlung deutscher Paare führt somit zu einer Konfliktsituation, da das Recht des Kindes auf Kenntnis seiner Abstammung nicht erfüllt werden kann.

In Dänemark, Schweden und Großbritannien sind Eizellspenden nur möglich, wenn die Spenderin mit einer Identifizierung einverstanden ist (Bergmann 2011). Dies hat zur Konsequenz, dass das Angebot an Spenderinnen geringer ist, da nur wenige Spenderinnen bereit sind, ihre Anonymität aufzugeben (Kentenich und ESHRE 2007).

9.2 Aufklärung der Kinder

Sollten Kinder darüber aufgeklärt werden, dass ihre (sozialen) Eltern nicht oder evtl. nur z. T. ihre genetischen Eltern sind?

Dies ist oft eine schwierige Entscheidung, vor der Eltern nach einer Behandlung mit Eizell- oder Embryonenspende stehen (Readings et al. 2011).

Während noch vor einigen Jahren z. B. bei Adoptionen die Empfehlung an die Eltern ging, die Kinder nicht aufzuklären, entscheiden sich heutzutage mehr und mehr Eltern aus psychologischen, familiendynamischen, ethischen und nicht zuletzt medizinischen Gründen für eine Aufklärung der Kinder (Thorn und Wischmann 2008).

▶ **Empfehlung** Dabei scheint es vorteilhaft, die Kinder bereits im jungen Alter (vor dem 4./5. Lebensjahr) aufzuklären, da es so für die Kinder über die Jahre eine normale Begebenheit ist, von der sie „schon immer wussten" (Blake et al. 2010).

In einer aktuellen Langzeitstudie zeigten Ilio et al. (2017) dass Kinder nach einer frühzeitigen Aufklärung (vor dem 7. Lebensjahr) insgesamt eine höhere psychologische Zufriedenheit zeigen und sich die frühzeitige Aufklärung ebenso positiv auf die familiären zwischenmenschlichen Beziehungen auswirkt. Die Eltern sollten sich im Vorfeld darüber bewusst sein, dass eine Aufklärung nicht mit einem einzigen Gespräch abgeschlossen ist, sondern je nach Alter des Kindes immer wieder neue Fragen und Gesprächsbedarf aufkommen werden. Blake et al. (2010) zeigten, dass die Eltern im Vorfeld der Aufklärung Angst haben, das Kind könnte sie nachfolgend ablehnen oder schwierige Fragen stellen. Ebenso haben Eltern Angst vor einer ungeplanten Aufklärung durch Außenstehende (Readings et al. 2011).

Auch wenn die Spenderin anonym bleibt, wird eine Aufklärung aus familiendynamischen Gründen empfohlen, damit die Eltern ein Familiengeheimnis vermeiden und das Vertrauensverhältnis zu ihrem Kind nicht gefährden (Thorn und Wischmann 2008).

Mittlerweile steht den Eltern ein gutes Angebot an Fachliteratur zur Verfügung, mit der sie sich im Vorfeld vorbereiten und im Verlauf weitere Anregungen und Hilfe holen können. Die Kinder reagieren, insbesondere im jungen Alter, häufig neutral auf die Aufklärung, wodurch sich bei den Eltern eine deutliche Erleichterung bemerkbar macht (Blake et al. 2010).

9.3 Auswahl/Anwerbung der Spenderinnen

Der Bedarf an gespendeten Eizellen ist groß und wird in Zukunft voraussichtlich weiter ansteigen. Um lange Wartelisten zu umgehen, organisieren sich manche Frauen mittlerweile eigenständig ihre Spenderin, z. T. aus dem eigenen Familienkreis. Generell sind keine negativen Auswirkungen nach Eizell- oder Embryonenspenden durch Freunde oder Verwandte bekannt. Eine generationsübergreifende Spende wird jedoch nicht empfohlen, da es infolgedessen schwierig sein kann, den Status des Kindes innerhalb der Familie zu definieren. Allgemein ist eine eingehende Beratung der Spenderin und der Empfängerin unerlässlich. Dabei sollte insbesondere darauf eingegangen werden, dass z. B. durch persönliche Lebensereignisse sich die Auffassung zur Spende ändern kann und dadurch zukünftig Konflikte über die Rechte und Pflichten gegenüber dem Kind entstehen können.

Für die Spenderin ist es von Vorteil, wenn sie bereits eine eigene Familie gegründet hat. Dadurch kann sie die Bedeutung und Auswirkungen der Eizell- oder Embryonenspende besser einschätzen.

Von der Spenderin sollte ein Mindestmaß an Informationen vorliegen (z. B. Aussehen, Bildungsstand, Beruf, soziale Hintergründe, Motivation für die Spende). Ebenso sollte eine psychologische Evaluierung sowie eine Einschätzung der allgemeinen und intellektuellen Fähigkeiten erfolgt sein. Um bekannte altersbedingte genetische Risiken zu minimieren, wird ein Alter der Spenderin <35 Jahre empfohlen. Jede Spenderin muss vor der Behandlung schriftlich ihre informierte Einwilligung geben (Kentenich und ESHRE 2007).

Die Anwerbung von Spenderinnen sollte unter Ausschluss von finanziellen Anreizen erfolgen (Kentenich und ESHRE 2007). In Spanien wird öffentlich, z. B. im Radio, in Zeitungen, auf Plakaten und mit Flyern um Spenderinnen geworben. Viele Spenderinnen melden sich jedoch aufgrund von Empfehlungen von anderen Frauen, die bereits gespendet haben. In Tschechien wird deutlich weniger öffentlich geworben. Einige Kliniken zeigen Informationen für Spenderinnen auf ihrer Internetseite, z. T. werden auch durch eine enge Zusammenarbeit mit Gynäkologen aus ländlichen Gebieten Spenderinnen rekrutiert. Diese informieren Frauen über die Möglichkeit der Eizellspende. Generell dürfen in Tschechien nur Staatsangehörige spenden. Migrantinnen (z. B. aus Russland oder der Ukraine) sind von einer Eizellspende ausgeschlossen. In Spanien sind die Kliniken sehr bemüht, einen möglichst heterogenen Spenderpool anbieten zu können. Hier sind Migrantinnen aus Osteuropa willkommene Spenderinnen, und es wird aktiv um Spenderinnen anderer Nationen (z. B. bei Erasmus-Studentinnen) geworben.

9.4 Bezahlung der Spenderin

Die Arbeitgruppe „Ethik und Recht" der ESHRE fordert, dass für eine Spende von Gameten prinzipiell keine Bezahlung erfolgen sollte. Eine angemessene Aufwandsentschädigung sei vertretbar, jedoch sollte die Höhe der Aufwandsentschädigung keinen Anreiz für Frauen darstellen, die ansonsten nicht spenden würden (Kentenich und ESHRE 2007).

Während in den USA die Kommerzialisierung der Eizellspende bereits weit vorangeschritten ist, sind europäische Länder bemüht, altruistische Beweggründe in den Vordergrund zu stellen (Katzorke 2007). Allerdings gibt es auch hier deutliche Unterschiede in der Höhe der „Aufwandsentschädigungen". In Spanien und Tschechien liegt diese z. B. deutlich höher (900 bzw. 800 Euro) als in anderen europäischen Ländern. Die Entschädigung, die in Tschechien bezahlt wird, liegt dabei höher als das durchschnittliche Monatsgehalt (Bergmann 2011).

Auch wenn die Bezahlung als Motivation, insbesondere gegenüber der Empfängerin und den Kindern, nicht gern in den Vordergrund gestellt wird, so ist es unzweifelhaft einer der wichtigsten Beweggründe für die Spenderinnen. Bei vorherrschendem Mangel an Eizellen wird z. B. in den USA versucht, mit steigender Bezahlung Spenderinnen zu gewinnen. Das impliziert jedoch auch steigende Kosten für die Empfängerin, die i. d. R. für die Bezahlung der Spenderin aufkommen muss. Damit wird diese Form der Behandlung nur noch für einen begrenzten Kreis an Frauen finanzierbar (Pennings 2011).

9.5 Auswirkungen der Behandlung für die Spenderin

In der Regel handelt es sich bei den Spenderinnen um junge Frauen, die z. T. noch keine eigene Familie gegründet haben. Viele der Spenderinnen unterziehen sich wiederholten ovariellen Stimulationsbehandlungen mit nachfolgenden Follikelpunktionen. Bukulmez et al. (2010) gingen der Frage nach, ob diese wiederholten Behandlungen (maximal 6 Zyklen) negative Auswirkungen für die Ovarreserve haben könnte. Sie bestimmten das Anti-Müller-Hormon (AMH) vor, während und nach Abschluss der Behandlungen. Der AMH-Wert zeigte im Verlauf keinen Abfall, sodass die Autoren annehmen, dass ein vorzeitiges Altern der Ovarien aufgrund der Behandlungen nicht anzunehmen ist.

Immer wieder wird kritisch angeführt, dass sich eine gesunde Frau einer Behandlung unterzieht, die gesundheitliche Risiken für sie mit sich bringen kann. Im Hinblick auf das Überstimulationssyndrom mit all seinen möglichen Konsequenzen sollten daher nur niedrig dosierte Stimulationsprotokolle gewählt werden und für die Ovulationsinduktion ein GnRH-Agonist zum Einsatz kommen (Pennings 2011).

Eine Nachuntersuchung von Spenderinnen von Jordan et al. (2004) ergab, das 91 % der Frauen mir der Behandlung zufrieden waren, 74 % würden nochmals spenden, vorübergehende psychologische Probleme wurden von 8,7 % berichtet.

▶ Für eine weitergehende Beurteilung der Auswirkungen und Risiken einer Behandlung mittels Eizell- oder Embryonenspende sind weitere Datenerhebungen erforderlich.

Neben Daten zu Motivationen und Erfahrungen von Spenderinnen fehlen aussagekräftige Untersuchungen dazu, wie es Frauen/Paaren nach erfolgter Behandlung und Rückkehr in ihr eigenes Land ergeht. Ebenso müssen Langzeitdaten zu den Kindern und entstandenen Familien erhoben werden.

Literatur

Ärzte-Zeitung (03.11.2011) Gericht bestätigt Verbot von Eizellspenden (AZ: 57813/00)

Bergmann S (2011) Reproductive agency and projects: Germans searching for egg donation in Spain and the Czech Republic. Reprod Biomed Online 23:600–608

Blake L, Casey P, Readings J, Jadva V, Golombok S (2010) ‚Daddy ran out of tadpoles': how parents tell their children that they are donor conceived, and what their 7-year-olds understand. Hum Reprod 10:2527–2534

Blyth E (2010) Fertility patients' experiences of cross-border reproductive care. Fertil Steril 94:e11–e15

Budak E, Garrido N, Soares SR, Melo MA, Meseguer M, Pellicer A, Remohi J (2007) Improvements achieved in an oocyte donation program over a 10-year period: sequential increase in implantation and pregnancy rates and decrease in high-order multiple pregnancies. Fertil Steril 88:342–349

Bukulmez O, Li Q, Carr BR, Leader B, Doody KM, Doody KJ (2010) Repetitive oocyte donation does not decrease serum anti-Muellerian hormone levels. Fertil Steril 94(3):905–912

Cobo A et al (2017) Effect of oocyte vitrification on embryo quality: time-lapse analysis and morphokinetic evaluation. Fertil Steril 108(3):491–497

Crockin SL (2011) Legal perspectives on cross-border reproductive care. Reprod Biomed Online 23:811–813

Deutscher Ethikrat (2016) Embryospende, Embryoadoption und elterliche Verantwortung. Stellungnahme. Deutscher Ethikrat, Berlin

Ethics Committee of the American Society for Reproductive Medicine (2016) Cross-border reproductive care: an Ethics Committee opinion. Fertil Steril 106:1627–1633

Forman R (2011) Cross-border reproductive care: a clinician's perspective. Reprod Biomed Online 23:808–810

Gesetz zum Schutz von Embryonen (Embryonenschutzgesetz-ESchG) (1990) 1. http://www.gesetze-im-internet.de/eschg/. Zugegriffen am 15.12.2018

Hilland U (2010) Europäischer Gerichtshof zur Eizellspende. J Reprod Endo 7(2):113–114

Hudson N, Culley L, Blyth E, Norton W, Rapport F, Pacey A (2011) Cross-border reproductive care: a review of the literature. Reprod Biomed Online 22:673–685

Human Fertilisation and Embryology Authority (Hrsg) (2014) Fertility treatment in 2013. Trends and figures. HFEA. http://www.hfea.gov.uk/media/2081/hfea-fertility-trends-2013.pdf. Zugegriffen am 15.12.2018

Ilio E, Blake L, Jadva V, Roman G, Golombok S (2017) The role of age of disclosure of biological origins in the psychological wellbeing of adolescents conceived by reproductive donation: a longitudinal study from age 1 to age 14. J Child Psychol Psychiatry 58(3):315–324

Jackson E, Millbank J, Karpin I, Stuhmcke A (2017) Learning from cross-border reproduction. Med Law Rev 25(1):23–46

Jordan C, Belar C, Williams R (2004) Anonymous oocyte donation: a follow-up analysis of donor`s experiences. J Psychosom Obstet Gynecol 25:145–151

Katzorke T (2007) Samenspende – Eizellspende – Leihmutterschaft. Grenzbereiche in der Reproduktionsmedizin. Gyn Geburtsh 4:21–25

Kentenich H, Arbeitsgruppe Ethik und Recht der European Society for Human Reproduction & Embryology (ESHRE) (2007) Gameten- und Embryospende. Gynecol Endocrinol 5:171–173

Kentenich H, Utz-Billing I (2006) Verbot der Eizellspende – Ist es medizinisch, psychologisch und ethisch gerechtfertigt? Gynecol Endocrinol 4:229–234

Letur H, Peignè M, Ohl J, Cédrin-Durnerin I, Mathieu-D'Argent E, Scheffler F, Grzegorczyk-Martin V, de Mouzon J (2016) Hypertensive pathologies and egg donation pregnancies: results of a large comparative cohort study. Fertil Steril 106(2):284–290

Lutjen P, Trounson A, Leeton J, Findlay J, Wood C, Renou P (1984) The establishment and maintainance of pregnancy using in vitro fertilization and embryo donation in a patient with primary ovarian failure. Nature 307:174–175

Michalas S, Loutradis D, Drakakis P, Milingos S, Papageorgiou J, Kallianidis K, Koumantakis E, Aravantinos D (1996) oocyte donation to women over 40 years of age: pregnancy complications. Eur J Obstet Gynecol Reprod Biol 64:175–178

Netzwerk Embryonenspende http://www.netzwerk-embryonenspende.de. Zugegriffen am 15.12.2018

Paulson RJ, Boostanfar R, Saadat P, Mor E, Tourgeman DE, Slater CC, Francis MM, Jain JK (2002) Pregnancy in the sixth decade of life: obstetric outcomes in woman of advanced reproductive age. JAMA 288:2320–2323

Pecks U, Maass N, Neulen J (2011) Eizellspende – ein Risikofaktor für Schwangerschaftshochdruck. Dtsch Ärztebl Int 108(3):23–31

Pennings G (2011) The rights and wrongs off egg donation. Focus Reprod (May) 32–35. http://www.researchgate.net/publication/292611781_The_rights_and_wrongs_of_egg_donation.pdf. Zugegriffen am 15.12.2018

Readings J, Blake C, Casey P, Jadvy V, Golombok S (2011) Secrecy, disclosure and everything in-between: decisions of parents of children conceived by donor insemination, egg donation and surrogacy. Reprod Biomed Online 22:485–495

Remohi J, Gartner B, Gallardo E, Yalil S, Simon C, Pellicer A (1997) Pregnancy and birth rates after oocyte donation. Fertil Steril 67:717–723

Schumann E (2014) Elternschaft nach keimzellspende und Embryoadoption. Fortschr Med 32(10):736–749

Shenfield F, Pennings G, De Mouzon J, Ferraretti AP, Goossens V, ESHRE Task Force ‚Crosss Border Reproductive Care' (CBRC) (2011) ESHRE's good practice guide for cross-border reproductive care for centers and practitioners. Hum Reprod 7:1625–1627

Soares SR, Troncoso C, Bosch E, Serra V, Simon C, Remohi J, Pellicer A (2005) Age and uterine receptiveness: predicting the outcome of oocyte donation cycles. J Clin Endocrinol Metab 90:4399–4404

Sunderam S, Chang J, Flowers L, Kulkarni A, Sentelle G, Jeng G, Macaluso M (2009) Assisted Reproductive Technology Surveillance – United States 2006. MMWR 58:1–25

Tarlatzi TB, Imbert R, Alvaro Mercadal B, Demeestere I, Venetis CA, Englert Y, Delbaere A (2017) Does oocyte donation compared with autologous oocyte IVF pregnancies have a higher risk of preeclampsia? Reprod Biomed Online 34(1):11–18

Thorn P, Wischmann T (2008) Leitlinien für die psychosoziale Beratung bei Gametenspende. Reproduktionsmed Endokrinol 3:147–152

Van der Hoorn MLP, Lashley EELO, Bianchi DW, Claas FHJ, Schonkeren CMC, Scherjon SA (2010) Clinical and immunologic aspects of egg donation pregnancies: a systematic review. Hum Reprod Update 16(6):704–712

Leihmutterschaft

29

Marion Depenbusch und Askan Schultze-Mosgau

Inhalt

1 Einleitung und Definitionen ... 297
2 Die Rechtslage in Deutschland ... 298
3 Die Rechtslage im Ausland ... 299
4 Ethische, soziale und psychologische Aspekte ... 300
5 Handlungsoptionen ... 301
Literatur ... 301

1 Einleitung und Definitionen

Für manche Paare lässt sich der Kinderwunsch mit den konventionellen Verfahren der Reproduktionsmedizin nicht verwirklichen.

Eine Leihmutterschaft beinhaltet das Austragen eines Kindes und die Übertragung desselben auf die Eltern, die es sich gewünscht haben. Die Gründe hierfür können vielfältig sein: Beim sog. Mayer-Rokitansky-Küster-Hauser-Syndrom fehlt die Gebärmutter, oder der Uterus ist nach einem Malignom operativ entfernt worden. Auch Störungen auf der Ebene des Endometriums, wie z. B. beim Asherman-Syndrom, oder schwerwiegende internistische Erkrankungen (z. B. Herzinsuffizienz) können dem Wunsch einer Leihmutterschaft zugrunde liegen.

Für Frauen mit einer uterinen Sterilität (Fehlen der Gebärmutter) ist, seitdem dem Team um Mats Brännström 2014 (Brännström et al. 2018) in Göteborg die erste Schwangerschaft nach Uterustransplantation gelungen ist, die Uterustransplantation auch eine Möglichkeit, ein eigenes Kind auszutragen. Allerdings ist der Aufwand des noch immer als experimentell zu bewertenden Eingriffes groß, und es gibt keine hinlänglichen Langzeituntersuchungen zu den Ergebnissen des Verfahrens mit Fokus auf die Gesundheit von Mutter und Kind.

Ist neben der Adoption oder einem Leben ohne Kinder die Leihmutterschaft für diese Paare eine Option?

Es werden zwei Formen der Leihmutterschaft unterschieden (Übersicht; James et al. 2010).

Formen der Leihmutterschaft

- **Traditionelle oder genetische Form:** Die Leihmutter wird mit den Samenzellen des zukünftigen Vaters inseminiert. Die genetische und die austragende Mutter sind dabei identisch.
- **Gestationale Form:** Die Eizelle und Samenzelle stammen von den zukünftigen Eltern oder wurden gespendet. Der Embryo entsteht durch In-vitro-Fertilisation (IVF) und wird im Anschluss der Leihmutter übertragen. Die genetische und die austragende Mutter sind hierbei nicht identisch.

Die erste Schwangerschaft nach IVF mit nachfolgender Leihmutterschaft (gestationale Form) wurde 1985 berichtet (Utian et al. 1985). Seither ist diese Form der Kinderwunschbehandlung zunehmend eine mögliche Option für Paare geworden, die ansonsten keine Möglichkeit hätten, ein genetisch von ihnen abstammendes Kind zu bekommen (Parkinson et al. 1998).

M. Depenbusch · A. Schultze-Mosgau (✉)
Sektion für Reproduktionsmedizin und Gynäkologische Endokrinologie, Universitäres Kinderwunschzentrum, Lübeck, Deutschland
E-Mail: marion.depenbusch@uksh.de; a.schultze-mosgau@uksh.de

K. Diedrich et al. (Hrsg.), *Reproduktionsmedizin*, Springer Reference Medizin,
https://doi.org/10.1007/978-3-662-57636-6_30

In vielen Fällen wird die Eizelle der Wunschmutter mit dem Samen des Wunschvaters inseminiert und konsekutiv auf die Leihmutter übertragen, die dann das Kind austrägt. Es liegt dann eine multiple Mutterschaft vor. Natürlich kann auch die Eizelle der Leihmutter oder einer Eizellspenderin genutzt werden. Ebenso mag auf väterlicher Seite der Samen vom Wunschvater oder eines Samenspenders für die Befruchtung zum Einsatz kommen.

Es ergeben sich somit die unterschiedlichsten Konstellationen hinsichtlich sozialer, leiblicher und genetischer Elternschaft. So ist es z. B. auch männlichen homosexuellen Paaren möglich, über die Leihmutterschaft die Elternschaft zu übernehmen. Hierbei kann der Samen zumindest eines Partners unter Verwendung einer Spendereizelle oder der Eizelle der Leihmutter zur einseitigen genetischen und beiderseitigen sozialen Elternschaft führen.

Bujard und Thorn (2018) zeigen insgesamt neun verschiedene Konstellationen auf, wenn man folgende potenziell an dem Wunschkind beteiligte Personen berücksichtigt (inkl. der homosexuellen Partnerschaften):

- Leihmutter
- Leihmutter (Eizelle)
- Wunschmutter
- Wunschmutter (Eizelle)
- Wunschvater
- Wunschvater 2 (homosexuell)
- Wunschvater (Samen)
- Eizellspenderin
- Samenspender

Die Motivation zur Leihmutterschaft lässt sich grundsätzlich in „altruistisch“ oder „kommerziell“ diversifizieren, wobei es natürlich auch fließende Übergänge gibt. Bei bestehender Verwandtschaft zwischen Leihmutter und Wunschmutter gibt es oftmals keine finanzielle Entschädigung. Die Beteiligten sind hier altruistisch motiviert. Weltweit kommt jedoch häufiger die finanzielle Entschädigung der Leihmutter zum Tragen. Es besteht eine vertragliche Vereinbarung zwischen Fremden, die oftmals durch Agenturen vermittelt wurden.

Das Verbot der Leihmutterschaft in Deutschland führt zu einem vermehrten „Tourismus“, sowohl von homosexuellen als auch heterosexuellen Paaren in das Ausland, um dort eine Leihmutterschaft in Anspruch zu nehmen. Belastbare Zahlen liegen nicht vor.

Die zunehmende Werbung um deutsche Paare im Ausland, aber auch Berichte von Auslandsvertretungen suggerieren eine Zunahme. Die absoluten Zahlen scheinen nach Angaben der Nationalen Akademie der Wissenschaften Leopoldina (2019) jedoch gering zu sein. Die HFEA (Human Fertilisation and Embryology Authority) in Großbritannien berichtet beispielsweise für das Jahr 2016 von 232 Behandlungszyklen mit Leihmutterschaft im eigenen Land (Human Fertilisation and Embryology Authority 2018).

Weltweit steigt die Zahl der Kinder, die durch Leihmutterschaft geboren werden, an. So gab es laut „Centers for Disease Control“ im Jahr 2003 insgesamt 72 Behandlungszyklen bei Leihmüttern, im Jahr 2005 waren es bereits 1012 Zyklen (James et al. 2010).

Medizinisch gesehen ist die Leihmutterschaft eine effektive und sichere Behandlungsform. So liegt die Erfolgsquote bei 37 % Geburtenrate/Embryotransfer (Parkinson et al. 1998), und die Fehlbildungsrate der gestationalen Form entspricht der Rate, die bei einer Standard-IVF zu erwarten ist (Parkinson et al. 1998). Dennoch ist die Leihmutterschaft aufgrund ethischer, psychosozialer und rechtlicher Aspekte insgesamt eine sehr umstrittene Form der Kinderwunschbehandlung. Für Ärzte, die im Bereich der Reproduktionsmedizin tätig sind, ist es insbesondere wichtig, die gesetzlichen Regelungen genau zu kennen.

2 Die Rechtslage in Deutschland

Leihmutterschaftsverträge gelten in Deutschland als sittenwidrig und sind damit nicht gültig. Sämtliche ärztlichen Handlungen im Rahmen einer Behandlung mit Leihmutterschaft sind durch das 1991 in Kraft getretene Embryonenschutzgesetz verboten:

Hintergrundinformation

... mit Freiheitsstrafe bis zu drei Jahren oder mit Geldstrafe wird bestraft, wer

... es unternimmt, eine Eizelle zu einem anderen Zweck künstlich zu befruchten, als eine Schwangerschaft der Frau herbeizuführen, von der die Eizelle stammt ...

... es unternimmt, bei einer Frau, welche bereit ist, ihr Kind nach der Geburt Dritten auf Dauer zu überlassen (Ersatzmutter), eine künstliche Befruchtung durchzuführen oder auf sie einen menschlichen Embryo zu übertragen.

Nicht bestraft werden

1. ... die Frau, von der die Eizelle oder der Embryo stammt, sowie die Frau, auf die die Eizelle übertragen wird oder der Embryo übertragen werden soll, und
2. ... die Ersatzmutter sowie die Person, die das Kind auf Dauer bei sich aufnehmen will.

Neben den ärztlichen Handlungen ist auch die Vermittlung von Leihmüttern in Deutschland nach dem Adoptionsvermittlungsgesetz (§ 13c AdVermiG) verboten.

Wer gilt in Deutschland als Mutter des Kindes, falls doch ein Kind durch Leihmutterschaft geboren wurde? Diese Frage beantwortet § 1591 BGB:

▶ Mutter eines Kindes ist die Frau, die es geboren hat.

Nach deutschem Recht ist also die Leihmutter die rechtliche Mutter.

3 Die Rechtslage im Ausland

Die Rechtslage ist weltweit und selbst innereuropäisch sehr unterschiedlich und reicht von sehr liberalen Regelungen, z. B. in Russland, bis zum strikten Verbot, z. B. in China. Ebenso gibt es Länder, in denen es gar keine gesetzliche Regelung zur Leihmutterschaft gibt (Tab. 1; Max-Planck-Institut 2013).

Eine gute Übersicht zur Leihmutterschaft im Ausland und den jeweiligen rechtlichen Regelungen gibt die Datenbanksuchfunktion des Max-Planck-Instituts für ausländisches und internationales Strafrecht (Max-Planck-Institut 2013).

Aufgrund der sehr unterschiedlichen gesetzlichen Regelungen eröffnen sich für Paare hinter der eigenen Landesgrenze z. T. Behandlungsmöglichkeiten, die im eigenen Land nicht möglich sind. Paare nehmen daher für eine Behandlung durch Leihmutterschaft u. U. weite Reisen auf sich. Beliebte Ziele sind z. B. Indien und Russland. In diesen Ländern findet eine kommerzialisierte Form der Leihmutterschaft statt. Neben ethischen und sozialen Gesichtspunkten, die dabei berücksichtigt werden sollten, besteht die Gefahr, dass die Paare sich der gesetzlichen Konflikte, die durch eine erfolgte Leihmutterschaft im Ausland entstehen können, im Vorfeld nicht bewusst sind (Gamble 2009). Darüber hinaus hat jedes Land eigene gesetzliche Vorschriften (Tab. 2; Max-Planck-Institut 2013).

Reproduktionsmedizinische Kliniken im Ausland machen international intensiv Werbung für die möglichen Behandlungen in ihren Zentren (z. B. über das Internet). Für Paare, die sich über die Möglichkeiten der Behandlung durch Leihmutterschaft informieren, ist es oft schwer einschätzbar, wie seriös die jeweiligen Agenturen oder Kliniken sind. Die American Society for Reproductive Medicine (ASRM) und die U. S. Food and Drug Administration (FDA) haben einige Empfehlungen für Leihmutterschaftsbehandlungen herausgegeben. So sollte im Vorfeld eine ausführliche medizinische und soziale Anamnese sowohl bei der Leihmutter als auch bei den zukünftigen Eltern erfolgen, ebenso ein Infektionsscreening. Alle beteiligten Personen sollten eine detaillierte Aufklärung über die medizinischen und psychologischen Risiken erhalten und während der Behandlung eine psychologische Betreuung in Anspruch nehmen. Ebenso ist im Vorfeld eine juristische Beratung sinnvoll (James et al. 2010). In Großbritannien müssen die behandelnden Zentren im Vorfeld eine Lizenz der Human Fertilisation Embryology Authority (HEFA) erwerben. Letztendlich ist die landeseigene Gesetzeslage entscheidend.

Tab. 1 Rechtslage zur Leihmutterschaft im Ausland (Beispiele)

Leihmutterschaft erlaubt	Leihmutterschaft verboten	Keine Regelung
Belgien Griechenland Großbritannien Spanien Niederlande Australien Russland Israel Ukraine Indien Kanada USA (einige Bundesstaaten)	Deutschland Österreich Dänemark Norwegen Italien Schweiz China	Schweden Finnland Japan

▶ **Cave** Eine Anerkennung der Frau, die den Auftrag zur Leihmutterschaft gegeben hat („Wunschmutter"), als rechtliche Mutter ist in Deutschland z. B. mit wesentlichen Grundsätzen des Rechts nicht vereinbar (Abschn. 2, § 1591 BGB). Dies kann auch der Fall sein, wenn eine ausländische Geburtsurkunde sie als vorgebliche Mutter ausweist.

Das Verwaltungsgericht Berlin verweigerte z. B. im April 2011 einem in Indien geborenen Kind die Anerkennung der

Tab. 2 Gesetzliche Vorschriften zur Leihmutterschaft (Beispiele)

Land	Gesetzliche Besonderheiten
Griechenland	• Leihmutterschaft zulässig • Soziale Eltern: Verheiratete und Lebenspartner; kein direkter Ausschluss alleinstehender Frauen • Gerichtliche Genehmigung auf Antrag der sozialen Mutter • Austragungsunfähigkeit der antragstellenden Frau aus medizinischen Gründen • Ärztliche Begutachtung des gesundheitlichen Zustands der austragenden Frau • Schriftliche Zustimmung der Wunscheltern sowie der Tragemutter und ggf. deren Ehemannes • Unentgeltlichkeit • Ständiger Wohnsitz der sozialen Mutter und austragenden Frau in Griechenland • Direkte Mutterschaftsvermutung zugunsten der antragstellenden Frau • Widerlegung innerhalb von 6 Monaten ab Geburt, wenn die austragende Frau zugleich die genetische Mutter ist
Großbritannien	• Unentgeltlichkeit • Gewerbliche Vermittlung ist verboten
Spanien	• Leihmutterschaftsverträge sind nichtig
Niederlande	• Veranlassung von Leihmutterschaftsvereinbarungen und das öffentliche Anbieten von Leihmutterschaftsdiensten sowie die öffentliche Suche nach Leihmüttern strafbar
Russland	• Kommerzielle Leihmutterschaften erlaubt • Behandlung auch für Single-Frauen oder -Männer möglich
Indien	• Kommerzielle Leihmutterschaften erlaubt
Norwegen	• Leihmutterschaften im Ausland werden geduldet, wenn die Leihmutter nicht auf der Geburtsurkunde erscheint.
Israel	• Nur gestationale Form zulässig • Ei- und Samenzelle müssen von den zukünftigen Eltern stammen

deutschen Staatsangehörigkeit, da begründete Zweifel daran vorlagen, dass die in der Geburtsurkunde angegebene deutsche Frau die Frau ist, die das Kind geboren hat. Da der Verdacht auf eine indische Leihmutterschaft bestand, wurde ebenso der deutsche Ehemann nicht als Vater des Kindes anerkannt, obwohl er nachweislich der biologische Vater ist.

„Nach deutschem Recht ist jedoch Vater eines Kindes der Mann, der zum Zeitpunkt der Geburt mit der Mutter des Kindes verheiratet ist (§ 1592 Nr. 1 BGB), der die Vaterschaft des Kindes anerkannt hat (§ 1592 Nr. 2 BGB) oder der nach § 1600d BGB oder sonstigen Vorschriften gerichtlich als Vater festgestellt wurde. Sämtliche Alternativen liegen nach summarischer Prüfung nicht vor ... Dass das Ehepaar ... in der indischen Geburtsurkunde des Antragstellers als Vater und Mutter eingetragen wurde, ist für die Bestimmung der Abstammung unerheblich, denn deren Eintragungen sind für die Abstammung nicht konstitutiv" (Urteil des VG Berlin 2011 Aktenzeichen: 23 L 79.11).

Eine Passbeantragung und Einreise nach Deutschland kann also mit einem im Ausland durch Leihmutterschaft geborenen Kind sehr schwierig sein.

4 Ethische, soziale und psychologische Aspekte

In der allgemeinen öffentlichen Meinung findet eine Behandlung mit Leihmutterschaft wenig Akzeptanz, da sie nicht dem normalen Prozess der Familiengründung entspricht. Die Tatsache, dass eine Frau bewusst mit der Absicht ein Kind empfängt, dieses nach der Geburt abzugeben, ist für die Mehrheit moralisch nicht hinnehmbar (van den Akker 2007). Insbesondere die kommerzialisierte Form der Leihmutterschaft wird öffentlich abgelehnt, da hier weniger eine altruistische Motivation der Leihmutter anzunehmen ist, sondern ggf. schwierige soziale Umstände eine Frau dazu bewegen, sich als Leihmutter zur Verfügung zu stellen.

Welche Auswirkungen hat die Behandlung durch Leihmutterschaft auf das Leben der Leihmutter, der geborenen Kinder oder auf das spätere Familienleben allgemein?

Söderström-Anttila et al. (2016) untersuchten in einem systematischen Review bis Februar 2015 das aktuelle Wissen über das geburtshilfliche, medizinische und psychologische Outcome für die Leihmütter selbst, die Eltern und die Kinder, die von einer Leihmutter ausgetragen worden sind. Die meisten Leihmütter-Arrangements sind erfolgreich implementiert worden, und die Leihmütter sind gut motiviert und haben weniger Schwierigkeiten, sich von den Kindern nach der Geburt zu trennen. Das perinatale Outcome ist mit dem Outcome einer Standard-IVF und Eizellspende vergleichbar. Es gibt keine psychologischen Auffälligkeiten bei den Kindern im Alter von 10 Jahren. Die Studien sollten jedoch mit Vorsicht beurteilt werden, da die Evidenz schwach ist (Söderström-Anttila et al. 2016)

Insgesamt gibt es noch keine ausreichenden Informationen, um diese Frage allgemeingültig zu beantworten.

Die Frauen, die sich als Leihmutter zur Verfügung stellen, haben i. d. R. ihre eigene Familienplanung abgeschlossen. Die Arbeitsgruppe um Gilmann berichtete 1991, dass Leihmütter sich häufig von Beginn der Schwangerschaft an nicht in dem Maße zum Kind verbunden fühlen, wie es normalerweise der Fall ist. Dies ermögliche den Frauen eine leichtere Trennung postpartal (Fisher und Gilman 1991). Bei jungen Frauen, die sich für eine genetische Leihmutterschaft zur Verfügung stellen, besteht die Gefahr, dass sie die Tragweite ihrer Entscheidung noch nicht umfassend einschätzen können und diese später bereuen (van den Akker 2007). In einer longitudinalen Studie zeigte van den Akker (2005), dass 6 Monate postpartal bei den Leihmüttern keine psychologischen Auffälligkeiten bestanden. Viele Leihmütter wünschen sich allerdings, dass nach der Geburt des Kindes der Kontakt zwischen den Familien aufrecht erhalten bleibt (van den Akker 2007).

Die Art und Weise, wie Eltern mit den Konzeptionshintergründen umgehen, wie offen oder verhalten Informationen darüber an die Kinder weitergegeben werden, spielt dabei eine wichtige Rolle (Landau 1998). Bis Mitte der 1980er-Jahre wurde den Eltern ärztlicherseits geraten, die Umstände der Konzeption oder auch die Tatsache einer Adoption geheim zu halten (Royal College of Obstetrics and Gynecologists 1987). Familientherapeuten vertraten jedoch die Meinung, dass eine Geheimhaltung sich nachteilig auf familiäre Beziehungen und Vertrauensverhältnisse auswirkt (Karpel 1980). Turner u. Coyle beschrieben im Jahr 2000 in einer Studie mit 16 Erwachsenen, deren Eltern eine donogene Insemination durchführen ließen und den Kindern erst im späteren Leben davon berichteten, über verschiedene negative Auswirkungen wie z. B. Misstrauen, frustrierende Suche nach Informationen über Spender.

▶ Die HFEA (Human Fertility and Embryology Authority) nahm im Jahr 2007 in ihre Empfehlungen auf, dass Kinder über Konzeptionshintergründe oder Gametenspender informiert werden sollten. In einigen Ländern ist es mittlerweile gesetzlich festgehalten, dass Kinder mit der Volljährigkeit das Recht haben, die Identität eines Spenders zu erfahren (Readings et al. 2011).

MacCallum et al. berichteten 2003 von 42 Paaren, die eine Leihmutterschaft in Anspruch genommen hatten. Alle Paare hatten vor, ihren Kindern von der Leihmutterschaft zu erzählen. Vorrangige Begründung war dabei, dass das Kind ein Recht hat, die Wahrheit zu erfahren. Ebenso wollten die Eltern verhindern, dass das Kind von außenstehenden Personen von der Leihmutterschaft erfährt.

Readings et al. (2011) untersuchten prospektiv, ob Eltern ihren Kindern von der Leihmutterschaft oder Gametenspende

(Eizellspende, donogene Insemination) erzählen. Im Alter von 7 Jahren hatten insgesamt 52 % aller Kinder von den Hintergründen der Konzeption erfahren. Bei den Leihmutterschaften war der Anteil am höchsten (95,2 % bei der traditionellen Leihmutterschaft, 75 % bei der gestationellen Leihmutterschaft). Allerdings erzählten die meisten Eltern den Kindern nur, dass sie von einer anderen Frau ausgetragen wurden, die genetischen Hintergründe wurden meistens nicht offengelegt.

5 Handlungsoptionen

Die Leihmutterschaft als Bestandteil der Fortpflanzungsmedizin wird seit jeher sehr kontrovers diskutiert. Als Argumente dagegen werden die Verletzung der Menschenwürde von Kind und Leihmutter ins Feld geführt, andere befürworten sie, da es sich um eine ethisch vertretbare Maßnahme handelt, Kinderwunschpaaren einen letzten Ausweg aus der Kinderlosigkeit zu offerieren. Einen gesellschaftlichen Konsens gibt es nicht.

Die Nationale Akademie der Wissenschaften Leopoldina spricht sich aktuell in Ihrer Stellungnahme „Fortpflanzungsmedizin in Deutschland – für eine zeitgemäße Gesetzgebung“ (Nationale Akademie der Wissenschaften Leopoldina 2019) dafür aus, die in Deutschland durchgeführte psychosoziale Beratung zur Leihmutterschaft im Ausland nicht unter Strafe zu stellen. Ferner sollen Kinder von Leihmüttern, die im Ausland geboren, jedoch in Deutschland aufwachsen, rechtlich eine sichere Zuordnung zu den Wunscheltern erfahren (Nationale Akademie der Wissenschaften Leopoldina 2019).

Als Handlungsoptionen zur Regelung der Leihmutterschaft weist die Nationale Akademie der Wissenschaften Leopoldina (2019) Folgendes aus:

1. Weiterhin Verbot:
   - Erkenntnissse, Erfahrungen und Begleitforschung im europäischen Ausland werden beobachtet und im Intervall neu evaluiert
2. Erlaubnis der Leihmutterschaft:
   - kein finanzieller Anreiz
   - subtile Auswahl der Leihmutter nach medizinischen und psychosozialen Kriterien
   - limitierte Zahl an Schwangerschaften/Leihmutter
   - Leihmutter behält alle Entscheidungsrechte über sich und Kind bis zur Geburt
   - Leihmutter erhält Bedenkzeit nach Geburt bzgl. Abgabe des Kindes an Wunscheltern
   - Einbettung der Leihmutterschaft in medizinische und psychosoziale Vorbereitung und Begleitung
   - Begleitforschung sinnhaft (medizinisch, psychosozial)

Literatur

Akker OBA van den (2005) A longitudinal pre pregnancy to post delivery comparison of genetic and gestational surrogate and intended mothers: confidence gynecology. J Psychosom Obstet Gynecol 26(4):277–284

Akker OBA van den (2007) Psychosozial aspects of surrogate motherhood. Hum Reprod Update 13(1):53–62

Brännström M et al (2018) Uterus transplantation: a rapidly expanding field. Transplantation 102(4):569–577

Bujard M, Thorn P (2018) Leihmutterschaft und Eizellspende. Gynäkologe 51:639–646

Fisher S, Gilman I (1991) Surrogate motherhood: attachment, attitudes and social support. Psychiatry 54:13–20

Gamble N (2009) Crossing the line: the legal and ethical problems of foreign surrogacy. Reprod Biomed Online 19(2):151–152

Human Fertilisation and Embryology Authority (2018) Fertility treatment 2014–2016 – trends and figures. Human Fertilisation and Embryology Authority (HFEA). https://www.hfea.gov.uk/media/2563/hfeafertility-trends-and-figures-2017-v2.pdf. Zugegriffen am 15.01.2019

James S, Chilvers R, Havemann D, Phelps JY (2010) Avoiding legal pitfalls in surrogacy arrangements. Reprod Biomed Online 21:862–867

Karpel M (1980) Family secrets. Fam Process 19:295–300

Landau R (1998) The management of genetic origins: secrecy and openness in donor assisted conception in Israel and elsewhere. Hum Reprod 13:3268–3273

MacCallum F, Lycett E, Murray C, Jadva V, Golombok S (2003) Surrogacy: the experience of commissioning couples. Hum Reprod 18:1334–1342

Max-Planck-Institut (2013) Max-Planck-Institut für ausländisches und internationales Strafrecht, Datenbanksuchfunktion (Länder/Themen). http://www.mpicc.de/meddb/. Zugegriffen am 24.02.2019

Nationale Akademie der Wissenschaften Leopoldina, Union der deutschen Akademien der Wissenschaften (2019) Fortpflanzungsmedizin in Deutschland – für eine zeitgemäße Gesetzgebung

Parkinson J, Tran C, Tan T, Nelson J, Batzogin J, Serafin P (1998) Perinatal outcome after in-vitro fertilization-surrogacy. Hum Reprod 14(3):671–676

Readings J, Blake L, Casey P, Jadva V, Golombok S (2011) Secrecy, disclosure and everything in-between: decisions of parents of children conceived by donor insemination, egg donation and surrogacy. Reprod Biomed Online 22:485–495

Royal College of Obstetricians and Gynaecologists – RCOG (1987) Donor Insemination. RCOG, London

Söderström-Anttila V, Wennerholm UB, Loft A et al (2016) Surrogacy: outcomes for surrogate mothers, children and the resulting families – a systematic review. Hum Reprod Update 22:260–276

Utian WH, Sheean L, Godfarb JM, Kiwi R (1985) Successful pregnancy after in-vitro fertilization-embryo transfer from an infertile woman to a surrogate. N Engl J Med 313:1351–1352

Teil IV

Komplikationen in der Reproduktionsmedizin

Direkte Komplikationen der Behandlungsmethoden in der Reproduktionsmedizin

30

Annika K. Ludwig und Michael Ludwig

Inhalt

1 Überblick über die Komplikationen ... 305
2 Risiken der Stimulation ... 305
3 Operative Risiken der Eizellgewinnung durch transvaginale Follikelpunktion ... 306
4 Mehrlingsschwangerschaften ... 313
Literatur ... 313

1 Überblick über die Komplikationen

Bei der assistierten Reproduktion (ART) handelt es sich um eine nicht lebensnotwendige Behandlung von Patienten, die, abgesehen vom unerfüllten Kinderwunsch, in aller Regel der Fälle gesund sind. Da die Kinderwunschbehandlung nicht frei von Risiken ist, müssen die Patienten neben den Chancen der Therapie aufgrund eben dieser Situation – einer nicht lebensnotwendigen Behandlung – ausführlich über die Risiken aufgeklärt werden.

Diese Risiken umfassen die Risiken der ovariellen Stimulation und der Follikelpunktion ebenso wie das Risiko eines Abortes oder einer Extrauteringravidität beim Eintritt einer Schwangerschaft, die Risiken im Verlaufe einer Schwangerschaft und die potenziellen Risiken für die nach ART geborenen Kinder (Übersicht).

Direkte Komplikationen der Behandlung

- Risiken der Stimulation:
  - Ovarielles Überstimulationssyndrom (OHSS)
  - Adnextorsion
- Operative Komplikationen der Follikelpunktion:
  - Komplikationen der Narkose
  - Blutung
  - Verletzung von anderen Organen
  - Infektionen
  - Schmerzen
- Mehrlingsschwangerschaften

2 Risiken der Stimulation

2.1 Ovarielles Überstimulationssyndrom (OHSS)

Das OHSS ist mit einer Inzidenz von 0,5–5,0 % eine relativ häufige Komplikation der ovariellen Stimulation. Beim OHSS kommt es zu einer Flüssigkeitsverschiebung aus dem intravasalen Raum in den dritten Raum, d. h. zu Bildung von Aszites und Pleuraergüssen. Konsekutiv resultiert eine zunehmende Hämokonzentration, die zu einer Veränderung der Blutgerinnung und somit zu einem erhöhten Thromboserisiko führt.

A. K. Ludwig (✉)
Praxis für Frauengesundheit und Pränatalmedizin, Hamburg, Deutschland
E-Mail: a.k.ludwig@me.com

M. Ludwig
SYNLAB Holding Deutschland GmbH, Augsburg, Deutschland
E-Mail: michael.ludwig@synlab.com

K. Diedrich et al. (Hrsg.), *Reproduktionsmedizin*, Springer Reference Medizin,
https://doi.org/10.1007/978-3-662-57636-6_31

▶ **Cave** Thromboembolien stellen eine ernst zu nehmende Komplikation des OHSS dar, da sie durchaus zu Todesfällen führen können (Ludwig et al. 1999). Bei schweren Verläufen können andere Organmanifestationen wie z. B. ein akutes, hypovolämisches Nierenversagen oder Leberfunktionsstörungen auftreten.

Das OHSS wird ausführlich im ▶ Kap. 31, „Ovarielles Überstimulationssyndrom" dargestellt.

2.2 Adnextorsion

▶ Eine Adnextorsion ist eine seltene, aber ernste Komplikation der ovariellen Stimulation und sollte differenzialdiagnostisch bei jeder Patientin mit akuten Unterbauchschmerzen und Übelkeit während oder nach ovarieller Stimulation bedacht werden.

Bisher existieren nur Fallserien und 3 retrospektive Datenerhebung zum Risiko einer Adnextorsion. Nach den retrospektiven Studien liegt die Inzidenz einer Adnextorsion bei 0,02–0,2 % (Roest et al. 1996; Bodri et al. 2008; Maxwell et al. 2008). Roest et al. (1996) gaben eine Inzidenz von 0,1 % an. In einer retrospektiven Erfassung von 4052 Eizellspendezyklen trat 1 Fall einer Adnextorsion auf, womit die Inzidenz bei nur 0,02 % lag (Bodri et al. 2008). Eine weitere retrospektive Datenerhebung berichtet von 2 Fällen einer Adnextorsion bei 866 Follikelpunktionen zur Eizellspende (Inzidenz 0,2 %; Maxwell et al. 2008). Da ovarielle Zysten einen Risikofaktor für eine Torsion darstellen, ist bei Patientinnen mit einem OHSS eine höhere Inzidenz zu erwarten.

3 Operative Risiken der Eizellgewinnung durch transvaginale Follikelpunktion

Die transvaginale, ultraschallgesteuerte Follikelpunktion ist mittlerweile eine weltweit etablierte Technik, nachdem sie Mitte der 1980er-Jahre erstmalig angewendet wurde (Wickland et al. 1985).

Aufgrund der einfacheren Durchführung und der geringeren Komplikationsrate hat sich der transvaginale Zugang gegenüber dem zuerst verbreiteten laparoskopischen Vorgehen durchgesetzt. Dennoch stellt die transvaginale Follikelpunktion einen invasiven Eingriff dar, der mit operativen Risiken sowie mit Risiken durch eine Sedierung oder Narkose verbunden ist.

Dieser operative, nicht lebensnotwendige Eingriff wird bei einer gesunden Frau durchgeführt, sodass eine gute Aufklärung der Patientin über die hiermit verbundenen Risiken erfolgen muss.

Mögliche Komplikationen sind Blutungen (vaginal oder intraabdomial) und Verletzungen von Organen wie Blase, Darm, Ureter und Beckengefäße. Aufgrund der Keimbesiedelung der Vagina und der Nähe zum Darm stellt die transvaginale Punktion ein Risiko für intraperitoneale Infektionen dar. Andere Komplikationen umfassen Adnextorsionen, die Ruptur von Zysten und sehr seltene Ereignisse wie eine Osteomyelitis (Almong et al. 2000) oder neurologische Komplikationen (Van Eenige et al. 1997).

Obwohl die transvaginale Follikelpunktion eine weltweit verbreitete Technik darstellt, gibt es nur wenig valide Studien zu den Komplikationen. Es existieren bis heute tatsächlich nur 2 prospektive Studien (Bennett et al. 1993; Ludwig et al. 2006).

Die anderen Publikationen zu den operativen Komplikationen umfassen zum überwiegenden Teil Fallberichte und einige retrospektive Kollektive (Dicker et al. 1993; Roest et al. 1996; Tureck et al. 1993), in denen einzelne Fälle auf die Gesamtzahl der im jeweiligen Zentrum durchgeführten Eingriffe bezogen wurden. So sind in der Literatur die verschiedensten Angaben zu Inzidenzen zu finden, die sich v. a. auf die retrospektiven Erfassungen oder auf Schätzungen anhand der Fallberichte stützen.

Auch in den etablierten nationalen und internationen Registern werden die Komplikationen nur unzureichend aufgezeichnet. Insbesondere die Dauer der Erfassung von Komplikationen ist von großer Bedeutung, da Infektionen, aber auch andere Komplikationen oft erst Wochen nach dem Eingriff diagnostiziert werden. Daher werden diese Komplikationen auch meist nicht an die Register gemeldet.

3.1 Komplikationen der Narkose

Zu Sedierung oder Narkose und deren Komplikationen gibt es nur sehr wenig Daten. In unserer prospektiven Erfassung der Komplikationen von 1058 IVF- und ICSI-Zyklen traten keine Narkosezwischenfälle auf (Ludwig et al. 2006). Eine große retrospektive Erhebung der Komplikationen von 4052 Eizellspendezyklen fand ebenfalls keine Komplikationen der Narkose.

Ein Fallbericht schildert eine Bradykardie mit 10–15 Schlägen/min mit Bradypnoe 85 min nach Follikelpunktion im Parazervikalblock mit Mepivacain. Diese Patientin musste reanimiert werden und erhielt einen Herzschrittmacher (Ayestraran et al. 2000).

Die Einschätzung, dass die Narkose der meist gesunden, jungen Frauen sehr komplikationsarm zu sein scheint, zeigte eine Studie, in der viele Zentren nur unzureichende Sicherheitsvorkehrungen für die Narkose getroffen haben. In dieser Befragung von 67 IVF-Zentren in Großbritannien (77 % in einem Krankhaus mit Reanimationsteam, 23 % außerhalb von Kliniken, ohne Reanimationsmöglichkeit) ergab sich, dass nur in 44,4 % der Zentren eine Anästhesist die Narkose durchführt. In 47,4 % der Zentren war es ein Arzt des reproduktionsmedizinischen Teams, in 8,2 % eine Krankenschwester. Zwar war in allen Zentren eine Sauerstoffgabe möglich, jedoch verfügten 4,8 % der Zentren nicht über Reanimationsmöglichkeiten und 21,4 % nicht über einen Defibrillator (Yasmin et al. 2004).

3.2 Blutungen

Dessole et al. (2001) berechneten den durchschnittlichen Blutverlust anhand von 220 Follikelpunktionen und fanden einen durchschnittlichen Abfall des Hämoglobins nach der Follikelpunktion von 1,6 ± 0,8 g/dl, entsprechend einem Blutverlust von 230 ml.

Bei unserer prospektiven Studie zu den Komplikationen bei 1058 Follikelpunktionen trat eine Blutung, die einer mehr als 1-minütigen Kompression bedurfte, in 2,8 % der Punktionen auf (Ludwig et al. 2006). Eine Naht oder eine operative Revision war in keinem Fall notwendig.

Bennett et al. (1993) beobachteten eine vaginale Blutung, bei der eine Kompression oder eine Naht notwendig wurde, bei 1,8 % der Punktionen. In dieser Studie traten 2 Fälle einer intraabdominalen Blutung auf sowie eine Punktion der Iliakalgefäße, die jedoch keiner Intervention bedurfte. Die Inzidenz einer starken intraabdominalen Blutung wird in den wenigen vorhandenen, retrospektiven Auswertungen mit 0,1–0,3 % angegeben (Tab. 1).

Neben diesen Studien existieren einige Fallberichte zu starken und v. a. intraabdominellen Blutungen (Tab. 2). Die Wahrscheinlichkeit wird in einer kürzlichen Übersicht dazu auf 0,08 % geschätzt (Nouri et al. 2014). Aus den vorhandenen Fällen ziehen die Autoren den Schluss, dass in 33,3 % der Fälle das Hämatoperitoneum innerhalb 1 Stunde postoperativ erkannt wurde, in 93,3 % innerhalb von 24 Stunden. Die mediane Zeit zwischen Follikelpunktion und chirurgischer Intervention waren 10 Stunden.

Möglicherweise lassen sich Blutungen durch spezielle Nadeln reduzieren, so das Ergebnis einer prospektiven, randomisierten Studie mit 75 Teilnehmerinnen, bei denen jeweils nur 1 Follikel vorlag und punktiert wurde (Nakagawa et al. 2015). Dazu müssten allerdings zunächst weitere Daten größerer Serien vorliegen.

3.3 Verletzung von anderen Organen

Zu Organverletzungen nach Follikelpunktion existieren in der Literatur einige Fallberichte. Am häufigsten wird von Verletzung des Ureters berichtet, aber auch von einer Verletzung der Appendix und einem Pseudoaneurysma der A. iliaca interna (Tab. 3). In einer großen retrospektiven Studien fanden Bodri et al. (2008) bei 4052 Eizellspendezyklen keine Verletzungen von Organen. In unserer prospektiven Studie zu 1058 Follikelpunktionen trat eine Verletzung des Ureters auf, die durch eine Stenteinlage therapiert werden musste (Ludwig et al. 2006). In einem neueren Fallbericht zur Ureterverletzung wird von insgesamt 8 – insofern jetzt 9 – Fällen berichtet, die weltweit publiziert worden sind (Catanzarite et al. 2015).

Einige Organverletzungen fallen kurz nach der Follikelpunktion durch akute Beschwerden auf. In einigen Fällen treten zwar akut Beschwerden auf, aber es vergeht einige Zeit bis zur Diagnose der Ursache. Komplikationen können jedoch auch lange unentdeckt bleiben. Diese Komplikationen entgehen den retrospektiven Studien und Registern.

So wurde in einem Fallbericht in der 29. Schwangerschaftswoche eine echoleere Struktur von 4 cm Durchmessern gesehen, das MRT bestätigte die Verdachtsdiagnose eines Pseudoaneurysmas. Sonographische Verlaufskontrollen zeigten einen stabilen Befund, sodass trotz der Rupturgefahr eines Pseudoaneurysmas abgewartet wurde. Bei der Patientin hatte zunächst eine Geminigravidität bestanden, in der 26. Schwangerschaftswoche war ein Fetus jedoch gestorben. Die Patientin entwickelte vorzeitige Wehen und entband in der 32. Schwangerschaftswoche. Postpartal wurden dann die A. pudenda inferior embolisiert (Bozdag et al. 2008).

In der Literatur existiert ein weiterer Fall mit einem pelvinen Pseudoaneurysma, das jedoch erst 6 Jahre später diagnostiziert wurde. Aufgrund der Anamnese der Patientin gehen die Autoren jedoch davon aus, dass dies durch eine Follikelpunktion 6 Jahre zuvor entstanden sein muss (Pappin und Plant 2006).

3.4 Infektionen

Ursache und Inzidenz von Infektionen

Die Inzidenz von Infektionen variiert von 0 (Ludwig et al. 2006; Bodri et al. 2008) bis zu 1,3 % (Tureck et al. 1993). Infektionen nach Follikelpunktion können mit unterschiedlichster Ausprägung auftreten, von leichten Infektionen mit Fieber, Leukozytose und abdominalen Schmerzen bis hin zu Tuboovarialabszessen und Fällen mit schwerster Sepsis.

Ein Fallbericht beschreibt den Fall einer 43-jährigen Patientin ohne gynäkologische Symptome, die mit einer Sepsis intensivmedizinisch behandelt werden musste. Es wurde eine Pyometra mit Vancomycin-resistenten Enterokokken als Ursache diagnostiziert, die auf eine vorausgegangene Follikelpunktion zurückgeführt wurde. Da die Patientin unter intensivmedizinischer Betreuung nicht auf eine Antibiotikatherapie ansprach, musste bei dieser Patientin eine Hysterektomie durchgeführt werden (Nikkhah-Abyaneh et al. 2010).

Es gibt mehrere **Entstehungsmöglichkeiten** für Infektionen nach Follikelpunktionen. Eine Möglichkeit ist die Ver-

Tab. 1 2 prospektive und 6 retrospektive Datenerhebungen zu Blutungen nach Follikelpunktion

Autor	Follikelpunktionen (n)	Diagnose	Inzidenz	Therapie
Aragona et al. (2011)[R]	7098	Intraabdominale Blutung	4/7098 (0,06 %)	3 ×Laparoskopie 1 ×Laparotomie
Berg und Lunqvist (1992)[R, E]	10.125	Blutungen	37/10.125 (0,5 %)	2/35 Laparotomie 35/37 Observation
Bennett et al. (1993)[P]	2670	Vaginale Blutungen (alle Fälle)	229/2670 (8,6 %)	
		Vaginale Blutungen (>100 ml)	22/2670 (0,8 %)	1 ×Naht
		Vaginale Blutungen mit Kompression	28/2670 (1,0 %)	Kompression
		Hämatoperitoneum	2 (0,1 %)	1 × Laparotomie mit Naht
		Punktion eines Iliakalgefäß	1/2670 (0,04 %)	Spontanheilung, Antibiotikagabe
Bodri et al. (2008)[R, B]		Intraabdominale Blutung	14/4052 (0,35 %)	4 × Laparoskopie 1 × Laparotomie 1 ×Bluttransfusion 9 × keine Therapie
Dicker et al. (1993)[R]	3656	Starke intraabdominale Blutung	3/3656 (0,08 %)	Laparotomie, 1 ×Bluttransfusion
Ludwig et al. (2006)[P]	1058	Vaginale Blutung (Kompression >1 min)	29/1049 (2,7 %)	Kompression >1 min
		Vaginale Blutung (Einlage einer Tamponade >2 h)	1/1049 (0,1 %)	Einlage einer Tamponade >2 h
		Vaginale Blutung (Naht)	0	
		Intraabdomiale Blutung	0	
Siristatidis et al. (2013)	542	Bronchospasmus während Anästhesie (n = 2), intraabdominelle Blutung (n = 2)	4/542 (0,72 %)	
Tureck et al. (1993)[R]	674	Intraabdominales Hämatom	1/674 (0,3 %)	Diagnostische Laparoskopie, Observation
Govaerts et al. (1998)[R]	1500	Intraperitoneale Blutung	3/1500 (0,2 %)	3 ×Laparoskopie

R = retrospektive Datenerhebung, P = prospektive Datenerhebung, B = Befragung von 12 IVF-Zentren über Fragebögen, E = Eizellspendezyklen.

Tab. 2 Fallberichte zu Blutungen nach Follikelpunktion

Autor	Diagnose	Therapie
Azem et al. (2000)	Hämatoperitoneum mit Blutung aus Sakralvene	Laparotomie mit Blutstillung, Transfusion (5 EK, 3 FFP)
Battaglia et al. (2001)	Hämatoperitoneum bei Faktor-XI-Mangel (Hb-Abfall auf 8,2 g/dl)	Laparotomie: diffuse Blutung von Ovaroberfläche, Ovarteilresektion, Koagulation
Bandyopadhyay und Kay (2010)	Hämatoperitoneum bei Ovarruptur	Laparotomie
Bolster et al. (2014)	Hämatoperitoneum, hämorrhagischer Schock, Verletzung der Arteria obturatoria	Laparotomie, CT, selektive Angiografie, Stent
Chatrian et al. (2012)	Hämatoperitoneum, diffuse Ovarblutung	Laparotomie, lokale Anwendung von Fibrinogen und Thrombin, 3 EK
El-Shawarby et al. (2004a, b)	Hämatoperitoneum (Hb-Abfall auf 5 g/dl) bei Patientin mit essenzieller Thrombozytämie → Therapie mit niedermolekularem Heparin während der Stimulation, nicht am Punktionstag)	Laparotomie mit Adnexektomie bei diffuser Blutung aus Ovar, Transfusion (7 EK, 1 TK, 2 FFP)
Takeda et al. (2017)	Rupturiertes Pseudoaneurysma der Arteria uterina nach transmyometraler Follikelpunktion	Arterielle Embolisation
Wais und Chan (2018)	Vaginales, retroperitoneales Hämatom mit akutem Abdomen	Operation

Hb = Hämoglobin, EK = Erythrozytenkonzentrat, TK = Thrombozytenkonzentrat, FFP = „fresh frozen plasma“.

Tab. 3 Prospektive Studie und 5 Fallberichte über Organverletzungen nach Follikelpunktion

Autor	Diagnose	Diagnosezeitpunkt (nach Punktion)	Therapie
Bozdag et al. (2008)	Pseudoaneurysma der A. pudenda inferior (Ast der A. iliaca interna)	29. SSW	Embolisation der A. pudenda inferior nach Entbindung (32. SSW)
Pappin und Plant (2006)	Pelvines Pseudoaneurysma	6 Jahre	Embolisation
Roest et al. (1996); Van Hoorde et al. (1992)	Akute Appendizitis nach Verletzung der Appendix, Inzidenz in 2 retrospektiven Datenerhebungen: 1/2495 (Roest), 1/623 (van Hoorde)	8 Tage	Laparotomie, Appendektomie, Antibiotikagabe
Ludwig et al. (2006)[P]	Verletzung des Ureters	1 Tag	Stenteinlage
Jones et al. (1989)	Ureterverletzungen mit Obstruktion des Ureters	4 Monate	Perkutane Nephrostomie, Nephrektomie
Coroleu et al. (1997)	Ureterverletzung mit uretrovaginaler Fistel	7 Tage	Reimplantation des Ureters
Fugita und Kavoussi (2001)	Ureterobstruktion	Keine Angabe	Laparoskopie mit Reimplantation des Ureters
Fiori et al. (2006)	Ureterverletzung mit Uroretroperitoneum	Beschwerden nach 2 h, Diagnose nach 3 Tagen	Stenteinlage
Miller et al. (2002)	Verletzung des Ureters 1 cm oberhalb der Mündung in die Blase durch Thrombus mit Verletzung der Schleimhaut	7 h	Stenteinlage
Mondiu et al. (2009)	Ureterovaginale Fistel	7 Tage	Perkutane Nephrostomie
Von Eye et al. (2008)	Ureterovaginale Fistel	Unmittelbar	Einlage Doppel-J-Katheter für 3 Wochen

P = prospektive Datenerhebung.

schleppung von Keimen der Vaginalflora in die Peritonealhöhle durch die Punktion. Infektionen können bei Patientinnen mit vorausgegangener Adnexitis aber auch durch Reaktivierung von chronisch infizierten Ovarien entstehen. Möglich ist auch die versehentliche Punktion des Darms bei der Follikelpunktion.

▶ Die aus Abszessen kultivierten Keime entstammen am häufigsten der Vaginalflora (Dicker et al. 1993), sodass die transvaginale bakterielle Kontamination die häufigste Ursache darstellt.

Bennett et al. (1993) geben in ihrer prospektiven Untersuchung die Inzidenz einer Adnexitis und eines Tuboovarialabszesses mit jeweils 0,3 % an, sodass sich insgesamt infektiöse Komplikationen bei 0,6 % der Punktionen ergeben. In unserer prospektiven Erhebung von 1058 Punktionen, in der die Nachbeobachtungszeit 2 Monate betrug, wurden keine Infektionen beobachtet. Bei einer Patientin trat ein unklares Fieber auf, dies wurde aber nicht spezifisch therapiert.

In der Literatur existieren einige Fallberichte und retrospektiv untersuchte Kohorten zu entzündlichen Komplikationen nach Follikelpunktion (Tab. 4). In einer sehr großen retrospektiven Erhebung von 4052 Follikelpunktionen zur Eizellspende fanden Bodri et al. (2008) keine infektiöse Komplikationen. Die Eizellspenderinnen weisen jedoch sehr viel seltener Risikofaktoren für Infektionen auf wie vorausgegangene Adnexitiden, Saktosalpinx oder schwere Endometriose als Kinderwunschpatientinnen. Dies mag erklären, dass in dem Kollektiv von Bodri et al. (2008) keine Infektionen auftraten.

Es wurde diskutiert, ob Patientinnen mit Endometriose ein höheres Risiko tragen, infektiöse Komplikationen zu entwickeln. Moini et al. (2005) beobachteten 10 Fälle von akuter Adnexitis nach Follikelpunktion in einem Zeitraum von 6 Jahren, in dem 5958 Follikelpunktionen durchgeführt worden waren. Bei 8 dieser 10 Patientinnen lag eine Endometriose zu Grunde, bei einer Patientin bestand ein Endometriom (Moini et al. 2005). Die Autoren plädieren daher für eine antibiotische Prophylaxe bei diesen Patientinnen. Die Gesamtinzidenz entzündlicher Komplikationen beträgt aber auch in dieser Studie nur 0,16 %. Die retrospektive Analyse von Fällen mit Endometriose und Infektionen auf der Basis von Versicherungsdaten ergab 3 Fälle von Frauen, die nach einer Follikelpunktion und einem konsekutiv aufgetretenen Endometriom (16, 57 und 102 Tage danach) wegen akutem Abdomen, Fieber und Leukozytose hospitalisiert worden waren (Villette et al. 2016). Aufgrund des Charakters dieser Studie ist allerdings die Beurteilung der Inzidenz nicht möglich.

In einer retrospektiven Analyse von 214 Follikelpunktionen bei Patientinnen mit einem Endometriom fand sich kein Fall eines Tuboovarialabszesses, sodass die Autoren folgern, dass auch in dieser speziellen Risikogruppe das Risiko für

Tab. 4 2 prospektive und acht retrospektive Datenerhebung zu entzündlichen Komplikationen der Follikelpunktion

Autor	Follikelpunktionen (n)	Diagnose	Inzidenz	Therapie
Aragona et al. (2011)[R]	7098	TOA	2/7098 (0,03 %)	2 × Operation (1 × Oophorektomie)
Berg und Lunqvist (1992)[R, B]	10.125	Infektionen	20/10.125 (0,3 %)	6/20: Operation 14/20: Antibiotikagabe
Benaglia et al. (2008)[R]	214	TOA bei Patientinnen mit Endometriom	0	
Bennett et al. (1993)[P]	2670	1. Leichte Adnexitis (Fieber + Schmerzen) 2. TOA	1,9/2670 (0,3 %) 2,9/2670 (0,3 %)	7 × Antibiotikagabe 1 × Aspiration 1 × Kolpotomie 7 × Laparotomie
Bodri et al. (2008)[R, E]		Adnexitis, TOA	0	
Dicker et al. (1993)[R]	3656	TOA	9/3656 (0,24 %)	3 × Lapartomie und Adnexektomie 6 × Kuldozentese
Funabiki et al. (2014) [RCT]	2122	Adnexitis	4/956 (0,4 %) bzw. 0/1216	
Ludwig et al. (2006)[P]	1058	Adnextitis, TOA	0	
Maxwell et al. (2008)[R, E]	866	Infektion	2/866 (0,2 %)	Antibiotikagabe
Tureck et al. (1993)[R]	674	Adnexitis, TOA	TOA: 2/674 (0,3 %) Adnexitis: 7/674 (1,0 %)	Antibiotikagabe
Ashkenazi et al. (1994)[R]	4771	Adnexitis (Fieber >48 h, Peritonismus, Leukozystose, erhöhte BSG)	28/4771 (0,58 %)	Antibiotikagabe
Roest et al. (1996)[R]	2495	Adnexitis (Fieber und Peritonismus, Leukozystose oder BSG-Erhöhung)	6/2495 (0,24 %)	Antibiotikagabe

R = retrospektive Datenerhebung, P = prospektive Datenerhebung, B = Befragung von 12 IVF-Zentren über Fragebögen, E = Eizellspendezyklen, RCT = prospektive, ranodmisierte Studie mit dem Vergleich von NaCl vs. Jodid zur vaginalen Vorbereitung, TOA = Tuboovarialabszess, BSG = Blutsenkungsgeschwindigkeit.

einen Tuboovarialabszess sehr gering ist (Benaglia et al. 2008). Bei einer zu erwarteten Inzidenz von unter 1 % ist die Fallzahl von 214 jedoch zu gering.

▶ **Cave** Ein Abszess kann noch Wochen nach der Follikelpunktion symptomatisch werden, sodass an die Möglichkeit eines Tuboovarialabszesses bei unklaren Unterbauchschmerzen und Entzündungszeichen gedacht werden muss.

Ein Fallbericht schildert einen Tuboovarialabszess nach Follikelpunktion, der in der 30. Schwangerschaftswoche diagnostiziert wurde. Die Patientin erhielt eine Antibiotikagabe und der Abszess wurde nach der Entbindung von Zwillingen per Sectio dräniert (Sharpe et al. 2006).

Ein weiterer ungewöhnlicher Fallbericht beschreibt einen Fall eines beidseitigen Tuboovarialabszesses, der 9 Tage nach Follikelpunktion transvaginal dräniert wurde. Zudem wurde eine posteriore Kolpotomie durchgeführt und ein T-Drain für 3 Wochen belassen sowie Antibiotika gegeben. Die Patientin war schwanger geworden und entband nach einer daraufhin unkomplizierten Schwangerschaft am Termin (Yalcinkaya et al. 2011).

Prophylaktische Antibiotikagabe zur Reduktion des Infektionsrisikos?

Der Nutzen einer prophylaktischen Antibiotikagabe zur Reduktion des Infektionsrisikos bei der Follikelpunktion ist vielfach diskutiert worden. Der Benefit ist jedoch umstritten. Prospektive klinische Studien existieren hierzu nicht.

In einen retrospektiven Studie wurden 526 Donorzyklen mit prophylaktischer Antibiotikagabe zur Follikelpunktion mit 625 Donorzyklen ohne Antibiotikagabe vergleichen. In diesem Zentrum war nach Auftreten von 2 Infektionsfällen eine routinemäßige intravenöse Antibiotikagabe (2 g Cefoxitin oder 900 mg Clindamycin bei Penicillinallergie) während der Follikelpunktion implementiert worden. Nach Einführung der Antibiotikaprophylaxe trat keine Infektion auf, ohne Prophylaxe betrug die Infektionsrate 0,4 % (Weinreb et al. 2010). Die Infektionsrate ohne Antibiotikaprophylaxe lag damit in diesen Donorzyklen im Bereich der auch für Therapiezyklen angenommenen Größenordnung.

Es kann argumentiert werden, dass eine Infektionsrate von 0,4 % ohne Antibiotikaprophylaxe sehr gering ist und die generelle Antibiotikagabe nicht rechtfertigt. Zudem könnte der geringe Unterschied bei dieser Gruppengröße zufällig sein. Die Autoren selbst geben an, dass sich ein statistisch signifikanter Unterschied in prospektiven Studien mit ausreichend statistischer Power nur bei einer Gruppengröße von 4700 Patientinnen ergeben würde. Dennoch sprechen sich die Autoren für eine Antibiotikaprophylaxe in Donorzyklen aus, da die Infektionsrate dieser gesunden Frauen so weit wie möglich minimiert werden sollte (Weinreb et al. 2010).

Zur Antibiotikaprophylaxe in Therapiezyklen, wie auch in Donorzyklen, gibt es bisher keine Richtlinien. Viele Ärzte befürworten eine Antibiotikaprophylaxe bei Patientinnen mit vorausgegangenen pelvinen Infektionen oder mit Endometriose (Moini et al. 2005). In der oben zitierten retrospektiven Auswertung von 214 Follikelpunktionen bei Patientinnen mit Endometriomen fand sich jedoch kein Fall einer Infektion (Benaglia et al. 2008), sodass die Autoren folgern, dass auch in diesem Kollektiv die Infektionsrate gering ist. Allerdings wurde mit 214 zwar ein großes Kollektiv an Patientinnen mit Endometriom untersucht, allerdings ist die Gruppengröße zu gering, um allgemeine Schlussfolgerungen zu ziehen.

Funabiki et al. verglichen – nicht randomisiert – die Follikelpunktion mit einer NaCl-Reinigung (n = 956) gegenüber einer mit Polyvidon-Jodid (n = 1216) und fanden 4 bzw. keine Frau mit einer konsekutiven Adnexitis (Funabiki et al. 2014). Eizellzahl und -qualität, Embryonenqualität und Schwangerschaftsraten waren nicht unterschiedlich. Nachteilig ist der nicht-randomisierte Charakter dieser Studie. Schwerere Infektionen wurden nicht berichtet.

Younis et al. (1997) berichten von 3 Patientinnen mit schwerer Endometriose und Endometriomen, die trotz intravenöser Antibiotikaprophylaxe mit Cefazolin während der Follikelpunktion 22, 24 bzw. 40 Tagen nach Follikelpunktion eine schwere Adnextitis mit Tuboovarialabszessen entwickelt haben. Die Autoren folgern, dass eine schwere Endometriose bzw. Endometriome einen signifikanten Risikofaktor für die Entwicklung von Infektionen darstellen, dass diese jedoch durch die prophylaktische Gabe von Antibiotika nicht verhindert werden können. Das alte Blut in den Endometriomen stellt ein Kulturmedium dar, in dem die Bakterien langsam wachsen (Younis et al. 1997).

Patientinnen ohne vorausgegangene Adnexitiden oder pelvine Abszesse sowie Patientinnen ohne Endometriose werden meist nicht behandelt.

Zusätzlich zur Infektionsrisiko wurde diskutiert, ob vaginale Bakterien durch minimale Entzündungsprozesse dem Embryo schaden und die Schwangerschaftschance verschlechtern können und ob eine prophylaktische Antibiotikagabe die Schwangerschaftsrate verbessern kann.

1999 wurde im Lancet eine Arbeit veröffentlicht, die zeigte, dass durch die prophylaktische Gabe von Antibiotika bei der Follikelpunktion die bakterielle Besiedelung des Transferkatheters reduziert werden konnte (Egbase et al. 1999). Die Implantationsrate und die klinische Schwangerschaftsrate waren bei Patientinnen, auf deren Transferkatheterspitze Bakterien nachgewiesen werden konnten, schlechter als bei Patientinnen mit negativem Kulturergebnis der Transferkatheterspitze (9,3 % vs. 21,6 %, p <0,001 und 18,7 % vs. 41,3 %, p <0,01; Egbase et al. 1999).

In nachfolgenden Arbeiten anderer Gruppen konnte dieser positive Effekt einer prophylaktischen Antibiotikagabe nicht bestätigt werden. Moore et al. (2000) erstellten bei 91 Patientinnen Kulturen von Vaginalabstrichen zur Zeit der Follikelpunktion sowie zum Embryotransfer sowie von der Spitze des Transferkatheters. Die Patientinnen erhielten ab der Follikelpunktion eine Antibiotikaprophylaxe mit Doxycyclin. Der Nachweis von Laktobakterien aus der Vaginalflora war mit einer besseren Lebendgeburtenrate verbunden (p = 0,01), während der Nachweis von Streptococcus viridans am Transferkatheter mit einer schlechteren Lebendgeburtenraten (p = 0,04) einherging. Insgesamt hatte die Doxycyclingabe keinen substanziellen Einfluss auf die Vaginalflora.

In einer französischen randomisierten Studie wurden die Implantationsraten unter Antibiotikagabe (Amoxicillin und Clavulansäure über 6 Tage ab Follikelpunktion) mit den Implantationsraten ohne Antibiotika verglichen. Die Implantationsraten unterschieden sich nicht. Die Abortrate war unter Antibiotikagabe leicht, aber nicht signifikant erhöht (Peikrishvili et al. 2004).

▶ Nach wie vor bleibt es also offen, ob eine Antibiotikaprophylaxe einen Vorteil bezüglich der signifikanten und klinisch relevanten Reduktion von infektiösen Komplikationen bringt.

Die „number needed to treat" ist in jedem Fall sehr hoch.

3.5 Schmerzen

Zu den Schmerzen, mit denen die Follikelpunktion verbunden ist, gibt es bisher kaum Daten, obwohl die Schmerzen durch die Follikelpunktion bei der Aufklärung der Patientin über den Eingriff thematisiert werden sollten.

In unserer Erhebung von 1058 Follikelpunktionen wurden die Patientinnen 2 h nach der Follikelpunktion sowie 2 Tage nach der Follikelpunktion (vor dem Embryotransfer) zu ihren Schmerzen befragt und gebeten, die Schmerzen auf einer Skala von 1–5 einzuschätzen. Insgesamt tolerierten die Patientinnen die Schmerzen der Follikelpunktion gut und gaben 2 h nach der Follikelpunktion und am Tag des Embryotransfers leichte Schmerzen an (1,9 und 1,5 auf einer Skala von

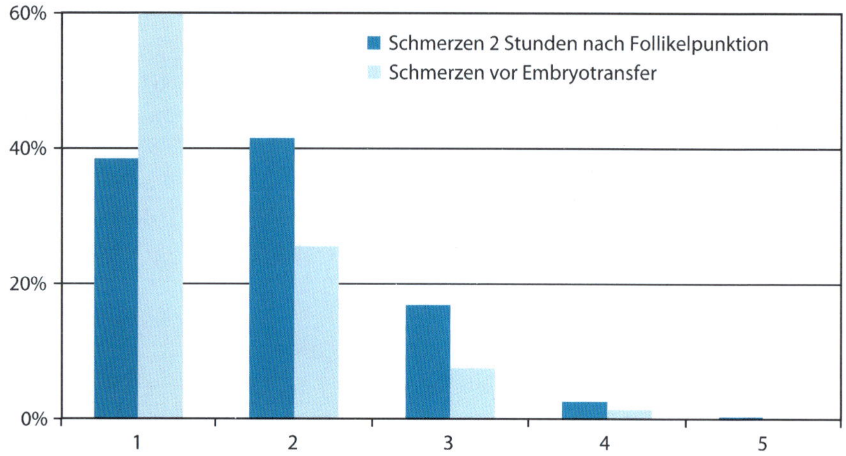

Abb. 1 Prozentuale Verteilung der Schmerzangabe der Patientinnen (1 = keine Schmerzen, 5 = sehr starke Schmerzen). (Daten nach Ludwig et al. 2006)

1–5). Mittlere Schmerzen gaben jedoch 16,9 % der Patientinnen 2 h und 7,6 % der Patientinnen 2 Tage nach Punktion an. Starke oder sehr starke Schmerzen wurden nur von 3,1 % der Patientinnen am Tag der Punktion und von 1,7 % 2 Tage später angegeben. 7 Patientinnen mussten aufgrund starker Schmerzen stationär betreut werden, obwohl diese am Tag des Embryotransfers keine starken Schmerzen angegeben hatten. Interessanterweise hatte nur eine der Patientinnen, die sich später aufgrund starker Schmerzen stationär aufnehmen ließen, nach der Punktion sehr starke Schmerzen angegeben. Am Tag des Embryotransfers hatten diese Patientinnen keine bis mittlere Schmerzen angegeben.

Die Verteilung der verschiedenen Schmerzintensitäten ist in Abb. 1 angegeben. Die Schmerzen wurden signifikant stärker, je mehr Eizellen bei der Punktion gewonnen werden konnten (Abb. 2; Ludwig et al. 2006).

Bodri et al. (2008) berichteten in ihrer retrospektiven Erfassung von 4052 Follikelpunktionen zur Eizellspende von 2 Patientinnen (0,05 %), die stationär zur Schmerztherapie aufgenommen wurden. Nakagawa et al. (2015) postulieren, dass weniger Schmerzen bei Nutzung anderer Follikelpunktionsnadeln auftreten – dies beruht allerdings auf einer Serie von nur 75 randomisierten Patientinnen. Auch wenn es nicht unwahrscheinlich ist, dass tatsächlich die Wahl der Nadel einen Einfluss hat, kann man aktuell sicherlich nicht „die" ideale Follikelpunktionsnadel identifizieren.

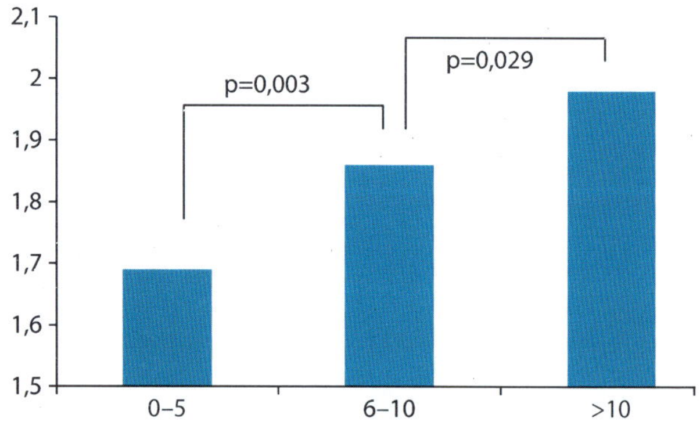

Abb. 2 Mittlere Schmerzintensität (auf einer Skala von 1–5) in Abhängigkeit von der Anzahl der Eizellen. Die Schmerzintensität war signifikant abhängig von der Anzahl der Eizellen. (Daten nach Ludwig et al. 2006)

Die Narkose bei der Follikelpunktion ist extrem selten mit Komplikationen verbunden. Leichte Blutungen treten in 3 % der Punktionen auf. Schwere Komplikationen sind bei der transvaginalen Follikelpunktion sehr selten zu verzeichnen. Jedoch muss in 1 von 1000 Punktionen mit einer Organverletzung gerechnet werden.

Das Risiko entzündlicher Komplikationen liegt bei 0,1–1,0 %. Eine generelle Antibiotikaprophylaxe aller Patientinnen erscheint zur Minimierung der Häufigkeit nicht indiziert. Eine Antibiotikaprophylaxe bei Risikopatientinnen mit vorausgegangenen Infektionen, schwerer Endometriose oder Endometriomen kann diskutiert werden. Ein Nutzen ist jedoch auch hier nicht erwiesen. Die meisten Patientinnen tolerieren die Schmerzen der Follikelpunktion gut, jedoch empfinden 3 % der Patientinnen die Schmerzen als stark bis sehr stark, und 7 von 1000 Patientinnen bedürfen einer stationären Betreuung aufgrund starker Schmerzen.

Anhand unserer Ausführungen zu den Komplikationen können wir zudem auch zeigen, dass ausschließlich prospektive Studien (!) in der Lage sind, diese Komplikationen valide zu erfassen. Die Latenz zwischen dem Auslöser „Follikel-

3.6 Zusammenfassende Bewertung der Risiken der Follikelpunktion

▶ Die Follikelpunktion stellt zwar eine sehr sichere Prozedur dar, die von den meisten Patientinnen gut toleriert wird, die aber ebenso mit Risiken und mit z. T. starken Schmerzen verbunden ist.

punktion“ und dem Auftreten der Symptome kann Wochen und teilweise Monate betragen. Die Paare sind aber meist nur bis zum Schwangerschaftstest im Fokus des betreuenden Kinderwunschzentrums. Eine weitere Datenerhebung findet zwar häufig nach der erwarteten Geburt statt – dies gilt aber nur für diejenigen Patientinnen, die schwanger geworden sind. Auch bei diesen wird häufig das Ereignis nicht mehr in den Zusammenhang mit der Follikelpunktion gestellt. Dies führt zu einer erheblichen Unterschätzung der operativen Risiken auch in prospektiv geführten Registern.

Einen Überblick über die Häufigkeit von Komplikationen für die Beratung zeigt Tab. 5.

4 Mehrlingsschwangerschaften

Die Inzidenz von Mehrlingsschwangerschaften hat in den letzen Jahrzehnten dramatisch zugenommen. Eine schwedische Studie zeigte, dass die Zahl der Zwillingsgeburten in Schweden zwischen 1973 und 1995 um 79 % angestiegen ist (Bergh et al. 1999). Ein Drittel dieser Zunahme wird auf das zunehmende Alter der Mütter in der allgemeinen Bevölkerung zurückgeführt, da natürliche Zwillingsschwangerschaften mit steigendem Alter der Mütter häufiger auftreten (Jewell und Yip 1995). Ein weiteres Drittel geht auf die in IVF zurück und das letzte Drittel auf ovarielle Stimulationsbehandlungen (Hazekamp et al. 2000). Bergh et al. (1999) zeigten, dass ein IVF-Kind verglichen mit der allgemeinen Bevölkerung ein 20-fach erhöhtes Risiko hat, einer Mehrlingsschwangerschaft zu entstammen.

Die Mehrlingsschwangerschaften stellen mit ihren medizinischen, sozialen und ökonomischen Konsequenzen das größte Risiko der assistieren Reproduktion dar (Kowalcek et al. 2002). Auch Zwillingsschwangerschaften, die insbesondere von den Patienten als wünschenswerter Erfolg der assistieren Reproduktion gewertet werden, weisen verglichen mit Einlingsschwangerschaften eine erhöhte Morbidität und Mortalität auf (Bergh et al. 1999).

▶ Verglichen mit Einlingen ist die neonatale Mortalität bei Zwillingen um das 7-Fache und bei Drillingen und höhergradigen Mehrlingen um das 20-Fache erhöht (Doyle 1996; Beral et al. 1990; Schieve et al. 2002).

Tab. 5 Zahlen für die Beratung

Komplikation	Häufigkeit
Vaginale Blutung	3 : 100 Punktionen
Starke intraabdominale Blutung	<1 : 1000 Punktionen
Infektion (Adnexitis, Tuboovarialabszess)	1–10 : 1000 Punktionen
Organverletzung (v. a. Blase, Darm, Appendix, Ureter)	1 : 1000 Punktionen
Starke Schmerzen	3 : 100 Punktionen

Die Frühgeburtlichkeit ist einer der wichtigen Risikofaktoren für eine Zerebralparese oder eine mentale Retardierung. Es konnte gezeigt werden, dass das Risiko einer Zerebralparese für Zwillinge um das 5-Fache und für Drillinge um das 17-Fache gegenüber Einlingen erhöht ist (Petterson et al. 1993).

Der Transfer von nur 1 oder 2 Embryonen bildet die effektivste Strategie, das Mehrlingsrisiko zu minimieren. Die Strategie des Transfers von nur einem Embryo ist aufgrund der fehlenden Möglichkeit der Embryonenselektion in Deutschland nicht ohne Einschränkung der Schwangerschaftschance möglich.

Daher unterstreichen diese Daten die Notwendigkeit einer individuellen Risikoabschätzung und der ausführlichen Beratung der Paare über ihr individuelles Mehrlingsrisiko.

▶ Die starke Dominanz des Kinderwunsches erschwert die Aufklärung der Paare und beeinflusst deren Entscheidung über die Zahl der zu transferierenden Embryonen. Häufig wird eine Mehrlingsschwangerschaft von den Sterilitätspatienten als ideale Möglichkeit gesehen, zu der ersehnten Familie zu gelangen (Schröder et al. 2003).

Mit der Thematik der Mehrlingsschwangerschaften befasst sich das ▶ Kap. 32, „Mehrlingsschwangerschaften“ ausführlich.

Literatur

Almong B, Rimon E, Yovel I, Bar-Am A, Amit A, Azem F (2000) Vertebral osteomyelitis: a rare complication of transvaginal ultraound-guided oocyte retrieval. Fertil Steril 73:1250–1252

Aragona C, Mohamed MA, Espinola SA, Linari A, Pecorini F, Micara G, Sbracia M (2011) Clinical complications after transvaginal oocyte retrieval in 7098 IVF cycles. Fertil Steril 95(1):293–294

Ashkenazi J, Farhi J, Dicker D, Feldberg D, Shalev J, Ben Rafael Z (1994) Acute pelvic inflammatory disease after oocyte retrieval: adverse effects on the results of implantation. Fertil Steril 61:526–528

Ayestaran C, Matorras R, Gomez S, Acre D, Rodriguez-Escudero FJ (2000) Severe bradycardia and bradypnea following vaginal oocyte retrieval: a possible toxic effect of paracervical mepivacain. Eur J Obstet Gynecol Reprod Biol 91:71–73

Azem F, Wolf Y, Botchan A, Amit A, Lessing JB, Kluger Y (2000) Massive retroperitoneal bleeding: a complication of transvaginal ultrasonography-guided oocyte retrieval for in vitro fertilization-embryo transfer. Fertil Steril 74:405–406

Bandyopadhyay S, Kay V (2010) A rare case of rupture of ovary causing haemorrhagic shock following uncomplicated oocyte retrieval – a case report. Hum Fertil (Camb) 13:105–106

Battaglia C, Regnani G, Giulini S, Madgar L, Genazzani A (2001) Severe intraabdominal bleeding after transvaginal oocyte retrieval for IVF-ET and coagulation factor XI deficiency: a case report. J Assist Reprod Genet 18:178–187

Benaglia L, Somigliana E, Iemmello R, Colpi E, Nicolosi AE, Ragni G (2008) Endometrioma and oocyte retrieval- induced pelvic abscess: a clinical concern or an exceptional complication? Fertil Steril 89(5):1263–1266

Bennett SJ, Waterstone JJ, Cheng WC, Parsons J (1993) Complications of transvaginal ultrasound-directed follicle aspiration: a review of 2760 consecutive procedures. J Assist Reprod Genet 10:772–778

Beral V, Doyle P, Tan SL, Mason BA, Campbell S (1990) Outcome of pregnancies resulting from assisted conception. Br Med Bull 46:753–768

Bergh T, Lundkvist Ö (1992) Clinical complications during in-vitro fertilization treatment. Hum Reprod 7:625–626

Bergh T, Ericson A, Hillensjo T, Nygren KG, Wennerholm UB (1999) Deliveries and children born after in-vitro fertilisation in Sweden 1982–95: a retrospective cohort study. Lancet 354:1579–1585

Bodri D, Guillen JJ, Polo A, Trullenque M, Esteve C, Coll O (2008) Complications related to ovarian stimulation and oocyte retrieval in 4052 oocyte donor cycles. Reprod Biomed Online 17(2):237–243

Bolster F, Mocanu E, Geoghegan T, Lawler L (2014) Transvaginal oocyte retrieval complicated by life-threatening obturator artery haemorrhage and managed by a vessel-preserving technique. Ulster Med J 83:146–148

Bozdag G, Basaran A, Cil B, Esinler I, Yarali H (2008) A oocyte pick-up procedure complicated with pseudoaneurysm of the internal iliac artery. Fertil Steril 90(5):2004 e11–2004 e13

Catanzarite T, Bernardi LA, Confino E, Kenton K (2015) Ureteral trauma during transvaginal ultrasound – guided oocyte retrieval: a case report. Female Pelvic Med Reconstr Surg 21:44–45

Chatrian A, Vidal C, Equy V, Hoffmann P, Sergent F (2012) Hemopriteoneum presenting with the use of a topical hemostatic agent in oocyte retrieval: a case report. J Med Case Rep 6:395

Coroleu B, Lopez MF, Hereter L, Veiga A, Calderon G, Martinez F, Carreras O, Barri PN (1997) Ureteral lesion secondary to vaginal ultrasound follicular puncture for oocyte recovery in in-vitro fertilization. Hum Reprod 12:948–950

Dessole S, Rubattu G, Ambrosini G, Miele M, Nardelli GB, Cherchi PL (2001) Blood loss following noncomplicated transvaginal oocyte retrieval for in vitro fertilization. Fertil Steril 76:205–206

Dicker D, Ashkenazi J, Feldberg D, Levy T, Dekel A, Ben Rafael Z (1993) Severe abdominal complications after transvaginal ultrasonographically guided retrieval of oocytes for in vitro fertilization and embryo transfer. Fertil Steril 59:1313–1315

Doyle P (1996) The outcome of multiple pregnancy. Hum Reprod (Abstract book) 11(4):110–117

Egbase PE, Udo EE, Al-Sharhan M, Grudzinskas JG (1999) Prophylactic antibiotics and endocervical inoculation of the endometrium at embryo tranfer. Lancet 354(9179):651–652

El-Shawarby SA, Margara RA, Trew GH, Laffan MA, Lavery SA (2004a) Thrombocythemia and hemoperitoneum after transvaginal oocyte retrieval for in vitro fertilization. Fertil Steril 82:735–737

El-Shawarby SA, Margara RA, Trew GH, Lavery SA (2004b) A review of complications following transvaginal oocyte retrieval for in-vitro fertilization. Hum Fertil 7:127–133

Fiori O, Cornet D, Darai E, Antoine J, Bazot M (2006) Uro-retroperioneum after ultrasound-guided transvagnial follicle puncture in an oocyte donor: a case report. Hum Reprod 21(11):2969–2971

Fugita OE, Kavoussi L (2001) Laparoscopic uretral reimplantation for ureteral lesion secondary to transvaginal ultrasonography for oocyte retrieval. Urology 58:281–282

Funabiki M, Taguchi S, Hayashi T, Tada Y, Kitaya K, Iwaki Y, Karita M, Nakamura Y (2014) Vaginal preparation with povidone iodine disinfection and saline douching as a safe and effective method in prevention of oocyte pickup-associated pelvic inflammation without spoiling the reproductive outcome: evidence from a large cohort study. Clin Exp Obstet Gynecol 41:689–690

Govaerts I, Devreker F, Delbaere A, Revelard P, Englert Y (1998) Short-term medical complications of 1500 oocyte retrievals for in vitro fertilization and embryo transfer. EurJ Obstet Gynecol Reprod Biol 77:239–243

Hazekamp J, Bergh C, Wennerholm UB, Hovatta O, Karlstrom PO, Selbing A (2000) Avoiding multiple pregnancies in ART: consideration of new strategies. Hum Reprod JID 8701199(15):1217–1219

Jewell S, Yip R (1995) Increasing trends in plural births in the United States. Obstet Gynecol 85:229–232

Jones WR, Haines CJ, Matthews CD, Kirby CA (1989) Traumatic ureteric obstruction secondary to oocyte recovery for in vitro fertilization: a case report. J In Vitro Fertil Embryotransf 6:185–187

Kowalcek I, Häger F, Weise U, Diedrich K (2002) Familienstruktur bei Mehrlingseltern im Vergleich zu Einlingseltern bei erfolgreicher reproduktionsmedizinischer Behandlung (ICSI). Geburtsh Frauenheilkd 62:42–47

Ludwig M, Tölg R, Richardt G, Katus HA, Diedrich K (1999) Myocardial infarction associated with ovarian hyperstimulation syndrome. JAMA 282:622

Ludwig AK, Glawatz M, Griesinger G, Diedrich K, Ludwig M (2006) Perioperative and postoperative complications of ultrasound-guided oocyte retrieval: prospective study of more than 1000 oocyte retrievals. Hum Reprod 21(12):3235–3240

Maxwell KN, Cholst IN, Rosenwaks Z (2008) The incidence of both serious and minor complications in young women undergoing oocyte donation. Hum Reprod 90(6):2165–2171

Miller P, Price P, Nicholas JE Jr, Hill J (2002) Acute uretral obstruction following transvaginal oocyte retrieval for IVF. Hum Reprod 17:137–138

Moini A, Riazi K, Amid V, Ashrafi M, Tehraninejad E, Madani T, Owi M (2005) Endometriosis may contribute to oocyte retrieval- induced pelvic inflammatory disease: a report of eight cases. J Assist Reprod Genet 22(7):307–309

Mongiu AK, Helfand BT, Kielb SJ (2009) Ureterovaginal fistula formation after oocyte retrieval. Urology 73(2):444–e1–3

Moore DE, Soules MR, Klein NA, Fujomoto VY, Agnew KJ, Eschenbach DA (2000) Bacteria in the transfer catheter tip influence the live- birth rate after in vitro fertilization. Fertil Steril 74(6):1118–1124

Nakagawa K, Nishi Y, Kaneyama M, Sugiyama R, Motoyama H, Sugiyama R (2015) The effect of a newly designed needle on the pain and bleeding of patients during oocyte retrieval of a single follicle. J Reprod Infertil 16:207–211

Nikkhah-Abyaneh Z, Khulpateea N, Aslam MF (2010) Pyometra after ovum retrieval for in vitro fertilization resulting in hysterectomy. Fertil Steril 93(1):268

Nouri K, Walch K, Promberger R, Kurz C, Tempfer CB, Ott J (2014) Severe haematoperitoneum caused by ovarian bleeding after transvaginal oocyte retrieval: a retrospective analysis and systematic literature review. Reprod Biomed Online 29:699–707

Pappin C, Plant G (2006) A pelvic pseudoaneurysma (a rare complication of oocyte retrieval for IVF) treated by arterial embolization. Hum Fertil (Camb) 9(3):153–155

Peikrishvili R, Evrand B, Pouly JL, Janny L (2004) Prophylactic antibiotic therapy (amoxicillin and clavulanic acid) before embryo transfer for IVF is useless. Results of a randomized study. J Gynecol Obstet Biol Reprod (Paris) 33(8):713–319

Petterson B, Nelson KB, Watson L, Stanley F (1993) Twins, triplets, and cerebral palsy in births in Western Australia in the 1980s. Br Med J 307:1239–1243

Roest J, Mous HVH, Zeilmaker GH, Verhoeff A (1996) The incidence of major clinical complications in a Dutch transport IVF programme. Hum Reprod Update 2:345–353

Schieve LA, Meikle SF, Ferre C, Peterson HB, Jeng G, Wilcox LS (2002) Low and very low birth weight in infants conceived with use of assisted reproduction technology. N Engl J Med 346:731–737

Schröder AK, Maio G, Schoers U, Katalinic A, Diedrich K, Ludwig M (2003) Mehrlinge nach assistierter Reproduktion – Einschätzung des Risikos durch Betroffene und Nicht-Betroffene. Geburtsh Frauenheilkd 63:356–363

Sharpe K, Karovitch AJ, Claman P, Suh KN (2006) Transvaginal oocyte retriva for in vitro fertilization complicated by ovarian abscess during pregnancy. Fertil Steril 86(1):219.e11–13

Siristatidis C, Chrelias C, Alexiou A, Kassanos D (2013) Clinical complications after transvaginal oocyte retrieval: a retrospective analysis. J Obstet Gynaecol 33:64–66

Takeda A, Koike W, Hayashi S (2017) Delayed hemoarrhage as a result of ruptured uterine artery pseudoaneurysm after transmyometrial oocyte retrieval: Management by transcatheter arterial embolization using N-butyl-2-cyanoacrylate. J Obstet Gynaecol Res 43:1655–1659

Tureck RW, Garcia C, Blaso L, Mastroianni L (1993) Perioperative complication arising after transvaginal oocyte retrieval. Obstet Gynecol 81:590–593

Van Eenige MM, Scheele F, Van Haaften M, Westrate W, Jansen CAM (1997) A case of neurological complication after transvaginal oocyte retrieval. J Assist Reprod Genet 14:343–346

Van Hoorde GJ, Verhoeff A, Zeilmaker GH (1992) Perforated appendicitis following transvaginal oocyte retrieval for in-vitro fertilization and embryo transfer. Hum Reprod 7:850–851

Villette C, Bourret A, Santulli P, Gayet V, Chapron C, de Ziegler D (2016) Risks of tubo-ovarian abscess in cases of endometrioma and assisted reproductive technologies are both under- and overreported. Fertil Steril 106:410–415

Von Eye CH, Moretto M, D'Avila AM, Berger M (2008) Immediate ureterovaginal fistula secondary to oocyte retrieval- a case report. Fertil Steril 90(5):2006 e1–2006 e3

Wais M, Chan C (2018) Massive vaginal hematoma – a complication of in vitro fertilization. J Obstet Gynaecol Can 40:72–74

Weinreb EB, Cholst IN, Ledger WJ, Danis RB, Rosenwaks Z (2010) Should all oocyte donors receive prophylactiv antibiotics for retrieval? Fertil Steril 94(7):2935–2937

Wickland M, Lennart M, Hamberger L (1985) Transvesical and transvaginal approaches for the aspiration of follicles by the use of ultrasound. Ann N Y Acad Sci 442:184

Yalcinkaya TM, Erman-Akar M, Jennel J (2011) Term delivery following transvaginal drainage of dilateral abcesses after oocyte retrieval: a case report. J Reprod Med 56(1):87–90

Yasmin E, Dressner M, Balen A (2004) Sedation and anaesthesia for transvaginal oocyte collection: an evaluation of practice in the UK. Hum Reprod 19:2942–2945

Younis JS, Ezra Y, Laufer N, Ohel G (1997) Late manifestation of pelvic abscess following oocyte retrieval, for in vitro fertilization in patients with severe endometriosis and ovarian endometrioma. J Assist Reprod Genet 14(6):343–346

Ovarielles Überstimulationssyndrom

31

Alexandra Petra Bielfeld, Jan-Steffen Krüssel und Dunja-Maria Baston-Büst

Inhalt

1 Einleitung und Definition 317

2 Häufigkeit und Risikofaktoren 318

3 Pathophysiologie 319

4 Symptome, Klassifikation und Komplikationen 320

5 Behandlungsstrategie 321

6 Prävention 323

7 Fazit 325

Literatur 325

1 Einleitung und Definition

Komplikationen in der Sterilitätstherapie sind grundsätzlich eher selten, können aber, wie auch im Falle des ovariellen Überstimulationssyndroms (OHSS, ovarian hyperstimulation syndrome), im Einzelfall ein potenziell lebensbedrohliches Ausmaß annehmen (Budev et al. 2005; Zivi et al. 2010).

Das Krankheitsbild wurde erstmals 1962 nach einer Sterilitätsbehandlung mit Gonadotropinen beschrieben (Muller 1962). Die Weltgesundheitsorganisation (WHO) gibt eine Inzidenz für ein OHSS von 0,2–1 % aller Zyklen assistierter Reproduktion mit einer Mortalitätsrate von 1 : 45.000–1 : 50.000 an (Binder et al. 2007). Obwohl die Zahl der Zyklen assistierter Reproduktion zunimmt, scheint die Anzahl der Zyklen mit schwerem OHSS über die Jahre stabil bzw. sogar eher rückläufig zu sein (http://www.deutsches-ivf-register.de [DIR]) (Abb. 1). Besonders schwerwiegend ist der Umstand, dass das Krankheitsbild OHSS bei sonst gesunden Patienten im Rahmen einer elektiven Sterilitätstherapie zur Behandlung des unerfüllten Kinderwunsches auftritt und daher, wenn auch selten vorkommend, schwerwiegende Komplikationen nicht akzeptabel sind.

▶ Definition ovarielles Überstimulationssyndrom (OHSS)
Das OHSS ist ein Krankheitsbild, welches in seltenen Fällen bei der Ovulationsinduktion mittels humanem Choriongonadotropin (hCG) nach hormoneller Vorbehandlung mit Gonadotropinen, welche die Eierstöcke im Rahmen einer Sterilitätstherapie stimulieren, auftreten kann. Es resultiert aus einer multiplen Luteinisierung der durch die Behandlung entstandenen zahlreichen Follikel als Folgereaktion auf die medikamentös induzierte Ovulation.

Allerdings kann es auch nach nur niedrig dosierter Gonadotropintherapie und auch schon nach dem Einsatz von ausschließlich Clomifencitrat in Einzelfällen zum Auftreten eines OHSS kommen. Ebenso ist bereits in Einzelfällen ein vergleichbares klinisches Bild, das dem OHSS entspricht, ohne iatrogenen Einfluss im Rahmen der Lutealphase oder Frühschwangerschaft beschrieben worden (Zalel et al. 1992). Bei diesen meist familiär, spontan aufgetretenen OHSS-Fällen kann als Ursache

A. P. Bielfeld (✉) · D.-M. Baston-Büst
Universitäres interdisziplinäres Kinderwunschzentrum Düsseldorf, Düsseldorf, Deutschland
E-Mail: bielfeld@unikid.de; baston-buest@unikid.de

J.-S. Krüssel
Universitäres interdisziplinäres Kinderwunschzentrum Düsseldorf (UniKiD), Düsseldorf, Deutschland
E-Mail: kruessel@unikid.de

K. Diedrich et al. (Hrsg.), *Reproduktionsmedizin*, Springer Reference Medizin,
https://doi.org/10.1007/978-3-662-57636-6_32

ein molekulargenetischer Defekt des FSH-Rezeptors oder auch eine Assoziation mit einer hypothyreoten Schilddrüsensituation gefunden werden (De Leener et al. 2006; Rizk 2009). Aktivierende Punktmutationen im FSH-Rezeptorgen bei Patientinnen mit spontanem OHSS-Eintritt konnten bereits nachgewiesen werden (Chauhan et al. 2015; Uchida et al. 2013). Ob allerdings diese Punktmutationen, die letztendlich die Transmembrandomäne und nicht die Hormonbindungsstelle des FSH-Rezeptors betreffen, auch ursächlich oder mitverantwortlich für das iatrogen induzierte OHSS sind, ist fraglich und konnte bisher nicht nachgewiesen werden. Ebenfalls konnten bisher keine OHSS relevanten Mutationen des LH-Rezeptors gefunden werden (Kerkelä et al. 2007).

Zu der akuten Gefährdung der einzelnen Patientin mit dem Krankheitsbild OHSS kommt möglicherweise eine potenzielle Gefährdung für den Schwangerschaftsverlauf hinzu. Ein erhöhtes Risiko für Spontanaborte bei Patientinnen mit „early onset OHSS" (Beginn der Symptome 5–7 Tage nach Ovulationsinduktion mit hCG) ist von mehreren Arbeitsgruppen beschrieben worden (Papanikolaou et al. 2005; Raziel et al. 2002). Bei Fällen mit schweren Verlaufsformen des OHSS mit Hospitalisierung zeigten sich im weiteren Schwangerschaftsverlauf öfter eine frühere Entbindungswoche, leichtere Neugeborene und eine höhere Tendenz zur Frühgeburtlichkeit insgesamt (Haas et al. 2018; Luke et al. 2018). Zur Prophylaxe eines OHSS bei Patientinnen mit höherem Risiko (z. B. polyzystisches Ovarsyndrom [PCO]) wurde auch schon eine dreitägige GnRH-Antagonistengabe ab Tag 5 post punctionem beginnend mit dem Embryotransfer eingesetzt. In diesem Studienkollektiv musste keine Patientin stationär therapiert werden und darüber hinaus gab es keine statistisch signifikant unterschiedlichen Schwangerschaftsraten oder neonatale Auffälligkeiten (Lainas et al. 2013).

2 Häufigkeit und Risikofaktoren

Das klinische Bild des OHSS ist je nach Schweregrad der Ausprägung sehr unterschiedlich. Bei unter 0,7 % (zusammengefasst in Abb. 1, DIR-Jahrbücher 2001–2016) aller

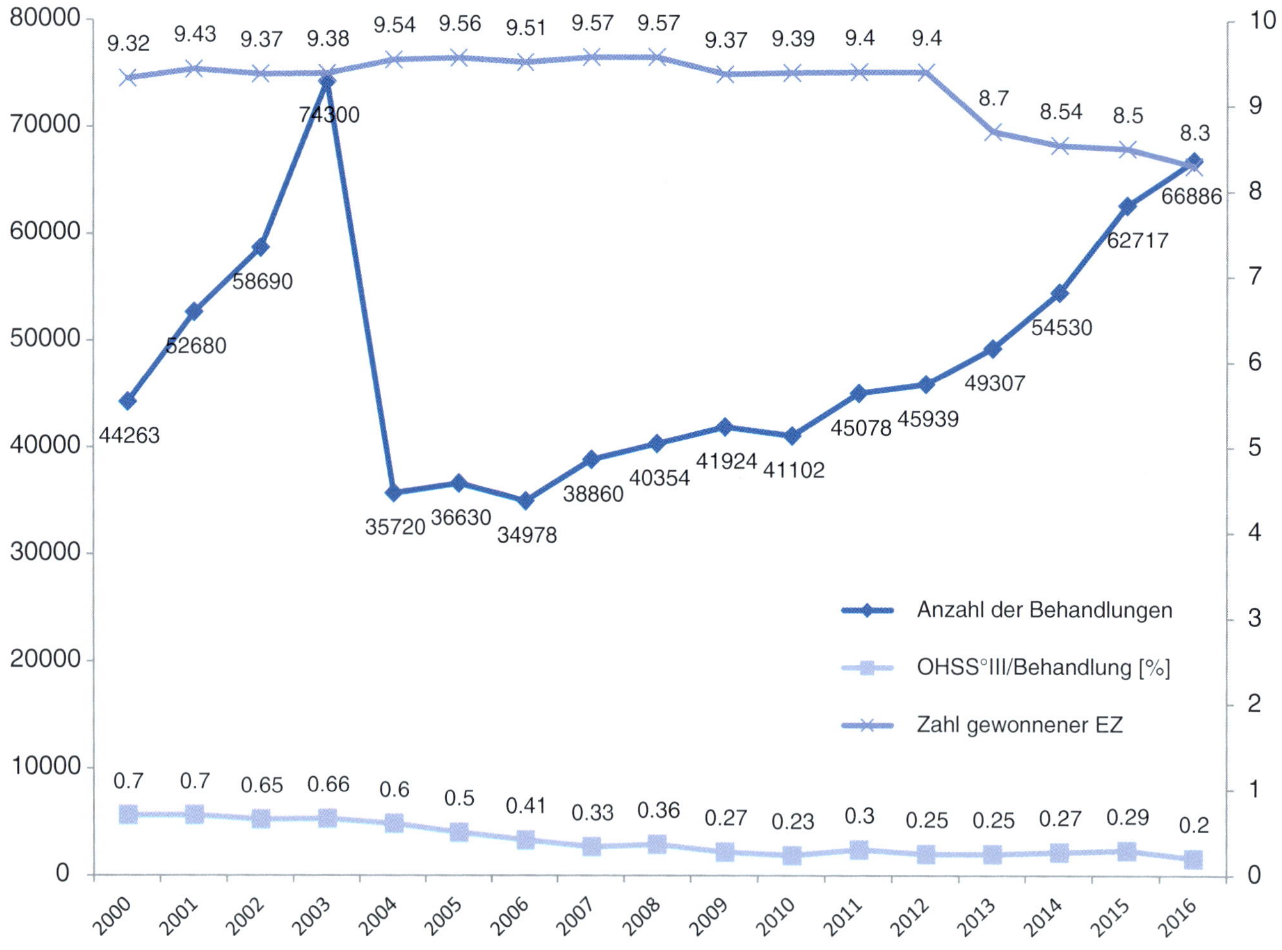

Abb. 1 Im deutschen IVF-Register verzeichneter Anteil der Zyklen mit schwerem OHSS [%] unter Angabe der Zahl an Gesamtzyklen und mittlerer Anzahl gewonnener Eizellen in den Jahren 2000 bis 2016 (http://www.deutsches-ivf-register.de)

Patientinnen, die im Sinne einer In-vitro-Fertilisationsbehandlung therapiert werden, wird im DIR eine schwere Form des OHSS dokumentiert. Leichte bis mittelschwere Ausprägungen dieses Krankheitsbildes werden in der Literatur mit einer deutlich höheren Häufigkeit (bis zu 30 %) angegeben.

Zu den Risikofaktoren, die bereits ohne den Einfluss der Therapie vorhanden sind, zählen das Vorliegen eines PCOS, Anovulation, Hyperinsulinämie, hohes Anti-Müller-Hormon (AMH), hohes Inhibin B, hohe antrale Follikelanzahl am Anfang des Zyklus, Alter (v. a. junge Patientinnen <30 Jahre) und Gewicht (schlanke Patientin).

Hinzu kommen Faktoren, die das Risiko des Auftretens eines OHSS unter der Stimulationstherapie voraussagen: erhöhte Serumöstradiol-Konzentrationen, mehr als 10 Follikel >13 mm am Ovulationsinduktionstag, die Verwendung von hCG als Ovulationsinduktor, die Punktion von mehr als 15 Eizellen, die Nutzung von hCG für die Lutealphasensubstitution und der Eintritt einer Schwangerschaft sowie erhöhte Werte für Interleukin-6 in der Follikelflüssigkeit und erhöhte Serumwerte für „soluble vascular cadherin" am Tag der Follikelpunktion (Enskog et al. 2000; Geva et al. 1997; Steward et al. 2014) (Tab. 1).

Das der Eintritt einer Schwangerschaft sowohl die Entwicklung als auch den Schweregrad eines OHSS beeinflusst, macht deutlich, dass sowohl endogenes als auch exogenes hCG, insbesondere als Lutealphasenunterstützung, diese Vorgänge initiiert (McClure et al. 2000). Hinzu kommt, dass nur in seltenen Fällen bereits zum Zeitpunkt der Punktion ein ausgeprägtes OHSS vorhanden ist, sondern meist erst 2–7 Tage nach Punktion das durch exogenes hCG ausgelöste „early-onset OHSS" auftritt, während das später beginnende „late-onset OHSS" 12–17 Tage nach hCG-Gabe fast ausschließlich durch die endogene hCG-Produktion der Frühschwangerschaft provoziert wird. Die dramatischeren Probleme bedingt in der Regel allerdings das „late-onset OHSS". Der exklusive Schwangerschaftsbezug wird besonders deutlich, da es zu einem abrupten Rückgang des Krankheitsbildes bei Beendigung der Schwangerschaft kommt (Papanikolaou et al. 2005).

Ein weiterer Risikofaktor für das Auftreten des „early-onset OHSS" im Gegensatz zum „late-onset OHSS" scheint das Vorliegen der Blutgruppe A zu sein (Binder et al. 2008).

Tab. 1 Übersicht über die allgemeinen Risikofaktoren für ein OHSS

Risikofaktoren für ein OHSS ohne hormonelle Stimulationstherapie	Anovulation
	Hyperinsulinämie
	↑ AMH-Wert
	↑ Inhibin B-Wert
	Alter (<30 Jahre)
	Niedriges Körpergewicht
	↑ antrale Follikelanzahl am Zyklusbeginn
	PCOS
Risikofaktoren für ein OHSS unter hormoneller Stimulationstherapie (zusätzlich zu obigen)	↑ Serumöstradiol
	↑ Anzahl an Follikeln >13 mm bei Ovulationsinduktion
	Ovulationsinduktion bzw. Lutealphasensubstitution mit hCG
	Schwangerschaft
	↑ IL-6 in der Follikelflüssigkeit
	↑ „soluble vascular cadherin" im Serum
	Eizellen in der Punktion

3 Pathophysiologie

Die genauen pathophysiologischen Vorgänge, die zur Entwicklung eines OHSS führen, sind nach wie vor nur unvollständig geklärt. Eindeutig ist allerdings, dass es sich bei der Entstehung des OHSS um eine multifaktorielle Ätiologie handelt, bei der die Kardinalereignisse die in der Übersicht genannten zu sein scheinen (Morris und Paulson 1994; Navot et al. 1992).

Klinisches Bild des OHSS

- Eierstockvergrößerung
- Veränderung der vaskulären Permeabilität im Bereich der Ovarien und deren umgebender Gefäße
- Aszites
- Hypovolämie

Das zur Ovulationsinduktion applizierte exogene hCG spielt hierbei eine herausragende Rolle, da es zwar aufgrund seiner molekularen Ähnlichkeit mit dem luteinisierenden Hormon (LH) den zur Ovulation benötigten LH-Peak imitieren kann, aber dabei, im Vergleich zum endogenen LH, ein unterschiedliches Spektrum an Folgereaktionen auslöst, die das Entstehen eines OHSS begünstigen können. So übt hCG zum Beispiel auch eine dem follikelstimulierenden Hormon (FSH) ähnliche Wirkung aus. Überdies hat hCG eine deutlich längere Halbwertzeit (24–36 h) als LH (ca. 30 min). Wichtig bei der Entstehung eines OHSS ist ebenfalls die hCG-induzierte Aktivierung des ovariellen Renin-Angiotensin-Systems (Delbaere et al. 1994). Dabei führen die erhöhten Proreninspiegel, die sich in der Follikelflüssigkeit nachweisen lassen, zu einer erhöhten Angiotensinaktivität, welche wiederum zur Kontraktion endothelialer Zellen führt und die ovarielle Angiogenese fördert. Über die Kontraktion der Endothelzellen kommt es dann zu einer Erhöhung der Kapillarpermeabilität, die letztendlich zum Flüssigkeitsverlust aus dem Intravasal- in den dritten Raum führt (Golan et al. 1989).

Neben hCG werden Östrogen, Östradiol, Progesteron, Prostaglandine, Serotonin und Histamin ebenso wie die vasoaktiven Zytokine Endothelin-1, Interleukine, Tumornekrosefaktor-α (TNF-α) und der vaskuläre endotheliale Wachstumsfaktor (VEGF) als auch der „endocrine-gland derived" (EG)-VEGF, die vom Ovar selber sezerniert werden, als Verursacher der pathologisch erhöhten Gefäßpermeabilität diskutiert (Elchalal und Schenker 1997) (Abb. 2).

In der Literatur gibt es Hinweise auf eine Korrelation erhöhter mütterlicher hCG-Konzentrationen – insbesondere auch ohne vorhergehende exogene hormonelle Stimulation – und dem Auftreten eines OHSS. Der Fallbericht über das Auftreten eines OHSS bei einer Spontanschwangerschaft mit Polyploidie, bei der die hCG-Werte in der Regel deutlich erhöht sind, zeigt, dass die Höhe des hCG-Wertes ein Risikofaktor bei der Entstehung des OHSS ist (Mensah et al. 2010).

Da das OHSS von einer erhöhten Gefäßpermeabilität gekennzeichnet ist, besteht eine Möglichkeit zu dessen Vorhersage in der Bestimmung von Entzündungsmarkern, wie z. B. Interleukin-6 (IL-6). Leider ist hierbei die Datenlage für statistisch signifikante Aussagen nicht ausreichend, weswegen nur ein Trend der gesteigerten IL-6-Konzentration im Serum sowohl am Tag der Ovulationsinduktion als auch am Tag der Punktion als möglicher prädiktiver Faktor gewertet werden kann (Artini et al. 2002). Der Wachstumsfaktor VEGF steigert die Kapillarpermeabilität und die Angiogenese sowohl des sekretorischen Endometriums als auch des graviden Corpus luteum und gilt daher als Induktor der Flüssigkeitsverschiebung und Elektrolytstörung (McElhinney et al. 2002; Wang et al. 2002). Sowohl VEGF als auch

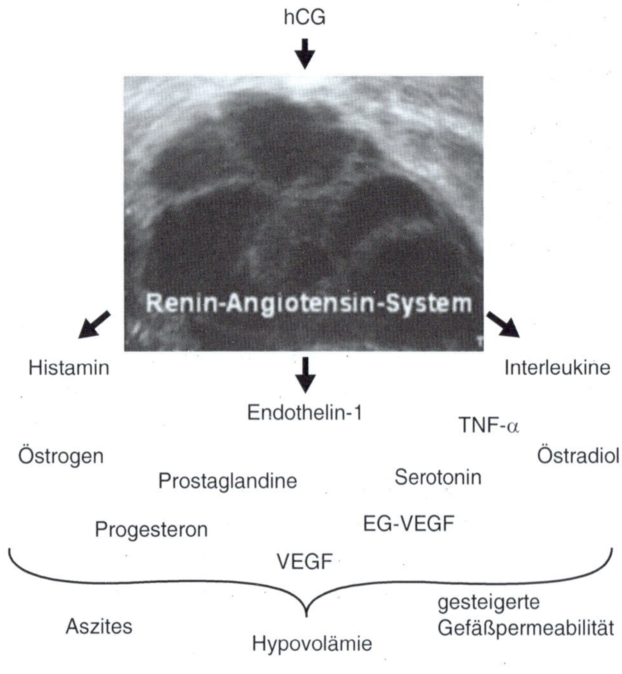

Abb. 2 Übersicht der bei der Entstehung eines OHSS relevanten Faktoren

IL-8 sind in vitro in der Lage, die Permeabilität von Endothelzellen von OHSS-Patientinnen über eine VEGF-Rezeptor-2-vermittelte Aktivierung des Rho/Rock-Signalwegs, der Polymerisierung von Aktin sowie der Phosphorylierung von Cadherin und Occludin auszulösen, welche durch die Öffnung von Zell-Zell-Verknüpfungen entsteht. Antagonistisch wirkt hierbei die Gabe von Dopamin zur Hemmung der VEGF-Rezeptor-2-Aktivierung (Chen et al. 2010).

Auch Zellen der Peripherie scheinen an der Entstehung eines OHSS beteiligt zu sein. Für periphere mononukleäre Zellen wurde in vitro der Nachweis erbracht, dass diese Zellen bei OHSS-Patientinnen eine gesteigerte VEGF-Produktion zeigen (Kosaka et al. 2007).

In einer Studie von Gao konnte nachgewiesen werden, dass Patientinnen, die ein OHSS entwickelten, 2 Tage nach der Follikelpunktion statistisch signifikant verringerte Serum EG-VEGF-Konzentrationen gegenüber dem Kontrollkollektiv aufwiesen (Gao et al. 2011). EG-VEGF übt ähnliche biologische Funktionen wie VEGF aus, allerdings ist die Aktivität auf Endothelzellen der Kapillargefäße der endokrinen Drüsen beschränkt, sodass EG-VEGF gegenüber VEGF einen für das Ovar spezifischeren Faktor der Angiogeneseaktivität darstellt und als ein möglicher prädiktiver Faktor für OHSS in der Praxis bestimmt werden kann. Da der Embryotransfer bereits ab Tag 2 nach Follikelpunktion erfolgen kann, erscheint die Bestimmung von EG-VEGF am Tag des Transfers allerdings hinsichtlich seines prädiktiven Werts fragwürdig, da das schwangerschaftsassoziierte hCG eine mögliche OHSS-Problematik weiter steigert, weswegen Studien vonnöten sind, die die Dynamik von EG-VEGF an unterschiedlichen Tagen der Lutealphase zur frühen Vorhersage eines OHSS untersuchen (Gao et al. 2011).

Ein in der täglichen Praxis einfach integrierbarer Prognosefaktor erscheint hingegen die Bestimmung der Ratio von neutrophilen Granulozyten zu Lymphozyten vor Beginn der Stimulation zu sein. Darüber sollen Patientinnen mit einem erhöhten Risiko für die Entwicklung eines OHSS identifiziert werden, um ein entsprechend angepasstes Protokoll für die Stimulation zu wählen (Verit et al. 2014).

4 Symptome, Klassifikation und Komplikationen

Das OHSS wird abhängig von der Schwere der Symptome in eine milde, mittelschwere und schwere Form eingeteilt (Tab. 2).

Das am häufigsten vorkommende **milde OHSS** zeigt keine Komplikationen und bedarf keiner speziellen Therapie, sodass es in neueren Klassifikationen zumeist nicht mehr aufgeführt wird (Rizk und Aboulghar 1999).

Zu den Symptomen des **mittelschweren OHSS** zählen Völlegefühl, Übelkeit, Abgeschlagenheit, Blähungen, Durch-

Tab. 2 Einteilung des OHSS (mod. nach Golan et al. 1989; Navot et al. 1992) unter Angabe der Therapieempfehlungen verglichen mit der traditionellen Einteilung nach Golan et al. (1989)

Einteilung		Parameter	Therapie der Wahl
Mild	(Grad 1–2)	Unwohlsein, Vergrößerung der Ovarien, ggf. Übelkeit, Erbrechen	Meist keine spezifische Therapie erforderlich; ggf. Ultraschall- und Hämatokritkontrolle, Hydrierung (>2 l Flüssigkeit/Tag); ggf. präventiv Cabergolin (0,5 mg/Tag) für 7 Tage (Cave: „off-label use")
Mittelschwer	(Grad 3)	+ Aszites	Tägliche Gewichts-, Ultraschall- und Hämatokritkontrolle, ggf. subkutane Antikoagulation, Hydrierung (>2 l Flüssigkeit/Tag); bei mangelnder Hydrierung und zunehmenden Beschwerden stationäre Aufnahme
Schwer	(Grad 4)	+ ggf. Hydrothorax und Dyspnoe, 45 % > Hämatokrit >55 %, Kreatinin 90–140 mmol/l, evtl. Oligurie, Leberfunktion beeinträchtigt	Bedarf stationärer Überwachung; intravenöse Flüssigkeitssubstitution, Analgesie (Paracetamol maximal 50 mg/kg KG/Tag) als Suppositorium oder i.v.; Albuminsubstitution; bei Hämatokrit >40 % zusätzlich 2–4 µg/kg KG/min Dopamin; ggf. Entlastungspunktion
Lebensbedrohlich	(Grad 5)	+ ↑ Blutgerinnungsneigung, ↑ Dehydratation, ↑ Blutviskosität, Durchblutungsstörung der Niere, Hämatokrit >55 %, Kreatinin >140 mmol/l, Oligurie mit <500 ml/Tag, Leberfunktionsstörung, Nierenversagen, akutes progressives Lungenversagen (ARDS)	Bedarf intensivmedizinischer Überwachung; kontinuierliches Monitoring der Zirkulation, Verbesserung der Oxygenierung, Dopamingabe, Antikoagulanziengabe; Thorakozentese; ggf. therapeutischer Schwangerschaftsabbruch

fall, Gewichts- (>1 kg pro Tag) und Bauchumfangszunahme mit Spannungsgefühl sowie allgemeines Unwohlsein. Bei der klinischen Untersuchung fällt ein gespanntes Abdomen, z. T. mit gesteigerter Berührungsempfindlichkeit, auf. Ultrasonographisch zeigt sich eine Vergrößerung der Ovarien und z. T. Aszitesbildung (Abb. 3).

Patientinnen mit **schwerer Ausprägung des OHSS** zeigen zusätzlich zu den beschriebenen Symptomen bei mittelschwerem OHSS einen deutlich reduzierten Allgemeinzustand mit Dyspnoe, Atemnot, Brustschmerzen, Auftreibung oberhalb und unterhalb der Taille sowie Bauchschmerzen mit ausgeprägtem Spannungsgefühl. Ultrasonographisch zeigen sich stark vergrößerte (>12 cm), sich zum Teil über dem Uterus berührende Ovarien (sog. „kissing ovaries"), ausgeprägter Aszites, Hydrothorax und/oder Perikarderguss.

Lebensbedrohlich können die Folgeerscheinungen von Dehydratation, Blutviskositätssteigerung, Blutgerinnungsneigung und Nierendurchblutungsstörung mit folgender Oligo- bis Anurie im Sinne eines akuten Nierenversagens werden. Der Hämatokrit überschreitet dabei 55 %, die Anzahl der Gesamtleukozyten >25.000, Kreatinin >1,6 mg/dl, Kreatininclearance <50 ml. Es kann zu Anasarka, thromboembolischen Ereignissen, Ovarialtorsion und akutem progressivem Lungenversagen kommen (Brinsden et al. 1995). Die Symptome gehen in der Regel nach 1–2 Wochen zurück, können allerdings, wenn es zum Eintritt einer Schwangerschaft kommt, länger anhalten und deutlich ausgeprägter werden. Aber auch dann entwickeln sich die Symptome normalerweise im Verlauf des ersten Schwangerschaftstrimenons zurück.

5 Behandlungsstrategie

Die Behandlung des OHSS ist abhängig von der Schwere der Überstimulation.

▶ Grundsätzlich gilt, dass nur so viel interventionelle Behandlung wie nötig erfolgen sollte, da das Syndrom, wenn auch ausgeprägt, aufgrund der überschaubaren Aktivitätsspanne der Corpora lutea im nichtschwangeren Zustand selbst limitierend ist.

Patientinnen, die an einer **milden Form** der Überstimulation leiden, benötigen meist keine spezifische Therapie. Bei **mittelschwerer Ausprägung** des Syndroms können Patientinnen ambulant mittels regelmäßiger Gewichts-, Ultraschall- und Hämatokritkontrolle, ggf. subkutaner Antikoagulation sowie ausreichender Hydrierung (>2 l Flüssigkeit/Tag) bis zum Abklingen der Symptome behandelt werden. Überdies soll die Patientin körperliche Schonung einhalten. Bettruhe sollte allerdings vermieden werden, um mögliche thromboembolische Ereignisse nicht zu fördern. Bei Zunahme der Beschwerdesymptomatik oder mangelnder Flüssigkeitszunahme ist auch bei der mittelschweren Form des OHSS eine zügige stationäre Aufnahme und Überwachung der Patientin einzuleiten, da sich das Krankheitsbild sehr schnell verschlechtern kann.

Im Gegensatz dazu bedarf die **ausgeprägte Form** des OHSS in den meisten Fällen einer stationären Therapie der Patientin mit intravenöser Flüssigkeitssubstitution zur Beseia

b

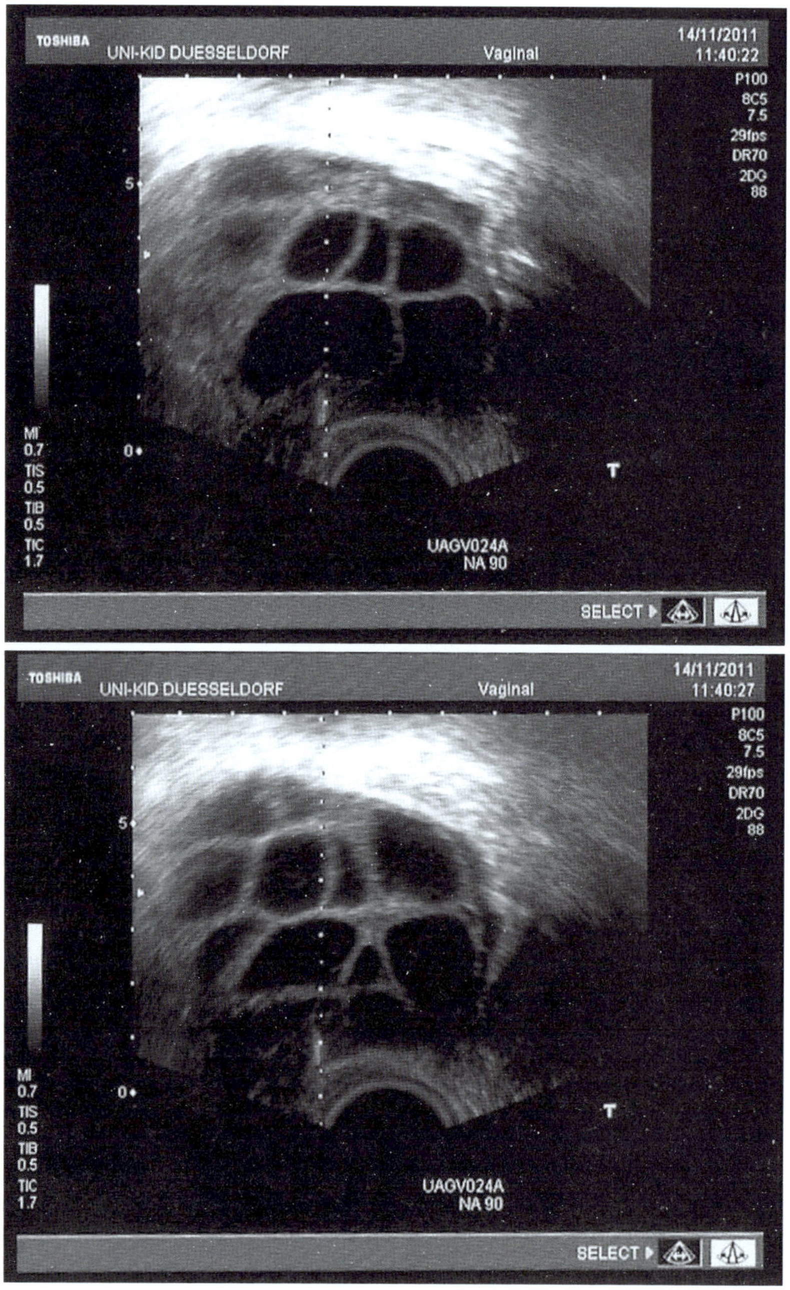

Abb. 3 Ultraschalldarstellung eines mittelschweren OHSS mit „kissing ovaries“ **(a)** und Aszitesbildung **(b)**

tigung der Hämokonzentration und Ausgleich des Elektrolyt- und Proteinverlusts sowie einer analgetischen Therapie mit Paracetamol als Suppositorium oder intravenös (50 mg/kg KG/d Maximaldosis).

▶ Das Hauptziel der Therapie ist der Erhalt des zirkulierenden Blutvolumens sowie der Elektrolytbalance. Daher wird versucht, das normale intravasale Volumen und eine adäquate Nierenfunktion wiederherzustellen.

Initial sollten der Patientin bis zu 3500 ml Flüssigkeit/24 h am Aufnahmetag und folgend 2500 ml Flüssigkeit/24 h in Form von Vollelektrolytlösungen oder einer Kombination aus Vollelektrolytlösung und kolloidaler Lösung infundiert und die orale Flüssigkeitszufuhr auf 500 ml/24 h begrenzt werden. Kolloidale Lösungen wie HAES haben den Vorteil, effektiver das intravasale Volumen zu expandieren als kristalloide Lösungen, allerdings ist dieser Effekt nur transient und gefolgt von einer Umverteilung der Flüssigkeit in den extravasalen Raum, sodass letztendlich die Aszitesbildung gefördert wird (Kissler et al. 2001; Shapiro et al. 1977). Zur exakten Bilanzierung sollten ein Flüssigkeitsprotokoll und ein Dauerkatheter angelegt werden.

Liegt eine Hypoalbuminämie von <20 g/l vor, kann zusätzlich Albumin substituiert werden. Falls der Hämatokrit im Verlauf trotz dieser Maßnahmen weiter ansteigt und Werte von >40 % bei einer Ausscheidung von <50–100 ml/h trotz adäquater Volumensubstitution erreicht werden, sollte zusätzlich 2–4 µg/kg KG/min Dopamin unter Kontrolle des zentralvenösen Drucks infundiert werden. In jüngerer Zeit findet ebenfalls die orale Gabe von Dopaminagonisten wie Cabergolin (0,5 mg/d) vom Tag der Follikelpunktion an für 7 Tage zur OHSS-Prävention Anwendung (Álvarez et al. 2007a; Rollene et al. 2009). Die Cabergolintherapie scheint dabei effektiv das Auftreten eines OHSS zu verhindern, ohne dabei Implantation oder Schwangerschaft negativ zu beeinflussen (Álvarez et al. 2007b).

Eine Studie berichtet vom Nutzen hoher Dosen GnRH-Antagonist (Cetrorelix 3 mg) zur Induktion der Luteolyse bei Patientinnen mit vermeintlich schwerem „early-onset OHSS". Diese Patientinnen zeigten gegenüber Patientinnen mit konventionellem OHSS-Management einen schnelleren Rückgang der Östradiolwerte sowie auch der freien Flüssigkeit aus dem Peritoneum (Bonilla-Musoles et al. 2009).

▶ Da die zerebrovaskuläre Thrombose zu den schwerwiegenden Komplikationen des OHSS gehört, sollten zusätzlich zur gewichtsadaptierten, subkutanen Antikoagulationstherapie mit niedermolekularem Heparin Antithrombosestrümpfe getragen sowie eine der Situation angepasste Mobilisationstherapie durchgeführt werden.

Da verschiedene Kasuistiken das Auftreten von Thrombosen bis zur 20. Schwangerschaftswoche berichten, sollte die Heparintherapie bis zur mindestens 6. Schwangerschaftswoche durchgeführt werden.

Bei ausgeprägtem Aszites kann eine ultraschallgesteuerte Entlastungspunktion und Anlage eines Katheters notwendig werden. Entgegen früherer Vermutungen, dass eine abdominale Aszitespunktion zur Verletzung der zystisch ödematös veränderten Ovarien führt und dementsprechend sehr restriktiv nur bei massiver Beeinträchtigung der Patientin durchgeführt werden sollte, haben mehrere Studien gezeigt, dass sogar die Entlastung großer Aszitesmengen (zwischen 23 und 65 l) ohne Komplikationen ist und zur prompten Verbesserung der renalen Diurese und allgemeinen Verbesserung des Krankheitsbildes führt (Al-Ramahi et al. 1997; Orvieto et al. 1995). Zu einer deutlichen Entlastung der Patientin führt eine vaginale Punktion, die eine ebenfalls technisch einfache, sichere und komplikationslose Maßnahme zur Aszitesentlastung darstellt. Eine Pleurapunktion sollte hingegen nur bei maximal ausgeprägten Pleuraergüssen durchgeführt werden.

Gegen Übelkeit kann oral, als Suppositorium oder intravenös Dimenhydrinat retard mit einer maximalen Tagesdosis von 500 mg verabreicht werden (Binder et al. 2007).

Da viele Patientinnen mit ausgeprägtem OHSS invasiven Therapien ausgesetzt sind, ist eine prophylaktische Antibiotikatherapie zu erwägen. Eine operative Intervention im Sinne einer Laparoskopie oder Laparotomie sind Notfallsituationen wie der Adnextorsion vorbehalten.

Im Falle einer **lebensbedrohlichen Form** des OHSS, die Nierenversagen, Leberschädigung, thromboembolische Ereignisse, akutes progressives Lungenversagen und Multiorganversagen beinhaltet, sollten Patientinnen auf eine Intensivstation verlegt werden. Dort sollte ein kontinuierliches Monitoring der Zirkulation über den venösen Druck, Verbesserung der Oxygenierung über assistierte Ventilation, bei Nierenversagen intravenöse Dopamingabe und Antikoagulanziengabe erfolgen. Im Falle eines ausgeprägten Hydrothorax sollte eine Thorakozentese durchgeführt werden. Ein therapeutischer Schwangerschaftsabbruch muss überdacht werden, wenn durch den Fortbestand der Schwangerschaft die lebensbedrohliche OHSS-Form unterhalten wird (Tab. 2).

6 Prävention

Da die Pathophysiologie des OHSS immer noch nicht vollständig geklärt ist und es keine Faktoren gibt, die das Auftreten sicher voraussagen und im Sinne der Prävention genutzt werden können, ist die Entwicklung von Präventionsstrategien eine dringend notwendige Herausforderung für alle Reproduktionsmediziner. Strategien zur Verhinderung eines OHSS können zu unterschiedlichen Zeitpunkten der Sterilitätstherapie eingesetzt werden. Dementsprechend können die unterschiedlichen Maßnahmen in Primär- und Sekundärprävention unterteilt werden.

6.1 Primärprävention

Die Primärprävention fängt bereits vor Stimulationsbeginn mit der Erfassung von Hochrisikopatientinnen an und umfasst im weiteren Verlauf den Routineeinsatz von ovariellen Stimulationsprotokollen, die mit einer verminderten OHSS-Auftretenswahrscheinlichkeit assoziiert sind. Zunächst gilt es, Sterilitätsmedikamente generell vorsichtig niedrig dosiert einzusetzen. Drei Hauptaspekte der Stimulationsprotokolle bestimmen dabei die Intensität der ovariellen Antwort:

- der Protokolltyp Gonadotropin-releasing Hormone Agonist (GnRHa) versus Gonadotropin-releasing Hormone Antagonist (GnRHant),
- die Art der GnRHa-Administration und
- die Höhe der Gonadotropinstartdosis.

▶ Eine Anpassung der Gonadotropindosis, die wesentlich zu einer Reduzierung der präovulatorischen Follikelanzahl führt, kann das Risiko für eine OHSS-Entwicklung deutlich reduzieren. Allerdings gibt es keine universell einsetzbare sichere Gonadotropinstartdosis, die in allen Fällen das Auftreten eines OHSS verhindert.

Denn in manchen Fällen führt sogar eine massive Reduktion der Gonadotropindosis nicht zur gewünschten Verhinderung oder wenigstens Schweregradreduktion eines OHSS (Tan et al. 2005). Allerdings zeigten Studien mit Hochrisikopatientinnen, dass eine 50 %ige Halbierung der Gonadotropinstartdosis bzw. ein individuelles Patientenmanagement die Entstehung eines OHSS verhindern können (Forman et al. 1990; Olivennes 2010).

Als Startdosis für Risikopatientinnen in der aktuellen Literatur werden 75–100 IE Gonadotropin im langen GnRH-Agonistenprotokoll und 50–100 IE Gonadotropin im GnRH-Antagonistenprotokoll sowie die Vermeidung des kurzen GnRH-Agonistenprotokolls aufgrund der Gefahr der unkontrollierten Follikelstimulation durch den initialen Flare-up-Effekt empfohlen (Olivennes 2010). Des Weiteren kann ein humanes rFSH genutzt werden, welches durch die Anwendung eines AMH und Körpergewicht personalisierten Dosierungsalgorithmus der Entwicklung eines OHSS vorbeugen soll (Nyboe Andersen et al. 2017). Ebenfalls konnten bereits mehrere Studien zeigen, dass der Einsatz von GnRH-Antagonisten- versus GnRH-Agonistenprotokollen das Risiko für ein schweres OHSS deutlich senkt (Kolibianakis et al. 2006). Darüber hinaus besteht durch die mittlerweile nahezu flächendeckende Einführung der Vitrifikation als Einfriermethode die Möglichkeit, alle durch künstliche Befruchtung generierten Vorkernstadien bereits einen Tag nach Punktion sicher einzufrieren. Tritt das OHSS erst einige Tage nach Punktion auf, kann die Entscheidung zur Vitrifikation der entstandenen Embryonen und somit die Verschiebung des Transfers in einen nicht stimulierten Zyklus mit guten Erfolgsraten gefällt werden (Atkinson et al. 2014; Griesinger et al. 2011).

Langfristig gesehen werden der Einsatz von modernen Techniken wie der In-vitro-Maturation und Follikulogenese sowie die IVF-Therapie im unstimulierten, natürlichen Zyklus oder eine milde Stimulation, z. B. mit initial Clomifencitrat gefolgt von niedrig dosiertem FSH im Antagonistenprotokoll weitere Optionen im Bereich der Primärprävention darstellen (Corbett et al. 2014; Griesinger et al. 2008).

6.2 Sekundärprävention

Zur Durchführung einer effektiven Sekundärprävention müssen Risikopatientinnen so früh wie möglich, spätestens aber vor der Ovulationsinduktion mittels hCG, identifiziert werden.

▶ Die frühe Identifikation von Risikopatientinnen ist nicht nur wichtig, um den Ausprägungsgrad des OHSS so gering wie nur möglich zu halten, sondern auch, um gleichzeitig die bislang mit der Risikominderung vergesellschafteten Effizienzeinbußen ebenfalls so gering wie möglich zu halten.

Wichtige Parameter zur Identifikation von Risikopatientinnen sind dabei

- eine große Anzahl von sowohl Intermediärfollikeln als auch gewonnenen Eizellen am Punktionstag,
- hohe Serumöstradiolwerte schon früh in der Stimulation und insbesondere am Tag der Ovulationsinduktion,
- ein stattgefundenes OHSS in der Anamnese.

Erschwerend kommt hinzu, dass Patientinnen, die keine ausgeprägten Leitparameter und ggf. initial auch nur Beschwerden im Sinne eines leichten OHSS aufweisen, im Verlauf eine schwerere Form entwickeln können, insbesondere dann, wenn eine Schwangerschaft bzw. vor allem eine Mehrlingsschwangerschaft eintritt.

Eine Strategie zur Sekundärprävention eines OHSS ist die Reduktion der zur Ovulationsinduktion genutzten hCG-Dosis, da die Oozytenmaturation als obligate Voraussetzung für die OHSS-Entwicklung durch die Gabe von hCG, rekombinantem LH (rLH) oder endogenem LH initiiert wird. Seine OHSS-auslösende Wirkung entfaltet hCG wahrscheinlich durch die Steigerung der VEGF-Expression der Granulosazellen, die von der Dosis und Dauer der hCG-Exposition abhängig ist. Auch LH steigert die VEGF-Expression. Da seine Halbwertzeit aber um ein Vielfaches kürzer ist als die des hCG, welches zudem noch eine höhere Affinität für den LH-Rezeptor hat, ist der luteotrophe Effekt von hCG wesentlich stärker und das Risiko einer OHSS-Entwicklung deutlich ausgeprägter.

In vitro konnte gezeigt werden, dass Granulosazellen, gewonnen aus im Rahmen der IVF punktierten Follikeln von IVF-Therapien, VEGF mRNA in Abhängigkeit zur verabreichten hCG-Dosis produzieren und dass die VEGF-Menge vom Volumen der luteinisierten Granulosazellen abhängig ist (Neulen et al. 1995; Wang et al. 2002). Zudem konnten im Serum von Frauen mit hohem Risiko für eine OHSS-Entwicklung erhöhte VEGF-Werte nach hCG-Gabe detektiert werden (Pellicer et al. 1999). Dementsprechend unterliegt der Schweregrad des OHSS höchstwahrscheinlich auch der hCG-Dosis. Daher ist die Reduktion der Dosis, die normalerweise in einer Bolusgabe von 10.000 IE verabreicht wird, zur Risikoreduktion ein wichtiger Ansatz.

▶ Studien haben gezeigt, dass trotz der Reduktion bis auf 5000 und 2500 IE die Effektivität der Behandlung in Bezug auf die Schwangerschaftsrate erhalten bleibt, sodass in den meisten Fällen eine hohe Dosis von 10.000 IE zur finalen Reifung der Eizellen durch eine Überführung in die Metaphase II der Meiose nicht notwendig ist.

Insbesondere zeigte diese Studie an PCO-Patientinnen auch, dass nur bei der niedrigsten hCG-Dosis von 2500 IE kein einziger OHSS-Fall aufgetreten ist (Kolibianakis et al. 2007). Dieses Ergebnis konnte ebenfalls von einer anderen Arbeitsgruppe, die Hochrisikopatientinnen untersucht hat, verifiziert werden (Nargund et al. 2007).

Die Ovulationsinduktion mittels einer einmaligen Gabe von 30.000 IE rLH zeigte in einer anderen Studie im Gegensatz zur Gabe von urinärem hCG keinen Fall von OHSS-Entwicklung bei sonst vergleichbaren Parametern wie Implantation und Schwangerschaft (The European Recombinant LH Study Group 2001). Darüber hinaus wurde der Unterschied zwischen Ovulationsinduktoren (hcg und LH) untersucht und ließ auch bezüglich des Therapieoutcomes bei einer Dosis von 5000 IE rLH keinen Unterschied erkennen (Manau et al. 2002). Allerdings ist die Ovulationsinduktion mit rLH heutzutage aufgrund der im Vergleich zur Ovulationsinduktion mit GnRHa sehr hohen Kosten noch kein Standard.

Eine weitere Alternative ist die Ovulationsinduktion mittels einer GnRH-Agonisten-Bolusgabe (z. B. Triptorelin 0,2 mg) bei Patientinnen im Antagonistenprotokoll, da die GnRH-Agonistengabe eine endogene LH-Ausschüttung initiiert. Im Vergleich zur hCG-Gabe setzt eine massive Luteolyse durch verlängerte Hypophysen-Downregulation mit LH-Suppression und konsekutiv niedrigeren lutealen Progesteron- und Östrogenwerten ein, die ein OHSS komplett verhindert (Griesinger et al. 2006). Überdies konnten auch eine niedrigere VEGF-Konzentration in der Follikelflüssigkeit von mit GnRH-Agonisten behandelten Patientinnen gefunden werden (Cerrillo et al. 2009). Eine unzureichende Lutealphasensubstitution in diesem Schema führt allerdings zu einer deutlich schlechteren Schwangerschaftswahrscheinlichkeit (Griesinger et al. 2006).

Nach wie vor existieren unterschiedliche Ansätze für die adäquate Lutealphasensubstitution in diesem Therapieschema. Eine Substitution mit Progesteron ab dem Punktionstag ist favorisiert, wenn es im gleichen Zyklus zu einem Embryotransfer kommen soll. Alternativ ist die Trennung von GnRH-Agonistengabe und Embryotransfer durch komplette Kryokonservierung möglichst mittels Vitrifikation eine Option.

Eine weitere Möglichkeit zur Verhinderung des OHSS bietet das sogenannte „coasting". Dieses Verfahren bietet sich bei Vorliegen überdurchschnittlich schnell ansteigender Östradiolwerte im Serum und einer hohen Anzahl an Follikeln zur Herabsetzung des OHSS-Risikos bei gleichzeitiger Verminderung der Therapiezyklusabbruchrate an. Es wird hierbei zwischen frühem (bei durchschnittlicher Follikelgröße von 12–15 mm) und spätem „coasting" (bei Vorliegen von überwiegend reifen Follikel >15 mm und deutlich erhöhten Östradiolwerten) unterschieden. Bei dem häufiger angewandten späten „coasting" wird die Gonadotropindosis massiv reduziert oder komplett ausgesetzt, bis der Serumöstradiolwert auf unter 3000 pg/ml fällt. Erst dann wird die Ovulationsinduktion eingeleitet. Diese Methode hat allerdings eine zeitliche Limitierung, da mit zunehmender Coasting-Zeit (>4 Tage) die Effektivität der Behandlung und die resultierende Schwangerschaftsrate deutlich abnimmt. Die in den meisten Fällen angewandte Coasting-Zeit von bis zu maximal 3 Tagen scheint jedoch zu keiner Verschlechterung von Implantation und Schwangerschaftsrate zu führen (Abdallah et al. 2010).

7 Fazit

Die beste Behandlung des OHSS ist die Prävention! Daher ist sowohl das Erkennen von gefährdeten Patientinnen als auch ein individuell angepasstes Stimulationsregime von äußerster Wichtigkeit. Eine gute Anamnese unter Einbeziehung aller klinischen Parameter vor der Behandlung der Patientin reduziert das Risiko für das Auftreten eines OHSS oder zumindest dessen Ausprägungsgrad.

Literatur

Abdallah R, Kligman I, Davis O, Rosenwaks Z (2010) Withholding gonadotropins until human chorionic gonadotropin administration. Semin Reprod Med 28:486–492

Al-Ramahi M, Leader A, Claman P, Spence J (1997) A novel approach to the treatment of ascites associated with ovarian hyperstimulation syndrome. Hum Reprod 12:2614–2616

Álvarez C, Alonso-Muriel I, García G, Crespo J, Bellver J, Simón C, Pellicer A (2007a) Implantation is apparently unaffected by the dopamine agonist Cabergoline when administered to prevent ovarian hyperstimulation syndrome in women undergoing assisted reproduction treatment: a pilot study. Hum Reprod 22:3210–3214. https://doi.org/10.1093/humrep/dem315

Álvarez C, Martí-Bonmatí L, Novella-Maestre E, Sanz R, Gómez R, FernÁndez-SÁnchez M, Simón C, Pellicer A (2007b) Dopamine agonist cabergoline reduces hemoconcentration and ascites in hyperstimulated women undergoing assisted reproduction. J Clin Endocrinol Metab 92:2931–2937. https://doi.org/10.1210/jc.2007-0409

Artini PG, Monti M, Fasciani A, Battaglia C, D'Ambrogio G, Genazzani AR (2002) Vascular endothelial growth factor, interleukin-6 and interleukin-2 in serum and follicular fluid of patients with ovarian hyperstimulation syndrome. Eur J Obstet Gynecol Reprod Biol 101:169–174. http://www.sciencedirect.com/science/article/pii/S0301211501005681

Atkinson P, Koch J, Ledger W (2014) GnRH agonist trigger and a freeze-all strategy to prevent ovarian hyperstimulation syndrome: a retrospective study of OHSS risk and pregnancy rates. Aust N Z J Obstet Gynaecol 54:581–585

Binder H, Griesinger G, Kiesel L (2007) Ovarielles Überstimulationssyndrom. Gynäkol Endokrinol 5:203–211

Binder H, Flegel W, Emran J, Müller A, Cupisti S, Beckmann M, Eckstein R, Dittrich R, Ringwald J (2008) Blood group A: an overseen risk factor for early-onset ovarian hyperstimulation syndrome? Reprod Biomed Online 17:185–189

Bonilla-Musoles F, Raga F, Castillo J, Sanz M, Dolz M, Osborne N (2009) High doses of GnRH antagonists are efficient in the management of severe ovarian hyperstimulation syndrome. Clin Exp Obstet Gynecol 36:78–81

Brinsden P, Wada I, Tan S, Balen A, Jacobs H (1995) Diagnosis, prevention and management of ovarian hyperstimulation syndrome. BJOG 102:767–772

Budev M, Arroliga A, Falcone T (2005) Ovarian hyperstimulation syndrome. Crit Care Med 33:S301–S306

Cerrillo M, Rodríguez S, Mayoral M, Pacheco A, Martínez-Salazar J, Garcia-Velasco JA (2009) Differential regulation of VEGF after final oocyte maturation with GnRH agonist versus hCG: a rationale for OHSS reduction. Fertil Steril 91:1526–1528. http://www.sciencedirect.com/science/article/pii/S0015028208038284

Chauhan AR, Prasad M, Chamariya S, Achrekar S, Mahale SD, Mittal K (2015) Novel FSH receptor mutation in a case of spontaneous ovarian hyperstimulation syndrome with successful pregnancy outcome. J Hum Reprod Sci 8:230–233. http://www.ncbi.nlm.nih.gov/pmc/articles/PMC4691976/

Chen S-U, Chou C-H, Lin C-W, Lee H, Wu J-C, Lu H-F, Chen C-D, Yang Y-S (2010) Signal mechanisms of vascular endothelial growth factor and interleukin-8 in ovarian hyperstimulation syndrome: dopamine targets their common pathways. Hum Reprod 25: 757–767. https://doi.org/10.1093/humrep/dep432

Corbett S, Shmorgun D, Claman P (2014) The prevention of ovarian hyperstimulation syndrome. J Obstet Gynaecol Can 36:1024–1033. http://www.sciencedirect.com/science/article/pii/S1701216315304175

De Leener A, Montanelli L, Van Durme J, Chae H, Smits G, Vassart G, Costagliola S (2006) Presence and absence of follicle-stimulating hormone receptor mutations provide some insights into spontaneous ovarian hyperstimulation syndrome physiopathology. J Clin Endocrinol Metab 91:555–562. https://doi.org/10.1210/jc.2005-1580

Delbaere A, Bergmann PJM, Gervy-Decoster C, Staroukine M, Englert Y (1994) Angiotensin II immunoreactivity is elevated in ascites during severe ovarian hyperstimulation syndrome: implications for pathophysiology and clinical management**Supported by grant 1.5.218.94F from the Fonds National de la Recherche Scientifique (F.N.R.S.). Fertil Steril 62:731–737. http://www.sciencedirect.com/science/article/pii/S0015028216569970

Elchalal U, Schenker J (1997) The pathophysiology of ovarian hyperstimulation syndrome – views and ideas. Hum Reprod 12: 1129–1137

Enskog A, Nilsson L, Brännström M (2000) Peripheral blood concentrations of inhibin B are elevated during gonadotrophin stimulation in patients who later develop ovarian OHSS and inhibin A concentrations are elevated after OHSS onset. Hum Reprod 15:532–538

Forman RG, Frydman R, Egan D, Ross C, Barlow DH (1990) Severe ovarian hyperstimulation syndrome using agonists of gonadotropin-releasing hormone for in vitro fertilization: a European series and a proposal for prevention**Presented in part at the 6th World Congress on In Vitro Fertilization, Jerusalem, Israel. Fertil Steril 53:502–509. http://www.sciencedirect.com/science/article/pii/S0015028216533482

Gao M-Z, Zhao X-M, Sun Z-G, Hong Y, Zhao L-W, Zhang H-Q (2011) Endocrine gland-derived vascular endothelial growth factor concentrations in follicular fluid and serum may predict ovarian hyperstimulation syndrome in women undergoing controlled ovarian hyperstimulation. Fertil Steril 95:673–678. http://www.sciencedirect.com/science/article/pii/S0015028210026063

Geva E, Lessing JB, Lerner-Geva L, Azem F, Yovel I, Amit A (1997) Elevated levels of interleukin-6 in the follicular fluid at the time of oocyte retrieval for in vitro fertilization may predict the development of early-form ovarian hyperstimulation syndrome. Fertil Steril 68:133–137. http://www.sciencedirect.com/science/article/pii/S0015028297814896

Golan A, Ron-el R, Herman A, Soffer Y, Weinraub Z, Caspi E (1989) Ovarian hyperstimulation syndrome: an update review. Obstet Gynecol Surv 44:430–440

Griesinger G, Diedrich K, Tarlatzis B, Kolibianakis E (2006) GnRH-antagonists in ovarian stimulation for IVF in patients with poor response to gonadotrophins, polycystic ovary syndrome, and risk of ovarian hyperstimulation: a meta-analysis. Reprod Biomed Online 13:628–638

Griesinger G, Binder H, Diedrich K (2008) Neue Ansätze bei der Prävention des ovariellen Überstimulationssyndroms. Gynäkol Endokrinol 6:165–170

Griesinger G, Schultz L, Bauer T, Broessner A, Frambach T, Kissler S (2011) Ovarian hyperstimulation syndrome prevention by gonadotropin-releasing hormone agonist triggering of final oocyte maturation in a gonadotropin-releasing hormone antagonist protocol in combination with a „freeze-all" strategy: a prospective multicentric study. Fertil Steril 95:2029–2033.e1. http://www.sciencedirect.com/science/article/pii/S0015028211002421

Haas J, Baum M, Meridor K, Hershko-Klement A, Elizur S, Hourvitz A, Orvieto R, Yinon Y (2018) Is severe OHSS associated with adverse pregnancy outcomes? Evidence from a case-control study. Reprod Biomed Online 29:216–221. https://doi.org/10.1016/j.rbmo.2014.04.015

Kerkelä E, Skottman H, Friden B, Bjuresten K, Kere J, Hovatta O (2007) Exclusion of coding-region mutations in luteinizing hormone and follicle-stimulating hormone receptor genes as the cause of ovarian hyperstimulation syndrome. Fertil Steril 87:603–606. https://doi.org/10.1016/j.fertnstert.2006.06.060

Kissler S, Neidhardt B, Siebzehnrübl E, Schmitt H, Tschaikowsky K, Wildt L (2001) The detrimental role of colloidal volume substitutes in severe ovarian hyperstimulation syndrome: a case report. Eur J Obstet Gynecol Reprod Biol 99:131–134. http://www.sciencedirect.com/science/article/pii/S0301211501003645

Kolibianakis EM, Collins J, Tarlatzis BC, Devroey P, Diedrich K, Griesinger G (2006) Among patients treated for IVF with gonadotrophins and GnRH analogues, is the probability of live birth dependent on the type of analogue used? A systematic review and meta-analysis. Hum Reprod Update 12:651–671. https://doi.org/10.1093/humupd/dml038

Kolibianakis EM, Papanikolaou EG, Tournaye H, Camus M, Van Steirteghem AC, Devroey P (2007) Triggering final oocyte maturation using different doses of human chorionic gonadotropin: a randomized pilot study in patients with polycystic ovary syndrome treated with gonadotropin-releasing hormone antagonists and recombinant follicle-stimulating horm. Fertil Steril 88:1382–1388. http://www.sciencedirect.com/science/article/pii/S0015028207001100

Kosaka K, Fujiwara H, Yoshioka S, Fujii S (2007) Vascular endothelial growth factor production by circulating immune cells is elevated in ovarian hyperstimulation syndrome. Hum Reprod 22:1647–1651. https://doi.org/10.1093/humrep/dem042

Lainas GT, Kolibianakis EM, Sfontouris IA, Zorzovilis IZ, Petsas GK, Lainas TG, Tarlatzis BC (2013) Pregnancy and neonatal outcomes following luteal GnRH antagonist administration in patients with severe early OHSS. Hum Reprod 28:1929–1942. https://doi.org/10.1093/humrep/det114

Luke B, Brown MB, Morbeck DE, Hudson SB, Coddington CC III, Stern JE (2018) Factors associated with ovarian hyperstimulation syndrome (OHSS) and its effect on assisted reproductive technology (ART) treatment and outcome. Fertil Steril 94:1399–1404. https://doi.org/10.1016/j.fertnstert.2009.05.092

Manau D, Fábregues F, Arroyo V, Jiménez W, Vanrell JA, Balasch J (2002) Hemodynamic changes induced by urinary human chorionic gonadotropin and recombinant luteinizing hormone used for inducing final follicular maturation and luteinization. Fertil Steril 78:1261–1267. http://www.sciencedirect.com/science/article/pii/S0015028202043947

McClure N, Leya J, Radwanska E, Rawlins R, Haning RJ (2000) Luteal phase support and severe ovarian hyperstimulation syndrome. Hum Reprod 7:758–764

McElhinney B, Ardill J, Caldwell C, Lloyd F, McClure N (2002) Ovarian hyperstimulation syndrome and assisted reproductive technologies: why some and not others? Hum Reprod 17: 1548–1553

Mensah J, Kimmig R, Schmidt M (2010) Ovarielles Überstimulationssyndrom in einer aneuploiden Gravidität. Geburtshilfe Frauenheilkd 70:828–831

Morris R, Paulson R (1994) Ovarian derived prorenin-angiotensin cascade in human reproduction. Fertil Sterill 62:1105–1114

Muller P (1962) In: Beclere C (Hrsg) Gonadotrophines en Gynecologie, Bd 137. Masson, Paris

Nargund G, Hutchison L, Scaramuzzi R, Campbell S (2007) Low-dose HCG is useful in preventing OHSS in high-risk women without adversely affecting the outcome of IVF cycles. Reprod Biomed Online 14:682–685

Navot D, Bergh P, Laufer N (1992) Ovarian hyperstimulation syndrome in novel reproductive technologies: prevention and treatment. Fertil Steril 58:249–261

Neulen J, Yan Z, Raczek S, Weindel K, Keck C, Weich HA, Marmé D, Breckwoldt M (1995) Human chorionic gonadotropin-dependent expression of vascular endothelial growth factor/vascular permeability factor in human granulosa cells: importance in ovarian hyperstimulation syndrome. J Clin Endocrinol Metab 80:1967–1971. https://doi.org/10.1210/jcem.80.6.7775647

Nyboe Andersen A, Nelson SM, Fauser BCJM, García-Velasco JA, Klein BM, Arce J-C (2017) Individualized versus conventional ovarian stimulation for in vitro fertilization: a multicenter, randomized, controlled, assessor-blinded, phase 3 noninferiority trial. Fertil Steril 107:387–396.e4. http://www.sciencedirect.com/science/article/pii/S0015028216629564

Olivennes F (2010) Ovarian hyperstimulation syndrome prevention strategies: individualizing gonadotropin dose. Semin Reprod Med 28:463–467

Orvieto R, Dekel A, Dicker D, Bar-Hava I, Ben-Rafael Z (1995) A severe case of ovarian hyperstimulation syndrome despite the prophylactic administration of intravenous albumin. Fertil Steril 64:860–862. http://www.sciencedirect.com/science/article/pii/S0015028216578674

Papanikolaou EG, Tournaye H, Verpoest W, Camus M, Vernaeve V, Van Steirteghem A, Devroey P (2005) Early and late ovarian hyperstimulation syndrome: early pregnancy outcome and profile. Hum Reprod 20:636–641. https://doi.org/10.1093/humrep/deh638

Pellicer A, Albert C, Mercader A, Bonilla-Musoles F, Remohí J, Simón C (1999) The pathogenesis of ovarian hyperstimulation syndrome: in vivo studies investigating the role of interleukin-1β, interleukin-6, and vascular endothelial growth factor. Fertil Steril 71:482–489. http://www.sciencedirect.com/science/article/pii/S0015028298004841

Raziel A, Friedler S, Schachter M, Strassburger D, Mordechai E, Ron-El R (2002) Increased early pregnancy loss in IVF patients with severe ovarian hyperstimulation syndrome. Hum Reprod 17:107–110

Rizk B (2009) Symposium: update on prediction and management of OHSS. Genetics of ovarian hyperstimulation syndrome. Reprod Biomed Online 19:14–27

Rizk B, Aboulghar M (1999) Classification, pathophysiology and management of ovarian hyperstimulation syndrome. In: Brinsden P et al (Hrsg) A textbook of invitro fertilisation, 2. Aufl. Parthenon Publishing, Lancanster, UK, S 131–155

Rollene NL, Amols MH, Hudson SBA, Coddington CC (2009) Treatment of ovarian hyperstimulation syndrome using a dopamine agonist and gonadotropin releasing hormone antagonist: a case series. Fertil Steril 92:1169.e15–1169.e17. http://www.sciencedirect.com/science/article/pii/S0015028209012102

Shapiro A, Thomas T, Epstein M (1977) Management of hyperstimulation syndrome. Fertil Steril 28:237–239

Steward RG, Lan L, Shah AA, Yeh JS, Price TM, Goldfarb JM, Muasher SJ (2014) Oocyte number as a predictor for ovarian hyperstimulation syndrome and live birth: an analysis of 256,381 in vitro fertilization cycles. Fertil Steril 101:967–973. http://www.sciencedirect.com/science/article/pii/S0015028213034584

Tan SL, Child TJ, Cheung AP, Fluker MR, Yuzpe A, Casper R, Leung P, Cadesky K, Davis VJ (2005) A randomized, double-blind, multicenter study comparing a starting dose of 100 IU or 200 IU of recombinant follicle stimulating hormone (Puregon®) in women undergoing controlled ovarian hyperstimulation for IVF treatment. J Assist Reprod Genet 22:81–88. http://www.ncbi.nlm.nih.gov/pmc/articles/PMC3455475/

The European Recombinant LH Study Group (2001) Human recombinant luteinizing hormone is as effective as, but safer than, urinary human chorionic gonadotropin in inducing final follicular maturation and ovulation in in vitro fertilization procedures: results of a multicenter double-blind study. J Clin Endocrinol Metab 86:2607–2618. https://doi.org/10.1210/jcem.86.6.7599

Uchida S, Uchida H, Maruyama T, Kajitani T, Oda H, Miyazaki K, Kagami M, Yoshimura Y (2013) Molecular analysis of a mutated FSH receptor detected in a patient with spontaneous ovarian hyperstimulation syndrome (Luque RM, Hrsg). PLoS One 8:e75478. http://www.ncbi.nlm.nih.gov/pmc/articles/PMC3772932/

Verit FF, Cetin O, Yildirim O, Keskin S, Yucel O, Yalcinkaya S (2014) Neutrophil to lymphocyte ratio is superior to platelet to lymphocyte ratio as an early predictor of moderate/severe ovarian hyperstimulation syndrome. J Obstet Gynaecol (Lahore) 34:639–643. https://doi.org/10.3109/01443615.2014.920792

Wang T-H, Horng S-G, Chang C-L, Wu H-M, Tsai Y-J, Wang H-S, Soong Y-K (2002) Human chorionic gonadotropin-induced ovarian hyperstimulation syndrome is associated with up-regulation of vascular endothelial growth factor. J Clin Endocrinol Metab 87:3300–3308. https://doi.org/10.1210/jcem.87.7.8651

Zalel Y, Katz Z, Caspi B, Ben-Hur H, Dgani R, Insler V (1992) Spontaneous ovarian hyperstimulation syndrome concomitant with spontaneous pregnancy in a woman with polycystic ovary disease. Am J Obstet Gynecol 167:122–124. https://doi.org/10.1016/S0002-9378(11)91642-1

Zivi E, Simon A, Laufer N (2010) Ovarian hyperstimulation syndrome: definition, incidience, and classification. Semin Reprod Med 28:441–447

Mehrlingsschwangerschaften

32

Andreas Schröer und Jan Weichert

Inhalt

1 Übersicht 329
2 Embryologie und Frühschwangerschaft 330
3 Spezielle Risiken bei Mehrlingsschwangerschaften 332
4 Pränataldiagnostik bei Mehrlingen 332
5 Mehrlingsschwangerschaften nach assistierter Reproduktion (ART) 333
Literatur 336

1 Übersicht

1.1 Epidemiologie

Weltweit stellen sich allgemein rund 1,2 % aller Schwangerschaften beim Menschen als Mehrlingsschwangerschaften dar. Die Häufigkeit von Mehrlingsschwangerschaften variiert allerdings stark je nach Region und Rasse, ebenso können Umweltfaktoren, saisonale Faktoren sowie familiäre Disposition die Häufigkeit von Mehrlingsschwangerschaften beeinflussen.

► Trotz aller medizinischen Fortschritte in der prä-, peri- und postpartalen Versorgung dieser Schwangerschaften bedeuten Mehrlingsschwangerschaften Risikoschwangerschaften mit erhöhter Morbidität und Mortalität für Mutter und die Kinder (Sebire et al. 1997).

Nach Anwendung von assistierten Reproduktionstechniken (ART) ist die Rate von Mehrlingsschwangerschaften deutlich gegenüber der normalen Population erhöht. 2013 betrug sie in Deutschland 22,5 %, im gesamten Europa dagegen niedriger bei 18 % (Calhaz-Jorge et al. 2017). Aufgrund der unverändert steigenden Zahl von ART-Behandlungen kommt es in den industrialisierten Ländern zu einer tatsächlich eher höheren Inzidenz von Mehrlingen. Obwohl ART an sich nur ein geringes zusätzliches Risiko für die Morbidität und Mortalität für Mutter und Kind bedeutet, ist die erhöhte Mehrlingsrate mit einer erhöhten mütterlichen wie fetalen Morbidität und Mortalität (fetale Fehlbildungen, Frühgeburt, geburtshilfliche Risiken, mütterliche Risiken) verbunden (Rustico et al. 2005; Glinianaia et al. 2008). Sie kann damit als das zentrale Risiko bei der Kinderwunschbehandlung angesehen werden (Esinler et al. 2014).

Im Konflikt zwischen der gewünschten Erfolgsquote bei assistierter Reproduktion einerseits und dem Dilemma der Mehrlingsschwangerschaften andererseits setzen sich im internationalen Konsensus immer mehr Techniken und Methoden durch, die die Zahl von Mehrlingsschwangerschaften nach Kinderwunschbehandlung senken sollen. Dazu gehören insbesondere Beschränkungen bei der Anzahl der transferierten Embryonen in Abhängigkeit vom maternalen Alter in vielen Ländern bis hin zu Techniken wie den Single-Embryotransfer.

A. Schröer (✉)
Zentrum für Pränataldiagnostik und Humangenetik, Berlin, Deutschland
E-Mail: andreas@drschroer.de

J. Weichert
Bereich Pränatalmedizin und gynäkologische Sonographie, Klinik für Frauenheilkunde und Geburtshilfe, Universitätsklinikum Schleswig-Holstein, Campus Lübeck, Lübeck, Deutschland
E-Mail: jan.weichert@uksh.de

K. Diedrich et al. (Hrsg.), *Reproduktionsmedizin*, Springer Reference Medizin,
https://doi.org/10.1007/978-3-662-57636-6_33

▶ In Europa nimmt die Anzahl der Behandlungen, bei denen drei Embryonen transferiert werden, seit 1997 kontinuierlich ab. Seit 2007 werden insgesamt mehr Singel-Transfere durchgeführt als Triple-Transfere (Calhaz-Jorge et al. 2017). Der Trend hält bis heute an.

1.2 Mehrlingsschwangerschaften = Risikoschwangerschaften

Probleme von Mehrlingsschwangerschaften können abhängig von der Chorionizität und Zygozität auftreten. Andere Probleme hingegen sind unabhängig davon. Generell ist die Rate an strukturellen sowie genetischen Fehlbildungen und Extremitätenfehlstellungen sowie die Rate von Frühgeburten und PROM (premature rupture of membranses, vorzeitiger Blasensprung) bei allen Mehrlingsschwangerschaften erhöht. Zusätzlich dazu können bei monochorialen Mehrlingsschwangerschaften folgende Komplikationen auftreten:

- das fetofetale Transfusionssyndrom (TTTS, „Twin to twin transfusion syndrome“)
- selektive Wachstumsretardierung (sIUGR, „Selective intrauterine growth restriction“)
- IUFT (intrauteriner Fruchttod) eines Fetus mit konsekutiv erhöhtem Risiko für den überlebenden Fetus, aufgrund intrauteriner Mangelversorgung an neurologischen Folgeschäden zu erkranken (Fusi et al. 1991; Pharoah und Cooke 1997; Karageyim et al. 2005).
- TRAP-Syndrom („twin reversed arterial perfusion“) mit parasitärer Akardius-Akranius-Situation
- Nabelschnurkomplikationen und plazentare Störungen (AIP)
- unvollständige Durchtrennung der Keimanlage (Pagusbildung oder Siamesische Zwillinge)

Monochoriale Mehrlinge sind darüber hinaus durch eine höhere Rate von Aborten gefährdet. Im höheren Schwangerschaftsalter beeinträchtigen häufig Nabelschnurkomplikationen oder subpartuale Kollisionen und Verhakungen die Geburt von gesunden Kindern.

Monozygote Mehrlinge zeigen eine erhöhte Rate von Separationsprozessdefekten. Diese können sich in Rücken- und Bauchwanddefekten, Spaltbildungen und Reduktionsdefeken manifestieren.

Bei einer durchschnittlich kürzeren Tragzeit ist die Frühgeburtlichkeit bei allen Mehrlingsschwangerschaften die Regel. Mütterliche Komplikationen wie Hypertonie sind bei etwa 15 % aller Schwangerschaften zu verzeichnen, Präeklampsie bei bis zu 30 %, vorzeitige Plazentalösung bei 2–6 % und postpartale atonische Blutungen bei 6–22 % aller Mehrlingsschwangerschaften.

2 Embryologie und Frühschwangerschaft

Typischerweise wird in einem weiblichen Zyklus eine Eizelle zur Ovulation gebracht. Daraus resultiert, dass in über 99 % aller spontanen Schwangerschaften ein einzelner Fetus aus einer befruchteten Eizelle entsteht. Als reproduktive Variante wird in etwa 0,8 % aller spontan konzipierten Schwangerschaften mehr als eine Eizelle im Zyklus bis zum Eisprung gebracht und fertilisiert und resultiert in einer **polyzygoten Mehrlingsschwangerschaft**. Diese Zwillinge sind genetisch so unterschiedlich wie normale Geschwister. Diese Zwillingsschwangerschaften zeigen ein familiäres Wiederholungsrisiko, das etwa 3-mal höher ist als in der allgemeinen Population. Jede Zygote bildet dabei stets ein eigenes fetoplazentares-amniotisches Kompartiment aus. Im Fall einer Zwillingsschwangerschaft spricht man von einer dichorialen und diamnialen Zwillingsschwangerschaft.

In etwa 0,4 % aller spontanen Schwangerschaften teilt sich als Folge einer reproduktiven Anomalie eine Embryonalanlage nach der Befruchtung auf, und es kommt zur Anlage von **monozygoten Mehrlingen.** Warum die es in diesen Fällen zu einer Aufteilung einer einzeln befruchteten Eizelle kommt, ist bisher nicht abschließend geklärt.

Die fetoplazentaamniotischen Verhältnisse bei diesen Schwangerschaften hängen vom Zeitpunkt der endgültigen Aufteilung der Zellmasse ab: Bei einer Separation innerhalb der ersten 4 Tage nach der Befruchtung vor Ausbildung der inneren Zellmasse führt zu einer dichorialen und diamnialen Mehrlingsschwangerschaft. Findet die endgültige Aufteilung im frühen Blastozystenstadium nach der Ausbildung der inneren Zellmasse bis zum 8. Tag nach der Befruchtung statt, entstehen monochoriale und diamniale Mehrlinge. Bei noch späterer Trennung zwischen dem 8. und 16. Tag nach der Befruchtung ist bereits ein Amnion für die Schwangerschaft ausgebildet, und es entstehen monochoriale monoamniale Mehrlinge. Findet in diesem Stadium die Separation der Zellmassen nur inkomplett statt, entstehen siamesische Zwillinge.

Die Häufigkeit der einzelnen Zwillingsanlagen im Mittel ist in Tab. 1 angegeben.

▶ **Empfehlung** Für die Einschätzung der potenziellen Risiken bei einer Mehrlingsschwangerschaft ist es wichtig, die Chorionizität und Amnionizität einer Mehrlingsschwangerschaft möglichst frühzeitig zu erkennen und entsprechend im Mutterpass zu dokumentieren.

Tab. 1 Häufigkeit von dizygoten und monozygoten Zwillingen sowie Differenzierung monozygoter Zwillinge in Abhängigkeit der Aufteilung in der frühembryonalen Phase

Dizygote Zwillinge	Dichorial diamnial		68 %	
Monozygote Zwillinge			32 %	
Tennung:	<4. Tag	Dichorial diamnial	Verteilung:	10 %
	4–8. Tag	Monochorial diamnial		21 %
	8–16. Tag	Monochorial monoamnial		1 %
	>13. Tag	Siamesische Zwillinge		1 : 100.000

Die Differenzierung ist mittels pränatal erkennbarer sonagrafischer Marker bereits ab der 8. SSW möglich und muss bei jeder Mehrlingsgravidität durchgeführt werden (Sepulveda et al. 1996; Wood et al. 1996). Diese sonografischen Marker sind in Tab. 2 wiedergegeben.

Beim TTTS kommt es aufgrund von Gefäßanastomosen in der gemeinsamen Plazenta zu einer ungleichen Verteilung des fetalen Blutes. Ein Fetus erhält konsekutiv mehr Blut (Akzeptor), der andere Fetus dagegen weniger Blut (Donor). Da meistens gleichzeitig größere arterielle und venöse Anastomosen bestehen, kann durch Rücktransfusion auf natürlichem Wege ein Ausgleich stattfinden, sodass es zu keinen klinischen Auffälligkeiten kommt. Bei asymmetrischer Ausbildung und andauernder Transfusion entsteht eine behandlungsbedürftige Donor-Akzeptor-Konstellation. Dies tritt in etwa bei 15–20 % aller monozygoten Mehrlingsschwangerschaften auf. Das TTTS kann heute gut pränatal erkannt werden, und entsprechend sollte eine monochoriale Schwangerschaft von der 18.–28. Schwangerschaftswoche engmaschig auf Zeichen eines ausgeprägten TTTS untersucht werden. Die in der Übersicht genannten Kriterien sprechen für das Vorliegen eines TTTS.

Kriterien eines „twin-to-twin transfusion syndrome" (TTTS)

- Ungleiche Fruchtwassermengen (Oligo-Polyhydramnion-Sequenz)
- Ungleiches fetales Wachstum
- Anzeichen eines Hydrops beim Akzeptor
- Anämie eines Fetus
- Immobilisierung eines Fetus als Folge eines Oligohydramnions
- Fehlende Füllung der Harnblase beim Donor
- Große Harnblase beim Akzeptor
- Kreislaufbelastungszeichen mit auffälligen fetalen Dopplerparametern (Ductus venosus)

Tab. 2 Sonografische Frühmarker zur Bestimmung der Chorionizität und Amnionizität

Merkmal	Dichorial diamnial	Monochorial diamnial	Monochorial monoamnial
Plazenta	1 oder 2	Nur 1	Nur 1
Trennende Eihäute	Dick (>2 mm), Lamda-Zeichen („λ-sign")	Dünn, T-Zeichen	Keine
Fetales Geschlecht	Dizygot: konkordant oder diskordant Monozygot: konkordant	Konkordant	Konkordant
TTTS	–	Möglich	Möglich
TRAP	–	Möglich	Möglich
Siamesische Zwillinge	–	–	Möglich

TTTS: „twin-to-twin transfusion syndrome", TRAP: „twin reversed arterial perfusion syndrome"

Betroffene Kinder können noch während der Schwangerschaft durch fetoskopische Laserablation der kommunizierenden Gefäße in der Plazenta erfolgreich behandelt werden (Stirnemann et al. 2008; Lopriore et al. 2007).

Monoamniotische Zwillinge teilen sich nicht nur ein Chorion, sondern auch ein Amnion und befinden sich daher auch ein einem Gestationssack. Es ist nicht immer einfach, monochoriale diamniale von monochorialen monoamnialen Mehrlingen zu unterscheiden. Aufgrund der hohen Komplikationsrate durch Nabelschnurumschlingungen oder Knoten sowie für die Überwachung der Schwangerschaft sowie zur Planung der Entbindung ist diese Differenzierung aber sehr wichtig. Eine monoamniale Schwangerschaft kann immer dann vermutet werden, wenn die in der Übersicht genannten sonographische Zeichen gesehen werden.

Sonographische Zeichen einer monoamnialen Zwillingsschwangerschaft

- Geschlechterkonkordanz und eine Plazenta
- Fehlen der Trennwand zwischen den Zwillingen in 3 Ebenen und im 3D-Ultraschall
- Nabelschuransätze beider Feten in unmittelbarer Nähe zueinander
- Nachweis nur eines Dottersacks in der Frühschwangerschaft
- Verdicke Nabelschnüre

Sehr selten kommt es bei monozygoten Mehrlingen infolge einer gestört verlaufenden Entwicklung zu einer unvollständigen Durchtrennung der Keimanlage. In der frühembryonalen Entwicklung spricht man von Pagusbildung oder siamesischen Zwillingen. Etwa 75 % dieser Anlagen haben einen weiblichen Karyotypen. Andere Risikofaktoren sind nicht bekannt. Das Wiederholungsrisiko ist nicht erhöht. Die Prognose für das Überleben dieser Kinder ist sehr schlecht. Etwa in 40 % kommt es während der Schwangerschaft zu einem intrauterinen Fruchttod, etwa 35 % sterben kurz nach der Geburt. Die Prognose der überlebenden Kinder hängt vom Grad der Verwachsung sowie der Beteiligung innerer Organe und weiteren Fehlbildungen ab.

3 Spezielle Risiken bei Mehrlingsschwangerschaften

Eine Mehrlingsschwangerschaft bedeutet für Mutter und Kinder eine Risikoschwangerschaft. Neben den Belastungen und Risiken für die Mutter in der Schwangerschaft, bei der Geburt sowie im Wochenbett besteht v. a. eine erhöhte Morbidität und Mortalität bei den Kindern.

▶ Zentrales Problem bei Mehrlingsschwangerschaften ist nach wie vor die Frühgeburtlichkeit.

Bei höhergradigen Mehrlingen nehmen diese Probleme drastisch zu. Fast 30 % der geborenen Drillinge sind von leichten bis schweren bleibenden Handicaps belastet. Nur 70 % der Drillingskinder werden nach z. T. wochenlanger neonatologischer Intensivbetreuung unter maximalem medizinischem Auffand den Eltern gesund übergeben. Aber auch bei Zwillingsschwangerschaften ist in erhöhtem Maße mit dem Auftreten schwerwiegender Probleme und dauerhafter Gesundheitsschäden zu rechnen.

Erhebliche und unmittelbare Risiken bestehen auch in der Perinatalperiode, also dem Zeitraum zwischen der 22. Schwangerschaftswoche und dem 7. Tag nach der Geburt. Während die durchschnittliche perinatale Sterblichkeit bei Einlingsschwangerschaften bei rund 5–6 Todesfällen pro 1000 Geburten liegt (Gortner et al. 2001), ist die perinatale Mortalität bei Zwillingen um den Faktor 5–7 erhöht (Gardner et al. 1995) Die mütterliche Sterblichkeitsrate ist insgesamt betrachtet gering mit rund 10–15 Todesfällen auf 100.000 Geburten (Hillemanns et al. 2000; Senat et al. 1998) in den Industriestaaten, aber immerhin um den Faktor 2–3 bei Zwillingsschwangerschaften erhöht. Die Wahrscheinlichkeit, dass eine intensivmedizinische Betreuung der Mutter in der Schwangerschaft oder im Wochenbett notwendig wird, ist um den Faktor 15 erhöht. Tab. 3 zeigen exemplarisch die Risikoerhöhung für mütterliche und fetale medizinische Risiken bei Zwillingsschwangerschaften (Doyle 1996; Sheard et al. 2007; Petridou et al. 1996; Powers und Kiely 1994).

Tab. 3 Maternale und fetale Risikoerhöhung durch Zwillingsschwangerschaften im Vergleich zu Einlingsschwangerschaften

Parameter	Risikoerhöhung
Intensivmedizinische Betreuung	15-fach
Frühgeburtlichkeit (<37. SSW)	10-fach
Niedriges Geburtsgewicht (<2500 g)	7- bis 10-fach
Zerebralparese	3- bis 10-fach
Atemnotsyndrom	5- bis 7-fach
Sectioindikation	3-fach
Postpartale Depression	3-fach
Sepsis	3-fach
Hypertonus	2,5-fach
Präeklampsie	2,5-fach
Nachblutung	2-fach
Bleibende schwere Behinderung	1,5- bis 2-fach

3.1 IUFT eines Fetus bei Mehrlingsschwangerschaften

Es ist schon sehr lange bekannt, dass rund die Hälfte aller Mehrlingsschwangerschaften häufig schon in einer sehr frühen Phase durch Absterben eines oder mehrerer Feten zu einer Einlingsschwangerschaft führen (von Verschuer 1932). Je nach Zeitpunkt des intrauterinen Fruchttods werden 3 verschiedene Formen unterschieden:

- „vanishing twin“, IUFT im 1. Trimenon,
- Fetus papyraceus, IUFT im 2. Trimenon,
- Totgeburt im 3. Trimenon

Beim „vanishing twin“ ist die abgestorbene Frucht durch Autolyse im Verlauf der Schwangerschaft im Ultraschall immer weniger darstellbar und bei Geburt meistens komplett verschwunden. Dies passiert bei rund 20 % aller Mehrlingsschwangerschaften und wird häufig diagnostisch gar nicht erkannt. Ob das frühe Absterben eines Fetus Nachteile für die Entwicklung und Gesundheit des überlebenden Fetus bedeutet, ist noch nicht hinreichend belegt. Es wird vermutet, dass bestimmte Formen von Zerebralparese auf ischämische Prozesse im Rahmen eines Vanishing-twin-Ereignisses in der Frühschwangerschaft zurückzuführen sind (Pharoah und Cooke 1997; Pharoah 2006; Jeanty et al. 1981). Sonographisch fällt bei diesen Schwangerschaften im 1. Trimenon ein kleiner Gestationssack, eine zurückgebliebenes Wachstum und letztendlich eine fehlende Herzaktion beim betroffenen Fetus auf. Die Entwicklung des verbleibenden Fetus wird i. d. R. dadurch nicht negativ beeinflusst.

4 Pränataldiagnostik bei Mehrlingen

Generell ist das Fehlbildungsrisiko bei Mehrlingsschwangerschaften mit 3–9 % im Vergleich zu Einlingsschwangerschaften (Basisrisiko 3 %) erhöht (Zhang et al. 2011). Auch das

Risiko für Engpässe bei der Versorgung eines oder beider Zwillinge ist erhöht. Das Risiko für schwerwiegende Aneuploidien hängt dagegen auch bei Mehrlingen überwiegend vom Alter der Mutter ab und ist durch die Mehrlingssituation nicht prinzipiell erhöht.

▶ **Empfehlung** Bei jeder Mehrlingsschwangerschaft sollte zur Erkennung von Fehlbildungen oder Risikosituationen eine frühe Feindiagnostik in der 12–14. SSW und eine Feindiagnostik in der 22. SSW angeboten und durchgeführt werden. Im Rahmen dieser Untersuchungen sollten auch eine Echokardiografie sowie eine Untersuchung der fetalen und maternalen Gefäße erfolgen. Dopplersonografische Folgeuntersuchungen können bei Zeichen eines diskordanten Wachstums oder anderen Indikationen im weiteren Verlauf durchgeführt werden.

Unbedingt müssen bei einer Ultraschalluntersuchung beide Feten individuell untersucht und beurteilt werden. Alle Arten von Fehlbildungen können bei Mehrlingen unabhängig von Chorionizität und Zygozität diskordant und konkordant auftreten (Boyle et al. 2013).

In der Praxis ist eine effektive pränatale Diagnostik nicht einfach durchzuführen, da die Aussagekraft und praktische Durchführbarkeit bei allen Tests eingeschränkt ist:

- Die Detektionsrate von Fehlbildungen und Risiken durch die Bestimmung maternaler biochemischer Marker (HCG, PAPP-A, PIGF) ist geringer als bei Einlingsschwangerschaften (Spencer et al. 1994).
- Die Zuordnung eines auffälligen Biochemie-Screeningtests zu einem entsprechenden Fetus ist nur sehr eingeschränkt möglich.
- Die Detektionsrate und Falsch-Positiv-Rate nach NIPT bei Zwillingen ist geringfügig ungünstiger als bei Einlingsschwangerschaften. Bei höhergradigen Mehrlingen ist ein NIPT derzeit nicht durchführbar.
- Alle Techniken der pränatalen invasiven Diagnostik bei Mehrlingsschwangerschaften sind technisch anspruchsvoll. Insbesondere bei der Chorionzottenbiopsie ist eine genaue Zuordnung zu einem Fetus häufig nicht sicher zu treffen bzw. eine Kontamination mit Trophoblastengewebe des Partnerzwillings möglich.
- Invasive Prozeduren haben ein höheres Abortrisiko als bei Einlingsschwangerschaften (Wapner et al. 1993).
- Die Detektionsrate von Fehlbildungen mittels Ultraschall ist bei Mehrlingen aufgrund einer meist eingeschränkten Visualisierung geringer als bei einer Einlingsschwangerschaft.
- Gesicherte schwere Fehlbildungen eines Mehrlings führen aufgrund der schwerwiegenden Folgeentscheidungen (Austragen der Schwangerschaft mit einem Fetus mit schlechter oder infauster Prognose oder Entscheidung zu einem selektiven Fetozid) häufig zu existenziellen psychischen Ausnahmesituationen für die betroffenen Eltern.

Aufgrund des erhöhten Risikos sollte auch nach der 22. SSW eine regelmäßige Wachstumskontrolle der Feten erfolgen. Entscheidend für die weitere Therapie und die Prognose der Kinder ist die Unterscheidung zwischen einer Wachstumsrestriktion und einem kleinen Wachstum eines Feten ohne pathologische Versorgungslage. Diese kann heute sicher und ohne weitere Risiken durch eine dopplersonographische Untersuchung der wichtigen fetalen Gefäße (A. umbilicalis, A. cerebri media und Ductus venosus) sowie der maternalen Gefäße erfolgen.

▶ Durch wiederholte Kontrolle der fetoplazentaren Versorgungslage der Kinder mittels Farbdopplersonografie kann auch bei diskordantem Wachstum häufig eine erhebliche Tragzeitverlängerung der Schwangerschaft erreicht werden, ohne dass dies eine Gefahr für die Schwangerschaft darstellt (Luke und Keith 1992; Shoshani et al. 2007; Blickstein 2004).

5 Mehrlingsschwangerschaften nach assistierter Reproduktion (ART)

Mit dem Einsatz von reproduktionsmedizinischen Techniken hat sich in den letzten Jahrzehnten die Häufigkeit von Mehrlingen in den westlichen Ländern deutlich erhöht. So ist die Inzidenz einer Zwillingsschwangerschaft von 0,01 % auf 1,2 % und die Inzidenz von höhergradigen Mehrlingen von 0,00013 % auf 0,01 % gestiegen (Abb. 1 und 2). Die Inzidenz von Zwillingsschwangerschaften nach IVF oder ICSI lag in Deutschland 2016 bei 21,5 % und für höhergradige Mehrlinge bei 0,6 %% (Deutsches IVF-Register 2016).

▶ In den letzten Jahren ist durch Weiterentwicklung der reproduktionsmedizinischen Techniken kein weiterer Anstieg der Inzidenz von Zwillings- und Drillingsgeburten zu beobachten. Seit 2012 ist die Inzidenz weitgehend stabil.

Eine Erklärung dafür wäre die Umsetzung der von der Bundesärztekammer 1998 erstmals formulierten Empfehlung, bei jüngeren Frauen unter 35 nur 2 befruchtete Eizellen pro Embyrotransfer zurückzusetzten. Insbesondere in den skandinavischen Ländern wird beim Einsatz von Techniken der assistierten Reproduktion ein besonderes Augenmerk auf die Vermeidung von Mehrlingsschwangerschaften gelegt.

Nach wie vor ist die Rate von fetalen wie maternalen Komplikationen bei Mehrlingsschwangerschaften deutlich erhöht. Dies belegen auch Kennzahlen aus dem deutschen

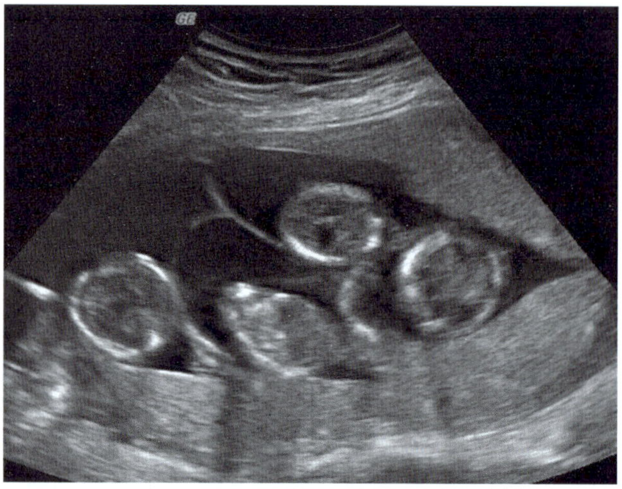

Abb. 1 Quadrupletts nach assistierter Reproduktion (ICSI) in der 11. SSW

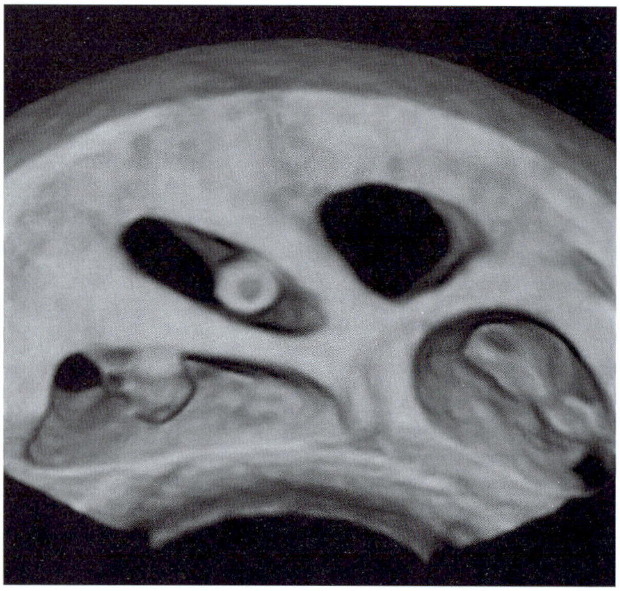

Abb. 2 3D-Photo einer Quadruplettanlage mit einer leeren Fruchthöhle nach Ovulationsinduktion (6. SSW)

IVF-Register. Einlingsschwangerschaften nach ART werden in Deutschland im Durchschnitt in der 39. SSW mit der Geburt beendet. Die Kinder haben im Durchschnitt ein Geburtsgewicht von 3360 g. Zwillingsschwangerschaften haben dagegen nur eine durchschnittliche Tragzeit von 36 Wochen und ein mittleres Geburtsgewicht von 2500 g.

Über die Hälfte der Zwillingsschwangerschaften enden in einer Frühgeburt vor der 37. SSW. Bei höhergradigen Mehrlingen ist das mittlere Schwangerschaftsalter bei Geburt der Kinder nochmals deutlich niedriger. Hier werden fast alle Kinder als Frühgeborene vor der 34. SSW auf die Welt gebracht.

5.1 Elektiver Single-Embryotransfer (eSET)

Nach Optimierung und Perfektionierung der Schwangerschaftsraten nach ART wurden in den letzten Jahren in fast allen Ländern erhebliche Anstrengungen unternommen, um die drastisch erhöhte Rate von Mehrlingsschwangerschaften nach solchen Behandlungen wieder deutlich zu senken, um dadurch die maternale und fetale Morbidität und Mortalität, aber auch die immensen Kosten solcher Behandlungen zu senken.

▶ In Deutschland wurden 2016 bei 70 % der Transfers zwei Embryonen, bei etwas über 20 % ein Embryo und bei unter 10 % drei Embryonen zurückgesetzt. Außerhalb Deutschlands werden bereits 35 % aller Transfers als Single-Transfer durchgeführt.

Laut dem deutschen IVF-Register ist die Anzahl der Embryonen auch hierzulande pro Transfer rückläufig und lag im Jahre 2016 bei 1,88 Embryonen. Die Schwangerschaftsrate ist nicht niedriger, wenn zwei statt drei Embryonen transferiert werden, wie die leicht gestiegene Zahl der geborenen Kinder pro Transfer zeigt. Darüber hinaus wird auch in Deutschland die Übertragung eines einzelnen, ausgewählten Embryos (Single-Embryotransfer, SET) weiterhin als erfolgversprechende Maßnahme angesehen. Die Zahlen steigen in Deutschland im Einklang mit internationalen Daten seit ungefähr 2011 stetig an. Insbesondere in den skandinavischen Staaten und in den Niederlanden wurde frühzeitig und in den letzten Jahren deutlich zunehmend der Embryotransfer nur eines Embryos praktiziert. Dadurch konnte die Komplikationsrate durch Mehrlingsschwangerschaften und Mehrlingsgeburten nach ART drastisch reduziert werden.

Um die Schwangerschaftsrate insbesondere bei älteren Schwangeren nicht allzu rigoros zu senken, wird meistens ein elektiver SET – elektiver Single-Embryotransfer (eSET) – durchgeführt. Im Allgemeinen ist damit gemeint, den SET nur bei den Patientinnen anzuwenden, die ein hohes Risiko für eine Mehrlingsschwangerschaft mit konventionellen Mitteln haben.

Aufgrund des vor dreißig Jahren verfassten und geltenden Embryonenschutzgesetzes (EschG) in Deutschland, welches im internationalen Vergleich als eher restriktiv eingestuft werden muss, wird ein medizinisch und biologisch sinnvoller Einsatz eines Single-Tranfers hierzulande als zumindest problematisch eingestuft. Bei dem sogenannten „deutschen Mittelweg" soll im Einklang mit dem EschG die regelhafte Entstehung überzähliger, entwicklungsfähiger Embryonen verhindert werden. Dies führt jedoch faktisch dazu, dass das Potenzial der Auswahl eines „Top"-Embryos mit entsprechend höherer Geburtenrate und niedriger Mehrlingsrate nicht vollständig umgesetzt werden kann.

► **Definition elektiver Single-Embryotransfer (eSET)** Der Begriff „elektiv" bedeutet im Allgemeinen einen Transfer von einem Embryo bei Vorliegen von zumindest zwei Embryonen mit gutem Entwicklungspotenzial bei jüngeren ($\leq$36 Jahre) Patientinnen (Gerris 2005).

Die Ergebnisse mit einem solchen eSET wurden in mehreren Studien untersucht (Strandell et al. 2000; Vilska et al. 1999).

Die zitierten Studien zeigen, dass bei elektiver Anwendung des SET die Schwangerschafts- und Lebendgeburtenrate zwar leicht reduziert wird, bei allerdings fast vollständiger Vermeidung von Mehrlingsschwangerschaften. Die Verringerung der Schwangerschaftswahrscheinlichkeit kann allerdings dann ausgeglichen werden, wenn die Behandlungsstrategie des eSET über mindestens zwei Behandlungszyklen betrachtet wird. Heute ist dies durch den Einsatz von Kyrokonservierung ohne erneute Stimulationsbehandlung zu erreichen (Thurin et al. 2004). In dieser Studie mit 661 untersuchten Patientinnen konnte gezeigt werden, dass die Lebendgeburtenrate bei eSET und Kryokonservierung lediglich 38,8 % vs. 42,9 % zugunsten des SET geringer war. Die Mehrlingsrate konnte dahingegen durch den Einsatz von eSET drastisch gesenkt werden.

Die ursprünglichen Daten werden auch durch eine Metaanalyse aus dem Jahr 2010 (McLernon et al. 2010) gestützt, bei der insgesamt 1376 Frauen in 8 randomisierten Studien untersucht wurden. Hier zeigte sich beim eSET eine insgesamt niedrigere Lebendgeburtenrate (adjustierte Odds-Ratio 0,50, 95 % KI 0,39–0,63) bei niedrigeren Mehrlingsraten (0,04, 0,01–0,12) sowie ein höheres Quotenverhältnis (Odds-Ratio) für eine Geburt am Termin (4,95, 2,98–8,18).

Eine prospektiv randomisierte Studie aus England hat insbesondere das Schwangerschaftsoutcome (Lebendgeburtenraten, Rate an Mehrlingsschwangerschaften sowie Frühgeburtlichkeit) bei älteren Patientinnen über 40 Jahren sowie bei jüngeren Patientinnen unter 40 Jahren in Abhängigkeit von der Anzahl der transferierten befruchteten Eizellen (1 Eizelle, 2 Eizellen oder 3 Eizellen) untersucht (Lawlor und Nelson 2012). Es wurden 124.148 Zyklen mit 33.514 Lebendgeburten untersucht. Das Quotenverhältnis für eine Lebendgeburt bei Frauen über 40 Jahren war höher als bei Frauen unter 40 Jahren, wenn 2 statt 1 Eizelle transferiert wurde (3,12, 95 % KI 2,56–3,77 vs. 2,33, 2,20–2,46, $p=0{,}0006$). Dies bei insgesamt niedrigerem Risiko für Mehrlingsschwangerschaften und andere Schwangerschaftskomplikationen in der Gruppe der über 40-jährigen Frauen. Der Transfer von 3 Eizellen hingegen führt zu keiner höheren Schwangerschaftsrate, allerdings zu einer höheren Rate von Mehrlingsschwangerschaften.

5.2 Fetozide bei Mehrlingsschwangerschaften nach ART

Die Embryoreduktion bei Mehrlingsschwangerschaften wird zur Vermeidung einer extremen Frühgeburtlichkeit und der mütterlichen Bedrohung durch spezifische, mit einer höhergradigen Mehrlingsgravidität verbundene Schwangerschafts- und Geburtsrisiken durchgeführt.

► In Deutschland werden selektive Fetozide bei etwa 2,6 % aller Mehrlingsschwangerschaften nach ART durchgeführt.

Rechtlich zulässige Fetozide sind in Deutschland nur dann möglich, wenn dadurch eine Gefahr für das Leben oder die Gefahr einer schwerwiegenden Beeinträchtigung des körperlichen oder seelischen Gesundheitszustandes der Schwangeren abgewendet wird. Theoretisch sind folgende Faktoren denkbar, die eine **Indikation** zu einem Schwangerschaftsabbruch nach §218a StGB zur Folge haben können:

- Feststellung einer Erkrankung eines Mehrlings mit infauster Prognose (selektiver Fetozid).
- Vitale mütterliche Bedrohung durch z. B. Präeklampsie, Thromboembolie bei langer Bettruhe, Atemfunktionsstörung und/oder kardiale Belastung oder Rissgefahr der Gebärmutter nach vorangegangenen Uterusoperationen.
- Gefahr einer extremen psychosozialen Belastung der Mutter nach der Geburt durch die Betreuung und Versorgung sehr unreifer oder behinderter Frühgeborener.
- Infauste Prognose der Frühgeborenen hinsichtlich Behinderung, Lebenserwartung und Mortalität bei fortbestehender Mehrlingsschwangerschaft – Erwartung einer signifikanten Tragzeitverlängerung der verbleibenden Kinder durch den Fetozids eines Kindes.

Im Gegensatz zu einem Fetozid und Schwangerschaftsabbruch bei einer Einlingsschwangerschaft, nachdem die Indikation aufgrund eines ungünstigen Befundes aufgrund einer pränatalmedizinischen Untersuchung gestellt werden kann, wird eine Embryoreduktion bei einer höhergradigen Mehrlingsschwangerschaft i. d. R. nicht selektiv nach medizinischen, sondern unselektiv nach den gegebenen technischen Gegebenheiten durchgeführt. Sie dient dazu, schwerwiegende körperliche und seelische Beeinträchtigungen des Gesundheitszustandes der Schwangeren abzuwenden und den verbleibenden Feten eine Überlebenschance zu geben. Ist bei einer Einlingsabruptio nach dem operativen Eingriff die Schwangerschaft beendet, besteht nach der Abruptio eines Mehrlings im Sinne einer Reduktion die Schwangerschaft i. d. R. weiter.

Mit Aufhebung der embryopathischen Indikation im Jahr 1995 und Subsumierung derselben in die mütterlich-medizinische Indikation entfällt für den selektiven Fetozid eines

Mehrlings die bis dahin gültige zeitliche Beschränkung zur Durchführung eines solchen Eingriffs von 22 Wochen p.c. Die seelische Belastung einer solchen Prozedur kann in jedem Falle sehr schwer sein. Berkowitz et al. (1996) hatte 6 Monate nach Teilfetozid in 70 % der Fälle Trauer und Bedauern sowie Schuldgefühle, und in 18 % eine persistierende Depression festgestellt.

▶ **Cave** Darüber hinaus birgt ein solches Verfahren auch erhebliche Gefahren für die verbliebenen Feten. Im schlimmsten Fall kann es zu einem Verlust aller Feten nach einem selektiven Fetozid kommen.

Bei der Reduktion von Zwillingen auf einen Einling kam es in 17 %, bei Reduktion von Drillingen auf einen Einling in 23 % und von Vierlingen auf Zwillinge in 15 % zum Gesamtverlust aller Kinder (Evans et al. 1999). Ob das Ziel – Verhinderung einer Restriktion der verbleibenden Feten oder signifikante Tragzeitverlängerung – überhaupt erreicht werden kann, ist dagegen zumindest fraglich (Alexander et al. 1995; Berkowitz et al. 1996; Lipitz et al. 1996). Besonders bei der Reduktion von Drillingsschwangerschaften auf Zwillings- oder Einlingsschwangerschaften ist kein Benefit zu erwarten (Dimitru et al. 2004; Dodd et al. 2015). Erfolgt ein unselektiver Embryozid bei Vier- und Fünflingen auf Zwillinge, scheint der „Benefit" durch Verlängerung der intrauterinen Reifung eher möglich zu sein (Alexander et al. 1995).

Literatur

Alexander JM et al (1995) Multifetal reduction of high-order multiple pregnancy: Comparison of obstetrical outcome with non refused twin gestations. Fertil Steril 64:1201

Berkowitz HL et al (1996) The current status of multifetal pregnancy reduction. Am J Obstet Gynecol 174:1265–1272

Blickstein I (2004) Is it normal for multiples to be smaller than singletons? Best Pract Res Clin Obstet Gynaecol 18(4):613–623 (Review)

Boyle B, McConkey R, Garne E, Loane M, Addor MC, Bakker MK, Boyd PA, Gatt M, Greenlees R, Haeusler M, Klungsøyr K, Latos-Bielenska A, Lelong N, McDonnell R, Métneki J, Mullaney C, Nelen V, O'Mahony M, Pierini A, Rankin J, Rissmann A, Tucker D, Wellesley D, Dolk H (2013) Trends in the prevalence, risk and pregnancy outcome of multiple births with congenital anomaly: a registry-based study in 14 European countries 1984–2007. BJOG 120(6):707–716

Calhaz-Jorge C, De Geyter C, Kupka MS, de Mouzon J, Erb K, Mocanu E, Motrenko T, Scaravelli G, Wyns C, Goossens V (2017) Assisted reproductive technology in Europe, 2013: results generated from European registers by ESHRE. Hum Reprod 32(10):1957–1973

Deutsches IVF Register (2016) Jahrbuch. J Reproduktionsmed Endokrinol 2017 14(6)

Dimitru G et al (2004) Cerebral palsy in triplet pregnancies with and without iatrogenic reduction. Eur J Pedriat 163:449–451

Dodd JM, Dowswell T, Crowther CA (2015) Reduction of the number of fetuses for women with a multiple pregnancy. Cochrane Database Syst Rev (11):CD003932

Doyle P (1996) The outcome of multiple pregnancy. Hum Reprod 11 (Suppl 4):110–117

Esinler I, Bozdag G, Karakoc Sokmensuer L (2014) Mandatory single embryo transfer policy dramatically decreases multiple pregnancy rates. J Obstet Gynaecol Res 40(1):75–79

Evans MI et al (1999) Selective terminations for structural, chromosomal, and Mendelian anomalies: international experience. Am J Obstet Gynecol 181:893–897

Fusi L, McParland P, Fisk N, Nicolini U, Wigglesworth J (1991) Acute twin-twin transfusion: a possible mechanism for brain-damaged survivors after intrauterine death of a monochorionic twin. Obstet Gynecol 78(3 Pt 2):517–520

Gardner MO et al (1995) The origin and outcome of preterm twin pregnancies. Obstet Gynecol 85(4):553–557

Gerris JM (2005) Single embryo transfer and IVF/ICSI outcome: a balanced appraisal. Hum Reprod Update 11(2):105–121

Glinianaia SV, Rankin J, Wright C (2008) Congenital anomalies in twins: a register-based study. Hum Reprod 23(6):1306–1311

Gortner L et al (2001) Ist die perinatale Sterblichkeit noch ein Qualitätsindikator für das Versorgungssystem? Gynakologe 34:118–122

Hillemanns P et al (2000) Risiken bei Sectio caesarea und vaginaler Geburt. Gynakologe 33:872–881

Jeanty P, Rodesch F, Struyven J (1981) The vanishing twin. Ultrasonics 2:25–31

Karageyim Karsidag AY, Kars B, Dansuk R, Api O, Unal O, Turan MC, Goynumer G (2005) Brain damage to the survivor within 30 min of co-twin demise in monochorionic twins. Fetal Diagn Ther 20 (2):91–95

Lawlor DA, Nelson SM (2012) Effect of age on decisions about the numbers of embryos to transfer in assisted conception: a prospective study. Lancet 379(9815):521–527

Lipitz S et al (1996) Outcome of twin pregnancies reduced from triplets compares with nonreduced twin gestations. Obstet Gynecol 87:511

Lopriore E, Middeldorp JM, Sueters M, Oepkes D, Vandenbussche FP, Walther FJ (2007) Long-term neurodevelopmental outcome in twin-to-twin transfusion syndrome treated with fetoscopic laser surgery. Am J Obstet Gynecol 196(3):231.e1–4

Luke B, Keith LG (1992) The contribution of singletons, twins and triplets to low birth weight, infant mortality and handicap in the United States. J Reprod Med 37(8):661–666

McLernon DJ, Harrild K, Bergh C et al (2010) Clinical effectiveness of elective single versus double embryo transfer: meta-analysis of individual patient data from randomised trials. BMJ 341:c6945

Petridou E et al (1996) Risk factors for cerebral palsy: a case control study in Greece. Scand J Soc Med 24(1):14–26

Pharoah PO (2006) Risk of cerebral palsy in multiple pregnancies. Clin Perinatol 33(2):301–313 (Review)

Pharoah PO, Cooke RW (1997) A hypothesis for the aetiology of spastic cerebral palsy – the vanishing twin. Dev Med Child Neurol 39 (5):292–296 (Review)

Powers WF, Kiely JL (1994) The risks confronting twins: a national perspective. Am J Obstet Gynecol 170(2):456–461

Rustico MA, Baietti MG, Coviello D, Orlandi E, Nicolini U (2005) Managing twins discordant for fetal anomaly. Prenat Diagn 25 (9):766–771

Sebire NJ, Snijders RJM, Highes K et al (1997) The hidden mortality of monochorionic twin pregnancies. Br J Ostet Gynaecol 104:1203–1207

Senat MV et al (1998) How does multiple pregnancy affect maternal mortality and morbidity? Clin Obstet Gynecol 41(1):78–83

Sepulveda W, Sebire NJ, Hughes K, Odibo A, Nicolaides KH (1996) The lambda sign at 10–14 weeks of gestation as a predictor of chorionicity in twin pregnancies. Ultrasound Obstet Gynecol 7 (6):421–423

Sheard C et al (2007) Impact of a multiple, IVF birth on post-partum mental health: a composite analysis. Hum Reprod 22(7):2058–2065

Shoshani M, Rhea DJ, Keith LG, Blickstein I (2007) Comparison between singleton- and triplet-specific „growth" curves to detect growth restricted triplet infants. J Perinat Med 5(4):322–325

Spencer K, Salonen R, Muller F (1994) Down's syndrome screening in multiple pregnancies using alpha-fetoprotein and free beta hCG. Prenat Diagn 14(7):537–542

Stirnemann JJ, Nasr B, Quarello E, Ortqvist L, Nassar M, Bernard JP, Ville Y (2008) A definition of selectivity in laser coagulation of chorionic plate anastomoses in twin-to-twin transfusion syndrome and its relationship to perinatal outcome. Am J Obstet Gynecol 198 (1):62–e1–6

Strandell A et al (2000) Selection of patients suitable for one-embryo transfer may reduce the rate of multiple births by half without impairment of overall birth rates. Hum Reprod 15(12):2520–2525

Thurin et al (2004) Elective single-embryo transfer versus double-embryo transfer in in vitro fertilization. N Engl J Med 351 (23):2392–2402

Vilska S et al (1999) Elective transfer of one embryo results in an acceptable pregnancy rate and eliminates the risk of multiple birth. Hum Reprod 14(9):2392–2395

Verschuer O von (1932) Biologische Grundlagen der menschlichen Mehrlings-Forschung. Z Abstamm Vererbungslehre 61:147

Wapner RJ, Johnson A, Davis G, Urban A, Morgan P, Jackson L (1993) Prenatal diagnosis in twin gestations: a comparison between second-trimester amniocentesis and first-trimester chorionic villus sampling. Obstet Gynecol 82(1):49–56

Wood SL, St Onge R, Connors G, Elliot PD (1996) Evaluation of the twin peak or lambda sign in determining chorionicity in multiple pregnancy. Obstet Gynecol 88(1):6–9

Zhang XH, Qiu LQ, Huang JP (2011) Risk of birth defects increased in multiple births. Birth Defects Res A Clin Mol Teratol 91(1):34–38

Mehrlingsreduktion

33

Annegret Geipel, Ulrich Gembruch und Christoph Berg

Inhalt

1 Grundlagen 339
2 Reduktion bei >3 Feten 343
3 Reduktion von Drillingen 344
4 Reduktion auf einen Einling 345
5 Psychologische Konsequenzen 346
6 Zusammenfassung 346
Literatur 347

1 Grundlagen

Durch den Einsatz assistierter Reproduktionsmethoden (ART) ist die Rate an Zwillingen und höhergradigen Mehrlingen (>3 Feten) weltweit kontinuierlich angestiegen. Trotz der Änderung klinischer und ökonomischer Vorgaben im letzten Jahrzehnt mit der Intention, den Transfer von nur einem Embryo anzustreben, liegt die Rate an Zwillingsgeburten weltweit bei ca. 20 %. Dabei gibt es erhebliche Schwankungen der Zwillingsgeburtsraten nach ART, von <10 % in den skandinavischen Ländern bis ca. 30 % in den USA (Chambers und Ledger 2014). Das deutsche IVF-Register (DIR) weist für das Jahr 2014 neben 12.530 Einlingen (65,5 %) 6304 Zwillingsgeburten (32,9 %), 294 Drillingsgeburten (1,5 %) und 12 Vierlingsgeburten nach ART aus (DIR 2016). Das statistische Bundesamt weist für das Jahr 2014 12.977 Zwillingsgeburten aus, demnach wären in Deutschland 49 % aller Zwillingsschwangerschaften auf eine assistierte Reproduktion zurückzuführen.

A. Geipel (✉) · U. Gembruch · C. Berg
Zentrum für Geburtshilfe und Pränatale Medizin, Universitätsklinikum Bonn, Bonn, Deutschland
E-Mail: annegret.geipel@ukbonn.de; ulrich.gembruch@ukbonn.de; christoph.berg@ukbonn.de

Erfahrungsgemäß besteht zwischen den in den Registern geführten Mehrlingsgeburten und den nach assistierter Reproduktion tatsächlich eingetretenen Mehrlingsschwangerschaften eine Differenz, da es aufgrund von Spontanaborten, intrauterinen Fruchttoden oder auch Mehrlingsreduktionen häufig zu einer geringeren Lebendgeburtsrate kommt.

1.1 Morbidität, Mortalität

Die Reduktion einer höhergradigen Mehrlingsschwangerschaft („multifetal pregnancy reduction", MFPR) wurde Mitte der 1980er-Jahre von einigen US-amerikanischen und europäischen Zentren eingeführt, um durch die Verminderung der Anzahl der Feten die potenziellen Komplikationen dieser Schwangerschaften zu verringern (Evans und Britt 2008).

▶ Höhergradige Mehrlingsschwangerschaften stellen ein medizinisches und ethisches Problem dar, da mit zunehmender Anzahl der Feten ein signifikanter Anstieg der maternalen und fetalen Morbidität zu verzeichnen ist (Blickstein und Keith 2003; Chambers und Ledger 2014).

Im Vergleich zu Müttern von Zwillingen traten bei Drillings- und Vierlingsmüttern signifikant häufiger hypertensive Erkrankungen, ein Gestationsdiabetes, vorzeitige Wehentä-

K. Diedrich et al. (Hrsg.), *Reproduktionsmedizin*, Springer Reference Medizin,
https://doi.org/10.1007/978-3-662-57636-6_34

tigkeit, Blutungskomplikationen sowie die Entbindung per Sectio caesarea auf (Luke und Brown 2008). Ferner kommt es bei Drillingen und Vierlingen im Vergleich zu Zwillingen häufiger zu einem vorzeitigen Blasensprung und zur Frühgeburt bereits vor der 29. Schwangerschaftswoche (SSW). Damit steigt das Risiko insbesondere für frühgeburtsassoziierte Komplikationen, wie Atemnotsyndrom, Retinopathia praematurorum, nekrotisierende Enterokolitis und Hirnblutungen III. oder IV. Grades (Luke et al. 2006).

Eine intrauterine Wachstumsrestriktion wird bei 20–25 % der Zwillinge und 50–60 % der Drillinge und Vierlinge beobachtet, was in der Konsequenz ebenfalls häufig eine Frühgeburt nach sich zieht. Noch im Alter von 18 Monaten war bei Drillingen im Vergleich zu Zwillingen weiterhin eine Differenz in Bezug auf Größe, Gewicht und Kopfumfang, verbunden mit niedrigeren entwicklungsneurologischen und motorischen Scores, nachweisbar (Luke et al. 2006). Die perinatale Mortalität liegt bei Drillingen etwa bei 10 %, bei Vierlingen zwischen 12–15 %. Bei einer Geburt vor 29 SSW und fetaler Wachstumsrestriktion erreicht die Mortalität bei Drillingen 50 %. Das Risiko für eine schwere mentale Retardierung wird für Drillinge mit 12 %, für Vierlinge mit 16 % angegeben (Luke et al. 2006; Luke und Brown 2008; Tandberg et al. 2010).

► Neben der Anzahl der Feten sind die Chorion- und Amnionverhältnisse ein entscheidender Faktor für die perinatale Morbidität und Mortalität.

Trichoriale Triplets weisen im Vergleich zu mono- und dichorialen Drillingen eine geringere Rate an intrauterinen Todesfällen, fetalen Wachstumsrestriktionen, schwerer Diskordanz >30 %, Frühgeburten <32 SSW auf und haben somit eine höhere Überlebensrate (Geipel et al. 2005; Abel et al. 2016). Das als spezifische Komplikation bei monochorialer Plazentation auftretende Zwillingstransfusionssyndrom kann auch bei höhergradigen Mehrlingen vorkommen. Obwohl auch in diesen Fällen eine Laserkoagulation der plazentaren Anastomosen durchgeführt werden kann, sind die Überlebensraten im Vergleich zu Zwillingen geringer (Diemert et al. 2010).

1.2 Emotionale, finanzielle und psychosoziale Aspekte einer Mehrlingsschwangerschaft

Die postnatalen Konsequenzen von Mehrlingsschwangerschaften sind weitreichend und betreffen insbesondere auch emotionale, finanzielle und psychosoziale Aspekte (Bryan 2003). So waren Mütter frühgeborener Zwillinge ihren Kindern weniger zugewandt, sie reagierten auf positive und negative Signale weniger ausgeprägt als Mütter von Einlingen. Im Alter von 18 Monaten waren die Zwillinge in ihrer kognitiven Entwicklung im Vergleich zu frühgeborenen Einlingen weniger fortgeschritten (Ostfeld et al. 2000). In einer Untersuchung von Garel et al. (1997a) berichteten alle 11 Drillingsmütter 4 Jahre nach der Entbindung über emotionalen Stress und Erschöpfungszustände; 4 von ihnen erhielten wegen Depressionen eine medikamentöse Therapie. 4 Mütter bedauerten, Drillinge bekommen zu haben. 10 der 11 Drillingsschwangerschaften waren nach ART eingetreten.

Strauss et al. (2008) befragten 64 deutsche Familien (54 mit Drillingen, 9 mit Vierlingen, 1 mit Fünflingen) bezüglich sozioökonomischer Aspekte. Die Mehrzahl der Eltern gaben schwere physische und psychische Erschöpfungszustände aufgrund von Sorgen über die Entwicklung der Kinder, deren Handicaps, akute und chronische Erkrankungen sowie personelle und finanzielle Probleme an (Strauss et al. 2008). Fast alle Familien benötigten externe Hilfe sowie finanzielle Unterstützung. Viele waren der Tatsache, durch die in Anspruch genommene Sterilitätsbehandlung ihre familiäre Situation selbst verursacht zu haben, nicht gewachsen und hatten Schuldgefühle (Strauss et al. 2008).

Viele werdende Eltern und auch Ärzte unterschätzen die negativen Aspekte und Konsequenzen von Mehrlingsschwangerschaften. In einer Befragung deutscher Paare im Rahmen einer Sterilitätsbehandlung (n = 265) bezeichneten 89 % Zwillinge und 35 % Drillinge als erwünscht. Von den Befragten schätzten 81 % Zwillings- und 28 % Drillingsschwangerschaften als Low-risk-Situation ein. Verglichen mit der Option, keine biologischen Kinder zu bekommen, fanden 99 % der Paare Zwillinge, 84 % Drillinge und 58 % Vierlinge akzeptabel. Die Reduktion einer evtl. eintretenden Drillingsschwangerschaft wurde von 60 % abgelehnt, von 7 % erwogen, 34 % der Paare waren sich in der Entscheidung unsicher (Borkenhagen et al. 2007).

In der Praxis ist der Pränatalmediziner aber nicht selten mit dem elterlichen Wunsch nach einer Mehrlingsreduktion konfrontiert. In Deutschland handelt es sich dabei in >95 % der Fälle um Drillingsschwangerschaften; die Reduktion von Vier- oder Fünflingen, die gelegentlich nach unkontrollierten Stimulationen oder nach einer ART-Behandlung im Ausland auftreten, sind eher die Ausnahme.

In einer eigenen Untersuchung von 127 Drillingsschwangerschaften (Universität Bonn und Lübeck, 1998–2003) entschieden sich 49 % für eine Mehrlingsreduktion, 88 % der Schwangerschaften waren nach ART (IVF, ICSI, hormonelle Stimulation) eingetreten (Geipel et al. 2004). Unsere interne Datenanalyse aus dem Zeitraum 09/1999 bis 02/2013 (Pränataldiagnostik Universität Bonn) umfasst 184 Drillingsschwangerschaften mit Ersttrimesteruntersuchung. Von diesen waren 12 % nach Spontankonzeption, 34 % nach ICSI, 16 % nach IVF und 38 % nach Stimulationsbehandlung entstanden. In diesem Untersuchungszeitraum entschieden sich 72 % der Eltern für eine Mehrlingsreduktion und 28 % für ein exspektatives Vorgehen. Anzumerken ist, dass diesen Daten ein Zuweisungsbias zugrunde liegt, da viele Paare mit dem Wunsch nach Reduktion überregional zugewiesen werden. In einer Studie von Skiadas et al. mit einem Kollektiv von 153 Drillingsschwangerschaften entschieden sich 57 % der werdenden Eltern für die selektive Reduktion (Skiadas et al. 2011).

1.3 Ethische und juristische Aspekte einer Mehrlingsreduktion

Die Reduktion einer höhergradigen Mehrlingsschwangerschaft („multifetal pregnancy reduction", MFPR) ist Gegenstand einer kontroversen Diskussion, die nicht zuletzt ethische Aspekte beinhaltet. Während bei mehr als 3 Feten die medizinischen Vorteile einer Reduktion allgemein anerkannt sind, differieren bei Drillingen und insbesondere bei Zwillingen die Meinungen (Evans et al. 2005; Evans und Britt 2008; Wimalasundera 2010).

▶ **Empfehlung** Um eine Entscheidungsfindung zu ermöglichen, sind u. a. das Abort- und Frühgeburtsrisiko nach Reduktion gegen das bei exspektativem Vorgehen abzuwägen. Die psychosoziale Beratung erscheint in diesem Kontext besonders wichtig, da sich die meisten Eltern in einer paradoxen und für sie emotional sehr belastenden Situation befinden.

Auf der einen Seite steht der Prozess der häufig langwierigen Sterilitätsbehandlung; auf der anderen die Überlegung der gezielten Reduktion der Anzahl der Feten, um somit die Chance auf gesunde Kinder zu erhöhen (Garel et al. 1997b; Bergh et al. 1999). Im Beratungsgespräch mit den werdenden Eltern sollten die in der Übersicht genannten Themen interdisziplinär besprochen werden.

Inhalte des Beratungsgesprächs mit werdenden Mehrlingseltern

- Geburtshilflichen Risiken für die Schwangere
- Fetale Risiken unter Berücksichtigung der Chorionizität bei exspektativem Vorgehen
- Fehlbildungshäufigkeit und Chromosomenstörungen in Abhängigkeit der Anzahl und Chorionizität der Feten, Rolle des detaillierten Ultraschalls und der invasiven Diagnostik
- Abort- und Frühgeburtsrisiko nach Reduktion in Abhängigkeit der initialen und der verbleibenden Anzahl an Feten
- Risiken einer invasiven Pränataldiagnostik vor oder nach Reduktion
- Psychologische Konsequenzen

▶ Juristisch gesehen handelt es sich bei der Mehrlingsreduktion um einen partiellen Schwangerschaftsabbruch.

Nach entsprechender Beratung und dreitägiger Bedenkzeit, die gemäß Schwangerschaftkonfliktgesetz zu dokumentieren sind, kann beim Vorliegen einer höhergradigen Mehrlingsschwangerschaft die Voraussetzung zur Reduktion der Embryonen bzw. Feten gemäß der medizinischen Indikation nach § 218a StGB gegeben sein.

1.4 Durchführung der Mehrlingsreduktion

Obwohl einige Zentren transvaginale Punktionen zur Mehrlingsreduktion ab der 8. SSW vornehmen, hat die transabdominale Durchführung zwischen der 11. und 14. SSW mehrere Vorteile:

- Die Chorionizität ist sicher zu beurteilen.
- Die spontane Verlustrate ist geringer.
- Die Beurteilung der fetalen Nackentransparenz und der fetalen Anatomie kann vorgenommen werden.

Als sonografische Parameter der Chorionizität dienen die Anzahl der Fruchthöhlen und Plazenten, die Membrandicke sowie die Darstellbarkeit des „Lambda-Zeichens". In der Frühschwangerschaft sind dichoriale Mehrlinge an den separaten, durch das Chorion getrennten Fruchthöhlen zu erkennen, während sich bei monochorialen Schwangerschaften beide Embryonen in einer gemeinsamen Fruchthöhle befinden (Abb. 1 und 2).

▶ In der 11.–14. SSW gilt das „Lambda-Zeichen" als zuverlässigster Hinweis für eine dichoriale Plazenta.

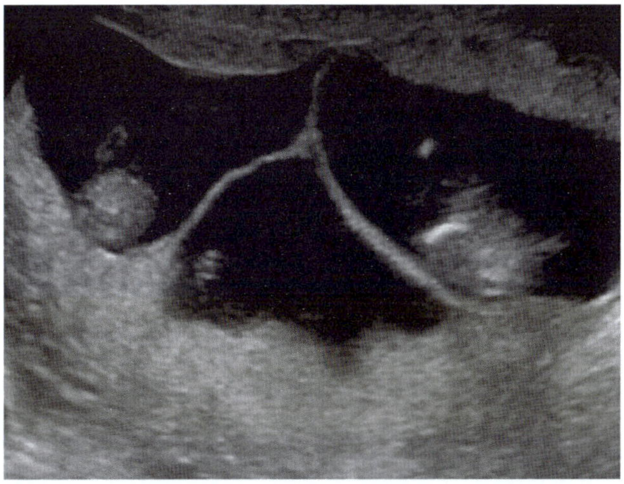

Abb. 1 Trichoriale Drillingsschwangerschaft im 1. Trimenon

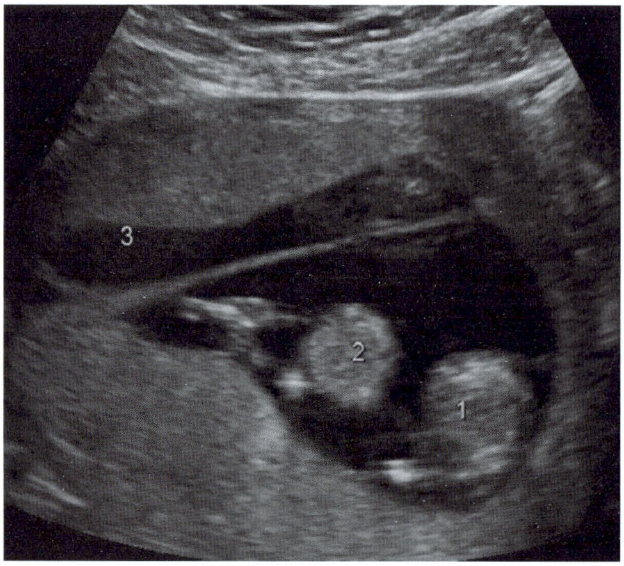

Abb. 2 Dichoriale Drillingsschwangerschaft (Fetus 1 und 2 mit monochorialer Plazenta)

Dabei handelt es sich um die Darstellung von Choriongewebe zwischen den beiden Amnionhöhlen in Dreiecksform am plazentaren Ansatz. Findet sich hingegen der Ansatz einer dünnen Membran im 90°-Winkel zur Plazenta, wird dies als „T-Zeichen" beschrieben und steht für eine monochorial-diamniote Plazentation (Carroll et al. 2002). Analog zur Bestimmung der Chorionverhältnisse bei Zwillingen kann auch bei Drillingen und höhergradigen Mehrlingen vorgegangen werden (Sepulveda et al. 1996).

Da der Großteil der Mehrlinge nach ART durch den Transfer von mehreren Embryonen entsteht, sind diese überwiegend multichorial. Während nach Spontankonzeption ca. 30 % der Zwillinge monochorial sind, beträgt dieser Anteil nach ART nur 4 % (Lynch et al. 2003). Auch bei Drillingen nach Spontankonzeption ist, verglichen zu denen nach ART, eine höhere Rate an monochorialen Plazenten (45 % vs. 13 %) zu beobachten (Geipel et al. 2005).

▶ **Empfehlung** Für den Zeitpunkt einer geplanten Reduktion ist als Kriterium auch die Häufigkeit spontaner Reduktionen bis zur 12. SSW zu berücksichtigen.

Während Dickey et al. (2002) diese mit >50 % bei mehr als 3 Fruchtsäcken angegeben, wird sie von Skiadas et al. (2011) bei Triplets auf ca. 18 % beziffert. Jenseits der 12. SSW fällt das spontane Abortrisiko deutlich ab.

Ein weiterer Vorteil einer Reduktion nach der 12. SSW liegt in der besseren sonografischen Beurteilbarkeit der Feten. Ferner sind Unterschiede in der Scheitel-Steiß-Länge zu beachten, da eine frühe Wachstumsrestriktion Hinweiszeichen einer Aneuploidie oder anderer Entwicklungsstörung sein kann.

Im Rahmen einer gezielten Ersttrimesterdiagnostik in der 12.–14. SSW können die fetale Anatomie sowie die fetale Nackentransparenz beurteilt werden. Finden sich hierbei Auffälligkeiten, kann dieser Fetus gezielt für die Reduktion ausgewählt werden. Auf diese Weise verringert sich die Wahrscheinlichkeit, nach einer frühzeitigen Reduktion im Nachhinein eine Fehlbildung oder Aneuploidie festzustellen. Die Abortrate erhöht sich durch dieses Vorgehen nicht (Lipitz et al. 2001; Geipel et al. 2004). Zu diesem Zeitpunkt der Schwangerschaft werden etwa 60–70 % der schweren Fehlbildungen durch erfahrene Untersucher entdeckt, Einschränkungen bestehen v. a. in der Diagnostik fetaler Herzfehler.

In einer eigenen Untersuchung von 127 Drillingsschwangerschaften mit gezielter Ersttrimesterdiagnostik fanden sich bei 8,7 % der Feten Auffälligkeiten (Geipel et al. 2004). Die Einschätzung des Aneuploidierisikos erfolgt bei multichorialen Mehrlingen analog zu Einlingen anhand der Beurteilung der fetalen Nackentransparenz sowie ggf. weiterer sonographischer Marker. Dabei addiert sich die Summe der Einzelrisiken (Sepulveda et al. 2009). Bei monochorialen Mehrlingen können diese Marker ebenfalls beurteilt werden, es liegt i. d. R. ein identisches Risiko vor, da diese Feten monozygot sind.

Bei vielen Schwangerschaften nach assistierter Reproduktion besteht ein erhöhtes maternales Alter, sodass sich häufig die Frage nach einer invasiven Diagnostik stellt, auch im Zusammenhang mit einer geplanten Reduktion. In unserem Patientenkollektiv aus dem Zeitraum 09/1999 bis 02/2013entschieden sich 35 % der Patientinnen mit Drillingen für die die Durchführung einer Chorionzottenbiopsie („chorionic villous sampling", CVS). Patientinnen, die sich für eine invasive Diagnostik entschieden, waren signifikant älter als solche ohne invasive Diagnostik (35,6 vs. 32,4 Jahre). Die CVS-Häufigkeit unterscheidet sich in unserem Kollektiv nicht zwischen Patientinnen mit geplanter Reduktion oder exspektativem Vorgehen. Manche Zentren berichten über eine stark zunehmende Akzeptanz einer invasiven Diagnostik vor geplanter MFPR. Stone et al. (2007) verzeichneten in ihrem Patientenkollektiv einen 40-fachen Anstieg der CVS-Rate auf 44 % im Vergleich zur vorherigen Evaluation.

Üblicherweise wird eine Direktpräparation oder FISH-Diagnostik auf numerische Chromosomenstörungen durchgeführt, um ein Ergebnis innerhalb von 1–2 Tagen vorliegen zu haben.

▶ Es konnte gezeigt werden, dass eine Chorionzottenbiopsie bei Drillingen vor einer Reduktion im 1. Trimenon die Abortrate nicht erhöht (Eddleman et al. 2000; Jenkins und Wapner 2000; Geipel et al. 2004).

In einer Untersuchung von 745 Mehrlingsreduktionen, davon 245 mit vorheriger Chorionzottenbiopsie, lagen die Verlustraten bei 5,5 % und 5,6 % (Jenkins und Wapner 2000). Chorionzottenbiopsien bei höhergradigen Mehrlingen stellen besondere Anforderungen an den Untersucher und sollten nur durch einen erfahrenen Pränatalmediziner durchgeführt werden, da mit steigender Anzahl der Feten die Kontaminations- und auch Verwechslungsgefahr der Proben zunimmt.

Auch die Amniozentese nach erfolgter Reduktion ist nicht mit einer höheren Abort- oder Frühgeburtsrate assoziiert (Stephen et al. 2000), hat jedoch den potenziellen Nachteil der späteren Diagnosestellung und ihrer möglichen Konsequenzen im 2. Trimenon.

Durch Einführung der nichtinvasiven Pränataldiagnostik (NIPT) zur Detektion der häufigsten numerischen Chromosomenaberrationen (Trisomie 21, 13 und 18) aus mütterlichem Blut ist die Anzahl invasiver Eingriffe weltweit deutlich zurückgegangen. Die Analyse von Zwillingen ist sowohl mittels der Gesamtgenomsequenzierung und der gezielten Sequenzierung als auch mit der SNP-Technologie möglich. Die Analyse ist komplexer, weil das mütterliche Blut DNA-Fragmente von 3 Individuen enthält (Manegold-Bauer 2016). Höhergradige Mehrlingsschwangerschaften können derzeit nicht untersucht werden. Im Vergleich zu Einlingen ist die gegenwärtige Studienlage bei Zwillingen eher begrenzt. Die mediane fetale Fraktion ist geringer, die Testversagerquote höher als bei Einlingen und liegt bei bis zu 9 % (Sarno et al. 2016). Die Testgüte von NIPT bei Zwillingen nach ART ist ebenfalls nur in kleineren Serien untersucht worden (Tan et al. 2016).

Prinzipien der Mehrlingsreduktion

- In der Regel werden die technisch am einfachsten zu erreichenden Feten im Bereich des Fundus reduziert. Finden sich offensichtliche Auffälligkeiten, wie Fehlbildungen, eine erhöhte Nackentransparenz oder eine für das Gestationsalter zu kleine Scheitel-Steiß-Länge, werden diese Feten für die Reduktion ausgewählt.
- Die zervixnahe Punktion wird vermieden, um im Fall eines Blasensprungs eine über die Zervix aufsteigende Infektion zu umgehen.
- Es werden unter Ultraschallsicht 2–3 ml Kaliumchlorid möglichst direkt intrakardial appliziert, bis das Herz asystol ist.
- Ist eine monochoriale Anlage Bestandteil der Schwangerschaft, wird aufgrund der höheren Komplikationsrate die Reduktion dieser Zwillinge empfohlen.

Bei Reduktionen von monochorialen Schwangerschaften wird häufiger eine Leckage beobachtet (Athanasiadis et al. 2005; Skiadas et al. 2010; Abel et al. 2016).

Die im Uterus verbleibenden toten Feten und ihre Plazenten werden in den folgenden 3–4 Monaten schrittweise absorbiert. Eine aufgrund des abgestorbenen fetoplazentaren Gewebes erfolgende Freisetzung von Zytokinen wird als ein wahrscheinlicher Mechanismus zur Auslösung einer Fehlgeburt diskutiert (Antsaklis und Anastasakis 2011). Wenn es zum Abort kommt, tritt dieser im median 5 Wochen nach der Reduktion auf, etwa 60–70 % der Aborte geschehen innerhalb der ersten 8 Wochen nach dem Eingriff (Stone et al. 2002).

Ein evidenter Vorteil einer prophylaktischen antibiotischen Therapie konnte nicht gezeigt werden (Evans et al. 2005).

2 Reduktion bei >3 Feten

Das Verfahren der MFPR hat sich in den letzten 25 Jahren hauptsächlich im Kontext einer aggressiven Sterilitätstherapie entwickelt, um die zur Anzahl der Feten proportional ansteigende Frühgeburtlichkeit und deren Komplikationen zu reduzieren (Abb. 3) Demgegenüber steht die Abortrate nach Reduktion, die meist mit dem kompletten Verlust der Schwangerschaft einhergeht. Die Verlustrate nach Reduktion korreliert sowohl mit der initialen als auch der verbleibenden Anzahl an Feten.

In einer internationalen Multicenterstudie, die 3513 Schwangere mit MFPR einschloss, betrug die Abortrate bei initial >6 Feten 15,4 %, bei 5 Feten 11,4 %, bei 4 Feten 7,3 % und bei 3 Feten 4,5 % (Evans et al. 2005; Abb. 4). Die Frühgeburtsrate zwischen 25 und 28 SSW lag für reduzierte Vierlinge bei 4,9 %, für reduzierte Drillinge bei 3,5 %.

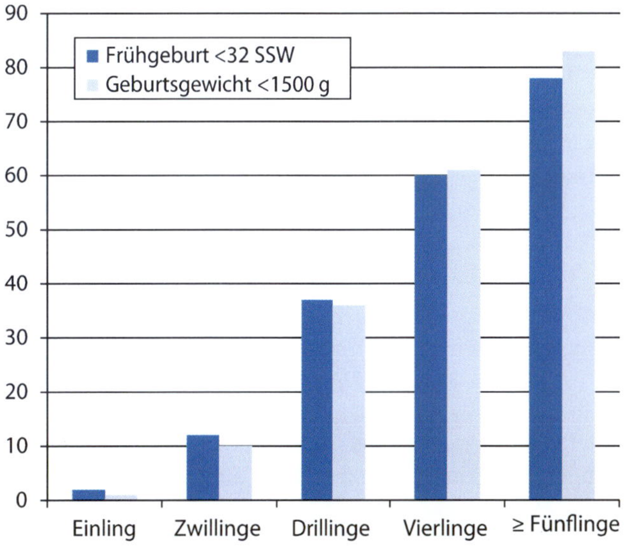

Abb. 3 Frühgeburt und Geburtsgewicht als Funktion der Anzahl der Feten. (Aus Evans und Britt 2005, mit freundlicher Genehmigung)

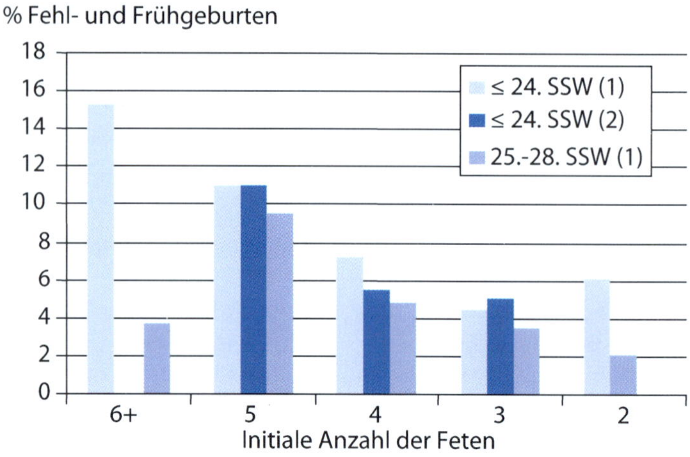

Abb. 4 Abort- und Frühgeburtsraten in Abhängigkeit von der Ausgangszahl der Feten [(1) nach Evans et al. 2005, (2) nach Stone et al. 2008]

► Damit war die Frühgeburtsrate nach MFPR geringer als bei Vierlingen und Drillingen mit exspektativem Vorgehen (Evans et al. 2005).

Das Abort- und Frühgeburtsrisiko erhöht sich mit der Anzahl der verbliebenen Feten. Auf Drillinge reduzierte Schwangerschaften hatten ein Verlustrisiko von 20 % sowie ein Frühgeburtsrisiko <29 SSW von 6,5 %, die korrespondierenden Zahlen für Reduktionen auf Zwillinge betrugen 9 % und 4 %, diejenigen für Reduktionen auf Einlinge 9 % und 1,6 % (Evans et al. 2005).

Stone et al. (2008) publizierten Daten eines Zentrums mit mehr als 1000 Eingriffen zwischen 1999 und 2006. Die Gesamtabortrate betrug 4,7 %, sie fiel von 11 % bei >5 Feten auf 5,5 % bei initial 4 Feten, 5,1 % bei 3 Feten und 2,1 % bei 2 Feten (Abb. 4). Das mittlere Gestationsalter bei Geburt sank mit zunehmender Anzahl verbliebener Feten (Einlinge 38,0 SSW; Zwillinge 35,2 SSW; Drillinge 30,0 SSW), es zeigte sich jedoch kein Zusammenhang zwischen der initialen Anzahl der Feten und dem Gestationsalter. Das Geburtsgewicht bei Einlingen und Zwillingen zeigte eine Korrelation zur Ausgangszahl der Feten und sank mit zunehmender Anzahl (Stone et al. 2008).

3 Reduktion von Drillingen

Im Gegensatz zu Vierlings- und Fünflingsschwangerschaften, bei denen es eine klare Evidenz für die Reduktion von Frühgeburtlichkeit und damit perinatalen Todesfällen durch MFPR gibt, wird die Diskussion bei Drillingen kontroverser geführt und beinhaltet neben medizinischen auch ethische und soziale Aspekte.

Die Vergleichbarkeit einzelner Studien ist dadurch erschwert, dass perinatologische Studien häufig intrauterine Verluste sowie komplette Spontanaborte vor Lebensfähigkeit nicht berücksichtigen. Tab. 1 gibt einen Überblick über repräsentative Studien und vergleicht die Abort- und Frühgeburtsraten bei trichorialen Drillingen mit exspektativem Vorgehen im Vergleich zu einer Reduktion auf Zwillinge bzw. Einlinge. Im Mittel lag die Spontanabortrate bei Drillingen ohne Reduktion <24 SSW bei 4,7 %. Die Schwankungsbreite ist aber erheblich und reicht von 2,9 % (Antsaklis et al. 2004) bis 11,4 % (Mheen et al.2014).

Im Vergleich zum exspektativen Vorgehen ist bei einer Reduktion auf Zwillinge (7,4 %) bzw. Einlinge (11,5 %) eine höhere Abortrate <24 SSW (Tab. 1) zu verzeichnen. Die Anzahl von Schwangerschaften mit mindestens einem Überlebenden ist bei Reduktion auf einen Einling am geringsten.

► **Empfehlung** Da die Erfahrung des Untersuchers auf die Verlustraten invasiver Eingriffe einen entscheidenden Einfluss hat, sollten einzelne Zentren möglichst anhand eigener Daten beraten (Stone et al. 2002).

Demgegenüber liegt die Rate von Frühgeburten <32/33 SSW mit 13,3 % bei Reduktion auf Zwillinge signifikant niedriger als bei ausgetragenen Drillingsschwangerschaften (31,4 %). Das höchste Schwangerschaftsalter wird nach Reduktion auf einen Einling beobachtet, d. h., der größte Benefit einer MFPR liegt in der Senkung der Frühgeburtsrate (Tab. 1).

Skiadas et al. (2011) verglichen das Outcome von Drillingen mit spontaner Reduktion <12 SSW und MFPR. In beiden Gruppen war, verglichen mit Drillingen ohne Reduktion, die Wahrscheinlichkeit, >34 SSW zu entbinden, 4-fach höher. Diese Ergebnisse decken sich mit unseren eigenen Beobachtungen (Geipel et al. 2004).

Drillingsschwangerschaften mit einer monochorialen Plazenta weisen im Vergleich zu trichorialen Drillingen ein abermals gesteigertes Risikoprofil auf, insbesondere erhöht sich das relative Risiko

Tab. 1 Schwangerschaftsoutcome bei trichorialen Drillingen mit exspektativem Vorgehen im Vergleich zur Reduktion auf Zwillinge bzw. Einlinge

Exspektatives Vorgehen	**n =**	**Abort <24 SSW, n = (%)**	**Frühgeburt <32*/33 SSW, n = (%)**	**Schwangerschaften mit mindestens einem Überlebenden, n = (%)**
Antsaklis et al. 2004	70	2 (2,9)	25/68 (36,8)	n. a.
Papageorghiou et al. 2006	185	9 (4,9)	42/176 (23,9)*	173 (93,5)
Chaveeva et al. 2013	229	9 (3,9)	76/220 (34,5)	217 (94,8)
Mheen et al. 2014	44	5 (11,4)	15/39 (38,5)*	39 (88,6)
Total (%)	528	25 (4,7)	158/503 (31,4)	429/458 (93,6)
95 % CI		–3,4–17,7	13,5–51,0	84,2–100,4
Reduktion auf 2	**n =**	**Abort <24 SSW, n = (%)**	**Frühgeburt <32*/33 SSW, n = (%)**	**Schwangerschaften mit mindestens einem Überlebenden, n = (%)**
Athanasiadis et al. 2005	160	12 (7,5)	n. a.	n. a.
Antsaklis et al. 2004	185	15 (8,1)	19/170 (11,2)	n. a.
Chaveeva et al. 2013	265	21 (7,9)	36/244 (14,8)	243 (91,7)
Papageorghiou et al. 2006	180	15 (8,3)	16/165 (9,7)*	164 (91,1)
Mheen et al. 2014	86	5 (5,8)	18/81 (22,2)*	80 (93,0)
Kuhn-Beck et al. 2012	136	7 (5,1)	16/129(12,4)	125 (91,9)
Total (%)	1012	75 (7,4)	105/789 (13,3)	612/667 (91,7)
95 % CI		4,3–9,3	6,2–23,3	90,7–93,2
Reduktion auf 1	**n =**	**Abort <24 SSW, n = (%)**	**Frühgeburt <32*/33 SSW, n = (%)**	**Schwangerschaften mit mindestens einem Überlebenden, n = (%)**
Chaveeva et al. 2013	34	5 (14,7)	2/29 (6,9)	28 (82,4)
Kuhn-Beck et al. 2012	44	4 (9,1 %)	4/40 (10,0)	38 (86,4)
Total (%)	78	9 (11,5)	6/69 (8,7)	66 (84,6)
95 % CI		–23,7–47,5	–11,2–28,1	59,0–109,8

n. a. = nicht auswertbar; CI = confidence interval; n = Anzahl; SSW = Schwangerschaftswoche

- eines intrauterinen Fruchttodes,
- der fetalen Wachstumsrestriktion,
- der ausgeprägten Gewichtsdiskordanz und
- der Frühgeburtlichkeit (Adegbite et al. 2005; Geipel et al. 2005; Abel et al. 2016).

In der Regel handelt es sich bei dieser Konstellation um dichorial-triamniote Drillinge (1 Einling und 1 monochoriales Paar), selten um monochorial-triamniote Drillinge.

Tab. 2 zeigt eine Literaturübersicht dichorialer Drillingsschwangerschaften mit exspektativem Vorgehen. Die spontane Abortrate <24 SSW ist im Vergleich zu trichorialen Drillingen erhöht (8,8 % verus 4,7 %). In 27,7 % entwickelte sich ein FFTS, bei 9 % kam es zum intrauterinen Fruchttod. Eine Frühgeburt <30 SSW trat bei 37 % auf, die Überlebensrate betrug insgesamt nur 73,5 %.

▶ Im Hinblick auf die erhöhte perinatale Komplikationsrate empfiehlt sich daher die Reduktion des monochorialen Paares.

Dieses Vorgehen führt im Vergleich zum Spontanverlauf zu einer signifikanten Reduktion der Frühgeburtenrate (Tab. 3). Die Abortrate <24 SSW verdoppelt sich allerdings, was wahrscheinlich auf den höheren Anteil abgestorbenen fetoplazentaren Gewebes nach Fetozid von zwei Feten zurückzuführen ist. Die höchste Abortrate und der geringste Anteil mindestens eines überlebenden Kindes wird nach Reduktion des Einlings und Belassen des monochorialen Paares beobachtet und wird daher nicht empfohlen (Tab. 3).

4 Reduktion auf einen Einling

Bei strukturellen Fehlbildungen, Aneuploidien, uterinen Fehlbildungen oder maternalen Erkrankungen kann ein selektiver Fetozid eines Zwillings erwogen werden (De Catte 2002). Auch hier sollte der Eingriff möglichst <14 SSW durchgeführt werden, da die Abortraten im 1. Trimenon geringer (5,4 %) als im 2. Trimenon (bis 18 SSW 8,7 %; 19–24 SSW 6,8 %) sind (Evans et al.1999). In den letzten Jahren zeichnet sich, insbe-

Tab. 2 Outcome bei monochorial-diamnioten Drillingen mit exspektativem Vorgehen

	Chasen et al. 2002	Geipel et al. 2004	Adegbite et al. 2005	Bajoria et al. 2006	Peeters et al. 2012	Abel et al. 2016	Gesamt (%)	95 % CI
Rekrutierung	Entbindung >20 SSW	Evaluation <14 SSW	Entbindung >20 SSW	Entbindung >20 SSW	Evaluation <16 SSW	Evaluation <14 SSW		
n =, Schwangerschaften/ Feten	17/51	13/39	39/117	34/102	22/66	16/48	141/423	
Abort <24 SSW, n = (%)	4 (23,5)	0	n. a.	2 (5,9)	n. a.	1 (6,3)	7 (8,8)	1,5–19,1
FFTS, n = (%)	3 (17,6)	2 (30,8)	11 (28,2)	8 (23,5)	12 (54,5)	3 (18,8)	39 (27,7)	20,9–39,6
IUFT, n = (%)	3 (5,9)	6(15,4)	6 (5,0)	10 (9,8)	9 (13,6)	4 (8,3)	38 (9,0)	6,6–12,6
Geburtsgewicht (g), Median (Range)	1898 (830–2745)	1315 (460–2000)	1420 (580–2460)	1435 (490–2260)	1433 (630–3255)	1429 (495–2570)	–	
GA (SSW) Median (Range)	33,5 (28–36)	31,5 (24–35)	30 (24–35)	30,0 (23–39)	n. a.	30,9 (24–37)	–	
Frühgeburt, n = (%) <30 SSW <34 SSW	1 (5,9) 5 (29,4)	4 (30,8) 13 (100)	18 (46,2) n. a.	17 (50,0) n. a.	n. a. n. a.	4 (25,0) 14 (87,5)	44 (37,0) 32 (69,6)	18,5–44,2 29,4–100
Neonataler Tod, n = (%)	0	1 (2,6)	25 (21,4)	30 (29,4)	3 (4,5)	0	59 (13,9)	1,2–19,9
Überlebende, n = (%)	36 (70,6)	32 (82,1)	86 (74,0)	62 (60,8)	54 (81,8)	41 (85,4)	311 (73,5)	69,2–82,3

n. a. = nicht auswertbar; CI = Confidence Interval; GA = Gestationsalter; IUFT = intrauteriner Fruchttod; n = Anzahl; FFTS = Feto-fetales Transfusions Syndrom; SSW = Schwangerschaftswoche

sondere in den USA und bei maternalem Alter >40 Jahren, ein verstärkter Trend zur Reduktion von Zwillingen auf Einlinge ab (Evans et al. 2004, 2005; Evans und Britt 2008; Drugan und Weissman 2017).

Viele Zentren lehnen allerdings eine Reduktion ohne medizinische Indikation ab, weil in Anbetracht des eingriffsbedingten Risikos unter Inkaufnahme einer 50 %igen Mortalität einerseits und der allgemein als akzeptabel eingeschätzten perinatalen Morbidität und Mortalität andererseits der Eingriff nach kritischer Abwägung nicht zu rechtfertigen wäre (Drugan und Weissman 2017). In einer Arbeit von Stone et al. (2008) lag die Verlustrate bei Reduktion von Zwillingen auf Einlinge (n = 145) bei 2,1 % (Abb. 4). Die Verlustrate bei der Reduktion von trichorialen Drillingen auf Einlinge (11,5 %) ist im Vergleich zur Reduktion von Drillingen auf Zwillinge (7,4 %) etwas höher, gleichzeitig nimmt die Rate an Frühgeburtlichkeit weiter ab (Tab. 1).

5 Psychologische Konsequenzen

Die medizinischen Vorteile der Reduktion einer höhergradigen Mehrlingsschwangerschaft sind hinreichend dokumentiert. Die psychologische Belastung, die hinter einem solchen Eingriff steht, ist dagegen nur in wenigen Studien untersucht. Garel et al. (1997b) untersuchten prospektiv Frauen nach MFPR im Vergleich zu Frauen, die von Drillingen entbunden wurden, in einem 2-Jahres-Zeitraum. Die Mehrheit der Frauen empfand die Reduktion als eine emotional belastende Situation. Gefühle wie Trauer und Schuld wurden angegeben. Nach einem Jahr äußerte noch 1/3 der Frauen Schuldgefühle, nach 2 Jahren hatten sich die Symptome bei nahezu allen Frauen zurückgebildet. Im Vergleich zu Müttern mit Drillingsgeburten wurden die psychologische Gesundheit und die Beziehung zu den Kindern als zufriedenstellender eingeschätzt (Garel et al. 1997b).

In einer Untersuchung von Schreiner-Engel et al. (1995) gaben 70 % der Frauen an, um die getöteten Feten zu trauern, allerdings dauerte diese Phase meist nur einen Monat an. Den Eingriff der Reduktion erlebten 65 % als angst- und schmerzbehaftet. 93 % der Befragten würden die gleiche Entscheidung wieder treffen (Schreiner-Engel et al. 1995).

6 Zusammenfassung

Jede nach ART eingetretene höhergradige Mehrlingsgravidität muss aufgrund der maternalen und fetalen gesundheitlichen Risiken als eine ernste Komplikation der Sterilitätstherapie angesehen werden. Die Reduktion von Mehrlingen hat sich im Kontext der assistierten Reproduktion entwickelt, um insbesondere das Risiko der Frühgeburt und der damit verbundenen perinatalen Morbidität und Mortalität zu senken. Der Eingriff ist mit medizinischen, psychosozialen und ethischen Problemen behaftet und sollte daher nur nach umfangreicher Aufklärung durch erfahrene Zentren durchgeführt werden.

Tab. 3 Outcome dichorialer Drillinge mit exspektativem Vorgehen oder MFPR auf Zwillinge oder Einling

Exspektatives Vorgehen	**n =**	**Abort <24 SSW, n = (%)**	**Frühgeburt <33 SSW, n = (%)**	**Schwangerschaften mit mindestens einem Überlebenden, n = (%)**
Skiadas et al. 2010	13	2 (15,4)	n. a.	11 (84,6)
Chaveeva et al. 2013	123	10 (8,1)	52 (42,3)	112 (91,1)
Morlando et al. 2015	77	7 (9,1)	17 (22,1)	70 (90,9)
Geipel et al. 2005	10	1 (10,0)	4 (40,0)	9 (90,0)
Abel et al. 2016	16	1 (6,3)	8 (50,0)	15 (93,8)
Total (%)	239	21 (8,8)	81/226 (35,8)	217 (90,8)
95 % CI		7,6–12,8	27,1–48,0	87,0–92,3
Reduktion auf 2	**n =**	**Abort <24 SSW, n = (%)**	**Frühgeburt <33 SSW, n = (%)**	**Schwangerschaften mit mindestens einem Überlebenden, n = (%)**
Athanasiadis et al. 2005	1	1 (100,0)	n. a.	0
Chaveeva et al. 2013	15	2 (13,3)	3 (20)	12 (80,0)
Morlando et al. 2015	1	1 (100,0)	n. a.	0
Abel et al. 2016	1	0	0	1 (100,0)
Total (%)	18	4/18 (22,2)	3/16 (18,8)	13 (72,2)
95 % CI		6,7–100,0	0–20,0	0–90,0
Reduktion auf 1	**n =**	**Abort <24 SSW, n = (%)**	**Frühgeburt <33 SSW, n = (%)**	**Schwangerschaften mit mindestens einem Überlebenden, n = (%)**
Athanasiadis et al. 2005	7	1 (14,3)	n. a.	6 (85,7)
Skiadas et al. 2010	13	3 (23,1)	0	10 (76,9)
Chaveeva et al. 2013	29	4 (13,8)	2 (50,0)	24 (82,8)
Morlando et al. 2015	10	2 (20,0)	1 (10,0)	8 (80,0)
Geipel et al. 2005	9	1 (11,1)	0	8 (88,9)
Abel et al. 2016	30	6 (20,0)	0	24 (80,0)
Total (%)	98	17 (17,3)	3/91 (3,3)	80 (81,6)
95 % CI		13,6–20,5	0–32,0	79,4–85,8

n. a. = nicht auswertbar; CI = confidence interval; MFPR = multifetal pregnancy reduction; n = Anzahl; SSW = Schwangerschaftswoche

Die Durchführung wird zwischen der 12. und 14. SSW, nach Evaluierung der fetalen Anatomie inklusive der Beurteilung der fetalen Nackentransparenz und ggf. einer invasiven Diagnostik, empfohlen.

Eine Reduktion einer höhergradigen Mehrlingsschwangerschaft führt zu einer Verlängerung der Schwangerschaftsdauer und reduziert insbesondere die Frühgeburtenrate <28 SSW und <33 SSW. Dieser Vorteil ist bei Drillingen gegen die höhere Abortrate nach MFPR abzuwägen. Liegt die höchste Priorität werdender Eltern auf einer Lebendgeburt, unabhängig von möglichen frühgeburtsassoziierten Handicaps, ist ein exspektatives Vorgehen zu diskutieren.

Durch kontrollierte Stimulationsprotokolle im Rahmen der assistierten Reproduktion und den Transfer von nur 1 oder 2 Embryonen kann die Inzidenz höhergradiger Mehrlinge weitestgehend vermieden werden. Damit würde für alle Beteiligten das Thema Mehrlingsreduktion und die daraus erwachsenden Konsequenzen in seiner Häufigkeit deutlich reduziert werden.

Literatur

Abel JS, Flöck A, Berg C, Gembruch U, Geipel A (2016) Expectant management versus multifetal pregnancy reduction in higher order multiple pregnancies containing a monochorionic pair and a review of the literature. Arch Gynecol Obstet 294:1167–1173

Adegbite AL, Ward SB, Bajoria R (2005) Perinatal outcome of spontaneously conceived triplet pregnancies in relation to chorionicity. Am J Obstet Gynecol 193:1463–1471

Antsaklis A, Anastasakis E (2011) Selective reduction in twins and multiple pregnancies. J Perinat Med 39:15–21

Antsaklis A, Souka AP, Daskalakis G, Papantoniou N, Koutra P, Kavalakis Y, Mesogitis S (2004) Embryo reduction versus expectant management in triplet pregancies. J Matern Fetal Neonatal Med 16:219–222

Athanasiadis AP, Zafrakas M, Tarlatzis BC, Vaitsi V, Mikos T, Bontis J (2005) Multifetal pregnancy reduction in pregnancies with a monochorionic component. Fertil Steril 83:474–476

Bajoria R, Ward SB, Adegbite AL (2006) Comparative study of perinatal outcome of dichorionic and trichorionic iatrogenic triplets. Am J Obstet Gynecol 194:415–424

Bergh C, Moller A, Nilsson L, Wikland M (1999) Obstetric outcome and psychological follow-up of pregnancies after embryo reduction. Hum Reprod 14:2170–2175

Blickstein I, Keith LG (2003) Outcome of triplets and high-order multiple pregnancies. Curr Opin Obstet Gynecol 15:113–118

Borkenhagen A, Brähler E, Kentenich H (2007) Attitudes of german infertile couples towards multiple births and elective embryo transfer. Hum Reprod 22:2883–2887

Bryan E (2003) The impact of multiple preterm births on the family. BJOG 1:24–28

Carroll SGM, Soothill PW, Sherif AA, Porter H, Montague I, Kyle PM (2002) Prediction of chorionicity in twin pregnancies at 10–14 weeks of gestation. Br J Obstet Gynaecol 109:182–186

Chambers GM, Ledger W (2014) The economic implications of multiple pregnancy following ART. Semin Fetal Neonatal Med 19:254–261

Chasen ST, Al-Kouatly HB, Ballabh P, Skupski DW, Chervenak FA (2002) Outcomes of dichorionic triplet pregnancies. Am J Obstet Gynecol 186:765–767

Chaveeva P, Kosinski P, Puglia D, Poon LC, Nicolaides KH (2013) Trichorionic and dichorionic triplet pregnancies at 10–14 weeks: outcome after embryo reduction compared to expectant management. Fetal Diagn Ther 34:199–205

De Catte L, Camus M, Foulon W (2002) Monochorionic high-order multiple pregancies and multifetal pregnancy reduction. Obstet Gynecol 100:561–566

Deutsches IVF Register – DIR (2016) J Reproduktionsmed Endokrinol 5:191–223. http://www.deutsches-ivf-register.de/perch/resources/downloads/dirjahrbuch2015d.pdf. Zugriffen am 08.01.2018

Dickey RP, Taylor SN, Lu PY, Sartor BM, Storment JM, Rye PH, Pelletier WD, Zender JL, Maturlich EM (2002) Spontaneous reduction of multiple pregnancy: incidence and effect on outcome. Am J Obstet Gynecol 186:77–83

Diemert A, Diehl W, Huber A, Glosemeyer P, Hecher K (2010) Laser therapy of twin-to-twin transfusion syndrome in triplet pregnancies. Ultrasound Obstet Gynecol 35:71–74

Drugan A, Weissman A (2017) Multi-fetal pregnancy reduction (MFPR) to twins or singleton – medical justification and ethical slippery slope. J Perinat Med 45:181–184

Eddleman KA, Stone JL, Lynch L, Berkowitz RL (2000) Chorionic villus sampling before multifetal pregnancy reduction. Am J Obstet Gynecol 1(83):1078–1081

Evans MI, Britt DW (2005) Fetal reduction. Semin Perinatol 29: 321–329

Evans MI, Britt DW (2008) Fetal reduction 2008. Curr Opin Obstet Gynecol 20:386–393

Evans MI, Goldberg JD, Horenstein J, Wapner RJ, Ayoub MA, Stone J, Lipitz S, Achiron R, Holzgreve W, Brambati B, Johnson A, Johnson MP, Shalhoub A, Berkowitz RL (1999) Selective termination for structural, chromosomal, and mendelian anomalies: international experience. Am J Obstet Gynecol 181:893–897

Evans MI, Kaufman MI, Urban AJ, Britt DW, Fletcher JC (2004) Fetal reduction from twins to a singleton: a reasonable consideration? Obstet Gynecol 104:102–109

Evans MI, Ciorica D, Britt DW, Fletcher JC (2005) Update on selective reduction. Prenat Diagn 25:807–813

Garel M, Salobir C, Blondel B (1997a) Psychological consequences of having triplets: a 4-year follow-up study. Fertil Steril 67:1162–1165

Garel M, Stark C, Blondel B, Lefebvre G, Vauthier-Brouzes D, Zorn JR (1997b) Psychological reactions after multifetal pregnancy reduction: a 2-year follow-up study. Hum Reprod 12:617–622

Geipel A, Berg C, Katalinic A, Plath H, Hansmann M, Smrcek J, Gembruch U, Germer U (2004) Targeted first-trimester prenatal diagnosis before fetal reduction in triplet gestations and subsequent outcome. Ultrasound Obstet Gynecol 24:724–729

Geipel A, Berg C, Katalinic A, Plath H, Hansmann M, Germer U, Gembruch U (2005) Prenatal diagnosis and obstetric outcomes in triplet pregnancies in relation to chorionicity. BJOG 112:554–558

Jenkins TM, Wapner RJ (2000) The challenge of prenatal diagnosis in twin pregnancies. Curr Opin Obstet Gynocol 12:87–92

Kuhn-Beck F, Moutel G, Weingertner AS, Kohler M, Hornecker F, Hunsinger MC, Kohler A, Mager C, Neumann M, Nisand I, Favre R (2012) Fetal reduction of triplet pregnancy: one or two? Prenat Diagn 32:122–126

Lipitz S, Shulman A, Achiron R, Zalel Y, Seidman DS (2001) A comparative study of multifetal pregnancy reduction from triplets to twins in the first versus early second trimesters after detailed fetal screening. Ultrasound Obstet Gynecol 18:35–38

Luke B, Brown MB (2008) Maternal morbidity and infant death in twin vs triplet and quadruplet pregnancies. Am J Obstet Gynecol 198:1–10

Luke B, Brown MB, Hediger ML, Misiunas RB, Anderson E (2006) Perinatal and early childhood outcomes of twins versus triplets. Twin Res Hum Genet 9:81–88

Lynch A, Mc Duffie R, Stephens J, Murphy J, Faber K, Orleans M (2003) The contribution of assisted conception, chorionicity and other risk factors to very low birthweight in a twin cohort. BJOG 110:405–410

Manegold-Brauer G, Holzgreve W, Geipel A (2016) Nichtinvasive Pränataldiagnostik – für jede Schwangere die Methode der Wahl? Gynäkologische Praxis 40:577–585

Mheen L van de, Everwijn SM, Knapen MF, Oepkes D, Engels M, Manten GT, Zondervan H, Wirjosoekarto SA, van Vugt JM, Erwich JJ, Nij Bijvank SW, Ravelli A, Heemelaar S, van Pampus MG, de Groot CJ, Mol BW, Pajkrt E (2014) The effectiveness of multifetal pregnancy reduction in trichorionic triplet gestation. Am J Obstet Gynecol 211:536.e1–536.e6

Morlando M, Ferrara L, D'Antonio F, Lawin-O'Brien A, Sankaran S, Pasupathy D, Khalil A, Papageorghiou A, Kyle P, Lees C, Thilaganathan B, Bhide A (2015) Dichorionic triplet pregnancies: risk of miscarriage and severe preterm delivery with fetal reduction versus expectant management. Outcomes of a cohort study and systematic review. BJOG 122:1053–1060

Ostfeld BM, Smith RH, Hiatt M, Hegyi T (2000) Maternal behaviour toward premature twins: implications for development. Twin Res 3:234–241

Papageorghiou AT, Avgidou K, Bakoulas V, Sebire NJ, Nicolaides KH (2006) Risks of miscarriage and early preterm birth in trichorionic triplet pregnancies with embryo reduction versus expectant management: new data and systematic review. Hum Reprod 21:1912–1917

Peeters SH, Middeldorp JM, Lopriore E, Klumper FJ, Oepkes D (2012) Monochorionic triplets complicated by fetofetal transfusion syndrome: a case series and review of the literature. Fetal Diagn Ther 32:239–245

Sarno L, Revello R, Hanson E, Akolekar R, Nicolaides KH (2016) Prospective first-trimester screening for trisomies by cell-free DNA testing of maternal blood in twin pregnancy. Ultrasound Obstet Gynecol 47:705–711

Schreiner-Engel P, Walther VN, Mindes J, Lynch L, Berkowitz RL (1995) First-trimester multifetal pregnancy reduction: acute and persistent psychologic reactions. Am J Obstet Gynecol 172:541–547

Sepulveda W, Sebire NJ, Odibo A, Psarra A, Nicolaides KH (1996) Prenatal determination of chorionicity in triplet pregnancies by ultrasonographic examination of the ipsilon zone. Obstet Gynecol 88:855–858

Sepulveda W, Wong AE, Casabuenas A (2009) Nuchal translucency and nasal bone in first-trimester ultrasound screening for aneuploidy in multiple pregnancies. Ultrasound Obstet Gynecol 33:152–156

Skiadas CC, Missmer SA, Benson CB, Acker D, Racowsky C (2010) Impact of selective reduction of the monochorionic pair in in vitro

fertilization triplet pregnancies on gestational length. Fertil Steril 94:2930–2931
Skiadas CC, Missmer SA, Benson CB, Acker D, Racowsky C (2011) Spontaneous reduction before 12 weeks' gestation and selective reduction similarly extend time to delivery in in vitro fertilization of trichorionic-triamniotic triplets. Fertil Steril 95:596–599
Stephen JA, Timor-Tritsch IE, Lerner JP, Monteagudo A, Alonso CM (2000) Amniocentesis after multifetal pregnancy reduction: is it safe? Am J Obstet Gynecol 182:962–965
Stone J, Eddleman K, Lynch L, Berkowitz RL (2002) A single center experience with 1000 consecutive cases of multifetal pregnancy reduction. Am J Obstet Gynecol 187:1163–1167
Stone J, Belogolovkin V, Matho A, Berkowitz RL, Moshier E, Eddleman K (2007) Evolving trends in 2000 cases of multifetal pregnancy reduction: a single-center experience. Am J Obstet Gynecol 197:394
Stone J, Ferrara L, Kamrath J, Getrajdman J, Berkowitz R, Moshier E, Eddleman K (2008) Contemporary outcomes with the latest 1000 cases of multifetal pregnancy reduction (MPR). Am J Obstet Gynecol 199:406.e1–406.e4
Strauss A, Winkler D, Middendorf K, Kümper C, Herber-Jonat S, Schulze A (2008) Higher order multiples-socioeconomic impact on family life. Eur J Med Res 13:147–153
Tan Y, Gao Y, Lin G, Fu M, Li X, Yin X, Du J, Li J, Li W, Peng H, Yuan Y, Chen F, Jiang F, Zhang H, Lu G, Gong F, Wang W (2016) Noninvasive prenatal testing (NIPT) in twin pregnancies with treatment of assisted reproductive techniques (ART) in a single center. Prenat Diagn 36:672–679
Tandberg A, Biørge T, Nygård O, Børdahl PE, Skiaerven R (2010) Trends in incidence and mortality for triplets in Norway 1967–2006: the influence of assisted reproductive technologies. BJOG 117:667–675
Wimalasundera RC (2010) Selective reduction and termination of multiple pregnancies. Semin Fetal Neonatal Med 15:327–335

Teil V

Besondere Situationen

Endometriose

34

Wolfgang Küpker und Admir Agic

Inhalt

1 Einleitung ... 353
2 Inspektion der Peritonealhöhle ... 354
3 Pleiomorphe der Läsionen ... 354
4 Tief infiltrierende Endometriose ... 354
5 Ovarialendometriose und Adenomyose ... 355
6 Klassifikationssysteme ... 356
7 Ein Blick hinter die Kulissen ... 357
8 Endometriose und Malignität – gibt es ein erhöhtes Risiko? ... 358
9 Behandlung der Endometriose bei Kinderwunsch ... 358
10 Operative Therapie der peritonealen Endometriose (rASRM-Stadium I und II) ... 359
11 Operative Therapie der ovariellen Endometriose ... 360
12 Operative Therapie der tief infiltrierenden Darmendometriose (TIE) und schwere Endometriose (rASRM-Stadium IV) ... 360
13 Was ist wichtig bei Patientinnen mit Endometriose und Kinderwunsch ... 361
Literatur ... 361

1 Einleitung

Endometriose, die wahrscheinlich häufigste benigne Erkrankung in der Frauenheilkunde, bedeutet für die betroffenen Frauen eine oftmals unerträgliche Zeit von etwa 8–10 Jahren bis zur Diagnosesicherung.

Ein intensives Gespräch mit der Patientin, eine genaue gynäkologische Spiegel- und Tastuntersuchung und eine Transvaginalsonografie ermöglichen die Diagnose. Die Diagnose bedarf der Absicherung. Hier kann die MRT-Technologie einen wichtigen Beitrag liefern (Brosens et al. 2004). Einen spezifischen Marker aus Blut oder Serum gibt es bis dato nicht – trotz intensiver Beforschung einer solchen sicherlich eleganten Option. Ob es einen hinreichend beweiskräftigen Marker geben wird und ob ein solcher wirklich sinnvoll sein kann, bleibt abzuwarten.

Das weitaus größere Dilemma ist, dass es sich bei der Endometriose um einen komplexen Befindlichkeitszustand der Frau handelt, der bisweilen auch ein höchst dramatisches anatomisch morphologisches Korrelat bereithält.

▶ **Definition** Endometriose kann als eine humoral und endokrin aktivierte immunologische Erkrankung begriffen werden mit onkologischem Verhaltensmuster und möglicherweise auch onkogener Potenz.

W. Küpker (✉)
Zentrum für Minimal Invasive Gynäkologie, Endometriose und Reproduktionsmedizin, Klinikum Mittelbaden, Bühl, Deutschland
E-Mail: wkupker@hotmail.com

A. Agic
Klinik für Frauenheilkunde und Geburtshilfe, Krankenhaus Mühlacker, Mühlacker, Deutschland
E-Mail: admir.agic@rkh-kliniken.de

K. Diedrich et al. (Hrsg.), *Reproduktionsmedizin*, Springer Reference Medizin,
https://doi.org/10.1007/978-3-662-57636-6_35

Endometriose kann mit einer Vielzahl anderer Erkrankungen vergesellschaftet sein, Erkrankungen des Immunsystems oder des Endokrinium (Sinaii et al. 2002). Endometriose präsentiert sich in einem weiten Spektrum zwischen neurologischer Erkrankung mit spezifischer Schmerzsyndromatik und fortgeschrittener intra- oder gar extraabdomineller Geschwulsterkrankung, sensu strictu als onkologisch. Daneben erscheint sie mit endokriner Dysfunktion von der Hypothyreose über die Follikelreifungsstörung und Infertilität (Pellicer et al. 2000) bis zur schweren uterinen Blutungsstörung.

Es ist unter der Annahme des Vorliegens einer Endometriose eine durchaus klinisch vernünftige Option, einen medikamentösen Behandlungsversuch zu beginnen. Dagegen behauptet sich der sog. Goldstandard, die diagnostische Laparoskopie, zur visuellen und histologischen Sicherung der Erkrankung, soweit dieses eben möglich ist.

Die diagnostische Laparoskopie ermöglicht die Inspektion der Peritonealhöhle, die morphologisch-anatomische Beschreibung des Situs, also ein Staging im onkologischen Sinne, sowie die Beurteilung der Sinnhaftigkeit einer angemessenen operativen Strategie und in den weitaus meisten Fällen richtigerweise auch die sofortige operative Intervention mit entsprechend notwendiger Radikalität.

2 Inspektion der Peritonealhöhle

Ergibt sich aus der Symptomatik der Patientin und den Resultaten der Voruntersuchungen (Inspektion, gynäkologische Untersuchung, Vaginal- ggf. auch Rektalsonografie, Nierensonografie und ggf. Kernspintomografie) der Verdacht des Bestehens einer Endometriose, auch unter Einschluss möglicher Differenzialdiagnosen, ist die Durchführung einer diagnostischen Laparoskopie angezeigt, die gleich auch die Möglichkeit einer kompletten operativen Versorgung bietet.

Nach gewissenhafter gynäkologischer Untersuchung in Narkose beginnt nach Insertion des Laparoskops die Inspektion mit einem ersten orientierenden Rundumblick in der gesamten Peritonealhöhle, um mögliche Pathologien des Intestinums oder der Oberbauchorgane auszuschließen. Das schließt die Beurteilung der Appendix vermiformis ebenso ein wie das Erkennen von Adhäsionen.

Eine anschließende Trendelenburg-Lagerung und die Verlagerung des Darmes nach kranial bieten dann freie Sicht in das kleine Becken. Nunmehr kann die Anatomie der Adnexe und des Uterus inspiziert werden. Hier ist besonders auf mögliche Malformationen des inneren Genitales zu achten (Huffman 1981) (Abb. 1). Größte Aufmerksamkeit wird dann der Beschaffenheit des viszeralen und des parietalen Peritoneums geschenkt. Das Aufspüren endometriotischer Läsionen erfolgt systematisch: von kranial nach kaudal, die ventralen und dorsalen Areale des Peritoneums sowie die lateralen Beckenwände. Entscheidende Areale sind die Fossa ovarica beidseits, das Blasenperitoneum und der Douglasraum. Hier finden wir am häufigsten endometriotische Läsionen.

3 Pleiomorphe der Läsionen

Lassen sich endometriotische Läsionen in den beschriebenen Arealen visualisieren, sind diese in Größe, Ausdehnung und Beschaffenheit zu charakterisieren. Oftmals ist es schwierig, Endometrioseherde als solche zu erkennen. Es gibt eine Vielzahl morphologischer und struktureller Alterationen an Peritoneum und dem inneren Genital. Daher ist es zielführend, suspekte Alterationen zu biopsieren und zu entfernen, um eine histopathologische Beurteilung der jeweiligen Auffälligkeit zu erhalten.

Es werden typische und atypische Läsionen unterschieden sowie morphologische Kriterien herangezogen, die mit hoher Wahrscheinlichkeit eine Korrelation der Morphe mit dem Aktivitätsgrad erlauben. Hierbei repräsentieren typische schwarze Endometrioseherde sowie bräunliche und narbige, fibrotische Alterationen eine inaktive Endometriose, während petechiale Veränderungen, bizarre Gefäßneubildungen und feine Gefäßkonvolute sowie vesikuläre und rote Läsionen als hochaktive floride Herde begriffen werden (Abb. 2). Hinsichtlich des Aktivitätsgrades kommt der Vaskularisation eine besondere Bedeutung zu, ebenso wie feine Nervengeflechte, die in der Etablierung der Erkrankung im Sinne der Neoneurogenese die Neoangiogenese begleiten und sehr wahrscheinlich von Bedeutung sind für die Schmerzsymptomatik (Medina und Lebovic 2009). Vergleichbare Qualitäten gelten für krankheitsassoziierte Adhäsionen in Bezug zu und außerhalb endometriotischer Läsionen. Insgesamt wird die Aktivität der Läsionen gespiegelt in einem komplexen parakrinen und immunotropen Signalnetz, das sich als spezielles peritoneales Milieu ausweist, morphologisch bisweilen auch durch eine vermehrte peritoneale Flüssigkeitsansammlung gekennzeichnet ist und von der zyklischen Öestradiolsekretion dominiert wird. Eine Vielzahl von Substanzen können in der Peritonealflüssigkeit nachgewiesen werden und korrelieren zur Aktivität der Erkrankung (Kyama et al. 2003).

4 Tief infiltrierende Endometriose

Peritoneale Läsionen präsentieren sich vielgestaltig und können an der Oberfläche des Peritoneums verharren, jedoch auch die Mesothelarchitektur destruieren und invasiv infiltrierend wachsen. Tiefere Infiltrationen zeigen sich eher unspektakulär und sind umso leichter zu übersehen als augenscheinlich floride peritoneale Läsionen. Insbesonders narbige Strukturen im Bereich der seitlichen Beckenwände und in der Tiefe des Douglasraumes können hochaktiv und progressiv sein (Abb. 3 und 4). Das infiltrative Wachstum, per definitionem tiefer als 5 mm, kompromittiert subperitoneale Organe und Strukturen

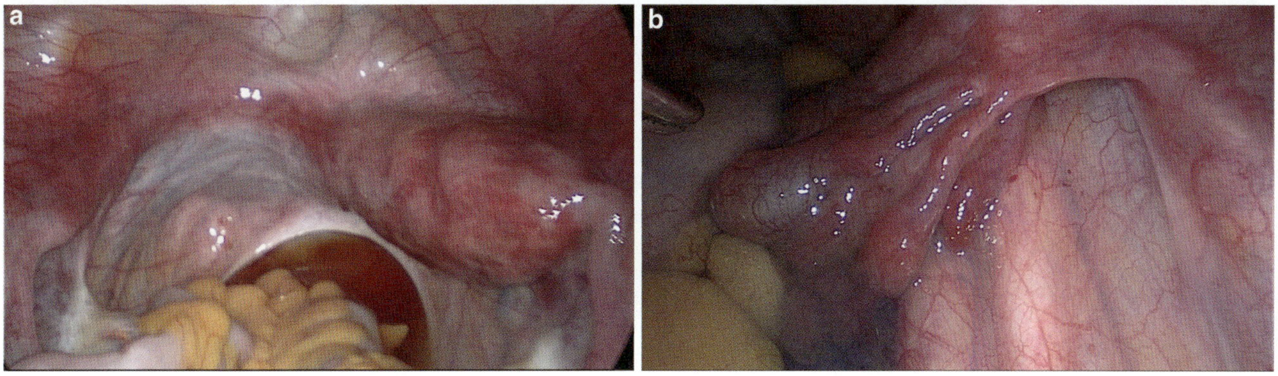

Abb. 1 **a** Uterus unicollis unicornis mit rudimentärem linken Horn; **b** gleicher Situs: drei akzessorische Tuben rechts

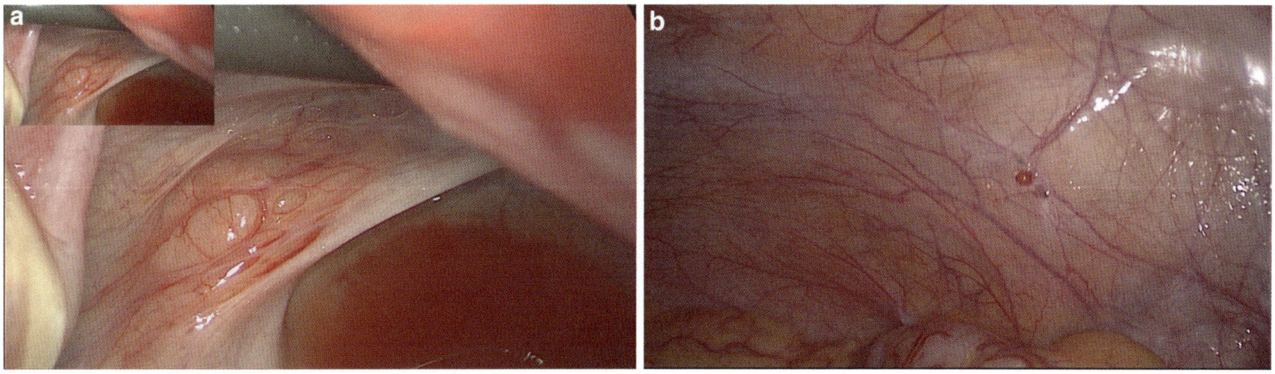

Abb. 2 **a** Floride Endometriose mit peritonealem Defekt; **b** aktive bläschenartige Endometriose

mit weitreichenden Konsequenzen, z. B. die Obstruktion des Ureters mit konsekutivem Erlöschen der ipsilateralen Nierenfunktion oder die Invasion oder Kompression von Nervenverläufen. Auch hier gilt die systematische Musterung der Beckenwände, des retrouterinen Raumes, der Blasenregion und ggf. des retroperitonealen Raumes.

Veränderungen im Bereich des Blasenscheitels sind exakt zu betrachten, denn hinter einer scheinbar oberflächlichen Läsion kann sich eine in die Tiefe wachsende Blasenendometriose verbergen. Besondere Aufmerksamkeit gebührt dem tiefsten Punkt des Douglasraumes und dem rektovaginalen Segment. Eine das Rektosigmoid infiltrierende Läsion und weit kaudal reichende knotige Befunde präsentieren sich bisweilen unter wenig eindrucksvollen Adhäsionssegel.

Eine präoperativ durchgeführte Kernspintomografie ist hier von Bedeutung und sensibilisiert die operative Diagnostik und therapeutische Strategie.

5 Ovarialendometriose und Adenomyose

Häufig findet man verschiedenartige Ovarialtumoren, z. B. seröse und muzinöse Zystadenome, persistierende Follikel und hämorrhagische Zysten. In der Mehrzahl der Fälle wird man Endometriosezysten und Endometriome (Abb. 5) finden, die sich in typischer Weise in Adhäsionen gehalten präsentieren oder der jeweiligen Beckenwand oder Fossa ovarica fest anhaften und das Peritoneum tiefer durchdringen. Hierbei ist von Bedeutung, ob eine komplette Zyste vorliegt oder eine kortikale Inklinationszyste. Eine exakte Differenzierung ist notwendig, um die effektivste und schonendste operative Strategie planen zu können. Liegt eine Ovarialendometriose vor, sollte großes Augenmerk auf die tieferen kaudalen und lateralen Kompartimente gelegt wer-

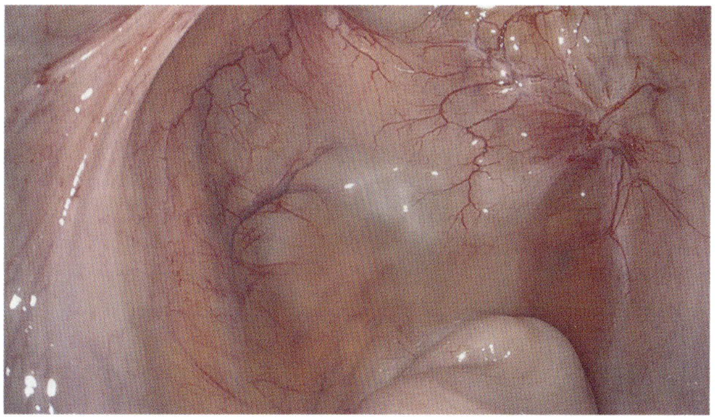

Abb. 3 Pararektale tief infiltrierende Endometriose

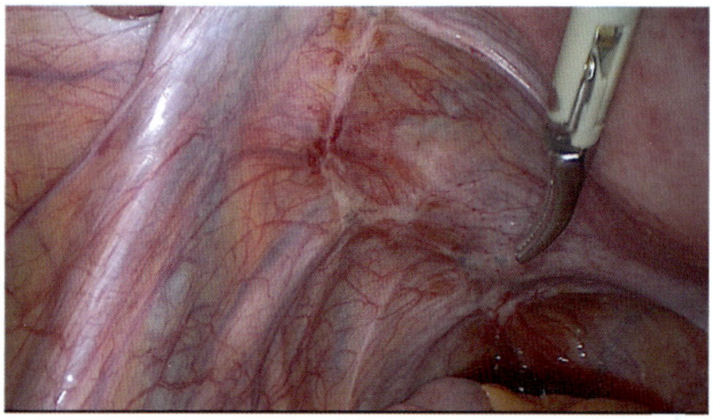

Abb. 4 Tief infiltrierende Endometriose am Ureterdach und an den Sakrouterinligamenten

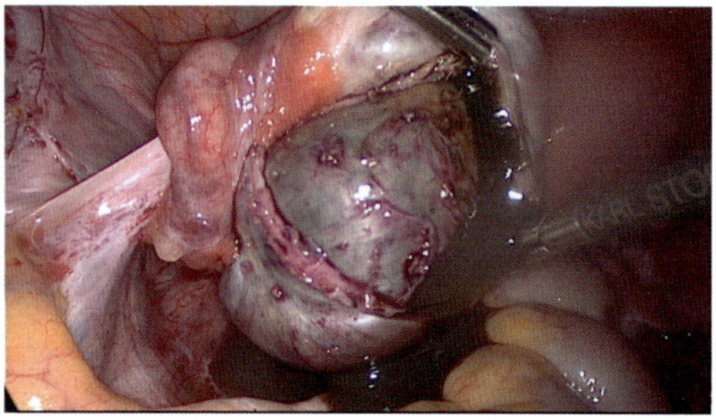

Abb. 5 Endometriosezyste

den, da Ovarialendometriose häufig mit tief infiltrierenden retroperitonealen Läsionen z. B. im rektovaginalen Segment vergesellschaftet sind (Redwine 1999). Hinweisgebend für eine ausgedehnte Endometriose sind die sog. „kissing ovaries", beidseitige Endometriome, meist retrouterin bereits bei der Vaginalsonographie erkennbar.

Nicht außer Acht gelassen werden sollten Form und Gestalt des Uterus. In einem hohen Prozentsatz ist bei Nachweis einer Endometriose mit einer Adenomyose (Abb. 6) zu rechnen. Ein ungewöhnlich weicher Uterus mit oberflächlichen Gefäßinjektionen ist hier hinweisend. Falls präoperativ noch nicht geschehen, erlangt man Bestätigung durch eine Kernspintomographie, die eine Verbreiterung der Junktionalzone und intramyometriale Läsionen exakt abbilden kann.

6 Klassifikationssysteme

Die American Society for Reproductive Medicine (ASRM) hat ein Punktesystem entwickelt, das versucht, den Schweregrad der Erkrankung zu quantifizieren und somit zu klassifizieren. Diese als AFS-Score bekannte Klassifikation wurde zweimal modifiziert und revidiert und findet aktuell als

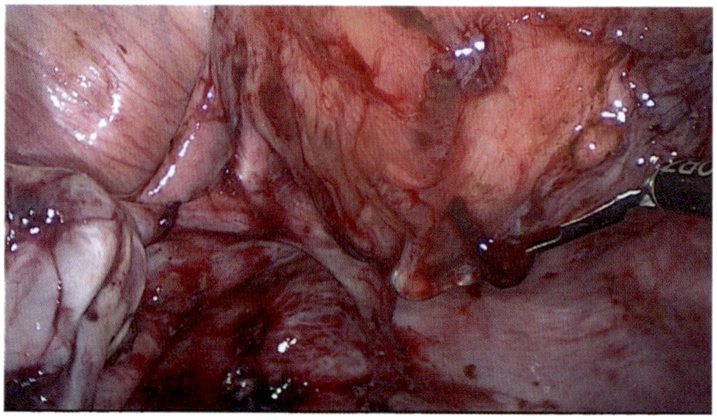

Abb. 6 Schwere Endometriose und Adenomyosis uteri

rASRM Classification (revised Score der American Society for Reproductive Medicine, 1996) Anwendung (ASRM 1996). Die Klassifikation bezieht sich auf die Größe und Ausdehnung intraperitonealer Läsionen, auf das Vorhandensein von Zysten und die Ausdehnung von Adhäsionen. Nach der Überarbeitung der Klassifikation ist jetzt auch die Qualifizierung der Läsionen hinsichtlich der Aktivität hinzugekommen.

▶ Der wesentliche Nachteil der amerikanischen Klassifikation liegt in der Tatsache, dass hier wesentliche Aspekte der Erkrankung ausgeblendet sind. Dem Befall anderer Organe (Blase/Darm), der subperitonealen Infiltration sowie der rektovaginalen und vaginalen Endometriose wird in keiner Weise Rechnung getragen.

Um der tief infiltrierenden Endometriose Beachtung zu schenken und in ein Klassifikationssystem einzubringen, findet im deutschsprachigen Raum der sog. ENZIAN-Score Anwendung (Tuttlies et al. 2005). Dieser Score beschreibt exakt Größe und Ausbreitungsmuster der retroperitonealen Endometriose in ihren jeweiligen Kompartimenten. Die Unterteilung der Beckenanatomie in Kompartimente sowie der Einbezug der befallenen Organe und insbesondere auch der Beschaffenheit des Uterus (Adenomyose) erfasst systematisch die Befunde, die mit dem rASRM-Score nicht beschrieben werden können.

Ein weiteres Scoring-System bietet der sog. EFI-Score (Endometriosis Fertility Score) (Adamson und Pasta 2010). Hiermit wird versucht, Wahrscheinlichkeiten für den Eintritt einer Schwangerschaft vorherzusehen.

Eine weitere, bisher in keiner Klassifikation berücksichtigte Tatsache ist der von endometriotischen Zellverbänden durchsetzte Lymphknoten. Die prognostische und klinische Bedeutung des Lymphknotenbefalls ist noch nicht evaluiert. Möglicherweise ist die Sentinel-Lymphknoten-Methode ein weiterer Aspekt zur Klassifizierung der Erkrankung (Wolfram et al. 2010). Endometriotische Zellcluster konnten in zumeist parametranen Lymphknoten detektiert werden, eine prognostische Aussagekraft konnte dieser Tatsache jedoch nicht schlüssig zugemessen werden.

7 Ein Blick hinter die Kulissen

Der optische Eindruck ist die Grundlage des Erkennens und der Diagnose Endometriose. Biochemische und molekulargenetische Parameter sind bisher nicht mehr und nicht weniger in mit optisch darstellbaren Phänomenen in engstem Zusammenhang stehende Begleitumstände. Die Diagnose Endometriose hat ihren Ursprung in vielseitig beschriebenen optischen Phänomenen.

Die Darstellung und Wiedergabe der Anatomie im Bauchraum erfolgt entsprechend dem Vermögen des menschlichen Auges unter Weißlicht, also unter Beleuchtung und Anschauung des Objektes mittels elektromagnetischer Strahlung aus dem gesamten sichtbaren Spektralbereich.

In den letzten Jahren des 20. Jahrhunderts gelang es, nicht ohne die sich stetig weiterentwickelnden Möglichkeiten der Laserphysik und deren Anwendung in der klinischen Medizin, Systeme bereitzustellen, die in der Lage sind, Gewebestrukturen, auch in vivo, durch Einsatz spezifischer Wellenlängen anzuregen und optisch in ganz anderer Weise als bisher möglich abzubilden. Auch zur Erkennung der Endometriose konnte durch die In-vivo-Fluoreszenzdiagnostik unter Verwendung des Photosensitizer 5-Aminolävulinsäure ein neues Erscheinungsbild der Erkrankung ermöglicht werden, mit besserer Unterscheidung aktiver von inaktiven Läsionen sowie Darstellung okkulter Herde (Hillemanns et al. 2000; Malik et al. 2000).

Ein neuer, aber auch grundsätzlich anderer Ansatz, Phänomene der Endometriose optisch darzustellen und der menschlichen Anschauung zugänglich zu machen, ist die Nutzung der gewebespezifischen Autofluoreszenz (Kupker et al. 2004; Buchweitz et al. 2006) von intaktem und alteriertem Gewebe.

Biologisches Gewebe ist in der Lage, nach Anregung mit elektromagnetischer Strahlung aus dem UV- oder dem sichtbaren Spektralbereich dem niederfrequenteren bzw. längerwelligeren Spektralbereich entstammende Strahlung, sog. Fluoreszenzlicht, zu emittieren. Da diese Fluoreszenz in endogenen Fluorophoren entsteht, es also gewebeeigene Moleküle sind, die zur Fluoreszenz angeregt werden, spricht man von Autofluoreszenz. Endometrioseherde zeichnen sich durch eine Reduktion der Autofluoreszenz im sichtbaren Spektralbereich aus (Demco 2004).

Zum jetzigen Zeitpunkt ist davon auszugehen, dass eine medikamentöse, vornehmlich hormonelle Behandlung (orale Kontrazeptiva, GnRH-Agonisten und -Antagonisten, Gestagene) Symptomfreiheit erreichen kann, die Erkrankung jedoch nicht ursächlich beseitigt. Unter einer medikamentösen Therapie entziehen sich Endometrioseherde der Visualisierung. Die hormonelle Therapie verändert das inflammatorische Milieu und die angiogenetische Reaktion unter antiöstrogenen oder gestagenen Wirkmechanismen. Die Wiederherstellung einer peritonealen Integrität ist nur scheinbar. Am Status der Endometriose ändert sich lediglich ihre Aktivität und damit ihr Erscheinungsbild.

▶ Bei der Behandlung der Kinderwunschpatientin hat die medikamentöse Behandlung keinen Stellenwert. Die hormonelle Therapie und multimodale Schmerztherapie sind der Langzeitbehandlung und der Rezidivprophylaxe vorbehalten.

Der diagnostisch-chirurgische Ansatz impliziert seine nachhaltige Wirksamkeit und verlangt somit nach kompletter Eradikation der Erkrankung im besten onkologischen Sinne der R-0-Resektion. Was nun aber, wenn sich die Erkrankung unserer Anschauung entzieht? Ältere Studien (Balasch et al. 1996; D'Hooghe 2003; Evers et al. 2005; Murphy et al. 1986) konnten zeigen, dass intakt erscheinendes Peritoneum histologisch Endometriose aufweisen kann. Es fällt nicht schwer, die Vielzahl unendeckter Endometriosen zu errechnen, würden nur genügend Biopsate pro Patientin entnommen. Diese Entdeckung submikroskopischer Endometrioseläsionen wird umso kritischer, bedenkt man eine ungeahnte Zahl von Frauen, die primär nicht als endometrioseverdächtig erscheinen, sondern unter variablen Schmerzzuständen und Befindlichkeitsstörungen leiden. In einer 10-Jahres-Retrospektive deckten Kang et al. (2006) auf, dass die Mehrzahl der Frauen mit unklarem chronischem Unterbauchschmerz, die sich einer diagnostischen Laparoskopie unterzogen, nachweislich eine Endometriose hatten.

Die Methode der Autofluoreszenz beispielsweise zeigt, dass die peritoneale Endometriose viel mehr ist, als was uns das bloße menschliche Auge gestattet, wahrzunehmen. Sie versetzt uns in die Lage, die gesamte Ausdehnung der Erkrankung zu ermessen, okkulte Formen und Frühstformen zu diagnostizieren, was möglicherweise bei adoleszenten Patientinnen hilfreich sein könnte.

Inzwischen allseits Bestandteil der Wahrnehmung ist die Einsicht, welcher Camouflage die Endometriose fähig ist. Das Wissen um die Pleiomorphe atypischer Läsionen trägt eher zu diagnostischer Unsicherheit bei, als dass es uns in unserer ärztlichen Handlungsfähigkeit sicherer macht. Klinisch erhebt sich die Frage, ob die Eradikation sämtlicher visualisierbarer Läsionen, was bei einer benignen Erkrankung eine ausgedehnte Debulkingoperation bedeuten würde, wirklich angemessen und zielführend ist. Eine R-0-Resektion ist anzustreben, aber nicht Conditio sine qua non, sondern abhängig von der individuellen Situation der Patientin, von Symptomatik und Familienplanung.

8 Endometriose und Malignität – gibt es ein erhöhtes Risiko?

Bei mehr als 40.000 diagnostizierten Fällen pro Jahr gilt die Endometriose als eine der häufigsten benignen Erkrankungen der Frau. In annähernd 50 % der Fälle findet man Endometriose bei Frauen mit chronischen Schmerzzuständen bzw. sog. idiopathischer Infertilität. Seit jeher gilt die Endometriose als eine benigne Erkrankung, wenngleich sie sich biologisch wie ein Malignom verhält mit invasivem, progressivem und hormonabhängigem Wachstum. Vom inflammatorischen peritonealen Milieu bis hin zu Rezidivneigung und Metastasierung wird diese als chronische Erkrankung zu begreifende Entität in der klinischen Terminologie wie eine onkologische Erkrankung charakterisiert.

Schon im ausgehenden 19. Jahrhundert bzw. zu Beginn des 20. Jahrhunderts wurde immer wieder über die Endometriose und ihr onkogenes Potenzial berichtet (Sampson 1925).

Mit Beginn des 2. Jahrtausends liegen Ergebnisse aus groß angelegten Studien vor, die ein Risikopotenzial onkologischer Folgeerkrankungen bei Frauen mit Endometriose präsentieren. Unter Zugrundelegung des Schwedischen Krebsregisters ergab sich in einem Kollektiv von etwa 21.000 Frauen mit gesicherter Endometriose in einem Follow-up von insgesamt 12 Jahren ein um das Zweifache erhöhtes Risiko, an einem Ovarialkarzinom zu erkranken. Weitere Assoziationen von Endometriose und malignen Erkrankungen wurden für das Non-Hodgkin-Lymphom, das maligne Melanom und auch für den Brustkrebs konstatiert. Eine statistisch nachgewiesene vierfache Erhöhung für das Risiko des Auftretens eines Ovarialkarzinoms wurde für die Patientengruppe ermittelt, für die über einen längeren Zeitraum eine Ovarialendometriose dokumentiert war (Brinton et al. 1997). In einer Folgestudie konnten diese Daten insbesondere für das Risiko des Ovarialkarzinoms auf der Basis von insgesamt nahezu 65.000 Frauen statistisch signifikant nachvollzogen werden (Melin et al. 2006). Eine neuere epidemiologische Studie aus den USA bestätigt diese Einschätzung (Peirce et al. 2012)

Hier bestätigte sich die Tastsache, dass Frauen mit einer frühen Diagnose einer Ovarialendometriose einem höheren Risiko ausgesetzt sind, im Verlauf des späteren Lebens ein Ovarialkarzinom zu entwickeln.

Die Literatur weist aus, dass bestimmte histopathologische Subtypen des Ovarialkarzinoms prädominant im Zusammenhang mit einer Endometriose vergesellschaftet sind. Während der häufigste Subtyp des Ovarialkarzinoms, das seröse Karzinom, nur in etwa 6 % der Fälle mit einer Endometriose vergesellschaftet ist, zeigen das Klarzell-Karzinom bzw. das endometrioide Ovarialkarzinom mit deutlich höheren Prozentsätzen (38 %/21 %) eine Assoziation zur Endometriose.

Von besonderer Bedeutung zur Prognoseeinschätzung für eine maligne Transformation der Endometriose kann die histopathologische Klassifizierung der endometriotischen Läsionen sein. Auch hier kann man vergleichbar den Präkanzerosen des Endometriums zwischen typischen und atypischen Zellformationen unterscheiden (Grading). Die atypische Endometriose im Sinne einer histopathologischen Klassifikation scheint das größte Potenzial zur malignen Transformation zu haben.

In brillanter Weise konnten Dinulescu et al. (2005) in einem Mausmodell zeigen, dass bei Aktivierung einer onkogenen K-Ras-Mutante und gleichzeitig intaktem Tumorsuppressor Pten eine histologisch klar identifizierbare Peritonealendometriose entsteht, während bei inaktivem Pten ein peritoneales Karzinom entsteht. Inzwischen konnten weitere potenzielle Genmutationen (z. B. ARID 1, p53) entdeckt werden, die identisch sowohl an der Pathogenese der Endometriose als auch des Ovarialkarzinoms beteiligt sind.

In Anbetracht der hohen Inzidenz der Endometriose kann hier nur eine sorgfältige und systematische Diagnostik empfohlen werden mit differenzierter histopathologischer Begutachtung. Die Möglichkeit einer malignen Transformation endometriotischer Läsionen legt aber auch den Schluss nahe, Endometrioseherde großzügig zu exzidieren, um neben den therapeutischen Effekten die Möglichkeit einer sorgfältigen histopathologischen Klassifizierung zu gewährleisten. Eine solche Vorgehensweise gilt dann nicht nur für Frauen im reproduktiven Alter, sondern auch für die Frau in der Postmenopause.

9 Behandlung der Endometriose bei Kinderwunsch

Unerfüllter Kinderwunsch betrifft etwa 10–15 % der Bevölkerung im gebärfähigen Alter und gilt als ein Problem von erheblichem sozioökonomischem Ausmaß. Zwischen 25 % und 50 % der Frauen mit unerfülltem Kinderwunsch haben eine Endometriose und 30–50 % der Frauen mit Endometriose haben unerfüllten Kinderwunsch. Bei fertilen Paaren liegen die Fertilitätsraten bei etwa 0,15 bis 0,20 pro Monat und nehmen mit dem Alter ab. Bei infertilen Frauen mit unbehandelter Endometriose verringert sich die Fertilitätsrate wesentlich auf Werte so niedrig wie ca. 0,02 bis 0,10 (Missmer et al. 2004).

Obwohl die Wirksamkeit der pharmakologischen Behandlung zur Linderung von endometrioseassoziierten Schmerzen gut belegt ist, gibt es keine schlüssigen Beweise für positive Ergebnisse, wenn das Problem die Sterilität ist. Im Gegensatz dazu wird die Fertilität während der medikamentösen Behandlung nahezu eliminiert, da alle Arzneimittel, die zur

Behandlung der Endometriose verwendet werden, die Ovulation hemmen.

▶ Die effektivste Therapieoption zur Erfüllung des Kinderwunsches ist die operative Sanierung durch die komplette Entfernung von Endometrioseherden.

Allerdings ist die Endometriose eine Erkrankung mit multiplen und pleiomorphen Erscheinungsformen (peritoneale Endometriose, Endometriome/Endometriosezysten, tief infiltrierende Endometriose, Adenomyose, Endometrioserezidiv). Gerade die Heterogenität des Endometriosekollektivs bei Patientinnen mit unerfülltem Kinderwunsch stellt eine besondere Herausforderung für den Therapeuten dar.

Nach wie vor stellt sich trotzdem die Frage, wie die Behandlung von Endometriose bei infertilen Patientinnen gehandhabt werden soll, v. a. im Hinblick auf die Bestimmung des richtigen Zeitpunkts, zu dem es indiziert sein kann oder nicht, ein chirurgisches Verfahren oder eine assistierte Reproduktionsmethode durchzuführen.

Das gilt jetzt weniger für Frauen mit ausgeprägter Schmerzsymptomatik als vielmehr für Frauen mit unerfülltem Kinderwunsch und symptomloser Endometriose. Nach wie vor lässt sich eine Endometriose letztlich nur invasiv, also operativ, diagnostizieren.

Die pathophysiologischen und immunodynamischen Ergebnisse der Endometrioseforschung aus den letzten Dekaden betonen zwei wesentliche Ereignisse: einerseits die ausgeprägte intraperitoneale Inflammation und andererseits das disruptive Potenzial der Erkrankung für diverse Organsysteme. Gerade die Inflammation mit einer Vielzahl zytotoxisch wirksamer Substanzen wie diverse Zytokine sind ursächlich an einer Reduktion der Fertilität beteiligt. TNF-alpha beispielsweise kompromittiert die Follikulogenese über die Erhöhung der Apoptoserate von Granulosazellen. Makrophagen attackieren zur Befruchtung bereitstehende Spermatozoen. In Anbetracht dessen erscheint eine komplette Entfernung der hochaktiven Endometrioseherde geboten, und hier erhält die operative Strategie ihre prädominante Bedeutung.

Wenn die Diagnose in Übereinstimmung mit den Grundsätzen der guten klinischen Praxis gestellt wurde und das Operationsteam ausreichende Expertise beweist, wird die Operation optimale Ergebnisse erzielen können.

Die deutsche interdisziplinäre S2k-Leitlinie für die Diagnostik und Therapie der Endometriose beschreibt eine häufige Assoziation von Endometriose und Infertilität, wobei ein kausaler Zusammenhang nicht letztlich geklärt ist, und betont dabei die notwendigen Erfahrungen und Fertigkeiten des Behandlers in der operativen Fertilitätstherapie sowie die Kooperation mit der Reproduktionsmedizin als Voraussetzung für die Behandlung von Frauen mit Endometriose und Kinderwunsch.

10 Operative Therapie der peritonealen Endometriose (rASRM-Stadium I und II)

Zum Effekt der operativen Entfernung (Koagulation/Resektion) von Endometrioseherden bei Patientinnen mit Sterilität und Endometriosestadium rASRM I und II werden immer wieder zwei ältere randomisierte, kontrollierte Studien als Beleg zitiert: Marcoux et al. (1997) und Parazzini (1999). Marcoux et al. randomisierten intraoperativ insgesamt 341 Patientinnen (mittleres Alter 30,5 Jahre, mittlere Infertilitätsdauer 31 Monate). Bei einer Nachbeobachtungszeit von 36 Wochen wurden in der Gruppe mit Resektion der Endometriose 30,7 % (50 von 179) der Patientinnen schwanger und in der Gruppe mit ausschließlich diagnostischer Laparoskopie 17,7 % (29 von 169; kumulative Inzidenz-Ratio 1,7, 95 % KI 1,2–2,6). Die Geburtenrate ist nicht angegeben. Zusätzliche fertilitätssteigernde Maßnahmen finden ebenfalls keine Erwähnung (Marcoux et al. 1997).

Parazzini (1999) randomisierten intraoperativ 101 Patientinnen mit Endometriose rASRM I und II bei einer mittleren Infertilitätsdauer von 38 Monaten. Während der Nachbeobachtungszeit von hier mindestens einem Jahr wurden 12 Patientinnen in der Resektionsgruppe (12 von 54 = 22,2 %) und 13 in der Gruppe mit diagnostischer Laparoskopie schwanger (13 von 47 = 27,6 %). Es ergeben sich keine statistisch signifikant unterschiedlichen Ergebnisse, auch nicht im Hinblick auf die Geburtenrate von jeweils n = 10 (Parazzini 1999).

In einer aus diesen beiden Studien errechneten Cochrane-Metaanalyse kommen Jacobson et al. (2010) insgesamt zu einem positiven, aber in der Effektstärke unsicheren Ergebnis hinsichtlich des Vorteils einer Resektion bezüglich einer verbesserten Schwangerschaftsrate (Odds Ratio 1,66; 95 % KI 1,09–2,51) (Jacobson et al. 2010). Das Konfidenzintervall zeigt die mögliche Schwankungsbreite des wirklichen Effekts bei deutlich inkongruenten Ergebnissen der beiden Studien.

12 Jahre später, in einer retrospektiven Kohortenstudie (n = 661) von Patientinnen mit Endometriose der Stadien rASRM I und II, die sich einer Behandlung zur In-vitro-Fertilisierung (IVF) unterzogen, zeigte sich bei denjenigen Patientinnen (n = 399), deren Endometrioseherde vor einer IVF-Behandlung reseziert wurden, eine Erhöhung der Schwangerschaftsrate im ersten IVF-Zyklus um 10,7 % (29,4 % vs. 40,1 %, p = 0,004) und eine um 6,9 % höhere Geburtenrate (p = 0,04) (Opøien et al. 2011). Hier zeigt sich also ein klarer Vorteil der operativen Strategie.

Bei Frauen mit unerfülltem Kinderwunsch und Endometriose rASRM I und II empfehlen auch die ESHRE-Leitlinien für das Management von Frauen mit Endometriose eine operative Laparoskopie (Exzision oder Ablation der Endometrioseläsionen) mit einschließender Adhäsiolyse anstatt einer rein diagnostischen Laparoskopie, um die Schwangerschaftsraten zu erhöhen (Dunselman et al. 2014).

Eine kürzlich veröffentlichte neue Studie bestätigt, dass eine peritoneale Endometriose mit einem großen Ausmaß entzündlicher Störungen verbunden ist, die zu einer fehlerhaften Follikulogenese, Befruchtung und/oder Implantation führen und sich als erhöhtes Risiko für eine Fehlgeburt präsentieren (Kohl Schwartz et al. 2017).

11 Operative Therapie der ovariellen Endometriose

Die ovarielle Endometriose gehört zu den schwersten Formen der Endometriose. In Bezug auf die Behandlung der Sterilität wurde kein therapeutischer Nutzen von einer medikamentösen Therapie bei Frauen mit einer ovariellen Endometriose nachgewiesen. Das Operationsrisiko und die damit verbundene potenzielle Schädigung der Ovarialfunktion müssen vor der Operation gründlich untersucht werden. Dennoch ist eine operative Sanierung der ovariellen Endometriose bei vielen Frauen Therapie der Wahl.

Bei Patientinnen mit einer ovariellen Endometriose erscheint das komplette Ausschälen des Endometrioms der Fensterung und Koagulation bezüglich der spontanen Schwangerschaftsrate überlegen (Alborzi et al. 2004; Hart et al. 2008). Eine präoperative medikamentöse Therapie verbessert die Ergebnisse nicht (Hart et al. 2008; Donnez et al. 1996) (Abb. 7).

Der Effekt von ovariellen Endometriomen auf das IVF-Behandlungsergebnis ist unklar. Einige systematische Übersichtsarbeiten zeigen, dass Endometriome vor Beginn einer IVF-Behandlung mit Blick auf die erzielten Schwangerschaftsraten nicht operativ behandelt werden müssen (Benschop et al. 2010; Tsoumpou et al. 2009). Andererseits ist nach operativer Versorgung die Follikelpunktion erleichtert und das Infektionsrisiko vermindert. Darüber hinaus muss die seltene Möglichkeit eines Ovarialkarzinoms auf dem Boden einer Endometriose bedacht werden (Matalliotakis et al. 2006; Moini et al. 2005; Peirce et al. 2012).

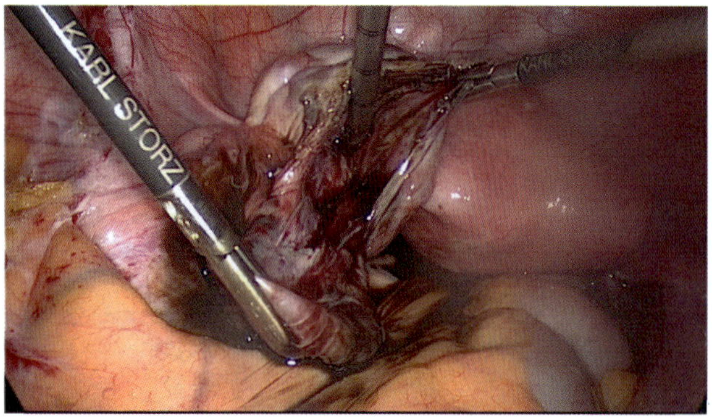

Abb. 7 Endometriosezyste – Komplette Entfernung

Im Fall der operativen Therapie favorisieren auch die ESHRE-Leitlinien eine komplette Ausschälung der Endometriome und Endometriosezysten im Gegensatz zu Drainage der Zyste und Elektrokoagulation (Dunselman et al. 2014).

Andererseits scheint bei Frauen mit Endometriomen, die >3 cm messen, ohne operative Intervention die Schwangerschaftsrate im Falle einer primären IVF-Behandlung nicht kompromittiert zu sein (Benschop et al. 2010; Hart et al. 2008). Aber auch diesen Patientinnen empfehlen die DGGG-Leitlinien, vor Nutzung der assistierten Reproduktionstechnologie eine Zystektomie zu erwägen, um endometrioseassoziierte Schmerzen und/oder den Zugang zu den Follikeln zu verbessern.

12 Operative Therapie der tief infiltrierenden Darmendometriose (TIE) und schwere Endometriose (rASRM-Stadium IV)

Die Auswirkungen der Operation auf die Fertilität bei tief infiltrierender Endometriose ist Gegenstand einer anhaltenden Kontroverse in der Literatur. Das Hauptproblem ist, dass für die tief infiltrierende Endometriose inkl. Darmbefall keine kontrollierten, randomisierten Studien vorliegen, deren primäre Fragestellung der Vergleich der operativen Therapie versus keine operative Therapie im Hinblick auf die erzielte Schwangerschafts- und Geburtsrate wäre.

Bei tief infiltrierender Endometriose mit Darmbefall ergab eine prospektive Kohortenstudie eine signifikant höhere IVF-induzierte Schwangerschaftsrate nach vorheriger kompletter operativer Sanierung (Bianchi et al. 2009). Patientinnen mit Darmendometriose boten in einer weiteren prospektiven Kohortenstudie eine höhere Schwangerschaftsrate nach Segmentresektion des Rektosigmoids im Vergleich zu verbleibendem Darmbefall (28,3 % vs 20 % p-Wert n. a.) (Stepniewska et al. 2009).

In einer weiteren Studie fanden sich bei Patientinnen mit TIE und Kinderwunsch nur nach laparoskopischer Operation spontane Schwangerschaften verglichen mit offenchirurgischem Vorgehen (Daraï et al. 2011). Eine Fall-Kontrollstudie konnte dagegen nach radikaler retroperitonealer Resektion der TIE mit signifikant höherer Komplikationsrate keinen zusätzlichen Vorteil für die reproduktive Funktion im Vergleich zu einer Entfernung von lediglich intraperitonealen Läsionen zeigen (Douay-Hauser et al. 2011).

In zwei prospektiven Kohortenstudien bei infertilen Frauen mit mittelschwerer und schwerer tief infiltrierenden Endometriose, die eine laparoskopische Operation mit Entfernung von Läsionen und Adhäsiolyse erhielten, betrug die spontane Schwangerschaftsrate 57–69 % (mäßige Endometriose) und 52–68 % (schwere Endometriose). Die ESHRE gab die Empfehlung, die operative Intervention dem „expectant management" vorzuziehen, um eine höhere Spontanschwangerschaftsrate zu erzielen (Dunselman et al. 2014; Nezhat et al. 1989; Vercellini et al. 2006).

Insgesamt sind die Belege für eine Operation bei Kinderwunschpatientinnen mit tief infiltrierender Darmendometriose mit der alleinigen Absicht, die Lebendgeburtenrate zu erhöhen, begrenzt. Eine neuere Studie kommt zur Schlussfolgerung, dass Frauen von der kolorektalen Chirurgie (sowohl die komplette Segmentresektion als auch das sog. Shaving betreffend), vor einer IVF-Behandlung mit einer höheren Schwangerschaftsrate profitieren (Ballester et al. 2017). Die gleiche Arbeitsgruppe favorisiert jedoch auch eine weniger aggressive Vorgehensweise mit dem Verweis auf eine erhöhte Komplikationsrate (Darwish und Roman 2016).

Im Falle eines Endometrioserezidivs herrscht höherer Konsens – hier ist die assistierte Reproduktion (IVF) einer erneuten operativen Therapie hinsichtlich der Schwangerschaftsrate überlegen (Pagidas et al. 1996). In die Überlegungen, ob man ein weiteres Mal operiert oder ohne weiteren Eingriff reproduktionsmedizinische Techniken zur Anwendung bringt, gehen der Zustand der Tuben, die Dauer der Infertilität, das Alter der Patientin, das Ausmaß der Endometriose und die fertilitätsunabhängige, endometriosebedingte Symtomatik sowie der Wunsch der Patientin mit ein (Adamson und Pasta 2010).

▶ Generell gilt: Je ausgedehnter der Endometriosebefall und je höher das Alter der Patientin, desto früher ist die assistierte Reproduktion (IVF) zu empfehlen.

Auf diesen Sachverhalt sollten aber auch jüngere Patientinnen mit ausgedehnter Endometriose und unerfülltem Kinderwunsch hingewiesen werden. Die sog. ultralange GnRH-Agonisten-Vorbehandlung (3–6 Monate) im Rahmen einer IVF/ICSI-Behandlung nach operativer Sanierung soll zu signifikant höheren Schwangerschaftsraten bei Endometriosestadien rASRM III und IV führen (Rickes et al. 2002; Sallam et al. 2006).

13 Was ist wichtig bei Patientinnen mit Endometriose und Kinderwunsch

Der kausale Zusammenhang zwischen Endometriose und Infertilität ist letztlich nicht komplett aufgeklärt. Nichtsdestotrotz stellt die Endometriose eine bedeutende Einschränkung der Konzeptionschancen dar.

Die komplette operative Entfernung der Endometrioseherde bei minimaler und milder Endometriose führt zu einem Anstieg der Schwangerschaftsrate und zu einer Verkürzung der Zeit bis zum Eintritt einer Schwangerschaft.

Auch wenn das Operationsrisiko und die damit verbundene potenzielle Schädigung der Ovarialfunktion vor der Operation einer ovariellen Endometriose gründlich bedacht werden müssen, ist die operative Sanierung der ovariellen Endometriose bei vielen Frauen dennoch Therapie der Wahl.

Bei tief infiltrierender Darmendometriose entscheidet sich das operative Vorgehen anhand der individuellen Situation und der Symptomatik der Patientin. Die Indikation zur Operation sollte unter Berücksichtigung aller Vor- und Nachteile gestellt werden.

Im Falle eines Endometrioserezidivs stellt die assistierte Reproduktion (IVF-Behandlung) eine relevante und erfolgversprechende Therapievariante dar.

Auch nach „IVF-Failure" und vor einer erneuten IVF-Behandlung muss eine operative Intervention in Betracht gezogen werden.

Für die Behandlung von Frauen mit Endometriose und unerfülltem Kinderwunsch sind entsprechende Erfahrungen und Fertigkeiten in der Fertilitätschirurgie sowie die Kooperation mit der Reproduktionsmedizin Conditio sine qua non. Die enge Zusammenarbeit erfahrener Reproduktionschirurgen und Reproduktionsmediziner ist hierfür Voraussetzung.

Literatur

Adamson GD, Pasta DJ (2010) Endometriosis fertility index: the new, validated endometriosis staging system. Fertil Steril 94: 1609–1615

Alborzi S, Momtahan M, Parsanezhad ME, Dehbashi S, Zolghadri J, Alborzi S (2004) A prospective, randomized study comparing laparoscopic ovarian cystectomy versus fenestration and coagulation in patients with endometriomas. Fertil Steril 82:1633–1637

ASRM classification of endometriosis (1996) Fertil Steril 67:817–821

Balasch J, Creus M, Fabregues F et al (1996) Visible and non-visible endometriosis at laparoscopy in fertile and infertile women and in patients with chronic pelvic pain: a prospective study. Hum Reprod 11:387–391

Ballester M, Roman H, Mathieu E, Touleimat S, Belghiti J, Darai E (2017) Prior colorectal surgery for endometriosis-associated infertility improves ICSI-IVF outcomes: results from expert centres. Eur J Obstet Gynecol Reprod Biol 209:95–99

Benschop L, Farquhar C, van der Poel N, Heineman MJ (2010) Interventions for women with endometrioma prior to assisted reproductive technology. Cochrane Database Syst Rev (11):CD008571

Bianchi PHM, Pereira RMA, Zanatta A, Alegretti JR, Motta ELA, Serafini PC (2009) Extensive excision of deep infiltrative endometriosis before in vitro fertilization significantly improves pregnancy rates. J Minim Invasive Gynecol 16:174–180

Brinton LA, Gridley G, Persson I et al (1997) Cancer risk after a hospital discharge diagnosis of endometriosis. Am J Obstet Gynecol 176:572–579. http://www.ncbi.nlm.nih.gov/entrez/query.fcgi?db=pubmed&cmd=Retrieve&dopt=AbstractPlus&list_uids=15200778&query_hl=16&itool=pubmed_DocSum. Zugegriffen am 06.09.2019

Brosens I, Puttemans P, Campo R et al (2004) Diagnosis of endometriosis: pelvic endoscopy and imaging techniques. Best Pract Res Clin Obstet Gynaecol 18:285–303

Buchweitz O, Staebler A, Tio J et al (2006) Detection of peritoneal endometriotic lesions by autofluorescence laparoscopy. Am J Obstet Gynecol 195:949–954

Daraï E, Lesieur B, Dubernard G, Rouzier R, Bazot M, Ballester M (2011) Fertility after colorectal resection for endometriosis: results of a prospective study comparing laparoscopy with open surgery. Fertil Steril 95:1903–1908

Darwish B, Roman H (2016) Surgical treatment of deep infiltrating rectal endometriosis: in favor of less aggressive surgery. Am J Obstet Gynecol 215(2):195–200

Demco L (2004) Laparoscopic spectral analysis of endometriosis. J Am Assoc Gynecol Laparosc 11:219–222

D'Hooghe TM (2003) Invisible microscopic endometriosis: how wrong is the sampson hypothesis of retrograde menstruation to explain the pathogenesis of endometriosis? Gynecol Obstet Investig 55:61–62

Dinulescu DM, Ince TA, Quade BJ et al (2005) Role of K-Ras and Pten in the development of mouse models of endometriosis and endometriod ovarian cancer. Nat Med 11:63–70

Donnez J, Nisolle M, Gillet N, Smets M, Bassil S, Casanas-Roux F (1996) Large ovarian endometriomas. Hum Reprod 11:641–646

Douay-Hauser N, Yazbeck C, Walker F, Luton D, Madelenat P, Koskas M (2011) Infertile women with deep and intraperitoneal endometriosis: comparison of fertility outcome according to the extent of surgery. J Minim Invasive Gynecol 18:622–628

Dunselman GA, Vermeulen N, Becker C, Calhaz-Jorge C, D'hooghe T, De Bie B, Heikinheimo O, Horne AW, Kiesel L, Nap A, Prentice A, Saridogan E, Soriano D, Nelen W, European Society of Human Reproduction and Embryology (2014) ESHRE guideline: management of women with endometriosis. Hum Reprod 29(3):400–412. https://doi.org/10.1093/humrep/det457. Epub 2014 Jan 15

Evers JL, Dunselman GA, Groothuis P (2005) Now you see them, now you don't. Fertil Steril 84:31–32; discussion 38–9. Review

Hart RJ, Hickey M, Maouris P, Buckett W (2008) Excisional surgery versus ablative surgery for ovarian endometriomata. Cochrane Database Syst Rev (2):CD004992. https://doi.org/10.1002/14651858

Hillemanns P, Weingandt H, Stepp H et al (2000) Assessment of 5-aminolevulinic acid-induced porphyrin fluorescence in patients with peritoneal endometriosis. Am J Obstet Gynecol 183:52–57

Huffman JW (1981) Endometriosis in young teen-age girls. Pediatr Ann 10:44–49

Jacobson TZ, Duffy JMN, Barlow D, Farquhar C, Koninckx PR, Olive D (2010) Laparoscopic surgery for subfertility associated with endometriosis. Editorial Group: Cochrane Menstrual Disorders and Subfertility Group. Cochrane Database Syst Rev (1):CD001398. https://doi.org/10.1002/14651858.CD001398.pub2

Kang SB, Chung HH, Lee HP et al (2006) Impact of diagnostic laparoscopy on the management of chronic pelvic pain. Surg Endosc 14: 916–919

Kohl Schwartz AS, Wölfler MM, Mitter V, Rauchfuss M, Haeberlin F, Eberhard M, von Orelli S, Imthurn B, Imesch P, Fink D, Leeners B (2017) Endometriosis, especially mild disease: a risk factor for miscarriages. Fertil Steril 108(5):806–814.e2. https://doi.org/10.1016/j.fertnstert.2017.08.025

Kupker W, van der Linde H, Loning M et al (2004) Laparoscopic autofluorescence imaging of endometriosis. Fertil Steril 82:S72–S73

Kyama CM, Debrock S, Mwenda JM et al (2003) Potential involvement of the immune system in the development of endometriosis. Reprod Biol Endocrinol 1:121

Malik E, Berg C, Meyhofer-Malik A et al (2000) Fluorescence diagnosis of endometriosis using 5-aminolevulinic acid. Surg Endosc 14:452–455

Marcoux S, Maheux R, Bérubé S (1997) Laparoscopic surgery in infertile women with minimal or mild endometriosis. Canadian Collaborative Group on Endometriosis. N Engl J Med 337:217–222

Matalliotakis I, Mahutte NG, Koukoura O, Arici A (2006) Endometriosis-associated stage IA clear cell ovarian carcinoma in a woman with IVF-ET treatments in the Yale series. Arch Gynecol Obstet 274:184–186

Medina MG, Lebovic DI (2009) Endometriosis – associated nerve fibers and pain. Acta Obstet Gynecol Scand 88:968–975

Melin A, Sparen P, Persson I (2006) Endometriosis and the risk of cancer with special emphasis on ovarian cancer. Hum Reprod 21:1237–1242

Missmer SA, Hankinson SE, Spiegelman D, Barbieri RL, Marshall LM, Hunter DJ (2004) Incidence of laparoscopically confirmed endometriosis by demographic, anthropometric, and lifestyle factors. Am J Epidemiol 160(8):784–796

Moini A, Riazi K, Amid V, Ashrafi M, Tehraninejad E, Madani T, Owj M (2005) Endometriosis may contribute to oocyte retrieval-induced pelvic inflammatory disease: report of eight cases. J Assist Reprod Genet 22:307–309

Murphy AA, Green WR, Bobbie D et al (1986) Unsuspected endometriosis documented by scanning electronmicroscopy in visualy normal peritoneum. Fertil Steril 46:522–524

Nezhat C, Crowgey S, Nezhat F (1989) Videolaseroscopy for the treatment of endometriosis associated with infertility. Fertil Steril 51:237–240

Opøien HK, Fedorcsak P, Byholm T, Tanbo T (2011) Complete surgical removal of minimal and mildendometriosis improves outcome of subsequent IVF/ICSI treatment. Reprod Biomed Online 23:389–395

Pagidas K, Falcone T, Hemmings R, Miron P (1996) Comparison of reoperation for moderate (stage III) and severe (stage IV) endometriosis-related infertility with in vitro fertilization-embryo transfer. Fertil Steril 65:791–795

Parazzini F (1999) Ablation of lesions or no treatment in minimal-mild endometriosis in infertile women: a randomized trial. Gruppo Italiano per lo Studio dell'Endometriosi. Hum Reprod 14:1332–1334

Peirce CL, Templeman C, Rossing MA (2012) On behalf of the Ovarian cancer Association Consortium. Association between endometriosis and risk of histological subtypes of ovarian cancer: a pooled analysis of case-control studies. Lancet Oncol 13:385–394

Pellicer A, Albert C, Garrido N et al (2000) The pathophysiology of endometriosis – associated infertility: follicular environment and embryo quality. J Reprod Fertil Suppl 55:109–119

Redwine DB (1999) Ovarian endometriosis: a marker for more extensive pelvic and intestinal disease. Fertil Steril 72:310–315

Rickes D, Nickel I, Kropf S, Kleinstein J (2002) Increased pregnancy rates after ultralong postoperative therapy with gonadotropin-releasing hormone analogs in patients with endometriosis. Fertil Steril 78:757–762

Sallam H, Garcia-Velasco J, Dias S, Arici A (2006) Long-term pituitary down-regulation before in vitro fertilization (IVF) for women with endometriosis. Cochrane Database Syst Rev (1):CD004635

Sampson JA (1925) Endometrial carcinoma of ovary arisingin endometrial tissue in that organ. Arch Surg 10:1–72

Sinaii N, Ceary SD, Ballweg ML (2002) High rates of autoimmune and endocrine disorders, fibromyalgia, chronic fatigue syndrome and atopic diseases among women with endometriosis: a survey analysis. Hum Reprod 17:2715–2724

Stepniewska A, Pomini P, Bruni F, Mereu L, Ruffo G, Ceccaroni M, Scioscia M, Guerriero M, Minelli L (2009) Laparoscopic treatment of bowel endometriosis in infertile women. Hum Reprod 24:1619–1625

Tsoumpou I, Kyrgiou M, Gelbaya TA, Nardo LG (2009) The effect of surgical treatment for endometrioma on in vitro fertilization outcomes: a systematic review and meta-analysis. Fertil Steril 92:75–87

Tuttlies F, Keckstein J, Ulrich U et al (2005) ENZIAN score: a classification of deep infiltrating endometriosis. Zentralbl Gynakol 127:275–281

Vercellini P, Fedele L, Aimi G, De Giorgi O, Consonni D, Crosignani PG (2006) Reproductive performance, pain recurrence and disease relapse after conservative surgical treatment for endometriosis: the predictive value of the current classification system. Hum Reprod 21:2679–2685

Wolfram F, Riedlinger J, Weichbrodt M et al (2010) Sentinel lymph node labeling of patients with deep infiltrating rectovaginal endometriosis – does this make sense? J Endometr 2:33–40

Adenomyose

35

Frank Nawroth

Inhalt

1 Definition, Prävalenz und klinische Symptomatik ... 363
2 Diagnostik ... 364
3 Therapeutisches Vorgehen ... 365
4 Nichtmedikamentöse Therapie ... 367
5 Adenomyose und assistierte Reproduktion (ART) ... 367
6 Schwangerschaftsverlauf ... 368
7 Zusammenfassung ... 368
Literatur ... 368

1 Definition, Prävalenz und klinische Symptomatik

▶ **Definition Adenomyose** Als Adenomyosis uteri wird der histologische Nachweis von endometrialen Drüsen und Stroma im Myometrium in Kombination mit einer Hypertrophie des umgebenden Myometriums definiert (Zaloudek und Norris 1987).

Die Adenomyose resultiert aus der Invasion des basalen Endometriums in das umgebende Myometrium (Bazot et al. 2001) und stellt damit eine Erkrankung der sog. Archimetra dar, die aus dem Endometrium selbst sowie dem subendometrialen Endometrium (= Archimyometrium = Junktionalzone) besteht (Bazot et al. 2001; Leyendecker et al. 2002). Die Adenomyosis uteri stellt sich im MRT als hypodense verbreiterte Junktionalzone insbesondere an der Uterushinterwand dar (Kunz et al. 2007).

Unklar war, ob es eine altersabhängige Prävalenz der Adenomyose gibt, in welchem Lebensalter also möglicherweise „bevorzugt" die beschriebene Invasion des Endo- in das Myometrium auftritt. Nachdem sie ursprünglich vor allem jenseits des 50. Lebensjahres im MRT oder histologisch diagnostiziert wurde (Parazzini et al. 1997), häuften sich die Hinweise auf eine schon deutlich frühere Manifestation (Kissler et al. 2007, 2008).

Kunz et al. (2007) konnten zeigen, dass diese Invasion – gemessen anhand der zunehmenden Verdickung der Junktionalzone der Uterushinterwand – bei Endometriose-Patientinnen in der 3. Lebensdekade beginnt und sich während der 4. kontinuierlich fortsetzt. Frauen ohne eine Endometriose zeigten bis zum 34. Lebensjahr keine Hinweise auf eine Adenomyose. Von diesem Alter an fand sich in beiden Gruppen aber parallel ein deutlicher Anstieg der Inzidenz.

Eine Adenomyose wurde in 36,2 % aller Hysterektomiepräparate (medianes Alter 50,3 ± 10,4 Jahre) (Yeniel et al. 2007), bei 79 % aller Endometriose-Patientinnen sowie 90 % der Endometriose-Patientinnen <36 Jahre nachgewiesen (Kunz et al. 2005). Weiss et al. (2009) beschrieben bei 48 % von 137 perimenopausalen Patientinnen (medianes Alter 49,5 ± 3,4 Jahre) eine Adenomyose, darunter Patientinnen mit Myomen, einer Endometriose, Unterbauch-

F. Nawroth (✉)
Facharzt-Zentrum für Kinderwunsch, Pränatale Medizin, Endokrinologie und Osteologie, amedes MVZ Hamburg, Hamburg, Deutschland
E-Mail: frank.nawroth@amedes-group.de

K. Diedrich et al. (Hrsg.), *Reproduktionsmedizin*, Springer Reference Medizin, https://doi.org/10.1007/978-3-662-57636-6_36

schmerzen und Blutungsstörungen, aber auch symptomlose Frauen.

> Die Wahrscheinlichkeit von klinischen Symptomen wie z. B. Unterbauchschmerzen oder Blutungsstörungen bestand dabei unabhängig vom Vorhandensein einer Adenomyose. Dies führte die Autoren zu der Schlussfolgerung, dass die Adenomyose in aller Regel nicht Ursache der Symptome war und daher per se keine Krankheit, sondern eine „normal variant" darstellt.

Zeigte sich in einer umgekehrten Analyse bei 59 symptomatischen Patientinnen (32–54 Jahre, Median 42 Jahre) (z. B. Dysmenorrhö, Menorrhagie oder Unterbauchschmerzen) im MRT eine Junktionalzonendicke >12 mm als beweisend für eine Adenomyose, so hatten in einer retrospektiven Analyse der MRT-Bilder 34 % (20/59) der Frauen auch Zeichen einer Endometriose (Zacharia und O'Neill 2006). Bei einer länger als 11 Jahre andauernden Dysmenorrhö fand sich bei 87 % der Patientinnen eine Adenomyose (Kissler et al. 2008).

Statistisch signifikant mit einer Adenomyose assoziierte Kofaktoren waren (Templeman et al. 2008):

- die zunehmende Parität,
- eine frühe Menarche (≤10. Lebensjahr),
- eine Zykluslänge ≤24 Tage sowie
- Übergewicht/Adipositas.

Parazzini et al. (2009) wiesen eine Adenomyose signifikant häufiger bei anamnestisch angegeben induzierten Aborten, einer Dysmenorrhö und chronischen Unterbauchschmerzen nach.

Um in der Bildgebung die zu „großzügige" Diagnose einer Adenomyose zu vermeiden, schlugen Tocci et al. (2008) vor, den Zustand der unterbrochenen Einheit von Endometrium/subendometrialem Endometrium – gekennzeichnet durch Verdickung, Infiltration oder Unterbrechung des subendometrialen Endometriums – als separate Entität von der Adenomyose abzugrenzen, da Erstere einen ausgeprägteren Einfluss auf die uterine Peristaltik und damit die Fertilität ausübt als die alleinige Verdickung der Junktionalzone.

Mit der Tiefe der Penetration adenomyotischer Herde stieg in einer anderen Untersuchung die Anzahl dieser Foci. Die Symptome korrelierten dabei nicht mit der Penetrationstiefe, aber es fand sich eine Korrelation zwischen der Ausdehnung der Adenomyose sowie Unterbauchschmerzen und Dysmenorrhö, nicht aber mit der Menorrhagie oder einer Dyspareunie (Sammour et al. 2002). Etwas abweichend von diesen Ergebnissen zeigten Cirpan et al. (2008) eine Korrelation der klinischen Symptome (Dysmenorrhö, Anämie, Meno-Metrorrhagie) mit der histologischen Infiltrationstiefe und der Ausbreitung der Herde.

> Die nach operativer Sanierung einer Endometriose weiter bestehende Beschwerdesymptomatik ist klinisch Hinweis auf eine – in Kenntnis der obigen Ausführungen auch erwartungsgemäß häufige – zusätzlich bestehende Adenomyose als Ursache dieser Problematik.

Die Wahrscheinlichkeit persistierender chronischer Unterbauchschmerzen stieg in einer Studie von Parker et al. (2006) mit einer präoperativ gemessenen Junktionalzonendicke >11 mm im MRT.

Als mögliche klinische Beschwerden werden Blutungsstörungen und eine Dysmenorrhö angesehen, wobei z. B. durch die Assoziation mit anderen pelvinen Pathologien die Zuordnung problematisch und ein unklarer Anteil der Patientinnen auch asymptomatisch sein kann (Peric und Fraser 2006).

> Als pathophysiologisch bedeutsam wird bei unerfülltem Kinderwunsch die im Zusammenhang mit der Adenomyose nachgewiesene uterine Hyper- und Dysperistaltik angesehen, die zu einer Beeinträchtigung des zielgerichteten Spermientransportes in die Tuben führen kann (Kissler et al. 2007).

Die Fortsetzung des subendometrialen Endometriums in die Tuben wird als morphologische Voraussetzung der Transportmechanismen in der Physiologie der Reproduktion angesehen (Kunz et al. 2007). Es wurde nachgewiesen, dass der Spermientransport bereits gestört ist, wenn nur ein Adenomyoseherd im MRT darstellbar ist. Das Problem verstärkt sich bis zu einer Dysperistalis (dem kompletten Versagen der Transportmechanismen), wenn eine diffuse Adenomyose vorliegt (Kissler et al. 2007).

2 Diagnostik

2.1 Sonografie und MRT

Ein Problem der nicht-invasiven Diagnostik zeigt sich bei der Suche nach validen sonografischen Kriterien. Bedingt durch die Heterogenität der Studien sind diesbezügliche Schlussfolgerungen nur eingeschränkt möglich. Das Vorhandensein zystischer Strukturen im Myometrium, eine schwere Abgrenzbarkeit von Endo- und Myometrium sowie ein heterogen erscheinendes Myometrium erhöhen die Wahrscheinlichkeit des Vorliegens einer Adenomyose. Die Asymmetrie von Vorder- und Hinterwand des Uterus hat möglicherweise keine zusätzliche Relevanz (Dartmouth 2014; Abb. 1).

Der Vergleich verschiedener sonografischer Methoden (2D-, 3D-, Doppler-Sonografie, Elastografie) zeigte in einem Review weiteren Klärungsbedarf hinsichtlich der optimalen Methoden bzw. deren Kombination (Andres et al. 2018).

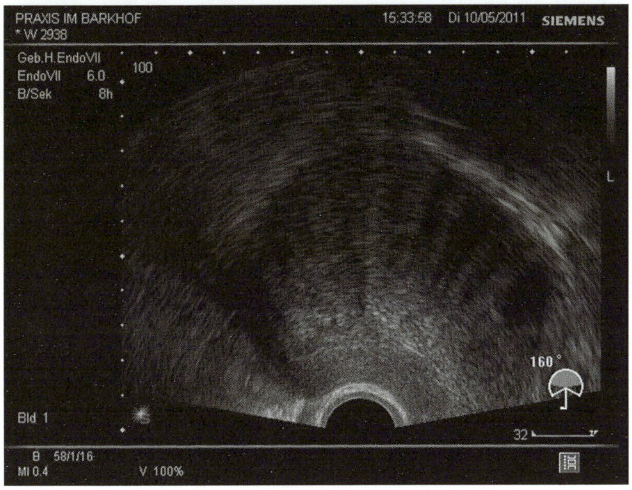

Abb. 1 Sonografische Darstellung eines adenomyotischen Uterus mit einem unruhigen Myometrium ohne abgrenzbares Endometrium

In problematischen Fällen wird die Kombination mit einem MRT empfohlen (Bazot et al. 2002). In einem Review und einer Metaanalyse (23 Artikel mit 2312 Frauen eingeschlossen) wurden beide Methoden mit der Histologie verglichen (Champaneria et al. 2010; Tab. 1).

In Zusammenfassung dieser Daten zeigte sich, dass durch das MRT häufiger richtig diagnostiziert wurde. Beide Methoden erreichten aber eine hohe diagnostische Zuverlässigkeit und unterschieden sich diesbezüglich nicht signifikant.

Zur Vereinheitlichung der Klassifikation einer Adenomyose schlugen Gordts et al. (2008) eine einheitliche Terminologie auf Grundlage der MRT-Kriterien vor (Tab. 2).

Um Aufwand und Kosten der Diagnostik zu minimieren, wurde propagiert, bei klinischem Verdacht die Vaginalsonografie zu nutzen und nur bei unklarer Interpretation ein MRT zu indizieren (Dueholm 2006). Die Ergebnisse der Vaginalsonografie sind dabei stärker von der Untersuchererfahrung abhängig als die des MRT (Dueholm und Lundorf 2007).

2.2 Hysteroskopie

Obwohl keine typischen hysteroskopischen Zeichen einer Adenomyose existieren, gibt es durchaus Hinweise, dass ein ungleichmäßiges Endometrium mit Defektbildung, eine auffällige Vaskularisation und zystisch-hämorrhagische Läsionen mit ihr assoziiert auftreten können. Die Hysteroskopie ermöglicht dann bei Bedarf die gezielte Biopsie aus Endometrium und/oder Myometrium. Insofern kann sie – kombiniert mit der Vaginalsonografie sowie der Hydro- und/oder Kontrastsonografie – eine sinnvolle und ergänzende diagnostische Screeningmethode zur Erkennung von Endometrium- und Myometriumpathologien im Rahmen der Adenomyose sein (Molinas und Campo 2006).

Tab. 1 Vergleich von Vaginalsonografie und MRT in der Diagnostik der Adenomyose. (Nach Champaneria et al. 2010)

	Vaginalsonografie	MRT
Sensitivität	72 % (95 % CI 65–79 %)	77 % (95 % CI 67–85 %)
Spezifität	81 % (95 % CI 77–85 %)	89 % (95 % CI 84–92 %)
Positiver prädiktiver Wert	3,7 (95 % CI 2,1–6,4)	6,5 (95 % CI 4,5–9,3)
Negativer prädiktiver Wert	0,3 (95 % CI 0,1–0,5)	0,2 (95 % CI 0,1–0,4)

Tab. 2 Vorschlag zur Klassifikation der Adenomyose nach MRT-Kriterien. (Nach Gordts et al. 2008)

	MRT-Kriterien
Hyperplasie der Junktionalzone (JZ)	JZ-Dicke ≥8 mm bzw. <12 mm in T2-gewichteten Aufnahmen bei Frauen ≤35 Jahre, partieller oder diffuser Typ
Adenomyose	JZ-Dicke ≥12 mm, hohe Signalintensität der Myometriumherde, äußeres Myometrium eingeschlossen, <1/3, <2/3, >2/3
Adenomyom	Myometriumherde mit unscharfer Begrenzung, niedrige Signaldichte in allen MRT-Sequenzen, retrozervikaler, retrovaginaler, tubarer und Blasentyp

2.3 Histologie

Obwohl allein aufgrund des klinischen und sonografischen Verdachtes bereits mit großer Wahrscheinlichkeit das histologische Korrelat einer Adenomyose vermutet werden kann, wird in der Literatur immer wieder auch die Wertigkeit einer Biopsie zur histologischen Diagnostik einer diffusen Adenomyose diskutiert. Jeng et al. (2007) beschrieben bei 100 laparoskopisch biopsierten Patientinnen eine Sensitivität der Biopsie von 98 %, eine Spezifität sowie einen positiven prädiktiven Wert von 100 % und einen negativen prädiktiven Wert von 80 %. Diese Ergebnisse waren der Vaginalsonografie, der Messung von CA-125 sowie einer Kombination beider Methoden überlegen. Die Autoren schlussfolgerten daraus, dass die laparoskopisch geführte Myometriumbiopsie für die definitive Diagnose der Adenomyose in der Diagnostik der Kinderwunschpatientin sowie die Abklärung einer Dysmenorrhö sowie chronischer Unterbauchschmerzen geeignet ist.

3 Therapeutisches Vorgehen

3.1 Medikamentöse Therapie

Die mit einer Endometriose assoziierten klinischen Beschwerden sind häufig vermutlich zumindest anteilig auf die gleichzeitig bestehende Adenomyose zurückzuführen. In den entsprechenden Studien zur Endometriose wird oft aber nicht explizit auf eine diesbezüglich erfolgte Diagnostik der Adenomyose hingewiesen. Vermutlich lassen sich aber zahlreiche Aussagen zur medikamentösen Therapie der Endometriose auch auf die Adenomyose übertragen.

Im Folgenden wird daher nicht nur auf Studien eingegangen, die sich ausdrücklich mit der Adenomyose und deren Therapie beschäftigen, sondern auch auf Untersuchungen, welche die mit einer Endometriose assozierte Dysmenorrhö thematisieren. Dabei werden die wichtigsten Therapieoptionen dargestellt.

Orale Kontrazeptiva (OC)

Hinsichtlich der Reduktion der Schmerzen bei einer Endometriose sind OC vergleichbar effektiv gegenüber den GnRH-Agonisten (Davis et al. 2007). Bei der Adenomyose sollen sie – insbesondere bei der kontinuierlichen Anwendung im sog. Langzyklus – zu einer Dezidualisierung und Atrophie des Endometriums führen (Pontis et al. 2016). Monophasische Präparate zeigen im Langzyklus eine gute Effektivität und Verträglichkeit. Sie erlauben eine befriedigende Langzeitkontrolle der Beschwerden bei etwa zwei Drittel der Frauen mit einer symptomatischen Endometriose oder Adenomyose (Vercellini et al. 2013).

Gestagene

In einer Cochrane-Arbeit beschrieben die Autoren nur eine schwache Datenbasis für den Nutzen der Gestagentherapie bei der endometrioseassoziierten Dysmenorrhö. Die Wirksamkeit der Gestagene ist der einer kombinierten hormonellen Kontrazeption vergleichbar (Brown et al. 2012).

Besondere Aufmerksamkeit in der Behandlung von Endometriosepatientinnen mit Beschwerden erfährt das Gestagen Dienogest. In einer Dosierung von 2 mg/d zeigte es sich über 12 Wochen einem Plazebo signifikant überlegen (Strowitzki et al. 2010a) und über 24 Wochen den GnRH-Agonisten Buserelin (Harada et al. 2009) sowie Leuprorelin (Strowitzki et al. 2010b) vergleichbar effektiv. In einer randomisierten, doppelblinden und plazebokontrollierten Phase-III-Studie (2 mg/ vs. Plazebo über 16 Wochen, n = 34 vs. n = 33) fand sich bei Adenomyose-Patientinnen in der Dienogestgruppe ein signifikanter Abfall der Beschwerden bei guter Verträglichkeit der Medikation (Osuga et al. 2017).

Danazol

In einer aktuellen Cochrane-Analyse (5 Studien eingeschlossen) war Danazol im Vergleich mit einem Plazebo oder keiner Therapie bei Endometriosepatientinnen mit einer Dysmenorrhö effektiv in der Behandlung der Symptome (Selak et al. 2007). Wegen der androgenen Nebenwirkungen besitzt Danazol in dieser Indikation heute keinen relevanten Stellenwert mehr.

Aromatasehemmer (AH)

AH zeigen eine den GnRH-Agonisten vergleichbare Reduktion der Volumens von Adenomyomen sowie Verbesserung der Symptomatik (Badawy et al. 2012). Häufigste Nebenwirkungen sind Kopfschmerzen, Hitzewallungen, Stimmungsschwankungen, Muskelschmerzen und Durchbruchblutungen (Pontis et al. 2016). Die ESHRE (European Society of Human Reproduction and Embryology) empfiehlt die AH (z. B. in Kombination mit OC oder GnRH-Agonisten) als Alternative nach einer erfolglosen operativen und anderweitig medikamentösen Therapie (Dunselman et al. 2014).

GnRH-Agonisten

GnRH-Agonisten zeigen im Vergleich mit einigen Gestagenen eine signifikante Verbesserung der Dysmenorrhö, aber auch eine Zunahme der Häufigkeit von Hitzewallungen (Brown et al. 2012). Den GnRH-Agonisten vergleichbar war die Wirkung von Danazol und Levonorgestrel (Brown et al. 2010).

Levonorgestrel-beschichtetes intrauterines System (LNG-IUS)

Zur Therapie der Adenomyose mit LNG-IUS gibt es zahlreiche Studien. Bragheto et al. (2007) beschrieben innerhalb von 6 Monaten nach Platzierung des LNG-IUS unter MRT-Überwachung eine hoch signifikante Reduktion der Junktionalzonendicke um 24 % sowie eine Abnahme des erfassten Schmerzscores. Auch in einem Follow-up von 3 Jahren wurde eine signifikante Reduktion der Dysmenorrhö sowie der Uterusvolumens nachgewiesen (Sheng et al. 2009). Häufigste Nebenwirkungen waren eine Gewichtszunahme (28,7 %), die Bildung von Ovarialzysten (22,3 %) sowie Unterbauchschmerzen (12,8 %). Insgesamt waren 72,5 % der 94 Patientinnen mit der Therapie zufrieden.

Vergleichbare Effekte auf Schmerzen und Blutungsstärke zeigte eine weitere Untersuchung mit einem Follow-up von 3 Jahren (Cho et al. 2008).

Basierend auf 3 randomisierten Studien und bei Klärungsbedarf durch weitere Untersuchungen positioniert sich auch die zum Thema „LNG-IUS und postoperative Therapie der Endometriose" vorliegende Cochrane-Analyse positiv und konstatiert eine signifikante Reduktion der Dysmenorrhö gegenüber dem alleinigen Abwarten nach der Operation. Verglichen mit einem GnRH-Agonisten war die Dysmenorrhö unter dem LNG-IUS in einer Studie geringer, wobei dieser Unterschied keine Signifikanz erreichte (Abou-Setta et al. 2013). Wegen der beschriebenen häufigen Koinzidenz einer Adenomyose erscheint eine Übertragung der Ergebnisse in Analogie gerechtfertigt.

Nicht-steroidale Antirheumatika

Bei einer allerdings begrenzten aktuellen Datenlage (eine Studie zu Naproxen in der Cochrane-Analyse eingeschlossen) liegt momentan kein ausreichender Beweis für die signifikante Linderung endometrioseassoziierter Schmerzen durch diese Medikamentengruppe vor (Brown et al. 2017).

4 Nichtmedikamentöse Therapie

Wegen der Fokussierung dieses Buches auf die Reproduktionsmedizin wird an dieser Stelle auf die Hysterektomie, Endometriumablation und andere Methoden eingegangen, welche einen irreversibel negativen Einfluss auf die Reproduktion haben und daher bei einem potenziellen Kinderwunsch keinen Stellenwert besitzen.

4.1 Operation

Da die Adenomyose oft diffus auftritt, ist die operative organerhaltende und gleichzeitig effektive Sanierung problematisch. In der Literatur werden eine hohe Rezidivrate sowie ein erhöhtes Perforationsrisiko in einer danach eintretenden Schwangerschaft beschrieben (Wada et al. 2006).

Die Hysteroskopie stellt eine Option in ausgewählten Fällen einer fokalen oder diffusen „oberflächlichen" Adenomyose dar. Hysteroskopisch lassen sich fokale Adenomyome oder zystisch-hämorrhagische Läsionen bis zu einem Durchmesser von 1,5 cm operieren (Di Spiezio Sardo et al. 2017).

Osada et al. (2011) berichteten über 104 Frauen mit einer im MRT und histologisch bestätigten Adenomyose, bei denen sie das adenomyotische Gewebe per laparotomiam radikal exzidierten und den Uterus anschließend mittels der von ihnen als „triple-flap"-Methode bezeichneten Vorgehensweise rekonstruierten. Postoperativ kam es zu einer signifikanten Abnahme der Dysmenorrhö sowie der Blutungsstärke. Von 26 Patientinnen mit Kinderwunsch konzipierten 16 (61,5 %), 4 davon spontan und 12 nach IVF. Von den 16 Frauen abortieren 2 und 14 entbanden nach elektiver Sectio. Rupturen traten nicht auf. Nur 4 der 104 Frauen erlebten ein Rezidiv der Adenomyose.

In einem Review von 10 prospektiven und 17 retrospektiven Arbeiten mit 1398 Patientinnen wird nach einer organerhaltend operierten Adenomyose eine Symptombesserung in über 75 % der Fälle angegeben. Die Schwangerschaftsraten differierten stark und lagen ebenfalls bei etwa 75 % nach der Operation mit oder ohne adjuvante medikamentöse Therapie (Younes und Tulandi 2018).

4.2 Embolisation

Neben zahlreichen Arbeiten über die Anwendung der „uterine artery embolisation" (UAE) bei Myomen finden sich auch Publikationen über die UAE bei der Adenomyosis uteri.

Bei 27 Patientinnen (18 davon mit einer diffusen Adenomyose) zeigte sich ein Jahr nach einer UAE in 79 % der Fälle (13/16 Patientinnen) eine Verbesserung, aber nach 2 Jahren in 45,5 % der Fälle (5/11 Patientinnen) eine erneute Verschlechterung der ursprünglich vorliegenden Menorrhagie (Bratby und Walker 2009). Demgegenüber erreichten Kim et al. (2007) in einer früheren retrospektiven Untersuchung und bei einem Follow-up >3 Jahre nach UAE bei immerhin 31/54 Frauen (57,4 %) eine anhaltende signifikante Verminderung der Dysmenorrhö und Menorrhagie.

Mittlerweile bestätigte ein Review von 15 Studien mit 511 Patientinnen und einem medianen Follow-up von 26,9 Monaten eine Besserung der Symptomatik in 75,7 % der Fälle (Popovic et al. 2011).

4.3 Fokussierter Ultraschall

Eine weitere Methode ist die bei fokalen adenomyotischen Herden mögliche Nutzung des unter MRT- oder Ultraschall-Kontrolle lokalisierten fokussierten Ultraschalls (1–1,5 MHz). Auch für diese therapeutische Option wurde nach ersten Erfahrungen bei Myomen der Indikationsbereich auf die symptomatische fokale Adenomyose ausgeweitet und 2006 ein erster Fall mit nachfolgend eintretender spontaner Schwangerschaft und Spontanpartus veröffentlicht (Rabinovici et al. 2006).

In Zusammenfassung der bis dato verfügbaren Daten wird die Methode als effektiv und sicher zur Behandlung der symptomatischen Adenomyose und als Alternative unter den Uterus-erhaltenden Therapien angesehen. Ob dies uneingeschränkt auch für Patientinnen mit Kinderwunsch gilt, müssen weitere Untersuchungen klären (Cheung 2017).

Ein weiterer aktueller Review konstatiert, dass die Methode angesichts guter Schwangerschafts- und Lebendgeburtenraten bei einer strengen Selektion geeigneter Patientinnen eingesetzt werden kann (Zhang et al. 2017). Allerdings fordern auch diese Autoren randomisierte kontrollierte Studien, um die Effektivität, Sicherheit, Kosteneffektivität und die Ergebnisse weiter zu evaluieren.

5 Adenomyose und assistierte Reproduktion (ART)

Auch wenn Studien einen negativen Einfluss auf die Implantation, die Abort- und Frühgeburtsrate zeigen, sind sie hinsichtlich der diagnostischen Kriterien und der Klassifikation der Adenomyose heterogen und daher schwer vergleichbar.

Momentan fehlen Beweise für den Nutzen der operativen bzw. medikamentösen Intervention vor einer ART. Operative Maßnahmen könnten bei symptomatischen Patientinnen nach wiederholt erfolglosen IVF-/ICSI-Versuchen sinnvoll sein.

Verlässliche und evidenzbasierte allgemeine Empfehlungen sind aktuell nicht möglich (Dueholm 2017).

6 Schwangerschaftsverlauf

Ob eine Adenomyose den Schwangerschaftsverlauf kausal beeinflussen kann, ist momentan unklar. Vorstellbar wäre ein Zusammenhang wegen vorhandener Hinweise auf ein erhöhtes Frühgeburtsrisiko bei Frauen mit einer primären Dysmenorrhö. Juang et al. (2007a) verglichen 329 Einlings-SS mit einer Frühgeburt oder einem vorzeitigen Blasensprung mit 329 Kontrollen. Bei einer schweren primären Dysmenorrhö war das Risiko einer Frühgeburt 2,73-fach und damit signifikant (95 % CI 1,49–4,95; P = 0,02), das Risiko eines vorzeitigen Blasensprungs aber nicht signifikant erhöht (OR 1,51; 95 % CI 0,68–3,22; P = 0,31).

Dieselbe Arbeitsgruppe (Juang et al. 2007b) untersuchte 2138 Schwangere, davon 104 mit Fehl- bzw. Frühgeburten (20.–37. SSW) sowie Subgruppen mit bzw. ohne vorzeitigen Blasensprung im Vergleich zu 208 Kontrollen. Dabei fanden sich im Studienkollektiv 35 Patientinnen mit einer Adenomyose (Diagnose nach sonografischen und/oder MRT-Kriterien). In Analogie zur oben zitierten Arbeit bei der primären Dysmenorrhö zeigte sich auch bei der Adenomyose ein sinifikant erhöhtes Frühgeburtsrisiko (OR 1,84; 95 % CI 1,32–4,31; P = 0,012), aber auch eine signifikant höhere Wahrscheinlichkeit für das Auftreten eines vorzeitigen Blasensprunges (OR 1,98; 95 % CI 1,39–3,15; P = 0,017).

In einer retrospektiven Untersuchung an 36 Frauen mit einer Adenomyose lagen – im Vergleich mit einer Kontrollgruppe – die Frühgeburtsrate (41,7 vs. 12,5 %), die Wahrscheinlichkeit eines vorzeitigen Blasensprungs (19,4 vs. 4,2 %), die SGA-Rate (33,3 vs. 10,4 %), die Rate an fetalen Fehllagen (27,8 vs. 8,3 %) sowie die Sectiorate (58,3 vs. 24,3 %) signifikant höher (Mochimaru et al. 2015).

Hier bleiben weitere Untersuchungsergebnisse abzuwarten. Hinsichtlich eines kausalen pathophysiologischen Zusammenhangs besteht ebenfalls Klärungsbedarf.

7 Zusammenfassung

Die Adenomyose ist nach heutigem Kenntnisstand offensichtlich für viele der klinischen Symptome verantwortlich, die ursprünglich der Endometriose zugesprochen wurden. Ihre ursächliche Therapie, vor allem bei bestehendem Kinderwunsch, ist insbesondere bei der diffusen Form nicht möglich. Es bestehen noch offene Fragen zur Effektivität und klinischen Relevanz einzelner Optionen.

Literatur

Abou-Setta AM, Houston B, Al-Inany HG, Farquhar C (2013) Levonorgestrel-releasing intrauterine device (LNG-IUD) for symptomatic endometriosis following surgery. Cochrane Database Syst Rev (1):CD005072

Andres MP, Borrelli GM, Ribeiro J, Baracat EC, Abrão MS, Kho RM (2018) Transvaginal ultrasound for the diagnosis of adenomyosis: systematic review and meta-analysis. J Minim Invasive Gynecol 25:257–264

Badawy AM, Elnashar AM, Mosbah AA (2012) Aromatase inhibitors or gonadotropin-releasing hormone agonists for the management of uterine adenomyosis: a randomized controlled trial. Acta Obstet Gynecol Scand 91:489–495

Bazot M, Cortez A, Darai E, Rouger J, Chopier J, Antoine JM, Uzan S (2001) Ultrasonography compared with magnetic resonance imaging for the diagnosis of adenomyosis: correlation with histopathology. Hum Reprod 16:2427–2433

Bazot M, Daraï E, Rouger J, Detchev R, Cortez A, Uzan S (2002) Limitations of transvaginal sonography for the diagnosis of adenomyosis, with histopathological correlation. Ultrasound Obstet Gynecol 20:605–611

Bragheto AM, Caserta N, Bahamondes L, Petta CA (2007) Effectiveness of the levonorgestrel-releasing intrauterine system in the treatment of adenomyosis diagnosed and monitored by magnetic resonance imaging. Contraception 76:195–199

Bratby MJ, Walker WJ (2009) Uterine artery embolisation for symptomatic adenomyosis-mid-term results. Eur J Radiol 70:128–132

Brown J, Pan A, Hart RJ (2010) Gonadotrophin-releasing hormone analogues for pain associated with endometriosis. Cochrane Database Syst Rev (8):CD008475

Brown J, Kives S, Akhtar M (2012) Progestagens and anti-progestagens for pain associated with endometriosis. Cochrane Database Syst Rev (3):CD002122

Brown J, Crawford TJ, Allen C, Hopewell S, Prentice A (2017) Nonsteroidal anti-inflammatory drugs for pain in women with endometriosis. Cochrane Database Syst Rev (1):CD004753

Champaneria R, Abedin P, Daniels J, Balogun M, Khan KS (2010) Ultrasound scan and magnetic resonance imaging for the diagnosis of adenomyosis: systematic review comparing test accuracy. Acta Obstet Gynecol Scand 89:1374–1384

Cheung VY (2017) Current status of high-intensity focused ultrasound for the management of uterine adenomyosis. Ultrasonography 36:95–102

Cho S, Nam A, Kim H, Chay D, Park K, Cho DJ, Park Y, Lee B (2008) Clinical effects of the levonorgestrel-releasing intrauterine device in patients with adenomyosis. Am J Obstet Gynecol 198:373.e1–373.e7

Cirpan T, Yeniel O, Ulukus M, Ozbal A, Gundem G, Ozsener S, Mete Itil I, Zekioglu O (2008) Clinical symptoms and histopathological findings in subjects with adenomyosis uteri. Clin Exp Obstet Gynecol 35:48–53

Dartmouth K (2014) A systematic review with meta-analysis: the common sonographic characteristics of adenomyosis. Ultrasound 22:148–157

Davis L, Kennedy SS, Moore J, Prentice A (2007) Modern combined oral contraceptives for pain associated with endometriosis. Cochrane Database Syst Rev (18):CD001019

Di Spiezio Sardo A, Calagna G, Santangelo F, Zizolfi B, Tanos V, Perino A, De Wilde RL (2017) The role of hysteroscopy in the diagnosis and treatment of adenomyosis. Biomed Res Int 2017, Art. 2518396.

Dueholm M (2006) Transvaginal ultrasound for diagnosis of adenomyosis: a review. Best Pract Res Clin Obstet Gynaecol 20:569–582

Dueholm M (2017) Uterine adenomyosis and infertility, review of reproductive outcome after in vitro fertilization and surgery. Acta Obstet Gynecol Scand 96:715–726

Dueholm M, Lundorf E (2007) Transvaginal ultrasound or MRI for diagnosis of adenomyosis. Curr Opin Obstet Gynecol 19:505–512

Dunselman GA, Vermeulen N, Becker C, Calhaz-Jorge C, D'Hooghe T, De Bie B, Heikinheimo O, Horne AW, Kiesel L, Nap A, Prentice A, Saridogan E, Soriano D, Nelen W, European Society of Human Reproduction and Embryology (2014) ESHRE guideline: management of women with endometriosis. Hum Reprod 29:400–412

Gordts S, Brosens JJ, Fusi L, Benagiano G, Brosens I (2008) Uterine adenomyosis: a need for uniform terminology and consensus classification. Reprod Biomed Online 17:244–248

Harada T, Momoeda M, Taketani Y, Aso T, Fukunaga M, Hagino H, Terakawa N (2009) Dienogest is as effective as intranasal buserelin acetate for the relief of pain symptoms associated with endometriosis – a randomized, double-blind, multicenter, controlled trial. Fertil Steril 91:675–681

Jeng CJ, Huang SH, Shen J, Chou CS, Tzeng CR (2007) Laparoscopy-guided myometrial biopsy in the definite diagnosis of diffuse adenomyosis. Hum Reprod 22:2016–2019

Juang CM, Chou P, Yen MS, Twu NF, Horng HC, Hsu WL (2007a) Primary dysmenorrhea and risk of preterm delivery. Am J Perinatol 24:11–16

Juang CM, Chou P, Yen MS, Twu NF, Horng HC, Hsu WL (2007b) Adenomyosis and risk of preterm delivery. BJOG 114:165–169

Kim MD, Kim S, Kim NK, Lee MH, Ahn EH, Kim HJ, Cho JH, Cha SH (2007) Long-term results of uterine artery embolization for symptomatic adenomyosis. Am J Roentgenol 188:176–181

Kissler S, Zangos S, Wiegratz I, Kohl J, Rody A, Gaetje R, Doebert N, Wildt L, Kunz G, Leyendecker G, Kaufmann M (2007) Utero-tubal sperm transport and its impairment in endometriosis and adenomyosis. Ann N Y Acad Sci 1101:38–48

Kissler S, Zangos S, Kohl J, Wiegratz I, Rody A, Gätje R, Vogl TJ, Kunz G, Leyendecker G, Kaufmann M (2008) Duration of dysmenorrhea and extent of adenomyosis visualised by magnetic resonance imaging. Eur J Obstet Gynecol Reprod Biol 137:204–209

Kunz G, Beil D, Huppert P, Noe M, Kissler S, Leyendecker G (2005) Adenomyosis in endometriosis – prevalence and impact on fertility. Evidence from magnetic resonance imaging. Hum Reprod 20:2309–2316

Kunz G, Herbertz M, Beil D, Huppert P, Leyendecker G (2007) Adenomyosis as a disorder of the early and late human reproductive period. Reprod Biomed Online 15:681–685

Leyendecker G, Herbertz M, Kunz G, Mall G (2002) Endometriosis results from the dislocation of basal endometrium. Hum Reprod 17:2725–2736

Mochimaru A, Aoki S, Oba MS, Kurasawa K, Takahashi T, Hirahara F (2015) Adverse pregnancy outcomes associated with adenomyosis with uterine enlargement. J Obstet Gynaecol Res 41:529–533

Molinas CR, Campo R (2006) Office hysteroscopy and adenomyosis. Best Pract Res Clin Obstet Gynaecol 20:557–567

Osada H, Silber S, Kakinuma T, Nagaishi M, Kato K, Kato O (2011) Surgical procedure to conserve the uterus for future pregnancy in patients suffering from massive adenomyosis. Reprod Biomed Online 22:94–99

Osuga Y, Fujimoto-Okabe H, Hagino A (2017) Evaluation of the efficacy and safety of dienogest in the treatment of painful symptoms in patients with adenomyosis: a randomized, double-blind, multicenter, placebo-controlled study. Fertil Steril 108:673–678

Parazzini F, Vercellini P, Panazza S, Chatenoud L, Oldani S, Crosignani PG (1997) Risk factors for adenomyosis. Hum Reprod 12:1275–1279

Parazzini F, Mais V, Cipriani S, Busacca M, Venturini P, GISE (2009) Determinants of adenomyosis in women who underwent hysterectomy for benign gynecological conditions: results from a prospective multicentric study in Italy. Eur J Obstet Gynecol Reprod Biol 143:103–106

Parker JD, Leondires M, Sinaii N, Premkumar A, Nieman LK, Stratton P (2006) Persistence of dysmenorrhea and nonmenstrual pain after optimal endometriosis surgery may indicate adenomyosis. Fertil Steril 86:711–715

Peric H, Fraser IS (2006) The symptomatology of adenomyosis. Best Pract Res Clin Obstet Gynaecol 20:547–555

Pontis A, D'Alterio MN, Pirarba S, de Angelis C, Tinelli R, Angioni S (2016) Adenomyosis: a systematic review of medical treatment. Gynecol Endocrinol 32:696–700

Popovic M, Puchner S, Berzaczy D, Lammer J, Bucek RA (2011) Uterine artery embolization for the treatment of adenomyosis: a review. J Vasc Interv Radiol 22:901–909

Rabinovici J, Inbar Y, Eylon SC, Schiff E, Hananel A, Freundlich D (2006) Pregnancy and live birth after focused ultrasound surgery for symptomatic focal adenomyosis: a case report. Hum Reprod 21:1255–1259

Sammour A, Pirwany I, Usubutun A, Arseneau J, Tulandi T (2002) Correlations between extent and spread of adenomyosis and clinical symptoms. Gynecol Obstet Invest 54:213–216

Selak V, Farquhar C, Prentice A, Singla A (2007) Danazol for pelvic pain associated with endometriosis. Cochrane Database Syst Rev (4):CD000068

Sheng J, Zhang WY, Zhang JP, Lu D (2009) The LNG-IUS study on adenomyosis: a 3-year follow-up study on the efficacy and side effects of the use of levonorgestrel intrauterine system for the treatment of dysmenorrhea associated with adenomyosis. Contraception 79:189–193

Strowitzki T, Faustmann T, Gerlinger C, Seitz C (2010a) Dienogest in the treatment of endometriosis-associated pelvic pain: a 12-week, randomized, double-blind, placebo-controlled study. Eur J Obstet Gynecol Reprod Biol 151:193–198

Strowitzki T, Marr J, Gerlinger C, Faustmann T, Seitz C (2010b) Dienogest is as effective as leuprolide acetate in treating the painful symptoms of endometriosis: a 24-week, randomized, multicentre, open-label trial. Hum Reprod 25:633–641

Templeman C, Marshall SF, Ursin G, Horn-Ross PL, Clarke CA, Allen M, Deapen D, Ziogas A, Reynolds P, Cress R, Anton-Culver-H, West D, Ross RK, Bernstein L (2008) Adenomyosis and endometriosis in the California Teachers Study. Fertil Steril 90:415–424

Tocci A, Greco E, Ubaldi FM (2008) Adenomyosis and ‚endometrial-subendometrial myometrium unit disruption disease' are two different entities. Reprod Biomed Online 17:281–291

Vercellini P, Vigano P, Somigliana E, Fedele L (2013) Endometriosis: pathogenesis and treatment. Nat Rev Endocrinol 10:261–275

Wada S, Kudo M, Minakami H (2006) Spontaneous uterine rupture of a twin pregnancy after a laparoscopic adenomyomectomy: a case report. J Minim Invasiv Gynecol 13:166–168

Weiss G, Maseelall P, Schott LL, Brockwell SE, Schocken M, Johnston JM (2009) Adenomyosis a variant, not a disease? Evidence from hysterectomized menopausal women in the Study of Women's Health Across the Nation (SWAN). Fertil Steril 91:201–206

Yeniel O, Cirpan T, Ulukus M, Ozbal A, Gundem G, Ozsener S, Zekioglu O, Yilmaz H (2007) Adenomyosis: prevalence, risk factors, symptoms and clinical findings. Clin Exp Obstet Gynecol 34:163–167

Younes G, Tulandi T (2018) Conservative surgery for adenomyosis and results: a systematic review. J Minim Invasive Gynecol 25:265–276

Zacharia TT, O'Neill MJ (2006) Prevalence and distribution of adnexal findings suggesting endometriosis in patients with MR diagnosis of adenomyosis. Br J Radiol 79:303–307

Zaloudek C, Norris HJ (1987) Mesenchymal tumors of the uterus. In: Kurmann RJ (Hrsg) Blaunstein's pathology of the female genital tract, 3. Aufl. Springer, New York, S 374

Zhang L, Rao F, Setzen R (2017) High intensity focused ultrasound for the treatment of adenomyosis: selection criteria, efficacy, safety and fertility. Acta Obstet Gynecol Scand 96:707–714

Uterine Fehlbildungen

36

Thomas Römer und Frank Nawroth

Inhalt

1 Epidemiologie 371
2 Ätiologie der Uterusfehlbildungen 371
3 Klassifikation der uterinen Fehlbildungen 372
4 Diagnostisches Vorgehen 372
5 Assoziierte Erkrankungen bei Uterusfehlbildungen 374
6 Therapeutisches Vorgehen 375
7 Geburtshilfliches Management bei uterinen Fehlbildungen 380
8 Zusammenfassung 380
Literatur 381

1 Epidemiologie

Uterine Fehlbildungen haben in der weiblichen Bevölkerung eine Prävalenz von 2–5 %. Diese liegt bei Kinderwunschpatientinnen, insbesondere bei Patientinnen mit habituellen Aborten, deutlich höher (Saravelos et al. 2008; Tab. 1).

Die Prävalenz von Uterusfehlbildungen bei Kinderwunschpatientinnen hängt natürlich von der Art der durchgeführten Untersuchungsmethoden ab und unterliegt deshalb erheblichen Schwankungen (Römer 2011; Tab. 2). Bei Patientinnen mit habituellen Aborten ist die Prävalenz noch deutlich höher.

▶ **Empfehlung** Bei Patientinnen mit Kinderwunsch und habituellen Aborten sollte im Rahmen der Diagnostik immer nach Uterusfehlbildungen gefahndet und eine entsprechende Diagnostik durchgeführt werden.

▶ Unter den Uterusfehlbildungen ist der Uterus septus, meist in Form eines Uterus subseptus, die häufigste und damit klinisch relevanteste Fehlbildung.

Mit der Anzahl der Aborte steigt die Prävalenz von Uterusfehlbildungen, sodass spätestens nach 2 wiederholten Aborten zur Diagnostik eine Hysteroskopie zu empfehlen ist, bei der auch gleichzeitig frühzeitig intrauterine Adhäsionen diagnostiziert werden können. Folgen von nicht erkannten uterinen Fehlbildungen sind häufige Aborte, die intrauterine Adhäsionen zur Folge haben, welche wiederum zur Sterilität führen können (Abb. 1).

2 Ätiologie der Uterusfehlbildungen

Die Entstehung von Uterusfehlbildungen beruht im Wesentlichen auf Fusionsstörungen der Müller-Gänge bzw. Resorptionsstörungen der uterinen Trennwand. Die wahrscheinlichste

T. Römer (✉)
Klinik für Gynäkologie und Geburtshilfe, Evangelisches Klinikum Köln-Weyertal, Köln, Deutschland
E-Mail: Thomas.Roemer@evk-koeln.de

F. Nawroth
Facharzt-Zentrum für Kinderwunsch, Pränatale Medizin, Endokrinologie und Osteologie, amedes MVZ Hamburg, Hamburg, Deutschland
E-Mail: frank.nawroth@amedes-group.de

K. Diedrich et al. (Hrsg.), *Reproduktionsmedizin*, Springer Reference Medizin,
https://doi.org/10.1007/978-3-662-57636-6_37

Tab. 1 Prävalenz von Uterusfehlbildungen. (Metaanalyse von 24 Studien; nach Saravelos et al. 2008)

Patientinnengruppe mit Uterusfehlbildungen	Prävalenz
Allgemeinbevölkerung	6,7 %
Bei infertilen Frauen	7,3 %
Bei Frauen mit habituellen Aborten	16,7 %

Tab. 2 Untersuchungen zur Prävalenz von Uterusfehlbildungen bei Kinderwunschpatienten. (Aus Römer 2011 mit freundlicher Genehmigung)

Literatur	Patientinnen (n)	Untersuchungsmethode	Prävalenz
Rózewicki et al. (1992)	3000	HSG und LSK/HSK	13,3 %
Raga et al. (1998)	3181	HSG, LSK/Laparotomie	2,4–6,3 %
Nahum (1998)	6512	Metaanalyse (19 Studien)	3,5 %
Appelman et al. (2003)	120 PCO-Patientinnen	Sonografie	44,2 %
	94	Sonografie	18,1 %
Grimbizis et al. (2001)	3640	Metaanalyse (8 Studien)	3,5 %
Braun et al. (2005)	658	HSG	10 %
Saravelos et al. (2008)	9859	Metaanalyse (18 Studien)	8,1 %

HSG = Hysterosalpingographie, LSK = Laparoskopie, PCO = polyzystisches Ovarsyndrom

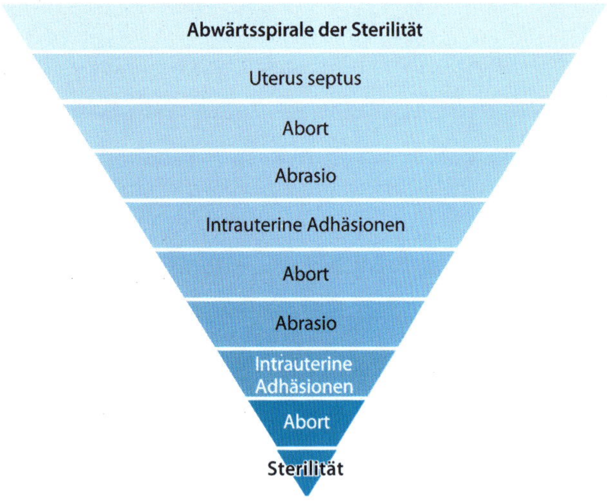

Abb. 1 Mögliche Folgen der nicht erkannten Uterusfehlbildung

Theorie ist die unidirektionale Entstehung des Müller-Ganges, die in 3 Phasen erfolgt. Daraus ergeben sich die typischen Fehlbildungen, die in den einzelnen Phasen entstehen und an der sich die Klassifikation der American Fertility Society orientiert (American Fertility Society – AFS 1988; Tab. 3).

Für isolierte Müller-Gang-Fehlbildungen konnten neue Gendefekte nachgewiesen werden. Es konnte gezeigt werden, dass Müller-Gang-Anomalien und MRKHS häufig eine gemeinsame Ätiologie haben (Ledig et al. 2017; Tewes et al. 2015). Auch exogene Faktoren können die Geschlechtsdifferenzierung beeinflussen. Das klassische Beispiel ist der Einfluss von Diethylstilböstrol (DES).

3 Klassifikation der uterinen Fehlbildungen

Für die Einteilung der Uterusfehlbildungen hat sich im klinischen Alltag die Klassifikation der American Fertility Society von 1988 bewährt (Abb. 2).

Bei Sonderformen, insbesondere bei komplexen Genitalfehlbildungen, ist die VCUAM-Klassifikation von Vorteil (Oppelt et al. 2005). Bei komplexen Fehlbildungen ist damit die Reproduzierbarkeit besser gegeben, allerdings ist diese meist nur von den damit vertrauten Spezialisten zu verstehen.

▶ Für den allgemeinen klinischen Gebrauch in der Praxis ist die AFS-Klassifikation zu bevorzugen. Bei komplexen Genitalfehlbildungen ist mit der VCUAM-Klassifikation eine genauere Zuordnung möglich.

4 Diagnostisches Vorgehen

4.1 Anamnese

Es ist zunächst eine sorgfältige Erhebung der Anamnese notwendig, wobei in der Schwangerschaftsanamnese insbesondere Aborte hinterfragt werden sollten. Es muss eine genaue Menstruationsanamnese erhoben werden. Dysmenorrhöen können ein Hinweis auf Uterusfehlbildungen sein. Zu fragen ist nach

- gynäkologischen Erkrankungen, insbesondere einer Endometriose,
- vorausgegangenen geburtshilflichen Besonderheiten, z. B. Beckenendlage, Plazentakomplikationen,
- Nieren- und Harnleitererkrankungen.

4.2 Klinische Untersuchung

Bei klinischen Untersuchungen sollte nach der Inspektion des äußeren Genitale bei der Spekulaeinstellung, insbesondere nach Scheidensepten und Zervixfehlbildungen gesucht werden.

Bei der Palpation ist darauf zu achten, wie weit der Uterus sinistro- und dextroponiert und ob der Fundus glatt ist. Palpable Adnexbefunde können z. B. rudimentären Hörnern entsprechen.

4.3 Apparative Verfahren

Die weitere Basisdiagnostik besteht aus einer Vaginalsonografie, die möglichst prämenstruell durchgeführt werden sollte, um gezielt im Sagittalschnitt mögliche uterine Septen zu entdecken. Auch auf die orthotope Lage der Ovarien sollte geachtet werden.

Tab. 3 Ätiologie der Uterusfehlbildungen: Ursachenklassifikation der American Fertility Society. (Nach AFS 1988; aus Römer 2011 mit freundlicher Genehmigung)

AFS-Klassifikation		Kennzeichen
I	Agenesie	Fehlende Entwicklung beider Müller-Gänge
II	Uterus unicornis	Fehlende Entwicklung eines Müller-Ganges
III	Uterus didelphys	Ausbleibende Fusion der Müller-Gänge
IV	Uterus bicornis	Gestörte Fusion der Müller-Gänge
V	Uterus septus	Gestörte Resorption des uterinen Septums
VI	Uterus arcuatus	Partiell gestörte Resorption des uterinen Septums
VII	DES-induziert	DES-induzierte Kavumobliteration (exogene Ursache)

DES = Diethylstilböstrol

Des Weiteren gehört eine Nierensonografie zur Prüfung der orthotopen Lage der Nieren zur Basisdiagnostik. Zusätzliche fakultative Untersuchungen können die Hydrosonografie, die 3D-Sonographie oder die Farbdopplersonografie zur eventuellen Beurteilung der Vaskularisierung von Septen sein (Kupesse und Kurjah 1998). Insbesondere die 3D-Sonographie hat sich bewährt und liefert entsprechende reproduzierbare Ergebnisse (Bermejo et al. 2017).

Als weiterführende spezielle Untersuchungen wäre v. a. die Magnetresonanzsonografie zu empfehlen. Diese hat sich bei speziellen Fragestellungen und seltenen Uterusfehlbildungen bewährt, ebenso zur Beurteilung von rudimentären Hörnern (Saleem 2003). Die MRT-Untersuchung hat sich in den letzten Jahren weiter verbessert. In der Hand des geübten Untersuchers, evtl. mit Kontrastmitteluntersuchung, bietet dies eine sehr sichere Diagnostik, insbesondere bei komplexeren Uterusfehlbildungen (Millischer et al. 2017; Fukunaga et al. 2017). Die Hysterosalpingographie wird heute nur bei speziellen Fragestellungen angewendet und ist aufgrund der primären endoskopischen Diagnostik meist verzichtbar. Den Goldstandard stellt die endoskopische Diagnostik dar, die per Hysteroskopie und dann

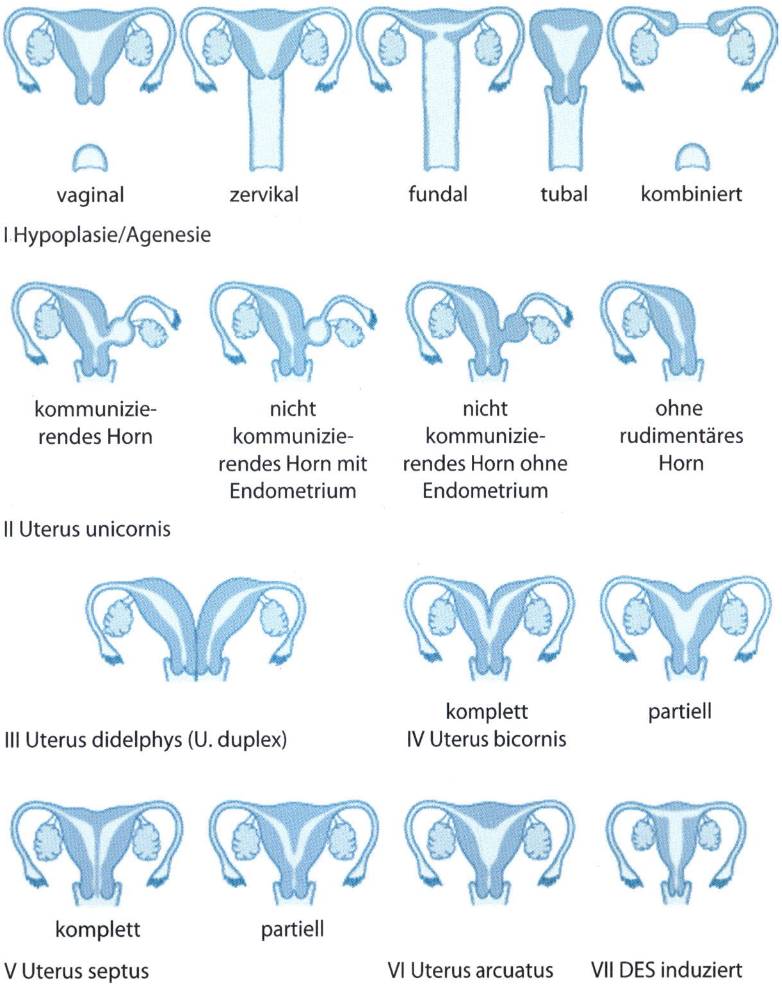

Abb. 2 AFS-Klassifikation der Uterusfehlbildungen. (Aus Römer 2011 mit freundlicher Genehmigung)

Abb. 3 Methodisches Vorgehen bei Verdacht auf eine Uterusfehlbildung

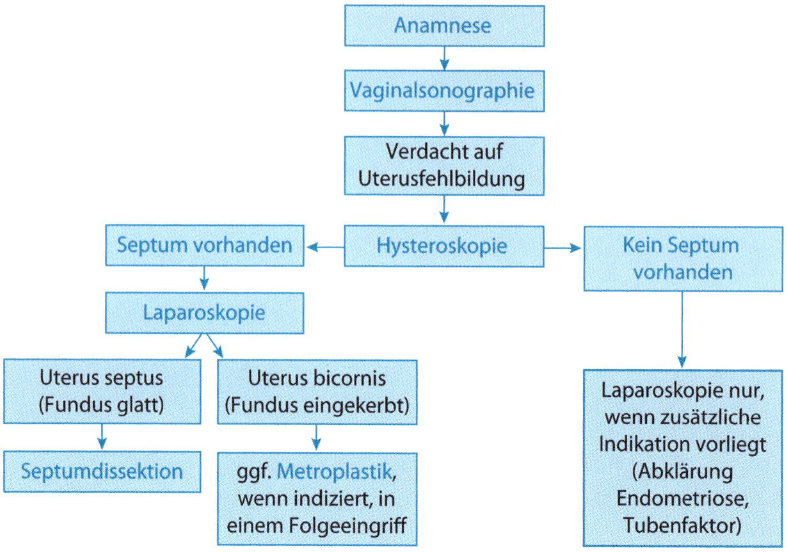

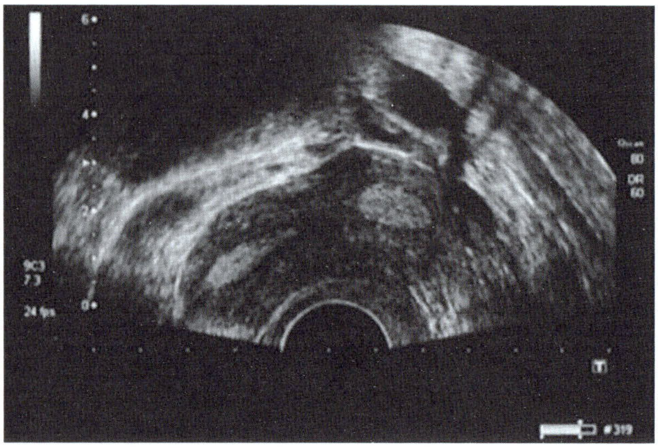

Abb. 4 Prämenstruelle Vaginalsonographie. Typisches „Zweihöhlenphänomen", Verdacht auf Uterusfehlbildungen

auch als ambulante Minihysteroskopie möglich ist oder sinnvollerweise primär in Kombination von Hysteroskopie und Laparoskopie erfolgt (Römer 2009, 2010).

▶ Die Kombination aus Hysteroskopie und Laparoskopie gilt als der Goldstandard zur Diagnostik von Uterusfehlbildungen.

Besteht präoperativ (klinisch oder sonographisch) bereits der Verdacht auf eine Uterusfehlbildung, sollte mit der Patientin eine simultane Laparoskopie und dann auch ggf. in gleicher Sitzung bereits die hysteroskopische Septumdissektion besprochen werden (Abb. 3).

▶ Wird die Sonographie bei der Suche nach Uterusfehlbildungen unmittelbar prämenstruell (hoch aufgebautes Endometrium) durchgeführt, dann lassen sich mit größerer diagnostischer Sicherheit zwei Endometriuminseln darstellen (Abb. 4).

Je nach Ausprägung der Uterusfehlbildung ist zu entscheiden, welche diagnostischen Methoden zu bevorzugen sind, da die Sensitivität und Spezifität sowie die Kosten der Methoden und die Belastung für die Patientin sich deutlich unterscheiden (Tab. 4).

5 Assoziierte Erkrankungen bei Uterusfehlbildungen

5.1 Weitere Fehlbildungen im Genitaltrakt (Vagina, Zervix, Adnexe)

Je ausgeprägter die Uterusfehlbildungen sind, desto größer ist auch die Wahrscheinlichkeit von Fehlbildungen der Vagina, Zervix oder Adnexe. Bei Uterusfehlbildungen finden sich in bis zu 30 % der Fälle auch vaginale Fehlbildungen (Oppelt et al. 2007). Vaginalfehlbildungen stellen sich meist in Form von longitudinalen oder transversalen Vaginalsepten dar (Heinonen 1982; Grünberger 2006). Isolierte Fehlbildungen der Vagina und Zervix sind eher selten.

Bei Aplasien der Zervix, die oft zu einer Hämatometra führen, gelingt es gelegentlich, durch abdominale oder auch laparoskopisch-vaginale Operationen eine Verbindung zwischen Vagina und Uterus wieder herzustellen. Bei der Cervix duplex hängt das therapeutische Vorgehen von den Begleitfehlbildungen des Uterus und der Vagina ab. Fehlbildungen im Adnexbereich treten meist nur bei einseitigen asymmetrischen Uterusfehlbildungen wie dem Uterus unicornis auf. Transpositionsoperationen haben durch die Möglichkeit der In-vitro-Fertilisation hier an Bedeutung verloren.

Tab. 4 Bewertung der Methoden zur Diagnostik von Uterusfehlbildungen. (Aus Römer 2011 mit freundlicher Genehmigung)

Untersuchungsmethode	Sensitivität	Spezifität	Kosten	Patientenbelastung
HSK/LSK	+++	+++	++	+++
Hydrosonografie	++	++	+	++
MRT	+++	+++	+++	++
3D-Sonographie	++	++	++	+
2D-Sonografie	+	+	+	+
HSG	++	+	++	++

HSG = Hysterosalpingographie, LSK = Laparoskopie; + gering, ++ mittel, +++ hoch

▶ **Empfehlung** Bei der Diagnostik von Uterusfehlbildungen sollte stets auch nach Fehlbildungen von Vagina, Zervix und Adnexe gesucht werden.

5.2 Fehlbildungen von Nieren- und Harnwegen

Aufgrund der Entstehung der Uterusfehlbildungen besteht eine häufige Assoziation mit Nieren- und Harnwegsfehlbildungen. Es konnten bei bis zu 36 % der Patientinnen Nierenfehlbildungen nachgewiesen werden (Oppelt et al. 2007).

▶ Eine Abklärung des Urogenitaltraktes ist bei allen Uterusfehlbildungen zwingend notwendig (Minimaldiagnostik: Nierensonografie).

Je ausgeprägter bzw. asymmetrischer eine Uterusfehlbildung ist, desto höher ist die Wahrscheinlichkeit einer Fehlbildung der harnableitenden Wege. Die Diagnostik ist dementsprechend zu intensivieren. Neben der Nierensonografie können folgende Verfahren indiziert sein

- i.v. Pyelogramm,
- Zystoskopie,
- MRT,
- in Ausnahmefällen auch eine Nierenszintigraphie.

In den letzten Jahren hat sich die MRT-Diagnostik bei komplexen Fehlbildungen zunehmend durchsetzt und bewährt (Saleem 2003).

5.3 Endometriose

Eine Endometriose und Uterusfehlbildungen kommen häufig gemeinsam vor (Ugur et al. 1995). Dies betrifft insbesondere (aber nicht ausschließlich) obstruktive Fehlbildungen (Nawroth et al. 2006; Römer 2011). Es muss deshalb bei Uterusfehlbildungen gezielt nach einer Endometriose gefahndet werden (Nawroth et al. 2006). Umgekehrt sollte auch beim Vorliegen einer Endometriose stets nach Uterusfehlbildungen gesucht werden, d. h. bei einer Laparoskopie wegen einer Endometriose wird auch die Durchführung einer simultanen Hysteroskopie empfohlen (Tab. 5).

Tab. 5 Assoziation von Uterusfehlbildungen und Endometriose (Eigene Daten). (Aus Römer 2011 mit freundlicher Genehmigung)

AFS		Patientinnen (n)	Endometriose histologisch gesichert (n)	(%)
I	Uterusagenesie	20	15	75,0
II	Uterus unicornis	35	28	80,0
III	Uterus didelphys	9	4	44,4
IV	Uterus bicornis	15	8	53,3
V	Uterus septus	185	95	51,4
Gesamt		264	150	56,8
Obstruktive Uterusfehlbildung (I–II)		55	43	78,2
Nichtobstruktive Uterusfehlbildung (III, IV, V)		209	107	51,2

6 Therapeutisches Vorgehen

6.1 Mayer-Rokitansky-Küster-von-Hauser-Syndrom (MRKHS)

Die Vaginalatresie beim MRKHS ist oft verbunden mit rudimentären Uterushörnern oder einer Uterusaplasie und kommt bei 1:4000 weiblichen Neugeborenen vor. Das MRKHS ist mit 20 % die häufigste Ursache der primären Amenorrhö. Schwangerschaften sind hier aufgrund des fehlenden Uterus oder der rudimentären Hörner nicht möglich, sodass die einzige Option für die Patientinnen in der Rekonstruktion einer Neovagina besteht, um Kohabitationen zu ermöglichen.

Von zahlreichen Operationsverfahren hat sich im Wesentlichen die modifizierte Methode nach Vecchetti durchgesetzt (Brucker et al. 2008). Auch modifizierte Techniken einer Neovagina als Peritonealscheide, als kombiniert vaginal-laparoskopische (gaslose) Operation führt zu guten Behandlungsergebnissen (Römer 2011). Die Operation sollte bei Vorliegen von Endometrium enthaltenden rudimentären Uterushörnern auch die Resektion der Hörner zur Vermeidung einer Hämatometra und einer Endometriose beinhalten. Eine Herstellung der Fertilität ist nicht möglich. Ein Wiederherstellen der Fertilität war bisher nicht möglich. Bei dem derzeit allerdings noch experimentellen Ansatz der Uterustransplantation könnte sich in Zukunft hier eine Alternative für die Patientinnen ergeben (Brännström 2015; Brucker et al. 2017).

6.2 Uterus unicornis

Der Uterus unicornis ist eine relativ seltene Fehlbildung. Aufgrund seiner Asymmetrie ist der Uterus unicornis häufig kombiniert mit Fehlbildungen der harnableitenden Organe und seltener auch der Adnexen. Es werden 4 Formen der Fehlbildung beim Uterus unicornis in Abhängigkeit vom kommunizierenden Horn unterschieden (AFS 1988). Am häufigsten findet sich ein Uterus unicornis mit einem nicht kommunizierenden Horn mit Endometrium.

Die Diagnostik erfolgt zumeist endoskopisch. Erste Hinweise finden sich meist bei der Hysteroskopie: Eine deutliche Dextro- oder Sinistropositio des Uterus sowie die Darstellung nur eines Tubenostiums bei einem schmalen Kavum mit typischen ringartigen Strukturen sind hinweisend (Römer 2011). Bei der Laparoskopie ist dann meist das rudimentäre Horn, an dem sich auch der Tubenabgang und die Ansätze der Ligamentae befinden, genauer zu verifizieren und differenzialdiagnostisch einzuordnen.

Der Uterus unicornis beeinträchtigt die Fertilität. Es werden Abortraten zwischen 29 und 55 % angegeben (Akar et al. 2005). Klinisch findet sich häufig eine Dysmenorrhö bedingt durch eine Hämatometra oder eine häufig vorkommende Endometriose, insbesondere bei der Form des nicht kommunizierenden Horns mit Endometrium (Römer 2011). Die Therapie des Uterus unicornis ist abhängig von der Anatomie des rudimentären Horns (Tab. 6).

Die Operationen beschränken sich auf die Therapie des rudimentären Hornes. Eine Verbesserung der Fertilität ist bei Vorliegen eines Uterus unicornis meist nicht möglich. Allerdings zeigen neue Studien, dass durch eine transzervikale Inzision des nichtkommunizierenden Horns mit Endometrium in Einzelfällen eine Verbesserung der Fertilität möglich ist (Ozgur et al. 2017).

6.3 Uterus didelphys (duplex)

Bei dieser Uterusfehlbildung finden sich 2 komplett getrennte Uteri, meist verbunden auch mit Vaginalsepten. Diese Form stellt eine sehr seltene Uterusfehlbildung dar und kann zur Beeinträchtigung der Fertilität, insbesondere zu habituellen Aborten führen. Gelegentlich finden sich auch unilaterale Anomalien (z. B. blind endende Hemivagina), die bei entsprechender klinischer Symptomatik (z. B. Hämatokolpos oder Kohabitationsbeschwerden) eine operative Intervention erfordern. Bei Fertilitätsstörungen und habituellen Aborten kann eine abdominale Metroplastik versucht werden, wobei die große Distanz der beiden Uteri (meist an den Beckenwänden gelegen) die chirurgische Vereinigung deutlich erschwert.

▶ Beim Uterus didelphys ist meist keine Therapie notwendig. Bei habituellen Aborten stellt der Versuch einer abdominalen oder laparoskopischen Metroplastik eine Ultima ratio dar (Heinonen 2000; Alborzi et al. 2015).

6.4 Uterus bicornis

Je nach Ausprägung wird zwischen einem kompletten und einem partiellen Uterus bicornis unterschieden sowie je nach Zervixbefund zwischen einem Uterus bicornis bicollis und einem Uterus bicornis unicollis. Der Uterus bicornis geht mit einer Beeinträchtigung der Fertilität einher. Es werden Abortraten bis zu 47 % beschrieben: Auch die Frühgeburtenrate ist bis 35 % erhöht. Die Lebendgeburtenrate liegt aber bei 30–50 % (DGGG-Leitlinien 2010; Römer 2011).

▶ **Empfehlung** Aufgrund der relativ hohen Lebendgeburtenrate ist die Indikation für die operative Intervention beim Uterus bicornis besonders kritisch zu stellen.

Tab. 6 Therapie des Uterus unicornis in Abhängigkeit von der Anatomie des rudimentären Horns. (Aus Römer 2011 mit freundlicher Genehmigung)

Kommunizierendes Horn mit Endometrium	Nicht kommunizierendes Horn mit Endometrium	Kein Kavum nachweisbar im rudimentären Horn	Kein rudimentäres Horn nachweisbar	Schwangerschaft im rudimentären Horn nachweisbar
Differenzialdiagnostik: Sonografie, ggf. MRT				
Keine Therapie (ggf. Koagulation des Hornes oder Resektion bei Hämatometrabildung)	Laparoskopische Resektion des Horns (Risiko einer Hämatometra und hohe Endometrioseinzidenz)	Keine Therapie	Keine Therapie	Laparoskopische Resektion des rudimentären Horns

Eine Indikation zur operativen Intervention besteht nur bei habituellen Aborten oder einer Hämatometra mit Beschwerden (Abb. 5).

Die Metroplastik wird heute häufig in verschiedenen Modifikationen der Strassmann-Technik durchgeführt (Khalifa et al. 1993). Wir bevorzugen die Methode nach Bret-Palmer (Abb. 6; Römer 2011). Die abdominale Metroplastik nach Bret-Palmer zeigt bezüglich der Fertilitätsoptimierung eine hohe Erfolgsrate (Tab. 7). In ausgewiesenen Zentren ist die Metroplastik heute auch laparoskopisch mit gleichen Erfolgsraten möglich (Alborzi et al. 2015).

Bei der Metroplastik empfehlen wir zur Adhäsionsprophylaxe eine IUD-Einlage und eine Östrogenisierung der Patientin für 3 Monate. Nach 3 Monaten erfolgt dann eine Kontrollhysteroskopie mit IUD-Extraktion. Liegt dabei ein normales Cavum uteri vor, kann die Patientin eine Schwangerschaft anstreben. Hier besteht allerdings eine „großzügige" Sectioindikation.

6.5 Uterus septus

Der Uterus septus ist die häufigste uterine Fehlbildung und hat damit die größte Bedeutung für die Patientin mit Kinderwunsch. Die Diagnostik erfolgt meist mittels einer nach Möglichkeit prämenstruellen Sonographie, bei der sich zwei Endometriuminseln darstellen lassen, wenn ein septierter Uterus vorliegt (Abb. 4).

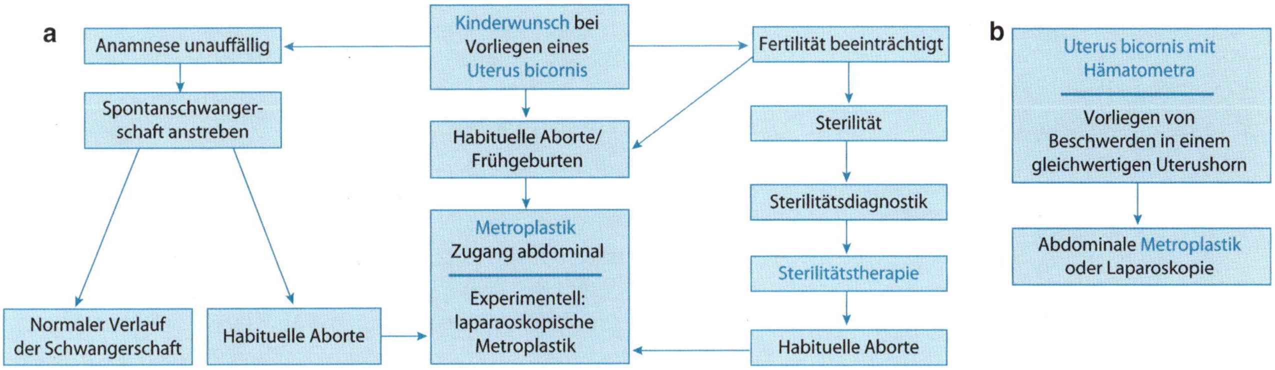

Abb. 5 **a, b** Stufenplan der Therapie des Uterus bicornis. **a** Uterus bicornis und Kinderwunsch, **b** Uterus bicornis und Hämatometra

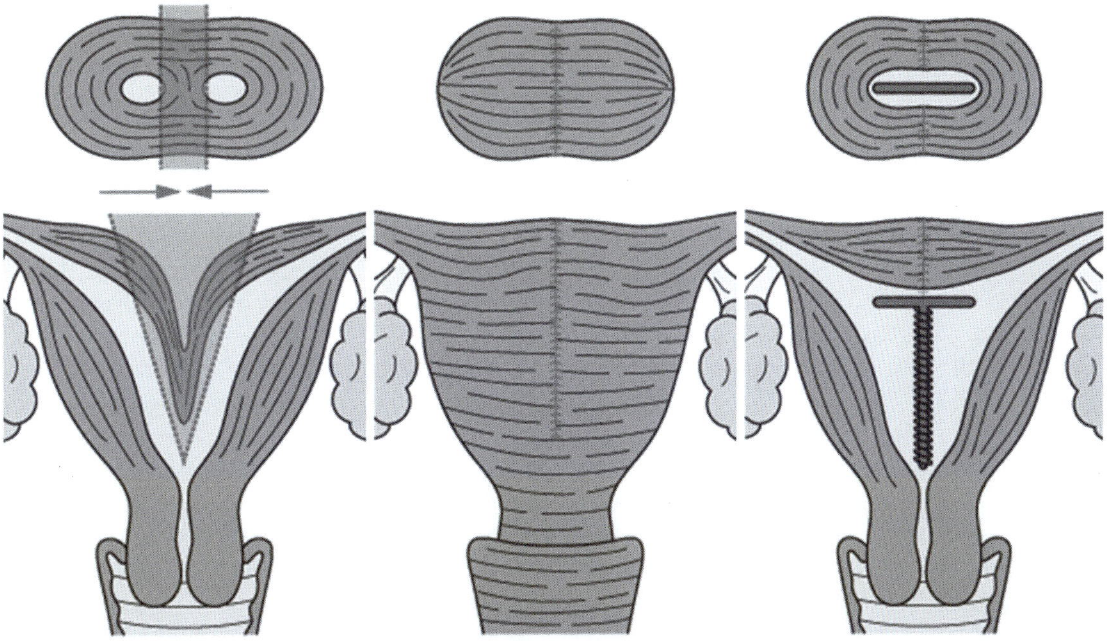

Abb. 6 **a-c** Schema der Operation einer Metroplastik beim Uterus bicornis. **a** Exzision der medialen Wände. **b** Vereinigung der beiden Kavumhälften (zweischichtige Naht). **c** Endsitus mit IUD-Einlage für 3 Monate. (Aus Römer 2011 mit freundlicher Genehmigung)

Tab. 7 Abdominale Metroplastik bei Uterus bicornis und habituellen Aborten (Methode nach Bret-Palmer). (Aus Römer 2011 mit freundlicher Genehmigung)

Eigene Ergebnisse (32 Patientinnen; 1995–2005)	Präoperativ	Postoperativ
Abortrate	91 %	6 %
Lebendgeburtsrate	11 %	92 %

Daran schließen sich eine Hysteroskopie und eine Laparoskopie an, in deren Rahmen bereits simultan die Septumdissektion erfolgen kann.

► Vor jedem Verfahren der assistierten Reproduktion (insbesondere IVF/ICSI) sollte eine hysteroskopische Untersuchung des Cavum uteri erfolgen, da sowohl Uterusfehlbildungen als auch submuköse Myome sonst nach erfolgreichem Embryotransfer die Abortrate erhöhen können.

Beim Uterus septus werden je nach Länge des Septums drei Formen unterschieden.

- Uterus subseptus: Septum ins Cavum reichend (Abb. 7a),
- Uterus septus: Septum bis an die Cervix reichend (Abb. 7b)
- Uterus septus completus: das Septum reicht bis in die Zervix hinein (oft mit Vaginalsepten verbunden; Abb. 7c).

In seltenen Fällen kann das Septum unterbrochen sein (z. B. Uterus subseptus mit Cervix septa).

Die Abgrenzung zum Uterus arcuatus (Abschn. 6.6) ist nicht klar definiert. Der Uterus arcuatus kann als die geringste Ausprägung des Uterus septus betrachtet werden. Der Uterus septus geht mit Fertilitätsstörungen wie z. B. habituellen Aborten und einer Sterilität einher und ist mit geburtshilflichen Komplikationen verbunden (erhöhte Frühgeburtenrate, Lageanomalien, z. B. Beckenendlagen). Als mögliche Ursachen für habituelle Abortraten beim Uterus septus werden diskutiert:

- mechanische Ursachen (Raummangel),
- Minderperfusion des Septums (suboptimaler Nidationsort),
- koexistente Endometriose.

Absolute Indikationen zur Septumdissektion liegen bei Patientinnen mit habituellen Aborten vor. Relative Indikationen bestehen bei einer primären oder sekundären Sterilität, bei Frühgeburten oder Lageanomalien in vorangegangenen Schwangerschaften (Römer 2009, 2011).

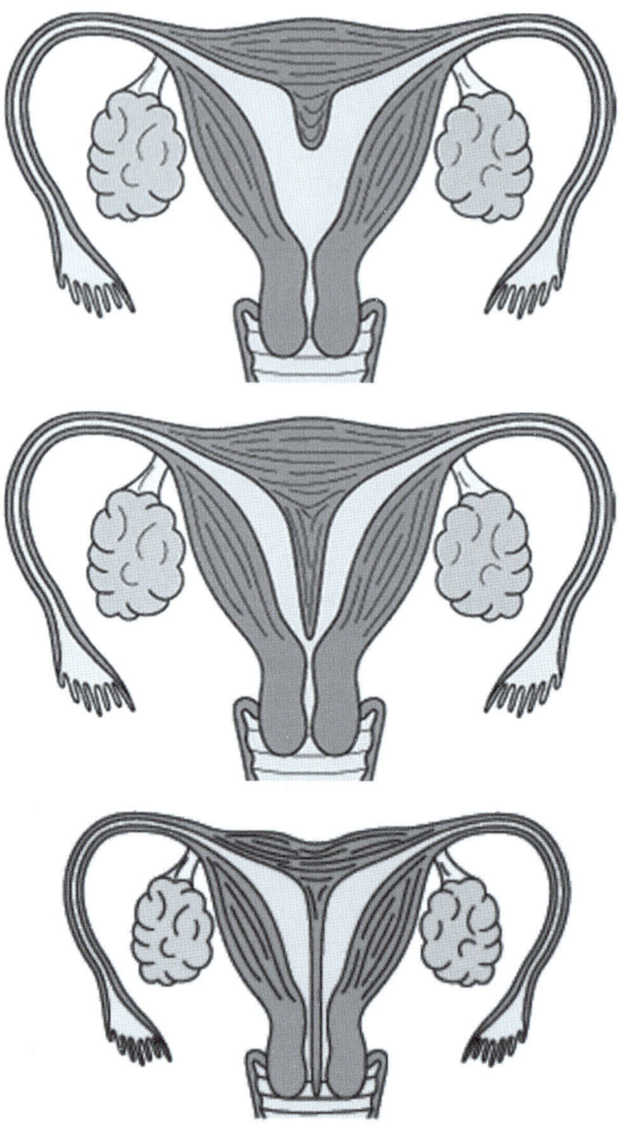

Abb. 7 **a-c** Formen des Uterus septus: **a** Uterus subseptus, **b** Uterus septus, **c** Uterus septus completus. (Aus Römer 2011 mit freundlicher Genehmigung)

► Je ausgeprägter die Klinik der Patientin (z. B. habituelle Aborte) und je tiefreichender das Septum, umso eindeutiger ist die Indikation zur Septumdissektion (Tab. 8).

Die hysteroskopische Septumdissektion wird post menstruationem geplant. Eine GnRH-Agonisten-Vorbehandlung bringt keine intra- oder postoperativen Vorteile (Römer et al. 2000). Die Septumdissektion erfolgt meist elektrochirurgisch mit einer Dissektionsnadel. Allerdings sind auch bipolare Techniken möglich. Kleinere Septen können auch mit einer Mikroschere durchtrennt werden. (Abb. 8).

Bei tiefreichenden Septen wird gelegentlich eine postoperative IUD-Einlage oder Östrogenisierung für 3 Monate zur

Tab. 8 Indikation zur Septumdissektion in Abhängigkeit von Septumlänge und Anzahl der Aborte. (Aus Römer 2011 mit freundlicher Genehmigung)

Klinik: Anzahl der Aborte	Septumlänge <1 cm	1–2 cm	>2 cm
0	∅	+	++
1	∅	+	++
2	+	++	+++
3	+	+++	+++

∅ keine Indikation, + Indikation erwägenswert, ++ Indikation gegeben, +++ gesicherte Indikation

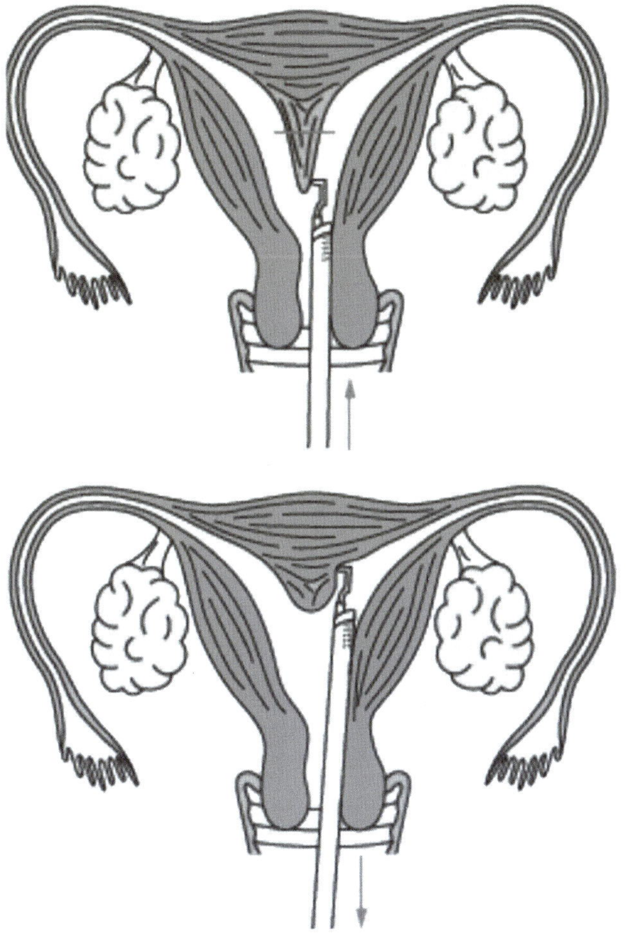

Abb. 8 **a, b** Technik der Septumdissektion. (Aus Römer 2011 mit freundlicher Genehmigung)

möglichen Adhäsionsprophylaxe empfohlen, wozu allerdings keine evidenzbasierten Daten vorliegen. In den letzten Jahren hat sich zur Adhäsionsprophylaxe auch die intrauterine Applikation von Hyaluronsäure (5–10 ml) bewährt, auch wenn hier kaum evidenzbasierte Studien vorliegen (Bosteels et al. 2017). Bei Patientinnen mit habituellen Aborten erreicht die hysteroskopische Septumdissektion hohe Erfolgsraten (Tab. 9).

Tab. 9 Erfolgsrate der hysteroskopischen Septumdissektion. (Aus Römer 2011 mit freundlicher Genehmigung)

Literatur – Metaanalyse aus 9 Studien; Römer 2011 (709 Patientinnen; 1986–2000)	Präoperativ	Postoperativ
Abortrate	77,4–88,9 %	8,2–27,7 %
Lebendgeburtenrate	8,9–22,6 %	59,6–91,8 %

Tab. 10 Vergleich der Schwangerschaftsraten nach Septumdissektion bei idiopathischer Sterilität. (Nach Mollo et al. 2008: aus Römer 2011 mit freundlicher Genehmigung)

	Septumdissektion (n = 44)	Kontrollen (n = 132)	p
Schwangerschaftsrate nach 12 Monaten	38,6 % (17/44)	20,4 % (27/132)	<0,05
Lebendgeburtenrate	34,1 %	18,9 %	<0,05

Bei Patientinnen mit idiopathischer Sterilität zeigen neuere Daten, dass auch hier eine Septumdissektion zur erhöhten Schwangerschaftsraten führen kann (Mollo et al. 2008; Tab. 10).

Aufgrund des geringen Risikos der hysteroskopischen Septumdissektion und des potenziellen Benefits kann die Indikation auch bei einer idiopathischen Sterilität großzügig gestellt werden. Die hysteroskopische Septumdissektion vermindert geburtshilfliche Komplikationen in nachfolgenden Schwangerschaften, auch wenn randomisierte kontrollierte Studien fehlen (Rikken et al. 2017).

Die Frühgeburtenrate wird von 36 auf 8 % gesenkt, die Rate von Totgeburten von 15 auf 2 % (Tomazevic et al. 2007). Während bisher empfohlen wurde, nach einer Septumdissektion unabhängig auch von der Einlage eines IUD 3 Monate mit einer nachfolgenden Gravidität zu warten, scheinen neuere Daten zu bestätigen, dass bei Patientinnen, bei denen die ICSI-Behandlung unmittelbar nach der Septumdissektion durchgeführt wurde, eine Wartezeit nicht erforderlich ist (Berkkanoglu et al. 2008).

Eine Sonderform stellt der Uterus subseptus completus dar. Hier hat sich der Erhalt des zervikalen Septums bewährt, indem die transkorporale Septumdissektion in der Ballontechnik angewendet wird (Abb. 9; Römer und Lober 1997).

Beim Uterus septus hat heute die transzervikale Septumdissektion die abdominale Metroplastik komplett abgelöst, da sie wesentlich weniger belastend für die Patientin ist, zahlreiche postoperative Vorteile bietet und auch keine primäre Sektioindikation darstellt.

6.6 Uterus arcuatus

Der Uterus arcuatus ist eine physiologische Normvariante und die Fehlbildung mit der geringsten Ausprägung. Proble-

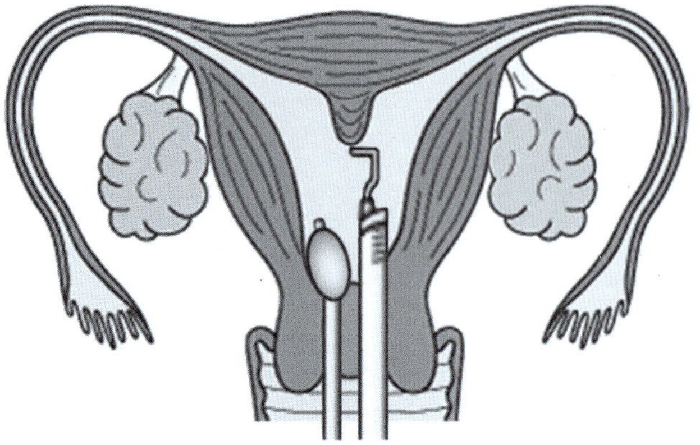

Abb. 9 Ballontechnik zur transkorporalen Septumdissektion beim Uterus septus completus. (Aus Römer 2011 mit freundlicher Genehmigung)

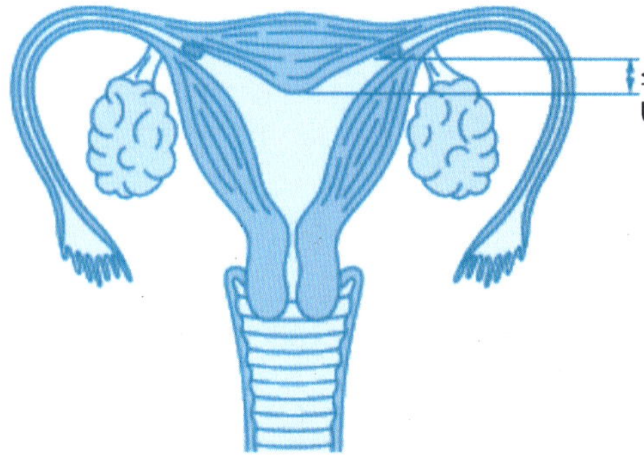

Abb. 10 Definition Uterus arcuatus. (Aus Römer 2011 mit freundlicher Genehmigung)

matisch ist gelegentlich die Abgrenzung vom Uterus subseptus. Typisch ist die äußere normale Uterusform mit einem etwas weiter ausladenden Fundus. Die innere Kontur des Fundus uteri ist vermehrt konvex, sodass die Tubenwinkel länger und tiefer angezogen sind (Ludwin et al. 2018). Der Abstand zwischen Höhe der Tubenostien und dem tiefsten Punkt des Fundus sollte nicht größer als 1 cm sein (Abb. 10).

Meist wird der Uterus arcuatus als Zufallsbefund festgestellt. Eine Laparoskopie ist zur Differenzialdiagnostik nicht zwingend indiziert. Die Rate an Termingeburten beträgt 65 % (Leitlinien der Deutschen Gesellschaft für Gynäkologie und Geburtshilfe 2010). Der Uterus arcuatus hat keinen Einfluss auf die Lebendgeburtenrate (Prior et al. 2018).

6.7 DES-induzierte Fehlbildung

Durch Diethylstilböstrol (DES) induzierte Fehlbildungen spielen in Deutschland nahezu keine Rolle. Folgen der Anwendung des DES waren eine Hypoplasie des Uterus mit teilweise kompletter Obliteration (T-Form des Uterus). Diese Fehlbildung geht mit erhöhten Abortraten einher. Es gibt Fallberichte darüber, dass durch die hysteroskopische Dissektion von Ringstrukturen an den Seitenwänden eine Verbesserung der Schwangerschaftsrate erzielt wurde (Aubriot und Chapron 2007).

7 Geburtshilfliches Management bei uterinen Fehlbildungen

Eine Uterusfehlbildung ist per se keine Indikation zur Sectio. Es muss je nach Ausmaß und Art der Fehlbildung eine individuelle Entscheidung über den Geburtsmodus getroffen werden. Für die selteneren Uterusfehlbildungen liegen zum Geburtsmodus und geburtshilflichen Management kaum wissenschaftliche Daten vor. Die Frequenz von Lageanomalien des Fetus bei Uterusfehlbildungen ist deutlich höher (45 % Beckenendlagen bei Uterusfehlbildungen; Leitlinien der DGGG 2010).

Nach einer hysteroskopischen Septumdissektion ist keine primäre Sectio indiziert. Es besteht hier nur eine erhöhte Gefahr der Uterusruptur, wenn bei der Septumdissektion eine Uterusperforation erfolgt ist und die Kontinuität des Myometriums gestört wurde (Römer 2011). Uterusrupturen bei Graviditäten nach komplikationslosen hysteroskopischen Septumdissektionen sind Einzelfallberichte (Angell und Domingo 2002).

Beim Uterus septus completus mit transkorporaler Septumdissektion hingegen wird insbesondere bei erhaltenem Zervixseptum die Sectio favorisiert.

Nach abdominalen Metroplastiken beim Uterus bicornis oder didelphys wurde über problemlose vaginale Entbindungen berichtet. Allerdings ist heute die primäre Sectio ca. 1–2 Wochen vor dem Entbindungstermin am wehenlosen Uterus zu bevorzugen, um die Gefahr von Uterusrupturen zu vermeiden.

8 Zusammenfassung

Uterusfehlbildungen werden meist erst klinisch relevant, wenn Fertilitätsprobleme auftreten. Eine frühzeitige und exakte Diagnostik ggf. auch begleitender Fehlbildungen ist dann erforderlich, um möglichst rechtzeitig eine Indikation zur operativen Korrektur zu prüfen. Bei exakter Indikationsstellung sind operative Korrekturen von Uterusfehlbildungen sehr erfolgversprechend und können z. B. die Abortrate signifikant senken. Die Diagnostik und Therapie der wichtigsten Uterusfehlbildungen sollten jedem Gynäkologen bekannt sein, insbesondere, wenn reproduktionsmedizinische Maßnahmen erforderlich sind (Tab. 11).

Tab. 11 Operationsindikation und -methoden bei Uterusfehlbildungen. (Aus Römer 2011 mit freundlicher Genehmigung)

AFS-Klasse	Bezeichnung	Operationsindikation	Operationsmethode
1	Uterusagenesie (Mayer-Rokitansky-Küster-Hauser-Syndrom)	Kohabitationswunsch	Neovagina (Peritonealscheide) ggf. Uterustransplantation
2	Uterus unicornis	Rudimentäres Horn mit Endometrium oder Unterbauchbeschwerden	Laparoskopische Exzision des rudimentären Horns
3	Uterus didelphys	Infertilität (3 habituelle Aborte)	Abdominale Metroplastik
4	Uterus bicornis	Infertilität (>2–3 habituelle Aborte)	Abdominale oder laparoskopische Metroplastik
5	Uterus septus	Infertilität (Sterilität)	Hysteroskopische Septumdissektion
6	DES-Anomalien	Habituelle Aborte	In Einzelfällen hysteroskopisch Durchtrennen der Ringstrukturen
7	Uterus arcuatus	Keine	Keine
Sonderform	Uterus septus completus	Infertilität (Sterilität)	Hysteroskopisch korporale Septumdissektion mit Erhalt des Zervixseptums (Ballontechnik)

des Verlags. Das Material kann erworben werden unter http://www.degruyter.com.

Literatur

Akar ME, Bayar D, Yildiz S, Ozel M, Yilmaz Z (2005) Reproductive outcome of women with unicornuate uterus. Aust NZ J Obstet Gynaecol 45:148–150

Alborzi S, Asefjah H, Amini M, Vafaei H, Madadi G, Chubak N, Tavana Z (2015) Laparoscopic metroplasty in bicornuate and didelphic uteri: feasibility and outcome. Arch Gynecol Obstet 291:1167–1171

American Fertility Society – AFS (1988) The American Fertility Society classification of adnexal adhesions, distal tubal occlusion, tubal occlusion secondary to tubal ligation, tubal pregnancies, Mullerian anomalies and intrauterine adhesions. Fertil Steril 49:944–955

Angell NF, Domingo J (2002) Uterine rupture at term after uncomplicated hysteroscopic metroplasty. Obstet Gynecol 100:1089–1099

Appelman Z, Hazan Y, Hagay Z (2003) High prevalence of Müllerian anomalies diagnosed by ultrasound in women with polycystic ovaries. J Reprod Med 48:362–364

Aubriot FX, Chapron C (2007) Diethylstilbestrol exposure in utero. Polemics about metroplasty. The pros. Gynecol Obstet Fertil 35:826–831

Berkkanoglu M, Isikoglu M, Arici F, Ozgur K (2008) What is the best time to perform intracytoplasmic sperm injection/embryo transfer cycle after hysteroscopic surgery for an incomplete uterine septum? Fertil Steril 90:2112–2115

Bermejo C, Martinez-Ten P, Ruiz-Lopez L, Estevez M, Gil MM (2017) Classification of uterine anomalies by 3-dimensional ultrasonography using ESHRE/ESGE criteria: interobserver variability. Reprod Sci 1. https://doi.org/10.1177/1933719117725825

Bosteels J, Weyers S, D'Hooghe TM, Torrance H, Broekmans FJ, Chua SJ, Mol BWJ (2017) Anti-adhesion therapy following operative hysteroscopy for treatment of female subfertility. Cochrane Database Syst Rev (11):CD011110

Brännström M (2015) Uterus transplantation. Curr Opin Transplant 20:621–628

Braun P, Grau FV, Pons RM, Enguix DP (2005) Is hysterosalpingography able to diagnose all uterine malformations correctly? A retrospective study. Eur J Radiol 53:274–279

Brucker SY, Gegusch M, Zubke W, Rall K, Gauwerky JF, Wallwiener D (2008) Neovagina creation in vaginal agenesis: development of a new laparoscopic Vecchietti-based procedure and optimized instruments in a prospective comparative interventional study in 101 patients. Fertil Steril 90:1940–1952

Brucker SY, Brännström M, Taran FA, Nadalin S, Königsrainer A, Rall K, Schöller D, Henes M, Bösmüller H, Fend F, Nikolaou K, Notohamiprodjo M, Rosenberger P, Grasshoff C, Heim E, Krämer B, Reisenauer C, Hoopmann M, Kagan KO, Dahm-Kähler P, Kvarnström N, Wallwiener D (2017) Selecting living donors for uterus transplantation: lessons learned from two transplantations resulting in menstrual functionality and another attempt, aborted after organ retrieval. Arch Gynecol Obstet 21. https://doi.org/10.1007/s00404-017-4626-z. [Epub vor Druck]

Deutsche Gesellschaft für Gynäkologie und Geburtshilfe – DGGG (2010) Weibliche genitale Fehlbildungen. In: Leitlinien der Gynäkologie und Geburtshilfe, Bd I. S. Kramarz, Berlin, S 31–89

Fukunaga T, Fujii S, Inoue C, Mukuda N, Murakami A, Tanabe Y, Harada T, Ogawa T (2017) The spectrum of imaging appearances of Müllerian duct anomalies: focus on MR imaging. Jpn J Radiol 35:697–706

Grimbizis GF, Camus M, Tarlatzis BC, Bontis JN, Devroey P (2001) Clinical implications of uterine malformations and hysteroscopic treatment results. Hum Reprod Update 7:161–175

Grünberger W (2006) Operative Korrektur kongenitaler Fehlbildungen. Frauenarzt 47:2

Heinonen PK (1982) Longitudinal vaginal septum. Eur J Obstet Gynecol Reprod Biol 13:253–258

Heinonen PK (2000) Clinical implications of the didelphic uterus: long-term follow-up of 49 cases. Eur J Obstet Gynecol Reprod Biol 91:183–190

Khalifa E, Toner JP, Jones HW Jr (1993) The role of abdominal metroplasty in the era of operative hysteroscopy. Surg Gynecol Obstet 176:208–212

Kupesse S, Kurjah A (1998) Septate uterus defection and prediction of obstetrical complication by different forms of ultrasonography. J Ultrasound Med 17:631–636

Ledig S, Tewes AC, Hucke J, Römer T, Kapczuk K, Schippert C, Hillemanns P, Wieacker P (2017) Array-CGH analysis in patients with Müllerian fusion anomalies. Clin Genet 25. https://doi.org/10.1111/cge.13160. [Epub vor Druck]

Ludwin A, Martins WP, Nastri CO, Ludwin I, Coelho Neto MA, Leitao VM, Acien M, Alcazar JL, Benacerraf B, Condous G, De Wilde RL, Emanuel MH, Gibbons W, Guerriero S, Hurd WW, Levine D, Lindheim S, Pellicer A, Petraglia F, Saridogan E (2018) Congenital Uterine Malformations by Experts (CUME): better criteria for distinguishing between normal/arcuate and septate uterus? Ultrasound Obstet Gynecol 51:101–109

Millischer AE, Grevent D, Rousseau V, O'Gorman N, Sonigo P, Bessieres B, Ville Y, Boddaert N, Salomon LJ (2017) Fetal MRI compared with ultrasound for the diagnosis of obstructive genital malformations. Prenat Diagn 37:1138–1145

Mollo A, De Franciscis P, Colacurci N, Cobellis L, Perino A, Venezia R, Alviggi C, De Placido G (2008) Hysteroscopic resection of the septum improves the pregnancy rate of women with unexplained infertility: a prospective controlled trial. Fertil Steril 91:2628–2631

Nahum GG (1998) Uterine anomalies. How common are they, and what is their distribution among subtypes? J Reprod Med 43:877–887

Nawroth F, Rahimi G, Nawroth C, Foth D, Ludwig M, Schmidt T (2006) Is there an association between septate uterus and endometriosis? Hum Reprod 21:542–544

Oppelt P, Renner SP, Brucker S, Strissel PL, Strick R, Oppelt PG, Doerr HG, Schott HG, Schott GE, Hucke J, Wallwiener D, Beckmann MW (2005) The VCUAM (Vagina Cervix Uterus Adnex-associeted Malformation) classification: a new classification for genital malformations. Fertil Steril 84:1493–1497

Oppelt P, von Have M, Paulsen M, Strissel PL, Strick R, Brucker S, Wallwiener D, Beckmann MW (2007) Female genital malformations and their associated abnormalities. Fertil Steril 87:335–342

Ozgur K, Bulut H, Berkkanoglu M, Coetzee K (2017) Reproductive outcomes of IVF patients with unicornuate uteri. Reprod Biomed Online 34:312–318

Prior M, Richardson A, Asif S, Polanski L, Parris-Larkin M, Chandler J, Fogg L, Jassal P, Thornton JG, Raine-Fenning NJ (2018) Outcome of assisted reproduction in women with congenital uterine anomalies: a prospective observational study. Ultrasound Obstet Gynecol 51:110–117

Raga F, Bauset C, Remohi J, Bonilla-Musoles F, Simón C, Pellicer A (1998) Reproductive impact of congenital Müllerian anomalies. Hum Reprod 12:2277–2281

Rikken JF, Kowalik CR, Emanuel MH, Mol BW, Van der Veen F, van Wely M, Goddijn M (2017) Septum resection for women of reproductive age with a septate uterus. Cochrane Database Syst Rev (1):CD008576

Römer T (2009) Operative Hysteroskopie, 2. Aufl. de Gruyter, Berlin

Römer T (2010) Uterine Fehlbildungen. In: Ludwig M (Hrsg) Gynäkologische Endokrinologie und Reproduktionsmedizin. Marseille, München, S 9–20

Römer T (2011) Uterusfehlbildungen. de Gruyter, Berlin

Römer T, Lober R (1997) Hysteroscopic correction of a complete septate uterus using a balloon technique. Hum Reprod 12:478–479

Römer T, Schmidt T, Foth D (2000) Pre- and postoperative hormonal treatment in patients with hysteroscopic surgery. Contrib Gynecol Obstet 20:1–12

Rózewicki S, Bielewicz W, Iwanicki M, Puchalski A (1992) Developmental anomalies of the uterus in a population of 3000 women with various causes of infertility. Ginekol Pol 63:515–517

Saleem SN (2003) MR imaging diagnosis of uterovaginal anomalies: current state of the art. Radiographics 23:e13. Epub 2003 Jun 20

Saravelos SH, Cocksedge KA, Li TC (2008) Prevalence and diagnosis of congenital uterine anomalies in women with reproductive failure: a critical appraisal. Hum Reprod Update 14:415–429

Tewes AC, Rall KK, Römer T, Hucke J, Kapczuk K, Brucker S, Wieacker P, Ledig S (2015) Variations in RBM8A and TBX6 are associated with disorders of the Müllerian ducts. Fertil Steril 103:1313–1318

Tomazevic T, Ban-Frangez H, Ribic-Pucelj M, Premrusren T, Verdenik I (2007) Small uterine septum is an important risk variable for preterm birth. Eur J Obstet Gynecol Reprod Biol 135:154–157

Ugur M, Turan C, Mungan T, Kuscu E, Senöz S, Agis HT, Gökmen O (1995) Endometriosis in association with Müllerian anomalies. Gynecol Obstet Investig 40:261–264

Uterus myomatosus

37

Ricardo E. Felberbaum

Inhalt

1 Einleitung 383
2 Ätiologie 384
3 Therapeutisches Vorgehen 384
4 Zusammenfassung 388
Literatur 389

1 Einleitung

Das Leiomyom des Uterus ist der häufigste benigne Tumor des weiblichen Geschlechtsorgans. Es ist davon auszugehen, dass 40–50 % aller Frauen in ihrem Leben Myomata entwickeln, in den meisten Fällen ohne dass dies krankhafte Konsequenzen hätte. Aktuellere Publikationen gehen sogar davon aus, dass kumulativ über 80 % aller Afroamerikanerinnen und fast 70 % der weißen Amerikanerinnen bis zum 50. Lebensjahr Myome haben (Day Baird et al. 2003). Allerdings treten bei 25–50 % der Myomträgerinnen Symptome auf, wie z. B.

- Blutungsstörungen,
- blutungsbedingte Anämien,
- habituelle Aborte,
- primäre oder sekundäre Sterilität oder auch vorzeitige Wehentätigkeit bei etablierter klinischer Schwangerschaft.

Patientinnen mit multiplen Myomata können sich in bis zu 50 % der Fälle mit Sterilitätsproblemen konfrontiert sehen (Cirkel et al. 1992). Unter Sterilitätspatientinnen wiederum finden sich 5 % mit submukösen oder intrakavitären Myomata (Buttram und Reiter 1981).

Die gesundheitsökonomische Bedeutung ist dementsprechend nicht zu vernachlässigen. Die mittleren Gesundheitskosten für eine US-Amerikanerin mit Myomata liegen durchschnittlich um den Faktor 3,2 über denen einer US-Amerikanerin ohne Myomata (Hartmann et al. 2006).

Dabei sind v. a. submuköse und partiell intrakavitäre Myomata als Sterilitätsfaktoren anzusehen. Die Bedeutung der intramuralen Myomata hinsichtlich der Fertilität der Frau ist umstritten (Sunkara et al. 2010).

▶ Der Uterus myomatosus spielt als Sterilitätsursache eine eher untergeordnete Rolle. Seine Therapie ist in diesem Zusammenhang aber als komplex zu bezeichnen.

Anders als im Fall der perimenopausalen Frau oder der Frau, die ihre Familienplanung als abgeschlossen bezeichnet, steht bei der Kinderwunschpatientin der Erhalt des Organs im Vordergrund jedes therapeutischen Ansatzes. Dies ist jedoch nicht trivial.

In den Vereinigten Staaten war bis in die 90er-Jahre des vorigen Jahrhunderts der Uterus myomatosus die häufigste Indikation für eine Hysterektomie (Findlay 1990). Die Zahlen in Europa dürften in dieser Zeit ähnlich gewesen sein. Allerdings hat sich auch bei der perimenopausalen Frau die Sicht der Dinge teilweise geändert. Immer mehr Frauen, die eine definitive Lösung ihrer Blutungsprobleme wünschen,

R. E. Felberbaum (✉)
Klinik für Frauenheilkunde und Geburtshilfe, Klinikum Kempten
Klinikverbund Kempten – Oberallgäu, Kempten, Deutschland
E-Mail: ricardo.felberbaum@klinikum-kempten.de

K. Diedrich et al. (Hrsg.), *Reproduktionsmedizin*, Springer Reference Medizin,
https://doi.org/10.1007/978-3-662-57636-6_38

fragen nach der Möglichkeit des Organerhalts bzw. des teilweisen Erhalts der Gebärmutter. Die Einführung organerhaltender Methoden hat epidemiologisch deutliche Wirkungen gezeigt. So lag in den USA die Rate der Hysterektomien im Jahr 1997 bei 2,13/1000 Frauen, um bis zum Jahr 2003 auf 1,91/1000 Frauen abzufallen (Jacobson et al. 2007).

Nachdem im Jahr 1992 die erste größere Serie laparoskopisch durchgeführter suprazervikaler Hysterektomien publiziert worden war, hat sich diese Technik mittlerweile auch in Deutschland fest etabliert. Die niedrigen Operationszeiten, eine niedrige Komplikationsrate und die (nicht bewiesenen) Vorteile hinsichtlich der Qualität der postoperativen Sexualität bzw. der protektiven Wirkung hinsichtlich eines späteren Senkungsgeschehens haben eine massive Nachfrage geschaffen (Donnez et al. 1996). Es bleibt abzuwarten, welche Folgen dieser Trend hinsichtlich der Inzidenz von Zervixstumpfkarzinomen in ca. 20–30 Jahren haben wird. Es sollte nicht vergessen werden, dass die totale Hysterektomie als großer medizinischer Fortschritt angesehen wurde. Inwieweit hier eine Modeerscheinung ggf. einen medizinischen Rückschritt bedeutet, sollte zumindest weiter in der Diskussion bleiben.

2 Ätiologie

Das uterine Leiomyom ist ein monoklonaler Tumor. Durch verdrängendes Wachstum bildet sich um den Tumor eine Pseudokapsel aus. Die Entwicklung des Myoms beginnt mit einer einzigen glatten Muskelzelle des Myometriums (Townsend et al. 1970). Die Auslöser dieses Prozesses sind weitestgehend unbekannt.

Etwa 40 % der Myomata weisen chromosomale Veränderungen auf, v. a. Deletionen am langen Arm des Chromosoms 7 (Pandis et al. 1991; Brosens et al. 1996). Auch ethnische Faktoren scheinen eine Rolle zu spielen. In den USA finden sich uterine Leiomyomata deutlich häufiger bei afroamerikanischen Frauen als bei Kaukasierinnen (Sunkara et al. 2010).

Die Tatsache, dass Rezeptoren für Östrogen und Progesteron in dem Gewebe von Leiomyomata uteri nachgewiesen werden können, entspricht der klinischen Beobachtung, dass Myomata nach der Menopause in den meisten Fällen an Größe verlieren. Dementsprechend gelten die Sexualsteroide als die wahrscheinlich wichtigsten das Wachstum der Myomata stimulierenden Faktoren (Pollow et al. 1978; Wilson et al. 1980; Buchi und Keller 1980; Kawaguchi et al. 1991).

▶ Östrogen und Progesteron sind wahrscheinlich die wichtigsten das Wachstum der Myomata stimulierenden Faktoren.

Dies erklärt, dass die meisten uterinen Leiomyomata auf Veränderungen des endokrinen Milieus deutlich reagieren können. So können Myomata in der Schwangerschaft ein deutliches Wachstum zeigen und eine groteske Größe erreichen (Filicori et al. 1983; Coddington et al. 1986). Neben den Sexualsteroiden haben Wachstumsfaktoren wie der „insulin-like growth factor 1" und der „transforming-growth factor β" Einfluss auf das Wachstumsverhalten der Myomata (Martin-Chavez et al. 2004; Arici und Sozen 2000; Luo et al. 2005).

3 Therapeutisches Vorgehen

3.1 Wann muss ein Leiomyom therapiert werden?

▶ **Empfehlung** Ein Myom, das keine Symptome verursacht, muss prinzipiell nicht therapiert werden. Dies sollte oberster Grundsatz sein und bleiben.

Dies gilt v. a. für die Frau mit abgeschlossener Familienplanung bzw. die Frau in der Perimenopause.

3.2 Radikale, ablative Therapien

Bei pathologischen Blutungen in der Perimenopause, Dysmenorrhöen, Hypermenorrhöen und Menometrorrhaghien allerdings ist die Hysterektomie die adäquate, weil radikal sanierende Maßnahme. Die vaginale Hysterektomie mit oder ohne Morcellement stellt die älteste minimal invasive Operationstechnik in der gynäkologischen Chirurgie dar. Es ist beeindruckend, dass diese Operationstechniken vor über 100 Jahren entwickelt worden sind (Zander 1986).

Alternative Methoden wie die Endometriumablation durch operative Hysteroskopie sind beim Uterus myomatosus häufig insuffizient. Die Hysterektomie hat hier entscheidende Vorteile. Sie stellt eine radikal sanierende Maßnahme dar. Die Zufriedenheit der Patientinnen ist deutlich höher als nach einer operativen Hysteroskopie (Arena und Zupi 2011).

Ergänzende Techniken zur vaginalen Hysterektomie, um diese zu vereinfachen, sind

- die laparoskopisch assistierte vaginale Hysterektomie (LAVH),
- die laparoskopisch assistierte suprazervikale Hysterektomie (LASH) und
- die totale laparoskopische Hysterektomie (TLH).

Bei extrem großen Uteri muss aber ggf. auch per laparotomiam operiert werden (Donnez et al. 1996).

3.3 Konservative, organerhaltende Therapien

Konservative, das Organ erhaltende Therapien sind immer dann indiziert, wenn noch Kinderwunsch besteht. In dieser Situation kommt die Hysterektomie einer nicht gewünschten Sterilisation der betroffenen Frau gleich. Diese konservativen Therapien umfassen folgende Verfahren:

- laparoskopische Myomenukleation,
- hysteroskopische Myomabtragung,
- Myomenukleation per laparotomiam.

Ergänzend kommen dazu

- Embolisation der A. uterinae (UAE), laparoskopische Koagulation der A. uterinae,
- MRT-gesteuerte Applikation von hochenergetischem fokussiertem Ultraschall (MRgFUS) und
- als jüngstes Verfahren die transzervikale, sonografisch gesteuerte Hochfrequenzablation (Sonata®-System)

► „Size always matters!"

Die laparoskopische Myomenukleation ist idealerweise indiziert bei subserösen Myomata. Auch intraligamentäre und isthmische Myomata sind i. Allg. laparoskopisch gut zugänglich (Nezhat et al. 1991; Dubuisson et al. 1992). Allerdings setzt die Größe des jeweiligen Myoms Grenzen. Das Myombett bedarf eines mehrschichtigen Verschlusses, um einer späteren Schwangerschaft standhalten zu können. Dies ist laparoskopisch eine anspruchsvolle Aufgabe. Die laparoskopische Myomenukleation ist sicher nicht adäquat, wenn mehr als 4 Myomata vorliegen, oder wenn das Myom größer als 8 cm ist (Dubuisson et al. 1994). In diesen Fällen sollte per laparotomiam operiert werden. Der intraoperative Blutverlust ist direkt korreliert zur Größe des Myoms, dessen Gewicht und der benötigten Operationszeit (Ginsburg et al. 1993).

Hinzu kommt das Problem des intraperitonealen Morcellements. Auch wenn das Risiko eines akzidentell morcellierten Leiomyosarkoms extrem gering zu sein scheint (Inzidenz 0,35 %), ist es im Einzelfall für die betroffene Patientin mit katastrophalen Folgen verbunden. Aufgrund dieser Problematik hat die Food & Drug Adminisatration (FDA) in den USA sich gegen die Verwendung der laparoskopischen Morcellatoren ausgesprochen (Kundu et al. 2017; Pados et al. 2017). Die Verwendung intraperitoneal zu entfaltender „Bags", um diesen dann das Morcellement durchzuführen, muss zur Zeit unter onkologischen Gesichtspunkten noch als unsicher bezeichnet werden (Boruta und Shibley 2016). Der präoperativen gewissenhaften Auswahl der in Frage kommenden Patientinnen kommt hier allergrößte Bedeutung zu.

Zusammenfassend bleibt anzuerkennen, dass die Myomenukleation, sei diese nun per laparotomiam oder per laparoscopiam, in vielen Fällen keine definitive Lösung des klinischen Problems darstellt.

► **Cave** Ein Myomrezidiv, wenn auch an anderer Stelle des Organs, muss in 17–23 % der Fälle beobachtet werden (Doridot et al. 2001; Seracchioli et al. 2000).

Beide Techniken – Laparatomie und Laparoskopie – weisen außerdem relevante Komplikationsmöglichkeiten auf. Dazu gehören

- intra- und postoperative Blutungen,
- Adhäsionsbildungen mit Schädigung des Eiauffangmechanismus,
- gedeckte und offene Uterusrupturen im Fall einer Schwangerschaft,
- die geplante primäre Sectio nach Entfernung größerer transmural gewachsener Myomata (Frishman und Jurema 2005).

Eine ovarielle Funktionssuppression mit GnRH-Agonisten über 3–6 Monate kann zu einer bis zu 50 %-igen Volumenreduktion des zu entfernenden Myoms führen. Dabei wird die Vaskularisation des Myoms ebenfalls reduziert (Friedman et al. 1987; Creighton et al. 1994). Auch wenn dieser Schrumpfungsprozess die operative Darstellung der Präparationsebene erschweren kann und tatsächlich das Risiko für ein Umsteigen auf die Laparotomie sich erhöhen kann, so bedeutet eine solche Verkleinerung im Einzelfall doch die Ermöglichung der laparoskopischen Myomentfernung.

Die präoperative Therapie mit GnRH-Analoga über 3–6 Monate kann indiziert sein, wenn Myomata mit einem Durchmesser >5 cm laparoskopisch operiert werden sollen. Die Indikation besteht ebenfalls bei blutungsbedingter Anämie (Donnez et al. 1996). Alternativ kommt die Vorbehandlung mit dem selektiven Progesteron-Rezeptormodulator (SPRM) Ulipristalacetat in Betracht. SPRM's haben direkte Effekte auf Hypophyse, Myom und Endometrium (Donnez et al. 2016). Der direkte Effekt auf das Endometrium äußert sich in einem Sistieren der uterinen Blutung. Darüber hinaus bewirken SPRM's eine Reduktion des Myomvolumens. Ulipristalacetat inhibiert die Zellproliferation und induziert apoptotische Vorgänge. Aufgrund der deutlich geringeren Nebenwirkungen im Vergleich zu GnRH-Agonisten sind SPRM's bei bestehender Anämie mittlerweile die präoperative Therapie der Wahl.

GnRH-Antagonisten haben in der experimentellen Anwendung eine hohe Effizienz bewiesen, konnten sich aber klinisch nicht etablieren (Felberbaum et al. 1998).

3.4 Hysteroskopische Myomabtragung

Die hysteroskopische Myomabtragung ist die Methode der Wahl bei submukösen Myomata. Bei diesen konnte ein negativer Einfluss auf die erzielten Schwangerschaftsraten nach In-vitro-Fertilisation und Embryotransfer eindeutig gezeigt werden (Narayam und Goswamy 1994; Farhi et al. 1995; Varasteh et al. 1999; Bernard et al. 2000). Submuköse Myomata stellen eine häufige Ursache pathologischer Blutungen dar.

Submuköse Myomata werden in 3 Gruppen klassifiziert (Wamsteker et al. 1993):

- Typ I sind submuköse, zum Teil gestielte Myomata, die sich vollständig intrakavitär befinden.
- Typ-II-Myomata sind zu >50 % intrakavitär gelegen.
- Typ-III-Myomata sind zu>50 % intramural gelegen.

Typ-I und Typ II-Myomata sind der operativen Hysteroskopie gut zugänglich. Im Fall größerer Typ-III-Myomata muss ggf. zweizeitig operiert werden. Eine präoperative Behandlung mit GnRH-Analoga sollte v. a. bei solchen Typ-III-Myomata eingesetzt werden. Im Fall des zweizeitigen Operierens wird die ovarielle Funktionssuppression für weitere 8 Wochen fortgesetzt. In dieser Zeit prolabiert im Idealfall der verbliebene Myomanteil in das Cavum uteri und kann dann im Rahmen der zweiten operativen Hysteroskopie komplett abgetragen werden (Abb. 1).

Im Fall multipler submuköser Myomata (Typ III) beträgt die Rezidivrate der Menometrorrhagien allerdings mindestens 25 %. In diesem Fall muss ggf., v. a. wenn kein Kinderwunsch mehr besteht, auch über nicht organerhaltende Therapiemaßnahmen nachgedacht werden (Donnez et al. 1996). In einem Überblickszeitraum von 7 Jahren unterzogen sich 27 % der Patientinnen nach einer operativen Hysteroskopie dann doch noch einer Hysterektomie (Abbott und Garry 2002; Abb. 2).

3.5 Bedeutung intramuraler Myomata für die Fertilität der Frau

Während der negative Einfluss submuköser, das Cavum uteri deformierender Myomata als gesichert angesehen werden kann, so ist die Bedeutung intramuraler, das Cavum uteri nicht alterierender Myomata weiterhin umstritten. Die Studienlage ist hier nicht eindeutig. Dabei sind es gerade solche Myome, v. a. bei einer Größe >5 cm, die im Fall einer Sterilität und fehlenden anderen Sterilitätsfaktoren der Operation zugeführt werden.

Eine aktuelle Metaanalyse wies eine signifikante Verminderung der Lebendgeburtenrate um 21 % nach IVF mit oder ohne ICSI im Fall intramuraler, das Cavum uteri nicht verändernder Myomata nach (Sunkara et al. 2010). Die Reduktion der klinischen Schwangerschaftsrate betrug nur 15 %, die der Implantationsrate sogar nur 13 %. Diese Zahle belegen, dass die Operationsindikation streng gestellt werden muss.

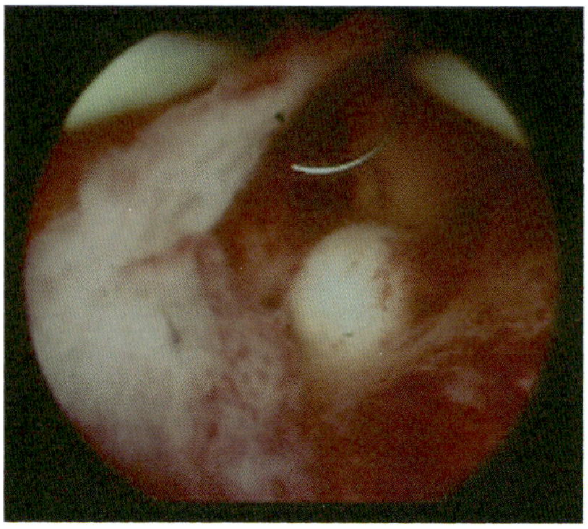

Abb. 1 Hysteroskopische Abtragung eines intrakavitären Myoms (Typ II der Klassifikation nach Wamsteker et al. 1993)

3.6 Die „sanften Alternativen" – neue Technologien zur organerhaltenden Therapie des uterinen Leiomyoms

Da die Hysterektomie zwar die effektivste Methode in der Behandlung myomassoziierter Beschwerden ist, aber immer mit dem Verlust des Organs einhergeht, auf der anderen Seite die operative Myomenukleation, sei es nun per laparotomiam oder per laparoscopiam, immer invasive und mit einem zu berücksichtigenden Nebenwirkungsprofil belastete Methoden darstellen, sind immer wieder neue Technologien entwickelt worden, die v. a. eine geringere iatrogene Morbidität aufweisen. Dabei scheint die Komplikationsrate der Hysterektomie höher zu sein als von den meisten gynäkologischen Operateuren angenommen. So gibt die VALUE-National Hysterectomy Study eine intraoperative Komplikationsrate von 1/30 und eine postoperative Komplikationsrate von 1/10 an (Maresh et al. 2002).

Myolyse und Kryomyolyse

Der erste Versuch, fokussierte Energie in ein Myom einzubringen, um dieses zu nekrotisieren, wurde mit dem Nd:YAG-Laser unternommen. Dieser tief in das Gewebe eindringende Laserstrahl kann mittels einer optischen Faser laparoskopisch in das Myom eingebracht werden (Nisolle et al. 1993). Alternativ sind auch bipolare Nadeln und Kryonadeln zum Einsatz gekommen (Phillips et al. 1996; Goldfarb 1999). Auch wenn alle diese Methoden eine deutliche Verkleinerung

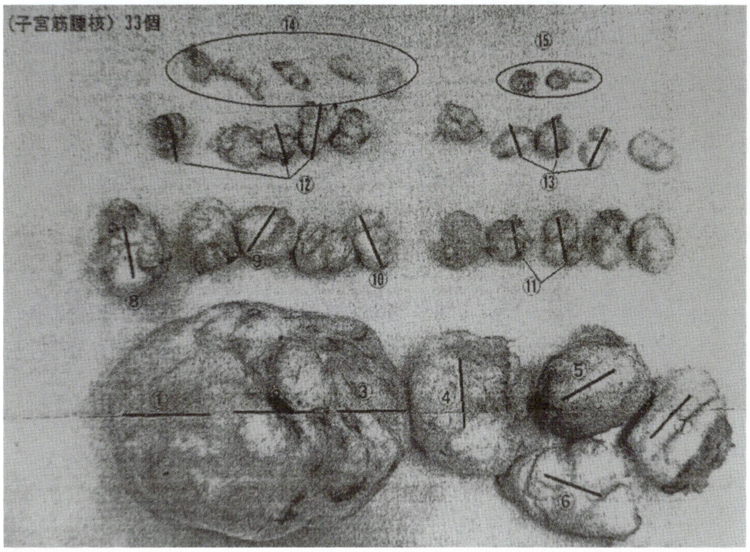

Abb. 2 Multipelste Myomata einer einzigen Patientin, alle laparoskopisch organerhaltend in Japan operiert. Ein Lob auf die Geduld des Operateurs. (Abbildung freundlicherweise überlassen von Dres. med. U. und B. Potjan, Füssen)

des Myomvolumens zeigen konnten, waren sie nicht nebenwirkungsfrei und haben sich nicht durchgesetzt. Zu den Nebenwirkungen gehörten die Ausbildung postinterventioneller Adhäsionen und die Zerstörung umgebenden gesunden Myometriums. Letzteres könnte die Gefahr einer Uterusruptur bei nachfolgender Schwangerschaft erhöhen (Parker 2007).

MRT-gesteuerter fokussierter hochenergetischer Ultraschall/(MRI-guided focussed ultrusound surgery; MRgFUS)

Die MRT-gesteuerte Applikation von fokussiertem Ultraschall (MRgFUS) ist eine in den Vereinigten Staaten von der Food and Drug Administration (FDA) zugelassene Methode zur Behandlung prämenopausaler Patientinnen mit symptomatischem Uterus myomatosus (Brill 2009). In Europa hat die Technik noch eher experimentellen Charakter.

Die Methode wird von einem interventionellen Radiologen unter milder Sedierung der Patientin durchgeführt. Der zentrierte Ultraschall erzeugt eine kontrollierte Hyperthermie im zu behandelnden Gewebe. Diese führt zur angestrebten Koagulationsnekrose (Sharp 2006). Natürlich kann nur ein Zielgebiet, also ein Myom nach dem anderen, bearbeitet werden. Die durchschnittliche Behandlungsdauer beträgt 2–3 h (Funaki et al. 2009). Myomata zwischen 4 und 10 cm im Durchmesser werden als für diese Behandlungsoption adäquat angesehen. Die Technik kann nicht eingesetzt werden, wenn die Myomata in der Nähe sensibler Strukturen und Organe liegen, wie z. B. der Blase. Entsprechende Verletzungen sind bereits beschrieben worden (Sharp 2006).

Mittlerweile haben mehrere Studien die Effizienz dieser Methode bestätigt, Myome zu verkleinern bzw. deren Symptome zu minimieren. So betrug die mittlere Verkleinerung des Volumens bei prämenopausalen Frauen mit symptomatischem Uterus myomatosus 13,5 % nach 6 Monaten und 9,4 % nach 12 Monaten (Hindley et al. 2004). Verglichen mit der verkleinernden Wirkung z. B. eines GnRH-Agonisten über 3–6 Monate sind das allerdings eher bescheidene Ergebnisse. Trotzdem gaben über 50 % der Patientinnen eine deutliche Reduktion der Beschwerden an. Nichtsdestotrotz benötigten 28 % der durch MRgFUS behandelten Patientinnen innerhalb eines Follow-up-Zeitraums von 12 Monaten eine erneute, jetzt operative Behandlung ihres Leidens (Stewart et al. 2006).

Embolisation der A. uterina („uterine artery embolisation"; UAE)

Die Embolisation der A. uterina, einseitig oder beidseitig, auf dem Wege der interventionellen radiologischen Verfahren oder operativ, stellt eine effiziente Methode dar, um eine Größenreduktion nicht allein einzelner Myomata, sondern des gesamten Uterus zu induzieren. Ursprünglich entwickelt wurde sie allerdings zur Beherrschung schwerer postpartaler Blutungen (Oliver Jr und Lance 1979).

Der Verschluss der A. uterina wird durch die Injektion von Polyvinylalkoholpartikeln oder Gelatinemikrospheren nach Katheterisierung des Gefäßes erzielt. Nach der Embolisation kommt es zu einer permanenten Ischämie und Infarzierung des Gewebes. Während gesundes Myometrium nach der Reperfusion durch Kollateralgefäße in der Lage ist, entstandene Koagula zu lysieren, sind Myomata typischerweise zu dieser Lyse nicht in der Lage (Burbank und Hutchins Jr 2000). Infolgedessen kommt es zur Infarzierung und ischämischen Nekrose.

Mittlerweile konnten zahlreiche Studien zeigen, dass die Embolisation der A. uterina in der Lage ist, auch langfristig eine Verbesserung des Beschwerdebildes von Patientinnen mit Myomen zu bewirken. So konnten in einer Studie mit über 3000 Patientinnen über 85 % nach 12 Monaten eine Verbesserung der Symptomatik von 10 Punkten in dem sog. „symptome severity score" angeben (Spies et al. 2004). Die Methode muss als etabliert angesehen werden. Allerdings ist auch sie nicht nebenwirkungsfrei.

Die Embolisation der A. uterina ist typischerweise mit einem deutlichen Schmerzempfinden für die Patientin verknüpft. Ein 24-stündiger stationärer Aufenthalt mit entsprechender analgetischer Behandlung dieses Postembolisationssyndroms sollte sich der radiologischen Intervention anschließen.

Bedeutsamer aber sind beschriebene Komplikationen wie postinterventionelle Infektionen der Kolliquationsnekrose, allergische Reaktionen auf das radiologische Kontrastmittel oder auch postinterventionelle Menstruationsstörungen. Zu den Komplikationen gehören auch die akzidentelle Embolisation der A. ovarica mit nachfolgendem prämaturem Ovarialinsuffizienzsyndrom (POF-Syndrom). Katastrophen wie Sepsis oder Lungenembolie mit tödlichem Ausgang sind ohne Zweifel selten, aber beschrieben (Spies et al. 2004).

Eine Vergleichsstudie zwischen Embolisation der A. uterina und Hysterektomie mit 177 Teilnehmerinnen zeigte, dass sich 23,5 % der Patientinnen in der Embolisationsgruppe innerhalb von 2 Jahren doch noch einer Hysterektomie unterziehen mussten (Volkers et al. 2007).

Doppler-guided uterine artery occlusion (D-UAO)

Die Darstellung der A. uterina mittels transvaginalsonographischer Doppleruntersuchung ist einfach. Mittels einer parazervikalen Gefäßklemme kann die A. uterina dann gezielt abgequetscht werden, ohne dass dabei Verletzungen der Vagina, der Blase oder des Ureters beschrieben worden wären (Lichtinger et al. 2005). Die Behandlungsdauer beträgt 6 h.

Die durchschnittliche Volumenverkleinerung der Myomata bzw. Uteri nach 6 Monaten wird mit 30–35 % angegeben (Brill 2009). Dieser Effekt kann ggf. auch auf eine Induktion apoptotischer Vorgänge im Myomgewebe zurückzuführen sein. So wurden deutliche Unterschiede in der pathologischen Untersuchung des Gewebes nach UAE („uterine artery embolisation") und UAO („uterine artery occlusion") beschrieben (Tab. 1; Park et al. 2003). Dies wiederum wäre auf die subtotale Reduktion der Perfusion im Fall der UAO im Gegensatz zur totalen Ischämie im Fall der UAE zurückzuführen. Dies wiederum hat sicherlich Auswirkungen auf die posttherapeutischen Schmerzen und Beschwerden der Patientin (Park et al. 2003).

Aufgrund der oben genannten Vorteile dieser Behandlungsmethode ist diese ohne Zweifel attraktiv. Sie hat sich aber noch nicht durchsetzen können.

Tab. 1 Vergleich der Embolisation der A. uterina und der dopplergeführten Okklusion der A. uterina. (Nach Sharp 2006; Vilos et al. 2006)

	UAE	D-UAO
Erhalt des Uterus	Möglich	Ja
Erhalt der Fertilität	Nicht geeignet	Unklar
Minimal invasiv	Ja	Ja
Mechanismus	Uterine Ischämie	Vorübergehende Ischämie, Apoptose
Effekt auf die Ovarien	Gefahr POF	Kein Effekt auf die Ovarien
Schmerzen	Massiv	Minimal
Durchführung	Radiologe	Gynäkologe
Reintervention	30 %	Nicht bekannt

Transzervikale Hochfrequenzablation transmuraler Leiomyomata des Uterus

Nach Dilatation der Zervix wird eine sonografische bewegliche Ultraschallsonde in das Cavum uteri eingeführt und so das zu behandelnde Myom visualisiert. Nach der Lokalisierung des Myoms kann die Ultraschallsonde intracavitär abgewinkelt und das Myom mit einem auszufahrenden Dorn fixiert werden. Nach eindeutiger Bestimmung der Ablationszone werden drei Elektroden in das Myom geschoben. Eine Sicherheitszone allseits innerhalb der Serosa des Uterus muss respektiert werden. Im Anschluss erfolgt die Hochfrequenzablation. An den Elektrodenspitzen wird eine Maximaltemperatur von 105 °C erreicht. Die Ablationszeit wird individuell computergestützt berechnet. Nach Beendigung des Ablationsvorgangs können Elektroden und Führungsgerät einschließlich der intracavitären Ultraschallsonde extrahiert werden. Innerhalb der folgenden Wochen kommt es dann zu einem kontinuierlichen Schrumpfungsprozess des behandelten Myoms (Bongers et al. 2015; Bends et al. 2016; Abb. 3).

4 Zusammenfassung

Das uterine Leiomyom und die damit assoziierten Probleme, vor allen Dingen präklimakterische Blutungsstörungen, stellen in der Frauenheilkunde eine der klinisch häufigsten Pathologien dar. War früher allein die Hysterektomie als radikale, das Problem lösende, aber eben auch das Organ opfernde Methode das Vorgehen der Wahl, so stehen heute eine ganze Reihe konservativer Methoden zur Verfügung. Im Sinne eines multimodalen therapeutischen Vorgehens, unter Zuhilfenahme sowohl endokriner Behandlungsoptionen als auch interventionell radiologischer oder operativ endoskopisch-chirurgischer Techniken, ist es in der Mehrzahl der Fälle möglich, das Beschwerdebild der Patientin zu lindern, ohne die Gebärmutter entfernen zu müssen.

Allerdings wird bei bis zu 30 % der Patientinnen im weiteren Verlauf eine erneute Intervention nötig werden,

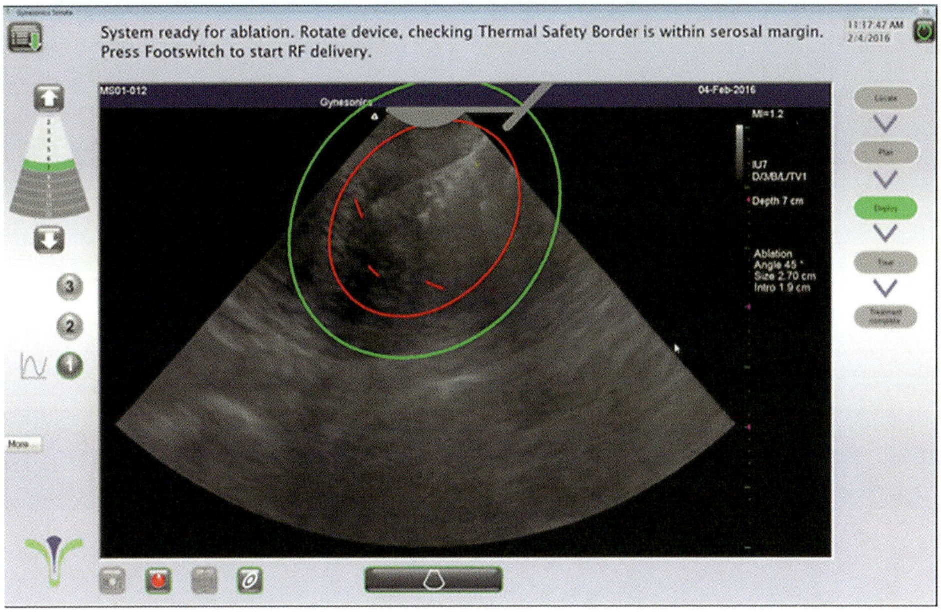

Abb. 3 Transzervikale Myom-Hochfrequenzablation: Ein zentraler Dorn (Introducer) fixiert das Myom. Ablationszone (rot) und Sicherheitszone (grün) sind grafisch dargestellt. Die gelben Balken markieren die Endpunkte der platzierten Elektroden

dann ggf. doch im Sinne des radikalen Vorgehens durch Hysterektomie. Aber auch hier haben die laparoskopische suprazervikale Hysterektomie (LASH) oder die laparoskopische totale Hysterektomie (LTH) das Trauma deutlich reduzieren können.

Wichtigste Maxime der Therapie muss aber bleiben, dass ein Myom, das keinerlei Symptome macht, keiner Therapie bedarf. Gerade die Beachtung dieser ärztlichen Maxime wird viele unnötige Interventionen vermeiden.

Literatur

Abbott JA, Garry R (2002) The surgical management of menorrhagia. Hum Reprod Update 8:68–78

Arena S, Zupi E (2011) Heavy menstrual bleeding: considering the most effective treatment option. Womens Health 7:143–146

Arici A, Sozen I (2000) Transforming growth factor-beta3 is expressed at high levels in leiomyoma where it stimulates fibronectin expression and cell proliferation. Fertil Steril 73:1006–1011

Bends R, Brössner A et al (2016) Myoma in statu nascendi nach transcervikaler Hochfrequenzablation eines transmuralen Leiomyoms des Uterus. Gynecol Endocrinol 14:291–294

Bernard G, Darai E, Poncelet C et al (2000) Fertility after hysteroscopic myomectomy: effect of intramural myomas associated. Eur J Obstet Gynecol Reprod Biol 88:85–90

Bongers M, Brölmann H et al (2015) Transcervical, intrauterine ultrasound guided radiofrequency ablation of uterine fibroids with the VizAblate-System: three- and six-month endpoint results from the FAST-EU study. Gynecol Surg 12:61–70

Boruta DM, Shibley T (2016) Power morcellation of unsuspected high – grade leiomyosarcoma within inflated containment bag: 2-year follow up. J Minim Invasive Gynecol 23:1009–1011

Brill AI (2009) Treatment of fibroids via uterine artery occlusion (uterine artery embolization and Doppler-guided uterine artery occlusion) potential role in today's armamentarium. Arch Gynecol Obstet 280:513–520

Brosens I, Johannisson E, Dal Cin P, Deprest J, Van den Berghe H (1996) Analysis of the karyotype and desoxyribonucleic acid content of uterine myomas in premenopausal, menopausal and gonadotropin-releasing hormone agonist treated females. Fertil Steril 66:376–379

Buchi K, Keller PJ (1980) Estrogen receptors in normal and myomatous human uteri. Gynecol Obstet Investig 11:59–60

Burbank F, Hutchins FL Jr (2000) Uterine artery occlusion by embolization or surgery for the treatment of fibroids: a unifying hypothesis-transient uterine ischemia. J Am Gynecol Laparosc 7: S1–S49

Buttram VC, Reiter RC (1981) Uterine leiomyomata: etiology, symptomatology and management. Fertil Steril 36:433–445

Cirkel U, Ochs H, Schneider HPG (1992) Experience with leuprorelin acetate depot in the treatment of fibroids: a German multicentre study. Clin Ther 14:37–44

Coddington CC, Collins RL, Shawker TH, Anderson R, Lynn Loriaux D, Winkel CA (1986) Long-acting gonadotropin hormone-releasing hormone analog used to treat uteri. Fertil Steril 45:624–629

Creighton S, Bourne TH, Lawton FG et al (1994) Use of transvaginal ultrasonography with color Doppler imaging to determine an appropriate treatment regimen for uterine fibroids with a GnRH agonist before surgery: a preliminary study. Ultrasound Obstet Gynecol 4:494–498

Day Baird D, Dunson DB et al (2003) High cumulative incidence of uterine leiomyomata in black and white women: ultrasound evidence. Am J Obstet Gynecol 188:100–107

Donnez J, Mathieu PE, Bassil S, Smets M, Nisolle M, Berliere M (1996) Laparoscopic myomectomy today. Hum Reprod 11:1837–1840

Donnez J, Dolmans MM et al (2016) Uterine fibroid management: from the present to the future. Hum Reprod Update 22:665–685

Doridot V, Dubuisson JB, Chapron C, Fauconnier A et al (2001) Recurrence of leiomyomata after laparoscopic myomectomy. J Am Assoc Gynecol Laparosc 8:495–500

Dubuisson JB, Lecuru F, Foulot H et al (1992) Myomectomy by laparoscopy: a preliminary report of 43 cases. Fertil Steril 56:827

Dubuisson JB, Chapron C, Mouly M et al (1994) Laparoscopic myomectomy. In: Donnez J, Nisolle M (Hrsg) An atlas of laser laparoscopy and hysteroscopy. Parthenon, New York, S 187–193

Farhi J, Askhenazi J, Feldberg D, Dicker D, Orvieto R et al (1995) Effect of uterine leiomyomata on the results of in-vitro-fertilization treatment. Hum Reprod 10:2576–2578

Felberbaum RE, Germer U, Ludwig M, Riethmüller-Winzen H, Heise S, Buttge I, Bauer O, Reissmann T, Engel J, Diedrich K (1998) Treatment of uterine fibroids with a slow release formulation of the gonadotrophin releasing hormone antagonist Cetrorelix. Hum Reprod 13:1660–1668

Filicori M, Hall DA, Loughlin JS, Rivier J, Vale W, Crowle WF (1983) A conservative approach to the management of uterine leiomyomata: pituitary desensitization by a luteinizing hormone-releasing hormone analogue. Am J Obstet Gynecol 147:72

Findlay S (1990) The health-insurance factor. US News World Rep 30:157

Friedman AJ, Barbieri RL, Benacerraf BR, Schiff I (1987) Treatment of leiomyomata with intranasla or subcutanous leuprolide, a gonadotropin-releasing hormone agonist. Fertil Steril 48:560–564

Frishman GN, Jurema MW (2005) Myomas and myomectomy. J Minim Invasive Gynecol 12:443–456

Funaki K, Fukunishi H, Sawada K (2009) Clinical outcomes of magnetic resonance-guided focused ultrasound surgery for uterine myomas. 24 month follow-up. Ultrasound Obstet Gynecol 34:584–589

Ginsburg ES, Benosn CB, Garfield JM et al (1993) The effect of operative technique and uterine size on blood loss during myomectomy: a prospective randomized study. Fertil Steril 60:956–962

Goldfarb HA (1999) Combining myoma coagulation with endometrial ablation/resection reduces subsequent surgery rates. JSLS 3:253–260

Hartmann KE, Birnbaum H, Ben-Hamadi R, Wu EQ, Farrell MH, Spalding J, Stang P (2006) Annual costs associated with diagnosis of uterine leiomyomata. Obstet Gynecol 108:930–937

Hindley J, Gedroyc WM, Regan L, Stewart E, Tempany C, Hynyen K, Mc Donnold N, Inbar Y, Itzchak Y, Rabinovici J, Kim HS, Geschwind JF, Hesley G, Gostout B, Ehrenstein T, Hengst S, Sklair-Levy M, Shushan A, Jolesz F (2004) MRI guidance of focussed ultrasound therapy of uterine fibroids: early results. AJR Am J Roentgenol 183:1713–1719

Jacobson GF, Shaber RE, Armstrong MA, Hung YY (2007) Changes in rates of hysterectomy and uterine conserving procedures for treatment of uterine lyomyoma. Am J Obstet Gynecol 196:601.e1–601.e6

Kawaguchi K, Fujii S, Konishi I, Iwai T, Nanbu Y, Nonogaki H (1991) Immunohistochemical analysis of estrogen receptors, progesterone receptors and Ki-67 in leiomyoma and myometrium during the menstrual cycle and pregnancy. Virchows Arch [Pathol Anat] 419:309–315

Kundu S, Zachen M et al (2017) Sarcoma risk in uterine surgery in a tertiary university hospital in germany. Int J Gynecol Cancer 27:961–966

Lichtinger M, Herbert S, Memmolo A (2005) Temporary, transvaginal occlusion of the uterine arteries: a feasibility and safety study. J Minim Invasive Gynecol 12:40–42

Luo X, Ding L, Xu J, Chegini N (2005) Gene expression profiling of leiomyoma and myometrial smooth muscle cells in response to transforming growth factor-beta. Endocrinology 146:1097–1118

Maresh MJA, Netcalfe MA, McPherson K et al (2002) The VALUE national hysterectomy study: description of the patients and their surgery. BJOG 109:302–312

Martin-Chavez EB, Brum IS, Stoll J, Capp E, Corleta HE (2004) Insulin-like-growth-factor I receptor mRNA expression and autophosphorylation in human myometrium and leiomyoma. Gynecol Obstet Investig 57:210–213

Narayam R, Goswamy RK (1994) Treatment of submucous fibroids and outcome of assisted conception. J Am Assoc Gynecol Laparosc I:307–311

Nezhat C, Nezhat F, Silfen SL et al (1991) Laparoscopic myomectomy. Int J Fertil 36:275–280

Nisolle M, Smets M, Malvaux V, Anaf V, Donnez J (1993) Laparoscopic myolysis with Nd: YAG laser. J Gynecol Surg 9:95–99

Oliver JA Jr, Lance JS (1979) Selective embolization to control massive hemorrhage following pelvic surgery. Am J Obstet Gynecol 135:431–432

Pados G, Tsolakidis D et al (2017) Prevalence of occult leiomyosarcomas and atypical leiomyomas after laparoscopic morcellation of leiomyomas in reproductive – age women. Hum Reprod 32:2036–2041

Pandis N, Heim S, Willen H, Bardi G, Flodérus UM, Mandahl N (1991) Histologic-cytogenetic correlations in uterine leiomyomas. Int J Gynecol Cancer 1:163–168

Park KH, Kim JY, Shin JS et al (2003) Treatment outcomes of uterine embolization and laparoscopic uterine artery ligation for uterine myoma. Yonsei Med J 44:694–702

Parker WH (2007) Etiology, symptomatology and diagnosis of uterine myomas. Fertil Steril 87:725–736

Phillips DR, Nathanson HG, Milim SJ, Haselkorn JS (1996) Laparoscopic leiomyoma coagulation. J Am Assoc Gynecol Laparosc 3:S39

Pollow K, Geilfuss J, Boquoi E, Pollow B (1978) Estrogen and progesterone binding proteins in normal human myometrium and leiomyoma tissue. J Clin Chem Clin Biochem 16:503–511

Seracchioli R, Rossi S, Govoni F, Rossi E, Venturoli S, Bulletti C, Flamigni C (2000) Fertility and obstetric outcome after laparoscopic myomectomy of large myomata: a randomized comparison with abdominal myomectomy. Hum Reprod 15: 2663–2668

Sharp HT (2006) Assessment of new technology in the treatment of idiopathic menorrhagia and uterine leiomyomata. Obstet Gynecol 108:990–1003

Spies JB, Cooper JM et al (2004) Outcome of uterine embolization and hysterectomy for leiomyomas: results of a multicenter study. Am J Obstet Gynecol 191:22–31

Stewart EA, Rabinovici J, Tempany CM et al (2006) Clinical outcomes of focused ultrasound surgery for the treatment of uterine fibroids. Fertil Steril 85:22–29

Sunkara SK, Khairy M, El-Toukhy T, Khalaf Y, Coomarasamy A (2010) The effect of intramural fibroids without uterine cavity involvement on the outcome of IVF treatment: a systematic review and meta-analysis. Hum Reprod 25:418–429

Townsend DE, Sparkes RS, Baluda MC, McClelland G (1970) Unicellular histogenesis of uterine leiomyomas as determined by electrophoresis of glucose-6-phosphate dehydrogenase. Am J Obstet Gynecol 107:1168–1173

Varasteh NN, Neuwirth RS et al (1999) Pregnancy rates after hysteroscopic polypectomy and myomectomy in infertile women. Obstet Gynecol 94:168–171

Vilos GA, Hollett-Caines J, Burbank F (2006) Uterine artery occlusion: what is the evidence? Clin Obstet Gynecol 49:798–810

Volkers NA, Hehenkamp WJ, Birnie E et al (2007) Uterine artery embolization versus hysterectomy in the treatment of symptomatic uterine fibroids: 2 years' outcome from the randomized EMMY trial. Am J Obstet Gynecol 165:519.e1–519.e11

Wamsteker K, Emanuel MH, de Kruif JH (1993) Transcervical hysteroscopic resection of submucous fibroids for abnormal uterine bleeding: results regarding the degree of intramural extension. Obstet Gynecol 82:736–740

Wilson EA, Yang F, Rees ED (1980) Estradiol and progesterone binding in uterine leiomyomata and in normal uterine tissue. Obstet Gynecol 55:20–24

Zander J (1986) Milestones in gynecology and obstetrics. In: Ludwig H, Thomsen K (Hrsg) Proceedings of the XIth world congress of gynecology and obstetrics, Berlin, 1985. Springer, Berlin/Heidelberg/New York, S 3–24

Die Patientin über 40 mit Kinderwunsch

38

Michael Ludwig, Frank Nawroth, Christoph Dorn und Barbara Sonntag

Inhalt

1 Einleitung 391
2 Der Faktor „Alter“ 391
3 Faktoren zur Indikationsstellung einer Therapie bei der über 40-jährigen Kinderwunschpatientin 394
4 Alternative: Eizellspende 397
5 Abrechnungsaspekte 397
6 Fazit 398
Literatur 398

1 Einleitung

Heutzutage ist der neu auftretende Kinderwunsch in der 5. Lebensdekade keine Seltenheit mehr. Dieser Beitrag soll einerseits die natürliche Fertilität jenseits des 40. Geburtstags beleuchten und andererseits einen Vorschlag für die evidenzbasierte Therapie bei diesen Paaren liefern. Wir haben diese Überlegungen bereits an anderer Stelle in ähnlicher Weise dargelegt (Ludwig et al. 2011a, b).

M. Ludwig (✉)
SYNLAB Holding Deutschland GmbH, Augsburg, Deutschland
E-Mail: michael.ludwig@synlab.com

F. Nawroth · C. Dorn
Facharzt-Zentrum für Kinderwunsch, Pränatale Medizin, Endokrinologie und Osteologie, amedes MVZ Hamburg, Hamburg, Deutschland
E-Mail: frank.nawroth@amedes-group.de; christoph.dorn@amedes-group.de

B. Sonntag
Facharzt-Zentrum für Kinderwunsch, Pränatale Medizin, Endokrinologie und Osteologie, amedes experts Hamburg, Hamburg, Deutschland
E-Mail: barbara.sonntag@amedes-group.com

2 Der Faktor „Alter“

Je älter eine Frau ist, desto höher wird die Rate aneuploider Eizellen im Ovar. Dies senkt die Wahrscheinlichkeit, dass eine fertilisations- und entwicklungsfähige Eizelle zur Ovulation kommt. Ferner sind bei einem Alter deutlich über 40 Jahren die Zahl an Eizellen und damit die Ovarreserve reduziert – erkennbar an einem zunehmend abfallenden AMH (de Vet et al. 2002).

Die Tatsache, dass Frauen >40 Jahre mit einem niedrigen FSH (<15 U/l) eine geringere Schwangerschaftschance haben als solche mit niedrigerem Alter (≤40 Jahre) und hohem FSH (≥15 U/l), belegt die Richtigkeit dieser Überlegung: Hauptsächlich ausschlaggebend für die Schwangerschaftschancen ist die Eizellqualität und erst sekundär die Eizellzahl (van Rooij et al. 2003). Anhand einer prospektiven Kohortenstudie mit 750 fertilen Frauen zwischen 30 und 44 Jahren ist die Wahrscheinlichkeit für eine Schwangerschaft weder durch einen frühfollikulär erhöhten FSH-Wert (>10 IU/l) noch durch einen niedrigeren AMH-Wert (<0,7 ng/ml) reduziert (Steiner et al. 2017). Beide Faktoren – Eizellquantität und -qualität – scheinen sich aber nicht ganz unabhängig voneinander zu entwickeln: So nimmt das Risiko für eine fetale Trisomie mit einem eingeschränkten Follikelpool zu, und dies un-

K. Diedrich et al. (Hrsg.), *Reproduktionsmedizin*, Springer Reference Medizin,
https://doi.org/10.1007/978-3-662-57636-6_39

abhängig vom Alter (Haadsma et al. 2010). Diese Daten sind allerdings nicht unwidersprochen – andere Studien konnten diese Aussagen nicht nachvollziehen (Kline et al. 2011).

▶ Mit einer eingeschränkten Ovarreserve kommt es zudem häufiger zu Zyklusstörungen und Anovulationen – die Fertilität wird weiter eingeschränkt.

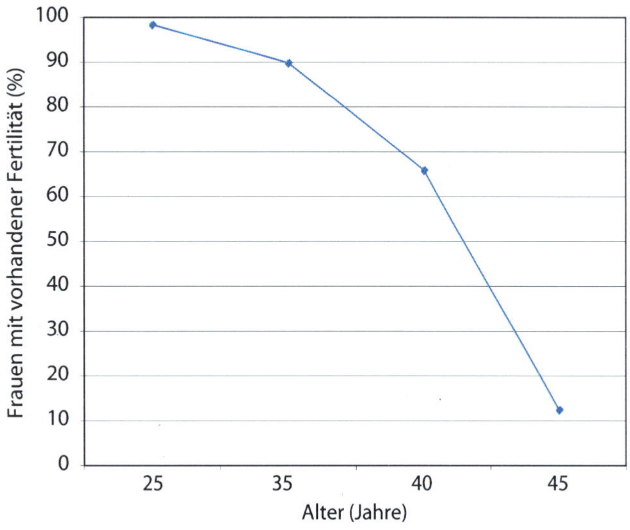

Abb. 1 Fertilität bei den Hutterite, bei denen eine Kontrazeption verboten ist. Gemessen wurde die Fertilität an der Wahrscheinlichkeit, dass noch Schwangerschaften eintraten. Berücksichtigt sind 209 Frauen, die bis zum Ende des 25. Lebensjahres verheiratet waren und im Alter von 45 Jahren noch immer mit ihrem Mann zusammenlebten. (Nach Tietze 1957)

Das klassische Beispiel für die altersabhängige Abnahme der Fertilität bieten die Hutterite. Sie leben in den USA in einer strengen Auslegung der 10 Gebote und lehnen jede kontrazeptive Maßnahme ab (Tietze 1957). Die Fertilität einer Kohorte von 209 Frauen ist in Abb. 1 altersabhängig dargestellt. Im Alter von 40 Jahren sind noch etwa 65 % der Frauen fertil, 5 Jahre später nur noch etwas mehr als 10 %. Es ist schwierig zu beurteilen, ob die Fertilität bei einer solchen Betrachtung eher über- oder unterschätzt wird – zu viele Faktoren sind unbekannt.

Daten aus Zyklen zur donogenen Insemination sind zur Beurteilung der natürlichen, altersabhängigen Fertilität nur eingeschränkt zu verwenden, da die größeren untersuchten Kohorten nur Frauen bis zum 40. bzw. 42. Geburtstag berücksichtigt haben (Schwartz und Mayaux 1982; van Noord-Zaadstra et al. 1991).

Greift man aber auf Daten aus IVF-Zyklen zurück, können durchaus Schätzungen für die 5. Lebensdekade errechnet werden (Abb. 2). Auch bei dieser Kalkulation gibt es unbekannte Faktoren, die die Aussagekraft schmälern:

- Es wird ein subfertiles Kollektiv betrachtet, das von vorneherein eine niedrigere Konzeptionschance haben könnte.
- Andererseits wäre es möglich, dass durch die Selektionskriterien der IVF-Zentren eher überdurchschnittlich fertile Frauen in diese Kohorten eingeschlossen wurden – mit guten AMH-Spiegeln und hoher antraler Follikelzahl (Serour et al. 2010; Tsafriri et al. 2007). Ferner sind diejenigen Patientinnen, bei denen es zum Eintritt einer Schwangerschaft in dieser Altersgruppe kommt, diejenigen mit mehr Eizellen und einer höheren Zahl transferierter Embryonen. (Homburg et al. 2008; Tsafriri et al. 2007).

Abb. 2 Schwangerschaftschance im IVF-Zyklus bei über 40jährigen Patientinnen. (Daten nach (Serour et al. 2010; Sullivan et al. 2008; Tsafriri et al. 2007; van Disseldorp et al. 2007)

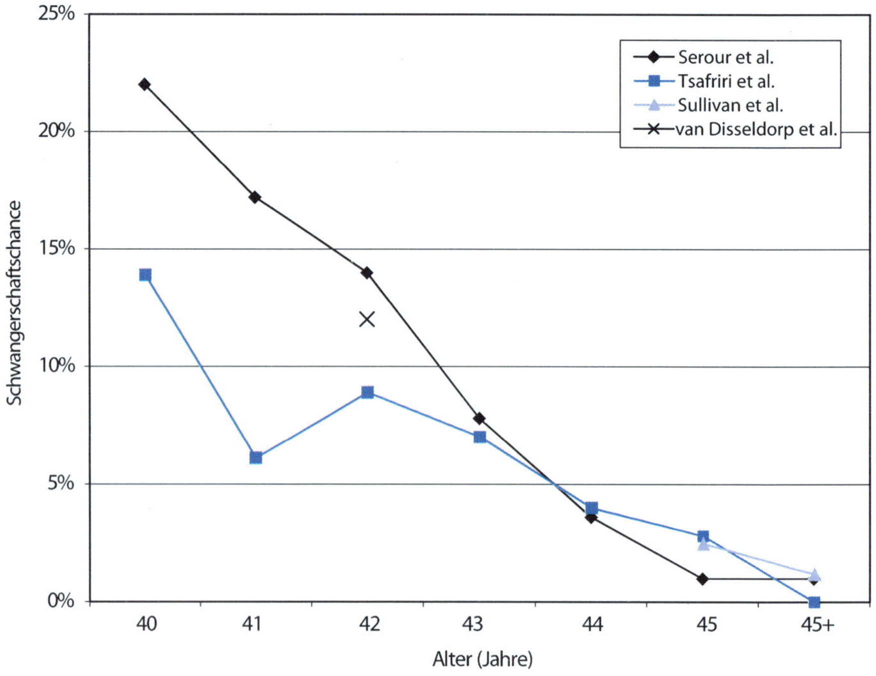

Aus Abb. 2 wird deutlich, dass bei der 44-jährigen Patientin die Chancen auf eine Schwangerschaft auf unter 5 % absinken, bei der 45-Jährigen bei etwa 2–3 % liegen und darüber hinaus bei unter 1 %. Je älter eine Patientin ist, desto höher ist die Wahrscheinlichkeit, dass das Alter auch tatsächlich der ausschlaggebende Faktor für den unerfüllten Kinderwunsch ist.

Die Konzeptionswahrscheinlichkeit kann auch durch ein Modell geschätzt werden. Dabei wird davon ausgegangen, dass mit 52 Jahren das mittlere Menopausenalter erreicht ist und damit die Chance auf eine Konzeption bei 0 % liegt. Ferner wird angenommen, dass die Konzeptionschancen nicht linear, sondern eher asymptotisch gegen 0 % laufen. Insofern könnten bei anderer Betrachtung die geschätzten Konzeptionswahrscheinlichkeiten anders liegen. Wir nehmen in diesem Modell an, dass die Chancen der über 45-jährigen Frau auch für eine spontane Konzeption pro Zyklus bei ca. 1 % liegen. Damit läge die Wahrscheinlichkeit innerhalb eines Jahres – bei der Einfachheit halber angenommener gleichbleibender Fertilität von 1 % – rechnerisch bei etwa 11 %. Dies ist allerdings eine theoretische Betrachtung, in der Realität liegen die kumulativen Schwangerschaftsraten in dieser Altersgruppe niedriger (Tsafriri et al. 2007).

▶ Zusammenfassend darf man zum Faktor Alter – völlig unabhängig von hormonellen Parametern – behaupten, dass die Schwangerschaftschancen pro Zyklus auf <3 % bei einer 45jährigen Frau absinken.

Für die Frau im Alter über 45 Jahren sind keine validen Daten verfügbar.

2.1 Individuelle Beurteilung der spontanen Konzeptionschancen

Nach den dargestellten Überlegungen und Recherchen scheint uns die individuelle Beurteilung der spontanen Konzeptionschancen anhand des Alters begrenzt möglich zu sein (Abb. 3). Es handelt sich bei dieser Abbildung um eine Schätzung aufgrund der oben angestellten Überlegungen – dies sei an dieser Stelle nochmals explizit hervorgehoben. Berücksichtigt ist ausschließlich das Alter, individuelle Faktoren wie die Zyklusanamnese (Amenorrhö?) und ggf. Hormonanalysen können die individuelle Chance noch besser einschätzen helfen.

2.2 Hormonelle Parameter zur Beurteilung der Fertilität

Anti-Müller-Hormon (AMH)

AMH ist heute der beste Parameter für die Beurteilung der ovariellen Reserve. Bei einem AMH <1 ng/ml sinkt die Wahrscheinlichkeit auf eine Schwangerschaft im Rahmen reproduktionsmedizinischer Maßnahmen signifikant (Elgindy et al. 2008; Hazout et al. 2004). Letztlich kann der AMH-Wert den Erfolg reproduktionsmedizinischer

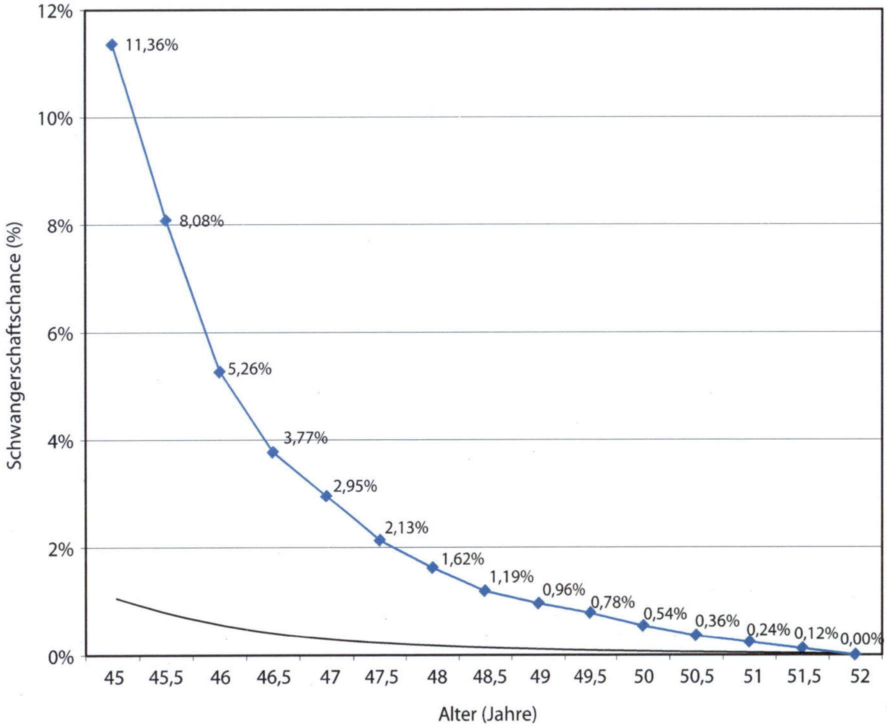

Abb. 3 Geschätzte (!) Konzeptionswahrscheinlichkeit pro Zyklus (schwarz) bzw. pro Jahr (blau) bei Frauen jenseits des 45. Geburtstages. Es wird bei der Schätzung davon ausgegangen, dass mit 52 Jahren das mittlere Menopausenalter erreicht ist und damit die Chance auf eine Konzeption bei 0 % liegt. Ferner wird angenommen, dass die Konzeptionschancen nicht linear, sondern eher asymptotisch gegen 0 % laufen. Insofern können bei anderer Betrachtung die geschätzten Konzeptionswahrscheinlichkeiten anders liegen. Bezieht man bereits bestehende Zyklusstörungen mit ein (perimenopausal bedingte Amenorrhö bei z. B. einer 48-jährigen Frau), dann wird sich die Konzeptionschance zu der einer deutlich älteren Frau hin verschieben (50–52 Jahre)

Maßnahmen allerdings auch nicht wesentlich genauer als das Alter der Frau allein vorhersagen (Iliodromiti et al. 2014). Ein niedriges AMH, auch ein nicht nachweisbares, schließt die Möglichkeit einer Schwangerschaft nicht aus.

▶ Zu beachten ist, dass AMH etwa 5 Jahre vor der Menopause unter die Nachweisgrenze sinkt (Sowers et al. 2008). Damit ergibt sich ein „blindes Fenster" für AMH, das durch die Bestimmung von FSH und Östradiol beurteilt werden kann. Dies wurde in einer anderen Arbeit mit vergleichbaren Daten bestätigt (Tehrani et al. 2011).

Gerade in der kritischen Zeit, im Alter von 45–50 Jahren, ist das AMH häufig sehr niedrig oder nicht mehr nachweisbar und erlaubt keine differenzierte Betrachtung der Schwangerschaftschancen.

FSH

Als Cut-off-Wert wird bei reproduktionsmedizinischen Fragestellungen häufig ein FSH von 15 U/l betrachtet. Bei höheren Werten sinkt die Schwangerschaftschance auf <5 % pro Behandlungszyklus (Bancsi et al. 2000; Brodin et al. 2008). Zu Spontankonzeptionen liegen keine Daten aus großen Kohorten vor. Eine genauere Differenzierung der Schwangerschaftschance bei höheren FSH-Werten existiert nicht.

Wie bei einem niedrigen AMH schließt jedoch auch ein hohes FSH Schwangerschaften nicht grundsätzlich aus. Auch bei einer prämaturen Ovarialinsuffizienz können in bis zu 5 % der Fälle spontane Schwangerschaften beobachtet werden (van Kasteren und Schoemaker 1999).

Da ein Alter >45 Jahre bereits mit einer eingeschränkten Schwangerschaftsrate deutlich unter 5 % einhergeht, ist das FSH jenseits des 45. Lebensjahres nur noch von begrenzter Bedeutung zur Einschätzung der Fertilität.

▶ Ein FSH >15 U/l deutet auf eine niedrige Schwangerschaftschance pro Zyklus (<5 %) – ist aber für die Prognose in der Beurteilung nicht genauer als das Alter allein.

3 Faktoren zur Indikationsstellung einer Therapie bei der über 40-jährigen Kinderwunschpatientin

Aus dem klinischen Alltag wird deutlich, dass nicht jede Patientin jenseits des 40. Geburtstags dieselben Chancen auf eine Schwangerschaft hat. Neben der grundsätzlichen Chance auf eine Konzeption, die wir bereits erläutert haben, geht es in der Sprechstunde stets um die Frage, ob man durch eine aktive Maßnahme wie v. a. die Verfahren der assistierten Reproduktion die Konzeptionschancen gegenüber der spontanen Konzeption steigern kann.

Dabei spielen das konkrete Alter, die ovarielle Reserve, die Dauer des unerfüllten Kinderwunsches und natürlich das Vorliegen anderer fertilitätseinschränkender Faktoren eine Rolle.

Auf das Alter und die ovarielle Reserve als relevante Faktoren wurde bereits eingegangen.

Je höher das Alter und je niedriger somit die Eizellqualität sind, desto weniger können reproduktionsmedizinische Maßnahmen zum Eintritt einer Schwangerschaft beitragen. Eine simulierte Kalkulation zum Einfluss des Alters auf die zusätzliche Konzeptionschance, die durch eine IVF gegenüber der Spontankonzeption erreicht wird, bietet eine Berechnung im Monte-Carlo-Modell (Leridon und Slama 2008): Mit zunehmendem Alter beim Konzeptionsversuch nimmt die Wahrscheinlichkeit einer ausbleibenden Schwangerschaft zu sowie der Nettoeffekt einer durchgeführten IVF-Therapie verglichen mit weiter andauerndem spontanem Konzeptionsversuch ab (Tab. 1).

Tab. 1 Geschätzte Schwangerschaften bei 100 Frauen in verschiedenen Altersstufen mit Hilfe eines Rechenmodells, in das die reproduktive Biographie von 105 Frauen vom Beginn einer Partnerschaft bis zum Alter von 50 Jahren auf der Basis historischer Daten eingeht. (Nach Leridon und Slama 2008)

	Konzeptionsversuch ab dem Alter von. . .		
	30 Jahren	**35 Jahren**	**40 Jahren**
Beginn einer IVF-Therapie mit . . .	34 Jahren	38 Jahren	42 Jahren
– zu diesem Zeitpunkt nicht schwanger (in %)	9,3	17,8	43,0
Schwangerschaften durch IVF			
– innerhalb der ersten 12 Monate	2,0	3,0	5,1
– nach 12–23 Monaten	0,8	1,2	2,0
– gesamt (Erfolgsrate IVF in %)	2,8 (30,1)	4,2 (23,6)	7,1 (16,5)
Keine Schwangerschaft innerhalb dieser 2 Jahre (in %)	6,5	13,6	35,9
Schwangerschaften, die ohne IVF spontan eingetreten wären (Spontankonzeptionsrate in %)	1,4 (15,0)	2,5 (14,0)	6,7 (15,6)
„Netto"-IVF-Erfolgsrate (%)	15,1	9,6	0,9
NNT („number needed to treat")	6,7	10	100

Diesem Rechenmodell (sog. Monte-Carlo-Modell) liegt eine Vielzahl von Annahmen zugrunde, u. a. die altersabhängige Fertilität pro Zyklus, eine kürzere Wartezeit vor Aufnahme einer IVF-Therapie mit zunehmendem Alter (48, 36 bzw. 24 Monate) oder auch die Rate, mit der unter bestimmten Bedingungen durch IVF eine Paarsterilität überwunden werden kann

Die Dauer des unerfüllten Kinderwunsches wird als relevante Variable häufig unterschätzt. Es gibt allerdings eindeutige Daten, die zeigen, dass eine längere Kinderwunschdauer mit niedrigeren Konzeptionschancen auch mit Maßnahmen der assistierten Reproduktion einhergeht (Kupka et al. 2003). Der Grund liegt darin, dass mit steigender Dauer des unerfüllten Kinderwunsches die Wahrscheinlichkeit schwerwiegender, unüberwindbarer Hindernisse steigt. Wichtiger ist aber in diesem Kollektiv die Frage, ob der Kinderwunsch bereits zu einer Zeit bestanden hat, als der Eizellfaktor – bedingt durch das Alter – noch nicht das Hauptproblem war:

Ein bereits vor dem 40. Geburtstag entstandener und verfolgter Kinderwunsch ist daher anders zu bewerten als ein solcher, der erst nach dem 40. Geburtstag entstand.

Schließlich müssen andere fertilitätseinschränkende Faktoren berücksichtigt werden. Wenn bei einer Patientin mit den etablierten Untersuchungen keine fertilitätseinschränkenden Faktoren gefunden werden können, spricht man von einer idiopathischen Subfertilität. Bei einer Patientin jenseits des 40. Geburtstags wird man mit einer hohen Wahrscheinlichkeit annehmen müssen, dass diese „idiopathische" Situation auf einem Eizellfaktor beruht, also einer abnehmenden Eizellqualität und -zahl. Andersherum: Liegen andere Faktoren vor, so kann man danach die Kinderwunschtherapie ausrichten und evtl. positive Ergebnisse erzielen. Der Eizellfaktor ist auch in diesen Fällen nicht auszuschließen – die Wahrscheinlichkeit ist jedoch geringer, dass dieser Faktor als unüberwindliches Hindernis einer gezielten Therapie im Wege steht. Insofern sollten insbesondere folgende Faktoren gezielt abgeklärt werden:

- Spermiogramm,
- Risikofaktoren für Tubenpathologien (Anamnese bezüglich Operationen oder Dysmenorrhöen, Labordiagnostik auf Chlamydieninfektionen),
- Zykluspathologien bzw. endokrine Störungen (Hyperprolaktinämien, Hyperandrogenämien, Schilddrüsenfunktionsstörungen).

Die Auffassung, dass mehrere Faktoren bei der Beurteilung der Schwangerschaftschancen einbezogen werden müssen, ist nicht neu. Kürzlich wurden Kinderwunschdauer, FSH und Alter auch in einem entsprechenden Score berücksichtigt (Younis et al. 2010). Dieser bezog u. a. nochdas Ovarvolumen, die antrale Follikelzahl sowie den BMI mit ein.

3.1 Entscheidungsszenarien

Aus den genannten Überlegungen ergeben sich verschiedene Szenarien, die in Abb. 4 dargestellt sind:

- Ein Paar kommt jenseits des 40. Geburtstags der Frau in die Sprechstunde, bevor eine Kontrazeption beendet wird, um eine Schwangerschaft zu planen. Vor einer Diagnostik wird dem Paar ein Clearblue-Monitor empfohlen, um über 6 Monate eine Spontankonzeption anzustreben. Innerhalb dieser 6 Monate hat das Paar 80 % seiner Chancen zu konzipieren ausgenutzt (Behre et al. 2000). Zudem kann mit dem Monitor eine Ovulation verifiziert bzw. erkannt werden, ob Anovulationen vorliegen. Im Fall der Anovulation soll das Paar sich kurzfristiger zur endokrinen Diagnostik einfinden. Zu weiteren diagnostischen Schritten Abb. 4. Sollte sich anamnestisch zum Zeitpunkt der Beratung (vor Absetzen der Kontrazeption) ein hinreichender Verdacht auf einen fertilitätsmindernden Faktor ergeben (z. B. vorangehende Bauchoperationen oder Adnexitiden, Zustand nach Maldescensus testis beim Partner etc.), sollte die Diagnostik vorverlegt werden.
- Patientinnen jenseits des 45. Geburtstages haben eine kumulative Konzeptionschance von etwa 10 %, pro Zyklus von <3 %. Eine aktive Therapie ist vor diesem Hintergrund nicht sinnvoll (Serour et al. 2010; Sullivan et al. 2008; Tsafriri et al. 2007; Abb. 2). Einzige Rechtfertigung für eine aktive Therapie (IVF) wäre, dass das Paar sich wünscht, „alles versucht zu haben", bevor es mit dem Kinderwunsch abschließen kann. Unter diesen Bedingungen scheint ein solcher IVF-Versuch vertretbar, wenn nicht andere Risikofaktoren dagegen sprechen.
- Ist die Patientin bereits jenseits des 40. Geburtstags, wenn die Kontrazeption beendet wird, und stellt sich dann mit einem unerfüllten Kinderwunsch nach 6 Monaten oder später vor, sollten kurzfristig andere nichtendokrine Faktoren abgeklärt werden. Voraussetzung ist eine unauffällige Konstellation von Östradiol und FSH; FSH sollte zumindest nicht im hypergonadotropen Bereich liegen (≥15 U/l), da dies wiederum – ganz unabhängig von den Ursachen – eine geringe Konzeptionschance auch mit einer IVF bedeutet (<5 %; Bancsi et al. 2000; Caroppo et al. 2006). Ergeben sich bei der Diagnostik keine anderen nichtendokrinen Faktoren für den unerfüllten Kinderwunsch, dann wird wahrscheinlich eine aktive Therapie eine allenfalls minimale Steigerung der Konzeptionschancen bringen. Grund dafür ist, dass der ausschlaggebende Faktor die Eizellqualität ist, die durch eine Therapie im homologen System, also unter Verwendung der Eizellen der Patientin, nicht geändert werden kann. Finden sich andere Faktoren, dann spielt das AMH in dieser Entscheidungsfindung keine Rolle, solange keine hypergonadotrope Situation gegeben ist: Die Therapie wird nach den nichtendokrinen Faktoren geplant, die Dosierung einer Stimulation wird dem AMH-Wert angepasst.

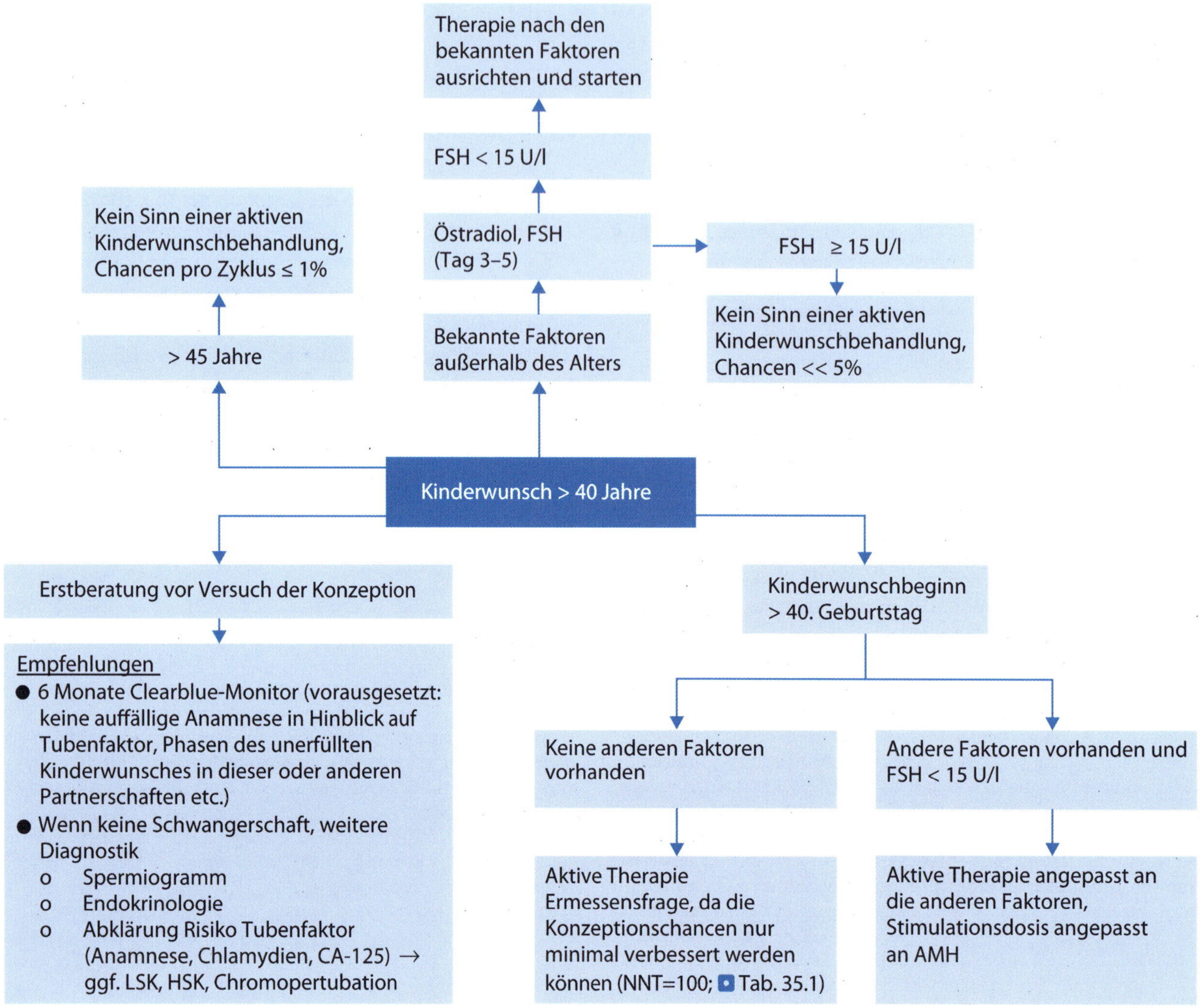

Abb. 4 Entscheidungsbaum für eine Kinderwunschbehandlung bei Patientinnen im Alter von ≥40 Jahren

Die anderen Entscheidungswege in Abb. 4 ergeben sich aus den obigen Überlegungen und haben lediglich andere Ausgangspunkte.

▶ **Empfehlung** Die in Abb. 4 dargestellten Überlegungen und Entscheidungswege sind selbstverständlich als Richtungsweiser zu verstehen. Es bedarf wie immer der Einschätzung der individuellen Paarkonstellation, um eine vernünftige Beratung durchzuführen.

3.2 Welche Therapie sollte im Fall einer Kinderwunschbehandlung jenseits des 40. Geburtstages erfolgen?

Ergibt sich die Therapiewahl nicht aus dem Vorhandensein zusätzlicher fertilitätsrelevanter Faktoren wie oben beschrieben, stellt sich bei der allein durch den Eizellfaktor bedingten Subfertilität die Frage nach der am sinnvollsten durchzuführenden Therapie. Da nur wenige randomisierte Studien zum Erfolg einer Inseminationsbehandlung vs. IVF in dieser Altersgruppe existieren, bieten sich zur Annäherung an eine individuelle Beurteilung zunächst größere Therapieregister oder retrospektive Betrachtungen an.

In der Auswertung der europäischen IVF-Registerdaten zeigt sich ein deutlicher altersabhängiger Abfall der Geburtenrate sowohl für Inseminationen (<40 Jahre: 9,2 % vs. >40 Jahre: 4,4 %) als auch für die IVF (<35 Jahre: 26,6 % vs. 35–39 Jahre: 20,5 % vs. >40 Jahre: 8,6 %) (de Mouzon et al. 2010). Für beide Verfahren wurde der prädiktive Wert des Alters der Frau für den Erfolg der Behandlung in weiteren Arbeiten nochmals hervorgehoben (Merviel et al. 2010; van Loendersloot et al. 2010).

Der zunächst vermutete Vorteil einer Inseminationsbehandlung gegenüber einer IVF mag in der möglichen rasch aufeinanderfolgenden Durchführung mehrerer Zyklen bei vergleichsweise geringeren Kosten und sonstigen Belastungen für die Patientin liegen (Corsan et al. 1996). Allerdings wurden in Kollektiven unter 39 Jahren und bei Subfertilität insbesondere diese Punkte in zwei Arbeiten kürzlich abweichend hiervon interpretiert: Bei Durchführung von 1 IVF-Zyklus vs. 2 IUI-Versuchen zeigten sich erwartungsgemäß eine höhere Schwangerschaftsrate und ein kürzeres Intervall bis zum Schwangerschaftseintritt bei allerdings höheren Kosten (Chambers et al. 2010).

In den USA wurde in der FASTT-Studie eine sog. beschleunigte Behandlung gegen die Standardbehandlung verglichen, wobei sich nach erfolgloser Clomifenstimulation kombiniert mit Inseminationszyklen durch das Auslassen von weiteren drei stimulierten Inseminationszyklen und sofortigem Übergang auf eine IVF sowohl das Intervall bis zum Schwangerschaftseintritt als auch die Therapiekosten berechnet pro geborenem Kind signifikant absenken ließen (Reindollar et al. 2010). In einer randomisiert-kontrollierten Studie derselben Arbeitsgruppe wurden Paare mit idiopathischer Sterilität und einem mindestens 6-monatigen unerfüllten Kinderwunsch sowie einem Alter der Frau von 38–42 Jahren betrachtet: Die Schwangerschaftsraten nach zwei Zyklen einer IVF-Therapie lagen signifikant höher als nach einer Insemination (44,7 versus 14 %, p = 0,0001; Goldmann et al. 2014). In einer Subgruppenanalyse aus den beiden o. g. Studien und Stratifizierung hinsichtlich des frühfollikulären FSH- (10–15 IU/l) und Östradiolwertes (>40 pg/ml) ergab sich keine Schwangerschaft durch eine Inseminationstherapie bei einer noch vorhandenen Lebendgeburtenrate durch die sofortige IVF-Therapie (Kaser et al. 2014).

Beschleunigte Behandlung

Da das Zeitintervall bis zum Schwangerschaftseintritt und einer damit verbundenen weiteren statistischen Abnahme der Fertilität auch im Kollektiv über 40 Jahren von Bedeutung ist, sollte auch hier nach unserer Einschätzung unter Auslassung der Inseminationsbehandlung eine IVF angeboten werden – vorausgesetzt, dass keine Endokrinopathien und Zyklusstörungen vorliegen, deren kausale Behandlung per se bereits eine Verbesserung der Konzeptionschancen bedeuten würde.

4 Alternative: Eizellspende

Eine prinzipielle – im Rahmen des Embryonenschutzgesetzes in Deutschland allerdings nicht erlaubte – Alternative ist die Eizellspende. Dabei werden Eizellen einer (jungen) Spenderin mit den Spermien des Partners im Rahmen einer IVF oder ICSI fertilisiert und konsekutiv der Patientin im Embryonalstadium transferiert (▶ Kap. 28, „Eizell- und Embryonenspende").

Für die Jahre 1991–2006 haben die entsprechenden Zentren in den USA ihre Daten zusammenfassend publiziert (Keenan et al. 2008). Bei 702 Embryotransfers erzielten sie eine Schwangerschaftsrate von 44,7 % und eine Geburtenrate von 35,5 %.

Damit wird in anderen Ländern eine Behandlungsmethode angeboten, welche die Chancen einer Therapie im homologen System weit übertrifft.

5 Abrechnungsaspekte

Im Rahmen dieser Fragestellungen sei auch auf abrechnungsrelevante Punkte hingewiesen. Diese betreffen sowohl die Diagnostik als auch die Therapie.

Die Diagnostik ist Gegenstand der Leistungspflicht einer gesetzlichen Krankenkasse, wenn eine konsequente Therapie möglich und erfolgversprechend ist. Dabei ist es unerheblich, ob die Therapie selbst Leistung der gesetzlichen Krankenkasse ist oder nicht, d. h. ob z. B. nach einer Laparoskopie mit Nachweis eines Tubenschadens eine IVF-Therapie indiziert wäre.

Wenn direkt nach Absetzen einer Kontrazeption eine Diagnostik von Paaren gefordert wird, sieht die Situation anders aus. Der Nachweis einer Subfertilität ist nicht erbracht, denn das Paar hat bis dato keine Schwangerschaft angestrebt. Auch diese Überlegung rechtfertigt den Versuch einer Spontankonzeption – optimal mit Unterstützung eines Clearblue-Monitors – über zunächst 6 Monate.

Es sei an dieser Stelle an den Grundsatz der gesetzlichen Krankenversicherung erinnert:

> „Die Leistungen müssen ausreichend, zweckmäßig und wirtschaftlich sein; sie dürfen das Maß des Notwendigen nicht überschreiten. Leistungen, die nicht notwendig oder unwirtschaftlich sind, können Versicherte nicht beanspruchen, dürfen die Leistungserbringer nicht bewirken und die Krankenkassen nicht bewilligen."
>
> (*§ 12 Abs. 1 SGB V*)

▶ Bezüglich der Therapie sind alle Formen der assistierten Reproduktion (Insemination, IVF und ICSI) ab dem 40. Geburtstag der Frau nicht mehr Leistungen der gesetzlichen Krankenkasse.

Andere Maßnahmen wie z. B. eine Clomifenstimulation wären Leistungen der gesetzlichen Krankenkasse, sofern Erfolgsaussicht besteht, also die Chance auf eine Schwangerschaft und Geburt durch diese Maßnahme gesteigert werden kann. Anhand der Ausführungen wird deutlich, dass man eine solche Steigerung kaum erwarten darf. In anderen Situationen allerdings gibt es einen Graubereich, der nur individuell und nicht pauschal beurteilt werden kann.

6 Fazit

- Alter >45 Jahre → keine aktive Therapie, Konzeptionschance <3 % pro Zyklus.
- FSH ≥15 U/l → kritische Diskussion einer aktiven Therapie, Konzeptionschance <5 % pro Zyklus.
- Bekannte Faktoren außerhalb des Alters >40 Jahre (z. B. Spermiogramm, Tuben) → Therapie abhängig von diesen nicht-endokrinen Faktoren, wenn FSH <15 U/l.
- Keine anderen Faktoren vorhanden, Konzeptionsversuch erst nach 40. Geburtstag → kritische Diskussion einer aktiven Therapie, da wahrscheinlich die Konzeptionschancen nicht gesteigert werden können (Faktor: Eizelle).
- Konzeptionsversuch schon seit mehreren Monaten vor 40. Geburtstag, unabhängig vom Vorliegen anderer Faktoren → aktive Therapie, insbesondere bei FSH <15 U/l.

Literatur

Bancsi LF, Huijs AM, den Ouden CT, Broekmans FJ, Looman CW, Blankenstein MA, Te Velde ER (2000) Basal follicle-stimulating hormone levels are of limited value in predicting ongoing pregnancy rates after in vitro fertilization. Fertil Steril 73:552–557

Behre HM, Kuhlage J, Gassner C, Sonntag B, Schem C, Schneider HP, Nieschlag E (2000) Prediction of ovulation by urinary hormone measurements with the home use ClearPlan Fertility Monitor: comparison with transvaginal ultrasound scans and serum hormone measurements. Hum Reprod 15:2478–2482

Brodin T, Bergh T, Berglund L, Hadziosmanovic N, Holte J (2008) Menstrual cycle length is an age-independent marker of female fertility: results from 6271 treatment cycles of in vitro fertilization. Fertil Steril 90:1656–1661

Caroppo E, Matteo M, Schonauer LM, Vizziello G, Pasquadibisceglie A, Vitti A, D'Amato G (2006) Basal FSH concentration as a predictor of IVF outcome in older women undergoing stimulation with GnRH antagonist. Reprod Biomed Online 13:815–820

Chambers GM, Sullivan EA, Shanahan M, Ho MT, Priester K, Chapman MG (2010) Is in vitro fertilisation more effective than stimulated intrauterine insemination as a first-line therapy for subfertility? A cohort analysis. Aust N Z J Obstet Gynaecol 50:280–288

Corsan G, Trias A, Trout S, Kemmann E (1996) Ovulation induction combined with intrauterine insemination in women 40 years of age and older: is it worthwhile? Hum Reprod 11:1109–1112

Disseldorp J van, Eijkemans MJ, Klinkert ER, Te Velde ER, Fauser BC, Broekmans FJ (2007) Cumulative live birth rates following IVF in 41- to 43-year-old women presenting with favourable ovarian reserve characteristics. Reprod Biomed Online 14:463

Elgindy EA, El-Haieg DO, El-Sebaey A (2008) Anti-Mullerian hormone: correlation of early follicular, ovulatory and midluteal levels with ovarian response and cycle outcome in intracytoplasmic sperm injection patients. Fertil Steril 89:1670–1676

Goldmann MB, Thornton KL, Riley D et al (2014) A randomized clinical trial to determine optimal infertility treatment in Older couples: the Forty and Over Treatment Trial (FORT-T). Fertil Steril 101:1574–1581

Haadsma ML, Mooij TM, Groen H, Burger CW, Lambalk CB, Broekmans FJ, van Leeuwen FE, Bouman K, Hoek A (2010) A reduced size of the ovarian follicle pool is associated with an increased risk of a trisomic pregnancy in IVF-treated women. Hum Reprod 25: 552–558

Hazout A, Bouchard P, Seifer DB, Aussage P, Junca AM, Cohen-Bacrie P (2004) Serum antimullerian hormone/mullerian-inhibiting substance appears to be a more discriminatory marker of assisted reproductive technology outcome than follicle-stimulating hormone, inhibin B, or estradiol. Fertil Steril 82:1323–1329

Homburg R, Meltcer S, Rabinson J, Zohav E, Anteby EY, Orvieto R (2008) Do stimulation characteristics of the first in vitro fertilization cycle predict pregnancy in women of 40 years old and over? Fertil Steril 89:400–403

Iliodromiti S, Kelsey TW, Wu O, Anderson RA, Nelson SM (2014) The predictive accuracy of anti-Müllerian hormone for live birth after assisted conception: a systematic review and meta-analysis of the literature. Hum Reprod Update 20:560–570

Kaser DJ, Goldmann MB, Fung JL et al (2014) When is treatment with clomiphene or gonadotropin IUI futile? Results of FASTT and FORT-T, two prospective randomized controlled trials. Fertil Steril 102:1331–1337

Kasteren YM van, Schoemaker J (1999) Premature ovarian failure: a systematic review on therapeutic interventions to restore ovarian function and achieve pregnancy. Hum Reprod Update 5:483–492

Keenan J, Finger R, Check JH, Daly D, Dodds W, Stoddart R (2008) Favorable pregnancy, delivery, and implantation rates experienced in embryo donation programs in the United States. Fertil Steril 90:1077–1080

Kline JK, Kinney AM, Levin B, Kelly AC, Ferin M, Warburton D (2011) Trisomic pregnancy and elevated FSH: implications for the oocyte pool hypothesis. Hum Reprod 26(6):1537–1550

Kupka MS, Dorn C, Richter O, Felberbaum R, Van der Ven H (2003) Impact of reproductive history on in vitro fertilization and intracytoplasmic sperm injection outcome: evidence from the German IVF registry. Fertil Steril 80:508–516

Leridon H, Slama R (2008) The impact of a decline in fecundity and of pregnancy postponement on final number of children and demand for assisted reproduction technology. Hum Reprod 23:1312–1319

Loendersloot LL van, van Wely WM, Limpens J, Bossuyt PM, Repping S, van der Veen F (2010) Predictive factors in in vitro fertilization (IVF): a systematic review and meta-analysis. Hum Reprod Update 16:577–589

Ludwig M, Hugo U, Sonntag B (2011a) Spontane Fertilität jenseits der Vierzig – Wer muss noch verhüten? Frauenarzt 52:369–372

Ludwig M, Nawroth F, Dorn C, Sonntag B (2011b) Kinderwunsch bei 40 plus – was sind die entscheidungsrelevanten Faktoren? Frauenarzt 52:252–259

Merviel P, Heraud MH, Grenier N, Lourdel E, Sanguinet P, Copin H (2010) Predictive factors for pregnancy after intrauterine insemination (IUI): an analysis of 1038 cycles and a review of the literature. Fertil Steril 93:79–88

Mouzon J de, Goossens V, Bhattacharya S, Castilla JA, Ferraretti AP, Korsak V, Kupka M, Nygren KG, Nyboe AA (2010) Assisted reproductive technology in Europe 2006: results generated from European registers by ESHRE. Hum Reprod 25:1851–1862

Noord-Zaadstra BM van, Looman CW, Alsbach H, Habbema JD, Te Velde ER, Karbaat J (1991) Delaying childbearing: effect of age on fecundity and outcome of pregnancy. BMJ 302:1361–1365

Reindollar RH, Regan MM, Neumann PJ, Levine BS, Thornton KL, Alper MM, Goldman MB (2010) A randomized clinical trial to evaluate optimal treatment for unexplained infertility: the fast track and standard treatment (FASTT) trial. Fertil Steril 94:888–899

Rooij I van, Bancsi LF, Broekmans FJ, Looman CW, Habbema JD, Te Velde ER (2003) Women older than 40 years of age and those with elevated follicle-stimulating hormone levels differ in poor response rate and embryo quality in in vitro fertilization. Fertil Steril 79:482–488

Schwartz D, Mayaux MJ (1982) Female fecundity as a function of age: results of artificial insemination in 2193 nulliparous women with azoospermic husbands. Federation CECOS. N Engl J Med 306:404–406

Serour G, Mansour R, Serour A, Aboulghar M, Amin Y, Kamal O, Al-Inany H, Aboulghar M (2010) Analysis of 2,386 consecutive cycles of in vitro fertilization or intracytoplasmic sperm injection using autologous oocytes in women aged 40 years and above. Fertil Steril 94:1707–1712

Sowers MR, Eyvazzadeh AD, McConnell D, Yosef M, Jannausch ML, Zhang D, Harlow S, Randolph JF Jr (2008) Anti-mullerian hormone and inhibin B in the definition of ovarian aging and the menopause transition. J Clin Endocrinol Metab 93: 3478–3483

Steiner AZ, Pritchard D, Stanczyk FZ, Kesner JS, Meadows JW, Herring AH, Baird DD (2017) Association between biomarkers of ovarian reserve and infertility among olderwomen of reproductive age. JAMA 318:1367–1376

Sullivan E, Wang Y, Chapman M, Chambers G (2008) Success rates and cost of a live birth following fresh assisted reproduction treatment in women aged 45 years and older, Australia 2002–2004. Hum Reprod 23:1639–1643

Tehrani FR, Shakeri N, Solaymani-Dodaran M, Azizi F (2011) Predicting age at menopause from serum antimullerian hormone concentration. Menopause 18(7):766–770

Tietze C (1957) Reproductive span and rate of reproduction among Hutterite women. Fertil Steril 8:89–97

Tsafriri A, Simon A, Revel A, Reubinoff B, Lewin A, Laufer N (2007) Retrospective analysis of 1217 IVF cycles in women aged 40 years and older. Reprod Biomed Online 14:348–355

Vet A de, Laven JS, de Jong FH, Themmen AP, Fauser BC (2002) Antimullerian hormone serum levels: a putative marker for ovarian aging. Fertil Steril 77:357–362

Younis JS, Jadaon J, Izhaki I, Haddad S, Radin O, Bar-Ami S, Ben-Ami M (2010) A simple multivariate score could predict ovarian reserve, as well as pregnancy rate, in infertile women. Fertil Steril 94:655–661

Behandlung der Patientin mit geringem Ansprechen auf die ovarielle Stimulation

39

Georg Griesinger

Inhalt

1 Einleitung und Begriffsbestimmung 401
2 Erhöhung der Gonadotropindosis 402
3 Protokollwechsel 403
4 Zusätzliche Verabreichung von rekombinantem LH 403
5 Vorbehandlung mit einer kombinierten Pille oder Östrogen 404
6 Androgenvorbehandlung 405
7 Wachstumshormon 406
8 Eizellgewinnung ohne Gonadotropinstimulation 407
9 Doppelstimulation 407
10 Zusammenfassung 408
Literatur 409

1 Einleitung und Begriffsbestimmung

Einen wesentlichen Anteil an der Effizienz des IVF-Verfahrens hat die hormonelle Stimulation mit dem Ziel der Gewinnung mehrerer entwicklungsfähiger Eizellen. Eine durchschnittliche Befruchtungsrate von 60–70 % nach IVF und ICSI macht die Verfügbarkeit mehrerer Eizellen zur Voraussetzung, um regelhaft zumindest einen Embryo für die Übertragung in die Gebärmutter zur Verfügung zu haben. Darüber hinaus steigt die Schwangerschaftsrate signifikant, wenn zwei Embryonen anstatt nur einem Embryo einzeitig übertragen werden können (Gelbaya et al. 2010). Eine größere Anzahl an verfügbaren Embryonen ermöglicht schließlich die Auswahl der Embryonen (oder des Embryos) mit dem am höchsten eingeschätzten Einnistungspotenzial für den Embryotransfer (sofern die gesetzlichen Rahmenbedingungen dies erlauben). Die entscheidende Voraussetzung für die polyfollikuläre Reifung ist allerdings eine ausreichende ovarielle Reserve. Eine geringe Anzahl an Follikeln oder Eizellen trotz hinlänglicher ovarieller Stimulation wird in der Literatur als „poor response" bezeichnet.

G. Griesinger (✉)
Sektion für gynäkologische Endokrinologie und Reproduktionsmedizin, Universitätsklinikum Schleswig-Holstein – Campus Lübeck, Lübeck, Deutschland
E-Mail: georg.griesinger@uni-luebeck.de

▶ Ein geringeres Ansprechen der Ovarien auf die FSH-Stimulation ist mit zunehmendem Alter der Normalfall aufgrund der physiologischen Erschöpfung der Eierstöcke.

Eine allgemein akzeptierte Definition der Entität „poor response" existiert genau so wenig wie ein deutschsprachiges Pendant für den Begriff.

Eine Arbeitsgruppe der europäischen Gesellschaft für Reproduktionsmedizin und Embryologie (ESHRE) (Ferraretti et al. 2011) hat das Vorliegen von zumindest zwei der folgenden 3 Charakteristika als „poor response" definiert:

- fortgeschrittenes maternales Alter (oder ein Risikofaktor für eine vorzeitige ovarielle Erschöpfung)

K. Diedrich et al. (Hrsg.), *Reproduktionsmedizin*, Springer Reference Medizin,
https://doi.org/10.1007/978-3-662-57636-6_40

- ein vorangegangenes schlechtes Ansprechen auf die FSH-Stimulation (≤3 Eizellen nach konventioneller Stimulation)
- eine aufgrund der Antralfollikelzahl (<5–7 Antralfollikel) oder des AMH Wertes (<0,5–1,1 ng/ml) als abnorm niedrig bewertete ovarielle Reserve

An diesen Kriterien wird ersichtlich, dass zwischen „normalem“ und „geringem“ Ansprechen der Ovarien prospektiv nicht scharf abgegrenzt werden kann. Da es sich beim „poor response“ um ein Ergebnis der Stimulationsbehandlung (eine „zu geringe“ Eizellzahl) handelt, kann ein „poor response“ erst nach Kenntnis der durch Stimulation gewonnenen Eizellzahl diagnostiziert werden (eine Diagnose in Retrospektion). Die Definition der ESHRE erlaubt aber auch eine Klassifizierung von erwartetem „poor response“ anhand der Kombination von Alter, Risikofaktor und Biomarkern. Auch ohne Kenntnis des AMH und/oder der Antralfollikelzahl (engl.: AFC) liegt ein „poor response“ auch immer dann vor, wenn 2-malig hintereinander, trotz maximaler Stimulation, nur 3 oder weniger Eizellen gewonnen werden können.

▶ Die bisher gängige Bezeichnung „poor response“ wird in der jüngeren englischsprachigen Literatur zunehmend durch die Bezeichnung „low response“ ersetzt.

Aus klinischer Sicht sollte sich eine Definition des „poor response“ in letzter Konsequenz eigentlich an einem unteren Schwellenwert der gewonnenen Eizellen orientieren, unterhalb dessen ein Schwangerschaftseintritt nach IVF oder ICSI sehr unwahrscheinlich wird. Dieser untere Schwellenwert dürfte stark altersabhängig sein (höher bei älteren Patientinnen und niedriger bei jüngeren Patientinnen). Darüber hinaus spielen für die Gesamtprognose einer IVF-Behandlung naturgemäß auch weitere Faktoren, wie z. B. die Samenzellqualität, eine wichtige Rolle, sodass der Beitrag der Eizellzahl alleine (also unabhängig von beispielsweise Alter oder Stimulationsprotokoll) zum Behandlungsergebnis Gegenstand lebhafter Diskussionen ist (Verberg et al. 2009; Poseidon Group et al. 2016).

Vom „poor response“ abzugrenzen ist der vorzeitige endokrine und reproduktive Totalausfall der Ovarfunktion, die sog. prämature Ovarialinsuffizienz, welche gekennzeichnet ist durch Amenorrhoe oder Oligomenorrhoe über 4–6 Monate vor dem 40. Lebensjahr und zweimalige Messung von erhöhten FSH-Werten im Abstand von mindestens 4 Wochen (ESHRE Guideline Group on POI 2016).

▶ Geringes Ansprechen auf die ovarielle Stimulation wird über die Eizellzahl (Quantität) definiert. Regelhaft besteht ein Zusammenhang zwischen Quantität (der Eizellen) und Qualität (im Sinne der Entwicklungsfähigkeit der aus diesen Eizellen entstandenen Embryonen), wahrscheinlich vorrangig vermittelt über das weibliche Alter.

2 Erhöhung der Gonadotropindosis

Eine Individualisierung der FSH-Dosis mit Bezug auf das Alter der Patientin, auf die Antralfollikelzahl und/oder den Serum-AMH-Wert ist klinische Routine: Bei erwartetem geringem Ansprechen wird regelhaft in einem ersten Zyklus und ggf. zweiten Behandlungsversuch eine suffizient „hohe“ Gonadotropindosis zu wählen sein. Absolute Dosisgrößen, bei denen noch Dosis-Wirkungs-Beziehungen bestehen, sind mit Bezug auf das weibliche Alter sowie unterschiedliche Antralfollikel- und AMH-Werte bisher allerdings nur unzureichend ermittelt worden (Lensen et al. 2018).

▶ FSH-sensitive Antralfollikel, die zu Stimulationsbeginn nicht vorliegen, können auch durch FSH-Dosiseskalation nicht generiert werden!

Zahlreiche Studien zur FSH-Dosissteigerung bei erwartetem oder vorangegangenem „poor response“ zeigten, dass eine Dosissteigerung die ovarielle Erschöpfung regelhaft nicht kompensieren kann. In einer randomisierten Vergleichsstudie erhielten Frauen mit einer Antralfollikelzahl <5 entweder 150 IE oder 300 IE rekombinantes FSH. In beiden Gruppen konnten im Mittel 3 Eizellen gewonnen werden (Klinkert et al. 2005).

Eine weitere randomisierte Vergleichsstudie zeigte, dass bei insuffizienter Reaktion der Ovarien eine Verdopplung der Dosis von 225 IE humanem Menopausengonadotropin (HMG) auf 450 IE HMG nach dem 5. Tag der Stimulation keine Steigerung der Eizellzahl erbrachte (van Hooff et al. 1993).

Eine randomisierte Studie an Patientinnen mit vorangegangenem, geringem Ansprechen der Ovarien auf eine Stimulationsbehandlung verglich das Corifollitropin alfa 150 µg-Protokoll (in etwa äquivalent zu 225 IE rFSH täglich) mit einer Stimulation mit täglichen Dosen von 450 IE rFSH (Kolibianakis et al. 2015; mein letzter Kenntnisstand: wir haben nur ein Kapitel mit dem Namen: Ovulationsinduktion und ovarielle Stimulation. Weder die Eizellzahl noch die Schwangerschaftsrate wurde durch die Dosiseskalation erhöht.

Eine multizentrische, große (n = 394), randomisierte Studie (Youssef et al. 2017) verglich die tägliche Gabe von 150 IE FSH in einem GnRH-Antagonisten-Protokoll mit täglich 450 IE HMG in einem langen GnRH-Agonistenprotokoll bei Frauen ≥35 Jahren oder erhöhtem Serum-FSH oder niedrigem AFC oder vorhergegangenem „poor response“. Die Schwangerschaftsrate wurde durch Dosiseskalation nicht gesteigert: 12,8 % in der 150-IE-Dosisgruppe versus 13,6 % in der Hochdosisgruppe.

Ein zentraler Kritikpunkt der bisher verfügbaren Vergleichsstudien war, dass regelhaft die Ergebnisse nur einer Stimulation mit einer einzelnen nachfolgenden Frisch-Embryo-Übertragung ausgewertet wurden. Aus diesem Grund verglich die multizentrische, randomisierte, sog. OPTIMIST-Studie (van Tilborg et al. 2017) die kumulativen Ergebnisse bei Hochdosis- vs. Standard-Protokoll: randomisiert wurden 234 Patientinnen mit einem AFC ≤7 zu 450 IE vs. 150 IE FSH und 277 Patientinnen mit einem AFC von 8–10 zu 225 IE vs. 150 IE FSH. Die kumulative Lebendgeburtrate (Frisch-Übertragung und ggf. Kryo-Auftau-Zyklen kombiniert) war bei den Patientinnen in der Hochdosisgruppe nicht erhöht (42,4 % Hochdosisgruppe versus 44,8 % Standarddosisgruppe).

Erhellend ist in diesem Zusammenhang auch die sog. PURSUE-Studie (Boostanfar et al. 2015): Rund 1400 Frauen im Alter von 35 bis 42 Jahren, die explizit keine erwarteten oder vorangegangenen „poor responder" waren, wurden zu 150 µg corifollitropin alfa (in etwas äquivalent zu 225 IE rFSH täglich) vs. täglich 300 IE rFSH randomisiert. Die mittlere Eizellzahl in den beiden Gruppen waren 10,7 bzw. 10,3, ebenso waren die Schwangerschaftsraten hochgradig ähnlich. Dies bedeutet, dass die Dosis-Wirkungsbeziehung bei der Mehrzahl der Frauen ≥35 Jahren auch ohne Risikofaktor für eine ovarielle Erschöpfung bei Gabe von täglich 225 IE oder mehr rFSH schon verlassen ist.

▶ Die ideale FSH-Dosis bringt Effizienz (Gewinnung der in diesem Zyklus potenziell rekrutierbaren Follikel) und finanzielle Kosten zu einem angemessenen Ausgleich.

Zusammenfassend ist, basierend auf Basis robuster Evidenz, festzustellen, dass sich das therapeutische Fenster für die ovarielle Stimulation mit zunehmender ovarieller Erschöpfung immer weiter schließt (in der klinischen Praxis jedoch häufig FSH-Dosen zum Einsatz kommen, die weit jenseits der Fensteröffnung liegen). Nach den Ergebnissen der OPTIMIST-Studie (van Tilborg et al. 2017) ist davon auszugehen, dass die überwiegende Mehrzahl der Frauen mit einem AFC von ≤10 bereits mit einer täglichen FSH-Dosis von 150 IE eine maximale ovarielle Antwort auf die Stimulation erzielt. Nach den Ergebnissen der PURSUE-Studie (Boostanfar et al. 2015) ist davon auszugehen, dass die Mehrzahl der Standardpatientinnen ≥35 Jahren regelhaft nicht von täglichen Dosen von >225 IE profitiert.

3 Protokollwechsel

Der Einsatz von verschiedenen GnRH-Analoga in unterschiedlichen Protokollen für die kontrollierte ovarielle Stimulation (▶ Kap. 14, „Ovulationsinduktion und ovarielle Stimulation") könnte möglicherweise auf die Zahl der durch FSH rekrutierbaren Follikel signifikante Auswirkungen haben. In den Studien zum Vergleich von GnRH-Agonisten und GnRH-Antagonistenprotokollen, welche mehrheitlich an jungen Frauen durchgeführt wurden, zeigte sich jedoch, dass keine klinisch bedeutsamen Unterschiede in der Zahl gewonnener Eizellen zwischen den Protokollen bestehen (Kolibianakis et al. 2006). Der Gonadotropinverbrauch und die Stimulationsdauer, sind jedoch – genauso wie die Gesamtbehandlungsdauer – im langen GnRH-Agonistenprotokoll signifikant erhöht. Aus diesem Grund wird für „poor responders" häufig ein kurzes („flare-up") GnRH-Agonistenprotokoll oder ein GnRH-Antagonistenprotokoll verwendet.

Mehrere systematische Übersichtsarbeiten und Metaanalysen von Poor-responder-Studien zum Vergleich von GnRH-Antagonisten- vs. GnRH-Agonistenstimulation liegen vor (z. B. Griesinger et al. 2006; Pandian et al. 2010; Pu et al. 2011). In der Mehrzahl der Studien wurden kurze Flare-up-Protokolle mit Mehrfachdosis-GnRH-Antagonistenprotokollen verglichen. Die Zahl an gewonnenen Eizellen und die klinische Schwangerschaftsrate waren ähnlich, lediglich der Gonadotropinverbrauch und die Stimulationsdauer waren im GnRH-Antagonistenprotokoll geringer. Eine rationale Basis für einen Protokollwechsel mit Blick auf die Behandlungseffizienz besteht nicht.

▶ Die Verwendung unterschiedlicher GnRH-Analogaprotokolle zur kontrollierten ovariellen Stimulation hat keinen nennenswerten Einfluss auf die Zahl reifender Follikel und die Schwangerschaftswahrscheinlichkeit.

▶ **Empfehlung** Die Wahl des Stimulationsprotokolls bei erwiesenem oder erwartetem „poor response" sollte sich vorrangig an Kosten- und Verträglichkeitsaspekten orientieren.

4 Zusätzliche Verabreichung von rekombinantem LH

Die überwiegende Mehrzahl der normogonadotropen Frauen benötigt zur kontrollierten ovariellen Stimulation keine zusätzliche Verabreichung von rekombinantem LH. Diese Erkenntnis stammt aus einer Reihe von randomisierten Studien zum Vergleich einer Stimulation mit rekombinantem FSH vs. rekombinantem FSH und rekombinantem LH (Kolibianakis et al. 2007). Weder die Schwangerschaftsrate noch sekundäre Ergebnisparameter wie Eizellzahl, Gonadotropinverbrauch oder Stimulationsdauer waren durch zusätzliche LH-Verabreichung beeinflussbar.

Eine Reihe von randomisierten Studien untersuchte die zusätzliche LH-Verabreichung ausschließlich bei Patientinnen fortgeschrittenen Alters, typischerweise definiert als >35 Jahre, oder bei Frauen mit erwartetem oder zuvor eingetretenem „poor response“. Auch wenn es in der Literatur einzelne Hinweise gab, dass die LH-Zugabe bei bestimmten Patientenkollektiven positiv sein könnte (Hill et al. 2012; Mochtar et al. 2017), ist die bisherige Studienlage aufgrund geringer Datenqualität und mangelnder Studienanzahl bzw. -größe zu insuffizient, um valide Schlussfolgerungen zu ziehen (Mochtar et al. 2017).

Die jüngst publizierte, bisher größte, methodisch hochwertige Studie (sog. ESPART trial) sollte klären, ob die Zugabe von rekombinantem LH zu rekombinantem FSH im Verhältnis von 1:2 von Vorteil im Hinblick auf eine Steigerung der Schwangerschaftschance und der Zahl der gewonnenen Eizellen ist (Humaidan et al. 2017). Es wurden 939 Frauen randomisiert, die 2 von 3 Einschlusskriterien erfüllen mussten: 1. erhöhtes Alter (41–42 Jahre); 2. vorangegangenes geringes Ansprechen der Ovarien auf eine Stimulation; 3. niedriges Serum-AMH (0,12–1,3 ng/ml). Die Stimulation erfolgte mit 300 IE (±150 LH) im langen GnRH-Agonisten-Protokoll (▶ Kap. 14, „Ovulationsinduktion und ovarielle Stimulation“). Weder die Eizelzahl (Mittelwert 3,8 vs. 4,0) noch die Lebendgeburtsrate (10,6 % vs. 11,7 %) konnte durch die LH-Zugabe gesteigert werden.

▶ Angesichts einfacher Verabreichung als vorgefertigtes Mischpräparat ist es häufig geübte Praxis, bei Frauen >35 Jahre zusätzlich rekombinantes LH zur Stimulation mit FSH (oder ein urinäres Präparat mit LH-Aktivität) bei erwartetem „poor response“ zu verabreichen, auch wenn die Datenlage nicht eindeutig positiv ist.

5 Vorbehandlung mit einer kombinierten Pille oder Östrogen

Die einer kontrollierten ovariellen Stimulation vorgeschaltete Verabreichung von Sexualsteroiden (im Besonderen Ethinylöstradiol oder Östradiol), beruht auf der Vorstellung, dass durch eine zeitweilige Suppression der hypophysären Gonadotropinausschüttung die zyklische Rekrutierung von Follikeln unterbrochen wird und mit Wegfall der Suppression mehr Follikel gleichzeitig durch FSH-stimulierbar seien. Dieses Konzept wird auch als „Synchronisierung“ der Follikelkohorte bezeichnet.

Randomisierte Studien zum Effekt einer **Pillenvorbehandlung** bei „poor responders“ sind rar. Lediglich eine randomisierte Studie zu „poor response“ (Kim et al. 2009) wurde publiziert, die jedoch aufgrund der geringen Fallzahl keine belastbaren Schlüsse zulässt. Eine Reihe von Studien zur Vorbehandlung mit einem kombinierten oralen Kontrazeptivum in einem GnRH-Antagonistenprotokoll bei erwarteten „Normorespondern“ wurden in einer Metaanalyse zusammengefasst (Griesinger et al. 2010), welche jüngst bestätigt wurde (Farquhar et al. 2017). Verwendung fanden kombinierte, kontinuierliche Pillenprärate mit 30 µg Ethinylöstradiol und Levonorgestrel oder Desogestrel als Gestagen. Die Pilleneinnahme dauerte, je nach Studie, 14–28 Tage, die FSH-Stimulation wurde 2–5 Tage nach Beendigung der Pilleneinnahme begonnen, ohne Berücksichtigung des Beginns der Menstruation. Durch eine Pillenvorbehandlung für 2–4 Wochen steigen Behandlungsdauer und Gonadotropinverbrauch signifikant. Ein Zugewinn an Eizellen kann nicht erzielt werden. Somit wurde experimentell das Konzept der Synchronisierung der Follikelkohorte mit Zugewinn an Eizellen in normalen Kollektiven falsifiziert. Möglicherweise gibt es einen positiven Effekt einer Pillenvorbehandlung auf die Größe der rekrutierbaren Kohorte vorrangig bei Frauen mit beginnender ovarieller Erschöpfung, da nur bei diesen Frauen erhöhte FSH-Spiegel schon in der Lutealphase die Asynchronie auslösen. Dies müsste jedoch durch randomisierte Studien geklärt werden.

Zu beachten ist, dass die Schwangerschaftswahrscheinlichkeit nach Pillenvorbehandlung geringfügig, aber statistisch signifikant, geringer ist (in einer absoluten Größenordnung von –5 % fortwährender Schwangerschaftsrate).

▶ Ein Zugewinn an Eizellen durch Vorbehandlung mit der Pille konnte bei Normorespondern nicht erzielt werden.

Zur Pillenvorbehandlung in einem langen GnRH-Agonistenprotokoll existiert eine einzige randomisierte Vergleichsstudie (Biljan et al. 1998), die allerdings aufgrund der geringen Fallzahl keine Schlüsse erlaubt. Abb. 1 zeigt schematisch die Vorbehandlung mit kombinierten oralen Ovulationshemmern im langen GnRH-Agonistenprotokoll bzw. im GnRH-Antagonistenprotokoll.

Als Alternative zur Pillenvorbehandlung wurde die Vorbehandlung mit natürlichem, oralem **Östrogen** untersucht. Typischerweise wird dazu 3 × 2 mg orales Östradiol ab der Mittlutealphase des Vorzyklus initiiert und die Einnahme solange fortgeführt, bis die Stimulation starten soll. Das natürliche Östrogen supprimiert die Hypophyse auch über die Luteolyse hinausgehend, sodass die Rekrutierung der Follikel während der Einnahme unterbleibt. Es ist zu beachten, dass durch die Luteolyse und den damit verbundenen Progesteronabfall eine Menstruation eintritt, die aber nicht notwendigerweise auch zum Beginn der Stimulation führen muss. Die Östradiolgabe kann über die Menstruation hinausgehend fortgeführt und der Stimulationsbeginn somit frei gewählt werden. Initiale Bemühungen galten dementsprechend weniger dem Zugewinn an Eizellen, als vielmehr der Programmierung des Beginns der Stimulation (Blockeel et al. 2012).

Mit Bezug auf die hypothetisierte Synchronisierung der Follikelkohorte wurde aber gesehen, dass auch die orale Ein-

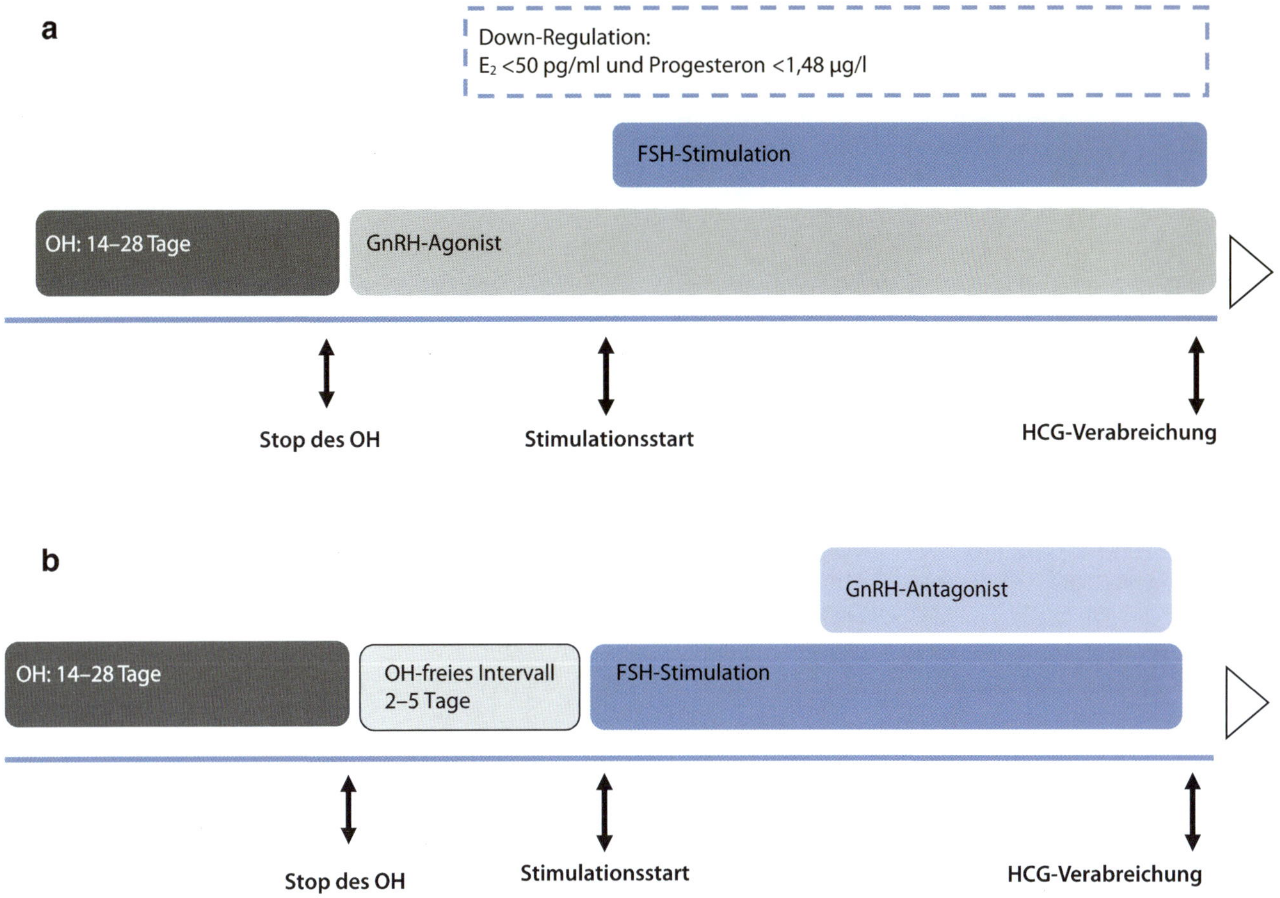

Abb. 1 **a**, **b** Vorbehandlung mit kombinierten oralen Ovulationshemmern *(OH)*: **a** im langen GnRH-Agonistenprotokoll, **b** im GnRH-Antagonistenprotokoll

nahme von natürlichem Östrogen über 6–10 Tage die Eizellausbeute in einem GnRH-Antagonistenprotokoll bei Normorespondern nicht verlässlich steigern kann (Blockeel et al. 2012; Cédrin-Durnerin et al. 2007, 2012; Guivarc'h-Levêque et al. 2011), auch wenn eine einzelne, frühe Studie (Fanchin et al. 2003) dies vorgeschlagen hat. Dies erscheint nicht als Überraschung, da ja das vorgeschlagene Wirkprinzip bei Östradiolbehandlung und Pillenbehandlung das Gleiche ist. Die Datenlage zur Vorbehandlung von Patientinnen mit geringer ovarieller Reserve ist aufgrund methodischer Schwächen und geringer Fallzahlen der verfügbaren Studien unbefriedigend. Im Gegensatz zur Pillenvorbehandlung konnten die verfügbaren randomisierten Studien einen negativen Einfluss der Östradiolvorbehandlung auf die Schwangerschaftswahrscheinlichkeit allerdings nicht finden (Farquhar et al. 2017).

6 Androgenvorbehandlung

Nach der 2-Zell/2-Gonadotropintheorie spielen Androgene eine entscheidende Rolle in der Steroidbiosynthese. Als Ursprungsort der Androgene im Ovar gelten die Thekazellen. Die Androgene der Thekazellen fungieren als Substrat der Aromatase der Granulosazellen, welche Androgene in Östrogene umwandeln (▶ Kap. 3, „Endokrine Kontrolle der Ovarfunktion" und ▶ Kap. 6, „Hyperandrogenämie – Diagnostik, Differenzialdiagnostik"). Androgene dürften darüber hinaus aber auch eine bedeutende autokrine und parakrine Funktion bei der Follikelreifung wahrnehmen. Menschliche Follikel exprimieren Androgenrezeptoren, und ein positiver Zusammenhang zwischen Androgeneinwirkung und Androgenrezeptordichte bzw. FSH-Rezeptorexpression wurde in mehreren Studien im Tiermodell und beim Menschen nachgewiesen (z. B. Nielsen et al. 2011; Weil et al. 1999). Diese Effekte dürften im Besonderen im präantralen und frühen antralen Stadium der Follikelreifung greifen. Im Tiermodell wurde gezeigt, dass Androgene über granulosazellpezifische Androgenrezeptoren das präantrale Follikelwachstum fördern und die Atresie von Follikeln in frühen Reifungsstadien unterbinden (Sen und Hammes 2010).

Casson et al. (2000) berichteten erstmalig von einer Androgenvorbehandlung mittels 80 mg/Tag oralem **Dehydroepiandrosteron** (DHEA) über 2 Monate bei 5 „poor responders". Es wurde postuliert, dass die Östradiolbiosynthese unter FSH-Stimulation nach DHEA-Behandlung signifikant höher sei im Vergleich zu einem Vorzyklus. In der Folge wurde eine Reihe von Beobachtungsstudien zur DHEA-Vorbehandlung publiziert (z. B. Barad und Gleicher 2005, 2006; Gleicher et al. 2010), deren Ergebnisse jedoch aufgrund von methodischen Schwächen und unkontrollierten Studiendesigns keine allgemeine Akzeptanz erfahren haben.

Zwischenzeitlich ist aber eine Reihe von randomisierten Studien zur DHEA-Vorbehandlung publiziert worden (Nagels et al. 2015). In der jüngsten Cochrane Review aus 2015 werden acht randomisierte Studien mit insgesamt 878 Teilnehmern zusammengefasst. Die DHEA-Vorbehandlung war mit einer Erhöhung der Schwangerschafts- bzw. Geburtenrate assoziiert (Chancenverhältnis, OR 1,88; 95 % Konfidenzintervall: 1,30–2,71), allerdings war dieser Effekt bei Zusammenschau nur der methodisch robusteren Studien aufgrund zu geringer Fallzahl nicht statistisch signifikant (OR 1,5; 95 % Konfidenzintervall: 0,88–2,56; 5 Studien mit n = 306). Aufgrund der vergleichsweise geringen Kosten und der einfachen oralen Verabreichung hat die DHEA-Verabreichung im Rahmen von individuellen Heilversuchen in der klinischen Praxis aber durchaus Verbreitung erfahren.

▶ Die Mehrzahl der Studienautoren haben eine Dosis von 75 mg oralem DHEA über 3 Monate vor Beginn der ovariellen Stimulation eingesetzt.

Stärkere positive Effekt auf die Schwangerschaftswahrscheinlichkeit werden der **Testosteronvorbehandlung** zugeschrieben. Zu beachten ist, dass Testosteron ein zugelassenes Pharmazeutikum ist, welches zwar in der Gynäkologie im Off-label-Einsatz verwendet wird, aber die Pharmakokinetik ist prinzipiell bekannt. DHEA-Präparate hingegen sind nichtverschreibungspflichtige Ernährungsergänzungsmittel, und die Pharmakokinetik ist deshalb vergleichsweise weniger studiert. Darüber hinaus dürfte die androgene Wirkung von DHEA insgesamt geringer sein und möglicherweise größere Unterschiede in Bioverfügbarkeit und Potenz zwischen den frei verfügbaren Präparaten existieren.

Bei systematischer Zusammenfassung der randomisierten Studien zur Testosteronvorbehandlung kommt die Cochrane-Autorengruppe (Nagels et al. 2015) zum Schluss, dass die Lebendgeburtsrate signifikant gesteigert werden kann (OR 2,60, 95 % Konfidenzintervall: 1,30–5,20; 4 Studien mit n = 345), allerdings war dieser Effekt nach Ausschluss der methodisch weniger robusten Studien aufgrund zu geringer Fallzahl statistisch nicht signifikant (OR 2,0, 95 % Konfidenzintervall: 0,17–23,49). Die Mehrzahl der Studienautoren verwendeten trans-dermales Testosteron unterschiedlicher Dosierung (mehrheitlich 10–12,5 mg/Tag) und unterschiedlicher Anwendungsdauer (mehrheitlich 2–4 Wochen) (z. B. Massin et al. 2006; Kim et al. 2011).

Trotz berechtigter Kritik an der weiterhin dünnen Datenlage und auch angebrachten Zweifeln an der Replizierbarkeit der beschriebenen Effektstärken, ist doch zu konzedieren, dass Evidenz für einen positiven Effekt der Androgenvorbehandlung im Allgemeinen und der Testosteronvorbehandlung im Speziellen existiert.

▶ Die Testosteronvorbehandlung über einen kurzen Zeitraum kann möglicherweise die Erfolgswahrscheinlichkeit der IVF-Behandlung bei Frauen mit verringerter ovarieller Reserve steigern.

Als konkurrierendes Konzept zur exogenen Androgenzufuhr wurde eine kurzzeitige Steigerung der endogenen intraovariellen Androgensynthese durch Gabe von HCG (als potentem LH-Analogon) und einem **Aromataseinhibitor** vorgeschlagen (Lossl et al. 2008). Zu diesem Zweck erhielten die Patientinnen beispielsweise im Interventionsarm einer randomisierten Studie HCG, Anastrozol und einen GnRH-Antagonisten über 4 Tage ab dem 2. Zyklustag vor Stimulationsstart, welcher am 5. Zyklustag erfolgte. Im Vergleich zu einem konventionellen GnRH-Antagonistenprotokoll mit Stimulationsstart am 2. Zyklustag wurde keine Steigerung der Eizellzahlen oder der verfügbaren Embryonen beobachtet. Die Studie wurde zwar nicht in einem Poor-response-Kollektiv durchgeführt, das Ergebnis – kein positiver Effekt einer kurzfristigen „endogenen Androgenisierung" – dürfte aber auf „poor responder" extrapolierbar sein.

Mehrere jüngere, randomisierte Studien zur Verwendung des Aromataseinhibitors **Letrozol** konnten dementsprechend einen positiven Effekt der Zugabe während der ovariellen Stimulation bei „poor respondern" nicht belegen (Cakiroglu et al. 2013; Bastu et al. 2016; Nabati et al. 2016; Ebrahimi et al. 2017).

▶ Eine Zugabe von Letrozol bei der Stimulation von „poor respondern" hat bisher keine relevanten Vorteile gezeigt.

7 Wachstumshormon

Wachstumshormon soll als parakriner Faktor die Zahl an rekrutierbaren Antralfollikeln erhöhen bzw. die zytoplasmatische Reife der Eizellen steigern. Die Verabreichung von Wachstumshormon vor und/oder während der kontrollierten ovariellen Stimulation ist ein relativ altes Konzept. Seit geraumer Zeit sind in der Literatur randomisierte Studien verfügbar, deren Qualität vergleichsweise hoch ist (z. B. mehrheitlich Verwendung eines Placebos im Kontrollarm), die jedoch an sehr geringen Fallzahlen leiden. Nach Zusammenfassung von sechs Studien konnten die Daten von insgesamt nur 196 randomisierten Patientinnen mit erwartetem oder erwiesenem „poor response" und Wachstumshormonsupplementierung metaanalysiert werden (Metaanalyse z. B. in Kolibianakis et al. 2009).

Die Studien sind darüber hinaus in der Dosierung und dem Verabreichungsschema des Wachstumshormons stark heterogen, lediglich der Beginn der Wachstumshormonverabreichung war relativ homogen, gemeinsam mit dem Beginn der Gonadotropinverabreichung (z. B. 12 IE jeden 2. Tag bis HCG-Verabreichung).

Nach Metaanalyse der Daten der randomisierten Studien in 2009 zeigte sich eine statistisch und klinisch signifikante Steigerung der Schwangerschafts-und Lebendgeburtenrate. Die mittlere Effektgröße für die Lebendgeburtenrate lag bei +17 % – eine enorme Steigerung für ein Poor-response-Kollektiv (Kolibianakis et al. 2009).

Eine Cochrane-Analyse aus dem Jahr 2010 kam, auf größerer Datenlage (zehn Studien, n = 440), zu ähnlichen Schlussfolgerungen: Die Lebendgeburtswahrscheinlichkeit seit durch Wachstumshormoneinsatz um den Faktor ~5 gesteigert (OR 5,39, 95 % Konfidenzintervall: 1,89 bis 15,35) (Duffy et al. 2010).

Zwischenzeitlich sind weitere randomisierte Studien publiziert worden (Eftekhar et al. 2013; Bayoumi et al. 2015; Bassiouny et al. 2016; Norman et al. 2016). Unter diesen jüngeren Studien hat besondere Bedeutung die sog. LIGHT-Studie (Norman et al. 2016), da sie die bisher größte (n = 130) methodisch robuste Studie darstellt, die allerdings bisher erst im Abstractformat publiziert wurde. In der multizentrischen, doppelblinden, plazebokontrollierten LIGHT-Studie wurden unter 40-jährige Frauen mit einem vorangegangen „poor response" zu 12 IU/d Wachstumshormon ab Stimulationstag 1 vs. Plazebo randomisiert. Mehr Frauen in der Wachstumshormongruppe erreichten die Eizell-Entnahme und den Embryotransfer, und es wurden tendenziell mehr Eizellen gewonnen, die Lebendgeburtrate war aber – entgegen der bisherigen Evidenz – nicht gesteigert (Norman et al. 2016).

▶ Die multizentrische, doppelblinde, plazebokontrollierte sog. LIGHT-Studie (Norman et al. 2016) konnte eine Steigerung der Lebendgeburtswahrscheinlichkeit durch Wachstumshormongabe nicht zeigen.

Eine jüngste systematische Zusammenschau mit Metaanalyse aller verfügbaren randomisierten Vergleichsstudien zum Wachstumshormoneinsatz bei „poor response"-Patienten (Hart et al. 2017) kommt nicht mehr zum Schluss, dass eine Steigerung der Lebendgeburtrate mit Sicherheit zu erwarten ist: Die starken positiven Effekte, die in den frühen Studien beobachtet wurden, sind nun durch die rezenten Daten abgemildert. Weiterhin ist die klinische Schwangerschaftsrate allerdings statistisch signifikant erhöht und sekundäre Effekte, wie eine Steigerung der Zahl an befruchteten Eizellen, werden beobachtet. Im Ergebnis bedeutet dies, dass weitere Studien notwendig sind, um den Platz des Wachstumshormons in der Reproduktionsmedizin eindeutig zu definieren.

8 Eizellgewinnung ohne Gonadotropinstimulation

Wenn die ovarielle Reserve so weitgehend erschöpft ist, dass durch Gonadotropinstimulation kein multifollikuläres Wachstum erzielt werden kann, bleibt als Option nur noch die Überwachung des natürlichen Zyklus und die Aspiration eines einzelnen Graaf-Follikels (Bar-Hava et al. 2000). Zur Terminierung der Eizellentnahme wird regelhaft HCG verabreicht. Um die Wahrscheinlichkeit eines vorzeitigen LH-Anstiegs zu verringern bzw. um eine minimale endogene Stimulation zu erreichen, wird häufig Clomifen 50 mg oder Letrozol 2,5 mg über 5 Tage in der frühen Follikelphase verabreicht. Einige Autoren favorisieren auch die zusätzliche Gabe von nichtsteroidalen Antiphlogistika (z. B. Indomethacin 3 × 50 mg/Tag ab einer Leitfollikelgröße >14 mm), unter der Annahme, die Wahrscheinlichkeit einer vorzeitigen Ovulation auf diese Art minimieren zu können (Kadoch et al. 2008; Kawachiya et al. 2012).

Als Faustregel gilt, dass die Wahrscheinlichkeit einer Gewinnung einer reifen Eizelle bei rund 60–80 % pro Entnahme liegt, die Wahrscheinlichkeit eines Embryotransfers bei rund 40–60 % pro Entnahme (Feldman et al. 2001; Schimberni et al. 2009). Die Wahrscheinlichkeit einer Schwangerschaft und Lebendgeburt pro Versuch der Eizellentnahme in „poor response"-Kollektiven ist allerdings gering und dürfte regelhaft unter 10 % (Schimberni et al. 2009) oder eher sogar unter 5 % liegen (Kolibianakis et al. 2004). Aufgrund dieser niedrigen Schwangerschaftsinzidenz ist eine Studie zur Bestimmung der Effektivität eines Stimulationsverfahrens (vs. nil) fast undurchführbar, da eine hohe Fallzahl notwendig wäre und Patientinnen zur Teilnahme an einer solchen Studie nur schwer motivierbar sind.

Als Variante sei an dieser Stelle noch der **„unterstützte" natürliche Zyklus** genannt (Kolibianakis et al. 2004). Bei diesem Verfahren wird ab einer Leitfollikelgröße von 14–15 mm ein GnRH-Antagonist (0,25 mg/Tag) verabreicht. Um die Follikelentwicklung durch die hypophysäre Blockade nicht zu arretieren, wird die weitere Eizellreifung dann durch 100–150 IE FSH bis zur HCG-Gabe unterstützt.

▶ Die IVF im natürlichen Zyklus ist eine letzte Option, die aufgrund der geringen Kosten nach Erörterung der Alternativen (weiterer Versuch der Spontankonzeption, Eizellspende etc.) in Einzelfällen vertretbar ist.

9 Doppelstimulation

Die historische Entwicklung der ovariellen Stimulation zur IVF erfolgte entsprechend der Physiologie des menstruellen Zyklus mit Follikelrekrutierung und Eizellreifung in der ersten Zyklushälfte und Embryoübertragung in der Lutealphase desselben Zyklus. Die Ausreifung der Kryokonservierungsverfahren (▶ Kap. 23, „Kryokonservierung“) und der Erfahrungszugewinn bei Durchführung von Maßnahmen des Fertilitätserhalts (▶ Kap. 47, „Fertilitätserhalt in der Onkologie“) haben die „Entkopplung“ von Stimulation/Eizellgewinnung und Embryoübertragung/Schwangerschaftseintritt erlaubt. Im Kontext des Fertilitätserhalts wurde im Rahmen der sog. Notfallstimulation gezeigt, dass die Rekrutierung multipler Follikel und die Eizellreifung auch bei Beginn der Stimulation in der Lutealphase in Gegenwart eines Corpus luteum möglich ist (Buendgen et al. 2013; Sighinolfi et al. 2018). Eine Erweiterung dieses Konzepts ist die Kombination von zwei Stimulationen und zwei Eizellgewinnungen in einem Behandlungszyklus („Doppelstimulation“ oder auch „DuoStim“ genannt; Kuang et al. 2014; Ubaldi et al. 2016). Die Doppelstimulation soll hinlänglich Eizellen auch bei Frauen mit erschöpfter ovarieller Reserve verfügbar machen, um die Übertragung eines Embryos mit guter Entwicklungschance zu gewährleisten. Eine Frischübertragung ist bei der Doppelstimulation aufgrund der endometrialen Asynchronie naturgemäß nicht möglich. Die Entwicklung der Doppelstimulation erfolgte vor dem Hintergrund der zunehmenden Anwendung der Embryonenauswahl durch Blastozystenkultur und auch Präimplantationsscreening (Vaiarelli et al. 2017, 2018; Abb. 2).

In der bisher verfügbaren Literatur zeichnet sich ab, dass durch die zweite Stimulation im unmittelbaren Gefolge der ersten Stimulation möglicherweise mehr Eizellen gewonnen werden können (Vaiarelli et al. 2017). Die Grundlage für dieses Phänomen könnte in der höheren Rekrutierung früher Follikel bei zunehmend längerer FSH-Einwirkung liegen.

Gegenwärtig ist eine Einordnung des Stellenwertes der Doppelstimulation bei „poor response“-Patienten nur schwer möglich, da mögliche Vorteile (weniger erfolglose Embryoübertragungen, mehr verfügbare Eizellen für Methoden der Embryoauswahl, möglicherweise geringerer Zeitraum bis zum Schwangerschaftseintritt etc.) mit einer Reihe von Nachteilen (Notwendigkeit der Kryokonservierung, höhere Kosten, Ausweitung der Anwendung von kostenintensiven Selektionsverfahren etc.) auf Basis von belastbaren Daten erst abgewogen werden müssen.

▶ Die Doppelstimulation sollte durch eine hinlänglich umfangreiche Studie evaluiert werden, unter Einbeziehung von Kostenfaktoren und Patientenpräferenz.

10 Zusammenfassung

Die steigende Inzidenz des Auftretens von „poor response“ begründet sich im zunehmend fortgeschrittenen Alter, in dem Frauen in den Industriestaaten eine Familiengründung anstreben. Eine ovarielle Erschöpfung kann durch medizinische Maßnahmen zum gegenwärtigen Zeitpunkt prinzipiell nicht revidiert werden, auch wenn Forschungsbestrebungen mit dem Ziel der Generierung von Eizellen aus ovariellen Stammzellen existieren. Im Besonderen ist fraglich, ob die In-vitro-Fertilisation an einer Eizelle zu einer höheren Schwangerschaftschance führt, als wenn eine Spontankonzeption angestrebt werden würde – unter der Annahme, dass keine Infertilität im eigentlichen Sinne, sondern lediglich eine „physiologische Subfertilität“ bei fortgeschrittenem Alter besteht.

Bei den pharmakologischen Maßnahmen verdient die Androgenvorbehandlung besonderes Augenmerk. Die Forschung ist hier stark im Fluss, und mit weiteren Erkenntnissen darf in näherer Zukunft gerechnet werden.

Bei den experimentellen Verfahren sei an dieser Stelle noch der **autologe Mitochondrientransfer** erwähnt, welcher auf der Vorstellung beruht, dass durch Injektion von autologen Mitochondrien in die Oozyte im Rahmen der ICSI eine „Verjüngung“ und somit Verbesserung des Entwicklungspotenzials der Eizelle möglich wäre (Oktay et al. 2015). Das Verfahren ist aufwändig und experimentell, angemessene klinische Studien wurden bisher nicht durchgeführt.

Als Ultima ratio bleibt bei ovarieller Erschöpfung nur die Eizellspende – eine Therapiemodalität, mit der im Ausland sehr positive Erfahrungen gemacht werden, die aber in

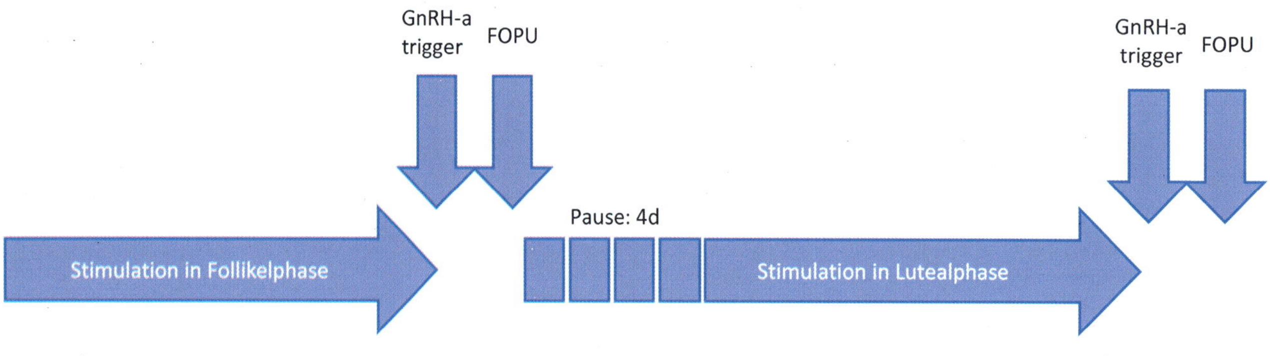

Abb. 2 Konzept der Doppelstimulation. GnRH-a trigger = Auslösung der finalen Eizellreifung mit einem GnRH-Agonisten; FOPU = Follikelpunktion. (Nach Kuang et al. 2014)

Deutschland aufgrund der Restriktionen des Embryonenschutzgesetzes verboten ist.

Literatur

Barad DH, Gleicher N (2005) Increased oocyte production after treatment with dehydroepiandrosterone. Fertil Steril 84(3):756. PubMed PMID: 16169414

Barad D, Gleicher N (2006) Effect of dehydroepiandrosterone on oocyte and embryo yields, embryo grade and cell number in IVF. Hum Reprod 21(11):2845–2849

Bar-Hava I, Ferber A, Ashkenazi J, Dicker D, Ben-Rafael Z, Orvieto R (2000) Natural-cycle in vitro fertilization in women aged over 44 years. Gynecol Endocrinol 14:248–252

Bassiouny YA, Dakhly DM, Bayoumi YA, Hashish NM (2016) Does the addition of growth hormone to the in vitro fertilization/intracytoplasmic sperm injection antagonist protocol improve outcomes in poor responders? A randomized, controlled trial. Fertil Steril 105:697–702

Bastu E, Buyru F, Ozsurmeli M, Demiral I, Dogan M, Yeh J (2016) A randomized, single-blind, prospective trial comparing three different gonadotropin doses with or without addition of letrozole during ovulation stimulation in patients with poor ovarian response. Eur J Obstet Gynecol Reprod Biol 203:30–34

Bayoumi YA, Dakhly DM, Bassiouny YA, Hashish NM (2015) Addition of growth hormone to the microflare stimulation protocol among women with poor ovarian response. Int J Gynaecol Obstet 131:305–308

Biljan MM, Mahutte NG, Dean N, Hemmings R, Bissonnette F, Tan SL (1998) Effects of pretreatment with an oral contraceptive on the time required to achieve pituitary suppression with gonadotropin-releasing hormone analogues and on subsequent implantation and pregnancy rates. Fertil Steril 70(6):1063–1069

Blockeel C, Engels S, De Vos M, Haentjens P, Polyzos NP, Stoop D, Camus M, Devroey P (2012) Oestradiol valerate pretreatment in GnRH-antagonist cycles: a randomized controlled trial. Reprod Biomed Online 24(3):272–280

Boostanfar R, Shapiro B, Levy M, Rosenwaks Z, Witjes H, Stegmann BJ, Elbers J, Gordon K, Mannaerts B, Pursue investigators (2015) Large, comparative, randomized double-blind trial confirming noninferiority of pregnancy rates for corifollitropin alfa compared with recombinant follicle-stimulating hormone in a gonadotropin-releasing hormone antagonist controlled ovarian stimulation protocol in older patients undergoing in vitro fertilization. Fertil Steril 104(1):94–103

Buendgen NK, Schultze-Mosgau A, Cordes T, Diedrich K, Griesinger G (2013) Initiation of ovarian stimulation independent of the menstrual cycle: a case-control study. Arch Gynecol Obstet 288(4):901–904

Cakiroglu Y, Kopuk SY, Basarir O, Filiz S, Vural B (2013) Comparison of microdose Gnrh agonist protocol with Gnrh antagonist/letrazole protocol in patients with poor ovarian. J Turkish Soc Obstet Gynecol 10:132–137

Casson PR, Lindsay MS, Pisarska MD, Carson SA, Buster JE (2000) Dehydroepiandrosterone supplementation augments ovarian stimulation in poor responders: a case series. Hum Reprod 15:2129–2132

Cédrin-Durnerin I, Bständig B, Parneix I, Bied-Damon V, Avril C, Decanter C et al (2007) Effects of oral contraceptive, synthetic progestogen or natural estrogen pre-treatments on the hormonal profile and the antral follicle cohort before GnRH antagonist protocol. Hum Reprod 22(1):109–116

Cédrin-Durnerin I, Guivarc'h-Leveque A, Hugues J-N (2012) Pretreatment with estrogen does not affect IVF-ICSI cycle outcome compared with no pretreatment in GnRH antagonist protocol: a prospective randomised trial. Fertil Steril 97(6):1359–1364

Duffy JM, Ahmad G, Mohiyiddeen L, Nardo LG, Watson A (2010) Growth hormone for in vitro fertilization. Cochrane Database Syst Rev (1):CD000099. https://doi.org/10.1002/14651858.CD000099.pub3

Ebrahimi M, Akbari-Asbagh F, Ghalandar-Attar M (2017) Letrozole+ GnRH antagonist stimulation protocol in poor ovarian responders undergoing intracytoplasmic sperm injection cycles: An RCT. Int J Reprod Biomed (Yazd) 15(2):101–108

Eftekhar M, Aflatoonian A, Mohammadian F, Eftekhar T (2013) Adjuvant growth hormone therapy in antagonist protocol in poor responders undergoing assisted reproductive technology. Arch Gynecol Obstet 287:1017–1021

European Society for Human Reproduction and Embryology (ESHRE) Guideline Group on POI, Webber L, Davies M, Anderson R, Bartlett J, Braat D, Cartwright B, Cifkova R, de Muinck Keizer-Schrama S, Hogervorst E, Janse F, Liao L, Vlaisavljevic V, Zillikens C, Vermeulen N (2016) ESHRE guideline: management of women with premature ovarian insufficiency. Hum Reprod 31(5):926–937

Fanchin R, Cunha-Filho JS, Schonauer LM, Kadoch IJ, Cohen-Bacri P, Frydman R (2003) Coordination of early antral follicles by luteal estradiol administration provides a basis for alternative controlled ovarian hyperstimulation regimens. Fertil Steril 79(2):316–321

Farquhar C, Rombauts L, Kremer JA, Lethaby A, Ayeleke RO (2017) Oral contraceptive pill, progestogen or oestrogen pretreatment for ovarian stimulation protocols for women undergoing assisted reproductive techniques. Cochrane Database Syst Rev (5):CD006109

Feldman B, Seidman DS, Levron J, Bider D, Shulman A, Shine S, Dor J (2001) In vitro fertilization following natural cycles in poor responders. Gynecol Endocrinol 15(5):328–334

Ferraretti AP, La Marca A, Fauser BC, Tarlatzis B, Nargund G, Gianaroli L (2011) ESHRE working group on poor ovarian response definition. ESHRE consensus on the definition of ‚poor response' to ovarian stimulation for in vitro fertilization: the Bologna criteria. Hum Reprod 26(7):1616–1624

Gelbaya TA, Tsoumpou I, Nardo LG (2010) The likelihood of live birth and multiple birth after single versus double embryo transfer at the cleavage stage: a systematic review and meta-analysis. Fertil Steril 94(3):936–945

Gleicher N, Weghofer A, Barad DH (2010) Improvement in diminished ovarian reserve after dehydroepiandrosterone supplementation. Reprod Biomed Online 21(3):360–365

Griesinger G, Diedrich K, Tarlatzis BC, Kolibianakis EM (2006) GnRH-antagonists in ovarian stimulation for IVF in patients with poor response to gonadotrophins, polycystic ovary syndrome, and risk of ovarian hyperstimulation: a meta-analysis. Reprod Biomed Online 13(5):628–638

Griesinger G, Kolibianakis EM, Venetis C, Diedrich K, Tarlatzis B (2010) Oral contraceptive pretreatment significantly reduces ongoing pregnancy likelihood in gonadotropin-releasing hormone antagonist cycles: an updated meta-analysis. Fertil Steril 94(6): 2382–2384

Guivarc'h-Levêque A, Homer L, Arvis P, Broux PL, Moy L, Priou G, Vialard J, Colleu D, Dewailly D (2011) Programming in vitro fertilization retrievals during working days after a gonadotropin-releasing hormone antagonist protocol with estrogen pretreatment: does the length of exposure to estradiol impact on controlled ovarian hyperstimulation outcomes? Fertil Steril 96(4):872–876

Hart RJ, Rombauts L, Norman RJ (2017) Growth hormone in IVF cycles: any hope? Curr Opin Obstet Gynecol 29(3):119–125. https://doi.org/10.1097/GCO

Hill MJ, Levens ED, Levy G, Ryan ME, Csokmay JM, Decherney AH, Whitcomb BW (2012) The use of recombinant luteinizing hormone in patients undergoing assisted reproductive techniques with advan-

ced reproductive age: a systematic review and meta-analysis. Fertil Steril 97(5):1108–1114.e1
Hooff MH van, Alberda AT, Huisman GJ, Zeilmaker GH, Leerentveld RA (1993) Doubling the human menopausal gonadotrophin dose in the course of an in-vitro fertilization treatment cycle in low responders: a randomized study. Hum Reprod 8:369–373
Humaidan P, Chin W, Rogoff D, D'Hooghe T, Longobardi S, Hubbard J, Schertz J, ESPART Study Investigators (2017) Efficacy and safety of follitropin alfa/lutropin alfa in ART: a randomized controlled trial in poor ovarian responders. Hum Reprod 32(3):544–555
Kadoch IJ, Al-Khaduri M, Phillips SJ, Lapensée L, Couturier B, Hemmings R, Bissonnette F (2008) Spontaneous ovulation rate before oocyte retrieval in modified natural cycle IVF with and without indomethacin. Reprod Biomed Online 16(2):245–249
Kawachiya S, Matsumoto T, Bodri D, Kato K, Takehara Y, Kato O (2012) Short-term, low-dose, non-steroidal anti-inflammatory drug application diminishes premature ovulation in natural-cycle IVF. Reprod Biomed Online 24(3):308–313
Kim CH, Jeon GH, Cheon YP, Jeon I, Kim SH, Chae HD, Kang BM (2009) Comparison of GnRH antagonist protocol with or without oral contraceptive pill pretreatment and GnRH agonist low-dose long protocol in low responders undergoing IVF/intracytoplasmic sperm injection. Fertil Steril 92:1758–1760
Kim CH, Howles CM, Lee HA (2011) The effect of transdermal testosterone gel pretreatment on controlled ovarian stimulation and IVF outcome in low responders. Fertil Steril 95(2):679–683
Klinkert ER, Broekmans FJ, Looman CW, Habbema JD, te Velde ER (2005) Expected poor responders on the basis of an antral follicle count do not benefit from a higher starting dose of gonadotrophins in IVF treatment: a randomized controlled trial. Hum Reprod 20(3):611–615
Kolibianakis E, Zikopoulos K, Camus M, Tournaye H, Van Steirteghem A, Devroey P (2004) Modified natural cycle for IVF does not offer a realistic chance of parenthood in poor responders with high day 3 FSH levels, as a last resort prior to oocyte donation. Hum Reprod 19(11):2545–2549
Kolibianakis EM, Collins J, Tarlatzis BC, Devroey P, Diedrich K, Griesinger G (2006) Among patients treated for IVF with gonadotrophins and GnRH analogues, is the probability of live birth dependent on the type of analogue used? A systematic review and meta-analysis. Hum Reprod Update 12(6):651–671
Kolibianakis EM, Kalogeropoulou L, Griesinger G, Papanikolaou EG, Papadimas J, Bontis J, Tarlatzis BC (2007) Among patients treated with FSH and GnRH analogues for in vitro fertilization, is the addition of recombinant LH associated with the probability of live birth? A systematic review and meta-analysis. Hum Reprod Update 13(5):445–452
Kolibianakis EM, Venetis CA, Diedrich K, Tarlatzis BC, Griesinger G (2009) Addition of growth hormone to gonadotrophins in ovarian stimulation of poor responders treated by in-vitro fertilization: a systematic review and meta-analysis. Hum Reprod Update 15(6):613–622
Kolibianakis EM, Venetis CA, Bosdou JK, Zepiridis L, Chatzimeletiou K, Makedos A, Masouridou S, Triantafillidis S, Mitsoli A, Tarlatzis BC (2015) Corifollitropin alfa compared with follitropin beta in poor responders undergoing ICSI: a randomized controlled trial. Hum Reprod 30(2):432–440
Kuang Y, Chen Q, Hong Q, Lyu Q, Ai A, Fu Y et al (2014) Double stimulations during the follicular and luteal phases of poor responders in IVF/ICSI programmes (Shanghai protocol). Reprod Biomed Online 29:684
Lensen SF, Wilkinson J, Leijdekkers JA, La Marca A, Mol BWJ, Marjoribanks J, Torrance H, Broekmans FJ (2018) Individualised gonadotropin dose selection using markers of ovarian reserve for women undergoing in vitro fertilisation plus intracytoplasmic sperm injection (IVF/ICSI). Cochrane Database Syst Rev (2):CD012693
Lossl K, Andersen CY, Loft A, Freiesleben NL, Bangsbøll S, Andersen AN (2008) Short-term androgen priming by use of aromatase inhibitor and hCG before controlled ovarian stimulation for IVF. A randomized controlled trial. Hum Reprod 23(8):1820–1829
Massin N, Cedrin-Durnerin I, Coussieu C, Galey-Fontaine J, Wolf JP, Hugues JN (2006) Effects of transdermal testosterone application on the ovarian response to FSH in poor responders undergoing assisted reproduction technique–a prospective, randomized, double-blind study. Hum Reprod 21(5):1204–1211
Mochtar MH, Danhof NA, Ayeleke RO, Van der Veen F, van Wely M (2017) Recombinant luteinizing hormone (rLH) and recombinant follicle stimulating hormone (rFSH) for ovarian stimulation in IVF/ICSI cycles. Cochrane Database Syst Rev (5):CD005070
Nabati A, Peivandi S, Khalilian A, Mirzaeirad S, Hashemi SA (2016) Comparison of GnRh agonist microdose flare up and GnRh antagonist/letrozole in treatment of poor responder patients in intra cytoplaspic sperm injection: randomized clinical trial. Global J Health Sci 8:166
Nagels HE, Rishworth JR, Siristatidis CS, Kroon B (2015) Androgens (dehydroepiandrosterone or testosterone) for women undergoing assisted reproduction. Cochrane Database Syst Rev (11): CD009749
Nielsen ME, Rasmussen IA, Kristensen SG, Christensen ST, Møllgård K, Wreford AE, Byskov AG, Yding Andersen C (2011) In human granulosa cells from small antral follicles, androgen receptor mRNA and androgen levels in follicular fluid correlate with FSH receptor mRNA. Mol Hum Reprod 17(1):63–70
Norman R, Alvino H, Hart R, Rumbauts L, Study Investigators LIGHT (2016) A randomised double blind placebo controlled study of recombinant human growth hormone (h-GH) on live birth rates in women who are poor responders. Hum Reprod 31(Suppl 1):i37
Oktay K, Baltaci V, Sonmezer M, Turan V, Unsal E, Baltaci A, Aktuna S, Moy F (2015) Oogonial precursor cell-derived autologous mitochondria injection to improve outcomes in women with multiple IVF failures due to low oocyte quality: a clinical translation. Reprod Sci 22(12):1612–1617
Pandian Z, McTavish AR, Aucott L, Hamilton MP, Bhattacharya S (2010) Interventions for ‚poor responders' to controlled ovarian hyper stimulation (COH) in in-vitro fertilisation (IVF). Cochrane Database Syst Rev (20, 1):CD004379
Poseidon Group (Patient-Oriented Strategies Encompassing IndividualizeD Oocyte Number), Alviggi C, Andersen CY, Buehler K, Conforti A, De Placido G, Esteves SC, Fischer R, Galliano D, Polyzos NP, Sunkara SK, Ubaldi FM, Humaidan P (2016) A new more detailed stratification of low responders to ovarian stimulation: from a poor ovarian response to a low prognosis concept. Fertil Steril 105(6):1452–1453
Pu D, Wu J, Liu J (2011) Comparisons of GnRH antagonist versus GnRH agonist protocol in poor ovarian responders undergoing IVF. Hum Reprod 26(10):2742–2749, Erratum in: Hum Reprod (2012) 27(4):1230
Schimberni M, Morgia F, Colabianchi J, Giallonardo A, Piscitelli C, Giannini P, Montigiani M, Sbracia M (2009) Natural-cycle in vitro fertilization in poor responder patients: a survey of 500 consecutive cycles. Fertil Steril 92(4):1297–1301
Sen A, Hammes SR (2010) Granulosa cell-specific androgen receptors are critical regulators of ovarian development and function. Mol Endocrinol 24(7):1393–1403
Sighinolfi G, Sunkara SK, La Marca A (2018) New strategies of ovarian stimulation based on the concept of ovarian follicular waves: From conventional to random and double stimulation. Reprod Biomed Online 37(4):489–497
Tilborg TC van, Torrance HL, Oudshoorn SC, Eijkemans MJC, Koks CAM, Verhoeve HR, Nap AW, Scheffer GJ,Manger AP, Schoot BC, Sluijmer AV, Verhoeff A, Groen H, Laven JSE, Mol BWJ, Broekmans FJM, OPTIMIST study group (2017) Individualized versus

standard FSH dosing in women starting IVF/ICSI: an RCT. Part 1: the predicted poor responder. Hum Reprod 32(12):2496–2505

Ubaldi FM, Capalbo A, Vaiarelli A, Cimadomo D, Colamaria S, Alviggi C, Trabucco E, Venturella R, Vajta G, Rienzi L (2016) Follicular versus luteal phase ovarian stimulation during the same menstrual cycle (DuoStim) in a reduced ovarian reserve population results in a similar euploid blastocyst formation rate: new insight in ovarian reserve exploitation. Fertil Steril 105(6):1488–1495

Vaiarelli A, Venturella R, Vizziello D, Bulletti F, Ubaldi FM (2017) Dual ovarian stimulation and random start in assisted reproductive technologies: from ovarian biology to clinical application. Curr Opin Obstet Gynecol 29(3):153–159

Vaiarelli A, Cimadomo D, Trabucco E, Vallefuoco R, Buffo L, Dusi L, Fiorini F, Barnocchi N, Bulletti FM, Rienzi L, Ubaldi FM (2018) Double stimulation in the same ovarian cycle (DuoStim) to maximize the number of oocytes retrieved from poor prognosis patients: a multicenter experience and SWOT analysis. Front Endocrinol (Lausanne) 9:317

Verberg MF, Eijkemans MJ, Macklon NS, Heijnen EM, Baart EB, Hohmann FP, Fauser BC, Broekmans FJ (2009) The clinical significance of the retrieval of a low number of oocytes following mild ovarian stimulation for IVF: a meta-analysis. Hum Reprod Update 15(1):5–12

Weil S, Vendola K, Zhou J, Bondy CA (1999) Androgen and follicle-stimulating hormone interactions in primate ovarian follicle development. J Clin Endocrinol Metab 84(8):2951–2956

Youssef MA, van Wely M, Al-Inany H, Madani T, Jahangiri N, Khodabakhshi S, Alhalabi M, Akhondi M, Ansaripour S, Tokhmechy R, Zarandi L, Rizk A, El-Mohamedy M, Shaeer E, Khattab M, Mochtar MH, van der Veen F (2017) A mild ovarian stimulation strategy in women with poor ovarian reserve undergoing IVF: a multicenter randomized non-inferiority trial. Hum Reprod 32(1):112–118

Wiederholtes Implantationsversagen – diagnostische und therapeutische Ansätze

40

Frank Nawroth und Michael Ludwig

Inhalt

1 **Definition** 413

2 **Ursachen** 413

3 **Therapiemöglichkeiten zur Verbesserung der Implantation** 417

Literatur 417

1 Definition

Die Implantation als erfolgreicher Beginn einer sich etablierenden Schwangerschaft stellt das Ergebnis eines durch zahlreiche Faktoren von Embryo und Endometrium beeinflussten Zusammenspieles dar. Dabei lässt sich im Einzelnen oft nicht eruieren, was Ursache der wiederholt ausbleibenden Einnistung ist und ab wann Krankheitswert vorliegt. Insbesondere nach aufwendigen reproduktionsmedizinischen Therapien wie z. B. einer IVF entsteht auf Seiten der Paare bereits frühzeitig Leidensdruck mit der resultierenden Frage nach diagnostischen, vor allem aber auch therapeutischen Optionen.

Eine einheitliche Definition für das wiederholtes Implantationsversagen (repeated implantation failure, RIF) existiert nicht. Tan et al. (2005) definierten damit eine ausbleibende Schwangerschaft nach 2–6 IVF-Zyklen, in denen kumulativ mehr als 10 Embryonen sehr guter Qualität transferiert wurden.

Polanski et al. (2014) widmeten sich in einem Review der Frage nach einer sinnvollen Definition und schlugen – angesichts der überaus heterogenen Literatur zu diesem Thema – vor, als RIF die ausbleibende Implantation nach zwei konsekutiven Transfers (IVF-, ICSI-, Kryo-Zyklen) mit kumulativ wenigstens vier Embryonen oder wenigstens zwei Blastozysten guter Qualität und zeitgerechter Entwicklung zu bezeichnen.

2 Ursachen

2.1 HOX-Gene und Implantation

HOX-Gene vermitteln verschiedene Wirkungen der Sexualsteroide im weiblichen Zyklus und sind daher wichtig für Wachstum, Differenzierung und Rezeptivität des Endometriums. Die Expression verschiedener Gene (z. B. HOXA10 und -11) steigt signifikant in der Lutealphase, zeitgleich zum Implantationsfenster sowie mit steigenden Östradiol- und Progesteronwerten. Andere spezifische molekulare und morphologische Marker des Implantationsfensters wie z. B. β3-Integrin, die Pinopodien sowie IGFBP-1 werden durch HOX-Gene reguliert (Donaghay und Lessey 2007). Frauen mit einer verminderten HOXA10- und/oder HOXA11-Expression in der Lutealphase weisen niedrigere Implantationsraten auf.

Eine verminderte HOXA10- und/oder HOXA11-Expression in der Lutealphase wurde im Zusammenhang mit der Endometriose, dem PCO-Syndrom, einer Hydrosalpinx und Myomen gezeigt (Taylor et al. 1999; Cermik et al. 2003; Daftary et al. 2007; Rackow und Taylor 2010).

F. Nawroth (✉)
Facharzt-Zentrum für Kinderwunsch, Pränatale Medizin, Endokrinologie und Osteologie, amedes MVZ Hamburg, Hamburg, Deutschland
E-Mail: frank.nawroth@amedes-group.com

M. Ludwig
SYNLAB Holding Deutschland GmbH, Augsburg, Deutschland
E-Mail: michael.ludwig@synlab.com

K. Diedrich et al. (Hrsg.), *Reproduktionsmedizin*, Springer Reference Medizin,
https://doi.org/10.1007/978-3-662-57636-6_41

2.2 Einfluss der Gameten und Embryonen

Die Qualität der Embryonen ist ein bekannter Einflussfaktor auf die Implantationschance (Toth et al. 2011). Neben der bekannten Relevanz der Oozytenqualität wird momentan auch die Bedeutung der Diagnostik und genetischen Beratung hinsichtlich Aneuploidien der Spermien kritisch diskutiert (Caseiro et al. 2015; Kohn et al. 2016).

2.3 Angeborene organische Faktoren

Das uterine Septum ist ein bekannter Risikofaktor für Aborte (Ban-Frangez et al. 2009; Sugiura-Ogasawara et al. 2010). Neben dem mechanischen Einfluss wird dafür ursächlich eine suboptimale Angiogenese/Vaskularisation des Septums vermutet.

In Analogie zum Einfluss auf das Abortrisiko wird seit Längerem ein negativer Einfluss des Septums auf die Konzeption, also auch auf die Implantation diskutiert. Zwei prospektive Untersuchungen zeigten, dass Frauen mit einem Uterusseptum und idiopathischer Sterilität von der Septumdissektion profitieren (Pabuçcu und Gomel 2004; Mollo et al. 2009) (Tab. 1).

▶ Aus den genannten Gründen verdient nach aktuellem Kenntnisstand auch das Septum eine Nennung im Zusammenhang mit möglichen Einflüssen auf die Implantation sowie als Ursache einer wiederholt ausbleibenden Implantation.

Zeigte sich allerdings ein unauffälliger vaginalsonographischer Befund bei Patientinnen mit wenigstens zwei erfolglosen Embryotransfers, verbesserte eine Hysteroskopie die Lebendgeburtenrate nicht (El-Toukhy et al. 2016).

2.4 Erworbene organische Faktoren

Übersicht

Für verschiedene organische Faktoren ist sowohl eine erniedrigte Fekundität/Zyklus als auch eine gestörte uterine Rezeptivität bekannt. In einem aktuellen Review wird vermutet, dass eine „Selektivität" des Endometriums existiert, um Embryonen „auszusortieren". Diese muss sich mit einer „Rezeptivität" die Waage halten, um Embryonen die Implantation zu ermöglichen. Daraus abgeleitet postuliert der Autor, dass eine Dysbalance zwischen „Selektivität" und „Rezeptivität" zum Implantationsversagen beiträgt (Macklon 2017).

Über welche Faktoren eine gestörte Rezeptivität des Endometriums vermittelt werden könnte, ist in Tab. 2 dargestellt (Donaghay und Lessey 2007; Cakmak und Taylor 2011).

Tab. 1 Vergleich der Schwangerschaftsraten nach Septumdissektion bei idiopathischer Sterilität. (Mollo et al. 2009)

	Septumdissektion (n = 44)	Kontrollen (n = 132)	P
Schwangerschaftsrate nach 12 Mon.	38,6 % (17/44)	20,4 % (27/132)	<0,05
Lebendgeburtenrate	34,1 %	18,9 %	<0,05

Endometrium

Einfluss der ovariellen Stimulation

Für eine erfolgreiche Implantation bedarf es eines mit dem Embryo synchronisierten Endometriums mit einem offenen

Tab. 2 Mögliche negative Einflüsse organischer Faktoren auf die Implantation. (Überarbeitet nach Donaghay und Lessey 2007; Cakmak und Taylor 2011; Lessey und Kim 2017)

Erkrankung	Mögliche negative Beeinflussung der Implantation durch ...
Endometriose	– eine verminderte $\alpha_V\,_{\beta3}$-Integrin- und LIF-Expression während des Implantationsfensters – eine mangelnde Expression von IL-11 und IL-11Ra in der Lutealphase – einen fehlenden HOXA10- und HOXA11-Peak in der Lutealphase – eine gesteigerte EMX2-Expression – eine Progesteronresistenz – ein verändertes Verhältnis von PR-A zu PR-B – eine verminderte HOXA10-Expression durch Hypermethylierung seiner Promotorregion – Anstieg von IL-17
Adenomyose	– einen wahrscheinlich vergleichbaren Pathomechanismus wie bei der Endometriose
Hydrosalpinx	– eine mechanische Behinderung der Apposition durch den intermittierenden Einstrom von Flüssigkeit aus der Hydrosalpinx in das Cavum uteri – eine verminderte $\alpha_V\,_{\beta3}$-Integrin- und LIF-Expression – eine verminderte HOXA10-Expression
Myome	– eine Verformung der Endometriumoberfläche bei submukösen Myomen – einen Verschluss der Tubenostien oder des Zervikalkanales – eine verminderte HOXA10- und BTEB1-Expression
Endometriumpolyp	– eine mechanische Beeinflussung von Spermientransport und Embryoimplantation – niedrige IGFBP-1- und Osteopontin-Level in der Lutealphase – niedrige Progesteronrezeptor-Level in der Lutealphase
Endometritis	– eine Verminderung der endometrialen Rezeptivität

Implantationsfenster. Man vermutet, dass häufig die fehlende Synchronisation zwischen Embryo und Endometrium zum Implantationsversagen führt (Valdes et al. 2017).

Länger bekannt ist, dass die ovarielle Stimulation im Rahmen einer IVF im Vergleich mit spontanen Zyklen zu einer zeitlich unterschiedlichen Endometriumreifung führt und dadurch die Synchronität von Embryo und Endometrium unterbrochen werden kann (Papanikolaou et al. 2005; Teh et al. 2016). Die Implantationsraten sinken signifikant, wenn die Asynchronität 3 Tage (± 1,5 Tage) überschreitet (Teh et al. 2016). Den nachteiligen Effekt einer ovariellen Stimulation auf die Rezeptivität des Endometriums zeigten unter anderem zwei Studien an „normal" bzw. „high respondern", bei denen die Kryozyklen zu besseren Ergebnissen als die Transfers in den „Frisch"-Zyklen führten (Shapiro et al. 2011a, b).

Eine Möglichkeit zur Umgehung dieses Problems im Zusammenhang mit der Stimulation wäre die aktuell intensiv diskutierte „Freeze all"-Strategie, also die Kryokonservierung aller fertilisierten Zellen ohne einen Transfer im stimulierten IVF- oder ICSI-Zyklus. Alle Embryotransfers erfolgen dann ausschließlich in späteren Kryozyklen, in denen das Endometrium durch eine spontane Follikelreifung oder eine Hormonsupplementierung vorbereitet wird. Obwohl durchaus Studien signifikant bessere Ergebnisse in Kryozyklen im Vergleich zu „Frisch"-Zyklen zeigten (Magdi et al. 2017), wird momentan auf die Notwendigkeit weiterer randomisierter Studien verwiesen, die eine abschließende Beurteilung erlauben (Shapiro und Garner 2017). Die aktuellste Cochrane-Analyse zeigt pauschal – unter dem Verweis auf eine unzureichende Studienqualität – keinen Unterschied in der kumulativen Lebendgeburtenrate (Wong et al. 2017). Vielleicht könnte das „Freeze all" aber einer Subgruppe von Paaren mit einem Implantationsversagen nutzen (Shapiro et al. 2014). Hier besteht Klärungsbedarf.

Eine andere denkbare Option zur Lösung des Problems der Asynchronität infolge einer intensiven ovariellen Stimulation wäre die „natural cycle"-IVF (NC-IVF). Auch hierfür fehlen momentan aber beweisende Studiendaten zum Nutzen beim Implantationsversagen.

Weitere Überlegungen betreffen die Tatsache, dass sich der Zeitraum der Rezeptivität des Endometriums („Implantationsfenster") individuell unterscheidet. Durch die Analyse von Endometriumproben (endometrial receptivity array, ERA) in einem mit Östradiol und nachfolgend zusätzlich mit Progesteron supplementierten Probezyklus wurde bei Patientinnen mit einem Implantationsversagen ($n = 85$; Kontrollgruppe $n = 25$) individuell das Implantationsfenster terminiert und entsprechend in einem anschließenden, erneut supplementierten Kryozyklus transferiert. Zeigte sich ein vom eigentlichen erwarteten Zeitraum abweichendes rezeptives Endometrium, dann führte der danach adaptierte Transfer zu einer Implantationsrate von 38,5 %, vergleichbar der Kontrollgruppe (Ruiz-Alonso et al. 2013). Auch zu dieser Option bleiben weitere Studien abzuwarten.

Endometriumscratching

Seit einiger Zeit wird postuliert, dass eine gezielte mechanische Verletzung des Endometriums („Scratching") die nachfolgenden Implantationschancen verbessert und dies in verschiedenen Studien untersucht. Aufgrund der Heterogenität der verwendeten Methodik sowie der untersuchten Kollektive ließ sich bisher nicht definieren, ob jemand und wenn ja, welche Patientengruppe ggf. vom Scratching profitiert. Panagiotopoulou et al. (2015) erschien eine Metaanalyse der Daten daher nicht sinnvoll. Nichtsdestotrotz kommt eine zur selben Zeit publizierte Cochrane-Analyse zu dem Schluss, dass – bei mäßiger Datenqualität – die Endometriumverletzung zwischen dem 7. Zyklustag des Vorzyklusses und dem 7. Zyklustag des Transferzyklusses die Lebendgeburten- und klinische Schwangerschaftsrate bei Frauen nach >2 vorherigen Embryotransfers verbessern kann (Nastri et al. 2015). Obwohl das Scratching vielerorts Eingang in die Routine gefunden hat, bestehen weiterhin Zweifel am Nutzen. Bei unzureichender Evidenz für den Benefit wird an die Möglichkeit resultierender intrauteriner Adhäsionen erinnert (Valbuena et al. 2017). Angesichts widersprüchlicher Daten sind ergänzende Untersuchungen dringend notwendig und qualitativ hochwertigere Studien zur Beantwortung der offenen Fragen initiiert (van Hoogenhuijze et al. 2017).

Chronische Endometritis

Die Prävalenz einer Endometritis wird unterschiedlich beschrieben. Bouet et al. (2016) gaben sie beim Implantationsversagen mit 14 % an, wenn nicht nur hysteroskopiert, sondern das Endometrium auch biopsiert und untersucht wurde. In einer anderen Arbeit lag sie – untersucht anhand der bakteriellen Besiedelung des Cavums – beim Implantationsversagen bei 29,5 %, wobei die Autoren die alleinige bakteriologische Untersuchung für die Diagnostik als unzureichend beschrieben (Kitaya et al. 2016). Die am häufigsten nachgewiesenen pathogenen Keime waren Streptokokken (27 %), Escherichia coli (11 %), Enterococcus faecalis (14 %), Mycoplasma genitalium (15 %) und Ureaplasma urealyticum (11 %), wobei sich die endometriale Kultur von der vaginalen bzw. endozervikalen Abstrichkultur unterschied, welche daher nicht repräsentativ sind (Cicinelli et al. 2008).

Länger bekannt ist, dass bei einer Hysteroskopie darstellbare diffuse endometriale Mikropolypen (ca. 1 mm) auf eine chronische Endometritis hinweisen. Die Wahrscheinlichkeit einer Endometritis steigt in diesem Kollektiv um das etwa 124-Fache gegenüber Patientinnen ohne Mikropolypen (Cicinelli et al. 2008). Die Definition eines solchen hysteroskopischen Befundes unterliegt einer gewissen Subjektivität und findet sich nicht bei jeder entzündlichen Veränderung des

Endometriums, so dass die alleinige hysterosokopische Beurteilung die zu erwartenden Prävalenz unterschätzt. Eine Alternative stellt die Bestimmung differenzierter B-Zellen – der Plasmazellen – dar, welche sich mit der konventionellen HE-Färbung aber nicht ausreichend verlässlich nachweisen lassen (Kitaya et al. 2016).

Der immunhistochemische Nachweis von Plasmazellen im Endometrium mit Hilfe eines monoklonalen Antikörpers gegen das CD138-Antigen hingegen weist eine Sensitivität und Spezifität von 100 % (versus 75 % bzw. 65 %) auf (Vicetti Miguel et al. 2011). Überschreitet die Zahl der Plasmazellen in einem definierten Areal der Endometriumprobe einen Cut off, liegt eine chronische Endometritis vor. Als Grenzwert wurden eine Plasmazelle/High Power Field (HPF) bzw. 10 Plasmazellen/10HPF empfohlen (Johnston-MacAnanny et al. 2010).

In einer retrospektiven Untersuchung fand sich bei Patientinnen mit Implantationsversagen (dort definiert als Transfer von $\geq$4 Embryonen guter Qualität in $\geq$3 Transfers bei Frauen <40 Jahre) signifikant häufiger eine chronische Endometritis. Allerdings lag die Prävalenz mit 40,8 % (93/228) erstaunlich hoch, was auf den niedrigen gewählten Cut off von $\geq$1 Plasmazelle/10HPF zurückzuführen sein dürfte (Song et al. 2018).

Bei wiederholtem Implantationsversagen und einer chronischen Endometritis führte die antibiotische Therapie (nach Antibiogramm der nachgewiesenen Erreger) bei einer nachfolgenden IVF zu einem signifikanten Anstieg der Schwangerschafts- und Lebendgeburtenrate, wenn die antibiotische Therapie erfolgreich war (verglichen mit einer Gruppe mit persistierender Endometritis) (Cicinelli et al. 2015). Kitaya et al. (2017) bestätigten einen signifikanten Anstieg der Lebendgeburtenrate nach antibiotischer Therapie bei Implantationsversagen und chronischer Endometritis. In einer aktuellen Meta-Analyse zum Einfluss einer chronischen Endometritis und ihrer antibiotischenTherapie auf die IVF-Ergebnisse beim Implantationsversagen zeigte sich eine signifikant verbesserte Implantations-, klinische Schwangerschafts- und Lebendgeburtenrate. Allerdings definierten die eingeschlossenen Studien das Implantationsversagen unterschiedlich (Vitagliano et al. 2018).

Zur Bestätigung der Effektivität einer antibiotischen Therapie besteht weiterer Klärungsbedarf durch prospektive Studien (Nawroth und Frahm 2017).

Aktivierung des Endometriums durch Seminalplasma

Seminalplasma kann die Funktion des Endometriums modulieren, so dass ein positiver Einfluss auf die Implantation und Entwicklung der Embryonen postuliert wurde (von Wolff et al. 2009). Daraus abgeleitet wurden vier prospektiv-randomisierte Studien durchgeführt, bei denen zum Zeitpunkt der Follikelpunktion Seminalplasma intrazervikal/intravaginal appliziert wurde. Die Zusammenfassung der Daten (n = 780) in einer Metaanalyse zeigte eine signifikante Verbesserung der kumulativen Schwangerschaftsrate gegenüber der Kontrollgruppe (46,3 % vs. 37,2 %; RR 1,23; 95 % CI 1,05–1,45) (Saccone et al. 2017). Das ist sicherlich ein interessanter und einfach umsetzbarer Therapieansatz, aber es besteht auch dazu weiterer Untersuchungsbedarf (Nawroth und von Wolff 2018).

2.5 Immunologische Faktoren

Obwohl als sicher gilt, dass immunologische Faktoren die Implantation beeinflussen, gibt es momentan zahlreiche offene Fragen zur Physiologie und Pathophysiologie sowie daher auch zu möglichen Testverfahren (T-Helfer-, Natürliche Killer-Zellen, Autoantikörper wie z. B. Antiphospholipid-Ak) und Therapien (Franasiak und Scott 2017). Auch aufgrund des hohen Leidensdruckes der Patientinnen haben sich unterschiedliche – auf unklaren pathophysiologischen Zusammenhängen beruhende – Therapieschemata verbreitet.

Hier muss allerdings daran erinnert werden, dass nicht nur der unklare Nutzen, sondern auch potenziell negative Folgen von Behandlungen im Fokus des Interesses stehen müssen. Robertson et al. (2016) diskutierten dieses Problem beispielsweise für die Therapie mit Corticosteroiden in der assistierten Reproduktion. Angewendet zur Beeinflussung pathologischer Immunprozesse, können sie nachteilig z. B. auf die Plazentaentwicklung und damit das fetale Wachstum wirken. Es bedarf Daten aus weiteren randomisierten Studien und einer besseren Evidenz, um bezüglich der immunologischen Faktoren diagnostische und therapeutische Algorithmen für die Routine zu entwickeln. So lange sollten experimentelle Behandlungen wie z. B. die intravenöse Immunglobulingabe mit Vorsicht betrachtet werden (Fatemi und Popovic-Todorovic 2013).

2.6 Thrombophilie

Seit Längerem wird vermutet, dass Thrombophilien nicht nur mit wiederholten Aborten, sondern auch dem wiederholten Implantationsversagen assoziiert sind (Grandone et al. 2001). Obwohl es schwierig erscheint, einen einzelnen Risikoparameter zu definieren, scheint zumindest die Kumulation mehrerer Thrombophiliefaktoren bei Patientinnen mit Implantationsversagen häufiger als bei Kontrollen aufzutreten (Coulam et al. 2006; Toth et al. 2011; Fatemi und Popovic-Todorovic 2013). Verlässliche Aussagen zu einem kausalen Zusammenhang sind aus Metaanalysen derzeit schwierig, da die Studien heterogen und methodisch unterschiedlich sind (Di Nisio et al. 2011).

Tab. 3 Möglichkeiten der Diagnostik und Therapie bei wiederholtem Implantationsversagen und Datenlage zu deren Nutzen. (Überarbeitet und ergänzt nach Cakmak und Taylor 2011)

	Therapie	Beispiele für Studien mit Hinweisen/ Beweisen für einen positiven Einfluss auf die Implantation
Endometriose	Ablation/Exzision der Endometriose	Jacobson et al. 2010 (weiterer Studienbedarf)
Adenomyose	GnRH-Agonisten, operative Sanierung	Keine
Hydrosalpinx	Proximale Okklusion oder Salpingektomie	Johnson et al. 2010
Myome	Resektion submuköser Myome	Keine
Endometriumpolyp	Polypresektion	Keine
Endometritis (Nachweis durch Endometriumbiopsie)	Antibiotische Therapie	Cicinelli et al. 2015; Kitaya et al. 2017; Vitagliano et al. 2018 (weiterer Studienbedarf)
Thrombophilie	Antiphospholipid-Ak-Syndrom sowie PAI1-Polymorphismus: Heparin + 100 mg ASS/d, Faktor V-Leiden-Mutation, Protein C-/ S-Mangel, Prothrombin-Mutation: Heparin	Keine
Uterus septus	Septumdissektion	Pabuçcu und Gomel 2004; Mollo et al. 2009 (weiterer Studienbedarf)
Endometriumdysfunktion unter einer ovariellen Stimulation zur IVF	„freeze all“ Spontanzyklus oder niedrig dosierte ovarielle Stimulation („natural cycle IVF“, „modified natural cycle IVF“, „mild IVF“) „endometrial receptivity array“ (ERA)	Magdi et al. 2017 (weiterer Studienbedarf) Keine Ruiz-Alonso et al. 2013 (weiterer Studienbedarf)
Modulation der Funktion des Endometriums	Intrazervikale/intravaginale Applikation von Seminalplasma zum Zeitpunkt der Follikelpunktion	Saccone et al. 2017; Nawroth und von Wolff 2018 (weiterer Studienbedarf)

Neben der Diagnostik und dem noch zu beweisenden pathophysiologischen Zusammenhang bleibt auf der anderen Seite die Frage nach der Therapie. Während bei einer Thrombophilie ein Vorteil durch die entsprechende Behandlung vorstellbar ist, stellt sich die Frage nach der empirischen Therapie mit Heparin ohne Laborauffälligkeit. In einer Metaanalyse von Studienergebnissen von Frauen mit Implantationsversagen verbesserte die Gabe von niedermolekularem Heparin die Lebendgeburtenrate im Vergleich zu Kontrollen um 79 %. Die Autoren weisen allerdings darauf hin, dass aufgrund der geringen Fallzahl das Ergebnis zurückhaltend interpretiert werden sollte. Für eine abschließende Bewertung bedarf es unbedingt weiterer prospektiv randomisierter Studien (Potdar et al. 2013). Aktuell gibt es keine ausreichende Evidenz für die Empfehlung eines Thrombophiliescreenings beim wiederholten Implantationsversagen.

3 Therapiemöglichkeiten zur Verbesserung der Implantation

Die diskutierten Therapieoptionen zur positiven Beeinflussung der Implantation und ihre entsprechende Studienlage sind in Tab. 3 zusammengefasst.

Für verschiedene therapeutische Ansätze zur Verbesserung der Implantation gibt es keine oder nur wenige Interventionsstudien, die bei der vermuteten Kausalität umgekehrt auch den Nutzen der Behandlung beweisen.

► Das wiederholte Ausbleiben der Implantation bleibt ein mit zahlreichen Fragen behaftetes klinisches Problem und erfordert zu deren Beantwortung weitere Untersuchungen, damit individuell sinnvolle diagnostische und Therapiemaßnahmen definiert werden können.

In der Therapie des Implantationsversagens finden sich zahlreiche individuelle „Rezepte“ bei meist nur geringer wissenschaftlicher Evidenz. Oft wissen wir wenig über den potenziellen Nutzen verschiedener Maßnahmen und ebenso wenig über deren mögliche nachteilige Wirkungen. Es gilt daher abzuwägen, ob und wie man aktiv werden kann, ohne zu schaden.

Literatur

Ban-Frangez H, Tomazevic T, Virant-Klun I, Verdenik I, Ribic-Pucelj M, Bokal EV (2009) The outcome of singleton pregnancies after IVF/ICSI in women before and after hysteroscopic resection of a uterine septum compared to normal controls. Eur J Obstet Gynecol Reprod Biol 146:184–187

Bouet PE, El Hachem H, Monceau E, Gariépy G, Kadoch IJ, Sylvestre C (2016) Chronic endometritis in women with recurrent pregnancy loss and recurrent implantation failure: prevalence and role of office hysteroscopy and immunohistochemistry in diagnosis. Fertil Steril 105:106–110

Cakmak H, Taylor HS (2011) Implantation failure: molecular mechanisms and clinical treatment. Hum Reprod Update 17:242–253

Caseiro AL, Regalo A, Pereira E, Esteves T, Fernandes F, Carvalho J (2015) Implication of sperm chromosomal abnormalities in recurrent abortion and multiple implantation failure. Reprod Biomed Online 31:481–485

Cermik D, Selam B, Taylor HS (2003) Regulation of HOXA-10 expression by testosterone in vitro and in the endometrium of patients with polycystic ovary syndrome. J Clin Endocrinol Metab 88:238–243

Cicinelli E, De Ziegler D, Nicoletti R, Colafiglio G, Saliani N, Resta L, Rizzi D, De Vito D (2008) Chronic endometritis: correlation among hysteroscopic, histologic, and bacteriologic findings in a prospective trial with 2190 consecutive office hysteroscopies. Fertil Steril 89:677–684

Cicinelli E, Matteo M, Tinelli R, Lepera A, Alfonso R, Indraccolo U, Marrocchella S, Greco P, Resta L (2015) Prevalence of chronic endometritis in repeated unexplained implantation failure and the IVF success rate after antibiotic therapy. Hum Reprod 30:323–330

Coulam CB, Jeyendran RS, Fishel LA, Roussev R (2006) Multiple thrombophilic gene mutations are risk factors for implantation failure. Reprod Biomed Online 12:322–327

Daftary GS, Kayisli U, Seli E, Bukulmez O, Arici A, Taylor HS (2007) Salpingectomy increases peri-implantation endometrial HOXA10 expression in women with hydrosalpinx. Fertil Steril 87:367–372

Di Nisio M, Rutjes AW, Ferrante N, Tiboni GM, Cuccurullo F, Porreca E (2011) Thrombophilia and outcomes of assisted reproduction technologies: a systematic review and meta-analysis. Blood 118:2670–2678

Donaghay M, Lessey BA (2007) Uterine receptivity: alterations associated with benign gynecological disease. Semin Reprod Med 25:461–475

El-Toukhy T, Campo R, Khalaf Y, Tabanelli C, Gianaroli L, Gordts SS, Gordts S, Mestdagh G, Mardesic T, Voboril J, Marchino GL, Benedetto C, Al-Shawaf T, Sabatini L, Seed PT, Gergolet M, Grimbizis G, Harb H, Coomarasamy A (2016) Hysteroscopy in recurrent in-vitro fertilisation failure (TROPHY): a multicentre, randomised controlled trial. Lancet 387:2614–2621

Fatemi HM, Popovic-Todorovic B (2013) Implantation in assisted reproduction: a look at endometrial receptivity. Reprod Biomed Online 27:530–538

Franasiak JM, Scott RT (2017) Contribution of immunology to implantation failure of euploid embryos. Fertil Steril 107:1279–1283

Grandone E, Colaizzo D, Lo Bue A, Checola MG, Cittadini E, Margaglione M (2001) Inherited thrombophilia and in vitro fertilization implantation failure. Fertil Steril 76:201–202

Hoogenhuijze NE van, Torrance HL, Mol F, Laven JSE, Scheenjes E, Traas MAF, Janssen C, Cohlen B, Teklenburg G, de Bruin JP, van Oppenraaij R, Maas JWM, Moll E, Fleischer K, van Hooff MH, de Koning C, Cantineau A, Lambalk CB, Verberg M, Nijs M, Manger AP, van Rumste M, van der Voet LF, Preys-Bosman A, Visser J, Brinkhuis E, den Hartog JE, Sluijmer A, Jansen FW, Hermes W, Bandell ML, Pelinck MJ, van Disseldorp J, van Wely M, Smeenk J, Pieterse QD, Boxmeer JC, Groenewoud ER, Eijkemans MJC, Kasius JC, Broekmans FJM (2017) Endometrial scratching in women with implantation failure after a first IVF/ICSI cycle; does it lead to a higher live birth rate? The SCRaTCH study: a randomized controlled trial (NTR 5342). BMC Womens Health 17:47

Jacobson TZ, Duffy JM, Barlow D, Farquhar C, Koninckx PR, Olive D (2010) Laparoscopic surgery for subfertility associated with endometriosis. Cochrane Database Syst Rev (1):CD001398

Johnson N, van Voorst S, Sowter MC, Strandell A, Mol BW (2010) Surgical treatment for tubal disease in women due to undergo in vitro fertilisation. Cochrane Database Syst Rev (1):CD002125

Johnston-MacAnanny EB, Hartnett J, Engmann LL, Nulsen JC, Sanders MM, Benadiva CA (2010) Chronic endometritis is a frequent finding in women with recurrent implantation failure after in vitro fertilization. Fertil Steril 93:437–441

Kitaya K, Matsubayashi H, Yamaguchi K, Nishiyama R, Takaya Y, Ishikawa T, Yasuo T, Yamada H (2016) Chronic endometritis: potential cause of infertility and obstetric and neonatal complications. Am J Reprod Immunol 75:13–22

Kitaya K, Matsubayashi H, Takaya Y, Nishiyama R, Yamaguchi K, Takeuchi T, Ishikawa T (2017) Live birth rate following oral antibiotic treatment for chronic endometritis in infertile women with repeated implantation failure. Am J Reprod Immunol 2017 Nov; 78(5). https://doi.org/10.1111/aji.12719. Epub 2017 Jun 13

Kohn TP, Kohn JR, Darilek S, Ramasamy R, Lipshultz L (2016) Genetic counseling for men with recurrent pregnancy loss or recurrent implantation failure due to abnormal sperm chromosomal aneuploidy. J Assist Reprod Genet 33:571–576

Lessey BA, Kim JJ (2017) Endometrial receptivity in the eutopic endometrium of women with endometriosis: it is affected, and let me show you why. Fertil Steril 108:19–27

Macklon N (2017) Recurrent implantation failure is a pathology with a specific transcriptomic signature. Fertil Steril 108:9–14

Magdi Y, El-Damen A, Fathi AM, Abdelaziz AM, Abd-Elfatah Youssef M, Abd-Allah AA, Ahmed Elawady M, Ahmed Ibrahim M, Edris Y (2017) Revisiting the management of recurrent implantation failure through freeze-all policy. Fertil Steril 108:72–77

Mollo A, De Franciscis P, Colacurci N, Cobellis L, Perino A, Venezia R, Alviggi C, De Placido G (2009) Hysteroscopic resection of the septum improves the pregnancy rate of women with unexplained infertility: a prospective controlled trial. Fertil Steril 91:2628–2631

Nastri CO, Lensen SF, Gibreel A, Raine-Fenning N, Ferriani RA, Bhattacharya S, Martins WP (2015) Endometrial injury in women undergoing assisted reproductive techniques. Cochrane Database Syst Rev (3):CD009517

Nawroth F, Frahm SO (2017) Die chronische Endometritis bei wiederholten Aborten und Implantationsversagen. Frauenarzt 59:649–651

Nawroth F, von Wolff M (2018) Seminal plasma activity to improve implantation in In vitro fertilisation – how can it be used in daily practice? Front Endocrinol (Lausanne) 9:208

Pabuçcu R, Gomel V (2004) Reproductive outcome after hysteroscopic metroplasty in women with septate uterus and otherwise unexplained infertility. Fertil Steril 81:1675–1678

Panagiotopoulou N, Karavolos S, Choudhary M (2015) Endometrial injury prior to assisted reproductive techniques for recurrent implantation failure: a systematic literature review. Eur J Obstet Gynecol Reprod Biol 193:27–33

Papanikolaou EG, Bourgain C, Kolibianakis E, Tournaye H, Devroey P (2005) Steroid receptor expression in late follicular phase endometrium in GnRH antagonist IVF cycles is already altered, indicating initiation of early luteal phase transformation in the absence of secretory changes. Hum Reprod 20:1541–1547

Polanski LT, Baumgarten MN, Quenby S, Brosens J, Campbell BK, Raine-Fenning NJ (2014) What exactly do we mean by ‚recurrent implantation failure'? A systematic review and opinion. Reprod Biomed Online 28:409–423

Potdar N, Gelbaya TA, Konje JC, Nardo LG (2013) Adjunct low-molecular-weight heparin to improve live birth rate after recurrent implantation failure: a systematic review and meta-analysis. Hum Reprod Update 19:674–684

Rackow BW, Taylor HS (2010) Submucosal uterine leiomyomas have a global effect on molecular determinants of endometrial receptivity. Fertil Steril 93:2027–2034

Robertson SA, Jin M, Yu D, Moldenhauer LM, Davies MJ, Hull ML, Norman RJ (2016) Corticosteroid therapy in assisted reproduction – immune suppression is a faulty premise. Hum Reprod 31:2164–2173

Ruiz-Alonso M, Blesa D, Díaz-Gimeno P, Gómez E, Fernández-Sánchez M, Carranza F, Carrera J, Vilella F, Pellicer A, Simón C

(2013) The endometrial receptivity array for diagnosis and personalized embryo transfer as a treatment for patients with repeated implantation failure. Fertil Steril 100:818–824

Saccone G, Di Spiezio Sardo A, Ciardulli A, Caissutti C, Spinelli M, Surbek D, von Wolff M (2017) Effectiveness of seminal plasma in IVF treatment: a systematic review and meta-analysis. BJOG [Epub vor Druck]

Shapiro BS, Garner FC (2017) Recurrent implantation failure is another indication for the freeze-all strategy. Fertil Steril 108:44

Shapiro BS, Daneshmand ST, Garner FC, Aguirre M, Hudson C, Thomas S (2011a) Evidence of impaired endometrial receptivity after ovarian stimulation for in vitro fertilization: a prospective randomized trial comparing fresh and frozen-thawed embryo transfer in normal responders. Fertil Steril 96:344–348

Shapiro BS, Daneshmand ST, Garner FC, Aguirre M, Hudson C, Thomas S (2011b) Evidence of impaired endometrial receptivity after ovarian stimulation for in vitro fertilization: a prospective randomized trial comparing fresh and frozen-thawed embryo transfers in high responders. Fertil Steril 96:516–518

Shapiro BS, Daneshmand ST, Garner FC, Aguirre M, Hudson C (2014) Freeze-all can be a superior therapy to another fresh cycle in patients with prior fresh blastocyst implantation failure. Reprod Biomed Online 29:286–290

Song D, Feng X, Zhang Q, Xia E, Xiao Y, Xie W, Li TC (2018) Prevalence and confounders of chronic endometritis in premenopausal women with abnormal bleeding or reproductive failure. Reprod Biomed Online 36:78–83

Sugiura-Ogasawara M, Ozaki Y, Kitaori T, Kumagai K, Suzuki S (2010) Midline uterine defect size is correlated with miscarriage of euploid embryos in recurrent cases. Fertil Steril 93:1983–1988

Tan BK, Vandekerckhove P, Kennedy R, Keay SD (2005) Investigation and current management of recurrent IVF treatment failure in the UK. BJOG 112:773–780

Taylor HS, Bagot C, Kardana A, Olive D, Arici A (1999) HOX gene expression is altered in the endometrium of women with endometriosis. Hum Reprod 14:1328–1331

Teh WT, McBain J, Rogers P (2016) What is the contribution of embryo-endometrial asynchrony to implantation failure? J Assist Reprod Genet 33:1419–1430

Toth B, Würfel W, Germeyer A, Hirv K, Makrigiannakis A, Strowitzki T (2011) Disorders of implantation – are there diagnostic and therapeutic options? J Reprod Immunol 90:117–123

Valbuena D, Valdes CT, Simon C (2017) Introduction: Endometrial function: facts, urban legends, and an eye to the future. Fertil Steril 108:4–8

Valdes CT, Schutt A, Simon C (2017) Implantation failure of endometrial origin: it is not pathology, but our failure to synchronize the developing embryo with a receptive endometrium. Fertil Steril 108:15–18

Vicetti Miguel RD, Chivukula M, Krishnamurti U, Amortegui AJ, Kant JA, Sweet RL, Wiesenfeld HC, Phillips JM, Cherpes TL (2011) Limitations of the criteria used to diagnose histologic endometritis in epidemiologic pelvic inflammatory disease research. Pathol Res Pract 207:680–685

Vitagliano A, Saccardi C, Noventa M, Di Spiezio Sardo A, Saccone G, Cicinelli E, Pizzi S, Andrisani A, Litta PS (2018) Effects of chronic endometritis therapy on in vitro fertilization outcome in women with repeated implantation failure: a systematic review and meta-analysis. Fertil Steril [Epub vor Druck].

Wolff M von, Rösner S, Thöne C, Pinheiro RM, Jauckus J, Bruckner T, Biolchi V, Alia A, Strowitzki T (2009) Intravaginal and intracervical application of seminal plasma in in vitro fertilization or intracytoplasmic sperm injection treatment cycles – a double-blind, placebo-controlled, randomized pilot study. Fertil Steril 91:167–172

Wong KM, van Wely M, Mol F, Repping S, Mastenbroek S (2017) Fresh versus frozen embryo transfers in assisted reproduction. Cochrane Database Syst Rev (3):CD011184

HIV und Hepatitis in der Reproduktionsmedizin 41

Markus S. Kupka

Inhalt

1 **Einführung** 421
2 **HIV und Kinderwunsch** 424
3 **Hepatitis** 433
4 **Fazit** 436
Literatur 437

1 Einführung

Infektionen können im Bereich der medizinisch assistierten Reproduktion (MAR) bei der Indikationsstellung, der Bewertung der Erfolgschance, der Durchführung der eigentlichen Behandlung und bei einer folgenden Schwangerschaft eine wesentliche Rolle spielen (Michelmann 1998; Spike 2003; Weigel et al. 2001a). Dabei sind Infektionen bei der Ursachenentstehung der ungewollten Kinderlosigkeit, als Begleiterkrankung oder als Risikopotenzial unmittelbar während und nach einer solchen Behandlung zu werten (Keck und Clad 2004; Kupka et al. 2007).

Schlussendlich können von der Infektionsproblematik betroffen sein:

- das Patientenpaar
- das ersehnte Kind
- des reproduktionsmedizinischen Zentrum
- die „verarbeiteten" Zellen einschließlich Kulturmedien,
- technische Geräte.

Im Wesentlichen sind hierbei nicht die unterschiedlich intensiven Behandlungsoptionen getrennt voneinander zu werten, vielmehr ist darauf zu achten, dass in dem Moment, wo Keimzellen außerhalb des Körpers „verarbeitet" werden, besondere Sorgfalt in Hinblick auf mögliche Infektionen walten gelassen werden muss.

Bei bekannter Infektionsproblematik eines Partners (serodiskordante Situation) ist die Vermeidung einer horizontalen Infektion des Partners und generell die Vermeidung einer vertikalen Infektion des Kindes von Bedeutung.

Bei der intrauterinen Insemination (INS), der in-vitro-Fertilisation mit Embryotransfer (IVF), dem Zusatzverfahren der intrazytoplasmatischen Spermieninjektion (ICSI) und verwandten Verfahren wie z. B. dem partiellen Ausdünnen der äußeren Eizellhülle (assisted hatching = erleichtertes Schlüpfen) oder der „intracytoplasmic morphologycally selected sperm injection" (IMSI) muss im Idealfall nach standardisierten Verfahrensabläufen (SOP = standard operation procedures) eine Minimierung des Infektionsrisikos angestrebt werden (Kupka et al. 2007). Daneben sind Empfehlungen und Richtlinien zur Vermeidung bzw. Behandlung einer Infektion im Laufe der Jahre umgesetzt und verbindlich geworden (Tab. 1).

Hierbei gilt es jedoch zu unterscheiden, ob eine

- zwingend vorgeschrieben Infektionsdiagnostik bei Durchführung einer reproduktionsmedizinischen Behandlung im homologen System,

M. S. Kupka (✉)
Kinderwunschzentrum Altonaer Strasse, Gynaekologicum Hamburg, Hamburg, Deutschland
E-Mail: markus.kupka@ivf-hamburg.de

K. Diedrich et al. (Hrsg.), *Reproduktionsmedizin*, Springer Reference Medizin, https://doi.org/10.1007/978-3-662-57636-6_42

Tab. 1 Regelwerke zum Thema

Europäische Richtlinien 2004	Am 8. Februar 2006 wurde die Richtlinie 2006/17/EC der Europäischen Kommission zur Durchführung der Richtlinie 2004/23/EC vom 31. März 2004 zur Festlegung von Qualitäts- und Sicherheitsstandards für die Spende, Beschaffung, Testung, Verarbeitung, Konservierung, Lagerung und Verteilung von menschlichen Geweben und Zellen erlassen. Im Anhang III zu Auswahlkriterien und vorgeschriebenen Labortests für Spender von Keimzellen heißt es: Partnerspende (zur Direktverwendung): Die Auswahlkriterien und Labortests für Spender brauchen bei der Partnerspende von Keimzellen zur Direktverwendung nicht angewendet zu werden. Partnerspende (nicht zur Direktverwendung): Folgende biologische Tests sind durchzuführen, um festzustellen, ob das Risiko einer Kreuzkontamination besteht: **HIV-1 und -2 (Anti-HIV-1,2) Hepatitis-B (Hbs-Ag, Anti-HB-c), Hepatitis-C (Anti-HCV-Ab)**. Spenden von Dritten: Die Serum- oder Plasmaproben der Spender müssen beim Test negativ auf **HIV 1 und 2, HCV, HBV und Syphilis** reagieren; die Urinproben von Spermaspendern müssen darüber hinaus beim Test auf **Chlamydien** mittels Nukleinsäure-Amplifikationsverfahren (NAT) negativ reagieren. Directive 2004/23/EC 1 standards of quality and safety for the donation, procurement, testing, processing, preservation, storage and distribution of human tissues and cells (EUTCD) Directive 2006/17/EC 2 technical requirements for the donation, procurement and testing of human tissues and cells Directive 2006/86/EC 3 traceability requirements, notification of serious adverse reaction/ events and certain technical requirements for the coding, processing, preservation, storage and distribution of human tissues and cells.
Umsetzung der EU-Richtlinie in nationales Gesetz 2008	TPG-Gewebeverordnung § 6 Abs. 1 S. 2 in Verbindung mit Anlage 4 Nr. 1 und 3 bei beiden Ehegatten Erforderliche Laboruntersuchungen für die Verwendung von menschlichen Keimzellen Bei der Verwendung von Samenzellen, die zur intrauterinen Samenübertragung aufbereitet und nicht gelagert werden, und sofern die Gewebeeinrichtung nachweisen kann, dass dem Risiko der Kreuzkontamination und der Exposition des Personals durch die Anwendung validierter Verfahren begegnet wurde, kann der für die Entnahme verantwortliche Arzt von der Durchführung der in Buchstabe b bis e aufgeführten biologische Untersuchungen absehen. Folgende biologische Tests sind durchzuführen, um festzustellen, ob das Risiko einer Kreuzkontamination besteht: - HIV 1 und 2: Anti-HIV-1,2 - Hepatitis B: HBs-Ag, Anti-HB-c - Hepatitis C: Anti-HCV-Ab Wird im Rahmen von Maßnahmen einer medizinisch unterstützten Befruchtung eine Eizelle von einer Frau, deren Eizelle befruchtet werden soll, entnommen, gilt für die ärztliche Beurteilung Anlage 2 Nr. 2 Buchstabe a Satz 2 entsprechend. c) Wenn die Ergebnisse der Tests auf HIV 1 und 2, Hepatitis-B oder Hepatitis-C positiv sind oder keine Ergebnisse vorliegen oder das Infektionsrisiko des Spenders bekannt ist, muss die Spende getrennt gelagert werden. d) HTLV-I-Antikörpertests sind bei Spendern vorzunehmen, die in Gebieten mit hoher Prävalenz leben oder daher stammen oder deren Sexualpartner oder Eltern aus solchen Gebieten stammen. e) Unter bestimmten Umständen können je nach Vorgeschichte des Spenders zusätzliche Tests erforderlich sein (z. B. RhD, Malaria, CMV, T. cruzi).
BA-Richtlinie 2017	Die Richtlinie des Bundesausschusses der Ärzte und Krankenkassen (BA) über ärztliche Maßnahmen zur künstlichen Befruchtung, zuletzt geändert im Juni 2017, sagt: Erforderliche Laboruntersuchungen nach § 6 Abs. 1 S. 2 in Verbindung mit Anlage 4 Nr. 1 und 3 TPG-Gewebeverordnung bei beiden Ehegatten: - Anti-HIV-1,2 - HBs-Ag, Anti-HB-c - Anti-HCV-Ab Im Einzelfall ggf. weitere Untersuchungen (nach Anlage 4 Nr. 1 Buchstabe d und e TPG-Gewebeverordnung) innerhalb von **3 Monaten vor der ersten Keimzellgewinnung** und bei nachfolgender Keimzellgewinnung, soweit diese in derselben Partnerschaft zu einem Zeitpunkt erfolgt, der **24 Monate** nach der ersten oder einer erneuten Laboruntersuchung gemäß erstem Halbsatz liegt. Die Befunde der Untersuchungen müssen bei der Gewinnung, Verarbeitung, Verwendung oder Lagerung der Zellen vorliegen. Bei Sperma, das zur intrauterinen Samenübertragung verarbeitet und nicht gelagert wird, und sofern die Gewebeeinrichtung nachweisen kann, dass dem Risiko der Kreuzkontamination und der Exposition des Personals durch die Anwendung validierter Verfahren begegnet wurde, kann der für die Entnahme verantwortliche Arzt von der Durchführung der Untersuchungen nach Anlage 4 der TPG-Gewebeverordnung absehen.

(*Fortsetzung*)

Tab. 1 (Fortsetzung)

BÄK-Richtlinie 2017	Die (Muster-)Richtlinie zur Durchführung der assistierten Reproduktion wurde 2016 und 2017 grundlegend überarbeitet. Nunmehr ist der Titel: Richtlinie zur Entnahme und Übertragung von menschlichen Keimzellen im Rahmen der assistierten Reproduktion 3.3 Übertragung menschlicher Keimzellen 3.3.1 Freigabe der Keimzellen für die Übertragung Die Anforderungen an die Freigabe gemäß § 38 AMWHV sind zu beachten. Die Freigabe von Keimzellen darf nur von der verantwortlichen Person nach § 20c Abs. 3 AMG und nur nach von ihr vorher genehmigter Standardarbeitsanweisung vorgenommen werden. Das Verfahren muss die versehentliche Freigabe der Keimzellen verhindern, wenn die Voraussetzungen nach § 38 Abs. 2 AMWHV nicht erfüllt sind. Für die Freigabe gelten aus medizinischer Sicht folgende Spezifikationen i. S. v. § 38 Abs. 2887 AMWHV: - vollständige Kontraindikationsprüfung der Spender mit unauffälligem Ergebnis, - Spendereinwilligung liegt vor, - negative serologische bzw. molekularbiologische Diagnostik der Spender (Hepatitis B, Hepatitis C, HIV, ggf. Treponema pallidum). Für die Freigabe zur Anwendung im homologen System können ggf. auch Keimzellen mit einer positiven Infektionsparametertestung angewandt werden, wenn gemäß § 6 Abs. 1 S. 1 TPG-GewV „nach ärztlicher Beurteilung die Verwendung medizinisch indiziert und der gesundheitliche Schutz der Empfängerin und des Kindes gewährleistet sind". Nach entsprechender Aufbereitung (durch Dichtegradient-Zentrifugation) mit nachfolgender serologischer Testung der aufbereiteten und kryokonservierten Samenproben sind beispielsweise keine HIV-Transmissionen beschrieben. Die Richtlinie ist in press.
DGGG-Leitlinien 2004	Zwei Arbeitsgemeinschaften der Deutschen Gesellschaft für Gynäkologie und Geburtshilfe (DGGG) haben im Juni 2004 Empfehlungen zur Infektionsdiagnostik und Infektionsprophylaxe bei Verfahren der assistierten Reproduktion veröffentlicht. Dabei konnte Sachkompetenz der Arbeitsgemeinschaft für Infektionen und Infektionsimmunologie (AGII) und der Deutschen Gesellschaft für Gynäkologische Endokrinologie und Fortpflanzungsmedizin (DGGEF) gebündelt werden (66). Die Empfehlung gliedert sich nach verfahrenbedingten Infektionsrisiken, Infektionsrisiken seitens der (Ehe-) Frau und Infektionsrisiken seitens des (Ehe-) Mannes. (Gemeinsame Empfehlung der Deutschen AIDS-Gesellschaft 2003) Diese Leitlinie wurde nicht mehr neu es muss noch ergänzt werden:
DGGG-Leitlinie 2008 Diagnostik und Behandlung HIV-betroffener Paare mit Kinderwunsch AWMF 055/003 (S1)	Es gelang eine gemeinsame Leitlinie der wichtigsten deutschsprachiger Fachgesellschaften zu erstellen: Deutsche AIDS-Gesellschaft, Österreichische AIDS-Gesellschaft sowie Deutsche AIDS-Hilfe, Deutsche Arbeitsgemeinschaft niedergelassener Ärzte in der Versorgung von HIV- und AIDS-Patienten, Deutsche Gesellschaft für Gynäkologie und Geburtshilfe, Deutsche Vereinigung zur Bekämpfung der Viruskrankheiten, Kom-mission für Antivirale Chemotherapie der Gesellschaft für Virologie, Bundesver-band reproduktionsmedizinischer Zentren Deutschlands, Deutsche Gesellschaft für Gynäkologische Endokrinologie und Fortpflanzungsmedizin, Robert-Koch-Institut Die Leitlinie wurde nicht erneuert. https://www.dggg.de/fileadmin/documents/leitlinien/archiviert/beteiligt/055003_Diagnostik_und_Behandlung_HIV-betroffener_Paare_mit_KW/055003_2008.pdf Richtlinie zur Entnahme und Übertragung von menschlichen Keimzellen im Rahmen der assistierten Reproduktion der Bundesärztekammer Hier wird besonders auf die Problematik von HIV-positiven Samenspendern eingegangen. Deutsches Ärzteblatt | 11.05.2018 | https://doi.org/10.3238/arztebl.2018.Rili_assReproduktion_2018

- sinnvolle Infektionsdiagnostik aus allgemein protektiver Intention – auch über das Behandlungsende hinaus,
- empfohlene Infektionsdiagnostik bei Durchführung einer reproduktionsmedizinischen Behandlung im donogenen System dargestellt wird.

Potenzielle Quellen einer Infektion sind in der Übersicht dargestellt.

Potenzielle Infektionsquellen

- Genitaltrakt der Patientin
- Ejakulat des Partners
- Andere Körperflüssigkeiten der Patienten
- Kulturmedien
- Medizinisches Gerät
- Betreuendes Personal

1.1 Vorgeschriebene Diagnostik – Empfehlungen, Leitlinien und ähnliche Hilfestellungen

Vor Beginn einer reproduktionsmedizinischen Behandlung sind einige Punkte auf bürokratischer Ebene in Bezug auf eine potenzielle Infektion von Bedeutung. Wichtig ist hierbei, dass in Deutschland die Eizellspende zum momentanen Zeitpunkt nicht gestattet ist und somit die entsprechenden EU-konformen Vorschriften nicht greifen.

Vor der Novellierung der Richtlinie des Bundesausschusses der Ärzte und Krankenkassen im Oktober 2011 wurde beim **Mann** ein HIV-Test vor jeder Durchführung einer homologen Insemination, IVF- oder ICSI-Therapie vorgeschrieben.

Bei der **Frau** war ein HIV-Test, eine Bestimmung des Hbs-Ag und ein Rötelntest vorgeschrieben. Bei entsprechender Anamnese war eine infektiologische Diagnostik zu erweitern.

Da es einiger Diskussion bedurfte, inwieweit Keimzellen aus Sicht der europäischen Regelung bezüglich Transplantationen auch den hier geforderten Standards bezüglich Laborbeschaffenheit und Kontaminationsschutz genügen müssen, ist erst mit deutlicher Verzögerung Klarheit geschaffen worden.

Seit Juni 2017 ist in der Richtlinien des Bundesausschusses der Ärzte und Krankenkassen (BA) nun festgelegt, dass Anti-HIV-1, Anti-HIV-2, HBsAg, Anti-HB-c und Anti-HCV-Ab 3 Monate vor der ersten Keimzellgewinnung bestimmt werden sollen. Diese Tests „halten" dann 24 Monate.

Diese Regelung ist sicher den Gegebenheiten der Reproduktionsmedizin besser angepasst als die vorherigen Anforderungen, die ja auch für „Transplantationen" anderer Gewebe konzipiert waren.

Die Umsetzung von europäischem Recht in nationales Recht einerseits und die Umsetzung von rechtlichen Vorgaben in standesrechtliche Vorschriften andererseits waren bisher sehr zeitaufwändig.

Die EG-Richtlinien 2006/86/EG (Rückverfolgbarkeit, Meldung schwerwiegender Zwischenfälle/unerwünschte Reaktionen; techn. Anforderungen an die Kodierung, Verarbeitung, Konservierung, Lagerung, Verteilung), die Richtlinie 2006/17/EG (technische Vorschriften für die Spende, Beschaffung und Testung) und die Richtlinie 2004/23/EG (Spende, Beschaffung, Testung, Verarbeitung, Konservierung, Lagerung, Verteilung von menschlichen Geweben und Zellen) mussten national angepasst werden. Dies regelt nun das Gewebegesetz, welches ein sog. Artikelgesetz darstellt und wiederum folgende bereits bestehende Vorschriften modifiziert:

- Transplantationsgesetz (TPG),
- Arzneimittelgesetz (AMG),
- Transfusionsgesetz (TFG),
- Änderung der Apothekenbetriebsordnung (ApBetrO),
- Änderung der Betriebsverordnung ausschreiben Arzneimittelgroßhandelsbetriebe,
- Änderung anderer Rechtsvorschriften (Infektionsschutzgesetz).

Darüber hinaus regelt die (sprachlich Verwirrung stiftende) TPG-Gewebeverordnung (TPG-GewV) vom 26.03.2008 Anforderungen an die Qualität und Sicherheit von Geweben und deren Übertragung nach dem TPG.

Die Arzneimittel- und Wirkstoffherstellungsverordnung (AMWHV) vom 26.03.2008 enthält Regelungen für Gewebe- und Entnahmeeinrichtungen sowie Gewebespenderlabore.

Die zuvor vorgeschriebene Rötelntestung bei der Frau entfällt nun.

Dennoch sieht der Beschluss des Gemeinsamen Bundesausschusses über eine Änderung der Richtlinie zur Empfängnisregelung und zum Schwangerschaftsabbruch dazu vor (Richtlinie zur Empfängnisregelung 2011):

„Bei Frauen mit dokumentierter zweimaliger Rötelnimpfung ist von Immunität auszugehen. Eine Antikörperbestimmung ist in diesen Fällen nicht erforderlich. Frauen mit fehlender oder nur einmaliger Impfung soll die Rötelnimpfung bzw. deren Komplettierung empfohlen werden."

▶ Somit ist es durchaus sinnvoll, den Rötelntest weiter durchzuführen, da es ggf. schwierig werden könnte, wirklich zwei dokumentierte Impfungen nachweisen zu können.

Genau genommen sind dabei die Richtlinien des Bundesausschusses der Ärzte und Krankenkassen nur für gesetzlich Versicherte verbindlich. Die privaten Krankenkassen haben hier kein Stimmrecht.

Die Regelungen der Anlage 4.4 der TPG-Gewebeverordnung sind in Tab. 2 aufgelistet.

Dabei beschreibt der „Reproduktionsfall" den grundsätzlichen Beginn einer Kinderwunschbehandlung. Der „Zyklusfall" beschreibt die konkrete, einzelne Behandlung einer Insemination, IVF oder ICSI.

2 HIV und Kinderwunsch

▶ Bei der Herangehensweise an die Thematik HIV und Kinderwunsch ist es sinnvoll, eine medizinische und eine bürokratische Ebene voneinander zu trennen.

Nur innerhalb einer interdisziplinären Kooperation kann eine medizinisch, psychologisch und ökonomisch solide und erfolgreiche Behandlung erfolgen (Sonnenberg-Schwan und Weigel 2007; Kupka und Franz 2010a).

Tab. 2 Serologische Tests bei unterschiedlichen reproduktionsmedizinischen Therapien

Behandlungsart	Vorgesehene Tests
Insemination im Spontanzyklus oder nach hormoneller Stimulation	„Bei Sperma, das zur intrauterinen Samenübertragung verarbeitet und nicht gelagert wird, und sofern die Gewebeeinrichtung nachweisen **kann**, dass dem Risiko der Kreuzkontamination und der Exposition des Personals durch die Anwendung validierter Verfahren begegnet wurde, kann der für die Entnahme verantwortliche Arzt von der Durchführung der Untersuchungen nach Anlage 4 der TPG-Gewebeverordnung (Anti-HIV-1,2, HBs-Ag, Anti-HB-c, Anti-HCV-Ab) **absehen**." Richtlinien des Bundesausschusses der Ärzte und Krankenkassen über ärztliche Maßnahmen zur künstlichen Befruchtung („Richtlinien über künstliche Befruchtung") in der Fassung vom 14. August 1990, zuletzt geändert am 16. März 2017, Bundesanzeiger BAnz AT 01.06.2017 B4
In-vitro-Fertilisation, intrazytoplasmatische Spermieninjektion	Bei beiden Ehegatten Anti-HIV-1,2 HBs-Ag, Anti-HB-c, Anti-HCV-Ab (im Einzelfall ggf. weitere Untersuchungen nach Anlage 4 Nr. 1 Buchstabe d und e TPG-Gewebeverordnung) innerhalb von **3 Monaten vor der ersten Keimzellgewinnung** und bei nachfolgender Keimzellgewinnung, soweit diese in derselben Partnerschaft zu einem Zeitpunkt erfolgt, der **24 Monate** nach der ersten oder einer erneuten Laboruntersuchung gemäß erstem Halbsatz liegt. Richtlinien des Bundesausschusses der Ärzte und Krankenkassen über ärztliche Maßnahmen zur künstlichen Befruchtung („Richtlinien über künstliche Befruchtung") in der Fassung vom 14. August 1990, zuletzt geändert am 16. März 2017, Bundesanzeiger BAnz AT 01.06.2017 B4
Spendersamenbehandlung, donogene Insemination, heterologe Insemination, AID = artificial insemination donor	Der Einsatz von heterologem Samen ist medizinisch zu begründen, und es ist darzulegen, warum der Einsatz von homologem Samen nicht erfolgreich war oder nicht zum Einsatz kommen konnte. Die Serum- oder Plasmaproben der Spender müssen beim Test gemäß Anlage 3 Nr. 1 Buchstabe a negativ auf HIV 1 und 2, HCV, HBV und Syphilis reagieren; die Urinproben von Samenspendern müssen darüber hinaus beim Test auf Chlamydien mittels Nukleinsäure-Amplifikationsverfahren (NAT) negativ reagieren. HTLV-I-Antikörpertests sind bei Spendern vorzunehmen, die in Gebieten mit hoher Inzidenz leben oder daher stammen oder deren Sexualpartner oder Eltern aus solchen Gebieten stammen. Unter bestimmten Umständen können je nach Vorgeschichte des Spenders zusätzliche Tests erforderlich sein (z. B. Rh-D, Malaria, CMV, T. cruzi). Anlage 4 – Erforderliche Laboruntersuchungen für die Verwendung von Keimzellen nach § 6 Verordnung über die Anforderungen an Qualität und Sicherheit der Entnahme von Geweben und deren Übertragung nach dem Transplantationsgesetz (TPG-Gewebeverordnung – TPG-GewV) Richtlinien des Bundesausschusses der Ärzte und Krankenkassen über ärztliche Maßnahmen zur künstlichen Befruchtung („Richtlinien über künstliche Befruchtung") in der Fassung vom 14. August 1990, zuletzt geändert am 16. März 2017, Bundesanzeiger BAnz AT 01.06.2017 B4 2.6.3.2 Testung auf Infektionsparameter bei heterologer Verwendung Samenspender für die heterologe Verwendung von Samenzellen sind gemäß § 6 Abs. 2 S. 3 i. V. m. Anlage 4 Nr. 2 TPG-GewV (Erforderliche Laboruntersuchungen für die heterologe Verwendung von Samenzellen) auf Infektionsparameter zu testen. Die biologischen Untersuchungen werden nach Anlage 4 Nr. 3 lit. a i. V. m. Anlage 3 Nr. 2 lit. b TPG-GewV grundsätzlich am Serum oder Plasma des Spenders vorgenommen. Für die heterologe Verwendung von Samenzellen sind die Blutproben nach Anlage 4 Nr. 3 lit. c TPG-GewV zum Zeitpunkt jeder Spende zu entnehmen. Richtlinie zur Entnahme und Übertragung von menschlichen Keimzellen im Rahmen der assistierten Reproduktion. Bundesärztekammer (2018 in press) 11.1 Infektions-Screening Ein Samenspender soll frei sein von einem Infektionsrisiko für bestimmte Erreger und im Rahmen der Eingangsuntersuchung bei Beginn des Spendezyklus klinisch-venerologisch und serologisch mikrobiologisch untersucht werden auf – HIV 1/2 – Hepatitis-B – Hepatitis-C – Chlamydia trachomatis

(Fortsetzung)

Tab. 2 (Fortsetzung)

Behandlungsart	Vorgesehene Tests
	– CMV – Treponema pallidum – Neisseria gonorrhoe Die Durchführung weiterer Untersuchungen (z. B. auf Ureaplasma, Mykoplasma, Herpes simplex, HPV) soll vom Arzt bei Verdacht auf Infektiosität veranlasst werden. Weitere Kontrollen erfolgen in regelmäßigen Abständen im Spendezyklus, soweit erforderlich. Der Samenspender soll unmittelbar bei Abschluss des Spendezyklus klinisch-venerologisch untersucht werden sowie laborchemisch auf Infektiosität für – Chlamydia trachomatis – Treponema pallidum – Neisseria gonorrhoe Richtlinien des Arbeitskreises für Donogene Insemination zur Qualitätssicherung der Behandlung mit Spendersamen in Deutschland Arbeitskreis für Donogene Insemination e. V. http://www.donogene-insemination.de/downloads/Richtl_Druckfassung.pdf

Bürokratisch ist im Allgemeinen die Beachtung der Richtlinien des Bundesausschusses der Ärzte und Krankenkassen über ärztliche Maßnahmen zur künstlichen Befruchtung Voraussetzung für eine (i. d. R. hälftige) Kostenübernahme im Bereich der gesetzlichen Krankenkassen. Seit dem 16.09.2010 ist auch die Durchführung der Maßnahmen bei HIV-positiven Paaren erstattungsfähig (Pressemitteilung Gemeinsamer Bundesausschuss 2010). Dies gilt für den gesetzlichen Versicherungsbereich. Bei der privaten Krankenversicherung wird i. d. R. analog entschieden.

Die unterschiedlichen Strategien reproduktionsmedizinischer Behandlungen HIV-betroffener Paare befinden sich bereits seit mehreren Jahren im deutschsprachigen Raum in der Diskussion (Weigel et al. 2001a, b; Kupka et al. 2007, 2008a).

Grundlage für das Vorgehen ist dabei i. d. R. die gemeinsame Erklärung mehrerer deutschsprachiger, medizinischer Fachgesellschaften (Übersicht). 2001 wurden erstmals wesentliche Strategien fixiert (Weigel et al. 2001b). Diese wurden zuletzt 2008 überarbeitet (Tandler-Schneider et al. 2008).

Beteiligte Fachgesellschaften
- Deutsche AIDS-Gesellschaft (DAIG)
- Österreichische AIDS-Gesellschaft (ÖAG)
- Arzneimittelkommission der Bundesärztekammer
- Deutsche Arbeitsgemeinschaft niedergelassener Ärzte in der Versorgung von HIV- und AIDS-Patienten (DAGNÄ)
- Deutsche Gesellschaft für Gynäkologie und Geburtshilfe (DGGG)
- Deutsche Vereinigung zur Bekämpfung der Viruskrankheiten (DVV)

(Fortsetzung)

- Kommission für Antivirale Chemotherapie der Gesellschaft für Virologie (GfV)
- Bundesverband reproduktionsmedizinischer Zentren Deutschlands (BRZ)
- Deutsche AIDS-Hilfe (DAH)
- Kuratorium für Immunschwäche (KIS)
- Verein All Around AIDS
- Robert Koch-Institut (RKI)

Die entsprechende Leitlinie der DGG wurde allerdings bis dato nicht mehr aktualisiert. Ein Grund hierfür ist die steigende Professionalisierung der Erstellung von Leitlinien, aber auch die Bereitschaft, dafür Geld auszugeben.

Wie in vielen Bereichen der Medizin ändern sich mit fortschreitendem Kenntnisstand auch die Leitlinien und Therapiestrategien. Ein Beispiel dafür ist die Gegenüberstellung zweier Leitlinien zum Thema in Tab. 3.

Die amerikanische Fachgesellschaft ASRM (American Society for Reproductive Medicine) hat im Jahre 2002, 2006 und zuletzt 2015 Verhaltensmaßregeln für den Umgang mit HIV bei gleichzeitig bestehendem Kinderwunsch veröffentlicht (Ethics Committee of the American Society, The Practice Committee of the American Society 2002, 2006a, 2015). Hier wird bezüglich der Konstellation, dass beide Partner betroffen sind, lediglich darauf hingewiesen, dass eine Risikoaufklärung erfolgen sollte und eine niedrige Viruslast angestrebt werden möge.

Die Europäische Fachgesellschaft für Reproduktionsmedizin ESHRE (European Society of Human Reproduction and Embryology) hat im Jahre 2004 Verhaltensmaßregeln für den Umgang mit HIV bei gleichzeitig bestehendem Kinderwunsch veröffentlicht (Shenfield et al. 2004). Hier wird u. a. darauf hingewiesen, dass derartige Behandlungen nur an speziellen Zentren mit der erforderlichen Möglichkeit der

Tab. 3 Therapeutische Empfehlungen bei HIV im Wandel

Deutsch-Österreichische Leitlinien zur Diagnostik und Behandlung HIV-diskordanter Paare mit Kinderwunsch	Diagnostik und Behandlung HIV-betroffener Paare mit Kinderwunsch
Dezember 2000	Juni 2008
Weigel M, Kremer H, Sonnenberg-Schwan U, Gölz J, Gürtler L, Doerr HW, Brockmeyer NH.	Tandler-Schneider A, Sonnenberg-Schwan U, Gingelmaier A, Meurer A, Kremer H, Weigel M, Vernazza P, Schmied B, Klumb S, Schafberger A, Kupka MS, Friese K, Brockmeyer NH.
Ist die Frau HIV-infiziert, sollte das fertile Paar über die Möglichkeiten der Selbstinsemination unterrichtet werden. Über eine aktive reproduktionsmedizinische Therapie kann angesichts des heutigen Kenntnisstandes insbesondere wegen des Risikos der maternofetalen Transmission und der angesprochenen haftungsrechtlichen Überlegungen nur im Einzelfall entschieden werden. Zudem sollte vor Durchführung derartiger aktiver Interventionen ein Votum der örtlich zuständigen Ethikkommission eingeholt werden.	Die Möglichkeiten des Vorgehens bei HIV-Infektion der Frau umfassen die Selbstinsemination und – bei eingeschränkten reproduktionsmedizinischen Faktoren – sämtliche Methoden der modernen Reproduktionsmedizin inkl. In-vitro-Fertilisation (IVF) und Mikroinjektion (ICSI). Über das Restrisiko einer maternofetalen Transmission muss ausführlich aufgeklärt werden. Die Behandlung sollte lediglich in speziellen Kinderwunschzentren mit großer Erfahrung stattfinden.
Aufbereitete, HIV-negativ getestete Spermien können grundsätzlich für alle Verfahren der assistierten Reproduktion verwendet werden. Bei HIV-diskordanten Paaren reduziert sich das Spektrum auf die intrauterine Insemination und IVF bzw. ICSI. Beide Partner sollten darüber aufgeklärt werden, dass letztlich auch mit aufwendigsten Aufbereitungstechniken und Testverfahren die Möglichkeit einer Virusübertragung auf die gesunde Partnerin – und dadurch auch auf das gewünschte Kind – nicht mit absoluter Sicherheit ausgeschlossen werden kann.	Bei HIV-Infektion des Mannes ist nach wie vor die Insemination der Goldstandard. Noch beobachtet werden müssen die Ergebnisse der Präexpositionsprophylaxe (PrEP) mit anschließend geplantem Geschlechtsverkehr, die lediglich bei Normozoospermie und Viruslast unter der Nachweisgrenze in Frage kommt. Bei eingeschränkter Motilität gibt es keine Kontraindikation gegen die In-vitro-Fertilisation (IVF) und Mikroinjektion (ICSI).
	Bei HIV-Konkordanz kann nach umfassender Beratung nur im Einzelfall über eine reproduktionsmedizinische Unterstützung entschieden werden.

separaten Lagerung von Gameten und Ejakulat durchgeführt werden sollen.

Im Jahre 2013 fand ein 2-tägiger sog. Campus-Workshop dazu in Berlin statt. Die Quintessenz aller referierter Bereiche (Labor, ärztliche Betreuung, Psychologie, Ethik) bestand in der Feststellung, dass es wenig festgeschriebene Strategien gibt.

Im November 2017 wurde eine 10-köpfige Expertengruppe von der ESHRE zusammengeführt, die neue Leitlinien erarbeiten soll. Der Autor wird sich in dieses Projekt einbringen.

Eine spezielle Richtlinie des Royal College of Obstetricians and Gynaecologists (RCOG) aus England existiert zu diesem Thema nicht. Die Gesellschaft verweist auf die Erkenntnisse des National Institute for Health and Care Excellence (NICE) – eine nicht-öffentliche Einrichtung des Department of Health (DH) in Großbritannien, die für den National Health Service (NHS) arbeitet.

Die hier publizierten Empfehlungen werden wissenschaftlich sehr kontrovers diskutiert und reichen sehr weit. So heißt es hier beispielsweise:

> „Advise couples where the man is HIV positive that the risk of HIV transmission to the female partner is negligible through unprotected sexual intercourse when all of the following criteria are met:
> - the man is compliant with highly active antiretroviral therapy (HAART)
> - the man has had a plasma viral load of less than 50 copies/ml for more than 6 months
> - there are no other infections present
> - unprotected intercourse is limited to the time of ovulation.
>
> Inform couples that there is insufficient evidence to recommend that HIV negative women use pre-exposure prophylaxis, when all the criteria in recommendation 1.3.10.2 are met.
>
> Advise couples that if all the criteria in recommendation 1.3.10.2 are met, sperm washing may not further reduce the risk of infection and may reduce the likelihood of pregnancy (The National Institute for Health and Care Excellence NICE 2013)."

Eine Analyse der Cochrane Collaboration liegt zum aktuellen Zeitpunkt (November 2017) nicht vor.

Ähnlich kontrovers wie die NICE-Empfehlungen wurde eine Publikation aus der Schweiz diskutiert. Hier wurde postuliert (Vernazza 2008):

> „Eine HIV-infizierte Person ohne andere STD unter einer antiretroviralen Therapie (ART) mit vollständig supprimierter Virämie ist sexuell nicht infektiös, d. h., sie gibt das HI-Virus über Sexualkontakte nicht weiter, solange folgende Bedingungen erfüllt sind:
> 1. die antiretrovirale Therapie wird durch den HIV-infizierten Menschen eingehalten und durch den behandelnden Arzt kontrolliert
> 2. die Viruslast liegt seit mindestens sechs Monaten unter der Nachweisgrenze
> 3. es bestehen keine Infektionen mit anderen sexuell übertragbaren Erregern"

Jedoch folgte dann unmittelbar danach eine deutliche Gegendarstellung (April 2008):

> „Allerdings erachtet es die AAS – angesichts der wissenschaftlichen Fakten – zurzeit als unangebracht, davon auszugehen, HIV-infizierte Menschen unter ART seien nicht infektiös. Auch

wenn zukünftig auf diese Weise ‚nur' einzelne Ansteckungen stattfinden sollten, sind diese zu viel.

Zusätzlich bedeuten die Empfehlungen der EKAF ein irreführendes Signal an die Bevölkerung, weil diese als eine Entwarnung vor der Gefahr der HIV-Epidemie aufgefasst werden könnten."

„Ein Alleingang der Schweiz ist nicht angebracht."

„Viele Gesundheitsbehörden wie die WHO, die amerikanischen Gesundheitsbehörden (CDC), die Gesundheitskommission der EU und der französische nationale Aidsrat distanzieren sich von der EKAF und warnen, man dürfe mit Studien, wie sie die EKAF aufführte, nicht die falsche Botschaft verbreiten, dass Aids eine weniger bedeutsame Krankheit geworden sei."

Im Fokus aller Überlegungen bei der Thematik HIV und Hepatitis in der Reproduktionsmedizin steht die Bemühung, das Risiko einer Virusübertragung von der betroffenen Person zum Partner/zur Partnerin, von der Mutter auf das Kind und von der betroffenen Person zum Personal einer reproduktionsmedizinischen Einrichtung zu verhindern.

Die Risiken der vertikalen Transmission (Mutter – Kind) sind heutzutage relativ gut beherrschbar, aber ein Restrisiko bleibt. Im Allgemeinen wird es auf <2 % beziffert (Shenfield et al. 2004).

In einer aktuellen Metaanalyse wurden 11.585 Behandlungszyklen aus 42 Studien ausgewertet. Es wurde keine einzige Transmission beschrieben – weder horizontal noch vertikal (Zafer et al. 2016).

Bei Verhinderung der horizontalen Transmission gilt es einige wesentliche Dinge zu beachten: Wenn reproduktionsmedizinische Therapien bei HIV-diskordanten oder HIV-konkordanten Paaren angeboten werden, sind einige organisatorische Aspekte von entscheidender Bedeutung. Bis zur Jahrtausendwende wurde empfohlen (zumindest in einem universitären Setting), die lokale Ethikkommission zu befragen (Balet et al. 1998; Edelstein et al. 1990). Diese hatte beispielsweise zu Beginn der Behandlungen im Jahre 2002 an der Universität München Ausschlusskriterien definiert (Übersicht). Diese dienten primär dem Schutz der beteiligten Ärzte, des Personals und des nicht betroffenen Partners.

Ausschlusskriterien der Ethikkommission der Universität München (Stand 2002)

- **Allgemein**
  - ungeschützter Verkehr bei diskordanten Paaren nach Kenntnis der Infektion
  - nicht ausreichende Sprachkenntnisse
  - psychische oder andere Zustände, die die Entscheidungsfähigkeit der Patienten beeinträchtigen
  - Drogenabhängigkeit
  - inadäquate Compliance für die Fortführung einer antiretroviralen Therapie
  - aktuelles HIV-Stadium B3 oder C nach CDC-Klassifikation

(Fortsetzung)

  - Partner sind nicht miteinander verheiratet
- **Beim Mann**
  - Viruslast >1000 Kopien/ml
  - instabiler CD-4-Status in den letzten 6 Monaten
  - Resistenzen gegen AZT (Zidovudin) und NVP (Nevirapin)
  - Komorbiditäten wie chronische Hepatitis-B-Infektion, Hepatitis-C-Infektion
- **Bei der Frau**
  - Viruslast >1000 Kopien/ml
  - instabiler CD-4-Status in den letzten 6 Monaten
  - Resistenzen gegen AZT (Zidovudin) und NVP (Nevirapin)
  - Komorbiditäten wie chronische Hepatitis-B-Infektion, Hepatitis-C-Infektion
  - andere Grunderkrankungen, die gegen die Austragung einer Schwangerschaft sprechen (Malignome, Osteopathien)

Diese Kriterien haben sich in der Zwischenzeit gewandelt, drücken jedoch aus, dass weitere Aspekte – z. B. der eigenverantwortliche Umgang mit der Erkrankung durch die Betroffenen – gewährleistet sein müssen.

2.1 HIV-Klassifikation

Ein wesentlicher Leitfaden zur Einschätzung der Schwere der Erkrankung ist immer noch die Klassifizierung aus dem Jahr 1993 der amerikanischen CDC (Centers for Disease Control and Prevention) – dem Pendant zum Robert Koch-Institut in Deutschland (Tab. 4 und 5).

In Deutschland werden bei einer IVF/ICSI-Behandlung die Daten zur Therapie einschließlich der Daten über Geschlecht, Alter, Gewicht und Körpergröße anonymisiert (d. h. ohne Nennung ihres Namens) aufgezeichnet. Die Weitergabe der anonymisierten Daten erfolgt an die für die Qualitätssicherung im Bereich der Reproduktionsmedizin zuständigen Stellen (Deutsches IVF-Register, www.deutsches-ivf-register.de und der Initiative der Ärztekammern QS-Repromed). Hierbei wird der Infektionsstatus nicht übermittelt.

Auf europäischer Ebene werden Daten in einem spezielles Register für Reproduktionsmedizin (EIM, The European IVF Monitoring Consortium) gesammelt. Hierbei wird ebenfalls der Infektionsstatus nicht kommuniziert. Deshalb soll ein spezielles europäisches Register helfen, welches bei entsprechender finanzieller Unterstützung Daten online aufnehmen kann (CREAThE registry, Centres for reproductive assistance techniques in hiv infected individuals in Europe http://www.creathe.org). Die Teilnahme ist freiwillig und relativ aufwändig, da die Therapiedaten i. d. R. doppelt eingegeben werden (national und bei CREAThE).

Tab. 4 CDC-Klassifizierung (Revised Classification System 1993

CDC-Klassifikation (Stadieneinteilung von AIDS in drei CD4-Zellzahlbereiche und drei klinische Kategorien in die Stadien A1 bis C3) 1993	
Kategorie A	Asymptomatische HIV-Infektion Persistierende generalisierte Lymphadenopathie Akute, symptomatische (primäre) HIV-Infektion (auch in der Anamnese)
Kategorie B	Krankheitssymptome oder Erkrankungen, die nicht in die AIDS-definierende Kategorie C fallen, dennoch aber der HIV-Infektion ursächlich zuzuordnen sind oder auf eine Störung der zellulären Immunabwehr hindeuten Bazilläre Angiomatose, oropharyngeale Candida-Infektionen, vulvovaginale Candida-Infektionen, die entweder chronisch (<1 Monat) oder nur schlecht therapierbar sind, zervikale Dysplasie oder Carcinoma in situ, konstitutionelle Symptome wie Fieber über 38,5° oder eine länger als 4 Wochen bestehende Diarrhö, orale Haarleukoplakie, Herpes zoster bei Befall mehrerer Dermatome oder nach Rezidiven in einem Dermatom, idiopathische thrombozytopenische Purpura, Listeriose, Entzündungen des kleinen Beckens, besonders bei Komplikationen, eines Tuben- oder Ovarialabszesses, periphere Neuropathie
Kategorie C	AIDS-definierende Erkrankungen Pneumocystis-carinii-Pneumonie (PcP), Toxoplasma-Enzephalitis, Candida-Infektion der Speiseröhre oder Befall von Bronchien, Luftröhre oder Lungen, chronische Herpes-simplex-Ulzera oder Herpes-Bronchitis, Herpes-Pneumonie oder -Ösophagitis, CMV-Retinitis, generalisierte Zytomegalie-Infektion (nicht von Leber oder Milz), rezidivierende Salmonellen-Septikämien, rezidivierende Pneumonien innerhalb eines Jahres, extrapulmonale Kryptosporidiose, chronische intestinale Kryptosporidiose, chronische intestinale Isosporiasis, disseminierte oder extrapulmonale Histoplasmose, Tuberkulose, Infektionen mit Mycobacterium avium complex (MAC) oder Mycobacterium kasasii, disseminiert oder extrapulmonal, Kaposi-Sarkom, maligne Lymphome, invasives Zervixkarzinom, HIV-Enzephalopathie, progressive multifokale Leukenzephalopathie (PML), Wasting-Syndrom (HIV-Kachexiesyndrom)

Tab. 5 CDC-Klassifizierung

CD4-Zellzahl	Kategorie A	Kategorie B	Kategorie C
	HIV-Akutkrankheit, Latenzphase, LAS	HIV-assoziierte Erkrankungen	AIDS-definierende Erkrankungen
1 (CD-4 >500)	A1	B1	C1
2 (CD-4 200–499)	A2	B2	C2
3 (CD-4 <200)	A3	B3	C3

2.2 HIV-Infektion des Mannes

Es ist bekannt, dass HIV durch das Ejakulat übertragen werden kann und vorwiegend im Seminalplasma und in der Begleitzellfraktion nachweisbar ist (Bourlet et al. 2002; Clarke 1999; Cottell et al. 1997). Dagegen wurde über viele Jahre intensiv die Frage diskutiert, ob auch Spermien als Virusträger in Frage kommen. Den aktuellen Stand der Diskussion kann man dahingehend zusammenfassen, das eine Assoziation von HIV mit reifen, vitalen Spermien zwar nicht mit endgültiger Sicherheit auszuschließen, auf der Basis der bisher bekannten Befunde aber außerordentlich unwahrscheinlich ist (Estes und Ginsburg 2008; Gingelmaier et al. 2011; Kupka et al. 2007).

Ist der Mann HIV-infiziert, können z. B. Verfahren der assistierten Reproduktion mit aufbereiteten, virusfreien Spermien das Infektionsrisiko für die Partnerin minimieren.

Seit 1991 werden auch in Deutschland entsprechende Behandlungsprogramme angeboten, die seit mehreren Jahren an einigen Zentren lokalisiert sind (Kupka et al. 2009a).

Im Juni 2011 hat eine Befragung des Bundesverbandes reproduktionsmedizinischer Zentren e. V. (BRZ) ergeben, dass 31 Zentren die Behandlung von HIV-infizierten Paaren anbieten. Hier wurde jedoch nicht nach Behandlungszahlen gefragt. Weiterhin gab es auch Zentren, die lediglich Inseminationsbehandlungen bei HIV-positiven Frauen durchführen. Dazu sind relativ wenige Investitionen in spezielle Laborgeräte etc. erforderlich.

Erst mit Einführung der routinemäßigen Testung der aufbereiteten Spermienproben durch hochsensitive, molekularbiologische Nachweisverfahren wurde ab 1997 das Behandlungsangebot ausgeweitet. So hat beispielsweise das Labor, mit dem die Reproduktionsmedizin der Universität München kooperiert, eine Nachweisgrenze von 5 Kopien/ml im Ejakulat.

Dabei hat der Einsatz einer speziellen Aufarbeitung der Ejakulatprobe eines HIV-positiven Mannes (allgemein als „sperm-washing“ bezeichnet) zu einer deutlichen Risikoreduktion geführt (Nahvi et al. 2001; Nicopoullos et al. 2010; Pasquier et al. 2000).

Sperm-Washing

- Nach der Ejakulatgewinnung wird die Probe ins andrologische Labor zum separaten HIV-Arbeitsplatz gebracht und dort im Brutschrank bis zur Verflüssigung bei 37 °C aufbewahrt.
- Beurteilung des Nativejakulats.
- 10 ml SpermWash® über Nacht erwärmen. SpermWash® ist ein Medium zur Trennung der lebenden, motilen Samenzellen vom Ejakulat bzw. vom Seminalplasma. Dieses Medium wird unter Verwendung von Earles Balanced Salt Solution (EBSS), humanem Serumalbumin (HSA), HEPES, Phenolrot, Bikarbonat, Penicillin und Streptomycin hergestellt.

(*Fortsetzung*)

- 100 µl Nativsperma für HIV-Testung separieren.
- Aufbereitung des Ejakulats mittels Gradient: 2 sterile 14-ml-Röhrchen werden mit 2 ml 80 %-Gradient befüllt und mit 2 ml 40 %-Gradient überschichtet (das Gradientenvolumen muss zusammen mehr als das Ejakulatvolumen ergeben).
- Bis zu 2,5 ml des verflüssigten Ejakulates werden auf die Gradientensäule pipettiert und anschließend 30 min bei 330 g zentrifugiert. Überstand mit einer Plastikkanüle verwerfen.
- Das Pellet mit 200 µl Medium aufschwemmen und in ein neues steriles 14-ml-Röhrchen überführen.
- 3,0 ml SpermWash® zugeben, mischen und bei 330 g 7 min zentrifugieren.
- Das Pellet nochmal in 3 ml SpermWash® aufschwemmen, 330 g 7 min zentrifugieren.
- Überstand entfernen, 1 ml SpermWash® langsam über das Pellet laufen lassen und <1 min zentrifugieren.
- Für „swim-up" 1 h in den Brutschrank stellen und anschließend den Überstand in ein neues Eppendorf-Hütchen überführen.
- Überstand noch einmal 7 min bei 330 g zentrifugieren und das Pellet in 300 µl SpermWash® resuspendieren.
- 100 µl in ein kleines Eppendorf-Hütchen geben und zum 2. HIV-Test versenden.
- Resuspendat in entsprechender Menge Spermfreeze® aufnehmen und tiefgefrieren. Spermfreeze ist ein Einfriermedium für humane Spermien und Hodengewebe. Es enthält Glycerin, Natriumchlorid, Kaliumchlorid, Magnesiumsulfat, Natriumhydrogenphosphat, Saccharose, Glycin, Glukose, HEPES, Natriumhydrogenkarbonat, Calciumlaktat und humane Albuminlösung.
- Bis zum Eintreffen des Testergebnisses gesondert lagern.
- Endgültige Lagerung erfolgt im speziellen HIV-Stickstoffbehälter.

Die Frage nach einer zuverlässigen Aufarbeitung von Spermaproben HIV-positiver Männer wurde von mehreren Arbeitsgruppen diskutiert. Garrido et al. (2002) beschreiben eine Rate von 12 % positiver Proben nach Aufarbeitung (Garrido 2002). Marina et al. (1998a) beschreiben eine Quote von >5 %. An der Universitätsfrauenklinik Mannheim wird ein Aufarbeitungskonzept realisiert, das nach Aufbereitung mindestens 3 % der Proben als viral kontaminiert beschreibt (Weigel 2003b).

In einer italienischen Studie aus dem Jahre 2013 wurden Inseminationsbehandlungen bei 367 Paaren analysiert, bei denen der Mann HIV-positiv war und eine spezielle Ejakulataufarbeitung erfolgte. Es wurden 1365 Inseminationen durchgeführt. Eine horizontale oder vertikale Transmission wurde nicht beschrieben (Semprini et al. 2013).

In einer aktuellen Metaanalyse wurden 11.915 Behandlungszyklen (Insemination, IVF oder ICSI) aus 42 Studien ausgewertet. Bei 29 Studien wurde eine Ejakulataufbereitung beschrieben. Bei 5 dieser Studien wurde auch nach dem Waschvorgang eine HIV-Testung aus dem Ejakulat durchgeführt. Dabei betrug die Rate an HIV-positiven Proben zwischen 1,3 und 7,7 % (Zafer et al. 2016). Eine horizontale oder vertikale Transmission wurde nicht beschrieben.

Abb. 1 stellt den Ablauf der Ejakulataufarbeitung und Testung mit anschließender ICSI dar.

Um die Resultate einer HIV-Ejakulattestung vor dem Beginn der reproduktionsmedizinischen Behandlung vorliegen zu haben, werden die Proben kryokonserviert. Danach kann in Ruhe das Laborergebnis abgewartet werden. Es muss jedoch eine „Quarantäne-Kanne" vorgehalten werden, damit eine mögliche Kontamination anderer Asservate unmöglich ist. Bei diesem Vorgehen scheint das Risiko einer Infektion der Frau „rein hypothetisch und nicht mehr bezifferbar" zu sein (Weigel und Kupka 2005).

▶ Prinzipiell ist jede Form der etablierten Therapiekonzepte im Rahmen der assistierten Reproduktionstechniken (ART) unter speziellen Bedingungen bei der diskordanten Situation (Mann positiv, Frau negativ) realisierbar (Steyaert et al. 2000; Weigel et al. 2003; Kupka et al. 2008b).

Da Spermiogramme HIV-positiver Männer oft qualitative Einschränkungen aufweisen und die Aufarbeitung, Testung und Kryokonservierung von Ejakulatproben per se ebenfalls eine Qualitätsminderung bedeuten, hat sich das Therapieverfahren der intrazytoplasmatischen Spermieninjektion (**ICSI**) durchgesetzt (Hart et al. 2001; Hafez und Arias 1988; Gout et al. 2011).

Dabei kann die Qualitätsminderung virusassoziiert oder medikamentenassoziiert sein. Dies ist wahrscheinlich auf eine mitochondriale Toxizität antiretroviraler Medikamente zurückzuführen.

Dulioust et al. (2002) untersuchter Proben von 189 HIV-positiven Männern, von denen 177 eine antiretrovirale Therapie durchführten. Das Ejakulatvolumen, die Gesamtkonzentration und die Progressivmotilität waren deutlich reduziert.

Nach dem Auftauen der zuvor kryokonservierten Proben ist die Motilität und die Spermiendichte nach der zweistufigen Aufbereitung ohnehin geringer als nach einer Standardaufbereitung für ART. Diese Reduktion der Spermiogrammparameter lässt i. d. R. eine einfache intrauterine Insemination nicht mehr aussichtsreich erscheinen (McLaughlin 2002).

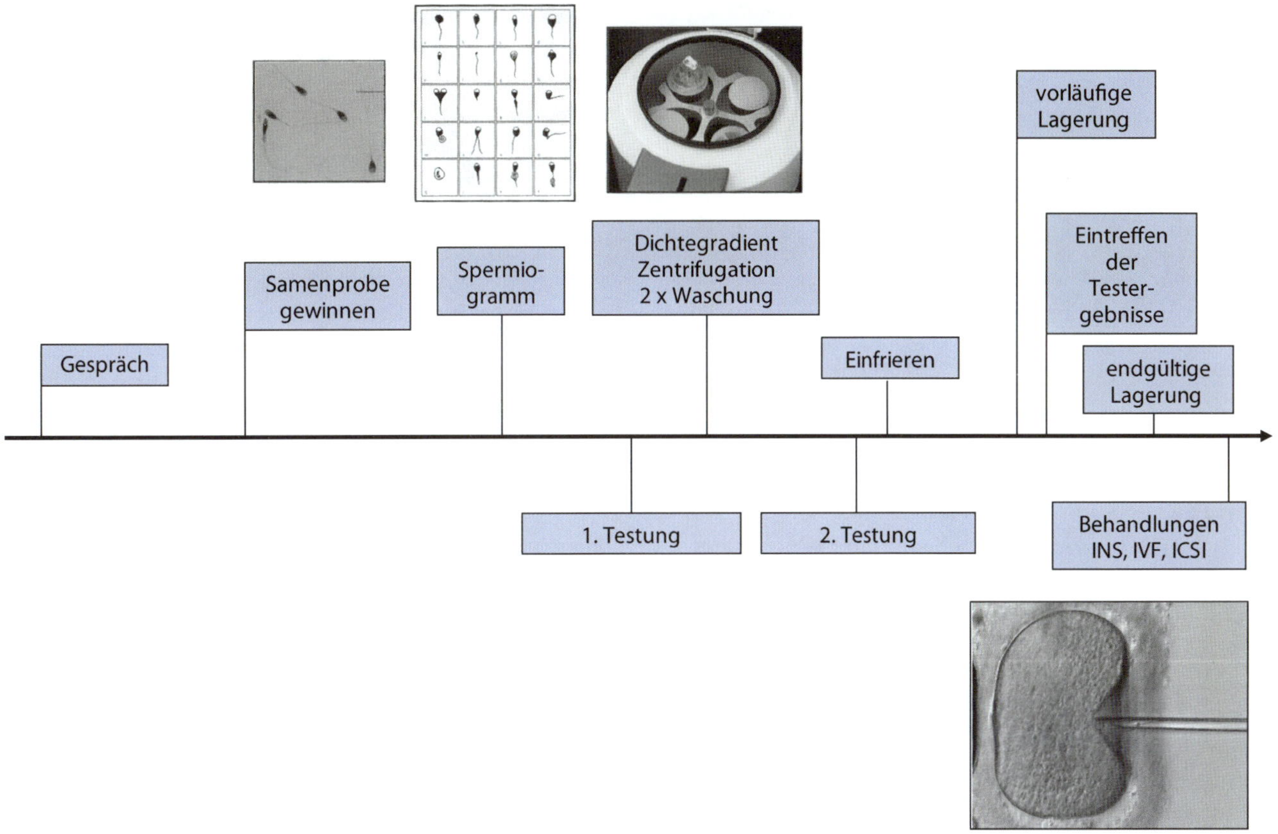

Abb. 1 Ablauf der Therapie mit Ejakulataufarbeitung und Testung mit ICSI

Der Vorteil der **ICSI-Methode** besteht darin, dass mit an Sicherheit grenzender Wahrscheinlichkeit HI-virusfreies Ejakulat verwandt wird und dass durch die Anwendung der ICSI-Methode die Qualitätsbeeinträchtigungen des Ejakulates ausgeglichen werden können.

Die Schwangerschaftsraten variieren je nach Alter der Frau zwischen 25 und 35 % pro Behandlung. Der Nachteil der Methode besteht in der Aufwändigkeit des Verfahrens (ovarielle Stimulation, Eizellentnahme in Narkose etc.) und den Kosten.

▶ Nach aktuellem Stand der Wissenschaft stellt die Behandlungsform der ICSI derzeit den erfolgversprechendsten und ggf. auch den risikoärmsten Weg zur Erfüllung des bestehenden Kinderwunsches dar.

Prinzipiell ist auch eine **Inseminationsbehandlung** (INS) denkbar. Hierbei ist jedoch zu gewährleisten, dass die höchstmögliche Sicherheit zur Vermeidung einer horizontalen Transmission erreicht wird.

Dazu gibt es beispielsweise die Option, die Ejakulatfraktion – wie beschrieben – aufzuarbeiten und zur Insemination zu nutzen, statt sie einzufrieren. Dazu muss aber die Viruslast bekannt niedrig sein und die Ejakulatqualität nach dem „sperm washing" noch ausreichend gut sein.

Denkbar ist beispielsweise eine Insemination, wenn zuvor eine HI-Virus-Testung aus dem Ejakulat erfolgte und sowohl vor- als auch nach der Aufarbeitung negativ war. Weiterhin sollte die Serum-Viruslast unter der Nachweisgrenze liegen.

In den Empfehlungen von 2008 wird die Insemination als Goldstandard beschrieben. Hierzu muss jedoch die Viruslast im Serum und ggf. auch im Ejakulat bekannt sein. Diese korrelieren nicht immer.

Einen noch weitreichenderen Vorschlag machen einige Arbeitsgruppen bezüglich ungeschützten Verkehrs. Hier ist i. d. R. der Verkehr zum Ovulationszeitpunkt bzw. zum Ovulationsoptimum (VZO) gemeint.

Wie bereits beschrieben wurde in der Schweiz dazu im Mai 2008 ein Statement formuliert, dass unter gewissen Voraussetzungen auch den ungeschützten Verkehr in dieser Konstellation propagiert (Vernazza et al. 2008). Dies wird seitdem nicht nur in der Schweiz heftig diskutiert (April 2008).

Zu den Voraussetzungen dabei zählt z. B., dass die antiretrovirale Therapie durch den HIV-infizierten Menschen konsequent eingenommen und der Therapieerfolg durch den behandelnden Arzt kontrolliert wird. Die Viruslast im Serum soll seit mindestens 6 Monaten unter der Nachweisgrenze liegen. Es sollen keine Infektionen mit anderen, sexuell übertragbaren Erregern bestehen.

Eine weitere Strategie besteht in der Einnahme einer zweimaligen antiretroviralen Präexpositionsprophylaxe (PrEP) der Frau mit geplantem Geschlechtsverkehr. Dazu sollen eine Normozoospermie (gutes Spermiogramm) und eine HI-Viruslast unter der Nachweisgrenze vorliegen.

In diesem Fall wird das Paar jedoch komplett selbst tätig. Ein ärztlich begleitetes Zyklusmonitoring (sonographisches Monitoring) oder LH-Messen (biochemisches Monitoring) erfolgt nicht. Die Empfehlung sieht so aus, dass die Patientin in üblicher Weise ab dem 10. Zyklustag bei regelmäßigen Zyklen LH im Urin misst und dann am Tag des LH-Peaks abends und am nächsten Morgen (nach 12 Stunden) jeweils eine Tablette Tenofovir (z. B. Viread® Tbl. à 245 mg) einnimmt.

Am Abend des LH-Peak-Folgetages erfolgt dann der einmalige ungeschützte Konzeptionsversuch.

Da die lokale, vaginale Applikation von Östriol das Risiko einer Infektion um den Faktor 30 reduzieren soll, empfehlen die Arbeitsgruppen die zusätzliche Gabe von Östriol Ovula ab Tag 5 des Zyklus bis zum Tag nach dem Konzeptionsversuch.

Für die beiden letztgenannten Strategien liegen keine gesicherten Daten über horizontale Transmissionsraten vor. Hier soll ein europäisches Register helfen, welches bei entsprechender finanzieller Unterstützung Daten online aufnehmen kann (CREAThE registry, Centres for Reproductive Assistance Techniques in HIV Infected Individuals in Europe).

In der Regel wird in den meisten Fällen aufgrund der Samenqualität die intrazytoplasmatische Injektion (ICSI) empfohlen.

Selbst bei der Verwendung aufbereiteter, negativ getesteter, kryokonservierter Spermien ist eine Infektionsübertragung hierbei nicht mit absoluter Sicherheit auszuschließen.

Erst mit Einführung der routinemäßigen Testung aller aufbereiteten Spermienproben durch hochsensitive, molekularbiologische Nachweisverfahren wurde ab 1997 das Behandlungsangebot auf weitere Zentren ausgeweitet.

Aus den vergangenen 10 Jahren werden mindestens 235 Therapiezyklen an 93 HIV-diskordanten Paaren überblickt. Diese führten zu 46 Schwangerschaften und 37 Geburten, ohne dass eine Infektion von Mutter oder Kind eingetreten wäre (Weigel et al. 2001a).

Der Realisierung einer reproduktionsmedizinischen Behandlung steht zunächst das Infektionsrisiko für die gesunde Partnerin bzw. den gesunden Partner und für das erhoffte Kind entgegen. Behandelt werden sollen diejenigen Paare, die mit ihrer Infektion verantwortungsbewusst umgehen und nicht auf ungeschützten Geschlechtsverkehr ausweichen wollen. Dies sind i. d. R. auch diejenigen, die schwerpunktärztlich gut betreut, compliant, nicht drogenabhängig, psychosozial verankert und im Infektionsverlauf stabil sind.

Die Arbeitsgruppe um Mark Sauer aus New York publizierte Ergebnisse aus 55 IVF-Zyklen in der Zeit von August 1997 bis Dezember 2000. Ausschließlich Paare mit HIV-infizierten Männern wurden behandelt. Es zeigte sich eine klinische Schwangerschaft in 25 Fällen. Eine Geburt wurde in 17 Fällen beschrieben. Statistische Unterschiede in der Anzahl gewonnener Oozyten, Fertilisierungs- und Transferrate, Oozyten- und Embryonenqualität und in der Abortrate wurden bei Vergleich zu einer Gruppe nichtinfizierter Paare nicht beschrieben. Eine Serokonversion bei den Frauen wurde nicht beobachtet. Drei Monate nach Geburt waren alle geborenen Kinder HIV-negativ (Sauer und Chang 2002).

Aus derselben Arbeitsgruppe wurde ebenfalls ein Kollektiv untersucht, bei dem neben der HIV-Infektion auch eine Hämophilie des Mannes bestand. Hier zeigten sich in 25 Behandlungszyklen ähnliche Ergebnisse. Eine horizontale oder vertikale Transmission war nicht beobachtet worden (Pena et al. 2003d). Ebenfalls aus dieser Arbeitsgruppe wird über 113 IVF-Zyklen berichtet, die zwischen Juli 1997 und Juli 2002 durchgeführt wurden. Dabei wird die kumulative Schwangerschaftsrate mit über 50 % angegeben. Dies ist für amerikanische Zentren nicht ungewöhnlich, da hier keine Restriktionen bezüglich Embryonenzahl und Kulturbedingungen bestehen. Eine horizontale oder vertikale Transmission war nicht beobachtet worden (Pena et al. 2003c).

Große Datensammlungen zu dieser Therapiestrategie liegen bislang nicht vor. Aus den vergangenen 10 Jahren werden mindestens 235 Therapiezyklen an 93 HIV-diskordanten Paaren überblickt. Diese führten zu 46 Schwangerschaften und 37 Geburten, ohne dass eine Infektion von Mutter oder Kind eingetreten wäre (Weigel et al. 2001a).

▶ Prinzipiell muss auch auf die Therapieoption der Spendersamenbehandlung hingewiesen werden, die auch bei einer additiv weiblichen Zusatzindikation für eine IVF-Therapie (Tubenfaktor etc.) bestehen kann und in Deutschland nicht verboten ist – im Gegensatz zur Eizellspende.

2.3 HIV-Infektion der Frau

Ist die Frau HIV-infiziert, sind neben dem Infektionsschutz des gesunden Partners auch mögliche Interaktionen von Infektion und Schwangerschaft sowie insbesondere das Infektionsrisiko des erhofften Kindes zu berücksichtigen.

Reproduktionsmedizinische Techniken

Sofern keine Fertilitätshindernisse vorliegen, ist durch **Selbstinsemination** eine Konzeption möglich. Hier wird i. d. R. ein konvertiertes, spermizidfreies Kondom benutzt. Der wesentliche Vorteil liegt darin, dass die Konzeption – bei gleichzeitigem Schutz des HIV-negativen Partners – in der Privatsphäre des Paares belassen werden kann (Sonnenberg-Schwan und Weigel 2007).

Reproduktionsmedizinische Therapien sind in der Einzelfallentscheidung zu diskutieren und hängen u. a. auch vom Votum der lokalen Ethikkommission ab (Minkoff und Santoro 2000). Hier gilt i. d. R. eine ähnliche Therapieauswahl wie im Bereich der nicht infizierten Paare.

Bei endokrinen Störungen (Harlow et al. 2000; Clark et al. 2001) oder Tubenverschluss kann eine **In-vitro-Fertilisation (IVF)** indiziert sein, bei ausgeprägtem andrologischem Faktor eine intrazytoplasmatische Spermieninjektion (ICSI).

Bei mindestens einem funktionsfähigen Eileiter, guter ovarieller Reserve und ausreichender Ejakulatqualität ist auch eine **Inseminationsbehandlung (INS)** möglich.

▶ Wichtig ist hierbei die interdisziplinäre Kooperation zur Festlegung der antiretroviralen Therapie.

Nach dem derzeitigen Kenntnisstand nehmen Schwangerschaft und Geburt keinen ungünstigen Einfluss auf den Verlauf der HIV-Infektion im frühen Stadium (Schäfer et al. 1999). Umgekehrt scheint die Wahrscheinlichkeit von Schwangerschaftskomplikationen bei HIV-positiven Frauen etwas erhöht, was nicht zuletzt auch unerwünschten Wirkungen antiretroviraler Medikamente zuzuschreiben sein dürfte (Mofenson und McIntrye 2000). Diese sind nach den vorliegenden Daten in der Mehrzahl zwar als nicht teratogen einzustufen, über evtl. Spätfolgen einer intrauterinen Exposition liegen aber noch keine Erkenntnisse vor.

▶ Zusammenfassend muss man einer HIV-positiven Frau keineswegs strikt von einer Schwangerschaft abraten.

Risikomanagement

Hauptproblem bei den reproduktionsmedizinischen Überlegungen ist das Risiko einer **Virusübertragung** von der Mutter auf das Kind. Dieses beträgt nach älteren Daten ohne Intervention etwa 20 % (Schäfer 1999). 95 % der kindlichen Infektionen erfolgen peripartal. Deshalb gilt neben einer risikoadaptierten antiretroviralen Therapie in der Schwangerschaft eine neonatale antiretrovirale Prophylaxe, ein Verzicht auf Stillen und eine primäre Sectio caesarea als Standard zur Senkung des maternofetalen Transmission. Durch die Summe der genannten Maßnahmen ist es möglich, das kindliche Infektionsrisiko auf unter 2 % zu senken. Zwar gibt es individuell günstige Konstellationen. bei denen noch eine deutlich geringere vertikale Transmissionsrate zu erwarten ist – hierzu zählen u. a. eine geringe Viruslast im Blut, keine mütterliche Indikation zur antiretroviralen Therapie und Fehlen geburtshilflicher Risikofaktoren. Es ist aber nicht möglich, a priori eine kindliche Infektion auszuschließen.

Ein weiteres Problem erwächst aus der Tatsache, dass bei Zuhilfenahme von Techniken der extrakorporalen Befruchtung die **Mehrlingsrate** der erzielten Schwangerschaften nicht unerheblich ist. Im Jahr 2009 waren von 8351 Geburten bei IVF/ICSI-Behandlungen 1703 Geburten von Mehrlingen zu verzeichnen. Das entspricht einer Quote von 20,4 %. Auf geborene Kinder bezogen betrug die Quote sogar 34,3 % (Deutsches IVF-Register DIR 2010).

Mehrlingsschwangerschaften wiederum sind mit den typischen geburtshilflichen Risikofaktoren wie vorzeitiger Wehentätigkeit und Frühgeburtlichkeit assoziiert, die bei einer HIV-positiven Patientin das kindliche Infektionsrisiko erhöhen würden (Marina et al. 1998b; Albert und Yun 2001). Ein Single-Embryo-Transfer könnte dieses Problem zwar vermeiden, lässt aber unter den deutschen Rahmenbedingungen nur eine geringere Schwangerschaftsrate erwarten.

▶ Die Schwangerschaft einer HIV-infizierten Frau sollte in jedem Fall entsprechend den Deutsch-Österreichischen Empfehlungen zur HIV-Therapie in der Schwangerschaft und bei HIV-exponierten Neugeborenen betreut werden (Buchholz et al. 2006; Schäfer 1999).

2.4 HIV-Infektion der Frau und des Mannes

Vor der Novellierung der Gemeinsamen Empfehlungen der Deutschen AIDS-Gesellschaft war eine reproduktionsmedizinische Therapie nicht empfohlen worden. Nun wird eine Einzelfallentscheidung propagiert.

Aus unserer Erfahrung heraus ist dies – gerade im Hinblick auf die neue Festlegung des gemeinsamen Bundesausschusses zur Finanzierung – eine sinnvolle Strategie, bei der jedoch ein Schwerpunktzentrum mit reproduktionsmedizinischen, internistischen und psychologischen/psychosomatischen Ansprechpartnern konsultiert werden sollte.

Die reproduktionsmedizinischen Optionen im Überblick zeigt Tab. 6 auf.

3 Hepatitis

Die reproduktionsmedizinische Behandlung von Paaren, bei denen eine Hepatitis- oder HIV-Infektion vorliegt, sollte in Kooperation von spezialisierten IVF-Zentren und internistischen Schwerpunkteinrichtungen erfolgen (Englert et al. 2007; Kupka und Franz 2010b). Dabei ist ebenfalls die Anbindung an eine psychosomatische Betreuung zu empfehlen.

Bei der Hepatitisinfektion ist besonders bei der HCV-Erkrankung die Viruslast und eine evtl. bestehende Koinfektion von Bedeutung (Leruez-Ville et al. 2000).

Tab. 6 Reproduktionsmedizinische Optionen bei HIV-betroffenen Paaren

Mann	Frau	Kommentar
+	–	Virusfreies Ejakulat nach Aufarbeitung, Testung und Kryokonservierung wird verwandt für: Insemination, IVF, ICSI Ungeschützter Verkehr in bestimmter Konstellation Präexpositionsprophylaxe (PrEP) der Frau mit anschließend geplantem Geschlechtsverkehr in bestimmter Konstellation Donogene Insemination (Spendersamenbehandlung)
–	+	Selbstinsemination mittels konvertiertem Kondom Bei Fertilitätsstörungen ggf. Insemination, IVF, ICSI
+	+	Nach umfassender Beratung wird im Einzelfall über eine reproduktionsmedizinische Unterstützung entschieden

▶ Generell sollten strenge Sicherheitskriterien der entsprechenden Empfehlungen beachtet werden, die eine horizontale und vertikale Transmission verhindern können (Kupka et al. 2008a; Weigel et al. 2004).

Hierbei ist auch der Schutz anderer Kinderwunschpaare und des Personals von Bedeutung (The Practice Committee 2006a). Diagnostische Maßnahmen werden i. d. R. von den Kostenträgern in Deutschland erstattet.

Prinzipiell ist hier ein ähnliches Vorgehen wie bei der HIV-Infektion möglich.

Es ist gut 30 Jahre her, dass der erste in vitro gezeugte Mensch – Louise Joy Brown – am 25. Juli 1978 geboren wurde. Im Mai 2007 hat sie selber ein spontan konzipiertes Kind geboren. Somit ist gerade einmal die „erste Generation" der humanen Reproduktion abgeschlossen. Erkenntnisse über das reproduktive Verhalten von Personen, die selbst aus einer Behandlung der assistierten Reproduktionstechniken (ART) hervorgingen, liegen noch nicht vor.

Dennoch sind Fortschritte in diesem Bereich zahlreich und fokussieren inzwischen mit ihren therapeutischen Optionen längst nicht mehr auf rein tubare Funktionsstörungen. Ausgeprägte männliche Subfertilität, genetische Erkrankungen der Wunscheltern, onkologische Begleiterkrankungen und Infektionen gehören inzwischen ebenfalls zum Behandlungsspektrum.

Im Bereich der Leberentzündungen sind die diagnostischen und therapeutischen Entwicklungen vielfältig. So wurde das Virus der Hepatitis F erst im Herbst 1995 in Indien entdeckt. Die Hepatitis G wurde erstmals im Januar 1996 beschrieben. Auslöser sind drei verschiedene Viren, die Ähnlichkeit mit dem Hepatitis-C-Virus zeigen. Nach allgemeinen Schätzungen sind weltweit ca. 170 Mio. Menschen an Hepatitis C infiziert.

In Europa mit insgesamt ca. 858 Mio. Einwohnern sind zum momentanen Zeitpunkt nach Angaben der Weltgesundheitsorganisation WHO 8,9 Mio. Personen mit Hepatitis C infiziert, was einer Prozentrate von 1,03 entspricht (World Health Organization 2000).

Für reproduktionsmedizinische Fragestellungen ist auch die Klärung einer **Koinfektion von Hepatitis C und HIV** relevant. Rund 40 Mio. Menschen sind weltweit an HIV infiziert – davon 45 % Frauen. Für das Jahr 2006 beträgt die Zahl an Infizierten in West- und Mitteleuropa 740.000 (UN-AIDS/06.29E 2006). Eine Koinfektion mit Hepatitis C wird bei 4–5 Mio. Menschen angenommen (Alter 2007; Sulkowski et al. 2000).

Die Amerikanische Fachgesellschaft für Reproduktionsmedizin (ASRM = American Society for Reproductive Medicine) hat im Jahre 2006 **Verhaltensmaßregeln** für den Umgang mit Hepatitis bei gleichzeitig bestehendem Kinderwunsch veröffentlicht (The Practice Committee 2006a). Hier wird neben der Vermeidung einer horizontalen (Partner) und vertikalen (Ungeborenes) Infektion auch auf die Problematik des Schutzes des Personals einer Kinderwunscheinrichtung und die Notwendigkeit der getrennten Lagerung bei potenziell infektiösen Keimzellen hingewiesen.

Bereits früh wurde von einer Hepatitiskontamination im Zusammenhang mit Kryokonservierung in einem IVF-Programm berichtet (Clarke 1999; Tedder et al. 1995). Neuere Untersuchungen konnten zeigen, dass neben viralen auch fungoide Infektionen bei der Kryokonservierung übertragen werden können. Hier ist wohl der Flüssigstickstoff das Übertragungsmedium (Cobo et al. 2012).

Bei den Überlegungen der Fachgesellschaft wird auf die Hepatitis C fokussiert, da hier eine vertikale und horizontale Infektion möglich ist und eine Impfung noch nicht existiert.

In der Zusammenfassung und Schlussfolgerung heißt es:

- Eine Transmission der viralen Hepatitis im Bereich der assistierten Reproduktion ist möglich, aber die Mehrzahl der Risiken sind unbekannt.
- Eine Untersuchung auf HBs-Ag und HCV sollte Hochrisikopaaren, die sich einer Sterilitätstherapie unterziehen wollen, angeboten werden, um das Risiko einer Infektion eines nicht infizierten Partners, Ungeborenen, Mitarbeiters oder nicht infizierter Gameten, die im selben Labor vorhanden sind, zu verhindern.
- Patienten, die HCV oder HBV positiv sind, sollten sich einem HIV-Test und einem Test auf andere sexuell übertragbare Krankheiten unterziehen.
- Eine Testung auf HIV, HBsAg, und HCV sollte bei Paaren durchgeführt werden, bei denen eine Kryokonservierung von Ejakulat oder befruchteten Eizellen geplant ist.

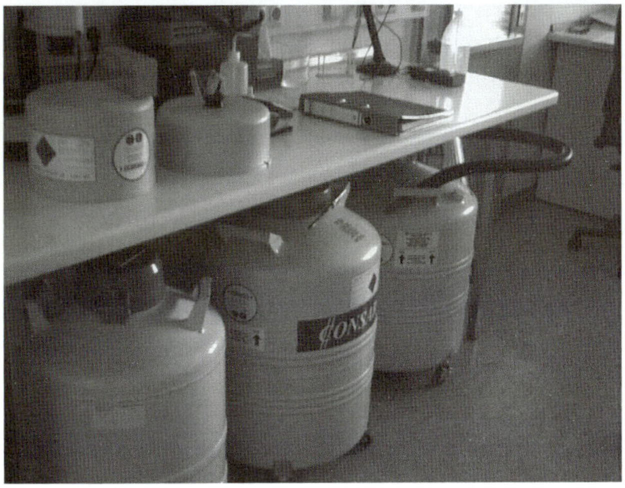

Abb. 2 Unterschiedliche Kryobehälter für nicht infektiöse und potenziell infektiöse Keimzellen (Ejakulat, Oozyten, befruchtete Oozyten im Vorkernstadium)

- Weitere wissenschaftliche Untersuchungen sind erforderlich, um die Übertragbarkeit einer Virusinfektion bei der Kryokonservierung von Ejakulatproben, befruchteten Eizellen oder aufbereiteten Ejakulatproben (Dichtegradient) für eine Insemination zu klären.
- Idealerweise sollten Ejakulatproben oder befruchtete Eizellen von HCV- und HBV-Patienten in getrennten Kryobehältern aufbewahrt werden (Abb. 2).
- Um das potenzielle Risiko einer Kontamination bei kryokonservierten Ejakulatproben oder befruchteten Eizellen zu reduzieren, sollte die Lagerung in dampfförmigem und nicht in flüssigem Stickstoff erfolgen.
- Die Ejakulatproben sollten zuvor aufbereitet werden, um die Viruslast zu reduzieren.
- Es sollen dabei Kryobehälter verwendet werden, die doppelt verschlossen sind.
- Neugeborene von Müttern, die HbsAg-positiv sind, sollten Hepatitis-B-Immunglobuline (HBIG) und die Hepatitis-B-Impfung innerhalb von 12 h nach der Geburt erhalten.
- Stillen ist nach einer Immunprophylaxe nicht kontraindiziert.
- Frauen, die HCV-positiv sind, sollen über das Risiko einer Transmission auf den Feten aufgeklärt werden, besonders bei einer hohen Viruslast und gleichzeitiger HIV-Infektion.
- Darüber hinaus sollen sexuell aktive Frauen, die HCV-positiv sind, darüber beraten werden, dass sie Kondome benutzen, wenn sie nicht gezielt schwanger werden wollen.
- HCV und HBsAg-positive Patienten sollen angehalten werden, eine Lebererkrankung abklären zu lassen.
- HCV Patienten sollten gegen HAV und HBV geimpft werden. Partner von HBsAg-positiven Patienten sollten gegen HBV geimpft werden.

Prinzipiell zielen die Empfehlungen auf eine Behandlungsoption ab, wenn eine niedrige Viruslast vorliegt. Angeführt wird als Option u. a. die intrauterine Insemination (INS). Dies setzt eine normale endokrine Funktion, mindestens einen funktionsfähigen Eileiter und ausreichende Ejakulatqualität (nach der Aufarbeitung) voraus.

In den 2006 veröffentlichten Richtlinien der ASRM zu viralen Infektionen bei reproduktionsmedizinischen Behandlungen wird bei der Hepatitis auch auf die Möglichkeit einer **Ejakulataufarbeitung** hingewiesen, so wie es im Bereich der HIV-Erkrankungen bisher üblich ist: „Similar sperm preparation techniques have been used to separate HCV from sperm and may be useful for other viral infections where the majority of virus is found in free form or associated with semen somatic cells (i.e., white blood cells, epithelial cells)".

Über die Auswirkungen einer Hepatitis-C-Infektion auf eine Schwangerschaft ist wenig bekannt. Die meisten Schwangeren scheinen asymptomatisch zu sein. Weniger als 10 % haben erhöhte Leberenzyme. Es besteht ein Zusammenhang zwischen der Viruslast der Mutter und dem Risiko einer **vertikalen Transmission**. In einer Untersuchung von M. Alter betrug bei den Kindern HIV-negativer Mütter die Transmissionsrate für HCV 10 %. Die Rate stieg auf 36 % an, wenn der HCV RNA-Titer der Mutter 1.000.000 Kopien/ml betrug. Bei einem Titer unter 1000 Kopien/ml war keine Transmission nachweisbar (Alter 2007).

In einer Metaanalyse von 10 Studien zum Thema Koinfektion mit Hepatitis C und HIV konnten Polis et al. (2007) zeigen, dass bei 858 Müttern 278 Hepatitis-C-infizierte Kinder geboren wurden. Das Risiko einer vertikalen Hepatitis-C-Infektion war somit um 90 % erhöht, wenn die Mutter zusätzlich eine HIV-Infektion aufwies.

Weiterhin konnte bei 42 IVF- bzw. ICSI-Behandlungszyklen gezeigt werden, dass bei einer HCV-Infektion der Frau die kontrollierte **ovarielle Stimulation** durchschnittlich schlechtere Ergebnisse zeigte als bei einer Kontrollgruppe ohne Infektion (Englert et al. 2007).

Eine Richtlinie des Royal College of Obstetricians and Gynaecologists aus England bzw. eine Analyse der Cochrane Collaboration liegen zum aktuellen Zeitpunkt nicht vor.

▶ Impfungen bei Hepatitis-Erkrankungen sind ein wichtiger Beratungsgegenstand auch in der Kinderwunsch-Sprechstunde. Wie bereits beschrieben wird HCV-Patienten eine Impfung gegen HAV und HBV empfohlen. Partner von HBs-Ag-positiven Patienten sollten gegen HBV geimpft werden.

Tab. 7 Hepatitiden

Hepatitis	Kennzeichen	Relevanz für reproduktionsmedizinische Fragestellungen
Hepatitis A	Übertragung fäkal-oral Fulminante Hepatitis 0,001–0,5 % Abheilende akute Hepatitis >99 % Chronisch aktive Hepatitis 0 % Leberzirrhose <0,1 %	Für reproduktionsmedizinische Fragestellungen eher nicht relevant
Hepatitis B	Übertragung Blut, vertikal, sexuell Fulminante Hepatitis 0,5–1,0 % Abheilende akute Hepatitis >90 % Chronisch aktive Hepatitis <10 % (0,5 %?) Leberzirrhose 1 %	Testung erforderlich Impfung möglich
Hepatitis C	Übertragung Blut, vertikal, sexuell Fulminante Hepatitis 0,5–1,0 % Abheilende akute Hepatitis 10–40 % Chronisch aktive Hepatitis 30–90 % (<10) Leberzirrhose 5–30 %? Leberzellkarzinom Virus seit 1989 bekannt Hauptverursacher der akuten Hepatitis und chronische Lebererkrankungen	Hohe Viruslast kann reproduktionsmedizinische Therapie in Frage stellen
Hepatitis D	Übertragung Blut, vertikal, sexuell Fulminante Hepatitis 1–3–25 % Abheilende akute Hepatitis 50–80 % Chronisch aktive Hepatitis 20–50 % Leberzirrhose 10 %? Eine Immunität gegen Hepatitis B gibt auch Sicherheit gegen eine Hepatitis-D-Infektion, und gegen Hepatitis B kann man bekanntlich impfen	Keine Erfahrungen in Bezug auf reproduktionsmedizinische Fragestellungen
Hepatitis E	Übertragung fäkal-oral Fulminante Hepatitis 2 % (25 %–?) Abheilende akute Hepatitis >95 % Chronisch aktive Hepatitis? (<5 %) Leberzirrhose?	Keine Erfahrungen in Bezug auf reproduktionsmedizinische Fragestellungen
Hepatitis F	Das Virus wurde erst im Herbst 1995 in Indien entdeckt. Es weist Ähnlichkeiten mit den Viren A und E auf. Die Übertragungswege sind möglicherweise die gleichen wie bei A und E. Genauere Informationen liegen noch nicht vor.	Keine Erfahrungen in Bezug auf reproduktionsmedizinische Fragestellungen
Hepatitis G	Wurde erst im Januar 1996 entdeckt. Auslöser sind drei verschiedene Viren (GB-A, GB-B und GB-C), die eine Ähnlichkeit mit dem Hepatitis-C-Virus zeigen. Die Übertragung erfolgt vermutlich wie bei der Hepatitis C. Genauere Informationen liegen noch nicht vor.	Keine Erfahrungen in Bezug auf reproduktionsmedizinische Fragestellungen

Liegt eine konkordante Situation bezüglich Hepatitis B vor, ist dennoch in Kooperation einer hepatologischen Schwerpunkteinrichtung zu diskutieren, ob bei unterschiedlichen Virusstämmen eine Impfung erforderlich sein könnte.

Das Hepatitis-C-Virus verändert ständig seine Oberflächenstruktur. Das macht es dem Immunsystem schwer, die Infektion zu bekämpfen. Dies ist auch ein Grund dafür, warum es bis heute keinen Impfstoff gegen das Virus gibt. Es wird jedoch in klinischen Studien bereits an einer Substanz gearbeitet, die nicht vor einer Infektion schützen, jedoch die körpereigene Immunabwehr bei chronisch infizierten Patienten stimulieren kann.

Eine Übersicht über die Hepatitiden gibt Tab. 7.

4 Fazit

Die Behandlung von Kinderwunschpaaren mit einer Infektionskrankheit stellt heute keine Seltenheit mehr dar. Dennoch gilt es, sorgfältig zu unterscheiden, welche Infektion mit welchem Übertragungsrisiko vorliegt. In Deutschland sind nicht alle Therapieoptionen vorhanden wie im Ausland. Dennoch kann bei vorliegender Hepatitis- oder HIV-Infektion geholfen werden, wenn bestimmte Sicherheitsaspekte berücksichtigt werden. Dies sollte spezialisierten Zentren vorbehalten sein, die auch die Auflagen des aktuellen Gewebegesetzes (Erlaubnis zur Gewebeentnahme, -bearbeitung, -konservierung und -lagerung) erfüllen.

Literatur

Albrecht H (2001) Pregnancy in a discordant couple. AIDS Clin Care 13 (10):98–99

Alter MJ (2007) Epidemiology of Hepatitis-C virus infection. World J Gastroenterol 13(17):2436–2441

April K, Caponi A, Capt M, Fantacci G, Geiser M, Kaiser R, Keller T, Koblet H, Rochat E, Singer I, Steinke W, Walch D (2008a) Kritik an den Empfehlungen der EKAF zur Prävention HIV-Infizierter unter ART. Schweiz Ärzteztg 89(30):1300–1303

April K, Caponi A, Capt M, Fantacci G, Geiser M, Kaiser R, Keller T, Koblet H, Rochat E, Singer I, Steinke W, Walch D (2008b) Kritik an den Empfehlungen der EKAF zur Prävention HIV-Infizierter unter ART. Schweizerische Ärztezeitung – Bulletin des médecins suisses 30(31):89

Balet R, Lower AM, Wilson C, Anderson J, Grudzinskas JG (1998) Attitudes towards routine human immunodeficiency virus (HIV) screening and fertility treatment in HIV positive patients-a UK survey. Hum Reprod 13(4):1085–1087

Bourlet T, Levy R, Maertens A et al (2002) Detection and characterization of Hepatitis-C virus RNA in seminal plasma ans spermatozoon fractions of semen from patients attempting medically assisted conception. J Clin Microbiol 40:3252–3255

Buchholz B, Beichert M, Marcus U, Grubert T, Gingelmaier A, Haberl A, Schmied B, Brockmeyer N (2006) German-Austrian recommendations for HIV-therapy in pregnancy and in HIV-exposed newborns – update 2005. Eur J Med Res 11:359–376

Clark RA, Mulligan K, Stamenovic E, Chang B, Watts H, Andersen J, Squires K, Benson C (2001) Frequency of anovulation and early menopause among women enrolled in selected adult AIDS clinical trials group studies. J Infect Dis 184(10):1325–1327

Clarke GN (1999) Sperm cryopreservation: is there a significant risk of cross-contamination? Hum Reprod 14:2941–2943

Cobo A, Bellver J, de Los Santos MJ, Remohí J (2012) Viral screening of spent culture media and liquid nitrogen samples of oocytes and embryos from Hepatitis-B, Hepatitis-C, and human immunodeficiency virus chronically infected women undergoing in vitro fertilization cycles. Fertil Steril 97(1):74–82011

Cottell E, Lennon B, McMorrow J, Barry-Kinsella C, Harrison RF (1997) Processing of semen in an antibiotic-rich culture medium to minimize microbial presence during in vitro fertilization. Fertil Steril 67:98–103

De Carli G, Palummieri A, Liuzzi G, Puro V (2014) Safe conception for human immunodeficiency virus-discordant couples: the preexposure prophylaxis for conception alternative. Am J Obstet Gynecol 210 (1):90

Deutsches IVF-Register DIR – Jahrbuch 2009 (2010) Ärztekammer Schleswig-Holstein, Bad Segeberg. J Reproduktionsmed Endokrinol 7(6):470–497

Deutsch-Österreichische (2003) Leitlinien zur Diagnostik und Behandlung HIV-diskordanter Paare mit Kinderwunsch. Dtsch Med Wochenschr 128(32):S5–S6

Die AIDS-Epidemie – Statusbericht UN-AIDS/06.29E. Joint United Nations Programme on HIV/AIDS (UNAIDS) und World Health Organization WHO (2006). http://data.unaids.org/pub/EpiReport/2006/2006_EpiUpdate_de.pdf

Dulioust E, Du AL, Costagliola D, Guibert J, Kunstmann JM, Heard I, Juillard JC, Salmon D, Leruez-Ville M, Mandelbrot L, Rouzioux C, Sicard D, Zorn JR, Jouannet P, De Almeida M (2002) Semen alterations in HIV-1 infected men. Hum Reprod 17(8):2112–2118

Edelstein MC, Kruithoff C, Brothman L, Veeck LL, Alexander NJ, Muasher SJ (1990) The prevalence of human immunodeficiency virus in patients and their spouses entering a large in vitro fertilization program. J In Vitro FertEmbryoTransf 7(5):254–256

Englert Y, Moens E, Vannin AS, Liesnard C, Emiliani S, Delbaere A, Devreker F (2007) Impaired ovarian stimulation during in vitro fertilization in women who are seropositive for Hepatitis-C virus and seronegative for human immunodeficiency virus. Fertil Steril

Entwurf zur Verordnung der Bundesministerin für Gesundheit und Frauen zur Festlegung von Standards für die Gewinnung von zur Verwendung beim Menschen bestimmter menschlicher Zellen und Geweben (GewEV) Stand 18.08.06. biotek.at/pdf-archiv/Entwurf-VO-Gewebeeinrichtungen.pdf (2006)

Estes SJ, Ginsburg ES (2008) Infertility treatment and assisted reproduction in HIV infected couples. UpToDate® 16.3: Oktober 1, 2008 last updated: Februar 3, (2008)

Ethics Committee of the American Society for Reproductive Medicine (2002) American Society for Reproductive Medicine, Birmingham, Alabama. Human immunodeficiency virus and infertility treatment. Fertil Steril:77–72

Ethics Committee of the American Society for Reproductive Medicine (2015) American Society for Reproductive Medicine, Birmingham, Alabama. Human immunodeficiency virus (HIV) and infertility treatment: a committee opinion. Fertil Steril 104(1):e1–e8

EU-Richtlinie (2004/23/EG des Europäischen Parlaments und des Rates) vom 31. März 2004 zur Festlegung von Qualitäts- und Sicherheitsstandards für die Spende, Beschaffung, Testung, Verarbeitung, Konservierung, Lagerung und Verteilung von menschlichen Geweben und Zellen (2004)

European Society of Human Reproduction and Embryology. Infections from conception to birth: role of ART. ESHRE Campus symposium organised by the Special Interest Group Safety and Quality in ART & the Task Force Fertility and Viral Diseases. Berlin, Germany, 7–8 November 2013. Für ESHRE-Mitglieder: https://www.eshre.eu/Publications/Textbooks-and-lecture-handouts/Lecture-handouts/Lecture-handouts-ESHRE-Campus-2013.aspx

Garrido N, Meseguer M, Bellver J (2002) In vitro fertilization with intracytoplasmic sperm injection for human immunodeficiency virus-1 serodiscordant couples. Am J Obstet Gynecol 187 (4):1121–1122

Gemeinsame Empfehlung der Deutschen AIDS-Gesellschaft (2003) Diagnostik und Behandlung HIV-diskordanter Paare mit Kinderwunsch. Dtsch Med Wochenschr 128:32–35

Gesetz über Qualität und Sicherheit von menschlichen Geweben und Zellen (Gewebegesetz). Bundesgesetzblatt Jahrgang Teil I Nr. 35, 27. Juli (2007)

Gingelmaier A, Wiedenmann K, Kästner R, Sovric M, Müller M, Kupka MS, Sonnenberg-Schwan U, Friese K, Weizsaecker K (2011) Consultations of HIV-infected women who wish to become pregnant. Arch Gynecol Obstet 283(4):893–898

Gout C, Rougier N, Oger P, Dorphin B, Kahn V, Jacquesson L, Ayel JP, Yazbeck C (2011) Assisted Reproductive Technologies in HIV patients: A comprehensive review of indications, techniques and results. Gynecol Obstet Fertil 24

Hafez ES, Arias E (1988) Andrology, semen banks, and IVF centers: HIV/ARC/STD. Arch Androl 21(2):75–119

Harlow SD, Schuman P, Cohen M, Ohmit SE, Cu-Uvin S, Lin X, Anastos K, Burns D, Greenblatt R, Minkoff H, Muderspach L, Rompalo A, Warren D, Young MA, Klein RS (2000) Effect of HIV infection on menstrual cycle length. J Acquir Immune Defic Syndr 24(1):68–75

Hart R, Khalaf Y, Lawson R, Bickerstaff H, Taylor A, Braude P (2001) Screening for HIV, Hepatitis-B and C infection in a population seeking assisted reproduction in an inner London hospital. BJOG 108(6):654–656

Hawkins AE, Zuckerman MA, Briggs M, Gilson RJ, Goldstone AH, Brink NS (1996) Hepatitis-B nucleotide sequence analysis: linking

an outbreak of acute Hepatitis-B to contamination of a cryopreservation tank. J Virol Methods 60:81–88
Keck C, Clad A (2004) Infektionen in der Reproduktionsmedizin. Gynäkologe 37(7):607–620
Kupka MS, Franz M (2010a) Hepatitis, HIV und Kinderwunsch – Teil 2: HIV. gyn – Prakt Gynäkol 10:24–29
Kupka MS, Franz M (2010b) Hepatitis, HIV und Kinderwunsch – Teil 1: Hepatitis. gyn – Prakt Gynäko 08:12–17
Kupka MS, Weigel M. Infektionsdiagnostik und Infektionsprophylaxe bei Verfahren der assistierten Reproduktion. AWMF 015/040 (S1). https://www.dggg.de/fileadmin/documents/leitlinien/archiviert/federfuehrend/015040_Infektionsdiag_und-prophylaxe_bei_Verfahren_der_ass_Reproduktion/015040_2010.pdf
Kupka MS, Franz M, Friese K (2007) Hepatitis, HIV und Kinderwunsch. Gynakologe 40(10):780–789
Kupka MS, Franz M, Friese K (2008a) HIV and unintended childlessness. MMW Fortschr Med 150 Spec No 1:35–36, 38–39
Kupka MS, Franz M, Friese K (2008b) Die Möglichkeiten der Reproduktionsmedizin – Dem Kinderwunsch steht heute wenig im Weg. MMW-Fortschr. Med. Akte AIDS Sonderheft April
Kupka MS, Franz M, Friese K (2009a) Reproduktionsmedizin für HIV-Patienten. Gynäkol Geburtshilfe 03:2–6
Kupka MS, Mylonas I, Franz M, Friese K (2009b) Macht eine prophylaktische Antibiose bei der assistierten Reproduktion Sinn? Gynäkol Endokrinol 7(2):68–73
Leeuwen E van, Repping S, Prins JM, Reiss P, van der Veen F (2009) Assisted reproductive technologies to establish pregnancies in couples with an HIV-1-infected man. Neth J Med; 67(8): 322–327
Leruez-Ville M, Kunstmann JM, De Almeida M, Rouzioux C, Chaix ML (2000) Detection of Hepatitis-C virus in the semen of infected men. Lancet 356:42–43
Loutradis D, Drakakis P, Kallianidis K, Patsoula E, Bletsa R, Michalas S (2001) Birth of two infants who were seronegative for human immunodeficiency virus type 1 (HIV-1) after intracytoplasmic injection of sperm from HIV-1-seropositive men. Fertil Steril 75 (1):210–212
Marcus SF, Avery SM, Abusheikha N, Marcus NK, Brinsden PR (2000) The case for routine HIV screening before IVF treatment: a survey of UK IVF centre policies. Hum Reprod 15(8):1657–1661
Marina S, Marina F, Alcolea R, Exposito R, Huguet J, Nadal J, Verges A (1998a) Human immunodeficiency virus type 1– serodiscordant couples can bear healthy children after undergoing intrauterine insemination. Fertil Steril 70(1):35
Marina S, Marina F, Alcolea R, Nadal J, Exposito R, Huguet J (1998b) Pregnancy following intracytoplasmic sperm injection from an HIV-1-seropositive man. Hum Reprod 13(11):3247–3249
Marques C, Guerreiro C, Soares SR (2015) Lights and Shadows about the Effectiveness of IVF in HIV Infected Women: A Systematic Review. Infect Dis Obstet Gynecol 2015:517208
McLaughlin EA (2002) Cryopreservation, screening and storage of sperm the challenges for the twenty-first century. Hum Fertil 5 (1):61–65
Michelmann HW (1998) Influence of bacteria and leukocytes on the outcome of in vitro fertilization (IVF) or intracytoplasmic sperm injection (ICSI). Andrologia 30(1):99–101
Minkoff H, Santoro N (2000) Ethical consideration in the treatment of infertility in women with human immunodeficiency virus infection. N Engl J Med 342:1748–1750
Mofenson LM, McIntrye JA (2000) Advances and research directions in the prevention of mother-to-child HIV-1 transmission. Lancet 355:2237–2244
Muster-Richtlinie der Bundesärztekammer zur Durchführung der assistierten.Reproduktion (2006) – Novelle 2006 – Deutsches Ärzteblatt 103:20
Nahvi S, Flanigan T, Cu-Uvin S (2001) Processing of semen from human immunodeficiency virus-seropositive men for use in insemination of seronegative women. Am J Obstet Gynecol 184 (5):1048–1049
Nicopoullos JD, Almeida P, Vourliotis M, Goulding R, Gilling-Smith C (2010) A decade of the sperm-washing programme: where are we now? Hum Fertil 13(2):90–97
Ohl J, Partisani M, Wittemer C, Schmitt MP, Cranz C, Stoll-Keller F, Rongieres C, Bettahar-Lebugle K, Lang JM, Nisand I (2003) Assisted reproduction techniques for HIV serodiscordant couples: 18 months of experience. Hum Reprod 18(6):1244–1249
Olaitan A, Reid W, Mocroft A, McCarthy K, Madge S, Johnson M (1996) Infertility among human immunodeficiency virus-positive women: incidence and treatment dilemmas. Hum Reprod 11 (12):2793–2796
Pasquier C, Daudin M, Righi L, Berges L, Thauvin L, Berrebi A et al (2000) Sperm washing and virus nucleic acid detection to reduce HIV and Hepatitis-C virus transmission in serodiscordant couples wishing to have children. AIDS 14:2093–2099
Pena JE, Klein J, Thornton M, Chang PL, Sauer MV (2002) Successive pregnancies with delivery of two healthy infants in a couple who was discordant for human immunodeficiency virus infection. Fertil Steril 78(2):421–423
Pena JE, Thornton MH, Sauer MV (2003a) Reversible azoospermia: anabolic steroids may profoundly affect human immunodeficiency virus-seropositive men undergoing assisted reproduction. Obstet Gynecol 101(5 Pt 2):1073–1075
Pena JE, Thornton MH, Sauer MV (2003b) Preliminary experience offering oocyte donation to human immunodeficiency virus-1 serodiscordant couples. Arch Gynecol Obstet 268(3):202–205
Pena JE, Thornton MH, Sauer MV (2003c) Assessing the clinical utility of in vitro fertilization with intracytoplasmic sperm injection in human immunodeficiency virus type 1 serodiscordant couples: report of 113 consecutive cycles. Fertil Steril 80(2):356–362
Pena JE, Thornton MH, Sauer MV (2003d) Complications of in vitro fertilization with intracytoplasmic sperm injection in human immunodeficiency virus serodiscordant couples. Arch Gynecol Obstet 268 (3):198–201
Pena JE, Klein J, Thornton MH, Sauer MV (2003e) Providing assisted reproductive care to male haemophiliacs infected with human immunodeficiency virus: preliminary experience. Haemophilia 9 (3):309–316
Polis CB, Shah SN, Johnson KE, Gupta A (2007) Impact of maternal HIV coinfection on the vertical transmission of Hepatitis-C virus: a meta-analysis. Clin Infect Dis 44(8):1123–1131
Pressemitteilung Gemeinsamer Bundesausschuss (2010). www.gba.de Pressemitteilung Nr. 25/2010 vom 16. September 2010. http://www.g-ba.de/downloads/34-215-349/25-2010-09-16-kuenstl-Befrucht-HIV.pdf
Revised Classification System for HIV Infection and Expanded Surveillance Case Definition for AIDS Among Adolescents and Adults. MMWR December 18, 1992/41(RR-17) (1993)
Richtlinie 2004/23/EG des Europäischen Parlaments und des Rates zur Festlegung von Qualitäts- und Sicherheitsstandards für die Spende, Beschaffung, Testung, Verarbeitung, Konservierung, Lagerung und Verteilung von menschlichen Geweben und Zellen (31. März 2004). Amtsblatt der Europäischen Union 09.02.2006, L 38/40. (2004). http://eur-lex.europa.eu/LexUriServ/site/de/oj/2004/l_102/l_10220040407de00480058.pdf
Richtlinie 2006/17/EG der Kommission zur Durchführung der Richtlinie 2004/23/EG des Europäischen Parlaments und des Rates hinsichtlich technischer Vorschriften für die Spende, Beschaffung und Testung von menschlichen Geweben und Zellen (8. Februar 2006). Amtsblatt der Europäischen Union 09.02.2006, L 38/40. (2006). http://eur-lex.europa.eu/LexUriServ/site/de/oj/2006/l_038/l_03820060209de00400052.pdf
Richtlinie für Krankenhaushygiene und Infektionsprävention (2000) Robert-Koch-Institut. Urban & Fischer, München

Richtlinie zur Entnahme und Übertragung von menschlichen Keimzellen im Rahmen der assistierten Reproduktion. Bundesärztekammer. 2018 in press

Richtlinien des Arbeitskreises für Donogene. Insemination zur Qualitätssicherung der Behandlung mit Spendersamen in Deutschland. Arbeitskreis für Donogene Insemination e. V. http://www.donogene-insemination.de/downloads/Richtl_Druckfassung.pdf

Richtlinien des Bundesausschusses der Ärzte und Krankenkassen über ärztliche Maßnahmen zur künstlichen Befruchtung („Richtlinien über künstliche Befruchtung") in der Fassung vom 14. August 1990, zuletzt geändert am 16. März 2017. Bundesanzeiger BAnz AT 01.06.2017 B4

Richtlinien des Bundesausschusses der Ärzte und Krankenkassen über ärztliche Maßnahmen zur künstlichen Befruchtung („Richtlinien über künstliche Befruchtung") in der Fassung vom 14. August 1990, veröffentlicht im Bundesarbeitsblatt 1990, Nr. 12, zuletzt geändert am 21. Juli 2011, veröffentlicht im Bundesanzeiger 2011; Nr. 153: S. 3493, in Kraft getreten am 12. Oktober 2011. (2011). http://www.g-ba.de/downloads/62-492-563/KB-RL_2011-07-21.pdf

Richtlinien zur Durchführung der assistierten Reproduktion der Bundesärztekammer. Deutsches Ärzteblatt 95, 49, A-3171 (83) (1998)

Richtlinien zur Empfängnisregelung und zum Schwangerschaftsabbruch (Umsetzung der Schutzimpfungs-Richtlinie – Beratung über die Risiken einer Rötelninfektion und Erfassung der Immunitätslage) (260,7 kB). Beschlussdatum: 19.05.2011, Datum des Inkrafttretens: 19.08.2011 (2011)

Robert-Koch-Institut. (2001) STIKO zur Impfung gegen Röteln und Varizellen für seronegative Frauen mit Kinderwunsch. Epidemiologischen Bulletin, 23. Februar /Nr. 8

Rojansky N, Schenker JG (1995) Ethical aspects of assisted reproduction in AIDS patients. J Assist Reprod Genet 12(8):537–542

Rozenberg S, Gerard M, Manigart Y, Ham H, Delvigne A (2002) Acceptance by Belgian physicians of in-vitro fertilization treatment in women with HIV infection. AIDS 16(3):497–498

Sauer MV, Chang PL (2002) Establishing a clinical program for human immunodeficiency virus 1-seropositive men to father seronegative children by means of in vitro fertilization with intracytoplasmic sperm injection. Am J Obstet Gynecol 186(4):627–633

Savasi V, Ferrazzi E, Lanzani C, Oneta M, Parrilla B, Persico T (2007) Safety of sperm washing and ART outcome in 741 HIV-1-serodiscordant couples. Hum Reprod 22(3):772–777

Savasi V, Mandia L, Laoreti A, Cetin I (2013) Reproductive assistance in HIV serodiscordant couples. Hum Reprod Update 19(2):136–150

Schäfer A (1999) HIV in Gynäkologie und Geburtshilfe. Gynäkologe 32:540–441

Schäfer A, Friese K, Grosch-Wörner I, Lauper V, Hebisch G, Hugger C (1999) Primäre Kaiserschnittentbindung mit und ohne antiretrovirale Prophylaxe und Prävention der materno-fetalen Transmission von HIV-1. Bundesgesundheitsbl 42:569–576

Semprini AE, Macaluso M, Hollander L, Vucetich A, Duerr A, Mor G, Ravizza M, Jamieson DJ (2013) Safe conception for HIV-discordant couples: insemination with processed semen from the HIV-infected partner. Am J Obstet Gynecol 208(5):402.e1–9

Shenfield F, Pennings G, Cohen J, Devroey P, Tarlatzis B, Sureau C, ESHRE ETHICS and LAW Task Force (2004) Taskforce 8: ethics of medically assisted fertility treatment for HIV positive men and women. Human Reprod 19:2454–2456

Sonnenberg-Schwan U, Weigel M (2007) HIV und Kinderwunsch. In: Hoffmann C, Rockstroh J, Kamps BS (Hrsg) HIV.NET 2007. Steinhäuser Verlag, Wuppertal

Spike J (2003) HIV-Discordant Couples and IVF: What is the Question? Am J Bioeth 3(1):60–62

Steyaert SR, Leroux-Roels GG, Dhont M (2000) Infections in IVF: review and guidelines. Hum Reprod Update 6(5):432–441

Sulkowski MS, Mast EE, Seeff LB, Thomas DL (2000) Hepatitis-C virus infection as an opportunistic disease in persons infected with human immunodeficiency virus. Clin Infect Dis 30(1):S77–S84

Tandler-Schneider A, Sonnenberg-Schwan U, Gingelmaier A, Meurer A, Kremer H, Weigel M, Vernazza P, Schmied B, Klumb S, Schafberger A, Kupka MS, Friese K, Brockmeyer NH (2008) Diagnostics and treatment of HIV-affected couples who wish to have children. Eur J Med Res 13(12):546–551

Taskforce Ethics of medically assisted fertility treatment for HIV positive men and women (2004) Hum Reprod 19(11):2454–2456

Tedder RS, Zuckerman MA, Goldstone AH, Hawkins AE, Fielding A, Briggs EM et al (1995) Hepatitis-B transmission from contaminated cryopreservation tank. Lancet 346:137–140

The National Institute for Health and Care Excellence (NICE). Fertility problems: assessment and treatment. Clinical guideline Published: 20 February 2013. https://www.nice.org.uk/guidance/cg156/resources/fertility-problems-assessment-and-treatment-pdf-35109634660549

The Practice Committee of the American Society for Reproductive Medicine (2006a) Birmingham, Alabama. Guidelines for reducing the risk of viral transmission during fertility treatment. Fertil Steril 86(4):S11–S17

The Practice Committee of the American Society for Reproductive Medicine, American Society for Reproductive Medicine (2006b) Birmingham, Alabama. Hepatitis and reproduction. Fertil Steril 86 (4):S 131–41

The Practice Committee of the American Society for Reproductive Medicine (2006c) Birmingham, Alabama. Correct coding for laboratory procedures during assisted reproductive technology cycles. Fertil Steril 86(4):168–171

The Practice Committee of the American Society for Reproductive Medicine (2006d) Birmingham, Alabama. Vaccination guidelines for female infertility patients. Fertil Steril 86(4):28–30

TPG-GewV Transplantationsgesetz Gewebeverordnung. Verordnung über die Anforderungen an Qualität und Sicherheit der Entnahme von Geweben und deren Übertragung nach dem Transplantationsgesetz (TPG-Gewebeverordnung – TPG-GewV). TPG-Gewebeverordnung vom 26. März 2008 (BGBl. I S. 512), zuletzt geändert 7. Juli 2017 (BGBl. I S. 2842)

UN-AIDS/06.29E Die AIDS-Epidemie – Statusbericht. Joint United Nations Programme on HIV/AIDS (UNAIDS) und World Health Organization (WHO) (2006). http://data.unaids.org/pub/EpiReport/2006/2006_EpiUpdate_de.pdf

Vernazza P, Hirschel B, Bernasconi E, Flepp M (2008) HIV-infizierte Menschen ohne andere STD sind unter wirksamer antiretroviraler Therapie sexuell nicht infektiös. Schweiz Ärzteztg 89(05):165–169

Vernazzaa P, Hirschelb B, Bernasconic E, Fleppd M (2008) HIV-infizierte Menschen ohne andere STD sind unter wirksamer antiretroviraler Therapie sexuell nicht infektiös. Schweizerische Ärztezeitung – Bulletin des médecins suisses 89:5

Weigel M (2003a) IVF trotz HIV? Geburtsh Frauenheilk 63:944

Weigel M (2003b) HIV-infected people who wish to have children – chances and limits of assisted reproductive techniques. Andrologia 35(3):186–188

Weigel M, Kupka MS (2005) HIV-Infektion in der Reproduktionsmedizin. Gynäkologe 38(8)

Weigel M, Gentili M, Beichert M, Friese K, Sonnenberg-Schwan U (2001a) Reproductive assistance to HIV-discordant couples – the German approach. Eur J Med Res 6(6):259–262

Weigel M, Kremer H, Sonnenberg-Schwan U, Golz J, Gurtler L, Doerr HW, Brockmeyer NH (2001b) Diagnostics and treatment of HIV-discordant couples who wish to have children. Eur J Med Res 6(7):317–321

Weigel M, Kremer H, Sonnenberg-Schwan U, Gölz J, Gürtler L, Doerr HW, Brockmeyer NH (2001c) Diagnostik und Behandlung HIV-diskordanter Paare mit Kinderwunsch. Dtsch Ärzteblatt 98: A2648–A2652

Weigel M, Sonnenberg-Schwan U, Jäger H, Melchert F (2003) 10 Jahre Reproduktionsmedizin bei HIV-diskordanten Paaren in Deutschland. Geburtsh Frauenheilk 63:315–320

Weigel M, Neumann G, Keck C, Geisthövel F, Rabe T. Empfehlung zu Infektionsdiagnostik und Infektionsprophylaxe bei Verfahren der assistierten Reproduktion der Deutsche Gesellschaft für Gynäkologie und Geburtshilfe e.V., Deutsche Gesellschaft für Gynäkologische Endokrinologie und Fortpflanzungsmedizin (DGGEF) und der Arbeitsgemeinschaft für Infektionen und Infektionsimmunologie (AGII). AWMF 015/040. (2004). http://www.uni-duesseldorf.de/AWMF/ll/015-040.htm

World Health Organization (2000) Hepatitis-C Fact sheet N 164 revised October 2000. http://www.who.int/mediacentre/factsheets/fs164/en

Zafer M, Horvath H, Mmeje O, van der Poel S, Semprini AE, Rutherford G, Brown J (2016) Effectiveness of semen washing to prevent human immunodeficiency virus (HIV) transmission and assist pregnancy in HIV-discordant couples: a systematic review and meta-analysis. Fertil Steril 105(3):645–655

Teil VI

Andrologische, psychosomatische, genetische und gynäkologische Aspekte

Andrologie in der interdisziplinären Reproduktionsmedizin

42

Hans-Christian Schuppe, Frank-Michael Köhn und Klaus Steger

Inhalt

1 **Einführung** ... 443

2 **Ursachen männlicher Fertilitätsstörungen** ... 444

3 **Andrologische Diagnostik** ... 456

4 **Spermienaufbereitung** ... 472

5 **Therapie männlicher Fertilitätsstörungen** ... 474

6 **Fertilitätsprotektion: Kryospermakonservierung** ... 479

7 **Kontrazeption beim Mann** ... 482

Literatur ... 482

1 Einführung

Eine Infertilität liegt definitionsgemäß vor, wenn bei einem Paar trotz regelmäßigem, ungeschütztem Geschlechtsverkehr innerhalb eines Jahres keine Schwangerschaft eingetreten ist (Rowe et al. 2000). Bezogen auf das Paar oder den einzelnen Partner wird zwischen primärer und sekundärer Infertilität unterschieden, je nachdem ob früher bereits einmal eine Schwangerschaft induziert wurde. Da in der Mehrzahl der Fälle die Fertilität zwar reduziert, jedoch nicht vollständig aufgehoben ist, wird auch der Begriff „Subfertilität" verwendet (Gnoth et al. 2005). Im Deutschen wird synonym der Begriff „Sterilität" gebraucht, die Zeugungsunfähigkeit des Mannes auch als „Impotentia generandi" bezeichnet („Impotentia coeundi" umfasst dagegen Störungen der Kohabitationsfähigkeit).

Infertilität betrifft ca. 15 % der Paare im reproduktionsfähigen Alter, wobei erhebliche regionale Unterschiede bestehen (Mascarenhas et al. 2012; Agarwal et al. 2015; Datta et al. 2016). Infolge der soziodemografischen Entwicklung, Kinderwünsche auf ein höheres Lebensalter zu verschieben, ist in den letzten 20 Jahren bei subfertilen Paaren eine dramatische Zunahme des Altersdurchschnitts bei Behandlungsbeginn mittels assistierter Reproduktion (ART) zu beobachten (Frauen: 35,7 Jahre; Männer: 38,8 Jahre) (Deutsches IVF-Register 2018).

► Nach epidemiologischen Schätzungen sind weltweit mehr als 30 Mio. Männer von Fertilitätsstörungen betroffen (Agarwal et al. 2015).

Hinsichtlich der Ursachen resultiert eine ungewollte Kinderlosigkeit aus weiblichen und/oder männlichen Infertilitätsfaktoren; entsprechend häufig ist in der Kinderwunschsprechstunde mit mehr oder minder starken Einschränkungen

H.-C. Schuppe (✉)
Sektion Konservative Andrologie/Klinik und Poliklinik für Urologie, Kinderurologie und Andrologie, Universitätsklinikum Giessen und Marburg GmbH, GmbH – Standort Giessen/Justus-Liebig-Universität Giessen, Gießen, Deutschland
E-Mail: hans-christian.schuppe@derma.med.uni-giessen.de

F.-M. Köhn
Andrologicum, München, Deutschland
E-Mail: info@andrologicum.com

K. Steger
Sektion Molekulare Andrologie/Klinik und Poliklinik für Urologie, Kinderurologie und Andrologie, Justus-Liebig-Universität, Biomedizinisches Forschungszentrum, Gießen, Deutschland
E-Mail: klaus.steger@chiru.med.uni-giessen.de

K. Diedrich et al. (Hrsg.), *Reproduktionsmedizin*, Springer Reference Medizin,
https://doi.org/10.1007/978-3-662-57636-6_43

bei beiden Partnern zu rechnen. Hierbei besteht eine komplexe wechselseitige Abhängigkeit der Fortpflanzungsfähigkeit (Nieschlag 2009). So können Fertilitätsstörungen bei einem Partner durch optimale reproduktive Funktionen des anderen kompensiert werden; bei fehlender Kompensationsmöglichkeit addieren sich die Faktoren zu einer deutlich herabgesetzten Konzeptionswahrscheinlichkeit (Snick et al. 1997; Dunson et al. 2004).

In mindestens der Hälfte der Fälle findet man Fertilitätsstörungen auf Seiten des Mannes. Die Betreuung des Paares mit unerfülltem Kinderwunsch erfordert deshalb von Beginn an eine enge Zusammenarbeit zwischen Gynäkologen bzw. Reproduktionsmedizinern und Andrologen. Gemäß den „Richtlinien über künstliche Befruchtung" des Gemeinsamen Bundesausschusses der Ärzte und Krankenkassen (2017) und der „Richtlinie zur Entnahme und Übertragung von menschlichen Keimzellen im Rahmen der assistierten Reproduktion" der Bundesärztekammer (2018) ist in Deutschland eine sorgfältige andrologische Untersuchung des Mannes durch Ärztinnen und Ärzte mit entsprechender fachlicher Qualifikation notwendige Voraussetzung vor einer Behandlung mittels ART.

Im Rahmen der andrologischen Betreuung sollten Ursachen einer männlichen Fertilitätsstörung identifiziert und mögliche Therapieoptionen genutzt werden (Rowe et al. 2000; Practice Committee of the American Society for Reproductive Medicine 2015; Barratt et al. 2017; Colpi et al. 2018). Diagnostisch stellt insbesondere die Charakterisierung des Fertilisierungspotenzials männlicher Gameten eine Herausforderung dar, bei einer schwerwiegenden, irreversiblen Schädigung der Reproduktionsorgane auch ihre operative Gewinnung für ART.

▶ Eine andrologische Abklärung bereits nach wenigen Monaten unerfüllten Kinderwunsches ist gerechtfertigt, wenn sich aus Anamnese oder Vorbefunden Hinweise für eine mögliche Einschränkung der Fertilität ergeben oder aufgrund des Lebensalters der Partnerin eine frühzeitige Diagnostik indiziert ist.

2 Ursachen männlicher Fertilitätsstörungen

Nach ihrer Lokalisation lassen sich Störungen der Hoden, der ableitenden Samenwege und der akzessorischen Drüsen, der Samendeposition, Störungen des übergeordneten Hypothalamus-Hypophysen-Systems sowie Androgenrezeptor- und Enzymdefekte unterscheiden (Tab. 1; Abb. 1; Tüttelmann und Nieschlag 2009; Jungwirth et al. 2018). Angesichts der fortschreitenden Identifizierung genetischer Veränderungen bei infertilen Männern wurde auch eine Einteilung in genetisch und nicht-genetisch bedingte Ursachen sowie exogene Faktoren vorgeschlagen (Tournaye et al. 2017a).

▶ In der andrologischen Sprechstunde zählen ein Maldescensus testis in der Vorgeschichte, Infektionen und Entzündungen des Genitaltraktes sowie die Varikozele zu den häufigsten Ursachen einer eingeschränkten männlichen Fertilität.

Einschränkungen der Hodenfunktion treten darüber hinaus auch infolge primär nicht die Reproduktionsorgane betreffender Erkrankungen auf. Veränderungen der endokrinen Hodenfunktion, die zu einem Androgenmangel (Hypogonadismus) führen, gehen i. d. R. mit einer Infertilität einher, während bei Störungen der Spermatogenese die Androgenproduktion zumeist nicht beeinträchtigt ist.

▶ Die nosologische Zuordnung des Symptoms „Infertilität/Subfertilität" kann in der Praxis erhebliche Schwierigkeiten bereiten, da bei vielen Patienten ein Summationseffekt mehrerer ätiopathogenetischer Faktoren zum Endpunkt einer Spermatogeneseschädigung führt (Abb. 2).

Angesichts der komplexen, multifaktoriellen Genese männlicher Fertilitätsstörungen lässt sich in mehr als einem Drittel der Fälle trotz eingehender Diagnostik keine Ursache eruieren (idiopathische Infertilität) (Tüttelmann und Nieschlag 2009; Olesen et al. 2017; Jungwirth et al. 2018). Andererseits reduziert die Entdeckung der genetischen und molekularen Grundlagen spezifischer struktureller und/oder funktioneller Defekte der Spermatogenese bzw. der Spermien diesen Anteil zunehmend (Steger et al. 2011; Coutton et al. 2015; Sakkas et al. 2015). Man geht davon aus, dass genetische Faktoren (Chromosomenveränderungen und monogene Störungen) 10–20 % der Ursachen männlicher Infertilität ausmachen (Tüttelmann et al. 2008).

▶ Allein aus der Ejakulatuntersuchung resultierende Befunde, wie z. B. „Oligoasthenoteratozoospermie" haben lediglich deskriptiven Charakter und stellen keine Diagnosen dar (Abschn. 3.2).

2.1 Störungen im Bereich des Hypothalamus und der Hypophyse

Störungen im Bereich des Hypothalamus und der Hypophyse führen zu einem hypogonadotropen (sekundären) Hypogonadismus und sind von den testikulär bedingten Formen des hypergonadotropen (primären) Hypogonadismus zu unterscheiden (Tab. 1; Abb. 1; Dohle et al. 2018).

Androgene sind bereits intrauterin und bis zum Ende der Pubertät für die Ausbildung des männlichen Phänotyps und regelrechte Entwicklung der männlichen Geschlechtsorgane essenziell (Nieschlag und Behre 2012). Ein Hormonmangel

Tab. 1 Ätiologische Faktoren bei männlichen Fertilitätsstörungen. (Nach de Kretser 1997)

Lokalisation	Art der Störung	Krankheitsbilder/Beispiele
Prätestikulär	Hypothalamisch-hypophysäre Störungen	Kongenitaler hypogonadotroper Hypogonadismus (isoliert; Kallmann-Syndrom)
		Hypopituitarismus (kongenital; Tumoren, Traumata, Infektionen, Ischämie/hämorrhagiebedingte Läsionen; Hämochromatose, Sarkoidose)
		Hyperprolaktinämie (Adenome; Pharmaka; Allgemeinerkrankungen)
Testikulär	Genetisch determiniert/kongenital	Klinefelter-Syndrom, XX-Mann-Syndrom, Gonadendysgenesie
		Deletionen des Y-Chromosoms
		Maldescensus testis, kongenitale Anorchie
		Spermatogesearrest, Sertoli-cell-only-Syndrom (kongenitale Formen)
		Morphologische Defektsyndrome der Spermien
	Infektionen/Entzündung	Orchitis (Epididymo-Orchitis)
	Spermatogeneseschädigende Faktoren	Genussgifte, Pharmaka, Hitze, ionisierende Strahlung
	Vaskulär bedingt	Torsion, Varikozele
	Neoplasie	Maligne Keimzelltumoren Keimzellneoplasie-in-situ (GCNIS)
	Idiopathisch	
Posttestikulär	Obstruktionen (Nebenhoden, Vas deferens usw.)	
	Genetisch determiniert/kongenital	Kongenitale bilaterale Aplasie des Vas deferens (CBAVD)
	Erworben	Vasektomie; Trauma; Infektion
	Infektionen/Entzündung (Samenwege/akzessorische Drüsen)	Epididymitis, Prostatitis (Prostato-Vesikulitis)
	Nebenhodenfunktionsstörung	Epididymale Asthenoteratozoospermie („hostile epididymis")
	Spermien-Autoantikörper	Spermaimmunopathie (sog. Immunologische Infertilität; nach Vasektomie, Trauma, Torsion, Infektionen)
Samendeposition	Psychosexuelle, neurogene, vaskuläre, pharmakainduzierte, posttraumatische/postoperative Störungen	Erektile Dysfunktion
		Emissions-/Ejakulationsstörung (z. B. retrograde Ejakulation)
	Penisdeformationen	Hypospadie, Phimose, Induratio penis plastica
Androgenzielorgane	Androgenrezeptordefekt	Androgen-Insensitivität (minimal bzw. partiell)
	5α-Reduktase-Mangel	Perineoskrotale Hypospadie mit Pseudovagina

oder Defekt während dieser Phase führt zu Fehlanlagen oder irreversiblem Funktionsverlust. Auch beim erwachsenen Mann spielt Testosteron eine wesentliche Rolle bei der Regulation der Spermatogenese im Hoden, ebenso werden Sexualverhalten und -aktivität beeinflusst. Dementsprechend sind die Symptome eines Testosteronmangels vielgestaltig und vom Manifestationsalter der zugrunde liegenden Erkrankung abhängig (Köhn 2004). Erwachsene Patienten werden meist zur Abklärung einer Infertilität oder wegen einer Abnahme der Libido und Auftreten von Erektionsstörungen vorstellig.

▶ Der Hypogonadismus des Mannes ist definiert als endokrine Funktionsstörung der Hoden, die zu einem Testosteronmangel führt. Mit Blick auf die Einschränkung der Funktion verschiedenster Organe sowie der Lebensqualität infolge eines Androgenmangels ist der Hypogonadismus des Mannes als klinisches und biochemisches Syndrom aufzufassen.

Unter den verschiedenen Krankheitsbildern des hypogonadotropen Hypogonadismus finden sich sowohl anlagebedingte Formen, bei einigen Patienten als Teil komplexer Syndrome, als auch erworbene Schädigungen und Funktionsstörungen (Köhn 2004; Tüttelmann und Nieschlag 2009). Zu den seltenen Ursachen zählen inaktivierende Mutationen (GnRH-Rezeptor, LH, FSH).

Kongenitaler hypogonadotroper Hypogonadismus

Der kongenitale hypogonadotrope Hypogonadismus tritt isoliert (idiopathischer oder isolierter hypogonadotroper Hypogonadismus, IHH) oder in Kombination mit einer Beeinträchtigung des Riechvermögens (Anosmie) auf (Boehm et al. 2015). Die letztgenannte Form ist als **Kallmann-Syndrom** (Kallmann et al. 1944) bekannt. Es handelt sich um relativ seltene Erkrankungen, die beim männlichen Geschlecht mit einer Prävalenz von etwa 1:4000 bis 1:10.000 und damit etwa 3- bis 5-fach häufiger als bei Frauen vorkommen (Bonomi et al. 2018). Der Hypogonadismus wird durch Störungen der

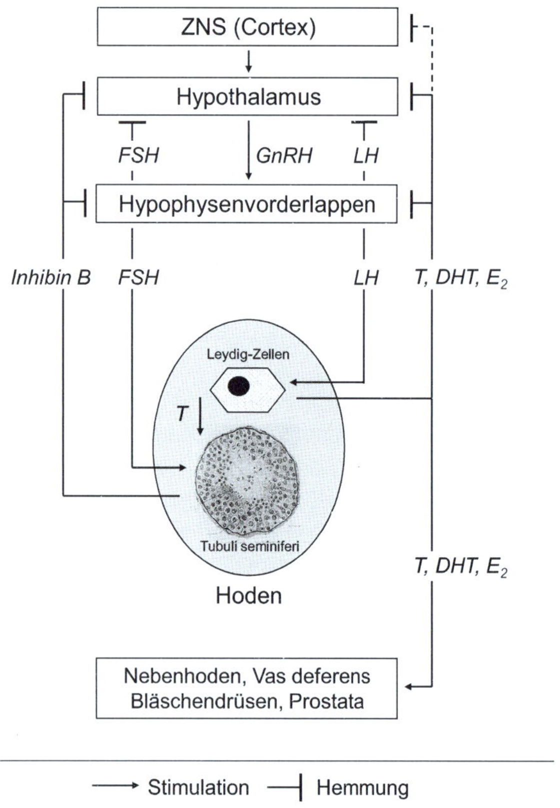

Abb. 1 Hormonelle Steuerung der Hodenfunktion [GnRH = Gonadotropin-freisetzendes Hormon (pulsatile Sekretion); LH = Luteinisierendes Hormon (pulsatile Sekretion); FSH = Follikelstimulierendes Hormon; T = Testosteron; DHT = Dihydrotestosteron; E_2 = Östradiol]. (Aus Schuppe und Köhn 2018a)

hypothalamischen Sekretion von GnRH oder eine verminderte Wirkung des Hormons verursacht, beides hat eine mangelnde Stimulation der Hypophyse mit entsprechend erniedrigten Serumspiegeln von LH und FSH, Testosterondefizit sowie ausbleibender Induktion der Spermatogenese zur Folge (Boehm et al. 2015). Beim Kallmann-Syndrom ist die komplexe Migration GnRH-sezernierender Neurone vom nasalen Riechepithel zum Hypothalamus während der Embryogenese gestört, ebenso die Entwicklung und spätere Funktion der Bulbi und Tractus olfactorii.

IHH und Kallmann-Syndrom treten sowohl familiär gehäuft als auch sporadisch auf. Genetische Defekte lassen sich bei der Hälfte der familiären Fälle und bei 10 % der sporadischen Fälle nachweisen (Boehm et al. 2015). Zahlreiche Gene kommen als Ursache in Betracht, die in der Summe etwa 40–50 % der Fälle erklären und von denen das X-chromosomale KAL1-Gen mit etwa 10 % die wichtigste Rolle spielt. Neben dem X-chromosomalen KAL1-Gen mit seinem Produkt Anosmin 1 kann eine Mutation zahlreicher weiterer Gene zu einem angeborenen hypogonadotropen Hypogonadismus führen; zu den wichtigsten zählen die kodierenden autosomalen Gene für FGFR1 (fibroblast growth factor 1), PROK2 (prokineticin 2) und seinen Rezeptor, GPR54 (G protein-coupled receptor 54) sowie den GnRH-Rezeptor (Boehm et al. 2015). Dementsprechend kommen X-chromosomal-rezessive, autosomal-dominante oder autosomal-rezessive Vererbung der Krankheitsbilder vor, die Beurteilung von genetischen Befunden kann jedoch durch additive Effekte mehrerer Mutationen (oligogene Vererbung) erschwert sein.

Die Klinik zeigt eine große Variabilität (Köhn 2004; Bonomi et al. 2018). In der Regel werden die Patienten zunächst wegen einer ausbleibenden oder nur gering ausgeprägten Pubertätsentwicklung vorgestellt. Das Hodenvolumen liegt meist unter 5 ml, der Penis ist unterentwickelt, die sekundäre Behaarung (Bartwuchs, Pubesbehaarung, Axillarbehaarung) fehlt oder ist nur ansatzweise vorhanden, das Fettverteilungsmuster ist weiblich. Darüber hinaus bestehen eunuchoide Körperproportionen; in der Vorgeschichte findet sich nicht selten ein ein- oder beidseitiger Hodenhochstand bzw. Zustand nach Orchidopexie. Das Vollbild umfasst alle klinischen Zeichen eines bereits präpubertär bestehenden Androgenmangels; hierzu kann auch eine Gynäkomastie gehören. Die Riechstörung wird von den Patienten mit Kallmann-Syndrom meist nicht spontan angesprochen, sondern muss gezielt erfragt werden.

Unbehandelt sind Patienten mit IHH und Kallmann-Syndrom infertil und entwickeln Spätkomplikationen des Hypogonadismus, z. B. eine Osteoporose. Andererseits wurden bei 10–20 % der Patienten nach Unterbrechung einer Hormonersatztherapie Spontanremissionen beobachtet (Raivio et al. 2007).

Eine anlagebedingte Störung der GnRH-Sekretion findet sich auch beim **Prader-Labhart-Willi-Syndrom**, das durch Deletion eines Gens auf Chromosom 15 verursacht wird. Die Klinik ist durch Muskelhypotonie, Kleinwuchs, Hypogonadismus mit verzögerter Pubertätsentwicklung, geistige Retardierung, faziale Dysmorphien, Adipositas und möglichen Diabetes mellitus Typ II gekennzeichnet (Heksch et al. 2017).

Hypopituitarismus

Zu den häufigsten Ursachen einer Hypophyseninsuffizienz zählen Tumoren (hormonaktive oder -inaktive Adenome, Metastasen), Traumen, infektiöse oder entzündliche Prozesse, vaskuläre Ursachen sowie die Hämochromatose (Behre et al. 2009; Dohle et al. 2018). Zu berücksichtigen sind auch iatrogene Störungen nach Chemotherapie oder Radiatio; angeborene Defekte kommen dagegen nur selten vor (Tab. 1). In Abhängigkeit vom Zeitpunkt der Manifestation sowie der beteiligten hypophysären Hormone können klinische Symptome des Hypogonadismus, Unterfunktionen der Schilddrüse und Nebennierenrinde sowie ein Diabetes insipidus auftreten. Bei präpubertären Störungen ist darüber hinaus ein Wachstumshormonmangel zu beachten.

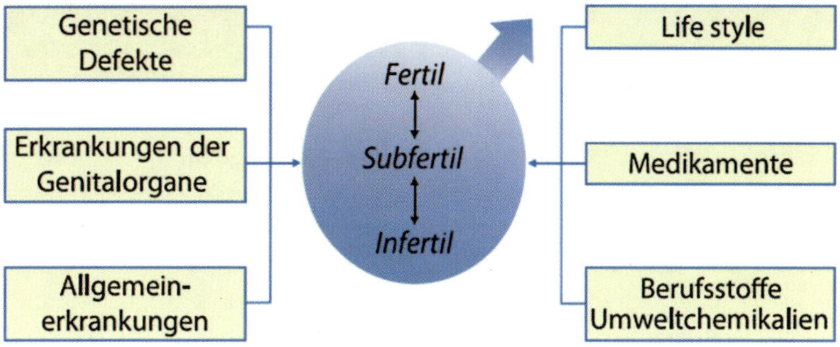

Abb. 2 Multifaktorielle Genese männlicher Fertilitätsstörungen. (Aus Schuppe und Köhn 2018a; nach Comhaire et al. 1998)

Hyperprolaktinämie

Eine organisch bedingte Hyperprolaktinämie ist am häufigsten auf Prolaktin produzierende Hypophysenadenome zurückzuführen, wobei Mikroprolaktinome (Durchmesser <10 mm) von Makroprolaktinomen unterschieden werden (Molitch 2017). Letztere können durch rasch proliferatives Wachstum zu einer Schädigung benachbarter Strukturen, insbesondere der Sehnerven, führen. Nicht prolaktinsezernierende Hypophysentumoren sowie raumfordernde Prozesse im Bereich des Hypophysenstiels und des Hypothalamus sind ebenfalls mögliche Ursachen einer Hyperprolaktinämie. Darüber hinaus beeinflussen zahlreiche Pharmaka den Prolaktinspiegel im Blut über eine Interaktion mit Dopaminsynthese, -freisetzung bzw. -wirkung oder einen direkten Effekt auf Prolaktinsynthese und -sekretion (Semet et al. 2017). Auch Allgemeinerkrankungen wie eine chronische Niereninsuffizienz oder Hypothyreose führen zu einer vermehrten Prolaktinausschüttung, eine geringe Erhöhung kann infolge von physischem oder psychischem Stress auftreten (Sartorius und Handelsman 2009).

Der funktionellen Beeinträchtigung der Reproduktionsorgane beim Mann liegt entweder eine Störung der pulsatilen GnRH-Sekretion mit nachfolgendem Gonadotropinmangel oder eine Verdrängung bzw. Zerstörung der Gonadotropin produzierenden Zellen der Hypophyse zugrunde (Behre et al. 2009). Zu den klinischen Symptomen gehören Libidoverlust, erektile Dysfunktion und andere Zeichen eines Androgenmangels sowie Fertilitätsstörungen, bei einigen Patienten auch Gynäkomastie und Galaktorrhö.

Nur gering erhöhte Prolaktinwerte müssen kritisch beurteilt werden, da stärkere körperliche Belastungen, Aufnahme opulenter Mahlzeiten, Geschlechtsverkehr, aber auch messtechnische Einflüsse (sog. Makroprolaktinämie) relevante Faktoren ohne Krankheitswert sein können.

2.2 Testikuläre Störungen

Primär den Hoden betreffende Schäden können auf verschiedenste Ursachen zurückzuführen sein (Tab. 1). In der andrologischen Praxis kommen sowohl kongenitale als auch erworbene Störungen der Spermatogenese und damit der Fertilität vor. Neben Testesschäden ohne Veränderungen der endokrinen Funktion sind die verschiedenen Formen eines kongenitalen hypergonadotropen Hypogonadismus zu beachten, hierunter das Klinefelter-Syndrom und die Anorchie (Tüttelmann und Nieschlag 2009; Dohle et al. 2018).

Klinefelter-Syndrom

Mit einer Prävalenz von 1:650 stellt das Klinefelter-Syndrom die häufigste Form des Hypogonadismus beim Mann dar. In der Kinderwunschsprechstunde, d. h. bei infertilen Männern, beträgt die Häufigkeit etwa 3 %, bei Patienten mit einer Azoospermie bis 14 % (Tüttelmann et al. 2011).

▶ Das Klinefelter-Syndrom ist die häufigste genetische Ursache der männlichen Infertilität.

Die Krankheit beruht auf einer numerischen Chromosomenanomalie; bei der Mehrzahl der Patienten findet sich ein zusätzliches X-Chromosom (Karyotyp 47,XXY), daneben werden bei ca. 20 % der Betroffenen Mosaike (z. B. 47, XXY/46,XY), auch zusätzliche Y-Chromosomen, höhergradige X-chromosomale Aneuploidien oder strukturell veränderte X-Chromosomen beobachtet (Tüttelmann und Gromoll 2010). Die Aberrationen sind auf Störungen (Non-Disjunction) in den meiotischen Teilungen während der Keimzellentwicklung der Eltern zurückzuführen, in zwei Drittel der Fälle bei der Mutter, bei einem Drittel väterlicherseits (Lanfranco et al. 2004).

Präpubertär sind die klinischen Befunde meist diskret, sodass die Diagnose nur selten in diesem Zeitraum gestellt wird. Zu den assoziierten Störungen zählt bei einem Teil der Patienten ein Maldescensus testis, die psychosoziale Entwicklung kann durch Defizite in verbalen und kognitiven Fähigkeiten beeinträchtigt sein. Im Erwachsenenalter sind das geringe Hodenvolumen (1–3 ml; feste Konsistenz), Symptome des Androgenmangels und Infertilität wegweisend (Lanfranco et al. 2004). Hinzu können Hochwuchs bei überproportionaler Beinlänge, gynäkoider Habitus und Gynäkomastie kommen. Der Phänotyp des Klinefelter-Syndroms variiert jedoch erheblich. Infolge des Androgendefizits tritt bei unbehandelten Männern häufig eine Osteoporose mit erhöhtem Frakturrisiko auf, darüber hinaus besteht ein erhöhtes Risiko für die Entwicklung einer chronisch-venösen Insuffizienz und Ulcera cruris sowie thrombembolische Komplikationen, auch Lungenembolien. Insbesondere bei Adipositas werden gehäuft metabolisches Syndrom bzw. Diabetes mellitus beobachtet und tragen zu dem insgesamt erhöhten Morbiditäts- und Mortalitätsrisiko bei Patienten mit Klinefelter-Syndrom bei (Kanakis und Nieschlag 2018). In diesem Zusammenhang ist auch die erhöhte Prävalenz des Mammakarzinoms zu beachten. Häufig bleibt das Klinefelter-Syndrom allerdings zeitlebens unentdeckt.

Bei Verdacht auf Vorliegen eines Klinefelter-Syndroms erfolgt die Diagnosesicherung mittels Chromosomenanalyse. Im Hormonstatus finden sich deutlich erhöhte Serumspiegel für die Gonadotropine LH und FSH, bei der Mehrzahl der Patienten auch erniedrigte Testosteronkonzentrationen (hypergonadotroper Hypogonadismus). Im Ejakulat findet sich eine Azoospermie, weniger als 10 % der Patienten haben eine hochgradige Oligozoospermie (Lanfranco et al. 2004; Rohayem et al. 2016a).

Das Klinefelter-Syndrom geht mit einer Keimzelldegeneration einher; bereits in der Pubertät fällt eine erhebliche Reduktion der Spermatogonienzahl auf. Im Erwachsenenalter weisen die Tubuli seminiferi neben dem Verlust von Keimzellen und Sertoli-Zellen eine Hyalinisierung der Lamina propria auf. Gleichzeitig entwickelt sich im Interstitium eine Hyperplasie der Leydig-Zellen. Andererseits zeigen Studien der letzten Jahre, dass bei 30–50 % der Männer mit Klinefelter-Syndrom noch Foci mit einer residualen Spermatogenese im Hodengewebe vorhanden sind, also die Möglichkeit einer testikulären Spermienextraktion (TESE) besteht (Rohayem et al. 2015a). Die Erfolgsaussichten hierfür nehmen wahrscheinlich mit zunehmendem Alter des Patienten ab.

Mikrodeletionen des Y-Chromosoms

Die Assoziation zwischen männlicher Infertilität aufgrund einer Azoospermie und einer bereits im Karyogramm detektierbaren Deletion des langen Arms des Y-Chromosoms wurde erstmals von Tiepolo und Zuffardi (1976) beschrieben. Durch molekulargenetische Analysen konnten später Mikrodeletionen des Y-Chromosoms im Bereich Yq11 identifiziert und drei als Azoospermiefaktoren bezeichnete Loci unterschieden werden (AZFa, AZFb, AZFc) (Noordam und Repping 2006).

▶ Ein intaktes Y-Chromosom ist essenziell für den regelrechten Ablauf der Spermatogenese.

Mikrodeletionen des Y-Chromosoms stellen nach dem Klinefelter-Syndrom die zweihäufigste genetische Ursache einer Spermatogenesestörung bzw. nicht-obstruktiven Azoospermie dar. Die Prävalenz der AZF-Deletionen hängt maßgeblich von der ethnischen Herkunft des Patienten ab und beträgt bei infertilen Männern mit Azoospermie 1,6 bis 12,8 % (in deutschen Erhebungen <2 %) (Simoni et al. 2008; Krausz et al. 2014). Deletionen mit komplettem Verlust der AZFa-Region (0,5–4 % der Fälle) sowie Deletionen von AZFb (1–5 %) oder AZFbc (1–3 %) führen zu einer Azoospermie, histologisch findet sich ein Sertoli-cell-only-Syndrom (SCO-Syndrom) oder Arrest der Spermatogenese (auf allen Stufen bis zu runden Spermatiden). Die Wahrscheinlichkeit, dass in diesen Fällen Spermien aus Hodengewebsproben isoliert werden können, wird als außerordentlich gering eingestuft; andererseits finden sich Fallberichte über eine erfolgreiche TESE bei AZFb-Deletionsträgern (Krausz et al. 2014; Stouffs et al. 2017). Der Phänotyp bei AZFc-Deletionen, die mit etwa 80 % die Mehrzahl der AZF-Deletionen ausmachen, ist vergleichsweise heterogen, sowohl in der Hodenhistologie als auch in der Ejakulatanalyse. Bei ca. der Hälfte der Patienten besteht noch eine hochgradige Oligozoospermie; bei azoospermen Patienten mit AZFc-Deletion lassen sich in ca. 50 % der Fälle noch Spermien bei einer Hodenbiopsie/testikulären Spermienextraktion (TESE) finden (Abschn. 3.5) (Simoni et al. 2008). Auch bei kleineren Deletionen innerhalb der AZFc-Region ist das Risiko für eine Infertilität erhöht (z. B. bei gr/gr-Deletionen bis zu 8-fach) (Jungwirth et al. 2018). Neben Deletionen können auch andere strukturelle Veränderungen wie z. B. ein isodizentrisches Y-Chromosom Auswirkungen auf die Spermatogenese haben (Tournaye et al. 2017a).

In jedem Fall ist vor Maßnahmen der assistierten Fertilisation eine genetische Beratung notwendig, da alle Söhne eines betroffenen Patienten mit dessen Y-Chromosom die strukturellen Aberrationen und damit die männliche Infertilität erben.

XX-Mann-Syndrom

Die Ausbildung des männlichen Phänotyps und regelrechte Entwicklung der männlichen Geschlechtsorgane wird durch das SRY (sex determining region Y)-Gen auf dem kurzen Arm des Y-Chromosoms mitbestimmt. Infolge einer irregulären Rekombination zwischen X- und Y-Chromosom während der Meiose kann eine Translokation des SRY-Gens auf das X-Chromosom auftreten (Wu et al. 2014). Die Befruchtung einer Eizelle durch ein Spermium mit einem derart veränderten X-Chromosom führt zur Entstehung eines Embryos mit weiblichem Karyotyp (46,XX); aufgrund des funktionell wirksamen SRY-Gens entwickeln sich jedoch die Gonadenanlagen zu Hoden und phänotypisch männliche Individuen. Die Prävalenz dieser als XX-Mann-Syndrom (de la Chapelle-Syndrom) bezeichneten genetischen Störung wird mit 1:20.000 angegeben (Tournaye et al. 2017a). Bei geringen Hodenvolumina von 1–2 ml und Zeichen eines Hypogonadismus liegt klinisch zunächst der Verdacht auf ein Klinefelter-Syndrom nahe, im Vergleich findet sich jedoch eine geringere Körpergröße (Vorona et al. 2007). Die betroffenen Patienten sind infertil, die

Spermatogenese ist infolge des Verlustes anderer Gene des Y-Chromosoms (AZF-Loci auf dem langen Arm) nicht angelegt. Eine Behandlungsoption mittels TESE/ICSI besteht somit nicht.

Anorchie

Eine angeborene beidseitige Anorchie kommt bei genetisch männlichen Individuen mit einer Prävalenz von 1:20.000 vor; weder morphologisch noch endokrinologisch lässt sich Hodengewebe nachweisen (Brauner et al. 2011). Als mögliche Ursachen werden sowohl genetische Faktoren als auch vaskuläre Störungen während der Embryonalentwicklung diskutiert. Die resultierende Infertilität ist nicht therapierbar. Bei der häufiger beobachteten einseitigen Aplasie (1:5000) werden reproduktive und endokrine Funktionen zumeist durch den verbliebenen Hoden kompensiert. Sowohl bei uni- als auch bilateraler Anorchie muss differenzialdiagnostisch ein Kryptorchismus ausgeschlossen werden. Abzugrenzen ist darüber hinaus ein erworbener Hodenverlust nach Traumen, Tumoren, Torsionen oder operativen Eingriffen.

Maldescensus testis

Der Hodenhochstand (Maldescensus testis) ist die häufigste angeborene Anomalie des männlichen Urogenitaltrakts. Bei 1–5 % der reifen Neugeborenen ist eine Lageanomalie eines oder beider Hoden zu beobachten, bei Frühgeborenen beträgt die Prävalenz bis zu 30 % (Virtanen und Toppari 2015). In den meisten Fällen kommt es allerdings innerhalb des 1. Lebensjahrs noch spontan zum Deszensus, bei unbehandelten erwachsenen Männern beträgt die Häufigkeit eines Hodenhochstandes 0,2–0,5 % (Sijstermans et al. 2008; Olesen et al. 2017).

Die Klassifikation erfolgt je nach Ausmaß der Deszensusstörung oder Position der Hoden:

- **Kryptorchismus** bezeichnet die abdominale Lage, der Hoden ist weder sichtbar noch tastbar.
- Bei der Retentio testis inguinalis **(Leistenhoden)** liegt der Hoden fixiert im Leistenkanal, während
- der **Gleithoden** kurzfristig unter Spannung in das Skrotum verlagert werden kann, jedoch sofort in die Ausgangslage oberhalb des Skrotums zurückgleitet.
- Der **Pendelhoden**, dem nur selten eine pathologische Bedeutung zukommt, befindet sich intraskrotal, kann jedoch durch den Kremasterreflex zeitweilig zum äußeren Leistenring oder in den Leistenkanal retrahiert werden.

Von der Retentio testis ist die **Hodenektopie** abzugrenzen, der außerhalb des physiologischen Deszensusweges liegende Hoden findet sich perineal, krural oder transkrural. Darüber hinaus kann es sekundär zu einem Hodenhochstand kommen, z. B. nach einer Leistenhernienoperation.

Ein Maldescensus testis tritt gehäuft bei Patienten mit hypogonadotropem Hypogonadismus sowie Störungen der Testosteronbiosynthese oder -wirkung auf (Tournaye et al. 2017a). Außerdem findet er sich im Zusammenhang mit Genodermatosen wie der X-chromosomal rezessiv vererbten Ichthyose. Die Ätiopathogenese ist im Einzelnen nicht aufgeklärt, wahrscheinlich liegen neben endokrinen und genetischen Störungen weitere Faktoren wie die im Vergleich zur intraskrotalen Lage dauerhaft erhöhte Temperatur zugrunde. Ebenso wird ein Einfluss exogener Noxen wie z. B. endokriner Disruptoren diskutiert. Infolge einer primären Schädigung des Keimepithels muss mit späteren Einschränkungen der Fertilität gerechnet werden. Die Wahrscheinlichkeit für eine Azoospermie ist auch bei einseitigem Maldeszensus um den Faktor 25 erhöht; die Störung der Spermatogenese ist unabhängig davon, ob eine Orchidopexie während oder nach dem ersten Lebensjahr erfolgte (Hadziselimovic 2017; Rohayem et al. 2017).

Gegenüber der allgemeinen männlichen Bevölkerung ist das Risiko für die Entwicklung einer Keimzellneoplasie-in-situ (germ cell neoplasia in situ, GCNIS; syn. Carcinoma-in-situ, CIS; testikuläre intraepitheliale Neoplasie, TIN) oder maligner Hodentumoren 4- bis 6-fach erhöht (Rørth et al. 2000; Rajpert-De Meyts et al. 2016). Auch nach erfolgreicher Therapie sind ab dem 15. Lebensjahr Selbstuntersuchungen und regelmäßige (jährliche) klinisch-sonographische Verlaufskontrollen der Hoden anzuraten. Darüber hinaus treten vermehrt Hodentorsionen auf.

▶ Männer mit Fertilitätsstörungen weisen häufig einen Hodenhochstand in der Vorgeschichte auf (8–17 % der Fälle). Betroffene Patienten sollten über das erhöhte Malignomrisiko aufgeklärt werden, das auch bei einseitigem Maldeszensus beide Hoden betrifft.

Testesschäden und Spermatogenesestörungen unterschiedlicher Ätiologie

Sertoli-cell-only-Syndrom Das Sertoli-cell-only-Syndrom ist histopathologisch durch den Verlust der Keimzellen in den Tubuli seminiferi charakterisiert, wobei das Phänomen sämtliche Samenkanälchen betreffen oder fokal auftreten kann (McLachlan et al. 2007; Bergmann und Kliesch 2009). Es handelt sich um ein heterogenes Krankheitsbild, das sowohl kongenitale als auch erworbene Formen umfasst. Der Erstbeschreibung folgend wird das kongenitale komplette SCO-Syndrom auch als Germinalzellaplasie bezeichnet; die Patienten sind ebenso wie diejenigen mit erworbenen Formen eines kompletten SCO-Syndroms infertil. Auch bei fokalem SCO-Syndrom besteht häufig eine Azoospermie, da die Spermatogenese im übrigen Hodengewebe ebenfalls geschädigt ist (Bergmann und Kliesch 2009).

Spermatogenesearrest Der Spermatogenesearrest ist ebenso wie das SCO-Syndrom ein histopathologisch definiertes Krankheitsbild (Bergmann und Kliesch 2009). Der Stillstand der Spermatogenese kann auf der Stufe der Spermatogonien, der primären Spermatozyten oder der frühen runden Spermatiden auftreten, sowohl in homogenen als auch heterogenen Verteilungsmustern. Die Ursachen sind entweder genetisch determiniert (Mikrodeletionen des Y-Chromosoms) oder erworben (z. B. gonadotoxische Faktoren). Bei komplettem Spermatogenesearrest besteht eine Azoospermie. Molekulargenetisch konnten bei Patienten mit meiotischem Arrest der Spermatogenese X-chromosomal gebundene Mutationen im TEX11 (testis-expressed 11)-Gen nachgewiesen werden (Yatsenko et al. 2015). Die Bedeutung weiterer Kandidatengene (z. B. DMRT, NR5A1) ist derzeit noch unklar (Tüttelmann et al. 2018).

Morphologische Defekt-Syndrome der Spermien Bei einigen Patienten zeigen die Spermien in der zytomorphologischen Ejakulatanalyse systematische Defekte, die Mehrzahl der untersuchten Spermien weist gleichförmige strukturelle Fehler im Bereich der Kopfsegmente und/oder Flagella auf (Haidl und Schuppe 2006; Coutton et al. 2015). Für verschiedene Defekte konnten genetische Ursachen mit autosomal-rezessivem Erbgang identifiziert werden. Homozygote Mutationen der an der Meiose beteiligten Aurora-Kinase C (AURKC) sind für eine **Makrozoospermie** mit zu großen, amorphen Kopfsegmenten und zumeist multiplen Flagella der Spermien (large headed multiflagellar spermatozoa) verantwortlich. Defekte in SPATA16 (spermatogenesis associated 16-Gen) oder DPY19L2 (dpy-19-like 2-Gen) führen zu einer **Globozoospermie**, bei der aufgrund einer fehlenden Ausbildung des Akrosoms der Spermien eine Fertilisierung der Eizelle unter natürlichen Bedingungen unmöglich ist. Auch die Erfolgsaussichten einer assistierten Fertilisation mittels ICSI sind ohne artifizielle Eizellaktivierung gering (Chansel-Debordeaux et al. 2015).

In der heterogenen Gruppe der Mittelstück- und Flagellumdefekte konnten ebenfalls Mutationen in Genen strukturell und funktionell relevanter Proteine identifiziert werden, beispielsweise in AKAP (A kinase anchor protein) 3 und 4 oder DNAH1 (dynein axonemal heavy chain I). Phänotypisch wurden derartige Defekt-Syndrome mit vitalen, aber vollständig immotilen Spermien bereits früher beschrieben. Beim **9+0-Syndrom** lässt sich elektronenmikroskopisch ein Fehlen des zentralen Mikrotubulipaars im Flagellum nachweisen (Chemes und Rawe 2003). Das seltene **Syndrom der immotilen Zilien** (Afzelius et al. 1975), bei dem die Dyneinarme der Mikrotubuli des Flagellums fehlen sowie weitere ultrastrukturelle Flagellumdefekte beobachtet werden, betrifft sowohl Spermien als auch die Zilien der Atemwegsepithelien. Dementsprechend geben betroffene Patienten vermehrt Atemwegsinfektionen an und leiden unter Bronchiektasen. Als **Kartagener-Syndrom** wird das gleichzeitige Vorliegen eines Situs inversus, von Bronchiektasen sowie immotiler Zilien bezeichnet.

2.3 Hypogonadismus bei systemischen Erkrankungen

Systemische Erkrankungen selbst und die zu ihrer Behandlung eingesetzten Pharmaka führen häufig zu Störungen auf verschiedenen Ebenen der Hypothalamus-Hypophysen-Gonaden-Achse (Abb. 1), die sowohl mit klinischen Symptomen des Androgenmangels als auch einer Infertilität einhergehen können. Ausprägung und Reversibilität der Störungen der Reproduktionsorgane hängen vom Zeitpunkt des Eintritts (z. B. prä- oder postpuberal), der Dauer, dem Schweregrad und der erforderlichen Therapie der Grunderkrankung ab (Sartorius und Handelsman 2009).

In den letzten Jahren hat Übergewicht zunehmende Beachtung als möglicher Einflussfaktor auf das männliche Reproduktionssystem gefunden (Sermondade et al. 2013; Barratt et al. 2017). Pathophysiologisch spielt das viszerale Fettgewebe eine zentrale Rolle, über das eine erhöhte pro-inflammatorische Aktivität durch die Produktion entsprechender Zytokine wie Interleukin-6 und Tumor-Nekrose-Faktor (TNF)-α entsteht. Diese werden von den Fettzellen selbst und ortständigen Fettgewebsmakrophagen gebildet und führen zusammen mit weiteren Adipozytokinen direkt und indirekt zu einer Suppression der Testosteronproduktion, erhöhen also das Risiko eines Hypogonadismus. Derartige Interaktionen finden sich auch bei metabolischem Syndrom (viszerale Adipositas; Dyslipidämie, art. Hypertonie, erhöhte Nüchtern-Blutzuckerwerte oder entsprechende Medikation) und Diabetes mellitus (Typ II), die häufig mit einem behandlungsbedürftigen Androgenmangel einhergehen (Jones und Channer 2012). Ebenso muss bei chronisch-entzündlichen Erkrankungen mit der Manifestation eines Hypogonadismus gerechnet werden, insbesondere bei Patienten mit Psoriasis vulgaris und einem bereits bestehenden metabolischen Syndrom.

Die Einnahme von Medikamenten kann über Störungen der endokrinen Regulation der Hodenfunktion, Wechselwirkungen mit Androgenbiosynthese oder -metabolismus sowie Interaktionen mit Hormonrezeptoren zu einem Hypogonadismus führen (Krause 2008; Semet et al. 2017; Abschn. 2.10). Zu beachten ist in diesem Zusammenhang die systemische Langzeitanwendung von Kortikosteroiden, ebenso der Einsatz von Präparaten wie Ketokonazol, Digitalis, Cimetidin, Spironolacton, Flutamid oder Opiaten. Die Aufmerksamkeit gilt auch onkologischen Immuntherapien mit Check-point-Inhibitoren (Weidner et al. 2018). Beispielsweise wurde unter der Anwendung von Ipilimumab die Entwicklung eines Hypogonadismus infolge einer Autoimmun-Hypophysitis beschrieben.

2.4 Varikozele

Die pathologische Erweiterung und Verlängerung des Plexus pampiniformis im Skrotum wird als Varikozele bezeichnet. Sie kommt durch einen Reflux des Blutstroms in der V. testicularis zustande; aufgrund des hämodynamisch ungünstigeren Gefäßverlaufs bis zur V. renalis tritt sie in über 90 % der Fälle linksseitig auf (Abb. 3). Ein beidseitiger Befund findet sich bei 15 % der betroffenen Männer. In der Regel liegt eine idiopathische Varikozele vor, sie kann jedoch auch symptomatisch aufgrund raumfordernder Prozesse im Abflussgebiet der V. testicularis entstehen. Die Pathomechanismen, die zu einer Störung der Hodenfunktion mit vermindertem Volumen, reduzierter Ejakulatqualität und Sub- oder Infertilität führen, sind nicht geklärt (Practice Committee of the American Society for Reproductive Medicine 2014). Zu den möglichen Teilfaktoren werden erhöhte Skrotaltemperatur, Perfusionsstörungen sowie endokrine und parakrine Effekte gerechnet. Die Prävalenz der idiopathischen Varikozele beträgt in der männlichen Bevölkerung 10–20 %, je nach untersuchtem Kollektiv wird bei Männern mit Fertilitätsstörungen über eine Häufigkeit von bis zu 40 % berichtet (Fretz und Sandlow 2002; Damsgaard et al. 2016).

Die Klassifikation der Varikozele erfolgt anhand des Palpationsbefundes (Rowe et al. 2000):

- Varikozele I: Nur unter Valsalva-Pressmanöver tastbar
- Varikozele II: Tastbar, aber nicht sichtbar
- Varikozele III: Durch die Skrotalhaut sichtbar (und tastbar) (Abb. 3)

Der pathologische Stellenwert der subklinischen Varikozele ist fraglich (weder in Ruhe noch beim Valsalva-Pressversuch tastbar, nur mittels Dopplersonografie oder Thermografie nachweisbar). Zu den klinischen Zeichen der funktionellen Relevanz einer Varikozele gehören neben dem verminderten Volumen auch eine herabgesetzte Konsistenz sowie die tief-intraskrotale, horizontale Lage des betroffenen Hodens.

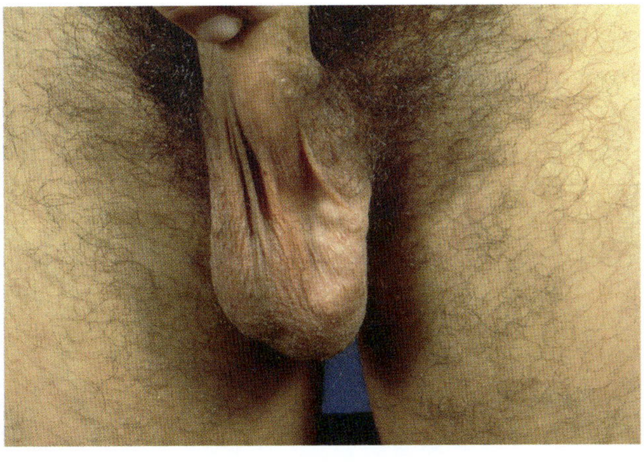

Abb. 3 Varikozele. (Aus Schuppe und Köhn 2018a)

2.5 Infektionen und Entzündungen des Genitaltrakts

Infektionen und Entzündungen des männlichen Genitaltrakts können über verschiedene Mechanismen zu einer vorübergehenden oder dauerhaften Beeinträchtigung der Fertilität führen: Hierzu gehören direkte Effekte auf strukturelle Integrität und Funktion der Spermien, eine Dysfunktion der akzessorischen Drüsen, Obstruktionen des Ductus epididymidis oder anderer Samenwegsabschnitte sowie die Schädigung der Hoden, v. a. der Spermatogenese (Schuppe et al. 2017). Nosologisch sind Urethritis, Prostatitis/Prostatovesikulitis, Epididymitis/Epididymo-Orchitis und Orchitis zu unterscheiden. Die akuten Krankheitsbilder kommen allerdings in der Fertilitätssprechstunde praktisch nicht vor.

Mit einer Prävalenz von 8–15 % werden Infektionen und Entzündungen des Genitaltrakts zu den häufigsten Ursachen männlicher Fertilitätsstörungen gerechnet. Ihre Erfassung wird jedoch durch eine hohe Rate subklinischer bzw. primär chronischer, asymptomatischer Verläufe erschwert. Insbesondere testikuläre Entzündungsreaktionen lassen sich in diesem Stadium nur durch eine Hodenbiopsie sicher diagnostizieren und bleiben als Ursache oder Kofaktoren von Fertilitätsstörungen häufig unerkannt (Schuppe et al. 2008).

▶ Angesichts der hohen Prävalenz infektiös-entzündlich bedingter Erkrankungen des männlichen Genitaltraktes und des hiermit verbundenen Risikos irreversibler Fertilitätsstörungen sollte eine adäquate Infektions- und Entzündungsdiagnostik Bestandteil andrologischer Basisuntersuchungen bei Kinderwunsch sein.

Angesichts fehlender klinischer Symptome stützt sich die Diagnostik neben der Beurteilung der Spermaqualität v. a. auf den Nachweis von Erregern sowie erhöhte Leukozytenzahlen und/oder Entzündungsmediatoren in Ejakulat, Prostatasekret und Urinproben (Abschn. 3.2). In der Praxis ist eine kompartimentspezifische Differenzialdiagnostik jedoch sehr schwierig, positive Befunde werden zumeist als „Samenwegsinfektion" zusammengefasst (male accessory gland infection, MAGI) (Rowe et al. 2000; Haidl et al. 2019).

Im Hinblick auf den Erregernachweis sind sexuell übertragbare Infektionen wie z. B. mit *Neisseria gonorrhoeae*, *Chlamydia trachomatis* oder *Mycoplasma spp.* als obligat pathologisch einzustufen; als fakultativ pathologisch gelten die typischen Erreger urogenitaler Infektionen wie z. B. *E. coli* und andere Enterobakterien (Schuppe et al. 2017). Die Auswirkungen einer *Trichomonas vaginalis*-Infektion auf die männliche Fertilität werden dagegen eher als gering eingestuft. Die Bedeutung viraler Infektionen des Genitaltrakts im Zusammenhang mit Entzündungsreaktionen und Fertilitätsstörungen wird kontrovers beurteilt (Bezold et al. 2007; Foresta et al. 2015). Der Einfluss humaner Papillomviren (HPV), für die eine Prävalenz von 10–36 % im Ejakulat berichtet wurde, lässt sich noch nicht abschließend bewerten. Während einerseits über eine verminderte Spermienmotilität und Assoziation mit Spermien-Autoantikörpern berichtet wurde, ergaben andere Studien keine Hinweise auf eine eingeschränkte Ejakulatqualität im Zusammenhang mit HPV (Garolla et al. 2013; Laprise et al. 2014). Pilzinfektionen des Urogenitaltraktes erscheinen als Ursache männlicher Fertilitätsstörungen kaum von Bedeutung.

Im Zusammenhang mit Genitalinfektionen des Mannes ist die Gefahr der Übertragung auf die Partnerin zu beachten; Spermien können als Erreger-Vektoren fungieren. Eine besondere andrologische Beratung wird nach derzeitigem Kenntnisstand für Männer mit Kinderwunsch notwendig, die sich in Risikogebieten für Zika-Virusinfektionen aufgehalten haben. Aufgrund der potenziell langen Persistenz des Virus im Sperma wird empfohlen, dass diese Männer über einen Zeitraum von 6 Monaten nach ihrer Rückkehr kein Kind zeugen sollten (Epelboin et al. 2017; Weberschock et al. 2018).

► Über die erregerbedingten Prozesse hinaus sind auch postinfektiöse oder nicht erregerbedingte Entzündungsreaktionen im männlichen Genitaltrakt zu beachten (Fijak et al. 2018).

Epididymitis, Epididymo-Orchitis, Orchitis

Die Diagnose der Epididymitis wird klinisch gestellt: Schwellung, Schmerz und Induration des Nebenhodens sind richtungweisend. Der Hoden ist in bis zu 60 % der Fälle im Sinne einer Epididymo-Orchitis mitbetroffen (Fijak et al. 2018). Ätiopathogenetisch spielen aszendierende Infektionen mit sexuell übertragbaren Erregern (*Neisseria gonorrhoeae, Chlamydia trachomatis)*, Mykoplasmen oder typischen Uropathogenen (*Escherichia coli* und andere Enterobacteriaceae) eine zentrale Rolle. Bei älteren Männern stellen urogenitale Infektionen infolge einer subvesikalen Obstruktion, anatomischer Anomalien und instrumenteller Eingriffe am Urogenitaltrakt wichtige Faktoren dar.

Die in der akuten Phase der Erkrankung beobachtete Verschlechterung der Ejakulatqualität ist zumeist im Verlauf von 3–6 Monaten reversibel, ca. 10 % der Patienten wiesen jedoch eine persistierende Azoospermie und weitere 30 % eine Oligozoospermie auf (Rusz et al. 2012).

Primär den Hoden betreffende Entzündungen werden infolge einer hämatogenen Ausbreitung systemischer, zumeist viraler Infektionen beobachtet (Begleitorchitis). Bekanntestes Beispiel ist die Mumpsorchitis, die bei 5–40 % der während oder nach der Pubertät Infizierten auftritt; in 10–30 % der Fälle befällt sie beide Hoden, ca. 50 % der Hoden zeigen im Verlauf eine Atrophie. Neben den virusassoziierten Formen kommen vorherrschend granulomatöse, chronische Orchitiden im Rahmen einer Tuberkulose, lepromatösen Lepra, Syphilis oder Brucellose vor. Das Risiko einer Azoospermie bzw. Infertilität nach infektiös bedingter Orchitis ist erhöht (Schuppe et al. 2008).

Zu den nicht erregerbedingten Prozessen ist u. a. die Manifestation systemischer Vaskulitiden an Gefäßen des Hodens und/oder Nebenhodens zu rechnen. Asymptomatische testikuläre Entzündungsreaktionen unklarer Ätiologie lassen sich nach neueren Studien an multilokulär entnommenen Gewebsproben von Patienten mit nicht-obstruktiver Azoospermie in ca. 25 % der Fälle nachweisen, häufig auch bilateral. Die zumeist fokalen, lymphozytären Infiltrate korrelieren mit dem Schädigungsgrad der Spermatogenese und klinisch-endokrinologischen Parametern der Hodenfunktion. In der Anamnese geben allerdings nur ca. 2 % dieser Patienten eine frühere (Epididymo-)Orchitis an; spezifische Marker für eine nicht-invasive Diagnostik stehen bisher leider nicht zur Verfügung (Fijak et al. 2018).

Prostatitis

Die Klassifikation des Krankheitsbildes erfolgt NIH-Empfehlungen entsprechend anhand des Verlaufs sowie des Erreger- und Leukozytennachweises im Prostataexprimat bzw. Urin nach Prostatamassage (Wagenlehner et al. 2009):

- akute bakterielle Prostatitis
- chronische bakterielle Prostatitis
- chronische Prostatitis/chronisches Beckenschmerzsyndrom (ohne/mit Nachweis von Leukozyten)
- aymptomatische Prostatitis

Die Auswirkungen einer chronischen Prostatitis oder Prostatovesikulitis auf die männliche Fertilität ist begrenzt; Metaanalysen sprechen für einen begrenzten negativen Einfluss auf Spermienmotilität und -morphologie (Schuppe et al. 2017).

Urethritis

Eine akute Urethritis kann die aufgeführten aszendierenden Infektionen/Entzündungsreaktionen mit entsprechenden Folgen für die Fertilität nach sich ziehen, ist jedoch nur im Ausnahmefall in der Kinderwunschsprechstunde anzutreffen. Die Diagnose basiert auf der zytologischen Analyse von Harnröhrenabstrich und Ersturin sowie dem Erregernachweis. Kompliziert wird der Verlauf durch Entwicklung einer chronischen Urethritis mit oder ohne Erregerpersistenz, Harnröhrenstrikturen oder Läsionen der hinteren Harnröhre mit der Folge einer gestörten Ejakulation (Rusz et al. 2012).

2.6 Immunologische Infertilität

Zu den immunpathologischen Prozessen im männlichen Genitaltrakt gehört die Bildung von Autoantikörpern gegen Spermatozoen, zumeist nach operativen Eingriffen wie Vasektomie und mikrochirurgischer Reanastomosierung oder anderen Traumata; eine Assoziation mit Infektionen und Entzündungen des Genitaltrakts wird dagegen kontrovers diskutiert (Marconi et al. 2009; Cui et al. 2015). Fertilitätsstörungen aufgrund funktionell relevanter Spermatozoen-Antikörper (nach WHO bei >50 % Spermien mit membrangebundenen IgG-/IgA-Antikörpern) werden von den meisten Autoren als sog. immunologische Infertilität zusammengefasst. Während nach einer Vasektomie über 50 % der Betroffenen Spermien-Autoantikörper aufweisen, beträgt die Prävalenz bei infertilen Männern 4–6 % (Tüttelmann und Nieschlag 2009). In der Ejakulatdiagnostik finden sich Agglutinationen sowie eine Beeinträchtigung der Spermienmotilität und -funktion einschließlich der Zervixmukuspenetration.

2.7 Verschlüsse der ableitenden Samenwege

Verschlüsse der ableitenden Samenwege können im Grenzbereich zwischen Hoden und Nebenhoden (Ductuli efferentes), in Nebenhoden (Ductus epididymidis), Samenleiter oder Ductus ejaculatorii lokalisiert und entweder kongenital oder erworben (iatrogen-postoperativ, postentzündlich) sein (Jungwirth et al. 2018; Tab. 1).

Eine **kongenitale bilaterale Aplasie des Vas deferens** (CBAVD) findet sich bei 1–3 % aller infertilen Männer (Tüttelmann et al. 2011; Olesen et al. 2017). Sie ist häufig mit einer Bläschendrüsenagenesie assoziiert und kann Teilmanifestation der zystischen Fibrose sein. Die zystische Fibrose ist eine autosomal-rezessive Erkrankung, die durch Mutationen im Cystische-Fibrose-Transmembran-Regulator-Gen (*CFTR*-Gen) verursacht ist. Patienten mit dem Vollbild einer zystischen Fibrose weisen in über 95 % der Fälle ebenfalls eine Infertilität, bedingt durch eine CBAVD, auf.

Mit einem molekulargenetischen Screening lassen sich in 85 % der Fälle mit CBAVD Mutationen des *CFTR*-Gens nachweisen, am häufigsten *F508del*, ein 5T-Allel oder R117H (Yu et al. 2012; Barratt et al. 2017). Diese Mutationen sind allerdings nur in homozygoter oder compound-heterozygoter Form pathogenetisch wirksam, eine heterozygote Anlageträgerschaft für *CFTR*-Mutationen führt dagegen nach den verfügbaren Studiendaten nicht zu einer herabgesetzten Fertilität. In aktuellen Leitlinien wird deshalb bei obstruktiver Azoospermie eine komplette Sequenzierung des *CFTR*-Gens empfohlen, um pathogene Mutationen vollständig zu erfassen (Patel et al. 2018). Über *CFTR*-Genmutationen hinaus wurden kürzlich loss-of-function Mutationen im ADGRG2 (Adhesion G Protein-Coupled Receptor G2)-Gen als X-chromosomale Ursache einer CBAVD identifiziert (Patat et al. 2016).

▶ Mit Blick auf die Häufigkeit heterozygoter Anlageträger für Mutationen im *CFTR*-Gen in der Bevölkerung (in Deutschland ca. 1:30) sollte im Rahmen einer genetischen Beratung vor einer TESE/ICSI eine molekulargenetische Analyse des *CFTR*-Gens auch bei der Partnerin von Männern mit anlagebedingter nicht-obstruktiver Azoospermie/CBAVD durchgeführt werden.

Patienten mit einer CBAVD zeigen charakteristische Merkmale einer obstruktiven Azoospermie mit zentralem Verschluss bei der Ejakulatuntersuchung:

- erniedrigter pH-Wert
- erniedrigtes Ejakulatvolumen (<1,5 ml)
- erniedrigte Marker des Nebenhodens (α-Glukosidase) und der Bläschendrüsen (Fruktose)
- Hormonuntersuchung: Normale Serumspiegel von LH, FSH und Testosteron

Klinisch weisen die Patienten eine obstruktive Azoospermie mit intakter Spermatogenese auf; bei der testikulären Spermienextraktion (TESE) werden i. d. R. ausreichend viele Spermien für eine In-vitro-Fertilisation mit intrazytoplasmatischer Spermieninjektion (IVF/ICSI) gefunden (Dabaja und Schlegel 2013; Weidner et al. 2014).

Bei weniger als 5 % der Patienten mit obstruktiver Azoospermie bestehen zusätzlich einseitige Fehlanlagen der Niere (Nierendysplasie oder Nierenagenesie), sodass im Zusammenhang mit der Diagnose einer obstruktiven Azoospermie eine Ultraschalluntersuchung des Harntrakts indiziert ist. CFTR-Mutationen spielen in diesen Fällen dagegen keine Rolle, ebensowenig bei Patienten mit unilateraler Abwesenheit eines Samenleiters (CUAVD) (Schwarzer und Schwarz 2012).

2.8 Störungen der Samendeposition

Störungen der Samendeposition können durch anatomische Fehlbildungen im Bereich des männlichen Genitales und funktionell durch Beeinträchtigungen von Erektion oder Orgasmus und Ejakulation verursacht werden (Jungwirth et al. 2018; Tab. 1).

Anatomische Ursachen für eine gestörte Samendeposition sind:

- Hypospadie (Mündung der Harnröhre an der Unterseite des Penis, zumeist glandulär, aber auch penil, skrotal, perineal)

- Epispadie (Mündung der Harnröhre auf dem Dorsum penis, i. d. R. mit einer Penisdeformation verbunden, oft Teil ausgedehnter genitaler Fehlbildungen)
- Phimose
- Penisdeviationen (angeboren oder erworben, z. B. Induratio penis plasica)

Samentransportstörungen umfassen die bereits erwähnten Ursachen für eine obstruktive Azoospermie, aber auch zentrale Verschlüsse wie Zysten im Bereich des Utriculus seminalis. Darüber hinaus sind Störungen von Emission oder Ejakulation sowie Sexualstörungen (Abschn. 2.9) zu beachten:

- Emissionsstörung: Ausbleiben des Spermientransports aus dem Nebenhoden zusammen mit den Sekreten der akzessorischen Geschlechtsdrüsen in die hintere Harnröhre
- retrograde Ejakulation: Reflux des Ejakulats in die Blase bei inkomplettem Verschluss des Blasenhalses (kongenital; nach lokalen oder retroperitonealen Operationen; Medikamente, insbesondere Psychopharmaka)

2.9 Störungen der Sexualfunktion

Die wichtigsten, andrologisch relevanten Sexualstörungen sind erektile Dysfunktion, Libidostörungen und Orgasmusstörungen mit Ejaculatio praecox oder Anorgasmie (Köhn und Beier 2015; Hatzimouratidis et al. 2018).

Erektile Dysfunktion Die Inzidenz von Erektionsstörungen beträgt bei unter 40-Jährigen 2–4 %, bei 50- bis 60-Jährigen 10–20 % und bei über 70-Jährigen 50 %. Ursachen können vaskulär (arteriell, venös), neurogen, myogen oder psychisch sein; ebenso spielen lokale penile Faktoren oder endokrine Störungen eine Rolle. Besonders wichtig sind Hinweise auf die Einnahme von Medikamenten, die mit Erektionsstörungen einhergehen können, ebenso kommen Allgemeinerkrankungen als Ursache in Betracht.

▶ Erektile Dysfunktion kann das erste Anzeichen einer generalisierten Gefäßerkrankung und somit auch Vorbote bzw. Ausdruck einer koronaren Herzerkrankung sein.

Ejaculatio praecox Ein vorzeitiger Samenerguss liegt vor, wenn ein Mann bei intravaginaler Stimulation den Samenerguss nicht so lange zurückhalten kann, dass die Partnerin bei mindestens der Hälfte der Kohabitationen befriedigt werden kann (Definition nach Masters und Johnson). Es handelt sich um eine sehr häufige Störung, die 20–30 % aller Männer betrifft. Bei einer Ejaculatio ante portas erfolgt die Ejakulation schon extravaginal. Die Ursachen liegen in einer Orgasmusstörung und können psychisch oder seltener organisch (Phimose, Frenulum breve) sein.

Anorgasmie Ein verzögerter oder ausbleibender Orgasmus ist wesentlich seltener als ein vorzeitiger Orgasmus. Ursachen können somatisch (Diabetes mellitus), medikamentös bedingt oder psychischer Natur sein. Die häufigste Form einer Orgasmushemmung betrifft den koitalen Orgasmus, bei dem der Mann in der Lage ist, bei Masturbation oder Stimulation durch die Partnerin, nicht jedoch intravaginal zu ejakulieren. Ursächlich liegen der Anorgasmie zumeist psychogene Faktoren zugrunde. Neben unwillkürlichen Abwehrreaktionen, ambivalenter Einstellung bei gleichzeitig bestehendem Kinderwunsch müssen auch tiefer verwurzelte Ängste berücksichtigt werden.

2.10 Exogene Noxen als Ursache männlicher Fertilitätsstörungen

Angesichts der komplexen Entwicklung und Regulation des männlichen Reproduktionssystems ergeben sich sehr unterschiedliche Angriffspunkte für exogene Noxen, zu denen sowohl physikalische Faktoren als auch chemische Substanzen zählen (Tab. 2; Schuppe und Köhn 2018b):

Tab. 2 Exogene Noxen für die männliche Fertilität

Kategorie	Noxe
Genussmittel	Alkohol Tabak Rauschgifte
Medikamente (Beispiele)	Zytostatika Steroidhormone (anabol-androgene Steroide!) Glukokortikoide Immunsuppressiva Imidazole Antikonvulsiva Psychopharmaka Antibiotika Antihypertensiva Diuretika
Berufsstoffe, Umweltchemikalien* (Beispiele)	Pestizide, Herbizide (Dibromchlorpropan, Ethylendibromid) Schwermetalle (Pb-, Hg-Verbindungen) Lösungsmittel (Glykolether; Kohlenstoffdisulfid) Weichmacher (Phthalate) Nichtionische Tenside (Alkylphenole) Chlororganika (DDT, Dioxine, polychlorierte Biphenyle) Amide (Acrylamid)
Physikalische Faktoren	Hitze Ionisierende Strahlung Elektromagnetische Felder

*Zahlreiche potenziell fertilitätsschädigende Chemikalien gehören zu den endokrinen Disruptoren mit östrogenähnlicher, antiöstrogener oder antiandrogener Wirkung

- endokrine Regulation der Hodenfunktion (Hypothalamus, Hypophyse)
- Androgenbiosynthese und -metabolismus
- Hormonrezeptoren (z. B. Androgen-, Östrogenrezeptoren)
- Spermatogenese (Hoden)
- Spermienreifung und -funktion (Nebenhoden)
- Emission/Ejakulation
- Sexualfunktionen (Libido, Erektion)

Für einen ungestörten Ablauf der Spermatogenese ist beim Menschen eine Hodentemperatur erforderlich, die 2–3 °C unterhalb der Körperkerntemperatur liegt. Folglich kann eine **genitale Hitzeexposition** zu einer eingeschränkten Ejakulatqualität bis hin zur Azoospermie führen. Zu beachten sind z. B. regelmäßige heiße Bäder, aber auch Sauna- und Solariumsbesuche, langdauernde Sitzphasen am Arbeitsplatz und in der Freizeit sowie die zusätzliche Verwendung einer Sitzheizung in Kraftfahrzeugen. So ist eine reduzierte Spermaqualität bei regelmäßigen Saunabesuchen (zweimal pro Woche für mindestens 15 min über 3 Monate) nachweisbar.

Die Wirkung **ionisierender Strahlung** auf die Hodenfunktion ist gut dokumentiert. In Abhängigkeit von Gesamtdosis und Fraktionierung kommt es zu einer Schädigung des Keimepithels; mit einer vorübergehenden Oligozoospermie ist bereits nach einer kumulativen Dosis von 0,1–0,3 Gy zu rechnen, mit einer zumeist irreversiblen Azoospemie nach Applikation von mehr als 3 Gy. Zunehmendes Interesse gilt auch elektromagnetischer Strahlung im Bereich der Radar- und Mikrowellen. Fertilitätsstörungen infolge einer unmittelbaren Exposition gegenüber hohen Feldstärken (z. B. in Radaranlagen) sind über eine intratestikuläre Temperaturerhöhung zu erklären. Tierexperimentelle und epidemiologische Studien weisen auf mögliche negative Effekte der Benutzung von Mobiltelefonen auf Hodenfunktion und Ejakulatqualität hin. Im Niedrigfrequenzbereich der Elektrizitätsversorgung ist nach derzeitigem Wissensstand nicht von einem relevanten Gefährdungspotenzial auszugehen.

Zahlreiche **Umweltchemikalien und Berufsstoffe** stehen zumindest im Verdacht, ein reproduktionstoxisches Potenzial zu entfalten. Gesicherte Erkenntnisse liegen allerdings nur bei wenigen Stoffen vor (z. B. für das Nematozid 1,2-Dibrom-3-chlorpropan). Große Beachtung haben in den letzten Jahren Fremdstoffe mit hormonähnlicher Wirkung gefunden. Sowohl der fragliche allgemeine Abwärtstrend in der Spermienproduktion als auch Hinweise auf eine Zunahme von Hodentumoren, Maldescensus testis und genitalen Fehlbildungen werden mit einer vermehrten Exposition gegenüber solchen Substanzen in Zusammenhang gebracht. Neben Phyto- und Mykoöstrogenen können verschiedene Chemikalien wie Pestizide, polychlorierte Biphenyle, Dioxine, Bisphenol A, Alkylphenole und Phthalate, östrogenähnliche, antiöstrogene oder antiandrogene Eigenschaften aufweisen; sie werden auch als „endocrine disruptors" bezeichnet. Die für eine reproduktionstoxikologische Risikoabschätzung beim Menschen verfügbaren Daten werden allerdings kontrovers diskutiert.

Verschiedenste **Pharmaka** üben einen negativen Einfluss auf Funktionen des männlichen Reproduktionssystems aus (Beispiele in Tab. 2; Krause 2008; Semet et al. 2017; Weidner et al. 2018). Unbedingt zu beachten sind hierbei Lifestyle-Medikamente und Eigenmedikationen. Ohne medizinische Indikation werden von Männern am häufigsten anabol-androgene Steroide (AAS) eingenommen, die über eine Suppression der Gonadotropinsekretion u. a. zur Inhibition der Spermatogenese führen. Mit nicht deklarierten AAS muss auch in Nahrungsergänzungspräparaten gerechnet werden. In Fallserien wurde ein Zusammenhang zwischen der Einnahme von Finasterid und reduzierter Ejakulatqualität beschrieben.

Die Datenbasis bezüglich der Wirkung von **Drogen** wie Cannabis (Marihuana, Haschisch), Kokain und Opiaten, ebenso psychoaktiver Substanzen wie Amphetamine, Benzodiazepine oder synthetischer Halluzinogene auf die reproduktiven Funktionen des Mannes ist begrenzt. Neben den Symptomen eines hypogonadotropen Hypogonadismus wurden Beeinträchtigungen der Spermienqualität und -funktion beschrieben.

Nach Schätzungen sind bei Paaren mit unerfülltem Kinderwunsch die zugrunde liegenden Fertilitätsstörungen in bis zu 15 % der Fälle auf den Tabak- bzw. **Nikotinkonsum** zurückzuführen. Eine signifikante Reduktion der Konzeptionswahrscheinlichkeit pro Zyklus bzw. verlängerte Wartezeit bis zum Eintritt einer Schwangerschaft wird sowohl durch Rauchen der Frau als auch des Mannes verursacht (>15 Zigaretten/d). Bei Rauchern sind im Vergleich zu Nichtrauchern nicht nur Zahl, Motilität und Morphologie der Spermien beeinträchtigt, sondern auch die DNA-Integrität der Spermien. Bereits die vorgeburtliche Schadstoffbelastung durch Rauchen der Mutter und/oder des Vaters während der Schwangerschaft wirkt sich negativ auf die Fertilität männlicher Nachkommen aus.

Bei riskantem **Alkoholkonsum** des Mannes (>20 Drinks pro Woche) kann die Wartezeit bis zum Eintritt einer Schwangerschaft signifikant verlängert sein (Abb. 4). Die Ergebnisse weiterer Studien weisen auch auf einen möglichen negativen Einfluss eines moderaten Alkoholkonsums hin (>5/<25 Drinks pro Woche). Für die Koffeinaufnahme des Mannes wurde keine Assoziation mit Ejakulatqualität bzw. Konzeptionswahrscheinlichkeit berichtet.

Eine Vielzahl neuer Studien gibt Hinweise auf die Auswirkungen von Ernährungsgewohnheiten auf verschiedene Spermienparameter; auch wenn andrologische Diätempfehlungen noch nicht möglich sind, hat eine „mediterrane" Ernährung möglicherweise positive Effekte auf die Spermaqualität (Salas-Huetos et al. 2017).

▶ Kumulative Effekte verschiedener Noxen sind wahrscheinlich, sowohl im Hinblick auf die Chancen einer Konzeption

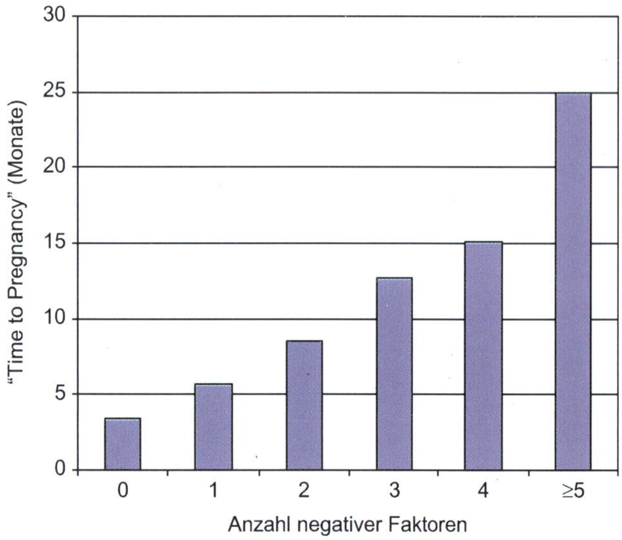

Abb. 4 Kumulative Effekte negativer Lifestyle-Faktoren auf die Fekundität: Zeit bis zum Eintritt einer Schwangerschaft („Time to Pregnancy"). Fragebogenbasierte Studie an 2112 schwangeren Frauen. Lifestyle-Faktoren: Frau oder Mann >15 Zigaretten/d; Mann >20 alkoholische „Drinks"/Woche; Body-Mass-Index (BMI) der Frau >25 kg/m^2; Kaffee- und/oder Teekonsum der Frau >6 Tassen/d; Alter Frau >35 Jahre, Mann >45 Jahre; sozialer Status. Signifikante Unterschiede zwischen allen Kategorien; p <0,01. (Aus Schuppe und Köhn 2018b; nach Hassan und Killick 2004)

auf natürlichem Weg als auch die Erfolgsaussichten assistierter Reproduktionsverfahren (Abb. 2 und 4).

3 Andrologische Diagnostik

Die andrologische Basisdiagnostik bei Fertilitätsstörungen hat die Identifizierung möglicher Ursachen zum Ziel und soll Aussagen über Schweregrad und Therapierbarkeit ermöglichen. Sie darf sich nicht auf die Untersuchung des Ejakulats beschränken, sondern beinhaltet eine ausführliche allgemeine und spezielle Anamnese, die körperliche Untersuchung, Sonografie, ausgewählte Hormonanalysen und weitere Zusatzuntersuchungen, wie Hodenbiopsie und humangenetische Diagnostik (Rowe et al. 2000; Practice Committee of the American Society for Reproductive Medicine 2015; Barratt et al. 2017; Colpi et al. 2018; Jungwirth et al. 2018).

▶ Die Untersuchung des Mannes bei unerfülltem Kinderwunsch ist auch im Lichte der modernen Methoden der assistierten Reproduktion unverzichtbar. Bei nicht ausreichender gynäkologisch-andrologischer Kooperation besteht die Gefahr, dass auf Seiten des Mannes gesundheitsrelevante Störungen unerkannt bleiben und kausale Therapieoptionen nicht genutzt werden.

3.1 Anamnese und klinische Untersuchung bei unerfülltem Kinderwunsch

Anamnese

▶ Unerfüllter Kinderwunsch ist ein Problem des Paares; dementsprechend sollte bei der Erstvorstellung genügend Zeit für ein ausführliches Gespräch mit beiden Partnern gegeben sein.

Die Anamnese sollte das Alter des Patienten und seiner Partnerin, die Dauer der Partnerschaft und des Kinderwunsches erfassen sowie Fragen zum Einsatz von Antikonzeptiva, zu Häufigkeit und möglichen Beeinträchtigungen des Geschlechtsverkehrs sowie zur Kenntnis und Beachtung des Konzeptionsoptimums (vor dem erwarteten Anstieg und postovulatorischen Maximum der Basaltemperaturkurve) beinhalten. Ebenso interessieren Angaben zu gynäkologischen Befunden der Partnerin (Zyklus, Ovulation, Tubendurchgängigkeit), vorausgegangenen reproduktionsmedizinischen Behandlungsmaßnahmen und zu Kindern oder zurückliegenden Schwangerschaften sowohl in der derzeitigen als auch früheren Partnerschaften. Darüber hinaus sollten Familien- und Sozialanamnese beachtet werden (Kinderlosigkeit bei nahen Verwandten, hereditäre Krankheiten; berufliche oder private Stressfaktoren).

Die Eigenanamnese beinhaltet die Frage nach Entwicklungsstörungen, insbesondere der Pubertätsentwicklung (Pubertas tarda?). Für die Beurteilung potenziell fertilitätsschädigender Faktoren auf Seiten des Mannes ist mit Blick auf die Entwicklung der Hoden und der Spermatogenese der Einwirkungszeitpunkt von großer Bedeutung (intrauterin – postnatal – peripuberal – adult). Besonders zu beachten sind prä- oder perinatale Komplikationen, ein früherer Hodenhochstand (uni- oder bilateral? Spontandeszensus? Zeitpunkt und Art der Therapie?) sowie Erkrankungen, Operationen und Verletzungen im Bereich des Beckens oder der Genitalorgane (Hodentorsion?). Gezielt muss nach lokalen Infektionen und Entzündungsreaktionen des Genitaltrakts gefragt werden, v. a. sexuell übertragbaren Infektionen. Ebenso relevant sind systemische Infektionen und ihre möglichen Komplikationen, z. B. eine mumpsassoziierte Orchitis. Schließlich bergen Stoffwechselkrankheiten wie Diabetes mellitus, chronisch-entzündliche Darmerkrankungen, Leber- oder Nierenfunktionsstörungen, arterielle Hypertonie, neurologische Krankheitsbilder sowie schwer verlaufende Allgemeinerkrankungen insgesamt das Risiko einer Fertilitätsminderung (Abschn. 2.3). Auch zahlreiche Medikamente können zu einer Beeinträchtigung der Spermatogenese führen (Tab. 1 und 2; Semet et al. 2017).

▶ Im Zusammenhang mit hochfieberhaften Infekten ist eine vorübergehende Suppression der Spermatogenese zu berücksichtigen; die Anamnese sollte entsprechende Ereignisse in den letzten 6 Monaten vor der Ejakulatuntersuchung erfassen.

Neben den ärztlich verordneten Pharmaka dürfen Eigenmedikationen einschließlich leistungssteigernder Präparate und möglicherweise schädliche Nahrungsergänzungsmittel nicht übersehen werden. Weitere fertilitätsschädigende Noxen sind Genussgifte (Nikotin- und Alkoholkonsum, Rauschmittel), genitale Hitzebelastung sowie berufs- und umweltbezogene Expositionen (Tab. 2; Schuppe und Köhn 2018b).

Eine andrologische Anamneseerhebung ermöglicht es dem Mann, Sexualstörungen anzusprechen. Sie sollte daher immer Fragen nach Libido, Erektion, Orgasmus oder Ejakulation beinhalten. Subjektive Symptome eines Testosteronmangels sollten ebenfalls abgefragt werden: Diese umfassen Abnahme der Libido, Erektionsstörungen, depressive Stimmungslage, Abnahme der allgemeinen Aktivität, Lustlosigkeit, Hitzewallungen und Nachlassen der Muskelkraft; sekundäre Körperbehaarung und Rasurfrequenz können vermindert sein.

▶ Die zur allgemeinen Evaluierung der Lebensqualität eingesetzten Fragebogeninstrumente enthalten zwar Items zur sexuellen Aktivität, in einer individuellen Anamneseerhebung muss jedoch gezielt nach Beschwerden und Funktionsstörungen gefragt werden.

Körperliche Untersuchung

Allgemeiner Status Bei der allgemeinen körperlichen Untersuchung werden Körperproportionen (eunuchoider Hochwuchs?), Fettverteilung, Entwicklung der Muskulatur, Kopf- und Bartbehaarung sowie die Verteilung und Intensität der Körper-, Scham- und Achselbehaarung beurteilt. Größe, Gewicht, Bauch- und Hüftumfang sollten gemessen werden (Body-Mass-Index; „waist-to-hip ratio"). Zum Status gehört auch die Untersuchung der Brust (Gynäkomastie?).

▶ Adipositas ist mit einem erhöhten Risiko für eine reduzierte Spermaqualität assoziiert.

Genitalorgane Bei der Untersuchung des Penis werden nach Zurückstreifen der Vorhaut die Eichel sowie das innere Präputialblatt auf das Vorliegen einer Phimose oder Balanitis beurteilt, die Harnröhrenöffnung inspiziert (Epi- oder Hypospadie?) und Schwellkörperveränderungen erfasst. Die palpatorische Untersuchung des Skrotalinhalts ermittelt die Lage der Hoden im Skrotum, ihre Größe und Konsistenz. Die Hoden liegen normalerweise intraskrotal und sind beidseits tastbar. Die Bestimmung der Hodenvolumina erfolgt mittels Orchidometer nach Prader und/oder sonographisch. Das durchschnittliche Hodenvolumen beträgt beim erwachsenen Mitteleuropäer 15 ml (Normalbereich 12–25 ml), die Oberfläche der Hoden ist normalerweise glatt, die normale Konsistenz wird als prall-elastisch angegeben. Bei inhomogener Konsistenz, insbesondere Verhärtungen, muss mittels Sonographie ein Tumor ausgeschlossen werden (Abb. 5a).

▶ Das Gesamthodenvolumen korreliert mit der Gesamtzahl der Spermien im Ejakulat, soweit keine Obstruktionen der Samenwege oder Samentransportstörungen vorliegen.

Bei der Palpation des Nebenhodens werden korrekte Anlage, Verdickungen und Verhärtungen (lokalisiert oder über das gesamte Organ) sowie Zysten ermittelt. Sowohl bei der Palpation der Hoden als auch der Nebenhoden sollte auf Druckschmerzhaftigkeit bzw. Berührungsempfindlichkeit geachtet werden. Schließlich muss noch das Vorhandensein der Vasa deferentia palpatorisch überprüft werden; ihr Fehlen deutet auf eine CBAVD hin. Bei dem Befund einer skrotalen Schwellung sind Skrotalhernie, Hydrozele oder Spermatozele sowie ein Hodentumor zu differenzieren. Besonders wichtig ist der Ausschluss oder Nachweis einer Varikozele (Abb. 3). Die digitale rektale Untersuchung gibt Auskunft über Größe, Konsistenz (etwas weicher als der angespannte Daumenballen), Abgrenzbarkeit, Verhärtungen und Druckschmerzhaftigkeit der Prostata; die Bläschendrüsen sind palpatorisch nicht zu erfassen.

Bildgebende Diagnostik

Die körperliche Untersuchung sollte grundsätzlich durch eine Sonographie des Skrotalinhalts ergänzt werden (Lotti und Maggi 2015). Neben der Hodenvolumenbestimmung und der Verifizierung der oben aufgeführten klinisch-pathologischen Befunde lassen sich insbesondere nicht palpable, neoplasieverdächtige Strukturveränderungen im Hoden identifizieren (Abb. 5a). Die Sonographie der Hoden ermöglicht auch den Nachweis einer Mikrolithiasis testis (Abb. 5b). Sie findet sich bei bis zu 5 % der Männer einer andrologischen Sprechstunde. Sorgfältige Nachuntersuchungen sind notwendig, da die Wahrscheinlichkeit für das spätere Auftreten eines Hodentumors erhöht sein kann, insbesondere bei zusätzlichen Risikofaktoren wie einem Hodenhochstand in der Vorgeschichte, Hodenatrophie oder hochgradig reduzierter Spermaqualität.

▶ Bei 0,5–1 % der Patienten, die primär wegen Fertilitätsstörungen untersucht werden, findet sich ein Hodentumor (Walsh et al. 2009). Bis zu 5 % der infertilen Männer weisen in der Skrotalsonografie sog. testikuläre Mikrokalzifikationen auf, die mit einer Keimzellneoplasie-in-situ (GCNIS) assoziiert sein können (van Casteren et al. 2009).

Varikozelen werden sonographisch anhand der Aufweitung des Plexus pampiniformis unter Valsalva-Bedingungen verifiziert (der Patient wird gebeten, nach Einatmen die Luft anzuhalten und zu pressen). Ein Venendurchmesser von mehr

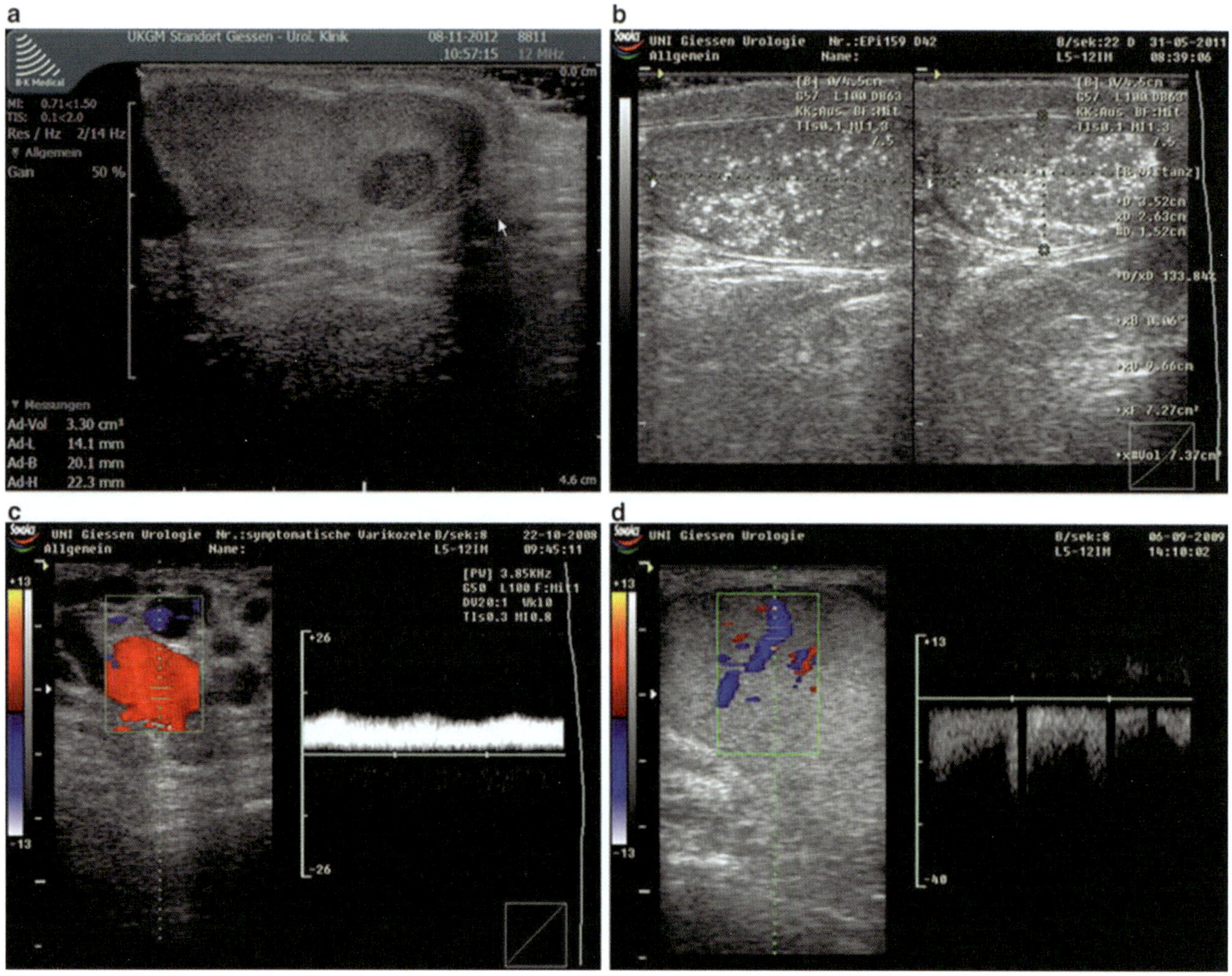

Abb. 5 Sonographie des Skrotalinhalts: **a** Hodentumor (Seminom); **b** ausgeprägte testikuläre Mikrolithiasis; **c** Varikozele; **d** Epididymo-Orchitis mit ausgeprägter Hyperperfusion; (C,D: farbkodierte Duplexsonographie). (Aus Schuppe et al. 2016a)

als 2,5 mm gilt als charakteristisch. Die Strömungsverhältnisse, d. h. der pathologische Reflux mit Messung des Peak-Flows, lassen sich mittels Ultraschall-Doppler- oder farbkodierter Duplexsonographie erfassen (Abb. 5c). Letztere dient auch zur Darstellung der intratestikulären Perfusion (Abb. 5d).

Die transrektale Sonografie ist v. a. bei Patienten mit Azoospermie und Verdacht auf einen Samenwegsverschluss indiziert. Zentral finden sich als Ursache z. B. Zysten in der Prostata (Utrikuluszysten), aber auch pathologische Veränderungen im Bereich Ductuli ejaculatorii oder der Bläschendrüsen (Agenesie? Dilatation?) sind relevant. Eine chronische Prostatitis lässt sich dagegen sonographisch nicht charakterisieren. Zur Erfassung von Fehlanlagen (z. B. Nierenagenesie) ist bei obstruktiver Azoospermie auch eine erweiterte Sonografie des Harntraktes zu empfehlen (Tournaye et al. 2017b).

Weitere Verfahren

Computertomografie und Magnetresonanztomographie (MRT) spielen in der andrologischen Routinediagnostik von Erkrankungen der Genitalorgane eine untergeordnete Rolle; sie kommen v. a. bei der Abgrenzung zwischen Kryptorchismus und Anorchie zur Anwendung (Jurewicz und Gilbert 2016). Zum Untersuchungsprogramm bei Verdacht auf sekundären Hypogonadismus gehört dagegen ein MRT zur Beurteilung der Hypothalamus- und Hypophysenregion. Ebenso zählt die Knochendichtebestimmung zur bildgebenden Initial- und Verlaufsdiagnostik bei Hypogonadismus.

Bei Erektionsstörungen beinhaltet die apparative Diagnostik neben der Doppler- oder Duplexsonografie optional auch Messungen der nächtlichen penilen Tumeszenz mithilfe elektronischer Geräte (Leiber 2017). Die diagnostische Schwellkörperinjektionstestung mit vasoaktiven Substanzen, beispielsweise Prostaglandin E1 (5–20 µg) kann über die Beobachtung von Tumeszenz und Rigidität des Gliedes hinaus mit einer Duplexsonografie kombiniert werden („Pharmako-Duplexsonographie“).

3.2 Ejakulatdiagnostik

Das Ejakulat ist ein Gemisch von Sekreten der Hoden, Nebenhoden und akzessorischen Drüsen (überwiegend aus Prostata und Bläschendrüsen). Es enthält als zelluläre Bestandteile die aus dem Hoden stammenden Spermien und unreife Keimzellen. Als zusätzliche zelluläre Elemente können Epithelien, Leukozyten und Erythrozyten auftreten. Die flüssigen Bestandteile des Ejakulats stammen zu 95 % aus den akzessorischen Drüsen; hierbei weist das Prostatasekret (30–40 % des Ejakulatvolumens) einen sauren pH auf und enthält Zink, saure Phosphatase, Zitrat sowie prostataspezifisches Antigen (PSA); das alkalische Bläschendrüsensekret (50–60 % Volumenanteil) ist dagegen reich an Fruktose und Prostaglandinen. Die Koagulation des Ejakulats erfolgt mit Verlassen der Urethra durch das Zusammenwirken von Sekretionsprodukten der Prostata und einem zinkbindenden Protein der Bläschendrüsen (Seminogelin), anschließend kommt es innerhalb von 20–30 min zur Verflüssigung unter dem Einfluss der Serinprotease PSA.

▶ Das Ejakulat stellt einen komplexen Spiegel verschiedener Funktionen des männlichen Reproduktionssystems und ihrer Störungen dar.

Bei der Diagnostik männlicher Fertilitätsstörungen kommt der Ejakulatuntersuchung somit eine zentrale Bedeutung zu (Björndahl et al. 2010; Barratt et al. 2017); folgende Ziele werden verfolgt:

- Identifizierung und Lokalisierung möglicher Ursachen
- Erfassung des Schweregrades zugrunde liegender Störungen
- Informationen zum Befruchtungspotenzial der Spermien
- Hinweise auf Therapieoptionen (oder auch fehlende Therapierbarkeit)

Die Frage nach den Labormethoden zur Einschätzung der männlichen Fertilität muss unter Bezugnahme auf das Fertilisierungspotenzial der Spermien in vivo beantwortet werden: Es werden motile, normal geformte Spermien mit intakter Membranstruktur und -funktion benötigt, die in der Lage sind, die Eizelle zu erreichen, an Eizellstrukturen zu binden, die Eizellhüllen zu penetrieren und mit dem haploiden Chromosomensatz eine normale Embryogenese zu induzieren (Barroso et al. 2009; du Plessis et al. 2011; Steger et al. 2011; Sakkas et al. 2015). Das Basis-Spermiogramm umfasst bereits eine Vielzahl makroskopischer, mikroskopischer und biochemischer Parameter (Tab. 3), ist jedoch nur der erste Schritt der andrologischen Fertilitätsdiagnostik mit dem Charakter einer Screening-Untersuchung. Ergänzend werden immunologische und mikrobiologische Diagnostik eingesetzt sowie Spermienfunktionstests durchgeführt.

Mit neuen Messgeräten, die sich an ein Smartphone koppeln lassen, können Männer ihre Spermaqualität selbst analysieren (Kanakasabapathy et al. 2017). Erfasst werden nur Beweglichkeit und Konzentration der Spermien, sodass diese Option keinesfalls als Ersatz für eine adäquate andrologische Diagnostik und Beratung angesehen werden darf.

Tab. 3 Wesentliche Ejakulatparameter (WHO 2010)

Ejakulatparameter	Konsensusbasierte Normwerte	Untere Grenzwerte fertiler Männer[a] 5. Perzentile (95 % Konfidenzintervall)
Verflüssigungszeit (Minuten)	<60	
Volumen (ml)		1,5 (1,4–1,7)
pH-Wert	≥7,2	
Spermienkonzentration ($\times 10^6$/ml)		15 (12–16)
Spermiengesamtzahl ($\times 10^6$)		39 (33–46)
Gesamtmotilität (PR +NP; %)[b]		40 (38–42)
Progressive Motilität (PR; %)[b]		32 (31–34)
Spermienmorphologie (Normalformen; %)[c]		4 (3–4)
Leukozyten ($\times 10^6$/ml)	<1,0	
Vitalität (lebende Spermien; %)[b]		58 (55–63)
Membrangebundene Spermienantikörper (MAR-Test: motile Spermien mit anhaftenden Partikeln; %)[d]	<50	
α-Glukosidase (mU/Ejakulat)[d]	≥20	
Fruktose (μmol/Ejakulat)[d]	≥13	
Zink (μmol/Ejakulat)[d]	≥2,4	

[a]Evidenzbasierte Daten aus einer Referenzpopulation fertiler Männer (time-to-pregnancy in der Partnerschaft <12 Monate; WHO 2010; Cooper et al. 2010)
[b]Frühere Differenzierung (WHO 1999) in schnelle/lineare progressive Beweglichkeit [a] bzw. langsame/träge progressive Beweglichkeit [b] zusammengefasst als progressive Motilität [PR]; nicht progressive Beweglichkeit [NP]; Immotilität [IM]
[c]Definition normal geformter Spermien nach sog. strikten Kriterien.
[d]Fakultative Tests

▶ „Measurements made on the whole population of ejaculated spermatozoa cannot define the fertilizing capacity of the few that reach the site of fertilization, but semen analysis provides essential information on the clinical status of the individual." (WHO 2010)

Basis-Spermiogramm

Für die Erhebung verwertbarer Befunde ist eine Standardisierung der Analysen und korrekte Beschreibung der Ergebnisse unerlässlich. Grundlage hierfür sind die im WHO-Laborhandbuch zur Untersuchung des menschlichen Ejakulates ausführlich dargestellten Empfehlungen (WHO 2010; in deutscher Übersetzung: 2012; Tab. 3, 4 und 5).

Probengewinnung Zur Vergleichbarkeit der Ergebnisse sollte der Patient eine sexuelle Karenzzeit von mindestens 2 bis maximal 7 Tagen einhalten. Mit Blick auf die erheblichen intraindividuellen Schwankungen der Ejakulatqualität sollen nach den Empfehlungen der WHO mindestens zwei, besser drei Ejakulate untersucht werden. Dementsprechend werden auch in nationalen Richtlinien zwei aktuelle Spermiogramme gemäß WHO als obligater Bestandteil der andrologischen Untersuchung des Mannes vor ART gefordert (Gemeinsamer Bundesausschuss der Ärzte und Krankenkassen 2017; Bundesärztekammer 2018). Unter Berücksichtigung der Kinetik der Spermatogenese und möglicher Störungen der Hodenfunktion hat sich ein Intervall von 4–12 Wochen bewährt.

Für die Probengewinnung werden in der Praxis zumeist Einweggefäße verwendet, die auf mögliche toxische Effekte auf Spermien zu prüfen sind. Die Ejakulatgewinnung durch Masturbation sollte diskret in geeigneten Räumlichkeiten am Untersuchungsort erfolgen können; bei häuslicher Gewinnung muss das Ejakulat innerhalb von 1 h in einem geeigneten Transportgefäß körperwarm ins Labor gebracht werden. Ist die Ejakulatgewinnung durch Masturbation nicht möglich, stehen nichtspermizide Spezialkondome zur Verfügung.

Makroskopische Untersuchung des Ejakulats Die korrekte Erstellung eines Basis-Spermiogramms (Tab. 3) schließt die genaue Beobachtung der Beschaffenheit des Ejakulats ein. Die Verflüssigungszeit sollte 60 min nicht überschreiten, die Fadenlänge des aus einer Pipette abtropfenden, verflüssigten Ejakulats beträgt weniger als 2 cm. Bei unvollständiger oder fehlender Verflüssigung (Viskosipathie) kann das Ejakulat vor weiteren Untersuchungsschritten mit Medium verdünnt oder α-Chymotrypsin (150 U/ml) oder Bromelain (1 mg/ml) zugesetzt werden. Das normale Ejakulat ist grau-gelblich und homogen trüb. Blutbeimengungen (Hämospermie) erzeugen einen bräunlichen Farbton. Der typische Geruch wird mit dem frischer Kastanienblüten verglichen.

Die Bestimmung des Ejakulatvolumens durch Aufziehen bzw. Transfer in Pipetten, Spritzen oder graduierte Zylinder führt zu falsch-niedrigen Ergebnissen, sodass zur indirekten Volumenbestimmung die Messung des Ejakulatgewichts im ursprünglichen Gefäß empfohlen wird (Dichte des Ejakulats ca. 1 g/ml; WHO 2010). Bei erniedrigtem Volumen (<1,5 ml) sollte der Patient zunächst nach Fehlern bei der Gewinnung und der Karenzzeit gefragt werden. Darüber hinaus sind Samentransportstörungen, z. B. eine partiell retrograde Ejakulation, zentrale Verschlüsse der Samenwege sowie anlagebedingte oder erworbene Störungen der Adnexe zu berücksichtigen. Bei den genannten Störungen kann auch ein erniedrigter pH-Wert (<7,0) vorliegen und auf die vorherrschende Gewinnung von Prostatasekret hinweisen. Bei einem pH-Wert >8,0 besteht der Verdacht auf eine Infektion oder Entzündung im Genitaltrakt, allerdings findet sich ein pH-Anstieg auch bei längerer Standzeit der Probe.

Tab. 4 Praktisches Vorgehen bei der Ejakulatanalyse (WHO 2010)

In den ersten 5 min	Versorgung der Probe (Raumtemp. oder 37 °C)
Zwischen 30 und 60 min	Makroskopische Beurteilung Nativpräparate zur mikroskopischen Beurteilung/ Abschätzen der Verdünnung zur Messung der Konzentration Bestimmung der Spermien-Motilität Bestimmung der Spermien-Vitalität (fakultativ) Anfertigen von Ausstrichpräparaten Verdünnung des Ejakulats, Messung der Konzentration Durchführung des MAR-Tests (fakultativ) Bestimmung Peroxidase-positiver Zellen Zentrifugation des Ejakulats zur Gewinnung von Seminalplasma für biochemische Analysen
Innerhalb von 3 h	Probenversand für die mikrobiologische Diagnostik (fakultativ)
Nach 4 h	Fixierung, Färbung und Auswertung der Ausstrichpräparate für die Spermienmorphologie
Später	Biochemische Analysen etc.

Tab. 5 Beschreibung von Ejakulatbefunden (WHO 2010)*

Befund	Charakteristika
Normozoospermie	Gesamtzahl (oder Konzentration), Prozentsatz progressiv motiler und morphologisch normaler Spermien ≥ unterer Grenzwert
Oligozoospermie	Gesamtzahl (oder Konzentration) der Spermien unter Referenzgrenze
Asthenozoospermie	Prozentsatz progressiv motiler Spermien unter Referenzgrenze
Teratozoospermie	Prozentsatz morphologisch normaler Spermien unter Referenzgrenze
	Kombinationen der zuvor genannten Störungen, z. B. Oligoasthenoteratozoospermie (OAT)
Kryptozoospermie	Keine Spermien im Nativpräparat, jedoch im Zentrifugat
Azoospermie	Keine Spermien im Ejakulat nachweisbar (Angabe der Methode und deren unterer Nachweisgrenze)
Aspermie	Kein Ejakulat (keine oder retrograde Ejakulation)

*Untere Grenzwerte Tab. 3. Weitere deskriptive Terminologie: Leukospermie/Leukozytospermie/Pyospermie; Hämospermie; Nekrozoospermie (sehr unpräzise als wenige vitale Spermien, hoher Anteil immotiler Spermien definiert); Parvisemie/Hypospermie (vermindertes Ejakulatvolumen)

▶ Bei der Entnahme von Aliquots für einzelne Bestimmungen sollte das Ejakulat jeweils gut durchmischt werden; aufgrund der viskösen Beschaffenheit der Proben müssen Pipetten mit positiver Verdrängungstechnik („positive displacement") verwendet werden.

Mikroskopische Untersuchung des Ejakulats Die orientierende Untersuchung eines Nativpräparats (Phasenkontrastmikroskop, 400-fache Vergrößerung) erlaubt neben der Beurteilung der Spermienmotilität eine Abschätzung der Spermienkonzentration und kann bereits Hinweise auf morphologische Störungen der Spermien, das Vorhandensein anderer zellulärer Elemente wie unreifer Keimzellen und Leukozyten, auch Trichomonaden geben. Darüber hinaus sind unspezifische Aggregationen (Verklumpung immotiler Spermien; Anhaften an Debris) und Agglutinationen (Aneinanderhaften motiler Spermien) zu differenzieren. Letztere können auf die Ausbildung sog. extrazellulärer Traps durch Leukozyten sowie die Anwesenheit membrangebundener Spermien-Autoantikörper hinweisen (WHO 2010).

Angesichts untersucherabhängiger Abweichungen bei der Beurteilung der Spermienmotilität werden in den gültigen WHO-Empfehlungen schnelle/lineare progressive Beweglichkeit (frühere Kategorie a) und langsame/träge progressive Beweglichkeit (frühere Kategorie b) nicht mehr differenziert, sondern als progressive Motilität (PR) zusammengefasst (Tab. 3). Für die Messung komplexer Motilitätsparameter stehen auch computerassistierte Systeme (CASA) zur Verfügung, wobei die Ergebnisse durch Probenqualität und Einstellung des Systems erheblich beeinflusst werden (WHO 2010; Björndahl et al. 2010). Bei einer Progressivmotilität <40 % sind die Bedingungen der Ejakulatgewinnung, die Konsistenz des Ejakulats, die Spermienvitalität und die Morphologie der Spermienschwänze kritisch zu prüfen. Die Motilität sollte über 4 h nicht mehr als 15 % abnehmen.

Der Anteil vitaler Spermien kann mithilfe einer Eosin- oder Eosin-Nigrosin-Färbung bestimmt werden, wobei Eosin intakte Membranen der Spermienköpfe nicht passieren kann. Intakte, vitale Spermien lassen sich auch ohne Vitalfärbungen identifizieren; sie reagieren im hypoosmotischen Milieu mit einer Schwellung und Aufrollung des Flagellums (HOS-Test). Gemäß WHO liegt eine Nekrozoospermie vor, wenn überwiegend avitale Spermien im Ejakulat vorkommen (Tab. 5).

Zur Bestimmung der Spermienkonzentration werden zwei separate Aliquots des vollständig verflüssigten Ejakulats mit einer Spermien immobilisierenden Lösung verdünnt und in einem Hämozytometer ausgewertet (empfohlen „Neubauer improved"). Isolierte Spermienköpfe oder Pinheads (fehlendes Kopfsegment) werden nicht mitgezählt und gesondert registriert.

▶ Bei fehlendem Nachweis von Spermien in Nativpräparaten des Ejakulats kann eine Azoospermie vorliegen. Zur Bestätigung müssen 1 ml des verflüssigten, gut durchmischten Ejakulats bei 3000 × g für 15 min zentrifugiert und zwei unabhängige Präparate des Sediments vollständig durchgemustert werden.

Obwohl auf den ersten Blick einfach, wird die Befundung durch zahlreiche Faktoren kompliziert: Die Spermienzahl im Pellet von „azoospermen" Proben nimmt zwar mit der Zentrifugationszeit und -kraft zu; selbst unter den o. g. Bedingungen können jedoch Spermien im Überstand verbleiben. Andererseits stellen die große Zahl der mikroskopisch zu analysierenden Blickfelder sowie die Untersuchung debrisreicher Spermienpellets besondere Schwierigkeiten dar (Cooper et al. 2006; WHO 2010). Bei der Befunderstellung sollte jeweils die durchgeführte Methode angegeben werden (z. B. beträgt die untere Nachweisgrenze für die Neubauer-improved-Zählkammer <56.000 Spermien/ml).

▶ Im Zusammenhang mit Maßnahmen der assistierten Fertilisation ist der Nachweis einzelner motiler Spermien relevant; hierzu werden Präparate des unverdünnten Ejakulates ohne Fixierung oder Zentrifugation komplett untersucht.

Zur Differenzierung der Spermienmorphologie werden Ejakulat-Ausstrichpräparate angefertigt. Neben einer modifizierten Papanicolaou-Färbung sowie der Färbung nach Shorr kommt die Verwendung von Schnellfärbungen in Betracht (z. B. Diff-Quik™), Nativpräparate sind dagegen ungeeignet. Bei 1000-facher Vergrößerung unter Ölimmersion werden 2 × 200 Spermien differenziert. Die Ausstrichpräparate eines unauffälligen Ejakulats bieten grundsätzlich ein buntes Bild; neben normal geformten Spermien finden sich sehr unterschiedliche Abweichungen von der Normalform (Abb. 6). Der Anteil normal geformter Spermien wird auf der Basis sog. strenger Kriterien (strict criteria) erfasst, da hierfür eine Korrelation der Ergebnisse mit dem Fertilisierungspotenzial gezeigt werden konnte. Die zytomorphologische Differenzierung sollte sich jedoch nicht nur auf die Quantifizierung des Anteils normal geformter Spermatozoen als wichtigem Parameter für die Fertilitätsprognose beschränken; Ausprägung und Häufigkeit bestimmter Formstörungen der Spermien sowie der Nachweis anderer zellulärer Elemente wie z. B. unreifer Keimzellen spiegeln Schäden der Spermato- und Spermiogenese im Hoden, aber auch Störungen der Nebenhodenfunktion wider (Haidl und Schuppe 2006).

Biochemische und immunologische Parameter

Biochemische Marker im Seminalplasma (Tab. 3) erlauben eine Beurteilung der sekretorischen Funktion der akzessorischen Drüsen; wie oben dargestellt stammen die flüssigen Bestandteile des Ejakulats zu 95 % aus diesem Bereich. Im Hinblick auf Samentransportstörungen bzw. Verschlüsse der

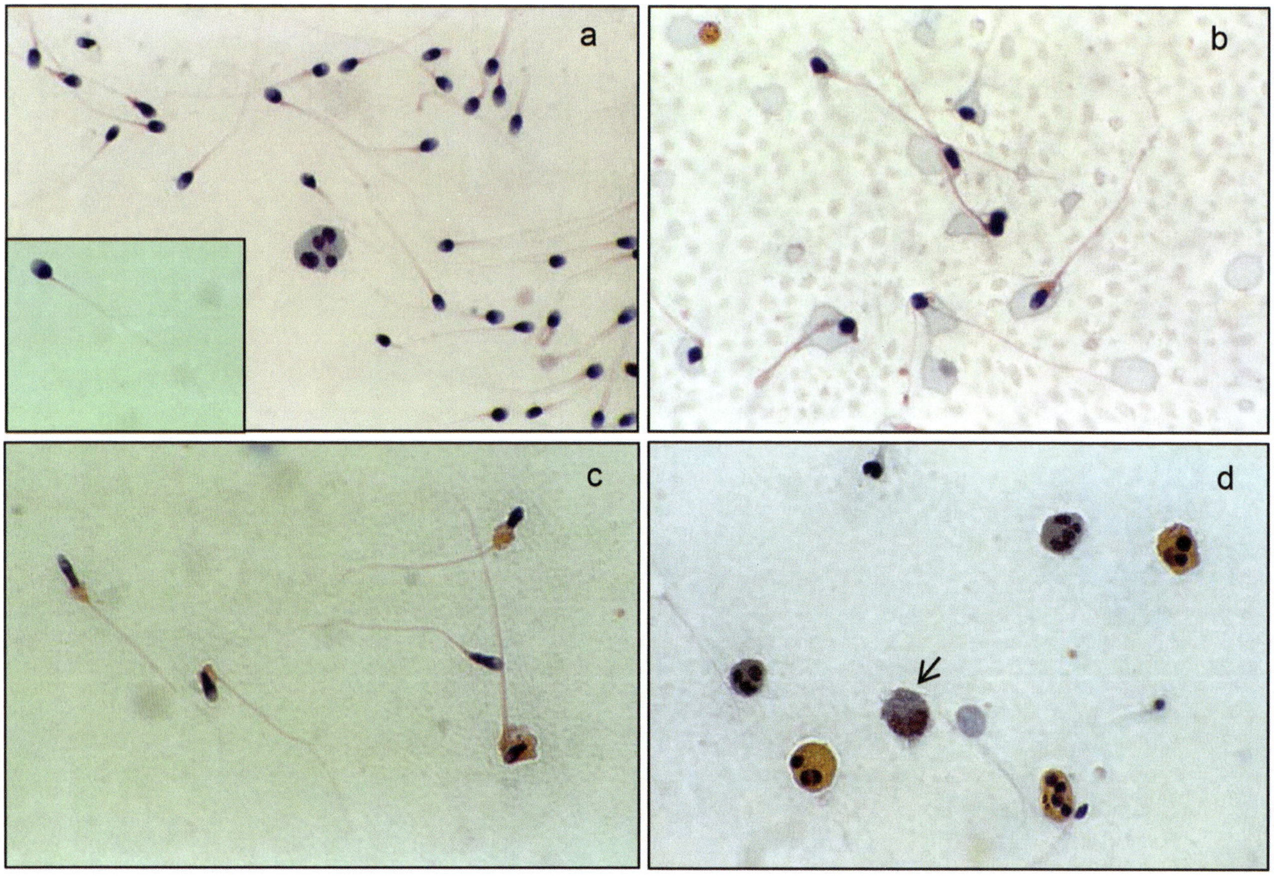

Abb. 6 Morphologische Ejakulatanalyse. **a** Normalbefund: „buntes Bild“ mit normal geformten Spermien (siehe Insert*) sowie überwiegend geringgradigen Formstörungen (neutrophiler Granulozyt in Bildmitte); **b** Spermien mit hochgradigen Akrosomdefekten; beachte Doppelkopf/-flagellum sowie zusätzliche Mittelstück- und Flagellumdefekte; **c** Spermien mit Überstreckungen der Kopfsegmente, z. T. in Kombination mit Akrosomdefekten; Zytoplasma-Residuen, Abknickung der Flagella; **d** „Rundzellen“: unreife Keimzellen (Spermatiden, mehrkernig) und Leukozyten (Neutrophile, → Makrophage). Papanicolaou-Färbung* eines Ausstrichpräparates, Ölimmersion, 1000-fache Vergrößerung (*Kopfsegment längsoval, 3,7–4,7 µm lang, 2,5–3,2 µm breit; akrosomale Region 40–70 % der Kopffläche; Zytoplasma-Residuen max. 30 % der Kopffläche; Mittelstück 5–7 µm lang, 0,5–0,7 µm breit, keine abaxiale Implantation; Flagellum 45–50 µm lang). (Aus Haidl und Schuppe 2006, modifiziert)

Samenwege dient die Fruktose als Funktionsparameter der Bläschendrüsen, die α-Glukosidase als Nebenhodenmarker. Die Messung von Bestandteilen des Prostatasekrets (Zink, saure Phosphatase) ist für die Differenzialdiagnostik bei Fertilitätsstörungen nur selten erforderlich.

Zur Basisuntersuchung des Ejakulats gehört auch die Bestimmung der Leukozytenkonzentration, die sich auf den Nachweis Peroxidase-positiver Granulozyten stützt (Tab. 3) (WHO 2010). Detailliertere Analysen werden von der WHO derzeit noch als fakultativ oder experimentell eingestuft. Im Vergleich zur Peroxidase-Methode weist die immunzytochemische Detektion bzw. Flowzytometrie von Leukozyten eine deutlich höhere Sensitivität auf und ermöglicht die Differenzierung von Leukozyten-Subpopulationen im Ejakulat (Ricci et al. 2000; Fathy et al. 2014). Eine orientierende Beurteilung erlauben auch die gefärbten Ausstrichpräparate, wobei insbesondere der Nachweis von Makrophagen auf chronisch-entzündliche Prozesse im Nebenhoden hinweist (Abb. 6). Die pathologische Relevanz einer Leukozytospermie, insbesondere der von der WHO vorgeschlagene Grenzwert für Peroxidase-positive Leukozyten im Ejakulat von 10^6/ml, wird allerdings kontrovers diskutiert (WHO 2010; Haidl et al. 2019).

Als weitere Entzündungsindikatoren dienen Granulozytenelastase und proinflammatorische Zytokine wie Interleukin 6 und 8, die eine enge Korrelation mit der Leukozytenzahl aufwiesen (Schuppe et al. 2017). Makrophagen konnten als Quelle von TNF-α, IL-1 und IL-6 im Seminalplasma identifiziert werden (Fathy et al. 2014).

Eine weitere Methode stellt die Messung von reaktiven Sauerstoffspezies (ROS) im Seminalplasma dar, die v. a. „extrinsisch“ von Leukozyten, aber auch „intrinsisch“ von Spermien selbst generiert werden (Ochsendorf 1999; Aitken 2017). Relevante Zusammenhänge zwischen Leukozyten im Ejakulat, ROS und Spermienfunktion finden sich bereits unterhalb des WHO-Grenzwertes von 10^6 Peroxidase-positiven Leukozyten/ml (Agarwal et al. 2014). ROS verursachen via Lipidperoxidation Schäden der Membranintegrität und damit z. B. der Motilität von Spermien; eine erhöhte Produktion „intrinsischer" ROS korreliert mit der Rate DNA-geschädigter Spermien (Aitken und Baker 2013).

Der Verdacht auf Spermien-Autoantikörper besteht v. a. dann, wenn im Nativejakulat Agglutinationen nachweisbar sind; in diesem Fall haften motile Spermien jeweils an den Köpfen und/oder den Schwänzen aneinander (WHO 2010). Zum Nachweis membrangebundener Autoantikörper auf Spermien eignen sich Immunobead- oder Mixed-antiglobulin-reaction-Test (MAR-Test). Mit humanem IgG oder IgA beschichtete Latexpartikel werden mit Spermien und einem Anti-human-IgG- oder Anti-IgA-Antiserum gemischt. Die Agglutination zwischen Latexpartikeln und motilen Spermien zeigt die Bindung von IgG oder IgA auf der Spermienoberfläche an.

▶ Eine Bestimmung von Spermien-Autoantikörpern im Serum hat keine klinisch-andrologische Relevanz.

Mikrobiologische Diagnostik

Mikrobiologische Untersuchungen des unter möglichst sterilen Bedingungen gewonnenen Ejakulats dienen der Erfassung behandlungsbedürftiger Infektionen und sind fester Bestandteil der Routinediagnostik, insbesondere bei erhöhten Leukozytenzahlen und/oder vermehrtem Nachweis von Makrophagen (Abb. 6d) sowie erhöhten Entzündungsmarkern im Ejakulat (Schuppe et al. 2017). Mittels kultureller Verfahren werden schnell wachsende Bakterien nachgewiesen, mittels kultur-unabhängiger Nukleinsäure-Amplifikationstechniken (NAT) schwer kultivierbare und sehr empfindliche Bakterien (z. B. STI). Bei negativer Kultur und negativer STI-PCR kann zusätzlich eine universelle Bakterien-PCR eingesetzt werden.

▶ Die Mikrobiologie des Ejakulates ist komplex, aufgrund der bakteriellen Besiedlung der Urethra ist mit einer hohen Kontaminationsrate zu rechnen, ohne Assoziation zu inflammatorischen Parametern. Entsprechend häufig liegt bei Patienten mit unerfülltem Kinderwunsch eine Bakteriospermie ohne Entzündungszeichen oder eine erhöhte Leukozytenzahl ohne relevanten Keimnachweis vor.

Im Ejakulat lassen sich gegen ätiologisch relevante Erreger gerichtete spezifische Antikörper nachweisen. Am Beispiel der Genitalinfektion mit *Chlamydia trachomatis* wird jedoch deutlich, das die Bestimmung des *C. trachomatis*-spezifischen sekretorischen IgA keine definitive Diagnose erlaubt (Cunningham und Beagley 2008).

Ergänzende Urinanalysen

Bei fehlender Ejakulation trotz Orgasmus (Anejakulation) oder deutlich reduziertem Ejakulatvolumen (<1 ml), z. B. bei Verdacht auf eine vollständige oder partielle retrograde Ejakulation, muss das Sediment eines nach Orgasmus/Ejakulation gewonnenen Urins untersucht werden (Practice Committee of the American Society for Reproductive Medicine 2015; Mehta und Sigman 2015). Probleme bei der Probengewinnung sollten zuvor ausgeschlossen worden sein.

Zur Lokalisation von Infektionen und/oder Entzündungen im männlichen Genitaltrakt, insbesondere zur Diagnostik der (chronischen) Prostatitis, wird eine sog. 2-Gläser-Probe in Kombination mit Ejakulatuntersuchungen eingesetzt (Wagenlehner et al. 2009). Hierbei erfolgen vergleichende, quantifizierende Untersuchungen von Urinportionen vor und nach Prostatamassage. Entscheidende Kriterien sind signifikant erhöhte Leukozytenzahlen (>10 Zellen pro Gesichtsfeld bei 400-facher Vergrößerung im Exprimaturin) sowie eine 10-fach höhere Erregerkonzentration im Exprimaturin verglichen mit dem Anfangsurin.

Untersuchungen zur Spermienfunktion und -integrität

Das Basis-Spermiogramm allein ermöglicht keine definitive Fertilitätsprognose. Über Bestimmung der Motilität und zytomorphologische Ejakulatanalyse hinaus stehen jedoch Testsysteme zur Verfügung, um wichtige Spermieneigenschaften und -funktionen detaillierter zu untersuchen (Abb. 7; Tab. 6) (du Plessis et al. 2011; Sakkas et al. 2015; Tosti und Ménézo 2016). In der aktuellen Auflage des WHO-Laborhandbuchs zur Untersuchung des menschlichen Ejakulates wird die Mehrzahl dieser Assays allerdings noch dem forschungsassoziierten Bereich zugeordnet (WHO 2010). Neuere Verfahren wie Transkriptom- und Proteomanalysen finden ebenso wie die Untersuchung epigenetischer Veränderungen humaner Spermien derzeit noch keine Anwendung im klinischen Alltag (Chalmel und Rolland 2015; Schagdarsurengin und Steger 2016).

▶ Die Einschätzung des Fertilisierungspotenzials der Spermien lässt sich durch ergänzende Spermienfunktionstests verbessern; insbesondere klinisch relevante Störungen in der Spermien-Eizell-Interaktion sind i. d. R. nicht mithilfe des Basis-Spermiogramms zu erfassen.

Membranintegrität Ein einfaches Verfahren zur Differenzierung vitaler Spermien mit erhaltener Membranintegrität im Bereich des Flagellums von avitalen, defekten Spermien ist der oben erwähnte HOS-Test (WHO 2010). Im Zusammenhang mit morphologischen Defektsyndromen („immotile cilia") wurde auch über die Verwendung eines Laser-Impulses sowie eine pharmokologische Aktivierung mittels Xanthinderivaten wie z. B. Pentoxifyllin zur Identifizierung vitaler Spermien berichtet (Gerber et al. 2008; Nordhoff 2015).

Chromatin-Integrität Chromatin (von griech. chroma = Farbe, aufgrund der leichten Anfärbbarkeit mit basischen Farb-

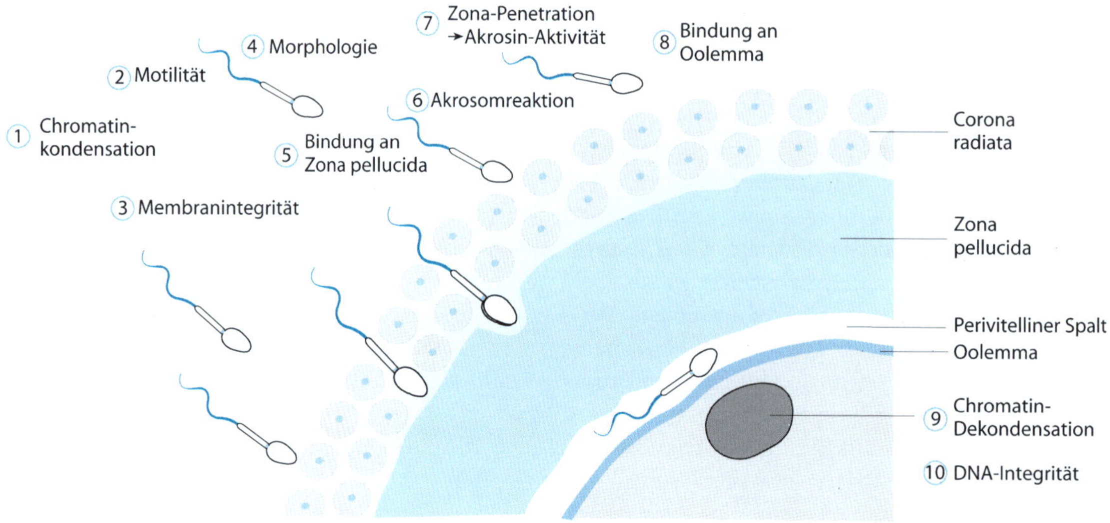

Abb. 7 Spermienfunktion und -interaktion mit der Eizelle

Tab. 6 Spermienfunktionstests

Spermieneigenschaften/-funktion	Testverfahren (Bsp.)
Membranintegrität	Hypo-osmotischer Schwell (HOS)-Test (Membranintegrität des Flagellums vitaler Spermien) (Tab. 3)
Produktion reaktiver Sauerstoff-Moleküle (ROS)	Chemilumineszenz Fluoreszenz-Mikroskopie (intrinsische ROS-Produktion; Oxidation von Dihydroethidin)
Chromatin-Kondensation/-Integrität	Anilinblau-, Chromomycin-A3-Färbung Protamin-mRNA-Expression (Ratio Protamin 1/Protamin 2)
DNA-Integrität	Tab. 7
Spermien-Zervixmukus-Interaktion	In-vitro-Penetrationstest; Zervixmukus-Kontakttest; Postkoital-Test (in vivo)
Akrosomreaktion	Anteil der AR-induzierbaren Spermien; Triple-Staining oder FITC-markiertes Pisum-sativum-Agglutinin
Akrosinaktivität	Proteolytische Aktivität von Akrosin auf Gelatine-beschichteten Objektträgern
Zona-pellucida-Bindung	Hemizona-Assay (humane Zona pellucida erforderlich)
Oolemma-Bindung	Hamsterovum-Penetrationstest
Chromatin-Dekondensation	Hamsterovum-Penetrationstest; Sperm DNA Decondensation (SDD)-Test (mit Frosch-Eizellextrakt)

stoffen) besteht aus DNA, die um Histonoktamere (Nukleosome) gewickelt ist. Während der Spermiogenese, also der Transformation runder Spermatiden zu elongierten Spermatiden (im Hoden) und Spermien (im Nebenhoden), wird der Großteil der Histone gegen Protamine ausgetauscht (Steger et al. 2011). Die DNA-Protamin-Interaktion und die damit einhergehende Hyperkondensation des Kernchromatins führen zu einem kompletten Stopp der Genexpression in elongierten Spermatiden („testikulären Spermien"). Dementsprechend besitzen testikuläre und ejakulierte Spermien das gleiche Transkriptom; so erlauben einerseits RNA-Analysen testikulärer Spermien Vorhersagen über die Funktionalität ejakulierter Spermien und andererseits RNA-Analysen ejakulierter Spermien Rückschlüsse auf den Ablauf der Spermiogenese im Hoden.

Eine Persistenz von Histonen bzw. ein gestörtes Histon/Protamin-Verhältnis ist durch Anfärbung der lysinreichen Histone mit Anilinblau nachweisbar und deutet auf Spermienreifungsstörungen hin (Terquem und Dadoune 1983). Der Anteil von Spermien mit gestörter Chromatinkondensation im Ejakulat sollte 25 % nicht überschreiten; eine erhöhte Rate geht häufig mit Akrosomdefekten der Spermien einher (Hammadeh et al. 1998). Alternativ lassen sich argininreiche Protamine mithilfe von Chromomycin A_3 sichtbar machen. Diese Methode kann jedoch nicht zwischen den beiden beim Menschen vorkommenden Protaminen unterscheiden. Speziell das Verhältnis von Protamin-1 zu Protamin-2, die sog. Protamin-Ratio, spielt für die Spermienqualität jedoch eine zentrale Rolle (Steger et al. 2008; Rogenhofer et al. 2013). Die Ergebnisse einer Metaanalyse von neun Studien belegen, dass subfertile Männer eine signifikant höhere Protamin-Ratio als gesunde Kontrollen aufweisen (Ni et al. 2016). Die Protamin-Ratio, die anhand der mRNA-Expression mittels quantitativer PCR untersucht wird, kann daher als prognostischer Biomarker für eine erfolgreiche Fertilisierung einer Eizelle dienen.

Der Austausch somatischer Histone gegen spermienspezifische Protamine ist generell unvollständig, sodass beim Mann auch in intakten, befruchtungsfähigen Spermien noch 10–15 % Histone vorhanden sind, die bei der Fertilisation nachweislich auf die Oozyte übertragen werden. Im Tiermodell (Maus, Xenopus) konnte zudem gezeigt werden, dass Spermien-Histone durch die mit ihnen assoziierten epigenetischen Markierungen (Acetyl-, Methyl-, Phosphatgruppen) Einfluss auf die Genexpression während der frühen Embryonalentwicklung nehmen (Siklenka et al. 2015; Teperek et al. 2016). Diese Erkenntnis ist insofern von enormer Bedeutung, als epigenetische Markierungen durch Lebensstil (z. B. Ernährungs- und Bewegungsgewohnheiten) und Umweltfaktoren (z. B. endokrine Disruptoren, Schwermetalle) beeinflusst werden und ein geändertes epigenetisches Programm in Spermien zu einer veränderten Genexpression in der Zygote und auch zu Entwicklungsdefekten im Embryo führen kann (Schagdarsurengin und Steger 2016; Schagdarsurengin et al. 2016). Ebenso wie pathomorphe Spermien sind solche mit fehlerhafter epigenetischer Programmierung auch bei Männern mit einem normalen Spermiogramm zu finden (Laurentino et al. 2016).

DNA-Integrität Zunehmende Bedeutung erlangen Assays, die Informationen zur Spermien-DNA-Integrität liefern (Zini und Sigman 2009; Sakkas et al. 2015). Ausdruck einer DNA-Schädigung ist die DNA-Fragmentation, die sowohl DNA-Einzelstränge (Nicks) als auch Doppelstränge (Double Strand Breaks) betreffen kann. Hinsichtlich der Entstehung der DNA-Schäden sind neben den bereits erwähnten extrinsischen und intrinsischen ROS Apoptose-assoziierte Zellveränderungen zu berücksichtigen (Aitken und Baker 2013; Muratori et al. 2015). Das weite Sprektrum klinisch relevanter Ursachen für eine oxidative Schädigung der Spermienintegrität und damit einhergehende DNA-Schäden reicht von Infektionen und Entzündungen im männlichen Genitaltrakt, über Varikozelen bis zu Pharmaka und Lifestyle-bezogenen exogenen Noxen wie z. B. Tabakrauchen. Als Read-Out für den Schädigungsgrad humaner Spermien und zugrunde liegender Störungen im männlichen Reproduktionstrakt ist die Bestimmung des Anteils von Spermien im Ejakulat mit fragmentierter DNA, ausgedrückt als DNA-Fragmentationsindex (DFI), diagnostisch hilfreich (Practice Committee of the American Society for Reproductive Medicine 2015).

Die verschiedenen Testverfahren zum direkten bzw. indirekten Nachweis einer DNA-Schädigung von Spermien sind in Tab. 7 dargestellt (Zini und Sigman 2009). Die Mehrzahl der verfügbaren Studien bezieht sich auf den TUNEL-Assay und die Acridin-Orange-basierte Flowcytometrie, v. a. den „Sperm chromatin structure assay" (SCSA™; Evenson et al. 1999). Mithilfe des SCSA gewonnene Daten machen deutlich, dass eine hohe intraindividuelle Variabilität des DFI zu beachten ist, was jedoch offenbar die Einordnung von Patienten anhand eines Cut-off-Level (DFI >30 %) nicht beeinträchtigt (Oleszczuk et al. 2011). Ebenso wie pathomorphe oder epigenetisch fehlprogrammierte Spermien sind solche mit fragmentierter DNA auch bei Männern mit einem normalen Spermiogramm zu finden.

Der prognostische Stellenwert einer Bestimmung von Spermien-DNA-Schäden wird kontrovers diskutiert und entsprechende Tests bisher nicht als Screeningverfahren in der andrologischen Routinediagnostik empfohlen (Practice Committee of the American Society for Reproductive Medicine 2015; Barratt et al. 2017; Colpi et al. 2018). SCSA-Ergebnisse zeigen jedoch eine Assoziation zwischen DFI und Schwangerschaftsraten via naturalis bzw. nach intrauteriner Insemination (IUI), unabhängig von den Variablen des Basis-Spermiogramms (Bungum et al. 2007). Der Nachweis einer erhöhten Rate von Spermien mit DNA-Schäden im TUNEL-Assay hatte in frühen Untersuchungen keinen Einfluss auf die Fertilisierung von Oozyten in vitro (IVF, ICSI), ging allerdings mit einer signifikanten Reduktion der klinischen Schwangerschaftsraten einher (Henkel et al. 2004). Neuere Metaanalysen kommen bezüglich des prognostischen Stellenwerts der Assays zur Messung der DNA-Fragmentation für den Erfolg von ART zu kontroversen Schlussfolgerungen (Cissen et al. 2016; Simon et al. 2017; Santi et al. 2018). Andererseits wurde über ein erhöhtes Abortrisiko im Zusammenhang mit einer erhöhten DNA-Fragmentationsrate der Spermien berichtet (Robinson et al. 2012).

Darüber hinaus besteht ein signifikanter Zusammenhang zwischen Störungen der Chromatinkondensation, beispielsweise einer verminderten Protaminmenge, und einer erhöhten DNA-Fragmentationsrate in Spermien (Ni et al. 2016). Auch verschiedene Apoptose-assoziierte Prozesse (Externalisation von Phosphatidylserin; Membran-Scrambling; Aktivierung von Caspasen), die z. B. über die Bindung an Annexin V nachgewiesen werden können, korrelieren einerseits mit dem DNA-Schädigungsgrad und andererseits mit der Fertilisierungsfähigkeit von Spermien (Grunewald et al. 2009). Gleiches gilt für das Bindungsverhalten „reifer", nicht-akrosomreagierter Spermien an Hyaluronsäure in vitro (Huszar et al. 2003; Jakab et al. 2005).

Tab. 7 Testverfahren zur Bestimmung der DNA-Schädigung von Spermien. (Mod. nach Zini und Sigman 2009)

Direkter Nachweis der DNA-Fragmentation	TUNEL*-Assay	Inkorporation von markiertem Deoxyuridin-Triphosphat an DNA-Einzel- bzw. Doppelstrangbrüchen; Nachweis mittels Fluoreszenzmikroskopie oder Flowcytometrie
	In-situ-Nick-Translation-Assay	Inkorporation von biotinyliertem Deoxyuridin-Triphosphat an DNA-Einzelstrangbrüchen; Fluoreszenzmikroskopie
	COMET-Assay	Elektrophoretische Auftrennung von Einzelzellen (Spermien), DNA-Fragmente bilden „Schweif"

Indirekter Nachweis der DNA-Fragmentation	Acridin-Orange-Test	Darstellung mithilfe des metachromatisch fluoreszierenden Farbstoffs Acridin-Orange; Fluoreszenzmikroskopie (Abb. 6)
	„Sperm chromatin structure assay" (SCSA™) „Sperm DNA fragmentation assay" (SDFA™)	Acridin-Orange-basierte Flowcytometrie
	„Sperm Chromatin Dispersion Test" (SCD); „Halo-Test"	Spermien mit intakter DNA bilden nach Säuredenaturierung u. Lyse Halo in Agarose
	DNA Break Detection FISH	Sonden binden an Einzelstrang-DNA; Fluoreszenzmikroskopie

*Terminal deoxynucleotidyl transferase-mediated dUDP nick-end labelling

Spermien-Mukus-Interaktion Die Beobachtung von Zahl, Motilität und Penetrationsverhalten der Spermien im periovulatorischen Zervixmukus ex vivo 9–14 h nach Kohabitation (Postkoitaltest nach Sims-Huhner) stellt nach wie vor eine in der andrologisch-gynäkologischen Kooperation einfach durchzuführende und hilfreiche Diagnostik dar (Hessel et al. 2014). Neben der Zahl der Spermien pro Gesichtsfeld und der Motilität können bestimmte Phänomene wie z. B. das sog. „shaking" beobachtet werden, das auf zervikale oder membrangebundene Spermien-Autoantikörper hinweist. Fragen der Standardisisierung und prognostischen Aussagekraft des Postkoitaltests werden allerdings kontrovers diskutiert. Gleiches gilt für die Methoden zur Untersuchung der Spermien-Zervixmukus-Interaktion in vitro (z. B. Zervixmukus-Kontakttest, Kapillartest; WHO 2010).

Akrosomreaktion und Akrosinaktivität Die Akrosomreaktion (AR) ist essenzieller Bestandteil der Spermien-Eizell-Interaktion und damit des Fertilisationsprozesses (Barroso et al. 2009; Tosti und Ménézo 2016). Nach Kapazitation, d. h. Veränderungen der Membraneigenschaften im Laufe der Passage des weiblichen Genitaltraktes, und anschließender Hyperaktivierung der Motilität induzieren physiologische Stimuli eine rezeptorvermittelte Exozytose. Hierbei kommt es zunächst zur Bildung von Hybridmembranvesikeln durch punktuelle Fusionen zwischen äußerer akrosomaler Membran und Plasmamembran des Spermiums, schließlich zum Verlust der gesamten äußeren Membran und Freisetzung der akrosomalen Enzyme. Neben physiologischen Stimuli wie z. B. Bestandteilen der Zona pellucida (Glycoprotein ZP3) oder Progesteron können für In-vitro-Tests der Akrosomreaktion im Labor chemische und physikalische Induktoren (z. B. Calcium-Ionophor, Niedrigtemperatur) eingesetzt werden (Henkel et al. 2005). Für die Differenzierung akrosomintakter versus akrosomreagierter Spermien stehen histochemische Methoden (Anfärbung mittels Triple-Stain-Technik) sowie die Fluoreszenzmikroskopie unter Verwendung von FITC-gekoppeltem Pisum-sativum-Agglutinin oder monoklonalen Antikörpern gegen CD 46 zur Verfügung (Tab. 6). Neben dem Anteil akrosomreagierter Spermien im Ejakulat wird v. a. die Induzierbarkeit der AR (>7,5 % der Spermien) untersucht → gilt als prädiktiver Parameter für das Fertilisationsvermögen von Spermien (Henkel et al. 2005).

Als eines der am besten charakterisierten spermienspezifischen Enzyme wird im Rahmen der AR die trypsinähnliche Serinprotease Akrosin freigesetzt. Neben fotometrischen Verfahren zur Aktivitätsbestimmung ist als einfache Screening-Methode der Gelatinolyse-Assay etabliert (Henkel et al. 2005).

Spermien-Eizell-Interaktion Voraussetzung für eine erfolgreiche Fertilisation ist die Überwindung von zwei biologischen Barrieren durch entsprechend kompetente Spermien, nämlich der Zona pellucida und des Oolemma (Barroso et al. 2009; Tosti und Ménézo 2016). Infolge der Zona-Bindung durchlaufen Spermien die Akrosomreaktion und erlangen so die Fähigkeit, an das Oolemma zu binden und schließlich in die Eizelle zu gelangen. Aufwendige Tests, die das Bindungsverhalten von Spermien an die Zona pellucida (Hemizona-Assay) oder die Penetration von Hamsteroozyten (HOP-Test) untersuchen, finden seit Einführung der assistierten Fertilisation (IVF/ICSI) kaum mehr Anwendung, werden jedoch im WHO-Laborhandbuch weiterhin als forschungsrelevante Assays geführt (WHO 2010).

Für den **Hemizona-Assay** werden devitalisierte humane Oozyten mithilfe eines Mikromanipulators halbiert und je eine Hälfte mit Spermien eines Patienten bzw. eines fertilen Donors inkubiert. Das Bindungsverhalten lässt sich im Vergleich als Hemizona-Index ausdrücken und korreliert mit Fertilisationsraten bei der IVF (Liu und Baker 2003; Henkel et al. 2005). Spermien, die an die Hemizonae binden, weisen vorherrschend eine normale Morphologie auf und haben in der Mehrzahl die Akrosomreaktion durchlaufen (Menkveld et al. 1991).

Als heterologer Bioassay für die **Oolemma-Bindung** humaner Spermien dient der Hamsteroozyten-Penetrations (HOP)-Test (Henkel et al. 2005). Hierbei können akrosomreagierte Spermien (z. B. nach Induktion mit Ca-Ionophor) an Zona-befreite Hamsteroozyten binden, in diese eindringen und die Dekondensation des Kopfsegmentes durchlaufen. Der prognostische Stellenwert des HOP-Tests wird bei fehlender Standardisierung allerdings kontrovers beurteilt.

Ansatzpunkte für die Entwicklung neuer Assays bieten Forschungsergebnisse zur progesteronvermittelten Spermienhyperaktivierung und -Chemotaxis über spezifische Ca^{2+}-Ionenkanäle (CatSper; Lishko et al. 2011; Brenker et al. 2018). Das Interesse richtet sich auch auf Faktoren der Eizellaktivierung, insbesondere die Funktion bzw. Dysfunktion der spermienspezifischen Phospholipase C zeta, die somit als Biomarker kompetenter Spermien dienen könnte (Tosti und Ménézo 2016).

Qualitätssicherung der Ejakulatdiagnostik

Neben den allgemeinen Richtlinien der Bundesärztekammer zur Qualitätssicherung laboratoriumsmedizinischer Untersuchungen (RiLiBÄK) gibt es spezielle Vorgaben zur internen und externen Qualitätskontrolle, die für die wesentlichen Variablen des Basis-Spermiogramms gelten und sich an den WHO-Empfehlungen orientieren (WHO 2010; Mitteilungen der Bundesärztekammer 2011, 2014; Tab. 8). Die kontinuierlich durchzuführende interne Qualitätskontrolle umfasst Spermienkonzentration, -motilität und -morphologie; es werden Doppelbestimmungen mit Auswertung von jeweils 200 Zellen für die drei Parameter gefordert. Die Abweichung der Wertepaare muss auf ihre Akzeptanz überprüft (95 %-Vertrauensbereich) und dokumentiert werden, bevor die Messergebnisse freigegeben werden können. Nach mindestens 50 freigegebenen Wertepaaren sind die Durchschnittswerte und Standardabweichungen zu errechnen und zu dokumentieren, im Verlauf eines Jahres können so die Mittelwerte der (z. B. monatlichen) Messperioden verglichen werden. Zeigen sich größere Abweichungen, muss nach Erklärungen gesucht werden (Wechsel im Laborpersonal? Veränderungen der Messmethoden? Änderungen des Patientenspektrums?). Für die externe Qualitätskontrolle der Basisparameter Spermienkonzentration, -motilität und -morphologie schreiben die RiLiBÄK zweimal jährlich die Teilnahme an Ringversuchen vor (z. B. Qualitätskontrolle der Deutschen Gesellschaft für Andrologie, QuaDeGA; www.dgandrologie.de) (Mallidis et al. 2012; Nieschlag et al. 2017).

Tab. 8 Anforderungen an die Qualitätssicherung der Ejakulatdiagnostik gemäß BÄK-Richtlinie. (Nach Bundesärztekammer, aus Köhn und Schuppe 2011)

Interne Qualitätssicherung	Externe Qualitätssicherung
Dokumentation: – Bezeichnung des medizinischen Laboratoriums – Bezeichnung des Messplatzes – Zeitraum der Auswertung – Untersuchung, Probenmaterial, Einheit – Untersuchungsmethode: Zählkammer, Färbemethode – Untersuchungsergebnisse inkl. Doppelbestimmungen – Bewertung gemäß den Formeln – Freigabe/Sperrvermerke – Durchgeführte Korrekturmaßnahmen – Name des Untersuchers	**Ringversuche (2/Jahr):** – Spermienkonzentration – Spermienmotilität – Spermienmorphologie
	Zertifikat nach Teilnahme am Ringversuch: – 12 Monate Gültigkeit – Dokumentation

Diagnostischer und prognostischer Stellenwert der Spermiogramms

In der Beratung des individuellen Paares mit unerfülltem Kinderwunsch werden die Ergebnisse der Ejakulatuntersuchung zur Abschätzung der Konzeptionswahrscheinlichkeit herangezogen. Die wesentlichen Parameter Spermienzahl (Gesamtzahl, Konzentration), Motilität (Anteil progressiv motiler Spermatozoen) und Morphologie der Spermien (Anteil normal geformter Spermien) erlauben eine Orientierung, jedoch keine definitive Charakterisierung der Fertilität eines Mannes oder Diagnosestellung im eigentlichen Sinne. Die in den aktuellen WHO-Empfehlungen weiterhin aufgeführten Begriffe wie Asthenozoospermie, Oligozoospermie oder Oligoasthenoteratozoospermie (OAT) haben lediglich deskriptiven Charakter als Laborbefunde, wenngleich sie irrtümlicherweise als „Diagnosen" verwendet werden (Tab. 5; Grimes und Lopez 2007; WHO 2010). Ziel muss die ätiopathogenetische Zuordnung von Ejakulatbefunden im Zusammenhang mit den übrigen Ergebnissen der andrologischen Diagnostik sein. Hierbei ist zu berücksichtigen, dass männlichen Fertilitätsstörungen häufig eine multifaktorielle Genese zugrunde liegt (Abb. 2).

▶ Der Nachweis intakter motiler Spermien mit normaler Morphologie im Ejakulat schließt eine absolute Zeugungsunfähigkeit aus, das Fertilisierungspotenzial sinkt jedoch dramatisch bei weniger als 10^6 motilen, normomorphen Spermien pro Ejakulat und ist nahezu aufgehoben, wenn dieser Wert 30.000 unterschreitet (Björndahl et al. 2010).

In verschiedenen Kohortenstudien wurden für die Parameter des Basis-Spermiogramms Cut-off-Werte zur Unterscheidung zwischen fertilen und sub- bzw. infertilen Männern beschrieben, die niedriger als die früher verwendeten, konsensusbasierten WHO-Referenzwerte sind (Tab. 3; z. B. Ombelet et al. 1997; Menkveld et al. 2001; Guzick et al. 2001). Bei der Betrachtung einzelner Parameter kam in diesen Studien der Spermienmorphologie (Differenzierung nach „strikten Kriterien") der größte prognostische Stellenwert zu. Andere Daten belegen die Bedeutung der schnellen progressiven Motilität (frühere Kategorie [a]) für das Fertilisierungspotenzial von Spermien in vivo und in vitro (Björndahl 2010; Barratt et al. 2011). Sowohl zur Einschätzung der

Konzeptionswahrscheinlichkeit als auch des Schweregrades der männlichen Subfertilität erscheint zusätzlich der „total motile sperm count" (Produkt aus Volumen, Spermienkonzentration und progressiver Motilität [a+b]) geeignet (van Voorhis et al. 2001; Hamilton et al. 2015).

Für die Revision der WHO-Referenzwerte wurden Daten von über 4500 Männern aus 14 Ländern (4 Kontinenten) analysiert (Cooper et al. 2010; WHO 2010). Als Referenzpopulation dienten Väter, bei deren Partnerinnen weniger als 12 Monate bis zum Eintritt der Schwangerschaft vergangen waren. Für die Berechnung der unteren Referenzgrenzen der in Tab. 3 aufgeführten Parameter wurde die 5. Perzentile zugrunde gelegt, obere Referenzgrenzen erscheinen bei der Beurteilung der Ejakulatqualität nicht relevant. Auch diese Daten erlauben jedoch keine absolute Diskriminierung zwischen „fertil" und „infertil"; eine definitive Vorhersage über den Eintritt einer Schwangerschaft ist nicht möglich. Auch Männer mit „normaler" Ejakulatqualität können nicht in der Lage sein, eine Konzeption zu erreichen.

Eine derart dichotome Betrachtungsweise ist allerdings auch nicht in den WHO-Empfehlungen intendiert, die genannten Referenzgrenzen stellen keine Indikationsbefunde für ART dar. Für einige Variablen des Basis-Spermiogramms wie Spermienkonzentration und -morphologie findet sich eine nicht-lineare Assoziation mit der Konzeptionswahrscheinlichkeit, entsprechend sind Spermiogrammbefunde eher im Sinne eines Kontinuums und nicht dichotom „normal" versus „pathologisch" zu interpretieren (van der Steeg et al. 2011). Darüber hinaus müssen die erheblichen physiologischen Schwankungen der Ejakulatqualität beachtet werden (WHO 2010; Chiu et al. 2017).

Interessant sind neuere epidemiologische Studien zu einer möglichen Assoziation zwischen Ejakulatqualität sowie Morbidität und Mortalität. In longitudinalen Studien waren eingeschränkte Spermienparameter wie Konzentration/Gesamtzahl mit einem erhöhten Risiko verbunden, langfristig zu erkranken und einer stationären Behandlung zu bedürfen, v. a. wegen kardiovaskulärer Faktoren und Diabetes mellitus (Eisenberg et al. 2016; Latif et al. 2017). Im Zusammenhang mit männlicher Infertilität wurde auch über ein erhöhtes individuelles und familiäres Risiko berichtet, an Malignomen zu erkranken, wobei hier maligne Keimzelltumoren im Vordergrund stehen (Hanson et al. 2018).

▶ Die Ejakulatanalyse liefert essenzielle Informationen über den klinischen Status eines Mannes und ist möglicherweise ein aussagekräftiger Biomarker für die allgemeine Gesundheit.

3.3 Hormondiagnostik

Die für die Differenzialdiagnostik männlicher Fertilitätsstörungen, insbesondere bei hochgradig eingeschränkter Spermaqualität oder Verdacht auf einen Hypogonadismus erforderliche endokrinologische Basisdiagnostik sollte die Bestimmung von FSH, LH und Testosteron im Serum umfassen (Abb. 8; Colpi et al. 2018). FSH zeigt einerseits in weiten Grenzen eine positive Korrelation mit dem Schädigungsgrad der Spermatogenese, andererseits eine negative Korrelation mit Hodenvolumen und Spermiengesamtzahl im Ejakulat. Umgekehrte Verhältnisse gelten für Inhibin B als Sekretionsprodukt der Sertoli-Zellen, das als zusätzlicher Indikator für den Zustand der Spermatogenese herangezogen werden kann. In Abhängigkeit von der Klinik (Symptome eines Hypogonadismus?) und den Ergebnissen der Basisdiagnostik (Gesamt-Testosteron erniedrigt?) ist bei einer zweiten Blutentnahme zur Bestätigung der Ergebnisse die Messung weiterer Hormonwerte (Prolaktin, SHBG, Östradiol, TSH) zu empfehlen. Der SHBG-Wert wird für die Berechnung des freien Testosterons benötigt. Beachtet werden sollte auch die Konstellation eines „subklinischen" oder „kompensierten" Hypogonadismus, die sich laborchemisch in noch normalen Testosteronwerten bei bereits erhöhtem LH äußert.

▶ Der Testosteronspiegel im Blut unterliegt zirkadianen Tagesschwankungen. Blutentnahmen sollten dementsprechend morgens zwischen 8 und 11 Uhr erfolgen.

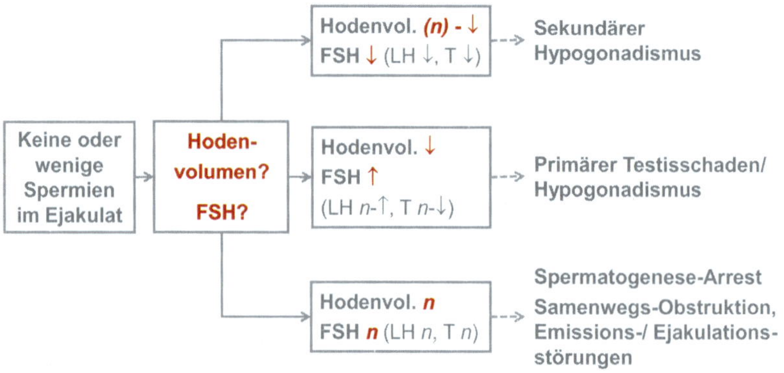

Abb. 8 Differenzialdiagnose der Azoospermie bzw. hochgradigen Oligozoospermie. (Aus Schuppe und Köhn 2018a)

Zur Differenzierung verschiedener Formen des Hypogonadismus werden endokrinologische Funktionstests eingesetzt (Köhn 2004; Behre et al. 2009). Der GnRH-Test dient bei reduzierten oder niedrig-normalen Konzentrationen der Gonadotropine im Serum zur Unterscheidung zwischen hypothalamisch oder hypophysär bedingten Störungen. Steigen die Gonadotropine 30 min nach i.v. Injektion von 100 µg GnRH an (LH: 2- bis 4-fach; FSH: 1,5- bis 2-fach), liegt ein hypothalamischer Schaden vor; bleibt der Anstieg der Gonadotropinkonzentrationen im Serum nach Injektion von GnRH aus, ist die Schädigung zumeist in der Hypophyse lokalisiert. Besteht trotz fehlendem Gonadotropinanstieg der Verdacht auf eine hypothalamische Störung, sollte der GnRH-Test nach pulsatiler GnRH-Gabe über 7 Tage wiederholt werden („GnRH-Pumpentest"). Bei Testesschäden ist eine normale bis überschießende Reaktion im GnRH-Test zu erwarten. Mit dem hCG-Test kann die Funktion der Leydig-Zellen und somit die endokrine Reservekapazität der Hoden überprüft werden (5000 IE hCG i.m.; Blutentnahmen 0, 48, 72 h; Testosteronanstieg im Serum 1,5- bis 2-fach). Seine klinische Aussagekraft bei der weiteren Abklärung eines Hypogonadismus ist aber mit Ausnahme von Indikationen wie Anorchie oder Pubertas tarda eingeschränkt. Zur Differenzierung zwischen kongenitalem hypogonadotropem Hypogonadismus und konstitutioneller Entwicklungsverzögerung werden darüber hinaus die Sertoli-Zell-assoziierten Hormone Inhibin B und Anti-Müller-Hormon (AMH) herangezogen (Rohayem et al. 2015b).

3.4 Humangenetische Diagnostik

Die Prävalenz von Chromosomenanomalien ist bei infertilen Männern im Vergleich zur Allgemeinbevölkerung um den Faktor 10–15 erhöht. Bei einer Spermienkonzentration von 5×10^6/ml oder weniger bzw. einer Azoospermie sollte eine humangenetische Diagnostik und Beratung erfolgen (Practice Committee of the American Society for Reproductive Medicine 2015; Barratt et al. 2017; Colpi et al. 2018). Sie beinhaltet eine Chromosomenanalyse (Karyotypisierung) zur Erfassung numerischer oder struktureller Aberrationen, ggf. auch mittels Fluoreszenz-in-situ-Hybridisierung (FISH) bzw. Microarray-basierter komparativer genomischer Hybridisierung (Array-CGH) oder Einzel-Nucleotid-Polymorphismen (SNP-Array). Durch eine weitere molekulargenetische Diagnostik können Y-chromosomale Mikrodeletionen („Azoospermiefaktor", AZF) auf dem langen Arm des Y-Chromosoms identifiziert werden. Bei obstruktiver Azoospermie und Verdacht auf eine Fehlanlage der Samenleiter und/oder der Bläschendrüsen wird eine molekulargenetische Diagnostik des Cystische-Fibrose-Transmembran-Regulator (CFTR)-Gens notwendig.

Molekulargenetische Spezialuntersuchungen mit Bestimmung von Mutationen im Androgen-Rezeptor-Gen, CAG-Repeats sowie von Gonadotropinen und ihren Rezeptoren sind speziellen Indikationen und Krankheitsbildern vorbehalten. Im Hinblick auf eine individualisierte Therapie gewinnt allerdings die Pharmakogenetik an Bedeutung, beispielsweise die Untersuchung von Polymorphismen des FSH-Rezeptorgens sowie Varianten des FSH (Tüttelmann et al. 2012). Zur Identifizierung bisher nicht bekannter genetischer Ursachen männlicher Fertilitätsstörungen werden Verfahren des sog. Next Generation Sequencing wie Exomsequenzierung und Gesamtgenom-Sequenzierung eingesetzt (Tüttelmann et al. 2018).

3.5 Hodenbiopsie

Als invasive Untersuchungsmethode liefert die Hodenbiopsie detaillierte Informationen über den Zustand des Hodengewebes, die bis heute nicht durch andere Elemente der andrologischen Diagnostik einschließlich moderner bildgebender Verfahren zu erhalten sind (Köhn et al. 2005; Mclachlan et al. 2007; Bergmann und Kliesch 2009). Das Spektrum der Indikationen hat sich allerdings mit Einführung der assistierten Fertilisation mittels IVF/ICSI erheblich gewandelt.

Indikationen zur Hodenbiopsie

- Nicht-obstruktive Azoospermie
- Obstruktive Azoospermie, operativ nicht therapierbar
- Kryptozoospermie mit nicht ausreichender Zahl vitaler Spermien für eine IVF/ICSI
- Nicht therapierbare Nekrozoospermie
- Therapierefraktäre Ejakulations- oder Orgasmusstörungen
- Diagnostische Abklärung verdächtiger Läsionen im Hoden
- Kontralateraler Hodentumor und Kryptorchismus im Erwachsenenalter (Ausschluss einer Keimzellneoplasie-in-situ [germ cell neoplasia in situ, GCNIS])
- Unklare Verschlechterung der Ejakulatqualität (z. B. testikuläre Entzündungsreaktion; GCNIS)
- Fertilitätsprotektion bei Azoospermie vor gonadotoxischer Therapie („Onko-TESE"; Abschn. 6)
- Fertilitätsprotektion bei präpubertären Jungen (Kryokonservierung spermatogonialer Stammzellen; Abschn. 6)

Hodenbiopsien erfolgen heute v. a. bei Azoospermie mit dem Ziel einer testikulären Spermienextraktion (TESE). Zur Erfassung heterogener, oft seitendifferenter Befunde sollten grundsätzlich beide Hoden biopsiert und jeweils Gewebeproben an verschiedenen Stellen entnommen werden (Bergmann und Kliesch 2009; Weidner et al. 2014; Tournaye et al. 2017b).

Hodenbiopsien können in Lokal-, Regional- oder Allgemeinanästhesie über eine begrenzte Inzision von Skrotalhaut und äußeren Hodenhüllen („Knopflochbiopsie“) oder als explorativer Eingriff mit vollständiger Freilegung von Hoden und Nebenhoden durchgeführt werden. Insbesondere bei schweren Testesschäden hat sich eine mikroskopisch gestützte Dissektion bewährt, bei der unter dem Operationsmikroskop Areale mit erweiterten Tubuli aufgesucht und gezielt entnommen werden (sog. Mikro-TESE; Marconi et al. 2012; Dabaja und Schlegel 2013). Sowohl im Hinblick auf die Histopathologie als auch auf die Ergebnisse der Spermienisolierung sind offene Biopsien der perkutanen Aspiration durch blinde Punktion des Hodens überlegen.

Seltene, aber schwerste Komplikation des Eingriffs ist eine partielle oder vollständige Hodenatrophie infolge einer Verletzung der unter der Tunica albuginea verlaufenden Endarterien. Wegen einer möglichen Beeinträchtigung der Spermatogenese sollte eine Re-Biopsie/TESE nicht vor Ablauf eines halben Jahres erfolgen. Postoperativ kann es zu einem vorübergehenden oder bleibenden Testosteronmangel kommen.

▶ Die Durchführung einer Hodenbiopsie muss grundsätzlich mit der Möglichkeit einer Kryokonservierung von Hodengewebe oder extrahierter Spermien für spätere Maßnahmen der assistierten Fertilisation verbunden sein. Andererseits darf eine Probenentnahme zur TESE nicht ohne histopathologische Untersuchung des Hodengewebes erfolgen.

Für die histologische Beurteilung benötigt man jeweils etwa reiskorngroße Gewebeproben (3–4 mm, ca. 30–40 Tubulusanschnitte). Unter Vermeidung von Quetschartefakten muss die Biopsie unmittelbar nach der Entnahme in ein geeignetes Fixiermedium gebracht werden (z. B. Bouin’sche Lösung, cave: nicht übliche Formalinfixierung!) Die gute Strukturerhaltung in Paraffin eingebetteter Proben erlaubt eine präzise Identifizierung aller zellulären Komponenten im Hoden und ermöglicht weiterführende Analysen wie z. B. immunhistochemische Untersuchungen.

Die histologische Beurteilung von Hodenbiopsien infertiler Männer konzentriert sich auf das tubuläre Kompartiment und die Spermatogenese, auch unter Einsatz semiquantitativer Scores (McLachlan et al. 2007; Bergmann und Kliesch 2009). Jeder Keimtubulus wird nach dem Auftreten von Spermatogonien, Spermatozyten, runden und elongierten Spermatiden sowie Sertoli-Zellen einzeln beurteilt. Neben dem Zustand des Keimepithels werden Entfaltung der Tubuli seminiferi, morphologische Veränderungen der Lamina propria und Charakteristika des Interstitiums beschrieben (Abb. 9; Tab. 9):

- **Normale Spermatogenese**: Die meisten Keimtubuli zeigen eine quantitativ normale Spermatogenese bis zu elongierten Spermatiden (Abb. 9a).
- **Hypospermatogenese:** Hier ist die Zahl der elongierten Spermatiden deutlich vermindert und die zelluläre Zusammensetzung des Keimepithels unvollständig, Zeichen der Desorganisation (Abb. 9b).
- **Spermatogenesearrest:** Arreste finden sich auf der Stufe der frühen runden Spermatiden, primären Spermatozyten oder Spermatogonien.
- **Sertoli-cell-only-Syndrom** (SCO): Vollständiger Verlust der Keimzellen, die Tubuli enthalten lediglich Sertoli-Zellen (Abb. 9c).
- **Tubulusschatten (Narben)**: Der Tubulus besteht ausschließlich aus einer durch Kollageneinlagerung verdick-

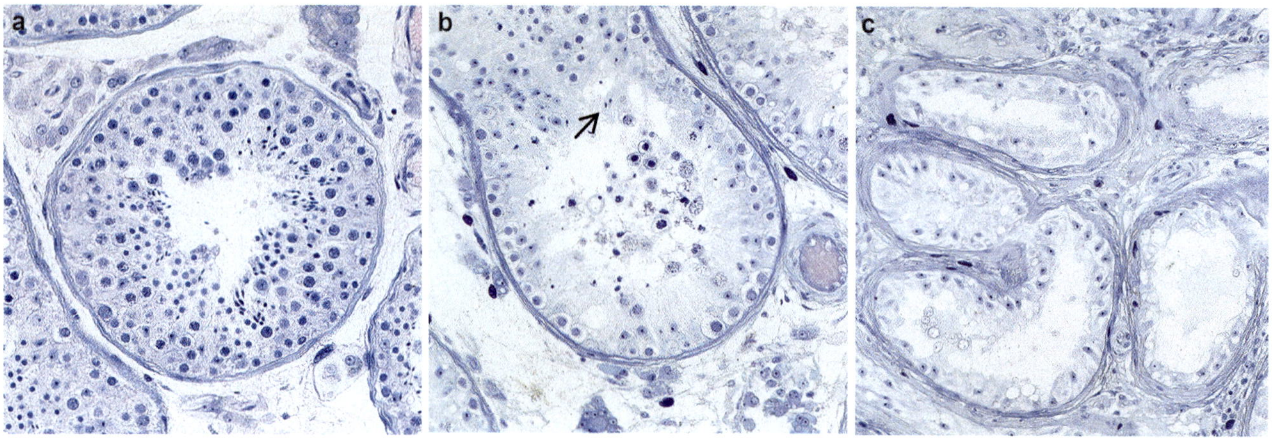

Abb. 9 **a-c** Hodenhistologie: **a** Keimtubulus mit qualitativ und quantitativ normaler Spermatogenese; **b** Ausgeprägte Hypospermatogenese, nur ganz vereinzelter Nachweis reifer elongierter Spermatiden (→); **c** Sertoli-cell-only-Syndrom; nebenbefundlich vermehrter Nachweis von Mastzellen in B) und C) (Giemsa; ×20)

Tab. 9 Hodenhistologie: semiquantitative Evaluation der Spermatogenese

Modifizierter Johnsen-Score[1] (de Kretser und Holstein 1976)		Score-Count nach Bergmann[2] (Bergmann und Kliesch 2009)	
10	Komplette Spermatogenese	10–8	Normale Spermatogenese
9	Zahlreiche späte (= elongierte) Spermatiden[3], Keimepithel desorganisiert		
8	Wenige späte Spermatiden[3]	7–1	„Bunte Atrophie“; Hypospermatogenese
		0,9–0,1	Vorherrschend schwere Keimepithelschäden („tubuläre Atrophie“), nur vereinzelte Ausbildung elongierter Spermatiden[3]
7	Keine späten Spermatiden, zahlreiche frühe Spermatiden	0	(Monomorpher) Arrest der Spermatogenese auf der Stufe der runden Spermatiden, primären Spermatozyten oder Spermatogonien; Sertoli-cell-only-Tubuli; Tubulus-Schatten („Narben“)
6	Keine späten, wenige frühe Spermatiden, Spermatogeneseabbruch auf der Spermatidenstufe, Störung der Spermatidendifferenzierung		
5	Keine Spermatiden, zahlreiche Spermatozyten		
4	Keine Spermatiden, wenige Spermatozyten, Abbruch der Spermatogenese auf der Stufe primärer Spermatozyten		
3	Nur Spermatogonien		
2	Keine Keimzellen, nur Sertoli-Zellen		
1	Keine Tubulusepithelzellen, Tubulussklerose		

[1]Berechnung des Scores: Die Anzahl der Tubuli mit einem bestimmten Schädigungsgrad (Punktwert 10 bis 1) wird mit dem jeweiligen Punktwert multipliziert; die Summe aller Punkte geteilt durch die Gesamtzahl der bewerteten Tubuli ergibt den mittleren Johnsen-Score

[2]Berechnung des Scores: Die Anzahl der Tubuli mit Spermatogenese bis zu elongierten Spermatiden × 10, geteilt durch die Gesamtzahl der bewerteten Tubuli

[3]ICSI-fähige „testikuläre Spermien“, anatomisch korrekter als reife, elongierte Spermatiden zu bezeichnen

ten Lamina propria mit Myoepithelzellen. Eine **Verdickung der Lamina propria** kann ebenfalls an Tubuli mit unterschiedlichen Spermatogenesedefekten auftreten.

- **Sog. „bunte Atrophie“**: Ein gegebener histologischer Schnitt zeigt unterschiedliche Spermatogenesedefekte/Tubulusschäden in unmittelbarer Nachbarschaft zueinander, nicht selten mit diskreten Zeichen einer testikulären Entzündung vergesellschaftet.

Die deskriptive Evaluation der Hodenhistopathologie, ggf. erweitert durch die Analyse von Gen- und Proteinexpressionsmustern (PCR, In-situ-Hybridisierung, Immunhistochemie), umfasst morphologische zelluläre und azelluläre Veränderungen, die Hinweise auf die Ursache von Spermatogenesestörungen geben können (Tab. 1). Mehrkernige Spermatiden weisen auf Defekte der Spermatidendifferenzierung (Spermiogenese) hin, Megalospermatozyten dagegen auf Störungen der Meiose. Runde Spermatiden in Tubuli mit einer Hypospermatogenese zeigen häufig eine nicht korrekte Expression von Protamin-mRNA (Steger et al. 2011). Eine fokale Akkumulation von Immunzellen im Interstitium ist Ausdruck einer (asymptomatischen) testikulären Entzündungsreaktion und findet sich bei 20–30 % der Patienten mit nicht-obstruktiver Azoospermie (Fijak et al. 2018).

Von erheblicher klinischer Bedeutung ist die Erkennung atypischer Keimzellen, die zur Diagnose einer GCNIS führt. Neben der charakteristischen Zytomorphologie erfolgt die Diagnose der GCNIS durch den immunhistochemischen Nachweis der plazentaren alkalischen Phosphatase (PlAP). Eine GCNIS ist häufig sowohl mit diffusen oder fokalen interstitiellen und intratubulären lymphozytären Infiltraten als auch intratubulären sphärischen Konkrementen assoziiert (Sonografie, Mikrolithiasis!). Patienten mit einer GCNIS können eine fokal erhaltene Spermatogenese aufweisen. Eine GCNIS führt mit hoher Wahrscheinlichkeit zu einem manifesten Keimzelltumor (Rørth et al. 2000; Rajpert-De Meyts et al. 2016).

▶ Die Hodenhistologie erlaubt eine Differenzierung zwischen Verschlussazoospermie mit erhaltener Spermatogenese und testikulär bedingter, nicht-obstruktiver Azoospermie.

Insgesamt können bei Männern mit nicht-obstruktiver Azoospermie (primären Hodenschäden) in ca. 50 % bis über 60 % der Fälle noch Foci mit erhaltener Spermatogeneseaktivität bis zu reifen elongierten Spermatiden (für eine ICSI-Behandlung geeignete testikuläre Spermien) gefunden werden (Weidner et al. 2014; Tournaye et al. 2017b). Diese Ergebnisse haben sich bei verschiedenen Ursachen für Spermatogeneseschäden einschließlich genetischer Störungen (z. B. Klinefelter-Syndrom) sowie nach Chemotherapie bestätigen lassen. Hodenvolumina und präoperativ gemessene FSH-Spiegel (auch in Kombination mit Inhibin B) erlauben keine sichere Vorhersage über das Vorhandensein einer residualen Spermatogenese, stellen allerdings einen Indikator für die Chancen auf eine klinische Schwangerschaft oder Lebendgeburt nach TESE/ICSI dar (Zitzmann et al. 2006) (Abb. 10).

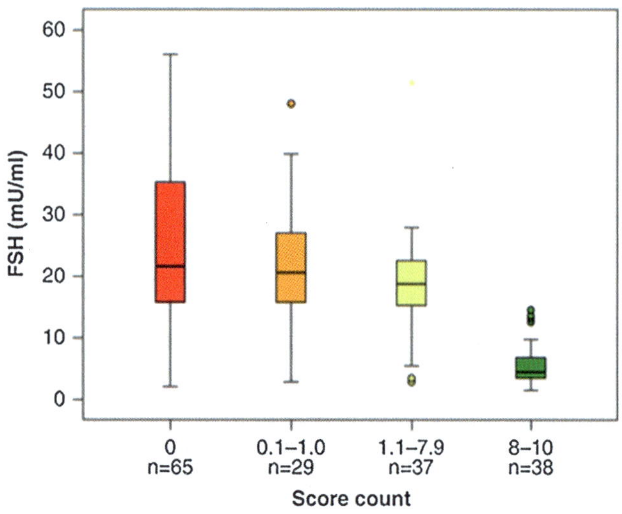

Abb. 10 Negative Korrelation des Serum-FSH mit dem Schädigungsgrad der Spermatogenese (Score-Count; Tab. 9; dargestellt sind jeweils Median, 25. und 75. Perzentile [Box], Minimal- und Maximalwerte). (Aus Schuppe et al. 2016b)

4 Spermienaufbereitung

4.1 Konventionelle Verfahren

Für die erfolgreiche Durchführung von Maßnahmen der assistierten Reproduktion sind sowohl die Selektion funktionell intakter, möglichst progressiv motiler Spermien als auch die Separation der Spermien vom umgebenden Seminalplasma sowie die Elimination von Leukozyten und anderen, den Fertilisierungsprozess störenden Bestandteilen des Ejakulats unerlässlich. Obwohl das Seminalplasma den Spermien bei der Penetration des zervikalen Mukus hilft, können Bestandteile wie z. B. Prostaglandine den Eintritt einer Schwangerschaft negativ beeinflussen.

Ebenso wie für die Diagnostik sollten Spermaproben auch bei der Spermienaufbereitung möglichst vollständig verflüssigt und homogen sein. Folgende Methoden kommen zur Anwendung (Abb. 11; Henkel und Schill 2003; WHO 2010):

- einfaches „Waschen",
- Swim-up,
- Glaswoll-Filtration,
- Dichtegradienten-Zentrifugation.

Einfaches „Waschen" (Abb. 11a) Die Verdünnung des nativen Ejakulats mit einem für ART gebräuchlichen Medium wie Ham's F-10 oder Human tubular fluid (HTF)-Medium und zweimalige Zentrifugation wird v. a. bei normaler Ejakulatqualität eingesetzt, z. B. zur Ejakulataufbereitung vor einer intrauterinen Insemination (IUI). Eine Selektion kompetenter, befruchtungsfähiger Spermien erfolgt hierbei jedoch nicht, ebenso keine Abtrennung von Leukozyten etc. Darüber hinaus beinhaltet die Zentrifugation die Gefahr einer Schädigung der Spermienmembranen und -integrität, z. B. durch oxidativen Stress. Die quantitative Ausbeute an Spermien ist dagegen bei diesem simplen Aufbereitungsverfahren hoch, der Zeitbedarf mit 10–30 min. gering.

Swim-up (Abb. 11b) Diese Spermienseparationstechnik beruht auf der aktiven Einwanderung von Spermien in ein über das Ejakulat geschichtetes Medium (s. o.). Das Swim-up-Verfahren erlaubt die Gewinnung einer reinen Fraktion linear-progressiv motiler Spermien, ist damit jedoch v. a. für Ejakulate mit guter Spermienkonzentration und -motilität geeignet. Im Vergleich zum „Waschen" oder zur Glaswollfiltration beträgt die Fraktion isolierter Spermien i. d. R. weniger als 20 %, auch hier ist eine mögliche Schädigung der Spermien durch die Zentrifugation zu beachten, insbesondere wenn dem eigentlichen Swim-up ein Wasch- und Zentrifugationsschritt vorgeschaltet wird. Der einfach durchzuführende Swim-up ist ebenfalls zur Ejakulataufbereitung vor IUI geeignet, der Zeitbedarf beträgt 45–60 min.

Glaswollfiltration (Abb. 11c) Diese Technik wird für Ejakulate mit deutlich eingeschränkter Qualität verwendet, die z. B. Agglutinationen, viele „Rundzellen" bzw. Leukozyten und/oder einen hohen Anteil immotiler Spermatozoen enthalten. Die Trennmethode der Glaswollfiltration beruht auf der Eigenbeweglichkeit der Spermien und der Filtrationswirkung der Glaswollfasern (Packung von 15 mg Spezialglaswolle in 2-ml-Spritze). Die Trennsäule wird zunächst mit Medium gespült und das Filtrat verworfen, anschließend Ejakulat aufgetragen, filtriert und mit Medium nachgespült. Diese schonende Aufbereitungstechnik erlaubt die Verminderung von Schäden durch extrinsische und intrinsische ROS, andererseits eine vergleichsweise nur geringe Selektionierung linear-progressiv motiler sowie morphologisch normaler Spermien. Ein weiterer Nachteil ist der Verbleib von Seminalplasmabestandteilen im Filtrat. Der Zeitbedarf beträgt 30–45 min.

Dichtegradienten-Zentrifugation (Abb. 11d) Als Standard wird eine 2-Phasen-Dichtegradienten-Zentrifugation eingesetzt (WHO 2010). Das früher gebräuchliche Percoll (polyvinylpyrrolidon-beschichtete Silikatpartikel) wurde durch endotoxinfreie, gleichwertige Gradientenmedien ersetzt (z. B. Sil-Select™). Die Dichtegradienten-Zentrifugation eignet sich zur Aufbereitung von Ejakulaten mit deutlich eingeschränkter Qualität (Oligo-, Astheno-, Teratozoospermie) für IVF oder ICSI. Neben der effektiven Entfernung von Debris, Leukozyten und anderen Fremdzellen werden defekte Spermien eliminiert. In verschiedenen Studien

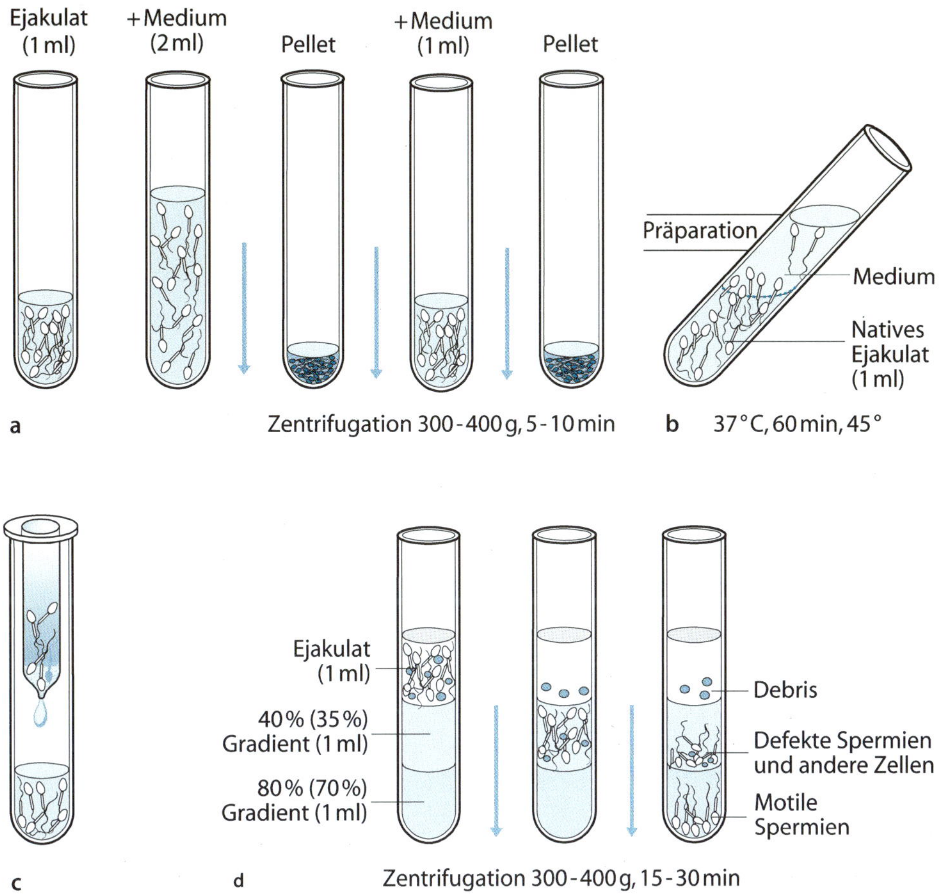

Abb. 11 **a-d** Verfahren der Ejakulataufbereitung: **a** Einfaches „Waschen", **b** Swim-up, **c** Glaswollfiltration, **d** Dichtegradienten-Zentrifugation

konnte eine signifikante Reduktion des Spermienanteils mit Zeichen der DNA-Fragmentation gezeigt werden (Donnelly et al. 2000; de Mateo et al. 2011). Andererseits kann auch die Behandlung der Spermien, insbesondere die erforderliche Zentrifugation, zu einer Schädigung durch oxidativen Stress und damit *de novo*-DNA-Schäden führen. Der Zeitbedarf beträgt ca. 30 min.

Migration-Sedimentation Diese Methode eignet sich zur Isolierung einer geringen Anzahl motiler Spermien, z. B. vor ICSI (Stalf et al. 2005). Das Nativejakulat wird zentrifugiert und auf etwa 0,5 ml eingeengt („Waschen"). In einer speziellen Probengefäßanordnung können während einer zweistündigen Inkubationszeit motile Spermien aus einem peripheren Reservoir in einen zentralen, bis über den Rand mit Medium gefüllten Trichter wandern und von dort aufgenommen werden. Nach dem Prinzip der Migration wurden auch vorgefertigte Selektor-Kammern entwickelt (Seiringer et al. 2013)

▶ Eine Probeaufbereitung des Ejakulats kann Hinweise liefern, welche ART-Methode durchführbar und erfolgversprechend ist. Evidenzbasierte Schwellenwerte für die jeweils für eine IUI oder IVF erforderliche Anzahl progressiv motiler, normomorpher Spermien stehen nicht zur Verfügung.

4.2 Spezielle Verfahren der Spermienselektion

Die konventionellen Methoden der Spermienaufbereitung erlauben lediglich eine Selektion und Anreicherung (progressiv) motiler, morphologisch intakter Spermien. Vitale, aber unbewegliche Spermien aus Ejakulat, Nebenhodenaspirat oder Hodengewebe können zwar ebenso wie motile Spermien eine Eizelle befruchten, bei der ohne Vitalitätskriterium zufälligen Auswahl sind die Erfolgsraten nach ICSI jedoch schlechter als bei Einsatz motiler Spermien (Stalf et al. 2005; Sakkas et al. 2015). Für die Identifizierung von immotilen, aber vitalen Spermien zur therapeutischen Verwendung mittels ART sind daher zusätzliche Verfahren erforderlich (Nordhoff 2015). Berichtet wurde über die Selektion immotiler, aber vitaler Spermien sowohl aus Ejakulat als auch Hodengewebe mithilfe eines modifizierten HOS-Tests, ebenso über den erfolgreichen Einsatz dieser Technik bei Patienten mit Syndromen der immotilen Zilien (Sallam et al. 2005; Kawasaki et al. 2015). Der sog. Spermienflexibilitätstest basiert auf der Beobachtung, dass immotile, vitale Spermien ein eher flexibles Flagellum aufweisen, während das Flagellum toter Spermien ähnlich wie im HOS-Test eher steif und gerade bleibt. Bei der laserassistierten Spermienselektion werden Laserimpulse im Bereich des Flagellums gesetzt und vitale Spermien anhand ihrer Membranreagibilität identifiziert. Mit diesem Verfahren konnten sowohl bei ejakulierten als auch bei testikulären Spermien im Vergleich zu Kontrollen ohne Laseranwendung signifikant höhere Befruchtungs- und Geburtenraten erzielt werden (Gerber et al. 2008; Nordhoff et al. 2013). Zur pharmakologischen Aktivierung (Motilitätsinduktion) lassen sich Xanthinderivate, wie z. B. Pentoxifyllin oder Theophyllin, in einer kurzen Präinkubation der Spermien vor ICSI verwenden (Kovacic et al. 2006).

Auch eine gezielte Elimination von Spermien, die z. B. apoptoseassoziierte Marker, DNA-Fragmentation oder spezifische ultrastrukturelle Veränderungen aufweisen, ist mithilfe der Standard-Aufbereitungsverfahren nicht möglich. Angesichts der begrenzten Schwangerschafts- und Geburtenraten nach Maßnahmen der assistierten Reproduktion sowie der Tatsache, dass Spermien nicht nur Träger der paternalen DNA, sondern auch für Prozesse der frühen Embryogenese entscheidend sind, wird zunehmend nach Möglichkeiten gesucht, kompetente Spermien zu identifizieren und zu selektionieren (Said und Land 2011; McDowell et al. 2014; Sakkas et al. 2015). Die wesentlichen Verfahren, für die Studienergebnisse sowohl im Hinblick auf die Qualität der selektionierten Spermien als auch ART-Ergebnisse vorliegen, sind in Tab. 10 dargestellt. Die Datenbasis ist jedoch insgesamt noch nicht ausreichend, um verbindliche Empfehlungen für die tägliche Praxis zu geben.

Zur Selektion befruchtungsfähiger Spermien wurden Methoden beschrieben, die die Oberflächenladung der Spermienmembran ausnutzen. Sowohl bei der Microflow-Elektrophorese als auch der Nutzung des sog. Zeta-Potenzials ist die quantitative Spermienausbeute jedoch gering; signifikant verbesserte Schwangerschaftsraten wurden nicht berichtet (Ainsworth et al. 2005; Chan et al. 2006; Simon et al. 2015). Neue Entwicklungsmöglichkeiten für die Selektion kompetenter Spermien ergeben sich mithilfe von „microfluidic“-Plattformen (Nosrati et al. 2017).

Die verfügbaren Studien zu der vergleichsweise einfachen Spermienselektion mittels Hyaluronsäure (HA)-Bindung zeigen signifikante Effekte bezüglich der Spermienqualität (Motilität, Morphologie; DNA-Integrität; Aneuploidie-Frequenz), jedoch kontroverse Resultate hinsichtlich der Fertilisationsraten nach ICSI (Huszar et al. 2003; Jakab et al. 2005; Parmegiani et al. 2012; Worrilow et al. 2013; Miller et al. 2019). Trotz Hinweisen auf eine verbesserte Embryoqualität fand sich keine Zunahme der Schwangerschaftsraten im Vergleich zur Verwendung konventionell ausgewählter Spermien. Ein weiterer Ansatz gründet sich auf die Depletion „apoptotischer“ Spermien, die entsprechende Marker wie Disruption des mitochondrialen Membranpotenzials, Caspase-3-Aktivität bzw. Externalisation von Phosphatidylserin aufweisen. Als Methoden wurden ein Magnetic-Activated Cell Sorting (MACS) über Annexin V-gekoppelte Microbeads oder eine „molekulare“ Glaswollfiltration mit Annexin V etabliert (Said et al. 2005; Grunewald et al. 2007). Obwohl die Verfahren noch nicht für die klinische Anwendung zugelassen sind, liegen einige Fallbeobachtungen und Studien über verbesserte Fertilisations- oder Schwangerschaftsraten nach ICSI vor, in Kombination mit der Dichtegradienten-Zentrifugation auch eine verminderte DNA-Fragmentation (Dirican et al. 2008; Grunewald et al. 2009; Gil et al. 2013; Delbes et al. 2013). Mögliche Risiken durch die Verwendung von Nanopartikeln (Microbeads) wurden bisher nicht untersucht.

Die Parameter des Basis-Spermiogramms, nicht zuletzt der Anteil normal geformter Spermien, weisen keine Korrelation mit den Erfolgsaussichten einer ICSI auf, dennoch wird der gezielten Auswahl eines morphologisch intakten, zur Mikroinjektion und Befruchtung verwendbaren Spermiums große Bedeutung beigemessen (French et al. 2010). Vielfach diskutiert wird die Selektion kompetenter Spermien anhand ultrastruktureller Kriterien wie z. B. dem Nachweis pathologischer Vakuolen im Bereich des Kopfsegmentes (Bartoov et al. 2002; Boitrelle et al. 2011). Während in einigen Studien ein signifikanter Vorteil einer „motile sperm organelle morphology examination“ (MSOME) und „intracytoplasmic morphologically selected sperm injection“ (IMSI) gegenüber der konventionellen Spermienselektion für ICSI hinsichtlich der Schwangerschaftsrate gezeigt wurde, konnte dies von anderen Autoren nicht bestätigt werden (Berkovitz et al. 2005; de Vos et al. 2013; Teixeira et al. 2013). Darüber hinaus stehen apparativer und zeitlicher Aufwand der Methode im Widerspruch zu einem möglichen Vorteil gegenüber konventionellen Vorgehensweise (Standard-Injektionsmikroskop mit Hofmann-Kontrastobjektiv, 40-fache Vergrößerung), die unter optimierten Bedingungen auch die Erfassung pathomorpher Merkmale der Spermien wie Vakuolen im Kopfsegment erlaubt (Montag et al. 2009). Die Darstellung doppelbrechender Eigenschaften akrosomreagierter Spermien („sperm birefringence“) als Selektionskriterium zur ICSI ist ebenfalls noch nicht ausreichend validiert (Gianaroli et al. 2010). Einen vielversprechenden Ansatz zur In-vivo-Analyse und -Selektion könnte in Zukunft die Visualisierung molekularer Eigenschaften humaner Spermien einschließlich einer DNA-Schädigung mithilfe der Raman-Mikrospektroskopie darstellen (Mallidis et al. 2014).

5 Therapie männlicher Fertilitätsstörungen

Die Therapie männlicher Fertilitätsstörungen sollte primär den Eintritt einer Schwangerschaft auf natürlichem Wege zum Ziel haben; auch eine Verbesserung der Ejakulatqualität und damit der Erfolgsaussichten assistierter Reproduktions-

Tab. 10 Strategien zur Selektion kompetenter Spermien[c]

Zielstruktur	Methoden	Anwendungsmöglichkeiten	Ergebnisse: Spermienselektion	Ergebnisse: ART
Oberflächenladung der Spermienmembran	Microflow-Elektrophorese: Auftrennung der Zellen nach Ladung und Größe entlang einer Membran mit definierter Porengröße	IVF, ICSI	Morphologie ↑ DNA-Integrität ↑ (nur gesunde Spender) (keine Zentrifugation, jedoch quantitativ geringe Ausbeute)	IVF, ICSI: Fertilisationsrate →
	Zeta-Potenzial: Bindung negativ geladener, „reifer" Spermien an positiv geladene Oberfläche eines Probengefäßes		Morphologie ↑ DNA-Integrität ↑ (quantitativ geringe Ausbeute)	ICSI: Fertilisationsrate ↑ Schwangerschaftsrate →
Membranrezeptoren „reifer" Spermien	Hyaluronsäure (HA)-Bindungs-Assay: reife, nicht-akrosomreagierte Spermien verfügen über HA-Rezeptor; HA-beschichtete Kulturschale	ICSI (→ „PICSI")	Motilität ↑ Morphologie ↑ („strict criteria") DNA-Fragmentation ↓ Aneuploidie-Rate ↓	ICSI: Schwangerschaftsrate → Abortrate (↓)
Apoptose-assoziierte Prozesse (Externalisation von Phosphatidylserin; Membran-Scrambling)	Depletion „apoptotischer" Spermien durch „Magnetic-Activated Cell Sorting" (MACS; mittels Annexin V-gekoppelter Microbeads) nach Dichtegradienten-Zentrifugation	IUI, IVF, ICSI	Motilität ↑ Apoptosemarker ↓[a] Oozytenpenetration ↑[b] Chromatin-Integrität ↑[b]	ICSI: Schwangerschaftsrate ↑
	Depletion „apoptotischer" Spermien durch „molekulare Glaswollfiltration" (Annexin V kovalent an Filter gebunden)		Apoptosemarker ↓[a]	–
Spermien-Morphologie: Ultrastrukturelle Kriterien	Mikroskopie mit hochauflösender Bildgebung (Phasenkontrast)	ICSI	DNA-Fragmentation ↓ Aneuploidierate ↓	–
	„Motile sperm organelle morphology examination" (MSOME) → „Intracytoplasmic morphologically selected sperm injection" (IMSI): Ausschluss von Spermien mit pathol. Vakuolen (Kopfsegment)		– (subjektive Bewertung; hoher Zeitaufwand)	IMSI: Fertilisationsrate → Schwangerschaftsrate ↑
	„Sperm birefringence": Doppelbrechende Eigenschaften akrosomreagierter Spermien → Auswahl für ICSI		–	ICSI: Fertilisationsrate → Schwangerschaftsrate ↑

[a]Mitochondriales Membranpotenzial; Caspase-3; externalisiertes Phosphatidylserin
[b]Im Hamsteroozytentest
[c]Literaturhinweise Text

verfahren können hilfreich sein. Therapieerfolge setzen in jedem Falle eine intensive und koordinierte Betreuung des fertilitätsgestörten Paares voraus, also eine enge gynäkologisch-andrologische Kooperation.

Therapieoptionen bei männlichen Fertilitätsstörungen

- Akzeptanz des Spontanverlaufs
- Vermeidung/Elimination relevanter exogener Noxen/Korrektur von Lifestyle-Faktoren
- Behandlung relevanter Allgemeinerkrankungen
- Medikamentöse Therapie
  - kausal
  - empirisch
- Operative Eingriffe
  - Ligatur bzw. Mikrodissektion von Varikozelen
  - mikrochirurgische epididymale Spermienaspiration (MESA)
  - „therapeutische" Hodenbiopsie zur testikulären Spermienextraktion (TESE, Mikro-TESE)
  - mikrochirurgische Refertilisierung bei Verschlussazoospermie, z. B. nach Vasektomie
- Verfahren der assistierten Reproduktion (ART)

(*Fortsetzung*)

Die Behandlung sollte unbedingt die Elimination relevanter exogener Noxen einbeziehen, insbesondere die Korrektur von lebensstilbezogenen Faktoren wie Genussgiften oder Pharmaka (Schuppe und Köhn 2018b). Ebenso sollte eine adäquate Behandlung relevanter Allgemeinerkrankungen erfolgen und Übergewicht sowie metabolisches Syndrom als mögliche negative Einflussfaktoren nicht übersehen werden (Abschn. 2). Schließlich führen lange und frustrane Behandlungsversuche bei unerfülltem Kinderwunsch nicht selten zu sekundären psychischen Problemen, die einer entsprechenden psychotherapeutischen Begleitung des Patienten bzw. des Paares bedürfen (▶ Kap. 43, „Psychosomatik und psychosoziale Betreuung in der Reproduktionsmedizin").

5.1 Pharmakotherapie

Gesicherte kausale medikamentöse Therapieoptionen bestehen bei endokrinen Störungen, insbesondere den verschiedenen Formen des hypogonadotropen Hypogonadismus einschließlich der organisch bedingten Hyperprolaktinämie (Behre et al. 2009; Jungwirth et al. 2018). Eine rational begründete Therapie ist zudem bei Infektionen und Entzündungen des männlichen Genitaltrakts sowie Ejakulations- und Emissionsstörungen möglich (Haidl 2002; Haidl et al. 2019).

Hormonersatztherapie bei Hypogonadismus

Besteht kein aktueller Kinderwunsch, ist zur Behandlung der verschiedenen Formen des Hypogonadismus beim erwachsenen Mann eine Testosteronsubstitution ausreichend (Dohle et al. 2018). Zur Initiierung der Spermatogenese bzw. bei aktuellem Kinderwunsch muss ein Ersatz der fehlenden oder nicht wirksamen Hormone aus Hypothalamus bzw. Hypophyse erfolgen (Abb. 1; Tab. 11).

Die Gabe von humanem Choriongonadotropin (hCG) ersetzt die Wirkung von LH; FSH steht in hochgereinigten Präparationen oder rekombinant zur Verfügung. Das anstelle von FSH ebenso wirksame humane Menopausengonadotropin (hMG) ist zur Behandlung des Mannes nicht mehr zugelassen. Nach dem in Tab. 11 dargestellten Regime wird die Therapie zunächst mit hCG eingeleitet; hierunter normalisiert sich die endogene Testosteronproduktion. Zur Initiierung der Spermatogenese bzw. Stimulation der Spermatogenese ist nach Normalisierung des Testosteronwerts im Serum (nach ca. 6–8 Wochen) die gleichzeitige Gabe von FSH erforderlich. Bei der Mehrzahl der Patienten setzt die Spermatogenese innerhalb von 3–9 Monaten (wieder) ein, in einigen Fällen ist hierfür jedoch eine Behandlung über mehr als 2 Jahre erforderlich (Büchter et al. 1998; Warne et al. 2009; Rohayem et al. 2016b). Klinisch kommt es zu einer Zunahme des Hodenvolumens.

Tab. 11 Therapie des Hypogonadismus. (Aus Schuppe und Köhn 2018)

	Hypogonadotroper (sekundärer) Hypogonadismus		Hypergonadotroper (primärer) Hypogonadismus
	hypothalamisch	hypophysär	
Bestehender Kinderwunsch: Induktion der Spermatogenese	**GnRH** pulsatil (5–20 µg s.c. alle 2 h, mittels Pumpe)	Nicht möglich!	Nicht möglich!
	hCG (1000–2500 IE i.m. oder s.c. 2-mal/Woche)in Kombination mit **rFSH** (150 IE s.c. 3-mal/Woche)		
Kein aktueller Kinderwunsch	Testosteron-Substitution		

GnRH Gonadotropin releasing hormone; *hCG* humanes Choriongonadotropin; *rFSH* rekombinantes Follikel-stimulierendes Hormon

Bei hypothalmischen Störungen kann neben der o. g. Therapie zur Stimulation der Hypophyse auch GnRH (Gonadorelin, Lutrelef) mit einer auf der Haut fixierbaren Minipumpe pulsatorisch subkutan injiziert werden.

▶ Zu häufig wird in der Praxis eine Testosterontherapie eingeleitet, ohne die betroffenen (auch älteren) Männer nach einem aktuellen Kinderwunsch zu fragen (hierbei müssen nicht unbedingt Fertilitätsprobleme vorliegen oder eine Kinderwunschbehandlung angestrebt werden).

Für Patienten mit hypergonadotropem Hypogonadismus bestehen keine kausalen Therapieoptionen. Vor einer geplanten Hodenbiopsie/TESE kann eine Stimulation der endogenen Testosteronproduktion und damit einer evtl. noch vorhandenen residualen Spermatogenese durch Gabe von hCG, Antiöstrogenen oder Aromatase-Hemmern als Heilversuch (Off-label-Therapie) erfolgen (Ramasamy et al. 2009; Tournaye et al. 2017b).

▶ Besteht bei Patienten mit hypergonadotropem Hypogonadismus und nicht-obstruktiver Azoospermie Kinderwunsch, muss eine laufende Testosteronsubstitution für mindestens 6–9 Monate ausgesetzt werden, bevor eine Hodenbiopsie/TESE durchgeführt werden kann.

Therapie der Hyperprolaktinämie

Die Behandlung prolaktinproduzierender Hypophysenadenome erfolgt primär mit Dopaminagonisten (Gillam et al. 2006). Neben Bromocriptin, das einschleichend in einer Dosierung von 2,5–10 mg täglich gegeben wird, stehen Cabergolin, Quinagolid, Lisurid und Metergolin zur Verfügung. Sowohl im Hinblick auf die Prolaktinsenkung als auch die Symptome des Hypogonadismus hat sich die wöchentliche Gabe von Cabergolin (0,25–3 mg) bewährt.

Therapie von Infektionen und Entzündungen des Genitaltrakts

Zur Behandlung florider Infektionen werden Antibiotika erreger- und resistenzgerecht eingesetzt; Ziele sind die Reduktion bzw. Eradikation pathogener Bakterien im Ejakulat bzw. Prostatasekret, die Normalisierung von Entzündungszeichen sowie eine Verbesserung eingeschränkter Spermienparameter (Schuppe et al. 2017; Bonkat et al. 2018). Bei Nachweis von STI ist eine leitliniengerechte antimikrobielle Therapie unter Einbeziehung der Partnerin obligat (Centers for Disease Control and Prevention 2015). Bei Uropathogenen richtet sich die Therapie nach Keimzahlen ($>10^3$ Kolonie-bildende Einheiten/ml) und Resistenzbestimmung; liegt keine chronisch-bakterielle Prostatitis oder symptomatische Epididymitis vor, sollte der mikrobiologische Befund zunächst in einer Verlaufsuntersuchung bestätigt werden. Im Falle einer notwendigen Ad-hoc-Therapie akut-symptomatischer Patienten gelten Fluorchinolone mit Aktivität gegen C. trachomatis aufgrund ihrer guten lokalen Gewebepenetration als Mittel der Wahl (cave: Warnhinweise beachten).

Bei (chronischen) Entzündungsprozessen im Ejakulat (ohne Erreger bzw. nach antibiotischer Therapie) kommt die Gabe nichtsteroidaler Antiphlogistika in Betracht, für die in einigen offenen Studien eine Verbesserung der Ejakulatqualität unter Rückgang der Leukozytenzahlen gezeigt wurde (Haidl et al. 2019). Ähnliche Ergebnisse finden sich für Mastzellblocker (s. u.).

Der Einsatz von Glukokortikoiden zur Immunsuppression bei Nachweis von Spermienantikörpern wurde bereits früh empfohlen; die Ergebnisse der verfügbaren kontrollierten Studien sind jedoch kontrovers. Mit Blick auf die Nebenwirkungen, v. a. einer mehrmonatigen hoch dosierten Therapie, wird heute Verfahren der assistierten Reproduktion der Vorzug gegeben (Zini et al. 2011).

Therapie der retrograden Ejakulation

Zur Behandlung von Samentransportstörungen hat sich Midodrin bewährt (Haidl 2002; Kamischke und Nieschlag 2002). Als lang wirkendes α-Sympathomimetikum beeinflusst Midodrin die autonome Innervation der hinteren Urethra und des Blasenhalses. Bei retrograder Ejakulation wurde eine Wirksamkeit nach oraler (3–5 mg) oder einmaliger intravenöser Gabe vor der Ejakulation (10–15 mg) nachgewiesen. Kontrollen des Blutdrucks sind nach Einnahme oder Injektion erforderlich.

Positive Effekte sind auch mit Imipramin und Brompheniramin erzielt worden (Kamischke und Nieschlag 2002). Für das trizyklische Antidepressivum Imipraminhydrochlorid wird die tägliche Dosis je nach Ansprechen bis maximal 3-mal 25 mg gesteigert, eine antegrade Ejakulation kann bereits nach eintägiger Behandlung auftreten. Es ist zu beachten, dass sich die Zulassung der genannten Substanzen nicht auf andrologische Indikationen erstreckt; intravenös injizierbares Midodrin ist nur international zu beziehen.

Therapie von Sexualstörungen

Die Therapie orientiert sich an den zugrunde liegenden Ursachen (Hatzimouratidis et al. 2018). Eine endokrinologisch bedingte erektile Dysfunktion oder Libidostörung bei Hypogonadismus oder Hyperprolaktinämie kann durch entsprechende Hormonsubstitution bzw. medikamentöse Senkung des Prolaktinspiegels behandelt werden; bei bestehendem Kinderwunsch ist die Gabe von Testosteron allerdings kontraindiziert (s. o.). Fast immer liegt zumindest eine sekundäre psychogene Komponente vor, sodass eine Sexualtherapie häufig anzuraten und hilfreich ist (Köhn und Beier 2015).

Bei leicht- bis mittelgradig organisch oder psychogen bedingten Erektionsstörungen kann der α2-Rezeptorantagonist Yohimbinhydrochlorid eingesetzt werden. Den größten Stellenwert in der Pharmakotherapie der erektilen Dysfunktion nehmen die spezifischen Hemmer der Phosphodiesterase vom Typ 5 (PDE-5) ein. Sie verstärken die relaxierende Wirkung von Stickstoffmonoxid auf die glatte Schwellkörpermuskulatur und sind nur bei gleichzeitiger sexueller Stimulation wirksam (Leiber 2017).

Nach oraler Einnahme von 25–100 mg Sildenafil unter nüchternen Bedingungen werden maximale Blutkonzentrationen innerhalb von 30–60 min erreicht. Durch Interferenz mit der PDE-6 können dosisabhängig und reversibel Sehstörungen auftreten, die sich als Blaustich, Lichtempfindlichkeit oder verschwommenes Sehen manifestieren. Die Häufigkeit wurde mit 10,7 % bei 100 mg angegeben. Andere häufigere Nebenwirkungen sind Kopfschmerzen, Gesichtsrötung, Magenbeschwerden, verstopfte Nase, Durchfall, Benommenheit und Exantheme. Fettreiche Mahlzeiten und Alkoholkonsum im Zusammenhang mit der Einnahme können die Wirksamkeit beeinträchtigen.

Vardenafil (5,10, 20 mg) und Avanafil (50, 200 mg) sind bezüglich Halbwertszeit und Wirkungsdauer mit Sildenafil vergleichbar. Mit Tadalafil (10, 20 mg) wird die höchste Konzentration nach 2 h erreicht, wobei die Resorption unabhängig von einer Nahrungsaufnahme ist. Da die Halbwertszeit 17,5 h beträgt, ist das Zeitfenster der Wirksamkeit länger als bei den übrigen Präparaten. Die Nebenwirkungsprofile sind für alle PDE-5-Inhibitoren vergleichbar.

▶ PDE-5-Inhibitoren verstärken die blutdrucksenkende Wirkung von nitrathaltigen Medikamenten (z. B. Isosorbid-/dinitrat) und Stickstoffmonoxid-Donatoren (z. B. Molsidomin, Nitroprussidnatrium). Die gleichzeitige Einnahme ist deshalb absolut kontraindiziert.

Ist eine orale Pharmakotherapie der erektilen Dysfunktion nicht wirksam oder kontraindiziert, kommt eine Schwellkörperinjektionstherapie (SKAT) in Betracht (Leiber 2017). Der Patient erlernt hierbei die intrakavernöse Injektion vasoaktiver Substanzen (Prostaglandin E1) selbst. Eine regelmäßige (nach 10–20 Injektionen) Überwachung des Patienten mit Palpation oder Sonografie des Penis zur Erfassung von Fibrosierungen ist notwendig. Es muss eine Aufklärung über die Notwendigkeit der sofortigen Wiedervorstellung bei prolongierten Erektionen (über 4 h) zum Ausschluss eines Priapismus erfolgen. Prostaglandin E1 kann alternativ auch in Form eines 3–6 mm langen Alprostadil-Pellets mit einem Durchmesser von 1,4 mm in die Harnröhre appliziert werden. Der Einsatz von Vakuumpumpen und die operative Behandlung mittels Schwellkörperimplantaten spielt in der Kinderwunschsprechstunde dagegen keine Rolle.

Die Therapie einer Ejaculatio praecox erfolgt klassisch mit der Seman's-Stopp-Start-Technik mit wechselnder Unterbrechung der sexuellen Stimulation, bis eine Kontrolle der Ejakulation erreicht wird; bei der Squeeze-Technik nach Masters und Johnson übt die Partnerin nach sexueller Stimulation des Mannes kurz vor der Ejakulation Druck mit dem Daumen auf die Frenulumregion aus und wiederholt den Wechsel von Stimulation und Druck danach mehrmals (Köhn und Beier 2015). Medikamentöse Therapieansätze umfassen die Gabe von Dapoxetin (Serotonin-Wiederaufnahmehemmer, 30–60 mg vor dem Geschlechtsverkehr), Clomipramin (beginnend mit 10 mg ca. 2–4 h vor dem Geschlechtsverkehr; langsame Steigerung bis auf 75 mg/Tag), Imipramin (bis 75 mg/Tag) oder anderen Serotonin-Wiederaufnahmehemmern (kontinuierliche Einnahme von 20 mg Fluoxetin, 20 mg Paroxetin, 200 mg Sertralin/Tag). Hierbei ist jeweils das Nebenwirkungsspektrum genau zu beachten, insbesondere auch negative Auswirkungen auf die Spermienqualität (Koyuncu et al. 2012).

Therapieversuche bei idiopathischen Fertilitätsstörungen des Mannes

▶ Medikamentöse Therapieversuche bei idiopathischer Infertilität, also der größten Patientengruppe, sind per se als empirisch anzusehen.

Für viele der beschriebenen medikamentösen Therapieansätze fehlen größere, doppelblinde, randomisierte und placebokontrollierte Studien nach den Kriterien der evidenzbasierten Medizin, oder die verfügbaren Studien haben die Wirksamkeit einer pathophysiologisch begründeten Therapie nicht sicher belegen können (Tab. 12; Schuppe und Köhn 2014; Showell et al. 2014; Tournaye et al. 2017b; Jungwirth et al. 2018). Andererseits muss auch bei der Bewertung adäquat kontrollierter Studien berücksichtigt werden, dass negative Ergebnisse aus der erheblichen Inhomogenität der untersuchten Patientenkollektive resultieren können. Im Vergleich zu dem primären Behandlungsziel einer Schwangerschaft auf natürlichem Wege finden der mögliche Stellenwert einer Verbesserung der Ejakulatqualität und die damit verbundene Option eines „Downgrading" reproduktionsmedizinischer Behandlungsmaßnahmen nur geringe Beachtung. Ein weiteres mögliches Behandlungsziel stellt eine Verbesserung der strukturellen und funktionellen Qualität der Spermien und damit der Erfolgsaussichten einer assistierten Fertilisation (ICSI) dar. Neue Perspektiven für eine individualisierte Therapie ergeben sich auf der Basis pharmakogenetischer Untersuchungen. Beispielsweise können Polymorphismen des FSH-Rezeptorgens sowie Varianten des FSH das individuelle Ansprechen subfertiler Männer mit einer Oligozoospermie auf eine Therapie mit rekombinantem FSH beeinflussen (Ferlin et al. 2011; Simoni et al. 2016).

5.2 Operative Therapie

Mit Blick auf ihre Prävalenz als Ursache oder Kofaktor von Fertilitätsstörungen beim Mann verdient die Varikozele besondere Beachtung. Eine Behandlung der Varikozele führt in der Mehrzahl der Fälle zu einer Verbesserung der Ejakulatqualität, auch bei einer Kombination mit anderen Testesschäden. Der Effekt auf Schwangerschaftsraten wird jedoch kontrovers diskutiert (Barratt et al. 2017). Bei der Entscheidung für eine Varikozelentherapie ist zu beachten, dass die Partnerin eine normale Fertilität oder eine korrigierbare Fertilitätsstörung aufweisen sollte, ebenso ist das Alter der Partnerin ein wesentlicher Einflussfaktor (Jungwirth et al. 2018; Colpi et al. 2018). Unter den chirurgischen Behandlungsverfahren wird derzeit die mikrochirurgische Varikozelen-Dissektion favorisiert, alternativ ist eine radiologische Embolisation möglich (Kroese et al. 2014).

Nach einer Vasektomie, teilweise auch bei infektiös-entzündlich bedingten oder anderen Verschlüssen am Nebenhoden und im Verlauf des Ductus deferens besteht die Möglichkeit der mikrochirurgischen Refertilisierung (Vaso-Vasostomie, Tubulo-Vasostomie). Insbesondere nach Revision einer Vasektomie mittels Vaso-Vasostomie bestehen sehr gute Erfolgsaussichten von bis zu 90 % für eine Wiederherstellung der Durchgängigkeit der Samenleiter; eine Nomalisierung der Ejakulatparameter ist 6–9 Monate nach der Operation zu erwarten (Diemer et al. 2016; Tournaye et al. 2017b). Die in der Literatur dokumentierten kumulativen Schwangerschaftsraten liegen zwischen 40 und 60 %, auch in Abhängigkeit von den weiblichen reproduktiven Funktionen. In den meisten Fällen ist somit der Refertilisierung gegenüber einer alleinigen operativen Spermiengewinnung und ART der Vorzug zu geben (Jungwirth et al. 2018).

Im Hinblick auf das Risiko für einen Re-Verschluss sollte eine Kryokonservierung der Spermien postoperativ angesprochen werden (Abschn. 6), wenn der Kinderwunsch nicht zeit-

Tab. 12 Überblick über Therapieversuche bei idiopathischen Fertilitätsstörungen des Mannes. (Mod. nach Schuppe und Köhn 2014)

Präparate [Dosis[b]]	Kommentar	Odds Ratio für Schwangerschaften[c]	Bewertung
FSH[a] [3 × 150 IE/Woche]	Therapie über 3 Monate; potenziell wirksam bei bestimmten FSH-Rezeptor-Genotypen (positive Effekte auf Spermienkonzentration, DNA-Fragmentation); Verbesserung der Schwangerschaftsraten	Spontan: 4,5 (2,17–9,33) Nach ART: 1,60 (1,08–2,37)	Weitere Studien mit pharmakogenetisch basierter Patientenselektion erforderlich (Polymorphismen, FSH-Rezeptor/FSH-Varianten)
Anti-Östrogene[a] (z. B. Tamoxifen [20 mg/d]; Clomiphenzitrat [25 mg/d])	Therapie über 3–6 Monate; potenziell wirksam bei Oligozoospermie, positiver Effekt auf FSH- und Testosteronspiegel	2,42 (1,47–3,94)	Tamoxifen in WHO-Empfehlungen enthalten
Aromatase-Hemmer[a] (z. B. Letrozol [2,5 mg/d])	Verbesserung der Ejakulatqualität bei Patienten mit Oligozoospermie und verminderter Testosteron/Östradiol-Ratio	–	Datenbasis für allgemeine Empfehlung nicht ausreichend
Pentoxifyllin [3 × 400–600 mg/d]	Positive Effekte bei ausgewählten Patienten mit Oligo-/Asthenozoospermie; keine kontrollierten Studien	–	Weitere Evaluation erforderlich
Mastzell-Blocker (z. B. Ketotifen [2 × 1 mg/d])	Potenziell wirksam bei Patienten mit Oligozoospermie	–	Weitere Evaluation erforderlich
Antioxidanzien, Spurenelemente (z. B. Vitamine E, C; Glutathion, Carnitin, L-Acetyl-Carnitin, Folsäure, Zink, Selen)	Positive Effekte bei ausgewählten Patienten, jedoch kontroverse Ergebnisse kontrollierter Studien; adäquate Daten für Kombinationspräparate fehlen	3,43 (1,92–6,11)	Weitere Evaluation erforderlich; ggf. als adjuvante Medikation geeignet

[a]Auch als präoperative Therapie bei testikulär bedingter Azoospermie diskutiert
[b]Angaben zu Dosierungen nur orientierend
[c]Metanalysen randomisierter, kontrollierter Studien; gepoolte Odds ratio (95 % Konfidenzintervall)
WHO World Health Organization; *ART* assistierte Reproduktionstechniken

nah bereits in Erfüllung gegangen ist. Zusätzlich kann bei bestehendem Patientenwunsch der Eingriff mit einer Hodengewebsentnahme zur testikulären Spermiengewinnung (TESE) kombiniert werden. Besteht keine Möglichkeit der Rekonstruktion, kann bei obstruktiver Azoospermie eine mikrochirurgische epididymale Spermienaspiration (MESA) durchgeführt werden. Diese wird i. d. R. mit einer beidseitigen Hodenbiopsie/TESE kombiniert.

Bei nicht-obstruktiver Azoospermie verbleibt lediglich die Option der multi-lokulären Hodenbiopsie in Kombination mit einer Kryokonservierung der testikulären Proben und nachfolgender TESE-ICSI (Abschn. 3.5) (Dabaja und Schlegel 2013; Weidner et al. 2014; Jungwirth et al. 2018). Die Erfolgsraten der testikulären Spermiengewinnung variieren je nach Patientenkollektiv, Operationsverfahren und Analyseverfahren zwischen 30 und 70 %. Die Datenlage im Hinblick auf Schwangerschaftsraten nach einer TESE-ICSI-Behandlung zeigen keine signifikanten Unterschiede zwischen frisch gewonnenen und kryokonservierten testikulären Spermien. Weder ein sehr hoher FSH-Wert noch ein niedriges Hodenvolumen oder ein verminderter Inhibin-B-Serumwert stellen Kontraindikationen für eine TESE dar; gesicherte präoperative Prädiktoren für eine erfolgreiche Spermiengewinnung gibt es derzeit nicht.

Die Hodenbiopsie/TESE sollte bei nicht-obstruktiver Azoospermie zumindest multifokal und bilateral erfolgen. Bei den schweren Formen der nicht-obstruktiven Azoospermie mit deutlich reduzierten Hodenvolumina werden Vorteile in der mikroskopisch unterstützten, mikrochirurgischen Technik gesehen, die eine gezielte Probenentnahme aus den optisch am besten erhaltenen Arealen des Hodens erlaubt (Marconi et al. 2012).

Bei zentralen Verschlüssen in der Prostata kann eine transurethrale Resektion des Ductus ejaculatorius erwogen werden (Jungwirth et al. 2018).

6 Fertilitätsprotektion: Kryospermakonservierung

Bei der Behandlung von Krebserkrankungen sind langfristige Nebenwirkungen der Therapie und Belange der Lebensqualität einschließlich des Erhalts der Fertilität von zunehmender Bedeutung. Zu den häufigsten malignen Erkrankungen mit guten Überlebens- und Heilungschancen gehören bei jungen Männern Hodentumoren, Morbus Hodgkin bzw. Non-Hodgkin-Lymphome sowie Leukämien. Hierbei ist das Ausmaß der Fertilitätsschädigung infolge einer Chemotherapie und/oder Radiatio nicht sicher vorherzusagen; die Chancen einer Erholung der Spermatogenese sind von Regime, Dosis der Noxen und individuellen Faktoren abhängig (Trottmann et al. 2007; Tournaye et al. 2014). Darüber hinaus sind potenziell gonadotoxische Medikationen bei Autoimmunerkrankungen sowie nach Organtransplantationen zu berücksichtigen (Semet et al. 2017), ebenso operative Eingriffe, die sich auf die Funktion der Reproduktionsorgane auswirken. Hierzu sind auch Störungen des Samentransports wie z. B. eine retrograde Ejakulation zu rechnen.

▶ Therapeutisch wirksame Methoden, die Hoden vor den gonadotoxischen Effekten von Chemotherapeutika oder einer Radiatio zu schützen, stehen derzeit nicht zur Verfügung. Die einzige, klinisch seit Jahrzehnten etablierte Maßnahme zur Fertilitätsprotektion beim Mann besteht in der Kryokonservierung von Spermien.

Bei bis zu 65 % der Patienten mit den o. g. malignen Erkrankungen finden sich allerdings bereits vor Therapiebeginn Einschränkungen der Ejakulatqualität, in 3–18 % der Fälle eine Azoospermie. In der letztgenannten Situation kann eine Hodenbiopsie zur testikulären Spermienextraktion („Onko-TESE“) in Betracht gezogen werden (Tournaye et al. 2014; Auger et al. 2016).

6.1 Indikationen für die Kryospermakonservierung

Die Indikationen zur Kryokonservierung menschlicher Spermien wurden durch die Einführung neuer reproduktionsmedizinischer Methoden erheblich erweitert (Köhn und Schuppe 2017). Seit Einführung der assistierten Fertilisation mittels ICSI können auch Ejakulate mit stark eingeschränkter Qualität eingefroren und erfolgreich eingesetzt werden. Ebenso ist die Kryokonservierung epididymaler sowie testikulärer Spermien für eine spätere assistierte Fertilisation möglich (Salzbrunn et al. 1996; Tournaye et al. 1999; Abschn. 3.5).

Indikationen für eine Kryokonservierung von Spermien

- Fertilitätserhalt vor Chemotherapie, Gabe anderer potenziell gonadotoxischer Pharmaka, Radiatio, fertilitätsgefährdenden operativen Eingriffen (Orchidektomie, retroperitoneale Lymphadenektomie etc.)
- Durchführung von Maßnahmen der assistierten Reproduktion
  - Reserve bei großen intraindividuellen Schwankungen der Ejakulatqualität
  - Mangelnde Verfügbarkeit des Partners zum Zeitpunkt der Behandlung
  - Kryokonservierung epididymaler bzw. testikulärer Spermien

(*Fortsetzung*)

- Spermienaufbereitung bei Behandlung HIV-diskordanter Paare
- Fertilitätsprophylaxe vor Vasektomie/nach mikrochirurgischer Refertilisierung
- Spendersperma für heterologe Inseminationen (Freigabe der Proben erst nach Quarantänelagerung über mind. 6 Monate und wiederholter infektiologischer Testung des Spenders)
- Ejakulatproben für interne und externe Qualitätssicherungsprogramme
- Forschungszwecke

6.2 Aufklärung und Inanspruchnahme

Die Kryokonservierung von Spermien als Präventivmaßnahme sollte grundsätzlich sowohl erwachsenen Männern mit noch nicht begonnener bzw. nicht abgeschlossener Familienplanung als auch betroffenen Jugendlichen vor Beginn fertilitätsschädigender Therapien angeboten werden. Bei der Beratung müssen neben dem Risiko des Fertilitätsverlustes durch Erkrankung und bevorstehende Therapie sowie Fragen der Fertilitätsprognose notwendige begleitende Untersuchungen, organisatorische Aspekte und Möglichkeiten der späteren Verwendung der Kryospermaproben für eine assistierte Reproduktion angesprochen werden. Hierzu gehören Details eines Vertrages über die Probenlagerung einschließlich Depotgröße und Kosten, eine andrologische Untersuchung inklusive Hormonstatus und standardisierter Ejakulatanalyse nach WHO, die mikrobiologische Untersuchung des Ejakulats sowie obligat der Ausschluss relevanter Infektionen (HIV, Hepatitis-Viren) (Bundesärztekammer 2018; WHO 2010). Auch andrologische Nachsorgeuntersuchungen zur Überprüfung der reproduktiven Funktionen sollten empfohlen werden, in Abhängigkeit von Grunderkrankung und Therapieregime frühestens 9–12 Monate nach Therapieende.

Umfrageergebnisse zeigen leider, dass nur ca. die Hälfte der betroffenen Patienten eine entsprechende Beratung durch ihre betreuenden Onkologen erhalten (Schover et al. 2002). Das Thema Fertilitätsprotektion wird offenbar häufig aus falsch verstandener Scham bzw. aufgrund vermeintlicher organisatorischer Hemmschwellen gemieden. Andererseits sind ca. 50 % onkologisch erkrankter Männer an einer Kryokonservierung ihrer Spermien interessiert, insbesondere diejenigen, die zum Zeitpunkt der Diagnose noch kinderlos sind. Eine prognostisch relevante Therapieverzögerung tritt durch die Abgabe von ein bis drei Ejakulaten nicht ein.

Die Abrufraten von Kryospermaproben für Maßnahmen der assistierten Reproduktion liegen nur bei 4–16 % (Köhn und Schuppe 2017). Die Anlage eines Spermienkryodepots als Fertilitätsreserve trägt jedoch nicht zuletzt auch zur psychischen Entlastung der Betroffenen während und nach der onkologischen Therapie bei.

6.3 Durchführung der Kryokonservierung von Spermien oder Hodengewebe

Im konventionellen Verfahren („slow freezing") werden steril gewonnene Ejakulatproben nach vollständiger Verflüssigung und standardisierter Analyse (WHO 2010) zu gleichen Volumenanteilen mit einem Kryoprotektivum versetzt, in geeignete Gefäße gefüllt (meist sog. Straws mit 250–500 µl Volumen) und manuell, semiautomatisch oder vollprogrammiert schrittweise bis auf −196 °C abgekühlt. Der Zusatz eines Kryoprotektivums sowie die Optimierung der Einfriergeschwindigkeit sind erforderlich, um intrazelluläre Eiskristallbildung und osmotische Schädigung der Spermien zu reduzieren. Zur dauerhaften Lagerung werden die Proben in Kryobehälter verbracht, je nach Ausstattung in die Flüssigphase oder in die Gasphase des Stickstoffs. Analog lassen sich unter Zusatz von Kryoprotektivum auch native Hodengewebsproben kryokonservieren (Salzbrunn et al. 1996).

Durch „slow freezing" können Spermienintegrität (z. B. DNA-Fragmentation) und -funktion (z. B. Motilitätsverlust) geschädigt werden. Die Erholungsrate („recovery rate") der Motilität nach dem Gefrier-/Auftauvorgang beträgt in Abhängigkeit von der Ejakulatqualität 40–80 % (Köhn und Schuppe 2017). Hierbei weist die Gefrierfähigkeit humaner Spermatozoen z. T. erhebliche intra- und interindividuelle Schwankungen auf. Andererseits belegen Fallberichte über eine erfolgreiche Verwendung kryokonservierter Spermien für intrauterine Inseminationen, dass selbst nach Lagerungszeiten von bis zu 28 Jahren die für die Fertilisation biologisch wichtigen Spermienfunktionen erhalten bleiben (Clarke et al. 2006).

Eine Alternative zum „slow freezing" stellt die Vitrifikation dar, bei der Spermien durch ultraschnelles Einfrieren auch ohne Kryoprotektivum unter Erhalt der Vitalität kryokonserviert werden können. Bei dieser Methode wird ein geringes Probenvolumen direkt in flüssigen Stickstoff eingetaucht, auch eine Lagerung von Proben bei −86 °C ist möglich (Isachenko et al. 2004; Sanchez et al. 2012). Die Vitrifikation ist v. a. zur Kryokonservierung und Lagerung von Proben mit geringer Spermienzahl geeignet, hat sich bisher jedoch nicht als Routinemethode durchgesetzt.

Der Einfriervorgang und die Lagerung von Spermien bzw. Hodengewebsproben ist lückenlos zu dokumentieren. Hierbei sollten die Identität des Patienten, Kennzeichnung, Aufbereitung und Konfektionierung der Proben, jeweilige Platzierung im Lagerbehälter sowie die Entnahme für Therapiemaßnahmen bzw. die Vernichtung von Proben jeweils von zwei Personen geprüft und dokumentiert werden. Ebenso sind die Lagerbedingungen kontinuierlich zu überwachen. Für potenziell infektiöse Proben ist eine „Quarantäne"-Lagerung in einem gesonderten Kryobehälter erforderlich.

6.4 Kryosperma: Fertilisierungspotenzial und genetische Risiken

Schwangerschaftsraten unter Verwendung kryokonservierter Spermien werden mit 17–42 % angegeben, wobei die besten Ergebnisse mittels IVF/ICSI erzielt werden (Tournaye et al. 2014). Vergleichende Untersuchungen mit frischem und gefrorenem Spendersperma ergaben keine Unterschiede der Fertilisierungsraten und Schwangerschaftsraten nach IVF oder ICSI (Deutsches IVF-Register 2004; Borges et al. 2007). Auch bei Kryokonservierung epididymaler Spermatozoen sind bisher keine eindeutig negativen Effekte auf die Fertilisierungs- und Schwangerschaftsraten nach ICSI berichtet worden.

Genetische Risiken im Zusammenhang mit der Verwendung kryokonservierter Spermatozoen können auf die Grunderkrankung zurückzuführen sein oder aus potenziell mutagenen Behandlungsregimen wie Chemotherapie und Radiatio, der Kryokonservierung selbst sowie den Verfahren der assistierten Fertilisation resultieren (Choy und Brannigan 2013; Kopeika et al. 2015). Obwohl bei Patienten mit Krebserkrankungen bereits vor Therapie vermehrt Spermatozoen mit DNA-Schäden nachweisbar sind und auch die Kryokonservierung zu einer erhöhten Rate derartiger Schäden beiträgt, liegen keine Hinweise auf besondere genetische Risiken bei der Verwendung kryokonservierter Spermatozoen vor. Die verfügbaren epidemiologischen Daten zeigen, dass für die Nachkommen von Patienten mit malignen Erkrankungen kein erhöhtes Risiko für genetische Defekte oder Malformationen nach Therapie besteht (Winther et al. 2012). In einer Studie wurde allerdings ein gering erhöhtes Risiko für Malformationen gefunden (Ståhl et al. 2011). Gegebenenfalls ist jedoch eine genetische Beratung bei Kinderwunsch nach malignen Erkrankungen in der Vorgeschichte bzw. vor der Verwendung kryokonservierter Spermien sinnvoll.

6.5 Testikuläre Stammzellen: Perspektiven der Fertilitätsprotektion

Zu den derzeit noch experimentellen Verfahren zur Erhaltung einer Fertilitätsreserve zählt die Gewinnung von Stammzellen der männlichen Keimbahn aus Hodengewebsproben mit dem Ziel einer späteren Autotransplantation oder ektopen Xenotransplantation (in immundefiziente Mäuse) bzw. einer Spermatogenese in Organkulturen *in vitro* bis zu Spermien, die zumindest für eine IVF/ICSI verwendbar sind (Gossens et al. 2013). Besonders relevant sind Fortschritte auf diesem Gebiet für präpubertäre Jungen, bei denen die Option der Kryokonservierung ejakulierter Spermien oder konventionell prozessierter Hodenbiopsien wegen der noch nicht initiierten Spermatogenese entfällt. Auf europäischer Ebene laufen derzeit Programme, für betroffene Jungen die Entnahme und spezielle Kryokonservierung von Hodengewebe für eine spätere Isolierung und Verwendung testikulärer Stammzellen anzubieten (Picton et al. 2015; Stukenborg et al. 2018).

6.6 Rechtliche Aspekte

▶ Besteht bei einer Therapiemaßnahme das Risiko eines Verlustes der Zeugungsfähigkeit, muss der betroffene Patient nach aktueller Rechtsprechung auf die Möglichkeit der Kryokonservierung von Spermien hingewiesen werden.

Bei Inanspruchnahme regelt ein Vertrag zwischen der versorgenden Einrichtung und dem Patienten die Bedingungen der Probenlagerung. Hierbei ist zu beachten, dass nach deutschem Recht kryokonservierte Sperma- bzw. Hodengewebsproben nach dem Tod des Patienten nicht mehr verwendet werden dürfen und zu vernichten sind.

Für alle Institutionen, die Gewebe entnehmen und weiterverarbeiten, ist die Umsetzung der EG-Richtlinie 2004/23/EG in deutsches Recht in Form des „Gewebegesetzes" seit dem 1. August 2007 verbindlich. Für die Entnahme, Lagerung und Weiterverarbeitung humaner Spermien muss eine Genehmigung gemäß § 20b und § 20c Arzneimittelgesetz bei der zuständigen Behörde beantragt werden.

7 Kontrazeption beim Mann

Die Verfügbarkeit kontrazeptiver Methoden für Frau und Mann wird weltweit als wichtiger Aspekt der reproduktiven Gesundheit angesehen. Neben den vergleichsweise unsicheren Methoden wie Coitus interruptus und periodische Abstinenz stehen auf Seiten des Mannes die Anwendung von Kondomen sowie die dauerhafte Sterilisation durch Vasektomie (3 % der Männer; nur bei abgeschlossener Familienplanung) zur Verfügung, sind jedoch wesentlich weniger verbreitet als weibliche Methoden. Seit vielen Jahren werden Studien zur hormonellen Kontrazeption beim Mann durchgeführt. Bisher konnte das Ziel einer reversiblen Azoospermie nur mithilfe injizierbarer Testosteronpräparate oder synthetischer Androgene erreicht werden, wobei in klinischen Studien v. a. Kombinationen mit Gestagenderivaten oder GnRH-Antagonisten erprobt wurden (z. B. Testosteron-Undecanoat 1000 mg plus Norethisteron-Enanthat 200 mg alle 8 Wochen i.m.) (Behre et al. 2016).

▶ Eine „Pille für den Mann" steht bisher nicht zur Verfügung.

Literatur

Afzelius BA, Eliasson R, Johnsen O, Lindholmer C (1975) Lack of dynein arms in immotile human spermatozoa. J Cell Biol 66:225–232

Agarwal A, Mulgund A, Alshahrani S, Assidi M, Abuzenadah AM, Sharma R, Sabanegh E (2014) Reactive oxygen species and sperm DNA damage in infertile men presenting with low level leukocytospermia. Reprod Biol Endocrinol 12:126. https://doi.org/10.1186/1477-7827-12-126

Agarwal A, Mulgund A, Hamada A, Chyatte MR (2015) A unique view on male infertility around the globe. Reprod Biol Endocrinol 13:37

Ainsworth C, Nixon B, Aitken RJ (2005) Development of a novel electrophoretic system for the isolation of human spermatozoa. Hum Reprod 20:2261–2270

Aitken RJ (2017) Reactive oxygen species as mediators of sperm capacitation and pathological damage. Mol Reprod Dev 84 (10):1039–1052

Aitken RJ, Baker MA (2013) Oxidative stress, spermatozoa and leukocytic infiltration: relationships forged by the opposing forces of microbial invasion and the search for perfection. J Reprod Immunol 100(1):11–19

Auger J, Sermondade N, Eustache F (2016) Semen quality of 4480 young cancer and systemic disease patients: baseline data and clinical considerations. Basic Clin Androl 26(3). https://doi.org/10.1186/s12610-016-0031-x

Barratt CLR, Björndahl L, De Jonge CJ, Lamb DJ, Osorio Martini F, McLachlan R, Oates RD, van der Poel S, St John B, Sigman M, Sokol R, Tournaye H (2017) The diagnosis of male infertility: an analysis of the evidence to support the development of global WHO guidance-challenges and future research opportunities. Hum Reprod Update 23(6):660–680

Barratt CLR, Björndahl L, Menkveld R, Mortimer D (2011) ESHRE special interest group for andrology basic semen analysis course: a continued focus on accuracy, quality, efficiency and clinical relevance. Hum Reprod 26:3207–3212

Barroso G, Valdespin C, Vega E, Kershenovich R, Avila R, Oehninger AC u (2009) Developmental sperm contributions: fertilization and beyond. Fertil Steril 92:835–848

Bartoov B, Berkovitz A, Eltes F, Kogosowski A, Menezo Y, Barak Y (2002) Real-time fine morphology of motile human sperm cells is associated with IVF-ICSI outcome. J Androl 23:1–8

Behre HM, Nieschlag E, Partsch J, Wieacker P, Simoni M (2009) Störungen im Bereich des Hypothalamus und der Hypophyse. In: Nieschlag E, Behre HM, Nieschlag S (Hrsg) Andrologie – Grundlagen und Klinik der reproduktiven Gesundheit des Mannes, 3. Aufl. Springer, Berlin/Heidelberg/New York, S 90–96

Behre HM, Zitzmann M, Anderson RA et al (2016) Efficacy and safety of an injectable combination hormonal contraceptive for men. J Clin Endocrinol Metab 101:4779–4788

Bergmann M, Kliesch S (2009) Biopsie und Histologie der Hoden. In: Nieschlag E, Behre HM, Nieschlag S (Hrsg) Andrologie Grundlagen und Klinik der reproduktiven Gesundheit des Mannes. Springer, Heidelberg, S 162–172

Berkovitz A, Eltes F, Yaari S, Katz N, Barr I, Fishman A, Bartoov B (2005) The morphological normalcy of the sperm nucleus and pregnancy rate of intracytoplasmic injection with morphologically selected sperm. Hum Reprod 20:185–190

Bezold G, Politch JA, Kiviat NB et al (2007) Prevalence of sexually transmissible pathogens in semen from asymptomatic male infertility patients with and without leukocytospermia. Fertil Steril 87: 1087–1097

Björndahl L (2010) The usefulness and significance of assessing rapidly progressive spermatozoa. Asian J Androl 12:33–35

Björndahl L, Mortimer D, Barratt CLR, Castilla JA, Menkveld R, Kvist U, Alvarez JG, Haugen TB (2010) A practical guide to basic laboratory andrology. Cambridge University Press, Cambridge

Boehm U, Bouloux PM, Dattani MT, de Roux N, Dodé C, Dunkel L, Dwyer AA, Giacobini P, Hardelin JP, Juul A, Maghnie M, Pitteloud N, Prevot V, Raivio T, Tena-Sempere M, Quinton R, Young J (2015) European Consensus Statement on congenital hypogonadotropic hypogonadism – pathogenesis, diagnosis and treatment. Nat Rev Endocrinol 11(9):547–564

Boitrelle F, Ferfouri F, Petit JM, Segretain D, Tourain C, Bergere M, Bailly M, Vialard F, Albert M, Selva J (2011) Large human sperm vacuoles observed in motile spermatozoa under high magnification: nuclear thumbprints linked to failure of chromatin condensation. Hum Reprod 26:1641–1649

Bonkat G, Pickard R, Bartoletti R, Cai T, Bruyere F, Geerlings SE, Köves B, Wagenlehner F (2018) EAU Guidelines on urological infections. EAU Guidelines Office, Arnhem

Bonomi M, Vezzoli V, Krausz C, Guizzardi F, Vezzani S, Simoni M, Bassi I, Duminuco P, Di Iorgi N, Giavoli C, Pizzocaro A, Russo G, Moro M, Fatti L, Ferlin A, Mazzanti L, Zatelli MC, Cannavò S, Isidori AM, Pincelli AI, Prodam F, Mancini A, Limone P, Tanda ML, Gaudino R, Salerno M, Francesca P, Maghnie M, Maggi M, Persani L, Italian Network on Central Hypogonadism (2018) Characteristics of a nationwide cohort of patients presenting with isolated hypogonadotropic hypogonadism (IHH). Eur J Endocrinol 178 (1):23–32

Borges E Jr, Rossi LM, Locambo de Freitas CV, Guilherme P, Bonetti TC, Iaconelli A, Pasqualotto FF (2007) Fertilization and pregnancy outcome after intracytoplasmic injection with fresh or cryopreserved ejaculated spermatozoa. Fertil Steril 87(2):316–320

Brauner R, Neve M, Allali S, Trivin C, Lottmann H, Bashamboo A, McElreavey K (2011) Clinical, biological and genetic analysis of anorchia in 26 boys. PLoS One 6:e23292

Brenker C, Rehfeld A, Schiffer C, Kierzek M, Kaupp UB, Skakkebæk NE, Strünker T (2018) Synergistic activation of CatSper Ca2+ channels in human sperm by oviductal ligands and endocrine disrupting chemicals. Hum Reprod 33(10):1915–1923

Büchter D, Behre HM, Kliesch S, Nieschlag E (1998) Pulsatile GnRH or human chorionic gonadotropin/human menopausal gonadotropin as effective treatment for men with hypogonadotropic hypogonadism: a review of 42 cases. Eur J Endocrinol 139:298–303

Bundesärztekammer (2011) Richtlinie der Bundesärztekammer zur Qualitätssicherung laboratoriumsmedizinischer Untersuchungen. B 4, Ejakulatuntersuchungen. Dtsch Ärztebl 108:A55–A58

Bundesärztekammer (2014) Richtlinie der Bundesärztekammer zur Qualitätssicherung laboratoriumsmedizinischer Untersuchungen. Dtsch Ärztebl 111:A1583–A1618

Bundesärztekammer (2018) Richtlinie zur Entnahme und Übertragung von menschlichen Keimzellen im Rahmen der assistierten Reproduktion. Dtsch Ärztebl. https://doi.org/10.3238/arztebl.2018.Rili_ass-Reproduktion_2018

Bungum M, Humaidan P, Axmon A, Spano M, Bungum L, Erenpreiss J, Giwercman A (2007) Sperm DNA integrity assessment in prediction of assisted reproduction technology outcome. Hum Reprod 22:174–179

Casteren NJ van, Looijenga LH, Dohle GR (2009) Testicular microlithiasis and carcinoma in situ overview and proposed clinical guideline. Int J Androl 32:279–287

Centers for Disease Control and Prevention (2015) Sexually transmitted diseases treatment guidelines, 2015. MMWR 64(RR-3):1–137

Chalmel F, Rolland AD (2015) Linking transcriptomics and proteomics insp ermatogenesis. Reproduction 150(5):R149–R157

Chan PJ, Jacobson JD, Corselli JU, Patton WC (2006) A simple zeta method for sperm selection based on membrane charge. Fertil Steril 85:481–486

Chansel-Debordeaux L, Dandieu S, Bechoua S, Jimenez C (2015) Reproductive outcome in globozoospermic men: update and prospects. Andrology 3(6):1022–1034

Chemes HE, Rawe VY (2003) Sperm pathology: a step beyond descriptive morphology. Origin, characterization and fertility potential of abnormal sperm phenotypes in infertile emn. Hum Reprod Update 9:405–428

Chiu YH, Edifor R, Rosner BA, Nassan FL, Gaskins AJ, Mínguez-Alarcón L, Williams PL, Tanrikut C, Hauser R, Chavarro JE, EARTH Study Team (2017) What does a single semen sample tell you? Implications for male factor infertility research. Am J Epidemiol 186(8):918–926

Choy JT, Brannigan RE (2013) The determination of reproductive safety in men during and after cancer treatment. Fertil Steril 100 (5):1187–1191

Cissen M, Wely MV, Scholten I, Mansell S, Bruin JP, Mol BW, Braat D, Repping S, Hamer G (2016) Measuring sperm DNA fragmentation and clinical outcomes of medically assisted reproduction: a systematic review and meta-analysis. PLoS One 11(11):e0165125. https://doi.org/10.1371/journal.pone.0165125

Clarke GN, Liu de Y, Baker HW (2006) Recovery of human sperm motility and ability to interact with the human zona pellucida after more than 28 years of storage in liquid nitrogen. Fertil Steril 86:721–722

Colpi GM, Francavilla S, Haidl G, Link K, Behre HM, Goulis DG, Krausz C, Giwercman A (2018) European Academy of Andrology guideline Management of oligo-astheno-teratozoospermia. Andrology 6(4):513–524

Comhaire FH, Dhooge W, Zalata A, Depuydt C, Mahmoud A, Schoonjans F (1998) Östrogenartig wirkende Umweltnoxen. Fertilität 13: S6–S8

Cooper TG, Hellenkemper B, Jonckheere J, Callewaert N, Grootenhuis AJ, Kersemaekers WM, Leung A, Wang C (2006) Azoospermia: virtual reality or possible to quantify? J Androl 27:483–490

Cooper TG, Noonan E, von Eckardstein S, Auger J, Baker HW, Behre HM, Haugen TB, Kruger T, Wang C, Mbizvo MT, Vogelsong KM (2010) World Health Organization reference values for human semen characteristics. Hum Reprod Update 16:231–245

Coutton C, Escoffier J, Martinez G et al (2015) Teratozoospermia: spotlight on the main genetic actors in the human. Hum Reprod Update 21(4):455–485

Cui D, Han G, Shang Y, Liu C, Xia L, Li L, Yi S (2015) Antisperm antibodies in infertile men and their effect on semen parameters: a systematic review and meta-analysis. Clin Chim Acta 15 (444):29–36

Cunningham KA, Beagley KW (2008) Male genital tract chlamydial infection: implications for pathology and infertility. Biol Reprod 79:180–189

Dabaja AA, Schlegel PN (2013) Microdissection testicular sperm extraction: an update. Asian J Androl 15:35–39

Damsgaard J, Joensen UN, Carlsen E, Erenpreiss J, Blomberg Jensen M, Matulevicius V, Zilaitiene B, Olesen IA, Perheentupa A, Punab M, Salzbrunn A, Toppari J, Virtanen HE, Juul A, Skakkebæk NE, Jørgensen N (2016) Varicocele is associated with impaired semen quality and reproductive hormone levels: a study of 7035 healthy young men from six European countries. Eur Urol 70(6):1019–1029

Datta J, Palmer MJ, Tanton C, Gibson LJ, Jones KG, Macdowall W, Glasier A, Sonnenberg P, Field N, Mercer CH, Johnson AM, Wellings K (2016) Prevalence of infertility and help seeking among 15 000 women and men. Hum Reprod 31(9):2108–2118

Delbes G, Herrero MB, Troeung ET, Chan PT (2013) The use of complimentary assays to evaluate the enrichment of human sperm quality in asthenoteratozoospermic and teratozoospermic samples processed with Annexin-V magnetic activated cell sorting. Andrology 1(5): 698–706

Deutsches IVF-Register (2004) DIR-Jahrbuch 2004. http://www.deutsches-ivf-register.de

Deutsches IVF-Register (2018) DIR-Jahrbuch 2017. J Reproduktionsmed Endokrinol 15(5–6):219–249

Diemer T, Schuppe H-C, Pilatz A, Weidner W (2016) Obstruktive Azoospermie. In: Michel MS, Janetschek G, Wirth M, Sulser T (Hrsg) Die Urologie. Springer, Berlin/Heidelberg, S 1589–1594

Dirican EK, Ozgun OD, Akarsu S, Akin KO, Ercan O, Ugurlu M, Camsari C, Kanyilmaz O, Kaya A, Unsal A (2008) Clinical outcome of magnetic activated cell sorting of non-apoptotic spermatozoa before density gradient centrifugation for assisted reproduction. J Assist Reprod Genet 25:375–381

Dohle GR, Arver S, Bettocchi C, Jones TH, Kliesch S (2018) EAU Guidelines on male hypogonadism. EAU Guidelines Office, Arnhem

Donnelly ET, O'Connell M, McClure N, Lewis SE (2000) Differences in nuclear DNA fragmentation and mitochondrial integrity of semen and prepared human spermatozoa. Hum Reprod 15:1552–1561

Dunson DB, Baird DD, Colombo B (2004) Increased infertility with age in men and women. Obstet Gynecol 103:51–56

Eisenberg ML, Li S, Cullen MR, Baker LC (2016) Increased risk of incident chronic medical conditions in infertile men: analysis of United States claims data. Fertil Steril 105:629–636

Epelboin S, Dulioust E, Epelboin L, Benachi A, Merlet F, Patrat C (2017) Zika virus and reproduction: facts, questions and current management. Hum Reprod Update 23(6):629–645

Evenson DP, Jost LK, Marshall D, Zinaman MJ, Clegg E, Purvis K, de Angelis P, Claussen OP (1999) Utility of the sperm chromatin assay as a diagnostic and prognostic tool in the human fertility clinic. Hum Reprod 14:1039–1049

Fathy A, Chen SJ, Novak N, Schuppe HC, Haidl G, Allam JP (2014) Differential leucocyte detection by flow cytometry improves the diagnosis of genital tract inflammation and identifies macrophages as proinflammatory cytokine-producing cells in human semen. Andrologia 46:1004–1012

Ferlin A, Vinanzi C, Selice R, Garolla A, Frigo AC, Foresta C (2011) Toward a pharmacogenetic approach to male infertility: polymorphism of follicle-stimulating hormone beta-subunit promoter. Fertil Steril 96(6):1344–1349

Fijak M, Pilatz A, Hedger MP, Nicolas N, Bhushan S, Michel V, Tung KSK, Schuppe HC, Meinhardt A (2018) Infectious, inflammatory and ‚autoimmune' male factor infertility: how do rodent models inform clinical practice? Hum Reprod Update 24(4):416–441

Foresta C, Noventa M, De Toni L, Gizzo S, Garolla A (2015) HPV-DNA sperm infection and infertility: from a systematic literature review to a possible clinical management proposal. Andrology 3(2):163–173

French DB, Sabanegh ES Jr, Goldfarb J, Desai N (2010) Does severe teratozoospermia affect blastocyst formation, live birth rate, and other clinical outcome parameters in ICSI cycles? Fertil Steril 93:1097–1103

Fretz PC, Sandlow JI (2002) Varicocele: current concepts in pathophysiology, diagnosis, and treatment. Urol Clin North Am 29: 921–937

Garolla A, Pizzol D, Bertoldo A, De Toni L, Barzon L, Foresta C (2013) Association, prevalence, and clearance of human papillomavirus and antisperm antibodies in infected semen samples from infertile patients. Fertil Steril 99(1):125–131

Gemeinsamer Bundesausschuss der Ärzte und Krankenkassen (2017) Richtlinien des Bundesausschusses der Ärzte und Krankenkassen über ärztliche Maßnahmen zur künstlichen Befruchtung („Richtlinien über künstliche Befruchtung"). Bundesanzeiger AT 17.10.2014 B3; letzte Änderung BAnz AT 01.06.2017 B4

Gerber PA, Kruse R, Hirchenhain J, Krüssel JS, Neumann NJ (2008) Pregnancy after laser-assisted selection of viable spermatozoa before intracytoplasmatic sperm injection in a couple with male primary cilia dyskinesia. Fertil Steril 89:1826.e9–1826.12

Gianaroli L, Magli MC, Ferraretti AP, Crippa A, Lappi M, Capitani S, Baccetti B (2010) Birefringence characteristics in sperm heads allow for the selection of reacted spermatozoa for intracytoplasmic sperm injection. Fertil Steril 93:807–813

Gil M, Sar-Shalom V, Melendez Sivira Y, Carreras R, Checa MA (2013) Sperm selection using magnetic activated cell sorting (MACS) in assisted reproduction: a systematic review and meta-analysis. J Assist Reprod Genet 30(4):479–485

Gillam MP, Molitch ME, Lombardi G, Colao A (2006) Advances in the treatment of prolactinomas. Endocr Rev 27:485–534

Gnoth C, Godehardt E, Frank-Herrmann P, Friol K, Tigges J, Freundl G (2005) Definition and prevalence of subfertility and infertility. Hum Reprod 20:1144–1147

Goossens E, Van Saen D, Tournaye H (2013) Spermatogonial stem cell preservation and transplantation: from research to clinic. Hum Reprod 28(4):897–907

Grimes DA, Lopez LM (2007) „Oligozoospermia," „azoospermia," and other semen-analysis terminology: the need for better science. Fertil Steril 88:1491–1494

Grunewald S, Miska W, Miska G, Rasch M, Reinhardt M, Glander HJ, Paasch U (2007) Molecular glass wool filtration as a new tool for sperm preparation. Hum Reprod 22:1405–1412

Grunewald S, Reinhardt M, Blumenauer V, Said TM, Agarwal A, Abu Hmeidan F, Glander HJ, Paasch U (2009) Increased sperm chromatin decondensation in selected nonapoptotic spermatozoa of patients with male infertility. Fertil Steril 92:572–577

Guzick DS, Overstreet JW, Factor-Litwack P, Brazil CK, Nakajima ST, Coutifaris C, Carson SA, Cisneros P, Steinkampf MP, Hill JA, Xu D, Vogel DL (2001) Sperm morphology, motility, and concentration in fertile and infertile men. N Engl J Med 345:1388–1393

Hadziselimovic F (2017) On the descent of the epididymo-testicular unit, cryptorchidism, and prevention of infertility. Basic Clin Androl 27:21. https://doi.org/10.1186/s12610-017-0065-8

Haidl G (2002) Management strategies for male factor infertility. Drugs 62:1741–1753

Haidl G, Haidl F, Allam JP, Schuppe HC (2019) Therapeutic options in male genital tract inflammation. Andrologia 51(3)::e13207. https://doi.org/10.1111/and.13207.

Haidl G, Schuppe H-C (2006) Cytomorphological semen analysis. In: Schill W-B, Comhaire F, Hargreave TB (Hrsg) Andrology for the Clinician. Springer, Heidelberg, S 555–560

Hamilton JA, Cissen M, Brandes M, Smeenk JM, de Bruin JP, Kremer JA, Nelen WL, Hamilton CJ (2015) Total motile sperm count: a better indicator for the severity of male factor infertility than the WHO sperm classification system. Hum Reprod 30(5):1110–1121

Hammadeh ME, Stieber M, Haidl G, Schmidt W (1998) Association between sperm cell chromatin condensation, morphology based on strict criteria, and fertilization, cleavage and pregnancy rates in an IVF program. Andrologia 30:29–35

Hanson BM, Eisenberg ML, Hotaling JM (2018) Male infertility: a biomarker of individual and familial cancer risk. Fertil Steril 109 (1):6–19

Hassan MAM, Killick SR (2004) Negative lifestyle is associated with a significant reduction in fecundity. Fertil Steril 81:384–392

Hatzimouratidis K, Giuliano F, Moncada I, Muneer A, Salonia A, Verze P (2018) EAU Guidelines on male sexual dysfunction. EAU Guidelines Office, Arnhem

Heksch R, Kamboj M, Anglin K, Obrynba K (2017) Review of Prader-Willi syndrome: the endocrine approach. Transl Pediatr 6 (4):274–285

Henkel R, Hajimohammad M, Stalf T, Hoogendijk C, Mehnert C, Menkveld R, Gips H, Schill W-B, Kruger TF (2004) Influence of deoxyribonucleic acid damage on fertilization and pregnancy. Fertil Steril 81:965–972

Henkel R, Maaß G, Bödeker R-H, Scheibelhut C, Stalf T, Mehnert C, Schuppe H-C, Jung A, Schill W-B (2005) Sperm function and assisted reproduction technology. Reprod Med Biol 4:7–30

Henkel RR, Schill WB (2003) Sperm preparation for ART. Reprod Biol Endocrinol 1:108

Hessel M, Brandes M, de Bruin JP, Bots RS, Kremer JA, Nelen WL, Hamilton CJ (2014) Long-term ongoing pregnancy rate and mode of conception after a positive and negative post-coital test. Acta Obstet Gynecol Scand 93(9):913–920

Huszar G, Ozenci CC, Cayli S, Zavaczki Z, Hansch E, Vigue L (2003) Hyaluronic acid binding by human sperm indicates cellular maturity, viability, and unreacted acrosomal status. Fertil Steril 79(Suppl 3): 1616–1624

Isachenko E, Isachenko V, Katkov II et al (2004) DNA integrity and motility of human spermatozoa after standard slow freezing versus cryoprotectant-free vitrification. Hum Reprod 19:932–939

Jakab A, Sakkas D, Delpiano E, Cayli S, Kovanci E, Ward D, Revelli A, Huszar G (2005) Intracytoplasmic sperm injection: a novel selection method for sperm with normal frequency of chromosomal aneuploidies. Fertil Steril 84:1665–1673

Jones TH, Channer KS (2012) Testosterone, obesity, diabetes and the metabolic syndrome. In: Nieschlag E, Behre HM (Hrsg) Testosterone – action, deficiency, substitution, 4. Aufl. New York, Cambridge, S 235–250

Jungwirth A, Diemer T, Kopa Z, Krausz C, Mihas S, Tournaye HEAU (2018) Guidelines on male infertility. EAU Guidelines Office, Arnhem

Jurewicz M, Gilbert BR (2016) Imaging and angiography in male factor infertility. Fertil Steril 105(6):1432–1442

Kallmann FJ, Schoenfeld WA, Barrera SE (1944) The genetic aspects of primary eunuchoidism. Am J Men Defic 48:203–206

Kamischke A, Nieschlag E (2002) Update on medical treatment of ejaculatory disorders. Int J Androl 25:333–344

Kanakasabapathy MK, Sadasivam M, Singh A, Preston C, Thirumalaraju P, Venkataraman M, Bormann CL, Draz MS, Petrozza JC, Shafiee H (2017) An automated smartphone-based diagnostic assay for point-of-care semen analysis. Sci Transl Med 9(382):pii: eaai7863

Kanakis GA, Nieschlag E (2018) Klinefelter syndrome: more than hypogonadism. Metabolism 86:135–144

Kawasaki A, Okamoto H, Wada A, Ainoya Y, Kita N, Maeyama T, Edamoto N, Nishiyama H, Tsukamoto S, Joraku A, Waku N, Yoshikawa H (2015) A case of primary ciliary dyskinesia treated with ICSI using testicular spermatozoa: case report and a review of the literature. Reprod Med Biol 14(4):195–200

Köhn FM (2004) Diagnostik und Therapie des Hypogonadismus bei erwachsenen Männern. Hautarzt 55:877–897

Köhn F-M, Schuppe H-C (2011) Spermiogramme korrekt erstellen – Aktuelle WHO-Vorgaben und BÄK-Richtlinien. Uro News 15(4):46-51

Köhn FM, Beier KM (2015) Sexualmedizin in der klinischen Praxis. MMW Fortschr Med 157(1):38–41

Köhn F-M, Schuppe HC (2017) Fertilitätserhalt beim Mann. In: Fehm T et al (Hrsg) Fertilitätserhalt in der Gynäko-Onkologie. de Gruyter, Berlin, S 47–56

Köhn FM, Schuppe HC, Jung A, Schulze W (2005) Bedeutung der Hodenbiopsie in der Andrologie. J Dtsch Dermatol Ges 3:532–557

Kopeika J, Thornhill A, Khalaf Y (2015) The effect of cryopreservation on the genome of gametes and embryos: principles of cryobiology and critical appraisal of the evidence. Hum Reprod Update 21:209–227

Kovacic B, Vlaisavljevic V, Reljic M (2006) Clinical use of pentoxifylline for activation of immotile testicular sperm before ICSI in patients with azoospermia. J Androl 27(1):45–52

Koyuncu H, Serefoglu EC, Ozdemir AT, Hellstrom WJ (2012) Deleterious effects of selective serotonin reuptake inhibitor treatment on semen parameters in patients with lifelong premature ejaculation. Int J Impot Res 24(5):171–173

Krause WKH (2008) Drugs compromising male sexual health. Springer, Berlin/Heidelberg/New York/Tokyo

Krausz C, Hoefsloot L, Simoni M, Tüttelmann F, European Academy of Andrology, European Molecular Genetics Quality Network (2014) EAA/EMQN best practice guidelines for molecular diagnosis of Y-chromosomal microdeletions: state-of-the-art 2013. Andrology 2(1):5–19

Kretser DM de (1997) Male infertility. Lancet 349:787–790

Kretser DM de, Holstein AF (1976) Testicular biopsy and abnormal germ cells. In: Hafez ES (Hrsg) Human semen and fertility regulation in men. Mosby, St. Louis, S 332–343

Kroese AC, de Lange NM, Collins J et al (2014) Surgery or embolization for varicoceles in subfertile men: summary of a Cochrane review. Fertil Steril 102:1553–1555

Lanfranco F, Kamischke A, Zitzmann M, Nieschlag E (2004) Klinefelter's syndrome. Lancet 364:273–283

Laprise C, Trottier H, Monnier P, Coutlée F, Mayrand MH (2014) Prevalence of human papillomaviruses in semen: a systematic review and meta-analysis. Hum Reprod 29(4):640–651

Latif T, Kold Jensen T, Mehlsen J, Holmboe SA, Brinth L, Pors K, Skouby SO, Jørgensen N, Lindahl-Jacobsen R (2017) Semen quality as a predictor of subsequent morbidity: a Danish cohort study of 4,712 men with long-term follow-up. Am J Epidemiol 186(8):910–917

Laurentino S, Borgmann J, Gromoll J (2016) On the origin of sperm epigenetic heterogeneity. Reproduction 151(5):R71–R78

Leiber C (2017) Erektile Dysfunktion: Aktuelle Diagnostik und Therapie. Urologe A 56(4):519–529

Lishko PV, Botchkina IL, Kirichok Y (2011) Progesterone activates the principal Ca2+ channel of human sperm. Nature 471:387–391

Liu DY, Baker HW (2003) Frequency of defective sperm-zona pellucida interaction in severely teratozoospermic infertile men. Hum Reprod 18(4):802–807

Lotti F, Maggi M (2015) Ultrasound of the male genital tract in relation to male reproductive health. Hum Reprod Update 21(1):56–83

Mallidis C, Cooper TG, Hellenkemper B, Lablans M, Uckert F, Nieschlag E (2012) Ten years' experience with an external quality control program for semen analysis. Fertil Steril 98:611–616

Mallidis C, Sanchez V, Wistuba J, Wuebbeling F, Burger M, Fallnich C, Schlatt S (2014) Raman microspectroscopy: shining a new light on reproductive medicine. Hum Reprod Update 20(3):403–414

Marconi M, Keudel A, Diemer T, Bergmann M, Steger K, Schuppe H-C, Weidner W (2012) Combined trifocal- and micro-TESE is the best technique for testicular sperm retrieval in „low chance" non-obstructive azoospermia. Eur Urol 62(4):713–719

Marconi M, Pilatz A, Wagenlehner FM et al (2009) Are antisperm antibodies really associated with proven chronic inflammatory and infectious diseases of the male reproductive tract? Eur Urol 56:708–715

Mascarenhas MN, Flaxman SR, Boerma T, Vanderpoel S, Stevens GA (2012) National, regional, and global trends in infertility prevalence since 1990: a systematic analysis of 277 health surveys. PLoS Med 9:e1001356

Mateo S de, Ramos L, van der Vlag J, de Boer P, Oliva R (2011) Improvement in chromatin maturity of human spermatozoa selected through density gradient centrifugation. Int J Androl 34:256-267

McDowell S, Kroon B, Ford E, Hook Y, Glujovsky D, Yazdani A (2014) Advanced sperm selection techniques for assisted reproduction. Cochrane Database Syst Rev (10):CD010461. https://doi.org/10.1002/14651858.CD010461.pub2

McLachlan RI, Rajpert-De Meyts EK, Hoei-Hansen CE, de Kretser DM, Skakkebaek NE (2007) Histological evaluation of the human testis – approaches to optimizing the clinical value of the assessment: mini review. Hum Reprod 22:2–16

Mehta A, Sigman M (2015) Management of the dry ejaculate: a systematic review of aspermia and retrograde ejaculation. Fertil Steril 104(5):1074–1081

Menkveld R, Franken DR, Kruger TF, Oehninger S, Hodgen GD (1991) Sperm selection capacity of the human zona pellucida. Mol Reprod Dev 30:346–352

Menkveld R, Wong WY, Lombard CJ, Wetzels AM, Thomas CM, Merkus HM, Steegers-Theunissen RP (2001) Semen parameters including WHO and strict criteria morphology, in a fertile and subfertile population: an effort towards standardization of in-vivo thresholds. Hum Reprod 16:1165–1171

Miller D, Pavitt S, Sharma V, Forbes G, Hooper R, Bhattacharya S, Kirkman-Brown J, Coomarasamy A, Lewis S, Cutting R, Brison D, Pacey A, West R, Brian K, Griffin D, Khalaf Y (2019) Physiological, hyaluronan-selected intracytoplasmic sperm injection for infertility treatment (HABSelect): a parallel, two-group, randomised trial. Lancet 393(10170):416–422

Molitch ME (2017) Diagnosis and treatment of pituitary adenomas: a review. JAMA 317(5):516–524

Montag M, Schwarz C, Köster M, van der Ven K, van der Ven H (2009) IMSI (intracytoplasmic morphologically selected sperm injection): Therapieoptimierung bei ausgeprägter Störung der Spermatogene? J Reproduktionsmed Endokrinol 6:153–155

Muratori M, Tamburrino L, Marchiani S, Cambi M, Olivito B, Azzari C, Forti G, Baldi E (2015) Investigation on the origin of sperm DNA fragmentation: role of apoptosis, immaturity and oxidative stress. Mol Med 21:109–122

Ni K, Spiess AN, Schuppe HC (2016) Steger K (2016) The impact of sperm protamine deficiency and sperm DNA damage on human male fertility: a systematic review and meta-analysis. Andrology 4 (5):789–799. https://doi.org/10.1111/andr.12216

Nieschlag E (2009) Aufgaben und Ziele der Andrologie. In: Nieschlag E, Behre HM, Nieschlag S (Hrsg) Andrologie – Grundlagen und Klinik der reproduktiven Gesundheit des Mannes, 3. Aufl. Springer, Berlin/Heidelberg/New York, S 4–12

Nieschlag E, Behre HM (Hrsg) (2012) Testosterone – action, deficiency, substitution, 4. Aufl. Cambridge University Press, Cambridge

Nieschlag E, Pock T, Hellenkemper B (2017) External quality control of semen analysis reveals low compliance with WHO guidelines. J Reproduktionsmed Endokrinol_Online 14(6):306–310

Noordam MJ, Repping S (2006) The human Y chromosome: a masculine chromosome. Curr Opin Genet Dev 16:225–232

Nordhoff V (2015) How to select immotile but viable spermatozoa on the day of intracytoplasmic sperm injection? An embryologist's view. Andrology 3(2):156–162

Nordhoff V, Schüring AN, Krallmann C, Zitzmann M, Schlatt S, Kiesel L, Kliesch S (2013) Optimizing TESE-ICSI by laser-assisted selection of immotile spermatozoa and polarization microscopy for selection of oocytes. Andrology 1(1):67–74

Nosrati R, Graham PJ, Zhang B, Riordon J, Lagunov A, Hannam TG, Escobedo C, Jarvi K, Sinton D (2017) Microfluidics for sperm analysis and selection. Nat Rev Urol 14(12):707–730

Ochsendorf FR (1999) Infections of the male genital tract and reactive oxygen species. Hum Reprod Update 5:399–420

Olesen IA, Andersson AM, Aksglaede L, Skakkebaek NE, Rajpert-de Meyts E, Joergensen N, Juul A (2017) Clinical, genetic, biochemical, and testicular biopsy findings among 1,213 men evaluated for infertility. Fertil Steril 107(1):74–82.e7

Oleszczuk K, Giwercman A, Bungum M (2011) Intra-individual variation of the sperm chromatin structure assay DNA fragmentation index in men from infertile couples. Hum Reprod 26:3244–3248

Ombelet W, Bosmans E, Janssen M et al (1997) Semen parameters in a fertile versus subfertile population: a need for change in the interpretation of semen testing. Hum Reprod 12:987–993

Parmegiani L, Cognigni GE, Bernardi S, Troilo E, Taraborrelli S, Arnone A, Maccarini AM, Filicori M (2012) Comparison of two ready-to-use systems designed for sperm-hyaluronic acid binding selection before intracytoplasmic sperm injection: PICSI vs. Sperm Slow: a prospective, randomized trial. Fertil Steril 98(3):632–637

Patat O, Pagin A, Siegfried A, Mitchell V, Chassaing N, Faguer S, Monteil L, Gaston V, Bujan L, Courtade-Saïdi M, Marcelli F, Lalau G, Rigot JM, Mieusset R, Bieth E (2016) Truncating mutations in the adhesion G protein-coupled receptor G2 gene ADGRG2 cause an X-linked congenital bilateral absence of Vas deferens. Am J Hum Genet 99(2):437–442

Patel B, Parets S, Akana M, Kellogg G, Jansen M, Chang C, Cai Y, Fox R, Niknazar M, Shraga R, Hunter C, Pollock A, Wisotzkey R, Jaremko M, Bisignano A, Puig O (2018) Comprehensive genetic testing for female and male infertility using next-generation sequencing. J Assist Reprod Genet 35(8):1489–1496

Picton HM, Wyns C, Anderson RA, ESHRE Task Force On Fertility Preservation In Severe Diseases et al (2015) A European perspective on testicular tissue cryopreservation for fertility preservation in prepubertal and adolescent boys. Hum Reprod 30(11):2463–2475

Plessis SS du, Kashou AH, Benjamin DJ, Yadav SP, Agarwal A (2011) Proteomics: a subcellular look at spermatozoa. Reprod Biol Endocrinol 9:36. https://doi.org/10.1186/1477-7827-9-36

Practice Committee of the American Society for Reproductive Medicine (2015) Diagnostic evaluation of the infertile male: a committee opinion. Fertil Steril 103(3):e18–e25

Practice Committee of the American Society for Reproductive Medicine, Society for Male Reproduction and Urology (2014) Report on varicocele and infertility: a committee opinion. Fertil Steril 102:1556–1560

Rajpert-De Meyts E, McGlynn KA, Okamoto K, Jewett MA, Bokemeyer C (2016) Testicular germ cell tumours. Lancet 387 (10029):1762–1774

Raivio T, Falardeau J, Dwyer A, Quinton R, Hayes FJ, Hughes VA, Cole LW, Pearce SH, Lee H, Boepple P, Crowley WF Jr, Pitteloud N (2007) Reversal of idiopathic hypogonadotropic hypogonadism. N Engl J Med 357(9):863–873

Ramasamy R, Ricci JA, Palermo GD, Gosden LV, Rosenwaks Z, Schlegel PN (2009) Successful fertility treatment for Klinefelter's syndrome. J Urol 182:1108–1113

Ricci G, Presani G, Guaschino S et al (2000) Leukocyte detection in human semen using flow cytometry. Hum Reprod 15:1329–1337

Robinson L, Gallos ID, Conner SJ, Rajkhowa M, Miller D, Lewis S, Kirkman-Brown J, Coomarasamy A (2012) The effect of sperm DNA fragmentation on miscarriage rates: a systematic review and meta-analysis. Hum Reprod 27(10):2908–2917

Rogenhofer N, Dansranjavin T, Schorsch M, Spiess A, Wang H, von Schönfeldt V, Cappallo-Obermann H, Baukloh V, Yang H, Paradowska A, Chen B, Thaler CJ, Weidner W, Schuppe HC, Steger K (2013) The sperm protamine mRNA ratio as a clinical parameter to estimate the fertilizing potential of men taking part in an ART programme. Hum Reprod 28(4):969–978

Rohayem J, Fricke R, Czeloth K, Mallidis C, Wistuba J, Krallmann C, Zitzmann M, Kliesch S (2015a) Age and markers of Leydig cell function, but not of Sertoli cell function predict the success of sperm retrieval in adolescents and adults with Klinefelter's syndrome. Andrology 3(5):868–875

Rohayem J, Nieschlag E, Kliesch S, Zitzmann M (2015b) Inhibin B, AMH, but not INSL3, IGF1 or DHEAS support differentiation between constitutional delay of growth and puberty and hypogonadotropic hypogonadism. Andrology 3(5):882–887

Rohayem J, Nieschlag E, Zitzmann M, Kliesch S (2016a) Testicular function during puberty and young adulthood in patients with Klinefelter's syndrome with and without spermatozoa in seminal fluid. Andrology 4(6):1178–1186

Rohayem J, Sinthofen N, Nieschlag E, Kliesch S, Zitzmann M (2016b) Causes of hypogonadotropic hypogonadism predict response to gonadotropin substitution in adults. Andrology 4(1):87–94

Rohayem J et al (2017) Delayed treatment of undescended testes may promote hypogonadism and infertility. Endocrine 55(3):914–924

Rørth M, Rajpert-De Meyts E, Andersson L, Dieckmann K-P, Fossa SD, Grigor KM, Hendry WF, Herr HW, Looijenga LHJ, Oosterhuis JW, Skakkebaek NE (2000) Carcinoma in situ in the testis. Scand J Urol Nephrol 205(Suppl):166–186

Rowe PJ, Comhaire FH, Hargreave TB, Mahmoud AMA (2000) WHO manual for the standardized investigation, diagnosis and management of the infertile male. Cambridge University Press, Cambridge

Rusz A, Pilatz A, Wagenlehner F, Linn T, Diemer T, Schuppe HC, Lohmeyer J, Hossain H, Weidner W (2012) Influence of urogenital infections and inflammation on semen quality and male fertility. World J Urol 30:23–30

Said TM, Grunewald S, Paasch U, Glander H-J, Baumann T, Kriegel C, Li L, Agarwal A (2005) Advantage of combining magnetic cell separation with sperm preparation techniques. Reprod Biomed Online 10:740–746

Said TM, Land JA (2011) Effects of advanced selection methods on sperm quality and ART outcome: a systematic review. Hum Reprod Update 17:719–733

Sakkas D, Ramalingam M, Garrido N, Barratt CL (2015) Sperm selection in natural conception: what can we learn from Mother Nature to improve assisted reproduction outcomes? Hum Reprod Update 21 (6):711–726

Salas-Huetos A, Bulló M, Salas-Salvadó J (2017) Dietary patterns, foods and nutrients in male fertility parameters and fecundability: a systematic review of observational studies. Hum Reprod Update 23:371–389

Sallam HN, Farrag A, Agameya AF, El-Garem Y, Ezzeldin F (2005) The use of the modified hypo-osmotic swelling test for the selection of immotile testicular spermatozoa in patients treated with ICSI: a randomized controlled study. Hum Reprod 20(12): 3435–3440

Salzbrunn A, Benson DM, Holstein AF et al (1996) A new concept for the extraction of testicular spermatozoa as a tool for assisted fertilization (ICSI). Hum Reprod 11:752–755

Sánchez R, Risopatrón J, Schulz M, Villegas JV, Isachenko V, Isachenko E (2012) Vitrified sperm banks: the new aseptic technique for human spermatozoa allows cryopreservation at −86 °C. Andrologia 44 (6):433–435

Santi D, Spaggiari G, Simoni M (2018) Sperm DNA fragmentation index as a promising predictive tool for male infertility diagnosis and treatment management – meta-analyses. Reprod Biomed Online 37(3):315–326

Sartorius GA, Handelsman D (2009) Hypogonadismus und Infertilität bei systemischen Erkrankungen. In: Nieschlag E, Behre HM, Nieschlag S (Hrsg) Andrologie – Grundlagen und Klinik der reproduktiven Gesundheit des Mannes, 3. Aufl. Springer, Berlin/Heidelberg/New York, S 340–364

Schagdarsurengin U, Steger K (2016) Epigenetics in male reproduction: effect of paternal diet on sperm quality and offspring health. Nat Rev Urol 13(10):584–595

Schagdarsurengin U, Western P, Steger K, Meinhardt A (2016) Developmental origins of male subfertility: role of infection, inflammation, and environmental factors. Semin Immunopathol 38 (6):765–781

Schover LR, Brey K, Lichtin A et al (2002) Oncologists' attitudes and practices regarding banking sperm before cancer treatment. J Clin Oncol 20:1890–1897

Schuppe H-C, Köhn F-M (2014) Fertilitätsstörungen des Mannes. In: Gnoth C, Mallmann P (Hrsg) Perikonzeptionelle Frauenheilkunde. Springer, Berlin/Heidelberg, S 251–280

Schuppe H-C, Köhn F-M (2018a) Andrologie. In: Plewig G et al (Hrsg) Braun-Falco's Dermatologie, Venerologie und Allergologie, 7. Aufl. Springer, Berlin/Heidelberg, S 1547–1582

Schuppe H-C, Köhn F-M (2018b) Einfluss von Lebensstil und Umweltfaktoren auf die reproduktive Gesundheit des Mannes. Hautarzt 69 (12):996–1005

Schuppe H-C, Köhn F-M, Pilatz A, Diemer T, Bergmann M, Weidner W (2016a) Andrologische Diagnostik bei Fertilitätsstörungen. In: Michel MS, Janetschek G, Wirth M, Sulser T (Hrsg) Die Urologie. Springer, Berlin/Heidelberg, S 1565–1575

Schuppe H-C, Meinhardt A, Allam JP, Bergmann M, Weidner W, Haidl G (2008) Chronic orchitis – a neglected cause of male infertility? Andrologia 40:84–91

Schuppe H-C, Pilatz A, Hossain H, Diemer T, Wagenlehner F, Weidner W (2017) Urogenitale Infektionen und männliche Fertilität. Dtsch Ärztebl Int 114:339–346

Schuppe H-C et al (2016b) Nicht-obstruktive Azoospermie. In: Michel MS, Janetschek G, Wirth M, Sulser T (Hrsg) Die Urologie. Springer, Berlin/Heidelberg

Schwarzer JU, Schwarz M (2012) Significance of CFTR gene mutations in patients with congenital aplasia of vas deferens with special regard to renal aplasia. Andrologia 44(5):305–307

Seiringer M, Maurer M, Shebl O, Dreier K, Tews G, Ziehr S, Schappacher-Tilp G, Petek E, Ebner T (2013) Efficacy of a sperm-selection chamber in terms of morphology, aneuploidy and DNA packaging. Reprod Biomed Online 27(1):81–88

Semet M, Paci M, Saïas-Magnan J, Metzler-Guillemain C, Boissier R, Lejeune H, Perrin J (2017) The impact of drugs on male fertility: a review. Andrology 5(4):640–663

Sermondade N, Faure C, Fezeu L, Shayeb AG, Bonde JP, Jensen TK, Van Wely M, Cao J, Martini AC, Eskandar M, Chavarro JE, Koloszar S, Twigt JM, Ramlau-Hansen CH, Borges E Jr, Lotti F, Steegers-Theunissen RP, Zorn B, Polotsky AJ, La Vignera S, Eskenazi B, Tremellen K, Magnusdottir EV, Fejes I, Hercberg S, Lévy R, Czernichow S (2013) BMI in relation to sperm count: an updated systematic review and collaborative meta-analysis. Hum Reprod Update 19:221–231

Showell MG, Mackenzie-Proctor R, Brown J, Yazdani A, Stankiewicz MT, Hart RJ (2014) Antioxidants for male subfertility. Cochrane Database Syst Rev (12):CD007411

Sijstermans K, Hack WW, Meijer RW, van der Voort-Doedens LM (2008) The frequency of undescended testis from birth to adulthood: a review. Int J Androl 31:1–11

Siklenka K, Erkek S, Godmann M, Lambrot R, McGraw S, Lafleur C, Cohen T, Xia J, Suderman M, Hallett M, Trasler J, Peters AH, Kimmins S (2015) Disruption of histone methylation in developing sperm impairs offspring health transgenerationally. Science 350 (6261):aab2006

Simon L, Murphy K, Aston KI, Emery BR, Hotaling JM, Carrell DT (2015) Micro-electrophoresis: a noninvasive method of sperm selection based on membrane charge. Fertil Steril 103(2):361–366.e3

Simon L, Zini A, Dyachenko A, Ciampi A, Carrell DT (2017) A systematic review and meta-analysis to determine the effect of sperm DNA damage on in vitro fertilization and intracytoplasmic sperm injection outcome. Asian J Androl 19(1):80–90

Simoni M, Santi D, Negri L, Hoffmann I, Muratori M, Baldi E, Cambi M, Marcou M, Greither T, Baraldi E, Tagliavini S, Carra D, Lombardo F, Gandini L, Pallotti F, Krausz C, Rastrelli G, Ferlin A, Menegazzo M, Pignatti E, Linari F, Marino M, Benaglia R, Levi-Setti PE, Behre HM (2016) Treatment with human, recombinant FSH improves sperm DNA fragmentation in idiopathic infertile men depending on the FSH receptor polymorphism p.N680S: a pharmacogenetic study. Hum Reprod 31(9):1960–1969

Simoni M, Tüttelmann F, Gromoll J, Nieschlag E (2008) Clinical consequences of microdeletions of the Y chromosome: the extended Münster experience. Reprod Biomed Online 16:289–303

Snick HK, Snick TS, Evers JL, Collins JA (1997) The spontaneous pregnancy prognosis in untreated subfertile couples: the Walcheren primary care study. Hum Reprod 12:1582–1588

Ståhl O, Boyd HA, Giwercman A, Lindholm M, Jensen A, Kjær SK, Anderson H, Cavallin-Ståhl E, Rylander L (2011) Risk of birth abnormalities in the offspring of men with a history of cancer: a cohort study using Danish and Swedish national registries. J Natl Cancer Inst 103(5):398–406

Stalf T, Mehnert C, Hajimohammad A, Manolopoulos K, Shen Y, Schuppe H-C, Diemer T, Schill W-B, Weidner W, Tinneberg H-R (2005) Influence of motility and vitality on intracytoplasmic sperm injection with ejaculated and testicular spermatozoa. Andrologia 37:125–130

Steeg JW van der , Steures P, Eijkemans MJ, Habbema JDF, Hompes PG, Kremer JA, van der Leeuw-Harmsen L, Bossuyt PM, Repping S, Silber SJ, Mol BW, van der Veen F, Collaborative Effort for Clinical Evaluation in Reproductive Medicine Study Group (2011) Role of semen analysis in subfertile couples. Fertil Steril 95:1013–1019

Steger K, Cavalcanti MC, Schuppe HC (2011) Prognostic markers for competent human spermatozoa: fertilizing capacity and contribution to the embryo. Int J Androl 34:513–527

Steger K, Wilhelm J, Konrad L, Stalf T, Greb R, Diemer T, Kliesch S, Bergmann M, Weidner W (2008) Both protamine-1 to protamine-2 mRNA ratio and Bcl2 mRNA content in testicular spermatids and ejaculated spermatozoa discriminate between fertile and infertile men. Hum Reprod 23:11–16

Stouffs K, Vloeberghs V, Gheldof A, Tournaye H, Seneca S (2017) Are AZFb deletions always incompatible with sperm production? Andrology 5(4):691–694

Stukenborg JB, Alves-Lopes JP, Kurek M, Albalushi H, Reda A, Keros V, Töhönen V, Bjarnason R, Romerius P, Sundin M, Norén Nyström U, Langenskiöld C, Vogt H, Henningsohn L, Mitchell RT, Söder O, Petersen C, Jahnukainen K (2018) Spermatogonial quantity in human prepubertal testicular tissue collected for fertility preservation prior to potentially sterilizing therapy. Hum Reprod 33 (9):1677–1683

Teixeira DM, Barbosa MA, Ferriani RA, Navarro PA, Raine-Fenning N, Nastri CO, Martins WP (2013) Regular (ICSI) versus ultra-high magnification (IMSI) sperm selection for assisted reproduction. Cochrane Database Syst Rev (7):CD010167. https://doi.org/10.1002/14651858.CD010167.pub2

Teperek M, Simeone A, Gaggioli V, Miyamoto K, Allen GE, Erkek S, Kwon T, Marcotte EM, Zegerman P, Bradshaw CR, Peters AH, Gurdon JB, Jullien J (2016) Sperm is epigenetically programmed to regulate gene transcription in embryos. Genome Res 26 (8):1034–1046. https://doi.org/10.1101/gr.201541.115

Terquem A, Dadoune JP (1983) Aniline blue staining of human spermatozoon chromatin. Evaluation of nuclear maturation. In: The sperm cell. Ed. André, Martinus Nijhoff, The Hague, S 249–252

Tiepolo L, Zuffardi O (1976) Localization of factors controlling spermatogenesis in the nonfluorescent portion of the human Y chromosome long arm. Hum Genet 34:119–124

Tosti E, Ménézo Y (2016) Gamete activation: basic knowledge and clinical applications. Hum Reprod Update 22(4):420–439

Tournaye H, Dohle GR, Barratt CL (2014) Fertility preservation in men with cancer. Lancet 384(9950):1295–1301

Tournaye H, Krausz C, Oates RD (2017a) Novel concepts in the aetiology of male reproductive impairment. Lancet Diabetes Endocrinol 5(7):544–553

Tournaye H, Krausz C, Oates RD (2017b) Concepts in diagnosis and therapy for male reproductive impairment. Lancet Diabetes Endocrinol 5(7):554–564

Tournaye H, Merdad T, Silber S et al (1999) No differences in outcome after intracytoplasmic sperm injection with fresh or with frozen-thawed epididymal spermatozoa. Hum Reprod 14:90–95

Trottmann M, Becker AJ, Stadler T et al (2007) Semen quality in men with malignant diseases before and after therapy and the role of cryopreservation. Eur Urol 52:355–367

Tüttelmann F, Gromoll J (2010) Novel genetic aspects of Klinefelter's syndrome. Mol Hum Reprod 16(6):386–395

Tüttelmann F, Gromoll J, Kliesch S (2008) Genetik der männlichen Infertilität. Urologe 47:1561–1567

Tüttelmann F, Laan M, Grigorova M, Punab M, Sõber S, Gromoll J (2012) Combined effects of the variants FSHB -211G>T and FSHR 2039A>G on male reproductive parameters. J Clin Endocrinol Metab 97(10):3639–3647

Tüttelmann F, Nieschlag E (2009) Nosologie andrologischer Krankheitsbilder. In: Nieschlag E, Behre HM, Nieschlag S (Hrsg) Andrologie – Grundlagen und Klinik der reproduktiven Gesundheit des Mannes, 3. Aufl. Springer, Berlin/Heidelberg/New York, S 90–96

Tüttelmann F, Ruckert C, Röpke A (2018) Disorders of spermatogenesis. med genet 30(1):12–20

Tüttelmann F, Werny F, Cooper TG, Kliesch S, Simoni M, Nieschlag E (2011) Clinical experience with azoospermia: aetiology and chances for spermatozoa detection upon biopsy. Int J Androl 34:291–298

Virtanen HE, Toppari J (2015) Cryptorchidism and fertility. Endocrinol Metab Clin North Am 44(4):751–760

Voorhis BJ van, Barnett M, Sparks AE, Syrop CH, Rosenthal G, Dawson J (2001) Effect of the total motile sperm count on the efficacy and cost-effectiveness of intrauterine insemination and in vitro fertilization. Fertil Steril 75:661–668

Vorona E, Zitzmann M, Gromoll J, Schüring AN, Nieschlag E (2007) Clinical, endocrinological, and epigenetic features of the 46,XX male syndrome, compared with 47,XXY Klinefelter patients. J Clin Endocrinol Metab 92(9):3458–3465

Vos A de, Van de Velde H, Bocken G, Eylenbosch G, Franceus N, Meersdom G, Tistaert S, Vankelecom A, Tournaye H, Verheyen G (2013) Does intracytoplasmic morphologically selected sperm injection improve embryo development? A randomized sibling-oocyte study. Hum Reprod 28(3):617–626

Wagenlehner FME, Naber KG, Bschleipfer T, Brähler E, Weidner W (2009) Prostatitis und männliches Beckenschmerzsyndrom: Diagnostik und Therapie. Dtsch Arztebl Int 106:175–183

Walsh TJ, Croughan MS, Schembri M, Chan JM, Turek PJ (2009) Increased risk of testicular germ cell cancer among infertile men. Arch Intern Med 169:351–356

Warne DW, Decosterd G, Okada H, Yano Y, Koide N, Howles CM (2009) A combined analysis of data to identify predictive factors for spermatogenesis in men with hypogonadotropic hypogonadism treated with recombinant human follicle-stimulating hormone and human chorionic gonadotropin. Fertil Steril 92: 594–604

Weberschock T, Schmidt-Chanasit J, Ochsendorf F, Allam JP, Schuppe HC, Köhn FM (2018) Das Zikavirus in der andrologischen Beratung. J Reproduktionsmed Endokrinol_Online 15(1):1–5

Weidner T, Paasch U, Grunewald S (2018) Andrologische Beratung bei neuen onkologischen Systemtherapien mit „small molecules". Hautarzt 69(12):984–990

Weidner WHG, Schuppe H-C, Pilatz A et al (2014) Sperm cells for artificial reproduction and germ cell transplantation. Eur Urol Suppl 13:83–88

Winther JF, Olsen JH, Wu H, Shyr Y, Mulvihill JJ, Stovall M, Nielsen A, Schmiegelow M, Boice JD Jr (2012) Genetic disease in the children of Danish survivors of childhood and adolescent cancer. J Clin Oncol 30(1):27–33

World Health Organization (1999) WHO-Laborhandbuch zur Untersuchung des menschlichen Ejakulates und der Spermien-Zervikalschleim-Interaktion, 4. Aufl. Springer, Berlin/Heidelberg/New York

World Health Organization (2010) WHO laboratory manual for the examination and processing of human semen, 5. Aufl. WHO Press, Geneva

World Health Organization (2012) WHO Laborhandbuch zur Untersuchung und Aufarbeitung des menschlichen Ejakulates, 5. Aufl. Springer, Berlin/Heidelberg/New York

Worrilow KC, Eid S, Woodhouse D, Perloe M, Smith S, Witmyer J, Ivani K, Khoury C, Ball GD, Elliot T, Lieberman J (2013) Use of hyaluronan in the selection of sperm for intracytoplasmic sperm injection (ICSI): significant improvement in clinical outcomes – multicenter, double-blinded and randomized controlled trial. Hum Reprod 28(2):306–314

Wu QY, Li N, Li WW, Li TF, Zhang C, Cui YX, Xia XY, Zhai JS (2014) Clinical, molecular and cytogenetic analysis of 46, XX testicular disorder of sex development with SRY-positive. BMC Urol 14:70

Yatsenko AN, Georgiadis AP, Röpke A et al (2015) X-linked TEX11 mutations, meiotic arrest, and azoospermia in infertile men. N Engl J Med 372:2097–2107

Yu J, Chen Z, Ni Y, Li Z (2012) CFTR mutations in men with congenital bilateral absence of the vas deferens (CBAVD): a systemic review and meta-analysis. Hum Reprod 27(1):25–35

Zini A, Lefebvre J, Kornitzer G et al (2011) Anti-sperm antibody levels are not related to fertilization or pregnancy rates after IVF or IVF/ICSI. J Reprod Immunol 88(1):80–84

Zini A, Sigman M (2009) Are tests of sperm DNA damage clinically useful? J Androl 30:219–229

Zitzmann M, Nordhoff V, von Schönfeld V, Nordsiek-Mengede A, Kliesch S, Schüring AN, Luetjens CM, Kamischke A, Cooper T, Simoni M, Nieschlag E (2006) Elevated follicle-stimulating hormone levels and the chances for azoospermic men to become fathers after retrieval of elongated spermatids from cryopreserved testicular tissue. Fertil Steril 86:339–347

Psychosomatik und psychosoziale Betreuung in der Reproduktionsmedizin

43

Almut Dorn und Tewes Wischmann

Inhalt

1 Einleitung 491
2 Kinderlosigkeit – gewollt oder ungewollt 492
3 Chancen und Risiken der Reproduktionsmedizin 493
4 Psychologische Folgen des unerfüllten Kinderwunsches 494
5 Stress und Fruchtbarkeit 496
6 Psychische Auswirkungen der ART 497
7 Entwicklung der Kinder nach ART 497
8 Lebenssituation ungewollt kinderlos gebliebener Paare 497
9 Inanspruchnahme psychosozialer Unterstützung 498
10 Beratung bei Gametenspende 500
11 Psychosoziale Interventionen nach ART (z. B. Aborte, Mehrlinge, induzierte Aborte) 501
12 Aktivierung anderer Ressourcen psychosozialer Unterstützung 502
13 Ein Blick über Deutschlands Grenzen und das Phänomen des „reproduktiven Reisens" 502
14 Organisation der psychosozialen Kinderwunschberatung 503
15 Beratungsqualität und Qualifikation der Berater 503
16 Zusammenfassung und Ausblick 504
Literatur 505

1 Einleitung

Viele ungewollt kinderlose Paare versuchen mittels der Reproduktionsmedizin ihren „Traum vom eigenen Kind" doch noch zu verwirklichen. Wie andere Themen der Hightech-Medizin verführt auch dieses zur Polarisierung. Dies betrifft insbesondere die psychosozialen Aspekte des unerfüllten Kinderwunsches und die Auswirkungen der assistierten Reproduktion (ART). Nur so ist wohl zu erklären, dass wissenschaftlich längst etablierte Erkenntnisse dazu bisher kaum Eingang in das Laienverständnis und in die meisten Ratgeberbücher, aber auch in die professionelle Kinderwunschberatung gefunden haben. Dieser Beitrag gibt einen

Dieser Beitrag basiert teilweise auf der Arbeit „Psychosoziale Aspekte bei Infertilität" des Zweitautors in *Der Gynäkologe* (2009) 42: 285–295.

A. Dorn (✉)
Praxis für Gynäkologische Psychosomatik, Hamburg, Deutschland
E-Mail: praxis@almutdorn.de

T. Wischmann
Institut für Medizinische Psychologie, Universitätsklinikum Heidelberg, Heidelberg, Deutschland
E-Mail: tewes.wischmann@med.uni-heidelberg.de

K. Diedrich et al. (Hrsg.), *Reproduktionsmedizin*, Springer Reference Medizin,
https://doi.org/10.1007/978-3-662-57636-6_44

aktuellen Überblick über Stereotype und Fakten in Bezug auf den unerfüllten Kinderwunsch und seine psychosomatisch-psychosozialen Aspekte.

2 Kinderlosigkeit – gewollt oder ungewollt

Das Durchschnittsalter der Erstgebärenden in (West-) Deutschland ist von 24,9 Jahren im Jahr 1977 auf jetzt 30,5 Jahre gestiegen. Die langjährige Verhütung von Schwangerschaften ist für die meisten Frauen selbstverständlich, über 50 % aller Frauen im reproduktionsfähigen Alter benutzen relativ sichere Verhütungsmittel (Deutsche Gesellschaft für Gynäkologie und Geburtshilfe – DGGG 2008). Seit Erfindung der „Pille" Ende der 50er-Jahre des 20. Jahrhunderts und deren Weiterentwicklung zu immer verträglicheren Präparaten, aber auch durch umfangreiche sexuelle Aufklärung und andere moderne Verhütungsmittel ist die Antikonzeption heute so sicher und frei zugänglich wie nie zuvor. Zusätzlich fördern therapeutische Begleiteffekte der hormonellen Kontrazeption, z. B. gegen Akne, Hirsutismus, Dysmenorrhö, prämenstruelle Verstimmungen oder Endometriose, ihre Akzeptanz.

Vor Absetzen der Verhütungsmittel gibt es dadurch i. d. R. eine sehr bewusste Entscheidung, schwanger werden zu wollen. Vor allem Frauen mit höherem Bildungsniveau planen ihre Familiengründung und verschieben den Kinderwunsch ins höhere Alter. So lässt sich z. B. erklären, dass über 36 % der Mütter unter Akademikerinnen ihr erstes Kind ab 35 Jahren bekommen, hingegen weniger als 10 % der nichtakademischen Mütter (Bujard und Diabaté 2016). Der Trend zur späten Elternschaft spiegelt sich auch in den Statistiken des Deutschen-IVF-Registers wider (Deutsches IVF-Register 2017): Im Zeitraum 2000–2016 stieg das durchschnittliche Alter der Frau vor Behandlung mit ART um nahezu 2 Jahre von 33,4 Jahre auf 35,5 Jahre. Die Dauer der reproduktionsfähigen Phase der Frauen wird jedoch häufig überschätzt.

▶ So gehen knapp 30 % der deutschen Frauen davon aus, dass die weibliche Fruchtbarkeit erst mit 40 Jahren abnimmt. Dass diese sich tatsächlich ab dem 25. Lebensjahr reduziert, wissen nur 3,4 %.

Stöbel-Richter (2008) kommen in ihrer Studie über Familiengründung in Deutschland zu dem Ergebnis, dass die als ideal genannte Kinderzahl höher ist als die realisierte und dass Schwangerschaften häufig geplant, aber dann durch verschiedene Einflussfaktoren aufgeschoben werden. Der Familiensurvey III des Deutschen Jugendinstituts (DJI) stellt ebenfalls heraus, dass sich der Wunsch nach Kindern im Lebenslauf verändert. Zusammenhänge bestehen mit Einstellungen zur Ausbildung, zum Beruf, zur Karriere, zum „richtigen" Lebenspartner und zur finanziellen Sicherheit. Die fehlende Übereinstimmung beider Partner in diesen Punkten oder auch zu Freizeit, antizipierten Familienaufgaben und Rollenverteilung können zum (vorläufigen) Verzicht auf Kinder führen (Mills et al. 2011). Der Kinderwunsch wird dann nicht selten bis hinter die biologischen Grenzen verschoben.

Die Forschung richtet ihren Blick zunehmend auch auf den männlichen Kinderwunsch, der häufig noch weiter nach hinten verschoben wird als von den Frauen. Haben 14 % der Frauen und 16 % der Männer in der Altersgruppe der 60- bis 69-jährigen Deutschen kein Kind, sind es bei den 40- bis 49-jährigen bereits 19 % der Frauen und 29 % der Männer und bei den 30- bis 39-jährigen sogar 28 % der Frauen und 47 % der Männer (Wippermann 2014). Bei diesen Zahlen wird zunächst nicht unterschieden, ob es sich um gewollte oder ungewollte Kinderlosigkeit handelt.

Die Prävalenz ungewollter Kinderlosigkeit wird mit deutlich divergierenden Zahlen angegeben: Während z. B. die Pharmaindustrie von über 2,5 Mio. Paaren in Deutschland ausgeht, sprechen manche Gesundheitspolitiker von weniger als ½ Mio. Paaren. Nach neueren systematischen Studien gelten ungefähr 3–9 % der Paare mit Kinderwunsch als ungewollt kinderlos, d. h. diese ca. 0,5–1,4 Mio. Paare sind oft auf die Reproduktionsmedizin zur Realisierung ihres Wunsches angewiesen.

Eine passagere Fruchtbarkeitsstörung kommt sehr viel häufiger vor, als allgemein eingeschätzt: Jede 3.–4. Frau mit Kinderwunsch wartet länger als 1 Jahr auf eine Schwangerschaft (Lebenszeitprävalenz) (Kentenich et al. 2014).

▶ Es ist von einer weiteren Zunahme ungewollter Kinderlosigkeit auszugehen, da das Durchschnittsalter der Erstgebärenden weiter ansteigt.

Das Alter der Frau gilt als wichtigster prognostischer Faktor für die Erfüllung des Kinderwunsches. Zudem nehmen Risikofaktoren wie Chlamydieninfektionen und Übergewicht bei den Frauen zu, bei Männern steigt die Inzidenz von Hodenkrebserkrankungen.

In Deutschland werden nicht nur immer weniger Kinder geboren, innerhalb von Europa steht der Geburtsjahrgang 1955 aller (gewollt und ungewollt) kinderlosen Frauen in Deutschland mit 22 % an erster Stelle (zum Vergleich: 8 % in Frankreich). Der in den Medien häufig genannte Prozentsatz von 40 % kinderloser Akademikerinnen ist allerdings um 10–15 % zu hoch angesetzt (zu weiteren gängigen epidemiologischen Spekulationen und Fehlinterpretationen s. Stöbel-Richter und Brähler 2006).

Es gibt inzwischen eine gute Aufklärungsrate in Deutschland zur Verhinderung von Schwangerschaften. Teenagerschwangerschaften nehmen prozentual weiter ab (Kontula 2007), das Wissen über sichere Verhütungsmittel nimmt zu. Das Wissen um die Altersbegrenzung zum Kinderkriegen scheint jedoch mangelhaft, was u. a. durch Medienberichte über späte Schwangerschaften prominenter Frauen mit beeinflusst wird und „alles“ für möglich gehalten wird. Damit bekommt die Aufklärungsarbeit in der gynäkologischen Praxis eine immense Wichtigkeit. Denn der Gynäkologe begleitet die Frauen über die gesamte reproduktive Phase und kann einfühlsam diese Themen als selbstverständlichen Teil der ärztlichen Tätigkeit einbringen. Dass die Einstellung des Arztes eine wesentliche Rolle spielt, zeigen zwei Beispiele.

Beispiel

Frau F. (42 Jahre) hat seit 8 Jahren einen eher ambivalenten Kinderwunsch. Sie habe nicht sehr konsequent verhütet, „es hätte schon passieren können“. Mit ihrer Gynäkologin habe sie über ihre Wünsche und Ängste geredet. Ihre Aussage, sie könne sich Zeit lassen, sie selber habe ihr erstes Kind auch erst mit 41 Jahren bekommen, habe sie immer beruhigt. Erst mit 40 Jahren wendet sie sich aus eigener Initiative an ein reproduktionsmedizinisches Zentrum. Bei ihrem Mann wird eine Azoospermie festgestellt. Die ersten beiden ICSI-Versuche blieben erfolglos.

Beispiel

Frau G. (28 Jahre) hat vor einem halben Jahr geheiratet, das Paar möchte gerne Kinder haben, es muss aber nicht sofort sein, teilt sie ihrer Gynäkologin mit. Sie möchte aber wissen, ob sie schon jetzt etwas beachten kann. Da Frau G. schon immer sehr unregelmäßige Zyklen hat, rät ihr die Gynäkologin, die Pille jetzt abzusetzen und den Verlauf zu beobachten. Durch eine Amenorrhö alarmiert, überweist die Ärztin die Patientin an ein spezialisiertes Zentrum.

3 Chancen und Risiken der Reproduktionsmedizin

3.1 Lebendgeburtenrate

Die Anzahl der ART-Zyklen hat sich in Deutschland innerhalb von 11 Jahren (trotz des zeitweisen Rückgangs infolge des Gesundheitsmodernierungsgesetzes ab 2004) mehr als verdoppelt (Deutsches IVF-Register – DIR 2017). Entgegen diesem rasanten Trend ist die entscheidende Zahl der Reproduktionsmedizin, die Lebendgeburtenrate, über die Jahre nahezu gleich geblieben (bei allerdings durchschnittlich ansteigendem Alter der Patientinnen). Im Jahr 2015 lag die Geburtenrate pro durchgeführten IVF-, ICSI- und Kryotransferzyklus zusammengenommen im Bundesdurchschnitt bei 19,55 %, pro initiierten Behandlungszyklus bei 17,59 % (Deutsches IVF-Register 2017). Calhaz-Jorge et al. (2017) kommen pro IVF- und ICSI-Zyklus (ohne Kryotransfer) auf eine durchschnittliche Lebendgeburtenrate von ca. 20 %. Dieser Zahlenangabe zufolge bleiben nach 3 abgeschlossenen Behandlungszyklen durchschnittlich 50 % der Paare kinderlos (nach 4 Zyklen noch 40 %; Gnoth et al. 2011). International liegen ähnliche Zahlen zu kumulativen Lebendgeburtenraten vor: 45–53 % nach 3 Behandlungszyklen (Malizia et al. 2009), 52 % (Stern et al. 2010) bzw. 60 % nach 4 Zyklen (Smith et al. 2015).

▶ Diese Prozentsätze zur kumulativen Lebendgeburtenrate verdeutlichen die Notwendigkeit, sowohl in der medizinischen Behandlung als auch in der psychosozialen Beratung rechtzeitig den „Plan B“ zu thematisieren.

Beispiel

Frau L. kommt nach ihrem Erstgespräch beim Reproduktionsmediziner zur Krisenintervention. Sie ist 38 Jahre alt und habe auch auf Wunsch ihres Mannes den Kinderwunsch immer weiter hinausgeschoben. Sie habe sich nach ihrem Studium erst mal eine Position als Unternehmensberaterin erarbeiten wollen, das habe sie mehr als „fulltime“ ausgefüllt. Ihr Mann habe noch ein zweites Studium absolviert und anschließend seine Selbstständigkeit gesichert wissen wollen, bevor er eine Familie gründe.

Seit 2 Jahren versuchten sie nun, Kinder zu bekommen, jetzt haben sich ein stark eingeschränktes Spermiogramm und eine leichte Endometriose bei ihnen gezeigt. Sie sei völlig schockiert, dass ihre Chancen selbst mit ICSI pro Versuch bei nicht mehr als 20 % liegen sollen. Sie sei bisher mit diesem Thema immer sehr locker umgegangen, habe auch die Panik ihrer Freundinnen nicht verstanden. Sie dachte immer, „selbst bei Schwierigkeiten werden die Ärzte schon helfen können“.

3.2 Risiken für die Kinder

Mit den nach ART vermehrt auftretenden Mehrlingsschwangerschaften sind erhebliche medizinische und psychische Risiken sowohl für die werdende Mutter als natürlich auch für die Kinder zu erwarten. Aber auch Einlinge nach assistierter Reproduktion weisen im Durchschnitt ein niedrigeres Geburtsgewicht auf. Sie sind häufiger Frühgeburten als spontan gezeugte Kinder. Erhöhte körperliche Risiken können für die Kinder nach assistierter Reproduktion nicht ausgeschlossen werden: Das Risiko für chromosomale Anomalien für Kinder nach IVF bzw. ICSI ist im Vergleich zu spontan gezeugten Kindern erhöht, zudem ist nach assistierter Reproduktion bei jeder 12. Schwangerschaft mit einer schweren Fehlbildung zu rechnen (nach einer Spontankonzeption bei jeder 15. Schwangerschaft; Kentenich et al. 2014). Inwieweit diese Risiken technikabhängig, also auf die reproduktionsmedizinischen Verfahren an sich zurückzuführen sind, oder von den Paaren in assistierter Reproduktion und deren Risikofaktoren herrühren, ist noch nicht endgültig geklärt.

Für die psychosoziale Kinderwunschberatung spielen sowohl die Geburtenraten nach ART als auch die Risiken – insbesondere die Mehrlingsschwangerschaften nach ART – eine gewichtige Rolle, da psychosoziale Berater in ihrer Beratungstätigkeit häufiger mit den Risiken und den Misserfolgen der ART konfrontiert sind als Reproduktionsmediziner.

Praxistipp
Wie bringe ich als Reproduktionsmediziner oder betreuender Arzt „Plan B" zur Sprache? Folgende Formulierungen haben sich bewährt:

„Viele Patienten haben Angst, dass eine Alternativplanung ihnen die uneingeschränkte Hoffnung auf eine Schwangerschaft nimmt und sich dies negativ auf die Schwangerschaftsrate auswirken könnte, das ist aber sicherlich nicht so. Mit einer Alternativplanung verringert sich ja in der Regel der Druck etwas."
„Häufig wird vergebens nach einer Alternative gesucht, die ein Kind ersetzen könnte. Die gibt es aber nicht. Nichts ersetzt das eigene Kind, aber es kann tröstlich und zukunftsgerichtet sein, noch andere Pläne zu haben."
„Plan B muss nicht hundertprozentig ausgefeilt sein, aber allein schon die Idee, dass das Leben auch ohne eigene Kinder lebenswert weitergehen wird, kann entlasten."

4 Psychologische Folgen des unerfüllten Kinderwunsches

Bisherige Studien haben übereinstimmend ergeben, dass Infertilität von sehr vielen Frauen (und auch Männern) als schlimmste emotionale Krise empfunden wird, manchmal gleichzusetzen mit einer lebensbedrohlichen Erkrankung oder dem Verlust eines nahestehenden Angehörigen. Hinzu kommt die nicht nur zeitlich, sondern auch emotional und finanziell aufwendige reproduktionsmedizinische Behandlung. Diese stellt für einen Großteil der Frauen zusätzlich eine starke psychische Belastung dar, insbesondere nach erfolglosen Behandlungszyklen. Die gefühlsmäßige Belastung steigt mit der Zahl erfolgloser Behandlungszyklen in den ersten Jahren bei vielen Frauen zunächst an. Werden zudem keine organischen Ursachen für die Fruchtbarkeitsstörung gefunden, führt dies häufig zu der fälschlichen Gleichsetzung mit psychisch bedingter Fertilitätsstörung. Nicht selten setzt dies betroffene Paare in Form von Schuldgefühlen noch mehr unter Druck.

Beispiel
Frau M. fühlt sich für den unerfüllten Kinderwunsch des Paares verantwortlich, obwohl somatisch alles unauffällig bei ihnen beiden sei. Über die letzten 5 Jahre habe das Paar alles versucht, um schwanger zu werden. Trotz 6 Inseminationen, 3 IVF, 3 ICSI und einer Auslandsbehandlung mit Blastozystentransfer sei sie nicht schwanger geworden. Trotz „guter Embryonen" sei es zu keiner Einnistung gekommen.

Sie könne das Auf und Ab von Hoffnung und Enttäuschung nicht mehr ertragen. Auch wenn ihr Mann ihr versichere, dass er sich ein Leben ohne Kinder mit ihr vorstellen könne, nehme sie es ihm nicht wirklich ab. Sie habe große Angst, dass er sich eine andere Frau suchen könnte, mit der es dann bestimmt sofort klappt.

Praxistipp
Dieser Druck sollte ruhig angesprochen werden. Ärzte haben manchmal die Vorstellung, dass sie mit negativen Äußerungen wie: „Das ist jetzt wirklich eine schwere und belastende Zeit für Sie" die Patientin in eine noch größere Krise stürzen. Das Gegenteil ist der Fall. Die Patienten fühlen sich gesehen und verstanden und haben nicht das Gefühl, dass ihre Probleme kleingeredet werden. Wenn man negativer formuliert, als es die Patientin empfindet, wird sie das relativieren und nicht in Traurigkeit versinken.

Die psychosomatische Sicht dominierte über Jahrzehnte ein stark pathologieorientierter Blick fast ausschließlich auf die „sterile Frau". In der Laienpresse, aber auch in aktuellen Fachbüchern werden Paare mit unerfülltem Kinderwunsch weiterhin noch immer in psychischer Hinsicht pathologisiert: So seien diese – insbesondere die Frauen – in ihrer Persönlichkeit stark gestört, hätten unbewusst erhebliche Ängste bezüglich Schwanger- bzw. Elternschaft, oder die Partnerschaft lasse eine Schwangerschaft nicht zu, z. B. „die Ambivalenz im Kinderwunsch ist eine Ursache der psychogenen Sterilität" (Eicher 2006), „ein unerwünschter [sic!] Kinderwunsch ist oftmals in die Familiendynamik verwickelt" (Zart 2008), „jede vierte Frau, die wegen Sterilität in Behandlung kommt, ist aus psychischen Gründen steril" (Klußmann und Nickel 2009) oder: „Angst wirkt wie eine Anti-Baby-Pille" (Auhagen-Stephanos 2011).

Beispiel
In der psychosozialen Beratung begegnen uns häufig Aussagen der Betroffenen wie: „Ich glaube, ich denke zu viel nach und wünsche mir Kinder zu sehr, vielleicht klappt es deshalb nicht. Die, die nicht soviel nachdenken, bekommen ihre Kinder wie am Fließband". Hier kann es hilfreich sein, darauf hinzuweisen, dass Frauen, die gar nicht über Familien**planung** nachdenken, meist sehr früh mit Anfang 20 ihre Kinder bekommen und somit weniger altersbedingte fertilitätseinschränkende Faktoren aufweisen. Müssten Frauen die „richtige" innere Einstellung aufweisen, um Kinder zu bekommen, wären viele Schwangerschaften nicht erklärbar.

Systematische Studien entkräften solche Vorurteile durchweg (zum Überblick: Kentenich et al. 2014). Im Durchschnitt erscheinen Paare mit Kinderwunsch psychisch unauffällig.

Es zeigen sich nur eine leicht erhöhte Depressivität, Ängstlichkeit und vermehrt Körperbeschwerden bei vielen Frauen, die plausibel als Folge der reproduktionsmedizinischen Diagnostik bzw. Therapie interpretiert werden können (Pasch et al. 2012). Bei Kinderwunschpaaren liegt der Anteil psychopathologisch auffälliger Personen mit 15 bis maximal 20 % keinesfalls höher als in der Allgemeinbevölkerung. Auch die Partnerschaft dieser Paare ist i. d. R. absolut unauffällig. Mit längerer Behandlungsdauer erleben sich ungewollt Kinderlose mit ihrer Partnerschaft im Durchschnitt sogar zufriedener. Spezifische Paarbeziehungsmuster, wie sie in der früheren psychosomatischen Literatur postuliert worden waren, können ebenfalls nicht als typisch für ungewollt kinderlose Paare gesehen werden (Wischmann et al. 2002).

Ähnliche Befunde gibt es zur Untergruppe der Paare mit idiopathischer Infertilität: Systematische Studien an größeren Fallzahlen zeigen keinerlei gesicherte, psychologisch relevante Unterschiede zwischen idiopathisch infertilen Paaren und Paaren mit organisch bedingter Fruchtbarkeitsstörung auf, was bedeutet, dass idiopathische Infertilität nicht gleichzusetzen ist mit psychogener Infertilität (Wischmann 2012). Folgerichtig kommen Rohde und Dorn (2007) zu diesem Schluss: „Für die meisten der vor vielen Jahren und manchmal auch noch früher aufgestellten psychoanalytischen Hypothesen zur Krankheitsverursachung [gibt es] keine wissenschaftlichen Belege, die heutigen Ansprüchen genügen würden". Zudem gibt es den Autorinnen nach „noch einen weiteren Grund, Abschied zu nehmen von manchen psychodynamischen Verursachungshypothesen: Betrachtet man sie genau, sind sie oft in einer subtilen Art frauen- und sexualfeindlich und passen damit nicht mehr in die heutige Zeit".

4.1 Definition der verhaltensbedingten Fertilitätsstörung

Nach der Leitlinie „Psychosomatisch orientierte Diagnostik und Therapie bei Fertilitätsstörungen" (Kentenich et al. 2014) liegt eine verhaltensbedingte – und damit potenziell psychosozial (mit)bedingte – Fertilitätsstörung nur dann vor, wenn

- ein Paar trotz Aufklärung durch den Arzt weiter ein die Fruchtbarkeit schädigendes Verhalten praktiziert (z. B. Ernährungsweise, v. a. Über- bzw. Untergewicht, Hochleistungssport, Genussmittel- bzw. Medikamentenmissbrauch),
- ein Paar gar keinen Geschlechtsverkehr an den fruchtbaren Tagen praktiziert bzw. eine nicht organisch bedingte dauerhafte sexuelle Funktionsstörung vorliegt und
- ein Paar eine aus medizinischer Sicht notwendige Kinderwunschtherapie zwar bewusst bejaht, diese dann aber – auch nach langer Bedenkzeit – doch nicht beginnt, also beispielsweise die Tubendurchgängigkeitsprüfung oder die Spermiogrammerstellung immer wieder aufschiebt.

Dieser wissenschaftlich belegten Definition der verhaltensbedingten Fertilitätsstörung zufolge beeinflusst nicht eine irgendwie geartete (bewusste oder unbewusste) Einstellung zum gewünschten Kind die Fertilität, sondern nur entsprechend die Fertilität schädigende oder einschränkende Verhaltensweisen. Nach konservativer Schätzung liegt die Prävalenz rein verhaltensbedingter Infertilität bei ca. 5 % (Wischmann 2006a).

Beispiel

Herr und Frau N. geben in der reproduktionsmedizinischen Praxis an, seit 2½ Jahren regelmäßigen ungeschützten Geschlechtsverkehr zu haben, da es einen Kinderwunsch gibt. Fertilitätseinschränkende Faktoren werden nicht gefunden. Erst in der psychologischen Mitbetreuung erzählt Frau N., dass sich seit Absetzen der Pille bei ihrem Mann Erektionsstörungen eingestellt hätten, über die er nicht reden möchte. Wenn sie die „wirklichen Versuche" zählen sollte, in denen eine Schwangerschaft hätte zustande kommen können, käme sie höchstens auf 3 oder 4 in den letzten 2½ Jahren. Sie habe Angst, dass bei der geplanten Insemination die Spermaabgabe auch scheitern könne. Dabei laufe ihre biologische Uhr doch weiter ab.

Er schiebe das Problem auf zunehmenden beruflichen Stress und möchte auch mit ihr darüber nicht mehr sprechen. In weiteren Gesprächen entsteht der Verdacht, dass seine Erektionsstörungen zudem mit vermehrtem Alkoholkonsum bei ihm zusammenhängen.

In einer Studie zur Prävalenz der verhaltensbedingten Infertilität an 110 Frauen und 100 Männern in der Kinderwunschsprechstunde der Universitätsfrauenklinik Heidelberg lag der Prozentsatz der potenziell „psychisch (mit)bedingten Infertilität" nach der oben genannten Definition bei 9 % der Frauen und 3 % der Männer. Hier lag allerdings nur bei 2 Frauen und einem Mann eine (sehr wahrscheinliche) sexuelle Funktionsstörung vor. 8 Frauen hatten einen Body Mass Index (BMI) unter 18,5 kg/m^2, sie gelten damit als stark untergewichtig, 2 Männer gaben Anabolikaabusus an. Bei immerhin 3 dieser 8 Frauen ergaben sich aus den anderen Fragebogenantworten deutliche Hinweise auf eine Anorexie (Magersucht). Wenn allerdings auch die anderen Kriterien der obigen Definition mit hinzugezogen werden, erhöht sich die Prävalenzrate in dieser Stichprobe drastisch: 11 % der Frauen und 18 % der Männer dieser Stichprobe waren gewohnheitsmäßige Raucher, und 19 % der Frauen übten – bei normalem oder niedrigem BMI – exzessiven Sport aus. Weiterhin waren 16 % der Männer und 10 % der Frauen dieser Studie mit einem BMI >30 kg/m^2 als adipös einzuschätzen (Schilling et al. 2012). Da allerdings umstritten ist, inwieweit

Rauchen bzw. Übergewicht noch als leicht modifizierbare Lifestylefaktoren gelten können oder ob sie bereits Ausdruck einer therapiebedürftigen Suchtproblematik sind, wurden sie bei der Prävalenzberechnung in dieser Studie nicht berücksichtigt.

Praxistipp
Auch wenn davon ausgegangen werden kann, dass Paare mit Kinderwunsch über die biologischen Grundlagen der Reproduktion meist entsprechend aufgeklärt sind und ausreichend oft miteinander sexuellen Verkehr haben, kann es sinnvoll sein, im ärztlichen Gespräch den Zusammenhang zwischen Zeitpunkt des sexuellen Verkehrs und Eisprung anhand einer typischen Basaltemperaturkurve anschaulich zu erklären. Wenn ein Paar z. B. sexuelle Karenz einhält und erst zum Zeitpunkt des Temperaturanstiegs miteinander schläft, hat es i. d. R. den „optimalen" Zeitpunkt gerade verpasst.

5 Stress und Fruchtbarkeit

Es gibt in der wissenschaftlichen Literatur diverse Modelle, die versuchen, psychischen Stress und das reproduktive System zu verbinden. Beispielsweise könne Stress zu Tubenspasmen führen oder zu einer eingeschränkten Spermatogenese. Die so beeinträchtigte Fruchtbarkeit würde dann Schuld- und Schamgefühle sowie Wut auslösen, was als emotionaler Stress wiederum das reproduktive System beeinflussen könne. Gemäß einer Überblicksarbeit (Wischmann 2006a) sind diese Zusammenhänge bisher nur postuliert und noch nicht ausreichend untersucht worden. Es ist auch eher unwahrscheinlich, dass solche einfachen Regelkreismodelle der Realität beim Menschen angemessen sind. So wurde beispielsweise gefunden, dass optimistische Frauen mit Stress insgesamt besser umgehen können und dieser somit kaum Einfluss auf das reproduktive System hat. Auch andere intervenierende Variable wie z. B. die Qualität der Paarkommunikation und die unterschiedlichen Copingstile wurden in den meisten Studien bisher nicht berücksichtigt.

In einer sorgfältigen Metaanalyse (Boivin et al. 2011) wurden 14 prospektive Studien mit insgesamt 3583 infertilen Frauen bezüglich deren Ängstlichkeit und Depressivität vor einem Behandlungszyklus mit ART und dem Behandlungsausgang („schwanger" bzw. „nicht schwanger") ausgewertet. Die Autorinnen kamen zu dem eindeutigen Ergebnis, dass emotionaler Distress der Frauen vor Behandlungsbeginn nicht mit einer möglicherweise eintretenden Schwangerschaft in Verbindung zu bringen war. Schlussfolgerung dieser Metaanalyse war, „dass die Ergebnisse … Frauen und Ärzte beruhigen sollten, dass emotionaler Distress – hervorgerufen durch die Fruchtbarkeitsproblematik oder andere Lebensereignisse im Zusammenhang mit der Behandlung – die Chance, schwanger zu werden, nicht beeinträchtigen würde" (Boivin et al. 2011).

▶ Nach den methodisch anspruchsvollen neueren Studien ist also kein eindeutiger (linearer) Zusammenhang zwischen psychischem Stress und Infertilität anzunehmen.

Als weiteres Indiz für die Existenz „psychogener Sterilität" wird häufig genannt, dass Frauen, die sich zur Adoption entschließen oder gerade ein Kind angenommen haben, dann doch spontan schwanger geworden seien. Dieser Mythos zieht sich konsequent seit Jahrzehnten durch diverse Publikationen, wird dadurch aber nicht wahrer. Es gibt zwar Spontanschwangerschaften nach Aufgabe des Kinderwunsches bzw. nach Adoption, jedoch nur als sehr seltene Ausnahme (Wischmann 2006b; de La Rochebrochard et al. 2009; Pinborg et al. 2009). Über diese 3–4 % nach Adoption schwanger gewordenen Frauen wird in den Medien weitaus mehr berichtet als über die 96–97 % der „erfolglosen" Frauen. Von daher sind diese Ausnahmen in der öffentlichen Wahrnehmung viel präsenter.

Praxistipp
Aufklärung über Mythen der Kinderlosigkeit in der ärztlichen Sprechstunde: Das aktive Ansprechen der weit verbreiteten Mythen über die Ursachen der Kinderlosigkeit kann enorm entlastend für die Patientinnen und Paare sein. Je länger die Kinderlosigkeit dauert und je mehr reproduktionsmedizinische Versuche erfolglos durchgeführt wurden, desto anfälliger werden die Betroffenen, ihre innere Einstellung, Stresseinfluss und ihre psychische Situation zu hinterfragen, insbesondere beim Vorliegen einer idiopathischen Infertilität.

Beispiel
Frau H. ist 43 Jahre alt und Ärztin von Beruf, ihr Partner ist 52 Jahre alt und hat bereits zwei Kinder aus erster Ehe. Seit 7 Jahren hat das Paar einen Kinderwunsch. Aufgrund eines stark eingeschränkten Spermiogramms werden mehrere Inseminationen mit Fremdsamenspende durchgeführt. Eine erst anschließend durchgeführte Laparoskopie zeigt eine Endometriose II. Grades.

Das Paar versucht, sich mit der Kinderlosigkeit abzufinden. Da das nur schwer gelingt, entschließt sich das Paar zu einer Eizellspende im Ausland. Frau H. beschreibt in der Beratungssituation, wie entspannt und positiv gestimmt sie nach dem Versuch war. Vielleicht sei es dadurch zu einer Schwangerschaft gekommen, die Fehlgeburt in der 8. Schwangerschaftswoche könne sie sich daher überhaupt nicht erklären. Jetzt überlege sie, ob das doch ein „Zeichen" sein soll, dass sie als Partner vielleicht gar nicht zusammen passen.

Dieses Beispiel zeigt, wie trotz des Vorliegens diverser körperlicher Gründe die psychische Komponente u. U. subjektiv fast stärker bewertet wird.

6 Psychische Auswirkungen der ART

Die meisten Studien berichten übereinstimmend, dass Frauen nach ART sich oft ängstlicher, depressiver sowie in ihrem Selbstwert und im sozialen Netzwerk eingeschränkter als ihre Partner darstellen, auch im Vergleich zu den altersentsprechenden Normwerten von standardisierten Fragebögen (Kentenich et al. 2014). Bei Vorliegen eines andrologischen Faktors zeigen sich auch viele Männer in Kinderwunschtherapie ängstlicher und unsicherer im Vergleich zur altersentsprechenden Normstichprobe. Partnerschaftsqualität und sexuelle Zufriedenheit nehmen durchschnittlich mit der Dauer der Behandlung zunächst ab, bleiben aber weitgehend im Bereich der Fragebogennormen.

Wegen invasiver Diagnostik (z. B. beim „Verkehr nach Termin" für den Postkoitaltest) berichten bis zu 60 % der Paare über zeitweise Einschränkungen in der Sexualität (Wischmann 2009c). Der psychische Stress in der Wartezeit nach dem Embryotransfer ist für viele Frauen belastender als alle medizinischen Maßnahmen der ART, wie z. B. eine Eileiterdurchgängigkeitsprüfung (Boivin und Lancastle 2010).

▶ Auch wenn die Kosten der Behandlung komplett von den Versicherungen übernommen werden, nehmen trotz Misserfolges über die Hälfte der Paare nicht alle angebotenen Behandlungszyklen in Anspruch. Dies wird in erster Linie auf die emotionalen Belastungen der ART zurückgeführt (Brandes et al. 2009; Domar et al. 2010; Gameiro et al. 2015).

Sowohl den bisherigen psychologischen Forschungsergebnissen als auch der Beratungserfahrung nach zeigen Männer im Durchschnitt sowohl eine geringere Kinderwunschstärke als auch eine geringere Belastung durch den unerfüllten Kinderwunsch im Vergleich zu ihren Partnerinnen. Cousineau und Domar (2007) verdeutlichen allerdings, dass Männer im Bemühen, ihre Partnerinnen zu unterstützen, möglicherweise „stumm" leiden. Nach Edelmann und Connolly (2000) beruht die Behauptung, dass Frauen auf Infertilität mit größerer emotionaler Belastung reagieren als ihre Partner, auf überholten Geschlechtsstereotypen, sie würde durch Forschungsergebnisse nicht gestützt werden.

Tatsächlich erbrachte z. B. eine Studie an 162 Paaren vor ART, in der die Belastung für jeweils das Paar berechnet wurde (und nicht wie sonst gehandhabt im Gruppenvergleich Frauen/Männer), dass die Unterschiede in der emotionalen Belastung zwischen Frauen und Männern nahezu verschwanden (Chachamovich et al. 2009; Wischmann und Thorn 2014).

7 Entwicklung der Kinder nach ART

In den neueren Studien finden sich keine Häufungen gravierender Auffälligkeiten in der sozialen und psychischen Entwicklung von Einlingen nach assistierter Reproduktion. Dies gilt auch für die Paarbeziehung und die Eltern-Kind-Beziehung (zur Übersicht: Golombok 2015). Die Paarbeziehung und die Eltern-Kind-Beziehung nach ART sind gegenüber spontan empfangenen Kindern zumindest für die Gruppe der 4- bis 8-jährigen Kinder sogar eher positiv zu beurteilen. In einer Studie wurde eine Tendenz zur Überbehütung von IVF-Kindern in deren Adoleszenz gefunden im Vergleich zu spontan gezeugten Kindern (jeweils aus Sicht der Mütter), dieser Befund müsste allerdings noch repliziert werden.

Entscheidender Risikofaktor ist die bereits genannte **Mehrlingsproblematik:** Familien mit Mehrlingen nach ART stellen nicht nur aus medizinischer, sondern auch aus psychologischer Sicht eindeutig eine Risikogruppe dar. Mehrlingskinder neigen vermehrt zu Verhaltens- und Sprachentwicklungsstörungen, und Mehrlingsmütter haben ein signifikant größeres Risiko, Depressionen zu entwickeln. Zudem trennen sich Mehrlingseltern häufiger als 1- oder 2-Kind-Eltern.

Die psychosoziale Kindesentwicklung nach ART insgesamt gesehen ist also zumindest bei Einlingen unauffällig bis positiv. Die bisher untersuchten Stichproben von Kindern nach ART waren allerdings nicht sehr groß und die Nonresponderraten insbesondere bei den Kontrollgruppen z. T. hoch. Als weiterer methodischer Mangel bisheriger Studien wird die fehlende Vergleichbarkeit mit den Kontrollgruppen (z. B. wegen des höheren Alters der Mütter nach ART im Vergleich zu Müttern spontan gezeugter gleichaltriger Kinder) genannt (s. auch ▶ Kap. 50, „Langzeit-Follow-up von Patientinnen nach ovarieller Stimulation und Kinderwunschtherapien").

8 Lebenssituation ungewollt kinderlos gebliebener Paare

Systematische Studien haben gezeigt, dass es nur geringe Unterschiede in der Lebensqualität und der Lebenssituation zwischen kinderlos gebliebenen Paaren und Eltern gibt. In der Rückschau berichten viele Paare, dass die gemeinsam durchlebte und überwundene Krise sie als Paar eher „zusammengeschweißt" hätte. Werden allerdings die Trennungsraten dieser Paare im langfristigen Verlauf im Vergleich zu Paaren mit Kindern nach ART betrachtet, ergeben sich keine statistisch signifikanten Unterschiede zwischen diesen beiden Gruppen (Wischmann et al. 2012).

Prognostisch ist zur Bewältigung günstig, wenn kinderlos Gebliebene diese Situation positiv neu bewerten und akzeptieren können, aktiv nach Alternativen suchen und soziale Kontakte aufrechterhalten und ausbauen (Lechner et al. 2007).

Entsprechend prognostisch ungünstig sind Grübeln, das Gefühl der Machtlosigkeit und des Versagens sowie eine weiterhin starke Fokussierung auf Kinder als wichtiges Lebensziel.

Ob die von vielen Paaren berichteten Einschränkungen in der Sexualität auf das (überwundene) Problem der ungewollten Kinderlosigkeit zurückzuführen sind, oder ob diese – wie bei anderen Paaren häufig auch – doch wohl eher mit der Partnerschaftsdauer einhergehen, kann noch nicht abschließend beurteilt werden. Diese Einschränkungen werden in einigen Studien auch nicht gefunden (z. B. Wischmann et al. 2012). Zur Generalisierbarkeit aller Ergebnisse zu ungewollt kinderlos gebliebenen Paaren ist einschränkend auf die Rate der Nonresponder von durchschnittlich ⅓ hinzuweisen. Es gibt Hinweise darauf, dass sich bei den Nonrespondern die Lebenssituation etwas ungünstiger gestaltet.

Eine Studie, in der 154 Frauen und 135 Männer 4–5,5 Jahre nach erfolgreicher assistierter Reproduktion sowie „erfolglos" Behandelte (37 Frauen und 26 Männer) nebst einer Kontrollgruppe mit spontan konzipierten Kindern untersucht wurden, kommt zu dem Schluss, dass die Lebensqualität der kinderlos gebliebenen Männer ähnlich niedrig lag wie die ihrer Partnerinnen (Johansson et al. 2010).

Praxistipp

Auch wenn die langfristige Lebensqualität nicht unter der Kinderlosigkeit leidet, wäre es ein Fehler, Paaren in der Kinderwunschsituation zu vermitteln, dass ein Leben ohne Kinder doch auch „prima" sei. Um zu dieser Lebensqualität zu kommen, ist immer ein Trauerprozess und Trauerarbeit notwendig, die zu fördern vorne ansteht. Fördern heißt, die Trauer ansprechen und „erlauben"; erklären, dass sie dazu gehört und es nicht hilfreich sein wird, wenn man sie wegdrängt und sich nur ablenkt.

Beispiel

Frau O. ist 46 Jahre alt und hat vor 5 Jahren reproduktionsmedizinische Maßnahmen zur Erfüllung ihres Kinderwunsches aufgegeben. Sie möchte endlich diesen Schmerz loswerden, der sie überfällt, wenn sie Schwangere oder Mütter mit Neugeborenen sieht. Gerade ist eine Kollegin ihres Mannes mit 45 Jahren erneut schwanger geworden, solche Nachrichten „reißen sie total runter".

Mit Frau O. kann thematisiert werden, dass sich ihre Trauer in den letzten 5 Jahren bereits verändert hat, sie denke nicht mehr „jede Minute" über die fehlenden Kinder nach, habe sich beruflich nochmals verändert und hätte zudem mit einer Hundezucht begonnen („das wäre doch, was man kinderlosen Frauen raten würde!"). Trotzdem wird es immer wieder Momente geben, in denen sie das Gefühl der Leere und Enttäuschung überkommt. Das darf dann auch wehtun, schließlich ist ein Herzenswunsch nicht wahr geworden, dessen Erfüllung bei anderen so einfach scheint.

9 Inanspruchnahme psychosozialer Unterstützung

In einer Studie mit über 1300 Frauen in reproduktionsmedizinischer Behandlung sagten 57 % der Befragten, sie würden eine psychosoziale Kinderwunschberatung in Anspruch nehmen, wenn sie angeboten würde, aber dies war nur bei 14 % dann tatsächlich der Fall. Paare, welche eine solche Beratung aufsuchen, sind auf Seiten der Frauen durch hohe Stress- und Depressionswerte gekennzeichnet, während auf Seiten der Männer eher Hilflosigkeit in Bezug auf die stark akzentuierte Depressivität ihrer Partnerinnen angegeben wird sowie eine gewisse Unzufriedenheit mit der Partnerschaft und mit der gemeinsamen Sexualität (Wischmann et al. 2009).

Retrospektiv betrachtet wird Kinderwunschberatung aber wesentlich mehr wertgeschätzt: So waren 72 % der Teilnehmerinnen einer umfangreichen postalischen Nachbefragung in Großbritannien sehr zufrieden oder zufrieden mit der Kinderwunschberatung, die sie im Verlauf ihrer Kinderwunschbehandlung erhielten. Überdies stimmten 90 % der Frauen einer australischen Studie, die einige Jahre nach dem Ende ihrer IVF-Behandlung befragt worden waren, der Aussage zu, dass eine fortlaufende psychosoziale Beratung Teil der IVF sein sollte. Wenn die psychosoziale Beratung ein integraler Bestandteil der Behandlung ist und ihre Inhalte, Ziele und ihr Verlauf von Beginn an transparent gemacht werden, können Akzeptanzraten von bis zu 80 % erreicht werden (Wischmann 2009b).

▶ Die australische Studie ergab außerdem, dass die Diskussion über eine eventuelle Beendigung der medizinischen Behandlung einer der entscheidenden Punkte in der Kinderwunschberatung ist. Während fast 80 % der Frauen zustimmten, dass Paare auch zur Option der Behandlungsbeendigung beraten werden sollten, schätzten nur 16 % ihre Berater als hilfreich bezüglich der eigenen Entscheidungsfindung zur Beendigung der Therapie ein.

9.1 Ziele psychosozialer Kinderwunschberatung

Stammer, Verres und Wischmann (Stammer et al. 2004) nennen folgende Beratungsziele:

Paare sollen die Kinderlosigkeit besser bewältigen können und die Kommunikation miteinander, mit den Ärzten und mit dem sozialen Umfeld verbessern.

Berater sollen Entscheidungshilfen zu den medizinischen Therapieschritten anbieten und damit verbundene mögliche Paarkonflikte im Vorfeld verhindern helfen oder mindern.

- Beratungsfokus sollte sein, den Paaren bei der Bewältigung dieser Krise zu helfen und die Fertilität schädigendes Verhalten aufzuzeigen, nicht aber primär möglichen unbewussten Konflikten gegenüber einer Elternschaft nachzuspüren.
- Die emotionalen Krisen („Achterbahn der Gefühle") und sexuellen Funktionsstörungen während der medizinischen Diagnostik bzw. Therapie gilt es zu antizipieren, aktiv anzusprechen und zu akzeptieren, da dies meistens zur Entlastung des Paares führt.
- Psychosoziale Berater sollten auf das oft unterschiedliche emotionale Erleben beider Partner des Kinderwunschpaares eingestellt sein.
- Und schließlich sollte die Kinderwunschberatung es dem Paar ermöglichen, sich vom „Traum vom eigenen Kind" zeitweise – und ggf. auch endgültig – zu verabschieden, um das Leben „außerhalb des Kinderwunsches" wieder zu entdecken (Wischmann und Stammer 2016).

9.2 Ablauf der psychosozialen Beratung

Bewährt haben sich Kooperationsmodelle, bei denen Reproduktionsmediziner mit entsprechend weitergebildeten psychosozialen Beratern z. B. auf der Grundlage eines Liaisondienstes zusammenarbeiten. Exemplarisch für ein solches Kooperationsmodell sollen hier Inhalte der Beratung in der „Heidelberger Kinderwunsch-Sprechstunde" dargestellt werden (ausführlich in Stammer et al. 2004).

Einschätzung der medizinischen Diagnostik und Therapie („Dieses Mal muss es klappen!") Zu Beginn steht die Einschätzung der medizinischen Diagnostik und Therapie durch das Paar. Die bei Frau und Mann möglicherweise unterschiedliche Erfolgseinschätzung der Kinderwunschbehandlung sowie die damit verbundene Hoffnung bzw. Resignation werden thematisiert, ebenso die Frage einer Schuldzuschreibung. Bei einseitigen Schuldzuweisungen gilt es, eine beide Seiten verstehende, allparteiliche und ergebnisoffene Haltung von Seiten der Beratungsfachkraft zu wahren.

Umgang mit der Kinderlosigkeit und deren Behandlung („Wenn wir gefragt werden, sagen wir: Wir wollen jetzt kein Kind") Die Balance zwischen dem „Verstecken" des Kinderwunsches (bzw. der Behandlung) und einer ungeschützten Offenheit kann in der Beratung neu definiert werden. Auch das Erleben der reproduktionsmedizinischen Therapie und die Planung weiterer Behandlungsschritte werden hier thematisiert. Es ist sinnvoll, wenn „Fahrpläne" mit den verschiedenen Optionen (keine Schwangerschaft, Fehlgeburt, Kind) erstellt werden und von Beginn an „Plan B" und „Plan C" mit einbezogen werden. Den Fahrplan sollte zunächst jeder Partner für sich erstellen, danach können die Pläne übereinander gelegt und aufeinander abgestimmt werden. Sie können ggf. auch neu geschrieben werden (z. B. nach einem ersten IVF-Versuch). Dabei sollte aber immer eine Grenze gesetzt werden (Van den Broeck et al. 2010).

Aktuelle Lebenssituation und Beruf („Mit Kind könnte ich endlich aufhören zu arbeiten") Bei der Abklärung der beruflichen Situation geht es darum, mögliche fertilitätsrelevante Stressoren bei Frau und Mann abzuklären. Auch andere Belastungen, wie z. B. eine eingeschränkte finanzielle Situation oder familiäre Umstände wie die Pflegebedürftigkeit eines Elternteils, können hier zur Sprache kommen.

Beispiel

Frau P. berichtet nach mehreren psychologischen Gesprächen, dass ihr der Satz „Ihr Leben ohne Kinder beginnt jetzt" extrem deutlich gemacht hätte, dass sie seit 4 Jahren ihr Leben vor sich herschiebe. Sie trinke keinen Tropfen Alkohol, obwohl sie gerne auch mal ein Glas Wein mittrinken würde. Sie verzichte auf das Reiten, was ihr immer viel Ausgleich gebracht hätte. Sie und ihr Partner würden gerne umziehen, hätten das aber immer hinausgeschoben, da sie ja noch nicht wüssten, ob sie einen Garten für Kinder bräuchten oder lieber in einer schicken Altbauwohnung in Stadtnähe wohnen möchten, die ihnen mit Kindern unpassend erscheine. Auch würde sie so gerne ihre Arbeitszeit reduzieren, möchte dies aber wegen des davon abhängenden Erziehungsgeldes nicht vor Eintritt einer Schwangerschaft machen. Dabei sei sie so neidisch auf ihre Freundinnen, die aus dem „Ellbogengeschäft" eine Auszeit nehmen konnten. Bereits während der Schwangerschaften wären diese geschont worden, während sie immer wieder für alle zusätzlich einspringe.

Jetzt wolle sie diese „Baustellen" nach und nach angehen, ohne auf eine Schwangerschaft zu warten. Als Auftakt hätte das Paar gerade seit 4 Jahren ihre erste Flugreise in den Urlaub gebucht (mit Reiserücktrittsversicherung, falls sie bis dahin schwanger sein sollte).

Kinderwunschmotivation („Erst ein Kind gibt meinem Leben einen Sinn") Mit einem Kind werden auch Veränderungen verknüpft, die das Paar schon jetzt, auch unabhängig von der Realisierung des Kinderwunsches, aktiv gestalten kann (z. B. Ausstieg aus dem ungeliebten Beruf, Abgrenzung von den Eltern/Schwiegereltern). Nach jahrelanger Fertilitätsbehandlung werden Ambivalenzen, die mit dem Kinderwunsch oder der Behandlung verknüpft sind, von manchen Paaren kaum noch wahrgenommen. Die Berater verstehen sich hier als „Anwälte der Gefühle", die ggf. dem Paar diese Gefühle vorsichtig verdeutlichen. Wenn solche Ambivalenzen bewusst erlebbar und ertragbar werden, führt dies häufig zu mehr kritischer Distanz und damit größerer innerer Freiheit in Bezug auf den Kinderwunsch und die medizinische Behandlung.

Herkunftsfamilie („Mein Kind soll es besser haben als ich") Gerade bei Paaren, die in ihrer Kindheit oder Jugend belastende oder traumatische Erlebnisse hatten, ist der Kinderwunsch häufig mit dem (unbewussten) Wunsch der Wiedergutmachung und der Befürchtung einer Reaktualisierung verknüpft. Ein Kind kann dem Paar eine neue Identität geben (eine „richtige" Familie) und so auch die Beziehung zur Herkunftsfamilie verändern.

Soziales Umfeld („Plötzlich sind alle Freundinnen schwanger geworden") Der soziale Druck, unter den sich viele Paare insbesondere bei Erreichen einer bestimmten Altersstufe („die biologische Uhr tickt") gesetzt sehen, kann zu einem zu defensiven Umgang mit dem Kinderwunsch führen: Weder Freunde noch Eltern sind über den Kinderwunsch oder die Behandlung informiert, etliche Paare glauben, zu „Notlügen" greifen zu müssen.

Paarbeziehung („Wir haben nur noch dieses eine Thema") Die Partnerschaft kann durch die zeitweise aufwendige und häufig langwierige Kinderwunschbehandlung erheblichen Belastungen ausgesetzt sein. Unterschiedliche Standpunkte und Wünsche können dabei aus dem Blickfeld des Paares geraten. In der Beratung werden die Partner ermutigt, diese Unterschiedlichkeiten wechselseitig (wieder) wahrzunehmen und anzuerkennen. Häufig kommt es zu einer Polarisierung im Paar („depressive Frau" vs. „hilfloser Mann"), die die Paarkommunikation erschweren und die Verarbeitungsmöglichkeiten einschränken kann (Wischmann 2018a).

Sexualität und Körpererleben („An den fruchtbaren Tagen läuft jetzt nichts mehr") Gerade in den Phasen der medizinischen Behandlung, in denen das Paar „gezielt Verkehr" haben soll, kann die frühere Unbefangenheit der spontanen Sexualität völlig verloren gehen. Hier bietet sich folgende Ankerfrage an: „Häufig berichten Paare mit Kinderwunsch, dass ihre Sexualität und die Freude daran durch die Kinderlosigkeit und durch die medizinische Behandlung beeinträchtigt wird. Dazu kann gehören, dass es in der Sexualität Schwierigkeiten gibt, wenn Sie beispielsweise nach Termin Verkehr haben sollen. Wie geht es Ihnen mit der Sexualität?" (aus Stammer et al. 2004).

Es kann auch vorkommen, dass der Leistungsdruck so stark wird, dass sexuelle Funktionsstörungen entstehen (was passager einen Großteil der Paare in ART betrifft) und das Paar (gegen seinen bewussten Willen) an den fruchtbaren Tagen keinen Verkehr mehr hat. Hier kann es sinnvoll sein, mit dem Paar die Aufteilung in eine „zweckorientierte" Sexualität an den fruchtbaren Tagen und eine „lustorientierte" Sexualität in der restlichen Zeit durchzusprechen, um den Leistungsdruck zu verringern.

Alternative Lebensentwürfe („Ich kann mir nicht vorstellen, ohne Kind leben zu müssen") Eine Perspektive ohne leibliches Kind („Plan B") ist für das Paar zu Behandlungsbeginn nur selten vorstellbar. Wird eine solche Vorstellung in der Beratung möglichst früh gemeinsam erarbeitet, ermöglicht dies oft den Beginn einer Trauerarbeit, in der von etwas bisher nicht Erreichtem Abschied genommen werden kann. Dies erleichtert die rechtzeitige Herausbildung neuer Lebensperspektiven: z. B. die aktive Auseinandersetzung mit einer Adoption, die Schaffung einer neuen beruflichen oder sozialen Identität oder die Intensivierung der Paarbeziehung auf dem Hintergrund anderer Werte. Bei diesem Aspekt der Beratung geht es um die Konfrontation mit der möglichen Erfolglosigkeit der medizinischen Behandlung.

Beispiel

Herr Q. berichtet, nach 5 Jahren Kinderwunsch und 4 Jahren Behandlung sowie 2 frühen Aborten wollten sie sich vom Kinderwunsch endgültig verabschieden. Außer einer Blutgerinnungsstörung bei ihr sei medizinisch beim Paar nichts diagnostiziert worden. Ihr sei eine hormonelle Stimulation empfohlen worden, was sie aber nicht wolle. Beide leiden immer noch sehr unter der Achterbahn der Gefühle, hätten den Kinderwunsch aber schon gut loslassen können. Frau Q. wolle ihr Deputat reduzieren und wieder mehr Sport treiben, er habe bisher noch keinen Alternativweg. Trotzdem, äußert Herr Q., fehle „das Freie im Kopf komplett".

Dem Paar wird in der Beratung deutlich gemacht, dass es bei diesem Befund konsequenterweise verhüten müsse, um sich vom Kinderwunsch verabschieden zu können. Für Herrn Q. ist diese Intervention ein „Aha-Erlebnis", das sei es, was den Knoten in seinem Kopf ausgemacht hätte. Frau Q. möchte selber nicht verhüten, könne sich aber damit arrangieren, wenn ihr Mann dafür die Verantwortung übernehmen würde.

10 Beratung bei Gametenspende

Seit der Deutsche Ärztetag 1970 seine Zustimmung zur donogenen Insemination gegeben hat, wurden ca. 100.000 Kinder nach Spendersamenbehandlung geboren. Obwohl Empfehlungen für die Behandlungsgrundsätze bei donogener Insemination vorliegen, sind einige rechtliche Probleme wie Anonymität des Spenders, Familien- und Erbrecht, Verwahrfrist der Akten, Spenderhonorar für Fälle vor Mitte 2018 nicht gesetzlich geregelt (s. auch ▶ Kap. 55, „Samenbanken: Organisation und rechtliche Regulierungen"). Zudem handelt es sich um eine immer noch außergewöhnliche Form der Familiengründung, wofür vielen Betroffenen Gesprächspartner und Vorbilder fehlen.

Vor allem die Frage, ob, wann und wie die möglichen Kinder über ihre Zeugung aufgeklärt werden sollen, beschäftigt viele Paare. Diese ist nicht unabhängig davon, wie offen das Paar bisher mit dem Kinderwunsch und der Behandlung umgegangen ist.

▶ Aufgrund dieser speziellen Implikationen sollte die psychosoziale Beratung bei Spendersamenbehandlung einen verbindlichen Charakter haben und dies entsprechend dokumentiert werden. Wunscheltern sollten unbedingt über die Unerlässlichkeit einer (frühzeitigen) Kindesaufklärung informiert werden.

Für Paare, die sich mit dieser Option der Familienbildung auseinandersetzen, ist der Ratgeber von Thorn (2014) sehr zu empfehlen. Richtlinien für eine psychosoziale Beratung bei Gametenspende hat die Deutsche Gesellschaft für Kinderwunschberatung publiziert (Thorn und Wischmann 2008).

Auch wenn die Eizellspende und weitere Verfahren (Abschn. 13) in Deutschland nicht erlaubt sind, nimmt der Beratungsbedarf deutscher Paare, die Hilfe im Ausland suchen („reproduktives Reisen") zu. Eine psychosoziale Beratung ist noch nicht in allen ausländischen Behandlungszentren vorgesehen. Die psychischen Belastungen durch die Behandlung über die Grenzen hinweg sind aber meistens deutlich erhöht (Thorn und Wischmann 2010). Erste reproduktionsmedizinische Zentren (z. B. in Finnland) fordern aber inzwischen auch den Nachweis einer vorangegangenen psychosozialen Beratung.

11 Psychosoziale Interventionen nach ART (z. B. Aborte, Mehrlinge, induzierte Aborte)

Die psychische Belastung während der ART begründet sich u. a. durch vermehrte Verlusterlebnisse. Nach dem Embryonentransfer bei IVF und ICSI haben die Frauen häufig das Bild bereits entstandener Kinder innerlich repräsentiert. Auch die Nachricht, dass keine Schwangerschaft eingetreten ist, wird dann nicht nur mit Enttäuschung aufgenommen, sondern mit dem Gefühl, eine Art Fehlgeburt erlitten zu haben, auch wenn das nicht der medizinischen Definition entspricht (Wischmann 2018b). Aber auch Fehlgeburten kommen nach ART häufiger vor als nach Spontanschwangerschaften.

Die Ängste vor und nach Aborten sind sehr hoch, da das Erreichen der Schwangerschaft bereits viel körperliche und psychische Energie (und Geld) gekostet hat. Zudem stellen die Frauen nach Aborten oder Totgeburten erneut ihre „Fähigkeit", ein Kind auszutragen, in Frage. Die Trauer geht dann häufig einher mit starker Selbstabwertung, Schuldgefühlen und gemindertem Selbstbewusstsein. Auch hier ist die „Anfälligkeit" für das Heranziehen psychischer Gründe besonders hoch. Häufig werden innere Anspannung und starke Ängste für Fehlgeburten verantwortlich gemacht. Aus wissenschaftlicher Sicht gibt es aber hierfür keinerlei Hinweise. Vor allem Frauen mit deutlichen Ambivalenzen, die auch bei sehr erwünschten und geplanten Schwangerschaften vorkommen, neigen nach einem Verlust zu Selbstvorwürfen. Frauen, die unter starker Emesis in der Frühschwangerschaft leiden und sich somit körperlich und psychisch sehr belastet fühlen und nicht nur große Freude über die Schwangerschaft verspüren, vermuten manchmal, dass sie nicht genügend positiven Kontakt zum Kind herstellen konnten, weshalb es zu einem Verlust kommen musste. Manche Kinderwunsch-"Ratgeberbücher" unterstützen eine solche Sichtweise noch.

▶ **Empfehlung** Von einem erhöhten Beratungs- und Betreuungsbedarf nach Aborten ist auszugehen, sowohl zur Verarbeitung der Verluste, zur Entlastung bezüglich der Gründe wie auch während weiterer Behandlungsversuche.

Beispiel

Frau R. ist 36 Jahre alt und verheiratet. Kurz nach der Hochzeit vor 3 Jahren wurde sie schwanger, aufgrund einer Tubargravidität musste der rechte Eileiter entfernt werden. Bei dem Eingriff wurde festgestellt, dass der linke Eileiter nicht durchgängig ist. Das Paar entschließt sich zur IVF-Behandlung.

Gleich beim ersten Versuch wird Frau R. erneut schwanger, verliert aber den Fetus in der 8. SSW. Auch die nächsten beiden Schwangerschaften enden in der 7. und 10. SSW. Frau R. ist verzweifelt, langsam glaubt sie, dass sie aufgrund der Erfahrung mit der Extrauteringravidität nun immer zu verspannt und ängstlich sei, sich daher der Embryo „nicht wohl fühle". Auch in ihrer Psychotherapiegruppe, die sie seit einiger Zeit besucht, wurde ihr nahegelegt, über ihre innere Einstellung zu einem Kind nachzudenken, da sie ja offensichtlich ihrer Arbeit die Priorität gebe. Tatsächlich arbeitet Frau R. sehr gern, sie fühlt sich dadurch wenig gestresst, sieht es zurzeit als wichtige Stabilisierung, da sie sonst ja „gar nichts hätte".

Durch diese Intervention ist sicherlich der Druck bei Frau R. eher erhöht worden, als dass sie entlastet wurde. Erst im Verlauf mehrerer Einzelgespräche ist es ihr möglich, von den Selbstvorwürfen Abstand zu nehmen.

Da sich der „single embryo transfer" in Deutschland aufgrund verbotener „Vorauswahl" der Embryonen noch nicht etablieren konnte (Diedrich et al. 2008), werden durch die ART vermehrt Mehrlinge produziert (wenn auch seit einigen

Jahren statistisch abnehmend). Da es sich dabei immer um Risikoschwangerschaften handelt, ist meist auch die psychische Belastung während dieser Zeit erhöht. Über Mehrlingsreduktion möchte keiner sprechen und noch weniger schreiben. Trotzdem gehört es zur Realität der ART, dass diese in einigen Fällen durchgeführt wird. In der Regel hat man es dann mit extrem belasteten Paaren zu tun, die sich selber nicht erklären können, wie sie in so eine Situation geraten konnten. Hat man ein Paar vor sich, das die Reduktion (scheinbar) eher unemotional fordert, kommt womöglich schnell der Verdacht von „erst bestellt und jetzt nicht gewollt" auf, was die Begleitung für alle Beteiligten nicht einfacher macht.

Beispiel

Frau K. ist 38 Jahre alt und hat nur sehr unregelmäßige Zyklen, woraufhin ihr Gynäkologe sie mit Clomifen stimuliert. Gleich im 1. Zyklus wird Frau K. schwanger, die Freude ist groß. Beim 2. Ultraschall verkündet der Arzt, dass er Zwillinge erkennt, im 3. Ultraschall sieht er bereits drei Embryonen, erst bei der nächsten Untersuchung wird der vierte sichtbar. Frau K. ist klein und sehr schmal gebaut, ihr wird zu einer Reduktion geraten. Das Paar gerät dadurch in extreme moralische Konflikte, sieht sich aber mit der Schwangerschaft und auch dem Aufziehen von möglicherweise vier Kindern komplett überfordert.

Nach einer Reduktion auf Zwillinge kommt es in der 28. SSW zu einer Frühgeburt. Durch starke Komplikationen verliert das Paar einen Zwilling und kann erst Monate später die kleine Tochter mit nach Hause nehmen.

Das Anliegen eines Schwangerschaftsabbruchs nach erfolgreicher reproduktionsmedizinischer Behandlung ist ein sehr seltenes Ereignis. Da aber Fehlbildungen vorkommen und die Rate nach IVF und ICSI sogar etwas erhöht ist (▶ Kap. 48, „Schwangerschaften nach assistierter Reproduktion"), kommen auch hier Paare in den Konflikt, welche pränatalmedizinischen Maßnahmen sie in Anspruch nehmen wollen und welche Konsequenzen für sie in Frage kommen. Auch in einem solchen Fall ist eine ergebnisoffene und allparteiliche Haltung in der Kinderwunschberatung zwingende Voraussetzung.

12 Aktivierung anderer Ressourcen psychosozialer Unterstützung

Die Bereitstellung von Informationen (z. B. in Form von Broschüren oder Filmen) über den genauen technischen Ablauf reproduktionsmedizinischer Maßnahmen erleichtert i. d. R. die Verarbeitung der Fertilitätsstörung. Von der Pharmaindustrie bereitgestelltes Informationsmaterial sollte durch Material von Patientenorganisationen (z. B. Wunschkind e. V.) bzw. unabhängigen Beraterorganisationen (z. B. BKiD e. V.) oder der Bundeszentrale für gesundheitliche Aufklärung (BZGA) ergänzt werden, um potenzielle Verzerrungen zu vermeiden (Boivin und Kentenich 2002). Paare sollen ermutigt werden, auch Informationen, die über das Internet erhältlich sind, in die Entscheidungsprozesse der medizinischen Behandlungen mit aufzunehmen; dabei ist auf die Gefahr falscher oder irreführender Information hinzuweisen.

Zur Stärkung der Verarbeitungsmöglichkeiten insbesondere bei der Spendersamenbehandlung können edukative Gruppenangebote empfohlen werden. Solche Gruppen tragen in erheblichem Maße dazu bei, den Trend zur möglichst frühzeitigen Aufklärung der Kinder nach donogener Insemination zu beschleunigen, der sich seit einigen Jahren abzeichnet und der aus psychologischer Sicht auch dringend geboten ist (Wischmann 2008b).

Die Effekte von Beratung und Psychotherapie bei unerfülltem Kinderwunsch sind in einer umfangreichen Metaanalyse analysiert worden (Hämmerli et al. 2009). Es stellte sich heraus, dass bei der Mehrzahl der Frauen bereits ein niederschwelliges Angebot die emotionale Belastung reduzierte und bei Paaren in ART keine Erhöhung der Schwangerschaftsrate nach psychosozialer Intervention zu beobachten war. Die größeren Effekte bei Paaren außerhalb von ART lassen sich aufgrund von deren durchschnittlich kürzerer Dauer der Kinderwunschbehandlung (und damit erhöhter Chance auf eine Spontanschwangerschaft) im Vergleich zu Paaren in IVF- bzw. ICSI-Behandlung erklären. Eine erhöhte Schwangerschaftsrate kann also realistischerweise nicht zu den Zielen einer solchen psychosozialen Beratung oder Psychotherapie gezählt werden (zur Übersicht: Wischmann 2017).

Auch Kinderwunschpatientinnen sind gelegentlich anfällig für paramedizinische Angebote, den „Traum vom eigenen Kind" endlich verwirklichen zu können. Aus wissenschaftlicher Sicht sind solche Angebote in den meisten Fällen als unseriös zu betrachten. Paare mit Kinderwunsch sind vielmehr darauf hinzuweisen, dass etliche solcher Angebote ausschließlich unter dem Aspekt „Geschäft mit der Hoffnung" zu betrachten sind. Dazu dürften alle Angebote gehören, in denen die Auflösung „innerer Blockaden" als der Weg zu einer nachfolgenden Spontanschwangerschaft propagiert wird (Wischmann 2010, 2012).

13 Ein Blick über Deutschlands Grenzen und das Phänomen des „reproduktiven Reisens"

Während in Deutschland die Verfahren der assistierten Reproduktion weitgehend „ausgereizt" erscheinen, ist im europäischen und außereuropäischen Ausland noch eine Vielzahl weiterer reproduktionsmedizinischer Techniken im Einsatz. Dazu zählen

die sog. „Adoption" von Embryonen (aktuell auch in Deutschland praktiziert)
die Eizellspende,
die Leihmutterschaft,
die anonyme Gametenspende, aber auch
die Situation der sog. „gewollt" alleinstehenden Mütter („single mothers by choice") und lesbischer bzw. homosexueller Eltern. (In einigen deutschen Bundesländern werden alleinstehende Mütter und lesbische Paare bereits behandelt.)

Die psychosozialen Aspekte dieser Techniken bzw. dieser alternativen Elternschaften wurden bisher kaum systematisch untersucht. Ähnlich wie bei der Adoption setzt sich die Bedeutung des Wissens um die biologische Herkunft allerdings mehr und mehr durch. Deshalb muss von einer anonymen Gametenspende inzwischen eindeutig abgeraten werden (Wischmann 2008b). Weiterhin gibt es ersten Studien zufolge wohl kaum Unterschiede zum „klassischen" Modell der Familie, was die psychische und soziale Entwicklung der Kinder von sog. „single mothers by choice" oder von gleichgeschlechtlichen Eltern angeht. Die wenigen Studienergebnisse dazu bedürfen allerdings noch weiterer Forschungsaktivität in diesem Bereich (Golombok 2015).

Eine Pilotstudie zum „reproduktiven Reisen" (Shenfield et al. 2010) kommt zu dem Schluss, dass in Europa – basierend auf einer Hochrechnung dieses Zahlenmaterials – jährlich ca. 24.000–30.000 Behandlungszyklen an Patienten aus dem Ausland durchgeführt werden. Davon ausgehend, dass die deutschen Paare rund 14 % der reisenden Patienten darstellen, kann vermutet werden, dass jährlich zwischen 3300 und 4200 Behandlungszyklen im Ausland an deutschen Patienten vorgenommen werden. In der Regel steht für diese Paare kein entsprechendes Informationsmaterial zu den legalen und psychologischen Aspekten der Auslandsbehandlung zur Verfügung. Die Deutsche Gesellschaft für Kinderwunschberatung weist in ihren Richtlinien zum „reproduktiven Reisen" auf die (möglichen) Schwierigkeiten bei einer Kinderwunschbehandlung im Ausland hin und gibt entsprechende Empfehlungen dazu (Thorn und Wischmann 2010). Erste Überlegungen zu verbindlichen Rahmenbedingungen für eine Behandlung im Ausland, auch in Bezug auf die psychosoziale Beratung, liegen inzwischen vor (Blyth et al. 2011).

14 Organisation der psychosozialen Kinderwunschberatung

Nach Wischmann und Thorn (2012) ist das Maß der Integration der psychosozialen Kinderwunschberatung in Deutschland bislang völlig uneinheitlich und reicht von in reproduktionsmedizinische Zentren räumlich und personell integrierten, aber weisungsunabhängigen psychosozialen Beratern bis hin zum faktischen Fehlen jeglicher Kooperation mit psychosozialen Fachkräften.

Nach Revermann und Hüsing (2011) sollten alle Paare, die eine reproduktionsmedizinische Behandlung beabsichtigen oder sich dieser bereits unterziehen, niederschwellig Zugang zu einer psychosozialen Beratung erhalten. Dieser Zugang sollte zu allen Zeitpunkten einer reproduktionsmedizinischen Behandlung zur Verfügung stehen, aber auch Paaren offen sein, die sich keinem Verfahren der ART unterziehen. Schließlich sollte das Beratungsangebot auch Familien nach ART (insbesondere Familienbildung mit Gameten bzw. Embryonen Anderer) und ungewollt kinderlos gebliebene Paare als Zielgruppe ansprechen.

Eine routinemäßige psychologische Begutachtung von Paaren im Vorfeld einer reproduktionsmedizinischen Behandlung erscheint nicht erforderlich, da Paare mit unerfülltem Kinderwunsch keine erhöhte Psychopathologie aufweisen (Kentenich et al. 2014).

15 Beratungsqualität und Qualifikation der Berater

Stöbel-Richter et al. (2011) sehen einen Grund für die bisherige Randständigkeit der psychosozialen Kinderwunschberatung auch darin, dass – im Gegensatz zu den reproduktionsmedizinischen Verfahren – keine in der medizinischen Fachwelt öffentlich bekannten Qualitätskriterien und Qualitätssicherungsmaßnahmen bezüglich der psychosozialen Beratung vorliegen. Als Qualitätsmaßstäbe könnten nach Ansicht der Autoren zum einen die Leit- und Richtlinien sowie die Weiterbildungskriterien der Deutschen Gesellschaft für Kinderwunschberatung (www.bkid.de) und deren Fortbildungsmanuale (www.kinderwunschfortbildung.de) dienen, zum anderen werden auch Evaluationen durch beratene Klienten als sinnvoll erachtet. Auch Revermann und Hüsing (2011) fordern in ihrem Schlussbericht für den Deutschen Bundestag eine Standardisierung der spezifischen (Weiter-)Qualifikation der psychosozialen Kinderwunschberater nach diesen Richt- und Leitlinien.

15.1 Berufsrechtliche und gesetzliche Desiderata

Nach Revermann und Hüsing (2011) können folgende „Vorgaben" für die psychosomatische Grundversorgung/Beratung als verbindlich angesehen werden:

die Richtlinien des Gemeinsamen Bundesausschuss über künstliche Befruchtung (§ 27a, SGB V), die (Muster-)Richtlinie zur assistierten Reproduktion der Bundesärztekammer (BÄK) (2006) und

die Richtlinien des Bundesausschusses der Ärzte und Krankenkassen in der Novelle von 2009.

Während durch das SGB die Beratung durch einen Arzt, der die Behandlung nicht selbst durchführt, gefordert wird, empfiehlt die BÄK eine Beratung durch den behandelnden Arzt. Das bedeutet nach Revermann und Hüsing (2011), dass wenigstens 2 Beratungen durchgeführt werden müssten, um beiden Empfehlungen bzw. Anforderungen gerecht zu werden. Zusammenfassend konstatieren die Autoren, dass z. T. widersprüchliche (hinsichtlich der Frage, wer die Beratung vornehmen soll), aber auch in ihrer Ausführung und im Detaillierungsgrad extrem differente Richtlinien existieren, die als Grundlage für ärztliches Handeln in der reproduktionsmedizinischen Praxis gelten sollen, und dass demnach die in diesen Texten gegebenen Richtlinien in der Beratungspraxis nicht immer konsistent anzuwenden sind. Stöbel-Richter et al. (2011) stellen die Forderung auf, dass der überweisende Arzt dazu verpflichtet werden sollte, auf eine behandlungsunabhängige psychosoziale Kinderwunschberatung hinzuweisen und dies zu dokumentieren.

15.2 Forderungen zur psychosozialen Kinderwunschberatung

Die Forderungen zur psychosozialen Kinderwunschberatung der Enquete-Kommission „Recht und Ethik der modernen Medizin" in ihrem Schlussbericht (Deutscher Bundestag, Referat Öffentlichkeitsarbeit 2002) sind weiterhin gültig und harren ihrer baldigen Umsetzung: Die Beratungsangebote sollten Schwellen abbauend wirken; eine umfassende Aufklärung sowohl der Gynäkologen als auch der Öffentlichkeit zu allen Aspekten von Fruchtbarkeitsstörungen ist notwendig. Zur Qualifikation der Berater sollten gehören: Erfahrungen in Paarberatung, Kenntnis der psychosozialen Faktoren bei ungewollter Kinderlosigkeit und Wissen um den aktuellen Stand der ART. Das Beratungsangebot sollte unabhängig von ART-Zentren zur Verfügung gestellt werden und bereits vor geplanten Maßnahmen der ART stattfinden. Schließlich sollte psychosoziale Kinderwunschberatung in den Leistungskatalog der gesetzlichen Krankenversicherung übernommen werden (Revermann und Hüsing 2011).

Wischmann und Thorn (2018) weisen darauf hin, dass trotz des anerkannt hohen Stellenwertes der psychosozialen Kinderwunschberatung in Deutschland deren praktische Umsetzung häufig noch stark eingeschränkt ist. Neben den zugrundeliegenden strukturellen Defiziten (mangelnde Anbindung an das IVF-Zentrum und Finanzierung der Beratungsleistungen) scheint nach Ansicht der Autoren auch die Informationspolitik zur psychosozialen Beratung deren ungenügende Inanspruchnahme zu erklären. In der Praxis sollte die Effektivität professioneller psychosozialer Kinderwunschberatung daher offensiver kommuniziert werden. Nach Wischmann und Thorn (2018) seien ein obligatorischer Hinweis und dessen Dokumentation durch den behandelnden Arzt auf eine unabhängige psychosoziale Beratung als integraler Bestandteil der reproduktionsmedizinischen Behandlung sinnvoll.

16 Zusammenfassung und Ausblick

Die folgende Zusammenstellung ist modifiziert nach Wischmann 2008a:

- Der Einfluss der Psyche auf die Genese von Fruchtbarkeitsstörungen wird i. Allg. überschätzt. Paare mit unerfülltem Kinderwunsch sind aus psychologischer Sicht weitgehend unauffällig, Einlinge nach assistierter Reproduktion entwickeln sich i. d. R. psychisch, sozial und motorisch unauffällig wie auch die Beziehungen in ihren Familien. Über diese Tatsachen sollten die Öffentlichkeit und die betroffenen Paare adäquat aufgeklärt werden.
- Mehrlinge stellen auch aus psychologischer Sicht eindeutig eine Risikogruppe dar, von daher ist die Einlingsschwangerschaft als vorrangiges Ziel der assistierten Reproduktion unbedingt anzustreben. Vergleichsstudien an Mehrlingen nach ART und spontan empfangenen Mehrlingen stehen noch weitgehend aus.
- Die psychologischen Auswirkungen der höheren Frühgeburtsraten und des geringeren Geburtsgewichtes auch bei Einlingen nach ART (und deren mögliche weitere medizinische Folgeschäden) sind noch unbekannt. Dies führt dazu, dass prospektive und langfristig angelegte Studien zur Kindes- und Familienentwicklung nach assistierter Reproduktion durchgeführt werden müssen.
- Gemäß der Vererbungslehre ist es sicher, dass bei erblich bedingter väterlicher Subfertilität die Jungen nach einer ICSI-Behandlung auch infertil sein werden. Hier sind unbedingt prospektive Studien bis zum Stadium der Familienplanung der Kinder durchzuführen (Belva et al. 2016). Eine frühzeitige Aufklärung dieser Jungen erscheint aus psychologischer Sicht notwendig.
- Kinder nach assistierter Reproduktion werden – wenn überhaupt – erst sehr spät und Kinder nach Samen- bzw. Eizellspende fast überhaupt nicht über ihre Zeugungsart aufgeklärt (Ludwig et al. 2008; Thorn und Wischmann 2008). Was dies für die Identitätsentwicklung dieser Kinder bedeutet, sollte in weiteren prospektiven Studien an größeren Stichproben noch genauer geklärt werden. Dabei sind sicherlich gute Studiendesigns zu entwickeln, die die zu erwartenden Rekrutierungsschwierigkeiten umgehen können.

Ähnliche methodologische Überlegungen sind bezüglich der Untersuchungen an langfristig ungewollt kinderlos gebliebenen Paaren vorzunehmen. Hier sind insbesondere sorgfältige Responder-Nonresponder-Analysen notwendig.

Adoptionsforschung und Forschung mit „open-identity sperm donors" verweisen bisher auf die Wichtigkeit des Wissens um die biologischen Wurzeln. Nach dem jetzigen Stand der Forschung ist eine anonyme Gametenspende und Familienbildung mit Embryonen Anderer aus psychologischer Sicht daher klar abzulehnen (Thorn et al. 2017).

Zum Phänomen des „reproduktiven Reisens" gibt es keine Studie, die das Erleben und die Erfahrungen von Paaren aus Deutschland untersucht, welche sich einer Behandlung im Ausland unterziehen. Es kann jedoch davon ausgegangen werden, dass dies u. a. mit größerem Stresserleben und moralischen Vorbehalten verbunden ist (Thorn und Wischmann 2010).

Kinder, die im Rahmen einer Gametenspende oder „Leihmutterschaft" im Ausland gezeugt wurden, haben i. d. R. nicht die Möglichkeit, ihre biologischen Wurzeln kennenzulernen. Hier gilt es zu erforschen, was dies langfristig für die Kinder und deren Familien bedeutet.

In den letzten Jahren gab es in Deutschland vereinzelt Kinder, die Kontakt zu dem Samenspender gesucht und auch hergestellt haben. Die Erfahrungen der Kinder, ihrer Eltern und der Spender gilt es, zunächst qualitativ und bei größeren Fallzahlen auch quantitativ auszuwerten, um eine psychosoziale Versorgungsstruktur für solche Kontakte zu erarbeiten.

Völlig unbekannt ist derzeit die Situation der Eizellspenderinnen und Leihmütter, die ihre „Dienste" deutschen Paaren zur Verfügung stellen, sowie die langfristigen körperlichen und psychischen Folgen für diese Frauen. Hier gilt es, in Kooperation mit ausländischen Zentren Forschungsprojekte anzustreben.

Da nach 3 Zyklen assistierter Reproduktion in Deutschland im Durchschnitt die Hälfte der Paare ohne Kind verbleibt und i. d. R. auch ohne weitere psychosoziale Betreuung, ist daraus zu fordern, dass mehr als die bisher vorhandenen psychosozialen Beratungs- und Betreuungsangebote etabliert werden müssen. Daher sollte ein niederschwelliges (flächendeckendes und kostenfreies) psychosoziales Beratungsangebot in Deutschland vor, während und nach allen Maßnahmen der medizinisch assistierten Reproduktion (unabhängig vom Land der medizinischen Kinderwunschbehandlung) sowie unabhängig davon bereitgestellt werden (Wischmann und Thorn 2018).

Die (Weiter-) Qualifikation der psychosozialen Berater sollte standardisiert werden (z. B. nach Richt- und Leitlinien sowie Selbstverpflichtung und Weiterbildungskatalog von BKiD), außerdem sollten Ressourcen zur Schulung von psychosozialen Beratern bereitgestellt werden.

Nahezu alle in der Literatur vorhandenen Studien zu psychosozialen Aspekten ungewollter Kinderlosigkeit und der reproduktionsmedizinischen Behandlung beziehen sich auf westliche Länder (USA, Europa, Australien, Neuseeland) und Japan. Von daher können die in der wissenschaftlichen Literatur genannten Aussagen ausschließlich auf diese Länder generalisiert werden. Es ist zu fordern, dass Studien zu diesen Aspekten in den sog. „developing countries" vermehrt gefördert werden. So gaben Männer in Südafrika vor Beginn einer Infertilitätsbehandlung (Dyer et al. 2009) deutlich höhere Belastungen auf einer standardisierten Symptomcheckliste an als eine vergleichbare Gruppe von Männern in Deutschland (Wischmann et al. 2001). Für Frauen in nicht westlichen Ländern stellt sich das Erleben ungewollter Kinderlosigkeit meist noch viel dramatischer (z. B. Verstoßung durch den Ehemann) dar. Die Forschung sollte sowohl qualitative Ansätze (z. B. Interviews) als auch quantitative Ansätze (z. B. standardisierte Fragebögen) umfassen (Greil et al. 2010).

16.1 Fazit für die Praxis

Die gynäkologisch betreuenden Ärzte sollten Frauen im reproduktiven Alter frühzeitig hinsichtlich der altersbedingten Fertilitätsgrenzen sensibel aufklären. Sollte eine reproduktionsmedizinische Behandlung nötig sein, sollten die behandelnden Ärzte dem Paar realistische Erfolgschancen der ART benennen (bezogen auf das Alter, die Diagnose und die jeweilige ART-Methode) und unbedingt die Entstehung von Mehrlingsschwangerschaften vermeiden helfen. Von Behandlungsbeginn an wie auch fortlaufend sollten sie „Plan B" thematisieren sowie bei Misserfolg zu Behandlungspausen raten.

Es ist wichtig, keine pauschale Psychologisierung der Fertilitätsstörung vorzunehmen und die Sexualanamnese sorgfältig und taktvoll durchzuführen. Schließlich sollten sie entsprechende Informationsmöglichkeiten nennen (z. B. Wischmann und Stammer 2016), auf die Option der psychosozialen Beratung aufmerksam machen (z. B. der Deutschen Gesellschaft für Kinderwunschberatung www.bkid.de) und die Leitlinie „Psychosomatisch orientierte Diagnostik und Therapie bei Fertilitätsstörungen" (Kentenich et al. 2014) beachten.

So sollte gewährleistet sein, dass sich der „Traum vom eigenen Kind" für die betroffenen Paare nicht zu einem Albtraum entwickelt.

Literatur

Auhagen-Stephanos U (2011) Die Bindung beginnt vor der Zeugung – Frauen in der Reproduktionsmedizin. In: Levend H, Janus L (Hrsg) Bindung beginnt vor der Geburt. Mattes, Heidelberg, S 100–112

Belva F, Bonduelle M, Roelants M et al (2016) Semen quality of young adult ICSI offspring: the first results. Hum Reprod 31:2811–2820

Blyth E, Thorn P, Wischmann T (2011) CBRC and psychosocial counselling: assessing needs and developing an ethical framework for practice. Reprod Biomed Online 23(5):642–651
Boivin J, Kentenich H (Hrsg) (2002) Guidelines for counselling in infertility. University Press, Oxford
Boivin J, Lancastle D (2010) Medical waiting periods: imminence, emotions and coping. Womens Health 6:59–69
Boivin J, Griffiths E, Venetis CA (2011) Emotional distress in infertile women and failure of assisted reproductive technologies: meta-analysis of prospective psychosocial studies. BMJ 342:d223
Brandes M, van der Steen JOM, Bokdam SB et al (2009) When and why do subfertile couples discontinue their fertility care? A longitudinal cohort study in a secondary care subfertility population. Hum Reprod 24:3127–3135
Bujard M, Diabaté S (2016) How strongly do childlessness and late childbearing increase. Gynakologe 49:393–404
Bundesärztekammer (2006) (Muster-)Richtlinie zur Durchführung der assistierten Reproduktion – Novelle 2006. Dtsch Ärztebl 20: A1392–A1403
Calhaz-Jorge C, de Geyter C, Kupka MS et al (2017) Assisted reproductive technology in Europe, 2013: results generated from European registers by ESHRE. Hum Reprod 32:1957–1973
Chachamovich J, Chachamovich E, Fleck MP et al (2009) Congruence of quality of life among infertile men and women: findings from a couple-based study. Hum Reprod 24:2151–2157
Cousineau TM, Domar AD (2007) Psychological impact of infertility. Best Pract Res Clin Obstet Gynaecol 21:293–308
Deutsche Gesellschaft für Gynäkologie und Geburtshilfe – DGGG (2008) Leitlinie: Empfängnisverhütung. AWMF online. http://www.awmf.org/uploads/tx_szleitlinien/015-015.pdf. Zugegriffen am 01.02.2019
Deutscher Bundestag/Referat Öffentlichkeitsarbeit (2002) Schlussbericht der Enquete-Kommission „Recht und Ethik der modernen Medizin". http://dipbt.bundestag.de/dip21/btd/14/090/1409020.pdf. Zugegriffen am 01.02.2019
Deutsches IVF-Register – DIR (2017) DIR-Jahrbuch 2016. J Reproduktionsmed Endokrinol 14:275–305
Diedrich K, Felberbaum RE, Griesinger G et al (2008) Reproduktionsmedizin im internationalen Vergleich. Wissenschaftlicher Sachstand, medizinische Versorgung und gesetzlicher Regelungsbedarf. Gutachten im Auftrag der Friedrich-Ebert-Stiftung, Berlin
Domar AD, Smith K, Conboy L et al (2010) A prospective investigation into the reasons why insured United States patients drop out of in vitro fertilization treatment. Fertil Steril 94:1457–1459
Dyer S, Lombard C, Van der Spuy Z (2009) Psychological distress among men suffering from couple infertility in South Africa: a quantitative assessment. Hum Reprod 24:2821–2826
Edelmann R, Connolly K (2000) Gender differences in response to infertility and infertility investigations: real or illusory? Br J Health Psychol 5:365–375
Eicher W (2006) Andere psychosomatische Krankheitsbilder. In: Kaufmann M, Costa S, Scharl A (Hrsg) Die Gynäkologie. Springer, Berlin, S 793–799
Gameiro S, Boivin J, Dancet E et al (2015) ESHRE guideline: routine psychosocial care in infertility and medically assisted reproduction – a guide for fertility staff. Hum Reprod 30:2476–2485
Gnoth C, Maxrath B, Skonieczny T, Friol K, Godehardt E, Tigges J (2011) Gnoth Final ART success rates: a 10 years survey. Hum Reprod 26:2239–2246
Golombok S (2015) Modern families: parents and children in new family forms. Cambridge University Press, Cambridge
Greil AL, Slauson-Blevins K, McQuillan J (2010) The experience of infertility: a review of recent literature. Sociol Health Illness 32:140–162
Hämmerli K, Znoj H, Barth J (2009) The efficacy of psychological interventions for infertile patients: a meta-analysis examining mental health and pregnancy rate. Hum Reprod Update 15:279–295
Johansson M, Adolfsson A, Berg M et al (2010) Gender perspective on quality of life, comparisons between groups 4–5.5 years after unsuccessful or successful IVF treatment. Acta Obstet Gynecol Scand 89:683–691
Kentenich H, Brähler E, Kowalcek I et al (Hrsg) (2014) Leitlinie psychosomatisch orientierte Diagnostik und Therapie bei Fertilitätsstörungen. Psychosozial-Verlag, Gießen
Klußmann R, Nickel M (2009) Psychosomatische Medizin und Psychotherapie. Ein Kompendium für alle medizinischen Teilbereiche. Springer, Wien
Kontula O (2007) Geburtenraten minderjähriger Mädchen in Europa. Trends und Determinanten. BZgA FORUM Sexualaufklärung und Familienplanung. Teenagerschwangersch Int 2:29–33
Lechner L, Bolman C, van Dalen A (2007) Definite involuntary childlessness: associations between coping, social support and psychological distress. Hum Reprod 22:288–294
Ludwig A, Katalinic A, Jendrysik J et al (2008) Attitudes towards disclosure of conception mode in 899 pregnancies conceived after ICSI. Reprod Biomed Online 16:10–17
Malizia BA, Hacker MR, Penzias AS (2009) Cumulative live-birth rates after in vitro fertilization. N Engl J Med 360:236–243
Mills M, Rindfuss RR, McDonald P et al (2011) Why do people postpone parenthood? Reasons and social policy incentives. Hum Reprod Update 17:848–860
Pasch LA, Gregorich SE, Katz PK, Millstein SG, Nachtigall RD, Bleil ME, Adler NE (2012) Psychological distress and in vitro fertilization outcome. Fertil Steril 98(2):459–464
Pinborg A, Hougaard CO, Nyboe Andersen A et al (2009) Prospective longitudinal cohort study on cumulative 5-year delivery and adoption rates among 1338 couples initiating infertility treatment. Hum Reprod 24:991–999
Revermann C, Hüsing B (2011) Fortpflanzungsmedizin – Rahmenbedingungen, wissenschaftlich-technische Fortschritte und Folgen. Edition Sigma, Berlin
Rochebrochard E de La, Quelen C, Peikrishvili R et al (2009) Long-term outcome of parenthood project during in vitro fertilization and after discontinuation of unsuccessful in vitro fertilization. Fertil Steril 92: 149–156
Rohde A, Dorn A (2007) Gynäkologische Psychosomatik und Gynäkopsychiatrie. Schattauer, Stuttgart
Schilling K, Toth B, Rösner S et al (2012) Prevalence of behaviour-related fertility disorders in a clinical sample: results of a pilot study. Arch Gynecol Obstet 286:1307–1314
Shenfield F, de Mouzon J, Pennings G et al (2010) Cross border reproductive care in six European countries. Hum Reprod 25:1361–1368
Smith ADACP, Tilling KP, Nelson SMP et al (2015) Live-birth rate associated with repeat in vitro fertilization treatment cycles. JAMA 314:2654–2662
Stammer H, Verres R, Wischmann T (2004) Paarberatung und -therapie bei unerfülltem Kinderwunsch. Hogrefe, Göttingen
Stern JE, Brown MB, Luke B et al (2010) Calculating cumulative live-birth rates from linked cycles of assisted reproductive technology (ART) data from the Massachusetts SART CORS. Fertil Steril 94:1334–1340
Stöbel-Richter Y (2008) Kinderwunsch und Elternschaft im Wandel. Gynäkol Endokrinol Suppl 1:1–4
Stöbel-Richter Y, Brähler E (2006) Ausgewählte Fakten zum politischen Lamento über Deutschlands sinkende Kinderzahlen. J Reproduktionsmed Endokrinol 5:307–314
Stöbel-Richter Y, Thorn P, Kentenich H et al (2011) Umfrageergebnisse zum Stellenwert psychosozialer Beratung in reproduktionsmedizinischen Zentren in Deutschland – eine Pilotstudie. J Reproduktionsmed Endokrinol 8(6):416–423
Thorn P (2014) Familiengründung mit Samenspende. Ein Ratgeber zu psychosozialen und rechtlichen Fragen, 2. Aufl. Kohlhammer, Stuttgart

Thorn P, Wischmann T (2008) Leitlinien für die psychosoziale Beratung bei Gametenspende. J Reproduktionsmed Endokrinol 3:147–152

Thorn P, Wischmann T (2010) Leitlinien des BKiD „Psychosoziale Beratung für Frauen und Männer, die eine Kinderwunschbehandlung im Ausland beabsichtigen". J Reproduktionsmed Endokrinol 7:394–402

Thorn P, Hilbig-Lugani K, Wischmann T (2017) Mein, dein, unser Embryo. Gynäkol Endokrin 15:73–76

Van den Broeck U, Emery M, Wischmann T et al (2010) Counselling in infertility: Individual, couple and group interventions. Patient Educ Couns 81:422–428

Wippermann C (2014) Kinderlose Frauen und Männer – Ungewollte oder gewollte Kinderlosigkeit im Lebenslauf und Nutzung von Unterstützungsangeboten. Sozialwissenschaftliche Untersuchung des DELTA-Instituts für das BMFSFJ, Penzberg/Berlin

Wischmann T (2006a) Psychogenese von Fertilitätsstörungen. Eine Übersicht. Geburtshilfe Frauenheilkd 66:34–43

Wischmann T (2006b) Ungewollte Kinderlosigkeit – Ein brennendes Problem: Aus psychologischer Sicht. In: Paulitz H (Hrsg) Adoption. Positionen, Impulse, Perspektiven. Beck, München, S 32–42

Wischmann T (2008a) Psychologische Aspekte bei Paaren mit unerfülltem Kinderwunsch. CME Prakt Fortbild Gynäkol Geburtsmed Gynakol Endokrinol 4:194–209

Wischmann T (2008b) Psychosoziale Aspekte der Spendersamenbehandlung – eine Übersicht. Geburtshilfe Frauenheilkd 68:1147–1153

Wischmann T (2009b) Implikationen der psychosozialen Unterstützung bei Fertilitätsstörungen – eine kritische Bestandsaufnahme. J Reproduktionsmed Endokrinol 6:214–222

Wischmann T (2009c) Sexualstörungen bei Paaren mit Kinderwunsch. Sexuologie 16:111–121

Wischmann T (2010) Macht „Stress" subfertil? Gynäkol Endokrin 8:124–128

Wischmann T (2012) Einführung Reproduktionsmedizin. Medizinische Grundlagen – Psychosomatik – Psychosoziale Aspekte. PsychoMed compact. Reinhardt UTB, München

Wischmann T (2017) Effekte psychosozialer Interventionen auf Lebensqualität und Schwangerschaftsraten bei infertilen Frauen und Männern – eine aktuelle Übersicht. J Reproduktionsmed Endokrinol 14:8–13

Wischmann T (2018a) Individuelle und partnerschaftliche Reaktionen auf die Diagnose „Fertilitätsstörung". In: Thorn P, Wischmann T, Quitmann S, Dorn A (Hrsg) BKiD-Fortbildungsmanual „Psychosoziale Kinderwunschberatung – Medizinische, ethische und psychosoziale Aspekte, beraterische Interventionen". FamART, Mörfelden, S 6–9

Wischmann T (2018b) Psychologische Aspekte bei Frühabort. Gynakologe 51:319

Wischmann T, Stammer H (2016) Der Traum vom eigenen Kind. Psychologische Hilfen bei unerfülltem Kinderwunsch, 5. Aufl. Kohlhammer, Stuttgart

Wischmann T, Thorn P (2012) Psychosoziale Kinderwunschberatung in Deutschland – Status Quo und Erfordernisse für eine bessere Konzeptualisierung, Implementierung und Evaluation. Bericht für das Bundesfamilienministerium, Berlin

Wischmann T, Thorn P (2014) Der Mann in der Kinderwunschbehandlung (unter besonderer Berücksichtigung der donogenen Insemination). J Reproduktionsmed Endokrin 11:134–141

Wischmann T, Thorn P (2018) Kinderwunsch? Beratung! Perspektiven der psychosozialen Kinderwunschberatung in Deutschland. Abschlussbericht für das BMFSFJ. Berlin. www.informationsportal-kinderwunsch.de. Zugegriffen am 01.02.2019

Wischmann T, Stammer H, Scherg H et al (2001) Psychological characteristics of infertile couples: a study by the „Heidelberg fertility consultation service". Hum Reprod 16:1753–1761

Wischmann T, Scherg H, Brähler E (2002) Beziehungsmuster ungewollt kinderloser Paare im Gießen-Test. Z Klin Psychol Psychiatr Psychother 50:409–426

Wischmann T, Scherg H, Strowitzki T et al (2009) Psychosocial characteristics of women and men attending infertility counselling. Hum Reprod 24:378–385

Wischmann T, Korge K, Scherg H et al (2012) A ten year follow up study of psychosocial factors affecting couples after infertility treatment. Hum Reprod 27:3226–3232

Zart B (2008) Paare stärken. Dtsch Hebammenzeitschr 9:32–35

Genetik in der Reproduktionsmedizin

44

G. Gillessen-Kaesbach und Y. Hellenbroich

Inhalt

1 **Chromosomenstörungen** 509

2 **Mikrodeletionen der AZF-Region auf dem Y-Chromosom** 511

3 **Mutationen des *CFTR*-Gens** 511

4 **Genomisches Imprinting – Bedeutung für die Reproduktionsmedizin** 513

5 **Epigenetische Aspekte von Aborten** 516

6 **Fehlbildungsrisiko bei reproduktionsmedizinischen Maßnahmen** 516

Literatur 516

Störungen der Fertilität haben bei Frauen und Männern häufig hereditäre Ursachen. Das Spektrum möglicher genetischer Veränderungen ist dabei weit. Es reicht von Chromosomenaberrationen, die in klassischen zytogenetischen Untersuchungen erkannt werden können, über Mikrodeletionen hin zu verschiedenen monogenen Erkrankungen. Fertilitätsstörungen können ferner auch als Teilsymptom bei vielen übergeordneten syndromalen Krankheitsbildern auftreten.

1 Chromosomenstörungen

Bei Chromosomenstörungen werden numerische von strukturellen Aberrationen unterschieden.

Bei **numerischen Chromosomenstörungen** liegen ein oder mehrere Chromosomen in veränderter Kopienzahl in den Körperzellen vor. Sie entstehen durch eine „non-disjunction" in der Meiose. Beispiele sind das Turner-Syndrom (45,X) und das Klinefelter-Syndrom (47,XXY).

Bei **strukturellen Chromosomenstörungen** finden sich dagegen Umbauten (Translokationen, Deletionen, Duplikationen, Inversionen) innerhalb eines Chromosoms oder zwischen mehreren Chromosomen. Dabei werden balancierte Zustände, bei denen kein genetisches Material verloren gegangen oder hinzugekommen ist, von unbalancierten Aberrationen unterschieden.

1.1 Klinefelter-Syndrom (47,XXY)

Bei infertilen Männern korreliert der Schweregrad einer Oligozoospermie mit der Prävalenz von Chromosomenstörungen. So findet sich bei Männern mit einer Azoospermie in bis zu 15 % der Fälle eine Chromosomenstörung (Soini et al. 2006). Das Klinefelter-Syndrom hat mit einer Inzidenz von ca. 1/1000 bis 1/600 unter männlichen Neugeborenen dabei den größten Anteil.

Während präpubertäre Jungen mit Klinefelter-Syndrom i. d. R. normale Serumspiegel von Testosteron, FSH und LH aufweisen, kommt es während der Pubertät nach einem anfänglichen Anstieg des Testosterons zu einem Plateau im niedrig-normalen Bereich. Diese Testorsteronspiegel reichen i. d. R. für eine normale Pubertätsentwicklung und Ausbildung sekundärer Geschlechtsmerkmale aus. Im weiteren Verlauf zeigt sich typischerweise ein Anstieg von FSH und LH im Sinne eines hypergonadotropen Hypogonadismus. Bei Männern mit Klinefelter-Syndrom findet sich in den meisten

G. Gillessen-Kaesbach (✉) · Y. Hellenbroich
Institut für Humangenetik, Universitätsklinikum Schleswig-Holstein, Campus Lübeck, Lübeck, Deutschland
E-Mail: g.gillessen@uksh.de; yorck.hellenbroich@uksh.de

K. Diedrich et al. (Hrsg.), *Reproduktionsmedizin*, Springer Reference Medizin,
https://doi.org/10.1007/978-3-662-57636-6_45

Fällen eine Azoospermie aufgrund eines Spermatogenesedefektes (Wikstrom und Dunkel 2011).

Das zusätzliche X-Chromosom stammt in mehr als 50 % der Fälle aus einer „non-disjunction" in der väterlichen Meiose und in ca. 40 % von der Mutter. Die verbleibenden Fälle sind durch einen postzygotischen Teilungsfehler bedingt und können daher ein Mosaik mit einer chromosomal normalen Zelllinie (47,XXY/46,XY) aufweisen (Hassold et al. 2007). Bei Männern mit einem Mosaik finden sich gelegentlich auch Spermien im Ejakulat.

▶ Mittels TESE in Kombination mit einer ICSI-Behandlung kann z. T. auch Klinefelter-Männer ohne Mosaik zu einer Vaterschaft verholfen werden (Schiff et al. 2005).

1.2 Turner-Syndrom (45,X)

Das Turner-Syndrom ist die häufigste chromosomale Ursache für eine Infertilität bei Frauen. Ungefähr 30 % Fälle von primärer Amenorrhö sind auf ein Turner-Syndrom zurückzuführen (Foresta et al. 2002). Bei ungefähr der Hälfte aller Frauen mit der klinischen Diagnose eines Turner-Syndroms findet sich als Ursache eine Monosomie X. Die verbleibenden Fälle sind meist auf chromosomale Mosaike und strukturelle Aberrationen des X-Chromosoms zurückzuführen (Jacobs et al. 1997; Tab. 1).

Frauen mit einer durchgängigen Monosomie X sind in aller Regel infertil aufgrund einer primären Amenorrhö. Die Ovarien sind bei den Patientinnen initial zwar angelegt, degenerieren durch Apoptose allerdings bereits während der Fetalentwicklung (Modi et al. 2003). Bei Turner-Frauen mit einem chromosomalen Mosaik kann dagegen je nach Verteilung der Zellen auch eine (eingeschränkte) Fertilität vorliegen. Bei normalen Frauen ist üblicherweise eines der beiden X-Chromosomen zufällig in allen Körperzellen inaktiviert. Dies soll eine Dosiskompensation zwischen Frauen und Männern bewirken, da das X-Chromosom sehr viel mehr Gene als das Y-Chromosom enthält. Allerdings werden ca. 15–25 % aller Gene auch auf dem inaktiven X-Chromosom weiter exprimiert. Diese sog. pseudoautosomalen Gene haben meist homologe Gene auf dem Y-Chromosom und befinden sich überwiegend im terminalen Bereich des kurzen Arms vom X-Chromosom.

Eine Haploinsuffizienz dieser Gene ist die Hauptursache für das klinische Erscheinungsbild beim Turner-Syndrom. So wird der Kleinwuchs z. B. durch Haploinsuffizienz des SHOX-Gens („short stature homeobox") verursacht, welches in der Embryogenese bei der Regulation der Skelettentwicklung eine wichtige Rolle spielt (Davenport 2010).

Tab. 1 Chromosomale Ursachen des Turner-Syndroms. (Nach Jacobs et al. 1997)

Ursache	Karyotyp	Häufigkeit
Monosomie X	45,X	46 %
Isochromosom Xq	45,X/46,X,i (Xq) oder 46,X,i (Xq)	18 %
Ringchromosom X	45,X/46,X,r (X)	16 %
Mosaikmonosomie X	45,X/46,XX oder 45,X/47,XXX	7 %
Strukturaberration des Y-Chromosoms	Variabel	6 %
Deletion Xp	45,X/46,del (Xp) oder 46,X,del (Xp)	5 %
Andere	Variabel	2 %

1.3 Translokationen

Chromosomale Translokationen können insbesondere die Fertilität im männlichen Geschlecht beeinträchtigen. So finden sich sowohl Robertson-Translokationen als auch reziproke Translokationen bis zu 10-fach häufiger unter infertilen Männern als in der Normalbevölkerung (Walsh et al. 2009). Unter einer **Robertson-Translokation** versteht man die Fusion zweier akrozentrischer Chromosomen (13, 14, 15, 21 und 22) unter Verlust des kurzen Arms. Die häufigsten Robertson-Translokationen betreffen die Chromosomen 13 und 14 (Abb. 1) sowie 14 und 21.

Insbesondere auch Translokationen, die die Geschlechtschromosomen betreffen, haben häufig eine Fertilitätsstörung zur Folge. So führen Translokationen zwischen dem langen Arms des Y-Chromosoms und einem Autosom regelhaft zu einer Infertilität bei den betroffenen Männern. Ausnahme hierzu sind Translokationen des Heterochromatins vom Y-Chromosom auf den kurzen Arm eines akrozentrischen Chromosoms (meist Chromosom 15), bei denen die Fertilität erhalten bleibt (Ferlin et al. 2006).

Frauen mit einer balancierten Translokation sind meist fertil.

▶ **Cave** Es besteht aber grundsätzlich unabhängig vom Geschlecht bei Trägern einer balancierten Translokation ein erhöhtes Risiko für Fehlgeburten oder angeborene Fehlbildungen bei Nachkommen aufgrund einer unbalancierten Weitergabe der Translokationschromosomen in der Keimzellentwicklung. Das individuelle Risiko ist dabei abhängig von den an der Translokation beteiligten Chromosomen und der Größe der translozierten Abschnitte.

Die Wahrscheinlichkeit, dass bei Paaren mit wiederholten Fehlgeburten zumindest einer der Partner eine balancierte Translokation trägt, wird dabei auf ca. 3,5 % geschätzt (Sierra und Stephenson 2006).

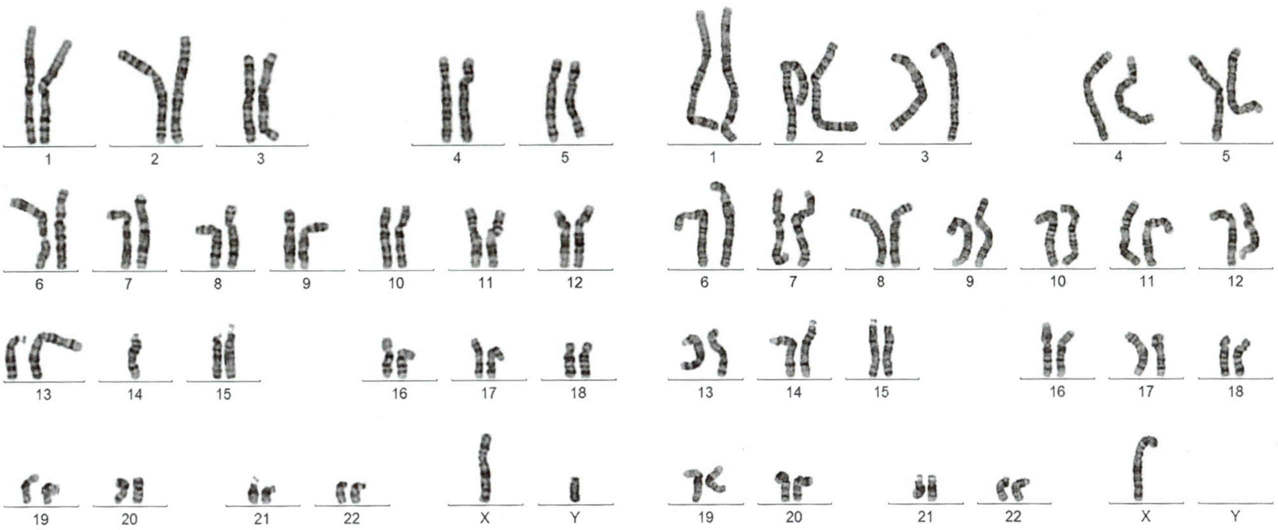

Abb. 1 **a, b** Karyogramme eines Patienten mit einer 13/14-Robertson-Translokation [45,XY,der(13;14)(q10;q10)] **(a)** sowie einer Patientin mit Turner-Syndrom (45,X) **(b)**

1.4 Inversionen

Auch chromosomale Inversionen, d. h. die Drehung von chromosomalem Material um 180°, können zu Problemen bei der Reproduktion führen (Shah et al. 2003). Es werden perizentrische Inversionen, bei denen die Bruchpunkte der Inversion zu beiden Seiten des Zentromers liegen, von parazentrischen Inversionen, bei denen sich die Bruchpunkte auf demselben Chromosomenarm befinden, unterschieden. Insbesondere perizentrische Inversionen können in der Meiose durch Crossing-over im Rahmen einer Schleifenbildung zu unbalancierten Gameten führen, bei denen dann Deletionen oder Duplikationen des betroffenen Chromosoms vorliegen. Dies kann je nach Größe der Inversion zu gehäuften Fehlgeburten oder auch behinderten Kindern führen. In seltenen Fällen können Inversionen insbesondere im männlichen Geschlecht zu einer primären Infertilität führen (Meschede et al. 1994).

2 Mikrodeletionen der AZF-Region auf dem Y-Chromosom

Mikrodeletionen der Azoospermiefaktorregion (AZF) im Bereich des langen Arms vom Y-Chromosom finden sich bei ca. 10–15 % aller Männer mit einer nicht obstruktiven Azoospermie oder schweren Oligozoospermie (Ferlin et al. 2006). Die AZF-Region gliedert sich in die 3 Teilbereiche AZFa, AZFb und AZFc, wobei sich AZFb und AZFc teilweise genomisch überlappen (Disteche 2002). In den AZF-Regionen befinden sich mehrere Gene, die für die Spermatogenese verantwortlich sind. Die meisten AZF-Deletionen entstehen durch intrachromosomale Rekombination zwischen repetetiven palindromisch angeordneten Sequenzblöcken in diesem Bereich. Der genomische Aufbau und der mögliche Umfang der Deletionen stellt sich daher komplexer dar als ursprünglich angenommen (Repping et al. 2002; McLachlan und O'Bryan 2010; Silber und Disteche 2012; Abb. 2).

Die AZFc-Region, die die *DAZ*-Genfamilie („deleted in azoospermia") enthält, ist bei infertilen Männern am häufigsten deletiert, gefolgt von Deletionen von AZFb und von AZFb+c (Abb. 3).

Der Umfang der AZF-Deletion hat Einfluss auf den Schweregrad des Spermatogenesedefektes. Bei Patienten mit einer AZFa-Deletion zeigt sich in der Hodenbiopsie meist ein komplettes **Sertoli-cell-only-Syndrom (SCOS),** Deletionen von AZFb sind dagegen häufig mit einem Spermatogenesearrest und Deletionen der AZFc-Region mit einem fokalen SCOS oder einer Hypospermatogenese assoziiert (Walsh et al. 2009).

▶ Bei Patienten mit AZFa- oder AZFb-Deletionen ist daher die Wahrscheinlichkeit, Spermien im Hoden für eine ICSI-Behandlung zu finden, gering. Patienten mit AZFc-Deletionen haben dagegen eine bessere Prognose (Walsh et al. 2009; Ludwig et al. 2004). Bei ihnen finden sich in ca. 50 % der Fälle Spermien im Hoden.
Bei der Reproduktion ist außerdem zu berücksichtigen, dass Männer mit AZF-Deletionen diese an alle ihre männlichen Nachkommen weitergeben.

3 Mutationen des *CFTR*-Gens

Mutationen im *CFTR*-Gen („cystic fibrosis transmembrane conductance regulator") können zur kongenitalen bilateralen Aplasie der Vasa deferentia (CBAVD) führen. Das *CFTR*-Gen liegt auf Chromosom 7q31 und kodiert für einen epithe-

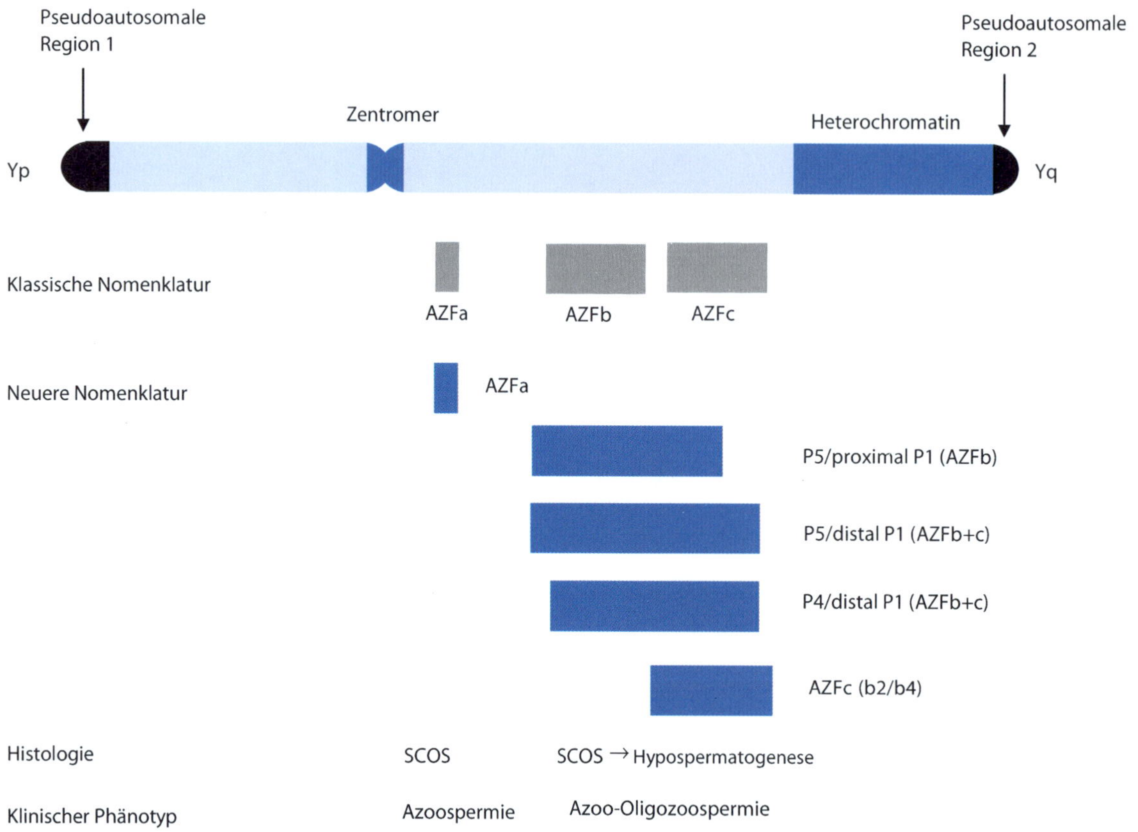

Abb. 2 Genomische Struktur der unterschiedlichen AZF-Deletionen und ihre phänotypischen Auswirkungen. (Mod. nach Repping et al. 2002)

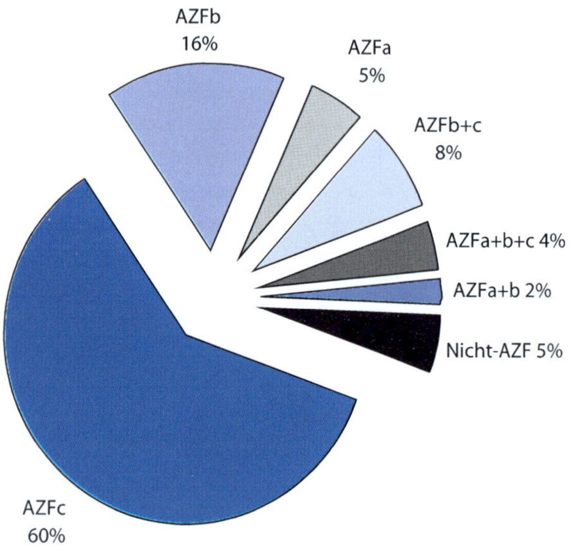

Abb. 3 Relative Häufigkeit von Deletionen der unterschiedlichen AZF-Subtypen bei infertilen Männern mit Yq-Deletionen. (Mod. nach Walsh et al. 2009; Ludwig et al. 2004)

lialen Chloridkanal. Mutationen in diesem Gen sind auch die Ursache der autosomal-rezessiv erblichen zystischen Fibrose (CF, Mukoviszidose). Ungefähr 1–2 % aller infertilen, aber ansonsten gesunden Männer haben eine CBAVD, die sich typischerweise auch bei fast allen CF-Patienten findet. Patienten mit einer klassischen CF unterscheiden sich dabei in ihrem Mutationsspektrum von denen mit einer isolierten CBAVD. Die CBAVD kann somit als mildester Phänotyp im Spektrum der verschiedenen klinischen Ausprägungen einer CF betrachtet werden.

Während bei Patienten mit typischer CF i. d. R. zwei schwere Mutationen (z. B. ΔF508) im *CFTR*-Gen vorliegen, die zu einem Funktionsverlust des Chloridkanals führen, sind Patienten mit einer CBAVD meist „compound" heterozygot für eine schwere CF-Mutation und eine milde CF-Mutation (88 %) oder für zwei milde CF-Mutationen (12 %) (Radpour et al. 2008; Claustres et al. 2000; Dequeker et al. 2009; Ong et al. 2017). Zu den typischen milden CF-Mutationen zählen sowohl Missense-Mutationen (z. B. R117H), die zu einem einzelnen Aminosäureaustausch im *CFTR*-Protein führen, als auch Variationen im Polythymidintrakt im Bereich der Spleiß-Akzeptor-Stelle von Intron 8. Dieser Polythymidintrakt hat 3 häufige Allele (5T, 7T und 9T), von denen das 5T-Allel einen negativen Einfluss auf das Spleißen des *CFTR*-Gens hat, wodurch Exon 9 nur ineffizient in die *CFTR*-mRNA eingebaut wird.

Einen zusätzlichen Effekt hat darüber hinaus ein benachbarter TG-Repeat, dessen Kopienzahl (meist TG_{11}, TG_{12},

TG_{13}) mit wachsender Länge das Spleißen in diesem Bereich ebenfalls beeinträchtigt (Walsh et al. 2009; Dequeker et al. 2009).

▶ Die Patienten mit CBAVD haben heutzutage gute Erfolgsaussichten im Rahmen einer ICSI-Behandlung. Dabei ist zu bedenken, dass sie zwangsläufig eines ihrer beiden *CFTR*-Allele an ein Kind weitergeben.

Bei Männern mit einer schweren und einer milden *CFTR*-Mutation bedeutet dies, dass die schwere *CFTR*-Mutation mit einer 50 %igen Wahrscheinlichkeit an ein Kind weitergegeben wird. Sollte die Partnerin zufällig ebenfalls heterozygote Anlageträgerin für eine *CFTR*-Mutation sein, würde ein gemeinsames Kind mit einer 50 %igen Wahrscheinlichkeit von einer CF oder CBAVD betroffen sein (Tab. 2).

▶ **Empfehlung** Da die Heterozygotenfrequenz in Deutschland bei ca. 1 : 25 liegt, ist eine entsprechende Testung der Partnerin daher dringend anzuraten.

4 Genomisches Imprinting – Bedeutung für die Reproduktionsmedizin

Reproduktionsmedizinische Maßnahmen wie die In-vitro-Fertilisation (IVF) und die intrazytoplasmatische Spermieninjektion (ICSI) sind seit der Geburt von dem ersten durch IVF gezeugten Kind Louise Brown 1978 integraler Bestandteil einer Kinderwunschsprechstunde. Etwa jedes 80. Kind wird auf diese Weise gezeugt.

Es finden sich unterschiedliche Angaben über eine erhöhte Wahrscheinlichkeit für angeborene Fehlbildungen (Bonduelle et al. 2002; Hansen et al. 2002; Ludwig und Katalinic 2002, Katalinic et al. 2004; Bertelsmann et al. 2008). 2002 gab es erste Berichte über eine mögliche Häufung von Imprintingerkrankungen bei Kindern, die durch IVF oder ICSI gezeugt wurden (Cox et al. 2002; DeBaun et al. 2003). Es wurde auch über 5 Fälle von Retinoblastom nach IVF-Behandlung berichtet (Moll et al. 2003).

4.1 Epigenetik und Imprinting

▶ **Definition Genomisches Imprinting** Unter genomischem Imprinting versteht man den epigenetischen Prozess, bei dem die weibliche und männliche Keimbahn eine spezifische Prägung (Imprint) an bestimmten chromosomalen Regionen erhält, durch die eines der beiden elterlichen Allele funktionell inaktiv wird.

Diese Imprints sind stabil in der Meiose und verändern sich im weiteren Leben nicht. Man geht davon aus, dass es 60 Gene beim Menschen gibt, die dem Imprinting unterliegen. Diese Gene finden sich häufig in Clustern und sind nicht gleichmäßig über das gesamte Genom verteilt. Solche Cluster finden sich beim Menschen auf den Chromosomen 7, 11, 14, und 14 und 15. Epigenetische Veränderungen werden durch eine biochemische Veränderung der DNA verursacht. Die wichtigste Modifikation der DNA wird durch eine Methylierung von 5-Cytosin an CpG-Dinukleotiden bewirkt.

Bereits in der Keimbahn findet eine spezifische Prägung des mütterlichen bzw. väterlichen Genoms statt. Die allelspe-

Tab. 2 Risikokonstellation bei Paaren mit CFTR-Mutationen

CFTR-Genotyp beim Mann mit CBAVD	CFTR-Genotyp der Partnerin	Wahrscheinlichkeit für Genotyp und möglichen Phänotyp der Kinder	
„Compound" heterozygot für eine schwere und eine milde Mutation (schwer/mild)	Heterozygot schwer/normal	25 % schwer/schwer	→ CF
		25 % schwer/normal	→ gesund
		25 % mild/schwer	→ CBAVD, atypische CF
		25 % mild/normal	→ gesund
	Heterozygot mild/normal	25 % schwer/mild	→ CBAVD, atypische CF
		25 % schwer/normal	→ gesund
		25 % mild/mild	→ CBAVD, atypische CF
		25 % mild/normal	→ gesund
„Compound" heterozygot für zwei milde Mutationen (mild/mild)	Heterozygot schwer/normal	50 % mild/schwer	→ CBAVD, atypische CF
		50 % mild/normal	→ gesund
	Heterozygot mild/normal	50 % mild/mild	→ CBAVD, atypische CF
		50 % mild/normal	→ gesund

CBAVD = kongenitale bilaterale Aplasie der Vasa deferentia, CF = zystische Fibrose (Mukoviszidose)

zifische Expression ist von der Transmission durch die väterliche Keimbahn abhängig (Ideraabdullah et al. 2008; Reik et al. 2001). Während die primordialen Keimzellen während der Gametogenese demethyliert werden, findet im Anschluss ein epigenetischer Reprogrammierungsprozess statt. In tierexperimentellen Studien konnte gezeigt werden, dass durch Methoden der assistierten Reproduktion die Reprogrammierung der Methylierung in der Gametogenese und frühen Embryonalentwicklung gestört wird. So konnte bei Rindern und Schafen ein Large-offspring-Syndrom (LOS) beobachtet werden, das durch eine aberrante Methylierung und Expression des *IGF2R*-Gens verursacht wird (Young et al. 2001). Auch die Vielzahl von biologischen Problemen wie Wachstumsstörungen der Plazenta, fetaler Großwuchs und Fehlbildungen, die beim Klonieren auffallen, sind in hohem Maße auf eine fehlerhafte Reprogrammierung der Methylierung zurückzuführen. Auch Experimente an Mausembryonen konnten zeigen, dass durch reproduktionsmedizinische Maßnahmen ein aberrantes Methylierungsmuster entstehen kann (Doherty et al. 2000).

Weitere Studien weisen auf einen Zusammenhang zwischen männlicher Infertilität und dem Auftreten von Imprintingerkrankungen auf. In Spermien von subfertilen Männern zeigten sich dieselben aberranten Methylierungsmuster wie bei den durch reproduktionsmedizinische Maßnahmen geborenen Kindern mit einer Imprintingerkrankung (Kobayashi et al. 2009).

Weiterhin wird diskutiert, dass durch Stimulierung der Ovulation (Superovulation) ein gestörtes Imprinting sowohl in maternalen wie auch paternalen Allelen erfolgen kann (Market-Velker et al. 2010).

Epimutationen beruhen auf einer fehlerhaften DNA-Methylierung oder einem aberranten Histonmodifizierungsmuster. Man unterscheidet zwischen einer primären Epimutation, die ohne DNA-Mutation auftritt, und einer sekundären Epimutation als Folge eine DNA-Mutation. Fehler des Imprintings können sowohl durch primäre wie auch durch sekundäre Epimutationen entstehen. Man geht davon aus, dass Epimutationen auch durch Umweltfaktoren beeinflusst werden können. Hier besteht z. B. ein Zusammenhang zwischen einem niedrigen Folsäurespiegel in Kombination mit genetischen Risikofaktoren, der zu einer erniedrigten DNA-Methylierungsrate führt (Friso et al. 2002).

4.2 Imprintingerkrankungen

Epimutationen in Genen, die dem Imprinting unterliegen, sind für eine Reihe von Imprintingerkrankungen verantwortlich (Tab. 3). Epimutationen spielen darüber hinaus auch eine wesentliche Rolle bei der Entstehung von Krebs- und komplexen Erkrankungen. Fehlerhaftes Imprinting als Ursache für eine spezifische Imprintingerkrankung konnte zum ersten Mal bei Patienten mit Prader-Willi-Syndrom und Angelman-Syndrom gezeigt werden. Eine Übersicht ist Tab. 3 zu entnehmen.

Tab. 3 Relevante Imprintingerkrankungen beim Menschen

Krankheitsbild	Häufigkeit	Chromosomale Region
Prader-Willi-Syndrom (PWS)	1/25.000–1/10.000	15q11-q13
Angelman-Syndrom (AS)	1/20.000–1/10.000	15q11-q13
Beckwith-Wiedemann-Syndrom (BWS)	1/15.000	11p15,
Silver-Russell-Syndrom (SRS)	1/10.000–1/3000	11p15; upd (7) mat
Transienter neonataler Diabetes mellitus	1/800.000–1/40,000	6q24
Pseudohypoparathyreodismus Ib	?	20q13.11
Upd (14)mat/pat	?	14q32.2

Das **Prader-Willi-Syndrom (PWS)** ist gekennzeichnet durch

- eine neonatale muskuläre Hypotonie,
- Fütterungsprobleme,
- eine sich etwa ab dem 3. Lebensjahr entwickelnde Adipositas,
- Kleinwuchs,
- Verhaltensauffälligkeiten
- eingeschränkte geistige Entwicklung.

Beim **Angelman-Syndrom (AS)** handelt es sich um einen wesentlich schwereren Phänotyp, der gekennzeichnet ist durch

- schwere psychomotorische Entwicklungsverzögerung,
- ataktische Bewegungsstörung,
- meist fehlende Sprache;
- charakteristisch sind auch kraniofaziale Auffälligkeiten wie eine Mikrozephalie, Prognathie und ein weiter Zahnabstand.
- Patienten mit AS haben ein freundliches Verhalten, auch Lachattacken werden beschrieben.

Interessanterweise konnte sowohl für das PWS wie auch das AS durch Untersuchung an Prometaphasechromosomen dieselbe de-novo-Deletion am Chromosom 15 (15q11-q13) nachgewiesen werden (Ledbetter et al. 1981; Magenis et al. 1987).

Die Frage, wie ein und dieselbe Deletion einen völlig unterschiedlichen Phänotyp aufweisen kann, wurde durch die Untersuchung der elterlichen Herkunft dieser Deletion geklärt. Während sich die Deletion beim PWS immer auf dem vom Vater geerbten Chromosom 15 befindet, liegt sie beim AS immer auf dem von der Mutter geerbten Chromosom – ein erster Hinweis, dass der Phänotyp davon abhängig sein kann, ob die Veränderung auf dem mütterlichen oder väterlichen Chromosom vorhanden ist. Die Identifizierung einer uniparentalen Disomie, also der Herkunft eines Chromosomenpaars von nur einem Elternteil, konnte dann beweisen, dass beide Krankheiten durch einen Funktionsverlust von mindestens einem maternal bzw. paternal geprägten Gen verursacht werden (Nicholls et al. 1989; Malcolm et al. 1991).

Die häufigste Ursache für eine maternale uniparentale Disomie ist eine Fehlverteilung der Chromosomen in der Meiose 1 oder 2. Durch eine Befruchtung einer disomen Eizelle entsteht eine Trisomie 15. Häufig tritt dann ein postzygoter Reparaturmechanismus („trisomy rescue“) auf, der dann, wenn das väterliche Chromosom 15 verloren geht, zu einer maternalen uniparentalen Disomie 15 führt. Beim AS scheint es so zu sein, dass eine nullisome Eizelle befruchtet wird. Der spontane Reparaturmechanismus („monosomy rescue“) besteht in einer Duplikation des väterlichen Chromosoms 15, also einer paternalen uniparentalen Disomie 15.

In der Zwischenzeit weiß man, dass eine in interstitelle Deletion 15q11-q13 die häufigste molekulare Ursache sowohl für PWS wie auch AS ist. Während eine maternale uniparentale Disomie 15 bei etwa 25–30 % der Patienten mit PWS vorhanden ist, findet man eine paternale uniparentale Disomie nur etwa bei 1–2 % der Patienten mit AS. Bei etwa 5–10 % der Patienten mit AS zeigt sich eine Mutation im *UBE3A*-Gen, das nur in einigen Arealen des Gehirns monoallelisch exprimiert wird. Interessanterweise zeigt ein kleiner Teil der Patienten mit PWS (1–3 %) und AS (2–4 %) einen Imprintingdefekt. Dies hat zur Folge, dass beim PWS das paternale Chromosom einen maternalen Epigenotyp aufweist mit der Folge, dass die paternal exprimierten Gene der Region 15q11-q13 stumm sind, eine reziproke Situation findet sich beim AS.

Eine weitere häufige Imprintingerkrankung ist das **Beckwith-Wiedemann-Syndrom (BWS)**, das gekennzeichnet ist durch

- pränatal beginnende Makrosomie,
- Omphalozele,
- Organomegalie,
- Hemihypertrophie und
- neonatale Hypoglykämie.

Bei Patienten mit BWS finden sich häufig diagnostisch verwendbare Ohrkerben am Lobulus. Im Gegensatz zum PWS und AS ist die psychomotorische Entwicklung unauffällig. Bei einigen Patienten mit BWS besteht ein erhöhtes Risiko für embryonale Tumoren (meist Wilms-Tumoren oder Hepatoblastome).

Der geprägte chromosomale Bereich liegt auf dem Chromosom 11 (11p15). Man unterscheidet 2 Cluster:

- das distale Imprintingcluster 1 (IC1) und
- das proximale Imprintingcluster 2 (IC2).

Im IC1 liegt das fetale Wachstumsfaktorgen IGF2, das vom väterlichen Allel transkribiert wird, sowie das embryonal exprimierte H19-Gen, das vom maternalen Allel transkribiert wird. Im IC2 findet sich das maternal transkribierte Allel des KCNQ1-Ionenkanalgen, das paternal abgelesene KCNQ1-Transkript und das „maternal“ CDKN1C-Gen, das einen negativen Zellzyklusregulator darstellt. Molekulare Ursachen für das BWS sind epigenetische Defekte wie Hypo- und Hypermethylierung, eine paternale uniparentale Disomie, Mikrodeletionen oder -duplikationen oder Genmutationen.

▶ Viele Gene, die dem Imprinting unterliegen, sind für das Wachstum von Fetus und Plazenta sowie für die Entwicklung des Gehirns von Bedeutung.

Daher ist es nicht verwunderlich, dass die unterschiedlichen Imprintingerkrankungen eine Reihe von überlappenden klinischen Zeichen zeigen wie die in der Übersicht genannten.

Klinische Zeichen von Imprintingstörungen

- Wachstumsstörungen, insbesondere ein niedriges oder hohes Geburtsgewicht
- Gedeihstörugnen im Neugeborenen- und Säuglingsalter
- neonatale Muskelhypotonie
- Hypo- oder Hyperglykämien
- Körperasymmetrie

4.3 Imprintingerkrankungen im Zusammenhang mit reproduktionsmedizinischen Maßnahmen

Vor einiger Zeit wurde postuliert, dass reproduktionsmedizinische Maßnahmen wie IVF und ICSI ein fehlerhaftes Imprinting verursachen können. So wurde in diesem Zusammenhang 3 Patienten mit AS nach ICSI beschrieben (Cox et al. 2002; Orstavik et al. 2003).

Diese Beobachtung trifft auch auf eine andere Imprintingerkrankung, das Beckwith-Wiedemann-Syndrom zu (DeBaun et al. 2003; Gicquel et al. 2003; Maher et al. 2003; Halliday et al. 2004). Allerdings sind beim BWS Kinder betroffen, die sowohl durch IVF wie auch ICSI gezeugt wurden.

Interessanterweise wurde bisher nicht über einen möglichen Zusammenhang von reproduktionsmedizinischen Maßnahmen und Imprintingerkrankungen wie Silver-Russell-Syndrom, PWS, neonataler transienter Diabetes, Pseudohypoparathyreoidismus oder einer maternalen bzw. paternalen uniparentalen

Disomie 14 berichtet. Dies mag zum einen daran liegen, dass diese Krankheitsbilder äußerst selten auftreten. Es könnte aber auch in der molekularen Krankheitsentstehung begründet sein. Nur bei AS und BWS findet sich eine Hypomethylierung des mütterlichen Allels, das normalerweise methyliert ist (El-Maarri et al. 2001; Ludwig et al. 2005).

Bisher weiß man allerdings nicht genau, zu welchem Zeitpunkt der Reprogrammierung der Methylierung Veränderungen des Imprintings auftreten können. Auch Kulturbedingungen des Embryos könnten eine Rolle spielen. Es finden sich auch Hinweise, dass ein Zusammenhang mit Subfertilität der Eltern bestehen könnte. Ludwig et al. (2005) konnten zeigen, dass die Prävalenz von Patienten mit AS und einem Imprintingfehler höher ist bei subfertilen Paaren. Das höchste Risiko fand sich bei Paaren, die einen Kinderwunsch von mehr als 2 Jahren hatten und eine Therapie wegen Infertilität durchlaufen hatten. Das bedeutet, dass möglicherweise die Superovulation eine größeres Risiko für Imprintingerkrankungen darstellt als die reproduktionsmedizinische Maßnahme (Chang et al. 2005).

Zusammenfassend muss man sagen, dass Imprintingerkrankungen nach IVF/ICSI sehr selten sind.

Da alle Imprintingerkrankungen sehr selten sind, konnte durch keine Studie ein eindeutig erhöhtes Risiko für ihr Auftreten verifiziert werden. Ein kausaler Zusammenhang ist aber nicht auszuschließen.

▶ **Empfehlung** Paare vor einer IVF/ICSI-Behandlung sollten über das allgemeine Risiko von Imprintingerkrankungen hingewiesen werden, eine diesbezügliche invasive Diagnostik erscheint nicht indiziert zu sein.

5 Epigenetische Aspekte von Aborten

Spontanaborte stellen ein häufiges medizinisches Problem dar. Obwohl in vielen Fällen Chromosomenstörungen, Thrombophilien, endokrine Störungen oder immunologische Faktoren eine Rolle spielen, bleibt die Ursache jedoch in den meisten Fällen ungeklärt. In jüngster Zeit wurden epigenetische Untersuchungen an fetalen Muskeln von Spontanaborten und Fehlgeburten durchgeführt, die zeigten, dass in mehreren Genen, die dem Imprinting unterliegen, eine Hypermethylierung nachgewiesen werden konnte (Pliushch et al. 2010; Zechner et al. 2010). Obwohl nicht auszuschließen ist, dass die Methylierungsauffälligkeiten als Folge des Abortes aufgetreten sind, könnte es aber auch ein Hinweis sein, dass es sich um einen fehlerhaften Methylierungsmechanismus handelt. Eine weitere interessante Beobachtung in dieser Studie war, dass die fehlerhaften Methylierungsmuster überwiegend bei männlichen Feten zu beobachten waren.

Eine weitere Studie des Methylierungsmusters erfolgte an Abortmaterial und Gewebeproben von Kindern, die durch IVF/ICSI gezeugt wurden. Die Ergebnisse wurden verglichen mit Untersuchung des Methylierungsmusters von Aborten und Fehlgeburten nach spontaner Konzeption. Es zeigten sich keine signifikanten Unterschiede der Rate des Methylierungsmusters (Tierling et al. 2010).

Obwohl es Hinweise auf eine fehlerhafte Reprogrammierung der Methylierung gibt, kann zum jetzigen Zeitpunkt keine abschließende Beurteilung im Hinblick auf die Bedeutung eines Methylierungsdefektes als Ursache für Aborte erfolgen.

6 Fehlbildungsrisiko bei reproduktionsmedizinischen Maßnahmen

In den letzten Jahren gab eine Vielzahl von Studien, in denen unterschiedliche Hinweise auf ein mögliches Fehlbildungsrisiko aufgrund reproduktionsmedizinischer Maßnahmen dargestellt wurden (Lie et al. 2005; Rimm et al. 2004; Katalinic et al. 2004; Hansen et al. 2005; Bonduelle et al. 2005). Die Vergleichbarkeit dieser Studien wird durch eine Reihe von Faktoren erschwert. So wird der Begriff der Fehlbildung sehr unterschiedlich benutzt, auch der Untersuchungszeitraum und das Studiendesign sind sehr unterschiedlich.

▶ Somit kann die große Variabilität der Fehlbildungsraten, die sich zwischen 1–13 % bewegt, nicht abschließend bewertet werden.

Ein Vergleich der Odds-Ratio zwischen Kindern, die durch IVF bzw. ICSI gezeugt wurden, ergab keinen Hinweis auf ein erhöhtes Fehlbildungsrisiko (Bertelsmann et al. 2008). In der größten Kohortenstudie von Katalinic et al. (2004) betrug die Fehlbildungsrate in der ICSI-Kohorte 8,7 % und in der Kontrollgruppe 6,1 %. Bertelsmann et al. (2008) führten eine systematische Literaturrecherche aller bisher veröffentlichten Studien durch. Sie kommen zu dem Schluss, dass das Fehlbildungsrisiko nach ICSI nicht signifikant erhöht ist im Vergleich zu IVF-gezeugten Kindern.

Literatur

Bertelsmann H, de Carvalho GH, Mund M, Bauer S, Matthias K (2008) Das Fehlbildungsrisiko bei extrakorporaler Befruchtung. Dtsch Ärztebl 105(1–2):11–17

Bonduelle M, Libaers I, Deketelaere V, Derde MP, Camus M, Devroey P, van Steirteghem A (2002) Neonatal data on a cohort of 2889 infants born after ICSI (1991–1999) and of 2995 infants born after IVF (1983–1999). Hum Reprod 17:671–694

Bonduelle M, Wennerholm UB, Loft A, Tarlatzis BC, Peters C, Henriet S, Mau C, Victorin-Cederquist A, Van Steirteghem A,

Balaska A, Emberson JR, Sutcliffe AG (2005) A multi-centre cohort study of the physical health of 5-year-old children conceived after intracytoplasmic sperm injection, in vitro fertilization and natural conception. Hum Reprod 20:413–419

Chang AS, Moley KH, Wangler M, Feinberg AP, de Baun MR (2005) Association between Beckwith-Wiedemann syndrome and assisted reproductive technology: a case series of 19 patients. Fertil Steril 83:349–354

Claustres M, Guittard C, Bozon D, Chevalier F, Verlingue C, Ferec C, Girodon E, Cazeneuve C, Bienvenu T, Lalau G, Dumur V, Feldmann D, Bieth E, Blayau M, Clavel C, Creveaux I, Malinge MC, Monnier N, Malzac P, Mittre H, Chomel JC, Bonnefont JP, Iron A, Chery M, Georges MD (2000) Spectrum of CFTR mutations in cystic fibrosis and in congenital absence of the vas deferens in France. Hum Mutat 16:143–156

Cox GF, Bürger J, Lip V, Mau UA, Sperling K, Wu BL, Horsthemke B (2002) Intracytoplasmatic sperm injection may increase the risk of imprinting defects. Am J Hum Genet 71:162–164

Davenport ML (2010) Approach to the patient with Turner syndrome. J Clin Endocrinol Metab 95:1487–1495

DeBaun MR, Niemitz EL, Feinberg AP (2003) Association of in vitro fertilization with Beckwith-Wiedemann syndrome and epigenetic alterations of LIT1 and H19. Am J Hum Genet 72:156–160

Dequeker E, Stuhrmann M, Morris MA, Casals T, Castellani C, Claustres M, Cuppens H, Des GM, Ferec C, Macek M, Pignatti PF, Scheffer H, Schwartz M, Witt M, Schwarz M, Girodon E (2009) Best practice guidelines for molecular genetic diagnosis of cystic fibrosis and CFTR-related disorders – updated European recommendations. Eur J Hum Genet 17:51–65

Disteche CM (2002) Y chromosome infertility GeneReviews [Internet]. University of Washington, Seattle

Doherty AS, Mann MR, Trembley KD, Bartolomei KD, Schultz RM (2000) Differential effects of culture on imprinted H19 expression in the preimplantation mouse embryo. Biol Reprod 62:1526–1536

El-Maarri O, Buiting K, Peery EG, Kroisl PM, Balaban B, Wagner K, Urmann B, Brannan CI, Walter J, Horsthemke B (2001) Maternal methylation imprints on human chromosome 15 are established around or after fertilization. Nat Genet 27:341–344

Ferlin A, Arredi B, Foresta C (2006) Genetic causes of male infertility. Reprod Toxicol 22:133–141

Foresta C, Ferlin A, Gianaroli L, Dallapiccola B (2002) Guidelines for the appropriate use of genetic tests in infertile couples. Eur J Hum Genet 10:303–312

Friso S, Choi SW, Girelli D, Mason JB, Dolnikowski GG, Bagley PJ, Olivieri O, Jacques PF, Rosenberg IH, Corrocher R, Selhub J (2002) A common mutation in the 5,10-methylenetetrahydrofolate reductase gene affects genomic DNA methylation through an interaction with folate status. Proc Natl Acad Sci U S A 99(8):5606–5611

Gicquel C, Gaston V, Mandelbaum J, Siffroi JP, Flahault A, Le Bouc Y (2003) In vitro fertilization may increase the risk of Beckwith-Wiedemann syndrome related to the abnormal imprinting of the KCN1OT gene. Am J Hum Genet 72:1338–1341

Halliday J, Oke K, Breheny S, Algar E, Amor DJ (2004) Beckwith-Wiedemann syndrome and IVF: a case control study. Am J Hum Genet 75:526–528

Hansen M, Kurinczuk JJ, Bower C, Webb S (2002) The risk of major birth defects after intracytoplasmatic sperm injection and in in vitro fertilization. N Engl J Med 346:725–730

Hansen M, Bower C, Milne E, de Klerk N, Kurinczuk JJ (2005) Assisted reproductivetechnologies and the risk of birth defects – a systematic review. Hum Reprod 20:328–338

Hassold T, Hall H, Hunt P (2007) The origin of human aneuploidy: where we have been, where we are going? Hum Mol Genet 16(Spec No. 2):R203–R208

Ideraabdullah FY, Vigneau S, Bartolomei MS (2008) Genomic imprinting mechanisms in mammals. Mutat Res 647:77–85

Jacobs P, Dalton P, James R, Mosse K, Power M, Robinson D, Skuse D (1997) Turner syndrome: a cytogenetic and molecular study. Ann Hum Genet 61:471–483

Katalinic A, Rösch C, Ludwig M, German ICSI Follow-up Study Group (2004) Pregnancy course and outcome after intracytoplasmatic sperm injection: a controlled, prospective cohort study. Fertil Steril 81:1604–1616

Kobayashi H, Hiura H, John RM, Sato A, Otsu E, Kobayashi N, Suzuki R, Suzuki F, Hayashi C, Utsunomiya T, Yaegashi N, Arima T (2009) DNA methylation studies at imprinted loci after assisted conception in parental sperm. Eur J Hum Genet 17:1582–1591

Ledbetter DH, Ricardi VM, Airhart SD, Strobel RJ, Keenan BS, Crwford JD (1981) Deletions of chromosome 15 as a cause of Prader-Willi syndrome. N Engl J Med:325–329

Lie RT, Lyngstadaas A, Orstavik KH, Bakketeig LS, Jacobsen G, Tanbo T (2005) Birth defects in children conceived by ICSI compared withchildren conceived by other IVF-methods; a meta-analysis. Int J Epidemiol 34:696–701

Ludwig M, Katalinic A (2002) Malformations rate in fetuses and children conceived after ICSI: results of a prospective cohort study. Reprod Biomed Online 5:171–178

Ludwig M, Gromoll J, Hehr U, Wieacker P (2004) Stellungnahme der Arbeitsgemeinschaft Reproduktionsgenetik der Deutschen Gesellschaft für Reproduktionsmedizin: Empfehlungen zur genetischen Diagnostik bei Kinderwunschpaaren. J Reproduktionsmed Endokrinol 1:190–193

Ludwig M, Katalinic A, Groß S, Sutcliffe A, Varon R, Horsthemke B (2005) Increased prevalence of imprinting defects in patients with Angelman syndrome. J Med Genet 42:289–291

Magenis RE, Brown MG, Lacy DA, Budden S, LaFranchi S (1987) Is Angelman syndrome an alternate result of del (15) (q11–q13)? Am J Med Genet 28:829–838

Maher ER, Brueton LA, Browdin SC, Luharia A, Cooper W, Cole TR, Macdonald F, Sampson JR, Barratt CL, Reik W, Hawkins MM (2003) Beckwith-Wiedemann syndrome and assisted reproduction technology (ART). J Med Genet 40:62–64

Malcolm S, Clayton-Smith J, Nichols M, Robb S, Webb T, Armour JA, Jeffreys AJ, Pembrey ME (1991) Uniparental disomy in Angelman's syndrome. Lancet 337:694–697

Market-Velker BA, Zhang L, Magri LS, Bonvissuto AC, Mann MR (2010) Dual effects of superovulation: Loss of paternal and maternal imprinted methylation in a dose dependant manner. Hum Mol Genet 1:936–951

McLachlan RI, O'Bryan MK (2010) State of the art for genetic testing of infertile men. J Clin Endocrinol Metab 95:1013–1024

Meschede D, Froster UG, Bergmann M, Nieschlag E (1994) Familial pericentric inversion of chromosome 1 (p34q23) and male infertility with stage specific spermatogenic arrest. J Med Genet 31:573–575

Modi DN, Sane S, Bhartiya D (2003) Accelerated germ cell apoptosis in sex chromosome aneuploid fetal human gonads. Mol Hum Reprod 9:219–225

Moll AC, Imhoff SM, Cruysberg JRM, Schouten-van-Meeteren AYN, Boers M, van Leuwen FE (2003) Incidence of retinoblastoma in children born after in-viro-fertilization. Lancet 99(8):5606–5611

Nicholls RD, Knoll JH, Butler MG, Karam S, Lalande M (1989) Genetic imprinting suggested by maternal heterodisomy in non-deletion Prader-Willi syndrome. Nature 342:281–285

Ong T, Marshall SG, Karczeski BA et al (2017) Cystic fibrosis and congenital absence of the vas deferens. 2001 Mar 26 [Updated 2017 Feb 2]. In: Adam MP, Ardinger HH, Pagon RA et al (Hrsg) GeneReviews® [Internet]. University of Washington, Seattle, Seattle; 1993–2017

Orstavik KH, Eiklid K, van der Hagen CB, Spetalen S, Lierulf K, Skeldal O, Buiting K (2003) Another case of imprinting defect in a girl with Angelman syndrome who was conceived by intracytoplasmatic semen injection. Am J Hum Genet 72:218–219

Pliushch G, Schneider E, Weise D, El Hajj N, Tresch A, Seidmann L, Coerdt W, Müller AM, Zechner U, Haaf T (2010) Extreme methylation values of imprinted genes in human abortions and stillbirths. Am J Pathol 176:1084–1090

Radpour R, Gourabi H, Dizaj AV, Holzgreve W, Zhong XY (2008) Genetic investigations of CFTR mutations in congenital absence of vas deferens, uterus, and vagina as a cause of infertility. J Androl 29:506–513

Reik W, Dean W, Walter J (2001) Epigenetic reprogramming in mammalian development. Science 293:1089–2003

Repping S, Skaletsky H, Lange J, Silber S, Van der Veen V, Oates RD, Page DC, Rozen S (2002) Recombination between palindromes P5 and P1 on the human Y chromosome causes massive deletions and spermatogenic failure. Am J Hum Genet 71:906–922

Rimm AA, Katayama AC, Diaz M, Katayama KP (2004) A meta-analysis of controlled studies comparing major malformation rates in IVF and ICSI infants with naturally conceived children. J Assist Reprod Genet 21:437–443

Schiff JD, Palermo GD, Veeck LL, Goldstein M, Rosenwaks Z, Schlegel PN (2005) Success of testicular sperm extraction [corrected] and intracytoplasmic sperm injection in men with Klinefelter syndrome. J Clin Endocrinol Metab 90:6263–6267

Shah K, Sivapalan G, Gibbons N, Tempest H, Griffin DK (2003) The genetic basis of infertility. Reproduction 126:13–25

Sierra S, Stephenson M (2006) Genetics of recurrent pregnancy loss. Sem Reprod Med 24:17–24

Silber SJ, Disteche CM (2012) Y chromosome infertility. 2002 Oct 31 [Updated 2012 Oct 18]. In: Adam MP, Ardinger HH, Pagon RA et al (Hrsg) GeneReviews® [Internet]. University of Washington, Seattle, Seattle; 1993–2017

Soini S, Ibarreta D, Anastasiadou V, Ayme S, Braga S, Cornel M, Coviello DA, Evers-Kiebooms G, Geraedts J, Gianaroli L, Harper J, Kosztolanyi G, Lundin K, Rodrigues-Cerezo E, Sermon K, Sequeiros J, Tranebjaerg L, Kaariainen H (2006) The interface between assisted reproductive technologies and genetics: technical, social, ethical and legal issues. Eur J Hum Genet 14:588–645

Tierling S, Souren NY, Gries J, Loporto C, Groth M, Lutsik P, Neitzel H, Utz-Billing I, Gillessen-Kaesbach G, Kentenich H, Griesinger G, Sperling K, Schwinger E, Walter J (2010) Assisted reproductive technologies do not enhance the variability of DANN methylation of DNA methylation imprints in human. J Med Genet 47:371–376

Walsh TJ, Pera RR, Turek PJ (2009) The genetics of male infertility. Semin Reprod Med 27:124–136

Wikstrom AM, Dunkel L (2011) Klinefelter syndrome. Best Pract Res Clin Endocrinol Metab 25:239–250

Young LE, Fernandes K, McEvoy TG, Butterwith SC, Gutierrez CG, Carolan C, Broadbent PJ, Robinson JJ, Wilmut I, Sinclair KD (2001) Epigenetic change in IGF2R is associated with fetal overgrowth after sheep embryo culture. Nat Genet 27:153–154

Zechner U, Pliushch G, Schneider E, El Hajj N, Tresch A, Shufaro Y, Seidmann L, Coerdt W, Müller AM, Haaf T (2010) Quantitative methylation analysis of developmental important genes un human pregnancy losses after ART and spontaneous conception. Mol Hum Reprod 16:704–713

Immunologische Aspekte in der Reproduktionsmedizin

45

Michael Bohlmann

Inhalt

1 Immunologische Vorgänge an der embryomaternalen Grenzfläche ... 519

2 Immunologische Grundlagen ... 520

3 Antiphospholipidsyndrom als Beispiel einer Autoimmunerkrankung ... 521

4 Immunmodulatorische Therapieansätze ... 522

5 Zusammenfassung ... 526

Literatur ... 527

1 Immunologische Vorgänge an der embryomaternalen Grenzfläche

Die embryonale Einnistung in das Endometrium zum Zeitpunkt des eng definierbaren mittlutealen Implantationsfensters stellt einen dynamischen Prozess dar, der einen adäquaten Reifungszustand der Gebärmutterschleimhaut bedingt. Etwaige Störungen der endometrialen Differenzierung werden dabei als Infertilitätsursache angesehen (Strowitzki et al. 2006). Neben Epithelzellen, Stromazellen und Endothelien finden sich im Endometrium zum Zeitpunkt des Implantationsfensters ebenfalls spezifische Immunzellen, die durch Modifikation der endometrialen Rezeptivität wesentlich am maternoembryonalen Dialog zum Zeitpunkt der Einnistung beteiligt sind (Strowitzki et al. 2006). So werden veränderte endometriale Immunzellfunktionen und -konzentrationen als mögliche Ursachen für Sterilität und Infertilität diskutiert.

Von dem je hälftig aus paternalem und maternalem Erbmaterial bestehenden Embryo müssen im Rahmen der der Frühgravidität einzelne Entwicklungsschritte absolviert werden, die wiederum eine endometriale Synchronisierung erfordern. Dieser auch als **embryomaternaler Dialog** bezeichnete Ablauf von Adhäsion, Invasion und Implantation der semiallogenen Blastozyste wird dabei von einer aktiven Modulation des maternalen Immunsystems begleitet; zudem spielen koordinierte Schritte der Angiogenese und Dezidualisierung eine entscheidende Rolle bei der Implantation.

In der Phase der **Invasion** tritt der Trophoblast nach Penetration der Basalmembran in direkten Kontakt mit dem aus dezidualisierten Stromazellen, LGL („large granular lymphocytes") und zahlreichen anderen immunkompetenten Zellen bestehenden stromalen Zellverband der Dezidua. Die feine Balance und Interaktion der immunkompetenten Zellen der embryomaternalen Grenzfläche verhindert dabei die normalerweise beim Kontakt mit fremden Antigenen einsetzende Abstoßungsreaktion. Eine Dysregulation birgt somit das Risiko einer Störung der Schwangerschaft.

Die von entscheidender Bedeutung ablaufenden immunologischen Wechselwirkungen an dieser Grenzfläche sind aktuell nur unvollständig bekannt (Franasiak und Scott 2017) und Gegenstand intensiver Forschungsarbeiten. Es kann daher nicht Ziel dieses Kapitels sein, diese entsprechenden Schritte in allen (bekannten) Einzelheiten darzulegen. Vielmehr sollen anhand eines Überblicks über bekannte und relevante endometriale Immunprozesse sowie selektive exogene Beeinflussungsmöglichkeiten aktuell propagierte Therapieoptionen bei Kinderwunschpatientinnen einer kritischen Prüfung unterzogen werden. Auf weitere, grundsätzliche Aspekte des embryomaternalen Dialogs wird im ► Kap. 10, „Endometrium und Embryo – Interaktion" eingegangen.

M. Bohlmann (✉)
Frauenklinik, Universitätsmedizin Mannheim, Mannheim, Deutschland
E-Mail: Michael.Bohlmann@umm.de

K. Diedrich et al. (Hrsg.), *Reproduktionsmedizin*, Springer Reference Medizin,
https://doi.org/10.1007/978-3-662-57636-6_46

▶ Grundsätzlich liegt in Hinblick auf immunologische Fragestellungen das Problem vor, dass in risikobehafteten Graviditäten die Untersuchung einer möglicherweise alterierten maternalen Immunantwort auf das Transplantat Embryo hypothetisch nur durch eine (invasive) Endometriumsbiopsie möglich wäre, was mit hoher Wahrscheinlichkeit mit einem tödlichen Ausgang für den Embryo vergesellschaftet wäre.

2 Immunologische Grundlagen

Im Rahmen einer Schwangerschaft werden die paternalen Antigene des Embryos vom mütterlichen Immunsystem als solche – nämlich als allogen – erkannt. Hierdurch wird eine Expression von Alloantikörpern, wie z. B. Anti-anti-HLA-Antikörpern (Ab2), antipaternalen zytotoxischen Antikörpern (APCA), Mixed-lymphocyte-reaction-blocking-Antikörpern (MLR-Bf) etc., induziert, die jedoch im Gegensatz zu einer Abstoßungsreaktion nach Transplantationen zu einer schützenden Abdeckung („coating") des Embryos führt. Hierdurch bleibt eine mütterliche zytotoxische Immunreaktion aus (Pandey et al. 2005). Beispielsweise erkennen Ab2-Antikörper Alloantigenrezeptoren auf Immunzellen, wodurch eine T-Zell-aktivierte alloimmune Antwort unterbleibt (Ito et al. 1999).

▶ Eine qualitative oder quantitative Verringerung von protektiven Alloantikörper erhöht die Wahrscheinlichkeit einer Fehlgeburt (Agrawal et al. 2002).

In Abhängigkeit vom Zykluszeitpunkt findet sich im Endometrium und der Dezidua eine unterschiedliche Menge an Leukozyten, welche sich v. a. aus T-Zellen, Makrophagen und CD56-positiven LGL („large granular lymphocytes") zusammensetzen. Diese immunkompetenten Zellen befinden sich dabei in Kontakt mit anderen Zellarten, wie Stromazellen, Epithelien sowie Endothelzellen von Gefäßen (Kämmerer et al. 2004). Von einigen Autoren wird u. a. ein endometriales Ungleichgewicht bestimmter T-Zell-Subtypen als möglicher Risikofaktor für das Auftreten von Fehlgeburten postuliert.

Die Zyklusabhängigkeit endometrialer Leukozytenpopulation lässt sich besonders gut an diesen LGL festmachen: Finden sich diese CD56-positiven Zellen kaum in der Proliferations- und frühen Sekretionsphase, repräsentieren sie fast 70 % der Leukozyten des endometrialen Stromas der späten Sekretionsphase sowie der intakten Frühgravidität (Quack et al. 2001). Als wesentliches Unterscheidungskriterium zu anderen CD56-positiven Zellen – einem Marker peripherer natürlicher Killerzellen (NK-Zellen) – weisen endometriale LGL keine Positivität der klassischen NK-Zell-Marker CD16 und CD57 auf (Quenby et al. 1999).

Bei CD56-positiven Zellen werden grundsätzlich solche mit schwacher CD56-Expression und der Hauptfunktion Zytolyse von Zellen mit starker CD56-Expression und der bevorzugten Aufgabe der Zytokinsekretion unterschieden: Uterine NK-Zellen zeigen dabei eine starke Zytokinexpression (Parham 2004). Zudem weisen periphere und uterine NK-Zellen ein differierendes Genexpressionsmuster auf (Parham 2004). Es ist daher falsch anzunehmen, allein aus der Aktivität peripherer NK-Zellen auf uterine Funktionen zurückzuschließen (Carrington et al. 2005). Zudem konnte nachgewiesen werden, dass eine erhöhte periphere NK-Zell-Konzentration und -Aktivität durch eine akute Stressauslösung im Rahmen einer Blutentnahme induziert werden kann (Shakhar et al. 2006). Die Fokussierung auf periphere oder uterine NK-Zellen als putative Sterilitätsursache wird daher zunehmend kritisch gesehen (Alecsandru und García-Velasco 2017).

Die alleinige quantitative Bestimmung uteriner NK-Zellen ist bei Frauen mit Kinderwunsch nach Meinung renommierter Experten aufgrund methodischer Probleme – fehlende einheitliche Protokolle zur Bestimmung der Immunzellen, fehlende Zyklustages-spezifische Normwerte, fehlende Bestimmung von Subtypen im Rahmen einer immunhistochemischen Analyse, fehlende Information über immunologische Aktivität sowie fehleranfällige, rein subjektive mikroskopische Quantifizierung – sowie der potenziellen „Krankmachung von Kinderwunsch-Patientinnen" aufgrund unzutreffender Befunde bzw. der potenziellen Einleitung kostspieliger Therapien ohne klaren Wirknachweis ebenfalls nicht zielführend (Moffett und Shreeve 2015; Sacks 2015).

▶ **Empfehlung** Es sind die aus der Messung peripherer NK-Zellen – womöglich noch in einem nichtschwangeren Zyklus – von einigen Autoren abgeleiteten Therapieentscheidungen bei Frauen mit unerfülltem Kinderwunsch in ihrer Sinnhaftigkeit grundsätzlich zu hinterfragen (Moffett und Shreeve 2015).

Analog ist eine (periphere) Bestimmung anderer Immunzellen oder gar von durch sonstige Faktoren – wie distante Entzündungen – leicht beeinflussbaren Zytokinkonzentrationen äußerst kritisch zu sehen.

Nicht nur die endometriale bzw. deziduale Konzentration einzelner Immunzelltypen ist von Bedeutung; vielmehr sind auch Expressionsmuster von Zytokinen sowie deren Rezeptoren von besonderer Relevanz. Insbesondere eine überschießende lokale Freisetzung des Tumornekrosefaktors (TNF) scheint ein erhöhtes Risiko für Schwangerschaftskomplikationen wie wiederholte Fehlgeburten, Präeklampsie und vorzeitige Wehen darzustellen (Haider und Knöfler 2009).

Weiterhin kommt im Hinblick auf den Erhalt der Schwangerschaft CD4-Zellen an der embryomaternalen Grenzfläche eine hohe Bedeutung zu. Zumindest 3, in ihrem Zytokinsekretionsprofil differierende, Subtypen dieser auch als T-Helfer-Zellen (Th-Zellen) bezeichneten Zellen werden dabei unterschieden (Piccinni et al. 1995). Ein als Th-1 bezeichneter Subtyp induziert eine NK-Zell-Aktivierung sowie eine vermehrte Produktion toxischer Zytokine; während Th-2-Zell-Klone eher schwangerschaftsprotektive Zytokine freisetzen (Pandey et al. 2005). Ein dritter Subtyp sezerniert Zytokine sowohl vom Th-1- als auch Th-2-Typ, nimmt aber beispielsweise unter einem modulierenden Progesteroneinfluss ein Th-2-Zell-Sekretionsprofil ein (Piccinni et al. 1995). Insgesamt wird eine Dysbalance zwischen einer Th-1- und Th-2 Zell-Reaktion an der embryomaternalen Grenzfläche als Risikofaktor für Schwangerschaftskomplikationen angesehen (Pandey et al. 2005).

3 Antiphospholipidsyndrom als Beispiel einer Autoimmunerkrankung

Als Beispiel einer fehlgeleiteten Immunreaktion muss das sog. Antiphospholipidsyndrom (APS) angesehen werden, das durch die Kombination klinischer und laborchemischer Auffälligkeiten charakterisiert ist (Tab. 1). Den Bezug zur Reproduktionsmedizin weist das APS in Form habitueller Aborte – $\geq$2 Fehlgeburten der gleichen Partnerschaft (Practice Committee ASRM 2008) – auf.

Bei an einen APS leidenden Patientinnen werden dabei spezifische Antikörper gegen anionische Phospholipide (z. B. Cardiolipin, β_2-Glykoprotein) bzw. phospholipidhaltige Strukturen oder Lupus anticoagulans nachgewiesen.

In höheren Titern finden sich diese Antikörper primär oder sekundär im Rahmen autoimmunologischer Erkrankungen: Hierbei sind Assoziationen zu einem systemischem Lupus erythematodes (SLE), einer rheumatoidem Arthritis oder einem M. Behçet etabliert.

▶ Zur Bestätigung eines APS müssen die erhöhten Antikörpertiter nach frühestens 12 Wochen serologisch bestätigt werden, um transient erhöhte Laborparameter – wie z. B. im Rahmen viraler Infektionen – nicht als falsch-positiv einzustufen.

Klinisch bedeutsam sind die Antikörper durch ihre Beeinflussung des Gerinnungssystems via Verringerung der Fibrinolyse mittels einer reduzierten Protein-C-Aktivität. Ebenso zeigt sich antikörpervermittelt eine verringerte Antithrombinaktivität. Ein APS stellt dabei die bedeutsamste erworbene Thrombophilie dar. Während die Prävalenz der Antikörper in der Normalbevölkerung bei etwa 1–2 % liegt, ist sie bei Frauen mit habituellen Aborten signifikant erhöht (Prävalenz ca. 15 %), unbehandelt liegt ein bis zu 90 %iges Risiko eines erneuten Aborts in einer Folgegravidität vor (Übersicht bei Bohlmann et al. 2009).

Neben ihren direkten thrombophilen Effekten, die sich beispielsweise auch in einem vermehrten Auftreten intervillöser Fibrindepots manifestieren, ist insbesondere die Interaktion der Antikörper mit den Trophoblastzellen bedeutsam: Es findet sich durch diese ebenfalls gegen Epitope des Trophoblasten gerichteten Antikörper eine verzögerte und gestörte trophoblastäre Fusion, sodass deren Invasionskapazität eingeschränkt wird.

▶ **Empfehlung** Als Standardtherapie des APS in einer Schwangerschaft bzw. bei thromboembolischen Komplikationen gilt die Kombination aus niedrigdosierten Aspirin sowie Heparin (Toth et al. 2018).

Die Datenlage zu Therapieoptionen bei einem alleinigen Nachweis von Phospholipidantikörpern ohne anamnestische thromboembolische Ereignisse oder Schwangerschaftskomplikationen – z. B. im Rahmen einer Kinderwunschbehandlung – ist nicht eindeutig (Steinvil et al. 2012; Paulmyer-Lacroix et al. 2014). Somit kann nach aktuellem Stand keine evidenzbasierte Empfehlung zur analogen Antikoagulation

Tab. 1 Klinische und laborchemische Definition des Antiphospholipidsyndroms. (Mod. nach Miyakis et al. 2006)

Laborchemische Befunde	Klinische Auffälligkeiten
Mittel- bis hochtitrig erhöhte Antikörper (IgG/IgM) gegen Cardiolipin **oder** gegen β_2-Glykoprotein **oder** Vorhandensein des Lupus anticoagulans, 2 × im Abstand von >12 Wochen gemessen, **und** …	… mindestens 3 Frühaborte vor der 10. Schwangerschaftswoche (SSW), bei gleichzeitigem Ausschluss fetaler bzw. maternaler anatomischer und hormoneller Auffälligkeiten sowie chromosomaler Ursachen beider Elternteilen **oder**
	… eine Fehlgeburt nach der 10. SSW (inkl. intrauteriner Fruchttod), bei Ausschluss fetaler morphologischer Auffälligkeiten **oder**
	… mindestens eine Frühgeburt vor der 34. SSW bei morphologisch normalem Fetus und schwerer, ansonsten ungeklärter fetaler Wachstumsrestriktion (Plazentainsuffizienz), Präeklampsie oder Eklampsie **oder**
	… arterielle bzw. venöse Thrombose

Tab. 2 Veränderung ausgewählter Gerinnungsfaktoren im Verlauf der Schwangerschaft. (Mod. nach Hofer et al. 2009)

Faktor	1. Trimenon	2. Trimenon	3. Trimenon
Fibrinogen	↑	↑↑	↑↑↑
Faktor VII	↑	↑↑	↑↑↑
Faktor IX	↑	↑↑	↑↑↑
Faktor X	↑	↑↑	↑↑↑
Faktor XII	↑	↑↑	↑↑↑
Faktor VIII	↑	↑	↑
von-Willebrand-Faktor	↑	↑↑	↑↑↑
Thrombin-Antithrombin-Komplex		↑	↑↑
Protein S	↓	↓	↓
Thrombozytenzahl		↓	↓
Fibrinolyseaktivität	↓	↓↓	↓↓
Plasminogenaktivator-Inhibitor-1		↑↑	↑↑↑

im Rahmen der Prophylaxe eines (wiederholten) Implantationsversagens ausgesprochen werden.

4 Immunmodulatorische Therapieansätze

4.1 Heparine

Im Rahmen einer Schwangerschaft kommt es zu profunden Veränderungen des mütterlichen Gerinnungssystems (Tab. 2) in Richtung einer gesteigerten Gerinnungsaktivierung (Bohlmann 2011).

▶ **Cave** Bei einer Stimulationsbehandlung im Rahmen einer Kinderwunschtherapie zeigen sich analoge Veränderungen, sodass auch dieser Zeitraum bereits als risikobehaftet für Thrombosen gilt.

Abgesehen von rein therapeutischen Indikationen im Fall thromboembolischer Ereignisse kommen Heparine auch zur Verbesserung des Schwangerschafts-Outcome bei Patientinnen bei einer Kinderwunschbehandlung oder mit wiederholten Komplikationen wie habituellen Aborten zur Anwendung. Es greift jedoch zu kurz, davon auszugehen, dass die verschiedenen Heparine einzig antikoagulatorisch wirken. Bei fehlender Plazentagängigkeit weisen sie zahlreiche Effekte auf endometrialer und dezidualer Ebene (Tab. 3) auf, die bis dato in ihrer Komplexität nicht vollständig untersucht oder gar verstanden sind (Übersicht bei Nelson und Greer 2008 sowie Bohlmann 2011).

Stellenwert Klinische Studien über die Applikation von Heparin(en) zur Verbesserung der Schwangerschafts- und Austragungsraten im Rahmen einer Kinderwunschbehandlung brachten entweder keinen signifikanten Vorteil der Heparinanwendung oder sind durch methodischen Schwächen gekennzeichnet, sodass keine generelle Empfehlung zur Heparinapplikation ausgesprochen werden kann (Übersicht bei Bohlmann 2011). Eine ähnliche Konstellation stellt sich auch bei Frauen mit anamnestischen habituellen Aborten und Ausschluss eines APS dar, wo die Datenlage trotz eines guten Sicherheitsprofils wegen eines fehlenden Wirknachweises in großen prospektiv-randomisierten Studien gegen eine Heparinisierung in einer Folgegravidität zur Abortprophylaxe spricht (Bohlmann et al. 2010; Toth et al. 2018).

Tab. 3 Interaktionen von Heparin mit Faktoren, die im Rahmen der Implantation und der frühen Schwangerschaftsentwicklung eine Rolle spielen. (Mod. nach Nelson und Greer 2008)

Effektor	Effekte von Heparin
E-Cadherin	Down-Regulierung (unfraktioniertes Heparin und Enoxaparin)
„Granulocyte-macrophage colony stimulating factor" (GM-CSF)	Erhöhung des GM-CSF
„Heparin-binding epidermal growth factor like growth factor" (HBEGF)	Erhöhung des solublen HBEGF (sHBEGF) Steigerung der sHBGF-Bindung
Heparanase	Hemmung
„Insulin-like growth factor" (IGF)	Erhöhung des IGF-1
Interleukine (Il)	Erhöhung des Il-1 Erhöhung des Il-6 Steigerung der Il-11-induzierten STAT3-Aktivierung
Matrix-Metalloproteinasen (MMP)	Induktion der MMP-2-Expression Induktion der MMP-9-Expression
Selektine	Beeinträchtigung der Adhäsion (UFH) Beeinträchtigung der Bindung (Tinzaparin) Keine Inhibierung (Enoxaparin) Abhängigkeit der Effekte vom Molekulargewicht des verwendeten Heparins
„Tissue inhibitor of MMP" (TIMP)	Reduktion der TIMP-1-Expression Reduktion der TIMP-2-Expression
„Transforming growth factor β" (TGF-β)	Verminderung des TGF-β_1

4.2 Progesteron als Immunmodulator

Die klinische Bedeutung des Progesterons geht weit über seine Rolle im Rahmen der Sekretionsphase des weiblichen Zyklus hinaus (Bohlmann et al. 2008). Progesteron ist in der Lage, vielfältige sich u. a. auf endometrialer, uteriner und immunmodulatorischer Ebene abspielende Wechselwirkungen zu induzieren.

So ist Progesteron wesentlich beteiligt an (Schindler 2005)

- der sekretorischen Veränderung des Endometriums,
- der endometrialen Dezidualisierung,
- der Synthese von Proteinen für Implantation und Erhaltung der Schwangerschaft,
- der Regulation der zellulären Immunität,
- der Stimulation der dezidualen Lymphozytenproliferation,
- der Suppression der Aktivität natürlicher Killerzellen,
- der Suppression einer erhöhten zellulären Zytotoxizität,
- dem „Shift" von Th1- zu Th2-Zellen,
- der Kontrolle uteriner Kontraktionen,
- dem Erhalt der Zervixstabilität.

Eine Lutealphasenunterstützung durch Gestagene im Rahmen einer durch Down-Regulation mittels GnRH-Analoga gekennzeichneten IVF/ICSI-Behandlung ist aufgrund des dabei entstehenden Progesterondefizits immanent (Daya und Gunby 2004). In letzten Zeit ist insbesondere die Option der Prävention von Frühgeburten durch eine prolongierte Gestagengabe im 2. und 3. Trimenon in den wissenschaftlichen Fokus gerückt (Rode et al. 2009). Im Rahmen dieses Buchkapitels soll jedoch der Schwerpunkt auf der immunmodulatorischen Wirkung des Progesterons liegen.

Bei Patientinnen mit wiederholten Schwangerschaftskomplikationen wie habituellen Fehlgeburten wird ein Ungleichgewicht zwischen den die Trophoblastentwicklung hemmenden und fördernden Zytokinen – mit Oberflächenrezeptoren interagierende und somit intrazelluläre Signalwege beeinflussende Polypeptide – auf endometrialer Ebene beschrieben. Es fand sich in verschiedenen Untersuchungen insbesondere ein Ungleichgewicht zwischen der sog. Th1- und Th2-Zell-Reaktion. Ursächlich für solch eine gestörte Interaktion könnte dabei u. a. ein Mangel an Progesteron sein: Progesteron verschiebt dieses Ungleichgewicht in vitro in Richtung der Zytokine der protektiven Th2-Zell-Reaktion, insbesondere IL-4, IL-5 und LIF (Piccinni et al. 1995, 1998).

Weitere modulierende Effekte des Progesterons werden in der Synthese schwangerschaftsprotektiver Antikörper (Pandey et al. 2005) sowie der Stimulation des Progesteron-induzierten blockierenden „Faktors" (PIBF) gesehen. Letzterer ist in der Lage, einer Aktivitätsinhibierung von NK-Zellen herbeizuführen sowie ebenfalls eine Th2-Antwort zu induzieren.

In der Tat konnte gemäß einer Cochrane-Analyse bei Frauen mit anamnestisch wiederholten Frühaborten in einer Folgegravidität ein vorteilhafter Effekt einer prophylaktischen Gestagengabe nachgewiesen werden (Haas und Ramsey 2013). Fragen zum optimalen Applikationsweg (vaginal, oral, intramuskulär) sowie Daten zu Dauer und Dosierung der Progesteronsubstitution sind noch nicht ausreichend beantwortet, sodass weitere prospektiv-randomisierte Studien notwendig erscheinen (Oates-Whitehead et al. 2003). Auch bestehen Unterschiede in Bezug auf die Art des Gestagens: Die aktuelle nationale Leitlinie empfiehlt bei habituellen Aborten die prophylaktische Gabe von synthetischem – nicht aber von natürlichem – Gestagen (Toth et al. 2018). Eine Gestagengabe zur generellen Abortprophylaxe bei Frauen mit spontan eingetretener Gravidität und unbelasteter Eigenanamnese scheint jedoch keine vorteilhaften Effekte zu haben (Haas und Ramsey 2013).

Eine klare Positionierung nimmt die Leitlinien-Kommission der DGGG auch bzgl. einer immunologischen Abklärung bei Frauen mit wiederholten Schwangerschaftskomplikationen ein: „Alloimmunologische Untersuchungen ... sollten bei Frauen mit wiederholten Spontanborten ohne Hinweis auf eine präexistente Autoimmunerkrankung nicht außerhalb von Studien durchgeführt werden" (Toth et al. 2018).

4.3 Aktive Immuntherapie

Bei Paaren mit wiederholten Fehlgeburten oder wiederholtem Implantationsversagen wird ebenfalls die Anwendung der sog. aktiven Immunisierung propagiert (Übersicht bei Rogenhofer et al. 2011). Die postulierte Rationale einer solchen aktiven Immunisierung liegt dabei in der Immunstimulation und damit einer verbesserten Immunerkennung in der Folgeschwangerschaft.

▶ Das Konzept der aktiven Immunisierung beruht auf der Annahme einer erhöhten HLA-Übereinstimmung zwischen beiden Partnern.

Im Rahmen der Abklärung erfolgt daher zunächst eine HLA-Typisierung (HLA-Klasse-I-Antigene) beider Partner. Liegen dabei identische HLA-I-Antigene vor, erfolgt in einem zweiten Schritt eine Klasse-II-Antigentypisierung. Im Fall einer weiteren Übereinstimmung wird dann auf HLA-differente Zellen eines Spenders zurückgegriffen. Nach der Abnahme von 50–100 ml heparinisiertem Vollblut des Partners oder eines Spenders findet zunächst eine Lymphozytenpräparation statt, die in weiteren Schritten – mittels Dichtezentrifugation – extrahiert und konzentriert werden. Die unter sterilen Bedingungen gereinigten und resuspendierten Lymphozyten werden schließlich der Patientin injiziert. Nach 4 Wochen wird die Immunreaktion der „Geimpften" durch Testung auf antipaternale HLA-Antikörper überprüft, welche ihrerseits im Rahmen einer Folgeschwangerschaft den Embryo vor dem maternalen Immunsystem mittels „coating" schützen sollen. Veränderungen des peripheren Th1-/Th2-Verhältnisses bei der Empfängerin sind dabei in Hinblick auf den Schwangerschaftsausgang prognostisch nicht verwertbar (Wilczyński et al. 2012).

Die Nebenwirkungen der Immunisierungstherapie sind lokalen und systemischen Reaktionen intradermaler Vakzinationen gegen virale Infektionskrankheiten vergleichbar. Neben lokalen Ereignissen wie dem Auftreten von Rötungen, Schwellungen und Brennen finden sich in der Literatur auch – selten – Berichte über systemische Nebenwirkungen wie grippeähnliche Symptome, Fieber, etc. Zudem sind anaphylaktische Reaktionen sowie eine potenzielle Induktion von Autoimmunerkrankungen wie ein systemischer Lupus erythematodes denkbar (Rogenhofer et al. 2011). Aufgrund der Herkunft der Vakzine aus Fremdblut besteht weiterhin ein Restrisiko einer Transmission (viraler) Infektionskrankheiten sowie der Induktion irregulärer erythrozytärer und thrombozytärer Antikörper.

Insgesamt ist das theoretische Konstrukt einer aktiven Immunisierung an sich kritisch zu hinterfragen: Trophoblastzellen der fetomaternalen Grenzfläche tragen keine klassischen MHC I-, sondern atypische HLA-G- und HLA-E-Moleküle, die von den im Rahmen einer aktiven Immunisierung induzierten antipaternalen HLA-Antikörpern nicht erreicht werden.

Auch ist der Wirksamkeitsnachweis der aktiven Immunisierung nach Regeln der evidenzbasierten Medizin bis dato nicht erbracht, da zu ihrer Anwendung bei Kinderwunschpatientinnen bis dato keine prospektiv randomisierten, placebokontrollierten Studien vorliegen. Die wenigen, in PubMed gelisteten und bereits in den 1990er-Jahren veröffentlichten internationalen Studien wurden ohne Kontrollgruppen durchgeführt (Carp et al. 1994; Matsuyama et al. 1992). Auch Daten einer deutschen Arbeitsgruppe stammen nicht aus prospektiv randomisierten, placebokontrollierten Studien (Kling et al. 2006, 2008). Es können in diesem Studienansatz daher das Outcome beeinflussende Faktoren wie Effekte von „tender loving care“ im Immunisierungszyklus nicht ausgeschlossen werden, da die erfolglosen Vorzyklen der Patientinnen selbst bzw. das nationale IVF-Register als Vergleichsgröße fungierten.

Über die Langzeitentwicklung von nach aktiver Immunisierung geborenen Kindern liegen keine suffizienten Daten vor, sodass eine Aussage über potenzielle kindliche Risiken bis dato nicht möglich ist.

Stellenwert Subsumierend kann somit nach heutigem Kenntnisstand die Anwendung der aktiven Immuntherapie zur Verbesserung des IVF-Outcomes aufgrund der insuffizienten Studienlage nicht empfohlen werden.

Zur Anwendung der aktiven Immuntherapie im Fall anamnestischer habitueller Aborte finden sich analoge Einschätzungen internationale Fachgesellschaften: Die Deutsche Gesellschaft für Gynäkologie und Geburtshilfe hat die Anwendung der paternalen Lymphozytenimmunisierung an strenge Voraussetzungen geknüpft, wobei die Applikation vor dem Hintergrund möglicher mütterlicher und kindlicher Komplikationen gesehen werden und – wenn überhaupt – nur in Studien erfolgen sollte (Toth et al. 2018). Noch eindeutiger formuliert es die aktuelle Leitlinie (2011) des britischen Royal College of Obstetricians and Gynaecologist – RCOG: „The use of immunotherapy should no longer be offered to women with unexplained recurrent miscarriage“.

4.4 Passive Immuntherapie

Als „passive Immuntherapie“ wird die intravenöse Applikation von Immunglobulinen (IVIG) verstanden. Bei den im Rahmen der Reproduktionsmedizin applizierten Immunglobulinen handelt es sich um gepoolte Antikörper zahlreicher Blutspender, sodass das Antikörperprofil entsprechend variieren kann (Kleinstein 2009). Der Gabe dieser polyvalenten Antikörper wird ein immunmodulatorischer Effekt zugeschrieben, wodurch – beispielsweise bei Frauen mit wiederholtem Implantationsversagen – eine Komplementinaktivierung, hemmende Effekte auf Autoantikörper der Patientin, eine Aktivitätsminderung von NK-Zellen und eine Beeinflussung der Zytokinproduktion und postuliert werden.

In entsprechenden Studien bei Frauen in einer Kinderwunschbehandlung finden sich uneinheitliche Vorgehensweisen zu Beginn (Stimulationsbeginn, Follikelpunktion, Embryotransfer), Dosis, Therapieintervall und Dauer der sehr kostspieligen Applikationen. Die Indikationen für einen solchen Therapieansatz sind bis dato ebenfalls nicht ausreichend geklärt (Kallen und Arici 2003), schwerwiegende Nebenwirkungen wie anaphylaktische Reaktionen und eine potenzielle Infektionstransmission müssen beachtet werden.

Stellenwert Hinweisen auf vorteilhafte Effekte einer passiven Immuntherapie in einer Metaanalyse von 10 Studien (Li et al. 2013) stehen dabei allerdings eine Reihe von Untersuchungen mit eindeutig negativen Ergebnissen entgegen (Übersicht bei Kleinstein 2009), sodass eine passive Immuntherapie zur Verbesserung der Schwangerschafts- und Austragungsraten im Rahmen einer Kinderwunschbehandlung nicht generell empfohlen werden kann. So empfiehlt die koreanische Leitlinie eine IVIG-Gabe nur bei Patientinnen mit „zellulären Immunanomalien“ und wiederholten Spontanaborten oder wiederholtem Implantationsversagen (Sung et al. 2017); die deutsche Leitlinie zu habituellen Aborten (Toth et al. 2018) führt aus, dass bei Frauen mit habituellen Aborten eine Therapie mit intravenösen Immunglobulinen zur Abortprophylaxe außerhalb von Studien nicht durchgeführt werden sollte (Toth et al. 2018). Eine nationale Positionierung bzgl. Patientinnen mit Implantationsversagen wird der aktuell in Arbeit befindlichen IVF-Leitlinie zu entnehmen sein.

4.5 Blockade des Tumornekrosefaktors

TNF-Blocker wie Infliximab, Etanercept, Adalimumab, Certolizumab und Golimumab kommen normalerweise in der Behandlung von Autoimmunerkrankungen wie rheumatoider Arthritis, Psoriasisarthritis, ankylosierender Spondylitis (M. Bechterew) sowie M. Crohn und Colitis ulcerosa zur Anwendung. Ihr Wirkprinzip besteht auf der Hemmung des hauptsächlich von Makrophagen ausgeschütteten Tumornekrosefaktors.

Der klinische Erfahrungshorizont dieser in ihrer primären Indikation sehr effektiven Präparate betrifft dabei einen Zeitraum von knapp 20 Jahren. Aufgrund der altersspezifischen Inzidenzen der jeweiligen Erkrankungen in der fertilen Lebensphase kann mittlerweile auch eine Reihe von Anwendungen in der Schwangerschaft überblickt werden (Clowse 2010).

Als typische Nebenwirkung der immunsuppressiven Therapie mit TNF-Blocker wird die Reaktivierung einer präexistenten Tuberkulose genannt. Zudem wurden u. a. erhöhte Inzidenzen demyelinisierender Erkrankungen sowie das paradoxe Neuauftreten eines systemischen Lupus erythematodes und pustulöser Psoariasitiden berichtet (Clowse 2010). Auch das bei immunsupprimierten Patienten beschriebene erhöhte Auftreten von Malignomen (z. B. Lymphom) muss Beachtung finden. Alle beschriebenen Therapeutika – mit Ausnahme von Etanercept allesamt Antikörper oder deren Fragmente (Certolizmab) – sind placentagängig. Im Rahmen ihrer Anwendung präkonzeptionell bzw. in der Schwangerschaft wurde bei TNFα-Blocker das erhöhte Auftreten von kindlichen Fehlbildungen (VATER- bzw. VACTERL-Anomalienkomplex) zumindest diskutiert (Carter et al. 2006), während andere Autoren methodische Mängel dieser Auswertung hervorheben (Clowse 2010).

Unabhängig davon ist als Grundlage der Anwendung in oben genannten Fällen eine schwere Autoimmunerkrankung der Schwangeren zu sehen, die eine Therapie mit TNF-Blockern aus medizinischer Indikation notwendig machte.

Es liegen Daten einer amerikanischen Arbeitsgruppe zur Anwendung von Adalimumab bei Frauen im Rahmen einer Kinderwunschbehandlung bzw. zur Anwendung von Etanercept oder Adalimumab bei Patientinnen mit habituellen Aborten vor, bei denen eine erhöhte endometriale TNF- Freisetzung postuliert worden war.

Bei 76 Patientinnen mit anamnestischen habituellen Aborten erfolgte eine retrospektive Auswertung einer Folgegravidität, die entweder mit Heparin allein (n = 21), der Kombination aus Heparin und intravenösen Immunglobulinen (IVIG) (n = 37) oder der Kombination aus Heparin, IVIG und einem TNF-α-Blocker (Etanercept oder Adalimumab) (n = 17) nicht randomisiert behandelt worden war (Winger und Reed 2009). Die Patientinnen waren in Hinblick auf Alter, anamnestische Abortanzahl, Thrombophilie und autoimmune Marker vergleichbar. Die Lebendgeburtenrate war mit 19 % im Heparinarm signifikant niedriger als in der mit Heparin + IVIG behandelten Gruppe (54 %) bzw. der Gruppe mit der Kombinationsbehandlung aus Heparin + IVIG + TNF-Blocker (71 %). In allen Gruppen traten nur minimale Nebenwirkungen auf; kindliche Fehlbildungen mit Ausnahme eines M. Down in der Heparin + IVIG-Gruppe wurden nicht detektiert (Winger und Reed 2009).

Auch im Rahmen einer IVF-Behandlung erfolgte eine Anwendung von TNF-Blockern: Bei 75 Patientinnen mit einem „erhöhten Verhältnis des Th1/Th2-Zytokinprofils" fand ein (nicht randomisierter) Therapieansatz „nach klinischer Entscheidung" in einem der 4 Arme „Adalimumab + intravenöse Immunglobuline (IVIG)", „Immunglobuline allein", „Adalimumab allein" bzw. „keine Therapie" statt. Tab. 4 zeigt das Outcome der jeweiligen Studienarme (Winger et al. 2009) dieser retrospektiven Auswertung.

Tab. 4 Anwendung von TNF-Blockern. (Nach Winger et al. 2009)

	Gruppe I	Gruppe II	Gruppe III	Gruppe IV	p-Wert Gruppe I vs. IV	p-Wert Gruppe II vs. IV
	Adalimumab + Intravenöse Immunglobuline	Intravenöse Immunglobuline allein	Adalimumab allein	Keine Behandlung		
Patientenzahl	41	23	6	5		
Anzahl anamnestisch erfolgloser IVF-Versuche	1,7 + 1,8	0,8 + 1,2	1,2 + 1,6	1,6 + 1,7	0,20	
Anzahl transferierter Embryonen	2,1 + 0,3	2,0 + 0,2	2,2 + 0,4	1,8 + 0,4	0,07	
Implantationsrate (pro transferiertem Embryo)	59 %	47 %	31 %	0 %	0,0007	0,009
Klinische Schwangerschaftsrate	80 %	57 %	50 %	0 %	0,0009	0,04
Lebendgeburtenrate	73 %	52 %	50 %	0 %	0,003	0,05

Es wurden dabei Zusammenhänge zwischen dem präkonzeptionellen TNF/IL-10-Zytokin-Quotienten und dem IVF-Outcome aufgestellt (Winger et al. 2011a).

An diesen Studien mit an sich beeindruckenden Ergebnissen und teilweise positiven Kommentaren der internationalen Literatur (Clark 2010) sind jedoch ausgewiesene methodische Schwächen – wie die Gabe des TNF-Blockers 2 Monate vor der Kinderwunschtherapie mit fehlendem Effektnachweis zum Zeitpunkt des Transfers, fehlende Randomisierung, fehlende Placebokontrolle etc. – zu bemängeln. Auch die Daten zum kindlichen Follow-up (Winger et al. 2011b) sind nicht schlüssig (Clowse 2010), da in dieser Auswertung wesentlich mehr Kinder in den Behandlungsarmen „IVIG" bzw. „keine Therapie" aufgeführt werden als in der ursprünglichen Publikation.

Stellenwert Subsumierend kann nach heutigem Kenntnisstand von der Gabe von TNF-Blockern zur Verbesserung des IVF-Outcomes aufgrund der unsicheren Effekte, des niedrigen Evidenzniveaus bisheriger Studien, des fehlenden Langzeit-Follow-ups bei ungeklärtem Risiko im Hinblick auf die Entstehung von Malignomen sowie sonstiger Erkrankungen bei der – i. d. R. ansonsten gesunden (!) – Kinderwunschpatientin sowie der potenziellen Induktion von Fehlbildungen der Kinder nur abgeraten werden. Hier sind sicher zunächst weitere Daten aus dem therapeutischen Anwendungsbereich der Autoimmunerkrankungen abzuwarten, bevor klinische Studien bei Kinderwunschpatientinnen ethisch verantwortbar werden. Insbesondere ist eine unreflektierte Anwendung der TNF-Blocker außerhalb klinischer Studien bei Kinderwunschpatientinnen und aktuell unklarem Risiko zu vermeiden. Die nationale Leitlinie zu habituellen Aborten unterstreicht diesen Ansatz – eine Behandlung mit TNFα-Rezeptorblockern „soll außerhalb von Studien nicht durchgeführt werden" (Toth et al. 2018).

4.6 Granulozytenkoloniestimulierender Faktor (G-CSF)

Der eigentlich aus der Behandlung einer chemotherapie-assoziierten Neutropenie bekannte granulozytenkoloniestimulierende Faktor (G-CSF) weist auf endometrialer Ebene ebenfalls verschiedenartige Effekte auf. G-CSF wird vorwiegend von endometrialen Epithelzellen sezerniert, wobei ihm wegen seiner Interaktion mit immunkompetenten Zellen eine proinflammatorische Komponente zugeschrieben wird (Fahey et al. 2005). Besonders bedeutsam dürften auch die eine Dezidualisierung induzierenden Effekte auf endometriale Stromazellen sein (Tanaka et al. 2000).

Seit einiger Zeit wird nun die follikuläre G-CSF-Konzentration als prognostischer Faktor für die oozytäre Reife im Rahmen einer Kinderwunschbehandlung diskutiert (Salmassi et al. 2005; Lédée et al. 2011). Es liegen zudem erste Fallberichte über die erfolgreiche Expansion eines initial inadäquat aufgebauten Endometriums nach uterinen Spülungen mit G-CSF vor (Gleicher et al. 2011).

Eine prospektiv randomisierte, placebokontrollierte Studie berichtet zudem über einen vorteilhaften Effekt einer subkutanen G-CSF-Gabe zur Prävention von erneuten Fehlgeburten bei Frauen mit anamnestischen habituellen Aborten unklarer Genese: In der G-CSF-Gruppe ($n = 35$) lag die „baby take home rate" mit 82,8 % signifikant ($p = 0{,}006$) höher als in der Placebogruppe ($n = 33$) mit 48,5 % (Scarpellini und Sbracia 2009).

Eine randomisierte Studie mit 100 Frauen und wiederholtem Implantationsversagen nach IVF/ICSI wies erhöhte biochemische Schwangerschafts- und Implantationsraten nach einer Einmalgabe von 300 µg G-CSF (Einmalgabe von 300 µg), jedoch keine erhöhte klinische Schwangerschaftsrate oder eine Verbesserung der Abortrate auf (Davari-Tanha et al. 2016).

Bis dato herrschen zahlreiche Unklarheiten bzgl. Zeitpunkt, Dosierung und Häufigkeit einer G-CSF-Gabe bei Frauen mit Kinderwunsch oder habituellen Aborten. Die nationale Leitlinie unterstreicht diesen Aspekt und führt aus, dass eine Therapie mit G-CSF „zur Abortprophylaxe bei Frauen mit wiederholten Aborten außerhalb von Studien nicht durchgeführt werden soll" (Toth et al. 2018).

Stellenwert Es ist somit sicherlich zu früh, die Gabe von G-CSF bei Kinderwunschpatientinnen bzw. Frauen mit habituellen Aborten generell zu empfehlen. Diese Aussage gilt umso mehr, als Hinweise aus Zellkulturexperimenten vorliegen, dass G-CSF die Proliferation und Migration maligner Zellen steigern kann (Gutschalk et al. 2006).

5 Zusammenfassung

Subsumierend lässt sich somit feststellen, dass mit Ausnahme der Behandlung der Autoimmunerkrankung Antiphospholipidsyndrom bis dato die Datenlage zur „immunologischen" Behandlung in der Reproduktionsmedizin nicht durch Studien mit ausreichend hohem Evidenzniveau abgesichert sind – oder aber in solchen Studien ein Therapieerfolg eben nicht nachgewiesen werden konnte.

▶ Es ist daher zum jetzigen Zeitpunkt unter der Maßgabe Primum nihil nocere von einem Einsatz „immunmodulatorischer" Präparate wie TNF-Blocker, G-CSF und Verfahren der aktiven und passiven Immunisierung aufgrund des unklaren Therapieerfolges und potenzieller Risiken außerhalb klinischer Studien klar abzuraten.

Dies gilt gerade vor dem Hintergrund, dass es sich bei den uns konsultierenden Patientinnen i. d. R. um junge, ansonsten gesunde Frauen handelt, bei denen die Langzeitfolgen fragwürdiger „Therapie"-Ansätze nicht abzusehen sind.

Literatur

Agrawal S, Pandey MK, Mandal S, Mishra L, Agarwal S (2002) Humoral immune response to an allogenic foetus in normal fertile women and recurrent aborters. BMC Pregnancy Childbirth 2:6

Alecsandru D, García-Velasco JA (2017) Why natural killer cells are not enough: a further understanding of killer immunoglobulin-like receptor and human leukocyte antigen. Fertil Steril 107:1273–1278

Bohlmann MK (2011) Effects and effectiveness of heparin in assisted reproduction. J Reprod Immunol 90:82–90

Bohlmann MK, Lüdders DW, Baumann K, Speer R, Marx TE, Diedrich K, Hornemann A (2008) Gestagenanwendung in der Schwangerschaft. Gynäkol Endokrinol 6:171–176

Bohlmann MK, Luedders DW, Weichert J, Baumann K, Thill M, Diedrich K, Schleussner E, Hornemann A (2009) Thrombophile Gerinnungsstörungen als Risikofaktoren für habituelle Aborte. Gynäkologe 42:17–24

Bohlmann MK, Toth B, Schleussner E (2010) Keine generelle Heparinisierung bei habituellen Aborten. Frauenarzt 51:1020–1021

Carp HJ, Toder V, Mashiach S, Rabinovici J (1994) Effect of paternal leukocyte immunization on implantation after biochemical pregnancies and repeated failure of embryo transfer. Am J Reprod Immunol 31:112–115

Carrington B, Sacks G, Regan L (2005) Recurrent miscarriage: pathophysiology and outcome. Curr Opin Obstet Gynecol 17:591–597

Carter JD, Valeriano J, Vasey FB (2006) Tumor necrosis factor-alpha inhibition and VATER association: a causal relationship. J Rheumatol 33:1014–1017

Clark DA (2010) Anti-TNF alpha therapy in immune-mediated subfertility: state of the art. J Reprod Immunol 85:15–24

Clowse ME (2010) The use of anti-TNFα medications for rheumatologic disease in pregnancy. Int J Womens Health 2:199–209

Davari-Tanha F, Shahrokh Tehraninejad E, Ghazi M, Shahraki Z (2016) The role of G-CSF in recurrent implantation failure: a randomized double blind placebo control trial. Int J Reprod Biomed (Yazd) 14:737–742

Daya S, Gunby J (2004) Luteal phase support in assisted reproduction cycles. Cochrane Database Syst Rev (3):CD004830

Fahey JV, Schaefer TM, Channon JY, Wira CR (2005) Secretion of cytokines and chemokines by polarized human epithelial cells from the female reproductive tract. Hum Reprod 20:1439–1446

Franasiak JM, Scott RT (2017) Contribution of immunology to implantation failure of euploid embryos. Fertil Steril 107:1279–1283

Gleicher N, Vidali A, Barad DH (2011) Successful treatment of unresponsive thin endometrium. Fertil Steril 95(2123):e13–e17

Gutschalk CM, Herold-Mende CC, Fusenig NE, Mueller MM (2006) Granulocyte colony-stimulating factor and granulocyte-macrophage colony-stimulating factor promote malignant growth of cells from head and neck squamous cell carcinomas in vivo. Cancer Res 66:8026–8036

Haas DM, Ramsey PS (2013) Progestogen for preventing miscarriage. Cochrane Database Syst Rev (10):CD003511

Haider S, Knöfler M (2009) Human tumour necrosis factor: physiological and pathological roles in placenta and endometrium. Placenta 30:111–123

Hofer S, Heindl B, Meister FC, Maul H, Martin E, Sohn C, Weigand MA (2009) Blutungen während Schwangerschaft und Geburt. Gynäkologe 42:55–69

Ito K, Tanaka T, Tsutsumi N, Obata F, Kashiwagi N (1999) Possible mechanisms of immunotherapy for maintaining pregnancy in recurrent spontaneous aborters: analysis of anti-idiotypic antibodies directed against autologous T-cell receptors. Hum Reprod 14:650–655

Kallen CB, Arici A (2003) Immune testing in fertility practice: truth or deception? Curr Opin Obstet Gynecol 18:440–445

Kämmerer U, von Wolff M, Markert UR (2004) Immunology of human endometrium. Immunobiology 209:569–574

Kleinstein J (2009) Aktive und passive Immunisierung. Gyn Endokrinol 7:87–92

Kling C, Steinmann J, Westphal E, Magez J, Kabelitz D (2006) Adverse effects of intradermal allogeneic lymphocyte immunotherapy: acute reactions and role of autoimmunity. Hum Reprod 21:429–435

Kling C, Schmutzler A, Wilke G, Hedderich J, Kabelitz D (2008) Two-year outcome after recurrent implantation failure: prognostic factors and additional interventions. Arch Gynecol Obstet 278:135–142

Lédée N, Petitbarat M, Rahmati M, Dubanchet S, Chaouat G, Sandra O, Perrier-d'Hauterive S, Munaut C, Foidart JM (2011) New pre-conception immune biomarkers for clinical practice: interleukin-18, interleukin-15 and TWEAK on the endometrial side, G-CSF on the follicular side. J Reprod Immunol 88:118–123

Li J, Chen Y, Liu C, Hu Y, Li L (2013) Intravenous immunoglobulin treatment for repeated IVF/ICSI failure and unexplained infertility: a systematic review and a meta-analysis. Am J Reprod Immunol 70:434–447

Matsuyama T, Kobayashi Y, Honda I, Inoue M, Fujii A (1992) Analysis of HLA antigens and immunotherapy for infertile couples who failed to conceive after in vitro fertilization-embryo tubal replacement (IVF-ETR). Nihon Sanka Fujinka Gakkai Zasshi 44:1241–1247

Miyakis S, Lockshin MD, Atsumi T, Branch DW, Brey RL, Cervera R, Derksen RH, De Groot PG, Koike T, Meroni PL, Reber G, Shoenfeld Y, Tincani A, Vlachoyiannopoulos PG, Krilis SA (2006) International consensus statement on an update of the classification criteria for definite antiphospholipid syndrome (APS). J Thromb Haemost 4:295–306

Moffett A, Shreeve N (2015) First do no harm: uterine natural killer (NK) cells in assisted reproduction. Hum Reprod 30:1519–1525

Nelson SM, Greer IA (2008) The potential role of heparin in assisted conception. Hum Reprod Update 14:623–645

Oates-Whitehead RM, Haas DM, Carrier JA (2003) Progestogen for preventing miscarriage. Cochrane Database Syst Rev (4):CD003511

Pandey MK, Rani R, Agrawal S (2005) An update in recurrent spontaneous abortion. Arch Gynecol Obstet 272:95–108

Parham P (2004) NK cells and trophoblasts: partners in pregnancy. J Exp Med 200:951–955

Paulmyer-Lacroix O, Despierres L, Courbiere B, Bardin N (2014) Antiphospholipid antibodies in women undergoing in vitro fertilization treatment: clinical value of IgA anti-β2glycoprotein I antibodies determination. Biomed Res Int 2014, Art. 314704

Piccinni MP, Giudizi MG, Biagiotti R, Beloni L, Giannarini L, Zampognaro S, Parrochi P, Manetti R, Annunziato F, Livi C, Romagnani S, Maggi E (1995) Progesterone favors the development of human T helper cells producing Th2-type cytokines and promotes both IL-4 production and membrane CD30 expression in established Th1 cell clones. J Immunol 155:128–133

Piccinni MP, Beloni L, Livi C, Maggi E, Scarselli G, Romagnani S (1998) Defective production of both leukemia inhibitory factor and type 2 T-helper cytokines by decidual T cells in unexplained recurrent abortions. Nat Med 4:1020–1024

Practice Committee of the American Society for Reproductive Medicine (2008) Definitions of infertility and recurrent pregnancy loss. Fertil Steril 90:60

Quack KC, Vassiliadou N, Pudney J, Anderson DJ, Hill JA (2001) Leukocyte activation in the decidua of chromosomally normal and abnormal fetuses from women with recurrent abortion. Hum Reprod 16:949–955

Quenby S, Bates M, Doig T, Brewster J, Lewis-Jones DI, Johnson PM, Vince G (1999) Pre-implantation endometrial leukocytes in women with recurrent miscarriage. Hum Reprod 14:2386–2391

Rode L, Langhoff-Roos J, Andersson C, Dinesen J, Hammerum MS, Mohapeloa H, Tabor A (2009) Systematic review of progesterone for the prevention of preterm birth in singleton pregnancies. Acta Obstet Gynecol Scand 88:1180–1189

Rogenhofer N, Mittenzwei S, Thaler CJ, Diedrich K, Baumann K, Bohlmann MK (2011) Stellenwert der aktiven Immuntherapie bei Kinderwunschpatientinnen. Gyn Endokrinol 9:215–218

Royal College of Obstetricians and Gynaecologist – RCOG. Guideline No. 17. The investigation and treatment of couples with recurrent miscarriage. https://www.rcog.org.uk/globalassets/documents/guidelines/gtg_17.pdf. Zugegriffen am 06.07.2018

Sacks G (2015) Enough! Stop the arguments and get on with the science of natural killer cell testing. Hum Reprod 30:1526–1531

Salmassi A, Schmutzler AG, Schaefer S, Koch K, Hedderich J, Jonat W, Mettler L (2005) Is granulocyte colony-stimulating factor level predictive for human IVF outcome? Hum Reprod 20:2434–2440

Scarpellini F, Sbracia M (2009) Use of granulocyte colony-stimulating factor for the treatment of unexplained recurrent miscarriage: a randomised controlled trial. Hum Reprod 24:2703–2708

Schindler AE (2005) Einsatz von Gestagenen in der Schwangerschaft – Therapeutische und präventive Anwendungsmöglichkeiten. Frauenarzt 46:586–589

Shakhar K, Rosenne E, Loewenthal R, Shakhar G, Carp H, Ben-Eliyahu S (2006) High NK cell activity in recurrent miscarriage: what are we really measuring? Hum Reprod 21:2421–2425

Steinvil A, Raz R, Berliner S, Steinberg DM, Zeltser D, Levran D, Shimron O, Sella T, Chodick G, Shalev V, Salomon O (2012) Association of common thrombophilias and antiphospholipid antibodies with success rate of in vitro fertilisation. Thromb Haemost 108:1192–1197

Strowitzki T, Germeyer A, Popovici R, von Wolff M (2006) The human endometrium as a fertility-determining factor. Hum Reprod Update 12:617–630

Sung N, Han AR, Park CW, Park DW, Park JC, Kim NY, Lim KS, Shin JE, Joo CW, Lee SE, Kim JW, Lee SK, Task Force IVIG (2017) Korean society for reproductive immunology. Intravenous immunoglobulin G in women with reproductive failure: The Korean society for reproductive immunology practice guidelines. Clin Exp Reprod Med 44:1–7

Tanaka T, Miyama M, Masuda M, Mizuno K, Sakamoto T, Umesaki N, Ogita S (2000) Production and physiological function of granulocyte colony-stimulating factor in non-pregnant human endometrial stromal cells. Gynecol Endocrinol 14:399–404

Toth B, Tempfer C, Bohlmann MK, Hancke K, Nawroth F, Schleußner E, Rogenhofer N, Rudnik-Schöneborn S, von Otte S, von Wolff M, Wischmann T, Würfel W, Zschocke J (2018) Diagnostik und Therapie beim wiederholten Spontanabort; AWMF-Leitlinie 015/050 (S2k). Deutsche Gesellschaft für Gynäkologie und Geburtshilfe (DGGG) (im Druck)

Wilczyński JR, Radwan P, Tchórzewski H, Banasik M (2012) Immunotherapy of patients with recurrent spontaneous miscarriage and idiopathic infertility: does the immunization-dependent Th2 cytokine overbalance really matter? Arch Immunol Ther Exp (Warsz) 60:151–160

Winger EE, Reed JL (2009) Treatment with tumor necrosis factor inhibitors and intravenous immunoglobulin improves live birth rates in women with recurrent spontaneous abortion. Am J Reprod Immunol 60:8–16

Winger EE, Reed JL, Ashoush S, Ahuja S, El-Toukhy T, Taranissi M (2009) Treatment with adalimumab (Humira) and intravenous immunoglobulin improves pregnancy rates in women undergoing IVF. Am J Reprod Immunol 61:113–120

Winger EE, Reed JL, Ashoush S, El-Toukhy T, Ahuja S, Taranissi M (2011a) Degree of TNF-α/IL-10 cytokine elevation correlates with IVF success rates in women undergoing treatment with Adalimumab (Humira) and IVIG. Am J Reprod Immunol 65:610–618

Winger EE, Reed JL, Ashoush S, El-Toukhy T, Ahuja S, Taranissi M (2011b) Birth defect rates in women using adalimumab (Humira) and intravenous immunoglobulin to treat immunologic-based infertility in IVF. Am J Reprod Immunol 66:237–241

Adjuvante Therapien in der Reproduktionsmedizin

46

Jan-Steffen Krüssel, Dunja-Maria Baston-Büst und Alexandra Petra Bielfeld

Inhalt

1 Einleitung ... 529
2 TCM und Akupunktur ... 530
3 „Assisted hatching“ ... 532
4 Embryokultur mit Time-lapse-Verfahren ... 532
5 Mitochondrien/Mitochondriale Nährstoffe ... 533
6 Fazit für die Praxis ... 535
7 Zusammenfassung ... 535
Literatur ... 536

1 Einleitung

Kinderwunschpaare, die sich einer künstlichen Befruchtung unterziehen, sind zu Beginn der Behandlung meist hochmotiviert, hoffnungsvoll und voller Vertrauen in das behandelnde Kinderwunschzentrum. Leider liegt aber selbst unter optimalen Bedingungen (Patientin unter 30 Jahre, Transfer von 2 „idealen“ Embryonen) die Schwangerschaftsrate pro Embryotransfer bei nur 42,4 %, beim Transfer eines idealen Embryos bei 30,4 % (Deutsches IVF Register Jahrbuch 2018). Das wiederum bedeutet, dass knapp 60–70 % der Behandlungen nicht zu dem vom Patientenpaar erhofften Erfolg führen. Auch wenn dies den Kinderwunschpaaren natürlich bei Behandlungsbeginn in den Aufklärungs- und Beratungsgesprächen der betreuenden Ärzte eindeutig mitgeteilt wird, hofft jedes Paar, dass es zu den glücklichen mit einem positiven Behandlungsausgang gehört. Der erste negative Schwangerschaftstest wird meist noch akzeptiert und rational verarbeitet, doch spätestens nach dem zweiten negativen Behandlungszyklus beginnt das Paar oft, sich intensiver mit der Therapie auseinanderzusetzen und auch nach alternativen Behandlungsmethoden oder zusätzlichen Maßnahmen zu suchen. Dies führt immerhin dazu, dass knapp 9 % der Kinderwunschpaare das behandelnde Zentrum einmal und in unter 1 % der Fälle mehrmals wechseln (Sonderauswertung *Drop out* für das Deutsches IVF-Register 2018), vermutlich, weil sie sich dadurch einen erfolgreichen Ausgang ihrer Kinderwunschbehandlung erhoffen.

Die Patientinnen werden vor und während der Stimulationsbehandlung, der Eizellentnahme und des Transfers intensiv überwacht und stehen daher in häufigem Kontakt zum reproduktionsmedizinischen Personal. Wenn auch die Kontakte meist kurz sind, besteht doch die Möglichkeit, akute Fragen des Paares kurz zu beantworten. Diese Möglichkeit endet aber meist abrupt nach dem Embryotransfer.

► Der Embryotransfer steht somit am Ende einer oft wochenlangen, körperlich und seelisch belastenden – und nicht zuletzt auch kostenintensiven – Behandlungsphase mit zunächst noch ungewissem Ausgang.

Meist findet bis zum Schwangerschaftstest kein weiterer Kontakt des Paares mit dem behandelnden Zentrum statt.

J.-S. Krüssel (✉)
Universitäres interdisziplinäres Kinderwunschzentrum Düsseldorf (UniKiD), Düsseldorf, Deutschland
E-Mail: kruessel@unikid.de

D.-M. Baston-Büst · A. P. Bielfeld
Universitäres interdisziplinäres Kinderwunschzentrum Düsseldorf, Düsseldorf, Deutschland
E-Mail: baston-buest@unikid.de; bielfeld@unikid.de

K. Diedrich et al. (Hrsg.), *Reproduktionsmedizin*, Springer Reference Medizin,
https://doi.org/10.1007/978-3-662-57636-6_47

Insbesondere diese Phase stellt für viele Patientinnen, natürlich aufgrund des ungewissen Ausgangs der Behandlung, eine große Belastung dar. Häufig werden normale körperliche Prozesse überinterpretiert, was zu einer weiteren Zunahme der Anspannung führt. In dieser Situation reflektieren viele Patientinnen ihre bisherige Behandlung und ihre derzeitige Situation, wodurch ein weiterer Informationsbedarf entsteht.

▶ Eine wichtige Informationsquelle für die Kinderwunschpaare stellt heutzutage das Internet dar. In Deutschland gibt es mehr als 15 sog. „Kinderwunschforen", in denen sich Kinderwunschpaare untereinander austauschen und sich mit mehr oder weniger fachlicher Kompetenz gegenseitig gut gemeinte Ratschläge geben.

Die Diskussion in diesen Foren erfolgt größtenteils anonym bzw. unter einem selbst gewählten Benutzernamen. Eine Moderation oder eine Kommentierung der Beiträge durch fachkundige Mediziner gibt es nur in den seltensten Fällen. Diese Anonymität führt dazu, dass auch intimste Erfahrungen teils völlig offen dargelegt werden – in einem persönlichen Gespräch z. B. in einer Selbsthilfegruppe würde dies vermutlich anders ablaufen. Bei Registrierung in diesen Kinderwunschforen und Lektüre der Beiträge ist der fachkundige Reproduktionsmediziner zwar gelegentlich erstaunt, dass einige Kommentare absolut fundiert sind, doch in vielen Fällen werden wissenschaftlich nicht haltbare oder zumindest zu hinterfragende Behauptungen aufgestellt und teils vehement verteidigt. Finden sich genügend Diskussionspartner, die aus ihrer individuellen Erfahrung solche Behauptungen unterstützen, bildet sich eine kritische Masse, und es kommt zur Entstehung eines Mythos. Die ebenfalls aus dem Internet (www.duden.de) stammende Definition des Wortes Mythos lautet: „Person, Sache, Begebenheit, die (aus meist verschwommenen, irrationalen Vorstellungen heraus) glorifiziert wird, legendären Charakter hat."

Insbesondere um mögliche Zusatzmaßnahmen beim Embryotransfer und während der Phase zwischen Embryotransfer und Schwangerschaftstest ranken sich einige dieser Mythen oder teils auch Gerüchte, welche bereits in einem Kapitel des Themenheftes „Mythen in der Reproduktionsmedizin" der Zeitschrift *Gynäkologische Endokrinologie* dargestellt wurden (Krüssel et al. 2010). In diesem Kapitel sollen nun die aktuellen Daten sowie weitere Fragen dargestellt und in den Kontext der wissenschaftlichen Literatur eingeordnet werden.

Hierzu gehören insbesondere die Fragen nach

- TCM und Akupunktur,
- „assisted hatching",
- Embryokultur mit Time-lapse-Verfahren,
- Mitochondrien/mitochondrialen Nährstoffen.

Die Kinderwunschforen „www.wunschkinder.net" und „www.klein-putz.net" gehören mit – nach eigenen Angaben – ca. 100.000 bzw. 52.953 registrierten Benutzern (Stand: 28.05.2018) zu den größten virtuellen Treffpunkten für Kinderwunschpaare in Deutschland. Aus Tab. 1, welche die Anzahl der Beiträge zu den jeweiligen Stichpunkten in diesen beiden Foren beschreibt, wird ersichtlich, dass offensichtlich ein großer Informationsbedarf zu diesen Fragestellungen aufseiten der Patienten besteht.

2 TCM und Akupunktur

Zwischen Kinderwunschpatienten besteht ein reger Austausch zu Fragen, welche traditionelle chinesische Medizin (TCM) und Akupunktur betreffen.

Aus wissenschaftlicher Sicht gibt es verschiedene theoretische Ansatzpunkte für einen möglichen positiven Effekt einer Akupunkturbehandlung in der Lutealphase. Dieser könnte z. B. vermittelt werden

- durch eine Aktivierung endogener Opioide und dadurch konsekutiver Dämpfung des zentralen, sympathischen Nervensystems (Chae et al. 2007),
- durch eine Verbesserung des uterinen Blutflusses durch Senkung des Gefäßwiderstandes in den Aa. uterinae (Stener-Victorin et al. 1996) oder
- durch eine Verminderung der uterinen Kontraktilität (Kim et al. 2000).

In 2006 veröffentlichten zwei Arbeitsgruppen ihre Untersuchungsergebnisse zum Einsatz einer begleitenden Akupunktur in der Lutealphase. Dieterle et al. (2006) untersuchten 225 Kinderwunschpatientinnen, welche IVF oder ICSI erhielten, anhand einer prospektiven, randomisierten Analyse. Alle Patientinnen wurden mittels GnRH-long-Protokoll vorbereitet, zur Stimulation wurden rFSH oder HMG verwendet. Alle Patientinnen erhielten eine Akupunkturbehandlung am Tag des Embryotransfers und 3 Tage nach dem Embryotransfer. Eine Gruppe von 116 Patientinnen (Verum-

Tab. 1 Anzahl der auf www.wunschkinder.net und www.klein-putz.net gefundenen Beiträge zu den jeweiligen Fragestellungen (Stand 28.05.2018)

Suchbegriff	www.klein-putz.net	www.wunschkinder.net
Akupunktur oder TCM	11.213	>1000
„assisted hatching"	3167	>1000
„time lapse" oder „embryoscope"	262	458
Mitochondrien/Mitochondriale Nährstoffe	24	39

gruppe) erhielt die Akupunktur an Punkten, welche die Fertilität positiv beeinflussen sollten, und eine Behandlung mit Caryophyllaceae-Samen, welche auf verschiedene Punkte des Ohres appliziert wurden. Eine Gruppe von 109 Patientinnen (Kontrollgruppe) wurde an Punkten akupunktiert, welche in keinem Zusammenhang zur Fertilität stehen, und erhielt keine Behandlung mit Caryophyllaceae-Samen.

In der Verumgruppe wurde eine signifikant höhere Rate an klinischen Schwangerschaften festgestellt als in der Kontrollgruppe (33,6 % vs. 15,6 %). Allerdings muss hier sicherlich diskutiert werden, dass die Schwangerschaftsrate in der Kontrollgruppe auch im Vergleich mit den Daten des DIR auffällig niedrig erscheint, sodass Kritiker der Studie behauptet haben, diese zeige nicht, dass die „richtige" Akupunktur die Schwangerschaftsrate verbessere, sondern, dass die „falsche" Akupunktur die Schwangerschaftsrate verschlechtere. Auch erhielt lediglich die Verumgruppe eine begleitende Behandlung mit Caryophyllaceae-Samen, sodass die höhere Schwangerschaftsrate auch hierdurch verursacht sein könnte.

Westergaard et al. (2006) wählten eine andere Herangehensweise, wobei insgesamt 273 Patientinnen in 3 Gruppen randomisiert wurden: eine Gruppe erhielt Akupunktur nur am Tag des Transfers (Verumgruppe 1, n = 95), eine zweite Gruppe am Tag des Transfers und 2 Tage nach dem Transfer (Verumgruppe 2, n = 91), und eine dritte Gruppe erhielt keine Akupunktur (Kontrollgruppe, n = 87). Die Stimulationsbehandlung war entweder im GnRH-long-Protokoll, im Antagonistenprotokoll oder im Spontanzyklus durchgeführt worden, die Fertilisation der Eizellen erfolgte abhängig vom männlichen Befund entweder mittels IVF oder ICSI. Sowohl in Verumgruppe 1 (Akupunktur nur am ET-Tag) als auch in Verumgruppe 2 (Akupunktur am ET-Tag und 2 Tage nach ET) fanden sich signifikant höhere klinische Schwangerschaftsraten als in der Kontrollgruppe ohne Akupunktur (39 % vs. 36 % vs. 24 %). Kritisch zu dieser Studie ist anzumerken, dass die Kontrollgruppe überhaupt keine Akupunktur erhielt, sodass ein möglicher Placeboeffekt nicht kontrolliert wurde und daher auch nicht ausgeschlossen werden kann.

Eine Arbeit von Collins (2006) hat trotz der Heterogenität der Studien die Daten dieser beiden Untersuchungen zusammen mit einer weiteren (Paulus et al. 2002) in einer Art Metaanalyse zusammengefasst und dadurch einen statistisch signifikanten Anstieg der Lebendgeburtenrate beschreiben können. Diese liegt anhand der 3 Studien in den Akupunkturgruppen mit 13,3 % (CI: 7,1–19,4 %) höher als in den Kontrollgruppen. Die neuesten Metaanalysen weisen allerdings keine höheren Schwangerschaftsraten nach Akupunktur mehr auf, nachdem die bislang größte Studie mit über 600 Patientinnen von Andersen et al. (2010) mit in die Berechnung aufgenommen wurde (mod. nach Sunkara et al. 2009).

Kritisch ist aber anzumerken, dass die Qualität der transferierten Embryonen in keiner der Studien erfasst wurde. Es herrscht bislang keine einheitliche Aussage zu den Akupunkturpunkten und -zeitpunkten. Die Studien sind heterogen bezüglich der Stimulationsprotokolle und verwendeten Medikamente sowie der Art der durchgeführten Behandlung (IVF oder ICSI). Gefordert wurde daher eine prospektive, randomisierte, placebokontrollierte Studie mit ausreichend großer Fallzahl, um damit eine adäquate Beurteilung dieser Zusatzmaßnahme zu ermöglichen.

Diese Studie liegt nun vor und wurde aktuell publiziert (Smith et al. 2018). Insgesamt 16 IVF-Zentren in Australien und Neuseeland untersuchten an 848 Frauen, welche sich zwischen 2011 und 2015 einer IVF oder ICSI mit Transfer im Stimulationszyklus unterzogen, den Effekt einer begleitenden Akupunkturbehandlung auf die Lebendgeburtrate. Die Teilnehmerinnen wurden prospektiv computerbasiert anhand eines Algorithmus randomisiert, wobei neben der Verteilung der Patientinnen pro teilnehmendem Zentrum auch nach Alter und Anzahl der vorangegangenen IVF-Zyklen stratifiziert wurde. Alle Patientinnen erhielten drei Akupunkturbehandlungen: einmal zwischen Stimulationstag 6 und 8 und zweimal am Tag des Transfers (eine Stunde vor und direkt nach dem Transfer). Die Patientinnen der Verumgruppe erhielten eine manuelle Akupunkturbehandlung an verschiedenen Punkten, die nach der traditionellen chinesischen Medizin zur Steigerung der Durchblutung von Uterus und Ovarien, zur Dämpfung des ZNS und zur biologischen Stressreduktion beitragen. Die Patientinnen der Kontrollgruppe erhielten eine sham-Akupunktur an anderen, nach der TCM-Klassifikation nicht wirksamen Punkten. Die Gruppenzuordnung der Patientinnen war für Reproduktionsmediziner und Patientinnen verblindet. Hierbei zeigte sich für das primäre Studienziel, die Lebendgeburtrate, kein signifikanter Unterschied zwischen Patientinnen der Verum- und Kontrollgruppe (18,3 % vs. 17,8 %, RR 1,02 [95 %CI 0,76–1,38]). Allerdings merken die Autoren an, dass der Anteil von Patientinnen mit Embryotransfer an Tag 5 (Blastozystentransfer) in der Kontrollgruppe höher war als in der Verumgruppe (31,3 % bei Verum- vs. 39,4 % bei sham-Akupunktur, RR 0,80 [95 % CI, 0,66–0,96]), was die Autoren als zufälligen Effekt der Randomisierung interpretieren. Da aber der Embryotransfer an Tag 5 per se im Vergleich mit einem Transfer an Tag 3 mit einer höheren Schwangerschaftsrate assoziiert werden kann, ist ein zufälliger negativer Effekt auf die Lebendgeburtrate in der Verumgruppe nicht komplett auszuschließen. Dennoch ist dies die bislang größte, prospektiv-randomisierte, plazebokontrollierte, multizentrische Studie und deren Ergebnis zeigt einen (positiven oder negativen) Einfluss der begleitenden Akupunktur im Rahmen der IVF oder ICSI.

▶ Insgesamt zeigen die wissenschaftlichen Daten, dass eine Akupunktur am Tag des Embryotransfers die Schwangerschaftsrate nicht negativ beeinflusst. Eine signifikante Steigerung der Schwangerschaftsrate und der Lebendgeburtenrate lässt sich aber nicht nachweisen.

3 „Assisted hatching"

Neben Fragen zu TCM stellt „assisted hatching" (AH) das in den beobachteten Kinderwunschforen am zweithäufigsten diskutierte Themengebiet dar. Hierbei scheint es auf den ersten Blick sehr einleuchtend zu sein, dass ein Ausdünnen oder Anritzen der Zona pellucida, in den meisten Fällen per Laser, manuell oder saurer Tyrod-Lösung durchgeführt, das Schlüpfen der Blastozyste aus dieser Glykoproteinhülle erleichtert und dadurch die Wahrscheinlichkeit auf eine erfolgreiche Einnistung erhöht wird (▶ Kap. 26, „„Assisted Hatching"“).

Aus wissenschaftlicher Sicht ist es aber keinesfalls so, dass die Datenlage diese These eindeutig untermauert. Trotz der Tatsache, dass AH bereits seit den 1980er-Jahren angewendet wird (Malter und Cohen 1989) und dass seitdem mehr als 350 wissenschaftliche Arbeiten zu diesem Thema publiziert wurden, ist die Frage, ob die Schwangerschaftsrate durch diese Behandlung verbessert wird, nicht eindeutig geklärt. Bei der Vielzahl der Studien bieten sich natürlich Metaanalysen an, wobei aber die große Heterogenität der Daten die Auswertung erschwert. Eine aktuelle Metaanalyse von 12 randomisierten, kontrollierten Studien zur Bedeutung des AH in Embryotransfers in Kryozyklen zeigt eine Erhöhung der klinischen Schwangerschaftsrate pro Paar und der Implantationsrate pro Embryotransfer um ca. das 1,6-Fache. Aufgeteilt nach dem verwendeten Kryoprotokoll (slow freezing *vs.* Vitrifikation) zeigt sich die Implantationsrate pro Transfer deutlich verbessert bei Anwendung der Vitrifikation gepaart mit AH (Zeng et al. 2018). Bei der Durchführung des AH ist eine Verdünnung vs. einer kompletten Eröffnung der Zona Inhalt vieler Diskussionen. In der Metaanalyse von Zeng konnte nur eine Studie hinsichtlich der kompletten Eröffnung mit einer um das 3,2-Fache erhöhten Implantationsrate pro Transfer ausgewertet werden (Zeng et al. 2018). Häufig sind es fehlende detaillierte Angaben und unklare primäre oder sekundäre Endpunkte, die in den Studien eine korrekte Listung erschweren. Eine 2016 publizierte Metaanalyse konnte Daten von 36 Studien aus den Jahren 1992–2014 mit den Endparametern klinische Schwangerschaftsrate und in reduziertem Umfang Lebendgeburtenrate, Mehrlings- und Abortrate identifizieren (Li et al. 2016). Dieser mit 22 Jahren sehr große Zeitraum stellt hinsichtlich der Anforderungen und Kulturbedingungen im IVF-Labor inkl. der Veränderungen in der Kryotechnik, der veränderten Stimulationsprotokolle und des Durchschnittsalters der Patientinnen eine große Herausforderung dar. Über alle Parameter (IVF oder ICSI, Verdünnung, Eröffnung, komplette Auflösung der Zona, Frisch oder Kryo-ET, vorherige frustrane Behandlung etc.) zeigt das AH eine leichte Erhöhung der klinischen Schwangerschaftsrate um das 1,16-Fache einhergehend mit einer Erhöhung der Mehrlingsrate um das 1,5-Fache. Insbesondere die Erhöhung der Mehrlingsrate, aber nicht der Rate monozygoter Mehrlinge, nach AH wird als Kritikpunkt in der aktuellen Richtlinie der ASRM aufgegriffen und verhindert den Einsatz von AH als Standardmethode nach IVF und ICSI (Practice Committee of the American Society for Reproductive Medicine 2014). Weiterer Kritikpunkt ist, dass trotz der jahrelangen Anwendung der Methode valide Daten zur Lebendgeburtenrate nach AH bis heute fehlen.

Kritisch ist hier sicher die Heterogenität der Studien mit Hinblick auf das Alter der Patientinnen, Embryonenqualität und -anzahl, Wahl der Stimulationsprotokolle und Art der Behandlung (Frisch- oder Kryo-ET) zu werten. Ob sich dieser Trend jedoch mit der weiteren Einschleusung prospektiv-randomisierter Studien zu diesem Thema bestätigen wird, bleibt abzuwarten.

▶ Auf Basis der aktuellen Datenlage scheint sich ein positiver Effekt des AH, v. a. in der Subgruppe von Patientinnen mit wiederholtem Implantationsversagen und schlechter ovarieller Antwort (poor response), anzudeuten.

4 Embryokultur mit Time-lapse-Verfahren

Für die Selektion des Embryos mit dem größten Entwicklungspotenzial, um die individuelle Schwangerschaftswahrscheinlichkeit für die Kinderwunschpatientinnen zu erhöhen, werden Kulturbedingungen benötigt, die eine störungsfreie/-reduzierte Kultur in vitro unterstützen. Durch die Innovationen des letzten Jahrzehnts wurde eine ungestörte Kultur durch die Entwicklung von Time-lapse-Inkubatoren möglich. Charakteristisch für diese Inkubatoren ist eine im Gerät verankerte Kamera, die abhängig vom Hersteller und Programm in einem zeitlich definierten Abstand Fotos der kultivierten Embryonen anfertigt, ohne dass diese hierfür aus dem Gerät entnommen werden müssen. Insbesondere beim früheren Standardeinsatz großvolumiger Inkubatoren wurde die Atmosphäre durch einmaliges Öffnen der Tür für mindestens eine Stunde zerstört (Nastri et al. 2016). Die Zufuhr von gasförmigem Stickstoff erlaubt in den zumeist kleinvolumig konstruierten Geräten eine Erniedrigung auf nahezu für den weiblichen Reproduktionstrakt physiologische, erniedrigte Sauerstoffkonzentrationen von unter 6 % statt der atmosphärischen 20 %. Darüber hinaus wurden in den letzten Jahren kontinuierliche, Single-step-Medien entwickelt, die nicht mehr gemäß des Shifts von Pyruvat zu Glucose mit Aufnahme der Glykolyse an Tag 3 der Embryokultur erneuert werden müssen.

Die nichtinvasive Aufzeichnung der Entwicklung und Teilungen des Embryos mittels videografischer Einheit wird oft unter dem Begriff Morphokinetik geführt (Kiessling 2010). Es gibt einige wichtige Eckdaten, die für die Beurteilung der zeitlichen Entwicklung von Embryonen angewendet werden können:

- Zeitpunkt der Auflösung von mütterlichem und väterlichem Vorkern
- Zeitintervall bis zur ersten Zellteilung
- Zeitintervall bis zur zweiten und dritten Zellteilung
- Dauer ungerader Anzahl an Blastomeren (3-, 5-, 7-Zeller)
- Zeitpunkt der Blastozoelbildung
- Zeitpunkt der Expansion der Blastozyste

Darüber hinaus können unphysiologische Teilungen, z. B. 1- zu 3-Zeller, visualisiert werden neben Vakuolen sowie in ihren Teilungen sehr unruhige Embryonen und reverse Teilungen. Einige Charakteristika können allgemein für die Erstellung von Algorithmen, die retrospektiv die Entwicklung der Embryonen mit einer resultierenden klinischen Schwangerschaft korrelieren, herangezogen werden und finden auch Einzug in objektivierte kommerzielle Auswertungstools, die die Arbeit von Embryologen unterstützen (Coticchio et al. 2018; Desai et al. 2014; Dominguez et al. 2015; Yang et al. 2018a, b; Zhan et al. 2016). Aktuell ist eine Metaanalyse bei Cochrane erschienen, deren Ergebnisse aufgrund von geringen Fallzahlen, Bias und ungenauen Angaben allerdings mit Vorsicht zu interpretieren ist. Es fanden sich keine Unterschiede hinsichtlich klinischer Schwangerschafts-, Lebendgeburten- und Abortrate bei morphologischer Auswahl des zu transferierenden Embryos. Die Studien zum Einsatz der kommerziell erhältlichen Algorithmusprogramme bildeten keine Lebendgeburtenrate ab. Insgesamt fehlen auch hier große, randomisierte und verblindete Studien (Armstrong et al. 2018).

▶ Die Nutzung von kontinuierlichen Kultivierungstechniken inkl. eines Time-lapse-Inkubators verbessert die individuellen Bedingungen für die Embryonen und erlaubt die Identifikation von Un- und Regelmäßigkeiten in der Entwicklung. Große Kohortenstudien mit definierten Zielparametern fehlen bislang.

5 Mitochondrien/Mitochondriale Nährstoffe

Mitochondrien sind kleine doppelmembranumschlossene Zellorganellen, die in Zellen fast aller Eukaryoten vorkommen. Sie sind an der Regulation mehrerer essenzieller zellulärer Prozesse wie Erzeugung von Energie in Form von ATP über den Prozess der oxidativen Phosphorylierung, Apoptose, Aminosäuresynthese, Kalziumhomöostase beteiligt (Dumollard et al. 2009). Da sie die von der Zelle benötigte Energie erzeugen, werden sie auch als „Kraftwerke der Zelle" bezeichnet. Im Gegensatz zu anderen zellulären Organellen enthalten Mitochondrien ihre eigene DNA (mtDNA). Die mtDNA trägt wichtige genetische Informationen über den Zellstoffwechsel und die Elektronentransportkette. Sie ist zirkulär und besteht aus 16,6 kb doppelsträngiger DNA. Darin kodierte Gene spielen eine Schlüsselrolle im Zellstoffwechsel. Dies geschieht durch die Produktion von Komplexen innerhalb der Elektronentransportkette, die in der inneren mitochondrialen Membran lokalisiert und für die Produktion von ATP in der Zelle lebenswichtig sind (Anderson et al. 1981).

Die Hülle der Mitochondrien besteht aus einer äußeren und einer inneren Membran, die 5 unterschiedliche Kompartimente bilden, die sich in ihren Eigenschaften deutlich unterscheiden (Voet et al. 2006). Entgegen der allgemeinen Vorstellung, dass Mitochondrien in der Zelle als separate, bohnenförmige Organellen auftreten, bilden sie häufig tubuläre Netzwerke, welche die Möglichkeit haben, in der Zelle umverteilt werden zu können, um einerseits beschädigte Organellen zu ersetzen und sich andererseits intrazellulären Energiebedürfnissen variabel anzupassen (Palmer et al. 2011). Überdies sind Mitochondrien in der Lage, sich durch Fusion zu verbinden und durch Fission wieder zu teilen. Bestimmt durch den Volumen- und Energiebedarf der Zelle reicht der mitochondriale Inhalt von Säugetierzellen von einigen hundert bis zu mehreren Tausenden.

Die reife menschliche Eizelle gehört zu den Zellen mit dem höchsten Gehalt an Mitochondrien und mtDNA (May-Panloup et al. 2005).

Die mitochondriale Replikation in der Eizelle beginnt bereits während der fetalen Entwicklung in den Oogonien, die dann ungefähr 200 Mitochondrien enthält. Der Replikationsprozess schreitet dann parallel mit der Eizellreifung fort, sodass eine reife Eizelle der Metaphase II kurz vor Fertilisierung ca. 150.000–700.000 Mitochondrien und zwischen 50.000 und 550.000 Kopien der mtDNA enthält (Chen et al. 1995; May-Panloup et al. 2005; Motta et al. 2000; Santos et al. 2006). Embryonen von Säugetieren, zu deren Gattung auch der Mensch gehört, erben Mitochondrien und damit auch mtDNA ausschließlich von den mütterlichen Eizellen. Quantifizierungsdaten von mtDNA menschlicher Embryonen legen nahe, dass die Menge an mütterlich transferierten Mitochondrien während der ersten drei Tage der Präimplantationsentwicklung konstant bleiben und eine signifikante eigenständige Mitochondrienreplikation des Embryos erst im Blastozystenstadium stattfindet, wenn die zelluläre Differenzierung in Trophektoderm und innere Zellmasse vollzogen wird (St. John et al. 2010). Dies passt zu dem hohen Energieverbrauch, den die Präimplantationsembryonen aufweisen, der im Blastozystenstadium durch die schnell fortschreitenden multiplen Zellteilungen nicht mehr durch die maternalen Mitochondrien gedeckt zu werden vermag. Die ATP-Produktion der Blastozyste wird dementsprechend hoch reguliert, um die energetischen Voraussetzungen für die benötigten Differenzierungsprozesse, die für eine erfolgreiche Implantation notwendig sind, zu liefern. Daraus ergibt sich die Frage, ob die Qualität eines Embryos durch den Gehalt an mtRNA definiert werden kann. Hierzu kann das embryonale Trophektoderm analysiert werden. Eine aktuelle prospektive Studie untersuchte den klinischen Einfluss der Quantifizierung der mtDNA auf den Eintritt einer Schwangerschaft (May-Panloup et al. 2005).

Die mitochondriale Beteiligung am allgemeinen Alterungsprozess steht im Zusammenhang mit der generell fortschreitenden Verschlechterung der pleiotropen Funktionen im Alter in Bezug auf die Energieproduktion und in der Regulierung der verschiedenen zellulären Signalwege (Bratic und Larsson 2013; Eichenlaub-Ritter 2012; Tilly und Sinclair 2013). Eine Studie an Maus-Oozyten zeigte demzufolge eine altersbedingte Veränderung der Genexpressionsmuster von Genen, die sowohl direkt an mitochondrialen Funktionen beteiligt sind, und darüber hinaus von Genen, die in die Regulation des oxidativen Stress involviert sind (Hamatani et al. 2004). Studien im humanen Bereich assoziieren Mitochondrien und ihr Genom mit dem reproduktiven Altern von Frauen im Sinne einer Zunahme von embryonalen Chromosomenanomalien. Hier wird ein direkter Zusammenhang zwischen der Menge an mtDNA und dem Potenzial eines Embryos, zu einer erfolgreichen Schwangerschaft zu führen, postuliert. In dieser Studie zeigte die mtDNA-Analyse von fast 200 Blastozysten, dass einige wenige Blastozysten eine ungewöhnlich hohe Menge an mtDNA enthielten. Die Blastozysten wurden alle einem genetischen Präimplantationsscreening auf Aneuploidie unterzogen, bevor ein elektiver Single-Embryotransfer (eSet) von chromosomal integeren Blastozysten mit guter Morphologie durchgeführt wurde. Alle Blastozysten, die zu einer Schwangerschaft führten, hatten mtDNA-Konzentrationen, die als normal/niedrig angesehen wurden. Während Blastozysten mit ungewöhnlich hohen Mengen an mtDNA in keinem Fall zu einer Schwangerschaft führten (Fragouli et al. 2017). Daher könnte die Quantifizierung der mtDNA euploider, morphologisch regulärer Embryonen ein neuartiger Weg sein, Embryonen mit der höchsten Fähigkeit, zu gesunden Schwangerschaften und Lebendgeburten zu führen, zu identifizieren. Die mtDNA gibt darüber hinaus einen Hinweis auf die Euploidie eines Embryos, denn die gleiche Arbeitsgruppe hatte zuvor herausgefunden, dass aneuploide Embryonen unabhängig vom mütterlichen Alter höhere mtDNA-Level aufwiesen. Das mütterliche Alter spielt jedoch ebenfalls eine Rolle, denn Embryonen von älteren Müttern hatten im Durchschnitt höhere mtDNA-Werte. Interessant ist hier noch, dass die chromosomale Untersuchung mittels Next-Generation-Sequencing der Embryonen mit erhöhter mtDNA keine Erhöhung von Mutationen zeigte. Hier scheint also wirklich der erhöhte Metabolismus mit der reduzierten Lebensfähigkeit assoziiert zu sein, was vereinbar mit der Hypothese des „stillen Embryos" ist (Fragouli et al. 2015). Im Bereich der assistierten Reproduktion hat die Technologie der mtDNA-Bestimmung von euploiden Embryonen als Biomarker für das Implantationspotenzial bereits einen ersten Einzug gehalten (MitoScore® Igenomix), ist aber noch kein Standardverfahren.

Da nun evident ist, dass die Mitochondrien für die Integrität der Eizelle und des daraus resultierenden Embryos maßgeblich sind, schließt sich die Frage an, ob die Mitochondrien der Eizelle numerisch gesenkt oder in sich gestärkt werden können? Mikronährstoffe werden schon lange mit unterschiedlicher Bewertung in der assistierten Reproduktion diskutiert und angewendet. Während bereits mehrere In-vitro- und Tierstudien einen signifikanten Nutzen der sog. Fertilitätsdiät gezeigt haben, sind die vom Menschen verfügbaren Daten nach wie vor knapp, was die Bestimmung von Wirksamkeit und Sicherheit erschwert. Die beim Menschen durchgeführten Untersuchungen zeigten jedoch einen generellen Trend zur verbesserten Mitochondrienfunktion und damit reproduktiven Nutzen für Patienten (Shaum und Polotsky 2013). Eine orale Supplementation mitochondrialer Nährstoffe beinhaltet u. a. α-Liponsäure (ALA), Koenzym Q10, Resveratrol, und Omega-3- und -6-Fettsäuren.

Die α-Liponsäure (ALA) ist ein Kofaktor für mitochondriale α-Ketosäure-Dehydrogenase-Komplexe und ist eines der stärksten natürlichen Antioxidanzien. Die reduzierte Form von ALA, Dihydroliponsäure, ist ebenfalls ein starkes mitochondriales Antioxidans, das Nicotinamid-Adenin-Dinukleotid (NADH)-abhängig generiert wird (Moini et al. 2002). In Mausstudien erwies sich ALA als essenziell für eine normale Embryonalentwicklung (Yi und Maeda 2005). Koenzym Q10 (CoQ10) ist ein zelluläres Antioxidans und lipidlöslicher Elektronentransporter, welcher Elektronen von den Komplexen I und II zum Komplex III in der mitochondrialen Atmungskette bringt und essenziell für die Stabilität von Komplex III ist. Dies ist wichtig, denn Studien, in denen Inhibitoren der Komplexe I und II eingesetzt wurden, zeigten eine starke Anhäufung von reaktiven Sauerstoffspezies (ROS). Eine erhöhte ROS-Produktion wiederum ist assoziiert mit der Oxidation von Fettsäuren und dementsprechend Membranen, Apoptose, Enzymdefiziten, die die Aktivität der oxidativen Phosphorylierung herabsetzen, und einer reduzierten Aktivität von Antioxidanzien (Bentov et al. 2011). Damit sind hohe Konzentrationen von ROS mit mtDNA-Schäden assoziiert. mtDNA mit ihrem prokaryoten Urspung ist besonders sensibel gegenüber oxidativen Schäden, da sie weder protektives Histon noch nichtkodierende Introns aufweisen, was die Beschädigung einer kodierenden Region erhöht. Hier entsteht ein Teufelskreis, bei dem eine initiale ROS-induzierte Beeinträchtigung der Mitochondrien zu einer erhöhten Produktion von Oxidationsprodukten führt, was wiederum weitere Schäden an den Mitochondrien provoziert. Alte Mitochondrien erscheinen daher morphologisch und funktionell verändert und produzieren mehr freie Radikale und weniger ATP. Darüber hinaus beteiligt sich das Koenzym Q10 (CoQ10) am Protonentransport zur Aufrechterhaltung des Membranpotenzials der Mitochondrien und unterstützt die ATP-Bildung. Altersbedingt und durch pharmakologische Stoffe, wie z. B. Statine, kommt es zu einem Rückgang der ATP-Spiegel. In einer Studie an Rinderembryonen, die mit CoQ10 kultiviert wurden, zeigte sich eine höhere Rate an Blastozysten sowie ein höherer Prozentsatz von expandierenden Blastozysten. Diese Veränderungen wurden mit einem erhöhten ATP-Gehalt in Verbindung gebracht (Bentov et al. 2011).

Das v. a. als sekundärer Pflanzenstoff in Rotwein bekannte Resveratrol ist ein Polyphenol, das zu der Familie der Phytoalexinen gehört, sog. Verteidigungsmoleküle, die von Pflanzen als Antwort auf eine Infektion produziert werden. Trauben (v. a. rote), Himbeeren, Maulbeeren und Erdnüsse sind eine reiche Bezugsquelle für Resveratrol. In letzter Zeit hat es über seine Fähigkeiten, den Alterungsprozess aufzuhalten und altersbedingten Erkrankungen vorzubeugen, Aufmerksamkeit erhalten (Bentov et al. 2011). Als starkes Antioxidans wirkt es als Aryl-Kohlenwasserstoff-Rezeptor-Antagonist und aktiviert Sirtuin-1 (SIRT1). Mäuse, die mit Resveratrol behandelt wurden, lebten länger und zeigten eine verstärkte Insulinempfindlichkeit und eine erhöhte Anzahl an Mitochondrien. Transgene Mäuse, die SIRT1 überexprimieren, zeigten demgemäß die positiven Auswirkungen von Resveratrol auf den Stoffwechsel, was darauf hindeutet, dass dieses Gen sein Hauptvermittler ist (Pearson et al. 2008; Pfluger et al. 2008).

In der aktuellen Studienlage zum Thema Verbesserung der mitochondrialen Funktion als Mittel zur Steigerung der Eizellqualität spielt v. a. der Einsatz von CoQ10 eine Rolle. Eine Studie an 35- bis 43-jährigen Patientinnen, die eine IVF-ICSI-Therapie nach 2-monatiger verblinderter Einnahme von täglich 600 mg CoQ10 vs. Placebo eingenommen haben, zeigte einen durch Polkörperanalyse nachgewiesenen Trend bezüglich der Reduktion des Anteils aneuploider Embryonen. Durch den vorzeitigen Abbruch der Studie wegen eines möglichen negativen Effekts auf die Embryonen durch die Polkörperentnahme war keine abschließende Aussage über die wirkliche Effektivität des CoQ10 möglich (Ben-Meir et al. 2015). Eine weitere Studie, die zwar am Mausmodell durchgeführt wurde, aber Analogien zum Menschen zulassen sollte, beschreibt die verzögerte Erschöpfung der ovariellen Reserve und die Wiederherstellung der mitochondrialen Genexpression und Aktivität durch die 3- bis 4-monatige Einnahme von CoQ10. Die Autoren sehen eine Übertragbarkeit auf den Menschen als gerechtfertigt an, geben jedoch zu bedenken, dass die Einnahmezeit des CoQ10 der Maus bezogen auf die Lebenszeit eine Einnahmezeit des Menschen von ungefähr 10 Jahren entsprechen würde. Daher bleibt die Wirksamkeit nach wie vor zu klären.

Die Omega-3- und -6-Fettsäuren gehören zu den mehrfach ungesättigten Fettsäuren, die essenziell für die menschliche Ernährung sind und nicht vom Körper selbst hergestellt werden können. Sie sind in Algen, Pflanzen und Fischen enthalten. Ihre Wirkung wird durch die biologisch aktiven Stoffwechselprodukte, den Eicosanoiden vermittelt (Chiu et al. 2018). Eine aktuelle epidemiologische Studie über die Assoziation von mehrfach ungesättigten Fettsäuren und den Erfolg von ART-Behandlungen berichtete über gesteigerte Raten von Frauen in einem nordamerikanischen Kollektiv, die eine Schwangerschaft anstrebten. Hingegen wurde diese positive Assoziation in einer dänischen Kohorte nicht gefunden. Allerdings war in dieser Kohorte eine grundsätzlich niedrige Aufnahme an Omega-3-Fettsäuren selten (Wise et al. 2017). Zumindest fand sich in dieser Kohorte eine höhere Anzahl an Implantationen, definiert durch die Anwesenheit von Fruchtsäcken im Ultraschall (Jungheim et al. 2013).

▶ Obwohl große, randomisierte, verblindete Studien bislang fehlen, scheinen mitochondriale Nährstoffe eine Möglichkeit zur Unterstützung der zellulären Funktion von Oozyten zu sein.

6 Fazit für die Praxis

Offensichtlich besteht bei vielen Patientinnen ein Informationsbedarf, welcher nicht im Arzt-Patientinnen-Gespräch gedeckt wird. Stattdessen versuchen viele Patientinnen, ihre Fragen im Internet über den Austausch mit anderen Betroffenen zu klären, wodurch die Unsicherheit oft noch verstärkt wird. Aus wissenschaftlich-medizinischer Sicht lassen sich viele Mythen so entmystifizieren:

- Eine Akupunkturbehandlung am Tag des Transfers könnte die Schwangerschaftsrate verbessern, doch fehlt eine klar strukturierte Studie mit ausreichender Fallzahl.
- Beim „assisted hatching“ kann trotz großer Fallzahlen keine klare Verbesserung der Schwangerschaftsraten gezeigt werden, doch scheint sich ein positiver Effekt des AH, v. a. in der Subgruppe von Patientinnen mit wiederholtem Implantationsversagen, anzudeuten.
- Die unterstützende Therapie mit mitochondrialen Nähstoffen scheint einen möglichen positiven Effekt auf die Eizellqualität auszuüben.

7 Zusammenfassung

Die extrakorporale Befruchtung, der Embryotransfer und die Phase zwischen Embryotransfer und Schwangerschaftstest werden von vielen Mythen umrankt, welche v. a. durch die mangelnde Information der Kinderwunschpatientinnen, deren Unsicherheit und Angst entstehen. Verstärkt wird diese Unsicherheit oftmals durch die Tatsache, dass der Informationsbedarf nicht durch ein Arzt-Patientinnen-Gespräch gedeckt wird, sondern durch den Austausch mit anderen, oft nicht besser informierten Patientinnen über das Internet. Dies kann dann dazu führen, dass Patientinnen nach begleitenden Therapien fragen, welche aus medizinisch-wissenschaftlicher Sicht oftmals fragwürdig erscheinen oder erwiesenermaßen unsinnig sind. Der vorliegende Beitrag stellt die häufigsten Diskussionspunkte vor und setzt diese in einen wissenschaftlichen Kontext, um die Beratung der Patientinnen zu vereinfachen.

Interessenkonflikt

Es besteht kein Interessenkonflikt. Der korrespondierende Autor versichert, dass keine Verbindungen mit einer Firma, deren Produkt in dem Artikel genannt ist, oder einer Firma, die ein Konkurrenzprodukt vertreibt, bestehen. Die Präsentation des Themas ist unabhängig und die Darstellung der Inhalte produktneutral.

Literatur

Andersen D, Løssl K, Nyboe Andersen A, Fürbringer J, Bach H, Simonsen J, Larsen EC (2010) Acupuncture on the day of embryo transfer: a randomized controlled trial of 635 patients. Reprod Biomed Online 21:366–372. https://www.sciencedirect.com/science/article/pii/S1472648310001859?via%3Dihub. Zugegriffen am 07.06.2018

Anderson S, Bankier A, Barrell B, de Bruijn M, Coulson A, Drouin J, Eperon I, Nierlich D, Roe B, Sanger F et al (1981) Sequence and organization of the human mitochondrial genome. Nature 290:457–465

Armstrong S, Bhide P, Jordan V, Pacey A, Farquhar C (2018) Time-lapse systems for embryo incubation and assessment in assisted reproduction. Cochrane Database Syst Rev. http://doi.wiley.com/10.1002/14651858.CD011320.pub3. Zugegriffen am 04.06.2018

Ben-Meir A, Burstein E, Borrego-Alvarez A, Chong J, Wong E, Yavorska T, Naranian T, Chi M, Wang Y, Bentov Y et al (2015) Coenzyme Q10 restores oocyte mitochondrial function and fertility during reproductive aging. Aging Cell 14:887–895. http://www.ncbi.nlm.nih.gov/pmc/articles/PMC4568976/

Bentov Y, Yavorska T, Esfandiari N, Jurisicova A, Casper RF (2011) The contribution of mitochondrial function to reproductive aging. J Assist Reprod Genet 28:773–783. http://www.ncbi.nlm.nih.gov/pmc/articles/PMC3169682/

Bratic A, Larsson N-G (2013) The role of mitochondria in aging. J Clin Invest 123:951–957. http://www.ncbi.nlm.nih.gov/pmc/articles/PMC3582127/

Chae Y, Park H-J, Hahm D-H, Hong M, Ha E, Park H-K, Lee H (2007) fMRI review on brain responses to acupuncture: the limitations and possibilities in traditional Korean acupuncture. Neurol Res 29:42–48. https://doi.org/10.1179/016164107X172284

Chen X, Prosser R, Simonetti S, Sadlock J, Jagiello G, Schon EA (1995) Rearranged mitochondrial genomes are present in human oocytes. Am J Hum Genet 57:239–247. http://www.ncbi.nlm.nih.gov/pmc/articles/PMC1801549/

Chiu Y-H, Karmon AE, Gaskins AJ, Arvizu M, Williams PL, Souter I, Rueda BR, Hauser R, Chavarro JE, Team for the ES (2018) Serum omega-3 fatty acids and treatment outcomes among women undergoing assisted reproduction. Hum Reprod 33:156–165. https://doi.org/10.1093/humrep/dex335

Collins J (2006) The play of chance. Fertil Steril 85:1364–1367. https://www.sciencedirect.com/science/article/pii/S0015028206002111?via%3Dihub. Zugegriffen am 07.06.2018

Coticchio G, Mignini Renzini M, Novara PV, Lain M, De Ponti E, Turchi D, Fadini R, Dal Canto M (2018) Focused time-lapse analysis reveals novel aspects of human fertilization and suggests new parameters of embryo viability. Hum Reprod 33:23–31. https://doi.org/10.1093/humrep/dex344

Desai N, Ploskonka S, Goodman LR, Austin C, Goldberg J, Falcone T (2014) Analysis of embryo morphokinetics, multinucleation and cleavage anomalies using continuous time-lapse monitoring in blastocyst transfer cycles. Reprod Biol Endocrinol 12:54. http://www.ncbi.nlm.nih.gov/pmc/articles/PMC4074839/

Deutsches IVF Register 2017 (2018) J Reproduktionsmed Endokrinol 15:219–249. https://www.deutsches-ivf-register.de/perch/resources/dir-jahrbuch-2017-deutsch-final-4.pdf. Zugegriffen am 23.07.2019

Dieterle S, Ying G, Hatzmann W, Neuer A (2006) Effect of acupuncture on the outcome of in vitro fertilization and intracytoplasmic sperm injection: a randomized, prospective, controlled clinical study. Fertil Steril 85:1347–1351. https://www.sciencedirect.com/science/article/pii/S0015028206002135?via%3Dihub. Zugegriffen am 07.06.2018

Dominguez F, Meseguer M, Aparicio-Ruiz B, Piqueras P, Quiñonero A, Simón C (2015) New strategy for diagnosing embryo implantation potential by combining proteomics and time-lapse technologies. Fertil Steril 104:908–914. https://www.sciencedirect.com/science/article/pii/S0015028215004598?via%3Dihub. Zugegriffen am 04.06.2018

Dumollard R, Carroll J, Duchen MR, Campbell K, Swann K (2009) Mitochondrial function and redox state in mammalian embryos. Semin Cell Dev Biol 20:346–353. http://www.sciencedirect.com/science/article/pii/S1084952109000032

Eichenlaub-Ritter U (2012) Oocyte ageing and its cellular basis. Int J Dev Biol 56:841–852

Fragouli E, Spath K, Alfarawati S, Kaper F, Craig A, Michel C-E, Kokocinski F, Cohen J, Munne S, Wells D (2015) Altered levels of mitochondrial DNA are associated with female age, aneuploidy, and provide an independent measure of embryonic implantation potential (Kim SK (Hrsg)). PLoS Genet 11:e1005241. http://www.ncbi.nlm.nih.gov/pmc/articles/PMC4454688/

Fragouli E, McCaffrey C, Ravichandran K, Spath K, Grifo JA, Munné S, Wells D (2017) Clinical implications of mitochondrial DNA quantification on pregnancy outcomes: a blinded prospective non-selection study. Hum Reprod 32:2340–2347. https://doi.org/10.1093/humrep/dex292

Hamatani T, Falco G, Carter MG, Akutsu H, Stagg CA, Sharov AA, Dudekula DB, VanBuren V, Ko MS (2004) Age-associated alteration of gene expression patterns in mouse oocytes. Hum Mol Genet 13:2263–2278

Jungheim ES, Frolova AI, Jiang H, Riley JK (2013) Relationship between serum polyunsaturated fatty acids and pregnancy in women undergoing in vitro fertilization. J Clin Endocrinol Metab 98: E1364–E1368. https://doi.org/10.1210/jc.2012-4115

Kiessling AA (2010) Timing is everything in the human embryo. Nat Biotechnol 28:1025. https://doi.org/10.1038/nbt1010-1025

Kim J-S, Shin KH, Na CS (2000) Effect of acupuncture treatment on uterine motility and cyclooxygenase-2 expression in pregnant rats. Gynecol Obstet Invest 50:225–230. https://www.karger.com/DOI/10.1159/000010321

Krüssel J, Baston-Büst D, Hess A (2010) Embryotransfer – viel hilft viel? Gynäkol Endokrinol 8:129–134

Li D, Yang D-L, An J, Jiao J, Zhou Y-M, Wu Q-J, Wang X-X (2016) Effect of assisted hatching on pregnancy outcomes: a systematic review and meta-analysis of randomized controlled trials. Sci Rep 6:31228. http://www.ncbi.nlm.nih.gov/pmc/articles/PMC4977517/

Malter HE, Cohen J (1989) Partial zona dissection of the human oocyte: a nontraumatic method using micromanipulation to assist zona pellucida penetration. Fertil Steril 51:139–148. https://www.sciencedirect.com/science/article/pii/S0015028216604430?via%3Dihub. Zugegriffen am 07.06.2018

May-Panloup P, Chrétien MF, Jacques C, Vasseur C, Malthièry Y, Reynier P (2005) Low oocyte mitochondrial DNA content in ovarian insufficiency. Hum Reprod 20:593–597. https://doi.org/10.1093/humrep/deh667

Moini H, Packer L, Saris N-EL (2002) Antioxidant and Prooxidant Activities of α-Lipoic Acid and Dihydrolipoic Acid. Toxicol Appl Pharmacol 182:84–90. http://www.sciencedirect.com/science/article/pii/S0041008X02994378

Motta P, Nottola S, Makabe S, Heyn R (2000) Mitochondrial morphology in human fetal and adult female germ cells. Hum Reprod 15:129–147

Nastri CO, Nóbrega BN, Teixeira DM, Amorim J, Diniz LMM, Barbosa MWP, Giorgi VSI, Pileggi VN, Martins WP (2016) Low versus atmospheric oxygen tension for embryo culture in assisted reproduction: a systematic review and meta-analysis. Fertil Steril 106:95–104.e17. https://www.sciencedirect.com/science/article/pii/S0015028216300103?via%3Dihub. Zugegriffen am 07.06.2018

Palmer CS, Osellame LD, Stojanovski D, Ryan MT (2011) The regulation of mitochondrial morphology: intricate mechanisms and dynamic machinery. Cell Signal 23:1534–1545. http://www.sciencedirect.com/science/article/pii/S0898656811001707

Paulus WE, Zhang M, Strehler E, El-Danasouri I, Sterzik K (2002) Influence of acupuncture on the pregnancy rate in patients who undergo assisted reproduction therapy. Fertil Steril 77:721–724. https://www.sciencedirect.com/science/article/pii/S0015028201032733?via%3Dihub. Zugegriffen am 07.06.2018

Pearson KJ, Baur JA, Lewis KN, Peshkin L, Price NL, Labinskyy N, Swindell WR, Kamara D, Minor RK, Perez E et al (2008) Resveratrol delays age-related deterioration and mimics transcriptional aspects of dietary restriction without extending lifespan. Cell Metab 8:157–168. http://www.ncbi.nlm.nih.gov/pmc/articles/PMC2538685/

Pfluger PT, Herranz D, Velasco-Miguel S, Serrano M, Tschöp MH (2008) Sirt1 protects against high-fat diet-induced metabolic damage. Proc Natl Acad Sci U S A 105:9793–9798. http://www.ncbi.nlm.nih.gov/pmc/articles/PMC2474520/

Practice Committee of the American Society for Reproductive Medicine PC of the S for ART (2014) Role of assisted hatching in in vitro fertilization: a guideline. Fertil Sterility 102:348–351

Santos TA, El Shourbagy S, St. John JC (2006) Mitochondrial content reflects oocyte variability and fertilization outcome. Fertil Steril 85:584–591. http://www.sciencedirect.com/science/article/pii/S0015028205039853.

Shaum KM, Polotsky AJ (2013) Nutrition and reproduction: is there evidence to support a „Fertility Diet" to improve mitochondrial function? Maturitas 74:309–312. https://www.sciencedirect.com/science/article/pii/S0378512213000200?via%3Dihub. Zugegriffen am 07.06.2018

Smith CA, de Lacey S, Chapman M et al (2018) Effect of acupuncture vs sham acupuncture on live births among women undergoing in vitro fertilization: a randomized clinical trial. JAMA 319:1990–1998. https://doi.org/10.1001/jama.2018.5336

St. John JC, Facucho-Oliveira J, Jiang Y, Kelly R, Salah R (2010) Mitochondrial DNA transmission, replication and inheritance: a journey from the gamete through the embryo and into offspring and embryonic stem cells. Hum Reprod Update 16:488–509. https://doi.org/10.1093/humupd/dmq002

Stener-Victorin E, Waldenström U, Andersson S, Wikland M (1996) Reduction of blood flow impedance in the uterine arteries of infertile women with electro-acupuncture. Hum Reprod 11:1314–1317

Sunkara SK, Coomarasamy A, Khalaf Y, El-Toukhy T (2009) Acupuncture and in vitro fertilization: updated meta-analysis. Hum Reprod 24:2047–2048. https://doi.org/10.1093/humrep/dep189

Tilly JL, Sinclair DA (2013) Germline energetics, aging and female infertility. Cell Metab 17:838–850. http://www.ncbi.nlm.nih.gov/pmc/articles/PMC3756096/

Voet D, Voet JG, Pratt CP (2006) Fundamentals of Biochemistry, 2. Aufl. Wiley, Hoboken, S 547. ISBN 0-471-21495-7

Westergaard LG, Mao Q, Krogslund M, Sandrini S, Lenz S, Grinsted J (2006) Acupuncture on the day of embryo transfer significantly improves the reproductive outcome in infertile women: a prospective, randomized trial. Fertil Steril 85:1341–1346. https://www.sciencedirect.com/science/article/pii/S0015028206002123?via%3Dihub. Zugegriffen am 07.06.2018

Wise LA, Wesselink AK, Mikkelsen EM, Cueto H, Hahn KA, Rothman KJ, Tucker KL, Sørensen HT, Hatch EE (2017) Dairy intake and fecundability in 2 preconception cohort studies. Am J Clin Nutr 105:100–110. https://doi.org/10.3945/ajcn.116.138404

Yang L, Cai S, Zhang S, Kong X, Gu Y, Lu C, Dai J, Gong F, Lu G, Lin G (2018a) Single embryo transfer by Day 3 time-lapse selection versus Day 5 conventional morphological selection: a randomized, open-label, non-inferiority trial. Hum Reprod 33:869–876. https://doi.org/10.1093/humrep/dey047

Yang S-H, Wu C-H, Chen Y-C, Yang C-K, Wu T-H, Chen P-C, Tsai H-D (2018b) Effect of morphokinetics and morphological dynamics of cleavage stage on embryo developmental potential: a time-lapse study. Taiwan J Obstet Gynecol 57:76–82. https://www.sciencedirect.com/science/article/pii/S1028455917303078?via%3Dihub. Zugegriffen am 04.06.2018

Yi X, Maeda N (2005) Endogenous production of lipoic acid is essential for mouse development. Mol Cell Biol 25:8387–8392. http://www.ncbi.nlm.nih.gov/pmc/articles/PMC1234338/

Zeng M, Su S, Li L (2018) The effect of laser-assisted hatching on pregnancy outcomes of cryopreserved-thawed embryo transfer: a meta-analysis of randomized controlled trials. Lasers Med Sci 33:655–666. https://doi.org/10.1007/s10103-017-2372-x

Zhan Q, Ye Z, Clarke R, Rosenwaks Z, Zaninovic N (2016) Direct unequal cleavages: embryo developmental competence, genetic constitution and clinical outcome (Schlatt S (Hrsg)). PLoS One 11:e0166398. http://www.ncbi.nlm.nih.gov/pmc/articles/PMC5132229/

Fertilitätserhalt in der Onkologie

47

Ralf Dittrich, Laura Lotz und Michael von Wolff

Inhalt

1 **Einleitung** ... 539

2 **Gonadotoxizität durch Chemotherapie** ... 540

3 **Gonadotoxizität durch Strahlentherapie** ... 541

4 **Fertilitätsprotektive Maßnahmen bei Männern** ... 542

5 **Fertilitätsprotektive Maßnahmen bei Frauen** ... 542

6 **Fertilitätsprotektive Maßnahmen bei Kindern und Jugendlichen** ... 546

7 **Zusammenfassung** ... 546

Literatur ... 546

1 Einleitung

Aufgrund von Fortschritten der medikamentösen, systemischen (Chemotherapie, zielgerichtete Therapien) und lokoregionalen Therapie (Operation, Strahlentherapie) hat sich die Überlebensrate bei malignen Erkrankungen signifikant verbessert. Pro Jahr werden in Deutschland insgesamt 450.000 Krebs-Neuerkrankungen registriert. Hiervon treten ca. 78.000 bis zum 40. Lebensjahr auf (S2k-Leitlinie 2017). Die onkologischen Therapien führen häufig zu einer partiellen oder kompletten Schädigung der Gonadenfunktion bei beiden Geschlechtern mit dem möglichen Einhergehen eines Verlustes der Keimzellen. Eine gonadale Schädigung hängt dabei vor allem vom Alter (höheres Alter bedeutet meist höheres Risiko), der Art, der Dosis und der Dauer der Chemo- und Strahlentherapie ab (Dittrich et al. 2010). Dementsprechend haben einzelne Therapien unterschiedliche gonadentoxische Wirkungen (Tab. 1). Zu klinischen Zeichen der durch Chemotherapie oder Radiatio induzierten Gonadotoxizität zählen Störungen der Pubertätsentwicklung, Menstruationsanomalien (Oligo-, Hypo- und Amenorrhö) bzw. Schädigung der Spermatogenese (passagere Azoospermie/passagere Reduktion der Spermienzahlen, dauerhafte Azoospermie), Infertilität sowie klimakterische Symptome. Des Weiteren müssen auch die Langzeitfolgen eines vorzeitigen Östrogenmangels und/oder Testosteronmangels wie genitale Atrophie, Osteoporose, Gynäkomastie, viszerale Fettleibigkeit und Zunahme kardiovaskulärer Erkrankungen beachtet werden (S2k-Leitlinie 2017).

Unter dem Eindruck einer lebensbedrohenden Erkrankung scheint die Sorge um die eigene spätere Fruchtbarkeit unbedeutend. Dennoch wird bereits vor diesem Hintergrund die Möglichkeit einer später therapierefraktären Infertilität bei vielen Betroffenen als ähnlich belastend wie die maligne Erkrankung selbst eingestuft. 76 % der Frauen und Männer wünschen sich später ein Kind (Schover 2005). Eine Infertilität ist sowohl für die Betroffene als auch ihren Partner und häufig auch ihre Angehörigen eine sehr belastende Situation.

R. Dittrich (✉)
Frauenklinik, Universitätsklinikum Erlangen, Friedrich Alexander Universität Erlangen-Nürnberg, Erlangen, Deutschland
E-Mail: ralf.dittrich@uk-erlangen.de

L. Lotz
Frauenklinik des Universitätsklinikums Erlangen, Friedrich-Alexander Universität Erlangen-Nürnberg, Erlangen, Deutschland
E-Mail: laura.lotz@uk-erlangen.de

M. von Wolff
Universitätsklinik für Frauenheilkund, Abteilung für Gynäkologische Endokrinologie und Reproduktionsmedizin, Inselspital, Universitätsklinikum Bern, Bern, Schweiz
E-Mail: Michael.vonWolff@insel.ch

K. Diedrich et al. (Hrsg.), *Reproduktionsmedizin*, Springer Reference Medizin,
https://doi.org/10.1007/978-3-662-57636-6_48

Tab. 1 Risikoeinstufung einer Infertilität nach Therapie. (Modifiziert nach Wallace et al. 2005)

Hohes Risiko >80 %	Moderates Risiko	Geringes Risiko <20 %
Ganzkörperbestrahlung Pelvine Bestrahlung Stammzelltransplantation Hodgkin-Lymphom (Alkylanzien-Schemata)	AML Gehirntumor >24 Gy Non-Hodgkin-Lymphom Ewing-Sarkom (nicht metastasiert) Osteosarkom Hepatoblastom Neuroblastom	ALL Gehirntumor <24 Gy Wilms-Tumor Germinaler Zelltumor (keine Bestrahlung)

Tab. 2 Ovartoxische Wirkung verschiedener Chemotherapeutika. (Modifiziert nach Lambertini et al. 2016; Lee et al. 2006; S2k-Leitlinie 2017)

Hohes Risiko (>80 %iges Risiko für eine permanente Amenorrhö)	CMF, CEF, CAF, TAC × 6 bei Frauen ≥ 40 Jahre
	Konditionierung für Stammzelltranplantation (insbesondere alkylanzienbasierte myeloablative Konditionierung mit Busulfan, Cyclophosphamid, Melphalan)
	BEACOPP × 6–8 bei Frauen >35 Jahre
Intermediäres Risiko (40- bis 60 %iges Risiko für eine permanente Amenorrhö)	CMF, CEF, CAF, TAC × 6 bei Frauen 30–39 Jahre
	AC × 4 bei Frauen ≥ 40 Jahre
	AC oder EC × 4 → Taxan
	BEACOPP × 6–8 bei Frauen 25–35 Jahre
	CHOP × 6 bei Frauen ≥ 35 Jahre
Niedriges Risiko (<20 %iges Risiko für eine permanente Amenorrhö)	CMF, CEF, CAF, TAC × 6 bei Frauen ≤ 30 Jahre
	AC × 4 bei Frauen ≤ 40 Jahre
	BEACOPP x 6–8 bei Frauen <25 Jahre
	ABVD × 2–4
	CHOP × 6 bei Frauen <35 Jahre
	CVP
	FOLFOX bei Frauen ≤40 Jahre
Sehr niedriges oder kein Risiko für eine permanente Amenorrhö	Methotrexat
	Fluorouracil
	Vincristin

▶ Daher müssen Konzepte zum Erhalt der Fertilität und die Beratung darüber integraler Bestandteil onkologischer Behandlungen von präpubertären Mädchen und Jungen oder Patienten im reproduktiven Alter sein (S2k-Leitlinie 2017). Vor allem, da mittlerweile etablierte fertilitätsprotektive Techniken zur Verfügung stehen, die eine realistische Chance für eine Erfüllung des Kinderwunsches nach abgeschlossener onkologischer Therapie bieten (Baysal et al. 2015). Eine besonders hohe Expertise bei der Beratung und bei der Durchführung fertilitätsprotektiver Maßnahmen bieten dabei die Zentren des Netzwerks FertiPROTEKT (www.fertiprotekt.com).

Die Beratung von Krebspatientinnen und -patienten hinsichtlich einer späteren Familienplanung muss möglichst zeitnah zur Diagnosestellung des Krebsleidens erfolgen, um eine individuelle Beratung und eine patientenspezifische Option des Fertilitätserhaltes durchführen zu können (Schüring et al. 2017). Die Grunderkrankung selbst, das Alter der Patienten, die onkologische Einschätzung der Prognose (Art der Primärerkrankung, Vorliegen einer metastasierten Situation, Chancen für ein rezidivfreies Überleben bzw. Gesamtüberleben), die Einschätzung des Risikos einer späteren Unfruchtbarkeit sind zentrale Faktoren, die bei der Entscheidungsfindung zu berücksichtigen sind. Eine enge Kooperation zwischen Reproduktionsmedizinern und den onkologisch tätigen Ärzten ist vor allem bei betroffenen Frauen in der Beratungssituation unerlässlich (von Wolff et al. (2011b)).

2 Gonadotoxizität durch Chemotherapie

2.1 Bei Frauen

Chemotherapeutika können die Granulosazellen und damit die Follikelbildung erheblich schädigen. Abhängig von der Größe des Schadens kann dies zu einem prämaturen Ovarialversagen mit vorzeitiger Menopause und einer permanenten Infertilität führen.

▶ Die gonadotoxische Wirkung einzelner Chemotherapeutika hängt dabei von deren Wirkmechanismus, der Dosierung, der Therapiedauer, der Applikationsform, der Begleitbehandlung wie eine simultane Radiotherapie oder einer Ovar-destruierenden Operation, dem Alter der Patientin und der individuellen Disposition ab.

Des Weiteren ist der Effekt einer Chemotherapie abhängig von der Kombination bzw. Sequenz der einzelnen Chemotherapeutika (Tab. 2). Daten zu den individuellen Erkrankungen werden in den publizierten Empfehlungen des Netzwerks FertiPROTEKT (Schüring et al. 2017) und in der S2k-Leitlinie Fertilitätserhalt bei malignen Erkrankungen (S2k-Leitlinie 2017) dargestellt.

2.2 Bei Männern

Auch bei Männern ist nach einer Chemotherapie eine Sterilität möglich, da auch hier die meisten Behandlungsoptionen eine gonadenschädigende Wirkung aufweisen. In Abhängigkeit von der Art der Chemotherapie (Tab. 3) kann bereits innerhalb der ersten 2 Monate nach Therapiebeginn eine deutliche Verminderung der Spermienkonzentration gezeigt werden, eine Azoospermie wird frühestens nach 2 Monaten erreicht (Meistrich et al. 1997, 2013). Die Erholung der Spermatogenese hängt vom Überleben der spermatogonialen Stammzellen ab, ihrer Zahl und ihrem Differenzierungspotenzial. Bei Einsatz alkylierender Substanzen, die auch die spermatogonialen Stammzellen vernichten, kann diese Erholung ausbleiben oder zeitlich erheblich verzögert erfolgen (Meistrich et al. 2013).

3 Gonadotoxizität durch Strahlentherapie

3.1 Bei Frauen

Die menschliche Eizelle ist extrem empfindlich gegenüber einer ionisierenden Bestrahlung. Bereits ab einer Organdosis am Ovar von unter 2 Gray (Gy) kommt es zu einem Verlust an Eizellen (Wallace et al. 2003). Das Ausmaß der Schädigung ist stark abhängig vom Alter zum Zeitpunkt der ovariellen Exposition, Dosis und Typ der Bestrahlung sowie deren Fraktionierung (Tab. 4). Bei Kindern vertragen die Ovarien eine höhere Strahlendosis, bis es zu einem vollständigen Verlust der Gonadenfunktion kommt. Bei Patientinnen mit einer Ganzkörperbestrahlung während der Kindheit wurden in 90 % Ausfälle der ovariellen Funktion beschrieben. Bei einer abdominellen Bestrahlung von 20–30 Gy kam es bei 97 % der Mädchen zu einer primären Ovarialinsuffizienz (Wallace et al. 2005). Die Bestrahlung des Uterus kann des Weiteren zur uterinen und tubaren Sterilität und zu erhöhten Schwangerschaftsrisiken, wie Frühgeburtlichkeit, Aborten und erniedrigtem Geburtsgewicht der Kinder führen (Teh et al. 2014).

Tab. 3 Zytostatika, die permanent oder passager eine Azoospermie oder Reduktion der Spermienzahlen verursachen. (Modifiziert nach Jahnukainen et al. 2011; Meistrich et al. 2013; S2k-Leitlinie 2017)

Effekt	Therapie	Kumulative Dosis
Prolongierte Azoospermie	Radiotherapie	2,5 Gy
	Cyclophosphamid	19 g/m^2
	Chlorambucil	1,4 g/m^2
	Cisplatin	500 mg/m^2
	Melphalan	140 mg/m^2
	Procarbazin	4 g/m^2
Azoospermie nach Krebserkrankung im Kindesalter	BCNU	1 g/m^2
	CCNU	500 mg/m^2
Als Kombinationstherapeutika eingesetzte Präparate, die zur prolongierten Azoospermie führen	Busulphan	600 mg/kg
	Ifosfamid	42 g/m^2
	Actinomycin D	
	Nitrogen mustard	
Nur in Kombination mit obigen Präparaten dauerhafte Azoospermie, alleinige Gabe nur passagere Azoospermie	Adriamycin	770 mg/m^2
	Thiotepa	400 mg/m^2
	CytosinArabinosid	1 g/m^2
	Vinblastin	50 mg/m^2
Passagere Azoospermie/ passagere Reduktion der Spermienzahlen	Methotrexat	
	Mercaptopurin	
	Vincristin	
	Vinblastin	
	Bleomycin	
	Dactinomysin	
Ungeklärter Langzeiteffekt	Carboplatin	

3.2 Bei Männern

Bei Männern treten Störungen der Spermienproduktion bereits bei einer Organdosis am Hoden von 0,1 Gy auf.- Höhere Dosen führen nach einer dosisabhängigen Zeitdauer zu einem kompletten Verlust der Spermienproduktion. Ungefähr 10 Wochen nach Beginn einer Strahlentherapie ist eine deutliche Verminderung der Spermienkonzentration nachzuweisen, eine Azoospermie wird im Mittel nach 18 Wochen beobachtet (Jahnukainen et al. 2011; Meistrich et al. 2013). Die Erholung der Spermatogenese ist davon abhängig, ob auch die spermatogonialen Stammzellen zerstört wurden und in welchem Ausmaß. Bei einer Dosis von 1,2 Gy fraktioniert und 4 Gy total muss mit einem permanenten Ausbleiben der Spermienproduktion gerechnet werden (Tab. 4). Da die Hormonproduktion mit

Tab. 4 Effekt unterschiedlicher Strahlendosen auf die Gonaden. (Meistrich et al. 2013; Wallace et al. 2005)

Effekte	Strahlendosis
Frauen	
Keine relevanten Effekte	$\leq$0,6 Gy
Keine relevanten Effekte mit <40 Jahren	$\leq$1,5 Gy
Risiko einer Ovarialinsuffizienz: ca. 60 % mit 15–40 Jahren	2,5–5 Gy
Sterilisierende Dosis mit 0 Jahren	$\geq$20 Gy
Sterilisierende Dosis mit 10 Jahren	$\geq$18 Gy
Sterilisierende Dosis mit 20 Jahren	$\geq$16 Gy
Sterilisierende Dosis mit 30 Jahren	$\geq$14 Gy
Sterilisierende Dosis mit 40 Jahren	$\geq$7 Gy
Reduktion des Follikelpools um ca. 50 %	$\geq$2 Gy
Männer	
Lang andauernde Azoospermie möglich	$\geq$2 Gy total
Permanente Azoospermie möglich	$\geq$4 Gy total
Permanente Azoospermie möglich	$\geq$1,2 Gy fraktioniert

einer Schwellendosis im Bereich von 14–35 Gy deutlich weniger strahlempfindlich ist, ist die Sexualfunktion im Gegensatz zur Befruchtungsfähigkeit üblicherweise unbeeinträchtigt.

4 Fertilitätsprotektive Maßnahmen bei Männern

Bei einer Radiatio bietet die Abschirmung des Hodens vor der Strahlung oder die Entfernung aus dem Strahlenfeld eine effektive und in der Praxis weit verbreitete Maßnahme, um unerwünschten Schädigungen vorzubeugen.

Eine hormonelle Suppression der Spermatogenese bei zytostatischer Chemotherapie z. B. mit GnRH-Analoga wurde zwar versucht, liefert aber bis dato keine ausreichende gonadale Protektion (Shetty und Meistrich 2005).

4.1 Kryokonservierung von Spermien

▶ Bei pubertären Jugendlichen und Männern ist die Kryokonservierung von Spermien ein etabliertes und akzeptiertes Standardverfahren zum Erhalt der Fertilität (Daudin et al. 2015; Kamischke et al. 2004; Kliesch et al. 1996).

Das Verfahren sollte vor Einleitung einer gonadotoxischen Therapie erfolgen.

Die Kryokonservierung von Spermien kann zeitnah durchgeführt werden, sodass eine Therapieverzögerung nicht zu erwarten ist. Die Kryokonservierung von Spermien ist in nahezu allen Kinderwunschzentren möglich. Im Hinblick auf spätere Nachkommen gibt es keine Hinweise, dass die Verwendung kryokonservierter Samenproben onkologisch erkrankter Patienten mit einem erhöhten Missbildungsrisiko der Nachkommen einhergeht (S2k-Leitlinie 2017).

Die Gewinnung der Probe erfolgt durch Masturbation. Über 80 % der informierten Betroffenen können bei Wunsch erfolgreich ein Kryodepot anlegen (Magelssen et al. 2005). Bei deutlich reduzierter Samenqualität sollte die Anlage eines zweiten Depots mit dem Patienten diskutiert und ermöglicht werden. Die gewonnenen kryokonservierten Spermien können je nach Menge bzw. Qualität für eine Insemination bzw. ICSI-Behandlung zur Verfügung stehen.

Bei einigen Patienten ist aufgrund eines jungen Alters, psychosexueller oder religiöser Faktoren oder aufgrund körperlicher Beeinträchtigungen eine Gewinnung von Spermien durch Masturbation nicht möglich. Hier kann die transrektale Elektroejakulation unter Allgemeinanästhesie eine Alternative zur Gewinnung einer Samenprobe darstellen. Das Verfahren kann unter Umständen auch eine Möglichkeit bei frühpubertären Jugendlichen sein, da das Tanner-Stadium bzw. die Hormonlevel nicht unbedingt mit der Spermatogenese korrelieren (Hovav et al. 2001; Muller und Skakkebaek 1983; Pedersen et al. 1993; Tournaye et al. 2014).

4.2 Kryokonservierung von Hodengewebe

▶ Zum Zeitpunkt der Erkrankung sind rund 20 % aller Tumorpatienten azoosperm oder nicht mehr in der Lage, zu ejakulieren (S2k-Leitlinie 2017). Für diese Patienten besteht die Möglichkeit der Gewinnung von Hodengewebe zum Zweck der testikulären Spermienextraktion (TESE) (Albers et al. 2015; Colpi et al. 2009; Kliesch et al. 2009).

Dieses Verfahren ermöglicht 60–70 % der Patienten die Chance, fertilisierungsfähige Spermien einzufrieren (Kliesch et al. 2009). Die TESE ist ein etabliertes Verfahren und wird bei späterem Kinderwunsch mit der intrazytoplasmatischen Spermieninjektion (ICSI) kombiniert. Die Hodengewebsentnahme erfolgt nach Eröffnung der Skrotalhaut und Freilegung der Hoden beidseits üblicherweise in Allgemeinanästhesie. Optimal ist die Entnahme in mikrochirurgischer bzw. mikroskopisch assistierter Technik (Mikro-TESE, mTESE), alternativ multilokulär aus verschiedenen Arealen des Hodens (Standard-TESE). Das Risiko für Nachblutungen, Infektionen und Wundheilungsstörungen liegt in erfahrenen Händen bei <5 % über alle Patientengruppen (Kliesch et al. 2009; Marconi et al. 2012). Die Feinnadelpunktion ist weniger effektiv als die offene Hodengewebsentnahme und wird daher nicht mehr empfohlen (Albers et al. 2015).

5 Fertilitätsprotektive Maßnahmen bei Frauen

Entscheidend für den Fertilitätserhalt bei Mädchen und Frauen ist es, die Eizellen vor der Chemo- oder der Strahlentherapie zu schützen. Dies kann innerhalb des Körpers durch medikamentöse Ruhigstellung der Ovarien oder Verlagerung der Ovarien aus dem Bestrahlungsfeld erfolgen oder außerhalb durch Kryokonservierung von befruchteten oder unbefruchteten Eizellen oder von Ovarialgewebe. Operativ sollte sofern möglich fertilitätserhaltend operiert werden. Bezogen auf eine Radiotherapie ist auf einen ausreichenden Gonadenschutz durch die Wahl von Bestrahlungsfeldern und Bleischürzen zu achten. Zudem sollte versucht werden, auch den Uterus vor Strahlenschäden zu schützen (Teh et al. 2014).

Bei der Wahl von fertilitätserhaltenden Maßnahmen muss die individuelle klinische Situation der Patientin beachtet werden (Schüring et al. 2017). Die für die Beratung und Entscheidungsfindung wichtigsten Parameter sind: Alter der Patientin, Art und Stadium der Grunderkrankung, geplante Behandlung (Art und Dosis der Chemotherapie oder der Radiatio), die Zeit, die bis zum Beginn der zytotoxischen

Behandlung verbleibt, ohne die onkologische Therapie zu beeinflussen, sowie natürlich der Patientenwunsch.

Im Folgenden soll auf die einzelnen Methoden genauer eingegangen werden.

5.1 GnRH-Agonisten (GnRHa)

Eine einfache und häufig praktizierte Methode zur Fertilitätsprotektion besteht in der Chemotherapie-begleitenden Behandlung mit GnRH-Agonisten. Das Verfahren beruht auf der Hypothese, dass eine hypophysäre Down-Regulation zu einer „Ruhigstellung" der ovariellen Aktivität und damit zu einer reduzierten Sensitivität des Germinalgewebes gegenüber zytotoxischen Effekten führt. Mit der Medikation sollte spätestens 7 Tage vor Beginn der Chemotherapie aufgrund der initial vermehrten Gonadotropinfreisetzung der Hypophyse (sogenannter „Flare up"-Effekt) begonnen werden und mindestens noch 1–2 Wochen nach der Gabe des letzten Chemotherapiezyklus anhalten. Ist das Zeitfenster bis zum Beginn der Chemotherapie deutlich kürzer als eine Woche, so besteht die Möglichkeit, die GnRH-Agonisten mit GnRH-Antagonisten zu kombinieren, um den Flare up zu verringern (von Wolff et al. 2011a). Die Vorteile sind eine schnelle Verfügbarkeit und keine schwerwiegenden Nebenwirkungen. Als Nebenwirkungen können reversible Wechseljahrsbeschwerden (auch unter einer alleinigen Chemotherapie möglich) auftreten.

▶ Die Datenlage zur fertilitätsprotektiven Effektivität der GnRHa wird seit Jahren international kontrovers diskutiert.

Die meisten Metaanalysen seit 2011 (Bedaiwy et al. 2011; Chen et al. 2011; Del Mastro et al. 2014; Wang et al. 2013; Yang et al. 2013; Zhang et al. 2013) zeigten nach der parallelen Chemotherapie/GnRHa-Gabe eine signifikant niedrigere Rate für das Auftreten einer prämaturen Ovarialinsuffizienz (premature ovarian insufficiency, POI). Das Risiko lässt sich bei allerdings heterogener Datenlage um etwa die Hälfte reduzieren. Ein signifikanter Einfluss auf die Wahrscheinlichkeit einer späteren Schwangerschaft (also auf die Fertilität) wurde in den Metaanalysen bis 2014 nicht nachgewiesen. Eine prospektiv randomisierte Studie (Moore et al. 2015) sowie eine Metaanalyse aus 2015 (Munhoz et al. 2015) zeigten in der GnRHa-Gruppe eine signifikant höhere Schwangerschaftsrate. Auch Lambertini et al. (2018) zeigten in einer Metaanalyse mit 5 RCTs dass GnRH-Agonisten (zumindest kurzfristig) ovarprotektiv sind. Demeestere et al. (2016) publizierten die erste Studie zum Langzeiteffekt von GnRHa und konnten einen Nutzen bei einem medianen Follow-up vom 5,3 Jahren nach Abschluss der Chemotherapie nicht nachweisen. Der Nutzen einer GnRH-Agonisten-Gabe kann derzeit nicht abschließend beurteilt werden. Daher sollten GnRH-Agonisten, wenn möglich, nicht als alleinige Option zur Fertilitätsprotektion gegeben werden (S2k-Leitlinie 2017).

5.2 Transposition der Ovarien

Bei einer geplanten Bestrahlung im kleinen Becken kann eine ovarielle Transposition durchgeführt werden, bei der eines oder beide Ovarien aus dem strahlentherapeutischen Feld heraus geschwenkt werden. Hierdurch kann die ovarielle Strahlenbelastung deutlich reduziert und das Risiko für eine radiogene Ovarialinsuffizienz reduzieren werden (Barahmeh et al. 2013). Der Eingriff wird in der Regel laparoskopisch durchgeführt. Meist ist es erforderlich, die Adnexe komplett vom Uterus zu trennen. In der Literatur sind verschiedene operative Techniken wie kraniale, laterale, mediale und auch anteriore Transpositionen beschrieben worden. Aufgrund der Inhomogenität der Kollektive und dem Fehlen prospektiv randomisierter Studien ist keine verlässliche Aussage zum Vergleich der verschiedenen Techniken möglich, wobei jedoch die kraniale Transposition die sicherste Technik zur Reduktion der Strahlendosis bei einer Bestrahlung des Beckens darstellt.

Die Erfolgsrate bzgl. erhaltene Ovarialfunktion wurde in einer Metaanalyse mit 32 Publikationen und insgesamt 1189 Patientinnen mit 80,8 % (min 17 %, max 95 %) angegeben (Mossa et al. 2015). Man vermutet jedoch einen erheblichen Publikationsbias, da viele Fälle bzw. Studien mit schlechter Erfolgsrate nicht veröffentlicht sein dürften (Kicinski et al. 2015).

Die Höhe der Aufhängung der Ovarien gilt als einer der größten Prognosefaktoren für den ovariellen Funktionserhalt. Die Ovarien sollten mindestens 2 cm oberhalb des Beckenkammes liegen (Hwang et al. 2012). Die Frage, ob eine beidseitige oder nur einseitige Ovartransposition erfolgen soll, kann immer nur streng individuell in Kooperation mit den Strahlentherapeuten entschieden werden. Dabei spielt neben der zu erwartenden Gonadentoxizität auch der eventuelle Wunsch nach einer nur einseitigen Transposition eine Rolle, um über die verbliebene Seite gegebenenfalls eine Spontankonzeption zu ermöglichen.

▶ Obwohl die Effektivität der Ovartransposition zum Erhalt der Ovarialfunktion insgesamt als hoch einzustufen ist, sind Schwangerschaften z. B. nach bestrahltem Zervixkarzinom aus verschiedenen Gründen nach Ovartransposition selten (Kurt et al. 2007).

Hierbei spielt es eine Rolle, ob nach Beendigung der onkologischen Therapie noch Kinderwunsch besteht und ggf. auch reproduktionsmedizinische Maßnahmen erwogen werden (Salih et al. 2015). Eine Rückverlagerung ist technisch schwierig und mit einem hohen Risiko für einen funktionellen Ovarverlust verbunden. Des Weiteren reduziert die Bestrahlung der Gebärmutter erheblich die Schwangerschaftschancen.

Die onkologische Sicherheit wird durch die Ovariopexie nicht wesentlich beeinflusst. Die operativen Risiken einer Ovartransposition sind gering. Postoperativ kann es in 25 % der Fälle zur Ausbildung von Ovarialzysten kommen, die zumeist einer gestörten Eierstockfunktion entsprechen. Die Häufigkeit von Metastasen an den Troikareinstichstellen („port site metastasis") wird mit <1 % angegeben. Das Risiko der ovariellen Ischämie, das unabhängig von der Bestrahlung zu einer Amenorrhö bei 4 % der Patientinnen führte, ist in Relation zum Nutzen dieser Therapie als begrenzt relevant anzusehen (Kim et al. 2016).

5.3 Kryokonservierung von unfertilisierten und fertilisierten Oozyten

Entsprechend dem Vorgehen bei einer In-vitro-Fertilisation (IVF) lassen sich durch eine ovarielle Stimulation und Follikelpunktion Oozyten gewinnen, die unfertilisiert oder fertilisiert kryokonserviert werden können.

▶ Die Kryokonservierung von Oozyten zählt zu den etablierten Verfahren des Fertilitätserhalts bei Frauen.

Die hormonelle Stimulation zur reinen Eizellgewinnung kann unabhängig vom Zyklustag der Patientin erfolgen („random start stimulation"), sodass das Zeitfenster bis zum Beginn der zytotoxischen Therapie nur noch ca. 2 Wochen beträgt (von Wolff et al. 2009, 2016). Die Stimulationsschemata unterscheiden sich, je nachdem ob die Stimulation in der frühen Follikelphase, der späten Follikelphase oder der Lutealphase gestartet wird. Durch die Verwendung von Antagonisten und die Ovulationsinduktion mit GnRHa können ovarielle Überstimulationen vermieden werden, die früher noch zu einer Verschiebung der Chemotherapie geführt hätten.

Das Einfrieren von fertilisierten Oozyten mit 2 Vorkernen (Pronukleusstadium), d. h. einen Tag nach der Eizellgewinnung, ist seit Jahren, besonders in Ländern wie Deutschland, das die geplante Kryokonservierung von menschlichen Embryonen per Gesetz untersagt, ein wesentlicher Bestandteil von assistierten reproduktionsmedizinischen Techniken. Zu berücksichtigen ist, dass fertilisierte Oozyten nur nach Zustimmung beider Partner der Frau übertragen werden können, aufgrund dessen selbst bei einer festen Partnerschaft erwogen werden sollte, einen Teil der Oozyten unfertilisiert zu konservieren (S2k-Leitlinie 2017). Die Kryokonservierung der Oozyten erfolgt inzwischen meist per Vitrifikation.

▶ Die Erfolgsrate ist abhängig von dem Alter bei der Kryokonservierung und der zugrunde liegenden Ovarialreserve, die individuell unterschiedlich ist.

Gemäß registerbasierter Kalkulationen und erster Fallserien beträgt die Geburtenchance pro Stimulation und Kryokonservierung bei Frauen <35 Jahre ca. 30–40 %, nimmt aber bei älteren Frau ab (Alvarez und Ramanathan 2016; Lawrenz et al. 2010). Da die Anzahl der eingefrorenen Oozyten maßgeblich ist für die spätere Konzeptionschance, könnten Doppelstimulationen die Zahl der Zellen erhöhen. Bisher sind diese jedoch überwiegend bei Patienten mit niedriger Eizellreserve durchgeführt worden, um die Zahl der möglichen Transfers zu erhöhen.

Die Risiken bei einer ovariellen Stimulation sind gering. Eine hochgradige Überstimulation im Rahmen der Stimulation von Patientinnen des Netzwerks FertiPROTEKT ist bei 708 Stimulationen nur einmal aufgetreten (von Wolff et al. 2016). Die Fehlbildungsrate von Kindern, die durch kryokonservierte Oozyten geboren wurden, unterscheidet sich nicht von denen nach spontaner Konzeption.

Problematisch könnte zumindest theoretisch die ovarielle Stimulation bei hormonabhängigen Tumoren (z. B. beim Mammakarzinom) sein. Um die steigenden Östrogenkonzentrationen im Rahmen einer ovariellen Stimulation zu reduzieren, wird bei Patientinnen mit Östrogen-sensitiven Tumoren die Zugabe von Aromatasehemmern empfohlen (Kim et al. 2016).

Die Gewinnung von unreifen Eizellen zur Verringerung des Zeitbedarfs bei Stimulationsbehandlungen mit anschließender In-vitro-Maturation kann zukünftig eine klinische Alternativmethode zur konventionellen Stimulationsbehandlung darstellen. Dies ist aber aktuell nicht als Routineverfahren einzustufen, sondern unterliegt einem experimentellen Status. Mit dieser Technik können unreife Oozyten ohne oder mit nur einem verkürzten niedrigdosierten Stimulationsprotokoll (3–5 Tage) gewonnen und nach erfolgreicher In-vitro-Reifung befruchtet oder unbefruchtet eingefroren werden.

5.4 Kryokonservierung von Ovargewebe

▶ Die Kryokonservierung von Ovarialgewebe ist eine etablierte Methode, um die Fertilität nach einer onkologischen Behandlung wiederherzustellen (S2k-Leitlinie 2017).

Besonders geeignet ist die Kryokonservierung von Ovargewebe für jüngere Patientinnen, da deren Ovarialreserve und somit die Follikeldichte sehr hoch sind.

Das Verfahren kann unabhängig vom Zyklus erfolgen und führt somit zu keiner Verzögerung der onkologischen Therapie. Laparoskopisch wird meist 50 % des Ovarkortex eines Ovars reseziert. Das ovarielle Gewebe wird direkt nach der

Entnahme kryokonserviert oder es kann zu einem auf die Kryokonservierung von Ovargewebe spezialisierten Zentrum mit angeschlossener Kryobank überführt werden. Eine Transportdauer von 4–5 Stunden vor der Kryokonservierung ist dabei bedenkenlos möglich (Rosendahl et al. 2011) und auch bei längeren Zeitspannen (Transport über Nacht) scheint die Vitalität des Gewebes erhalten zu bleiben (Dittrich et al. 2012).

Sollte später nach einem ausreichend langen rezidivfreien Intervall Kinderwunsch bei einer Ovarialinsuffizienz bestehen, so kann das Gewebe retransplantiert werden. Eine Transplantation erfolgt meist in loco typico (orthotope) entweder in oder an das verbliebene Ovar oder in eine Peritonealtasche im Bereich der Fossa ovarica. Aktuellen Studien zufolge bleibt das Gewebe etwa ein halbes bis mehr als 7 Jahre aktiv (Donnez et al. 2013). In dieser Zeit können Schwangerschaften zustande kommen. Bei den orthotopen Transplantationsstellen ist prinzipiell eine natürliche Konzeption möglich, ggf. müssen ART-Maßnahmen (ICSI) angewandt werden. Die Geburtenrate beträgt derzeit ca. 30 %, allerdings ist von einer Steigerung durch eine weitere Optimierung der Operationstechnik auszugehen (Van der Ven et al. 2016).

Ein Fallbericht wurde publiziert, der über eine Geburt nach der Kryokonservierung von Ovargewebe im Alter von 13 Jahren (prämenarchal) und einer Transplantation im Alter von 27 Jahren berichtet (Demeestere et al. 2015). Dieser Fallbericht zeigt, dass eine Transplantation auch nach einer präpubertären Kryokonservierung von Ovargewebe zu Schwangerschaften führen kann. Unterstützt wird dies auch durch zwei Fallberichte, die eine Induktion der Pubertät durch die Transplantation von präpubertär kryokonserviertem Ovargewebe nachgewiesen haben (Anderson et al. 2013; Poirot et al. 2012).

Bei der Autotransplantation des ovariellen Gewebes von Krebspatientinnen besteht ein theoretisches Risiko, mit dem kryokonservierten Gewebe ein Rezidiv zu verursachen (Dolmans et al. 2013). Das Ausmaß des Risikos für ein Wiederauftreten der malignen Erkrankungen nach Retransplantation hängt vor allem von der Art der Erkrankung, dem Stadium und der Menge an transferierten malignen Zellen ab (Tab. 5).

▶ Das Risiko einer Retransplantation von malignen Zellen wird insgesamt als sehr gering erachtet, wenn strenge Qualitätssicherungsmaßnahmen gewährleistet sind.

Bei einem hohen Risiko ist die Kryokonservierung von Ovargewebe als experimentell zu erachten und die Patientin darüber zu informieren, dass das Gewebe möglicherweise nicht oder nur für rein experimentelle Techniken verwendet werden kann.

Eine rein experimentelle Option für diese Patientinnen wäre die Reifung von Eizellen ohne Retransplantation des Gewebes in vitro. Die Möglichkeit, aus den primordialen Follikeln des Ovarialgewebes durch eine vollständige In-vitro-Maturation reife, befruchtungsfähige Eizellen zu gewinnen, gelang bisher nur im tierexperimentellen Bereich, beim Menschen ist es derzeit noch nicht möglich (Liebenthron et al. 2013; Telfer und McLaughlin 2011). Eine weitere Möglichkeit stellt die Xenotransplantation von humanem Ovarialgewebe dar. Ovarialgewebe wird in immundefiziente Mäuse (z. B. SCID-Mäuse), die keine Abstoßungsreaktion gegen Fremdgewebe zeigen, transplantiert, wo Follikel heranreifen und zur Gewinnung der Oozyten punktiert werden können. Dieses Verfahren wird bereits zur Überprüfung der Vitalität des eingefrorenen Gewebes und zur Abschätzung einer malignen Kontaminierung angewandt (Lotz et al. 2011; Rosendahl et al. 2013).

Tab. 5 Risiko einer ovariellen Metastasierung bei verschiedenen Tumorarten. (Modifiziert nach Dolmans et al. 2013 und Bastings et al. 2013)

Hohes Risiko	Moderates Risiko	Geringes Risiko
Leukämie Neuroblastom Burkitt-Lymphom Ovarialtumore	Mammakarzinom Stadium IV (lobuläre Subtypen) Darmkrebs Endometriumkarzinom Magenkarzinom Adenokarzinom der Zervix Non-Hodgkin-Lymphom Ewing-Sarkom	Mammakarzinom Stadium I–III (duktale Subtypen) Squamöses Zervixkarzinom Hodgkin-Lymphom Osteosarkom Nongenitales Rhabdomyosarkom Wilms-Tumor

5.5 Kombination von verschiedenen fertilitätserhaltenden Techniken

Es existieren inzwischen relativ gut etablierte fertilitätsprotektive Techniken, die eine realistische Chance auf eine spätere Schwangerschaft erlauben (S2k-Leitlinie 2017). Dies gilt insbesondere, wenn mehrere Verfahren zur Steigerung der Effektivität kombiniert werden (von Wolff et al. 2017).

▶ Eine Kombination von fertilitätserhaltenden Maßnahmen sollte vor allem bei Patientinnen mit einem hohen Risiko für eine primäre Ovarialinsuffizienz diskutiert werden.

Möglich ist beispielsweise die Kombination der Entnahme und Kryokonservierung von Ovargewbe, direkt gefolgt von einer ovariellen Stimulation zur Kryokonservierung von Oozyten (Huober Zeeb et al. 2011). Hierdurch lässt sich theoretisch die Chance auf eine zukünftige Schwangerschaft erhöhen, jedoch liegen bezüglich der Effizienz dieser additiven Maßnahme noch keine suffizienten Daten vor (Dittrich et al. 2013).

6 Fertilitätsprotektive Maßnahmen bei Kindern und Jugendlichen

▶ Der Fertilitätserhalt bei Kindern ist besonders schwer, da einige der etablierten Techniken aufgrund des pubertären Reifezustandes nicht angewandt werden können (Borgmann-Staudt et al. 2015).

Bei Kindern und Jugendlichen stehen ferner die hämatologischen Erkrankungen im Vordergrund, bei denen oft nur ein kurzes Zeitfenster für Beratung und allenfalls Einleitung der fertilitätserhaltenden Therapie bleibt (Balduzzi et al. 2017). Rahmenbedingungen und ethische Überlegungen sind vorgängig genau festzulegen und mit dem Patienten und den Eltern zu besprechen.

Folgende Hinweise zur Anwendung fertilitätsprotektiver Maßnahmen entsprechend den Empfehlungen der S2k-Leitilinie „Fertilitätserhalt bei onkologischen Erkrankungen" gilt es dabei zu beachten (S2k-Leitlinie 2017):

- Vor der Pubertät soll eine GnRH-Agonisten-Behandlung nicht stattfinden.
- Die Ovariopexie soll in Abhängigkeit von der zu erwartenden Strahlendosis am Ovar in der Tumorkonferenz besprochen werden.
- Postpubertär kann nach Stimulationsbehandlung eine Kryokonservierung von Oozyten erfolgen. Dies soll vor Therapiebeginn stattfinden, wenn dieser um 2 Wochen verschoben werden kann. Hierbei müssen die mit einer Stimulationsbehandlung verbundenen psychischen Belastungen gerade bei Jugendlichen (medikamentöse Applikationen, [vaginale] Ultraschalluntersuchungen, [minimal] invasiver Eingriff) berücksichtigt werden.
- Die Indikation zur Kryokonservierung von Ovarialgewebe bei prä- und peripubertären Mädchen ist derzeit unklar. Sie erfordert eine individuelle Abwägung von der Art der Therapie und der gonadotoxischen Dosis.
- Eine Kryokonservierung von Spermien nach der Pubertät (Ejakulation, Elektrostimulation, Hodenbiopsie mit testikulärer Spermienextraktion [TESE]) sowie die Kryokonservierung von Hodengewebe als Fertilitätsreserve für spätere Maßnahmen der assistierten Reproduktion sind möglich.
- Die Kryokonservierung von immaturem Hodengewebe vor der Pubertät, welches mittels Biopsie entnommen wird, ist noch ein experimenteller Ansatz. Die erforderliche, anschließende Spermienreifung aus den spermatogonialen Stammzellen ist beim Menschen aktuell noch nicht möglich. Ansätze bestehen im Sinne einer Retransplantation von Stammzellen, ektopes, orthotopes Grafting bzw. Xenografting oder auch eine In-vitro-Spermatogenese (Jahnukainen et al. 2012; Schlatt et al. 2009; Stukenborg et al. 2009).

7 Zusammenfassung

- Sollten sich präpubertäre Mädchen und Jungen sowie Patienten im reproduktiven Alter bei einem Onkologen zur Durchführung einer gonadotoxischen Therapie vorstellen, sollten fertilitätskonservierende Maßnahmen erwogen werden.
- Spermien können in nahezu jedem Kinderwunschzentrum kryokonserviert werden.
- Bei Frauen sollte eine Beratung und ggf. Therapie in spezialisierten Zentren des Netzwerks FertiPROTEKT durchgeführt werden, deren Adressen auf der Website www.fertiprotekt.com zu finden sind.
- Die Entscheidung, welche Methode des Fertilitätserhalts bei Frauen zur Anwendung kommt, ist stets das Ergebnis einer ausführlichen individuellen Beratung. Die Grunderkrankung selbst, das Alter der Patienten und die onkologische Einschätzung spielen hierbei eine entscheidende Rolle.
- Handlungsempfehlungen für die Beratung und den Einsatz von fertilitätserhaltenden Maßnahmen in Deutschland können der S2k-Leitlinie „Fertilitätserhalt bei onkologischen Erkrankungen" entnommen werden.

Literatur

Albers P et al (2015) Guidelines on testicular cancer: 2015 update. Eur Urol 68:1054–1068. https://doi.org/10.1016/j.eururo.2015.07.044

Alvarez RM, Ramanathan P (2016) Fertility preservation in female oncology patients: the influence of the type of cancer on ovarian stimulation response. Hum Reprod. https://doi.org/10.1093/humrep/dew158

Anderson RA et al (2013) Induction of puberty by autograft of cryopreserved ovarian tissue in a patient previously treated for Ewing sarcoma. Eur J Cancer 49:2960–2961. https://doi.org/10.1016/j.ejca.2013.04.031

Balduzzi A et al (2017) Fertility preservation issues in pediatric hematopoietic stem cell transplantation: practical approaches from the consensus of the Pediatric Diseases Working Party of the EBMT and the International BFM Study Group. Bone Marrow Transplant 52(10):1406–1415. https://doi.org/10.1038/bmt.2017.147

Barahmeh S et al (2013) Ovarian transposition before pelvic irradiation: indications and functional outcome. J Obstet Gynaecol Res 39:1533–1537. https://doi.org/10.1111/jog.12096

Bastings L et al (2013) Autotransplantation of cryopreserved ovarian tissue in cancer survivors and the risk of reintroducing malignancy: a systematic review. Hum Reprod Update 19:483–506. https://doi.org/10.1093/humupd/dmt020

Baysal O et al (2015) Decision-making in female fertility preservation is balancing the expected burden of fertility preservation treatment and the wish to conceive. Hum Reprod 30:1625–1634. https://doi.org/10.1093/humrep/dev116

Bedaiwy MA et al (2011) Gonadotropin-releasing hormone analog cotreatment for preservation of ovarian function during gonadotoxic chemotherapy: a systematic review and meta-analysis. Fertil Steril 95:906–914. e901-904. https://doi.org/10.1016/j.fertnstert.2010.11.017

Borgmann-Staudt A et al (2015) AMWF S1-Leitlinie (025/034) Beeinträchtigung der Gonadenfunktion nach Chemo- und Strahlentherapie im Kindes- und Jugendalter: Risiken, Diagnostik, Prophylaxe- und

Behandlungsmöglichkeiten. http://www.awmf.org/uploads/tx_szleitlinien/025-034_l_S1_Beeinträchtigung_Gonadenfunktion_nach_Krebs_im_Kindesalter_2015-03.pdf. Zugegriffen am 14.12.2015
Chen H et al (2011) Adjuvant gonadotropin-releasing hormone analogues for the prevention of chemotherapy induced premature ovarian failure in premenopausal women. Cochrane Database Syst Rev (3):CD008018. https://doi.org/10.1002/14651858.CD008018.pub2
Colpi GM et al (2009) Microsurgical TESE versus conventional TESE for ICSI in non-obstructive azoospermia: a randomized controlled study. Reprod Biomed Online 18:315–319
Daudin M et al (2015) Sperm cryopreservation in adolescents and young adults with cancer: results of the French national sperm banking network (CECOS). Fertil Steril 103:478–486.e471. https://doi.org/10.1016/j.fertnstert.2014.11.012
Del Mastro L et al (2014) Gonadotropin-releasing hormone analogues for the prevention of chemotherapy-induced premature ovarian failure in cancer women: systematic review and meta-analysis of randomized trials. Cancer Treat Rev 40:675–683. https://doi.org/10.1016/j.ctrv.2013.12.001
Demeestere I et al (2015) Live birth after autograft of ovarian tissue cryopreserved during childhood. Hum Reprod 30:2107–2109. https://doi.org/10.1093/humrep/dev128
Demeestere I et al (2016) No evidence for the benefit of gonadotropin-releasing hormone agonist in preserving ovarian function and fertility in lymphoma survivors treated with chemotherapy: final long-term report of a prospective randomized trial. J Clin Oncol Off J Am Soc Clin Oncol 34:2568–2574. https://doi.org/10.1200/jco.2015.65.8864
Dittrich R et al (2010) Fertility preservation in cancer patients. Minerva Ginecol 62:63–80
Dittrich R et al (2012) Live birth after ovarian tissue autotransplantation following overnight transportation before cryopreservation. Fertil Steril 97:387–390. https://doi.org/10.1016/j.fertnstert.2011.11.047
Dittrich R et al (2013) Oncofertility: combination of ovarian stimulation with subsequent ovarian tissue extraction on the day of oocyte retrieval. Reprod Biol Endocrinol 11:19
Dolmans MM et al (2013) Risk of transferring malignant cells with transplanted frozen-thawed ovarian tissue. Fertil Steril 99:1514–1522. https://doi.org/10.1016/j.fertnstert.2013.03.027
Donnez J et al (2013) Restoration of ovarian activity and pregnancy after transplantation of cryopreserved ovarian tissue: a review of 60 cases of reimplantation. Fertil Steril 99:1503–1513. https://doi.org/10.1016/j.fertnstert.2013.03.030
Hovav Y et al (2001) Electroejaculation before chemotherapy in adolescents and young men with cancer. Fertil Steril 75:811–813
Huober Zeeb C et al (2011) Improving fertility preservation in cancer: ovarian tissue cryobanking followed by ovarian stimulation can be efficiently combined. Fertil Steril 95(1):342–344. https://doi.org/10.1016/j.fertnstert.2010.07.1074
Hwang JH et al (2012) Association between the location of transposed ovary and ovarian function in patients with uterine cervical cancer treated with (postoperative or primary) pelvic radiotherapy. Fertil Steril 97:1387–1393. e1381-1382. https://doi.org/10.1016/j.fertnstert.2012.02.052
Jahnukainen K et al (2011) Testicular function and fertility preservation in male cancer patients. Best Pract Res Clin Endocrinol Metab 25:287–302. https://doi.org/10.1016/j.beem.2010.09.007
Jahnukainen K et al (2012) Autologous ectopic grafting of cryopreserved testicular tissue preserves the fertility of prepubescent monkeys that receive sterilizing cytotoxic therapy. Cancer Res 72:5174–5178. https://doi.org/10.1158/0008-5472.can-12-1317
Kamischke A et al (2004) Cryopreservation of sperm from adolescents and adults with malignancies. J Androl 25:586–592
Kicinski M et al (2015) Publication bias in meta-analyses from the Cochrane Database of Systematic Reviews. Stat Med 34:2781–2793. https://doi.org/10.1002/sim.6525
Kim J et al (2016) Long-term safety of letrozole and gonadotropin stimulation for fertility preservation in women with breast cancer. J Clin Endocrinol Metab 101:1364–1371. https://doi.org/10.1210/jc.2015-3878
Kliesch S et al (1996) Cryopreservation of semen from adolescent patients with malignancies. Med Pediatr Oncol 26:20–27
Kliesch S et al (2009) Kryokonservierung menschlicher Spermien zur Zeugungsreserve. In: Nieschlag E, Behre HM, Nieschlag S (Hrsg) Andrologie: Grundlagen und Klinik der reproduktiven Gesundheit des Mannes. Springer, Berlin/Heidelberg, S 515–531
Kurt M et al (2007) Successful spontaneous pregnancy in a patient with rectal carcinoma treated with pelvic radiotherapy and concurrent chemotherapy: the unique role of laparoscopic lateral ovary transposition. Eur J Gynaecol Oncol 28:408–410
Lambertini M et al (2016) Cancer and fertility preservation: international recommendations from an expert meeting. BMC Med 14:1. https://doi.org/10.1186/s12916-015-0545-7
Lawrenz B et al (2010) Efficacy and safety of ovarian stimulation before chemotherapy in 205 cases. Fertil Steril 94:2871–2873. https://doi.org/10.1016/j.fertnstert.2010.06.054
Lambertini M et al (2018) Gonadotropin-Releasing Hormone Agonists During Chemotherapy for Preservation of Ovarian Function and Fertility in Premenopausal Patients With Early Breast Cancer: A systematic review and meta-analysis of individual Patient-Level data. J Clin Oncol 36:1981–1990
Lee SJ et al (2006) American Society of Clinical Oncology recommendations on fertility preservation in cancer patients. J Clin Oncol Off J Am Soc Clin Oncol 24:2917–2931. https://doi.org/10.1200/jco.2006.06.5888
Liebenthron J et al (2013) The impact of culture conditions on early follicle recruitment and growth from human ovarian cortex biopsies in vitro. Fertil Steril 100:483–491.e485. https://doi.org/10.1016/j.fertnstert.2013.03.046
Lotz L et al (2011) Xenotransplantation of cryopreserved ovarian tissue from patients with ovarian tumors into SCID mice – no evidence of malignant cell contamination. Fertil Steril 95:2612–2614.e2611. https://doi.org/10.1016/j.fertnstert.2011.05.003
Magelssen H et al (2005) Twenty years experience with semen cryopreservation in testicular cancer patients: who needs it? Eur Urol 48:779–785. https://doi.org/10.1016/j.eururo.2005.05.002
Marconi M et al (2012) Combined trifocal and microsurgical testicular sperm extraction is the best technique for testicular sperm retrieval in „low-chance" nonobstructive azoospermia. Eur Urol 62:713–719. https://doi.org/10.1016/j.eururo.2012.03.004
Meistrich ML et al (1997) Rapid recovery of spermatogenesis after mitoxantrone, vincristine, vinblastine, and prednisone chemotherapy for Hodgkin's disease. J Clin Oncol 15:3488–3495
Meistrich ML et al (2013) Effects of chemotherapy and radiotherapy on spermatogenesis in humans. Fertil Steril 100:1180–1186. https://doi.org/10.1016/j.fertnstert.2013.08.010
Moore HC et al (2015) Goserelin for ovarian protection during breast-cancer adjuvant chemotherapy. N Engl J Med 372:923–932. https://doi.org/10.1056/NEJMoa1413204
Mossa B et al (2015) Ovarian transposition in young women and fertility sparing. Eur Rev Med Pharmacol Sci 19:3418–3425
Muller J, Skakkebaek NE (1983) Quantification of germ cells and seminiferous tubules by stereological examination of testicles from 50 boys who suffered from sudden death. Int J Androl 6:143–156
Munhoz RR et al (2015) Gonadotropin-releasing hormone agonists for ovarian function preservation in premenopausal women undergoing chemotherapy for early-stage breast cancer: a systematic review and meta-analysis. JAMA Oncol:1–9. https://doi.org/10.1001/jamaoncol.2015.3251
Pedersen JL et al (1993) Spermaturia and puberty. Arch Dis Child 69:384–387

Poirot C et al (2012) Induction of puberty by autograft of cryopreserved ovarian tissue. Lancet 379:588. https://doi.org/10.1016/s0140-6736(11)61781-9

Rosendahl M et al (2011) Cryopreservation of ovarian tissue for a decade in Denmark: a view of the technique. Reprod Biomed Online 22:162–171. https://doi.org/10.1016/j.rbmo.2010.10.015

Rosendahl M et al (2013) The safety of transplanting cryopreserved ovarian tissue in cancer patients: a review of the literature. J Assist Reprod Genet 30:11–24. https://doi.org/10.1007/s10815-012-9912-x

S2k-Leitlinie (2017) Fertilitätsehalt bei onkologischen Erkrankungen (AWMF Register-No. 015/082). http://www.awmf.org/leitlinien/detail/ll/015-082.html

Salih SM et al (2015) Diminished utilization of in vitro fertilization following ovarian transposition in cervical cancer patients. J Reprod Med 60:345–353

Schlatt S et al (2009) Testicular stem cells for fertility preservation: preclinical studies on male germ cell transplantation and testicular grafting. Pediatr Blood Cancer 53:274–280. https://doi.org/10.1002/pbc.22002

Schover LR (2005) Motivation for parenthood after cancer: a review. J Natl Cancer Inst Monogr:2–5. https://doi.org/10.1093/jncimonographs/lgi010

Schüring A et al (2017) Practical recommendations for fertility preservation in women by the FertiPROTEKT network. Part I: indications for fertility preservation. Arch Gynecol Obstet 24. https://doi.org/10.1007/s00404-017-4594-3

Shetty G, Meistrich ML (2005) Hormonal approaches to preservation and restoration of male fertility after cancer treatment. J Natl Cancer Inst Monogr: 36–39. https://doi.org/10.1093/jncimonographs/lgi002

Stukenborg JB et al (2009) New horizons for in vitro spermatogenesis? An update on novel three-dimensional culture systems as tools for meiotic and post-meiotic differentiation of testicular germ cells. Mol Hum Reprod 15:521–529. https://doi.org/10.1093/molehr/gap052

Teh WT et al (2014) The impact of uterine radiation on subsequent fertility and pregnancy outcomes. Biomed Res Int 2014:482968. https://doi.org/10.1155/2014/482968

Telfer EE, McLaughlin M (2011) In vitro development of ovarian follicles. Semin Reprod Med 29:15–23. https://doi.org/10.1055/s-0030-1268700

Tournaye H et al (2014) Fertility preservation in men with cancer. Lancet 384:1295–1301. https://doi.org/10.1016/s0140-6736(14)60495-5

Van der Ven H et al (2016) Ninety-five orthotopic transplantations in 74 women of ovarian tissue after cytotoxic treatment in a fertility preservation network: tissue activity, pregnancy and delivery rates. Hum Reprod 31:2031–2041. https://doi.org/10.1093/humrep/dew165

Wallace WH et al (2003) The radiosensitivity of the human oocyte. Hum Reprod 18:117–121

Wallace WH et al (2005) Predicting age of ovarian failure after radiation to a field that includes the ovaries. Int J Radiat Oncol Biol Phys 62:738–744. https://doi.org/10.1016/j.ijrobp.2004.11.038

Wang C et al (2013) Gonadotropin-releasing hormone analog cotreatment for the preservation of ovarian function during gonadotoxic chemotherapy for breast cancer: a meta-analysis. PLoS One 8: e66360. https://doi.org/10.1371/journal.pone.0066360

Wolff M et al von (2009) Ovarian stimulation to cryopreserve fertilized oocytes in cancer patients can be started in the luteal phase Fertil Steril 92:1360–1365 https://doi.org/10.1016/j.fertnstert.2008.08.011

Wolff M et al von (2011a) Combination of gonadotropin-releasing hormone (GnRH) agonists with GnRH antagonists before chemotherapy reduce but does not completely prevent a follicle-stimulating hormone flare-up Fertil Steril 95:452–454 https://doi.org/10.1016/j.fertnstert.2010.08.053

Wolff M et al von (2011b) Fertility preservation in women – a practical guide to preservation techniques and therapeutic strategies in breast cancer, Hodgkin's lymphoma and borderline ovarian tumours by the fertility preservation network FertiPROTEKT Arch Gynecol Obstet 284:427–435 https://doi.org/10.1007/s00404-011-1874-1

Wolff M et al von (2016) Timing of ovarian stimulation in patients prior to gonadotoxic therapy: an analysis of 684 stimulations Eur J Obstet Gynecol Reprod Biol 199:146–149 https://doi.org/10.1016/j.ejogrb.2016.02.006

Wolff M et al von (2017) Practical recommendations for fertility preservation in women by the FertiPROTEKT network. Part II: fertility preservation techniques Arch Gynecol Obstet 27. https://doi.org/10.1007/s00404-017-4595-2

Yang B et al (2013) Concurrent treatment with gonadotropin-releasing hormone agonists for chemotherapy-induced ovarian damage in premenopausal women with breast cancer: a meta-analysis of randomized controlled trials. Breast 22:150–157. https://doi.org/10.1016/j.breast.2012.12.008

Zhang Y et al (2013) Gonadotropin-releasing hormone for preservation of ovarian function during chemotherapy in lymphoma patients of reproductive age: a summary based on 434 patients. PLoS One 8:e80444. https://doi.org/10.1371/journal.pone.0080444

Schwangerschaften nach assistierter Reproduktion

48

Annika K. Ludwig und Michael Ludwig

Inhalt

1 Einleitung 549

2 Frühaborte 550

3 Schwangerschaftskomplikationen und neonatales Outcome 551

4 Fehlbildungen 553

5 Risiko für Chromosomenaberrationen 554

6 „Vanishing twin" – ein Phänomen der gestörten Implantation? 555

7 Spezielle Aspekte der Pränataldiagnostik 556

8 Welche Konsequenz ergibt sich aus dem erhöhten Risiko für Präeklampsie, Wachstumsrestriktion und Frühgeburtlichkeit? 558

9 Welche Konsequenz ergibt sich aus dem erhöhten Fehlbildungsrisiko? 559

10 Gesundheit und Entwicklung der Kinder im 1. Lebensjahrzehnt 560

11 Gesundheit und Entwicklung im 2. Lebensjahrzehnt 561

12 Subfertilität oder Kinderwunschtherapie – wo liegt die Ursache? 562

13 Fazit für die Aufklärung von Kinderwunschpaaren 562

Literatur 563

1 Einleitung

Etwa 3 % der in Deutschland geborenen Kinder werden nach assistierter Reproduktion (ART) geboren. Berücksichtigt man auch Kinder nach Clomifenstimulation, ovarieller Stimulation oder Inseminationsbehandlung, liegt der Anteil bei wahrscheinlich 5–8 %.

Nach wie vor liegt das größte Risiko für die Kinder und Mütter nach ART im Eintritt einer Mehrlingsschwangerschaft. Allerdings finden sich auch bei Einlingsschwangerschaften nach ART häufiger Schwangerschaftskomplikationen oder neonatale Probleme.

Noch immer ist nicht klar, ob es sich hierbei um eine Folge der Therapie oder um einen Effekt der Subfertilität der Eltern handelt. Wir stellen in diesem Kapitel die vorliegenden Daten zu Schwangerschaften nach ART und zu Schwangerschaften bei subfertilen Paaren einander gegenüber. Daraus wird deutlich, dass die Begleitung einer Schwangerschaft in beiden Fällen ähnliche Punkte zu berücksichtigen hat. Einen Überblick bietet Abb. 1.

Dieser Artikel konzentriert sich auf Einlingsschwangerschaften. Besondere Risiken der Mehrlingsschwangerschaf-

A. K. Ludwig (✉)
Praxis für Frauengesundheit und Pränatalmedizin, Hamburg, Deutschland
E-Mail: a.k.ludwig@me.com

M. Ludwig
SYNLAB Holding Deutschland GmbH, Augsburg, Deutschland
E-Mail: michael.ludwig@synlab.com

K. Diedrich et al. (Hrsg.), *Reproduktionsmedizin*, Springer Reference Medizin,
https://doi.org/10.1007/978-3-662-57636-6_49

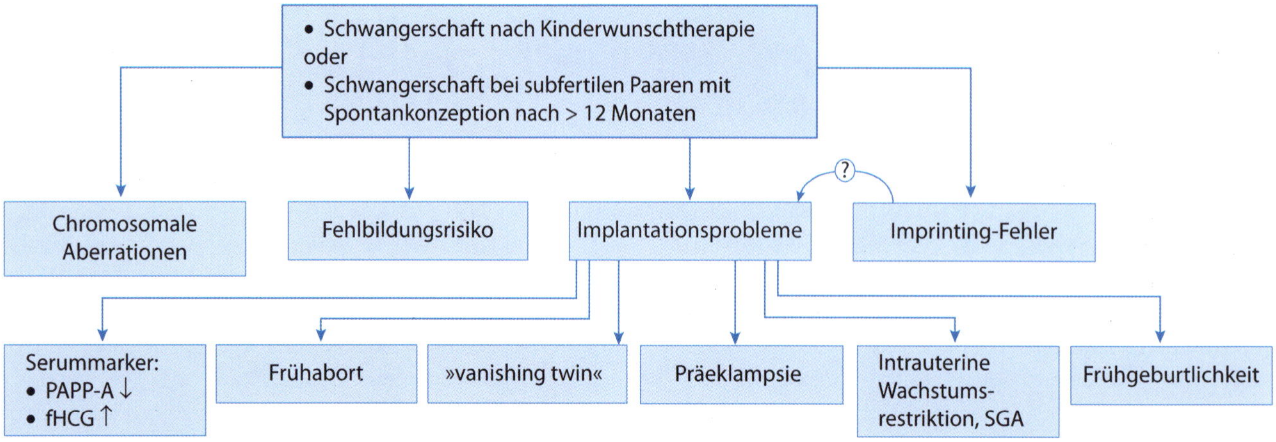

Abb. 1 Dargestellt sind die verschiedenen Bereiche, hinsichtlich derer Schwangerschaften bzw. die Geburten nach ART Auffälligkeiten aufweisen. Im Text werden Daten auch zu Spontanschwangerschaften bei subfertilen Paaren aufgezeigt, die ähnliche Auffälligkeiten zeigen wie die Schwangerschaften nach ART. Daher gehen wir davon aus, dass es sich bei den aufgezeigten Veränderungen weniger um direkte Folgen der ART als vielmehr um Folgen der zugrundeliegenden Subfertilität handelt. Kausalpathogenetisch steht an erster Stelle vermutlich eine gestörte Implantation und Plazentation. Inwieweit auch Imprinting-Fehler zu diesen Problemen beitragen, ist Gegenstand der aktuellen Diskussion. (Mod. nach Ludwig et al. 2011)

ten werden an anderer Stelle in diesem Buch abgehandelt (▶ Kap. 32, „Mehrlingsschwangerschaften“).

Folgende Risiken und Abweichungen im Schwangerschaftsverlauf werden anhand der Literatur für Schwangerschaften nach ART diskutiert:

- Frühaborte,
- Schwangerschaftskomplikationen und perinatales Outcome,
- Fehlbildungen,
- Risiko für Chromosomenaberrationen,
- „vanishing twin“,
- spezielle Aspekte der Pränataldiagnostik durch veränderte Serummarker.

Darüber hinaus werden wir die aktuellen Daten zur postpartalen Entwicklung der Kinder aufzeigen.

2 Frühaborte

Es wird auch heute noch vielfach behauptet, dass die Abortrate nach einer Kinderwunschbehandlung erhöht sei. Dabei wird häufig vergessen, dass es sich aufgrund des Alters von Frau und Mann sowie von zugrunde liegenden Pathologien (Tubenfaktor, uterine Faktoren, vorangehende Operationen am inneren Genitale etc.) bzw. endokrinologischen Auffälligkeiten (PCO-Syndrom, Schilddrüsenerkrankungen etc.) um ein besonderes Risikokollektiv handelt, das sicherlich nicht 1 : 1 mit einem Kollektiv spontan konzipierender Frauen verglichen werden kann. Bei zusätzlicher oder isolierter männlicher Subfertilität finden sich häufiger auch genetische Faktoren wie Chromosomenanomalien, die das Abortrisiko steigern können.

Eine Adjustierung von Variablen bzw. ein Matching von Datensätzen ist schwierig und teilweise unmöglich, da manche Faktoren bei spontan konzipierenden Frauen nicht vorkommen bzw. zu selten sind, als dass eine adäquate statistische Auswertung möglich wäre. Registerdaten weisen zudem das Problem auf, dass nicht immer die Tatsache einer vorangehenden Kinderwunschbehandlung bekannt ist und insofern Datensätze falsch zugeordnet werden. Kinderwunschpaare schließen das Kapitel „Kinderwunschtherapie“ häufig mit dem Erreichen der Schwangerschaft ab und möchten die ersehnte Schwangerschaft und Geburt entspannt erleben können. Daher wünschen teilweise die Paare, dass auch im Mutterpass eine Kinderwunschtherapie nicht angegeben wird.

Die verwertbaren Studiendaten sind aus diesem Grunde zu der Frage des Abortrisikos gering.

In den USA wurden Paare auf einer Warteliste zur aktiven Kinderwunschbehandlung beobachtet. Das Risiko für Spontanaborte war mit 26,2 % bei spontaner Konzeption während der Wartezeit vergleichbar hoch zur Rate nach Ovulationsinduktion (21,3 %), IVF (19,8 %) oder anderen Verfahren (31,6 %) (Pezeshki et al. 2000).

Eine andere Arbeit schloss 1945 Schwangerschaften nach IVF, ICSI oder GIFT („gamete intra-fallopian transfer“) ein und verglich diese zu zwei historischen Kollektiven. Das Risiko für spontane Aborte war für die Altersklasse von 25–29 Jahren [relatives Risiko (RR) 1,51, 95 % Konfidenzintervall (KI) 1,01–2,28] erhöht. Insgesamt gesehen kamen die Autoren zu dem Schluss, dass das Abortrisiko relativ etwa um 20–34 % erhöht sei, wenn für das mütterliche Alter und vorangehende Aborte adjustiert worden war. Das Risiko war in der Gruppe nach GIFT höher als nach den anderen Verfahren (Wang et al. 2004). Unter anderem vermuteten die Autoren einen Einfluss der vorangegangenen ovariellen Stimulation bzw. des Grades der Überstimulation.

Diese Einflussvariable hatte auch bezüglich anderer Schwangerschaftsrisiken in der Vergangenheit Anlass zu Nachforschungen gegeben. In der größten dazu bisher vorliegenden Auswertung konnten allerdings keine Hinweise darauf gefunden werden (Griesinger et al. 2008). Auch wenn also zum Thema „Aborte" keine neuen Daten vorliegen, ist unserer Ansicht nach dennoch Zweifel angebracht, ob die ovarielle Stimulation tatsächlich einen Einfluss auf das Abortgeschehen haben kann.

Um die Frage schlüssig zu beantworten, ob das leicht erhöhte Abortrisiko tatsächlich auf die Behandlung oder das zugrunde liegende Kollektiv zurückzuführen ist, müsste man mehr Daten zu spontan konzipierenden Frauen mit bekannter Subfertilität (>12 Monate bis Eintritt der Schwangerschaft) zur Verfügung haben.

▶ Für die nach Kinderwunschtherapie erhöhte Abortrate scheinen aktuell am ehesten Faktoren verantwortlich zu sein, die mit der Subfertilität einhergehen.

3 Schwangerschaftskomplikationen und neonatales Outcome

Einlingsschwangerschaften nach ART sind mit mehr Komplikationen und mit einem schlechteren neonatalen Outcome verbunden als Einlingsschwangerschaften nach Spontankonzeption (Helmerhorst et al. 2004; Jackson et al. 2004; McGovern et al. 2004; Pandey et al. 2012). In Tab. 1 sind die 4 vorliegenden Metaanalysen zu diesem Thema dargestellt.

Die Risiken einer Präeklampsie, einer Wachstumsrestriktion und einer Frühgeburt sind nach ART deutlich erhöht. Auch eine Placenta praevia und eine vorzeitige Plazentalösung treten bei Schwangeren nach ART häufiger auf. Bei ART-Einlingsschwangerschaften ist das Risiko einer Frühgeburt doppelt so hoch und das Risiko der Geburt eines Kindes mit einem sehr niedrigen Geburtsgewicht (<1500 g) 3-mal so hoch wie bei spontan konzipierten Einlingsschwangerschaften (Helmerhorst et al. 2004; Jackson et al. 2004; McGovern et al. 2004; Pandey et al. 2012).

Das Risiko einer Totgeburt lag in einer späteren Metaanalyse in einer ähnlichen Größenordnung (adjustiertes RR 2,08, 95 % KI 1,55–2,78), zeigte sich allerdings nur zwischen 22+0 bis 27+6 Schwangerschaftswochen, nicht darüber hinaus (Henningsen et al. 2014).

Ein Gestationsdidabetes tritt nach assistierter Reproduktion einer separaten Analyse in einer Metaanalyse zufolge um das 1,28-Fache (adjustierte OR, 95 % KI 1,20–1,37) erhöht auf (Wang et al. 2013).

Die Ursachen für diese Auffälligkeiten können unterschiedlich sein. Diskutiert wurden in der Vergangenheit Einflüsse

- der ovariellen Stimulation,
- der Eizellentnahme und -manipulation,
- der Embryonenkultur,
- des Schwangerenkollektivs, insbesondere der Subfertilität.

Einige dieser Faktoren können bis heute nicht geklärt werden, weil verlässliche Daten aus Schwangerschaften nach weniger invasiven Kinderwunschbehandlungen fehlen. Der Einfluss der Kulturmedien wird noch kontrovers diskutiert, ein systematischer Review sah keine klare Evidenz für einen Einfluss, zeigt aber auch die starke Heterogenität der bisherigen Untersuchungen auf (Zandstra et al. 2015).

Zu Schwangerschaften nach Insemination gibt es weniger valide Daten. 1999 wurde in einer Untersuchung an 111 Patientinnen, die durch intrauterine Insemination schwanger geworden waren, keine Auffälligkeit im Vergleich zur spontanen Konzeption beschrieben (Nuojua-Huttunen et al. 1999). Andere hingegen beschreiben ein erhöhtes Risiko für das Auftreten eines niedrigeren Geburtsgewichts bei 97

Tab. 1 Daten aus Metaanalysen zu Schwangerschaftsrisiken und neonatalen Risiken nach assistierter Reproduktion. Angabe von relativen Risiken bzw. OR mit 95 % KI. (Nach Helmerhorst et al. 2004; Jackson et al. 2004; McGovern et al. 2004; Pandey et al. 2012)

Studie	Helmerhorst	Jackson	McGovern	Pandey
Präeklampsie	k. A.	1,55 (1,23–1,95)	k. A.	1,49 (1,39–1,59)
Placenta praevia	k. A.	2,87 (1,54–5,37)	k. A.	k. A.
Totgeburt	k. A.	2,55 (1,78–3,64)	k. A.	k. A.
Frühgeburt (<37. SSW)	2,04 (1,80–2,32)	1,95 (1,73–2,20)	1,98 (1,77–2,22)	1,54 (1,47–1,62)
Frühe Frühgeburt (<32. SSW)	3,27 (2,03–5,28)	k. A.	2,49 (0,86–7,21)	1,68 (1,48–1,91)
Niedriges Geburtsgewicht (<2500 g)	1,70 (1,50–1,92)	1,77 (1,40–2,22)	k. A.	1,65 (1,56–1,75)
Sehr niedriges Geburtsgewicht (<1500 g)	3,00 (2,07–4,36)	2,70 (2,31–3,14)	k. A.	1,93 (1,72–2,17)
"Small for gestational age" (SGA)	1,40 (1,15–1,71)	1,60 (1,25–2,04)	k. A.	1,39 (1,27–1,53)
Sectio caesarea	1,54 (1,44–1,66)	2,13 (1,72–2,63)	k. A.	1,56 (1,51–1,60)
Perinatale Mortalität	1,68 (1,11–2,55)	2,19 (1,61–2,98)	k. A.	1,87 (1,48–2,37)
Aufnahme auf die neonatale Intensivstation	1,27 (1,16–1,40)	1,60 (1,30–1,96)	k. A.	1,58 (1,42–1,77)

k. A. = keine Angabe.

Schwangerschaften nach Insemination gegenüber spontan konzipierten Kindern (OR: 4,85, 95 % KI: 2,25–10,48; Gaudoin et al. 2003). In der gematchten Gegenüberstellung von 126 Schwangerschaften nach IVF und ebenso vielen nach Insemination zeigten sich keine Unterschiede (De Sutter et al. 2005). Die größte bislang untersuchte Kohorte stammt aus Dänemark (Malchau et al. 2014). 4228 Einlingsschwangerschaften nach einer Insemination wurden dort erfasst. Das Risiko für Frühgeburtlichkeit (adjustierte OR 1,3, 95 % KI 1,1–1,5), niedriges Geburtsgewicht (adjustierte OR 1,4, 95 % KI 1,2–1,7) und small for gestational age (adjustierte OR 1,4, 95 % KI 1,2–1,6) waren signifikant erhöht, wenn gegen spontan konzipierte Kinder verglichen wurde. Gegenüber nach ICSI konzipierten Einlingen ergab sich kein Unterschied, gegenüber IVF konzipierten Einlingen war das Risiko für small for gestational age ähnlich, für Frühgeburtlichkeit und niedriges Geburtsgewicht allerdings signifikant niedriger (adjustierte OR 0,6, 95 % KI 0,5–0,8 bzw. adjustierte OR 0,8, 95 % KI 0,6–0,9).

Zu Kindern nach ovarieller Stimulation existiert eine große Studie mit 4467 Kindern, die auch für Kinder, die in Zyklen mit ovarieller Stimulation konzipiert wurden, ein schlechteres perinatales und postnatales Outcome als für spontan konzipierte Kinder ergab (Klemetti et al. 2010).

Diese Daten zu Schwangerschaften nach Insemination und nach ovarieller Stimulation deuten darauf hin, dass die Subfertilität einen nicht unwesentlichen Anteil an dem Verlauf von Schwangerschaft und Geburt hat.

Es gibt weitere Hinweise darauf, dass der unerfüllte Kinderwunsch selbst einen wichtigen Risikofaktor für Komplikationen in der Schwangerschaft und das neonatale Outcome der Kinder darstellt. Dies sind Daten zu spontan konzipierten Schwangerschaften bei bekannter Subfertilität, wenn also die Zeitdauer bis zum Eintritt der Schwangerschaft mehr als 12 Monate betrug.

In einer großen Kohorte von Paaren aus England mit idiopathischer Subfertilität unterschieden sich die Risiken für eine vorzeitige Plazentalösung, eine Präeklampsie und für eine Sectio nicht zwischen den subfertilen Paaren, die spontan konzipierten (n = 222) und denen, die mit Hilfe einer Clomifenstimulation, einer Insemination oder IVF konzipierten (n = 162) (Pandian et al. 2001). Bei beiden Gruppen allerdings waren die Risiken häufiger als in der Kontrollgruppe mit spontan konzipierten Schwangerschaften nach einer Wartezeit von <12 Monaten (n = 32.969).

Präeklampsien treten signifikant häufiger bei Paaren auf, bei denen es mehr als 12 Monate dauerte, bis sie spontan konzipierten, als bei normal fertilen Paaren (Basso et al. 2003; Pandian et al. 2001). Schon 1991 beschrieb eine Studie ein erhöhtes Risiko für ein niedriges Geburtsgewicht und eine Wachstumsrestriktion bei Paaren mit einem Zeitraum von mindestens einem Jahr bis zur Konzeption (RR: 2,3, 95 % KI 1,2–4,4) (Williams et al. 1991).

Ähnliche Daten wurden aus Dänemark zu 2 Kohorten mit über 8000 und fast 4000 Einlingsschwangerschaften publiziert. Das relative Risiko für eine Frühgeburt war um das 1,6- bis 1,8-Fache erhöht bei einer Zeit bis zur Konzeption von mehr als 12 Monaten. Auch das Risiko für Präeklampsien zeigte eine Relation zur Zeit bis zur Konzeption mit einem relativen Risiko von 1,62 (95 % KI: 1,14–2,30) (Basso et al. 2003; Henriksen et al. 1997). Die Studie von Basso und Baird (2003) bestätigte einmal mehr, dass das Auftreten der Risiken unabhängig davon war, ob die Schwangerschaft durch eine Therapie eingetreten war (n = 1931) oder spontan (n = 1968).

Eine bedeutende Studie zum Risikofaktor „Subfertiltät" wurde 2008 im Lancet publiziert. Wiederum war die Subfertilität definiert als eine Wartezeit bis zur Schwangerschaft von >12 Monaten. Eine norwegische Arbeitsgruppe verglich die Schwangerschaftsverläufe, Geburtsdaten und das neonatale Outcome von über 8229 ART-Kindern mit Kindern nach Spontankonzeption (n = 1.200.922). Es wurden je zur Hälfte IVF und ICSI durchgeführt. Die Schwangerschaften nach ART zeigten eine kürzere Schwangerschaftsdauer, ein niedrigeres Geburtsgewicht und ein höheres Risiko für Wachstumsrestriktion. Innerhalb der Kohorte an ART-Kindern gab es 2546 Kinder mit einem spontan konzipierten Geschwisterkind. Wurden die Geschwisterkinder verglichen – spontane Konzeption und Konzeption mit assistierter Reproduktion –, ergaben sich keine signifikanten Unterschiede bezüglich Schwangerschaftsdauer, Geburtsgewicht und der Rate an Wachstumsrestriktionen (Romundstad et al. 2008). Dies bestätigte die Auffassung, die aus den vorgenannten Studien gewonnen worden war, dass die Subfertilität per se ein Risikofaktor für einen komplizierten Schwangerschaftsverlauf ist.

Zwischenzeitlich sind 14 Studien in einer Metaanalyse zusammengefasst ausgewertet worden, die eine Schwangerschaftsdauer >12 Monate, also den Einfluss einer Subfertilität auf die Frühgeburtlichkeit betrachtet haben (Messerlian et al. 2013). Das Frühgeburtrisiko wurde mit OR 1,38, 95 % KI 1,25–1,54 berechnet.

Eine andere Metaanalyse allerdings konnte zeigen, dass die Subfertilität alleine das Risiko z. B. einer Frühgeburtlichkeit nicht erklärt (Pinborg et al. 2012). Die Autoren verglichen Schwangerschaften nach IVF oder ICSI mit spontan konzipierten bei Frauen mit einer Schwangerschaftsdauer über 12 Monate sowie mit spontan konzipierten Geschwisterkindern. Sowohl in der ersten Betrachtung (adjustierte OR 1,55, 95 % KI 1,30–1,85) wie auch in der zweiten (adjustierte OR 1,27, 95 % KI 1,08–1,49) trug die assistierte Reproduktion zu einem erhöhten Risiko bei. Schwangerschaften, die aus dem Transfer zuvor kryokonservierter Embryonen hervorgegangen waren, zeigten ein niedrigeres Risiko für die Frühgeburt als solche aus frisch durchgeführten Transfers (adjustierte OR 0,85, 95 % KI 0,76–0,94). Dies stützt die bereits oben formulierte These, dass endometriale Veränderungen unter den supraphysiologisch hohen Steroidhormon-

Tab. 2 Ergebnisse einer Metaanalyse von Daten aus Schwangerschaften nach dem Transfer frischer und zuvor kryokonservierter Embryonen zeigen in einigen Belangen Vorteile für den Schwangerschaftsverlauf nach dem Transfer zuvor kryokonservierter Embryonen. Dies spiegelt nicht den Effekt der vorangehenden Kryokonservierung wider, sondern den Einfluss des physiologischen Endometriums. (Nach Maheshwari et al. 2012)

Outcome	Effekt (RR, 95 % KI)
SGA, small for gestational age	0,45 (0,30–0,66)
Geburtsgewicht <2500 g	0,69 (0,62–0,76)
Geburtsgewicht <1500 g	0,72 (0,50–1,04)
Geburt <37. SSW	0,84 (0,78–0,90)
Geburt <32. SSW	0,73 (0,50–1,08)
Blutung vor der Geburt	0,67 (0,55–0,81)
Perinatale Mortalität	0,68 (0,48–0,96)

konzentrationen als Folge einer ovariellen Stimulation den Schwangerschaftsverlauf negativ beeinflussen.

Die Metaanalyse von 11 Studien, die Schwangerschaften nach Frischtransfers mit solchen nach dem Transfer kryokonservierter Embryonen verglichen, bestätigte dies (Tab. 2) (Maheshwari et al. 2012). Dieselben Autoren haben aktuell ihre Metaanalyse neu publiziert, nunmehr unter Einschluss von 26 Studien, und sehen ihre Ergebnisse größtenteils bestätigt (Maheshwari et al. 2018): Einlinge aus dem Transfer kryokonservierter Embryonen haben ein niedrigeres Risiko für Frühgeburtlichkeit (RR 0,90, 95 % KI 0,84–0,97), ein niedrigeres Risiko für ein niedriges Geburtsgewicht (RR 0,72, 95 % KI 0,67–0,77) und für eine Wachstumsretardierung (RR 0,61, 95 % KI 0,56–0,67). Das Risiko für hypertensive Erkrankungen (RR 1,29, 95 % KI 1,07–1,56) sowie eine large for gestational age (RR 1,54, 95 % KI 1,48–1,61) und ein hohes Geburtsgewicht (RR 1,85, 95 % KI 1,46–2,33) war allerdings gegenüber Einlingen aus dem Transfer nicht-kryokonservierter Embryonen signifikant erhöht. Die Autoren schlussfolgern daher, dass die von einigen geäußerte Idee, alle Eizellen oder Embryonen zu kryokonservieren und erst später zu transferieren nicht die perfekte Lösung des Problems sein wird, auch wenn damit einige Nachteile eines unphysiologischen Endometriums überwunden werden.

Untermauert wird der Einfluss supraphysiologisch hoher Steroidhormonspiegel auch durch die Metaanalyse von Studien, die den Schwangerschaftsverlauf nach konventioneller IVF mit einer solchen im Spontanzyklus oder minimalstimulierten Zyklus verglichen. In diese Untersuchung gingen die Daten von 4 Studien ein (Kamath et al. 2017). Sowohl das Risiko einer Frühgeburt (RR 1,27, 95 % KI 1,03–1,58) sowie auch das eines niedrigen Geburtsgewichts (RR 1,95, 95 % KI 1,03–3,67) wurden durch die Stimulation gesteigert. In ähnlicher Weise beeinflusst auch eine hohe Zahl von gewonnenen Eizellen (>20 vs. 10–15) den Risikofaktor Frühgeburtlichkeit (adjustierte OR 1,15, 95 % KI 1,03–1,28) und niedriges Geburtsgewicht (adjustierte OR 1,17, 95 % KI 1,05–1,30) (Sunkara et al. 2015).

▶ Zusammengefasst deuten die Daten zur Subfertilität (definiert als Konzeptionszeit >12 Monate) und zur Insemination darauf hin, dass nicht die invasiven Techniken wie IVF und ICSI für die beschriebenen Schwangerschaftsprobleme verantwortlich sind, sondern eher die Subfertilität. Zumindest wird sie einen erheblichen Beitrag dazu leisten. Ein weiterer Faktor scheinen die ovarielle Stimulation, die konsekutiv erhöhten Steroidhormonkonzentrationen und das dadurch unphysiologisch beeinflusste Endometrium zu sein.

4 Fehlbildungen

Die Fehlbildungsrate ist eines der mit am stärksten diskutierten Themen der vergangenen 20 Jahre gewesen. Nach Einführung der IVF in das Therapiespektrum wurden in den 1980er- und Anfang der 1990er-Jahre zunächst lediglich Beobachtungsstudien publiziert, meist kleinere Serien, die keinerlei Auffälligkeiten fanden. Erst mit Einführung der ICSI Anfang der 1990er-Jahre wurde die Frage durch die Invasivität der Technik wieder aufgebracht.

Die belgische Arbeitsgruppe um Van Streiteghem verglich über viele Jahre hinweg in einer fortlaufenden prospektiven Studie die Gesundheit von nach IVF und ICSI geborenen Kindern, ohne dass ein Unterschied in der Fehlbildungsrate festzustellen war (Bonduelle et al. 1995, 1996, 1998, 2002a, b). Die erste große prospektive Untersuchung mit dem Vergleich spontan konzipierter Kinder und nach ICSI konzipierter Kinder – die deutsche ICSI-Follow-up-Studie – ergab den überraschenden und validen Hinweis auf eine erhöhte Fehlbildungsrate nach ICSI (Katalinic et al. 2004). In Zusammenschau mit den Daten aus Belgien war allerdings schon damals zu vermuten, dass zwar das Fehlbildungsrisiko unabhängig von einer IVF- oder ICSI-Behandlung war, dass aber eben ein erhöhtes Fehlbildungsrisiko zu erwarten war, wenn eine solche Behandlung notwendig wurde.

▶ Heute muss man annehmen, dass bei Schwangerschaften und den geborenen Kindern nach ART das Fehlbildungsrisiko um 30 % erhöht ist.

Zwei aktuelle Metaanalysen haben eine OR von 1,37 (95 % KI 1,26–1,48) (Wen et al. 2012) und 1,32 (95 % KI 1,24–1,42) (Hansen et al. 2013) ergeben.

Allerdings unterscheidet sich die Fehlbildungsrate zwischen IVF und ICSI nicht (Hansen et al. 2004; Katalinic et al. 2004; Lie et al. 2004; Rimm et al. 2004; Wen et al. 2012). Auch die Schwere der männlichen Subfertilität, messbar an der Herkunft der Spermien (Ejakulat, MESA, TESE) zeigt keinen Einfluss auf das Fehlbildungsrisiko (Fedder et al. 2013). Dieser Auffassung hat nach vielen Jahren auch der Bundesausschuss der Ärzte und Krankenkassen zugestimmt (Bertsmann et al. 2008). Für Inseminationsbehandlungen und ovarielle Stimulationen gibt es bisher nur wenige verlässliche Daten. 445 Kinder, die nach einer Inseminationsbehandlung geboren worden waren, wurden in Frankreich retrospektiv mit den Daten 4044 spontan konzipierter Kinder verglichen, das Fehlbildungsrisiko war ähnlich wie bei Kindern nach einer IVF oder ICSI erhöht (adjustierte OR 2,0, 95 % KI 1,0–3,8) (Sagot et al. 2012).

Insbesondere **Jungen nach ICSI** werden häufiger mit urogenitalen Fehlbildungen geboren als spontan konzipierte Jungen, weswegen Jungen nach ICSI später auch häufiger operiert werden als spontan konzipierte Jungen (Bonduelle et al. 2004; Ludwig et al. 2009).

Ein besonderer Fokus lag in den letzten Jahren auf sog. **Imprinting-Fehlern**: Dabei kommt es zu Veränderungen der Genfunktion bzw. -aktivität ohne Veränderungen der DNA-Struktur. Diese Fehler führen zu Konsequenzen, wenn es für einzelne Gene relevant ist, ob sie von Vater oder Mutter stammen. Viel besprochene Beispiele sind das Beckwith-Wiedemann-Syndrom oder das Angelman-Syndrom. Diese und andere Erkrankungen, die auf Imprinting-Fehler zurückzuführen sind, treten einer Metaanalyse zufolge nach IVF und ICSI häufiger auf (Lazaraviciute et al. 2014). Absolut gesehen spielen sie wahrscheinlich nur eine untergeordnete Rolle (Horsthemke und Ludwig 2005). Zudem zeigen neuere Daten wiederum keinen Unterschied im Methylierungsmuster bei der Analyse mehrerer 1000 Stellen im fetalen Genom des Nabelschnurbluts von Kindern nach ICSI oder spontaner Konzeption (El Hajj et al. 2017).

Die o. g. Metaanalyse fand in den publizierten Daten keinen Hinweis auf eine Assoziation von Imprinting-Veränderungen anderer Gene außerhalb der genannten Erkrankungen (Lazaraviciute et al. 2014). Solche Veränderungen wären ein interessanter Erklärungsansatz für die Auffälligkeiten im Schwangerschafts- und Geburtsverlauf: Zahlreiche Gene, die dem Imprinting unterliegen, greifen in wichtige Regulationen von Plazentation und Wachstum ein. Insofern sind erste Ergebnisse interessant, die in der Plazenta von Schwangerschaften nach IVF und ICSI Veränderungen im Methylierungsmuster beschreiben (Nelissen et al. 2013).

Aktuell scheint sich das Methylierungsmuster der Spermien von subfertilen Männern nicht signifikant von dem fertiler Männer zu unterscheiden. Allerdings wäre es aufgrund der teilweise noch widersprüchlichen Ergebnisse hilfreich, weitere Studien zu diesem Thema zu haben (Aoki et al. 2006).

Auch beim Fehlbildungsrisiko scheint die Subfertilität der Eltern einen bedeutsamen Einfluss zu haben. So konnte in einer Studie auch ein Zusammenhang zwischen dem Fehlbildungsrisiko und der Zeit bis zur Konzeption beobachtet werden (Ghazi et al. 1991). Eine andere Arbeitsgruppe hat gezeigt, dass Frauen, die nach einer Geburt, die Folge von IVF oder ICSI war, erneut, aber spontan konzipieren, ein höheres Fehlbildungsrisiko haben (OR 1,26, 95 % KI 1,01–1,57), das in etwa dem entspricht, das subfertile Frauen haben, die ohne assistierte Reproduktion in der Anamnese nach mehr als 12 Monaten spontan konzipieren (OR 1,37, 95 % KI 1,02–1,83) (Davies et al. 2012). Zudem konnte herausgearbeitet werden, dass auch Imprinting-Fehler abhängig von der Zeit bis zur Konzeption häufiger auftreten (Edwards und Ludwig 2003; Horsthemke und Ludwig 2005; Ludwig et al. 2005).

▶ Fehlbildungen treten nach IVF und ICSI in gleicher Weise häufiger auf. Imprinting-Fehler scheinen eine Bedeutung für die komplizierteren Verläufe der Schwangerschaften zu haben.

5 Risiko für Chromosomenaberrationen

Bonduelle et al. (2002b) fanden bei Chromosomenanalysen von 1586 ICSI-Feten eine höhere Inzidenz von De-novo-Auffälligkeiten als in der allgemeinen Bevölkerung (1,6 % vs. 0,5 % bei Amniozentesen eines Vergleichskollektivs gleichen maternalen Alters). Dazu muss man allerdings im Studiendesign beachten, dass gerade in den Anfangsjahren nach Einführung der ICSI von dieser Arbeitsgruppe eine invasive Diagnostik aktiv empfohlen wurde, d. h. es wurden unselektiert, eher im Rahmen eines Screenings, Chromosomenbefunde pränatal erhoben (Bonduelle et al. 2002b).

Die höhere Rate an Chromosomenaberrationen war hauptsächlich auf eine höhere Rate von Anomalien der Gonosomen und zusätzlich auf eine höhere Rate an strukturellen Anomalien der Autosomen zurückzuführen. De-novo-Auffälligkeiten wurden häufiger bei geringer Spermienanzahl und geringer Spermienmotilität gefunden. Zudem wurden bei den ICSI-Feten häufiger geerbte Anomalien beobachtet (1,4 % vs. 0,3–0,4 % im Vergleichskollektiv). Dies war erklärbar durch eine höhere Rate von konstitutionellen Chromosomenanomalien bei den Vätern dieser Kinder.

▶ **Empfehlung** Aufgrund der bekannten Häufung von Chromosomenanomalien abhängig vom Schweregrad der männlichen Subfertilität sollte bei männlicher Subfertilität mit Spermienkonzentrationen <20 Mio./ml eine Chromsomenanalyse beider Partner und eine genetische Beratung erfolgen.

Die Indikation für eine **Chromosomenanalyse** beider Partner ergibt sich aus der Beobachtung, dass bei Paarkonstellationen mit männlicher Subfertilität nicht nur bei den männlichen Partnern Chromosomenanomalien wahrscheinlicher sind als in der Normalpopulation, sondern auch bei deren Partnerinnen. Dies konnte an mehreren großen Fallserien belegt werden (Meschede et al. 1998; Peschka et al. 1999; Scholtes et al. 1998).

Ursächlich ist wahrscheinlich, dass grundsätzlich die männliche Subfertilität die Wahrscheinlich einer Konzeption zwar verringert, sie aber auch nicht verhindern kann. Das bedeutet, dass bevorzugt solche Paare zu einer ICSI-Therapie kommen, bei denen nicht nur auf Seiten des Mannes, sondern auch auf Seiten der Frau eine Subfertilität besteht – auch wenn diese nur marginal und mit üblichen Methoden (Zyklusanamnese, hormonelle Analytik usw.) nicht messbar ist. Bestimmte Chromosomenanomalien mögen ein solcher Faktor sein – die Fertilität der Eizelle ist gemindert, die Klinik der Frau bleibt unauffällig.

Verschiedene aktuelle Studien konnten zeigen, dass sich die Aneuploidierate in Aborten im 1. Trimenon nach IVF- oder ICSI-Konzeption nicht von derjenigen nach Spontankonzeption unterscheidet (Bettio et al. 2008; Kushnir und Frattarelli 2009; Martinez et al. 2010). Jedoch wurden in den Aborten nach ICSI häufiger Anomalien der Gonosomen gefunden als nach IVF (Kushnir und Frattarelli 2009; Martinez et al. 2010). Eine Studie untersuchte auch Aborte nach ICSI mit testikulärer Spermienextraktion (TESE) und fand eine erhöhte Rate von Aneuploidien mit vermehrten Triploidien und Tetraploidien (Bettio et al. 2008).

▶ **Empfehlung** Der Konzeptionsmodus sollte die Entscheidung über eine invasive Diagnostik zum Ausschluss von Chromosomenabberationen nicht beeinflussen. Hier sind wie auch nach Spontankonzeption das maternale Alter und ggf. das Ergebnis des Ersttrimesterscreenings sowie die persönliche Situation des Paares maßgeblich.

6 „Vanishing twin" – ein Phänomen der gestörten Implantation?

Da es weltweit aktuell eher die Regel als die Ausnahme darstellt, mehrere Embryonen zu transferieren, ist es nicht überraschend, dass man in der Frühschwangerschaft das Phänomen eines „vanishing twin“ nach einer ART häufiger beobachten kann als nach Spontankonzeption. Definiert ist diese Entität als eine Einlingsschwangerschaft, die aus einer ursprünglich als Zwillingsschwangerschaft angelegten Gravidität hervorgegangen ist. Anhand von Registerdaten wurde die Rate an Schwangerschaften mit „vanishing twin“ nach ART auf 10 % geschätzt (Pinborg et al. 2005).

Verschiedene Risiken sind bei Einlingsschwangerschaften mit einem „vanishing twin“ im Schwangerschaftsverlauf sowie im Rahmen der Geburt und der neonatalen Entwicklung erhöht. In einer Auswertung des amerikanischen IVF-Registers von 21.535 ART-Einlingsgeburten war bei Schwangerschaften mit einem „vanishing twin“ das Risiko einer Frühgeburt (<37 SSW) um den Faktor 1,7 erhöht und das Risiko einer Frühgeburt vor der 32. Schwangerschaftswoche um den Faktor 2,6. Das Risiko eines Kindes mit einem niedrigen Geburtsgewicht <2500 g war doppelt so hoch wie bei normalen Einlingsschwangerschaften (OR: 2,09) (Luke et al. 2009). Eine norwegische Studie kalkulierte das Risiko einer ähnlich großen Kohorte mit einer OR 1,48 (95 % KI 1,07–2,03) (Magnus et al. 2017).

Einlingsschwangerschaften mit einem „vanishing twin“ haben zudem ein erhöhtes Risiko, „small for gestational age“ (SGA) geboren zu werden. Das Risiko war in einer großen Kohorte von Pinborg et al. (2007) mit 642 Einlingsschwangerschaften mit „vanishing twin“ um 50 % erhöht (OR 1,50, 95 % KI: 1,03–2,20) und ist umso höher, je früher der „vanishing twin“ starb. Beim Vergleich von 278 Schwangerschaften mit einem vanishing twin zu 1801 Zwillingsschwangerschaften und 252.994 Einlingsschwangerschaften fanden israelische Autoren signifikant erhöhte Risiken für einen Gestationsdiabetes (OR 1,4, 95 % KI 1,01–2,0), eine intrauterine Wachstumsretardierung (OR 2,7, 95 % KI 1,7–4,3), ein sehr niedriges Geburtsgewicht (OR 6,9, 95 % KI 4,7–10,2) sowie eine erhöhte perinatale Mortalität (OR 2,4, 95 % KI 1,2–4,5) (Evron et al. 2015).

▶ Andere Studien konnten bestätigen, dass der intrauterine Fruchttod (IUFT) eines Zwillings das Risiko für den überlebenden Zwilling erheblich erhöht (Pharoah und Adi 2000).

Wie bereits dargestellt, verlaufen Einlingsschwangerschaften nach ART komplizierter als solche, die nach spontaner Konzeption eingetreten sind. Allerdings ist die Datenlage dahingehend klar, dass das erhöhte Risiko für Schwangerschaftskomplikationen und das schlechtere neonatale Outcome von Einlingsschwangerschaften nach ART nur teilweise auf die Existenz eines „vanishing twin“ zurückzuführen ist. Schieve et al. (2004) konnten anhand einer großen Kohorte mit 6377 IVF-Schwangerschaft mit nur einem Embryo mit Herzaktion in der Frühschwangerschaft belegen, dass auch diese Einlingsschwangerschaften mit einem schlechteren perinatalen Outcome behaftet waren.

Diskutiert werden muss daher, ob das Risiko für die Schwangerschaft tatsächlich von dem verstorbenen Zwilling ausgeht, oder ob möglicherweise andere kausale Zusammenhänge bestehen.

Unser Erklärungsansatz findet sich dargestellt in Abb. 2. Die bislang publizierten Daten stützen die These, dass Probleme bei der Implantation und Plazentation bei entsprechend starker Ausprägung zum frühen Abort eines Zwillings führen können. Das schlechtere Outcome des überlebenden Zwillings wäre dann nicht Folge des Versterbens des anderen Zwillings, sondern Folge der zugrunde liegenden Implantationsschwächen. Je wesentlicher diese Faktoren, desto höher

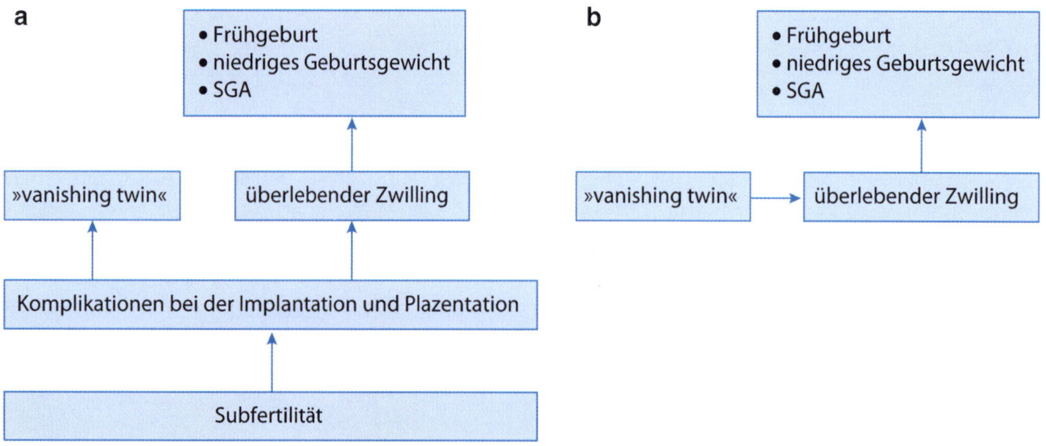

Abb. 2 **a, b** Darstellung des möglichen Zusammenhanges zwischen dem Phänomen des „vanishing twin" und den vermehrt zu beobachtenden Komplikationen in der daraus resultierenden fortlaufenden Einlingsgravidität. Nach unserer Hypothese ist die Subfertilität das Hauptproblem. Dies führt zu Komplikationen bei der Implantation und Plazentation, damit zu einer potenziellen Mangelversorgung und zum Absterben des Embryos bzw. Feten („vanishing twin"). Der andere Embryo bzw. Fetus überlebt und entwickelt sich weiter, die suboptimale Versorgung bleibt jedoch bestehen und trägt zu den beschriebenen gehäuft auftretenden Komplikationen bei (**a**). Ein einfacheres Denkmodell, dem wir uns nicht anschließen, geht davon aus, dass der verstorbene Zwilling selbst den Schwangerschaftsverlauf ungünstig beeinflusst (**b**). Mechanismen, über die diese Störung vermittelt werden soll, sind unbekannt

das Risiko für einen „vanishing twin" und desto höher das Risiko für den überlebenden zweiten Zwilling. Insofern würde es sich dann um eine Koinzidenz aufgrund einer gemeinsamen Ursache, nicht aber um eine Kausalkette handeln. Diese Zusammenhänge sind bis heute nicht eindeutig geklärt, passen jedoch sehr gut in das dargestellte pathophysiologische Gesamtkonzept (Abb. 2).

▶ Ursache für die erhöhte Wahrscheinlichkeit eines „vanishing twin" sind Implantationsprobleme. Eben diese führen auch zu dem schlechteren Outcome des überlebenden Zwillings.

7 Spezielle Aspekte der Pränataldiagnostik

Zum Thema der Pränataldiagnostik in Schwangerschaften nach einer ART haben wir bereits an anderer Stelle ausführlich Stellung bezogen (Ludwig et al. 2011). Dies soll auf dieser Basis in diesem Kontext noch einmal zusammenfassend dargestellt werden.

7.1 Ersttrimesterscreening: Veränderte Serummarker bei Kinderwunschpatienten

Aufgrund des höheren Alters der Kinderwunschpatienten ist das Risiko möglicher Chromosomenanomalien ein wichtiges Thema bei der Betreuung der Schwangeren. Nach der Kinderwunschtherapie möchten diese Paare meist eine invasive Diagnostik vermeiden. Daher stellt das Ersttrimesterscreening für diese Paare eine gute Möglichkeit dar, ihr Risiko genauer einzuschätzen und sich dann für oder gegen eine invasive Diagnostik zu entscheiden.

Verschiedene Studien konnten zeigen, dass die Serummarker PAPP-A und freies HCG (fHCG) in Schwangerschaften nach ART gegenüber spontan konzipierten Schwangerschaften verändert sind: Die PAPP-A-Spiegel sind eher um 10 % erniedrigt, die fHCG-Spiegel eher um 10 % erhöht (z. B. Kagan et al. 2008). Da eine niedrige PAPP-A-Konzentration u. a. ein Marker für die Entwicklung von SGA-Kindern sein kann, wurde in einer weiteren Studie nachgewiesen, dass auch nach Ausschluss dieser Kinder die PAPP-A-Konzentration erniedrigt war (Bender et al. 2010).

Auch bei diesen Markern aber wird der Einfluss der elterlichen Subfertilität nachweisbar relevant: In einer aktuelle Studie waren die PAPP-A-Konzentrationen bei Schwangeren, bei denen es mehr als 24 Monate bis zur spontanen Konzeption dauerte, ebenso erniedrigt wie bei Schwangeren nach IVF (Ranta et al. 2010).

▶ Die niedrigen PAPP-A-Spiegel bei ART-Schwangerschaften und auch bei spontan konzipierenden subfertilen Paaren vor dem Hintergrund des erhöhten Risikos für Schwangerschaftskomplikationen und dem schlechteren neonatalen Outcome nach ART und spontaner Konzeption von subfertilen Paaren deuten darauf hin, dass am ehesten eine Störung der Implantation bei subfertilen Paaren für diese Risiken verantwortlich sind.

Aufgrund der veränderten Serummarker nach Kinderwunschtherapie hat die Fetal Medicine Foundation England

(FMF-England) in ihren Algorithmus eine Adjustierung für eine assistierte Reproduktion eingefügt (Kagan et al. 2008, 2009). Diese Adjustierung ist vor dem Hintergrund der heutigen Datenlage sinnvoll und wichtig. Ansonsten ist aufgrund der erniedrigten PAPP-A-Werte in Schwangerschaften nach ART eine höhere Falsch-positiv-Rate zu erwarten.

Durch den unterschiedlichen Ansatz der Betrachtung der Biochemiewerte der FMF-Deutschland und der FMF-England [DoE vs. MoM; DoE = „degree of extremeness"; MoM = „multiple of median"] treten die Differenzierungsnotwendigkeiten nach derzeitigem Stand im deutschen System in den Hintergrund und können bei Risikokalkulation über die FMF-Deutschland aufgrund der Verwendung der DoE vernachlässigt werden.

7.2 Ersttrimesterscreening bei Mehrlingen?

Durch die höhere Mehrlingsrate nach ART ergibt sich häufiger die Frage nach der Sinnhaftigkeit des Ersttrimesterscreenings bei Mehrlingsschwangerschaften. Bei dichorialen Zwillingsschwangerschaften ist die Detektionsrate und die Falsch-positiv-Rate des fetalen Nackentransparenz (NT)-Screenings für die Trisomie 21 mit Einlingsschwangerschaften vergleichbar (Sebire et al. 1996a, b). Bei monochorialen Zwillingsschwangerschaften ist die Falsch-positiv-Rate des Nackentransparenzscreenings höher als bei Einlingsschwangerschaften, da eine erhöhte Nackentransparenz eine frühe Manifestation des fetofetalen Transfusionssyndroms (FFTS) darstellen kann (Sebire et al. 2000). Eine erhöhte NT bei mindestens einem Fetus findet man bei 30 % der monochorialen Zwillingsschwangerschaften, die später ein FFTS entwickelt, verglichen mit 10 % der monochorialen Zwillingsschwangerschaften, die kein FFTS entwickeln (Sebire et al. 2000).

Die Sinnhaftigkeit und die Verlässlichkeit der Bestimmung der Serummarker beim Ersttrimesterscreening bei Zwillingsschwangerschaften wird kontrovers diskutiert.

Jedoch kann bei Zwillingsschwangerschaften durch die Adjustierung der MoM-Werte des fHCG durch Division durch 2023 und der MoM-Werte des PAPPA-A durch Division durch 2192 bei dichorialen Gemini und durch 1788 bei monochorialen Gemini die Spezifität und Sensitivität der Risikoberechnung in einen akzeptablen Bereich geführt werden.

Insgesamt verbessert sich die Detektionsrate für die Trisomie 21 auch bei Gemini durch die zusätzliche Bestimmung von PAPP-A und fHCG im Rahmen des Ersttrimesterscreenings, sodass man ein Ersttrimesterscreening mit Bestimmung der Serummarker auch bei Gemini mittlerweile empfehlen kann (Madsen et al. 2011; Spencer et al. 2008).

7.3 Ersttrimesterscreening bei „vanishing twin"?

Das Phänomen eines „vanishing twin" betrifft, wie bereits ausgeführt, etwa 10 % der Einlingsschwangerschaften nach ART. Aufgrund der obigen Ausführungen zur Einschränkung der Aussagekraft der Serummarker bei Geminigraviditäten muss diese Frage auch bei Einlingsgraviditäten nach v. a. spätem Absterben eines Zwillings gestellt werden.

Wenn neben einem Einling eine zweite Fruchthöhle, allerdings ohne embryonale Anteile, darstellbar ist, dann konnte in einer retrospektiven Auswertung von 270 solcher Schwangerschaften gezeigt werden, dass die Serummarker sich nicht von normalen Einlingsschwangerschaften unterschieden. Wenn jedoch ein zweiter Embryo mit einer messbaren Scheitel-Steiß-Länge nachweisbar war, dann war der PAPP-A-Spiegel signifikant erhöht, während der fHCG-Spiegel im Rahmen normaler Einlingsschwangerschaften lag. Durch die höheren PAPP-A-Spiegel bei dieser zweiten Situation mit sichtbarem, aber nicht vitalem zweiten Embryo sank die Detektionsrate für die Trisomie 21 von 85 % auf 75 % (Spencer et al. 2010).

▶ **Empfehlung** Daher sollte bei Schwangerschaften mit einem „vanishing twin" mit nachweisbaren Anteilen eines zweiten Embryos auf die Bestimmung der Serummarker im Rahmen des Ersttrimesterscreenings verzichtet werden, da dies zu Fehlern bei der Risikoeinschätzung führen kann (Gjerris et al. 2009; Spencer et al. 2010). Eine nicht invasive pränatale Testung mit zellfreier DNA ist bei vanishing twin nicht möglich.

7.4 Beeinflusst der Nachweis auffälliger Serummarker die weitere Schwangerschaft?

Unerklärt niedrige PAPP-A-Konzentrationen (<0,4 MoM) und/oder niedrige fHCG-Konzentrationen (<0,5 MoM) im Ersttrimesterscreening erhöhen nach Ausschluss von maternalen und fetalen Ursachen das Risiko für spätere Schwangerschaftskomplikationen und ein schlechteres neonatales Outcome (Gagnon et al. 2008). Ein niedriger PAPP-A-Spiegel scheint dabei jedoch stärker mit Schwangerschaftskomplikationen assoziiert zu sein als ein niedriger fHCG-Spiegel (van Ravenswaaij et al. 2011).

Hingegen ist ein nach Ausschluss maternaler oder fetaler Ursachen unerklärt hoher PAPP-A-Wert im Ersttrimesterscreening nicht mit einem schlechteren perinatalen Outcome verbunden. Beim einem extrem hohen fHCG-Wert (>99. Perzentile entsprechend 3,06 MoM) konnte gezeigt werden, dass das Abortrisiko erhöht ist (Goetzl et al. 2004).

Im FASTER Trial, einer sehr großen Studie zu 34.271 Schwangerschaften, war bei einem PAPP-A-Wert ≤5. Perzentile das Risiko für einen Abort, eine Präeklampsie, einen schwangerschaftsinduzierten Hypertonus, eine vorzeitigen Blasensprung, ein niedriges Geburtsgewicht, eine Plazentalösung, eine Frühgeburt und eine Totgeburt signifikant erhöht. Ein niedriges fHCG (≤1. Perzentile) ging mit einer erhöhten Abortrate (≤24 Schwangerschaftswochen) einher (Dugoff et al. 2004).

Bei einem PAPP-A-Wert von <0,415 MoM ist das Risiko für eine Frühgeburt <34 SSW um das 2,35-Fache und für eine Frühgeburt <37 SSW um das 1,92-Fache erhöht (Spencer et al. 2008).

Ebenso ist bei diesem niedrigen PAPP-A-Wert (<0,415 MoM) und bei einem niedrigen fHCG-Wert das Risiko für einen intrauterinen Fruchttod vor der 24. SSW um das 3,3-Fache bzw. 3,1-Fache erhöht und für einen intrauterinen Fruchttod ≥24. SSW um das 1,9-Fache bzw. 1,8-Fache (Spencer et al. 2006).

Die BUN-Studie (Krantz et al. 2004) konnte zeigen, dass das Risiko für eine intrauterine Wachstumsrestriktion bei einem PAPP-A-Wert <1er Perzentile (<0,29 MoM) um das 5,4-Fache erhöht ist, bei einem PAPP-A-Wert <5er Perzentile (<0,415 MoM) um das 2,7-Fache und bei einem fHCG-Wert <1er Perzentile um das 2,7-Fache erhöht ist. Damit liegt der positive prädiktive Wert für eine Wachstumsrestriktion bei einem PAPP-A-Wert <1er Perzentile bei 24 %. Daher sollten Schwangere mit einem PAPP-A-Wert <0,3 MoM aufgrund der hohen IUGR-Risikos engmaschig überwacht werden.

Zusätzlich war in der BUN-Studie bei einem PAPP-A-Wert <1er Perzentile das Fehlgeburtsrisiko (<20. SSW) um das 5,4-Fache und bei einem Wert <5er Perzentile um das 2,8-Fache erhöht (Goetzl et al. 2004).

Insbesondere Schwangere mit einem unerklärt niedrigem PAPP-A-Wert und einem auffälligen maternalen Dopplersonogramm der Aa. uterinae haben ein hohes Risiko für die Entwicklung einer Wachstumsrestriktion oder einer Präeklampsie. Eine Dopplersonografie der Aa. uterinae ist daher bei Schwangeren mit einem niedrigen PAPP-A-Wert empfehlenswert, um die Schwangeren mit einem besonders hohen Risiko zu identifizieren und die Überwachung der Schwangerschaft entsprechend anzupassen.

▶ Schwangere mit einem PAPP-A-Wert <0,3 MoM (<1er Perzentile) bedürfen jedoch einer besonderen Überwachung aufgrund der stark erhöhten Schwangerschaftsrisiken.

Eine Zusammenfassung der Studienergebnisse findet sich in Tab. 3.

Tab. 3 Bedeutung auffälliger Serummarker für die weitere Schwangerschaft – orientierende Übersicht

	PAPP-A ↓	Freies HCG ↓	Freies HCG ↑
Abortrisiko	↑	↑	↑
IUGR/niedriges Geburtsgewicht	↑	↑	
Präeklampsie	↑		
Schwangerschaftsinduzierter Hypertonus	↑		
Vorzeitiger Blasensprung	↑		
Plazentalösung	↑		
Frühgeburt	↑	↑	
Totgeburt/IUFT	↑	↑	

7.5 Nicht invasive pränatale Testung nach assistierter Reproduktion

In den letzten Jahren hat sich die nicht invasive pränatale Testung (NIPT) mittels zellfreier DNA immer mehr etabliert. Diese ist nach assistierter Reproduktion problemlos möglich. Wie auch nach Spontankonzeption sollte die NIPT den frühen Fehlbildungsausschluss, wie er beim Erstrimesterscreening durchgeführt wird, nicht ersetzen. Allerdings ist bei vanishing twin eine NIPT nicht möglich.

8 Welche Konsequenz ergibt sich aus dem erhöhten Risiko für Präeklampsie, Wachstumsrestriktion und Frühgeburtlichkeit?

Trotz des erhöhten Risikos für eine Präeklampsie und eine Wachstumsrestriktion bei Schwangerschaften nach ART sowie nach längerer Zeitdauer bis zur Konzeption können keine klaren Empfehlungen für die Betreuung dieser Schwangeren ausgesprochen werden.

Sowohl bei der Präeklampsie als auch bei der Wachstumsrestriktion steht bei der Überwachung der Schwangerschaft die frühe Diagnose im Mittelpunkt, da es keine Interventionsmöglichkeiten gibt.

Allerdings gibt es mittlerweile gute Daten, die eine Risikoreduktion insbesondere der frühen Präeklampsie bei Gabe von niedrig dosierter Acetylsalicylsäure (ASS 100–150 zur Nacht) mit Beginn vor der 16. Schwangerschaftswoche zeigen (Roberge et al. 2017). Durch ASS-Gabe (50–150 mg, Beginn vor der 16 Schwangerschafttswoche) wurde bei Risikopatientinnen eine Reduktion der Präeklampsie um 43 %, der schweren Präekampsie um 53 % und der Wachstumsrestriktion um 44 % erreicht. Höhere Dosen an Aspirin waren mit einer höheren Risikoreduktion verbunden als niedrigere (Roberge et al. 2017).

Da Schwangerschaften mit einem niedrigen PAPP-A-Wert ein besonders hohes Risiko für eine Wachstumsrestriktion zeigen, ist das PAPP-A ein wertvoller Marker zur Risikoabschätzung auch über das reine Ersttrimesterscreening hinaus.

Insbesondere bei zusätzlichen Risikofaktoren sollte im Rahmen des Ersttrimesterscreenings auch ein Präeklampsiescreening mit Einschätzung des Präeklampsierisikos angeboten werden, da dann bei erhöhtem Risiko eine niedrig dosierte ASS-Gabe (mit Beginn vor der 16. SSW) im off-lable use mit der Patientin diskutiert und empfohlen werden kann.

Im Präeklampsiescreening nach dem Algorithmus der FMF England wird mithilfe der Bestimmung von PAPP-A und Plazentawachstumshormon (PLGF) kombiniert mit der Messung des mittleren arteriellen Blutdrucks und der dopplersonographischen Messung der Pulsatilität der Aa. uterinae zwischen SSW 11+0 und SSW 13+6 SSW das Risiko für eine Präeklampsie errechnet. Hierbei wurden in einer aktuellen Studie 100 % der Frauen mit einer frühen Präeklampsie (<32 Schwangerschaftswochen), 75 % mit einer Präeklamspie vor der 37. Schwangerschaftswoche und 43 % mit einer Präeklamspie mit 37 Schwangerschaftswochen und später entdeckt, allerdings mit einer Falsch-positiv-Rate von 10 % (O'Groman et al. 2017).

Diese frühe Risikoeinschätzung ist der Dopplersonografie der Aa. uterinae im Rahmen des Fehlbildungsultraschalls aufgrund des Präventionsmöglichkeit zum früheren Zeitpunkt überlegen.

Bisher gibt es nur sehr wenige Daten zum Präeklampsiescreening bei Schwangerschaften nach assistierter Reproduktion. Eine Arbeitsgruppe um Nicolaides untersuchte das frühe Präeklampsiescreening jedoch auch in einer Kohorte an IVF-Schwangerschaften. Die IVF-Schwangerschaften hatten ein 4-fach erhöhtes Risiko für eine frühe Präeklampsie mit Entbindung vor der 34. SSW (OR 3,94, 95 % KI: 1,51–10,27), nicht aber für eine späte Präeklampsie. Der mittlere MoM der Pulsatilitätsindex (PI) der A. uterina unterschied sich jedoch in den IVF-Schwangerschaften nicht signifikant von dem der spontan konzipierten Schwangerschaften. Daher folgern die Autoren, dass die assistierte Reproduktion das Risiko für eine frühe Präeklampsie wesentlich steigert, jedoch durch einen Mechanismus, der nicht mit einer klinisch messbaren Veränderung der Plazentaperfusion einhergeht (Carbone et al. 2011). 2016 untersuchte eine Arbeitsgruppe das Plazenavolumen bei Schwangerschaften nach IVF, Kryotransfer und Spontankonzeption und fand bei Schwangerschaften nach IVF signifikant kleinere Plazenten als nach Kryotransfer und Spontankonzeption ohne Unterschiede in der Plazentaperfusion (Rizzo et al. 2016)

Daher ist nicht klar, in wieweit die Daten aus dem Präeklampsiescreening bei Risikopatientinnen auf die Kohorte der Kinderwunschpatientinnen übertragen werden kann. Allerdings fließen in die Risikoberechnung neben der Plazentaperfusion anamnestische Angaben, der Blutdruck sowie PAPP-A und PLGF. Auch gibt es keine expliziten Daten zur Prävention mit ASS bei Kinderwunschpatientinnen.

Schlussendlich konnte eine kleine Metaanalyse mit individuellen Patientinnendaten folgern, dass eine generelle, unselektierte Gabe von niedrig dosiertem ASS präkonzeptionell an alle IVF-Patientinnen weder das Risiko einer hypertensiven Schwangerschaftserkrankung noch einer Frühgeburt vermindert (Groeneveld et al. 2013). Es waren jedoch nur wenige und sehr heterogene Daten eingeschlossen. Die Studie stützt sich auf nur 268 Schwangerschaften, 131 erhielten Aspirin, 137 Placebo, wobei die Dosis und die Einnahmedauer sich hierbei noch unterschieden.

Zusammenfassend lässt sich aber sagen, dass ein Präeklampsiescreening aufgrund des generell erhöhten Risikos sinnvoll erscheint. Bei auffälligem Präeklampsiescreening oder niedrigem PAPP-A (<0,3 MoM) im Ersttrimesterscreening sollte ebenso wie bei vorausgegangener Schwangerschaft mit Präeklampsie, HELLP-Syndrom oder Wachstumsrestriktion eine Gabe von ASS 150 mg zur Nacht mit frühem Beginn, auf jedem Fall vor der 16. Schwangerschaftswoche, im off-labe use angeboten werden.

▶ **Empfehlung** Der betreuende Frauenarzt sollte sich generell der vermehrten Schwangerschaftsrisiken, insbesondere für eine Präeklampsie und eine Wachstumsrestriktion, bewusst sein, sodass ein Sreening und ggf. eine Gabe von ASS angeboten werden kann, frühe Symptome wahrgenommen werden und die Betreuung der individuellen Situation angepasst werden kann.

9 Welche Konsequenz ergibt sich aus dem erhöhten Fehlbildungsrisiko?

Aufgrund des um 30 % höheren Fehlbildungsrisikos der ART-Schwangerschaften kann diskutiert werden, ob eine differenzierte Fehlbildungsdiagnostik bei allen Schwangeren nach ART durchgeführt werden sollte. Zu einem Benefit eines solchen Screenings gibt es bisher keine Daten. Allerdings muss dem Untersucher bewusst sein, dass die nach ART häufiger beobachteten Fehlbildungen bei Jungen nach ICSI, wie z. B. die Hypospadien, dem Ultraschall entgehen werden.

Neben dem erhöhten Fehlbildungsrisiko bestehen aber häufig weitere Faktoren, die die Entscheidungsfindung bezüglich der Untersuchung beeinflussen. Dies sind

- das höhere durchschnittliche Alter der Schwangeren nach ART,
- der Wunsch nach dem Verzicht auf eine invasive Diagnostik,

- die häufige Präsenz von Begleiterkrankungen und
- das vermehrte Sicherheitsbedürfnis dieser oft sehr ängstlichen Patientengruppe.

Anhand all dieser Gesichtspunkte muss individuell entschieden werden ob eine spezielle Ultraschalldiagnostik indiziert wird.

Empfehlung Eine generelle Indikation zu einer differenzierten Fehlbildungsdiagnostik für alle ART-Schwangerschaften besteht derzeit jedoch nach unserer Auffassung nicht.

10 Gesundheit und Entwicklung der Kinder im 1. Lebensjahrzehnt

Bei der Prognose für die nach einem ART-Verfahren geborenen Kinder gibt es zwei relevante Punkte:

- Handelte es sich um eine Einlings- oder eine Mehrlingsschwangerschaft?
- Wurde das Kind zeitgerecht und mit einem normalen Geburtsgewicht geboren?

Wenn ein nach ART konzipiertes Kind als Einling zeitgerecht und mit einem normalen Geburtsgewicht geboren wurde, dann unterscheidet sich die Entwicklung des Kindes eher nicht von spontan konzipierten Kindern. Allerdings berichtet eine Metaanalyse unter dem Hinweis auf nach wie vor große Widersprüchlichkeit in den Daten von einigen Auffälligkeiten, die in Tab. 4 dargestellt sind (Kettner et al. 2015).

Tab. 4 Ergebnisse eines systematischen Reviews zur somatischen Gesundheit von Kindern, die nach assistierter Reproduktion geboren worden sind. Dargestellt sind erhöhte Risiken (↑), widersprüchliche Ergebnisse (→←) und kein unterschiedliches Risiko (→). (Nach Kettner et al. 2015)

Outcome	Zahl der Studien	Ergebnis
Mortalität	4	→←
Hospitalisation	8	↑
Hospitalisation ausschließlich einer solchen nahe der Geburt	4	→
Mittlere Zahl der Hospitalisationen	4	→
Mittlere Zahl der Hospitalisationstage	4	↑
Ambulante Arzttermine	3	→
Medikation	3	→
Krebserkrankungen	4	→←
Infektiöse und parasitäre Erkrankungen	3	↑
Pneumonien	5	→←
Asthma	8	↑
Asthma-Medikation	3	↑
Allergie	5	→←
Atemwegserkrankungen	5	→←
Harnwegserkrankungen	4	↑
Gastrointestinale Erkrankungen	3	→←
Epilepsie	3	↑
Anfallsleiden	3	↑

In der deutschen ICSI-Follow-up-Studie waren mehr ICSI-Kinder bis zum Alter von 5,5 Jahren stationär behandelt worden (37,6 % der ICSI-Kinder vs. 27,2 % der Kontrollkinder) als spontan konzipierte. Hinsichtlich der einzelnen Gründe für eine Hospitalisation gab es jedoch keine signifikanten Unterschiede (Ludwig et al. 2006, 2008).

Aus einigen Studien gibt es Hinweise, dass IVF- und ICSI-Kindern häufiger operiert werden müssen als spontan konzipierte Kinder (Bonduelle et al. 2004; Ludwig et al. 2009). Dies war insbesondere auf die erhöhte Rate von urogenitalen Operationen aufgrund von vermehrten urogenitalen Fehlbildungen bei ICSI-Jungen zurückzuführen.

Eine große Metaanalyse kam vor einigen Jahren zu dem Schluss, dass eine erhöhte neurologische Morbidität der ART-Kinder auf die erhöhte Rate an Mehrlingen und die erhöhte Rate an Frühgeburten zurückzuführen ist (Hvidtjorn et al. 2006). Ein aktueller Review sieht die Situation auf dem Boden von mehr Studien einerseits eindeutiger (IVF) und andererseits immer noch ungeklärt (ICSI) (Rumbold et al. 2017). Die Autoren haben 35 Studien eingeschlossen, 7 nach Einschätzung der Autoren von hoher Qualität, die Kinder im Alter von mindestens 4 Jahren betrachtet haben. Viele Studien werden als qualitativ schlechter beurteilt, weil ein Selektionsbias bestand oder Einflussfaktoren nicht erfasst und bei der Adjustierung berücksichtigt worden waren. Eine Metaanalyse war nach Aussage der Autoren wegen der Heterogenität der Studien nicht möglich gewesen. Keine Unterschiede fanden die Autoren beim Vergleich zwischen spontan konzipierten Kindern und solchen nach konventioneller IVF. Zur ICSI waren die Daten inkonsistent: Eine Studie berichtet über einen niedrigeren IQ (5–7 Punkte), zwei weitere sahen keinen. Bei drei Studien, die Kinder nach ICSI mit solchen nach konventioneller IVF verglichen, beschrieb eine Studie ein signifikant höheres Risiko einer mentalen Retardierung, eine beschreibt einen kleinen Unterschied im IQ (3 Punkte), eine dritte fand keinen Unterschied.

Schlussendlich wird man weitere umfangreiche Studien abwarten müssen.

Spezielle neurologische Entwicklungen wie Hören und Sehen werden in einer prospektiven Datenerhebung durch die Konzeptionsart (ICSI vs. Spontankonzeption) nicht beeinträchtigt (Ludwig et al. 2010). Diskutiert wird auch der Einfluss der ART auf das spätere Auftreten eines Autismus. Eine Metaanalyse kam 2015 zu dem Schluss, dass es keinen Zusammenhang gibt (Conti et al. 2013), eine andere Studie fand zeitgleich keinen Hinweis in genetischen Analysen auf das gehäufte Auftreten autismus-spezifischer genetischer Veränderungen bei Kindern nach IVF oder ICSI (Ackerman et al. 2014). Kurz darauf wurde in einer großen Kohorte wiederum ein Zusammenhang beschreiben (Kissin et al. 2015). Bis zum Erscheinen weiterer Publikationen und einer weiteren Metaanalyse wird auch dieses Thema offenbleiben.

Krebserkrankungen treten einer Metaanalyse zufolge mit einer höheren Wahrscheinlichkeit bei Kindern nach ART auf (RR 1,33, 95 % KI 1,08–1,63) (Hargreave et al. 2013). Dazu gehören hämatologische Erkrankungen (RR 1,59, 95 % KI 1,32–1,91), Erkrankungen des zentralen Nervensystems (RR 1,88, 95 % KI 1,02–3,46), Leukämien (RR 1,65, 95 % KI 1,35–2,01), Neuroblastome (RR 4,04, 95 % KI 1,24–13,18) und Retinoblastome (RR 1,62, 95 % KI 1,12–2,35). Sehr vorsichtig formulieren diese Autoren aber auch, dass möglicherweise eher Hintergrundrisiken der Eltern als die Behandlung selbst eine Rolle spielen. Nach dieser Metaanalyse sind die Daten zu drei weiteren großen Kohorten publiziert worden. Eine multinationale Studie aus Skandinavien fand kein erhöhtes Risiko (Sundh et al. 2014). Eine Untersuchung in England über 17 Jahre hinweg sieht grundsätzlich kein erhöhtes Risiko, aber ein spezifisch erhöhtes für Hepatoblastome (sIR 3,64, 95 % KI 1,34–7,93) und Rhabdomyosarkome (sIR 2,62, 95 % KI 1,26–4,82) – was in Absolutzahlen jeweils 6 bzw. 9 Fälle mehr auf 1 Mio. Kinder bedeuten würde (Williams et al. 2013). In Norwegen fand sich zwar kein insgesamt erhöhtes Risiko, aber ein spezifisch erhöhtes Risiko für Leukämien (HR 1,67, 95 % KI 1,02–2,73) und Morbus Hodgkin (HR 3,63, 95 % KI 1,12–11,72) (Reigstad et al. 2016).

Ein systematischer Review zur psychologischen und sozialen Entwicklung der Kinder nach ART zeigte, dass sich die Grundschulkinder nach ART ähnlich wie spontan konzipierte Kinder entwickeln. Auch die kognitive Entwicklung der ART-Kinder ist mit der von spontan konzipierten Kindern vergleichbar (Middelburg et al. 2008).

10.1 Metabolisches Risiko nach ART geborener Kinder

Ein weiterer Forschungsschwerpunkt der letzten Jahre war mit dem Älterwerden der nach ART geborenen Kinder auch deren metabolische Situation. Die Tatsache der kurzfristigen „In-vitro-Exposition“ sowie der metabolischen Risikofaktoren der Eltern lässt nicht ausschließen, dass ein gewisses metabolisches Risiko für diese Kinder bestehen könnte.

Eine kürzlich dazu publizierte Metaanalyse ergibt einen diskret, aber signifikant erhöhten Blutdruck mit +1,88 mmHg (95 % KI 0,27–3,49) für den systolischen und +1,51 mmHg (95 % KI 0,33–2,70) für den diastolischen Blutdruck (Guo et al. 2017). LDL-Cholesterin war –0,10 mM (95 % KI –0,19 bis –0,01) niedriger, Nüchtern-Insulin 0,38 mIE/l (95 % KI 0,08–0,68) höher, HOMA-IR und der BMI vergleichbar zu den Kontrollkohorten. Insofern trat die Blutdruckerhöhung isoliert auf ohne weitere relevante kardiovaskuläre Risikofaktoren. Bestätigung finden diese Daten in einer Publikation, die kurz darauf erschien und insofern nicht eingeschlossen werden konnte und 170 Kinder im Alter von 9 Jahren nach IVF erfasst hat (Kuiper et al. 2017). Eine Blutdruckerhöhung wurde dort nicht gesehen, weitere Faktoren aber auch nicht untersucht.

Insbesondere wird es dann spannender werden, wenn nicht nur Surrogatparameter erfasst, sondern auch klinische Endpunkte bewertet werden können. Bis dahin werden naturgemäß noch einige Jahrzehnte vergehen.

11 Gesundheit und Entwicklung im 2. Lebensjahrzehnt

Bisher gibt es nur 9 meist kleinere Kohorten zu Jugendlichen über 12 Jahren. Die Daten zur Gesundheit der Jugendlichen sind daher sehr limitiert und vorsichtig zu interpretieren (Wilson et al. 2011).

Chronische Erkrankungen wurden nur in einer Studie über einen Fragenbogen erfasst, hier unterschieden sich Jugendliche nach ART nicht von anderen Jugendlichen. Bei den Jugendlichen nach ART lagen häufiger Depressionen vor (15,9 % vs. 12,7 %), und die Prävalenz eines ADHS (27,1 % vs. 5,0 %) war höher als bei den Kontrollen (Beydoun et al. 2010). Das Risiko eines ADHS war in der ART-Gruppe jedoch sehr hoch und entspricht nicht den bisherigen Beobachtungen in Kohorten jüngerer Kinder – dies bedarf daher weiterer größerer Untersuchungen.

Bisher gibt es keine Studien zur neurologischen Entwicklung oder zu Hospitalisierungen von Adoleszenten nach ART. Hinsichtlich der kognitiven, psychologischen und sozialen Entwicklung zeigten Studien, dass sich die Jugendlichen nach ART insgesamt betrachtet ganz ähnlich wie spontan konzipierte Jugendlichen entwickeln (Wilson et al. 2011).

Sowohl eine Studie aus den Niederlanden (Wagenaar et al. 2008) als auch eine Studie aus den USA (Mains et al. 2010) fanden bei Kindern nach ART im Alter von 8–18 bzw. 8–17 Jahren eine normale kognitive Entwicklung. In der niederländischen Studie waren die ART-Mütter jedoch besser ausgebildet als die Kontrollmütter, was die Ergebnisse beeinflusst haben könnte. In der Studie aus den USA gab es keine Angaben zur sozioökonomischen Status und der Bildung der Eltern, sodass auch hier ein Bias nicht ausgeschlossen werden kann. Eine dänische Studie fand bei 15- bis 16-jährigen Kindern nach ART schlechtere Testergebnisse zum IQ im Vergleich zu Kontrollkindern (Spangmose et al. 2017). Die Autoren beurteilen jedoch die Differenz von 0,41 Punkten (95 % KI 0,30–0,53) nachvollziehbar als gering und klinisch nur fraglich relevant.

Kindern nach ART im Alter von 11–12 (Golombok et al. 2001, 2002) und im Alter von 15–16 (Colpin und Bossaert 2008) scheinen sich auch psychologisch ähnlich wie spontan konzipierte Kinder zu entwickeln. Auch im Follow-up ihrer Kohorte von 26 ART-Kinder im Alter von 18 Jahren fanden Golombok et al. (2009) eine normale psychologische Entwicklung und normale Beziehungen zu Gleichaltrigen bei ART-Kindern. Allerdings hatten ART-Kinder häufiger einmal physische Aggressionen gezeigt oder waren der Schule verwiesen worden. Dies bestätigt auch eine Metaanalyse (Ilioi und Golombok 2015), in der die Autorinnen aber auch darauf hinweisen, dass mit zunehmendem Alter und aufgrund der Tatsache, dass nur wenige Kinder über ihren Ursprung aufgeklärt sind, die Evaluierung zunehmend schwieriger wird.

Hinsichtlich der Pubertätsentwicklung von ART-Kindern gibt es bisher kaum Daten. Belva et al. (2010) untersuchten die Pubertätsentwicklung sowie Serum-Inhibin-B-Spiegel bei 50 Jungen nach ICSI. Die Inhibin-B-Spiegel entsprachen der der Pubertätsentwicklung entsprechenden Norm, nur bei 4 Jungen lagen die Werte unter der 5 %-Perzentile. Jungen, deren Väter eine schwere Oligozoospermie aufwiesen, hatten Inhibin-B-Werte, die mit denen anderer Jungen vergleichbar waren. Eine weitere Untersuchung dieser Jungen wenige Jahre später kristallisierte die Ergebnisse etwas klarer heraus: Die Jungen nach ICSI hatten eine höhere Wahrscheinlichkeit für Inhibin-B-Spiegel unter der 10. Perzentile (adjustierte OR 4,0, 95 % KI 0,9–18,4) und für FSH-Spiegel oberhalb der 90. Perzentile (adjustierte OR 3,3, 95 % KI 0,9–11,9) (Belva et al. 2017). Dazu passen die ebenfalls zu dieser Kohorte publizierten Daten von Spermiogrammen, die im Alter von 18–22 Jahren signifikant geringere Konzentrationen, Gesamtzahl von Spermien und eine Gesamtmotilität zeigten (Belva et al. 2016).

Dieselbe Arbeitsgruppe publizierte 2012 klinische Daten von 116 Jungen und 101 Mädchen nach ICSI im Vergleich zu spontan konzipierten Kontrollkindern (Belva et al. 2012). Sie fanden keinen Unterschied in Hinblick auf die Menarche oder die Entwicklung der Genitalien und des Haarbildes bei Mädchen und Jungen. Einzig die Brustentwicklung der Mädchen nach ICSI schien etwas weniger weit fortgeschritten zu sein.

An dieser Stelle sei aber auch daran erinnert, dass der relevante klinische Endpunkt die bewiesene Fertilität dieser Kinder sein wird. Dennoch sind diese Daten zu den nach ICSI geborenen männlichen Nachkommen bemerkenswert und nicht überraschend.

12 Subfertilität oder Kinderwunschtherapie – wo liegt die Ursache?

Wir haben in diesem Kapitel die Risiken in ART-Schwangerschaften gegenüber spontan konzipierten Schwangerschaften sowie die Risiken für die geborenen Kinder dargestellt. An verschiedenen Stellen konnten wir belegen, dass die Subfertilität per se einen Risikofaktor darstellt. Die Daten dazu finden sich zusammengefasst in Tab. 5.

Tab. 5 Beobachtungen zu veränderten Risiken nach ART bzw. bei spontaner Konzeption von subfertilen Paaren

	Erhöhtes Risiko nach ART	„Subfertilität" ist nachweislich Risikofaktor
Frühaborte	+	+
Präeklampsie	+	+
IUGR („intrauterine growth restriction")	+	
Frühgeburtlichkeit	+	+
Placenta praevia	+	+
Vorzeitige Plazentalösung	+	+
„small for gestational age" (SGA)	+	+
Fehlbildungen	+	+
Epigenetische Probleme	+	+

Die Daten zur Insemination als weniger invasivem Verfahren sind noch heterogen und v. a. sehr überschaubar. Die Unterschiede zu Schwangerschaften nach IVF und ICSI waren geringer als diejenigen zu spontan konzipierten Schwangerschaften.

Zusammengefasst deuten die Daten zur Subfertilität (definiert als Konzeptionszeit >12 Monate) und zur Insemination darauf, dass nicht die invasiven Techniken wie IVF und ICSI für die beschriebenen Probleme verantwortlich sind, sondern eher die Subfertilität selbst. Zumindest wird die Subfertilität einen erheblichen Beitrag dazu leisten. Diese Frage betrachten wir allerdings nicht für endgültig beantwortet. Prospektive Datensammlungen, insbesondere zu weniger invasiven Verfahren wären wünschenswert.

13 Fazit für die Aufklärung von Kinderwunschpaaren

Folgende Punkte sollten in der Praxis Eingang in die Betreuung von Schwangeren nach ART finden:

- Die meisten Kinder, die aus einer Kinderwunschbehandlung hervorgehen, werden genauso gesund geboren wie diejenigen, die spontan konzipiert wurden.
- Das größte Risiko in der Schwangerschaft sind Mehrlinge.
- Das Risiko von Fehlgeburten ist etwa auf das 1,3-Fache erhöht, dies ist aber vermutlich Folge der Subfertilität und deren spezifischer Gründe (Alter, PCO-Syndrom, Schilddrüsenerkrankungen, genetische Faktoren) und nicht Folge der Therapie.
- Im Verlauf der Schwangerschaft ist mit einer höheren Wahrscheinlichkeit von Präeklampsien (1,5-fach), Placenta praevia (3-fach), Totgeburten (2,5-fach), niedrigem Geburtsgewicht (1,7-fach) und Wachstumsrestriktionen (1,5-fach) zu rechnen.

- Im Ersttrimesterscreening weisen ART-Schwangerschaften niedrigere PAPP-A-Konzentrationen auf als spontan konzipierte Schwangerschaften. Wenn daher die Risikokalkulation nach der FMF England nicht bezüglich des Konzeptionsmodus adjustiert wird, führt dies zu einer höheren Falsch-positiv-Rate. Bei Risikokalkulation nach der FMF Deutschland erfolgt aufgrund der anderen Berechnungsgrundlage keine Adjustierung.
- Der Patientin sollte im Rahmen des Ersttrimesterscreenings ein Präeklampsiescreening angeboten werden. Bei erhöhtem Risiko sollte eine Gabe von ASS 150 mg zur Nacht mit Start vor der 16. Schwangerschaftswoche der Patientin angeboten werden.
- Die Serummarker im Ersttrimesterscreening sollten bei Schwangerschaften mit einem „vanishing twin" mit embryonalen Anteilen nicht bestimmt werden.
- Eine NIPT kann bei Schwangerschaften mit einem „vanishing twin" nicht durchgeführt werden.
- Bei unerklärt niedrigen PAPP-A-Werten besteht ein erhöhtes Risiko für Wachstumsrestriktion, Frühgeburtlichkeit und ein schlechtes neonatales Outcome. Schwangeren nach ART, die per se ein erhöhtes Risiko für eine Wachstumsrestriktion haben, sollten bei niedrigen PAPP-A-Werten (insbesondere <1er Perzentile, <0,3 MoM) engmaschig überwacht werden.
- Aufgrund des höheren Alters, der häufigeren maternalen Begleiterkrankungen, des höheren Fehlbildungsrisikos und des höheren Risikos für Wachstumsrestriktion, Präeklampsie und andere Schwangerschaftskomplikationen bedürfen die Schwangerschaften nach ART einer besonderen Aufmerksamkeit und einer auf diese Risiken und die individuelle Situation abgestimmten Betreuung.
- Das Risiko großer Fehlbildungen ist etwa 1,3-fach erhöht. Dieses Risiko wird nicht beeinflusst durch die Durchführung von ICSI anstelle von IVF. Auch bezüglich des Fehlbildungsrisikos weisen Daten auf einen Einfluss der Subfertilität hin.
- Kinder nach ART entwickeln sich ganz ähnlich wie spontan konzipierte Kinder, vorausgesetzt, sie werden zeitgerecht und mit normalem Geburtsgewicht geboren.
- Jungen nach ICSI werden häufiger aufgrund von vermehrten urogenitalen Fehlbildungen operiert.
- Es besteht eine erhöhte neurologische Morbidität, die aber am ehesten auf die erhöhte Frühgeborenenrate und die erhöhte Mehrlingsrate zurückzuführen ist.

Literatur

Ackerman S, Wenegrat J, Rettew D, Althoff R, Bernier R (2014) No increase in autism-associated genetic events in children conceived by assisted reproduction. Fertil Steril 102:388–393

Aoki VW, Emery BR, Carrell DT (2006) Global sperm deoxyribonucleic acid methylation is unaffected in protamine-deficient infertile males. Fertil Steril 86:1541–1543

Basso O, Baird DD (2003) Infertility and preterm delivery, birthweight, Caesarean section: a study within the Danish National Birth Cohort. Hum Reprod 18:2478–2484

Basso O, Weinberg CR, Baird DD, Wilcox AJ, Olsen J (2003) Subfecundity as a correlate of preeclampsia: a study within the Danish National Birth Cohort. Am J Epidemiol 157:195–202

Belva F, Bonduelle M, Painter RC, Schiettecatte J, Devroey P, De Schepper J (2010) Serum inhibin B concentrations in pubertal boys conceived by ICSI: first results. Hum Reprod 25:2811–2814

Belva F, Roelants M, Painter R, Bonduelle M, Devroey P, De Schepper J (2012) Pubertal development in ICSI children. Hum Reprod 27:1156–1161

Belva F, Bonduelle M, Roelants M, Michielsen D, Van Steirteghem A, Verheyen G, Tournaye H (2016) Semen quality of young adult ICSI offspring: the first results. Hum Reprod 31:2811–2820

Belva F, Roelants M, De Schepper J, Van Steirteghem A, Tournaye H, Bonduelle M (2017) Reproductive hormones of ICSI-conceived young adult men: the first results. Hum Reprod 32:439–446

Bender F, Hecken J, Reinsberg J, Berg C, Van der Ven H, Gembruch U, Geipel A (2010) Altered first-trimester screening markers after IVF/ICSI: no relationship with small-for-gestational-age and number of embryos transferred. Reprod Biomed Online 20:516–522

Bertsmann H, de Carvalho H, Mund M, Bauer S, Matthias K (2008) Fehlbildungsrisiko bei extrakorporaler Befruchtung. Dtsch Ärztebl 105:11–17

Bettio D, Venci A, Levi Setti PE (2008) Chromosomal abnormalities in miscarriages after different assisted reproduction procedures. Placenta 29(Suppl B):126–128

Beydoun HA, Sicignano N, Beydoun MA, Matson DO, Bocca S, Stadtmauer L, Oehninger S (2010) A cross-sectional evaluation of the first cohort of young adults conceived by in vitro fertilization in the United States. Fertil Steril 94:2043–2049

Bonduelle M, Legein J, Derde MP, Buysse A, Schietecatte J, Wisanto A, Devroey P, Van Steirteghem A, Liebaers I (1995) Comparative follow-up study of 130 children born after intracytoplasmic sperm injection and 130 children born after in-vitro fertilization. Hum Reprod 10:3327–3331

Bonduelle M, Legein J, Buysse A, Van Assche E, Wisanto A, Devroey P, Van Steirteghem AC, Liebaers I (1996) Prospective follow-up study of 423 children born after intracytoplasmic sperm injection. Hum Reprod 11:1558–1564

Bonduelle M, Aytoz A, Wilikens A, Buysse A, Van Assche E, Devroey P, Van Steirteghem A, Liebaers I (1998) Prospective follow-up study of 1987 children born after intracytoplasmic sperm injection (ICSI). In: Filicori M, Flamigni C (Hrsg) Treatment of infertility: the new frontiers. Communications Media for Education, New Jersey, S 445–461

Bonduelle M, Liebaers I, Deketelaere V, Derde MP, Camus M, Devroey P, Van Steirteghem A (2002a) Neonatal data on a cohort of 2889 infants born after ICSI (1991–1999) and of 2995 infants born after IVF (1983–1999). Hum Reprod 17:671–694

Bonduelle M, Van Assche E, Joris H, Keymolen K, Devroey P, Van Steirteghem A, Liebaers I (2002b) Prenatal testing in ICSI pregnancies: incidence of chromosomal anomalies in 1586 karyotypes and relation to sperm parameters. Hum Reprod 17:2600–2614

Bonduelle M, Bergh C, Niklasson A, Palermo GD, Wennerholm UB (2004) Medical follow-up study of 5-year-old ICSI children. Reprod Biomed Online 9:91–101

Carbone IF, Cruz JJ, Sarquis R, Akolekar R, Nicolaides KH (2011) Assisted conception and placental perfusion assessed by uterine artery Doppler at 11–13 weeks' gestation. Hum Reprod 26:1659

Colpin H, Bossaert G (2008) Adolescents conceived by IVF: parenting and psychosocial adjustment. Hum Reprod 23:2724–2730

Conti E, Mazzotti S, Calderoni S, Saviozzi I, Guzzetta A (2013) Are children born after assisted reproductive technology at increased risk of autism spectrum disorders? A systematic review. Hum Reprod 28:3316–3327

Davies MJ, Moore VM, Willson K, Van Essen P, Priest K, Scott H, Haan EA, Chan A (2012) Reproductive technologies and the risk of birth defects. N Engl J Med 366:1803–1813

De Sutter P, Veldeman L, Kok P, Szymczak N, Van der Elst J, Dhont M (2005) Comparison of outcome of pregnancy after intra-uterine insemination (IUI) and IVF. Hum Reprod 20:1642–1646

Dugoff L, Hobbins JC, Malone FD, Porter TF, Luthy D, Comstock CH, Hankins G, Berkowitz RL, Merkatz I, Craigo SD et al (2004) First-trimester maternal serum PAPP-A and free-beta subunit human chorionic gonadotropin concentrations and nuchal translucency are associated with obstetric complications: a population-based screening study (the FASTER Trial). Am J Obstet Gynecol 191:1446–1451

Edwards RG, Ludwig M (2003) Are major defects in children conceived in vitro due to innate problems in patients or to induced genetic damage? Reprod Biomed Online 7:131–138

El Hajj N, Haertle L, Dittrich M, Denk S, Lehnen H, Hahn T, Schorsch M, Haaf T (2017) DNA methylation signatures in cord blood of ICSI children. Hum Reprod 32:1761–1769

Evron E, Sheiner E, Friger M, Sergienko R, Harlev A (2015) Vanishing twin syndrome: is it associated with adverse perinatal outcome? Fertil Steril 103:1209–1214

Fedder J, Loft A, Parner ET, Rasmussen S, Pinborg A (2013) Neonatal outcome and congenital malformations in children born after ICSI with testicular or epididymal sperm: a controlled national cohort study. Hum Reprod 28:230–240

Gagnon A, Wilson RD, Audibert F, Allen VM, Blight C, Brock JA, Desilets VA, Johnson JA, Langlois S, Summers A et al (2008) Obstetrical complications associated with abnormal maternal serum markers analytes. J Obstet Gynaecol Can 30:918–949

Gaudoin M, Dobbie R, Finlayson A, Chalmers J, Cameron IT, Fleming R (2003) Ovulation induction/intrauterine insemination in infertile couples is associated with low-birth-weight infants. Am J Obstet Gynecol 188:611–616

Ghazi HA, Spielberger C, Kallen B (1991) Delivery outcome after infertility – a registry study. Fertil Steril 55:726–732

Gjerris AC, Loft A, Pinborg A, Christiansen M, Tabor A (2009) The effect of a ‚vanishing twin‘ on biochemical and ultrasound first trimester screening markers for Down's syndrome in pregnancies conceived by assisted reproductive technology. Hum Reprod 24:55–62

Goetzl L, Krantz D, Simpson JL, Silver RK, Zachary JM, Pergament E, Platt LD, Mahoney MJ, Wapner RJ (2004) Pregnancy-associated plasma protein A, free beta-hCG, nuchal translucency, risk of pregnancy loss. Obstet Gynecol 104:30–36

Golombok S, MacCallum F, Goodman E (2001) The „test-tube" generation: parent-child relationships and the psychological well-being of in vitro fertilization children at adolescence. Child Dev 72:599–608

Golombok S, Brewaeys A, Giavazzi MT, Guerra D, MacCallum F, Rust J (2002) The European study of assisted reproduction families: the transition to adolescence. Hum Reprod 17:830–840

Golombok S, Owen L, Blake L, Murray C, Jadva V (2009) Parent-child relationships and the psychological well-being of 18-year-old adolescents conceived by in vitro fertilisation. Hum Fertil (Cambridge) 12:63–72

Griesinger G, Kolibianakis EM, Diedrich K, Ludwig M (2008) Ovarian stimulation for IVF has no quantitative association with birthweight: a registry study. Hum Reprod 23:2549–2554

Groeneveld E, Lambers MJ, Lambalk CB, Broeze KA, Haapsamo M, de Sutter P, Schoot BC, Schats R, Mol BWJ, Hompes PGA (2013) Preconceptional low-dose aspirin for the prevention of hypertensive pregnancy complications and preterm delivery after IVF: a meta-analysis with individual patient data. Hum Reprod 28:1480–1488

Guo XY, Liu XM, Jin L, Wang TT, Ullah K, Sheng JZ, Huang HF (2017) Cardiovascular and metabolic profiles of offspring conceived by assisted reproductive technologies: a systematic review and meta-analysis. Fertil Steril 107:622–633

Hansen M, Bower C, Milne E, de Klerk N, Kurinczuk J (2004) Assisted reproductive technologies and the risk of birth defects – a systematic review. Hum Reprod 20:328–388

Hansen M, Kurinczuk JJ, Milne E, de Klerk N, Bower C (2013) Assisted reproductive technology and birth defects: a systematic review and meta-analysis. Hum Reprod Update 19:330–353

Hargreave M, Jensen A, Toender A, Andersen KK, Kjaer SK (2013) Fertility treatment and childhood cancer risk: a systematic meta-analysis. Fertil Steril 100:150–161

Henningsen AA, Wennerholm UB, Gissler M, Romundstad LB, Nygren KG, Tiitinen A, Skjaerven R, Nyboe Andersen A, Lidegaard Ø, Forman JL, Pinborg A (2014) Risk of stillbirth and infant deaths after assisted reproductive technology: a Nordic study from the CoNARTaS group. Hum Reprod 29:1090–1096

Helmerhorst FM, Perquin DA, Donker D, Keirse MJ (2004) Perinatal outcome of singletons and twins after assisted conception: a systematic review of controlled studies. BMJ 328:261

Henriksen TB, Baird DD, Olsen J, Hedegaard M, Secher NJ, Wilcox AJ (1997) Time to pregnancy and preterm delivery. Obstet Gynecol 89:594–599

Horsthemke B, Ludwig M (2005) Assisted reproduction – the epigenetic perspective. Hum Reprod Update 11:473–482

Hvidtjorn D, Grove J, Schendel DE, Vaeth M, Ernst E, Nielsen LF, Thorsen P (2006) Cerebral palsy among children born after in vitro fertilization: the role of preterm delivery – a population-based, cohort study. Pediatrics 118:475–482

Ilioi EC, Golombok S (2015) Psychological adjustment in adolescents conceived by assisted reproduction techniques: a systematic review. Hum Reprod Update 21:84–96

Jackson RA, Gibson KA, Wu YW, Croughan MS (2004) Perinatal outcomes in singletons following in vitro fertilization: a meta-analysis. Obstet Gynecol 103:551–563

Kagan KO, Wright D, Spencer K, Molina FS, Nicolaides KH (2008) First-trimester screening for trisomy 21 by free beta-human chorionic gonadotropin and pregnancy-associated plasma protein-A: impact of maternal and pregnancy characteristics. Ultrasound Obstet Gynecol 31:493–502

Kagan KO, Etchegaray A, Zhou Y, Wright D, Nicolaides KH (2009) Prospective validation of first-trimester combined screening for trisomy 21. Ultrasound Obstet Gynecol 34:14–18

Kamath MS, Kirubakaran R, Mascarenhas M, Sunkara SK (2017) Perinatal outcomes after stimulated versus natural cycle IVF: a systematic review and meta-analysis. Reprod Biomed Online 36:94

Katalinic A, Rösch C, Ludwig M (2004) Pregnancy course and outcome after intracytoplasmic sperm injection (ICSI) – a controlled, prospective cohort study. Fertil Steril 81:1604–1616

Kettner LO, Henriksen TB, Ray B, Ramlau-Hansen CH, Kesmodel US (2015) Assisted reproductive technology and somatic morbidity in childhood: a systematic review. Fertil Steril 103:707–719

Kissin DM, Zhang Y, Boulet SL, Fountain C, Bearman P, Schieve L, Yeargin-Allsopp M, Jamieson DJ (2015) Association of assisted reproductive technology (ART) treatment and parental infertility diagnosis with autism in ART-conceived children. Hum Reprod 30:454–465

Klemetti R, Sevon T, Gissler M, Hemminki E (2010) Health of children born after ovulation induction. Fertil Steril 93:1157–1168

Krantz D, Goetzl L, Simpson JL, Thom E, Zachary J, Hallahan TW, Silver R, Pergament E, Platt LD, Filkins K et al (2004) Association of extreme first-trimester free human chorionic gonadotropin-beta, pregnancy-associated plasma protein A, nuchal translucency with intrauterine growth restriction and other adverse pregnancy outcomes. Am J Obstet Gynecol 191:1452–1458

Kuiper D, Hoek A, la Bastide-van Gemert S, Seggers J, Mulder DJ, Haadsma M, Heineman MJ, Hadders-Algra M (2017) Cardiovascular health of 9-year-old IVF offspring: no association with ovarian hyperstimulation and the in vitro procedure. Hum Reprod 32:2540–2548

Kushnir VA, Frattarelli JL (2009) Aneuploidy in abortuses following IVF and ICSI. J Assist Reprod Genet 26:93–97

Lazaraviciute G, Kauser M, Bhattacharya S, Haggarty P, Bhattacharya S (2014) A systematic review and meta-analysis of DNA methylation levels and imprinting disorders in children conceived by IVF/ICSI compared with children conceived spontaneously. Hum Reprod Update 20:840–852

Lie RT, Lyngstadaas A, Orstavik KH, Bakketeig LS, Jacobsen G, Tanbo T (2004) Birth defects in children conceived by ICSI compared with children conceived by other IVF-methods; a meta-analysis. Int J Epidemiol 34:696

Ludwig M, Katalinic A, Groß S, Sutcliffe AG, Varon R, Horsthemke B (2005) Increased prevalence of imprinting defects in patients with Angelman syndrome born to subfertile couples. J Med Genet 42:289–291

Ludwig AK, Sutcliffe AG, Diedrich K, Ludwig M (2006) Post-neonatal health and development of children born after assisted reproduction: a systematic review of controlled studies. Eur J Obstet Gynecol Reprod Biol 127:3–25

Ludwig AK, Katalinic A, Thyen U, Sutcliffe AG, Diedrich K, Ludwig M (2008) Physical health at 5.5 years of age of term-born singletons after intracytoplasmic sperm injection: results of a prospective, controlled, single-blinded study. Fertil Steril 91:115

Ludwig AK, Katalinic A, Thyen U, Sutcliffe AG, Diedrich K, Ludwig M (2009) Physical health at 5.5 years of age of term-born singletons after intracytoplasmic sperm injection: results of a prospective, controlled, single-blinded study. Fertil Steril 91:115–124

Ludwig AK, Hansen A, Katalinic A, Sutcliffe AG, Diedrich K, Ludwig M, Thyen U (2010) Assessment of vision and hearing in children conceived spontaneously and by ICSI: a prospective controlled, single-blinded follow-up study. Reprod Biomed Online 20:391–397

Ludwig AK, Krapp M, Eiben B, Kreiselmaier P, Ludwig M (2011) Schwangerschaften nach ART. Frauenarzt 52:52–59

Luke B, Brown MB, Grainger DA, Stern JE, Klein N, Cedars MI (2009) The effect of early fetal losses on singleton assisted-conception pregnancy outcomes. Fertil Steril 91:2578–2585

Madsen HN, Ball S, Wright D, Torring N, Petersen OB, Nicolaides KH, Spencer K (2011) A reassessment of biochemical marker distributions in trisomy 21-affected and unaffected twin pregnancies in the first trimester. Ultrasound Obstet Gynecol 37:38–47

Magnus MC, Ghaderi S, Morken N-H, Magnus P, Romundstad LB, Skjaerven R, Wilcox AJ, Håberg SE (2017) Vanishing twin syndrome among ART singletons and pregnancy outcomes. Hum Reprod 32:2298–2304

Maheshwari A, Pandey S, Shetty A, Hamilton M, Bhattacharya S (2012) Obstetric and perinatal outcomes in singleton pregnancies resulting from the transfer of frozen thawed versus fresh embryos generated through in vitro fertilization treatment: a systematic review and meta-analysis. Fertil Steril 98:368–377

Maheshwari A, Pandey S, Raja EA, Shetty A, Hamilton A, Bhattacharya S (2018) Is frozen embryo transfer better for mothers and babies? Can cumulative meta-analysis provide a definitive answer? Hum Reprod Update 24:35

Mains L, Zimmerman M, Blaine J, Stegmann B, Sparks A, Ansley T, Van VB (2010) Achievement test performance in children conceived by IVF. Hum Reprod 25:2605–2611

Malchau SS, Loft A, Henningsen AKA, Nyboe Andersen A, Pinborg A (2014) Perinatal outcomes in 6,338 singletons born after intrauterine insemination in Denmark, 2007 to 2012: the influence of ovarian stimulation. Fertil Steril 102:1110–1116

Martinez MC, Mendez C, Ferro J, Nicolas M, Serra V, Landeras J (2010) Cytogenetic analysis of early nonviable pregnancies after assisted reproduction treatment. Fertil Steril 93:289–292

McGovern PG, Llorens AJ, Skurnick JH, Weiss G, Goldsmith LT (2004) Increased risk of preterm birth in singleton pregnancies resulting from in vitro fertilization-embryo transfer or gamete intrafallopian transfer: a meta-analysis. Fertil Steril 82:1514–1520

Meschede D, Lemcke B, Exeler JR, De Geyter C, Behre HM, Nieschlag E, Horst J (1998) Chromosome abnormalities in 447 couples undergoing intracytoplasmic sperm injection – prevalence, types, sex distribution and reproductive relevance. Hum Reprod 13:576–582

Messerlian C, Maclagan L, Basso O (2013) Infertility and the risk of adverse pregnancy outcomes: a systematic review and meta-analysis. Hum Reprod 28:125–137

Middelburg KJ, Heineman MJ, Bos AF, Hadders-Algra M (2008) Neuromotor, cognitive, language and behavioural outcome in children born following IVF or ICSI – a systematic review. Hum Reprod Update 14:219–231

Nelissen ECM, Dumoulin JCM, Daunay A, Evers JLH, Tost J, van Montfoort APA (2013) Placentas from pregnancies conceived by IVF/ICSI have a reduced DNA methylation level at the H19 and MEST differentially methylated regions. Hum Reprod 28:1117–1126

Nuojua-Huttunen S, Gissler M, Martikainen H, Tuomivaara L (1999) Obstetric and perinatal outcome of pregnancies after intrauterine insemination. Hum Reprod 14:2110–2115

O'Gorman N, Wright D, Poon LC, Rolnik DL, Syngelaki A, de Alvarado M, Carbone IF, Dutemeyer V, Fiolna M, Frick A, Karagiotis N, Mastrodima S, de Paco Matallana C, Papaioannou G, Pazos A, Plasencia W, Nicolaides KH (2017) Multicenter screening for preeclampsia by maternal factors and biomarkers at 11–13 weeks' gestation: comparison to NICE guidelines and ACOG recommendations. Ultrasound Obstet Gynecol. https://doi.org/10.1002/uog.17455

Pandey S, Shetty A, Hamilton M, Bhattacharya S, Maheshwari A (2012) Obstetric and perinatal outcomes in singleton pregnancies resulting from IVF/ICSI: a systematic review and meta-analysis. Hum Reprod Update 18:485–503

Pandian Z, Bhattacharya S, Templeton A (2001) Review of unexplained infertility and obstetric outcome: a 10 year review. Hum Reprod 16:2593–2597

Peschka B, Leygraaf J, Van der Ven H, Montag M, Schartmann B, Schubert R, Schwanitz G (1999) Type and frequency of chromosome aberrations in 781 couples undergoing intracytoplasmic sperm injection. Hum Reprod 14:2257–2263

Pezeshki K, Feldman J, Stein DE, Lobel SM, Grazi RV (2000) Bleeding and spontaneous abortion after therapy for infertility. Fertil Steril 74:504–508

Pharoah PO, Adi Y (2000) Consequences of in-utero death in a twin pregnancy. Lancet 355:1597–1602

Pinborg A, Lidegaard O, la Cour FN, Andersen AN (2005) Consequences of vanishing twins in IVF/ICSI pregnancies. Hum Reprod 20:2821–2829

Pinborg A, Lidegaard O, Freiesleben NC, Andersen AN (2007) Vanishing twins: a predictor of small-for-gestational age in IVF singletons. Hum Reprod 22:2707–2714

Pinborg A, Wennerholm UB, Romundstad LB, Loft A, Aittomaki K, Söderström-Anttila V, Nygren KG, Hazekamp J, Bergh C (2012) Why do singletons conceived after assisted reproduction technology have adverse perinatal outcome? Systematic review and meta-analysis. Hum Reprod Update 19:87–104

Ranta JK, Raatikainen K, Romppanen J, Pulkki K, Heinonen S (2010) Increased time-to-pregnancy and first trimester Down's syndrome screening. Hum Reprod 25:412–417

Ravenswaaij R van, Tesselaar-van der Goot M, de Wolf S, van Leeuwen-Spruijt M, Visser GH, Schielen PC (2011) First-trimester serum PAPP-A and fbeta-hCG concentrations and other maternal characteristics to establish logistic regression-based predictive rules for adverse pregnancy outcome. Prenat Diagn 31:50–57

Reigstad MM, Larsen IK, Myklebust TA, Robsahm TE, Oldereid NB, Brinton LA, Storent R (2016) Risk of cancer in children conceived by assisted reproductive technology. Pediatrics 137:e20152061

Rimm AA, Katayama AC, Diaz M, Katayama KP (2004) A meta-analysis of controlled studies comparing major malformation rates in IVF and ICSI infants with naturally conceived children. J Assist Reprod Genet 21:437–443

Rizzo G, Aiello E, Pietrolucci ME, Arduini D (2016) Are there differences in placental volume and uterine artery Doppler in pregnancies resulting from the transfer of fresh versus frozen-thawed embryos through in vitro fertilization. Reprod Sci 23:1381–1386

Roberge S, Nicolaides K, Demers S, Hyett J, Chaillet N, Bujold E (2017) The role of aspirin dose on the prevention of preeclampsia and fetal growth restriction: systematic review and meta-analysis. Am J Obstet Gynecol 216:110–120.e6

Romundstad LB, Romundstad PR, Sunde A, von Düring V, Skjaerven R, Gunnell D, Vatten LJ (2008) Effects of technology or maternal factors on perinatal outcome after assisted fertilisation: a population-based cohort study. Lancet 372:737–743

Rumbold AR, Moore VM, Whitrow MJ, Oswald TK, Moran LJ, Fernandez RC, Barnhart KT, Davies MJ (2017) The impact of specific fertility treatments on cognitive development in childhood and adolescence: a systematic review. Hum Reprod 32:1489–1507

Sagot P, Bechoua S, Ferdynus C, Facy A, Flamm X, Gouyon JB, Jimenez C (2012) Similarly increased congenital anomaly rates after intrauterine insemination and IVF technologies: a retrospective cohort study. Hum Reprod 27:902–909

Schieve LA, Ferre C, Peterson HB, Macaluso M, Reynolds MA, Wright VC (2004) Perinatal outcome among singleton infants conceived through assisted reproductive technology in the United States. Obstet Gynecol 103:1144–1153

Scholtes MC, Behrend C, Dietzel-Dahmen J, van Hoogstraten DG, Marx K, Wohlers S, Verhoeven H, Zeilmaker GH (1998) Chromosomal aberrations in couples undergoing intracytoplasmic sperm injection: influence on implantation and ongoing pregnancy rates. Fertil Steril 70:933–937

Sebire NJ, Noble PL, Psarra A, Papapanagiotou G, Nicolaides KH (1996a) Fetal karyotyping in twin pregnancies: selection of technique by measurement of fetal nuchal translucency. Br J Obstet Gynaecol 103:887–890

Sebire NJ, Snijders RJM, Hughes K (1996b) Screening for trisomy 21 in twin pregnancies by maternal age and nuchal translucency thickness at 10 – 14 weeks of gestation. Br J Obstet Gynaecol 103:999–1003

Sebire NJ, Souka A, Skentou H, Geerts L, Nicolaides KH (2000) Early prediction of severe twin-to-twin transfusion syndrome. Hum Reprod 15:2008–2010

Spangmose AL, Malchau SS, Schmidt L, Vassard D, Rasmussen S, Loft A, Forman J, Pinborg A (2017) Academic performance in adolescents born after ART – a nationwide registry-based cohort study. Hum Reprod 32:447–456

Spencer K, Cowans NJ, Avgidou K, Nicolaides KH (2006) First-trimester ultrasound and biochemical markers of aneuploidy and the prediction of impending fetal death. Ultrasound Obstet Gynecol 28:637–643

Spencer K, Kagan KO, Nicolaides KH (2008) Screening for trisomy 21 in twin pregnancies in the first trimester: an update of the impact of chorionicity on maternal serum markers. Prenat Diagn 28:49–52

Spencer K, Staboulidou I, Nicolaides KH (2010) First trimester aneuploidy screening in the presence of a vanishing twin: implications for maternal serum markers. Prenat Diagn 30:235–240

Sundh KJ, Henningsen AKA, Källen K, Bergh C, Romundstad LB, Gissler M, Pinborg A, Skjaerven R, Tiitinen A, Vassard D, Lannering B, Wnnerholm UB (2014) Cancer in children and young adults born after assisted reproductive technology: a Nordic cohort study from the Committee of Nordic ART and Safety (CoNARTaS). Hum Reprod 29:2050–2057

Sunkara SK, La Marca A, Seed PT, Khalaf Y (2015) Increased risk of preterm birth and low birthweight with very high number of oocytes following IVF: an analysis of 65 868 singleton live birth outcomes. Hum Reprod 30:1473–1480

Wagenaar K, Ceelen M, van Weissenbruch MM, Knol DL, van de Delemarre WH, Huisman J (2008) School functioning in 8- to 18-year-old children born after in vitro fertilization. Eur J Pediatr 167:1289–1295

Wang JX, Norman RJ, Wilcox AJ (2004) Incidence of spontaneous abortion among pregnancies produced by assisted reproductive technology. Hum Reprod 19:272–277

Wang YA, Nikravan R, Smith HC, Sullivan EA (2013) Higher prevalence of gestational diabetes mellitus following assisted reproduction technology treatment. Hum Reprod 28:2554–2561

Wen J, Jiang J, Ding C, Dai J, Liu Y, Xia Y, Liu J, Hu Z (2012) Birth defects in children conceived by in vitro fertilization and intracytoplasmic sperm injection: a meta-analysis. Fertil Steril 97:1331–1337

Williams MA, Goldman MB, Mittendorf R, Monson RR (1991) Subfertility and the risk of low birth weight. Fertil Steril 56:668–671

Williams CL, Bunch KJ, Stiller CA, Murphy MFG, Botting BJ, Wallace H, Davies M, Sutcliffe AG (2013) Cancer Risk among Children Born after Assisted Conception. N Engl J Med 369:1819–1827

Wilson CL, Fisher JR, Hammarberg K, Amor DJ, Halliday JL (2011) Looking downstream: a review of the literature on physical and psychosocial health outcomes in adolescents and young adults who were conceived by ART. Hum Reprod 26:1209–1219

Zandstra H, Van Montfoort APA, Dumoulin JCM (2015) Does the type of culture medium used influence birthweight of children born after IVF? Hum Reprod 30:530–542

Spontanschwangerschaften bei Kinderwunschpatientinnen

49

Annika K. Ludwig

Inhalt

1 Spontane Schwangerschaften bei subfertilen Paaren ... 567
2 Spontane Schwangerschaften nach erfolgloser Kinderwunschtherapie ... 569
3 Spontane Schwangerschaften nach erfolgreicher Kinderwunschtherapie ... 569
4 Kontrazeption nach erfolgreicher ART ... 571
5 Schlussfolgerung ... 572
Literatur ... 572

1 Spontane Schwangerschaften bei subfertilen Paaren

Bei normal fertilen Paaren liegt die Wahrscheinlichkeit, innerhalb von 12 Monaten zu konzipieren, bei 92 %, wenn das Paar nach der symptothermalen Methode Verkehr hat (Gnoth et al. 2003). In einer anderen Studie erzielten Paare, die eine Fertilitätsmonitor verwendeten, eine kumulative Schwangerschaftsrate über 2 Zyklen von 22,7 %, Paare, die keinen Fertilitätsmonitor verwendeten erreichten eine signifikant niedrigere Schwangerschaftsrate über 2 Zyklen von 14,4 % ($p = 0{,}003$; Robinson et al. 2007). Zu weiteren Daten bezüglich der natürlichen Familienplanung wird an anderer Stelle in diesem Buch Stellung genommen (▶ Kap. 12, „Natürliche Familienplanung bei Kinderwunsch und unerfülltem Kinderwunsch").

Obwohl die meisten Paare innerhalb von 12 Monaten konzipieren, besteht auch bei längerer Kinderwunschdauer und somit per definitionem im Fall einer Subfertilität weiterhin die Chance, spontan schwanger zu werden. Die kumulative Lebendgeburtenrate untherapierter Paare mit Kinderwunsch über einen Zeitraum von 12 Monaten lag in einer Studie bei 14,3 % (Collins et al. 1995).

Relevante prognostische Faktoren für den Eintritt einer Schwangerschaft waren vorausgegangene Schwangerschaften, das Alter der Frau, die Sterilitätsursache und die Kinderwunschdauer.

In einer nationalen Kohortenstudie untersuchten Eijkemanns et al. (2008) die spontane Konzeptionsrate von 5962 subfertilen Paaren auf der Warteliste für eine IVF- oder ICSI-Therapie (Tab. 1). In den Jahren 2002 und 2003 wurden alle Pare, bei denen die Indikation für eine IVF- oder ICSI-Therapie gestellt wurde, auf dieser Warteliste registriert. Im Jahr 2004 wurde die Warteliste dann mit den IVF-Register abgeglichen. Insgesamt wurden 9 % der Paare innerhalb von 12 Monaten ohne Therapie schwanger. Die Chance schwanger zu werden, wurde signifikant beeinflusst durch das Alter der Patientinnen und die Kinderwunschdauer. Bei sekundärer Sterilität war die Chance besser als bei primärer Sterilität. Die Chance, spontan zu konzipieren, wurde beeinflusst durch die zugrunde liegende Ursachen der Subfertilität. Die niedrigste Konzeptionschance hatten Patientinnen mit Endometriose oder mit tubarer Sterilität. Bei männlicher Subfertilität und immunologischer Subfertilität lag die Chance doppelt so hoch wie bei tubarer Sterilität oder Endometriose, bei idiopathischer Subfertilität sogar 3-mal so hoch. Insgesamt variiert so die Wahrscheinlichkeit, innerhalb von 12 Monaten spontan zu konzipieren, wenn bereits die Indikation für eine

A. K. Ludwig (✉)
Praxis für Frauengesundheit und Pränatalmedizin, Hamburg, Deutschland
E-Mail: a.k.ludwig@me.com

K. Diedrich et al. (Hrsg.), *Reproduktionsmedizin*, Springer Reference Medizin,
https://doi.org/10.1007/978-3-662-57636-6_50

Tab. 1 Einflussfaktoren auf die spontane Konzeptionsrate ohne Therapie während der Wartezeit zur IVF- oder ICSI-Therapie bei 5962 Paaren. (Originaldaten in Eijkemanns et al. 2008)

Einflussfaktor	Hazard-Ratio	95 % Konfidenzintervall
Alter (pro Jahr)	0,95	0,93–0,98
Kinderwunschdauer (pro Jahr)	0,85	0,79–0,91
Indikation zur ART		
– Tubarer Faktor	1	
– Endometriose	0,73	0,37–1,46
– Männliche Subfertilität	1,57	1,06–2,32
– Hormonell	1,19	0,67–2,11
– Idiopathisch	2,64	1,75–3,98
– Immunologisch	1,69	0,75–3,84
Primäre vs. sekundäre Sterilität	0,71	0,56–0,90

assistierte Reproduktion gestellt wurde, in Abhängigkeit aller prädiktiven Faktoren zwischen 0 und 25 %.

Andere sehen bei einer idiopathischen Subfertilität bessere Chancen auf eine spontane Konzeption: Steures et al. (2006) randomisierten 253 Paare mit idiopathischer Sterilität zu einer Inseminationstherapie oder einem abwartenden Management über 6 Monate. Nach diesen 6 Monaten hatten 33 % der Paare nach Insemination konzipiert, aber auch 32 % der Paare ohne Therapie.

Wurden die bereits o. g. 5962 Paare mit idiopathischer Subfertilität im mittleren Alter von 32 Jahren und bis zu 3 Jahren Kinderwunschdauer differenzierter analysiert, konnte die Schwangerschaftsrate abhängig davon kalkuliert werden, ob direkt mit einer IVF-Therapie gestartet oder zunächst noch einmal 12 Monate abgewartet wurde. Frauen mit Tubenpathologie und höhergradiger Endometriose wurden ausgeschlossen. Kam es im expektativen Arm nicht zu einer Schwangerschaft innerhalb von 12 Monaten, wurde ebenfalls eine IVF-Therapie durchgeführt (Eijkemans et al. 2017). Die Chancen auf eine Schwangerschaft innerhalb von 2 Jahren waren mit 55,0 % und 55,1 % quasi identisch.

Eine dänische Arbeitsgruppe analysierte 19.884 Paare, die in Dänemark eine Kinderwunschbehandlung initiiert hatten, eingeschlossen wurden alle Paare, nicht nur solche mit idiopathischer Subfertilität (Malchau et al. 2017). Insgesamt 14 % dieser Paare hatten nach 5 Jahren spontan konzipiert und entbunden.

Evers et al. (1998) untersuchten ebenfalls die spontane Schwangerschaftschance von 1391 Paaren auf einer Warteliste zu einer IVF- oder ICSI-Therapie. Nur 76 dieser 1391 Paare wurden spontan schwanger. Die kumulative spontane Schwangerschaftsrate über 12 Monate lag bei tubarer Subfertilität bei nur 2,4 %, bei langjähriger idiopathischer Subfertilität bei 5,9 % und bei männlicher Subfertilität bei 6,6 %. Verglichen damit konzipierten in einer Kontrollgruppe, die während der Wartezeit nicht spontan konzipiert hatten, 21 % der Paare mit tubarer Subfertilität, 18 % der Paare mit idiopathischer Subfertilität und 17 % der Paare mit männlicher Subfertilität im ersten IVF- oder ICSI-Zyklus. Bei tubarem Faktor und bei idiopathischer Subfertilität traten 75 % der spontan konzipierten Schwangerschaften innerhalb der ersten 3 Monate der Wartezeit ein, während die Schwangerschaftsrate bei männlicher Subfertilität stetig zunahm. Die Paare, die spontan konzipierten, hatten eine geringere Kinderwunschdauer und eine bessere Spermienmotilität als die Paare, die nicht spontan schwanger wurden.

Snick et al. (1997) erstellten anhand der Population der Walcheren-Region in den Niederlanden ebenfalls ein Prädiktionsmodel für die spontane Schwangerschaftschance. Positiv auf die Schwangerschaftschance wirkten sich neben einer sekundären Sterilität eine Kinderwunschdauer von <24 Monaten und ein maternales Alter von <30 Jahren aus. Negativ beeinflusst wurde die Schwangerschaftschance durch eine tubare Pathologie, Ovulationsstörungen und eine männliche Subfertilität (Snick et al. 1997).

Hughes et al. (2004) prüften in einer prospektiv randomisierten Studie bei Paaren mit einer Kinderwunschdauer von mindestens 2 Jahren und durchgängigen Tuben, ob eine IVF- oder ICSI-Therapie einem abwartenden Management überlegen sei, wenn eine Ovulationsinduktion oder intrauterine Inseminationen nicht zum Erfolg geführt hatten. 68 Paare erhielten unmittelbar eine IVF-Therapie, von denen 31 % schwanger wurden und 29 % eine Lebendgeburt hatten. 71 weitere Paare wurden 90 Tage ohne Therapie beobachtet. 3 Paare (4 %) konzipierten in der Wartezeit, von denen aber 2 abortierten, sodass nur eine Lebendgeburt (1 %) resultierte. Die Autoren folgern, dass bei Paaren mit einer Kinderwunschdauer von 2 Jahren und bereits genutzten weniger invasiven Therapieoptionen nicht weiter abgewartet werden sollte, da die spontane Konzeptionsrate gering ist.

Pinborg et al. (2009) erfassten in einer longitudinalen Kohortenstudie die Geburtenraten nach 5 Jahren bei 1338 Frauen, die 2000–2001 eine staatliche Kinderwunschtherapie bestehend aus Inseminationen und drei freien ART-Zyklen begannen. 69,4 % dieser Frauen gebaren innerhalb dieser 5 Jahre mindestens ein Kind. Zu einer Untergruppe von 817 Frauen konnten über einen Fragebogen weitere Daten wie der Konzeptionsmodus erhoben werden. 18,2 % (149/817) dieser Frauen hatten ein Kind nach Spontankonzeption geboren, 2/3 davon nach einer vorausgegangenen

Geburt nach ART. Zu beachten ist jedoch auch, dass immerhin 10,7 % (16/149) dieser Frauen mit einem neuen Partner konzipierten, sodass die Spontankonzeptionsrate der ursprünglichen Paare, die die Kinderwunschtherapie begannen, unter 18 % liegt.

Dies zeigt einmal mehr die Bedeutung des Terminus „relative Subfertilität" gegenüber der landläufig gebrauchten Bezeichnung „Sterilität":

▶ Auch bei Indikationsstellung zu einer Maßnahme der assistierten Reproduktion verbleibt (fast) immer eine Restchance auf eine spontane Konzeption.

2 Spontane Schwangerschaften nach erfolgloser Kinderwunschtherapie

Interessanter noch als die Frage, wie wahrscheinlich eine spontane Schwangerschaft ist, wenn eine Subfertilität besteht und noch keine Therapie begonnen wurde, ist die Frage nach der Wahrscheinlichkeit einer Spontankonzeption, wenn eine höhergradige invasive Kinderwunschtherapie erfolgreich oder nicht erfolgreich beendet wurde.

Die spontane Schwangerschaftschance von Patienten, die eine Sterilitätstherapie nach erfolglosen Zyklen abgebrochen haben, wurde erstmalig vor über 20 Jahren mit 11,2 % angegeben (Vardon et al. 1995).

Osmanagaoglu et al. (2002) beschreiben eine Geburtenrate nach Spontankonzeption von 11,5 % bei 200 ICSI-Patienten unter 37 Jahren, die eine ICSI-Therapie ohne Eintritt einer Schwangerschaft abgebrochen hatten. Die monatliche Schwangerschaftsrate betrug 0,23 % (23 Schwangerschaften in 8349 Monaten). Die mittlere Dauer bis zum Eintritt einer spontanen Schwangerschaft lag bei 20,2 Monaten. In dieser Studie hatte das mütterliche Alter keinen Einfluss auf die Chance, spontan schwanger zu werden – allerdings waren alle Frauen jünger als 37 Jahre. Einen signifikanten Einfluss auf die spontane Schwangerschaftsrate hatte die Dauer des unerfüllten Kinderwunsches (Osmanagaoglu et al. 2002).

In einer Registerstudie aus Australien, in der die Daten zwei großer IVF-Zentren und des Geburtenregisters vernetzt wurden, wurde der Schwangerschaftsverlauf von Frauen analysiert, die sich in einem der beiden IVF-Zentren vorgestellt hatten und somit als subfertil definiert wurden, die aber nicht durch IVF, ICSI, GIFT oder Insemination schwanger wurden. 17,5 % (2171/12381) der Frauen, die bei den IVF-Zentren registriert worden waren, aber kein Kind nach ART konzipiert hatten, hatten innerhalb von 5 Jahren nach Registrierung einen oder mehrere Einlinge ohne ART geboren (Jaques et al. 2010).

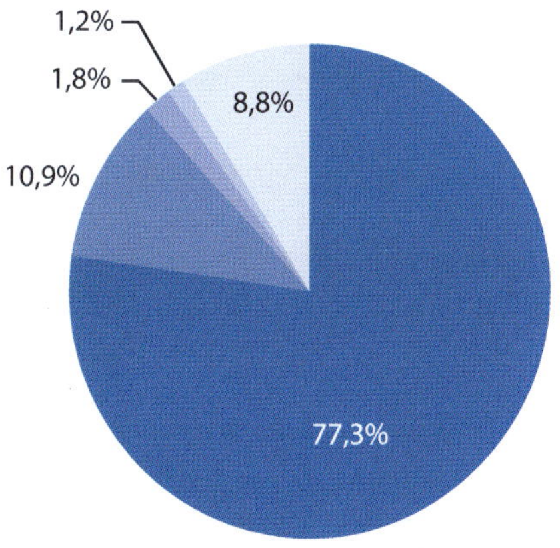

Abb. 1 Kontrazeptives Verhalten nach der Geburt eines ICSI-Kindes in der deutschen ICSI-Follow-up-Studie II bei insgesamt 899 Elternpaaren. (Originaldaten aus der deutschen ICSI-Follow-up-Studie II; Ludwig et al. 2008)

3 Spontane Schwangerschaften nach erfolgreicher Kinderwunschtherapie

Die Angaben zur therapieunabhängigen Schwangerschaftsrate nach erfolgreicher ART variieren zwischen 5 und 28 % (Olivennes et al. 1997; Shimizu et al. 1999; Hennelly et al. 2000; Fadini et al. 1993; Roh et al. 1987; Haney et al. 1987; Ludwig et al. 2008; Lande et al. 2012; Troude et al. 2016; Volgsten und Schmidt 2017).

In der deutschen ICSI-Follow-up-Studie II, in der 899 Familien 4–6 Jahre nach Geburt eines ICSI-Kindes zur weiteren Familienplanung und zur Kontrazeption befragt wurden, konnte gezeigt werden, dass nur 77,3 % der Paare nach der Geburt eines ICSI-Kindes wieder schwanger werden wollten. 10,9 % der Paare verhüteten aktiv nach der Geburt des ICSI-Kindes, 1,8 % waren bereits vor der Geburt des ICSI-Kindes sterilisiert und 1,2 % der Paare hatten sich getrennt bzw. der Ehepartner war verstorben. 8,8 % der Paare hatten keine Angaben zu ihrem kontrazeptiven Verhalten gemacht (Ludwig et al. 2008; Abb. 1, 2, und 3; Tab. 2).

Die Tatsache, dass 13,9 % der Paare in der ICSI-Follow-up-Studie II aktiv verhüteten oder getrennt waren, unterstreicht, dass die Annahme eines weiteren Kinderwunsches bei allen ehemaligen Kinderwunschpatienten in Studien zu einer Unterschätzung der wahren spontanen Schwangerschaftsrate führt.

Viele Paare wünschen sich jedoch auch noch ein weiteres Kind.

▶ Die Chance, nach der Geburt eines IVF- oder ICSI-Kindes spontan schwanger zu werden, wird in aktuellen Studien mit etwa 22 % angegeben.

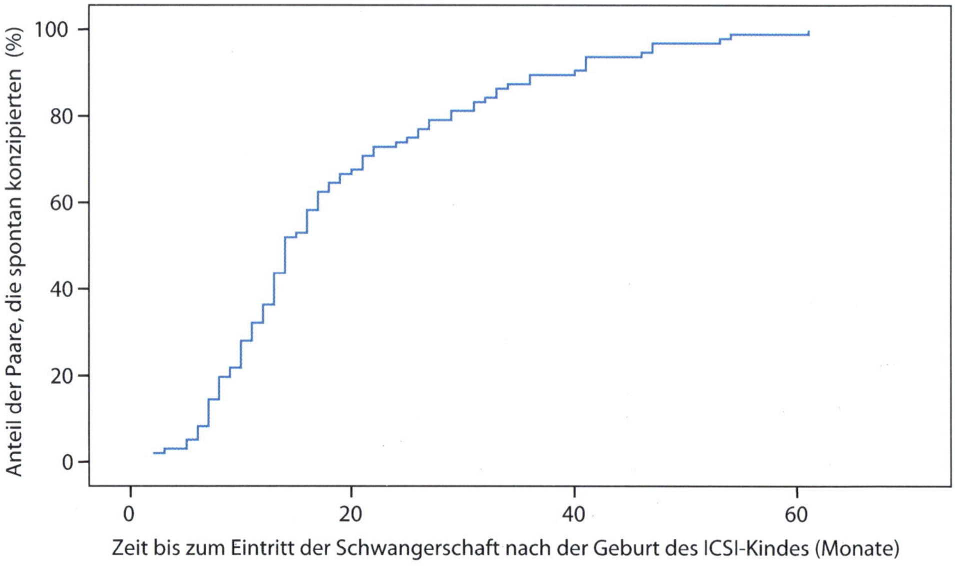

Abb. 2 Dauer bis zum Eintritt einer spontanen Schwangerschaft nach Geburt eines ICSI-Kindes in der deutschen ICSI-Follow-up-Studie II. (Originaldaten aus der deutschen ICSI-Follow-up-Studie II; Ludwig et al. 2008)

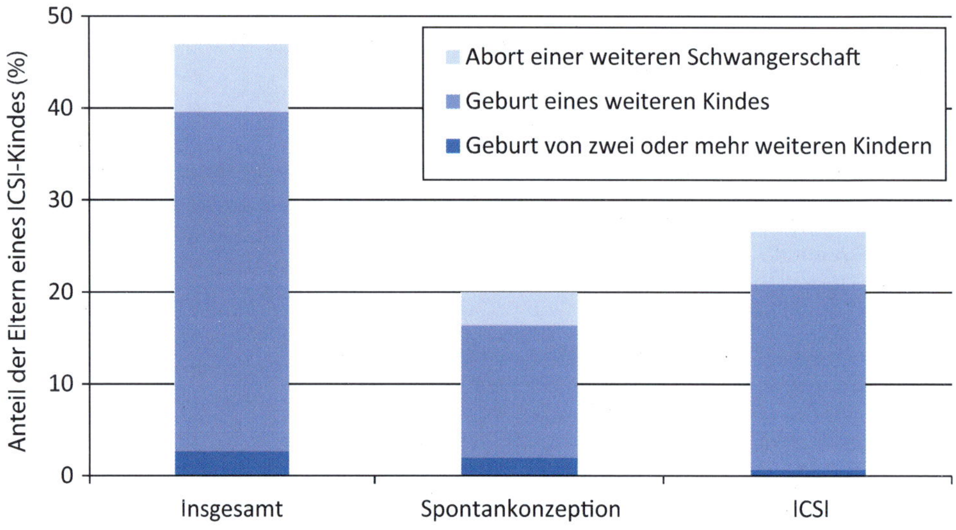

Abb. 3 Anteil der Eltern eines ICSI-Kindes aus der deutschen ICSI-Follow-up-Studie II, die nach der Geburt des ICSI-Kindes spontan oder durch weitere ICSI-Therapie wieder schwanger wurden, ein weiteres Kind oder 2 und mehr Kinder geboren haben. (Originaldaten aus der deutschen ICSI-Follow-up-Studie II; Ludwig et al. 2008)

Studien zu Paaren, die in den 1980er Jahren ein Kind nach IVF geboren haben, fanden mit 6,6–11,2 % (Fadini et al. 1993; Roh et al. 1987; Haney et al. 1987; Olivennes et al. 1997) eine geringere therapieunabhängige, spontane Schwangerschaftsrate im Follow-up als die aktuellen Studien, die eine spontane Schwangerschaftsrat von etwa 22 % angeben (Shimizu et al. 1999; Hennelly et al. 2000; Ludwig et al. 2008; Lande et al. 2012; Troude et al. 2016; Volgsten und Schmidt 2017). Olivennes et al. (1997) berichteten bei einem Follow-up von 370 IVF-Kindern eine spontane Schwangerschaftsrate von nur 8,9 %. Diese Kinder waren zwischen 1981 und 1988 geboren worden. In dieser Zeit, als die IVF eine neue Technik darstellte und die ICSI noch unbekannt war, wurde die IVF-Therapie wahrscheinlich in einem hochselektierten Patientenklientel durchgeführt. Im Laufe der Zeit hat sich die Indikation für die IVF-Behandlung von der reinen tubaren Sterilität auch auf andere Indikationen wie die Endometriose oder die idiopathische Sterilität ausgedehnt. Dies kann die niedrigere therapieunabhängige spontane Schwangerschaftsrate in den früheren Studien erklären.

Shimizu et al. (1999) berichten bei 142 Frauen, die durch IVF konzipiert hatten, dass 18 % von ihnen innerhalb von 60 Monaten nach der IVF-Geburt spontan konzipiert hatten. Die meisten Schwangerschaften traten innerhalb von 2 Jahren nach der Geburt ein. Hennelly et al. (2000) verglichen die spontane Schwangerschaftsrate nach IVF und ICSI. In ihrem Kollektiv an 469 Paaren mit einem Kind nach IVF lag die Schwangerschaftsrate mit 22,2 % signifikant höher als bei den 44 Paaren mit einem Kind nach ICSI mit einer spontanen Schwangerschaftsrate von nur 4,4 %. Die ICSI-Gruppe war mit 44 Paaren jedoch sehr klein und damit nicht repräsentativ.

In der deutsche ICSI-Follow-up-Studie II waren von 695 Familien 20 % innerhalb von 4–6 Jahren nach Geburt eines ICSI-Kindes spontan schwanger geworden (Ludwig

Tab. 2 Einflussfaktoren auf die Chance, nach der Geburt eines ICSI-Kindes spontan zu konzipieren. (Originaldaten aus der deutschen ICSI-Follow-up-Studie II; Ludwig et al. 2008)

	OR	95 % KI	p
Maternales Alter	0,93	0,88–0,98	0,004
Vorausgegangene Schwangerschaften	1,59	0,93–2,73	0,09
Vorausgegangene Geburten	0,75	0,39–1,45	0,39
ICSI Schwangerschaft: Einling vs. Mehrlinge	1,21	0,75–1,95	0,44
Herkunft der Spermien: ejakuliert vs. TESE/MESA	0,08	0,01–0,61	0,014
Indikation für ICSI: schweres OAT vs. andere*	0,96	0,55–1,68	0,88

OAT = Oligoasthenotheratozoospermie
*Obstruktive Azoospermie, nonobstruktive Azoospermie, Fertilisationsversagen bei IVF, andere

Tab. 3 Daten aus der deutschen ICSI-Follow-up-Studie zu Schwangerschaften und Geburten bei den Paaren (n = 695), die nach Geburt ihres ICSI-Kindes erneut versuchten, schwanger zu werden. (Originaldaten aus der deutschen ICSI-Follow-up-Studie II; Ludwig et al. 2008)

Weitere Schwangerschaften und Geburten nach Geburt des ICSI-Kindes	Anzahl	Anteil
≥1 Schwangerschaft[1]	312/695	44,9 %
≥1 Geburt[1]	261/695	37,9 %
≥2 Geburten[1]	19/695	2,7 %
≥1 spontan konzipierten Schwangerschaft	139/695	20,0 %
≥1 Geburt nach spontan konzipierter Schwangerschaft	114/695	16,4 %
2 Geburten nach spontan konzipierten Schwangerschaften	14/695	2,0 %

[1]Einschließlich der Schwangerschaften nach erneuter ICSI-Therapie

et al. 2008). Das Besondere dieser Studie ist, dass nur Paare berücksichtigt wurden, die aktiv versuchten, noch einmal schwanger zu werden und nicht verhüteten. 75 % der spontanen Schwangerschaften waren innerhalb von 2 Jahren nach der Geburt des ICSI-Kindes eingetreten (Ludwig et al. 2008; Abb. 2; Tab. 3).

In der deutschen ICSI-Follow-up-Studie erhöhten vorausgegangene Schwangerschaften vor dem ICSI-Kind die Chance, spontan schwanger zu werden, nicht. Kupka et al. (2003) hingegen ziehen anhand anderer Daten den Schluss, dass die vorausgegangene Schwangerschaften die Chance, durch eine Kinderwunschbehandlung (IVF, ICSI oder Kryotransfer) schwanger zu werden, beeinflusste.

▶ Die Chance subfertiler Paare, die bereits ein Kind nach Kinderwunschtherapie haben, spontan zu konzipieren, wird signifikant vom maternalen Alter und von der Kinderwunschdauer beeinflusst (Ludwig et al. 2008; Shimizu et al. 1999; Hennelly et al. 2000).

Eine sehr relevante Studie wurde in Israel publiziert (Lande et al. 2012). Die Daten sind insofern bedeutsam, weil in Israel unlimitierter Zugang zu einer IVF besteht, finanzielle Gründe also nicht der Grund sind, eine IVF-Therapie frühzeitig abzubrechen. Einschlusskriterium war ein Alter unter 35 Jahren bei der ersten IVF sowie eine Konzeption im Rahmen der IVF-Zyklen, ausgeschlossen waren Frauen mit vorangehenden Schwangerschaften. 102 Frauen, die nach der Entbindung der IVF-Schwangerschaft nicht verhüteten und nicht von ihrem damaligen Partner getrennt lebten, wurden für 7 Jahre nachbeobachtet. 21,6 % konzipierten konsekutiv spontan.

Von 6507 Paaren in Frankreich, die zwischen 2000 und 2002 eine IVF starteten, konzipierten in den nachfolgenden 8 Jahren 12 % spontan und hatten ein lebendgeborenes Kind (Troude et al. 2016).

Neuere Daten aus Schweden zeigen eine höhere Rate (Volgsten und Schmidt 2017). Dort wurden 5 Jahre nach Eingang in ein Kinderwunschprogramm 439 Paare per Fragebogen kontaktiert. Die Frauen waren zu diesem Zeitpunkt 38,3 ± 3,9 Jahre alt. 28 % der Frauen hatten spontan konzipiert. Relevanter Einflussfaktor für die Chance einer Spontankonzeption war eine kürzere Kinderwunschdauer (≤5 Jahre vs. >5 Jahre).

Insgesamt muss die Wahrscheinlichkeit, spontan zu konzipieren, daher für jedes Kinderwunschpaar in Abhängigkeit vom Alter, der Kinderwunschdauer und der Sterilitätsursache individuell betrachtet werden. Die Möglichkeit einer spontanen Schwangerschaft besteht jedoch immer, sodass Paare, die sich kein weiteres Kind wünschen, trotz ihrer Vorgeschichte verhüten müssen.

4 Kontrazeption nach erfolgreicher ART

Die Beratung zur Kontrazeption wird bei Kinderwunschpatienten häufig vernachlässigt, da meist von einem weiteren Kinderwunsch der Paare ausgegangen wird. Die Paare selbst hingegen nehmen an, nicht schwanger werden zu können und kümmern sich daher auch nicht um eine Kontrazeption.

Wir alle kennen jedoch Paare, die während der Wartezeit auf die Therapie, nach erfolgloser Therapie oder auch nach erfolgreicher Therapie und Geburt eines ART-Kindes plötzlich spontan schwanger werden. Trotzdem gibt es kaum Daten, um die Chance oder auch das Risiko einer spontanen Schwangerschaft von subfertilen Paaren einzuschätzen. Solche Informationen sind jedoch für die Beratung der Paare von besonderer Bedeutung.

▶ **Cave** Bei Paaren, die ein Kind nach ART geboren haben, darf nicht zwangsläufig von weiterem Kinderwunsch ausgegangen werden.

Eine ungeplante spontane Schwangerschaft kann auch bei Kinderwunschpaaren unvorhersehbare soziale, ökonomische und psychologische Konsequenzen mit sich bringen, insbesondere bei Familien mit Mehrlingen nach ART. Daher müssen auch Kinderwunschpaare über die Notwendigkeit einer Kontrazeption, solange keine weitere Schwangerschaft gewünscht ist, aufgeklärt werden.

Daten zum kontrazeptiven Verhalten von Kinderwunschpatienten gibt es bisher kaum. Wie oben geschildert, gaben in der deutsche ICSI-Follow-up-Studie II nur 77,3 % der Paare 4–6 Jahre nach der Geburt eines ICSI-Kindes an, dass sie eine weitere Schwangerschaft gewünscht hätten (Ludwig et al. 2008; Abb. 1). Paare, die vor der Geburt des ICSI-Kindes bereits ein Kind hatten, und Eltern von Mehrlingen nach ICSI verhüteten in der deutschen ICSI-Follow-up-Studie II häufiger als Eltern, für die das ICSI-Kind das erste Kind war, und Eltern von Einlingen. Aber bei 30,6 % der Paare, die verhüteten, ist das ICSI-Kind das erste und einzige Kind. Dies zeigt, dass nicht nur Eltern von Mehrlingen oder mehrgebärende Eltern über die Notwendigkeit einer Kontrazeption aufgeklärt werden müssen.

5 Schlussfolgerung

Die in diesem Kapitel diskutierten Daten belegen, dass auch bei subfertilen Paaren und auch bei Paaren nach fehlgeschlagener Therapie mit einer assistierten Reproduktion spontane Schwangerschaften eintreten können. Grundsätzlich ist das nicht überraschend, wenn man akzeptiert, dass es in der Regel der Fälle eben nicht um eine „Sterilität", sondern um eine „Subfertilität" geht – also um eine eingeschränkte und nicht eine fehlende Fertilität (s. auch ▶ Kap. 1, „Was ist „Sterilität" – eine Begriffsbestimmung").

Die hier genannten Zahlen sollten also vor einer Therapie Eingang in die Beratung finden, damit ein ratsuchendes Paar eine Entscheidung auf dieser Basis fällen kann – in der Abwägung der Chancen einer assistierten Reproduktion gegenüber den Chancen der Spontankonzeption im individuellen Fall.

Literatur

Collins JA, Burrows EA, Wilan AR (1995) The prognosis for live birth among untreated infertile couples. Fertil Steril 64:22–28

Eijkemanns MJC, Lintsen AME, Hunalt CC, Bouwmans CAM, Hakkart L, Braat DD, Habbema JDF (2008) Pregnancy chances on an IVF/ICSI waiting list: a national prospective cohort study. Hum Reprod 23(7):1627–1632

Eijkemans MJC, Kersten FAM, Lintsen AME, Hunault CC, Bouwmans CAM, van Roijen H, Habbema JDF, Braat DDM (2017) Cost-effectiveness of ‚immediate IVF' versus ‚delayed IVF': a prospective study. Hum Reprod 32:999–1008

Evers JLH, de Haas HW, Land JA, Dumoulin JCM, Dunselman GAJ (1998) Treatment-independent pregnancy rate in patients with severse reproductive disorder. Hum Reprod 15(5):1206–1209

Fadini R, Mignini-Renzini M, Boneschi A, Rinaldi M, Catanzaro F, Della ME (1993) Spontaneous pregnancy in „sterile couples". Arch It Urol Androl 65:197–199

Gnoth C, Godehardt D, Godehardt E (2003) Time to pregnancy: results of the German prospective study and impact on the management of infertility. Hum Reprod 9:1959–1966

Haney AF, Hughes CL Jr, Whitesides DB, Dodson WC (1987) Treatment-independent, treatment-associated, and pregnancies after additional therapy in a program of in vitro fertilization and embryo transfer. Fertil Steril 47:634–638

Hennelly B, Harrison RF, Kelly J, Jacob S, Barrett T (2000) Spontaneous conception after a successful attempt at in vitro fertilization/intracytoplasmic sperm injection. Fertil Steril 73:774–778

Hughes EG, Beecroft ML, Wilkie V, Burville L, Claman P, Tummon I, Greenblatt E, Fluker M, Thorpe K (2004) A multicentre randomized controlled trial of expectant management versus IVF in women with Fallopian tube patency. Hum Reprod 19(5):1105–1109

Jaques AM, AMor DJ, Baker HW, Healy DL, Ukoumunne OC, Brenheny S, Harrett C, Halliday JL (2010) Adverse obstetric and perinatal outcomes in subfertile women conceiving without assisted reproductive technologies. Fertil Steril 94(7):2674–2679

Kupka MS, Dorn C, Richter O et al (2003) Stress relief after infertility treatment – spontaneous conception, adoption and psychological counselling. Eur J Obstet Gynecol Reprod Biol 110:190–195

Lande Y, Seidman DS, Maman E, Baum M, Dor J, Hourvitz A (2012) Spontaneous conceptions following successful ART are not associated with premature referral. Hum Reprod 27:2380–2383

Ludwig AK, Katalinic A, Jendrysik J, Thyen U, Sutcliffe A, Diedrich K, Ludwig M (2008) Spontaneous pregnancies after a successful ICSI: evaluation of risk factors in 899 families in Germany. Reprod BioMed Online (RBMOnline) 17(3):403–409

Malchau SS, Henningsen AA, Loft A, Rasmussen S, Forman J, Nyboe Andersen A, Pinborg A (2017) The long-term prognosis for live birth in couples initiating fertility treatments. Hum Reprod 32:1439–1449

Olivennes F, Kerbrat V, Rufat P, Blanchet V, Fanchin R, Frydman R (1997) Follow-up of a cohort of 422 children aged 6 to 13 years conceived by in vitro fertilization. Fertil Steril 67:284–289

Osmanagaoglu K, Collins JA, Kolibianakis E, Tournaye H, Camus M, Van Steirteghem A, Devroey P (2002) Spontanous pregnancies in couples who discontinued intracytoplasmatic sperm injection treatment: a 5-years follow-up study. Fertil Steril 78:550–556

Pinborg A, Hougaard CO, Nyboe Andersen A, Molbo D, Schmidt L (2009) Prospective longitudinal cohort study on cumulative 5-year delivery and adoption rates among 1338 couples initiating infertility treatment. Hum Reprod 24(4):991–999

Robinson JE, Wakelin M, Ellis JE (2007) Increased pregnancy rate with the use of the Clearblue Easy Fertility Monitor. Fertil Steril 87:329–334

Roh SI, Awadalla SG, Friedman CI, Park JM, Chin NO, Dodds WG, Kim MH (1987) In vitro fertilization and embryo transfer: treatment-dependent versus -independent pregnancies. Fertil Steril 48:982–986

Shimizu Y, Kodama H, Fukuda J, Murata M, Kumagai J, Tanaka T (1999) Spontaneous conception after the birth of infants conceived through in vitro fertilization treatment. Fertil Steril 71:35–39

Snick HKA, Snck TS, Evers JLH, Collins JA (1997) The spontaneous pregnancy prognosis in untreated subfertile couples: the Walcheren primary care study. Hum Reprod 12(7):1582–1588

Steures P, van der Steeg JW, Hompes PG, Habbema JD, Eijkemans MJ, Borekmans FJ, Verhoeve HR, Bossuyt PM, van der Veen F, Mol BW, Collaborative Effort on the Clinical Evaluation in Reproductive Medicine (2006) Intrauterine insemination with controlled ovarian hyperstimulation versus expectant management for couples with unexplained subfertility and an intermediate prognosis; a randomized clinical trial. Lancet 368(9531):216–221

Troude P, Santin G, Guibert J, Bouyer J, de La Rochebrochard E for the DAIFI Group (2016) Seven out of 10 couples treated by IVF achieve parenthood following either treatment, natural conception or adoption. Reprod Biomed Online 2016(33):560–567

Vardon D, Burban C, Collomb J, Stolla V, Erny R (1995) Spontaneous pregnancies in couples after failed or successful in vitro fertilization. J Gynecol Obstet Biol Reprod (Paris) 24:811–815

Volgsten H, Schmidt L (2017) Live birth outcome, spontaneous pregnancy and adoption up to five years after undergoing assisted reproductive technology treatment. Acta Obstet Gynecol Scand 96:954–959

Langzeit-Follow-up von Patientinnen nach ovarieller Stimulation und Kinderwunschtherapien

50

Michael Ludwig

Inhalt

1 Kurzfristige gesundheitliche Risiken ... 575
2 Langfristige psychische Gesundheit und Lebensplanung nach IVF ... 576
3 Wahrscheinlichkeit des Auftretens benigner gynäkologischer und hormonabhängiger Erkrankungen abhängig vom Grad der ovariellen Reaktion ... 577
4 Onkologische Erkrankungen infolge der Anwendung von Stimulationsmedikamenten ... 578
5 Beeinflussung der langfristigen Ovarfunktion durch die ovarielle Stimulation ... 579
6 Fazit ... 580
Literatur ... 581

Es wird häufig von Patientinnen und ihren Partnern nach möglichen Langzeitschäden einer Kinderwunschbehandlung bzw. einer Hormonstimulation gefragt. In diesem Kapitel sollen kurzfristige, mittelfristige und langfristige Risiken behandelt werden. Dabei wird neben den somatischen Aspekten auch die familiäre Gesundheit anhand der verfügbaren Literatur dargestellt.

1 Kurzfristige gesundheitliche Risiken

Auf die gesundheitlichen Risiken der IVF-Therapie bzw. der operativen Intervention wird an anderer Stelle in diesem Buch eingegangen (operative Risiken ▶ Kap. 20, „Follikelpunktion und Eizellgewinnung" und ▶ Kap. 30, „Direkte Komplikationen der Behandlungsmethoden in der Reproduktionsmedizin").

In einer kürzlich publizierten Arbeit wurden Daten aus den Niederlanden für die Jahre 1984–2008 ausgewertet, um die IVF-bezogene Mortalität zu kalkulieren. Die Autoren fanden 6 Todesfälle als direkte Folge der IVF-Therapie. 3 Fälle wurden durch ein schweres ovarielles Überstimulationssyndrom verursacht. Die direkte Todesursache bestand in zwei dieser Fälle in einem ARDS („acute respiratory distress syndrome") sowie einem Multiorganversagen. Im dritten Fall war eine zerebrovaskuläre Thrombose aufgetreten. Die anderen drei Todesfälle waren auf eine Sepsis (2 Fälle) bzw. eine Fehldosierung der Anästhetika zurückzuführen (Braat et al. 2010). Somit lag die Todesfallwahrscheinlichkeit bei 6 auf 100.000, was in dieser Größenordnung durch eine Arbeit aus Australien für eine andere Kohorte bestätigt werden konnte (Venn et al. 2001).

Zu den weiteren gesundheitlichen Folgen sei auf das ▶ Kap. 31, „Ovarielles Überstimulationssyndrom" zum Thema ovarielles Überstimulationssyndrom (OHSS) verwiesen.

Todesfälle innerhalb eines Jahres nach Abschluss der IVF – also v. a. solche durch die eingetretene Schwangerschaft – konnten in der oben zitierten Arbeit aus den Niederlanden in 17 Fällen berichtet werden, d. h. bei 42,5 von 100.000 Frauen. Auch dies ließ sich in der bereits zitierten australischen Kohorte bestätigen (25,7 von 100.000). Die genauen Ursachen der Todesfälle innerhalb eines Jahres nach der IVF-Therapie sind in Tab. 1 zusammengestellt. Bei der Durchsicht der Tabelle wird schnell deutlich, dass es sich mitnichten nur um die ältere Patientinnen handelt und dass

M. Ludwig (✉)
SYNLAB Holding Deutschland GmbH, Augsburg, Deutschland
E-Mail: michael.ludwig@synlab.com

K. Diedrich et al. (Hrsg.), *Reproduktionsmedizin*, Springer Reference Medizin,
https://doi.org/10.1007/978-3-662-57636-6_51

Tab. 1 Todesfälle innerhalb eines Jahres nach einer IVF-Therapie. Daten aus den Niederlanden von 1984–2008. (Nach Braat et al. 2002, 2010)

Fall	Alter (Jahre)	Schwangerschaft	Zwillinge	Todesursache
1	n. a.	Nein	n. a.	OHSS, ARDS, Multiorganversagen
2	n. a.	Nein	n. a.	OHSS, ARDS, Multiorganversagen
3	n. a.	Nein	n. a.	OHSS, zerebrovaskuläre Thrombose
4	n. a.	Nein	n. a.	Fehldosierung von Anästhetika
5	n. a.	Nein	n. a.	Sepsis nach Follikelpunktion
6	n. a.	Nein	n. a.	Sepsis nach Follikelpunktion
7	33	Ja	Ja	Postpartale Sepsis
8	28	Ja	Ja	Lungenembolie
9	38	Ja	Ja	Eklampsie, Hirnblutung
10	30	Ja	Nein	Präeklampsie, Hirnblutung
11	32	Ja	Ja	Akute Schwangerschaftsfettleber
12	35	Ja	Ja	„Small vessel disease"
13	30	Ja	Nein	Eklampsie, Hirnblutung
14	41	Ja	Nein	Disseziierendes Aneurysma
15	50	Ja	Ja	Eklampsie, Hirnblutung (Zustand nach Eizellspende)
16	36	Ja	Ja	Lungenembolie
17	44	Ja	Nein	Fruchtwasserembolie (Zustand nach Eizellspende)
18	44	Ja	Ja	Disseziierendes Aneurysma (Zustand nach Eizellspende)
19	35	Ja	Nein	Leberversagen
20	35	Ja	Nein	Sepsis
21	38	Ja	Nein	Portaler Hypertonus, Alkoholabusus
22	31	Ja	Nein	Meningitis tuberculosa
23	38	Ja	Nein	Postpartale Depression, Suizid

n. a. = nicht angegeben

unterschiedlichste Ursachen für die Todesfälle verantwortlich waren.

▶ Die Autoren kamen zu dem Schluss, dass das Risiko, im Rahmen einer IVF-Therapie zu sterben, vergleichsweise gering sei – was darauf zurückzuführen ist, dass es sich um grundsätzlich gesunde Frauen handelt. Die Mortalität in der Schwangerschaft allerdings ist verglichen mit den Vergleichszahlen der beiden Ländern sehr hoch, was sicherlich mit der höheren Wahrscheinlichkeit von Risikoschwangerschaften zusammenhängt (z. B. Mehrlingsstatus; s. auch ▶ Kap. 32, „Mehrlingsschwangerschaften").

2 Langfristige psychische Gesundheit und Lebensplanung nach IVF

▶ Es ist bekannt, dass die Therapie mit einer IVF zu einem ausgeprägten psychosozialen Stress führen kann.

Dieses extrem hohe Belastungspotenzial zeigt u. a. unsere eigene Daten, in denen wir in über 4102 Behandlungszyklen zur IVF bei über 2130 Patientinnen eine Drop-out-Rate von 36,6 % nach dem 1. und 50 % nach dem 6. Versuch in der Gruppe der Frauen <35 Jahre gesehen haben (Schröder et al. 2004). Bei den mindestens 35-jährigen Patientinnen fanden sich ähnliche Größenordnungen.

Wenn nach einer IVF die gewünschte Schwangerschaft eintritt, gefolgt von der Geburt eines gesunden Kindes, so ist das grundsätzliche Ziel der Therapie erreicht.

▶ Zahlreiche Studien haben in den vergangenen Jahren gezeigt, dass Paare, die nach einer IVF Eltern werden, sich nicht relevant von solchen Eltern unterscheiden, die spontan konzipiert hatten. Allerdings löst sich die Anspannung, die ein Paar vor und während der Kinderwunschtherapie begleitet, nicht mit dem Eintritt einer Schwangerschaft.

Eine schwedische Studie hatte Mütter und Väter nach spontaner Konzeption und IVF miteinander verglichen (Hjelmstedt et al. 2003a, b). Eingeschlossen wurden 57 Schwangere nach IVF, 43 Schwangere nach spontaner Konzeption sowie 55 bzw. 39 Partner dieser Schwangeren. Die Eltern nach IVF waren in der Schwangerschaft angespannter und hatten größere Sorge, die Schwangerschaft zu verlieren. Je größer die Angst vor der Schwangerschaft war, desto größer war sie auch während der Schwangerschaft. Andererseits gab es in anderen Punkten weniger Sorge bei den IVF-Eltern: So kümmerte sie weniger das Geschlecht des ungeborenen Kindes und der Verlust ihrer persönlichen Freiheit nach der zu erwartenden Geburt.

Für die Zeit nach der Geburt gibt es zahlreiche Theorien und Befürchtungen bezüglich der Eltern-Kind-Beziehung. So wurde angenommen, dass das Kind als außergewöhnlich „wertvoll" angesehen würde mit einer „Überprotektion" und überzogenen Erwartungen an die Leistungen des Kindes. Es könnte, so die Vermutung, zu Enttäuschungen auf Seiten der Eltern führen, wenn sie nach vielen Jahren der Erwartung mit dem realen Kind und seinen natürlichen Schwächen konfrontiert würden (van Balen 1998). Wie bereits angemerkt unterscheidet sich aber das Eltern-Kind-Verhältnis nach einer IVF nicht relevant von demjenigen nach spontaner Konzeption (Barnes et al. 2004; Golombok 2000; Golombok et al. 1996).

2.1 Unerfüllter Kinderwunsch

Da in durchschnittlich 30 % der Fälle auch nach mehreren IVF-Versuchen keine Schwangerschaft mit konsekutiver Geburt eintritt, muss man sich zwangsläufig fragen, inwieweit sich eine fehlgeschlagene Therapie auf die psychische Gesundheit und die Lebensplanung auswirkt.

▶ **Cave** Eine fehlgeschlagene IVF-Therapie führt zu Frustrationen, Hoffnungslosigkeit, Depressionen und Angst (Newton et al. 1990; Wirtberg et al. 2007). Frauen leiden an einer fehlgeschlagenen Kinderwunschbehandlung mehr als Männer (Newton et al. 1990; Slade et al. 1997; Weaver et al. 1997).

Noch über 1 Jahr nach einer fehlgeschlagenen IVF-Therapie ist dieser Unterschied präsent: Frauen neigen zu mehr Depressionen und beschreiben ihre Lebensqualität in weniger positivem Licht (Weaver et al. 1997).

Dennoch bleiben nicht alle Paare langfristig kinderlos, die eine IVF-Therapie erfolglos abgebrochen haben. Die Wahrscheinlichkeit, ein Kind nach fehlgeschlagenen IVF-Zyklen zu adoptieren, schwankt in der Literatur zwischen 10 und 30 % (Bryson et al. 2000; Filetto und Makuch 2005; Litt et al. 1992). Zur Wahrscheinlichkeit, dass es nach fehlgeschlagener Therapie noch zur spontanen Konzeption kommen kann sei auf das ▶ Kap. 49, „Spontanschwangerschaften bei Kinderwunschpatientinnen" verwiesen.

Frauen, die nach einer IVF-Therapie kinderlos geblieben sind (n = 18), fühlen sich weniger zufrieden mit ihrem Leben als solche, die ein eigenes Kind durch IVF bekommen haben (n = 41) oder ein Kind adoptieren konnten (n = 16) (Leiblum et al. 1998). Die Gruppe der kinderlosen Frauen gab häufiger an, dass die fehlgeschlagene Therapie eine negative Wirkung auf ihre Partnerschaft gehabt hätte.

Andere Untersuchungen hingegen beschreiben Frauen, die durchaus auch positive Gefühle nach einer fehlgeschlagenen Therapie äußerten. Unter anderem berichten sie über eine gefestigte Beziehung zu ihrem Partner und die Möglichkeit, ihr Leben auf neue Ziele auszurichten (Hammarberg et al. 2001; Litt et al. 1992).

Owen u. Golombok konnten keinen Unterschied bei Paaren 18 Jahre nach einer IVF in einem Vergleich von 3 Gruppen finden: Paaren mit einem adoptierten Kind, Paaren mit einem Kind nach donogener Insemination und Paare mit einem spontan konzipierten Kind (Owen und Golombo 2009). Schließlich berichtete eine Studie über die langfristige Paarbeziehung 20 Jahre, nachdem der erste IVF-Zyklus durchgeführt worden war. Die Reaktionsrate in dieser Studie war mit 81 % erstaunlich hoch. Von den beantworteten Fragebögen konnten 206 identifiziert und ausgewertet werden. Die meisten Paare, die zum Zeitpunkt der Studie noch als Paar zusammen waren, lebten eine stabile und zufriedenstellende Partnerschaft, unabhängig davon, ob sie keine Kinder, biologisch eigene oder adoptierte Kinder hatten (Sydsjo et al. 2011).

3 Wahrscheinlichkeit des Auftretens benigner gynäkologischer und hormonabhängiger Erkrankungen abhängig vom Grad der ovariellen Reaktion

Neben den kurzfristigen Ereignissen befürchten Patientinnen häufig das langfristige Auftreten hormonell abhängiger oder überhaupt gynäkologischer Erkrankungen, wenn sie eher höheren Hormondosen ausgesetzt waren.

Zur Beantwortung dieser Frage ist wiederum eine Arbeit aus den Niederlanden hilfreich, in der ein Follow-up von 8714 Frauen über im Median 4,6 Jahre erfolgte (Klip et al. 2003). Die Autoren unterschieden 3 Gruppen von Frauen:

- diejenigen, die nur wenig auf die ovarielle Stimulation reagierten (0–3 Eizellen, n = 1119),
- diejenigen, die normal auf die ovarielle Stimulation reagierten (4–13 Eizellen, n = 6033) und
- diejenigen, die übermäßig auf die ovarielle Stimulation reagierten (≥14 Eizellen, n = 1562).

Hormonell unterschieden sich die Gruppen v. a. darin, dass in der Gruppe mit niedrigem Ansprechen 23,8 % mit einer prämaturen Ovarialinsuffizienz diagnostiziert wurden, während dies in den anderen beiden Gruppen zusammen in weniger als 1 % auftrat. Die Zahl der IVF-Versuche war vergleichbar mit einem Trend zu weniger Stimulationszyklen bei den Frauen mit übermäßiger ovarieller Antwort. Ausgewertet wurden im Follow-up das Auftreten von Leiomyomen, operativ entfernten Ovarialzysten, Salpingitiden, Endometriose, Schilddrüsenerkrankungen und ein Diabetes mellitus. Insgesamt waren die 3 Gruppen bezüglich dieser Erkrankungen sehr homogen. Man konnte allenfalls einen Trend zu weniger Leiomyomen und operativ entfernten Zysten bei denjenigen Frauen mit vielen (≥14) Eizellen sehen. Selbst ein ovarielles Überstimulationssyndrom führte langfristig nicht zu einer signifikant erhöhten Wahrscheinlichkeit operativ entfernter Ovarialzysten (relatives Risiko 1,7, 95 % KI 0,8–3,4).

▶ Diese Daten zeigen eindrücklich, dass die Wahrscheinlichkeit gynäkologischer und hormonabhängiger Erkrankungen offensichtlich nicht mit der ovariellen Stimulation bzw. der Reaktivität des Eierstocks zusammenhängt (Klip et al. 2003).

4 Onkologische Erkrankungen infolge der Anwendung von Stimulationsmedikamenten

Einer der etablierten Risikofaktoren für Ovarialkarzinome, Mammakarzinome und Endometriumkarzinome ist die Parität – nach einer Geburt ist das Risiko geringer, als wenn in der Anamnese keine Geburten vorkommen (Cetin et al. 2008). Dies macht die Bewertung einer Kinderwunschtherapie schwierig, da sie naturgemäß bei subfertilen Paaren angewendet wird, die häufig kinderlos sind und in etwa 30 % auch kinderlos bleiben. Dennoch wurde natürlich der Frage in zahlreiche Studien nachgegangen.

Allgemein gesehen war das onkologische Risiko in einer Untersuchung von 113.226 Frauen in New York, Texas und Illinois nach einer assistierten Reproduktion innerhalb von 5 Jahren Beobachtungszeit nicht erhöht (Luke et al. 2015).

4.1 Ovarialkarzinome

In der Mitte der 1990er-Jahre wurde durch die Publikation von epidemiologischen Daten die Unsicherheit geschürt, dass möglicherweise die Anwendung von Stimulationsmedikamenten, insbesondere Clomifen, das Risiko für Ovarialkarzinome erhöhen könnte (Rossing et al. 1994; Shushan et al. 1996; Whittemore 1993). 2005 kam eine Arbeitsgruppe zu dem Schluss, dass die bisherigen Studien – zu dem Zeitpunkt über 15 publizierte Arbeiten – nur bedingt hinsichtlich des erhöhten Ovarialkarzinomrisikos überzeugten (Brinton et al. 2005). Grund für den Zweifel waren die teilweise kleine Kohortengröße, die mangelhafte Vollständigkeit in der Berücksichtigung der eingesetzten Medikamente und die kurze Follow-up-Zeit.

Eine Metaanalyse zog 2004 den Schluss aus den vorliegenden Daten, dass das Risiko für Ovarialkarzinome nicht erhöht sei (Kashyap et al. 2004). Eine weitere Arbeit, durchgeführt in Dänemark, konnte konsekutiv ebenfalls kein erhöhtes Risiko für Ovarialkarzinome zeigen, weder bei Anwendung von Clomifen noch bei Anwendung von Gonadotropinen oder GnRH-Pumpen (Jensen et al. 2009). Eine andere Publikation, die als retrospektive Kohortenstudie 9825 Frauen einschloss, die zwischen 1965 und 1988 eine Kinderwunschbehandlung erhalten haben und bis 2010 nachverfolgt werden konnten, zeigte prinzipiell kein erhöhtes Ovarialkarzinomrisiko (Trabert et al. 2013). Allerdings war das Risiko signifikant erhöht (RR 3,63, 95 % KI 1,36–9,72) wenn man Frauen, die nulligravid blieben, mit Nicht-Anwenderinnen verglich. Das Risiko war nicht erhöht, wenn Frauen unter Clomifen schwanger geworden waren (RR 0,88, 95 % KI 0,47–1,63). Diese letzte Studie sollte als Bestätigung des bereits ursprünglich beobachteten Bias in den Daten gewertet werden.

Borderline-Tumore waren Gegenstand einer Publikation aus Dänemark. Ein Zusammenhang mit Clomifen oder Gonadotropinen konnte nicht gezeigt werden (Bjornholt et al. 2015).

4.2 Endometriumkarzinome

Akzeptierte Risikofaktoren für Endometriumkarzinome sind

- Nulliparität,
- ein PCO-Syndrom mit unregelmäßigen Zyklen und
- Adipositas.

Diese Faktoren finden sich in Kohorten von subfertilen Frauen naturgemäß häufiger als in der Allgemeinbevölkerung. Verschiedene Studien haben sich der Frage angenommen, inwieweit die Anwendung von Stimulationsmedikamenten das Endometriumkarzinomrisiko erhöhen könnte. Teilweise war das Follow-up mit <10 Jahren relativ kurz (Althuis et al. 2005a; Modan et al. 1998; Venn et al. 1999). Aber auch in umfangreichen Kohortenstudien mit fast 30.000 Frauen ergab sich kein erhöhtes Risiko für Endometriumkarzinome nach ovarieller Stimulationsbehandlung zur IVF (Venn et al. 1999).

Hinsichtlich der Anwendung von Clomifen finden zwei Studien ein erhöhtes Risiko für Endometriumkarzinome bei Anwendung von Clomifen (Althuis et al. 2005a; Modan et al. 1998). Dies mag allerdings wiederum an der höheren Wahrscheinlichkeit anovulatorischer Zyklen und einer höheren Prävalenz einer Adipositas bei diesen Anwenderinnen liegen.

Werden wie in einer großen retrospektiven Kohortenstudie mit 12.193 Frauen bekannte Risikofaktoren für Endometriumkarzinome bei der Auswertung berücksichtigt, findet man keinen Hinweis auf einen Zusammenhang der Kinderwunschbehandlung per se und dem Auftreten eines Endometriumkarzinoms (Brinton et al. 2013).

Insgesamt ergeben die vorliegenden Daten keinen überzeugenden Beweis dafür, dass die Anwendung von Stimulationsmedikamenten bei einer ansonsten gesunden Frau) mit ovulatorischem Zyklus und auch sonst ohne Risikofaktoren) die Wahrscheinlichkeit eines Endometriumkarzinoms erhöhen könnte.

4.3 Mammakarzinome

Bisher gibt es keine Daten, die ein erhöhte Risiko von Mammakarzinomen bei Anwendung der ovariellen Stimulation mit unterschiedlichen Medikamenten zeigen könnten. Dies wurde durch eine umfangreiche Metaanalyse der publizierten Daten eindeutig gezeigt (Sergentanis et al. 2014; Modan et al. 1998).

4.4 Andere Malignome

Melanom

Melanome scheinen durchaus im Zusammenhang mit der ovariellen Aktivität zu stehen (Kvaskoff et al. 2011): Ein kürzeres reproduktives Leben mit geringerer ovarieller Aktivität ist mit einem niedrigeren Melanomrisiko assoziiert. Allerdings führte die Anwendung von Stimulationsmedikamenten in zwei Kohortenstudien nicht zu einem erhöhten Melanomrisiko (Klip 2002; Spaan et al. 2015). Eine andere Follow-up-Studie allerdings mit einem medianen Follow-up von 30 Jahren sah eine signifikante Assoziation zwischen Clomifen und Melanomen (HR 1,95, 95 % KI 1,18–3,22), wobei die niedrigste Dosis von Clomifen mit dem höchsten Risiko assoziiert war – was einen kausalen Zusammenhang wiederum unplausibel werden lässt (Brinton et al. 2015).

Grundsätzlich sollte man das Thema weiter beobachten.

Schilddrüsenkarzinom

Schilddrüsenkarzinome sind bei Frauen häufiger zu beobachten als bei Männern. Aber auch diese Entität wird in den meisten Studien nach Anwendung einer ovariellen Stimulation nicht häufiger beobachtet (Althuis et al. 2005b; Kolonel et al. 1990; La Vecchia et al. 1999). In einer Follow-up-Studie von 54.362 Frauen allerdings wurde eine erhöhte Wahrscheinlichkeit von Schilddrüsenkarzinomen nach Anwendung von Clomifen beobachtet (relatives Risiko 2,8, 95 % KI 1,08–4,82; Hannibal et al. 2008), ein Ergebnis, zu dem auch eine US-amerikanische Beobachtungsstudie mit 12.193 Frauen vorliegt, von denen 38,1 % Clomifen anwandten (Brinton et al. 2015). Das Risiko von Schilddrüsenkarzinomen war bei den Frauen mit der höchsten Clomifen-Dosis am höchsten, allerdings nicht signifikant (HR 1,96, 95 % KI 0,92–4,17), wobei das Risiko bei der Betrachtung der Gesamtgruppe der Clomifen-Anwenderinnen keinen Zusammenhang erkennen ließ (HR 1,57, 95 % KI 0,89–2,75). Zur endgültigen Beantwortung dieser Frage wären weitere Studien wünschenswert, die diese Daten widerlegen oder bestätigen.

4.5 Malignome nach Geburt nach IVF

Um der Frage nachzugehen, inwieweit eine stattgehabte Geburt das Risiko von Malignomen verändert, führte eine schwedische Arbeitsgruppe eine Registerstudie durch (Kristiansson et al. 2007). Das Follow-up war – bei einem prinzipiell guten Studienansatz – mit 6,2 Jahren in der IVF- und 7,8 Jahren in der Kontrollgruppe leider sehr kurz. Der Vorteil lag in der hohen Zahl von eingeschlossenen Frauen nach IVF (n = 8716) und Kontrollen (n = 640.059). Ein erhöhtes Risiko für Malignome fand sich nicht.

5 Beeinflussung der langfristigen Ovarfunktion durch die ovarielle Stimulation

5.1 Ovarreserve

Es ist eine v. a. bei Laien verbreitete Meinung, dass durch die ovarielle Stimulation und die Gewinnung mehrerer Eizellen die Ovarfunktion frühzeitiger erschöpft wird, als dies unter natürlichen Bedingungen der Fall sein könnte. Dies konnte in den letzten Jahren widerlegt werden (Elder et al. 2008).

Völlig unabhängig von diesen Daten wäre es auch physiologisch nicht nachvollziehbar, wenn Follikel durch die Stimulation frühzeitig verbraucht würden: Tatsächlich werden durch die ovarielle Stimulation nur diejenigen Follikel zur Reifung gebracht, die sich ohnehin weiterentwickelt hätten, d. h. es handelt sich um diejenigen Follikel, die bereits für diesen Zyklus rekrutiert worden waren – aus dieser Kohorte heraus wächst durch die normale endogene FSH-Stimulation normalerweise nur ein Leitfollikel.

Bisweilen hat man bei wiederholten Stimulationen den Eindruck, dass die ovarielle Antwort schlechter würde. In der bis dato größten Untersuchung zu dieser Frage konnte allerdings klar gezeigt werden, dass dem nicht so ist. Bei Patientinnen mit mindestens 7 IVF-Zyklen (n = 330) kam es tatsächlich zu einer Abnahme der gewinnbaren Eizellen um 5,8 % von Zyklus 1–6. Dieser Unterschied war nicht signifikant. Wurden die Daten allerdings in Hinblick auf das verwendete Stimulationsprotokoll und die eingesetzte Menge FSH hin adjustiert, wurde der Unterschied signifikant. Sobald man aber den wohl wichtigsten Faktor mit einfließen ließ – das Alter der Patientin –, verschwand dieser signifikante Unterschied wieder. Das bedeutet:

- Es kommt über mehrere Stimulationszyklen hinweg tatsächlich zu einer Abnahme der gewinnbaren Eizellen – dies ist jedoch Folge des Alterns der Patientin und nicht Folge des Verbrauchs gereifter Follikel (de Boer et al. 2004).

5.2 Zyklusstörung und Menopause

Weitere Arbeiten beschäftigten sich dann mit der Frage, inwieweit es frühzeitiger zum Auftreten von Zyklusstörungen bzw. zu einer Menopause kam, wenn in der Vergan-

Abb. 1 Altersspezifische Prävalenzrate, ein Stadium des perimenopausalen Übergangs oder die Menopause zu erleben, wenn die Ovarien normal (schwarze Kurve) bzw. nur wenig (0–3 Eizellen; blaue Kurve) auf eine ovarielle Stimulationstherapie reagiert hatten. (Aus de Boer et al. 2001, mit freundlicher Genehmigung)

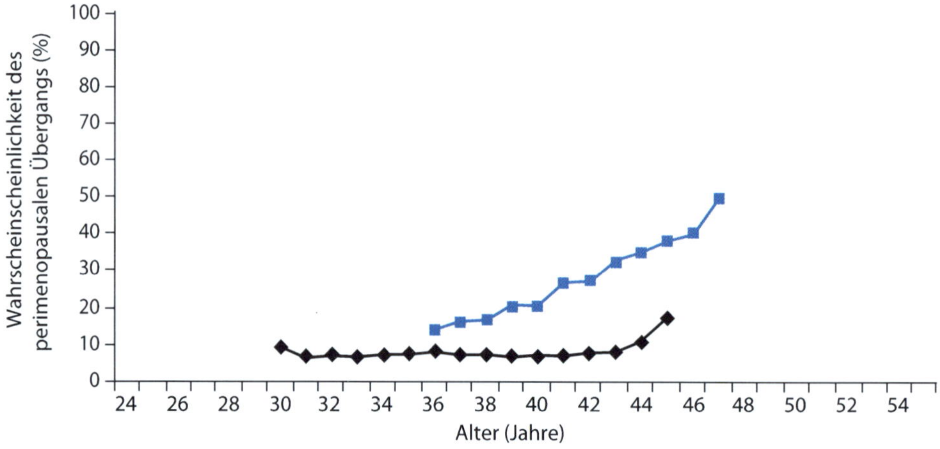

Tab. 2 Zusammenfassung zu den langfristigen Risiken einer ovariellen Stimulation bzw. einer IVF-Therapie

Kategorie	Zeitraum	Bewertung
Sehr kurzfristige Risiken	Bis 12 Wochen nach IVF	Vor allem operative Risiken (z. B. Sepsis), aber auch Folgen der ovariellen Stimulation (kardiovaskuläre Komplikationen des OHSS)
Kurzfristige Risiken	Bis 12 Monate nach IVF	Vor allem Komplikationen der Schwangerschaft und Geburt Bei fehlgeschlagener und konsekutiv abgebrochener IVF-Therapie Neigung zu mehr Depressionen und Empfinden einer weniger positiven Lebensqualität (Frauen > Männer)
Mittelfristige Risiken	12–48 Monate nach IVF	Geringere Zufriedenheit mit dem eigenen Leben und negative Auswirkung auf die Partnerschaft, wenn eine IVF-Therapie mit mindestens 3 Zyklen erfolglos abgebrochen wurde
Langfristige Risiken	>48 Monate nach IVF	Keine relevanten psychischen Auffälligkeiten oder auffällige Familienstrukturen bei erfolgreicher IVF Keine erhöhte Wahrscheinlichkeit benigner gynäkologischer Erkrankungen in Abhängigkeit von der ovariellen Antwort auf die Hormonstimulation Keine erhöhte Wahrscheinlichkeit für Ovarialkarzinome, Mammakarzinome, Endometriumkarzinome oder Melanome nach IVF Unklare Datenlage bezüglich eines potenziell erhöhten Risikos von Schilddrüsenkarzinomen Keine erhöhte Wahrscheinlichkeit einer früheren Menopause oder von Zyklusstörungen durch die hormonelle Stimulation

genheit eine ovarielle Stimulation zur IVF stattgefunden hatte. Dies kann heute ebenfalls definitiv verneint werden.

Allerdings verhält es sich so, dass eine niedrige ovarielle Antwort („low response", <4 Eizellen gewonnen) oder Stimulationszyklen, die aufgrund einer drohenden „low response" abgebrochen wurden, mit eine höheren Wahrscheinlichkeit früherer perimenopausaler Zyklusstörungen bzw. einer Menopause assoziiert sind (de Boer et al. 2002, 2003). Die Wahrscheinlichkeit, dass innerhalb einer medianen Follow-up-Dauer von 5,5 Jahren Zeichen des perimenopausalen Übergangs auftraten, war auf das 3,1-Fache erhöht (95 % KI 2,4–3,8), wenn eine „low response" vorlag. Anders ausgedrückt: Diese Veränderungen fanden sich in dieser Situation 6–7 Jahre früher als bei einer normalen ovariellen Antwort (de Boer et al. 2003).

Die altersspezifischen Veränderungen sind in Abb. 1 dargestellt. Eine Menopause war innerhalb des medianen Follow-up 14,6-fach (95 % KI 4,6–46,7) bzw. 17,5-fach (95 % KI 4,8–64,6) wahrscheinlicher zu erwarten, wenn das Ovar nur gering reagierte oder Zyklen wegen drohender „low response" abgebrochen worden waren (de Boer et al. 2003). Weiterhin war die Menopause mit einer 11,6-fach (95 % KI 3,9–34,7) höheren Wahrscheinlichkeit bereits ≤46 Jahre zu erwarten, wenn eine „low response" vorgelegen hatte (de Boer et al. 2002).

All diese früheren Veränderungen der ovariellen Erschöpfung waren darauf zurückzuführen, dass eine niedrige ovarielle Antwort mit einer bereits zum Zeitpunkt der IVF schlechteren Ovarreserve korrelierte und nicht auf eine zusätzliche Erschöpfung durch die ovarielle Stimulation.

6 Fazit

Bei der Kinderwunschtherapie mit ovarieller Stimulation und insbesondere bei der IVF handelt es sich um einen invasiven Eingriff in die Gesundheit der Frau. Dieser Eingriff bringt kurzfristige Risiken mit sich, die an anderer Stelle in diesem Buch ausführlich behandelt werden. Langfristige Risiken können in unterschiedliche Bereiche unterteilt und bewertet werden (Tab. 2).

▶ Somit ist prinzipiell – unabhängig davon, ob eine IVF-Behandlung am Ende erfolgreich war oder nicht – kaum mit langfristigen gesundheitlichen Problemen zu rechnen.

Für einige wenige Fragen bedarf es weiterer Daten, um eine valide Aussage machen zu können.

Literatur

Althuis MD, Moghissi KS, Westhoff CL, Scoccia B, Lamb EJ, Lubin JH, Brinton LA (2005a) Uterine cancer after use of clomiphene citrate to induce ovulation. Am J Epidemiol 161:607–615

Althuis MD, Scoccia B, Lamb EJ, Moghissi KS, Westhoff CL, Mabie JE, Brinton LA (2005b) Melanoma, thyroid, cervical, and colon cancer risk after use of fertility drugs. Am J Obstet Gynecol 193:668–674

Balen F van (1998) Development of IVF children. Dev Rev 18:30–46

Barnes J, Sutcliffe AG, Kristoffersen I, Loft A, Wennerholm U, Tarlatzis BC, Kantaris X, Nekkebroeck J, Hagberg BS, Madsen SV et al (2004) The influence of assisted reproduction on family functioning and children's socio-emotional development: results from a European study. Hum Reprod 19:1480–1487

Bjornholt SM, Krüger Kjaer S, Nielsen TSS, Jensen A (2015) Risk for borderline ovarian tumours after exposure to fertility drugs: results of a population-based cohort study. Hum Reprod 30:222–231

Boer EJ de, den Tonkelaar I, Te Velde ER, Burger CW, Klip H, van Leeuwen FE (2002) A low number of retrieved oocytes at in vitro fertilization treatment is predictive of early menopause. Fertil Steril 77:978–985

Boer EJ de, den Tonkelaar I, Te Velde ER, Burger CW, van Leeuwen FE (2003) Increased risk of early menopausal transition and natural menopause after poor response at first IVF treatment. Hum Reprod 18:1544–1552

Boer EJ de, den Tonkelaar I, Burger CW, Looman CW, van Leeuwen FE, Te Velde ER (2004) The number of retrieved oocytes does not decrease during consecutive gonadotrophin-stimulated IVF cycles. Hum Reprod 19:899–904

Braat DD, Bernardus RE, Gerris J (2002) Anonymous reports of lethal cases of ovarian hyperstimulation syndrome. In: Gerris J, Delvigne A, Olivennes F (Hrsg) Ovarian hyperstimulation syndrome. Informa UK, London, S 59–66

Braat DD, Schutte JM, Bernardus RE, Mooij TM, van Leeuwen FE (2010) Maternal death related to IVF in the Netherlands 1984–2008. Hum Reprod 25:1782–1786

Brinton LA, Moghissi KS, Scoccia B, Westhoff CL Lamb EJ (2005) Ovulation induction and cancer risk. Fertil Steril 83:261–274

Brinton LA, Westhoff CL, Scoccia B, Lamb EJ, Trabert B, Niwa S, Moghissi KS (2013) Fertility drugs and endometrial cancer risk: results from an extended follow-up of a large infertility cohort. Hum Reprod 28:2813–2821

Brinton LA, Moghissi KS, Scoccia B, Lamb EJ, Trabert B, Niwa S, Ruggieri D, Westhoff CL (2015) Effects of fertility drugs on cancers other than breast and gynecologic malignancies. Fertil Steril 104:980–988

Bryson CA, Sykes DH, Traub AI (2000) In vitro fertilization: a long-term follow-up after treatment failure. Hum Fertil (Cambridge) 3:214–220

Cetin I, Cozzi V, Antonazzo P (2008) Infertility as a cancer risk factor – a review. Placenta 29(Suppl B):169–177

Elder K, Mathews T, Kutner E, Kim E, Espenberg D, Faddy M, Gosden R (2008) Impact of gonadotrophin stimulation for assisted reproductive technology on ovarian ageing and menopause. Reprod Biomed Online 16:611–616

Filetto JN, Makuch MY (2005) Long-term follow-up of women and men after unsuccessful IVF. Reprod Biomed Online 11:458–463

Golombok S (2000) Parenting – what really counts? Taylor & Francis Group, London/Philadelphia

Golombok S, Brewaeys A, Cook R, Giavazzi MT, Guerra D, Mantovani A, van HE, Crosignani PG, Dexeus S (1996) The European study of assisted reproduction families: family functioning and child development. Hum Reprod 11:2324–2331

Hammarberg K, Astbury J, Baker H (2001) Women's experience of IVF: a follow-up study. Hum Reprod 16:374–383

Hannibal CG, Jensen A, Sharif H, Kjaer SK (2008) Risk of thyroid cancer after exposure to fertility drugs: results from a large Danish cohort study. Hum Reprod 23:451–456

Hjelmstedt A, Widstrom A, Wramsby HM, Collins A (2003a) Patterns of emotional responses to pregnancy, experience of pregnancy and attitudes to parenthood among IVF couples: a longitudinal study. J Psychosom Obstet Gynaecol 24:153–162

Hjelmstedt A, Widstrom AM, Wramsby H, Matthiesen AS, Collins A (2003b) Personality factors and emotional responses to pregnancy among IVF couples in early pregnancy: a comparative study. Acta Obstet Gynecol Scand 82:152–161

Jensen A, Sharif H, Frederiksen K, Kjaer SK (2009) Use of fertility drugs and risk of ovarian cancer: Danish population based cohort study. BMJ 338:b249

Kashyap S, Moher D, Fung MF, Rosenwaks Z (2004) Assisted reproductive technology and the incidence of ovarian cancer: a meta-analysis. Obstet Gynecol 103:785–794

Klip H (2002) Long-term health effects of subfertility treatment, the Netherlands. PrintPartners Ipskamp, Enschede

Klip H, van Leeuwen FE, Schats R, Burger CW (2003) Risk of benign gynaecological diseases and hormonal disorders according to responsiveness to ovarian stimulation in IVF: a follow-up study of 8714 women. Hum Reprod 18:1951–1958

Kolonel LN, Hankin JH, Wilkens LR, Fukunaga FH, Hinds MW (1990) An epidemiologic study of thyroid cancer in Hawaii. Cancer Causes Control 1:223–234

Kristiansson P, Bjor O, Wramsby H (2007) Tumour incidence in Swedish women who gave birth following IVF treatment. Hum Reprod 22:421–426

Kvaskoff M, Bijon A, Mesrine S, Boutron-Ruault MC, Clavel-Chapelon F (2011) Cutaneous melanoma and endogenous hormonal factors: a large French prospective study. Am J Epidemiol 173(10):1192–1202

La Vecchia C, Ron E, Franceschi S, Dal ML, Mark SD, Chatenoud L, Braga C, Preston-Martin S, McTiernan A, Kolonel L et al (1999) A pooled analysis of case-control studies of thyroid cancer. III. Oral contraceptives, menopausal replacement therapy and other female hormones. Cancer Causes Control 10:157–166

Leiblum SR, Aviv A, Hamer R (1998) Life after infertility treatment: a long-term investigation of marital and sexual function. Hum Reprod 13:3569–3574

Litt MD, Tennen H, Affleck G, Klock S (1992) Coping and cognitive factors in adaptation to in vitro fertilization failure. J Behav Med 15:171–187

Luke B, Brown MB, Spector LG, Missmer SA, Leach RE, Williams M, Koch L, Smith Y, Stern JE, Ball GD, Schymura MJ (2015) Cancer in women after assisted reproductive technology. Fertil Steril 104:1218–1226

Modan B, Ron E, Lerner-Geva L, Blumstein T, Menczer J, Rabinovici J, Oelsner G, Freedman L, Mashiach S, Lunenfeld B (1998) Cancer incidence in a cohort of infertile women. Am J Epidemiol 147:1038–1042

Newton CR, Hearn MT, Yuzpe AA (1990) Psychological assessment and follow-up after in vitro fertilization: assessing the impact of failure. Fertil Steril 54:879–886

Owen L, Golombok S (2009) Families created by assisted reproduction: parent-child relationships in late adolescence. J Adolesc 32:835–848
Rossing MA, Daling JR, Weiss NS, Moore DE, Self SG (1994) Ovarian tumors in a cohort of infertile women. N Engl J Med 331:771–776
Schröder AK, Katalinic A, Diedrich K, Ludwig M (2004) Cumulative pregnancy rates and drop-out rates in a German IVF programme: 4102 cycles in 2130 patients. Reprod Biomed Online 8:600–606
Sergentanis TN, Diamantaras A-A, Perlepe C, Kanavidis P, Skalkidou A, Petridou ET (2014) IVF and breast cancer: a systematic review and meta-analysis. Hum Reprod Update 20:106–123
Shushan A, Paltiel O, Iscovich J, Elchalal U, Peretz T, Schenker JG (1996) Human menopausal gonadotropin and the risk of epithelial ovarian cancer. Fertil Steril 65:13–18
Slade P, Emery J, Lieberman BA (1997) A prospective, longitudinal study of emotions and relationships in in-vitro fertilization treatment. Hum Reprod 12:183–190
Spaan M, van den Belt-Dusebout AW, Schaapveld M, Mooij TM, Burger CW, van Leeuwen FE, on Behalf of the OMEGA-Project Group (2015) Melanoma risk after ovarian stimulation for in vitro fertilization. Hum Reprod 30:1216–1228
Sydsjo G, Svanberg AS, Lampic C, Jablonowska B (2011) Relationships in IVF couples 20 years after treatment. Hum Reprod 26:1836
Trabert B, Lamb EJ, Scoccia B, Moghissi KS, Westhoff C, Niwa S, Brinton LA (2013) Ovulation-inducing drugs and ovarian cancer risk: results from an extended follow-up of a large US infertility cohort. Fertil Steril 100:1660–1666
Venn A, Watson L, Bruinsma F, Giles G, Healy D (1999) Risk of cancer after use of fertility drugs with in-vitro fertilisation. Lancet 354:1586–1590
Venn A, Hemminki E, Watson L, Bruinsma F, Healy D (2001) Mortality in a cohort of IVF patients. Hum Reprod 16:2691–2696
Weaver SM, Clifford E, Hay DM, Robinson J (1997) Psychosocial adjustment to unsuccessful IVF and GIFT treatment. Patient Educ Couns 31:7–18
Whittemore AS (1993) Fertility drugs and risk of ovarian cancer. Hum Reprod 8:999–1000
Wirtberg I, Moller A, Hogstrom L, Tronstad SE, Lalos A (2007) Life 20 years after unsuccessful infertility treatment. Hum Reprod 22:598–604

Teil VII

Rechtliche und ethische Aspekte

Rechtliche Regelung der Reproduktionsmedizin in Deutschland

51

Karl-Heinz Möller und Kyrill Makoski

Inhalt

1 **Rechtlicher Rahmen** ... 585
2 **Spezielle Probleme der Reproduktionsmedizin** ... 587
3 **Verwendung von Fremdsamen** ... 594
4 **Einwilligung und deren Widerruf** ... 601
5 **Rechtsprobleme der Kryokonservierung** ... 602
6 **Leistungsrecht** ... 603
7 **Leistungserbringerrecht** ... 608
8 **Haftung** ... 609
9 **Steuerrecht** ... 611
Literatur ... 612

1 Rechtlicher Rahmen

Der medizinische Fortschritt, der erstmals 1978 zur Geburt eines im Wege der künstlichen Befruchtung erzeugten Kindes führte,[1] hat die Rechtsordnung mit zahlreichen bis dahin ungeahnten und bis heute teilweise nicht gelösten Problemen konfrontiert. Vor dem Hintergrund unterschiedlicher weltanschaulicher Grundauffassungen wird eine Vielzahl von Fragen äußerst kontrovers diskutiert. Die Thematik führt primär aufgrund unterschiedlicher bundes- und landesrechtlicher Regelungskompetenzen in mannigfache Rechtsschichten, wobei mit zunehmender Tendenz europarechtliche Vorgaben Relevanz erlangen.[2]

Vorrangig hervorzuheben ist das Verfassungsrecht des Grundgesetzes (GG). Dieses enthält zahlreiche für die Reproduktionsmedizin erhebliche Grundrechte, wobei über die Tragweite des Grundrechtsschutzes in der Rechtswissenschaft oftmals Dissens besteht. Für die werdenden Eltern sind das aus Art. 2 Abs. 1 GG (i. V. m. Art. 1 Abs. 1 GG) abzuleitende Recht auf Fortpflanzung,[3] der Gleichheitsgrundsatz des Art. 3 Abs. 1 und 3 GG sowie der in Art. 6 Abs. 1 GG normierte Schutz von Ehe und Familie zu nennen.

In Bezug auf den durch künstliche Befruchtung zu erzeugenden bzw. entstandenen Embryo sind die Unantastbarkeit der Menschenwürde nach Art. 1 Abs. 1 GG als besondere „Maßstabnorm" der Biomedizin[4] sowie die Grundrechte auf

[1] Die Anzahl der insgesamt durch Maßnahmen der künstlichen Befruchtung erzeugten Menschen wird mit etwa 4–5 Millionen angegeben, vgl. *Aschoff*, S. 15. Im Jahr 2015 wurden alleine in Deutschland mehr als 20.000 Kinder nach einer reproduktionsmedizinischen Behandlung geboren, vgl. DIR-Jahrbuch 2017, J Reproduktionsmed Endokrinol 2017; 14 (6).

[2] Vgl. *Ratzel*, in: Ratzel/Luxenburger, § 28 Rn. 1 f., mit einer Übersichtstabelle zu den Regelungsebenen unter Rn. 40.

[3] Zu den unterschiedlichen dogmatischen Begründungsansätzen siehe *Müller-Terpitz*, in: Frister/Olzen, S. 5 (11).

[4] Vgl. *Zuck*, in: Quaas/Zuck/Clemens, § 68 Rn. 1 ff.

K.-H. Möller · K. Makoski (✉)
Möller und Partner – Kanzlei für Medizinrecht, Düsseldorf, Deutschland
E-Mail: zentrale@moellerpartner.de; zentrale@moellerpartner.de

K. Diedrich et al. (Hrsg.), *Reproduktionsmedizin*, Springer Reference Medizin,
https://doi.org/10.1007/978-3-662-57636-6_52

Leben und körperliche Unversehrtheit gemäß Art. 2 Abs. 2 S. 1 GG anzuführen.

Die beteiligten Ärzte sind ebenfalls Grundrechtsträger und können sich auf das Grundrecht der Forschungsfreiheit nach Art. 5 Abs. 3 S. 1 GG sowie das durch Gesetze geregelte Recht der Berufsfreiheit gemäß Art. 12 Abs. 1 GG berufen.

Eine zunehmende Bedeutung für das Recht auf Fortpflanzung mit Maßnahmen der künstlichen Befruchtung kommt der Europäischen Menschenrechtskonvention (EMRK) zu.[5] Einschlägig sind das Recht auf Achtung des Privat- und Familienlebens gemäß Art. 8 Abs. 1 EMRK, das Recht auf Eheschließung und Familiengründung nach Art. 12 EMRK sowie das in Art. 14 EMRK normierte Diskriminierungsverbot. Bei Rechtsverletzungen können gemäß Art. 34 EMRK auch einzelne in ihren Rechten verletzte Personen den Europäischen Gerichtshof für Menschenrechte (EGMR) anrufen, wenn sie zuvor sämtliche innerstaatlichen Rechtsbehelfe ausgeschöpft haben.[6] In jüngster Zeit sind mehrere Entscheidungen des EGMR zu Fragen der künstlichen Befruchtung zu verzeichnen.[7] Soweit Deutschland nicht unmittelbar an einem Verfahren vor dem EGMR beteiligt war, kommt dem jeweiligen Urteil keine unmittelbare Bindungswirkung zu. Die deutsche Gerichtsbarkeit und die deutschen Behörden sind gleichwohl zur „Berücksichtigung" der Rechtsprechung des EGMR verpflichtet, wobei jedoch Urteile des EGMR nicht über dem Grundgesetz stehen.[8]

Auf bundesrechtlicher Ebene ergeben sich Auswirkungen für die Durchführung reproduktionsmedizinischer Maßnahmen primär durch

- das Embryonenschutzgesetz (ESchG),[9]
- die Präimplantationsdiagnostikverordnung (PIDV),[10]
- das Transplantationsgesetz (TPG)[11] nebst ergänzenden Regelungen, insbesondere der TPG-Gewebeverordnung (TPG-GewV),[12]
- das Stammzellgesetz (StZG),[13]
- das Arzneimittelgesetz (AMG) nebst ergänzenden Bestimmungen, insbesondere der Arzneimittel- und Wirkstoffherstellungsverordnung (AMWHV),[14]
- das Gendiagnostikgesetz (GenDG)[15]
- das Bürgerliche Gesetzbuch (BGB),
- das Strafgesetzbuch (StGB) und
- das Fünfte Buch Sozialgesetzbuch (SGB V).[16]

Landesrechtlich enthalten die Heilberufs-/Kammergesetze sowie die auf ihrer Grundlage als autonomes Satzungsrecht von den Ärztekammern beschlossenen Berufs- und Weiterbildungsordnungen als einfachgesetzliche Normen entscheidende Rechtsvorgaben für das Gebiet der Reproduktionsmedizin.

Der Vorstand der Bundesärztekammer (BÄK) hatte am 17. Februar 2006 „Richtlinien zur Durchführung der assistierten Reproduktion" ((Muster-)Richtlinie) beschlossen.[17] Diese erfassten allerdings nicht die Insemination ohne vorausgehende Stimulation und nicht die alleinige Stimulation ohne nachfolgende Insemination. Die (Muster-)Richtlinie entfaltet wegen der fehlenden Rechtsetzungskompetenz der BÄK keine unmittelbare Wirkung, sondern bedarf – was weitgehend erfolgt war – der Übernahme in die Berufsordnungen der jeweiligen (Landes-)Ärztekammern.[18]

[5] Nachweise bei *Müller-Terpitz*, in: Frister/Olzen, S. 5 (23).

[6] Sog. Individualbeschwerde, die der nationalen Verfassungsbeschwerde ähnelt.

[7] Weiterführende Hinweise bei *Wollenschläger*, MedR 2011, S. 21; *Weilert*, MedR 2012, S. 355.

[8] Das *Bundesverfassungsgericht* (BVerfG) geht dabei zwar von einer weitgehenden, aber nicht absoluten Bindung an die Entscheidungen des EGMR aus, sodass der völkerrechtlichen Rechtsauffassung nicht zwingend Folge zu leisten ist; vgl. *BVerfG*, Beschl. v. 14.10.2004 – 2 BvR 1481/04, NJW 2004, S. 3407 (3410), dezidiert zur konventionskonformen Auslegung der nationalen Grundrechte *Wollenschläger*, MedR 2011, S. 21 (27).

[9] Gesetz zum Schutz von Embryonen (Embryonenschutzgesetz – ESchG) vom 13.12.1990 (BGBl. 1990 I, S. 2746), zuletzt geändert durch Gesetz vom 21.11.2011 (BGBl. 2011 I, S. 2228).

[10] Verordnung zur Regelung der Präimplantationsdiagnostik (Präimplantationsdiagnostikverordnung – PIDV) vom 21.02.2013 (BGBl. 2013 I, S. 323), zuletzt geändert durch Verordnung vom 02.07.2018 (BGBl. 2018 I, S. 1078).

[11] Transplantationsgesetz i. d. F. vom 04.09.2007 (BGBl. 2007 I, S. 2206), zuletzt durch Gesetz vom 18.07.2017 (BGBl. 2017 I, S. 2757).

[12] TPG-Gewebeverordnung vom 26.03.2008 (BGBl. 2008 I, S. 512), zuletzt geändert durch Verordnung vom 07.07.2017 (BGBl. 2017 I, S 2842).

[13] Stammzellgesetz vom 28.06.2002 (BGBl. 2002 I, S. 2277), zuletzt geändert durch Gesetz vom 29.03.2017 (BGBl. 2017 I, S. 626).

[14] Arzneimittel- und Wirkstoffherstellungsverordnung vom 03.11.2006 (BGBl. 2006 I, S. 2523), zuletzt geändert durch Verordnung vom 02.07.2018 (BGBl. 2018 I, S. 1080).

[15] Gendiagnostikgesetz vom 31.07.2009 (BGBl. 2009 I, S. 2529, 3672), zuletzt geändert durch Gesetz vom 04.11.2016 (BGBl. 2016 I, S. 2460).

[16] Für den Bereich der privaten Krankenversicherung sind überdies das Versicherungsvertragsgesetz (VVG) und die Musterbedingungen für die Krankheitskosten- und Krankenhaustagegeldversicherung (MB/KK) maßgeblich.

[17] Dtsch. Ärztebl. 2006, S. A 1392 ff., teilweise geändert durch Beschl. v. 13.02.2014, Dtsch. Ärztebl. 2014, S. A 554.

[18] Soweit ersichtlich, haben bis auf Bayern und Berlin sämtliche (Landes-)Ärztekammern den Inhalt der (Muster-)Richtlinie zum Bestandteil ihrer Berufsordnungen gemacht, sodass faktisch von ihrer bundesweiten Geltung auszugehen ist; unzutreffend *Frommel*, Festschrift Hassemer, S. 831 (833), die von einer vollständig unterbliebenen Umsetzung ausgeht und den Richtlinien demgemäß keine rechtliche Bedeutung beimisst.

Die BÄK hat die Richtlinie grundlegend überarbeitet, weil sie in Teilen nicht mehr der aktuellen Rechtslage entsprechen; sie führt nunmehr die Bezeichnung „Richtlinie zur Entnahme und Übertragung von menschlichen Keimzellen im Rahmen der assistierten Reproduktion" (Richtlinie § 16b).[19] Die neue Richtlinie stellt auf der Grundlage von § 16b Abs. 1 TPG den allgemein anerkannten Stand der medizinischen Wissenschaft fest, hingegen keine eigenständigen rechtlichen Begrenzungen (mehr) auf. Zugleich umfasst die Neufassung der Richtlinie weder die Eizellspende als verbotenes Verfahren noch die Übertragung oder Spende von Embryonen, weil diese kein Gewebe i. S. d. § 1a Nr. 4 TPG sind.[20] Ob und inwieweit diese Richtlinie dann von den einzelnen (Landes-)Ärztekammern in die Berufsordnungen übernommen werden wird, bleibt abzuwarten.[21]

Im Folgenden werden daher sowohl Regelungen der (alten) (Muster-)Richtlinie als auch der (zukünftigen) Richtlinie § 16b genannt. Es ist im Einzelfall zu prüfen, welche Regelungen im jeweiligen Kammerbezirk anwendbar sind.

▶ Angesichts der Rechtszersplitterung wird aus überzeugenden Gründen seit vielen Jahren die Schaffung eines eigenständigen Gesetzeswerkes mit zusammenhängenden Regelungen in Form eines Fortpflanzungsmedizingesetzes gefordert,[22] zumindest aber eine Überarbeitung des Embryonenschutzgesetzes.[23] Zugleich wird eine Modernisierung des Familienrechts und der Abstammungsregelungen bei der künstlichen Befruchtung vorgeschlagen.[24]
Verschiedene Arbeitsgruppen haben Vorschläge erarbeitet, die von der Politik bisher nicht aufgegriffen wurden.[25]

2 Spezielle Probleme der Reproduktionsmedizin

In diesem Kapitel werden einzelne Probleme der Reproduktionsmedizin erörtert.

2.1 Präimplantationsdiagnostik

Die Präimplantationsdiagnostik (PID)[26] war in den vergangenen Jahren Gegenstand einer sehr kontrovers geführten und stark weltanschaulich geprägten Diskussion,[27] die auch durch das Inkrafttreten des Gendiagnostikgesetzes (GenDG)[28] zum 1. Februar 2010 kein abschließendes Ende fand.[29] Einigkeit bestand nur dahingehend, dass eine gesetzliche Regelung zwecks Schaffung von Rechtssicherheit erforderlich sei.

Problematisch war nicht die Frage nach der Zulässigkeit einer PID an totipotenten Zellen zwecks Entscheidung darüber, wie weiterhin mit dem Embryo zu verfahren sei: Diese Vorgehensweise lässt sich nach überwiegender Ansicht schwerlich mit § 2 Abs. 1 ESchG in Einklang bringen.[30] Schwierigkeiten bereitete vielmehr die Frage nach der Rechtmäßigkeit einer PID an pluripotenten Trophoblastzellen.[31]

▶ Der Bundesgerichtshof (BGH) gelangte in seiner Grundsatzentscheidung vom 6. Juli 2010[32] zu der Auffassung, dass die PID an pluripotenten Trophoblastzellen auf schwere genetische Schäden hin weder eine Strafbarkeit

[19] Bundesärztekammer (2018) Richtlinie zur Entnahme und Übertragung von menschlichen Keimzellen im Rahmen der assistierten Reproduktion. http://www.bundesaerztekammer.de/fileadmin/user_upload/downloads/pdf-Ordner/RL/Ass-Reproduktion_Richtlinie.pdf.

[20] Siehe auch BT-Drs. 16/3146, S. 23.

[21] Vgl. *Hübner/Pühler*, MedR 2017, S. 929 (934).

[22] Aktuell *Hübner/Pühler*, MedR 2017, S. 929. Zu den Bemühungen um die Schaffung eines Fortpflanzungsmedizingesetzes ausführlich *Dietrich/Felberbaum/Griesinger/Hepp/Kreß/Riedel*, S. 13 f., 88 f. zu den bestehenden Rechtslücken und den erforderlichen Regelungen; von einem nur beschränkten Zugewinn eines solchen Gesetzes gehen aus *Frommel/Taupitz/Ochsner/Geisthövel*, J Reproduktionsmed Endokrinologie 2010, S. 96 (105).

[23] *Müller-Terpitz*, ZRP 2016, S. 51.

[24] Beschlüsse des 71. Deutschen Juristentages 2016, abrufbar unter http://www.djt.de/fileadmin/downloads/71/161213_71_beschluesse_web.pdf; dazu auch *Bongartz*, NZFam 2016, S. 865; Kersten, NVwZ 2018, S. 1248.

[25] *Gassner u. a.*, Fortpflanzungsmedizingesetz: Augsburg-Münchner-Entwurf (AME-FMedG), 2013; *Leopoldina*, Eckpunkte für ein Fortpflanzungsmedizingesetz, abrufbar unter https://www.leopoldina.org/de/politikberatung/arbeitsgruppen/eckpunkte-fuer-ein-fortpflanzungsmedizingesetz/.

[26] Zum Ablauf des medizinisch-genetischen Untersuchungsprozesses s. *Kaiser*, in: Günther/Taupitz/Kaiser, Einführung A Rn. 196 ff.

[27] Zur Einführung in die Problematik *Ratzel*, in: Ratzel/Luxenburger, § 28 Rn. 26 ff.; zum Diskussionsverlauf *Hübner/Pühler*, MedR 2011, S. 789, 790 f.

[28] Gesetz über genetische Untersuchungen beim Menschen (Gendiagnostikgesetz – GenDG) vom 31.07.2009, BGBl. 2009 I S. 2529 sowie BGBl. 2009 I S. 3672.

[29] Zwar enthält § 15 GenDG eine Regelung bezüglich vorgeburtlicher genetischer Untersuchungen, allerdings ist die PID nach § 2 Abs. 1 GenDG nicht vom Anwendungsbereich des GenDG erfasst. Ob daraus jedoch die Zulässigkeit der PID zu folgern ist, erscheint zweifelhaft. Der *BGH* ist der Auffassung, dass eine entsprechende Regelung im GenDG zu erwarten gewesen wäre, wenn der Gesetzgeber die PID hätte ausschließen wollen, vgl. *BGH*, Urt. v. 06.07.2010 – 5 StR 386/09, NJW 2010, S. 2672 (2675). Spätestens mit Einführung von § 3a ESchG ist diese Frage positiv beantwortet.

[30] Nachweise zum Diskussionsstand bei *Günther*, in: Günther/Taupitz/Kaiser, Einführung B Rn. 98 ff.

[31] Im Gegensatz zu totipotenten Zellen, meist Zellen bis zur Grenze des 8-Zellstadiums, vermögen sich pluripotente Zellen nicht zu einem lebensfähigen Organismus zu entwickeln. Die Grenzen zwischen Totipotenz und Pluripotenz sind fließend und strafprozessual kaum feststellbar, *Günther*, in: Günther/Taupitz/Kaiser, Einführung B Rn. 99.

[32] 5 StR 386/09, NJW 2010, S. 2672.

nach § 1 Abs. 1 Nr. 2 ESchG[33] durch eine missbräuchliche Anwendung von Fortpflanzungstechniken noch nach § 2 Abs. 1 ESchG durch eine missbräuchliche Verwendung menschlicher Embryonen darstelle.

Unzulässig bleibe jedoch eine – über schwerwiegende genetische Schäden hinausgehende – unbegrenzte Selektion anhand genetischer Merkmale.[34] Das Urteil ging über die insoweit restriktivere berufsrechtliche Regelung in Teil D IV Nr. 14 S. 2 MBO-Ä[35] hinaus, welche insoweit einer Anpassung oder gar Streichung bedurfte; demzufolge strich der 114. Deutsche Ärztetag 2011 diese Regelung.[36] Das vollständige Verbot der PID verletzt auch Art. 8 EMRK.[37]

Der Bundestag beschloss schließlich am 7. Juli 2011 unter drei zur Abstimmung stehenden Gesetzesentwürfen die begrenzte Zulassung der PID,[38] die insbesondere durch Einfügung eines § 3a ESchG verwirklicht wird.[39] Hiernach ist die PID erlaubt, wenn *„auf Grund der genetischen Disposition der Eltern oder eines Elternteiles für deren Nachkommen eine hohe Wahrscheinlichkeit für eine schwerwiegende Erbkrankheit“* besteht. Überdies darf eine PID *„zur Feststellung einer schwerwiegenden Schädigung des Embryos […], die mit hoher Wahrscheinlichkeit zu einer Tot- oder Fehlgeburt führen wird“* vorgenommen werden.[40]

Voraussetzung ist darüber hinaus die vorherige Zustimmung einer interdisziplinär zusammengesetzten Ethikkommission[41] in jedem Einzelfall sowie die obligatorische medizinische und psychosoziale Beratung und schriftliche Einwilligung der Mutter. Das Votum der Ethikkommission dürfte nur schwer justiziabel sein, da es an Maßstäben für die Entscheidung fehlt; es bleibt daher höchstens eine Willkürkontrolle.[42] Überdies ist vorgesehen, dass die PID zwecks Gewährleistung hoher medizinischer Standards nur in lizenzierten Zentren durchgeführt werden darf.[43] Kritisiert wird u. a., dass die Regelungen der PID nicht in Übereinstimmung zu bringen sind zu den §§ 218 ff. StGB.[44]

Einzelheiten sind in einer von der Bundesregierung erlassenen Verordnung geregelt.[45] Danach darf die PID nur in den von den Landesbehörden zugelassenen Zentren durchgeführt werden. Das Zentrum selbst muss bestimmte personelle und technische Anforderungen erfüllen (§ 3 Abs. 2 PIDV). Die Länder können selbst bestimmen, welche Zentren zugelassen werden; ein Anspruch auf Zulassung besteht nicht. Soweit im Landesrecht vorgesehen ist, dass pro Bundesland nur ein Zentrum zugelassen werden kann, dürfte diese Beschränkung rechtswidrig sein.[46] Mehrere Länder können auch gemeinsam Zentren zulassen. Die Zulassung selbst ist auf 5 Jahre befristet, sie kann verlängert werden (§ 3 Abs. 4 PIDV).

Die Länder errichten sodann unabhängige interdisziplinär zusammengesetzte Ethikkommissionen für die PID; auch hier können mehrere Länder zusammenarbeiten. Einzelheiten über die Berufung der Mitglieder und die Verfahrensregeln werden durch Landesrecht bestimmt (§ 4 PIDV).

Soll eine PID durchgeführt werden, ist ein Antrag bei der zuständigen Ethikkommission zu stellen (§ 3a Abs. 3 S. 1 Nr. 2 ESchG, § 5 PIDV). Die Ethikkommission hat innerhalb von drei Monaten über den Antrag zu entscheiden (§ 6 Abs. 1 PIDV). Eine Zustimmung zur PID muss mit einer Mehrheit von zwei Dritteln beschlossen werden (§ 6 Abs. 4 PIDV). Die Entscheidung der Ethikkommission selbst ist gerichtlich nur beschränkt überprüfbar.[47]

Wegen der hohen Anforderungen an die PID und der schon mit dem Antrag verbundenen Kosten[48] sind bisher nur wenige Untersuchungen durchgeführt worden. Es gibt vielmehr einen Anreiz für Paare, die PID im Ausland in Anspruch zu nehmen.[49] Die Krankenkassen übernehmen die Kosten für die PID nicht.[50]

---

[33] Danach macht sich strafbar, wer *„es unternimmt, eine Eizelle zu einem anderen Zweck künstlich zu befruchten, als eine Schwangerschaft der Frau herbeizuführen, von der die Eizelle stammt“.*

[34] Vgl. *BGH*, Urt. v. 06.07.2010 – 5 StR 386/09, NJW 2010, S. 2672 (2675).

[35] Dort heißt es: *„Verboten sind diagnostische Maßnahmen an Embryonen vor dem Transfer in die weiblichen Organe; es sei denn, es handelt sich um Maßnahmen zum Ausschluss schwerwiegender geschlechtsgebundener Erkrankungen im Sinne des § 3* [ESchG].*“*

[36] Siehe Dtsch. ÄrzteBl. 2011, S. A 1980 (1992).

[37] *EGMR*, Urt. v. 28.08.2012 – 54270/10, GesR 2012, S. 726 mit Anmerkung *Makoski*.

[38] Gesetz zur Regelung der Präimplantationsdiagnostik (Präimplantationsdiagnostikgesetz – PräimpG) vom 21.11.2011 (BGBl. 2011 I, S. 2228); zum Verlauf des Gesetzgebungsverfahrens *Hübner/Pühler*, MedR 2011, S. 789 (791 f.).

[39] Auf Wertungswidersprüche zu der bisherigen Gesetzeslage, insbesondere § 15 Abs. 2 GenDG, weist hin *Tolmein*, GuP 2011, S. 161 (166); krit. auch *Duttge*, medstra 2015, S. 77.

[40] Zur Auslegung *Hübner/Pühler*, MedR 2011, S. 789 (792 f.) sowie dezidiert *Frister/Lehmann*, JZ 2012, S. 659; krit. auch *Taupitz/Hermes*, MedR 2015a, S. 244.

[41] Sachgerecht wäre es gewesen, das Gremium als „PID-Kommission“ zu bezeichnen, so zutreffend *Hübner/Pühler*, MedR 2011, S. 789 (795).

[42] So auch *VG München*, Urt. v. 10.05.2017 – M 18 K 16.1738, Bayern. Recht.

[43] Nach *Hübner/Pühler*, MedR 2011, S. 789 (794 f.) sind hiermit humangenetische Einrichtungen und nicht IVF-Zentren gemeint.

[44] *Frommel*, GesR 2017, S. 273 (282 ff.).

[45] *Czerner*, MedR 2011, S. 783 (785) bewertet die Tatbestandsmerkmale als konturen- und nahezu voraussetzungslos; in diese Richtung geht auch die Kritik von *Frister/Lehmann*, JZ 2012, S. 659 (660). Zur PIDV siehe *Pestalozza*, MedR 2013, S. 343.

[46] *VG Gelsenkirchen*, Beschl. v. 24.06.2016 – 19 L 1065/16, NRWE.

[47] Siehe *VG München*, Urt. v. 10.05.2017 – M 18 K 16.1738, Bayern. Recht; allgemein auch *Huber/Lindner*, MedR 2016, S. 502.

[48] Krit. dazu auch *Kreß*, ZRP 2016a, S. 232.

[49] *Taupitz/Hermes*, MedR 2015a, S. 244.

[50] *BSG*, Urt. v. 18.11.2014 – B 1 KR 19/13 R, MedR 2017, S. 156.

Die Vorgaben der PID sind auch auf die Trophektodermbiopsie, d. h. die Untersuchung der Trophektodermzellen der Blastozyste, anzuwenden.[51] Ob auch die Untersuchung der Trophoblastzellen den Regelungen der PID unterliegt, ist umstritten.[52]

2.2 Polkörperchendiagnostik

Unstreitig zulässig ist die Polkörperchendiagnostik (PKD), bei der der erste und evtl. auch der zweite Polkörper der Eizelle noch vor vollendeter Befruchtung auf genetische Anormalität untersucht werden.[53] Auch die Kosten für die PKD werden von den Krankenkassen nicht übernommen.[54]

▶ Aus vielfachen Gründen kann diese Maßnahme nur als eingeschränkte Alternative zur PID in Betracht gezogen werden. So erlaubt die PKD lediglich eine Aussage zum mütterlichen Genom. Auch droht durch die Untersuchung eine Zerstörung der Eizelle. Zudem wird das Risiko einer Fehldiagnose als recht hoch eingestuft.[55]

2.3 Post-mortem-Befruchtung

§ 4 Abs. 1 Nr. 3 ESchG[56] bestimmt, dass mit Freiheitsstrafe bis zu drei Jahren oder Geldstrafe derjenige bestraft wird, der „*wissentlich eine Eizelle mit dem Samen eines Mannes nach dessen Tode künstlich befruchtet.*" § 4 Abs. 2 ESchG enthält einen persönlichen Strafausschließungsgrund für die Frau, bei der die künstliche Befruchtung vorgenommen wird.

Durch Kryokonservierung des Samens kann eine „Zeugungsvorsorge" insbesondere in Fällen erfolgen, in denen die Gefahr besteht, dass der Mann seine Zeugungsfähigkeit verliert.[57] Das gesetzgeberische Motiv für das Verbot der Post-mortem-Befruchtung wird primär in der Befürchtung zu sehen sein, dass bei dem Kind psychische Probleme auftreten könnten, wenn es erfährt, dass der genetische Erzeuger im Zeitpunkt der Durchführung der künstlichen Befruchtung bereits gestorben war.[58] Die Befürworter des Verbots begründen dies ferner damit, dass jedes Kind einen Anspruch auf beide Eltern habe; zudem entferne sich die Durchführung der Maßnahme erheblich von den Voraussetzungen einer natürlichen Zeugung und verstoße gegen die Menschenwürde.[59]

Die Bundesärztekammer postuliert in ihrem Kommentar zu Nr. 5.2 der (Muster-)Richtlinie, dass die kryokonservierte 2-PN-Zelle im Fall des Todes eines der Partner zu verwerfen sei.[60] Diese Forderung ist in der Richtlinie § 16b nicht aufgegriffen worden – wie es überhaupt keine Vorgaben zur Verwerfung gibt. In anderen Ländern hingegen ist z. B. auch die Verwendung des Samens eines Verstorbenen zulässig.[61]

In mehrfacher Hinsicht lesenswert ist das Urteil des *Oberlandesgerichts (OLG) Rostock* vom 7. Mai 2010.[62] Das Gericht sieht keinen Verstoß gegen § 4 Abs. 1 Nr. 3 ESchG, wenn kryokonservierte 2-PN-Zellen nach dem Tod des Samenspenders von der Witwe zur Fortsetzung der geplanten künstlichen Befruchtung verwandt werden. Im Rahmen der historischen Auslegung[63] kommt das Gericht zu der Auffassung, dass nur die Verwendung von Samenzellen eines Mannes nach dessen Tode bestraft werden könne. Von der „Verwendung" des Samens könne dann nicht mehr gesprochen werden, wenn die Eizelle bereits zu Lebzeiten des Mannes mit dessen Samenzelle imprägniert worden sei. Der Schutz des Kindeswohls stehe dem Auslegungsergebnis nicht entgegen, da es dem ausdrücklichen Wunsch des Ehepaares entsprochen habe, dass die Frau mit den bereits zu Lebzeiten des Mannes imprägnierten Eizellen schwanger werden solle. Zudem berücksichtige nur diese Auslegung in angemessener Weise das Recht der Frau, ihre Eizellen für sich zu verwenden und damit ihren Wunsch nach Mutterschaft zu erfüllen. Auch bei dieser im Interesse der Frau zu begrüßenden Entscheidung hätte die Herausgabe des Kryoguts nur an eine geweberechtlich zugelassene Einrichtung und nicht an die Frau erfolgen dürfen.[64]

Anders hingegen hat das *OLG München* entschieden zur Frage, ob die Frau die Herausgabe kryokonservierter Samenzellen ihres Mannes nach dessen Tod verlangen könne. Da eben noch keine Befruchtung erfolgt sei, würde sich der Arzt

[51] *VGH Bayern*, Beschl. v. 27.10.2015 – 20 CS 15.1904, medstra 2016, S. 187.

[52] Befürwortend *VG München*, Urt. v. 07.09.2016 – M 18 K 15.2602, medstra 2017, S. 58 (Berufung anhängig beim VGH Bayern unter 21 ZB 16.2184); krit. *Frommel*, GesR 2017, S. 273 (275) für Blastozysten bestätigt durch VGH Bayern, Urt. v. 30.11.2018 – 20 B 18.290.

[53] Vgl. *BÄK* Memorandum zur Präimplantationsdiagnostik (PID) vom 17.02.2011, S. 5; ausführlich *Kaiser*, in: Günther/Taupitz/Kaiser, Einführung A Rn. 205 ff.

[54] *BSG*, Urt. v. 12.09.2015 – B 1 KR 15/14 R, NZS 2015, S. 944.

[55] *BÄK*, Memorandum zur Präimplantationsdiagnostik (PID) vom 17.02.2011, S. 5.

[56] Zweifel an der Verfassungsmäßigkeit des Verbots äußert *Krüger*, S. 8 ff.

[57] *Taupitz*, in: Günther/Taupitz/Kaiser, § 4 Rn. 25. Zur Entstehungsgeschichte der post-mortem-Befruchtung ausführlich *OLG Rostock*, Urt. v. 07.05.2010 – 7 U 67/09, MedR 2010, S. 874 (876).

[58] Kritisch mit recht *Taupitz*, in: Günther/Taupitz/Kaiser, § 4 Rn. 26.

[59] Vgl. ausführlich *Taupitz*, in: Günther/Taupitz/Kaiser, § 4 Rn. 27 ff. m. w. N; anders hingegen Mayr, NZFam 2018, S. 913.

[60] Dtsch. Ärztebl. 2006, S. A 1392 (1401).

[61] *Supreme Court of New South Wales*, Urt. v. 23.05.2011 – Jocelyn Edwards; Re the estate of the late Mark Edwards [2011] NSWSC 478.

[62] 7 U 67/09, MedR 2010, S. 874.

[63] Vgl. auch *Krüger*, S. 3 ff.

[64] *Schafhausen*, jurisPR-MedizinR 9/2010 Anm. 1.

einer Beihilfe zum Verstoß gegen das Verbot der postmortalen Befruchtung (§ 4 Abs. 1 Nr. 3 ESchG)[65] strafbar machen; dies gälte auch dann, wenn die Befruchtung im Ausland erfolgen solle, wo sie zulässig sei. Zu beachten sei auch das postmortale Persönlichkeitsrecht des Mannes, dem nur durch eine unmissverständliche eindeutige und eigene Erklärung des Verstorbenen (z. B. im Testament oder im Kryokonservierungsvertrag) Rechnung getragen werden könne.[66]

Nach dem Tod der Ehefrau kann der Ehemann nicht die Herausgabe kryokonservierter 2-PN-Zellen oder in der Folge entstandener Embryonen verlangen, da die Verwendung gegen § 4 Abs. 1 Nr. 2 ESchG verstoße und die Embryonen nicht eigentumsfähig seien.[67]

Ohnehin nicht von den Verbotsnormen des Embryonenschutzgesetzes umfasst ist der Embryotransfer nach dem Tod des Samengebers.[68]

2.4 Eizellspende

Nach § 1 Abs. 1 Nr. 1 ESchG wird mit Freiheitsstrafe bis zu 3 Jahren oder mit Geldstrafe bestraft, wer auf eine Frau eine fremde unbefruchtete Eizelle überträgt; § 1 Abs. 1 Nr. 2 ESchG verbietet die Befruchtung einer Eizelle mit der Absicht, nicht die Schwangerschaft der Eizellspenderin herbeizuführen. Nicht unter das Verbot fällt die Embryospende, sofern die künstliche Befruchtung nicht mit der Absicht einer Embryospende durchgeführt wurde.[69] Die Vorschrift zielt darauf ab, ein Auseinanderfallen von genetischer und biologischer (austragender) Mutter zu verhindern.[70] Zur Begründung des Verbots wird auch in diesem Zusammenhang auf das (vermeintliche) Kindeswohl abgestellt.[71] Es wird befürchtet, dass junge Menschen psychische Probleme mit dem Befund haben könnten, durch das Mitwirken von zwei Müttern geboren worden zu sein.[72] Mit Recht werden die vorgebrachten Gefährdungsvermutungen, die ausschließlich darauf beruhen, dass eine Beeinträchtigung des Kindes nicht auszuschließen sei, als dürftig bezeichnet.[73] Besondere Kritik ist anzubringen, weil das Verbot mit Mitteln des Strafrechts durchgesetzt werden soll, ohne das verfassungsmäßig geschützte Recht der Wunscheltern auf Entfaltung ihrer Persönlichkeit sowie der Ausübung ihres Rechts auf Familiengründung angemessen zu berücksichtigen.[74] Insofern ist auch zu berücksichtigen, dass die Eizellspende als erfolgreiches und sicheres reproduktionsmedizinisches Verfahren qualifiziert wird.[75]

Unter Gleichheitsgesichtspunkten (Art. 3 GG) sind substanziierte Bedenken gegen das Verbot vorgetragen worden.[76] Mit Kammerurteil vom 1. April 2010 – Nr. 57813/00 (S.H. u. a./Österreich)[77] hat der *EGMR* entschieden, dass das Verbot der heterologen In-vitro-Fertilisation und das Verbot der Eizellspende dann gegen das Diskriminierungsverbot (Art. 14 EMRK) verstoßen, wenn ein Mitgliedsstaat – in den entschiedenen Fällen Österreich – medizinisch assistierte Maßnahmen der Fortpflanzung ansonsten grundsätzlich anerkennt. Die Große Kammer des EGMR hat mit Urteil vom 3. November 2011[78] die Entscheidung vom 1. April 2010 aufgehoben und festgestellt, dass der österreichische Gesetzgeber den ihm zustehenden Beurteilungsspielraum bei dem Verbot der Eizellspende nicht verletzt habe. Der rechtliche Rahmen – Verbot der Eizellspende – habe den damaligen Stand der medizinischen Forschung und des gesellschaftlichen Konsenses widergespiegelt. Allerdings hob die Große Kammer hervor, dass die besonders dynamische wissenschaftliche und rechtliche Entwicklung auf dem Gebiet der Fortpflanzungsmedizin von den Staaten zu beachten sei.[79] Diese Rechtsprechung hat der EGMR 2017 bestätigt.[80]

Nach Auffassung des BGH[81] ist es nicht wettbewerbswidrig, in Deutschland öffentlich für eine in der Tschechischen Republik vorgenommene Kinderwunschbehandlung mit Eizellspende zu werben, selbst wenn dabei gleichzeitig darauf hingewiesen wird, dass auch in Deutschland niedergelassene Ärzte die für die Eizellspende erforderliche Stimulation der Eizellspenderin oder die Vorbereitung der Eizellempfängerin vornehmen. Dabei hat sich der BGH vor allem darauf gestützt, dass die entsprechenden Regelungen des ESchG

[65] Teilweise wird dieses Verbot für verfassungswidrig gehalten, vgl. *Gülzow*, GesR 2017, S. 552.

[66] *OLG München*, Urt. v. 22.02.2017 – 3 U 4080/16, FamRZ 2016, S. 904 (Revision anhängig unter V ZR 70/17).

[67] *OLG Karlsruhe*, Urt. v. 13.05.2016 – 14 U 165/15, GesR 2017, S. 65.

[68] *Taupitz*, in: Günther/Taupitz/Kaiser, § 4 Rn. 33.

[69] Krit. zu dieser Differenzierung *Taupitz/Hermes*, NJW 2015b, S. 1802.

[70] *Taupitz*, in: Günther/Taupitz/Kaiser, § 1 Rn. 1.

[71] *Taupitz*, in: Günther/Taupitz/Kaiser, § 1 Rn. 5 m. w. N.

[72] Ausführlich auch zu weiteren Argumenten *Taupitz*, in: Günther/Taupitz/Kaiser, § 1 Rn. 6.

[73] *Taupitz*, in: Günther/Taupitz/Kaiser, § 1 Rn. 7.

[74] *Taupitz*, in: Günther/Taupitz/Kaiser, § 1 Rn. 7.

[75] *Kentenich/Pietzner* in Frister/Olzen, S. 59.

[76] *Günther*, in: Günther/Taupitz/Kaiser, Einführung B Rn. 85; *Taupitz*, in: Günther/Taupitz/Kaiser, § 1 Rn. 12; *Müller-Terpitz*, in: Spickhoff, § 1 ESchG Rn. 7; weitere Nachweise bei *Wollenschläger*, MedR 2011, S. 21 (27 Fn. 59 ff.).

[77] Hierzu ausführlich *Wollenschläger*, MedR 2011, S. 21.

[78] 5781/00, GesR 2012, S. 78.

[79] Eine umfassende Darstellung der Entscheidung findet sich bei *Makoski*, GuP 2012, S. 29; differenziert *Weilert*, MedR 2012, S. 355 f., die kritisiert, dass die Große Kammer die heterologe Insemination ohne weitere Begründung in den Schutzbereich des Art. 8 EMRK einbezogen habe.

[80] Urt. v. 24.01.2017 – 25358/12, FamRZ 2017, S. 561; dazu *Makoski*, GuP 2017, S. 65; *Sanders*, NJW 2017, S. 925.

[81] Urt. v. 08.10.2015 – I ZR 225/13, MedR 2016, S. 530 mit Anmerkung *Braun*.

nicht den Wettbewerb zwischen Ärzten schützen sollen. Ob diese Tätigkeit strafrechtlich zulässig ist, hat der BGH offengelassen.[82] In einer anderen Entscheidung hat der BGH das Verbot der Eizellspende in Deutschland bekräftigt.[83]

Das *Amtsgericht (AG) München* hat einen Berater für die Vermittlung von Patientinnen zur Eizellspende zu einer Geldstrafe verurteilt.[84] Auf der anderen Seite hat das *AG Augsburg* eine Sozialarbeiterin freigesprochen, die Patientinnen in Deutschland in Vorbereitung der Eizellspende betreut hatte; dies wurde zum einen mit der Nichtanwendung von § 9 Abs. 2 S. 2 StGB im Zusammenhang mit dem ESchG begründet und darüber hinaus mit Unklarheiten, insbesondere zur „Haupttat", nämlich der Eizellspende.[85] Es kommt für eine Strafbarkeit nach § 9 Abs. 2 S. 2 StGB damit darauf an, ob der Täter in Deutschland den Entschluss zur Eizell- oder Embryonenspende hervorruft oder seine Behandlung auf diese Spende zielt, oder ob er zwar informiert, die Entscheidung der Patientin aber noch nicht feststeht.[86]

Da Eizellen als Gewebe gelten, ergibt sich ein weiteres Strafbarkeitsrisiko aus § 5 Nr. 15 StGB, der die Beteiligung am Organ- und Gewebehandel im Ausland als Inlandstat wertet. Während für die Entnahme von Samenzellen in § 8b Abs. 2 TPG eine Ausnahmeregelung besteht, ist der Handel mit Eizellen nach § 18 TPG strafbar.[87]

2.5 Anzahl zu befruchtender Eizellen

Gesetzliche Vorgaben

Der Gesetzgeber hat die Anzahl der innerhalb eines Zyklus auf eine Frau zu übertragenden Embryonen strafbewährt auf 3 beschränkt (§ 1 Abs. 1 Nr. 3 ESchG). Die Regelung dient dem Schutz der Mutter sowie der Embryonen/Feten, da höhergradige Mehrlingsschwangerschaften zu gesundheitlichen Risiken der Mutter und zu einem unerwünschten Fetozid führen können.[88] Darüber hinaus wird gemäß § 1 Abs. 1 Nr. 5 ESchG derjenige bestraft, der „*es unternimmt, mehr Eizellen einer Frau zu befruchten, als ihr innerhalb eines Zyklus übertragen werden sollen*". Gesetzgeberisches Motiv für die Regelung war, die Entstehung überzähliger Embryonen zu verhindern,[89] zum einen aus Befürchtung von Missbrauch und zum anderen, um die Anzahl der für eine gespaltene Mutterschaft in Betracht kommenden Embryonen möglichst klein zu halten.[90]

▶ Der Gesetzgeber hat es unterlassen, eine konkrete Höchstzahl von Eizellen zu bestimmen, die imprägniert werden dürfen und deren Entwicklung über das Vorkernstadium hinaus erfolgen kann.[91] Die Frage, wie viele Embryonen maximal erzeugt werden dürfen, gehört zu den umstrittensten Fragen des Medizinstrafrechts.

Medizinischer Hintergrund

In der reproduktionsmedizinischen Praxis ist der Befund festzustellen, dass im Mittel lediglich 40 % der Befruchtungsversuche zu einem entwicklungsfähigen Embryo[92] und weniger als 10 % der durch IVF entstandenen Embryonen zu einer Geburt führen.[93] Um die Implantationsrate zu verbessern und die Schwangerschaftswahrscheinlichkeit zu erhöhen, werden mehrere Embryonen transferiert mit der für Mutter und Embryo negativen Konsequenz einer gefährlichen Mehrlingsschwangerschaft.[94] Aus medizinischer Sicht wäre es indes optimal, wenn aus dem Transfer nur eines Embryos ein Kind entstünde.[95]

Unzulässig: sog. „elective single embryo transfer"

Ein Blick ins Ausland zeigt, dass überdurchschnittlich hohe Schwangerschaftsraten bei Senkung der Mehrlingsbildung im Rahmen des sog. „elective single embryo transfer" (eSET) erzielt werden können.[96] Hierbei werden die Eizellen in ihren jeweiligen Entwicklungsstadien (nicht imprägniert, 2-PN-Stadium,[97] Embryo) im Rahmen eines Scoring lichtmikroskopisch auf ihre Entwicklungseignung untersucht.[98]

[82] Allgemein *Valerius*, medstra 2017, S. 20.

[83] *BGH*, Urt. v. 14.06.2017 – IV ZR 141/16, NJW 2017, S. 2348 (Rn. 30 ff.).

[84] Siehe Süddeutsche Zeitung v. 04.11.2015: „Mann wegen Werbung für illegale Befruchtung verurteilt"; die Verurteilung erfolgte im Wege des Strafbefehls, daher gibt es keine Begründung.

[85] *AG Augsburg*, Urt. v. 19.08.2017 – 10 Cs 202 Js 134650/12(3).

[86] *Wissenschaftliche Dienste des Deutschen Bundestages*, WD7-3000-073/15, S. 7; *Ratzel*, Festschrift Dahm, S. 373 (380); krit. *Magnus*, NStZ 2015, S. 57.

[87] Siehe *Ratzel*, Festschrift Dahm, S. 373 (381 f.).

[88] Vgl. *BÄK*, Nr. 5.1 (Muster-)Richtlinie, Dtsch. Ärztebl. 2006, S. A 1392 (1397) sowie die ausführliche Kommentierung zu Nr. 3.1.2, S. A 1400.

[89] BT-Drs. 11/5460, S. 9.

[90] *Günther*, in: Günther/Taupitz/Kaiser, § 1 Abs. 1 Nr. 5 Rn. 2.

[91] *Günther*, in: Günther/Taupitz/Kaiser, § 1 Abs. 1 Nr. 5 Rn. 8 unter Hinweis auf die Entstehungsgeschichte; *Frommel*, J Reproduktionsmed Endokrinol 2007, S. 27 (29 f.).

[92] Nachweise bei *Frommel*, J Reproduktionsmed Endokrinol 2007, S. 27 (29 f.).

[93] *Dietrich/Felberbaum/Griesinger/Hepp/Kreß/Riedel*, S. 25.

[94] *Dietrich/Felberbaum/Griesinger/Hepp/Kreß/Riedel*, S. 28, 102.

[95] *Kentenich/Pietzner*, in: Frister/Olzen, S. 59 (65).

[96] *Dietrich/Felberbaum/Griesinger/Hepp/Kreß/Riedel*, S. 35 f., 102; ausführlich zum eSET *Taupitz*, in Günther/Taupitz/Kaiser, § 1 Abs. 1 Nr. 3 Rn. 5 ff.; *ders.*, Der Gynäkologe 2009, S. 502; ferner *Günther*, in Günther/Taupitz/Kaiser, § 1 Abs. 1 Nr. 5 Rn. 12.

[97] Das Verwerfen von Samenzellen, Eizellen sowie von imprägnierten Eizellen ist auch in Deutschland erlaubt, vgl. *Günther*, in: Günther/Taupitz/Kaiser, § 2 Rn. 10; *Neidert*, MedR 2007, S. 281 (282).

[98] *Dietrich/Felberbaum/Griesinger/Hepp/Kreß/Riedel*, S. 28 f.

- Ziel ist es, aus 6–8 befruchteten Eizellen denjenigen Embryo zu ermitteln und nur diesen zu übertragen, der das beste Entwicklungspotenzial hat. Weniger entwicklungsfähige Embryonen werden für zukünftige Versuche kryokonserviert, nicht entwicklungsfähige Embryonen werden verworfen.[99]

Strittig: der sog. „Deutsche Mittelweg"

Die neuere – auch unter der Überschrift „Deutscher Mittelweg"[100] – geführte Diskussion weist auf die seit 1991, dem Zeitpunkt des Inkrafttretens des ESchG, optimierten embryonal-biologischen Beurteilungsmöglichkeiten hin, die es erlauben, anhand der morphologischen Struktur der Zellen eine Einschätzung der Entwicklungsfähigkeit der einzelnen Embryonen vorzunehmen. Nicht entwicklungsfähige Embryonen werden dabei nicht als Embryonen im Sinne des § 8 Abs. 1 ESchG[101] eingestuft und bleiben bei der Bestimmung der zulässigen Anzahl von Befruchtungsversuchen unberücksichtigt,[102] zumal deren Transfer aus medizinischen Gründen zu unterbleiben hat.

Auf der Grundlage des jeweiligen Forschungstandes hat der behandelnde Reproduktionsmediziner unter Berücksichtigung der individuellen Konstitution des Paares eine Prognoseentscheidung zu treffen, wie viele Embryonen nach seiner Erfahrung erzeugt werden müssen, um mit ein oder zwei als geeignet zu qualifizierenden und zu transferierenden Embryonen eine erfolgreiche Schwangerschaft herbeizuführen.[103] Dabei wird es im weiteren Behandlungsverlauf der Entscheidung der Frau überlassen, *„wie viele von maximal drei und welche Embryonen sie sich transferieren lassen will"*.[104] Die Entscheidung kann auch so ausfallen, dass die Frau sich keinen der erzeugten Embryonen übertragen lässt.

Wertung

Teilweise wird aus der zahlenmäßigen Begrenzung des § 1 Abs. 1 Nr. 3 ESchG das Verbot abgeleitet, überhaupt mehr als 3 Eizellen zu befruchten.[105] Eine andere Meinung geht unter Hinweis auf die bereits im Gesetzgebungsverfahren erörterte embryonale Verlustrate von etwa 20 % davon aus, dass – rechtssicher – regelmäßig 4 Eizellen über das Vorkernstadium hinaus kultiviert werden dürfen, wenn 3 Embryonen übertragen werden sollen.[106]

Der dem „Deutschen Mittelweg" zugrunde liegende Ansatz erscheint medizinisch geradezu geboten und realisiert einen wesentlichen Schutzweck des ESchG, indem er zweifellos geeignet ist, höhergradige Mehrlingsschwangerschaften mit einer Gefährdung von Mutter und Embryo zu verhindern. Auch berücksichtigt er in angemessener Weise sowohl die medizinische Weiterentwicklung[107] als auch die autonome Entscheidungsfreiheit der Frau. Die Übertragung von Embryonen gegen deren Willen kommt aus rechtlichen und tatsächlichen Gründen nicht in Betracht. Zudem darf unterstellt werden, dass kein Reproduktionsmediziner in Deutschland an einer solchen Maßnahme mitwirken würde.

Der weitere Gesetzeszweck, die Existenz überzähliger Embryonen zu verhindern (immerhin lautet der Titel Embryonen*schutz*gesetz!), tritt im Rahmen der Abwägung notgedrungen in den Hintergrund.[108]

- Bei jedem Auswahlverfahren können und werden regelmäßig mehr Embryonen entstehen als transferiert werden. Dies nimmt der Reproduktionsmediziner billigend in Kauf, auch wenn das Ergebnis für ihn unerwünscht ist.[109]

Die Auswahl eindeutig nicht entwicklungsfähiger Embryonen kann unproblematisch durchgeführt werden und erfüllt keinen Straftatbestand. Über das Schicksal der überzähligen – ggf. mehr oder weniger[110] – potenten Embryonen ist eine

[99] Die Methode des eSET wird allgemein als nicht mit dem ESchG in Einklang zu bringen angesehen, vgl. *BÄK*, Dtsch. Ärztebl. 2006, S. A 1392 (1397), sowie die ausführliche Kommentierung zu Nr. 3.1.2, S. A 1400; *Günther*, in: Günther/Taupitz/Kaiser, § 1 Abs. 1 Nr. 5 Rn. 12, der betont, dass diese Methode nicht durch eine Auslegung des ESchG, sondern ausschließlich durch eine Gesetzesänderung anerkannt werden kann.

[100] Der Argumentationsansatz geht zurück auf Geisthövel und Frommel, Nachweise bei *Taupitz*, Der Gynäkologe 2009, S. 502 (504).

[101] § 8 Abs. 1 S. 1 ESchG: *„Als Embryo im Sinne dieses Gesetzes gilt bereits die befruchtete, entwicklungsfähige menschliche Eizelle vom Zeitpunkt der Kernverschmelzung an, …".*

[102] *Günther*, in: Günther/Taupitz/Kaiser, § 1 Abs. 1 Nr. 5 Rn. 9; speziell zum Merkmal der „Entwicklungsfähigkeit" als Begrenzung des Embryobegriffs *Neidert*, MedR 2007, S. 279 (282).

[103] *Frommel*, J Reproduktionsmed Endokrinol 2007, S. 27 (31); siehe auch Schriftwechsel des DVR mit dem BMGS, J Reproduktionsmed Endokrinol 2005, 203; in diese Richtung geht auch die Empfehlung der *BÄK*, Memorandum zur Präimplantationsdiagnostik (PID) vom 17.02.2011, S. 11, abrufbar unter: http://www.bundesaerztekammer.de/: *„Auch im Hinblick auf die PID sollte § 1 Abs. 1 Nr. 5 ESchG dahingehend abgeändert werden, dass dem Arzt aufgegeben wird, die Zahl der zu befruchtenden Eizellen abwägend so festzulegen, dass das Risiko des Entstehens überzähliger Embryonen geringer ist als das Risiko, keine ausreichende Anzahl transfergeeigneter Embryonen zur Verfügung zu haben. Die Festlegung einer bestimmten Höchstzahl empfiehlt sich nicht."*

[104] *Taupitz*, Der Gynäkologe 2009, S. 502 (503).

[105] *BÄK*, Dtsch. Ärztebl. 2006, S. A 1392 (1400 f.); *Renzikowski*, Gynäkologische Endokrinologie 2004, S. 172; *Müller-Terpitz*, in: Spickhoff, § 2 ESchG Rn. 2.

[106] *Günther*, in: Günther/Taupitz/Kaiser, § 1 Abs. 1 Nr. 5 Rn. 9; kritisch hierzu *Müller-Terpitz*, S. 515.

[107] Hierzu *Frister*, GuP 2012, S. 10 (12 f.).

[108] Vgl. nur *Renzikowski*, Gynäkologische Endokrinologie 2004, S. 172 (176), der den Schutz des Embryos über das Interesse der Mutter stellt und jede Form der Selektion von Embryonen strikt ablehnt.

[109] *Frister*, GuP 2012, S. 10.

[110] Teilweise wird vertreten, dass selbst suboptimal ausgebildete, gleichwohl entwicklungsfähige Embryonen nicht ausgesondert werden dürfen, *Neidert*, MedR 2007, S. 281 (285).

Entscheidung herbeizuführen. Verfechter des „Deutschen Mittelweges“ scheinen von deren Kryokonservierung auszugehen.[111] Ein Teil dieser kryokonservierten Embryonen könnte zu einem späteren Zeitpunkt auf die Mutter transferiert werden. Die Embryoadoption ist in der Praxis – zumindest derzeit – kaum zu empfehlen.

Von Kritikern wird hinterfragt, ob die als weniger entwicklungsgeeignet eingestuften und deshalb nicht transferierten Embryonen aufgrund der ihnen zugewiesenen „Minderklassigkeit“ zukünftig überhaupt für einen Transfer oder eine Embryoadoption ausgewählt würden, da die Wunscheltern Zweifel an deren optimaler Entwicklungsfähigkeit haben könnten.[112] Mit ihrer Kryokonservierung wird das Schicksal der Embryonen in vielen Fällen besiegelt sein. Dass kryokonservierte Embryonen in einem Folgezyklus Vorrang für eine Übertragung haben,[113] dürfte in der Praxis kaum rechtssicher umsetzbar sein. Vielfach wird die Kryokonservierung eine Alibifunktion einnehmen, um die als unzulässig oder zumindest problematisch angesehene Verwerfung zu vermeiden.

▶ Kryokonservierung ist keine Dauerlösung, sondern verschiebt lediglich den Zeitpunkt der definitiven Entscheidung über das Schicksal der Embryonen. In der PID-Entscheidung vom 6. Juli 2010[114] hat der BGH verdeutlicht, dass eine dauerhafte Kryokonservierung rechtlich ohnehin nicht geboten ist.

Entgegen mannigfachen Behauptungen und trotz wiederholter Hinweise auf die Entscheidung eines bayerischen Amtsgerichts[115] ist der „Deutsche Mittelweg“ keinesfalls rechtssicher.[116] Sollte ein Strafgericht mit der Beurteilung befasst werden, wird es auf die Aspekte des Einzelfalls ankommen. Sollte sich herausstellen, dass der Reproduktionsmediziner routinemäßig einen eSET unter dem Deckmantel des „Deutschen Mittelweges“ angestrebt hat, wird es für die Verteidigung schwer werden. Auch der *Bundesfinanzhof* (BFH) hat sich mit dem „Deutschen Mittelweg“ befasst und ihn für zulässig erachtet;[117] dabei hat er insbesondere auf die Gesetzgebungsgeschichte abgestellt, wonach ausdrücklich nur die Zahl der zu übertragenden Embryonen beschränkt wurde, nicht die der zu befruchtenden Eizellen.[118] Die *Staatsanwaltschaft (StA) München* hält den „Deutschen Mittelweg“ für zulässig, wenn „aufgrund einer sorgfältigen und individuellen Prognose eine konkret einzelfallbezogene Zahl von Eizellen befruchtet wird, mit dem Ziel nur einen bzw. zwei entwicklungsfähige Embryonen entstehen zu lassen, die dann übertragen werden sollen“.[119] In gleicher Weise hat sich das *OLG Hamburg* geäußert.[120]

Präimplantationsdiagnostik (PID)

Der Gesetzgeber hat keine Regelung getroffen, dass bei einer PID die Anzahl der zu befruchtenden Eizellen erhöht ist. Um bei Durchführung einer PID 2 für den Transfer geeignete Embryonen zu erhalten, müssen 7 Embryonen erzeugt werden.[121] Hieraus ist abzuleiten, dass die sog. Dreier-Regel für Fälle der PID denknotwendig nicht gilt.

Fazit

Günther[122] ist zuzustimmen: Die rechtliche Situation ist für die deutschen Reproduktionsmediziner untragbar. Die Bundesärztekammer[123] und viele Mediziner und Juristen sind sich über die Dringlichkeit einer gesetzgeberischen Nachbesserung einig, um den für Reproduktionsmediziner nach wie vor bestehenden unzumutbaren Zustand strafrechtlicher Gefährdung zu beseitigen.[124]

2.6 Embryoadoption

Ein bedeutsamer Zweck des ESchG ist die Verhinderung der Entstehung überzähliger Embryonen.[125] Während 2-PN-Zellen in unbeschränkter Anzahl erzeugt und kryokonserviert werden dürfen,[126] verbietet § 1 Abs. 1 Nr. 5 ESchG die Vorratsbefruchtung von Embryonen.

▶ Es ist unzulässig, mehr Eizellen einer Frau zu befruchten, als ihr innerhalb eines Zyklus übertragen werden sollen.

[111] *Frommel*, J Reproduktionsmed Endokrinol 2007, S. 27 (32). In der Praxis dürfte es allerdings nicht immer möglich sein, mit dem Paar einen Vertrag über die Lagerung der überzähligen Embryonen zu schließen.

[112] Vgl. *Müller-Terpitz*, S. 516.

[113] *Frommel*, J Reproduktionsmed Endokrinol 2007, S. 27 (33).

[114] 5 StR 386/09, NJW 2010, S. 2672 (2676 Rn. 38).

[115] *AG Wolfratshausen*, Urt. v. 30.04.2008 – 6 C 677/06.

[116] Zutreffend *Frister*, GuP 2012, S. 10 (13); *Tolmein*, GuP 2011, S. 161 (164).

[117] Urt. v. 17.05.2017 – VI R 34/15, NJW 2017, 3022 (Rn. 21).

[118] Siehe BT-Drs. 11/8057, S. 14.

[119] *StA München I*, Verfügung v. 24.07.2014 – 124 Js 202366/13, medstra 2015, S. 64.

[120] *OLG Hamburg*, Urt. v. 13.10.2017 – 9 U 71/15.

[121] *BÄK*, Memorandum zur Präimplantationsdiagnostik (PID) vom 17.02.2011, S. 5, unter Hinweis auf den internationalen Standard; hierzu auch *Hübner/Pühler*, MedR 2011, S. 789 (793).

[122] *Günther*, in: Günther/Taupitz/Kaiser, § 1 Abs. 1 Nr. 5 Rn. 11.

[123] *BÄK*, Dtsch. Ärztebl. 2006, S. A 1392 (1400 f.).

[124] Dezidiert *Günther*, in: Günther/Taupitz/Kaiser, § 1 Abs. 1 Nr. 5 Rn. 11; ebenso *Dietrich/Felberbaum/Griesinger/Hepp/Kreß/Riedel*, S. 82 f.

[125] *Günther*, in: Günther/Taupitz/Kaiser, vor § 1 Rn. 4; *OLG Rostock*, Urt. v. 07.05.2010 – 7 U 67/09, MedR 2010, S. 874 (876).

[126] *Schlüter*, S. 199 m. w. N.; mit Urt. v. 25.02.2011 – 20 U 76/09 hat das *OLG Köln* das beklagte Versicherungsunternehmen verurteilt, die Kosten für die Mikroinsemination (ICSI) von 21 Eizellen zu tragen.

Gleichwohl können in der reproduktionsmedizinischen Praxis überzählige Embryonen entstehen, wenn z. B. der vorgesehene Transfer dauerhaft unmöglich wird[127] und der Embryo oder die Embryonen kryokonserviert wird/werden. Nr. 5.1 der (Muster-)Richtlinie erklärte die Kryokonservierung für diese Ausnahmefälle ausdrücklich für zulässig.[128] Ungeklärt ist die Anwendung des TPG auf den Vorgang der Embryospende.[129]

Eine Alternative zur Verwerfung oder „ewigen Lagerung" überzähliger Embryonen wird in der Durchführung einer Embryoadoption gesehen.[130] Obwohl das ESchG die gespaltene Mutterschaft untersagt (§ 1 Abs. 1 Nr. 2, Nr. 6, Nr. 7 ESchG), gilt die Embryoadoption aus Gründen des übergeordneten Lebensschutzes als zulässig.[131] In Deutschland sind indes bisher keine praktischen Erfahrungen mit der Embryoadoption bekannt geworden. Die fehlende Akzeptanz mag daran liegen, dass die Voraussetzungen der Embryoadoption – trotz des Bestehens eines praktischen Bedürfnisses für diese besondere Form der Reproduktion[132] – bisher gesetzlich nicht geregelt sind und diese sich mithin in einem rechtsfreien Raum ereignen würde.[133]

Unabdingbare Zulässigkeitsvoraussetzung für die Durchführung der Embryoadoption ist die umfassende medizinische, psychosoziale und juristische Aufklärung sowohl der genetischen Eltern als auch der Wunscheltern.[134] Ein praktisches Problem entsteht dadurch, dass der Arzt an seine Schweigepflicht gebunden ist und nicht ohne Weiteres als Vermittler auftreten darf. Zudem stellt sich das Problem, nach welchen Kriterien welcher Embryo welchen Wunscheltern zugeordnet wird und ob die genetischen Eltern in den Entscheidungsprozess einzubinden sind.[135] Gerade die durch eine erhöhte Nachfrage entstehenden Gewissenskonflikte der für die Auswahlentscheidung verantwortlichen Ärzte sind für diese unzumutbar und belegen die Notwendigkeit einer gesetzlichen Regelung und der Einrichtung einer zentralen Stelle.[136]

Das Verbot, Embryonen für Forschungszwecke zu spenden, ist mit Art. 8 Abs. 2 EMRK vereinbar. Hierdurch wird zwar das Recht der Person, die sich einer reproduktionsmedizinischen Behandlung unterzogen hat, aus der die Embryonen entstanden sind, beeinträchtigt, über das Schicksal der Embryonen zu bestimmen. Allerdings dürfen die Staaten die Verwendung zum Schutz der Moral beschränken.[137]

2.7 Mitochondrienspende

Im Jahr 2016 wurden die ersten Kinder geboren, bei denen die Kerne der Eizellen vor der Befruchtung ausgetauscht wurden. Genetisch haben diese Kinder drei Eltern: den Samenspender, die Spenderin der Eizelle und die Spenderin der Mitochondrien. Dieses Verfahren ist in Deutschland nach § 5 ESchG verboten.[138]

2.8 Gebärmuttertransplantation

Eine andere Variante, die natürlichen Grenzen der Fortpflanzung zu überwinden, stellt die Transplantation der Gebärmutter dar, so dass nach reproduktionsmedizinischer Behandlung auch Frauen Kinder gebären können, bei denen z. B. die Gebärmutter entfernt werden musste. Dieses Vorgehen ist in Deutschland zulässig; allerdings sollten die bestehenden Regelungen angepasst werden, um auch diesen Sonderfall zu regeln.[139]

3 Verwendung von Fremdsamen

Speziell die Verwendung von Fremdsamen (sog. heterologes oder donogenes System), also nicht von dem Ehemann bzw. dem Lebenspartner der Frau (sog. homologes bzw. quasihomologes System)[140] stammendem Samen führt zu zusätzlichen, teilweise aus unterschiedlichen weltanschaulich geprägten Perspektiven kontrovers diskutierten Fragen.

[127] Zu den Gründen *Schlüter*, S. 199.

[128] Dtsch. Ärztebl. 2006, S. A 1392 (1397).

[129] Bejahend *Frister/Börgers*, in: Frister/Olzen, S. 93 (117); ablehnend *Müller-Terpitz*, in: Spickhoff, § 1 ESchG Rn. 8.

[130] Ausführlich Dorneck, medstra 2018, S. 259; *Hübner*, S. 31 ff.; *Frister/Börgers*, in: Frister/Olzen, S. 93 (117 ff.); *Möller/Thaele*, Frauenarzt 2001, S. 1393; *Ratzel*, Festschrift Dahm, S. 373 (380); *Schumann*, MedR 2014, S. 736; *Zimmermann*, S. 152 f.

[131] *Günther*, in Günther/Taupitz/Kaiser, Einführung B Rn. 79.

[132] *Müller-Terpitz*, S. 509.

[133] *Frister/Börgers*, in: Frister/Olzen, S. 93 (118).

[134] *Hübner*, S. 248 ff.; *Wehrstedt*, in: Frister/Olzen, S. 75.

[135] *Hübner*, S. 253 m. w. N.

[136] *Müller-Terpitz*, S. 509, sieht eine staatliche Verpflichtung, den rechtlichen Rahmen zu schaffen, um die Embryonen aus ihrer *„arretierten Existenz im Eis"* zu befreien; zu maßgeblichen Regelungspunkten *Hübner*, S. 253 m. w. N.

[137] *EGMR*, Urt. v. 27.08.2015 – 46470/11, NJW 2016, S. 3705.

[138] *Deuring*, MedR 2017, S. 215; zu möglichem Reformbedarf siehe *Klopstock*, ZRP 2017, S. 165.

[139] *Kreß*, MedR 2016b, S. 242.

[140] Eine homologe Spende liegt vor bei der Spende von Samenzellen zwischen einem Mann und einer Frau, die angeben, eine Intimbeziehung zu führen (vgl. Art. 2 lit. b RL 2006/86/EG).

3.1 Statusrechtliche Vorgaben

Das Grundproblem beruht darauf, dass die Rollen der genetischen und sozialen Vaterschaft auseinanderfallen: Der Samenspender ist „lediglich“ genetischer Vater des Kindes, während die Rolle der sozialen und rechtlichen Vaterschaft des sog. Wunschvaters nach § 1592 Nr. 1, 2 BGB zumeist dem Ehemann oder Partner der Kindesmutter zugewiesen ist.[141]

Der Samenspender steht in keinem rechtlichen Verhältnis zu dem Kind. Ficht das Kind allerdings die rechtliche Vaterschaft des Wunschvaters an[142] und wird die Vaterschaft des Samenspenders nach § 1592 Nr. 3 i. V. m. § 1600d BGB gerichtlich verbindlich festgestellt,[143] entsteht ein familienrechtliches Statusverhältnis zwischen Kind und Samenspender. Aus diesem kann das Kind nach § 1601 BGB sowie § 1924 Abs. 1 BGB unterhalts- bzw. erbrechtliche Ansprüche geltend machen. Der Samenspender, der für die Abgabe seines Samens bei einer Samenbank lediglich eine Aufwandsentschädigung erhalten hat, sieht sich dann u. U. unerwartet mit Ansprüchen konfrontiert, die die für die Spende erhaltene Entschädigung um ein Vielfaches übersteigen. Der de lege ferenda vorgeschlagene[144] Ausschluss des gesetzlichen Anfechtungsrechts des Kindes dürfte verfassungswidrig sein.[145] Die Feststellung der Vaterschaft bei gleichzeitigem Ausschluss von Rechten und Pflichten dürfte gleichfalls mit Grundgesetz und EMRK nicht vereinbar sein. Allerdings hat der Gesetzgeber festgelegt, dass der Samenspender bei einer ärztlich unterstützten künstlichen Befruchtung nicht als Vater festgestellt werden kann (§ 1600 Abs. 4 BGB).[146] Damit entfällt auch die Grundlage für die Anfechtung der rechtlichen Vaterschaft durch den Samenspender;[147] das Kind darf hingegen die Vaterschaft weiter anfechten.[148]

Zur Vermeidung einer Inanspruchnahme des Samenspenders durch das Kind werden daher häufig Freistellungsvereinbarungen getroffen.[149] Gegen lediglich im Innenverhältnis zwischen dem Samenspender und den Wunscheltern oder behandelnden Ärzten geltende Freistellungsvereinbarungen ist nichts einzuwenden. Eine Geltung im Außenverhältnis, sprich dem Kind gegenüber, ist jedoch zur Wahrung des Kindeswohls abzulehnen. Erst recht gilt dies für Freistellungsvereinbarungen der Kindesmutter, die nicht im Namen des Kindes auf Unterhaltsansprüche verzichten darf (vgl. § 1614 Abs. 1 BGB). Der sicherste Weg zur Vermeidung der Gefahr einer Inanspruchnahme wäre daher die Zusicherung der Anonymität des Samenspenders durch die behandelnden Ärzte, was jedoch nach den geltenden gesetzlichen Vorschriften ausgeschlossen ist.

Erklärt der Mann das Einverständnis in die heterologe künstliche Befruchtung der Frau mit dem Ziel, die Vaterstellung für das zu zeugende Kind einzunehmen, stellt dies zugleich einen Vertrag zugunsten des Kindes dar, mit dem sich der Mann verpflichtet, für den Unterhalt des Kindes wie ein rechtlicher Vater einzustehen.[150]

3.2 Allgemeines zum Samenspendevertrag

Die Verwendung von Fremdsamen ist grundsätzlich nicht sittenwidrig und ein darauf gerichteter Vertrag nicht gem. § 138 Abs. 1 BGB nichtig.[151] Letzteres wird jedenfalls dann kaum mehr bezweifelt, wenn bestimmte Voraussetzungen (die inzwischen im TPG kodifiziert wurden) erfüllt sind: Die Samenspende muss medizinisch indiziert, der Spender einwilligungsfähig und seine Zustimmung jederzeit frei widerruflich sein (§ 8b Abs. 1 i. V. m. Abs. 2 TPG).[152] Eine medizinische Indikation lag nach Nr. 2.1.6 der (Muster-)Richtlinie der Bundesärztekammer vor bei Infertilität des Wunschvaters, die auch nach Ausschöpfung diverser Möglichkeiten der assistierten Reproduktionstherapie nicht überwunden werden kann, oder bei Bestehen bestimmter genetischer Erkrankungen.[153] Nach

[141] Zu diesen und anderen Konstellationen siehe *Wellenhofer*, GuP 2014, S. 127.

[142] Ein Anfechtungsrecht der Mutter oder des Vaters scheidet nach § 1600 Abs. 4 BGB aus, wenn das Kind mit ihrer Einwilligung durch künstliche Befruchtung mittels Samenspende eines Dritten gezeugt wurde, vgl. *OLG Hamm*, Urt. v. 02.02.2007 – 9 UF 19/06, NJW 2007, S. 3733. Überdies besteht kein Anfechtungsrecht des Samenspenders, vgl. *Wehrstedt*, in: Frister/Olzen, S. 75 (78 m. w. N.), der auch das Anfechtungsrecht des Kindes näher erläutert (S. 80 f.).

[143] Der Gesetzgeber ist nicht verpflichtet, ein Verfahren zur Abstammungsklärung gegenüber dem mutmaßlich leiblichen, aber nicht rechtlichen Vater zu schaffen, siehe *BVerfG*, Urt. v. 19.04.2016 – 1 BvR 3309/13, NJW 2016, S. 1939.

[144] So etwa *Wehrstedt*, in: Frister/Olzen, S. 75 (81 ff.).

[145] *Dietrich/Felberbaum/Griesinger/Hepp/Kreß/Riedel*, S. 99.

[146] Zuerst als Abs. 2 eingefügt durch Art. 1 Nr. 2 lit. b des Gesetzes zur weiteren Verbesserung von Kinderrechten v. 09.04.2002, BGBl. 2002 I S. 1239; zum Abs. 4 geändert durch Art. 2 Nr. 1 des Gesetzes zur Regelung des Rechts auf Kenntnis der Abstammung bei heterologer Verwendung von Samen v. 17.07.2017, BGBl. 2017 I S. 2513; zur Rechtsfolgenfreistellung schon *Olzen*, GuP 2015, S. 41.

[147] Vgl. *BGH*, Urt. v. 15.05.2013 – XII ZR 49/11, BGHZ 197, S. 242; dazu *Remus/Liebscher*, NJW 2013, S. 2558; krit. zur Neuregelung *Hübner/Pühler*, MedR 2017, S. 929 (932).

[148] *Motejl*, FamRZ 2017, S. 345.

[149] Dazu ausführlich *Rütz*, S. 157 ff. Zu den Möglichkeiten der notariellen Beratung siehe *Wilms*, RNotZ 2012, S. 141.

[150] *BGH*, Urt. v. 23.09.2015 – XII ZR 99/14, BGHZ 207, S. 135.

[151] Vgl. ausführlich zu den unterschiedlichen Auffassungen zur Sittenwidrigkeit *Rütz*, S. 22 ff.

[152] Zum Widerrufsrecht ausführlich Abschn. 4.

[153] Vgl. Dtsch. Ärztebl. 2006, A 1392 (1394). Zu Indikationen siehe auch *Katzorke*, Der Gynäkologe 2007, S. 807 (807); *Rütz*, S. 7.

Nr. 3.3.2.1 der Richtlinie § 16b ist die heterologe Insemination insbesondere indiziert bei schweren Formen männlicher Fertilitätsstörung, ausgeschöpften Behandlungsoptionen im homologen System oder dem festgestellten Risiko für ein Kind mit schwerer genetisch bedingter Erkrankung. Die Anordnung der Möglichkeit des Einwilligungswiderrufs ist in § 8b Abs. 3 i. V. m. § 8 Abs. 2 S. 6 TPG[154] normiert.

Für das Sperma darf kein Kaufpreis gezahlt werden; die Spende muss vielmehr gemäß § 17 TPG unentgeltlich erfolgen. Allein die Zahlung eines Aufwendungsersatzes ist gestattet. Das Sperma verbleibt in analoger Anwendung des § 953 BGB grundsätzlich zunächst im Eigentum des Spenders,[155] der es aber im Regelfall an die Spendeeinrichtung überträgt.

Aus dem Samenspendevertrag resultiert die Pflicht des Samenspendearztes – oder der Spendeeinrichtung – zur Aufklärung des Spenders über die juristischen Risiken hinsichtlich etwaiger Unterhalts- und Erbansprüche im „Großen und Ganzen".[156] In Nr. 5.3.3.1 der (Muster-)Richtlinie wird dem behandelnden Arzt jedenfalls empfohlen, sich zu vergewissern, dass sowohl der Samenspender als auch die künftigen Eltern über mögliche rechtliche Konsequenzen unterrichtet worden sind.[157] Anforderungen an die Beratung im Fall der Samenspende enthält auch die Richtlinie § 16b in Nr. 2.2.3, wobei betont wird, dass der Arzt keine rechtliche Beratung vornimmt. Eine gesetzliche Pflicht zur Aufklärung hinsichtlich anderer (insbesondere medizinischer) Aspekte ergibt sich aus § 8b Abs. 1 und 2 i. V. m. § 8 Abs. 2 S. 1 und 2 TPG und aus § 630c Abs. 2 i. V. m. § 630e Abs. 1 BGB.

Die Verletzung von Aufklärungspflichten kann zur Schadensersatzpflicht des Samenspendearztes/der Spendeeinrichtung führen.[158]

3.3 Anonymitätsverbot und Pflichten zur Dokumentation der Spenderdaten

Dem Interesse des Samenspenders an Anonymität[159] steht das Recht des mittels Fremdsamen gezeugten Kindes auf Kenntnis der eigenen (genetischen) Abstammung entgegen, welches seit 1989 höchstrichterlich durch das BVerfG anerkannt ist[160] und immer wieder zum Gegenstand gerichtlicher Entscheidungen wird.[161] Dogmatisch wird dieses Recht nach Auffassung des BVerfG vom allgemeinen Persönlichkeitsrecht nach Art. 2 Abs. 1 i. V. m. Art. 1 Abs. 1 GG umfasst[162]; jedoch verleiht es kein Recht auf Verschaffung von Kenntnissen der eigenen Abstammung, sondern schützt lediglich vor der Vorenthaltung erlangbarer Informationen.[163] Die Möglichkeit, Informationen über den Samenspender zu erlangen, ist für viele Kinder im Rahmen ihrer Entwicklung wichtig.[164] Der Arzt darf dem Kind die begehrten Informationen nicht wegen einer Anonymitätszusage gegenüber dem Samenspender verweigern.[165] Das Einsichtsrecht des Kindes ergibt sich auch aus dem allgemeinen Einsichtsrecht des Patienten in Behandlungsunterlagen (§ 630g Abs. 1 BGB).[166] Erteilt der Arzt die begehrte Auskunft nicht, obwohl ihm dies (theoretisch) möglich gewesen wäre, haftet er selbst auf Schadensersatz wegen Verletzung des allgemeinen Persönlichkeitsrechts.[167] Die Eltern haben kein eigenes Recht auf Hinterlegung der Daten des Spenders bei einem Notar zur späteren Verfügung des Kindes.[168]

Eine Konsequenz dieses Rechts ist das in Nr. 5.3.1 der (Muster-)Richtlinie der Bundesärztekammer normierte be-

---

[154] Der Anwendungsbereich des TPG ist im Falle der Samenspende eröffnet, weil auch Samenzellen über § 1a Nr. 4 TPG vom Gewebebegriff miterfasst werden; vgl. BT-Drs. 16/3146, S. 23.

[155] Wie hier *Rütz*, S. 21.

[156] Vgl. weitergehend dazu *Rütz*, S. 27 ff.; *Frommel*, Festschrift Hassemer, S. 831 (846), ist zuzustimmen, wenn sie ausführt, dass viele Männer nicht wissen, welche Folgen es haben kann, genetisch der Vater eines Kindes zu sein. *Frommel* fährt fort: *„Wüssten sie, was in den jeweiligen gesetzlichen Regelungen steht, sie würden nicht spenden."*

[157] Vgl. Dtsch. Ärztebl. 2006, S. A 1392 (1398) sowie den entsprechenden unverbindlichen Kommentar, Dtsch. Ärztebl. 2006, S. A 1392 (1402).

[158] *AG Essen*, Urt. v. 17.09.2014 – 17 C 288/13, MedR 2015, S. 434; zu den einzelnen Konstellationen vgl. *Rütz*, S. 213 f.

[159] Es ist auch denkbar, dass ein Samenspender ein Interesse an Informationen über die erfolgreiche Befruchtung mittels von ihm gespendeten Samens hat und möglicherweise ein Umgangsrecht mit dem daraus hervorgegangenen Kind wünscht.

[160] Grundlegend *BVerfG*, Urt. v. 31.01.1989 – 1 BvL 17/87, NJW 1989, S. 891; Urt. v. 26.04.1994 – 1 BvR 1299/89, 1 BvL 6/90, NJW 1994, S. 2475; Urt. v. 06.05.1997 – 1 BvR 409/90, NJW 1997, S. 1769.

[161] *AG Wedding*, Urt. v. 27.04.2017 – 13 C 259/16, FamRZ 2017, S. 1582; nach *AG Bonn*, Urt. v. 08.02.2011 – 104 C 593/10, muss die Deutsche Telekom einem Fünfjährigen Auskunft über die Daten des mutmaßlichen Vaters geben, zu dem die Mutter lediglich eine kurze Affäre hatte, da die Interessen des Kindes an der Ermittlung seiner Herkunft und Durchsetzung seiner Unterhaltsansprüche höher wiegen als der Datenschutz des Vaters.

[162] Diese grundrechtsdogmatische Herleitung entspricht auch der h. M. im medizinrechtlichen Schrifttum, ist allerdings nicht unumstritten, vgl. dazu *Rütz*, S. 35 ff.

[163] Vgl. *BVerfG*, Urt. v. 31.01.1989 – 1 BvL 17/87, NJW 1989, S. 891 (892); Urt. v. 26.04.1994 – 1 BvR 1299/89, 1 BvL 6/90, NJW 1994, S. 2475 (2475); Urt. v. 06.05.1997 – 1 BvR 409/90, NJW 1997, S. 1769 (1770). Siehe auch *Di Fabio*, in: Maunz/Dürig, GG, Art. 2 Abs. 1 Rn. 212 [39. EL 2001]: *„Gegenüber dem Staat darf dieses nicht als Leistungsrecht auf Informationsverschaffung missverstanden werden."*

[164] Vgl. *Thorn*, GuP 2015, S. 47.

[165] *BGH*, Urt. v. 28.01.2015 – XII ZR 201/13, GesR 2015, S. 221; *OLG Hamm*, Urt. v. 06.02.2013 – I-14 U 7/12, FamRZ 2013, S. 637; dazu *Fink/Grün*, NJW 2013, S. 1913, siehe auch OLG Hamm, Urt. v. 19.02.2018 – 3 U 66/16.

[166] Siehe *AG Hannover*, Urt. v. 17.10.2016 – 432 C 7640/15, NJW-RR 2017, S. 132.

[167] *AG Essen*, Urt. v. 17.09.2014 – 17 C 288/13, MedR 2015, S. 434.

[168] *AG Wedding*, Urt. v. 27.04.2017 – 13 C 259/16, FamRZ 2017, S. 1582.

rufsrechtliche Verbot der Verwendung von Mischsperma.[169] Die Richtlinie § 16b enthält hierzu keine Ausführungen. Bei der Verwendung von sog. Samencocktails würde das Recht des Kindes auf Kenntnis seiner genetischen Abstammung wesentlich erschwert, wenn nicht gar vereitelt, ohne dass demgegenüber höherrangige schützenswerte Interessen der Wunscheltern oder des Spenders ersichtlich sind.[170]

Eine weitere, äußerst praxisrelevante Folge des Auskunftsrechts ist die Auferlegung von Pflichten zur Dokumentation und Aufbewahrung der persönlichen Daten des Samenspenders. Ohne ärztliche Aufzeichnungen, die einen Rückschluss auf die Identität des Samenspenders erlauben, wäre die Feststellung der Vaterschaft schlechterdings nicht möglich. Dem Kind würden erlangbare Informationen vorenthalten. Bereits das erste Urteil des *BVerfG* aus dem Jahr 1989 lieferte maßgebliche Argumente für eine verfassungsrechtlich gebotene Pflicht des Gesetzgebers zum Verbot der anonymen Samenspende und zur Auferlegung von Dokumentationspflichten.[171] Ein gesetzlicher Ausschluss des Auskunftsanspruchs dürfte ebenso unzulässig sein wie eine gesetzliche Aufhebung des Anfechtungsrechts.[172]

Seit dem 1. August 2007 statuieren – neben den daneben nach wie vor geltenden berufsrechtlichen Bestimmungen[173] – auch bundesrechtliche Regelungen im TPG die ärztlichen Dokumentations- und Aufbewahrungspflichten, welche durch die TPG-GewV konkretisiert werden. Die Pflicht des **Samenspendearztes** bzw. der Samenbank als Gewebeeinrichtung im Sinne des § 1a Nr. 8 TPG zur Dokumentation der Spenderdaten ergibt sich aus § 8d Abs. 1 S. 2 Nr. 1, Abs. 2 TPG, wonach jede Gewebeentnahme und -abgabe u. a. für Zwecke der Rückverfolgung festzuhalten ist.

Ergänzend werden in §§ 5 und 6 TPG-GewV Einzelheiten hinsichtlich der zu dokumentierenden Daten geregelt: Die Entnahmeeinrichtung hat der Befruchtungseinrichtung nach § 5 Abs. 2 S. 1 Nr. 2 TPG-GewV einen Entnahmebericht zu übermitteln, der u. a. Angaben zur Spenderidentität oder eine dem Spender vergebene Zuordnungsnummer enthalten muss. Letzteres führt zur Anonymität des Spenders gegenüber der Gewebeeinrichtung. Für nicht in einer Entnahmeeinrichtung gewonnene Samenzellen bedarf es nach § 6 Abs. 1 S. 4 TPG-GewV stets zwingend auch der Angaben zur Spenderidentität.

Inzwischen gilt in Umsetzung von EU-Richtlinien[174] für den Import von Samenzellen aus dem Nicht-EU-Ausland, dass diese nur von einer Gewebeeinrichtung importiert werden dürfen, die diese Tätigkeit berufsmäßig ausübt. Die Einfuhr bedarf einer vertraglichen Vereinbarung mit dem Lieferanten (dazu § 32 Abs. 2a AMWHV) und einer Erlaubnis der zuständigen Behörde (§ 72b Abs. 1 AMG). Auch die einmalige Einfuhr von Geweben, die eine Person für die eigene Verwendung in Drittstaaten gelagert hat, darf nur durch eine Gewebeeinrichtung und mit Erlaubnis der zuständigen Behörde erfolgen; dieses Gewebe darf nur an einen Arzt abgegeben werden (§ 72c AMG). Bei der Einfuhr aus einem anderen EU-Staat sind der Einheitliche Europäische Code (§ 4 Abs. 30a AMG) und der EU-Gewebeeinrichtungs-Code (§ 4 Abs. 30b AMG) anzugeben, außer wenn es sich um Keimzellen oder imprägnierte Eizellen aus Partnerspenden handelt (§ 41a Abs. 3 S. 1 Nr. 3 AMWHV). Die Entnahmeeinrichtung hat Gewebespenden mit einer eindeutigen Spendernummer zu kennzeichnen (§ 41b AMWHV). Auf diese Weise soll auch bei der Verwendung von Samenzellen aus dem Ausland nachverfolgt werden können, woher diese stammen. Wenn aber das Ursprungsland anonyme Samenspenden zulässt, hilft dies auch nicht weiter.

Für den **Befruchtungsarzt** bzw. das entsprechende Zentrum für assistierte Reproduktionstechnologie oder etwa Krankenhaus, für welches dieser tätig wird, also die jeweilige Einrichtung der medizinischen Versorgung im Sinne des § 1a Nr. 9 TPG, ergeben sich entsprechende Dokumentationspflichten aus § 13a TPG i. V. m. § 7 TPG-GewV. Es bedarf der Dokumentation jedweder u. a. für die Rückverfolgung maßgeblicher Daten wie etwa des Namens der Einrichtung, von der die Samen stammen, sowie der Bezeichnung und des Kennzeichnungscodes des Gewebes. Der behandelnde Arzt muss entgegen Nr. 5.3.3.2 der (Muster-)Richtlinie den Namen des Spenders nicht kennen und ihn demgemäß auch nicht dokumentieren. Die Richtlinie § 16b enthält keine entsprechende Anforderung, und auch das SaRegG macht keine diesbezügliche Vorgabe.

- Die Aufbewahrungsfristen für jene Daten erstrecken sich nach § 15 Abs. 2 S. 1 TPG auf mindestens 30 Jahre nach Ablauf des Verfallsdatums bzw. Übertragung des Gewebes.

Nach Ablauf dieser Frist sind die entsprechenden Daten gemäß § 15 Abs. 2 S. 2 TPG zu löschen oder zu anonymisieren. Eine Preisgabe dieser Daten darf innerhalb der Aufbewahrungsfrist nur in Ausnahmefällen erfolgen, wozu nach § 14 Abs. 3 S. 1 TPG das Verlangen des mittels Samenspende gezeugten Kindes auf Bekanntmachung seiner gene-

[169] Vgl. Dtsch. Ärztebl. 2006, S. A 1392 (1397); *Ratzel*, in: Frister/Olzen, S. 43 (50) weist zutreffend darauf hin, dass die Einhaltung der Obergrenze in der Praxis kaum überprüft werden kann.

[170] So auch *Ratzel*, in: Ratzel/Luxenburger, § 28 Rn. 15.

[171] Vgl. *Starck*, JZ 1989, S. 338 (339).

[172] Zur Diskussion siehe *Zuck*, in: Quaas/Zuck/Clemens, § 68 Rn. 71 m. w. N. Zu Recht zweifelnd *Di Fabio*, in: Maunz/Dürig, GG, Art. 2 Abs. 1 Rn. 213 [39. EL 2001] m. w. N.

[173] Hierzu *Ratzel*, in: Frister/Olzen, S. 43 (53 f.).

[174] RL (EU) 2015/566 v. 08.04.2015, ABl. EU v. 09.04.2015, L93 S. 56, und RL (EU) 2015/565 v. 08.04.2015, ABl. EU v. 09.04.2015, L93 S. 43, umgesetzt durch das Gesetz zur Umsetzung der Richtlinien (EU) 2015/566 und (EU) 2015/565 zur Einfuhr und zur Kodierung menschlicher Gewebe und Gewebezubereitungen v. 21.11.2016, BGBl. I 2016, S. 2623.

tischen Herkunft zählt. Auch der Samenspender hat einen Auskunftsanspruch gegen die Mutter über das Kind.[175] § 10 SaRegG beschränkt den Auskunftsanspruch des Spenders gegenüber der registerführenden Stelle jedoch auf eine Korrektur der eigenen Daten; Daten des Kindes erhält der Spender nicht.

Eine vorsätzliche oder auch nur fahrlässige Zuwiderhandlung gegen die Dokumentationspflichten stellt eine Ordnungswidrigkeit dar (vgl. § 20 Abs. 1 Nr. 3 und 6 TPG), welche nach § 20 Abs. 2 TPG mit einer empfindlichen Geldbuße geahndet werden kann.

Trotz bestehender Dokumentationspflichten gestaltete sich in der Praxis die Durchsetzung des Rechts auf Kenntnis der eigenen Abstammung als schwierig, was darin begründet liegt, dass in Deutschland kein Spenderregister existierte und häufig erst dann die Herausgabe der Daten verlangt wurde, als diese schon vernichtet waren.

3.4 Samenspenderregister

Im Jahr 2017 wurde das Gesetz über ein Samenspenderregister (SaRegG) beschlossen.[176] Um zu verhindern, dass die Daten über Samenspender nur bei den einzelnen Zentren gespeichert werden und dort eventuell nach der Schließung nicht mehr verfügbar sind, soll beim Deutschen Institut für Medizinische Dokumentation (DIMDI) ein zentrales Samenspenderregister eingerichtet werden.

Die Einrichtung, in der der Spendersamen gewonnen wird, hat den Spender ausführlich aufzuklären, insbesondere über die Auskunftsansprüche, die Speicherpflichten und die Einsichtsnahmerechte Dritter (§ 2 Abs. 1 SaRegG). Zu speichern sind die persönlichen Daten des Spenders in Verbindung mit einer eindeutigen Spendernummer nach § 41b Abs. 2 S. 1 AMWHV (§ 2 Abs. 2 SaRegG). Zusätzlich können auch weitere freiwillige Angaben, insbesondere zur Person des Spenders und seiner Motivation, gespeichert werden (§ 2 Abs. 3 SaRegG). Die Entnahmeeinrichtung hat die Daten gesondert zu speichern und nach 10 Jahren zu löschen; ebenso sind sie zu löschen, wenn der Spender der weiteren Verwendung seines Samens widerspricht (§ 2 Abs. 4 SaRegG).

Der Spendersamen darf nur an eine medizinische Einrichtung abgegeben werden; mit der Abgabe ist die eindeutige Spendernummer zu übermitteln (§ 3 SaRegG). Vor der Verwendung hat die Einrichtung zu prüfen, ob eine Spendernummer vorliegt. Bei der Verwendung von Spendersamen aus dem Ausland ist darüber hinaus sicherzustellen, dass die Entnahmeeinrichtung die notwendigen Daten an das DIMDI übermittelt hat (§ 5 Abs. 1 SaRegG).

Weitere Aufklärungspflichten betreffen das reproduktionsmedizinische Zentrum gegenüber der Empfängerin des Spendersamens. Denn auch deren Daten (s. § 5 Abs. 2 SaRegG) sind zu speichern und ggf. Dritten mitzuteilen (§ 4 SaRegG).

Die Einrichtung hat nach der heterologen Verwendung von Samen auch den Zeitpunkt der Verwendung, den Eintritt einer hierdurch herbeigeführten Schwangerschaft sowie den errechneten Geburtstermin zu speichern (§ 5 Abs. 3 SaRegG); wenn die Geburt bekannt ist, ist das Geburtsdatum ebenfalls zu notieren (§ 5 Abs. 4 SaRegG). Informiert die Mutter die Einrichtung nicht von sich aus über die Geburt, hat die Einrichtung nachzufragen (§ 5 Abs. 5 SaRegG). Alle diese Daten sind von der Einrichtung 6 Monate nach der Übertragung an das DIMDI zu löschen (§ 5 Abs. 6 S. 2 SaRegG).

Die gespeicherten Daten über die Empfängerin und das Kind sind nach erfolgter Geburt an das DIMDI zu übermitteln (§ 6 Abs. 1 SaRegG). Meldet sich die Empfängerin nicht mehr, hat die Übermittlung 4 Monate nach dem errechneten Geburtsdatum zu erfolgen (§ 6 Abs. 2 SaRegG). Das DIMDI hat dann von der Entnahmeeinrichtung die Daten des Samenspenders anzufordern (§ 6 Abs. 4 SaRegG). Sodann hat es den Samenspender darüber zu informieren, dass seine Daten bei ihm gespeichert sind (§ 7 Abs. 4 SaRegG). Die Daten selbst sind für 110 Jahre zu speichern (oder zu löschen, wenn doch kein Kind geboren wurde [§ 8 SaRegG]).

Wenn eine Person vermutet, dass bei ihrer Geburt Fremdsamen in Anspruch genommen wurde, kann sie beim DIMDI Auskunft über die personenbezogenen Daten des Samenspenders verlangen. Bis zum 16. Lebensjahr können die Eltern die Auskunft verlangen, ab dann nur die Person selbst (§ 10 SaRegG). Vier Wochen nach der Auskunftserteilung ist der Samenspender zu informieren (§ 10 Abs. 5 SaRegG). Samenspender und Empfängerin haben nur sehr eingeschränkte Auskunftsansprüche, die sich auf die jeweiligen persönlichen Daten beschränken.

Für Altfälle regelt das Gesetz, dass die Entnahmeeinrichtungen noch vorhandene Angaben über den Samenspender, soweit sie noch vorhanden sind, 110 Jahre nach Gewinnung des Samens aufzubewahren haben; anschließend sind die Daten zu löschen (§ 13 Abs. 3 SaRegG). Die Einrichtungen, die Spendersamen verwendet haben, haben die Daten der Empfängerin, der Samenspende, der Entnahmeeinrichtung und den Verwendungszeitpunkt ebenfalls für 110 Jahre aufzubewahren (§ 13 Abs. 4 SaRegG).

3.5 Mögliche Wunschelternkonstellationen

Nr. 3.1.1 der (Muster-)Richtlinie bestimmte, dass „*Methoden der assistierten Reproduktion [. . .] unter Beachtung des Kindeswohls grundsätzlich nur bei Ehepaaren angewandt wer-*

[175] *OLG Hamm*, Urt. v. 07.03.2014 – 13 WF 22/14, NJW 2014, S. 2369; *OLG Düsseldorf*, Beschl. v. 14.03.2017 – II 5 WF 29-16, FamRZ 2017, S. 809.

[176] BGBl. 2017 I, S. 2513; insbesondere zu den familienrechtlichen Aspekten siehe *Helms*, FamRZ 2017, S. 1537.

den [sollen].“[177] Ist das Elternpaar hingegen unverheiratet, bedurfte es nach Nr. 3.1.1 der (Muster-)Richtlinie der Feststellung, ob das Paar in einer fest gefügten Partnerschaft zusammenlebte und der frühestmöglichen Vaterschaftsanerkennung[178] seitens des Wunschvaters.[179] Vor allem sollte entscheidend sein, dass der künftige Wunschvater nicht (noch anderweitig) verheiratet war.[180] Dabei war nicht nachvollziehbar, warum die Durchführung therapeutischer Maßnahmen pauschal und ohne Berücksichtigung des Einzelfalles von dem Umstand abhängig gemacht werden sollte, ob der Wunschvater verheiratet ist oder nicht.[181]

Dem behandelnden Arzt wurde bei Prüfung der Voraussetzungen die Rolle eines „Beziehungs-TÜV“ zugewiesen, was viele Reproduktionsmediziner zu Recht als unzumutbar empfinden.

In der Richtlinie § 16b findet sich keine diesbezügliche Vorgabe mehr. In sehr liberaler Weise wird die Partnerspende (im homologen Verfahren) definiert als Spende von Samenzellen zwischen einem Mann und einer Frau, die angeben, eine Intimbeziehung zu führen.

3.6 Sonderkonstellation: Alleinstehende Frau/gleichgeschlechtliche Elternschaft

Der als „Interpretationshilfe“ für die (Muster-)Richtlinie gedachte[182] Kommentar zu Nr. 3.1.1 erläutert: *„Bei nicht miteinander verheirateten Paaren wird [...] einer heterologen Insemination mit besonderer Zurückhaltung zu begegnen sein; sie erklärt sich aus dem Ziel, dem so gezeugten Kind eine stabile Beziehung zu beiden Elternteilen zu sichern. Aus diesem Grund ist eine heterologe Insemination zurzeit bei Frauen ausgeschlossen, die in keiner Partnerschaft oder in einer gleichgeschlechtlichen Partnerschaft leben.“*[183]

Befürworter dieser Auffassung argumentieren, dass bei unverheirateten Frauen und auch bei Frauen, die in einer gleichgeschlechtlichen Partnerschaft leben, keine medizinische Indikation für Maßnahmen der künstlichen Befruchtung vorliege,[184] weshalb die Einwilligung in die Behandlungsmaßnahme möglicherweise als sittenwidrig eingestuft werden könne.[185] Zudem bestehe eine erhöhte „Unterhaltsgefahr“ für den Spender, weshalb dessen Einverständnis zur Verwendung seines Samens eingeholt werden müsse.[186]

Gegner des Verbots weisen nicht ohne Berechtigung auf die Inkonsistenz des ärztlichen Berufsrechts hin: Die (Muster-)Richtlinie fand gemäß Nr. 1 keine Anwendung bei einer Insemination ohne vorausgegangene hormonelle Stimulation. Ein Arzt durfte mithin ohne Verletzung seiner Berufspflichten eine Insemination bei einer alleinstehenden oder lesbischen Frau durchführen. Der Schutzzweck der (Muster-)Richtlinie zielte indes nicht auf elterliche oder statusrechtliche Voraussetzungen ab.[187] Konsequenterweise verzichtet die Richtlinie § 16b auf derartige Vorgaben, so dass diese Beschränkung jedenfalls nicht mehr berufsrechtlich zwingend ist.

Den Ärztekammern fehlt darüber hinaus generell die gesetzliche Kompetenz zur Einschränkung der Rechte alleinstehender oder in lesbischer Beziehung lebender Frauen.[188] Zudem ist das Recht auf Fortpflanzung – nach allerdings nicht unumstrittener Auffassung – nicht partnerschafts- oder gar sexualbezogen, sondern individualbezogen: Der Schutz des Kinderwunsches ergibt sich als Ausprägung des individualbezogenen allgemeinen Persönlichkeitsrechts aus Art. 2 Abs. 1 i. V. m. Art. 1 Abs. 1 GG.[189] Das Argument der Gegenauffassung, in der Konstellation eines lesbischen Paares als Wunscheltern erscheine die Berufung auf den Schutz des allgemeinen Persönlichkeitsrechts „eher als rechtsmissbräuchlich“, weil die betreffende homosexuelle Frau sich schließlich für eine Lebensplanung entschieden habe, die die Fortpflanzung auf natürlichem Wege ausschließe,[190] verkennt die Tragweite des Grundrechtsschutzes.

In dem ablehnenden Argument der „Zeugung eines sozialen Halbwaisen“[191] klingt die Gefahr einer nicht näher begründeten Kindeswohlgefährdung an, die – angesichts des gesellschaftlichen Wandels und vor dem Hintergrund steigender Scheidungsraten – einem nicht mehr zeitgemäßen Weltbild entspricht. Aus Studien zur Kindesentwicklung bei

[177] Vgl. Dtsch. Ärztebl. 2006, S. A 1392 (1395).

[178] Eine Vaterschaftsanerkennung ist zwar vor der Geburt, nach der h. M. jedoch nicht vor der Zeugung möglich, vgl. *Wehrstedt*, in: Frister/Olzen, S. 75 (85 m. w. N.).

[179] Vgl. Dtsch. Ärztebl. 2006, S. A 1392 (1395).

[180] Vgl. den entsprechenden Kommentar, Dtsch. Ärztebl. 2006, S. A 1392 (1400).

[181] *Ratzel*, in: Ratzel/Luxenburger, § 28 Rn. 6, ist der Auffassung, dass diese Einschränkung *„kaum von dem Kompetenztitel in den Heilberufe-Gesetzen gedeckt“* sein dürfte; ebenso *derselbe*, in: Frister/Olzen, S. 43 (47).

[182] Vgl. Dtsch. Ärztebl. 2006, S. A 1392 (1398); zur Entwicklungsgeschichte der Richtlinie *Müller-Götzmann*, S. 295 f.

[183] Vgl. Dtsch. Ärztebl. 2006, S. A 1392 (1400).

[184] Weiterführende Nachweise bei *Müller-Götzmann*, S. 345.

[185] So *Ratzel*, in: Ratzel/Luxenburger, § 28 Rn. 17 und Rn. 18; *derselbe*, in: Frister/Olzen, S. 43 (56), allerdings mit dem einschränkenden Hinweis auf die unterschiedlichen weltanschaulichen Grundanschauungen; *derselbe*, Festschrift Dahm, S. 373 (387 ff.).

[186] *Ratzel*, in: Ratzel/Luxenburger, § 28 Rn. 18. Ebenfalls auf die erhöhte Unterhaltsgefahr hinweisend *Wehrstedt*, in: Frister/Olzen, S. 75 (92). Bei anonymer Samenspende besteht kein Anspruch auf Unterhaltsvorschuss nach dem Unterhaltsvorschussgesetz, *VG Frankfurt am Main*, Urt. v. 23.02.2011 – 3 K 4145/10.F, NJW 2011, S. 2603.

[187] *Müller-Götzmann*, S. 304; *Krekeler*, MedR 2017, S. 867.

[188] *Müller-Götzmann*, S. 307 f. *Rütz*, S. 93.

[189] Vgl. eingehend zur Problematik *Rütz*, S. 88 ff. (zu alleinstehenden Frauen) und S. 94 f. (zu in lesbischen Beziehungen lebenden Frauen).

[190] So *Ratzel*, in: Ratzel/Luxenburger, § 28 Rn. 17; *derselbe*, in: Frister/Olzen, S. 43 (56).

[191] So *Ratzel*, in: Ratzel/Luxenburger, § 28 Rn. 18.

lesbischer Elternschaft lässt sich eine Beeinträchtigung des Kindeswohls nicht herleiten.[192] Aufgrund der Gleichstellung homosexueller Partnerschaften mit der Ehe ist v. a. bei lesbischen Frauen deshalb kein überzeugender Grund für eine Differenzierung ersichtlich.[193] Dies führt dazu, dass die familienrechtlichen Konstellationen immer „bunter" werden.[194]

Das formal zutreffende Argument der fehlenden medizinischen Indikation ist nicht geeignet, ein generelles Verbot der Fremdsamenbefruchtung in diesen Konstellationen zu begründen. In der Medizin ist auf vielen Feldern die Tendenz hin zu einer indikationslosen Medizin festzustellen (z. B. Wunschsectio, plastisch-chirurgische Eingriffe, Individuelle Gesundheitsleistungen) mit der Folge, dass zu Recht von einem Paradigmenwechsel gesprochen wird.[195] Allerdings steht die indikationslose Samenspende im Widerspruch zu § 6 TPG-GewV.[196]

Dass das Risiko einer finanziellen Inanspruchnahme des Samenspenders sowohl bei alleinstehenden als auch bei in lesbischen Partnerschaften lebenden Frauen durchaus relevant ist,[197] darf kein Grund sein, diesen Frauen ihren Kinderwunsch durch die Verweigerung der künstlichen Befruchtung mittels Fremdsamen per se abzusprechen, auch wenn durch die Einführung von § 1600d Abs. 4 BGB dieses Problem in Zukunft weniger Bedeutung haben dürfte. Das Problem ist unter Einbeziehung des Samenspenders auf der Einwilligungsebene zu lösen.[198] Allerdings verstößt es nicht gegen den allgemeinen Gleichbehandlungsgrundsatz, wenn sich eine Samenbank weigert, Spendersamen an ein lesbisches Paar zu veräußern.[199]

3.7 Leihmutterschaft

Während lesbische Paare nur einen Samenspender brauchen, um ein Kind zu bekommen, müssen schwule Paare eine Frau als „Leihmutter" einsetzen. Auch wollen häufig unfruchtbare Paare auf diesem Wege ein Kind bekommen.

Die Leihmutterschaft ist in Deutschland verboten (§ 1 Abs. 1 Nr. 7 ESchG). Das Verbot verstößt nicht gegen die EMRK.[200] Dies hindert fortpflanzungswillige Paare aber nicht daran, diese Art der Fortpflanzung in anderen Ländern, in denen sie legal ist, durchzuführen.[201] Daraus ergeben sich eine Vielzahl von sozialen und rechtlichen Konstellationen.[202]

Wenn ein Kind im Ausland mittels einer Leihmutter zur Welt gekommen ist, stellt sich die Frage, ob dieses Kind auch nach deutschem Recht als Abkömmling seiner Wunscheltern betrachtet wird oder ob das Kind zunächst adoptiert werden muss. Jedenfalls nach deutschem Recht gilt nach § 1591 BGB die Frau als Mutter, die das Kind geboren hat – unabhängig von der genetischen Abstammung.[203] Teilweise wird unter Berufung auf den ordre public-Vorbehalt eine Anerkennung abweichender ausländischer Zuordnungen verneint,[204] teilweise unter Verweis auf den Respekt vor gerichtlichen Entscheidungen in anderen Ländern bejaht.[205] Der *BGH* hat dazu entschieden, dass jedenfalls ausländische Gerichtsentscheidungen zu respektieren seien und kein Verstoß gegen den ordre public vorliege, wenn das Kind genetisch vom Wunschelternteil abstamme.[206]

Eine besondere Konstellation hatte das *BVerfG* im Jahr 2017 zu entscheiden.[207] Ein Mann wollte seine Vaterschaft über Embryonen, die aus seinen Samenzellen und den Eizellen einer Spenderin entstanden seien, schon feststellen lassen, bevor diese (in Kalifornien lagernden) Embryonen einer Leihmutter eingepflanzt wurden. Sowohl *AG* als auch *BGH*[208] hatten den Antrag als unzulässig zurückgewiesen, weil das deutsche Recht die Feststellung der Vaterschaft vor Geburt eines Kindes nicht kenne. Die Verfassungsbeschwerde wurde wegen Unzulässigkeit nicht zur Entscheidung angenommen. Zum einen sei nicht erkennbar, warum nach kalifor-

[192] Eine Auswertung der Studien findet sich bei *Müller-Götzmann*, S. 307 f.; zu geplant lesbischen Familien *Thorn*, Gynäkologische Endokrinologie 2010, S. 73 f.; *Rütz*, S. 65 f.

[193] Zur Möglichkeit der sog. Stiefkindadoption *Wehrstedt*, in: Frister/Olzen, S. 75 (90 f.); die Folgen der Gleichstellung erörtert *Löhnig*, NZFam 2017b, S. 643.

[194] Zu „Regenbogenfamilien" siehe *Campbell*, NZFam 2016, S. 296.

[195] *Müller-Götzmann*, S. 347 m. w. N.; zur rechtlichen Qualifikation der Wunschleistungen *Prütting*, MedR 2011, S. 275.

[196] *Ratzel*, in: Ratzel/Luxenburger, § 28 Rn. 17.

[197] *Wehrstedt*, in: Frister/Olzen, S. 75 (88 f.); *Olzen*, GuP 2015, S. 41 (44).

[198] Zu den familienrechtlichen Problemen siehe *Wehrstedt*, FPR 2011, S. 400; siehe auch Grziwotz, notar 2018, S. 163.

[199] So die Antwort der Bundesregierung vom 20.12.2010 auf eine Kleine Anfrage zur Kinderwunschbehandlung lesbischer Frauen BT-Drs. 17/4297, 3 f.

[200] *EGMR*, Urt. v. 24.01.2017 – 25385/12, FamRZ 2017, S. 561; dazu *Makoski*, GuP 2017, S. 65.

[201] Zum „Leihmutterschaftstourismus" siehe *Wissenschaftliche Dienste des Deutschen Bundestages*, WD7-3000-156/16.

[202] Vgl. *Funcke*, NZFam 2016, S. 207; *Heiderhoff*, NJW 2014, S. 2673. In Frankreich hat die *Cour de Cassation* mit Urt. v. 05.07.2017 – Nr. 824 bis 827, die Adoption eines von einer Leihmutter in den USA geborenen Kindes gestattet.

[203] *BGH*, Beschl. v. 10.12.2014 – XII ZB 463/13, NJW 2015 S. 479; zur Begründung dieser Regelung siehe BT-Drs. 13/4899, S. 82; zur Eintragung eines Transsexuellen als Mutter in das Geburtenregister siehe *BGH*, Urt. v. 29.11.2017 – XII ZB 459/16.

[204] *OLG Braunschweig*, Beschl. v. 12.04.2017 – 1 UF 83/13, NZFam 2017, S. 522 (interessant sind die Angaben zur Höhe der vereinbarten Zahlungen); aufgehoben durch BGH, Beschl. v. 05.09.2018 – XII ZB 224/17, NZFam2018, S. 983.

[205] *OLG Düsseldorf*, Beschl. v. 17.03.2017 – II-1 UF 10/16, NJW 2017, S. 2774 (mit besonderen Ausführungen zur Nichtanwendbarkeit des Verbots von § 1741 Abs. 1 S. 2 BGB auf Leihmutterkonstellationen); *KG Berlin*, Beschl. v. 04.07.2017 – 1 W 153/16, NJW 2017, S. 3241.

[206] Beschl. v. 10.12.2014 – XII ZB 463/13, BGHZ 203, S. 350; eine Übersicht der Rechtsprechung bietet *Löhnig*, NZFam 2017a, S. 546.

[207] Beschl. v. 11.01.2017 – 1 BvR 2322/16, NJW 2017, S. 948.

[208] Beschl. v. 24.08.2016 – XII ZB 351/15, NJW 2016, S. 3174.

nischem Recht die Feststellung der Vaterschaft notwendig sei; zum anderen sehe das deutsche Recht die Möglichkeit einer Pflegschaft analog §§ 1912 f. BGB vor.[209] Schließlich sei der Status als „Vater" nach deutschem Recht nicht erforderlich, um die Embryonen „einer Geburt zuzuführen".

Ist der Embryo aber eingesetzt, kann der Antrag auf Feststellung der Vaterschaft auch schon vor der Geburt gestellt werden.[210]

Immer wieder wird gefordert, dass auch in Deutschland – wie z. B. in Österreich – die Leihmutterschaft gestattet werden soll. Bisher scheint es dafür aber keine breite politische Unterstützung zu geben. Und in vielen Ländern wird inzwischen die Leihmutterschaft (wieder) beschränkt, nachdem es zu Problemen – gerade bei Kindern, die mit Behinderungen geboren wurden – gekommen war.[211]

4 Einwilligung und deren Widerruf

Unstreitig ist, dass der Reproduktionsmediziner eine Eizelle nicht gegen den Willen der Frau und des Mannes, dessen Samenzellen verwendet werden, befruchten darf (§ 4 Abs. 1 Nr. 1 ESchG). Das Verbot differenziert nicht danach, ob die Samenzellen im homologen oder im heterologen System zum Einsatz gelangen.

► Bis zur Befruchtung können mithin der Fremdsamenspender oder sogar der Ehemann, wenn die Samenzellen von ihm stammen, durch Erklärung eines Widerrufs den Gesamtvorgang der künstlichen Befruchtung zur Beendigung bringen.

Ergänzend normiert § 4 Abs. 1 Nr. 2 ESchG an und für sich Selbstverständliches, nämlich dass niemand den Embryo gegen den Willen der Frau auf diese übertragen darf. Durch diese Vorgaben hat der Gesetzgeber das Selbstbestimmungsrecht der Frau dem Schutz des Embryos und dessen Lebensrecht übergeordnet.[212]

Dies führt zu der Frage, wie der Gesetzgeber das Selbstbestimmungsrecht des Mannes ausgestaltet hat. Kann dieser, und falls ja, bis zu welchem Zeitpunkt der Durchführung des Embryotransfers widersprechen? Ausdrückliche gesetzliche Regelungen fehlen. Im Zusammenhang mit den Beratungen des ESchG wurde die Auffassung vertreten, zum Schutz des Embryos sei der Mann an seine Einwilligung zur extrakorporalen Zeugung des Embryos und Durchführung des Embryotransfers unwiderruflich gebunden.[213] Allerdings ist die Möglichkeit des Einwilligungswiderrufs in § 8b Abs. 3 i. V. m. § 8 Abs. 2 S. 6 TPG, einem deutlich jüngeren Gesetz, normiert.[214] Hiernach kann die Einwilligung schriftlich oder mündlich widerrufen werden. Das TPG enthält keine Einschränkung des Rechts auf Widerruf bis zu einem bestimmten Stadium des Prozesses der künstlichen Befruchtung.[215] Mithin ist gerade nicht bestimmt, dass der Widerruf nur bis zum Abschluss der vorembryonalen Phase zulässig ist. Auch wird man argumentieren können, dass dem Gesetzgeber bei der Beratung des TPG die Problematik durchaus bewusst war und er gleichwohl keine Beschränkung des Widerspruchsrechts vorgenommen hat.

Frister/Börgers[216] weisen darauf hin, dass der den Embryotransfer in Kenntnis des erfolgten Widerrufs des Mannes durchführende Arzt sich gemäß § 19 Abs. 1 Nr. 3 TPG strafbar mache und nach § 823 Abs. 2 BGB i. V. m. §§ 8b, 8 TPG für den Unterhalt des so erzeugten Kindes hafte. Ihrer Empfehlung, dass der Reproduktionsmediziner die Rücknahme der Einwilligung keinesfalls ignorieren solle, kann man sich nur anschließen. Bestärkt wird diese Auffassung durch die Entscheidung der *Großen Kammer des EGMR* vom 10. April 2007, wonach die Vorschriften des englischen Rechts, die es dem Samenspender erlauben, seine Zustimmung zur Übertragung des in vitro gezeugten Embryos auf die Frau, von der die Eizelle stammt, bis zur Einpflanzung zu widerrufen, weder ein Recht des Embryos auf Leben noch das durch Art. 8 EMRK geschützte Recht auf Respektierung des Privat- und Familienlebens verletzen.[217]

► **Empfehlung** Den beteiligten Ärzten ist zu empfehlen, mit den männlichen Partnern zu vereinbaren, dass diese den Widerruf ihrer Einwilligung schriftlich gegenüber dem Zentrum erklären. Liegt im Zeitpunkt des Embryotransfers kein Widerruf vor, können die Ärzte vom Fortbestand der Einwilligung ausgehen.[218] Die Einwilligung kann formfrei und konkludent erteilt werden.[219] Liegt eine schriftliche Zustimmung des Partners vor, darf der Arzt von ihrer Richtigkeit ausgehen, solange keine Anzeichen für eine Fälschung vorliegen.[220]

[209] Siehe dazu *Coester-Waltjen*, FamRZ 2015, S. 1982.

[210] Vgl. *OLG München*, Beschl. v. 13.04.2016 – 16 UF 242/16, NJW-RR 2016, S. 902.

[211] Beispiele bei *Sanders*, NJW 2017, S. 925 (927) m. w. N.

[212] *Taupitz*, in: Günther/Taupitz/Kaiser, § 4 Rn. 18. Entgegen *Müller-Terpitz*, S. 507, erscheint es äußerst zweifelhaft, ob die Pflicht zur Duldung des Embryotransfers Gegenstand einer gesetzlichen Regelung sein dürfte.

[213] Nachweise bei *Taupitz*, in: Günther/Taupitz/Kaiser, § 4 Rn. 20.

[214] Nach *Ratzel*, in: Frister/Olzen, S. 43 (50 f.), kann der Spender seine Einwilligung lediglich bis zur Vornahme der künstlichen Befruchtung widerrufen.

[215] *Frister/Börgers*, in: Frister/Olzen, S. 93 (118 f.).

[216] *Frister/Börgers*, in: Frister/Olzen, S. 93 (120 f.).

[217] 6339/05, NJW 2008, S. 2013 (2014 f.).

[218] Instruktiv *LG Düsseldorf*, Urt. v. 16.12.2006 – 6 O 586/05; LG München I, Urt. v. 02.05.2018 – 9 O 7697/17.

[219] *LG Hamburg*, Urt. v. 04.08.2016 – 316 O 318/15, Justiz.Hamburg (Berufung anhängig beim OLG Hamburg unter 6 U 216/16).

[220] *OLG Hamm*, Urt. v. 04.02.2013 – I-22 U 108/12, NRWE.

Ungeklärt ist, ob die Frau im Falle des Widerrufs der Einwilligung einen Anspruch auf Schadensersatz gegen den widerrufenden Mann haben kann. Das Verlangen auf Zustimmung zur Herausgabe kryokonservierter Zellen und zur Weiterkultivierung ist gerichtlich nicht durchsetzbar;[221] dies dürfte auch Schadensersatzansprüche ausschließen.

5 Rechtsprobleme der Kryokonservierung

Die Kryokonservierung von Spendersamen, Eizellen, 2-PN-Zellen sowie von Embryonen ist wesentlicher Bestandteil der Reproduktionsmedizin.[222] Gesicherte wissenschaftliche Untersuchungen über die Lagerungsdauer fehlen. Vermutlich ist eine Aufbewahrung über Jahrhunderte möglich, was zu einer generationenversetzten Verwendung führen kann. Die Zellen können durch den Vorgang der Kryokonservierung und das Auftauen geschädigt werden.[223] Bei Embryonen wird die Schadensquote mit etwa 30–35 % angegeben.[224] Da keine aus § 8d Abs. 3 TPG abzuleitende Pflicht besteht, die Anzahl der tiefgefrorenen 2-PN-Zellen und/oder Embryonen an das Paul-Ehrlich-Institut – Bundesamt für Sera und Impfstoffe – oder das Deutsche IVF-Register zu melden,[225] können keine konkreten Angaben über die Anzahl kryokonservierter Materialien gemacht werden.

§ 9 Nr. 3 ESchG bestimmt, dass nur ein Arzt *„die Kryokonservierung eines menschlichen Embryos sowie einer menschlichen Eizelle, in die bereits eine menschliche Samenzelle eingedrungen oder künstlich eingebracht worden ist,"* vornehmen darf.[226] Die Vorgaben des Embryonenschutzgesetzes betreffen somit nicht die Kryokonservierung von Ejakulaten und von Eizellen. Der Arztvorbehalt besagt nicht, dass der Arzt sämtliche Maßnahmen persönlich auszuführen hat. Nichtärztliche Mitarbeiter, insbesondere Reproduktionsbiologen, dürfen unter der Aufsicht des Arztes und nach dessen Weisung nach allgemeinen arztrechtlichen Grundsätzen in die Bearbeitungsvorgänge eingebunden werden.[227]

▶ Eine zahlenmäßige Beschränkung der Kryokonservierung von 2-PN-Zellen existiert nicht.[228] Die Kryokonservierung von Embryonen soll nur dann ausnahmsweise zulässig sein, wenn die im Behandlungszyklus vorgesehene Übertragung aus medizinischen Gründen nicht möglich ist.[229]

Regelmäßig erfolgt die Durchführung der Kryokonservierung auf der Grundlage eines zivilrechtlichen Vertrages.[230] Dabei verlangt das Embryonenschutzgesetz nicht, dass Vertragspartner des „Kryovertrages" der Arzt ist, dieser muss aber die unter dem Arztvorbehalt stehende Leistung erbringen. Viele reproduktionsmedizinische Zentren kooperieren – teilweise aus steuerlichen Aspekten – mit juristischen Personen des Privatrechts, die Vertragspartner des Verwahrungsvertrages werden.[231] Bei der Kryokonservierung von 2-PN-Zellen und Embryonen tritt meist das Paar als Vertragspartner auf, welches auch gemeinsam Eigentümer der PN-Zellen ist.[232] Ob Eigentum auch an Embryonen erlangt werden kann, hängt maßgeblich von deren rechtlichem Status ab.

▶ 2-PN-Zellen und Embryonen dürfen nicht an die Wunscheltern oder einen von ihnen, sondern nur direkt an zur Weiterbehandlung eingeschaltete Reproduktionsmediziner herausgegeben werden.[233]

Praxisrelevant ist die Frage, ob eine zeitliche Begrenzung der Aufbewahrungspflicht besteht. Während einzelne Länder ein zeitliches Limit für die Kryokonservierung von befruchteten Eizellen vorsehen, fehlt eine vergleichbare Regelung im deutschen Recht.[234] Bei Samen- und Eizellen und ggf. auch

[221] *LG Bonn*, Urt. v. 19.10.2016 – 1 O 42/16, FamRZ 2017, S. 447.

[222] Vgl. *Frister/Börgers*, in: Frister/Olzen, S. 93; zu den einzelnen Methoden der Kryokonservierung *Möller/Hilland*, in: Frister/Olzen, S. 125.

[223] *Möller/Hilland*, in: Frister/Olzen, S. 125 (126); teilweise werden Spätfolgen der Kryokonservierung nicht ausgeschlossen, vgl. die weiterführenden Zitate bei *Müller-Terpitz*, S. 504 Fn. 77 f.

[224] Nachweise bei *Müller-Terpitz*, S. 504.

[225] Nachweis bei *Möller/Hilland*, in: Frister/Olzen, S. 125 (129).

[226] *Möller/Thaele*, Reproduktionsmedizin 2002, S. 352 (353 f.); *Taupitz*, in: Günther/Taupitz/Kaiser, § 9 Rn. 7.

[227] *Möller/Thaele*, Reproduktionsmedizin 2002, S. 352 (352 f.).

[228] Zutreffend *Ratzel*, in: Ratzel/Luxenburger, § 28 Rn. 20.

[229] So Nr. 5.2 (Muster-)Richtlinie, Dtsch. Ärztebl. 2006, S. A 1392 (1397); restriktiv *Müller-Terpitz*, S. 505; vgl. *Ratzel*, in: Ratzel/Luxenburger, § 28 Rn. 19; *Zuck*, in: Quaas/Zuck/Clemens § 68 Rn. 85, hält die Kryokonservierung von Embryonen für unzulässig.

[230] Nr. 5.2 (Muster-)Richtlinie forderte den Abschluss einer schriftlichen Vereinbarung.

[231] Ausführlich zum Kryovertrag, insbesondere auch zu dessen Rechtsnatur *Möller/Hilland*, in: Frister/Olzen, S. 125 (136 ff.).

[232] Mit Urt. v. 07.05.2010 – 7 U 67/09, MedR 2010, S. 874, hat das *OLG Rostock* zu recht festgestellt, dass die Klägerin Alleineigentümerin der von ihr und ihrem verstorbenen Ehemann stammenden kryokonservierten 2-PN-Zellen geworden sei; vgl. *Frister/Börgers*, in: Frister/Olzen, S. 93 (97); *BÄK*, Dtsch. Ärztebl. 2006, S. A 1392 (1402).

[233] *Frister/Börgers*, in: Frister/Olzen, S. 93 (101) m.w.N; a.A. *OLG Rostock*, Urt. v. 07.05.2010 – 7 U 67/09, MedR 2010, S. 874; kritisch *Schaffhausen*, jurisPR-MedizinR 9/2010 Anm. 1.

[234] Vgl. *Koch*, in: Frister/Olzen, S. 27 (37) mit dem Hinweis, dass die Kryokonservierung von Embryonen in der Schweiz verboten und von 2 PN-Zellen übergangsweise gestattet sei. In Österreich sei das zeitliche Limit für die Kryokonservierung von befruchteten Eizellen von einem Jahr auf 10 Jahre erhöht worden.

2-PN-Zellen kommt es maßgeblich auf die vertragliche Regelung an. Zudem ist ein jederzeit ausübbares Widerspruchsrecht mit der Folge der Beendigung des Verwahrungsvertrages und Verpflichtung zur Verwerfung des Kryomaterials anzuerkennen.[235]

Ungeklärt ist, wie mit kryokonservierten Embryonen zu verfahren ist. Es besteht keine rechtliche Verpflichtung der Frau, sich die kryokonservierten Embryonen übertragen zu lassen.[236] Vor dem Hintergrund, dass mögliche psychische Gefahren für das später geborene Kind bestehen, wenn dieses erfährt, über Jahre hinweg als Embryo kryokonserviert gewesen zu sein, wird die Festlegung einer gesetzlichen Höchstdauer für die Lagerung kryokonservierter Embryonen gefordert. Diese Höchstfrist wird auch zur Vermeidung von Generationensprüngen und wegen der Unkenntnis negativer Folgewirkungen einer jahrzehntelangen Kryokonservierung als geboten erachtet.[237]

Die Verwerfung überzähliger oder „verwaister" Embryonen ist nicht nach dem Embryonenschutzgesetz strafbar.[238] Der Bundesgerichtshof hat in der PID-Entscheidung vom 6. Juli 2010[239] ausgeführt: *„Gleichfalls lässt sich aus dem Embryonenschutzgesetz keine Pflicht der unbegrenzten Kryokonservierung ableiten (Günther, a. a. O., § 2 Rz. 37; Schroeder, a. a. O., S. 337)."*

Auch insofern sprechen gute Argumente dafür, dass – vergleichbar der Situation bei 2-PN-Zellen – die Voraussetzungen der Beendigung des Kryovertrages mit der Folge des Auftauens und Vernichtung der Embryonen vertraglich geregelt werden können. Als Beendigungsgründe sind insbesondere anzuführen

- der ggf. einseitige Widerruf des Einverständnisses zur Kryokonservierung,
- die Trennung des Paares oder
- der Zahlungsverzug.

In der Praxis empfiehlt es sich, das Paar in nachweisbarer Form auf die drohende Vernichtung hinzuweisen.[240]

Im Rahmen dieser Abhandlung kann lediglich darauf verwiesen werden, dass bei der Kryokonservierung die Vorgaben des TPG, der TPG-GewV, des AMG sowie der AMWHV zu beachten sind.[241]

6 Leistungsrecht

Die Durchführung von Maßnahmen der künstlichen Befruchtung ist mit erheblichem finanziellem Aufwand verbunden.

Kosten für reproduktionsmedizinische Maßnahmen

Die Kosten für ärztliche Leistungen pro Behandlungszyklus werden bei einer In-vitro-Fertilisation mit etwa 3200 € und bei einer intrazytoplasmatischen Spermieninjektion (ICSI) mit ca. 3600 € angegeben.[242] Hinzu kommen die oftmals nicht geringen Medikamentenkosten sowie evtl. die Kosten für die Kryokonservierung und Lagerung des Kryomaterials.

Dabei gilt es zu bedenken, dass auch im Rahmen der künstlichen Befruchtung meist mehrere Zyklen erforderlich sind, um den Schwangerschaftseintritt herbeizuführen.

Der behandelnde Arzt ist verpflichtet, das Paar vor Beginn der Behandlung über die zu erwartenden Kosten und die Problematik der Kostenerstattung aufzuklären (§ 630c Abs. 3 BGB).

Die Frage, ob und ggf. in welchem Umfang die gesetzlichen Krankenkassen (GKV) und/oder die privaten Krankenversicherungen (PKV) die Kosten übernehmen, ist für die Entscheidung vieler Paare von erheblicher Bedeutung. Angesichts der eher restriktiven finanziellen Eintrittspflicht der GKV wird den Maßnahmen der künstlichen Befruchtung das „Image einer Heilkunst für Wohlhabende" zugesprochen.[243]

6.1 Gesetzliche Krankenversicherung (GKV)

Für gesetzlich versicherte Patientinnen und Patienten richtet sich der Anspruch auf Kostenbeteiligung[244] nach § 27a SGB

[235] *BÄK*, Dtsch. Ärztebl. 2006, S. A 1392 (1402); im Ergebnis ebenso *Müller-Terpitz*, S. 505 Fn. 78, mit dem Argument, dass der Schutz des Art. 2 Abs. 2 GG die 2-PN-Zellen nicht erfasse.

[236] Entgegen *Müller-Terpitz*, S. 507, erscheint es angesichts des Selbstbestimmungsrechts der Frau zweifelhaft, ob eine Duldungspflicht Gegenstand einer gesetzlichen Regelung sein dürfte.

[237] *Hübner*, S. 252 m. w. N.; in 2017 wurde ein Kind geboren, dessen Keimzellen schon 1993 kryokonserviert worden waren.

[238] *Frister/Börgers*, in: Frister/Olzen, S. 93 (114 f. m. w. N.); *Dietrich/Felberbaum/Griesinger/Hepp/Kreß/Riedel*, S. 109.

[239] 5 StR 386/09, NJW 2010, S. 2672 (2676 Rn. 38).

[240] *Möller/Hilland*, in: Frister/Olzen, S. 125 (140 f.).

[241] Ausführlich *Möller/Hilland*, in: Frister/Olzen, S. 125 (130 ff.).

[242] *Aschoff*, S. 18; der Entscheidung des *BFH* v. 16.12.2010 – VI R 43/10, NJW 2011, S. 2077, lag ein Fall zugrunde, in welchem dem Paar im Zusammenhang mit der künstlichen Befruchtung Kosten von über 21.000 € entstanden waren.

[243] *Aschoff*, S. 18, dort auch Hinweise zu der in Sachsen praktizierten Bezuschussung durch Steuergelder. Einige Bundesländer erstatten den nicht von den Krankenkassen übernommenen Kostenanteil von 50 % oder leisten andere Zuschüsse. Bemühungen, den Anteil der Krankenkassen zu erhöhen, sind bisher ohne Erfolg geblieben.

[244] Ausführlich mit umfangreichen Nachweisen zu Rechtsprechung und Literatur s. *Aschoff*, S. 31–118.

V sowie den Richtlinien über künstliche Befruchtung des Gemeinsamen Bundesausschusses.[245] § 27a SGB V bildet im System des Leistungsrechts gegenüber § 27 SGB V (Krankenbehandlung) einen Sondertatbestand, der nicht an das Vorliegen einer Krankheit, sondern an die ungewollte Kinderlosigkeit des Ehepaares anknüpft.[246] Gemäß § 91 Abs. 6 SGB V sind die Richtlinien des Gemeinsamen Bundesausschusses verbindlich sowohl für die Versicherten als auch für die gesetzlichen Krankenkassen und die Leistungserbringer.[247] Zu den Anspruchsvoraussetzungen des § 27a Abs. 1 SGB V im Einzelnen:

Die Maßnahme muss nach ärztlicher Feststellung medizinisch erforderlich sein, und es muss eine hinreichende Aussicht auf Erfolg bestehen. Dies ist nicht der Fall, wenn die Maßnahme 3-mal ohne Erfolg durchgeführt worden ist.[248] In der Praxis trat eine erhebliche Verunsicherung zur Zählfolge durch das Urteil des *Bundessozialgerichts* (BSG) vom 25. Juni 2009 ein.[249] Das Gericht hob deutlich hervor, dass die Erfolglosigkeit zukünftiger Behandlungsversuche unwiderleglich vermutet werde, wenn 3 unter Kostenbeteiligung der Krankenkasse durchgeführte Behandlungszyklen erfolglos geblieben waren; offen ließ das Gericht, ob privat finanzierte Versuche ebenfalls zu berücksichtigen seien. Nach einer erfolgreichen Maßnahme konnte ein Anspruch nur dann bestehen, wenn die Anzahl von 3 erfolglosen Versuchen – und zwar bezogen auf die Lebenszeit – nicht erreicht war.

Mit Schreiben vom 5. September 2011 hat der GKV-Spitzenverband klargestellt: „*Nach der Lebend- oder Totgeburt eines Kindes im Sinne des Personenstandsgesetzes bzw. der Personenstandsverordnung innerhalb der jeweiligen Höchstzahl von erfolglosen Versuchen besteht ohne Anrechnung der vorangegangenen Versuche ein erneuter Anspruch auf eine der jeweiligen Höchstzahl entsprechende Anzahl von Versuchen, soweit die übrigen Voraussetzungen der ‚Richtlinien über künstliche Befruchtung' erfüllt sind.*" Ob bei der Zählung erfolglose Versuche zu berücksichtigen sind, an deren Kostentragung die GKV nicht beteiligt war, wurde ausdrücklich einer späteren Entscheidung vorbehalten. Das *Sozialgericht (SG) Berlin* ist der Auffassung, dass auch selbst finanzierte Versuche mitgezählt werden müssen.[250]

▶ Der Gesetzgeber beschränkt den Leistungsanspruch auf Ehepaare. Das BVerfG hat diese Differenzierung gegenüber nicht verheirateten Paaren gebilligt.[251] Der Verweis auf eine „geplante Ehe" reicht nicht aus.[252] Eine Erweiterung des Leistungsanspruchs in der Satzung der Krankenkasse ist unzulässig.[253] Darüber hinaus dürfen nur Samen- und Eizellen der Ehegatten verwendet werden (§ 27a Abs. 1 Nr. 4 SGB V).

§ 27a Abs. 3 SGB V enthält weitere Leistungsbeschränkungen: Die Versicherten müssen – unabhängig vom Geschlecht – das 25. Lebensjahr vollendet haben.[254] Der Anspruch entfällt für weibliche Versicherte, die das 40. Lebensjahr[255] und für männliche Versicherte, die das 50. Lebensjahr vollendet haben.[256] Maßgeblich ist der Beginn der Behandlung, nicht z. B. das Alter des Mannes bei Kryokonservierung von Samenzellen.[257] Höchstrichterlich nicht geklärt ist die Frage, ob der Leistungsanspruch gegen die gesetzliche Krankenkasse immer schon dann entfällt, wenn der privat versicherte Ehegatte die gesetzliche Höchstaltersgrenze über- oder unterschreitet.[258]

In formaler Hinsicht hängt die Bezuschussung von der Durchführung einer umfassenden Beratung über die medizinischen und psychosozialen Aspekte der Behandlung ab (§ 27a Abs. 1 Nr. 5 SGB V i. V. m. Ziffer 13 ff. der Richtlinien über künstliche Befruchtung), bevor die Überweisung an eine Einrichtung erfolgen kann, die über eine Genehmigung gemäß § 121a SGB V verfügt.[259]

---

[245] V. 14.08.1990 (BArbl. 1990, Nr. 12) i. d. F. v. 16.03.2017 (BAnz. AT 01.06.2017 B4).

[246] Die Prüfung der Fertilität eines querschnittsgelähmten Patienten ist Krankenhausbehandlung, selbst wenn dieser nicht verheiratet ist, *LSG Berlin-Brandenburg*, Urt. v. 24.06.2010 – L 9 KR 14/09, MedR 2011, S. 385.

[247] Ob diese Regelung verfassungsgemäß ist oder den Parlamentsvorbehalt verletzt, ist strittig, vgl. ausführlich mit weiteren Nachweisen zu Rechtsprechung und Literatur *Ziermann*, in: Sodan, § 23 Rn. 42 ff.; *Aschoff*, S. 38 ff.; das *BSG* zieht die Verfassungsgemäßheit der Richtlinien nicht in Zweifel, Urt. v. 21.06.2011 – B 1 KR 18/10 R, SozR 4-2500 § 27a Nr. 13.

[248] Die zahlenmäßige Beschränkung gilt nach § 27a Abs. 2 S. 2 SGB V nicht für Inseminationen, denen kein hormonelles Stimulationsverfahren vorausging, s. hierzu *Aschoff*, S. 67 f.

[249] B 3 KR 9/08 R, SozR 4-2500 § 27a Nr. 9: Die starre Begrenzung ist aufgrund des weiten Gestaltungsermessens des Gesetzgebers verfassungsgemäß, ebenso mit ausführlicher Begründung *Aschoff*, S. 62.

[250] Urt. v. 27.11.2015 – S 166 KR 671/12.

[251] Urt. v. 28.02.2007 – 1 BvL 5/03, NJW 2007, S. 1343.

[252] *LSG Baden-Württemberg*, Urt. v. 25.04.2017 – L 11 KR 907/16, KHE 2017/16.

[253] *BSG*, Urt. v. 18.11.2014 – B 1 A 1/14 R, BSGE 117, S. 236.

[254] *BSG*, Beschl. v. 21.02.2008 – B 1 KR 123/07 B. Die gesetzliche Regelung erscheint in den Fällen wenig sinnhaft, in denen die Ursache für die Kinderlosigkeit definitiv zu einem früheren Zeitpunkt feststeht, *Kentenich/Pietzner*, in: Frister/Olzen, S. 59 (70).

[255] Die Regelung gilt ausnahmslos, sodass es auf das biologische Alter und die individuelle Erfolgswahrscheinlichkeit nicht ankommt, vgl. *Aschoff*, S. 72.

[256] Die Altersregelungen sind rechtmäßig, s. *BSG*, Urt. v. 24.05.2007 – B 1 KR 10/06 R, NZS 2008, S. 256.

[257] *LSG Bayern*, Urt. v. 26.07.2017 – L 4 KR 586/15, Bayern.Recht.

[258] Bejahend *Aschoff*, S. 78.

[259] Ausführlich hierzu *Aschoff*, S. 84 ff.

Vor der Behandlung ist der Krankenkasse ein Behandlungsplan zur Genehmigung vorzulegen. Der Umfang der Kostentragung der Krankenkasse ist auf 50 % der mit dem Behandlungsplan genehmigten Kosten derjenigen Maßnahmen beschränkt, die bei ihrem Versicherten – mithin nicht dessen Ehegatten – vorgenommen werden.[260] Bei Beziehern von Leistungen nach dem SGB II ist der Eigenanteil nicht – auch nicht darlehensweise – vom Jobcenter zu übernehmen.[261]

Nach Ziffer 4 der Richtlinien über künstliche Befruchtung werden Kosten der Kryokonservierung von Eizellen, Spermien, 2-PN-Zellen und Embryonen nicht von der gesetzlichen Krankenkasse übernommen. Diese Kosten sind nicht von der GKV zu zahlen, sondern fallen in den jeweils eigenen Verantwortungsbereich des Betroffenen.[262] Die Kryokonservierung und Lagerung von Eierstockgewebe zum Zwecke der Wiederherstellung der Empfängnisfähigkeit kann aber eine Maßnahme der Krankenbehandlung gemäß § 27 SGB V bilden und dann erstattungsfähig sein.[263] Eine Krankenkasse darf die Kosten der Kryokonservierung nicht als Satzungsleistung übernehmen, da dies keine Leistung der Regelversorgung sei, sondern ein weiterer Leistungsbereich.[264]

Eine gesetzlich versicherte Patientin hat keinen Anspruch darauf, dass ihre Krankenkasse die Kosten für eine DNA-Analyse übernimmt, durch welche herausgefunden werden soll, ob ein ungeborenes Kind einen Gendefekt hat. Der Befund sollte als Grundlage für die Entscheidung eines Schwangerschaftsabbruchs dienen.[265] Ebenso übernehmen die Krankenkassen nicht die Kosten für eine eventuelle Präimplantationsdiagnostik[266] oder Polkörperdiagnostik.[267]

Bei einer Behandlung im EU-Ausland muss die Krankenkasse nur die Kosten nach § 13 Abs. 4 SGB V erstatten, die bei einer den deutschen rechtlichen Vorgaben entsprechenden Behandlung entstanden wären. Die Krankenkasse kann dabei eine Bestätigung der ausländischen Klinik verlangen.[268]

6.2 Private Krankenversicherung (PKV)

Das System der privaten Krankenversicherung (PKV) beruht darauf, dass zwischen der Krankenversicherung und dem Versicherungsnehmer ein zivilrechtlicher Vertrag über die Leistungspflicht des Versicherers und die Beitragspflicht des Versicherungsnehmers geschlossen wird. Dies erfolgt innerhalb des durch das Versicherungsvertragsgesetz (VVG) und die Musterbedingungen für die Krankheitskosten (MB/KK) vorgegebenen rechtlichen Rahmens.[269] Wesentlich ist, dass der Leistungsumfang auch bei Maßnahmen der künstlichen Befruchtung vertraglich konkretisiert werden kann, wobei sich dies regelmäßig als Beschränkung der Rechte des Versicherungsnehmers darstellt. Da die Leistungsbeschränkung in den MB/KK erfolgt, denen die Rechtsqualität von allgemeinen Geschäftsbedingungen zukommt, unterliegen diese der Inhaltskontrolle nach §§ 307 ff. BGB.[270] Wichtig ist dabei insbesondere die Transparenz der Tarifbedingungen.[271]

§ 1 Abs. 1 und Abs. 2 S. 1 MB/KK verpflichten den Versicherer, dem Versicherten die von diesem aufgrund einer Krankheit getätigten Aufwendungen zu erstatten. Als Krankheit wird der nach ärztlicher Feststellung bestehende anormale Körper- oder Geisteszustand verstanden. Kinderlosigkeit an sich muss kein anormaler Zustand sein, sondern kann sogar der individuellen Lebensplanung entsprechen. Krankheit ist jedoch die organisch bedingte Sterilität eines Partners oder beider Partner, da die nicht behebbare Unfruchtbarkeit für den sterilen Partner eine erhebliche Einschränkung seines Selbstwertgefühls bedeuten kann und Komplikationen zwischen den Eheleuten als Ursache für seelische Erkrankungen entstehen können.[272] Wenn Maßnahmen der künstlichen Befruchtung nur deswegen geplant sind, um eine PID durchführen zu können, muss die private Krankenversicherung die Kosten nicht übernehmen.[273] Im Streit um die Erstattungsfähigkeit von Kosten für reproduktionsmedizinische Behand-

[260] Diese Beschränkung ist rechtmäßig, siehe *BSG*, Urt. v. 19.09.2007 – B 1 KR 6/07 R, SGb 2007, S. 670, *BVerfG*, Beschl. v. 27.02.2009 – 1 BvR 2982/07, NJW 2009, S. 1733.

[261] *LSG Berlin-Brandenburg*, Urt. v. 26.05.2016 – L 31 AS 2471/15, NSZ 2016, S. 660.

[262] *BSG*, Urt. v. 28.09.2010 – B 1 KR 26/09 R, SozR 4-2500 § 27a Nr. 1; *Aschoff*, S. 37 Fn. 93; eine Änderung ist im Rahmen des Terminservice- und Versorgungsgesetzes (TSVG) 2019 geplant.

[263] Vgl. *BSG*, Urt. v. 17.02.2010 – B 1 KR 10/09 R, GesR 2010, S. 268; das *LSG Berlin-Brandenburg* hat mit Urteil vom 07.10.2011 – L 1 KR 112/10 einen Anspruch auf Kostenübernahme verneint, da die Kryokonservierung und Retransplantation von autologem Ovarialgewebe derzeit nicht dem allgemein anerkannten Stand der medizinischen Erkenntnisse entspreche; das *LSG Berlin-Brandenburg* hat den drohenden Eintritt der Unfruchtbarkeit nicht als lebensbedrohliche Erkrankung gewertet (Urt. v. 26.05.2016 – L 31 AS 2471/15, NZS 2016, S. 660).

[264] *LSG Hessen*, Urt. v. 28.04.2016 – L 1 KR 357/14 KL, NZS 2016, S. 618.

[265] *LSG Nordrhein-Westfalen*, Beschl. v. 26.01.2012 – L 5 KR 720/11 ER, NZS 2012, S. 543.

[266] *BSG*, Urt. v. 18.11.2014 – B 1 KR 19/13 R, MedR 2017, S. 156.

[267] *BSG*, Urt. v. 12.09.2015 – B 1 KR 15/14 R, NZS 2015, S. 944.

[268] *SG Dresden*, Gerichtsbesch. v. 31.08.2016 – S 25 KR 236/14.

[269] Ausführlich *Aschoff*, S. 121 ff.

[270] *Aschoff*, S. 132 f; zu Leistungsbeschränkungen im Tarif siehe Krumscheid, RuS 2018, S. 578.

[271] Vgl. *LG Berlin*, Urt. v. 18.08.2016 – 7 O 486/14; Urt. v. 05.10.2016 – 23 O 406/14 (Berufung anhängig); *LG Köln*, Urt. v. 10.09.2014 – 23 O 468/13, VersR 2015, S. 568.

[272] *BGH*, Urt. v. 17.12.1986 – IVa ZR 78/85, NJW 1987, S. 703; *Damm*, NJW 2007, S. 335 (336); *Aschoff*, S. 126.

[273] *OLG Köln*, Urt. v. 17.06.2016 – 20 U 163/14, VersR 2017, S. 417; *OLG München*, Beschl. v. 24.08.2017 – 25 U 2457/17, Bayern.Recht; Beschl. v. 23.10.2018 – 25 U 2424/18, RuS 2018, S. 665.

lungen genügt der Versicherungsnehmer der ihn treffenden Darlegungs- und Beweislast für das Vorliegen einer Krankheit, wenn er beispielsweise nachweist, dass bei ihm eine Spermienanomalie vorliegt, die seine Zeugungsfähigkeit beeinträchtigt.[274] Inhaber des Anspruchs auf Kostenerstattung ist ausschließlich derjenige Partner, in dessen Person die Gründe für die Fortpflanzungsunfähigkeit vorliegen (Verursacherprinzip). Ist im Versicherungsvertrag die Erstattung für reproduktionsmedizinische Maßnahmen ausgeschlossen, muss die private Krankenversicherung die Kosten für eine reine Stimulationstherapie dennoch übernehmen.[275]

Höchstrichterlich ungeklärt ist, ob der Kostenerstattungsanspruch gegenüber der privaten Krankenversicherung unter der Bedingung einer Ehe steht oder eine solche Regelung in die Musterbedingungen aufgenommen werden könnte. Nach überzeugender Auffassung verstößt das Postulat des Eheerfordernisses gegen den allgemeinen Gleichheitsgrundsatz des Art. 3 Abs. 1 GG, da unverheiratete Versicherungsnehmer ohne sachlichen Grund gegenüber verheirateten Versicherungsnehmern benachteiligt werden.[276]

Die Erstattungspflicht der privaten Krankenversicherung bei der Durchführung von Maßnahmen zur künstlichen Befruchtung setzt die medizinische Anerkennung der gewählten Methode sowie das Bestehen einer ausreichenden Erfolgsaussicht voraus.[277] Die ausreichende Erfolgsaussicht ist zu bejahen, wenn unter umfassender Berücksichtigung der individuellen Voraussetzungen des Paares bei einer Ex-ante-Beurteilung eine mindestens 15 %ige Wahrscheinlichkeit für einen Schwangerschaftseintritt besteht.[278] Soweit die Erfolgsaussichten teilweise am Grad der sog. „baby-take-home-rate" bemessen werden, ist diese Auffassung abzulehnen.[279]

Die Voraussetzungen für die Eintrittspflicht der privaten Krankenversicherung entfallen nicht durch die Geburt eines Kindes.[280] Die Geburt beseitigt die Infertilität bei weiterhin bestehendem Kinderwunsch nicht und führt zu einem neuen Versicherungsfall mit der Konsequenz, dass sämtliche Anspruchsvoraussetzungen, insbesondere die 15 %ige Erfolgswahrscheinlichkeit, erfüllt sein müssen. Ab welcher zahlenmäßigen Grenze von erfolglosen Behandlungszyklen die Verpflichtung der Versicherung zur Kostenübernahme erlischt, ist ungeklärt, wird jedoch maßgeblich von den Umständen des Einzelfalles abhängen. Eine Beschränkung der Zahl der Versuche in den Allgemeinen Versicherungsbedingungen (AVB) ist hingegen zulässig.[281]

Vom Leistungsumfang erfasst sind nicht nur der Befruchtungsvorgang/Embryotransfer, sondern sämtliche Maßnahmen, die hiermit im Zusammenhang stehen, wie die Stellung der Diagnose, die Beratung, die Eizellentnahme, die Injektion der Samenzelle in die Eizelle[282] sowie die Kosten für gesetzlich verlangte weiterführende Tests.[283] Auch die Kosten für die Kryokonservierung überzähliger Eizellen, 2-PN-Zellen oder Embryonen sowie für den sich anschließenden Kryozyklus können von der privaten Krankenversicherung zu tragen sein.[284]

Kann die Unfruchtbarkeit nur dadurch „überbrückt" werden, dass Maßnahmen unter Einbeziehung des Partners durchgeführt werden (z. B. Spermaaufbereitung), sind auch die insofern entstehenden Kosten von der privaten Krankenversicherung zu übernehmen. Gleiches gilt für extrakorporal durchgeführte Teilschritte des Gesamtbehandlungskomplexes.[285]

Bei der Durchführung einer In-vitro-Fertilisation unter Verwendung von Fremdsamen ist zu berücksichtigen, dass diese Behandlung nicht geeignet ist, eine genetische Vaterschaft herbeizuführen, sodass berechtigte Zweifel an der Eintrittspflicht der privaten Krankenversicherung bestehen.[286] Im Ergebnis gilt dies auch für die Verwendung von Fremdsamen, um den Kinderwunsch eines lesbischen Paares zu erfüllen.

Abschließend sei auf Folgendes hingewiesen: Kinderwunschpaare lassen sich teilweise im Ausland mit in Deutschland nicht erlaubten Methoden behandeln. In diesen Fällen besteht kein Erstattungsanspruch gegen die private

[274] *BGH*, Urt. v. 15.09.2010 – IV ZR 187/07, MedR 2011, S. 360 mit Anmerkung *Damm*.

[275] *AG Cloppenburg*, Urt. v. 11.04.2014 – 21 C 975/13, VersR 2015, S. 180.

[276] *OLG Hamm*, Urt. v. 11.11.2016 – 20 U 119/16, RuS 2017, 26; *OLG Karlsruhe*, Urt. v. 13.10.2017 – 12 U 107/17, RuS 2017, S. 597; *LG Dortmund*, Urt. v. 10.04.2008 – 2 O 11/07, NJW-RR 2008, S. 1414; ferner *Aschoff*, S. 143 ff. m. w. N. zu Rechtsprechung und Literatur; ablehnend *LG Köln*, Urt. v. 17.01.2007 – 23 O 196/06, NRWE.

[277] *BGH*, Urt. v. 21.09.2005 – I ZR 113/04, NJW 2005, S. 3783.

[278] *BGH*, Urt. v. 21.09.2005 – I ZR 113/04, NJW 2005, S. 3783 (3785).

[279] Ebenso *OLG Hamm*, Urt. v. 27.04.2007 – 20 U 189/05, NRWE.

[280] *BGH*, Urt. v. 21.09.2005 – I ZR 113/04, NJW 2005, S. 3783; *Aschoff*, S. 167 ff.

[281] *OLG Koblenz*, Urt. v. 21.09.2016 – 10 U 952/14, VersR 2016, S. 1554 (Revision anhängig unter IV ZR 305/16).

[282] Mit Urt. v. 25.02.2011 – 20 U 76/09, NRWE, hat das *OLG Köln* das beklagte Versicherungsunternehmen verurteilt, die Kosten für die Mikroinsemination (ICSI) von 21 Eizellen zu tragen. Die Versicherung hatte die Auffassung vertreten, die Kosten für maximal 6 ICSI-Maßnahmen je Behandlungszyklus erstatten zu müssen.

[283] *Aschoff*, S. 154 ff.

[284] *LG Magdeburg*, Urt. v. 05.04.2006 – 11 O 195/06, NJOZ 2006, S. 2697; *LG Dortmund*, Urt. v. 10.04.2008 – 2 O 11/07, NJW-RR 2008, S. 1414; *Möller/Hilland*, in: Frister/Olzen, S. 125 (148).

[285] *BGH*, Urt. v. 15.09.2010 – IV ZR 187/07, MedR 2011, S. 360 mit Anmerkung *Damm*; *Aschoff*, S. 161 f. m. w. N.

[286] Ebenso *LG Mannheim*, Urt. v. 28.08.2009 – 1 S 78/09, NJW-RR 2009, S. 1629; a.A. *LG Dortmund*, Urt. v. 10.04.2008 – 2 O 11/07, NJW-RR 2008, S. 1414.

Krankenversicherung.[287] Werden hingegen im Ausland Methoden angewendet, die in Deutschland zulässig sind, besteht der Erstattungsanspruch.[288]

6.3 Sog. gemischt versicherte Paare

Die nachfolgenden Ausführungen geben einen kurzen Überblick über die Kostentragung bei gemischt versicherten Wunscheltern.

Ursache liegt ausschließlich beim GKV-Versicherten Eintrittspflichtig ist ausschließlich die gesetzliche Krankenkasse. Diese trägt lediglich die Kosten für Maßnahmen, die bei ihrem Versicherten durchzuführen sind, sowie die Kosten für extrakorporale Teilschritte der Behandlung. Die Kostentragungsquote ist auf 50 % beschränkt.[289]

Ursache liegt ausschließlich beim PKV-Versicherten § 27a SGB V gewährt einen Leistungsanspruch unabhängig von dem Vorliegen einer Erkrankung. Somit hat der KV-Versicherte einen Anspruch gegen seine Krankenkasse auf Tragung von 50 % der Kosten für sämtliche an seinem Körper sowie extrakorporal vorzunehmende Maßnahmen.

Daneben besteht ein Anspruch gegen die private Krankenversicherung auf 100 %ige Kostenübernahme einschließlich derjenigen, die durch die Behandlung des Partners sowie die Durchführung extrakorporaler Maßnahmen entstehen (Anspruchsdoppelung).

Es besteht keine Verpflichtung, quasi im Sinne einer Schadensminderung, die GKV in Anspruch zu nehmen.[290]

Ursache liegt bei beiden Partnern Diese Konstellation unterscheidet sich leistungsrechtlich nicht von der vorhergehenden mit der Folge der Anspruchsdoppelung.

6.4 Beihilfe

Für Beamte und deren Angehörige können sich Ansprüche aus dem jeweiligen Beihilferecht ergeben.[291] Auf Bundesebene verweisen die maßgeblichen Rechtsvorschriften auf § 27a SGB V mit der Folge, dass die gesetzlichen Leistungsbeschränkungen auch für die Beihilfeberechtigten gelten.[292] Viele Landesvorschriften nehmen wiederum die bundesrechtlichen Vorschriften in Bezug. Diese Begrenzung ist zulässig.[293] Insgesamt ist die leistungsrechtliche Situation uneinheitlich und bedarf der genauen Analyse je nach Kostenträger.

Allerdings hat z. B. die Bundeswehr Leistungen der künstlichen Befruchtung in § 29 BwHFV aufgenommen; es werden 50 % der Aufwendungen am betroffenen Soldaten/Soldatin getragen. Wenn die reproduktionsmedizinischen Maßnahmen nicht wegen einer Beeinträchtigung des Bundeswehrangehörigen, sondern des Partners erforderlich sind, muss die Bundeswehr die Kosten nicht übernehmen.[294]

Für Baden-Württemberg wurden auch Leistungen für eine heterologe In-vitro-Fertilisation als beihilfefähig erachtet.[295]

6.5 Arbeitsrecht

Wenn eine Frau nach reproduktionsmedizinischen Maßnahmen schwanger wird, stellen sich auch arbeitsrechtliche Fragen.

Arbeitsunfähigkeit wegen der Maßnahmen der künstlichen Befruchtung schließt die Fortzahlung des Gehalts nach § 3 Abs. 1 S. 1 Hs. 2 Entgeltfortzahlungsgesetz (EFZG) aus, weil die Arbeitsunfähigkeit durch die Arbeitnehmerin herbeigeführt wurde. Wenn aber die Arbeitsunfähigkeit auf einer Erkrankung beruht, mit deren Eintritt nicht gerechnet werden musste, besteht ein Anspruch auf Entgeltfortzahlung.[296] Dies bedeutet, dass bei Arbeitsunfähigkeit z. B. während einer hormonellen Stimulation kein Anspruch nach dem EFZG besteht.

Sobald der Embryonentransfer stattgefunden hat, findet das Mutterschutzrecht Anwendung.[297] Dieses sieht u. a. einen Anspruch auf Mutterschutzlohn vor, wenn der Arzt ein Beschäftigungsverbot zum Schutz von Mutter und Kind ausspricht (§ 11 Mutterschutzgesetz [MuSchG]). Diese Rege-

---

[287] *BGH*, Urt. v. 14.06.2017 – IV ZR 141/16, NJW 2017, S. 2348 (Behandlung nach Eizellspende in Tschechien); *LG Köln*, Urt. v. 04.07.2007 – 23 O 347/04; *Aschoff*, S. 124; *Beckhove*, S. 55 f.; *Lüttringhaus*, FamRZ 2017, S. 2005.

[288] *OLG Hamburg*, Urt. v. 13.10.2017 – 9 U 71/15.

[289] Ausführlicher *Aschoff*, S. 176.

[290] *Aschoff*, S. 179.

[291] Nach dem Urteil des *VGH Baden-Württemberg* vom 14.02.2012 – 2 S 3010/11 sind Aufwendungen für eine künstliche Befruchtung der Ehefrau eines zeugungsunfähigen Beamten im Rahmen einer heterologen IVF nicht beihilfefähig, weil die künstliche Befruchtung mit Spendersamen keine Krankenbehandlung im Sinne des Beihilferechts ist.

[292] *Beckhove*, S. 65. Dies betrifft z. B. die Voraussetzung der Ehe, siehe *OVG Nordrhein-Westfalen*, Beschl. v. 03.09.2012 – 1 A 1776/12, NWVBl. 2013, S. 65, oder die Zahl der Behandlungsversuche, siehe OVG Nordrhein-Westfalen, Urt. v. 19.01.2018 – 1 A 2044/15, NWVBl. 2018, S. 412.

[293] *OVG Berlin-Brandenburg*, Urt. v. 14.07.2009 – OVG 4 B 4/08; *OVG Nordrhein-Westfalen*, Beschl. v. 29.02.2012 – 1 A 496/10, NRWE; *VG Saarlouis*, Urt. v. 27.06.2017 – 6 K 274/16.

[294] *Bayerischer VGH*, Urt. v. 12.06.2017 – 14 B 15.2621.

[295] *BVerwG*, Urt. v. 10.10.2013 – 5 C 32.12, BVerwGE 148, S. 106.

[296] *BAG*, Urt. v. 26.10.2016 – 5 AZR 167/16, NJW 2017, S. 1129.

[297] *EuGH*, Urt. v. 26.02.2008 – C-506/06, NZA 2008, S. 345; *BAG*, Urt. v. 26.03.2015 – 2 AZR 237/15, NJW 2015, S. 1899; *Brose*, NZA 2016, S. 604.

lung gilt auch bei Schwangerschaften nach künstlicher Befruchtung.[298] Unterliegt die Frau nicht dem Kündigungsschutzgesetz (weil ihr Betrieb zu klein ist), ist eine Kündigung dennoch unwirksam, wenn sie wegen der – beabsichtigten – Durchführung einer IVF und der damit einhergehenden Möglichkeit einer Schwangerschaft erklärt wird.[299]

Beim nachgeburtlichen Mutterschutz stellt sich die Frage der Anwendbarkeit des MuSchG in Fällen der Leihmutterschaft. Der *Europäische Gerichtshof* (EuGH) hat die Anwendung des Mutterschutzes auf die Bestellmutter verneint, da maßgeblich die Entbindung sei und die Bestellmutter ja gerade nicht entbunden habe.[300]

7 Leistungserbringerrecht

7.1 Berufsrecht

Die nahezu in allen (Landes-)Ärztekammern umgesetzten BÄK-Richtlinien regeln die besonderen fachlichen, persönlichen und technischen Voraussetzungen für die Insemination nach hormoneller Stimulation. Die alleinige Insemination (ohne hormonelle Stimulation) sowie die alleinige Stimulation (ohne Insemination) sind von der Geltung der Richtlinien ausdrücklich ausgenommen. Insofern gilt, dass die Maßnahme vom Grundsatz her von jedem Facharzt für Gynäkologie und Geburtshilfe durchgeführt werden kann.

Eine Insemination nach hormoneller Stimulation darf nur durchgeführt werden durch einen Facharzt für Frauenheilkunde und Geburtshilfe, der über den Schwerpunkt bzw. über die fakultative Weiterbildung „Gynäkologische Endokrinologie und Reproduktionsmedizin" verfügt (Ziffer 4.1.1).

Die Durchführung von speziellen Methoden (z. B. IVF, ICSI) setzt das Zusammenwirken in einer ständig einsatzbereiten Arbeitsgruppe voraus, wobei die Mitglieder der Arbeitsgruppe über Kenntnisse in der Endokrinologie, der Reproduktion, der gynäkologischen Sonografie, der operativen Gynäkologie, der Reproduktionsbiologie mit dem Schwerpunkt der In-vitro-Kultur, der Andrologie und der psychosomatischen Grundversorgung verfügen müssen (Ziffer 4.3.1). Darüber hinaus müssen bestimmte technische Einrichtungen ständig verfügbar bzw. einsatzbereit sein wie z. B. ein Hormonlabor, eine Operationsbereitschaft mit Anästhesieteam, ein Labor für Spermiendiagnostik und -präparation sowie ein Labor für In-vitro-Fertilisation, In-vitro-Kultur und ggf. Mikroinsemination (Ziffer 4.3.2).

7.2 Vertragsarztrecht

Im GKV-Bereich dürfen gemäß § 121a SGB V Maßnahmen zur Herbeiführung einer Schwangerschaft, sofern diese eine Insemination nach hormoneller Stimulation zum Gegenstand haben, nur durch Einrichtungen erbracht werden, denen die zuständige Behörde hierzu eine Genehmigung erteilt hat (sog. „§ 121a-Genehmigung").[301] Ohne Vorliegen der Genehmigung besteht kein Vergütungsanspruch des Leistungserbringers gegen die Kassenärztliche Vereinigung. Auch sind die Krankenkassen nicht zur Tragung der anteiligen Medikamentenkosten verpflichtet.

Als mögliche Genehmigungsinhaber kommen Vertragsärzte, medizinische Versorgungszentren, ermächtigte Ärzte, ermächtigte ärztlich geleitete Einrichtungen und zugelassene Krankenhäuser in Betracht (§ 121a Abs. 1 SGB V). Die Genehmigung selbst ist personenbezogen; bei MVZ oder Krankenhäusern müssen also konkret einzelne Ärzte benannt werden.[302]

Die Genehmigung darf nur erteilt werden, wenn die Leistungserbringer über die notwendigen diagnostischen und therapeutischen Möglichkeiten verfügen, nach wissenschaftlich anerkannten Methoden arbeiten und die Gewähr für eine bedarfsgerechte, leistungsfähige und wirtschaftliche Durchführung der Untersuchung/Behandlung besteht.[303] Durch die zahlenmäßige Beschränkung der Zentren soll Kompetenz konzentriert und verhindert werden, dass die Notwendigkeit zur Durchführung einer Maßnahme der künstlichen Befruchtung vorschnell erfolgt.[304] Auch wird die Einhaltung des Embryonenschutzgesetzes als Normzweck angeführt.[305] Die Genehmigung ist grundsätzlich unbefristet zu erteilen.[306]

Ein Anspruch auf Erteilung der Genehmigung besteht dann nicht (§ 121a Abs. 3 S. 1 SGB V), wenn mehrere geeignete Bewerber für die Genehmigung vorhanden sind. Bei der Auswahl zwischen mehreren geeigneten Ärzten und Einrichtungen entscheidet die zuständige Behörde unter Berücksichtigung der öffentlichen Interessen und der Vielfalt der Bewerber, insbesondere danach, wer von ihnen einer bedarfsgerechten, leistungsfähigen und wirtschaftlichen

[298] *BAG*, Urt. v. 26.10.2016 – 5 AZR 167/16, NJW 2017, S. 1129 (Rn. 45).

[299] *BAG*, Urt. v. 26.03.2015 – 2 AZR 237/14, NJW 2015, S. 1899.

[300] *EuGH*, Urt. v. 18.03.2014 – C-167/12 und C-363/12, FamRZ 2014, S. 907; krit. dazu *Brose*, NZA 2016, S. 604 (606 ff.).

[301] Allgemein *Bielitz*, NZS 2014, S. 766.

[302] *LSG Hamburg*, Urt. v. 19.08.2015 – L 5 KA 1/13, KHE 2015/129.

[303] Landesrechtlich sind die Anforderungen z. T. in Verwaltungsbestimmungen konkretisiert, vgl. für NRW: RdErl. d. MAGS v. 24.01.1997 – V A 6–0502.40.

[304] Nachweise bei *Aschoff*, S. 92.

[305] *Köhler-Hohmann*, in: Schlegel/Voelske, § 121a Rn. 17.

[306] *BSG*, Urt. v. 28.09.2005 – B 6 KA 60/03 R, MedR 2006, S. 370.

Durchführung von Maßnahmen zur Herbeiführung einer Schwangerschaft am besten gerecht wird (§ 121a Abs. 3 S. 2 SGB V).[307] Abgelehnte Bewerber können die Genehmigung des Mitbewerbers anfechten und versuchen, die eigene Anerkennung zu erstreiten. Bereits über eine Genehmigung gem. § 121a SGB V verfügende Vertragsärzte sind berechtigt, die Genehmigung nach den Grundsätzen der defensiven Konkurrentenklage anzugreifen.[308] Widerspruch und Klage haben grundsätzlich aufschiebende Wirkung.

Die Genehmigung wird durch die nach Landesrecht zuständige Stelle erteilt. Fehlt es hieran, ist die Landesregierung zuständig. Diese kann die Ermächtigung weiter übertragen (§ 121a Abs. 4 SGB V). Als zuständige Stellen kommen das für das Sozialversicherungsrecht zuständige Fachministerium, die Bezirksregierungen, die Landesärztekammern oder die Kassenärztlichen Vereinigungen in Betracht. Selbst bei Übertragung auf eine Ärztekammer sind die Sozialgerichte für die Überprüfung der Rechtmäßigkeit zuständig.[309]

Die Genehmigung gemäß § 121a SGB V ist auch für den Betrieb einer Zweigpraxis erforderlich, sofern dort die der Genehmigung unterfallenden Leistungen erbracht werden sollen.[310] Die für die Erteilung der Zweigpraxisgenehmigung erforderliche Verbesserung der Versorgung kann nicht alleine mit einer akademisch herausragenden Expertise des Zentrums begründet werden.[311]

8 Haftung

Eine Haftung des Arztes kann sich aus einem Behandlungsfehler oder aus einer fehlerhaften Aufklärung ergeben, sofern der Patient hierdurch schuldhaft in seiner gesundheitlich-körperlichen Integrität verletzt wird und ihm hierdurch ein materieller Schaden entsteht. Als Anspruchsgrundlagen kommen vertragliche (§ 280 Abs. 1 BGB) und deliktische Ansprüche (§§ 823 ff. BGB) in Betracht. In der Praxis ist die Haftung des Arztes aus Vertrag und Delikt[312] sowie aus privat- und vertragsärztlicher Tätigkeit nahezu identisch.[313]

[307] Teilweise wird das der Behörde eingeräumte Auswahlermessen als nicht mit Art. 12 Abs. 1 GG in Einklang zu bringen angesehen, *Aschoff*, S. 92 f.

[308] *BSG*, Urt. v. 30.10.2013 – B 6 KA 5/13 R, GesR 2014, S. 359; *LSG Baden-Württemberg*, Beschl. v. 12.03.2010 – L 5 KA 3725/09 ER-B.

[309] *BSG*, Beschl. v. 16.08.2000 – B 6 SF 1/00 R, SozR 3-2500 § 51 Nr. 26; *Köhler-Hohmann*, in: Schlegel/Voelske, § 121a Rn. 33.

[310] *SG Marburg*, Urt. v. 08.10.2008 – S 12 KA 381/07.

[311] *SG Marburg*, Urt. v. 09.03.2016 – S 16 KA 73/15, GesR 2016, S. 561 mit Anmerkung *Hesse*.

[312] *Greiner*, in: Spickhoff, §§ 823 ff. BGB Rn. 1.

[313] Ausführlich zur Haftung in interdisziplinären Gesundheitseinrichtungen sowie zur Auswirkung der Kooperationsform auf die Haftung *Möller/Makoski*, in: Wenzel, S. 132 ff.

8.1 Arztvertrag

Der Arztvertrag ist grundsätzlich ein Dienstvertrag (§§ 630a Abs. 1, 630b BGB).[314] Parteien des Vertrages sind regelmäßig die Berufsausübungsgemeinschaft einerseits – die meisten Praxen/Zentren werden als Berufsausübungsgemeinschaft und nicht als Einzelpraxis geführt – und die Patientin oder das Paar andererseits. Als Rechtsform für Berufsausübungsgemeinschaften findet sich überwiegend die Gesellschaft bürgerlichen Rechts (GbR) oder die Partnerschaftsgesellschaft (PartG). Bei einer GbR haftet neben der Gesellschaft jeder Gesellschafter in vollem Umfang auch mit seinem Privatvermögen. Bei der PartG tritt eine Haftungsprivilegierung für berufliche Fehler ein, da neben der Gesellschaft lediglich der Gesellschafter persönlich mit seinem Vermögen haftet, dem der Fehler unterlaufen ist (§ 8 Abs. 2 Partnerschaftsgesellschaftsgesetz [PartGG]). Der Arzt, der – ohne Gesellschafter zu sein – nach außen (z. B. auf dem Praxisschild, den Briefbögen, Rezeptblöcken etc.) wie ein Gesellschafter in Erscheinung tritt (Scheingesellschafter), haftet in der GbR persönlich für Gesellschaftsverbindlichkeiten.[315]

Die reproduktionsmedizinische Einrichtung haftet vertraglich für von ihr hinzugezogene Leistungserbringer – z. B. angestellte Ärzte, Teamärzte – über § 278 BGB ohne Exkulpationsmöglichkeit. Für die angestellten Ärzte kann sich eine deliktische Haftung auf Schadensersatz und Schmerzensgeld aus § 823 Abs. 1, 2 BGB ergeben.

Häufig wird der Vertrag über die Lagerung von Kryomaterial nicht mit der Berufsausübungsgemeinschaft, sondern einer eigenständigen Kryo-GmbH geschlossen mit der Folge, dass vertragliche Ansprüche ausschließlich gegen die GmbH zu richten sind.

8.2 Geschuldete Leistung

Die Reproduktionsmediziner schulden regelmäßig keine Wiederherstellung der Gesundheit oder die Herbeiführung einer Schwangerschaft oder gar die Geburt eines gesunden Kindes im Sinne einer Erfolgsgewähr, sondern „nur" eine Behandlung nach Maßgabe des im Zeitpunkt der Behandlung geltenden reproduktionsmedizinischen Standards (§ 630a Abs. 2 BGB). Wird dieser beachtet, ist dem behandelnden Arzt kein Behandlungsfehler vorzuwerfen.[316]

[314] Detailliert *Martis/Winkhart*, Rn. P 11.

[315] *Martis/Winkhart*, Rn. G 19.

[316] Vgl. *OLG Frankfurt am Main*, Urt. v. 18.08.2009 – 8 U 178/07, GesR 2009, S. 611, bezogen auf eine im Jahr 2003 durchgeführte Polkörperdiagnostik.

▶ Ein Behandlungsfehler kann insbesondere darin begründet sein, dass erforderliche Befunde nicht erhoben, Diagnosen falsch gestellt oder Therapien unter Verletzung des Standards durchgeführt werden.[317]

Der Standard des jeweiligen Fachgebietes kann durch Richt- und Leitlinien sowie Empfehlungen der Bundesärztekammer und/oder von Fachgesellschaften konkretisiert werden.[318] Die Leistungserbringung im Team darf nicht zu einer Gefahrenerhöhung des Patienten führen. Behandlungsrisiken aus Spezialisierung und Arbeitsteilung gelten als von den beteiligten Ärzten voll beherrschbar.[319] Jeder der beteiligten Ärzte hat deshalb den spezifischen Gefahren der Spezialisierung und der Arbeitsteilung entgegenzuwirken.[320] Die Weiterleitung des Patienten an einen anderen Kollegen setzt dessen vollständige Information über den aktuellen Stand der Untersuchungsergebnisse voraus.[321]

Kommt es zur gerichtlichen Auseinandersetzung, wird zu der Frage, ob der geschuldete medizinische Standard beachtet wurde, regelmäßig ein Sachverständigengutachten eingeholt. Der Patient hat nach wie vor Fehler und Ursächlichkeit ärztlichen Handelns für den geltend gemachten Gesundheitsschaden nachzuweisen. Die Bestätigung eines – insbesondere groben – Behandlungsfehlers kann hinsichtlich des Ursachenzusammenhangs zu einer Umkehr der Beweislast führen (§ 630h Abs. 5 BGB).

Für den Bereich der Gewebeübertragung hat der Gesetzgeber in § 16b TPG die BÄK im Einvernehmen mit dem Paul-Ehrlich-Institut (PEI) ermächtigt, in Richtlinien den „allgemein anerkannten Stand der Erkenntnisse der medizinischen Wissenschaft" „zur Entnahme von Geweben und deren Übertragung festzustellen", insbesondere zur ärztlichen Beurteilung der Eignung als Gewebespender und zur Entnahme, Übertragung und Anwendung von menschlichen Geweben; zu diesen Geweben gehören auch Keimzellen. Diese Ermächtigung hat die BÄK genutzt, um die Muster-Richtlinie vollständig zu überarbeiten.

8.3 Aufklärung

Besonders relevant ist die Haftung wegen eines Aufklärungsfehlers. Den Reproduktionsmediziner treffen bereits berufsrechtlich besondere Aufklärungspflichten, die über die Erläuterung medizinischer Sachverhalte und Gefährdungen hinausgehen.[322] Die Aufklärung dient zunächst dazu, dem Patienten unter Berücksichtigung der möglichen Risiken eine selbstbestimmte Entscheidung über seine Zustimmung zu der durchzuführenden Behandlungsmaßnahme zu ermöglichen (Eingriffs- oder Risikoaufklärung, siehe § 630e Abs. 1 BGB). Dabei müssen nicht alle medizinischen Details aufgeführt werden, die ohnehin nur zur Verwirrung eines medizinischen Laien führen können, sondern es genügt, wenn dem Patienten eine allgemeine Vorstellung von der Tragweite der Maßnahme sowie den hiermit verbundenen Risiken vermittelt wird (Aufklärung „im Großen und Ganzen").[323]

Generell ist darüber zu informieren, dass die Behandlung möglicherweise nicht zu dem gewünschten Erfolg führt. Bei einer Hormonbehandlung ist auf das Risiko der Mehrlingsgeburt hinzuweisen.[324] Über die Fehlbildungsrate bei IVF und ICSI war das Paar bereits aufgrund Ziffer 14 i. V. m. Ziffer 7 der (Muster-)Richtlinie über künstliche Befruchtung aufzuklären. Auch die Anzahl der zu befruchtenden Eizellen sollte Gegenstand der Aufklärung sein.[325] Nicht der Aufklärungspflicht unterfällt die Tatsache, dass bestimmte Maßnahmen in Deutschland verboten, jedoch im Ausland erlaubt sind.[326] Unter Umständen kann auch die Pflicht bestehen, alternative Untersuchungs- und Behandlungsmethoden aufzuzeigen.

Die Aufklärungspflicht des Reproduktionsmediziners umfasst auch wirtschaftliche Aspekte (§ 630c Abs. 3 BGB). Dabei wird man eine zutreffende Information der Patienten über die Kostentragung im GKV-Bereich[327] und in üblichen Standardsituationen bei gemischt versicherten Paaren verlangen können. Andererseits ist der Arzt kein Versicherungsfachmann und kein Beihilfeexperte, sodass insofern keine übersteigerten Anforderungen aufgestellt werden dürfen.

Der Samenspender ist über mögliche unterhalts- und erbrechtliche Rechtsfolgen zu informieren (Abschn. 3).

Die Aufklärung über medizinische Fragestellungen ist grundsätzlich Angelegenheit des Reproduktionsmediziners (§ 630e Abs. 2 S. 1 Nr. 1 BGB). Ein Gespräch mit der Patientin/dem Paar ist unabdingbar und kann nicht durch die Aushändigung eines Aufklärungsbogens oder sonstiger Merkblätter ersetzt werden; die Aufklärung hat zwingend

[317] Ausführlich zu den einzelnen Behandlungsfehlertypen *Greiner*, in: Spickhoff, §§ 823 ff. BGB Rn. 22 ff.

[318] *Martis/Winkhart*, Rn. B 42 ff.; siehe auch *BGH*, Urt. v. 15.04.2014 – VI ZR 382/12, NJW-RR 2014, S. 1053.

[319] *Steffen*, MedR 2006, S. 75.

[320] *Greiner*, in: Spickhoff, §§ 823 ff. BGB Rn. 54.

[321] *Martis/Winkhart*, Rn. A 658a.

[322] Vgl. Ziffer 3.2. Richtlinien der BÄK, Dtsch. Ärztebl. 2006, S. A 1392.

[323] *BGH*, Urt. v. 18.11.2008 – VI ZR 198/07, NJW 2009, S. 1209 (1210); detailliert zu Art und Umfang der Aufklärung *Martis/Winkhart*, Rn. A 501 ff.

[324] *OLG Hamm*, Urt. v. 30.09.1992 – 3 U 13/92, NJW 1993, S. 795; *Martis/Winkhart*, Rn. G 82.

[325] *Taupitz*, in: Günther/Taupitz/Kaiser, § 4 Rn. 8 für die Situation der abweichenden Vorstellung des Paares.

[326] Offen gelassen von *OLG Frankfurt am Main*, Urt. v. 18.08.2009 – 8 U 178/07, GesR 2009, S. 611.

[327] *OLG München*, Urt. v. 15.11.2007 – 1 U 3441/05: Aufklärungspflicht über Altersgrenzen des § 27a Abs. 1 Nr. 2 SGB V.

mündlich zu erfolgen (§ 630e Abs. 2 S. 1 Nr. 1 BGB). Die Aufklärung sollte rechtzeitig erfolgen und ordnungsgemäß dokumentiert werden.[328] Ziffer 3.2.6 der (Muster-)Richtlinien verlangte, dass die erfolgte Information, Aufklärung, Beratung und Einwilligung der Partner zur Behandlung von beiden Partnern und dem aufklärenden Arzt unterzeichnet wurden. Unterlagen, die der Patient unterschrieben hat, sind ihm (in Kopie) mitzugeben (§ 630e Abs. 2 S. 2 BGB).

8.4 Haftungsumfang

Ist dem Arzt eine schuldhafte Pflichtverletzung vorzuwerfen, kann der Patient Ersatz des ihm hierdurch entstandenen materiellen Schadens verlangen (§§ 280, 823 BGB). Als Schadenspositionen kommen in Betracht:

- Kosten einer Heilbehandlung,
- Verdienstausfall,
- Fahrtkosten etc.

Der dem Kind zu zahlende Unterhalt kann sich ebenfalls als Schadensposition ergeben, wenn z. B. über das Risiko einer Mehrlingsschwangerschaft nach einer Hormontherapie nicht ordnungsgemäß aufgeklärt wurde.[329] Entsprechendes gilt bei nicht ausreichender Aufklärung des Samenspenders über seine potenzielle Unterhaltspflicht.[330] Auch kann u. U. das ärztliche Honorar zurückverlangt werden.[331]

Grundsätzlich kann dem Patienten neben dem Anspruch auf Ersatz seines materiellen Schadens auch ein Schmerzensgeldanspruch zustehen (§ 253 Abs. 2 BGB). Im Jahr 1993 hat der BGH einem Mann wegen der versehentlichen Vernichtung seines aus medizinischen Gründen kryokonservierten Spermas ein Schmerzensgeld in Höhe von 25.000 DM zugesprochen.[332]

9 Steuerrecht

9.1 Umsatzsteuer

Umsätze aus der Tätigkeit als Arzt sind nach § 4 Nr. 14 lit. a S. 1 Umsatzsteuergesetz (UstG) von der Umsatzsteuer befreit.[333] Dabei ist es unerheblich, ob Leistungen durch einen Arzt oder eine GmbH erbracht werden.[334] Die Befreiung betrifft aber nur solche Leistungen, die der medizinischen Betreuung von Patienten durch das Diagnostizieren und Behandeln von Krankheiten oder anderen Gesundheitsstörungen dienen.[335] Im Einzelfall muss bei Vorliegen einer medizinischen Indikation ein therapeutisches Ziel im Vordergrund stehen,[336] wobei die Aufnahme einer Leistung in den GKV-Leistungskatalog regelmäßig ein Indiz für die medizinische Indikation darstellt.[337]

Man wird nicht sämtliche Fälle der Kryokonservierung einheitlich behandeln können. Erfolgt die Maßnahme z. B., weil die Embryonen aufgrund besonderer Umstände in dem geplanten Zyklus nicht transferiert werden konnten, wird der Transfer jedoch zeitnah nachgeholt, steht die medizinische Indikation im Vordergrund. Anders fällt die Beurteilung aus, wenn PN-Zellen über mehrere Jahre hinweg z. B. aus Gründen der Familienplanung kryokonserviert werden (sog. „Social freezing"),[338] da dann die medizinische Indikation in den Hintergrund tritt.[339] Die entsprechende Unterscheidung des *BFH*[340] hat die Finanzverwaltung inzwischen allgemein übernommen.[341]

▶ **Empfehlung** Vorsorglich sollte das Kryoinstitut die Leistungen für die Kryokonservierung und die Lagerung zuzüglich Mehrwertsteuer berechnen, soweit es nicht um die Ersteinlagerung geht.

9.2 Gewerbesteuer

Der Arzt kann neben den Einkünften aus der freiberuflichen ärztlichen Tätigkeit auch Einkünfte aus gewerblicher Tätigkeit erzielen. Als klassische Beispiele sind der Verkauf von Spiralen durch Frauenärzte, von Kontaktlinsen durch Augen-

[328] Inhalt und Umfang der Aufklärung werden ausführlich dargestellt von *Martis/Winkhart*, Rn. A 1634 ff., A 2270 ff.

[329] *Grüneberg*, in: Palandt, § 249 Rn. 72 ff.; *Martis/Winkhart*, Rn. G 82.

[330] *Rütz*, S. 214.

[331] Hierzu *Martis/Winkhart*, Rn. 1 ff.

[332] Urt. v. 09.11.1993 – VI ZR 62/93, MedR 1994, S. 113; vgl. hierzu *Möller/Hilland*, in Frister/Olzen, S. 125 (143 f.).

[333] Gesetzgeberischer Zweck war die steuerliche Entlastung der gesetzlichen Sozialversicherungsträger, nicht diejenige der Ärzte, vgl. *Heidner*, in: Bunjes § 4 Nr. 14 Rn. 6.

[334] *Heidner*, in: Bunjes, § 4 Nr. 14 Rn. 22.

[335] *EuGH*, Urt. v. 14.09.2000 – C-384/98, EuGHE 2000, 6795; weitere Nachweise zur Rspr. bei *Michels/Ketteler-Eising*, DB 2006, S. 2597. Die Leistungen müssen von Ärzten oder im Rahmen der Ausübung eines arztähnlichen Berufs erbracht werden, *BFH*, Urt. v. 29.06.2011 – XI R 52/07, BFHE 234, S. 461.

[336] *Michels*, in: Ratzel/Luxenburger, § 40 Rn. 59; *EuGH*, Urt. v. 10.06.2010 – C-86/09, EuGHE 2010 I, S. 5217.

[337] *BFH*, Urt. v. 07.07.2005 – V R 23/04, DB 2005, S. 2394.

[338] Siehe *v Wolff u. a.*, Dtsch. Ärztebl. 2015, S. 27.

[339] *EuGH*, Urt. v. 10.06.2010 – C-86/09, EuGHE 2010 I, S. 5217: Die Entnahme, Analyse und Aufbereitung von Nabelschnurblut sowie die Lagerung von im Rahmen der Aufbereitung gewonnenen Stammzellen für den ungewissen Fall, dass eine Heilbehandlung erforderlich wird, ist nicht als medizinische Heilbehandlung einzuordnen.

[340] Urt. v. 29.07.2015 – XI R 23/13, BFHE 251, S. 86.

[341] *Bundesministerium der Finanzen (BMF)*, Schreiben v. 10.07.2017 – III C 3 – S 7170/09/10002.

ärzte oder von Hörgeräten durch den HNO-Arzt anzuführen.[342]

Betätigt sich der in einer **Einzelpraxis** niedergelassene Arzt sowohl freiberuflich als auch gewerblich, hat er die Einkünfte getrennt zu erfassen. Eine Infizierung/Abfärbung erfolgt nicht.[343]

Dies sieht bei einer **Berufsausübungsgemeinschaft** (GbR/PartG) vollkommen anders aus: § 15 Abs. 3 Nr. 1 Einkommenssteuergesetz (EstG) bestimmt, dass die Personengesellschaft bei Ausübung gewerblicher Tätigkeit gewerbliche Einkünfte erzielt. Auch eine nur geringfügige gewerbliche Tätigkeit der Personengesellschaft führt grundsätzlich zur Umqualifizierung der nicht gewerblichen Einkünfte in gewerbliche.[344] Eine Ausnahme gilt für eine geringfügige gewerbliche Tätigkeit, die nicht mehr als 3 % des Gesamtnettoumsatzes beträgt und bei der nicht mehr als 24.500 EUR umgesetzt werden.[345]

Vor diesem Hintergrund ergibt sich für jede Gemeinschaftspraxis, die Kryomaßnahmen durchführt, die erhebliche Gefahr, mit ihren Gesamteinkünften gewerblich zu werden. Noch vor etwa 10 Jahren belief sich die Gewerbesteuer – je nach Hebesatz – auf etwa 10 % des Gewinns. Diese Gefahr führte dazu, dass Steuerberater empfahlen, die Kryokonservierung nicht durch die Gemeinschaftspraxis, sondern durch eine eigenständige GmbH durchführen zu lassen. Dies erfolgt in vielen reproduktionsmedizinischen Zentren auch heute noch mit der Maßgabe, dass die Reproduktionsmediziner die Tätigkeit in der GmbH verantwortlich überwachen.

Nachdem die Gewerbesteuer auf die Einkommensteuer angerechnet wird, hat sich das steuerliche Problem etwas entschärft.

9.3 Absetzung der Kosten als außergewöhnliche Belastungen – § 33 EStG

Unter bestimmten Voraussetzungen können Krankheitskosten nach § 33 EStG als außergewöhnliche Belastung ganz oder teilweise vom Gesamtbetrag der Einkünfte in Abzug gebracht werden und hierdurch der Betrag der Einkommensteuer gemindert werden.[346]

Zwischenzeitlich hat der *BFH* seine restriktive Rechtsprechung aufgegeben und entschieden, dass die Kosten einer IVF-Behandlung gleichermaßen bei einer verheirateten und unverheirateten Frau abzugsfähig sind, wenn die Maßnahme berufsordnungskonform durchgeführt wurde.[347] Eine unfruchtbare Frau, die in einer lesbischen Partnerschaft lebt, darf die Kosten auch absetzen.[348] Gleiches gilt für die Aufwendungen eines Ehepaares für eine IVF-Behandlung mit Spendersamen.[349] Bei vorheriger freiwilliger Sterilisation besteht keine steuerliche Privilegierung.[350] Auch die Kosten für die Kryokonservierung des Spermas können als außergewöhnliche Belastung anzuerkennen sein.[351] Die Kosten einer Behandlung im Ausland können nur dann abgesetzt werden, wenn die Maßnahme nach deutschem Recht legal wäre (z. B. keine Leihmutterschaft).[352]

Literatur

Aschoff S (2011) Ansprüche gegen gesetzliche und private Krankenversicherungen bei künstlicher Fortpflanzung. Nomos, Baden-Baden

Beckhove E (2008) Künstliche Befruchtung. Springer, Herbolzheim

Beckhove E (2009) Die Kostenübernahme für künstliche Befruchtungen – Fallgruppen. NJOZ 2009:1465

Bielitz A (2014) Vertragsarztrechtliche Besonderheiten der Genehmigung zur Durchführung künstlicher Befruchtungen nach § 121a SGB V. NZS 2014:766

Bongartz J (2016) Alles geregelt?! – Die Samenspende de lege ferenda. NZFam 2016:865

Brose W (2016) Die Reproduktionsmedizin und der Mutterschutz – Gedanken zu einem zeitgemäßen Mutterschutzrecht. NZA 2016:604

Bundesärztekammer (2018) Richtlinie zur Entnahme und Übertragung von menschlichen Keimzellen im Rahmen der assistierten Reproduktion. http://www.bundesaerztekammer.de/fileadmin/user_upload/downloads/pdf-Ordner/RL/Ass-Reproduktion_Richtlinie.pdf. Zugegriffen am 04.12.2018

Bunjes J (2017) Umsatzsteuergesetz, 16. Aufl. C.H. Beck, München

Campbell C (2016) Die rechtliche Elternschaft in Regenbogenfamilien. NZFam 2016:296

Czerner (2011) Die Kodifizierung der Präimplantationsdiagnostik (PID) in § 3a ESchG im Ensemble pränataldiagnostischer und schwangerschaftsbezogener Untersuchungen des Fötus. MedR 2011:783

Deuring S (2017) Die „Mitochondrienspende" im deutschen Recht. MedR 2017:215

Dietrich K, Felberbaum R, Griesinger G, Hepp H, Kreß H, Riedel U (2008) Reproduktionsmedizin im internationalen Vergleich. Wissenschaftlicher Sachstand, medizinische Versorgung und gesetzlicher Regelungsbedarf. Gutachten im Auftrag der Friedrich-Ebert-Stiftung, Berlin

[342] *Wacker*, in: Schmidt, § 15 Rn. 97; ferner *Michels* in: Ratzel/Luxenburger, § 40 Rn. 29.

[343] *Michels*, in: Ratzel/Luxenburger, § 40 Rn. 30.

[344] *Wacker*, in: Schmidt, § 15 Rn. 188 m. w. N.

[345] Siehe *BFH*, Urt. v. 27.08.2014 – VIII R 16/11, BFHE 247, S. 499; Urt. v. 27.08.2014 – VIII R 6/12, BFHE 247, S. 513; Urt. v. 03.11.2015 – VIII R 62/13, BB 2016, S. 789.

[346] Vgl. die Beispiele für abzugsfähige Krankheitskosten bei *Loschelder*, in: Schmidt, § 33 Rn. 35 „Künstliche Befruchtung".

[347] Urt. v. 10.05.2007 – III R 47/05, NJW 2007, S. 3596; vgl. ferner die Antwort der Bundesregierung vom 20.12.2010 auf eine Kleine Anfrage zur Kinderwunschbehandlung lesbischer Frauen, BT-Drs. 17/4297, 3 f.

[348] *BFH*, Urt. v. 05.10.2017 – VI R 47/15, DStR 2018, S. 63.

[349] *BFH*, Urt. v. 16.12.2010 – VI R 43/10, NJW 2011, S. 2077.

[350] *Loschelder*, in: Schmidt, § 33 Rn. 35 „Künstliche Befruchtung".

[351] *Loschelder*, in: Schmidt, § 33 Rn. 35 „Künstliche Befruchtung".

[352] BFH, Urt. v. 17.05.2017 – VI R 34/15, NJW 2017, S. 3022.

Dorneck C (2018) Embryonenspende, Netzwerk Embryonenspende und das längst veraltete ESchG. medstra 2018:259
Duttge G (2015) Präimplantationsdiagnostik: Quo vadis? medstra 2015:77
Fink S, Grün K-J (2013) Der Auskunftsanspruch über die Abstammung des durch heterologe Insemination gezeugten Kindes gegen den Arzt. NJW 2013:1913
Frister H (2012) Die „Dreierregel" im Embryonenschutzgesetz. Gesundh Pflege (GuP) 2012:10
Frister H, Lehmann M (2012) Die gesetzliche Regelung der Präimplantationsdiagnostik. JuristenZeitung 2012:659
Frister H, Olzen D (Hrsg) (2010) Reproduktionsmedizin – Rechtliche Fragestellungen. University Press, Düsseldorf
Frommel M (2007) Deutscher Mittelweg in der Anwendung des Embryonenschutzgesetzes (ESchG) mit einer an den aktuellen wissenschaftlichen Kenntnisstand orientierten Auslegung der für die Reproduktionsmedizin zentralen Vorschrift des § 1 Abs. 1 Nr. 5 ESchG. J Reproduktionsmed Endokrinol 2007:27
Frommel M (2010) Der Streit um die Auslegung des Embryonenschutzgesetzes. In: Herzog F, Neumann U (Hrsg) Festschrift für Winfried Hassemer. C.F. Müller, Heidelberg, S 831
Frommel M (2017) Juristische Konsequenzen des ovariellen Alterns. GesR 2017:273
Frommel M, Taupitz J, Ochsner A, Geisthövel F (2010) Rechtslage der Reproduktionsmedizin in Deutschland. J Reproduktionsmed Endokrinol 7(2):96
Funcke D (2016) Leihmutterschaftsfamilien – Rechtsbeschlüsse und soziale Praktiken. NZFam 2016:207
Grziwotz H (2014) Kinderwunscherfüllung durch Fortpflanzungsmedizin und Adoption. NZFam 2014:1065
Grziwotz H (2018) Rechtsprobleme der „künstlichen" Befruchtung. notar 2018:163
Gülzow M (2017) Das Verbot der post-mortem-Befruchtung nach § 4 Abs. 1 Nr. 3 ESchG zum Schutz des Kindeswohls? GesR 2017:552
Günther HL, Taupitz J, Kaiser P (2008) Embryonenschutzgesetz. Juristischer Kommentar mit medizinisch-naturwissenschaftlichen Einführungen. Kohlhammer, Stuttgart
Heiderhoff B (2014) Rechtliche Abstammung im Ausland geborener Leihmutterkinder. NJW 2014:2673
Helms T (2017) Familienrechtliche Aspekte des Samenspenderregistergesetzes. FamRZ 2017:1537
Huber F, Lindner FJ (2016) Rechtsschutz gegen ein negatives PID-Votum der Ethikkommission nach § 3a Abs. 3 Nr. 2 ESchG. MedR 2016:502
Hübner M (2009) Die Embryoadoption. Eine rechtliche Untersuchung de lege lata und de lege ferenda. Cuvillier, Göttingen
Hübner M, Pühler W (2011) Die neuen Regelungen zur Präimpantationsdiagnostik – wesentliche Fragen bleiben offen. MedR 2011:789
Hübner M, Pühler W (2017) Systematische Rechtsentwicklung für die Reproduktionsmedizin. MedR 2017:929
Katzorke T (2007) Donogene Insemination. Gynäkologe 10:807
Kersten J (2018) Regulierungsauftrag für den Staat im Bereich der Fortpflanzungsmedizin. NVwZ 2018:1248
Klopstock B (2017) „Drei-Eltern-Babys" – Besteht Reformbedarf in Deutschland? Z Rechtspolit (ZRP) 2017:165
Krekeler S (2017) Wer darf Fortpflanzung verbieten? MedR 2017:867
Kreß H (2010) Präimplantationsdiagnostik und Fortpflanzungsmedizin angesichts des ethischen Pluralismus. ZRP 2010:201
Kreß H (2016a) Heutige Kinderwunschmedizin an einer Wegscheide. ZRP 2016:232
Kreß H (2016b) Uterustransplantation und In-vitro-Fertilisation mit nachfolgender Schwangerschaft. MedR 2016:242
Krüger M (2010) Das Verbot der „post-mortem-Befruchtung". Universität Halle/Saale
Krumscheid H (2018) Neues zur Kostenerstattung für die Durchführung künstlicher Befruchtungen in der privaten Krankenversicherung -
Löhnig M (2017a) Die Leihmutterschaft in der aktuellen Rechtsprechung. NZFam 2017:546
Löhnig M (2017b) Ehe für alle – Abstammung für alle? NZFam 2017:643
Lüttringhaus J (2017) In Deutschland verbotene reproduktionsmedizinische Auslandsbehandlungen und Versicherungsschutz durch private Krankenversicherungen. FamRZ 2017:2005
Magnus D (2015) Kinderwunschbehandlung im Ausland: Strafbarkeit beteiligter deutscher Ärzte nach internationalem Strafrecht (§ 9 StGB). NStZ 2015:57
Makoski (2012) Das Verbot der Eizellspende verstößt nicht gegen die EMRK. GuP 2012:29
Martis R, Winkhart (2018) Arzthaftungsrecht, 5. Aufl. Verlag Dr. Otto Schmidt, Köln
Maunz/Dürig (Begr) (2011) Grundgesetz. C. H. Beck, München, Stand: 81. Lieferung 2017
Mayr M (2018) „Rechte am Embryo" – Zivil- und familienrechtliche Fragestellungen im Rahmen der in-vitro-Fertilisation. NZFam 2018:913
Möller K-H, Thaele M (2001) Das Schicksal nicht transferierter („verwaister") Embryonen. Frauenarzt 42(12):1393
Motejl C (2017) Das Recht des durch Samenspende gezeugten Kindes zur Anfechtung der Vaterschaft. FamRZ 2017:345
Müller-Götzmann C (2009) Artifizielle Reproduktion und gleichgeschlechtliche Elternschaft. Springer, Berlin/Heidelberg/New York
Müller-Terpitz R (2007) Der Schutz des pränatalen Lebens. Mohr Siebeck, Tübingen
Müller-Terpitz R (2016) „EschG 2.0" – Plädoyer für eine partielle Reform des Embryonenschutzgesetzes. ZRP 2016:51
Naumann D (1999) Vereitelung des Rechts auf Kenntnis der eigenen Abstammung bei künstlicher Insemination. ZRP 1999:142
Neidert R (2007) „Entwicklungsfähigkeit" als Schutzkriterium und Begrenzung des Embryonenschutzgesetzes. MedR 2007:279
Olzen D (2015) Die gesetzliche Regelung des Rechts auf Kenntnis der eigenen Abstammung – Rechtsfolgenfreistellung des Samenspenders? GuP 2015:41
Palandt (2017) Bürgerliches Gesetzbuch. C.H. Beck, München, 77. Aufl. 2018
Pestalozza C (2013) Eine späte und mißliche Geburt: Die Verordnung zur Regelung der Präimplantationsdiagnostik. MedR 2013:343
Prütting J (2011) Qualifikation wunschmedizinischer Leistungen – Vertragsrecht. MedR 2011:275
Pühler W, Middel CD, Hübner M (Hrsg) (2009) Praxisleitfaden Gewebegesetz. Grundlagen, Anforderungen, Kommentierungen. Deutscher Ärzte-Verlag, Köln
Quaas M, Zuck R, Clemens T (2018) Medizinrecht, 4. Aufl. C.H. Beck, München
Ratzel R (2017) Rechtliche Brennpunkte in der Reproduktionsmedizin. Festschr Dahm 2017:373
Ratzel R, Luxenburger B (Hrsg) (2015) Handbuch Medizinrecht, 3. Aufl. Deutscher Anwaltverlag, Bonn
Remus J, Liebscher D (2013) Wohnst du noch bei oder sorgst du schon mit? – Das Recht des Samenspenders zur Anfechtung der Vaterschaft. NJW 2013:2558
Renzikowski J (2004) Embryonenauslese und „Dreierregelung". Gynäkol Endokrinol 3:172
Rütz EMK (2008) Heterologe Insemination – Die rechtliche Stellung des Samenspenders. Springer, Berlin/Heidelberg/New York
Sanders A (2017) Was ist eine Familie? – Der EGMR und die Mehrelternschaft. NJW 2017:925
Schlegel R, Voelske T (2016) Juris PraxisKommentar SGB V – Gesetzliche Krankenversicherung, 3. Aufl. juris, Saarbrücken
Schlüter J (2008) Schutzkonzepte für menschliche Keimbahnzellen in der Fortpflanzungsmedizin. LIT-Verlag, Münster
Schmidt L (2017) Einkommensteuergesetz, 36. Aufl. C.H. Beck, München

Schumann E (2014) Elternschaft nach Keimzellspende und Embryoadoption. MedR 2014:736
Sodan (Hrsg) (2018) Handbuch des Krankenversicherungsrechts, 3. Aufl. C.H. Beck, München
Spickhoff A (Hrsg) (2018) Medizinrecht, 3. Aufl. C.H. Beck, München
Starck (1989) Anmerkung zum Urteil des BVerfG vom 31.01.1989 – 1 BvL 17/87. JZ 1989:338
Steffen (2006) Formen der Arzthaftung in interdisziplinär tätigen Gesundheitseinrichtungen. MedR 2006:75
Tann C von der (2015) Die künstliche Befruchtung in der gesetzlichen Krankenversicherung. NJW 2015:1850
Taupitz J (2009) Welche Möglichkeiten bietet die moderne Auslegung des Embryonenschutzgesetzes? Gynäkologe 42(7):502
Taupitz J, Hermes B (2015a) Neuregelung der PID – an der medizinischen Praxis vorbei? MedR 2015:244
Taupitz J, Hermes B (2015b) Eizellspende verboten – Embryonenspende erlaubt? NJW 2015:1802
Taupitz J, Schlüter J (2005) Heterologe künstliche Befruchtung: Die Absicherung des Samenspenders gegen unterhalts- und erbrechtliche Ansprüche des Kindes. Arch Civilist Prax 205:591
Thorn P (2010) Geplant lesbische Familien. Gynäkol Endokrinol 7:68
Thorn P (2015) Familienbildung mit Spendersamen: Forschungsstand, klinische Erfahrungen und juristische Erfordernisse aus psychosozialer Perspektive. GuP 2015:47
Tolmein O (2011) Präimplantationsdiagnose – neues Gesetz schafft Wertungswidersprüche. GuP 2012:161
Valerius B (2017) Kinderwunschbehandlungen im Ausland. medstra 2017:20
Wehrstedt S (2011) Die heterologe Samenspenden-Behandlung bei einer nicht verheirateten Frau. FPR 2011:400
Weilert K (2012) Heterologe In-vitro-Fertilisation als europäisches Menschenrecht. MedR 2012:355
Wellenhofer M (2014) Die moderne Fortpflanzungsmedizin und das Abstammungsrecht. GuP 2014:127
Wenzel F (2012) Der Arzthaftungsprozess. Luchterhand, Köln
Wilms T (2012) Die künstliche Befruchtung in der notariellen Beratung. Rheinische Notarzeitung (RNotZ) 2012:141
Wolff M von, Germeyer A, Nawroth F (2015) Anlage einer Fertilitätsreserve bei nichtmedizinischen Indikationen. Dtsch Ärztebl. 112: 27
Wollenschläger F (2011) Das Verbot der heterologen In-vitro-Fertilisation und der Eizellspende auf dem Prüfstand der EMRK. MedR 2011:21
Zimmermann R (2011) Reproduktionsmedizin und Gesetzgebung. Reformbedarf im Recht der Reproduktionsmedizin und Realisierung in einem Fortpflanzungsmedizingesetz. Dissertation, Universität Würzburg

Rechtliche Regelung der Reproduktionsmedizin in Österreich

52

Wolfgang Urdl

Inhalt

1 Ad 1) Fortpflanzungsmedizingesetz 1

2 Ad 2) Gewebesicherheitsgesetz 5

3 AD 3) In-vitro-Fertilisierungs-Fonds-Gesetz (IVF-Fonds-Gesetz) 11

Literatur 13

Die Reproduktionsmedizin wird derzeit in Österreich rechtlich geregelt durch

1. das Fortpflanzungsmedizingesetz vom 4. Juni 1992, seine Änderung vom 30. Dezember 2004 und das Fortpflanzungsmedizinrechts-Änderungsgesetz 2015 (FMedRÄG 2015) vom 23. Februar 2015,
2. durch das seit 19. März 2008 gültige Gewebesicherheitsgesetz mit seinen Verordnungen vom 13. Juni 2008 und
3. durch das sog. In-vitro-Fertilisierungs-Fonds-Gesetz (IVF-Fonds-Gesetz), das seit 1. Januar 2000 in Kraft ist, mit seinen Novellierungen vom 30. April 2004, 13. Januar 2010 und 1. September 2017.

Im Folgenden sollen wichtige Passagen des jeweiligen Textes der genannten Gesetze dargestellt und diese, dort wo dies dem Autor, insbesondere bei vergleichender Betrachtung der gesetzlichen Regelungen der Fortpflanzungsmedizin in verschiedenen Ländern, notwendig erscheint, mit einem Kommentar versehen werden.

W. Urdl (✉)
Institut bei Hormonstörungen und Kinderwunsch, Klinik für Frauenheilkunde und Geburtshilfe, Graz, Österreich
E-Mail: wolfgang.urdl@ivf-institut.at

1 Ad 1) Fortpflanzungsmedizingesetz

Das **275. Bundesgesetz (Fortpflanzungsmedizingesetz, FmedG 1992)**, mit dem in Österreich Regelungen über die medizinisch unterstützte Fortpflanzung getroffen, sowie das allgemeine Bürgerliche Gesetzbuch, das Ehegesetz und die Jurisdiktionsnorm geändert wurden, trat mit 4. Juni 1992 in Kraft. Das **163. Bundesgesetz (Fortpflanzungsmedizingesetz-Novelle, FmedGNov 2004)** wurde am 30. Dezember 2004, das Fortpflanzungsmedizinrechts-Änderungsgesetz 2015 (FMedRÄG 2015) am 23. Februar 2015 vom Nationalrat verabschiedet. Der Autor bezieht sich im Folgenden auf diese Gesetzestexte und im Besonderen auf jenen des FMedRÄG 2015 (Bundesgesetz 1992, 2015).

1.1 Begriffsbestimmungen

§ 1. (1) Medizinisch unterstützte Fortpflanzung ist die Anwendung medizinischer Methoden zur Herbeiführung einer Schwangerschaft auf andere Weise als durch Geschlechtsverkehr.

Kommentar
Medikamentöse Behandlungen zur Ovulationsinduktion (z. B. mittels Clomiphencitrat oder Gonadotropinen) fallen somit nicht unter die Regelung des FmedG.

(2) Methoden der medizinisch unterstützten Fortpflanzung im Sinne des Abs. 1 sind

K. Diedrich et al. (Hrsg.), *Reproduktionsmedizin*, Springer Reference Medizin,
https://doi.org/10.1007/978-3-662-57636-6_53

1. das Einbringen von Samen in die Geschlechtsorgane einer Frau (Insemination),
2. die Vereinigung von Ei- und Samenzellen außerhalb des Körpers einer Frau (In-vitro-Fertilisierung, IVF),
3. das Einbringen von „entwicklungsfähigen Zellen" (Embryonen) in die Gebärmutter oder den Eileiter einer Frau (Embryotransfer),
4. das Einbringen von Eizellen oder Eizellen mit Samen in die Gebärmutter oder den Eileiter („gamete intrafallopian tube transfer", GIFT) einer Frau.

(4) Präimplantationsdiagnostik im Sinne des FMedRÄG 2015 ist jede Metode zur genetischen Untersuchung entwicklungsfähiger Zellen (Embryonen) vor deren Einbringung in den Körper einer Frau, sowie zur genetischen Untersuchung anderer, nach Abschluss der Befruchtung der Eizelle entstehender Zellen.

Kommentar

Mit Inkrafttreten des FMedRÄG 2015 wurden in Österreich die Präimplantationsdiagnostik, die Eizellspende und die Verwendung von Spendersamen im Rahmen der IVF (bisher war in Österreich die Verwendung eines Spendersamens ausschließlich im Rahmen einer Insemination zulässig) und die Verwendung eines Spendersamens im Rahmen der Kinderwunschbehandlung gleichgeschlechtlicher weiblicher Paare legitimiert (s. unten).

Weiterhin unzulässig sind in Österreich jegliche Form der Leihmutterschaft, die Anwendung reproduktionsmedizinischer Techniken bei alleinstehenden Frauen, die Embryonenspende und das sog. „social egg freezing" (die Aufbewahrung von Eizellen aus nichtmedizinischer Indikation).

Ungeachtet der rechtlichen Zulassung der Leihmutterschaft in Österreich ist der Gesetzgeber aufgefordert, Regelung für die von einer Leihmutter im Ausland geborenen und dann in Österreich aufwachsenden Kinder zu treffen.

1.2 Zulässigkeitsvoraussetzungen bei medizinisch unterstützter Fortpflanzung, Präimplantationsdiagnostik und Zellentnahme

Medizinisch unterstützte Fortpflanzung

§ 2. (1) Eine medizinisch unterstützte Fortpflanzung ist nur in einer Ehe, in einer eingetragenen Partnerschaft oder in einer Lebensgemeinschaft zulässig.

(2) Eine medizinisch unterstützte Fortpflanzung ist ferner nur zulässig, wenn

1. nach dem Stand der Wissenschaft und Erfahrung alle anderen möglichen und den Ehegatten oder Lebensgefährten zumutbaren Behandlungen zur Herbeiführung einer Schwangerschaft durch Geschlechtsverkehr erfolglos gewesen oder aussichtslos sind oder
2. ein Geschlechtsverkehr zur Herbeiführung einer Schwangerschaft den Ehegatten oder Lebensgefährten wegen der ernsten Gefahr der Übertragung einer schweren Infektionskrankheit auf Dauer nicht zumutbar ist oder
3. eine Schwangerschaft bei einer von zwei miteinander in eingetragener Partnerschaft oder Lebensgemeinschaft lebender Frauen herbeigeführt werden soll oder
4. sie zum Zwecke einer nach § 2a (s. unten) zulässigen Präimplantationsdiagnostk vorgenommen werden muss.

(3) § 2b (1) Samen, Eizellen, Hoden- oder Eierstockgewebe (sog. „ovarian tissue banking", OTB) dürfen auch für eine künftige medizinisch unterstützte Fortpflanzung entnommen und aufbewahrt werden, wenn ein körperliches Leiden oder dessen, dem Stand der Wissenschaft entsprechende Behandlung, eine ernste Gefahr bewirkt, dass eine Schwangerschaft nicht mehr durch Geschlechtsverkehr herbeigeführt werden kann.

(4) Wenn nach dem Stand der medizinischen Wissenschaft und Erfahrung mehrere aussichtsreiche und zumutbare Methoden zur Auswahl stehen, darf zunächst nur diejenige angewendet werden, die mit geringeren gesundheitlichen Beeinträchtigungen und Gefahren für die beteiligten Personen verbunden ist und bei der weniger entwicklungsfähige Zellen entstehen. Das Kindeswohl ist dabei zu berücksichtigen.

Präimplantationsdiagnostik (PID)

§ 2a. (1) Eine PID ist nur zulässig, wenn

- nach drei oder mehr Übertragungen entwicklungsfähiger Zellen (Embryotransfers) keine Schwangerschaft herbeigeführt werden konnte und Grund zur Annahme besteht, dass dies auf die genetische Disposition der entwicklungsfähigen Zellen und nicht auf andere Ursachen zurückzuführen ist;
- zumindest drei ärztlich nachgewiesene Fehl- oder Totgeburten spontan eintraten und diese mit hoher Wahrscheinlichkeit ihre Ursache in der genetischen Disposition des Kindes hatten oder
- aufgrund der genetischen Disposition zumindest eines Elternteiles die ernste Gefahr besteht, dass es zu einer Fehl- oder Totgeburt oder zu einer Erbkrankheit des Kindes kommt.

(2) Eine Erbkrankheit (Abs. 1 Z 3) liegt vor, wenn das Kind während der Schwangerschaft oder nach der Geburt derart erkrankt, dass es

1. nur durch den ständigen Einsatz moderner Medizintechnik oder dem ständigen Einsatz anderer, seine Lebensführung stark beeinträchtigender medizinischer oder pflegerischer Hilfsmittel am Leben erhalten werden kann oder
2. schwerste Hirnschädigungen aufweist oder
3. auf Dauer an nicht wirksam behandelbaren schwersten Schmerzen leiden wird und darüber hinaus die Ursache dieser Erkrankung nicht behandelt werden kann.

(4) Die Bestimmung des Geschlechtes durch PID ist nur zulässig, wenn die Erbkrankheit geschlechtsabhängig ist.

(5) Einrichtungen, in denen im Rahmen der PID gemäß Abs. 1 genetische Analysen durchgeführt werden, bedürfen insbesondere für die von ihnen in Aussicht genommenen Untersuchungsmethoden, den Untersuchungsinhalt und den Untersuchungsumfang einer Zulassung gemäß § 68 Abs. 3 Gentechnikgesetz (GTG) unter Einbindung des wissenschaftlichen Ausschusses für Genanalyse und Gentherapie gemäß § 88 Abs. 2 Z 2a GTG.

§ 4. Abs. 3 Eine PID darf nur in einer nach § 68 Abs. 3 GTG zugelassenen Einrichtung durchgeführt werden, die von der Einrichtung, in der die medizinisch unterstützte Fortpflanzung vorgenommen wird, organisatorisch, personell und finanziell unabhängig ist.

Zellentnahme und -aufbewahrung, Verwendung der entnommenen Zellen

Eizellspende

§ 2b. (2) Eizellen, die für eine dritte Person verwendet werden sollen, dürfen einer Spenderin nur vom vollendeten 18. bis zum vollendeten 30. Lebensjahr nach deren umfassender Aufklärung, schriftlicher Zustimmung und nach Vorliegen entsprechender medizinischer Untersuchungsergebnisse entnommen werden.

§ 3. (3) Die Eizellen einer dritten Person dürfen ausnahmsweise dann verwendet werden, wenn diese der Frau, bei der die Schwangerschaft herbeigeführt werden soll, nicht fortpflanzungsfähig sind und diese Frau zum Zeitpunkt des Behandlungsbeginns das 45. Lebensjahr noch nicht vollendet hat.

Befugnis

§ 4. (1 und 2) Eine medizinisch unterstützte Fortpflanzung darf nur von einem zur selbständigen Berufsausübung berechtigten Facharzt für Frauenheilkunde und Geburtshilfe in einer hierfür zugelassenen Krankenanstalt (öffentliche Krankenanstalten, private Institute) durchgeführt werden.

Die Methode nach § 1, Abs. 2 Z 1 (Insemination) darf jedoch auch in der Ordination eines Facharztes für Frauenheilkunde und Geburtshilfe angewendet werden, sofern dabei der Samen des Ehegatten oder Lebensgefährten verwendet wird.

Kommentar

Die Durchführung einer donogenen Insemination ist in Österreich somit ausschließlich in einer hierfür zugelassenen Krankenanstalt zulässig.

§ 5. (1) Der ärztliche Leiter einer Krankenanstalt und der Facharzt haben die Absicht, in der Krankenanstalt bzw. Ordination Methoden nach § 1 Abs. 2 Z 1 mit dem Samen des Ehegatten oder Lebensgefährten anzuwenden (homologe Insemination), dem Landeshauptmann zu melden.

(2) Die Zulassung zur Durchführung medizinisch unterstützter Fortpflanzungsmethoden nach § 1 Abs. 2 Z 2–4 (IVF u. a.) in einer Krankenanstalt ist beim zuständigen Landeshauptmann zu beantragen. Die Zulassung ist zu erteilen, wenn aufgrund der personellen und sachlichen Ausstattung eine dem Stand der medizinischen Wissenschaft und Erfahrung entsprechende Durchführung der medizinisch unterstützten Fortpflanzung gewährleistet ist.

Kommentar

Seit 19. März 2008 sind in Österreich auch die Erfordernisse nach dem „Gewebesicherheitsgesetz" zu berücksichtigen (Küpker 2013).

Beratung

§ 7. (2) Der Arzt hat den Ehegatten, eingetragenen Partnern oder Lebensgefährten oder dritten Personen, deren Samen oder Eizellen verwendet werden, eine psychologische Beratung oder eine psychotherapeutische Betreuung vorzuschlagen und sie auf die Möglichkeit hinzuweisen, andere unabhängige Beratungseinrichtungen zu konsultieren.

§ 7. (4) Einer medizinisch unterstützten Fortpflanzung hat bei Lebensgefährten in jedem Fall, bei Ehegatten nur, wenn der Samen eines Dritten verwendet wird, eine eingehende Beratung durch ein Gericht oder einen Notar über die rechtlichen Folgen der Zustimmung (§ 8) voranzugehen.

Zustimmung

§ 8. (1) Eine medizinisch unterstützte Fortpflanzung darf nur mit Zustimmung der Ehegatten, eingetragenen Partner oder Lebensgefährten durchgeführt werden. Die Zustimmung bedarf bei Lebensgefährten oder bei Verwendung des Samens oder der Eizellen Dritter der Form eines Notariatsaktes.

(5) Eine derartige Zustimmung darf zum Zeitpunkt des Einbringens von Samen, Eizellen oder Embryonen in den Körper der Frau nicht älter als 2 Jahre sein.

§ 8. (4) Die Zustimmung kann dem Arzt gegenüber von der Frau und vom Mann bis zur Einbringung von Samen oder Eizellen in den Körper der Frau widerrufen werden; bei der Vereinigung von Eizellen mit Samenzellen außerhalb des Körpers der Frau kann die Zustimmung von der Frau bis zur Einbringung der entwicklungsfähigen Zellen (Embryonen) in ihren Körper, vom Mann jedoch nur bis zur Vereinigung der Eizellen mit Samenzellen widerrufen werden.

Verwendung, Untersuchung und Behandlung von Samen, Eizellen und entwicklungsfähigen Zellen (Embryonen)

§ 9. (1) Entwicklungsfähige Zellen (Embryonen) dürfen – soweit in § 2a nichts anderes geregelt ist – nicht für andere Zwecke als für medizinisch unterstützte Fortpflanzungen verwendet werden.

(2) Sie dürfen nur insoweit untersucht und behandelt werden, als dies nach dem Stand der medizinischen Wissen-

schaft und Erfahrung zur Herbeiführung einer Schwangerschaft oder zur Durchführung einer Präimplantationsdiagnostik nach § 2a erforderlich ist. Gleiches gilt für Samen oder Eizellen, die für medizinisch unterstützte Fortpflanzungen verwendet werden sollen.

Kommentar

Jegliche Forschung an Embryonen und gleichermaßen an Samen und an Eizellen, die für medizinisch unterstützte Fortpflanzung verwendet werden sollen, ist somit unzulässig.

(3) Eingriffe in die Keimbahn sind unzulässig.

§ 10. Bei der Vereinigung von Eizellen mit Samenzellen außerhalb des Körpers einer Frau dürfen nur so viele Eizellen befruchtet werden, wie nach dem Stand der medizinischen Wissenschaft und Erfahrung innerhalb eines Zyklus für eine aussichtsreiche und zumutbare medizinisch unterstützte Fortpflanzung notwendig sind.

Kommentar

Die Anzahl der entnommenen und befruchteten Eizellen soll, ebenso wie die Zahl der zu transferierenden Embryonen, vom Arzt nach dem Stand der Wissenschaft und Erfahrung bestimmt werden (s. auch unten). Von der Einfügung einer strikten gesetzlichen Grenze wurde daher Abstand genommen, um die besonderen Umstände jedes Paares und etwaige zukünftige Entwicklungen berücksichtigen zu können. Die Entstehung überzähliger Embryonen sollte jedoch möglichst vermieden werden.

In Österreich ist, im Gegensatz zu einigen anderen europäischen Ländern, somit die Zahl möglicher, zu befruchtender Eizellen nicht numerisch limitiert (s. § 10), ein Umstand, mit dem die Kultivierung von Embryonen bis zum Tag 5 oder Tag 6, dem Blastozystenstadium, favorisiert werden kann. Es konnte gezeigt werden, dass mit dem Transfer von Blastozysten, im Vergleich zu sog. „cleavage-stage" Embryonen, signifikant höhere klinische Schwangerschaftsraten und „life birth rates" erzielt werden können (Papanikolaou et al. 2008).

Gleichzeitig besteht die Möglichkeit, mit diesem selektiven Kultivierungsverfahren durch eine Reduktion der Zahl zu transferierender Embryonen (unter optimalen Bedingungen, insbesondere bei jüngeren Frauen unter 35 Jahren, wird ein elektiver „single embryo transfer" angestrebt), unter Einbeziehung der Kryokonservierung weiterer verfügbarer Embryonen und deren nachfolgendem Transfer nach dem Wiederauftauen, auch die Rate an Mehrlingsschwangerschaften nach assistierter Reproduktion („arteficial reproductive techniques", ART) zu minimieren. In Österreich ist, wie schon ausgeführt, im Gegensatz zu Belgien und einigen skandinavischen Ländern (Tiitinen und Gissle 2004), die maximal zulässige Zahl zu transferierender Embryonen gesetzlich nicht geregelt. Um einer ansteigenden Mehrlingsrate nach ART zu begegnen, wurde von den Österreichischen Gesellschaften für Reproduktionsmedizin eine entsprechende Empfehlung erarbeitet, die für alle öffentlichen wie auch privaten Krankenanstalten, die IVF betreiben, Gültigkeit besitzt und in der das Alter der Frau, der Entwicklungsfortschritt, die Morphologie des/der Embryos/Embryonen und die Zahl absolvierter Behandlungszyklen berücksichtigt werden (Spitzer et al. 2011).

Samen und Eizellen dritter Personen

§ 11. Eine medizinisch unterstützte Fortpflanzung mit dem Samen oder Eizellen dritter Personen darf nur in einer zugelassenen Krankenanstalt (§ 5 Abs. 2) durchgeführt werden (s. auch § 3 Kommentar).

§ 13. (1) Samen und Eizellen dritter Personen dürfen für eine medizinisch unterstützte Fortpflanzung nur verwendet werden, wenn diese Personen das 18. Lebensjahr vollendet haben (die Entnahme von Eizellen einer Spenderin darf nur bis zu deren vollendetem 30. Lebensjahr erfolgen) und einer solchen Verwendung und der Erteilung von Auskünften nach § 20 der Krankenanstalt gegenüber schriftlich zugestimmt haben.

§ 13. (2) Dritte Personen dürfen Samen bzw. Eizellen für Zwecke der medizinisch unterstützten Fortpflanzung stets nur derselben Krankenanstalt zur Verfügung stellen; hierauf hat die Krankenanstalt besonders hinzuweisen.

§ 14. Samen bzw. Eizellen Dritter dürfen für eine medizinisch unterstützte Fortpflanzung in höchstens drei Ehen oder eheähnlichen Lebensgemeinschaften verwendet werden.

§ 16. Die Zurverfügungstellung von Samen bzw. Eizellen für eine medizinisch unterstützte Fortpflanzung darf nicht Gegenstand eines Rechtsgeschäftes sein.

Kommentar

Für die Zurverfügungstellung der Samenprobe eines Spenders bzw. von Eizellen einer Spenderin kann jedoch eine angemessene Aufwandsentschädigung vereinbart werden. Trotz dieser Regelung ist die Rekrutierung von Eizellspenderinnen in Österreich äußerst unbefriedigend.

Aufbewahrung

§ 17. (1) Samen, Eizellen sowie Hoden- und Eierstockgewebe dürfen nur in einer nach § 5 Abs. 2 zugelassenen Krankenanstalt, Samen auch durch einen Facharzt für Frauenheilkunde und Geburtshilfe, der eine Meldung gemäß § 5 Abs. 1 erstattet hat, entnommen und bis auf Widerruf oder bis zum Tod der Person, von der sie stammen, aufbewahrt werden. Entwicklungsfähige Zellen (Embryonen) dürfen nur bis auf Widerruf der Frau, von der die Eizellen stammen, oder bis zum Tod eines der Ehegatten oder Lebensgefährten, höchstens jedoch 10 Jahre in einer nach § 5 Abs. 2 zugelassenen Krankenanstalt aufbewahrt werden. Die Aufbewahrung (Kryokonservierung) hat dem jeweiligen Stand der Wissenschaft und Technik zu entsprechen.

Kommentar

Eine Post-mortem-Verwendung von Samen, Eizellen sowie Hoden- und Eierstockgewebe ist unzulässig. Entwicklungsfähige Zellen (Embryonen) dürfen nach dem Tod eines der Ehegatten oder Lebensgefährten nicht verwendet werden.

(2) Samen, Eizellen, Hoden- und Eierstockgewebe, die für eine medizinisch unterstützte Fortpflanzung verwendet werden sollen oder verwendet werden sollten, sowie entwicklungsfähige Zellen (Embryonen) dürfen nur einer nach § 5 Abs. 2 zugelassenen Krankenanstalt, Samen auch einem zur selbständigen Berufsausübung berechtigten Facharzt für Frauenheilkunde und Geburtshilfe, der eine Meldung nach § 5 Abs. 1 erstattet hat, überlassen werden. Die Überlassung von Samen, Eizellen, Hoden- und Eierstockgewebe ist nur mit schriftlicher Zustimmung der Person, von der sie stam-

men, die Überlassung entwicklungsfähiger Zellen (Embryonen) nur mit schriftlicher Zustimmung beider Ehegatten oder Lebensgefährten zulässig. Die Zustimmung kann nur persönlich und im Zustand der Einsichts- und Urteilsfähigkeit erteilt werden. § 3 bleibt unberührt.

1.3 Aufzeichnungen

§ 18. (3) Aufzeichnungen, Zustimmungs- und Einwilligungserklärungen nach § 8 Abs. 1 und 2 sowie § 13 Abs. 1 sind von der Krankenanstalt oder vom Facharzt in der Ordinationsstätte 30 Jahre lang aufzubewahren. Nach Ablauf dieser Frist oder bei früherer Auflösung der Krankenanstalt oder Ordination sind diese Unterlagen dem Landeshauptmann zu übermitteln; dieser hat sie auf Dauer aufzubewahren.

1.4 Auskunft

§ 20. (2) Dem mit dem Samen oder den Eizellen eines(r) Dritten gezeugten Kind ist auf dessen Verlangen nach Vollendung des vierzehnten Lebensjahres Einsicht in die Aufzeichnungen nach § 15 Abs. 1 zu gewähren und daraus Auskunft zu erteilen. Der gesetzliche Vertreter oder Erziehungsberechtigte kann zum Wohl des Kindes in medizinisch begründeten Ausnahmefällen mit pflegschaftsgerichtlicher Genehmigung Einsicht und Auskunft verlangen.

Kommentar
Mit dieser gesetzlichen Regelung ist die Anonymität eines Samenspenders bzw. einer Eizellspenderin in Österreich aufgehoben.

1.5 Strafbestimmungen

Kommentar
Nach §§ 21–24: Verwaltungsübertretungen werden mit Geldstrafen in der Höhe von 10.000–50.000 Euro belegt.

§ 25. Eine Verwaltungsübertretung nach den vorstehenden Bestimmungen liegt nur vor, sofern die Tat nicht den Tatbestand einer in die Zuständigkeit der Gerichte fallenden strafbaren Handlung bildet.

2 Ad 2) Gewebesicherheitsgesetz

Das **49. Bundesgesetz (Gewebesicherheitsgesetz, GSG)** über die Festlegung von Qualitäts- und Sicherheitsstandards für die Gewinnung, Verarbeitung, Lagerung und Verteilung von menschlichen Zellen und Geweben zur Verwendung beim Menschen wurde in Österreich am 19. März 2008 verabschiedet.

In weiterer Folge wurden in Österreich am 13. Juni 2008 folgende Verordnungen erlassen:

- A) die **191. Verordnung (Gewebeentnahmeeinrichtungsverordnung, GEEVO)** zur Festlegung von Standards für die Gewinnung von zur Verwendung beim Menschen bestimmter Zellen und Gewebe,
- B) die **192. Verordnung (Gewebebankverordnung, GBVO)**, mit der nähere Regelungen für den Betrieb von Gewebebanken getroffen werden und
- C) die **190. Verordnung (Gewebevigilanzverordnung, GVVO)** (Bundesgesetz 2008).

Gleichzeitig wurde das Arzneimittelgesetz, das Fortpflanzungsmedizingesetz, das Gesundheits- und Ernährungssicherheitsgesetz und das Bundesgesetz über Kranken- und Kuranstalten geändert (Bundesgesetz 2015).

Kommentar
Im Folgenden sollen insbesondere für die Reproduktionsmedizin wichtige Passagen dieses Gesetzes und seiner Verordnungen dargestellt werden. Es wird auf den Beitrag „Europäische Gesetzgebung für die Reproduktionsmedizin“ von Küpker verwiesen (Küpker 2013).

2.1 Gewinnung

§ 3. (1) Die Gewinnung von Zellen und Geweben darf nur durch Entnahmeeinrichtungen erfolgen, die dem Bundesamt für Sicherheit im Gesundheitswesen gemäß § 19 gemeldet wurden.

(2) Jede Entnahmeeinrichtung hat die nach dem jeweiligen Stand der Wissenschaft und Technik erforderliche personelle, räumliche, betriebliche und technische Ausstattung aufzuweisen. Das mit der Gewinnung oder der Testung befasste Personal muss durch entsprechende Fortbildungsmaßnahmen rechtzeitig und regelmäßig auf den neuesten Stand der Wissenschaft und Technik gebracht werden.

(4) Die Ausstattung muss so beschaffen sein, dass dem jeweiligen Stand der Wissenschaft und Technik entsprechend ein störungsfreier Organisationsablauf gewährleistet ist, die erforderlichen Hygienestandards gewahrt werden und Lebendspendern eine notfallsmäßige Erstversorgung zukommen kann.

(5) Jede Entnahmeeinrichtung muss ein funktionstüchtiges Qualitätssystem entsprechend dem Stand der Wissenschaft und Technik betreiben, das die aktive Beteiligung der Geschäftsführung und des Personals vorsieht.

(6) Jede Entnahmeeinrichtung hat sicherzustellen, dass im Rahmen des Qualitätssystems zumindest Standardarbeitsanweisungen („standard operating procedures“, SOP), Leitli-

nien, Ausbildungs- und Referenzhandbücher, die Selbstinspektion gemäß Abs. 7, Aufzeichnungen über Spender und Informationen über die Weitergabe der gewonnenen Zellen und Gewebe dokumentiert werden.

2.2 Dokumentation, Kennzeichnung, Verpackung

§ 5. (4) Die Dokumentation ist durch mindestens 10 Jahre – jene Teile, die für die lückenlose Rückverfolgbarkeit unerlässlich sind, durch mindestens 30 Jahre – aufzubewahren und zur jederzeitigen Einsichtnahme durch die nach diesem Bundesgesetz zuständigen Kontrollorgane bereitzuhalten.

2.3 Beziehungen zu Gewebebanken und zu Dritten

§ 6. (1) Jede Entnahmeeinrichtung hat mit Gewebebanken, an die Zellen oder Gewebe weitergegeben werden, schriftliche Vereinbarungen abzuschließen, die die Verantwortlichkeit jeder Seite klar festlegen.

(2) Jede Entnahmeeinrichtung ist verpflichtet, über alle Tätigkeiten, die außerhalb der Entnahmeeinrichtung durch Dritte erfolgen, und die Auswirkungen auf die Qualität und Sicherheit der Zellen und Gewebe haben können, schriftliche Vereinbarungen abzuschließen.

Dies insbesondere

1. wenn eine Entnahmeeinrichtung einem Dritten die Testung des Spenders überträgt, oder
2. wenn ein Dritter Waren liefert oder Dienstleistungen erbringt, die die Gewährleistung der Qualität und Sicherheit von Geweben oder Zellen berühren.

(3) Die Beurteilung und Auswahl Dritter ist von der Entnahmeeinrichtung danach vorzunehmen, ob diese die vorgeschriebenen Standards einhalten können.

Gewebebanken

§ 8. (1) Die Verarbeitung, Lagerung oder Verteilung von Zellen und Geweben darf nur in einer Gewebebank erfolgen, die eine Bewilligung gemäß § 22 aufweist. Dabei bedürfen auch die anzuwendenden Verarbeitungsverfahren einer Genehmigung.

(2) Jede Gewebebank hat die nach dem Stand der Wissenschaft und Technik erforderliche personelle, räumliche, betriebliche und technische Ausstattung aufzuweisen. Das Personal muss vor Aufnahme der Tätigkeit und danach fortlaufend durch entsprechende Fortbildungsmaßnahmen rechtzeitig und regelmäßig auf den neuesten Stand der Wissenschaften und Technik gebracht werden. Die Schulungsmaßnahmen sind zu dokumentieren; diese Dokumentation ist mindestens 5 Jahre aufzubewahren.

(3) Die Ausstattung muss so beschaffen sein, dass dem jeweiligen Stand der Wissenschaften und Technik entsprechend ein störungsfreier Organisationsablauf gewährleistet ist und die erforderlichen Hygienestandards gewahrt werden.

(4) Jede Gewebebank ist verpflichtet, über vertragliche Vereinbarungen mit einer anderen Gewebebank zu verfügen, um im Falle der Einstellung ihrer Tätigkeit sicherzustellen, dass die gelagerten Zellen und Gewebe und die Dokumentation von diesen übernommen werden.

Verantwortliche Person

§ 9. (1) Jede Gewebebank muss ununterbrochen über eine „verantwortliche Person" verfügen.

(2) Diese muss in einer Vertragspartei des Abkommens über den Europäischen Wirtschaftsraum oder der Schweizerischen Eidgenossenschaft ein Studium der Humanmedizin, Zahnmedizin, Veterinärmedizin, Pharmazie oder einer anderen Biowissenschaft oder eine von einem anderen Vertragsstaat oder der Schweizerischen Eidgenossenschaft als gleichwertig anerkannte Ausbildung erfolgreich abgeschlossen und nach Beendigung derselben eine mindestens zweijährige Tätigkeit in einer Gewebebank innerhalb der Europäischen Union oder in der Schweiz absolviert und dabei praktische Erfahrung bei der Verarbeitung, Lagerung und Verteilung von menschlichen Zellen und Geweben erworben haben.

Qualitätssicherung

§ 10. (1) Jede Gewebebank muss ein funktionstüchtiges Qualitätssystem entsprechend dem Stand der Wissenschaften und Technik betreiben, das die aktive Beteiligung der Geschäftsführung und des Personals vorsieht [s. auch § 3. (6), §§ 13–15].

2.4 Beziehungen zu Entnahmeeinrichtungen und zu Dritten

Siehe auch § 6 (Bundesgesetz 1992, 2015).

Kommentar

Diese gesetzlichen Regelungen müssen im Rahmen der Reproduktionsmedizin z. B. insbesondere im Falle einer Gewebsentnahme aus dem Hoden, die in einer Entnahmeeinrichtung vorgenommen, an eine Gewebebank übergeben und dort getestet, „verarbeitet" und evtl. gelagert wird, berücksichtigt werden („testicular sperm extraction", TESE; „microsurgical epididymical sperm aspiration", MESA).

Dokumentation

§ 16. (1) Gewebebanken haben eine dem Stand der Wissenschaften entsprechende Dokumentation über ihre Tätigkeit zu führen. In dieser sind jedenfalls Art und Menge der entgegengenommenen, getesteten, verarbeiteten, gelagerten und verteilten oder anderwertig verwendeten und verworfenen Zellen und Gewebe, deren Ursprungs- und Bestimmungsort festzuhalten.

(2) Die Dokumentation hat eine nach dem Stand der Wissenschaften lückenlose Rückverfolgbarkeit sicherzustellen. Die Rückverfolgbarkeit ist auch für alle erforderlichen Daten über Produkte und Materialien, die mit diesen Zellen und Geweben in Berührung kommen, sicherzustellen.

(5) Die Dokumentation ist durch mindestens 10 Jahre – jene Teile, die für die lückenlose Rückverfolgbarkeit unerlässlich sind, durch mindestens 30 Jahre – aufzubewahren und zur jederzeitigen Einsichtnahme durch die nach diesem Bundesgesetz zuständigen Kontrollorgane bereitzuhalten.

(6) Gewebebanken sind verpflichtet, dem Bundesamt für Sicherheit im Gesundheits-wesen bis zum 30. April jährlich einen Bericht über ihre Tätigkeit im vorangegangenen Kalenderjahr vorzulegen.

2.5 Meldungen schwerwiegender Zwischenfälle und schwerwiegender unerwünschter Reaktionen

§ 17. (1) Gewebebanken haben

1. alle schwerwiegenden Zwischenfälle, die die Qualität und Sicherheit der Zellen und Gewebe beeinflussen können, unverzüglich dem Bundesamt für Sicherheit im Gesundheitswesen und
2. alle schwerwiegenden Zwischenfälle, die auf die Qualität und Sicherheit der Zellen und Gewebe zurückgeführt werden können, unverzüglich jenen Entnahmeeinrichtungen oder Gewebebanken, von denen sie die Zellen oder Gewebe erhalten haben,

zu melden und alle relevanten Informationen weiterzugeben, um die Rückverfolgbarkeit zu erleichtern und die Qualitäts- und Sicherheitskontrolle zu gewährleisten.

(2) Entnahmeeinrichtungen haben alle schwerwiegenden Zwischenfälle, die sich auf die Qualität und Sicherheit der Zellen oder Gewebe auswirken können und alle schwerwiegenden unerwünschten Reaktionen, die bei der Gewinnung auftreten und die die Qualität und Sicherheit der Zellen oder Gewebe beeinflussen können, jener Gewebebank zu melden, für die die Zellen und Gewebe bestimmt sind.

(3) Die verantwortliche Person gemäß § 9 hat dafür zu sorgen, dass dem Bundesamt für Sicherheit im Gesundheitswesen jeder schwerwiegende Zwischenfall und jede schwerwiegende unerwünschte Reaktion gemäß Abs. 1 und 2 sowie gemäß § 32 Abs. 2 gemeldet und eine Bericht über die Ursachen und Folgen unterbreitet wird.

(4) Entnahmeeinrichtungen und Gewebebanken haben alle an der Gewinnung, Verarbeitung, Lagerung oder Verteilung der betreffenden Zellen oder Gewebe beteiligten Entnahmeeinrichtungen oder Gewebebanken alle zweckdienlichen Informationen zur Aufklärung von schwerwiegenden Zwischenfällen oder schwerwiegenden unerwünschten Reaktionen zur Verfügung zu stellen.

2.6 Erteilung der Bewilligung für Gewebebanken

§ 22. (1) Für den Betrieb einer Gewebebank ist eine Bewilligung des Bundesamtes für Sicherheit im Gesundheitswesen erforderlich.

(2) Soll nach Erteilung der Bewilligung eine Änderung hinsichtlich des Betriebes einer Gewebebank vorgenommen werden, die Auswirkungen auf die Qualität der Zellen oder Gewebe haben kann, so bedarf auch diese Änderung einer Bewilligung des Bundesamtes für Sicherheit im Gesundheitswesen.

2.7 Inspektionen

§ 26. (1) Die Überwachung der Einhaltung dieses Bundesgesetzes durch Entnahmeeinrichtungen und Gewebebanken obliegt dem Bundesamt für Sicherheit im Gesundheitswesen. Die Inspektionen haben in regelmäßigen Abständen von nicht mehr als 2 Jahren stattzufinden.

(2) Im Fall einer schwerwiegenden unerwünschten Reaktion oder eines schwerwiegenden Zwischenfalles hat das Bundesamt für Sicherheit im Gesundheitswesen erforderlichenfalls entsprechende Inspektionen zu veranlassen. Solche Inspektionen werden in derartigen Fällen auch auf einen hinreichend begründeten Antrag der zuständigen Behörde (n) einer anderen Vertragspartei des Abkommens über den Europäischen Wirtschaftsraum durchgeführt. Auf Verlangen teilt das Bundesamt für Sicherheit im Gesundheitswesen die Ergebnisse der in Bezug auf die Anforderungen dieses Bundesgesetzes durchgeführten Inspektionen mit.

§ 27. (1) Das Bundesamt für Sicherheit im Gesundheitswesen hat Entnahmeeinrichtungen und Gewebebanken die ehestmögliche Beseitigung von Missständen bescheidmäßig aufzutragen. Werden diese nicht innerhalb einer zu setzenden Frist beseitigt, hat das Bundesamt für Sicherheit im Gesundheitswesen den Betrieb bis zur Erfüllung des Mängelbeseitigungsauftrages im erforderlichen Ausmaß, gegebenenfalls auch gänzlich, mit Bescheid vorläufig zu untersagen.

(2) In Fällen unmittelbar drohender Gefahr für die Gesundheit von Menschen hat das Bundesamt für Sicherheit im Gesundheitswesen nach vorangegangener Verständigung des Inhabers, oder wenn eine solche nicht möglich ist, bei Gewebebanken der verantwortlichen Person, auch ohne vorangegangenes Verfahren und vor Erlassung eines Bescheides

den Betrieb an Ort und Stelle zu sperren; hierüber ist jedoch ein schriftlicher Bescheid zu erlassen, widrigenfalls die getroffenen Maßnahmen außer Kraft treten.

2.8 Vigilanzregister

§ 33. (1) Das Bundesamt für Sicherheit im Gesundheitswesen hat alle gemeldeten schwerwiegenden unerwünschten Reaktionen und alle schwerwiegenden Zwischenfälle in ein Register aufzunehmen. Dieses Register dient der Gewebevigilanz und Marktüberwachung. Die Verarbeitung der Daten von Spendern und Empfängern erfolgt ohne Personenbezug. Datensicherheitsmaßnahmen gemäß §§ 14 f. Datenschutzgesetz 2000 sind zu ergreifen.

(2) Das Bundesamt für Sicherheit im Gesundheitswesen hat dem Bundesminister für Gesundheit jährlich bis zum 30. Juni einen Bericht über die Meldungen der schwerwiegenden Zwischenfälle und schwerwiegenden unerwünschten Reaktionen im vorangegangenen Kalenderjahr vorzulegen.

2.9 Verwaltungsstrafbestimmungen

§ 35.

Kommentar

Es sind, sofern das Vergehen nicht den Tatbestand einer in den Zuständigkeitsbereich der Gerichte fallenden strafbaren Handlung erfüllt, Verwaltungsgeldstrafen bis zu 50.000 Euro vorgesehen.

2.10 Ad A) Gewebeentnahmeeinrichtungsverordnung (GEEVO)

§ 3. (1) Die Auswahlkriterien für Spender haben auf einer Risikoanalyse im Zusammenhang mit der Verwendung der spezifischen Zell- oder Gewebeart zu beruhen. Die Anzeichen für solche Risiken sind durch körperliche Untersuchung, Anamnese, Laboruntersuchungen, gegebenenfalls postmortale Untersuchung und sonstige geeignete Untersuchungen zu ermitteln.

(2) Sofern die Spende nicht aufgrund einer dokumentierten Risikobewertung, die von einer verantwortlichen Person gemäß § 9 GSG durchgeführt wird, gerechtfertigt ist, sind Spender bei Vorliegen auch nur eines der nachfolgenden Gründe von der Spende auszuschließen [s. GEEVO § 3. (2) 1.–12.].

(6) Bei autologen lebenden Spendern sind die gleichen Auswahlkriterien und Mindestanforderungen an Laboruntersuchungen zu erfüllen wie bei einem allogenen lebenden Spender. Bei positiven Testergebnissen können die Gewebe bzw. Zellen oder daraus gewonnene Produkte gelagert, verarbeitet und reimplantiert werden, sofern geeignete isolierte Lagereinrichtungen vorhanden sind, um jegliches Risiko einer Kreuzkontamination mit anderen Transplantaten und/oder eine Kontamination mit Adventiv-Agenzien und/oder eine Verwechslung zu vermeiden.

Laboruntersuchungen

§ 4. (1) Jeder lebende Spender von Zellen oder Geweben muss folgenden Laboruntersuchungen unterzogen werden:

1. AIDS/HIV-Infektion: HIV-Antikörperbestimmung gemäß Verordnung BGBl Nr. 772/1994, BGBl Nr. 221/2004,
2. Hepatitis B: Anti HBc und HbsAg,
3. Hepatitis C: AntiHCV-Ab,
4. Syphilis.

Für autologe Spender gelten dieselben Anforderungen.

(3) HTLV-I-Antikörpertests sind bei Spendern durchzuführen, die in Gebieten mit hoher Inzidenz leben oder aus solchen stammen oder deren Sexualpartner oder Eltern aus solchen Gebieten stammen.

(12) Können die Gewebe und Zellen langfristig gelagert werden, ist bei allogenen lebenden Spendern nach 180 Tagen eine erneute Probenentnahme und ein Wiederholungstest durchzuführen. Bei wiederholter Testung kann die Spenderprobe bis zu 30 Tage vor und sieben Tage nach der Spende entnommen werden.

(14) Wird bei einem lebenden Spender die „Spendenprobe" zusätzlich mittels Nukleinsäure-Amplifikationsverfahren (NAT) auf HIV, HBV und HCV getestet, kann der Test einer Wiederholungsprobe entfallen.

Auswahlkriterien für die Spender von Keimzellen (Samen- oder Eizellen)

§ 11. (1) Die Auswahlkriterien gemäß § 3 und § 4 GEEV gelten nicht für Spender bei der Partnerspende von Keimzellen zur Direktverwendung.

(2) Bei der nicht zur Direktverwendung bestimmten Partnerspende müssen die in den Abs. 3–7 genannten Voraussetzungen erfüllt werden.

(3) Der für den Spender zuständige Arzt muss anhand der Anamnese und der therapeutischen Indikationen entscheiden und dokumentieren, ob die Spende gerechtfertigt und deren Sicherheit für die Empfängerin und das daraus möglicherweise entstehende Kind bzw. die Kinder gewährleistet ist.

(4) Folgende Laboruntersuchungen sind durchzuführen, um festzustellen, ob das Risiko einer Kreuzkontamination besteht:

1. HIV 1 und 2: Anti HIV-1,2
2. Hepatitis B: HbsAg und Anti-HBc
3. Hepatitis C: Anti-HCV-Ab

Bei Sperma, das zur intrauterinen Samenübertragung verarbeitet und nicht gelagert wird, und sofern die Gewebebank nachweisen kann, dass dem Risiko der Kreuzkontamination und der Exposition des Personals durch die Anwendung validierter Verfahren begegnet wurde, ist die Laboruntersuchung nicht erforderlich.

(5) Wenn die Ergebnisse der Tests auf HIV 1 und 2, Hepatitis B oder C positiv sind, oder keine Ergebnisse vorliegen, oder ein Infektionsrisiko des Spenders bekannt ist, muss die Spende getrennt gelagert werden.

(6) HTL-V-I-Antikörpertests sind bei Spendern vorzunehmen, die in Gebieten mit hoher Inzidenz leben oder aus solchen Gebieten stammen oder deren Sexualpartner oder Eltern aus solchen Gebieten stammen.

(7) Je nach Vorgeschichte des Spenders und den Merkmalen der gespendeten Gewebe bzw. Zellen sind auf Grundlage einer Risikobewertung zusätzliche Tests durchzuführen.

(8) Die Verwendung von Keimzellen für andere als Partnerspenden (in Österreich bei donogener Insemination; Anmerkung des Autors) muss folgende Voraussetzungen erfüllen:

1. Die Spender sind anhand ihres Alters, Gesundheitszustandes und ihrer Anamnese auszuwählen, die mittels eines Fragebogens und einer persönlichen Befragung durch einen Arzt erhoben werden. Diese Prüfung enthält relevante Faktoren, die zur Identifizierung und zum Ausschluss von Personen beitragen können, deren Spende mit einem Gesundheitsrisiko für andere, wie einer möglichen Krankheitsübertragung oder mit einem Gesundheitsrisiko für sie selbst verbunden sein könnte.
2. Die Serum- oder Plasmaproben der Spender müssen beim Test gemäß § 4 Abs. 1 negativ auf HIV 1 und 2, HCV, HBV und Syphilis reagieren; die Urinproben von Spermaspendern müssen darüber hinaus beim Test auf Chlamydien mittels Nukleinsäure-Amplifikationsverfahren (NAT) negativ reagieren.
3. HTLV-I-Antikörpertests sind bei Spendern vorzunehmen, die in Gebieten mit hoher Inzidenz leben oder aus solchen stammen oder deren Sexualpartner oder Eltern aus solchen Gebieten stammen.

(9) Für autologe Spender gelten die Anforderungen des Abs. 8, sofern die entnommenen Gewebe oder Zellen gelagert oder kultiviert werden sollen; positive Testergebnisse schließen nicht unbedingt aus, dass die Gewebe bzw. Zellen oder daraus gewonnene Produkte gelagert, verarbeitet und reimplantiert werden, sofern geeignete isolierte Lagereinrichtungen vorhanden sind, um jegliches Risiko einer Kreuzkontamination mit anderen Transplantaten und/oder eine Kontamination mit Adventiv-Agenzien und/oder eine Verwechslung zu vermeiden.

Kommentar

Diese Verordnung (§ 12) bezieht sich auf Rechtsakte der Europäischen Gemeinschaft.

2.11 Ad B) Gewebebankverordnung (GBVO)

Räumlichkeiten

§ 4. (3) Sofern in Abs. 4 nicht anders vorgesehen ist, ist bei Exposition von Zellen und Geweben gegenüber der Umgebung während der Verarbeitung ohne anschließenden Inaktivierungs- oder Sterilisationsprozess eine Luftqualität mit einer Keimzahl und Partikelzahl entsprechend Stufe A der Definition des aktuellen Leitfadens für die Gute Herstellungspraxis, Anhang 1 zur Richtlinie 2003/94/EG zur Festlegung der Grundsätze und Leitlinien der Guten Herstellungspraxis für Humanarzneimittel und für zur Anwendung beim Menschen bestimmte Prüfpräparate erforderlich, mit einer für die Verarbeitung der betreffenden Zellen oder Gewebe geeigneten Hintergrundumgebung, die in Bezug auf Keimzahl und Partikelzahl mindestens der Stufe D des genannten Leitfadens für die Gute Herstellungspraxis entspricht.

(4) Von den Anforderungen des Abs. 3 kann abgewichen werden, wenn

1. nachgewiesen wird, dass die Exposition gegenüber einer Umgebung der Stufe A schädliche Auswirkungen auf die erforderlichen Eigenschaften der Zellen oder Gewebe hat,
2. nachgewiesen wird, dass mit der Art und Weise der Verwendung der Zellen oder Gewebe beim Empfänger ein erheblich geringeres Risiko der Übertragung einer bakteriellen oder Pilzinfektion auf den Empfänger einhergeht als bei der Zell- oder Gewebetransplantation, oder
3. es technisch nicht möglich ist, das erforderliche Verfahren in einer Umgebung der Stufe A durchzuführen.

Die Umgebungsbedingungen sind zu spezifizieren. Es ist nachzuweisen und zu dokumentieren, dass durch die gewählte Umgebung die erforderliche Qualität und Sicherheit der Zellen oder Gewebe erreicht werden kann, dies insbesondere unter Berücksichtigung des Bestimmungszwecks, der Art der Verwendung und gegebenenfalls des Immunstatus des Empfängers.

Kommentar

Abs. 4 (1–3) trifft für Behandlungsmaßnahmen der In-vitro-Fertilisierung (IVF) zu.

Qualitätssicherung

§ 8. (1) Gewebebanken sind verpflichtet, mindestens alle 2 Jahre ein Audit hinsichtlich aller Tätigkeiten, für die die Gewebebank bewilligt wurde, durch unabhängige, fachkundige und entsprechend geschulte Personen durchführen zu lassen. Diese haben zu überprüfen, ob die Vorschriften des GSG und dieser Verordnung sowie Bestimmungen der Betriebsbewilligung eingehalten werden und alle Tätigkeiten entsprechend dem Stand der Wissenschaft und Technik durchgeführt werden. Die Ergebnisse des Audits und vorgeschlagene Korrekturmaßnahmen sind zu dokumentieren.

Kommentar

Diese Verordnung (§ 15) bezieht sich auf Rechtsakte der Europäischen Gemeinschaft.

2.12 Ad C) Gewebevigilanzverordnung (GVVO)

Geltungsbereich

§ 1. Diese Verordnung findet Anwendung auf die Meldung schwerwiegender unerwünschter Reaktionen bei der Gewinnung von menschlichen Zellen oder Geweben, die Meldung schwerwiegender unerwünschter Reaktionen bei der Verwendung dieser Produkte und die Meldung schwerwiegender Zwischenfälle im Zusammenhang mit der Gewinnung, Verarbeitung, Lagerung oder Verteilung und bei der Verwendung von menschlichen Zellen oder Geweben zur Anwendung beim Menschen.

Begriffsbestimmung

§ 2. (1) **„Schwerwiegende unerwünschte Reaktion"** ist eine unbeabsichtigte Reaktion, einschließlich einer übertragbaren Krankheit, beim Spender oder Empfänger im Zusammenhang mit der Gewinnung oder Verwendung von Zellen und Geweben, die tödlich oder lebensbedrohend verläuft, eine Behinderung oder einen Fähigkeitsverlust zur Folge hat oder einen Krankenhausaufenthalt erforderlich macht oder verlängert bzw. zu einer Erkrankung führt oder diese verlängert.

(2) **„Schwerwiegender Zwischenfall"** ist jedes unerwünschte Ereignis im Zusammenhang mit der Gewinnung, Testung, Verarbeitung, Lagerung und Verteilung von Geweben und Zellen, das die Übertragung einer ansteckenden Krankheit, den Tod oder einen lebensbedrohenden Zustand, eine Behinderung oder einen Fähigkeitsverlust von Spendern oder Empfängern zur Folge haben könnte, einen Krankenhausaufenthalt erforderlich machen oder verlängern könnte bzw. zu einer Erkrankung führen oder diese verlängern könnte.

(3) Bei Maßnahmen der medizinisch unterstützten Fortpflanzung gilt auch jede Fehlidentifizierung oder Verwechslung einer Keimzelle oder eines Embryos als schwerwiegender Zwischenfall.

Kommentar

Jede Entnahmestelle bzw. Gewebebank hat bis spätestens 30. April für das zurückliegende Kalenderjahr dem Bundesamt für Sicherheit im Gesundheitswesen einen vollständigen Bericht über alle schwerwiegenden unerwünschten Reaktionen bzw. schwerwiegenden unerwünschten Zwischenfälle zu übermitteln.

Diese Verordnung bezieht sich auf die Rechtsakte der Europäischen Gemeinschaft (§ 9).

3 AD 3) In-vitro-Fertilisierungs-Fonds-Gesetz (IVF-Fonds-Gesetz)

Bundesgesetz, mit dem ein Fonds zur Finanzierung der In-vitro-Fertilisierung eingerichtet wurde, das mit 1. Januar 2000 in Kraft trat (Bundesgesetz 1999). Änderungen dieses Bundesgesetzes erfolgten mit den IVf-Fonds-Gesetz-Novellen vom 30. April 2004, 13. Januar 2010 und 1. September 2017.

3.1 Begriffsbestimmungen

§ 1a. (2) Eine im Sinne dieses Bundesgesetzes erfolgreich herbeigeführte Schwangerschaft besteht, wenn eine bildlich dokumentierte, der jeweiligen Schwangerschaftsdauer entsprechende, intakte Schwangerschaft frühestens ab der 5. Woche nach Embryotransfer nachgewiesen wird.

(3) Der Beginn eines durch den Fonds mitfinanzierten Versuches ist die erstmalige Verordnung oder Verabreichung von Arzneimitteln im Zusammenhang mit der In-vitro-Fertilisierung durch einen Vertragspartner des Fonds unter Beachtung des mit dem Fonds geschlossenen Vertrages.

(4) Das Ende eines durch den Fonds mitfinanzierten Versuches ist der Nachweis

1. einer erfolgreich herbeigeführten Schwangerschaft gemäß Abs. 2,
2. des Endes einer Schwangerschaft vor diesem Zeitpunkt,
3. einer dokumentierten Eileiterschwangerschaft,
4. einer nicht eingetretenen Schwangerschaft.

3.2 IVF-Fonds

(2) Der Fonds hat bei Vorliegen der Voraussetzungen nach § 4 70 % der Kosten der In-vitro-Fertilisierung zu tragen, wenn diese in Vertragskrankenanstalten nach § 5 durchgeführt wird und ein gültiger Behandlungsvertrag (§ 4 Abs. 5 Z 3 IVF-Fonds-Gesetz) vorliegt.

Mittel des Fonds

§ 3. (1) Die Mittel des Fonds werden aufgebracht durch Überweisungen

1. aus dem Ausgleichsfonds für Familienbeihilfen,
2. der Krankenversicherungsträger,

3. der Krankenfürsorgeeinreichtungen,
4. des Verbandes der Versicherungsunternehmen Österreichs und
5. mit deren Eiverständnis sonstiger privater Versicherungsunternehmen.

Kommentar
Die Mittel des Fonds stammen zu 50 % aus dem Ausgleichsfonds für Familienbeihilfen (1.) und zu 50 % aus den weiteren, oben angeführten Institutionen (2.–5.).

Anspruchsvoraussetzungen

§ 4. (1) Ein Anspruch auf Kostentragung nach § 2 Abs. 2 besteht

1. bei Sterilität der Frau
   a. tubaren
   b. durch Endometriose oder
   c. durch polyzystisches Ovar bedingten Ursprungs oder
2. bei Sterilität des Mannes.

(2) Der Anspruch auf Kostentragung nach § 2 Abs. 2 besteht für höchstens vier Versuche pro Paar. Sofern einer dieser Versuche erfolgreich beendet und eine Schwangerschaft im Sinne des § 1a Abs. 2 herbeigeführt wurde, besteht ab diesem Versuch ein Anspruch auf Kostentragung nach § 2 Abs. 2 für vier weitere Versuche. Gleiches gilt, wenn eine Schwangerschaft durch einen nicht fondsfinanzierten Versuch herbeigeführt wurde, sofern das Paar eindeutig nachweist, dass die Schwangerschaft durch eine IVF-Methode zustande kam.

(3) Der Anspruch auf Kostentragung nach § 2 Abs. 2 besteht nicht, wenn die Sterilität die beabsichtigte Folge eines von der Frau bzw. vom Mann gewünschten Eingriffes (Sterilisation) ist.

(4) Voraussetzung für den Anspruch auf Kostentragung nach § 2 Abs. ist weiters, dass zum Zeitpunkt des Beginns eines Versuches einer IVF

1. die Frau das 40. und der Mann das 50. Lebensjahr noch nicht vollendet haben und
2. im Krankheitsfall sowohl für die Frau als auch den Mann die Leistungszuständigkeit
   a. der gesetzlichen Krankenversicherung,
   b. einer Krankenfürsorgeeinrichtung,
   c. einer aufgrund einer Ausnahme gemäß § 5 Gewerbliches Sozialversicherungsgesetz, durch einen Gruppenvertrag abgeschlossenen privaten Krankenversicherung,
   d. eines sonstigen privaten Versicherungsunternehmens und dessen Einverständnis zur Übernahme der anteilsmäßigen Kosten gemäß § 3 Abs. 2 vorliegt.

(4a) Personen, die nicht österreichische Staatsbürger oder nicht Staatsangehörige eines EU- bzw. EWR-Mitgliedstaates oder nicht Staatsbürger der Schweizerischen Eidgenossenschaft sind, müssen über einen von einer österreichischen Behörde ausgestellten unbefristeten Aufenthaltstitel verfügen („Daueraufenthalt EG“ oder „Daueraufenthalt – Familienangehöriger“).

(5) Die Kostentragung nach § 2. Abs. 2 setzt weiter voraus, dass der Träger der Krankenanstalt

- eine Zulassung nach § 5. Abs. 2 FmedG besitzt,
- über einen rechtsgültigen Vertrag mit dem Fonds (§ 5) verfügt und
- einen Behandlungsvertrag mit den in Abs. 4 genannten Personen geschlossen hat, dem zumindest eine der in Abs. 1 genannten Anspruchsvoraussetzungen zugrunde liegt.

(6) Stellen private (in- oder ausländische) Versicherungsunternehmen keine Einverständniserklärung gemäß Abs. 4 Z 2 lit. d aus, so kann – sofern alle anderen gemäß Abs. 1–4a für beide Partner des Paares vorliegen – dieser Anteil (17,5 % der Gesamtkosten des Versuches) nach Prüfung und Zustimmung durch den Fonds vom Paar übernommen werden.

Kommentar
Bei Vorliegen einer dokumentierten Eileiterschwangerschaft hat das Paar – wie bei Vorliegen einer erfolgreich herbeigeführten intrauterinen Schwangerschaft – Anspruch auf Mitfinanzierung weiterer vier Versuche gemäß § 4. Abs. 2.

Liegt bei einer Patientin eine Endometriose vor, sollte diese grundsätzlich im Vorfeld operativ saniert bzw. ein Nachweis über den erfolglosen Versuch einer Sanierung erbracht werden. Eine In-vitro-Fertilisation sollte, ausgenommen bei Frauen über 35 Jahre bzw. jenen mit nicht sanierter Endometriose, erst nach Ablauf von 12–18 Monaten nach der Operation durchgeführt werden.

3.3 Vertragskrankenanstalten; Qualitätssicherung

§ 5. (1) Der Hauptverband der österreichischen Sozialversicherungsträger schließt für den Fonds mit Trägern von Krankenanstalten, die In-vitro-Fertilisierung durchführen, Verträge ab. Durch diese Verträge wird die Berechtigung zur Durchführung der In-vitro-Fertilisierung unter Kostentragung des Fonds (§ 2 Abs. 2) begründet.

(3) Ein Vertrag nach Abs. 1 setzt voraus, dass der Träger der Krankenanstalt

- eine Zulassung nach § 5 Abs. 2 FmedG besitzt,
- entsprechend dem Tätigkeitsumfang eine Meldung als Entnahmeeinrichtung erstattet hat (§ 19 GSG, BGBl I Nr. 49/2008) und eine Bewilligung gemäß § 22 GSG besitzt und
- in Erfüllung der sich aus den Grundsätzen und anerkannten Methoden der medizinischen Wissenschaft und Erfahrung ergebenden Anforderungen insbesondere kontinuier-

lich spezifische Maßnahmen der Qualitätssicherung durchführt.

Dabei ist im Sinne einer qualitätsgesicherten Durchführung von Maßnahmen nach § 1 Abs. 2 Z 2–4 des FmedG insbesondere auf die Relation von erreichten Schwangerschaften pro durchgeführten Zyklen sowie die Zahl von Zyklen zu achten.

Kommentar

Nach derzeit gültigem IVF-Fonds-Gesetz muss der Träger einer Krankenanstalt, in der In-vitro-Fertilisierung betrieben wird, für die Aufrechterhaltung eines IVF-Fonds-Vertrages pro Jahr eine klinische Schwangerschaftsrate [s. § 1a (2)] von zumindest 23 %, bezogen auf die Zahl der durchgeführten Embryotransfers (bisher 18 %, bezogen auf die Zahl der durchgeführten Follikelpunktionen) und, daraus resultierend, zumindest 10 % Geburten, bei zumindest 60 durchgeführten Behandlungszyklen pro Jahr (im Durchrechnungszeitraum von drei Jahren 180 Zyklen) nachweisen.

Zielbestimmung hinsichtlich „Baby-Take-Home-Rate": 15 % im Jahre 2017 mit jährlicher Anhebung um einen Prozentpunkt auf 20 % ab dem Jahre 2022.

3.4 Arzneimittel

§ 5a. (1) Vertragsanstalten (§ 5) sind, auch wenn sie nicht über eine Anstaltsapotheke verfügen, berechtigt,

- die für die Durchführung der IVF-Behandlung erforderlichen Arzneimittel vom Hersteller, Depositeur oder Arzneimittelgroßhändler zu beziehen,
- im Rahmen des Arzneimittelvorrates diese Medikamente vorrätig zu halten und
- diese an die Fonds-Patientinnen abzugeben.

3.5 Meldepflicht

§ 5b. (1) Die Patienten/-innen sind verpflichtet, der Vertragskrankenanstalt (§ 5), die den Fonds-Versuch durchgeführt hat, das Ergebnis eines Versuches sowie eine allfällige Geburt jeweils binnen 3 Monaten zu melden.

(2) Unterbleibt diese Meldung gemäß Abs. 1, hat der Fonds die anteilsmäßig bezahlten Kosten von den Patienten/-innen zurückzufordern.

3.6 Register

§ 7. (1) Der Fonds hat

- ein öffentliches Verzeichnis über Namen und Anschrift der Vertragskrankenanstalten (§ 5) und ein
- nichtöffentliches Register gemäß Abs. 3 automationsunterstützt zu führen.

(2) Das Register wird gemäß § 4 Abs. 1 Z 8 Bundesgesetz von der „Gesundheit Österreich GmbH" (GÖGG), Geschäftsbereich „ÖBIG" im Auftrag des Fonds geführt.

(3) Das nichtöffentliche Register hat folgende Daten zu enthalten:

- Namen, Sozialversicherungsnummern und Krankenversicherungsträger des Paares,
- die für die Behandlung erforderlichen Befunde einschließlich Behandlungsbeginn, Medikation, Behandlungsverlauf,
- Erfolg/Ergebnis der Versuche und
- Anzahl der pro Paar in den jeweiligen Vertragskrankenanstalten durchgeführten IVF-Versuche, für die eine Kostentragung nach diesem Bundesgesetz erfolgte.

(6) Aufgrund der Meldungen gemäß § 5 hat die „Gesundheit Österreich GmbH" zumindest einmal jährlich eine Datenauswertung zu erstellen, für die der Personenbezug zu beseitigen ist.

Kommentar

Von diesem Register **nicht** erfasst sind Behandlungszyklen von Paaren, bei denen der männliche Partner über 50 Jahre und/oder die weibliche Partnerin über 40 Jahre ist, keine Indikation nach dem Fondsgesetz (z. B. „idiopathische Sterilität") vorhanden ist [s. § 4 IVF-Fondsgesetz (1), Z 1–2], Behandlungszyklen von Paaren, die schon vier IVF-Behandlungszyklen mit anteilsmäßigem Kostenersatz durch den IVF-Fonds absolviert haben [s. § 4 IVF-Fonds-Gesetz (2)], Paare, bei denen ein Partner freiwillig eine Sterilisation an sich vornehmen hat lassen, ohne dass der andere Partner eine IVF-Indikation aufweist [s. § 4 IVF-Fonds-Gesetz (3)] und Behandlungszyklen von Paaren, bei denen ein anteilsmäßiger Kostenersatz durch den IVF-Fonds aus versicherungstechnischen Gründen nicht möglich ist [s. § 4 (4), 2 a–d; (4a)].

Literatur

Bundesgesetz (1992) Fortpflanzungsmedizingesetz (FmedG). Bundesgesetzblatt 275:1299–1304. 275; IdgF Bundesgesetzblatt 2010; 111

Bundesgesetz (1999) IVF-Fonds-Gesetz. Bundesgesetzblatt 180: 1405–1407. 180; IdgF Bundesgesetzblatt 2010; 3

Bundesgesetz (2008) Gewebesicherheitsgesetz (GSG). Bundesgesetzblatt 49. 49; IdgF Bundesgesetzblatt 2009; 63

Bundesgesetz (2015) Fortpflanzungsmedizinrechts-Änderungsgesetz 2015 (FMedRÄG 2015). Bundesgesetzblatt 35:1–11. 35

Küpker W (2013) Regulation der Reproduktionsmedizin im europäischen Vergleich. In: Diedrich K, Ludwig M, Griesinger G (Hrsg) Reproduktionsmedizin. Berlin/Heidelberg, Springer, S 631–637

Papanikolaou EG, Kolibianakis EM, Tournaye H, Venetis CA, Fatemi H, Tarlatzis B, Devroey P (2008) Live birth rates after transfer of equal number of blastocysts or cleavage-stage embryos in IVF. A systemic review and metaanalysis. Hum Reprod 23(1):91–99

Spitzer D, Freude G, Urdl W (2011) ÖGRM-Mitteilungen: Überarbeitete Empfehlungen zur maximalen Anzahl zu transferierender Embryonen. J Reprod Med Endocrinol 8(2):158–160

Tiitinen A, Gissle M (2004) Effect of in vitro fertilization practices on multiple pregnancies in Finland. Fertil Steril 82:1689–1690

Rechtliche Regelung der Reproduktionsmedizin in der Schweiz

53

Bruno Imthurn

Inhalt

1 Die medizinisch-ethischen Richtlinien der Schweizerischen Akademie der medizinischen Wissenschaften (SAMW) ... 627

2 Schweizerische Bundesverfassung Art. 119 ... 628

3 Das Fortpflanzungsmedizingesetz (FMedG) ... 629

4 Ausblick ... 636

Literatur ... 636

1 Die medizinisch-ethischen Richtlinien der Schweizerischen Akademie der medizinischen Wissenschaften (SAMW)

Mit der Sensationsmeldung der Geburt von Louise Brown 1978 in England begann in der Schweizer Öffentlichkeit die Diskussion um die Reproduktionsmedizin. Diese bis heute anhaltende Debatte beinhaltet dabei nicht nur medizinische, sondern in erster Linie gesellschaftliche, ethische, philosophische, soziale, politische und nicht zuletzt juristische Aspekte.

Als erste Organisation nahm die Schweizerische Akademie der medizinischen Wissenschaften (SAMW) die Verantwortung wahr, die Diskussion in eine geregelte Bahn zu lenken und Handlungsregeln für die involvierte Ärzteschaft aufzustellen. Nachdem am 17. November 1981 erste medizinisch-ethische Richtlinien für die artifizielle Insemination erlassen wurden, folgten nur wenige Jahre später, am 23. Mai 1985, Empfehlungen zur In-vitro-Fertilisation (IVF). Beide Bestimmungen wurden 1990 in den „Medizinisch-ethischen Richtlinien für die ärztlich assistierte Fortpflanzung" zusammengeführt (SAMW 1990). Wesentliche Punkte darin waren, dass die ärztlich assistierte Fortpflanzung bei verheirateten Paaren, aber auch bei Paaren in eheähnlicher Gemeinschaft angewendet werden dürfen. Behandlungen mit gespendeten Eizellen oder Spermien sollten jedoch verheirateten Paaren vorbehalten bleiben. Die Kryokonservierung von Embryonen war statthaft, die Aufbewahrung bis zum Tod eines Partners möglich. An Embryonen durfte keine Forschung betrieben werden. Untersagt sein sollten im Weiteren die Geschlechtsselektion (außer zur Vermeidung von Erbkrankheiten), die Embryonenspende und die Leihmutterschaft.

Obschon die SAMW-Richtlinien nur Standesrecht waren, hatten sie weit darüber hinaus ihre Wirkung. Sie beeinflussten kantonale Gesetzte, ja sie wurden in den sieben Kantonen Basel-Landschaft, Tessin, Obwalden, Appenzell A. Rh., Thurgau, Genf und Waadt mit geringen Änderungen sogar zu kantonalem Recht erhoben. Zudem fanden wesentliche Punkte der SAMW-Empfehlungen Eingang in die eidgenössische Gesetzgebung. So ist auch heute noch die Behandlung mit Spendersperma auf verheiratete Paare beschränkt. Embryonenspende und Leihmutterschaft sind weiterhin ohne Ausnahme verboten (Bundesversammlung der Schweizerischen Eidgenossenschaft 1998/2017).

Die Kantone Neuenburg, Aargau, St. Gallen, Glarus und Basel-Stadt initiierten eigene Gesetzgebungen, welche in groben Zügen ebenfalls den SAMW-Richtlinien folgten. Verschärfend erlaubte der Kanton Aargau die Anwendung der medizinisch unterstützten Fortpflanzung nur bei verheirateten Paaren. Im Jahr 1988 untersagten die Kantone St. Gallen und

B. Imthurn (✉)
Klinik für Reproduktions-Endokrinologie, Universitätsspital Zürich, Zürich, Schweiz
E-Mail: bruno.imthurn@usz.ch

K. Diedrich et al. (Hrsg.), *Reproduktionsmedizin*, Springer Reference Medizin,
https://doi.org/10.1007/978-3-662-57636-6_54

Glarus sogar alle Verfahren der assistierten Fortpflanzungsmedizin auf ihrem Gebiet. Basel-Stadt folgte 1991 mit einer ähnlichen Verbotsregelung.

▶ Weil diese Restriktionen mit der Schweizer Verfassung, somit mit höherem Recht, nicht vereinbar waren, wurden alle diese Verbote später vom Schweizer Bundesgericht in Lausanne wieder aufgehoben.

2 Schweizerische Bundesverfassung Art. 119

Art. 119 (Übersicht) der Bundesverfassung (BV) geht auf den fast gleichlautenden Art. 24 novies zurück, der im Rahmen der Verfassungsrevision im Jahr 1999 zum Art. 119 BV wurde.

Art. 24 novies BV entstand als Reaktion auf die „Beobachter-Initiative". Diese eidgenössische Volksinitiative wurde von der Zeitschrift „Der Schweizerische Beobachter" (deshalb der Name „Beobachter-Initiative") lanciert und 1987 eingereicht. Der Bund sollte damit Bestimmungen zur Verhinderung des Missbrauchs von Fortpflanzungs- und Gentechnologie im Humanbereich erlassen. Das Parlament stellte diesem Volksbegehren den neu geschaffenen Art. 24 novies BV gegenüber, worauf die Initiative zurückgezogen wurde. Dieser Gegenvorschlag wurde im Mai 1992 vom Stimmvolk und den Kantonen mit großer Mehrheit angenommen.

Trotz der schon sehr restriktiven Fassung von Art. 24 novies bzw. später 119 BV wurde 1994, somit nur 2 Jahre nach der Annahme von Art. 24 novies durch das Schweizer Volk, ein noch restriktiveres Begehren eingereicht, nämlich die „Initiative für menschenwürdige Fortpflanzung". Im Unterschied zur Vorgängerinitiative bezweckte dieses erneute Änderungsgesuch noch viel weitergehende Einschränkungen. Es forderte das komplette Verbot der assistierten Reproduktionsmedizin sowie der heterologen Insemination in der Schweiz. So waren folgende Verbote formuliert:

- Die Zeugung außerhalb des Körpers der Frau ist unzulässig.
- Die Verwendung von Keimzellen Dritter zur künstlichen Zeugung ist unzulässig.

Diese Verbotsinitiative kam im Jahr 2000 zur Abstimmung. Mit einer überwältigenden Mehrheit von über 70 % Neinstimmen wurde sie vom Schweizer Stimmvolk jedoch wuchtig abgelehnt. An ihrer Stelle trat im Jahr 2001 der indirekte Gegenvorschlag in Kraft, das 1998 von der Bundesversammlung verabschiedete Bundesgesetz über die medizinisch unterstützte Fortpflanzung (Fortpflanzungsmedizingesetz; FMedG) (Bundesversammlung der Schweizerischen Eidgenossenschaft 1998/2006).

Noch vor dem Inkrafttreten des FMedG gab es im Jahr 2000 einen ersten parlamentarischen Vorstoß, das Verbot der Präimplatationsdiagnostik (PID) in der Schweiz aufzuheben (Polla 2000). Diese parlamentarische Initiative ebenso wie zwei weitere gleichgerichtete Anträge im Jahr 2002 scheiterten (Gutzwiller 2002; Langenberger 2002). Im Jahr 2005 wurde jedoch auf Initiative von Nationalrat Felix Gutzwiller die von der nationalrätlichen Kommission für Wissenschaft, Bildung und Kultur formulierte Motion „Zulassung der Präimplantationsdiagnostik" von beiden Parlamentskammern angenommen (Gutzwiller 2004; Kommission für Wissenschaft, Bildung und Kultur des Nationalrats 2004). Sie beauftragte den Bundesrat, die PID in der Schweiz unter vorgegebenen Rahmenbedingungen zuzulassen und das FMedG entsprechend anzupassen. Es dauerte 4 Jahre, bis Anfang 2009 ein erster Revisionsentwurf in die Vernehmlassung gegeben wurde (Schweizerische Eidgenossenschaft, Bundesamt für Gesundheit 2008). Dieser Entwurf war aber äußerst restriktiv. So sollte das Embryokryokonservierungsverbot beibehalten werden ebenso wie die Auflage, nur maximal drei Vorkernstadien zu Embryonen entwickeln zu dürfen (3er-Regel). Damit wäre eine PID im klinischen Alltag nicht durchführbar gewesen, weswegen dieser Vorschlag im Vernehmlassungsverfahren von breiten Kreisen abgelehnt wurde. Daraufhin passte der Bundesrat den Gesetzesentwurf an: Neu sollte die Embryokryokonservierung erlaubt werden. Anstelle von drei Vorkernstadien sollten zudem neu zwölf Vorkernstadien (12er-Regel) zu Embryonen entwickelt werden dürfen. Allerdings bedurfte diese Anpassung des FMedG einer Verfassungsänderung, insbesondere von Art. 119 BV Abs. 2 Bst. c. Denn dort war bisher festgehalten, dass „... nur so viele menschliche Eizellen ausserhalb des Körpers der Frau zu Embryonen entwickelt werden, als ihr sofort eingepflanzt werden können." Der von Verfassung und Gesetz geforderte „sofortige" Transfer von bis zu zwölf Embryonen hätte zu einer unlösbaren Mehrlingsproblematik geführt. Deshalb wurde Art. 119 BV Abs. 2 Bst. c folgendermaßen geändert: „c. ... es dürfen nur so viele menschliche Eizellen ausserhalb des Körpers der Frau zu Embryonen entwickelt werden, als für die medizinisch unterstützte Fortpflanzung notwendig sind."

Da in der Schweiz jede Verfassungsänderung dem obligatorischen Referendum untersteht, wurde im Jahr 2015 eine eidgenössische Volksabstimmung anberaumt. Die Anpassung von Art. 119 BV musste dabei nicht nur vom Volk, sondern auch von der Mehrheit der Kantone angenommen werden. Am 14. Juni 2015 wurde das Plebiszit abgehalten. Der neue Art. 119 BV wurde erfreulicherweise mit einer großen Mehrheit von 62 % der Stimmen und von 18.5 Ständen angenommen und am 1. September 2017 zusammen mit dem revidierten FMedG in Kraft gesetzt.

Art. 119 BV

Der seit dem 1. September 2017 gültige Art. 119 BV lautet:

1. Der Mensch ist vor Missbräuchen der Fortpflanzungsmedizin und der Gentechnologie geschützt.
2. Der Bund erlässt Vorschriften über den Umgang mit menschlichem Keim- und Erbgut. Er sorgt dabei für den Schutz der Menschenwürde, der Persönlichkeit und der Familie und beachtet insbesondere folgende Grundsätze:
   a. Alle Arten des Klonens und Eingriffe in das Erbgut menschlicher Keimzellen und Embryonen sind unzulässig.
   b. Nichtmenschliches Keim- und Erbgut darf nicht in menschliches Keimgut eingebracht oder mit ihm verschmolzen werden.
   c. Die Verfahren der medizinisch unterstützten Fortpflanzung dürfen nur angewendet werden, wenn die Unfruchtbarkeit oder die Gefahr der Übertragung einer schweren Krankheit nicht anders behoben werden kann, nicht aber um beim Kind bestimmte Eigenschaften herbeizuführen oder um Forschung zu betreiben; die Befruchtung menschlicher Eizellen ausserhalb des Körpers der Frau ist nur unter den vom Gesetz festgelegten Bedingungen erlaubt; es dürfen nur so viele menschliche Eizellen ausserhalb des Körpers der Frau zu Embryonen entwickelt werden, als für die medizinisch unterstützte Fortpflanzung notwendig sind.
   d. Die Embryonenspende und alle Arten von Leihmutterschaft sind unzulässig.
   e. Mit menschlichem Keimgut und mit Erzeugnissen aus Embryonen darf kein Handel getrieben werden.
   f. Das Erbgut einer Person darf nur untersucht, registriert oder offenbart werden, wenn die betroffene Person zustimmt oder das Gesetz es vorschreibt.
   g. Jede Person hat Zugang zu den Daten über ihre Abstammung.

3 Das Fortpflanzungsmedizingesetz (FMedG)

Das im internationalen Vergleich äußerst restriktive, am 1. Januar 2001 in Kraft gesetzte eidgenössische Fortpflanzungsmedizingesetz wurde vom eidgenössischen Parlament revidiert und am 14. Dezember 2014 verabschiedet. Dabei wurden unter strengen Einschränkungen neu die PID und die Embryokryokonservierung zugelassen. Die 3er-Regel (Abschn. 2) wurde zwar nicht – wie erhofft und weltweit üblich – abgeschafft, aber immerhin zu einer 12er-Regel erweitert. Zudem wurde die maximale Kryokonservierungsdauer von Keimzellen, Vorkernstadien und Embryonen von 5 auf 10 Jahre verlängert.

Obschon die Anpassung von Art. 119 BV im Jahr 2015 – als verfassungsrechtliche Voraussetzung zur vorgesehenen Revision des FMedG – von einer überwältigenden Mehrheit der Schweizer Bürgerinnen und Bürger und der Kantone angenommen wurde, ergriff die Evangelische Volkspartei (EVP) das für Gesetzesänderungen, im Gegensatz zu Verfassungsanpassungen, fakultative Referendum. Der EVP gelang es in der vorgesehenen Frist, die für das Zustandekommen des Referendums nötigen 50.000 Unterschriften zu sammeln. Nach der Verfassungsabstimmung kam es deshalb am 5. Juni 2016 erneut zu einer eidgenössischen Volksabstimmung zum Thema Fortpflanzungsmedizin. Das von den Gegnern teilweise mit hässlichen Argumenten bekämpfte revidierte FMedG wurde jedoch wieder mit einer deutlichen Mehrheit von erneut 62 % JA-stimmen angenommen. Wie der angepasste Art. 119 BV trat das revidierte FMedG zusammen mit der ebenfalls überarbeiteten Fortpflanzungsmedizinverordnung (FMedV) am 1. September 2017 in Kraft.

Das revidierten FMedG vom 1. September 2017 umfasst 5 Kapitel:

- 1. Kapitel: Allgemeine Bestimmungen,
- 2. Kapitel: Verfahren der medizinisch unterstützten Fortpflanzung,
- 3. Kapitel: Nationale Ethikkommission,
- 4. Kapitel: Strafbestimmungen und
- 5. Kapitel: Schlussbestimmungen (Bundesversammlung der Schweizerischen Eidgenossenschaft 1998/2017).

Gleichzeitig wurden die erläuternden Ausführungsbestimmungen, die Fortpflanzungsmedizinverordnung (FMedV), erlassen (Schweizerischer Bundesrat 2000/2017). Mit dem im Jahr 2001 erstmals in Kraft gesetzten FMedG wurde eine nationale Ethikkommission geschaffen, die sich mit ethischen Fragen nicht nur rund um die Fortpflanzungsmedizin, sondern auch mit den Entwicklungen in der Gentechnologie befasst und dem Gesetzgeber beratend zur Seite steht.

Im FMedG werden nur die Verfahren der assistierten Fortpflanzungsmedizin unter Einschluss der Inseminationen geregelt. Nicht definiert hingegen sind alle anderen Sterilitätstherapien wie beispielsweise hormonelle Stimulationen der Ovarien oder chirurgische Behandlungsmethoden.

Von entscheidender Bedeutung ist das 2. Kapitel, Verfahren der medizinisch unterstützten Fortpflanzung. Das 2. Kapitel des FMedG wird im Folgenden aufgeführt und kommentiert:

3.1 2. Kapitel des FMedG: Verfahren der medizinisch unterstützten Fortpflanzung

1. Abschnitt: Grundsätze

Art. 3 Kindeswohl

1. Fortpflanzungsverfahren dürfen nur angewendet werden, wenn das Kindeswohl gewährleistet ist.
2. Sie dürfen nur bei Paaren angewendet werden:
   a. zu denen ein Kindesverhältnis im Sinne der Art. 252–263 des Zivilgesetzbuchs (ZGB) begründet werden kann; und
   b. die auf Grund ihres Alters und ihrer persönlichen Verhältnisse voraussichtlich bis zur Mündigkeit des Kindes für dessen Pflege und Erziehung sorgen können.
3. Gespendete Samenzellen dürfen nur bei Ehepaaren verwendet werden.
4. Keimzellen oder imprägnierte Eizellen dürfen nach dem Tod der Person, von der sie stammen, nicht mehr verwendet werden.
5. Imprägnierte Eizellen und Embryonen in vitro dürfen nach dem Tod eines Teils des betroffenen Paares nicht mehr verwendet werden.

Kommentar

An oberster Stelle des FMedG steht das Kindeswohl. So sollen gemäß Art. 3 Abs. 1 Fortpflanzungstechniken nur angewendet werden, wenn sie keine besonderen Risiken für die gesundheitliche Entwicklung des Kindes aufweisen (Schweizerischer Bundesrat 1996). Abs. 2 Bst. a beinhaltet zudem die weitreichende Auflage, dass das Kinderwunschpaar heterosexuell sein und in einer stabilen Partnerschaft leben muss. Somit sind in der Schweiz Behandlungen bei Singles oder lesbischen Paaren ausgeschlossen (Schweizerischer Bundesrat 1996).

Abs. 2 Bst. b ermöglicht assistierte Kinderwunschtherapien bis zur Menopause (Schweizerischer Bundesrat 1996). Wo die Altersgrenze beim Partner liegt, ist jedoch sehr unscharf definiert. Im Alltag wird bei guter Gesundheit häufig ein Altersbereich von 60 bis 65 als Obergrenze verwendet.

Im Unterschied zu den homologen Therapien ist die heterologe Insemination auf Ehepaare beschränkt. Begründet wird dies mit dem Umstand, dass sich das Kind bezüglich des sozialen Vaters in einer Situation befindet, die einer Adoption sehr ähnlich ist (Schweizerischer Bundesrat 1996). Und Adoptionen sind in der Schweiz ebenfalls nur verheirateten Paaren vorbehalten.

Abs. 5 erlaubt die Kryokonservierung von imprägnierten Eizellen (Vorkernstadien) und Embryonen nur so lange, wie beide Elternteile leben. Stirbt also ein Elternteil, müssen alle noch vorhandenen imprägnierten Eizellen und Embryonen vernichtet werden (Schweizerischer Bundesrat 2013).

Art. 4 Verbotene Praktiken

Die Ei- und die Embryonenspende sowie die Leihmutterschaft sind unzulässig.

Kommentar

Das Schweizer FMedG enthält verschiedene Verbote. So ist neben der Eizell- und der Embryospende auch die Leihmutterschaft verboten. Das Verbot der Eizellspende ist eindeutig diskriminierend, da umgekehrt die Behandlung mit Spendersperma in der Schweiz erlaubt ist. Wie lange das Verbot der Eizellspende juristisch und politisch noch haltbar ist, wird die Zukunft zeigen. Da diese Verbote nur auf Schweizer Boden gelten, können Paare, die die finanziellen Mittel besitzen, ohne Verstoß gegen die hiesige Gesetzgebung unter dem Stichwort Fortpflanzungstourismus für die für sie nötigen Behandlungen ins europäische oder außereuropäische Ausland reisen, wo der Schweizer Gesetzgeber aber keinen Einfluss auf diese Therapien nehmen kann. Wieweit Vorbereitungs- und Nachbehandlungen für z. B. eine Eizellspendenbehandlung auf Schweizer Boden zulässig sind, wird kontrovers diskutiert. Eine gerichtliche Klärung existiert nicht. Immerhin hat sich das Bundesamt für Gesundheit im Jahr 2010 in einer E-Mail dahingehend geäußert, dass Aktivitäten wie Information, Beratung, hormonelle Vorbehandlung sowie Kontrollen und Betreuung der Frau nach im Ausland vorgenommenem Embryotransfer nicht strafbar sind (Bürgin, Bundesamt für Gesundheit 2010).

Art. 5 Zulassungsvoraussetzungen von Fortpflanzungsmedizinverfahren

1. Ein Fortpflanzungsverfahren darf nur angewendet werden, wenn:
   a. damit die Unfruchtbarkeit eines Paares überwunden werden soll und die anderen Behandlungsmethoden versagt haben oder aussichtslos sind; oder
   b. die Gefahr, dass eine schwere, unheilbare Krankheit auf die Nachkommen übertragen wird, anders nicht abgewendet werden kann.

Kommentar

Art. 5 zeigt die Voraussetzungen auf nicht nur für die Anwendung assistierter Fortpflanzungsmethoden, sondern auch für den Einsatz genetischer Untersuchungen an Gameten (Polkörperdiagnostik [PKD] und Spermienselektion) und Embryonen (PID).

Art. 5a Untersuchungen des Erbgutes von Keimzellen und von Embryonen in vitro und deren Auswahl

1. Die Untersuchung des Erbguts von Keimzellen und deren Auswahl zur Beeinflussung des Geschlechts oder anderer Eigenschaften des Kindes sind nur zulässig zur Erkennung chromosomaler Eigenschaften, die die Entwicklungsfähigkeit des zu zeugenden Embryos beeinträchtigen können, oder wenn die Gefahr, dass die Veranlagung für eine schwere Krankheit übertragen wird, anders nicht abgewendet werden kann. Vorbehalten bleibt Art. 22 Abs. 4.
2. Die Untersuchung des Erbguts von Embryonen in vitro und deren Auswahl nach ihrem Geschlecht oder nach anderen Eigenschaften sind nur zulässig, wenn:
   a. die Gefahr, dass sich ein Embryo mit einer vererbbaren Veranlagung für eine schwere Krankheit in der Gebärmutter einnistet, anders nicht abgewendet werden kann;
   b. es wahrscheinlich ist, dass die schwere Krankheit vor dem 50. Lebensjahr ausbrechen wird;
   c. keine wirksame und zweckmäßige Therapie zur Bekämpfung der schweren Krankheit zur Verfügung steht; und
   d. das Paar gegenüber der Ärztin oder dem Arzt schriftlich geltend macht, dass ihm die Gefahr nach Bst. a nicht zumutbar ist.

3. Sie sind zudem zulässig zur Erkennung chromosomaler Eigenschaften, die die Entwicklungsfähigkeit des Embryos beeinträchtigen können.

Kommentar

Art. 5a regelt den Einsatz genetischer Untersuchungen an Keimzellen und Embryonen. Gestattet ist nur die Negativauswahl, die positive Selektion ist verboten. Der Einsatz der PID zur Schaffung sog. „Designer-Babys" ist somit in der Schweiz nicht möglich, ebenso jedoch auch die Auswahl eines Embryos mit dem Ziel eines Retterbabys.

Folgende Elemente von Art. 5a sind für den klinischen Alltag von großer Wichtigkeit:

Abs. 1 erlaubt die Geschlechtsselektion nur zur Erkennung einer schweren Krankheit, nicht jedoch für die Positivselektion zur Wahl eines Knaben oder Mädchens.

Abs. 2 definiert die Bedingungen, die für den Einsatz einer PID am Embryo zur Verhinderung der Übertragung einer familiär bekannten, schweren genetischen Krankheit (Preimplantation Genetic Diagnosis, PGD) erfüllt sein müssen. Die genetische Konstellation, die zur schweren Krankheit führt, muss in mindestens 25 % der Nachkommen auftreten und davon in mindestens 25 % der Betroffenen zu schweren Symptomen führen. Schwere Symptome können dabei sein: starke Schmerzen, schwerwiegende Einschränkungen der Motorik, Unselbstständigkeit, schwerwiegende Einschränkungen in der Kognition, der Emotionalität oder der allgemeinen Bewegungsfreiheit. Einen Embryo auf weitere, familiär nicht bekannte Krankheiten oder Eigenschaften zu untersuchen, ist nicht gestattet (Schweizerischer Bundesrat 2013).

Ausdrücklich muss die schwere Krankheit voraussichtlich vor dem 50. Altersjahr ausbrechen und es darf keine wirksame und zweckmäßige Therapie zur Verfügung stehen. Kann eine Therapie an den oben aufgeführten schweren Symptomen nur wenig ändern, gilt sie als unzweckmäßig. Ökonomische Überlegungen dürfen dabei keine Rolle spielen (Schweizerischer Bundesrat 2013).

Abs. 3 erlaubt den Einsatz der PID auch für ein Präimplantations-Screening (PGS). Allerdings darf das PGS nur eingesetzt werden, wenn das Paar wegen eines unerfüllten Kinderwunsches – unabhängig ob Sterilität oder Infertilität im Sinne von habituellen Aborten – behandelt werden muss.

Art. 5b Einwilligung des Paares

1. Fortpflanzungsverfahren dürfen nur angewendet werden, wenn das betroffene Paar nach hinreichender Information und Beratung schriftlich eingewilligt hat. Sind drei Behandlungszyklen ohne Erfolg geblieben, so ist eine erneute Einwilligung erforderlich; davor muss eine angemessene Bedenkfrist liegen.
2. Die schriftliche Einwilligung des Paares ist auch für das Reaktivieren von konservierten Embryonen und imprägnierter Eizellen erforderlich.
3. Besteht bei einem Fortpflanzungsverfahren das erhöhte Risiko einer Mehrlingsschwangerschaft, so darf das Verfahren nur durchgeführt werden, wenn das Paar auch mit der Geburt von Mehrlingen einverstanden ist.

Art. 6 Information und Beratung

1. Bevor ein Fortpflanzungsverfahren durchgeführt wird, muss die Ärztin oder der Arzt das betroffene Paar sorgfältig informieren über:
   a. die verschiedenen Ursachen der Unfruchtbarkeit;
   b. das medizinische Verfahren sowie dessen Erfolgsaussichten und Gefahren;
   c. das Risiko einer allfälligen Mehrlingsschwangerschaft;
   d. mögliche psychische und physische Belastungen und
   e. die rechtlichen und finanziellen Aspekte.
2. Im Beratungsgespräch ist in geeigneter Weise auch auf andere Möglichkeiten der Lebensgestaltung und der Erfüllung des Kinderwunsches hinzuweisen.
3. Zwischen dem Beratungsgespräch und der Behandlung muss eine angemessene Bedenkfrist liegen, die in der Regel vier Wochen dauert. Auf die Möglichkeit einer unabhängigen Beratung ist hinzuweisen.
4. Vor, während und nach der Behandlung ist eine psychologische Begleitung anzubieten.

Kommentar

Die Information und Aufklärung des Paares über die geplante Behandlung ist eine medizinische Selbstverständlichkeit. Da es sich bei den assistierten Sterilitätstherapien aber um elektive Behandlungen handelt und zudem Art. 6 Abs. 1 explizit den Inhalt einer solchen Beratung vorschreibt, ist es nicht nur sinnvoll, sondern notwendig, die ausführlichen Informationen in mündlicher und schriftlicher Form (Informationsbroschüren und Vereinbarungserklärungen) zu vermitteln. Zudem ist das Gespräch in der Krankengeschichte zu dokumentieren. Eine Eigenheit für assistierte Sterilitätsbehandlungsmethoden ist, dass zwischen dem Beratungsgespräch und der Behandlung eine Bedenkfrist von 4 Wochen eingehalten werden muss (Art. 6 Abs. 3). Diese Bedenkfrist von 4 Wochen gilt auch für Informationsgespräche im Zusammenhang mit einer PID.

Art. 6a Zusätzliche Informations- und Beratungspflichten

1. Bevor ein Fortpflanzungsverfahren mit Untersuchung des Erbguts von Keimzellen oder Embryonen in vitro oder mit Auswahl von gespendeten Samenzellen zur Verhinderung der Übertragung einer schweren Krankheit durchgeführt wird, sorgt die Ärztin oder der Arzt zusätzlich zur Information und Beratung nach Art. 6 für eine nichtdirektive, fachkundige genetische Beratung. Dabei muss das betroffene Paar hinreichend informiert werden über:
   a. Häufigkeit, Bedeutung, Wahrscheinlichkeit des Ausbruchs und mögliche Ausprägungen der betreffenden Krankheit;
   b. prophylaktische und therapeutische Maßnahmen, die gegen diese Krankheit ergriffen werden können;
   c. Möglichkeiten der Lebensgestaltung mit einem Kind, das von dieser Krankheit betroffen ist;
   d. Aussagekraft und Fehlerrisiko der Untersuchung des Erbguts;
   e. Risiken, die das Fortpflanzungsverfahren für die Nachkommen mit sich bringen kann;
   f. Vereinigungen von Eltern von Kindern mit Behinderungen, Selbsthilfegruppen sowie Informations- und Beratungsstellen nach Art. 17 des Bundesgesetzes vom 8. Oktober 2004 über genetische Untersuchungen beim Menschen (GUMG).

2. Die Beratung darf sich nur auf die individuelle und familiäre Situation des betroffenen Paares beziehen, nicht aber auf allgemeine gesellschaftliche Interessen.
3. Die Auswahl eines oder mehrerer Embryonen zur Übertragung in die Gebärmutter trifft die Ärztin oder der Arzt im Anschluss an ein weiteres Beratungsgespräch.
4. Die Beratungsgespräche sind von der Ärztin oder vom Arzt zu dokumentieren.

Kommentar

Sind genetische Untersuchungen an Gameten oder Embryonen geplant oder Behandlungen mit der Auswahl von Spermien zur Verhinderung der Übertragung einer schweren Krankheit, bestehen dem Paar gegenüber erhöhte Informationspflichten. Diese Aufgabe kann eine Schwerpunkttitelträgerin für Reproduktionsmedizin und gynäkologische Endokrinologie bei entsprechender Weiterbildung in medizinischer Genetik zwar vollumfänglich übernehmen. Vorteilhafterweise werden aber die Informationen, die in Abs. 1 und 2 aufgelistet sind, von einem Facharzt für medizinische Genetik vermittelt. Zudem kann die Fachärztin für medizinische Genetik unabhängig vom behandelnden Reproduktionsmediziner überprüfen, ob die Voraussetzungen zur Durchführung einer PID erfüllt sind. In Abs. 3 ist festgehalten, dass der Entscheid darüber, welcher Embryo in die Gebärmutter übertragen wird, nicht vom behandelnden Reproduktionsmediziner alleine, sondern gemeinsam mit dem Paar getroffen werden muss.

Art. 6b Schutz und Mitteilung genetischer Daten

Der Schutz und die Mitteilung genetischer Daten richten sich nach Art. 7 und 19 GUMG.

3.2 2. Abschnitt: Bewilligungspflicht

Art. 8 Grundsätze

1. Eine Bewilligung des Kantons benötigt, wer:
   a. Fortpflanzungsverfahren anwendet;
   b. Keimzellen oder imprägnierte Eizellen oder Embryonen in vitro zur Konservierung entgegennimmt oder gespendete Samenzellen vermittelt, ohne selber Fortpflanzungsverfahren anzuwenden.
2. Laboratorien, die bei Fortpflanzungsverfahren nach Art. 5a Untersuchungen des Erbguts durchführen, benötigen eine Bewilligung nach Art. 8 Abs. 1 GUMG.
3. Für die Insemination mit Samenzellen des Partners ist keine Bewilligung erforderlich.

Kommentar

Art. 8 wird im Art. 9 und in der Fortpflanzungsmedizinverordnung (FMedV) Art. 1–4 und Art. 8–13 (Schweizerischer Bundesrat 2000/2017) genauer ausgeführt. So können homologe Inseminationen von jeder Ärztin und jedem Arzt durchgeführt werden. Fachärztinnen und -ärzte für Gynäkologie und Geburtshilfe dürfen mit einer entsprechenden kantonalen Bewilligung auch heterolog inseminieren. Für die Anwendung von assistierten Sterilitätstherapien erfüllen nur Fachärztinnen und -ärzte für Gynäkologie und Geburtshilfe mit dem Schwerpunkt für Reproduktionsmedizin und gynäkologische Endokrinologie die fachlichen und gesetzlichen Voraussetzungen, um nach Erfüllung weiterer Anforderungen (Art. 9) eine kantonale Bewilligung zugesprochen zu erhalten. Da die Reproduktionsmedizin kantonal, genetische Untersuchungen jedoch auf Bundesebene geregelt sind, bedürfen Kinderwunschzentren einer kantonalen Bewilligung durch die jeweiligen kantonsärztlichen Dienste, genetische Institute einer eidgenössischen Bewilligung durch das Bundesamt für Gesundheit.

Art. 9 Anwendung von Fortpflanzungsverfahren

1. Die Bewilligung nach Art. 8 Abs. 1 Bst. a wird nur Ärztinnen und Ärzten erteilt.
2. Diese müssen:
   a. über die nötige Ausbildung und Erfahrung in den Methoden der medizinisch unterstützten Fortpflanzung verfügen;
   b. Gewähr für eine sorgfältige, gesetzeskonforme Tätigkeit bieten;
   c. zusammen mit den Mitarbeiterinnen und Mitarbeitern eine umfassende medizinische, fortpflanzungsbiologische und sozialpsychologische Beratung und Betreuung der zu behandelnden Personen gewährleisten;
   d. über die notwendige Laborausrüstung verfügen;
   e. sicherstellen, dass die Keimzellen, imprägnierten Eizellen und Embryonen in vitro nach dem Stand von Wissenschaft und Praxis konserviert werden.
3. Wird im Rahmen des Fortpflanzungsverfahrens das Erbgut von Keimzellen oder Embryonen in vitro untersucht, müssen sie zudem:
   a. sich über hinreichende Kenntnisse im Bereich der medizinischen Genetik ausweisen und
   b. gewährleisten, dass das Verfahren und die Zusammenarbeit mit den beteiligten Laboratorien dem Stand von Wissenschaft und Praxis entsprechen.

Kommentar

FMedV Art. 4 präzisiert, dass ein reproduktionsbiologisches Labor ein Qualitätsmanagementsystem betreiben muss, das sich an der Norm ISO 17025 orientiert (Schweizerischer Bundesrat 2000/2017). Welcher Art die Weiterbildung in medizinischer Genetik gemäß Abs. 3 Bst. a sein muss, ist momentan noch nicht geklärt. Denkbar sind mittelfristig die Integration dieser Weiterbildungsanforderung in den Schwerpunkt Reproduktionsmedizin und gynäkologische Endokrinologie oder die Schaffung eines Fähigkeitsausweises in medizinischer Genetik.

Art. 10 Konservierung und Vermittlung von Keimzellen, imprägnierten Eizellen und Embryonen in vitro

1. Die Bewilligung nach Art. 8 Abs. 1 Bst. b wird nur Ärztinnen und Ärzten erteilt.
2. Diese müssen:
   a. Gewähr für eine sorgfältige, gesetzeskonforme Tätigkeit bieten;
   b. zusammen mit den Mitarbeiterinnen und Mitarbeitern eine sorgfältige Auswahl der Samenspender gewährleisten und
   c. sicherstellen, dass die Keimzellen, imprägnierten Eizellen und Embryonen in vitro nach dem Stand von Wissenschaft und Praxis konserviert werden.

Art. 11 Berichterstattung

1. Personen mit einer Bewilligung nach Art. 8 Abs. 1 müssen der kantonalen Bewilligungsbehörde jährlich über ihre Tätigkeit Bericht erstatten.
2. Der Bericht muss Auskunft geben über:
   a. die Zahl und die Art der Behandlungen;
   b. die Art der Indikationen;
   c. die Verwendung gespendeter Samenzellen;
   d. die Zahl der Schwangerschaften und deren Ausgang;
   e. die Konservierung und Verwendung von Keimzellen, imprägnierten Eizellen und Embryonen in vitro;
   f. die Anzahl der überzähligen Embryonen.
3. Er darf keine Angaben enthalten, die auf bestimmte Personen schließen lassen.
4. Die kantonale Bewilligungsbehörde übermittelt die Daten dem Bundesamt für Statistik zur Auswertung und Veröffentlichung.

Kommentar

Bereits im Jahr 1993 wurde von der damaligen Schweizerischen Gesellschaft für Fertilität, Sterilität und Familienplanung (SGFSF; heute: Schweizerische Gesellschaft für Reproduktionsmedizin, SGRM) auf freiwilliger Basis das nationale IVF-Register, FIVNAT-CH, gegründet. Seither liefern – neuerdings alle – Schweizer Kinderwunschzentren FIVNAT-CH ihre detaillierten Zyklusdaten. FIVNAT-CH stellt seit Inkrafttreten des FMedG ihrerseits diese Daten anonymisiert den kantonalen Bewilligungsbehörden und dem Bundesamt für Statistik (BFS) zuhanden der Öffentlichkeit in größtmöglicher Transparenz zur Verfügung. Die eingelieferten Angaben werden in den Zentren durch periodische, umfassende Audits, durchgeführt von unabhängigen und anerkannten ausländischen Experten, auf ihre Richtigkeit überprüft und validiert. Es gibt in der Schweiz keinen Medizinbereich, der derart ausgedehnten Regelungen und Qualitätskontrollen unterworfen ist, wie die Reproduktionsmedizin.

Art. 12 Aufsicht

1. Die Bewilligungsbehörde kontrolliert, ob:
   a. die Voraussetzungen für die Bewilligungserteilung erfüllt sind;
   b. die Pflichten sowie allfällige Auflagen eingehalten werden.
2. Sie nimmt Inspektionen vor und kann dazu Grundstücke, Betriebe und Räume betreten. Die Bewilligungsinhaberin oder der Bewilligungsinhaber hat der Bewilligungsbehörde die erforderlichen Auskünfte und Unterlagen sowie jede andere Unterstützung auf Verlangen unentgeltlich zur Verfügung zu stellen.
3. Sie kann alle Maßnahmen treffen, die zum Vollzug dieses Gesetzes notwendig sind. Insbesondere kann sie bei schweren Verstößen gegen dieses Gesetz die Benützung von Räumen oder Einrichtungen verbieten, Betriebe schließen und Bewilligungen sistieren oder widerrufen.
4. Der Bundesrat kann Organisationen und Personen des öffentlichen oder des privaten Rechts Vollzugsaufgaben, insbesondere Kontrollaufgaben, übertragen. Er sorgt für die finanzielle Abgeltung der übertragenen Aufgaben.

Kommentar

Es ist eine Eigenheit des Schweizer Systems, dass Gesetze zwar auf eidgenössischer Ebene erlassen werden, dass aber der Vollzug und somit auch die Aufsicht Sache der Kantone ist. Das führt dazu, dass das gleiche Gesetz in verschiedenen Kantonen unterschiedlich interpretiert wird. Dies scheint hier insbesondere Art. 12 Abs. 2 zu betreffen. Unabhängig davon darf aber an dieser Stelle erwähnt werden, dass nach Wissen des Autors bisher kein Schweizer Zentrum wegen Verstoßes gegen das FMedG eingeklagt, geschweige denn verurteilt wurde. Ein (allerdings gerne zu akzeptierender) Nachteil davon ist, dass das FMedG bisher noch nie gerichtlich beurteilt wurde, was verschiedene Interpretationen des FMedG ermöglicht.

Art. 14 Ausführungsbestimmungen

Der Bundesrat erlässt die Ausführungsbestimmungen über Erteilung und Entzug der Bewilligung sowie über Berichterstattung und Aufsicht.

3.3 2a. Abschnitt: Evaluation

Art. 14a

1. Das Bundesamt für Gesundheit (BAG) sorgt dafür, dass die Auswirkungen derjenigen Bestimmungen dieses Gesetzes, welche die Untersuchung des Erbgutes von Embryonen in vitro und deren Auswahl betreffen, evaluiert werden.
2. Die Evaluation betrifft insbesondere:
   a. die Übereinstimmung der nach Art. 11 Abs. 2 Bst. b gemeldeten Indikationen für Fortpflanzungsverfahren mit Untersuchung des Erbguts von Embryonen zur Verhinderung der Übertragung der Veranlagung für eine schwere Krankheit einerseits mit den Zulässigkeitsvoraussetzungen nach Art. 5a Abs. 2 andererseits;
   b. die Erhebung der Anzahl Paare und der durchgeführten Verfahren sowie deren Resultate;
   c. die Abläufe im Rahmen von Vollzug und Aufsicht;
   d. die Auswirkungen auf die Gesellschaft.
3. Die Inhaberinnen und Inhaber einer Bewilligung nach Art. 8 Abs. 1 haben dem BAG und der mit der Durchführung der Evaluation beauftragen Person auf Verlangen die für die Evaluation notwendigen Daten in anonymisierter Form zur Verfügung zu stellen.
4. Das Eidgenössische Departement des Innern erstattet dem Bundesrat nach Abschluss der Evaluation Bericht und unterbreitet Vorschläge für das weitere Vorgehen.

3.4 3. Abschnitt: Umgang mit Keimgut

Art. 15 Konservierung von Keimzellen

1. Keimzellen dürfen nur mit schriftlicher Einwilligung der Person, von der sie stammen, und während höchstens 5 Jahren konserviert werden. Auf Antrag dieser Person

wird die Kryokonservierungsdauer um maximal 5 Jahre verlängert.
2. Eine längere Konservierungsdauer kann vereinbart werden mit Personen, die im Hinblick auf die Erzeugung eigener Nachkommen ihre Keimzellen konservieren lassen, weil eine ärztliche Behandlung, der sie sich unterziehen, oder eine Tätigkeit, die sie ausüben, zur Unfruchtbarkeit oder zu einer Schädigung des Erbgutes führen kann.
3. Die Person, von der die Keimzellen stammen, kann ihre Einwilligung in die Konservierung und Verwendung jederzeit schriftlich widerrufen.
4. Bei Widerruf der Einwilligung oder bei Ablauf der Konservierungsdauer sind die Keimzellen sofort zu vernichten.

Kommentar

Die Aufbewahrungszeit von Spermien und Oozyten ist gemäß Art. 15 Abs. 1 auf 10 Jahre limitiert. Das ist gegenüber der bis zum 31. August 2017 gültigen Version des FMedG eine Erhöhung um 5 Jahre. Das war sicher ein Schritt in die richtige Richtung. Es stellt sich allerdings die Frage, ob eine absolute Altersbegrenzung, z. B. 50 Jahre, nicht die klügere Variante gewesen wäre. Ohne zeitliche Beschränkung bis zum Tod einer Person können die Gameten jedoch gelagert werden, falls sie kryokonserviert wurden, weil eine ärztliche Behandlung (z. B. eine Chemotherapie) zum kompletten Verlust der Gameten oder zur bleibenden Schädigung des Erbgutes führt (Art. 15 Abs. 2) (Schweizerischer Bundesrat 1996).

Art. 16 Konservierung von imprägnierten Eizellen und Embryonen in vitro

1. Imprägnierte Eizellen und Embryonen in vitro dürfen nur konserviert werden, wenn:
   a. das zu behandelnde Paar seine schriftliche Einwilligung gibt und
   b. die Konservierung der späteren Herbeiführung einer Schwangerschaft dient.
2. Die Konservierungsdauer ist auf 5 Jahre begrenzt. Sie wird auf Antrag des betroffenen Paares um maximal 5 Jahre verlängert.
3. Jeder der beiden Partner kann die Einwilligung jederzeit schriftlich widerrufen.
4. Bei Widerruf der Einwilligung oder bei Ablauf der Konservierungsdauer sind die imprägnierten Eizellen und die Embryonen in vitro sofort zu vernichten. Vorbehalten bleiben die Bestimmungen des Stammzellforschungsgesetzes vom 19. Dezember 2003.

Kommentar

Die Kryokonservierung von Vorkernstadien und Embryonen erlaubt, die Behandlungsbelastung der Patientin und das Mehrlingsrisiko zu reduzieren. Damit kann der Patientin und dem Paar eine weitere Schwangerschaftschance geboten werden ohne erneute hormonelle Stimulation und ohne Follikelpunktion. Die Kryokonservierung von Embryonen macht es auch möglich, dass nicht betroffene Blastozysten nach einer PID nicht vernichtet, sondern aufbewahrt werden dürfen. Embryonen dürfen nur mit dem Ziel kryokonserviert werden, bei der entsprechenden Patientin eine Schwangerschaft zu induzieren. Ist dieses Ziel hinfällig geworden, z. B. mit dem Abschluss der Familienplanung, dürfen die so überzähligen Embryonen unter vom Stammzellforschungsgesetz genau definierten Umständen der Forschung zur Verfügung gestellt werden. Überzählige Vorkernstadien jedoch dürfen gemäß Art. 16 Abs. 1 Bst. b sowie Art. 29 der Strafbestimmungen weiterhin ausschließlich zum Erreichen einer Schwangerschaft kryokonserviert bzw. zu Embryonen weiterentwickelt werden. Überzählige Vorkernstadien dürfen in der Schweiz somit nicht der Forschung an und mit embryonalen Stammzellen zur Verfügung gestellt werden.

Art. 17 Entwicklung von Embryonen

1. Außerhalb des Körpers der Frau dürfen innerhalb eines Behandlungszyklus höchstens so viele menschliche Eizellen zu Embryonen entwickelt werden, als für die medizinisch unterstützte Fortpflanzung oder für die Untersuchung des Erbgutes der Embryonen notwendig sind; es dürfen jedoch höchstens zwölf sein.
2. Der Embryo darf außerhalb des Körpers der Frau nur so weit entwickelt werden, als für die Einnistung in der Gebärmutter unerlässlich ist.

Kommentar

Durch den Umstand, dass mit dem revidierten FMedG nun nicht mehr alle Embryonen, die in einem Behandlungszyklus entstehen, transferiert werden müssen, kann nun der eine, entwicklungsfähigste Embryo in die Gebärmutter übertragen werden (elektiver Single-Embryotransfer; eSET). Die übrigen Embryonen dürfen kryokonserviert werden. Damit lässt sich das Mehrlingsrisiko signifikant reduzieren, was gesündere Mütter und gesündere Kinder zur Folge hat.

3.5 4. Abschnitt: Samenspende

Art. 18 Einwilligung und Information des Spenders

1. Gespendete Samenzellen dürfen nur im Rahmen der zulässigen Fortpflanzungsverfahren und nur für Zwecke verwendet werden, in die der Spender schriftlich eingewilligt hat.
2. Der Spender muss vor der Samenspende schriftlich über die Rechtslage unterrichtet werden, namentlich über das Recht des Kindes, Auskunft über die Spenderakten zu erhalten (Art. 27).

Art. 19 Auswahl von Spendern

1. Spender müssen nach medizinischen Gesichtspunkten sorgfältig ausgewählt werden; namentlich müssen gesundheitliche Risiken für die Empfängerin der gespendeten Samenzellen so weit wie möglich ausgeschlossen sein. Andere Auswahlkriterien sind verboten.
2. Der Spender darf seine Samenzellen nur einer Stelle zur Verfügung stellen; er ist vor der Spende ausdrücklich darauf hinzuweisen.

Kommentar

Zu Vermeidung von „Verwandtenehen" ist die Spermienspende von einer Person auf eine Stelle (Art. 19 Abs. 2) und auf die Zeugung von acht Kindern (Art. 22 Abs. 2) limitiert.

Art. 20 Vermittlung gespendeter Samenzellen

1. Gespendete Samenzellen dürfen nur an Personen vermittelt werden, die eine Bewilligung zur Anwendung von Fortpflanzungsverfahren haben; dabei sind die Angaben nach Art. 24 Abs. 2 beizufügen.
2. Wer gespendete Samenzellen entgegennimmt, muss darüber wachen, dass Art. 22 Abs. 2 eingehalten wird.

Art. 21 Unentgeltlichkeit

Die Samenspende als solche ist unentgeltlich.

Kommentar

Obschon eine Spermiendonation als solche unentgeltlich zu sein hat, dürfen die Aufwendungen und Umtriebe im Zusammenhang mit der Spende entschädigt werden (Schweizerischer Bundesrat 1996).

Art. 22 Verwendung gespendeter Samenzellen

1. Innerhalb eines Zyklus dürfen nicht Samenzellen verschiedener Spender verwendet werden.
2. Die Samenzellen eines Spenders dürfen für die Erzeugung von höchstens acht Kindern verwendet werden.
3. Bei der Anwendung eines Fortpflanzungsverfahrens darf zwischen den Personen, von denen die Keimzellen stammen, kein Ehehindernis nach Art. 95 des ZGB bestehen.
4. Bei der Auswahl gespendeter Samenzellen dürfen nur die Blutgruppe und die Ähnlichkeit der äußeren Erscheinung des Spenders mit dem Mann, zu dem ein Kindesverhältnis begründet werden soll, berücksichtigt werden.

Kommentar

Wieweit der Spender gegenüber dem mit seinen Spermien gezeugten Kind anonym bzw. eben nicht anonym sein kann, ist im Art. 27 klar geregelt. Gegenüber der Empfängerin der Spermien hingegen besteht nur ein „Verwandtenverbot" (Art. 22 Abs. 3), nicht hingegen eine Anonymitätsregelung. Zwar ist der Spender dem Paar gegenüber in der Regel anonym (Schweizerischer Bundesrat 1996). Dies muss aber nicht notwendigerweise der Fall sein. So kommt der Bruder der Empfängerin aufgrund des „Verwandtenverbots" nicht als Spender in Frage. Dass der Bruder des Ehemannes jedoch der Spender ist, ist gemäß FMedG nicht ausdrücklich verboten. Allerdings hat das Paar, im Unterschied zum Kind (Art. 27), keinen Auskunftsanspruch auf die Daten des Spenders so wie der Spender auch keinen Auskunftsanspruch auf die Daten des mit seinen Spermien gezeugten Kindes hat (Schweizerischer Bundesrat 1996).

Art. 23 Kindesverhältnis

1. Das Kind, das nach den Bestimmungen dieses Gesetzes durch eine Samenspende gezeugt worden ist, kann das Kindesverhältnis zum Ehemann der Mutter nicht anfechten. Für die Anfechtungsklage des Ehemannes ist das ZGB5 anwendbar.
2. Ist ein Kind durch eine Samenspende gezeugt worden, so ist die Vaterschaftsklage gegen den Samenspender (Art. 261 ff. ZGB) ausgeschlossen; die Klage ist jedoch zulässig, wenn die Samenspende wissentlich bei einer Person erfolgt, die keine Bewilligung für die Fortpflanzungsverfahren oder für die Konservierung und Vermittlung gespendeter Samenzellen hat.

Kommentar

Ein mit Spendersperma gezeugtes Kind hat zwar gemäß Art. 27 ab dem 18. Geburtstag das Recht auf verschiedene Daten seines genetischen Vaters. Diese sind so weitreichend, dass sie neben Angaben zur äußeren Erscheinung auch Namen und Vornamen, Geburtstag, Geburtsort, Wohnort, Heimatort, Nationalität, Beruf und Ausbildung umfassen (Art. 24 Abs. 2 Bst. a und d). Werden vom Spender die Auflagen des FMedG befolgt, kann das Kind ihm gegenüber aber weder Unterhaltspflichten noch einen Erbanspruch erheben (Art. 23 Abs. 2) (Schweizerischer Bundesrat 1996).

Art. 24 Dokumentationspflicht

1. Wer gespendete Samenzellen entgegennimmt oder verwendet, muss die Spende auf zuverlässige Weise dokumentieren.
2. Über den Spender sind insbesondere folgende Daten festzuhalten:
   a. Name und Vorname, Geburtstag und Geburtsort, Wohnort, Heimatort oder Nationalität, Beruf und Ausbildung;
   b. Datum der Samenspende;
   c. Ergebnisse der medizinischen Untersuchung;
   d. Angaben zur äußeren Erscheinung.
3. Über die Frau, für welche die gespendeten Samenzellen verwendet werden, und ihren Ehemann sind folgende Daten festzuhalten:
   a. Name und Vorname, Geburtstag und Geburtsort, Wohnort, Heimatort oder Nationalität;
   b. Datum der Verwendung der Samenzellen.

Art. 25 Übermittlung der Daten

1. Die behandelnde Ärztin oder der behandelnde Arzt muss die Daten nach Art. 24 unverzüglich nach der Geburt des Kindes dem Eidgenössischen Amt für das Zivilstandswesen (Amt) übermitteln.
2. Ist der Ärztin oder dem Arzt eine Geburt nicht bekannt geworden, so sind die Daten unverzüglich nach dem errechneten Geburtstermin zu übermitteln, es sei denn, es stehe fest, dass die Behandlung nicht zum Erfolg geführt hat.
3. Der Bundesrat erlässt die erforderlichen Datenschutzbestimmungen.

Art. 26 Aufbewahrung der Daten

Das Amt bewahrt die Daten während 80 Jahren auf.

Art. 27 Auskunft

1. Hat das Kind das 18. Lebensjahr vollendet, so kann es beim Amt Auskunft über die äußere Erscheinung und die Personalien des Spenders (Art. 24 Abs. 2 Bst. a und d) verlangen.

2. Im Übrigen kann es jederzeit Auskunft über alle Daten des Spenders (Art. 24 Abs. 2) verlangen, wenn es ein schutzwürdiges Interesse daran hat.
3. Bevor das Amt Auskunft über die Personalien erteilt, informiert es wenn möglich den Spender. Lehnt dieser den persönlichen Kontakt ab, so ist das Kind zu informieren und auf die Persönlichkeitsrechte des Spenders und den Anspruch seiner Familie auf Schutz hinzuweisen. Beharrt das Kind nach Abs. 1 auf Auskunft, so wird ihm diese erteilt.
4. Der Bundesrat kann die Behandlung von Auskunftsgesuchen einer eidgenössischen Fachkommission übertragen.

Kommentar

Das mit Spendersperma gezeugte Kind hat zwar gemäß Art. 27 unter bestimmten Voraussetzungen das Recht, Auskunft über die Personalien und die äußere Erscheinung seines genetischen Vaters zu verlangen. Die Wahrnehmung dieses Rechtes hängt aber davon ab, ob das Kind von seinen Eltern überhaupt über die Umstände seiner Zeugung informiert wurde. Dies liegt in der Verantwortung der Eltern. Das FMedG und damit dieses Informationsrecht des Kindes traten am 1. Januar 2001 in Kraft. Damit werden derartige Anfragen an das Bundesamt für Zivilstandswesen im Jahr 2019 aktuell.

4 Ausblick

Der neue Art. 119 der Bundesverfassung, das revidierte Fortpflanzungsmedizingesetz und die überarbeitete Fortpflanzungsmedizinverordnung, die alle am 1. September 2017 in Kraft traten, haben der Schweizer Reproduktionsmedizin einen kräftigen Schub verliehen. Möglich sind seither die Präimplantationsdiagnostik unter Einschluss des Präimplantations-Screening (PGS), die Embryokryokonservierung und der elektive Single-Embryotransfer (eSET). Zudem beträgt die maximale Kryokonservierungsdauer von Gameten und Embryonen 10 Jahre. Zwar ist die Schweizer Gesetzgebung immer noch restriktiv und von vielen Ängsten geprägt. Immerhin können die Schweizer Kinderwunschpaare jetzt aber auch in der Schweiz mit einer Gesetzgebung rechnen, wie sie in den meisten europäischen Ländern Standard ist. Reisen zur Erfüllung des Kinderwunsches ins Ausland erübrigen sich nun – allerdings mit einer gewichtigen Ausnahme! So bleibt neben der Embryonenspende und der Leihmutterschaft die Eizellspendenbehandlung weiterhin verboten.

Bereits im Jahr 2012 reichte Nationalrat Jacques Neirynck eine parlamentarische Initiative ein, die das Ziel hatte, das Verbot der Eizellspende im FMedG zu streichen (Neirynck 2012). Im März 2016 wurde dieser Vorstoß vom Nationalrat jedoch abgeschrieben mit der Begründung, dass die Zulassung der Eizellspende einen erhöhten Regelungsbedarf hätte und die alleinige Streichung des Eizellspendenverbots dem nicht gerecht würde. Allerdings war das Anliegen damit nicht vom Tisch. Anfang 2017 reichte Frau Nationalrätin Rosmarie Quadranti eine Motion ein, die den Bundesrat beauftragen soll, eine Regelung vorzulegen, die die Zulassung der Eizellspende in der Schweiz erlaubt (Quadranti 2017). Es ist zu hoffen, dass diese Motion vom eidgenössischen Parlament angenommen wird. In jedem Fall wird die Zulassung der Eizellspende bis auf Weiteres ein wichtiges Thema in der Schweizer Politdiskussion bleiben.

Literatur

Bundesversammlung der Schweizerischen Eidgenossenschaft (1998) Bundesgesetz über die medizinisch unterstützte Fortpflanzung (Fortpflanzungsmedizingesetz, FMedG). Schweizerische Eidgenossenschaft SR 810.11:1–17

Bürgin MT, Schweizerische Eidgenossenschaft, Bundesamt für Gesundheit (2010) Persönliche Mitteilung. Email vom 03.01.2010

Langenberger Ch (2002) Interpellation „Stammzellenforschung und Präimplantationsdiagnostik. Politische und juristische Unklarheiten" 02.3550

Gutzwiller F (2002) Motion zur Änderung von Artikel 42 Absatz 2 sowie Aufhebung von Artikel 5 Absatz 3 FMedG 02.3335

Gutzwiller F (2004) Parlamentarische Initiative „Präimplantationsdiagnostik. Bewilligung" 04.423

Kommission für Wissenschaft, Bildung und Kultur des Nationalrats (2004) Motion „Zulassung der Präimplantationsdiagnostik" 04.3439

Neirynck J (2012) Parlamentarische Initiative „Die Eizellenspende zulassen" 12.487

Polla B (2000) Parlamentarische Initiative „Präimplantationsdiagnostik bei ernsthafter Gefährdung" 00.455

Quadranti R (2017) Motion „Zulassung und Regelung der Eizellenspende" 17.3047

Schweizerische Akademie des Medizinischen Wissenschaften (1990) Medizinisch-ethische Richtlinien für die ärztlich assistierte Fortpflanzung. Schweizerische Akademie des Medizinischen Wissenschaften, S 1–6

Schweizerische Eidgenossenschaft, Bundesamt für Gesundheit (2008) Entwurf Bundesgesetz über die medizinisch unterstützte Fortpflanzung (Fortpflanzungsmedizingesetz, FMedG) Änderung vom …, S 1–6

Schweizerischer Bundesrat (1996) Botschaft über die Volksinitiative „zum Schutz vor Manipulationen in der Fortpflanzungstechnologie (Initiative für menschenwürdige Fortpflanzung, FMF)" und zu einem Bundesgesetz über die medizinisch unterstützte Fortpflanzung (Fortpflanzungsmedizingesetz, FMedG) 96.058. BBl 1996 III 249–273

Schweizerischer Bundesrat (2000/2017) Fortpflanzungsmedizinverordnung (FMedV). Schweizerische Eidgenossenschaft SR 810.112.2:1–13

Schweizerischer Bundesrat (2013) Botschaft zur Änderung der Verfassungsbestimmung zur Fortpflanzungsmedizin und Gentechnologie im Humanbereich (Art. 119 BV) sowie des Fortpflanzungsmedizingesetzes (Präimplantationsdiagnostik) 13.051. BBl 2013 5921–5924

Regulation der Reproduktionsmedizin im europäischen Vergleich

54

Wolfgang Küpker und Peter Hartmann

Inhalt

1 Notwendigkeit supranationaler Rahmenbedingungen ... 637
2 Patientenautonomie und Entwicklung der Gesellschaften ... 638
3 Samenspende ... 639
4 Eizellspende und Leihmutterschaft ... 640
5 Präimplantationsdiagnostik (PID) und Bedeutung des Embryos ... 640
6 Forschung und Ethik im Spannungsfeld von Gesellschaft und Politik ... 641
Literatur ... 642

1 Notwendigkeit supranationaler Rahmenbedingungen

Eine Familie zu gründen gehört zu den fundamentalen Rechten des Menschen (United Nations 1948). Eine adäquate Behandlung der Infertilität eignet diesen Rechten, zumal Infertilität ein zunehmend beobachtetes Phänomen nicht nur der hoch entwickelten Gesellschaften ist. Eine Zunahme der Infertilität steht nicht zuletzt ursächlich im Zusammenhang mit verändertem gesundheitlichem, sozialem und gesellschaftlichem Verhalten der letzen Dekaden, z. B. der Zunahme der Fettleibigkeit, von sexuell übertragbaren Erkrankungen, von fertilitätseinschränkenden Erkrankungen und nicht zuletzt dem Wunsch nach Nachwuchs in einer späteren Lebensphase, der untrüglich die gesellschaftlichen Bedingungen der Spätmoderne reflektiert. Daher kommt der Fortpflanzungsmedizin zukünftig eine erhebliche Bedeutung zu. Die Möglichkeiten zur effektiven Nutzung reproduktionsmedizinischer Maßnahmen, um den Kinderwunsch zu erfüllen, sind weltweit verfügbar und mit hoher Expertise umsetzbar.

W. Küpker (✉) · P. Hartmann
Zentrum für Minimal Invasive Gynäkologie, Endometriose und Reproduktionsmedizin, Klinikum Mittelbaden, Bühl, Deutschland
E-Mail: wkupker@hotmail.com; dr.p.hartmann@arcor.de

- Orientierung für eine gute medizinische Praxis bieten die Leitlinien der American Society for Reproductive Medicine (ASRM) und für Europa die der European Society of Human Reproduction and Embryology (ESHRE).

- Auf gesetzgeberischer Seite herrscht hier eher Konfusion und wenig tragfähiges Verhalten seitens der einzelnen souveränen Nationalstaaten, durch deren partikulare Interessen der europäische Gedanke, den die wissenschaftlichen Gesellschaften bereits erfolgreich leben, ignoriert wird.

Wenngleich die einzelnen Staaten ihren eigenen kulturhistorischen, politischen und verfassungsrechtlichen Prägungen verhaftet sind, werden die Chance einer Vereinheitlichung der gesetzlichen Rahmenbedingungen vertan und der Europäische Gerichtshof und das Europaparlament übergangen. Dies geschieht zum Schaden der Ratsuchenden und insbesondere der Kinderwunschpaare, die in ihren Ländern aufgrund unterschiedlich repressiver Regulationen nicht die gebotene Therapie erhalten können, was nicht zuletzt einer Gesetzgebung geschuldet ist, die in einer hoch technisierten, ethisch feinhörigen, säkularen modernen Welt bizarren Grundüberzeugungen nachhängt, die allenfalls als historisch wertvoll und erinnerungswert erscheinen.

Im Jahre 2010 stellte der Europäische Gerichtshof für Menschenrechte in Straßburg in einem Urteil fest, dass die

K. Diedrich et al. (Hrsg.), *Reproduktionsmedizin*, Springer Reference Medizin,
https://doi.org/10.1007/978-3-662-57636-6_55

österreichische Regelung zum Verbot von Eizell- und Samenspende für die In-vitro-Fertilisation gegen die europäische Menschenrechtskonvention verstößt, insbesondere gegen das Diskriminierungsverbot in Verbindung mit dem Recht auf Achtung des Familienlebens. Anlass war die Klage zweier österreichischer Paare gewesen, ihren Kinderwunsch im Rahmen des heterologen Systems der extrakorporalen Befruchtung erfüllen zu können. Im Jahre 2011 jedoch spielte der Europäische Gerichtshof nach Intervention der österreichischen Politik die Entscheidungshoheit in die Judikative Österreichs zurück. Soweit ein jüngeres Beispiel internationaler Inkompetenz auf diesem Gebiet.

Andererseits sind Urteile des Europäischen Gerichtshofs für Menschenrechte grundsätzlich verbindlich und können bei Nichtbefolgen für die betreffenden Staaten zu Entschädigungszahlungen führen. Nun sind Rechtsverfahren vor dem Europäischen Gerichtshof nun nicht eben alltäglich, spiegeln aber deutlich die vorherrschende europäische Kontroverse hinsichtlich eines konsensuellen Standards zur Behandlung von Kinderwunschpaaren wider.

2 Patientenautonomie und Entwicklung der Gesellschaften

Das Europäische Parlament konstatierte 2008 den Zusammenhang zwischen zunehmender Infertilität und demografischem Wandel in Bezug auf die objektiven Geburtenstatistiken europäischer Länder. Im gleichen Maße ist eine Zunahme von ART-Behandlungen („assisted reproductive technologies") zu verzeichnen. Hierzu zählen alle medizinischen Leistungen, die notwendig sind, eine Schwangerschaft herbeizuführen, inklusive der In-vitro-Fertilisation. Darüber hinaus bieten medizinische Behandlungen der Fortpflanzungsmedizin die Möglichkeit, in autonomer Entscheidung Familienplanung zu terminieren, auch außerhalb tradierter klassischer Partnerkonstellationen.

▶ Fertilität, Mortalität und Migration sind die drei entscheidenden Faktoren, die die demografischen und gesellschaftlichen Strukturen in der Zukunft determinieren werden.

Die Commission of the European Communities (CEC) publizierte 2006 die demografischen Veränderungen und die durchschnittliche totale Fertilitätsrate in 25 EU-Ländern mit einer dramatischen Abnahme der aktuellen Geburtenzahlen von 1,5 Geburten pro Frau und einem zu erwartenden minimalen Anstieg auf 1,6 Geburten pro Frau für das Jahr 2030. Für die stabile Weiterentwicklung einer Population ohne Immigration hingegen sind 2,1 Geburten pro Frau berechnet. Eine höhere Lebenserwartung und sinkende Geburtenraten begründen das Altern europäischer Gesellschaften. 2004 war jeder sechste Europäer älter als 65, 2050 wird es jeder dritte sein (Commission of the European Communities 2005, 2006, 2007). Diese Prognose, ausgehend von den aktuellen Entwicklungen, wird von entscheidender Bedeutung für das Leben und den Lebensstandard künftiger Generationen und gesamter Volkswirtschaften in Europa sein.

Dass nicht allein eine Umstrukturierung der Volkswirtschaften, der Arbeitsmärkte und der sozialen Wohlfahrt unter konstruktiver Berücksichtigung der Migration zur Stabilisierung der europäischen Gesellschaften beiträgt, sondern auch die nicht zu unterschätzende Bedeutung reproduktionsmedizinischer Maßnahmen, erkennt das Europäische Parlament mit seiner Resolution aus dem Jahre 2008 an, in der es alle Mitgliedsstaaten aufruft, allen Kinderwunschpaaren uneingeschränkt das Recht auf universellen Zugang zur Kinderwunschbehandlung zuzubilligen.

▶ Es besteht eine Resolution des Europäische Parlaments aus dem Jahre 2008, in der es alle Mitgliedsstaaten aufruft, allen Kinderwunschpaaren uneingeschränkt das Recht auf universellen Zugang zur Kinderwunschbehandlung zuzubilligen.

Nach 2017 vom European IVF-Monitoring (EIM) Consortium der ESHRE publizierten Daten wurden 2013 europaweit (17 Länder mit konsistenter Datenlage wurden berücksichtigt) 374.177 IVF/ICSI – Behandlungszyklen durchgeführt. Bezogen auf eine Population von 310 Mio. Menschen entspricht das 1175 Behandlungszyklen pro 1 Mio. Einwohner (Calhaz-Jorge et al. 2017).

Ein negatives Beispiel politischer Fehleinschätzung ist die Folge des Gesundheitsmodernisierungsgesetzes der Bundesrepublik Deutschland aus dem Jahre 2004. Die Kürzungen seitens der Krankenkassen der bis dato kompletten Kostenübernahme der Behandlungen auf die Hälfte führte zu einer dramatischen Abnahme der Behandlungszyklen mit konsekutiver Abnahme der Geburten (Griesinger et al. 2007). Inzwischen neigen einige Ersatzkassen wieder dazu, einen höheren Kostenanteil zu übernehmen, was wiederum zu einer langsamen Zunahme der Behandlungszahlen nicht ganz auf das Niveau von vor 2004 führte.

Aus der Abnahme der Behandlungszyklen ergab sich ein Abfall der Geburtenrate nach In-vitro-Fertilisation in Deutschland von 2,6 % auf 1,6 %. Die entsprechenden Raten im europäischen Vergleich lagen für Skandinavien im Maximum bei 4,2 %, für Belgien bei 2,4 %, für Frankreich bei 1,7 % und für Großbritannien bei 1,6 %. Inzwischen ist die Geburtenrate in Deutschland allmählich wieder angestiegen.

In der alltäglichen Praxis zeigt sich, dass die unterschiedlichen Regularien zur Familienplanung und Reproduktionsmedizin in den europäischen Ländern dazu führen, dass Paare bei gegebener Indikation zur Verwirklichung ihres Kinderwunsches im eigenen Land keine entsprechende Behandlung in Anspruch nehmen können und auf das europäische Ausland ausweichen und Staaten bereisen, wo z. B. die Eizellspende möglich ist, womit sie zu dem Phänomen beitragen, das man als Medizintourismus bezeichnet. Dieses Phänomen führt zu einem Ausgleich von Bedarf und Leistungserfüllung aufseiten der Kinderwunschpaare, ist aber auch mit hohem Aufwand und nicht zuletzt Kostenaufwand verbunden. Dieser Status quo entlastet die einzelnen Staaten jedoch nicht, über tragfähige und angemessene Lösungen nachzudenken (Pennings 2004).

Das Deutsche Embryonenschutzgesetz ist am 1. Januar 1991 in Kraft getreten. Das veranlasste auch die Gesetzgeber in anderen Ländern zum Handeln. Das inzwischen von 30 Staaten unterzeichnete Menschenrechtsübereinkommen zur Biomedizin aus dem April 1997 kam hinzu, um gemeinsame Mindeststandards zu gewährleisten. Dieses Gesetz trat im Dezember 1999 in Kraft.

Ein Rechtsvergleich unter den Ländern betrifft sowohl Aspekte im bürgerlichen Recht als auch das Strafgesetzbuch oder ist in speziellen Gesetzen geregelt wie beispielsweise in Österreich, wo das Gentechnikgesetz aus dem Januar 1995 Bestimmungen zur Genanalyse und Pränataldiagnostik enthält. Eine vom Europarat 1995 vorgelegte Übersicht zu 39 vorwiegend europäischen Ländern weist für bis dato 22 Staaten das Vorhandensein gesetzlicher Regelungen zu einem oder mehreren Bereichen der Fortpflanzungsmedizin auf (Medically Assisted Procreation and the Protection of the Human Embryo, Strasbourg 1997).

▶ Jedoch sind in etlichen Ländern große Bereiche dieses Faches nicht explizit geregelt.

Hingegen ist in Skandinavien, beispielsweise in Dänemark, die gesamte Fortpflanzungsmedizin in Rechtsordnungen abgebildet und reguliert. Zudem wird weiterhin deutlich, dass in Ländern wie Österreich, Schweiz, Deutschland und seit 2004 auch Italien die Zahl der Verbote überwiegen, während man sich etwa in Großbritannien mit repressiven gesetzlichen Verankerungen äußerst zurückhält und auf eine nachgeschaltete regulative Ebene verlagert. Die Gesetze in Deutschland und Österreich sind etwa zeitgleich entstanden (1991 und 1992), während das Fortpflanzungsmedizingesetz der Schweiz 1998 verabschiedet wurde, allerdings erst mit Verzögerung 2001 in Kraft trat.

Inzwischen ist ein wenig Bewegung in die Legislative der deutschsprachigen Länder gekommen. Zum 1. September 2017 wurde in der Schweiz die Präimplantationsdiagnostik unter bestimmten Bedingungen zugelassen wie auch eine Entgrenzung der Menge der kultivierbaren Embryonen mit entsprechender Bedeutung für die Kryokonservierung.

Eine vergleichbare Liberalisierung erfuhr die Gesetzgebung in Österreich 2015 nicht nur die Präimplantationsdiagnostik betreffend, sondern auch durch die Aufhebung des Verbotes der Eizellspende.

Ein letztlich verpflichtendes internationales Übereinkommen ist bislang noch nicht zustande gekommen, wenngleich in Art. 8 und 12 der Europäischen Menschenrechtskonvention das Recht auf Privat- und Familienleben, Heirat und Familiengründung systematisch thematisiert wird. Das Menschenrechtsübereinkommen des Europarates von 1997 beschränkt sich auf das Gebot der Diskriminierung im Bereich humangenetischer Fragestellungen und hinsichtlich prädiktiver genetischer Tests.

Tab. 1 Rechtslage in Europa (Stand 2017)

Land	PID	PGS	Eizellspende	Samenspende
Belgien	zulässig	zulässig	zulässig	zulässig
Dänemark	zulässig	zulässig	zulässig	zulässig
Deutschland	zulässig	zulässig	**unzulässig**	zulässig
England	zulässig	zulässig	zulässig	zulässig
Frankreich	zulässig	**unzulässig**	zulässig	zulässig
Griechenland	zulässig	**unzulässig**	zulässig	zulässig
Holland	zulässig	**unzulässig**	zulässig	zulässig
Italien	zulässig	zulässig	**unzulässig**	zulässig
Norwegen	zulässig	**unzulässig**	**unzulässig**	zulässig
Österreich	zulässig	zulässig	zulässig	zulässig
Schweiz	zulässig	zulässig	**unzulässig**	zulässig
Portugal	zulässig	zulässig	zulässig	zulässig
Spanien	zulässig	zulässig	zulässig	zulässig

Es existiert ein ausgesprochenes Verbot der Intervention in das menschliche Genom und ein Verbot der Geschlechterwahl, außer zur Vermeidung schwerer erblicher geschlechtsgebundener Krankheiten. Einigkeit herrscht über das Verbot des reproduktiven Klonens menschlicher Lebewesen (Tab. 1).

3 Samenspende

Die natürliche Fortpflanzung unterliegt in Europa nicht der rechtlichen Regelung. Hingegen ist bei medizinisch assistierter Fortpflanzung der Bereich der Privatsphäre in rechtlicher Hinsicht vielfältig überschritten und liegt im Verantwortungsbereich Dritter. Die heterologe Insemination beispielsweise wird verstanden als intendiertes Auseinanderfallen von genetischer und sozialer Vaterschaft ohne Rücksicht darauf, ob die Kinderwunschpaare miteinander verheiratet sind.

Von besonderer Bedeutung ist hier die **Anonymität** des Samenspenders. Die Anonymität gilt der Absicherung des genetischen Vaters gegenüber unterhalts- und erbrechtlichen Ansprüchen des Kindes. Modernere Rechtsfiguren betonen jetzt jedoch stärker die Interessen des Kindes. Das österreichische Fortpflanzungsmedizingesetz sieht vor, dem Kind eine Erklärung seiner biologischen Abstammung zu ermöglichen oder gesundheitsbezogene Informationen verfügbar zu machen. Das bedeutet die obligate Notwendigkeit einer Dokumentation der Spenderdaten.

Regelungsbedarf ist erforderlich im Hinblick auf **Anzahl** von Samenspenden, **Vergütungsansprüche** und zu Fragen der **Spenderanwerbung und -auswahl**. Ein entsprechendes Regelwerk findet sich in Österreich und der Schweiz.

Die Richtlinien der Deutschen Bundesärztekammer (2006) zur Durchführung der assistierten Reproduktion schließen diese Behandlungen nicht generell aus, verlangen aber optional ein zustimmendes Votum einer bei der Ärztekammer eingerichteten Kommission. Dies ist beispielsweise in Österreich nicht zulässig.

Ein weiterer Punkt ist die international kontrovers diskutierte **Post-mortem-Insemination**. Sie ist in Deutschland, Norwegen und Schweden verboten, zulässig dagegen in Großbritannien und Spanien. In Dänemark ist dies im homologen System untersagt, jedoch nicht aber zur weiteren Verwendung der Gameten im heterologen System.

Die **Kryokonservierung von Samenzellen** ist beispielsweise in Österreich maximal auf 1 Jahr beschränkt, wogegen in anderen europäischen Ländern die zulässige Höchstdauer zwischen 5 und 10 Jahren schwankt. Die Problematik der sozial vaterlosen Insemination bzw. die auf gleichgeschlechtliche soziale Elternschaft zielende Fortpflanzungshilfe lässt sich in die Begrifflichkeit homolog/heterolog nicht ohne Weiteres übertragen. In Frage stehen hier rechtlicherseits Unterhaltsansprüche gegen den betreffenden genetischen Vater. Sozial vaterlose Mutterschaften sind immer noch negativ konnotiert, jedoch nicht grundsätzlich untersagt.

Die Verwendung von Spendersamen zur Durchführung reproduktionsmedizinischer Maßnahmen ist in Deutschland nicht verboten. Sie ist ebenfalls in der Muster-Richtlinie zur Durchführung der assistierten Reproduktion der Bundesärztekammer geregelt. Die bis dato in Deutschland gewährleistete Spenderanonymität wurde unlängst iudikabel und neu berwertet, mit nicht zu unterschätzender Bedeutung für die Betreuung betreffender Patientenpaare.

► Vor einer Behandlung sollte eine psychologische Beratung des Paares erfolgen sowie eine Aufklärung über die rechtlichen Folgen durch einen Notariatsakt.

Aufgrund eines Urteils vom OLG Hamm vom 6. Februar 2013 und einer Bestätigung durch den Bundesgerichtshof durch ein Urteil vom 28. Januar 2015 wurde die Anonymität des Samenspenders aufgehoben. Es besteht dadurch das Auskunftsrecht von Spenderkindern über Daten des genetischen Vaters.

Am 17. Juli 2017 wurde das Gesetz zur Regelung des Rechts auf Kenntnis der Abstammung bei heterologer Verwendung von Samenzellen verabschiedet, das am 1. Juli 2018 in Kraft trat. Durch die Einrichtung eines Samenspenderregisters beim Deutschen Institut für Medizinische Dokumentation und Information wird Spenderkindern die Auskunft über Daten des Samenspenders erleichtert. Eine Änderung im Bürgerlichen Gesetzbuch bezüglich der Feststellung des Samenspenders als Vater des Kindes wurde vorgenommen. Nicht geregelt ist die Angabe der Spenderdaten von Spendersamen aus dem Ausland, wie z. B. aus Dänemark, bei der Durchführung von häuslichen Selbstinseminationen. Die Verwendung von gepooltem Spendersamen sowie der Sonderfall der Embryonenadoption ist ebenfalls nicht geregelt, was als kritisch zu bewerten ist.

4 Eizellspende und Leihmutterschaft

Eine Analogie der Eizellspende zur Samenspende ist nicht zwingend, da hier die Mitwirkung des Arztes im Hinblick auf die notwendige Eizellentnahme hinzukommt. Von Bedeutung ist vor allem die Tatsache, dass das Auseinanderfallen von genetischer und die Schwangerschaft austragender Rolle möglicherweise nicht vorkommt.

Die Zulässigkeit der Eizellspende wird international kontrovers beurteilt. Dieses Verfahren ist lediglich in fünf Staaten (Irland, Norwegen, Slowenien, Schweden, Schweiz) ausdrücklich verboten, in den übrigen Ländern dagegen nicht reguliert. Das Embryonenschutzgesetz in Deutschland verbietet jedoch implizit die Eizellspende, da hinterlegt ist, dass ausdrücklich nur Eizellen bei der Frau verwendet werden dürfen, von der sie auch stammen.

Unabhängig von einer Verbotsregelung der Eizellspende ist von viel größerer Bedeutung, wer im Falle einer gespaltenen Mutterschaft im Rechtssinne als Mutter des Kindes gelten soll. Die Frau, von der die genetische Komponente herrührt, oder diejenige, die die Schwangerschaft austrägt und das Kind zur Welt bringt. Soweit hier überhaupt Regulierungen existieren, gilt offenbar die zweite Variante. Die Möglichkeit adoptionsrechtlicher Statusänderung bleibt davon unberührt.

Im Falle der Leihmutterschaft handelt es sich um eine Schwangerschaftsspende. Selbst im Fall der Tolerierung, z. B. in Großbritannien, besteht jedoch keine Möglichkeit, mit rechtlichen Mitteln eine Wegnahme des Kindes nach der Geburt zwangsweise durchzusetzen, wenn die Frau, die das Kind ausgetragen und geboren hat, nicht mehr bereit ist, es der sozialen Wunschmutter zu überlassen, selbst wenn diese auch die genetische Mutter ist (Akker 2006).

5 Präimplantationsdiagnostik (PID) und Bedeutung des Embryos

Die PID ist bislang in Frankreich, Norwegen, Spanien, Schweden und Australien gesetzlich geregelt. Ein explizites Verbot bestand bislang nur in Österreich. Hier durften entwicklungsfähige Eizellen nicht für andere Zwecke als für die assistierte Fortpflanzung verwendet und nur insoweit untersucht und behandelt werden, als dies nach dem Stand der Wissenschaft und Erfahrung zur Herbeiführung einer Schwangerschaft erforderlich ist.

Inzwischen ist es nun sowohl in Österreich (2015) als auch in der Schweiz (2017) zu einer Liberalisierung gekommen mit einer zeitgemäßen und tragfähigen Gesetzesnovellierung

(s. oben). Kurios ist die Situation in Norwegen, wo ein Gesetz grundsätzlich den rechtlichen Rahmen zur PID absteckt, jedoch eine entsprechende Praxis auf eine zuständige Verordnung verweist, die bisher noch gar nicht nicht erlassen worden.

Festzustellen ist, dass das Thema PID überall gleichermaßen kontrovers diskutiert wird, wobei die zentralen Fragen und Argumente kaum variieren. Die österreichische Bioethikkommission hatte sich 2004 einer verbindlichen Stellungnahme und Empfehlung enthalten, ebenso beschränkte sich der dänische Ethikrat 2004 auf Fragen der Forschung an Keimzellen und Embryonen, während der niederländische Gesundheitsrat 2006 eine weitreichende Zulassung der PID einschließlich zum Zwecke der HLA-Typisierung forderte.

Die in deutschsprachigen Ländern favorisierte nunmehr aufgeweichte Verbotspraxis stellt international eine Minderheitenposition dar. In Ländern wie Belgien und Finnland ist diesem Thema eine weit geringere ethische Brisanz zugemessen worden als beispielsweise in Frankreich und Deutschland.

Eine definitive Regelung der Durchführbarkeit der PID in Deutschland auf dem Boden des Embryonenschutzgesetzes war längst überfällig, wurde diese Behandlungsmöglichkeit doch bereits seit 1995 insbesondere von der Lübecker Arbeitsgruppe um Diedrich eingefordert.

Ein Urteil des Bundesgerichtshofes vom Juli 2010 beschloss die straffreie Untersuchung von Trophoblastenzellen im Blastozystenstadium. Eine ausführliche Beratung der Eltern über die psychischen und medizinischen Auswirkungen der Untersuchung sollte unbedingt Bestandteil der Behandlung sein. Des Weiteren wird nunmehr durch eine Ethikkommission geprüft, ob für die Durchführung einer PID alle Voraussetzungen erfüllt sind. Das erste deutsche PID-Zentrum wurde im März 2014 an der Universitätsklinik Lübeck gegründet. Bei der Ärztekammer Hamburg ist die gemeinsame Ethikkommission für Hamburg, Bremen, Schleswig-Holstein, Niedersachsen, Brandenburg und Mecklenburg-Vorpommern angesiedelt. Für Baden-Württemberg, Hessen, Rheinland-Pfalz, Saarland, Sachsen und Thüringen ist die Ethikkommission für Präimplantationsdiagnostik bei der Landesärztekammer Baden-Württemberg in Stuttgart zuständig. Grundsätzlich ist die Durchführung der PID nur zulässig, um eine Schwangerschaft herbeizuführen und drohende Erbkrankheiten auszuschließen sowie zur Vermeidung von zu erwartenden Fehl- und Totgeburten. Der Rahmen zulässiger Maßnahmen in Deutschland entspricht den Gesetzesnovellierungen in Österreich und der Schweiz.

6 Forschung und Ethik im Spannungsfeld von Gesellschaft und Politik

Aristoteles fehlten 2000 Jahre Wissenschaft, um zu erkennen, dass der Embryo seine Beseelung nicht 40 respektive 80 Tage nach Konzeption zugemessen bekommt, sondern die Menschwerdung mit der Kernverschmelzung von männlichem und weiblichem Vorkern in der Oozyte seinen Anfang nimmt.

Dieser Erkenntnis konnte dann Papst Pius IX. 1869 Rechnung tragen, um die bis heute einflussreiche thomistisch-katholische Lehrmeinung umzudeuten und eine naturalistisch-neofundamentalistische Wende herbeizuführen.

Diese Haltung entstammt eher protestantischen Denkmodellen, die Ende der 1950er-Jahre des letzten Jahrhunderts bizarrerweise zur Sakralisierung der Gameten per se führte. Diese christliche Geistesströmung ist manifest und tief verwurzelt in den politisch demokratisch regierten Staaten Europas, wenngleich es sich weitgehend um laizistische Mehheitsgesellschaften handelt, die sich als moderne, plurikultural entwickelnde Gebilde präsentieren, in denen auch andere Glaubenswurzeln sprießen.

Der Beginn menschlichen Lebens versteht sich als genetisch kontrolliertes Programm, als ein zur Organogenese disponierendes An- und Abschalten von Genen im Ooplasma und in den nachfolgenden Blastomeren. Menschliches Leben beginnt demnach mit der Vereinigung des maternalen haploiden Chromosomensatzes der Eizelle und des paternalen haploiden Chromosomensatzes der Samenzelle, d. h. nach Abschluss der Befruchtungskaskade. In den Zellkernen liegt nach der ersten mitotischen Teilung das neue Genom in seiner definitiven Form vor unter Vorbehalt möglicher nachfolgender epigenetischer Variabilitäten.

Diese Phänomene sind gentechnologisch korrumpierbar und manipulierbar, also intentional beeinflussbar. Diese kritischen Beobachtungen ermöglichen zukünftig, was die zeitgenössische Medizin mit der Stammzellforschung als ihren Skopus anerkennt, nämlich suffiziente und elegante Heilmethoden zu entwickeln.

Diese Erkenntnisse beweisen zunächst rein gar nichts. Dass ein neu entstandenes Genom seiner wahrscheinlich ureigensten Bestimmung nach Weiterentwicklung und Differenzierung nachkommt, ist in uneingeschränkter Unidirektionalität nicht unstrittig.

Doch gewinnt dieses prozessuale Kontinuum eine Qualität, die richtigerweise mit dem Begriff der Potenzialität belegt wird. Allein diese Potenzialität aber wird zum Selbstzweck einer Schutzwürdigkeit, die sich sowohl im juristischen als auch in moralischem Sinne durch sich selbst rechtfertigt.

Die Potenzialität wird zu einer Rechtsfigur ungleicher Tragweite, dabei sagt der Begriff nur, dass mit anzunehmender Wahrscheinlichkeit Menschwerdung so und nicht anders geschieht. Allein die Potenzialität lässt die Entwicklungsfähigkeit offen. Inwieweit ein Embryo fähig ist, sich aus sich selbst heraus zu entwickeln, ist nicht beweisbar, augenscheinlich ist, das dieses prozessuale Kontinuum in nicht unerheblichem Maß auf das maternale Milieu im Zuge des Nidationsprozesses angewiesen ist, um Implantation und Wachstum erst zu ermöglichen. Hier schon das Postulat von Identität und Individualität als causa sui generis der Statuszumessung zu reklamieren, und hieraus Würde- und Lebensschutz im verfassungsrechtlichen Sinn abzuleiten, ist nicht zwingend.

Wenngleich die Grundlagen verantwortbarer Handlungsmaximen weltweit durchtränkt sind von diverser kultureller Vielfalt und daraus resultierenden unterschiedlichen standesrechtlichen und gesetzlichen Regularien, gilt für den deutschen Diskurs die deutsche Gesetzgebung. Schlechthin gilt eine Ethik, die ein verantwortbares ärztliches Handeln unter den kontinuierlich wechselnden Bedingungen wissenschaftlicher Erkenntnis zum Wohle der Gesundheit der Patientinnen und Patienten zur Reflexion bringt, gar nichts angesichts klarer gesetzlicher Vorgaben, die gewagte Interpretamente sensu strictu nicht zulassen und auch nicht zulassen können, ohne dass Zweifel an ihrer Konsistenz aufkämen.

Das deutsche Embryonenschutzgesetz untersagt deshalb, innerhalb eines Behandlungszyklus mehr als drei Embryonen zu kultivieren und zu transferieren. Diese strikte Regelung ist ohne Zweifel im Ansatz ein geeignetes Instrument, der erhöhten Inzidenz von Mehrlingsschwangerschaften und den damit verbundenen geburtsmedizinischen Problemen, wie Frühgeburtlichkeit und postpartale Morbidität, zu entgegnen. Liegt die Mehrlingsrate in der fertilen Bevölkerung etwa bei 1 % aller Geburten, so ist sie jedoch nach assistierter Reproduktion weltweit, und auch in Deutschland, seit Jahren konstant erhöht gewesen.

▶ Umso mehr gilt es weiterhin, die Einlingsschwangerschaft als Ziel reproduktionsmedizinischer Maßnahmen zu etablieren.

Eine qualitative Embryonenselektion nach morphologischen und/oder genetischen Kriterien erhöht nachgewiesenermaßen den Erfolg, dieses Ziel auch zu erreichen. Die selektive Einlingsschwangerschaft als deklariertes Behandlungsziel, das es unter allen Umständen zu erreichen gilt, vermeidet zudem den weiteren Problemkreis, den des selektiven Fetozids bei eingetretener, aber nicht erwünschter Mehrlingsschwangerschaft.

Immerhin zeigten skandinavische und belgische Erfahrungen schon früh, dass nach Embryonenselektion und unter konsequenter Inanspruchnahme der Konservierung überzähliger Embryonen nach elektivem Transfer von nur einem Embryo hohe Schwangerschafts- und Geburtsraten möglich sind bei dramatisch gesunkenen Mehrlingsraten (Gerris 2005).

Die uneingeschränkte Schutzwürdigkeit des Embryos ist der Kernpunkt nicht nur im Hinblick auf die Frage der Selektion bei der Präimplantationsdiagnostik bei der Behandlung genetisch belasteter Kinderwunschpaare, sondern eben auch bei der Auswahl von Embryonen mit hohem Implantationspotenzial im Rahmen konventioneller reproduktionsmedizinischer Maßnahmen bei der Kinderwunschbehandlung. Eine erfolgreiche Praxis moderner Reproduktionsmedizin sieht man in Ländern wie Belgien, wo es keine gesetzliche Regulierung gibt, wohlgleich in höchstem Maße greifende Leitlinien. Oder wie in Großbritannien, das den Embryo erst nach Tag 14 unter Schutz stellt und damit eine effektive und praktikable Lösung bereithält.

Das deutsche Recht formuliert mit dem im Januar 1991 in Kraft getretenen Embryonenschutzgesetz in § 8, 1 den Rechtsstatus des Embryos und garantiert ihm uneingeschränkte Schutzpflicht vom Zeitpunkt der abgeschlossenen Kernverschmelzung an. Es existiert kein Raum für die Annahme einer rechtlich ungeschützten Frühphase des Menschen. Handlungen gegen den Embryo in vitro sind hiernach rechtswidrig und unter Strafe gestellt.

▶ Einzig und allein einer Einzelfallentscheidung ist es zu verdanken, dass letztlich der Bundesgerichtshof in einer Grundsatzentscheidung für die PID den Weg frei machte für die Zulassung der PID in besonderen Fällen. Dieser Entscheidung beugte sich dann auch das deutsche Parlament im Juli 2011.

Ein Meilenstein nach 15-jähriger deutscher Debatte. Regularien zur Umsetzung in die Praxis fehlen jedoch noch.

Besser würde eine Neuformulierung eines Fortpflanzungsmedizingesetzes in Deutschland die Chance eröffnen, substanziell den medizinischen, juristischen und ethischen Diskurs der letzten nahezu 25 Jahre zu nutzen, um ärztlich verantwortbares Handeln für die Zukunft zu sichern. Der Autonomie und dem Selbstbestimmungsrecht der Kinderwunschpaare, und damit dem gesundheitlichen Wohl der Paare und der Wunschkinder, kann Rechnung getragen werden, wenn unter den Prämissen der gegenwärtigen und zukünftigen medizinischen Erkenntnisse und international geltenden Behandlungsstandards Behandlungsstrategien, wie z. B. der selektive Single-Embryotransfer möglich werden. In Abwägung der Güter und unter Berücksichtigung einer ergebnisoffenen Wertschätzung der Potenzialität von Menschwerdung kann der Würde- und Lebensschutz gelebt werden.

▶ Eine solche Verfahrensweise, trüge man sie nach Europa, könnte Grundlage einer Neubewertung zur Etablierung rechtlich verbriefter Mindeststandards bei einem Maximum an Freiheit und Entscheidungsoptionen für die Patienten- und Ärzteschaft sein.

Einzig und allein dem Primat der Menschenwürde verpflichtet, und dem Recht auf Gesundheitsschutz folgend, lässt sich eine zeitgemäße und zukunftsorientierte Kinderwunschbehandlung realisieren, die dem Pluralitätsanspruch und den globalen Erfordernissen in Europa standhält.

Literatur

Akker A (2006) A review of family donor constructs: current research and future directions. Hum Reprod Update 12:91

Bundesärztekammer (2006) (Muster-)Richtlinie zur Durchführung der assistierten Reproduktion – Novelle 2006. Dtsch Ärztebl 103(20): A1392

Calhaz-Jorge C, de Geyter C, Kupka MS et al (2017) Assisted reproductive technology in Europe, 2013: results generated from European registers by ESHRE. Hum Reprod 32:1957

Commission of the European communities (2005) Commission communication. Confronting demographic change: a new solidarity between the generations

Commission of the European communities (2006) Commission communication. The demographic future of Europe – from challenge to opportunity

Commission of the European communities (2007) Commission communication. Europe's demographic future: facts and figures

European Parliament (2008) European Parliament resolution of 21 February 2008 on the demographic future of Europe

Gerris JMR (2005) Single embryo transfer and IVF/ICSI outcome: a balanced appraisal. Hum Reprod Update 11:105

Griesinger G, Diedrich K, Altgassen C et al (2007) Stronger reduction of assisted reproduction technique treatment cycle numbers in economically weak geographical regions following the German health care modernization law in 2004. Hum Reprod 22:3027

Medically Assisted Procreation and the Protection of the Human Embryo (1997) Comparative study on the situation in 39 states. Strasbourg

Pennings G (2004) Legal harmonization and reproductive tourism in Europe. Hum Reprod 19:2689

Samenbanken: Organisation und rechtliche Regulierungen

55

Thomas Katzorke und Franz B. Kolodziej

Inhalt

1 Einleitung ... 645
2 Begriffsbestimmung ... 646
3 Geschichte der Samenbanken ... 646
4 Biologie und Technik der Kryokonservierung von Sperma ... 647
5 Organisation und Betrieb einer Samenbank ... 648
6 Medizinische und soziale Aspekte der Kryobank ... 651
7 Die Zukunft der Samenbanken ... 654
Literatur ... 654

1 Einleitung

Seit der Entdeckung vor etwa 80 Jahren, dass menschliche Spermien extrem tiefe Temperaturen im gefrorenen Zustand zu überleben vermögen, durch Jahnel (1938), hat die Kryokonservierung besonders in den letzten Jahren enorme Fortschritte gemacht. Heute ist es möglich, männliche und weibliche Keimzellen und -gewebe erfolgreich einzufrieren und über Jahrzehnte sicher zu lagern.

Die Kryokonservierung ist die entscheidende Technik, die eine örtlich wie zeitlich beliebige Verwendung von Keimzellen und -gewebe ermöglicht. Kryokonservierung ist deshalb heute fester Bestandteil reproduktionsmedizinischer Behandlungen.

▶ Die Verwendung von kryokonserviertem Sperma im Rahmen einer Spendersamenbehandlung ist heute die Methode der Wahl. Die Befruchtungs- und Schwangerschaftsraten mit vitrifizierten Eizellen und Embryonen haben in den letzten Jahren das Niveau ihrer frischen Pendants erreicht.

T. Katzorke (✉) · F. B. Kolodziej
novum-Zentrum für Reproduktionsmedizin Essen, Essen, Deutschland
E-Mail: katzorke@ivfzentrum.de; info@ivfzentrum.de

Die Entstehung und zunehmende Bedeutung der Kryobanken wird in der Gesellschaft und in der Medizin sehr kontrovers diskutiert. Sie wirft aus ethischer, juristischer, und gesellschaftlicher Sicht viele zum großen Teil noch ungelöste Fragen auf und gestaltet ein neues komplexes Bild von der Reproduktion des Menschen. Eine Post-mortem-Zeugung ist ebenso denkbar, wie es sicher ist, dass insbesondere die Verwendung von Spendersamen und -eizellen zur Auflösung jahrtausendealter gesellschaftlicher Strukturen beiträgt. Die genetischen Eltern müssen heute nicht mehr zwangsläufig Familienmitglieder sein. Alleinstehende Frauen oder homosexuelle Paare können Kinder bekommen. Ein Spender/eine Spenderin kann an einer Vielzahl von Kindern beteiligt sein. Die Wahrscheinlichkeit für Halbgeschwisterpartnerschaften kann erheblich zunehmen.

Träger genetischer Erkrankungen können mit Hilfe von Spenderkeimzellen eine genetische Erkrankung ihres Kindes vermeiden. Die medizinische, soziale und insbesondere die genetische Auswahl von Spendern/Spenderinnen und die „Angleichung" an die Empfänger kann die Tendenz einer Zuchtauswahl haben, wenn bestimmte Merkmale von den prospektiven Eltern bevorzugt „bestellt" werden.

Die Europäische Union hat am 31.04.2004 die Richtlinie 2004/23/EG (Richtlinie zur Festlegung von Qualitäts- und Sicherheitsstandards für die Spende, Beschaffung, Testung,

K. Diedrich et al. (Hrsg.), *Reproduktionsmedizin*, Springer Reference Medizin,
https://doi.org/10.1007/978-3-662-57636-6_56

Verarbeitung, Konservierung, Lagerung und Verteilung von menschlichen Geweben und Zellen) erlassen, die in Deutschland im Gewebegesetz vom 20.07.2007 umgesetzt wurde. Das Gewebegesetz ist ein Mantelgesetz. Es wurden u. a. das Arzneimittelgesetz (AMG), das Transplantationsgesetz (TPG) und das Transfusionsgesetz (TFG) geändert. Die beiden damit verbundenen Rechtsverordnungen, die TPG-Gewebeverordnung (TPG-GewV) und die Arzneimittel- und Wirkstoffherstellungsverordnung (AMWHV) regeln detailliert die Entnahme und Verarbeitung von Keimzellen und Gewebe. Seit Juli 2018 ist des Samenspenderregistergesetz (SaRegG) in Kraft getreten, das das Recht auf Kenntnis der Abstammung bei heterologer Verwendung von Samen regelt. Die neue Richtlinie der Bundesärztekammer in Zusammenarbeit mit dem Paul-Ehrlich-Institut („Richtlinie zur Entnahme und Übertragung von menschlichen Keimzellen im Rahmen der assistierten Reproduktion“) auf der Grundlage von § 16b TPG sichert den Stand der Erkenntnisse der medizinischen Wissenschaft in der Reproduktionsmedizin. Darüber hinaus wiederholt die BÄK-Richtlinie die bereits in den o. g. Verordnungen festgeschriebenen Verfahren im Zusammenhang mit dem Spendersamen (BÄK 2018).

▶ Das Gewebegesetz und das Samenspenderregistergesetz sind die wichtigsten rechtlichen Regelwerke, die den Betrieb von Samenbanken regeln. Eine Samenbank bedarf einer gesetzlichen Erlaubnis nach §§ 20b und 20c AMG.

2 Begriffsbestimmung

Der Begriff **Samenbank** bezeichnet heute in der Humanmedizin eine Einrichtung, in der menschliche Spermien eingefroren und bei tiefer Temperatur gelagert werden, um zum späteren Zeitpunkt im Rahmen einer reproduktionsmedizinischen Behandlung aufgetaut und verwendet zu werden. Bereits die ersten Samenbanken („sperm bank“) entstanden auch, um Spendersamen für donogene Fertilitätsbehandlungen zur Verfügung zu stellen. Heute verbinden die meisten Menschen den Begriff Samenbank hauptsächlich mit einer Spendersamenbank, die ausschließlich Sperma von freiwilligen Spendern kryokonserviert, lagert und versendet.

Das von einem Samenspender für eine Kinderwunschbehandlung Dritter zur Verfügung bereitgestellte Sperma wird als **Spendersamen** bezeichnet. International hat sich der Begriff „donor sperm“ etabliert. Die Behandlung mit Spendersamen wird als heterolog oder als donogen bezeichnet.

Von der Samenbank zu unterscheiden ist die **Kryobank**, in der auch andere menschliche Zellen und Gewebe kryokonserviert und -gelagert werden.

Geht man über den menschlichen Bereich hinaus, hat sich im Englischen der Begriff **„biobanking“** als Sammelbezeichnung für die Bevorratung allen biologischen Materials etabliert.

3 Geschichte der Samenbanken

Der erste publizierte Vorschlag zur Gründung einer Samenbank stammt von dem italienischen Arzt und Naturforscher Paolo Mantegazza, der bereits 1866 u. a. propagierte, dass ein Soldat, bevor er in den Krieg zieht, sein Sperma einfrieren lassen sollte, damit seine Frau auch nach seinem Tod ein Kind von ihm bekommen könne.

1938 entdeckte Jahnel, dass menschliche Spermien die Fähigkeit besitzen, extrem tiefe Temperaturen bis −269 °C im gefrorenen Zustand zu überleben (Jahnel 1938). Die ebenfalls eher zufällige Entdeckung, dass Glycerin Schäden an Spermien verhindern kann (Polge et al. 1949), führte in der Folge zur millionenfachen Anwendung von kryokonserviertem Sperma in der Rindertierzucht. Seit damals wurden die Techniken der Kryokonservierung von zunächst tierischen und später auch menschlichen Spermien systematisch weiter entwickelt. Bereits in den 50er-Jahren des vergangenen Jahrhunderts wurden die ersten Schwangerschaften nach Insemination kryokonservierter Spermien erzielt (Bunge et al. 1954; Keettel et al. 1956). Etwa 20 Jahre später wurden bereits 1464 gesunde Kinder registriert, die nach Anwendung von kryokonserviertem Sperma geboren wurden (Sherman 1979).

Sehr früh wurde analog zu den Spermabanken in der Rinderzucht auch über entsprechende kommerzielle Einrichtungen für menschliches Sperma nachgedacht (Sherman 1963). Die ersten kommerziellen Samenbanken entstanden in den USA in den 1960er-Jahren. 1979 schätzte Sherman die weltweite Anzahl der Samenbanken auf etwa drei Dutzend. Die Anzahl der mit Hilfe von Kryosperma entstanden Kinder kalkulierte er auf über 5000 (Sherman 1979).

In Deutschland wurden die ersten Samenbanken von Schill (München, 1973), Kaden (Berlin, 1976) und von Katzorke und Propping (Essen, 1981) gegründet (Katzorke 2008).

Von Anfang an wurde der Aufbau von Samenbanken aus zwei Gründen betrieben:

- um Spermien im Sinne einer Fertilitätsprophylaxe zu kryokonservieren und
- um Sperma von Spendern bereitzustellen.

In den 1970er- und 1980er-Jahren führten die gestiegenen Überlebensraten, insbesondere bei Patienten mit Hodentumor, zu der Idee, Spermien prätherapeutisch einzugefrieren, um dem Patienten auf diese Weise die Möglichkeit zu geben, später ein eigenes Kind zu zeugen. Allerdings waren die Erfolge einer Insemination mit Kryokonserven onkologischer Patienten sehr gering, weil i. d. R. präoperative Ejakulate dieser Männer sehr eingeschränkt sind und durch die Eingefrierung eine weitere Abnahme der Motilität zu erwarten ist. Daher veranlassten nur wenige Ärzte, eine solche Fertilitätsreserve anzulegen. Erst die Anwendung neuer reproduktionsmedizinischer Verfahren, insbesondere die der intrazytoplasmatischen Spermiuminjektion (ICSI; Palermo et al. 1992), hat zu befriedigenden Schwangerschaftsraten geführt, sodass heute die prätherapeutische Aufklärung über die Möglichkeiten der Anlage eines Kryospermadepots zu den obligaten Aufgaben des onkologisch tätigen Arztes gehört.

Weitere Gründe, ein Spermadepot anzulegen, sind in der Übersicht dargelegt.

Gründe zur Anlage eines Spermadepots
- Fertilitätserhalt vor onkologischer Behandlung
- geplante Vasektomie
- Gefährdung im Beruf
- stark schwankende Spermiogrammbefunde vor einer Kinderwunschbehandlung

Zu diesem Zweck besitzt heute daher nahezu jedes reproduktionsmedizinische Zentrum eine Kryobank, in der kurz- bis mittelfristig nicht nur Spermien, sondern auch Eizellen oder Embryonen kryokonserviert und gelagert werden können.

Die Nachfrage nach Leistungen von Samenbanken, die Spendersamen anbieten, ist in den letzten Jahren trotz sehr effektiver Behandlungsverfahren für die andrologisch bedingte Infertilität, wie z. B. die testikuläre Spermienextraktion (TESE) und ICSI, nicht zurückgegangen. Zunehmend verlangen auch Alleinstehende, gleichgeschlechtliche Paare und Paare mit ungünstiger genetischer Disposition nach Spendersamenbehandlung.

Nach Angaben des Arbeitskreises Donogene Insemination existieren in Deutschland derzeit zehn Samenbanken, die Spendersamen bereitstellen. Sieben Samenbanken versenden Spendersamen an kooperierende Gynäkologen (Arbeitskreis Donogene Insemination 2011). Weltweit lässt sich die Anzahl der Samenbanken nicht einmal schätzen, da es in vielen Ländern national und international keine zentrale Meldepflicht gibt.

Nach Angaben der European Society for Human Reproduction (ESHRE) wurden im Jahr 2013 in Europa 43.785 Inseminationen mit (kryokonserviertem) Spendersamen durchgeführt. Im Vergleich dazu wurden 175.467 homologe Inseminationen berichtet (Calhaz-Jorge et al. 2017). Allerdings fehlen in dieser Statistik die Zahlen für u. a. Deutschland, Österreich oder die Schweiz. Auch sind Angaben zu donogenen IVF- bzw. ICSI-Behandlungen nicht enthalten. In unserem Zentrum beträgt der Anteil der donogenen Verfahren am gesamten Behandlungsspektrum etwa 10 %.

4 Biologie und Technik der Kryokonservierung von Sperma

Bei der Kryokonservierung von vitalen Zellen geht es im Wesentlichen darum, die Bildung von großen intrazellulären Eiskristallen zu vermeiden, die eine sichere Zerstörung der Zellen bewirken. Darüber hinaus beinhaltet die Kryokonservierung eine Reihe von nichtphysiologischen Ereignissen, die ebenfalls zu irreversiblen Schäden führen können. Dazu zählen abrupte osmotische Veränderungen, Abkühlung und Austrocknung der Zellen durch Entzug des intrazellulären Wassers, das in der Folge zu Denaturierung und Inaktivierung lebensnotwendiger Zellkomponenten führen kann. Die Zugabe von kryoprotektiven Substanzen kann ebenfalls toxische Auswirkungen auf die Vitalität der zu kryokonservierenden Zellen (Gilmore et al. 1997; s. dazu auch ▶ Kap. 23, „Kryokonservierung") haben.

Unter dem Aspekt der Kryokonservierbarkeit scheinen Spermatozoen ideal für die Kryokonservierung: Sie sind in großer Zahl verfügbar, sind klein, haben weniger Zytoplasma und weniger intrazelluläres Wasser als die meisten anderen menschlichen Zellen. Die Motilität nach dem Auftauen ist ein zuverlässiger Indikator für die Vitalität der Spermien, wenn auch nicht unbedingt für deren Fertilisationsfähigkeit.

Im Allgemeinen beinhaltet die Kryokonservierung von Spermatozoen drei wichtige Schritte (Übersicht).

Kryokonservierung von Spermatozoen
- Die Verminderung des intrazellulären Wassers wird durch die langsame Zugabe eines Kryoprotektivums (CP) wie z. B. Glycerin (gelöst in einem pH-gepufferten Medium) bereits bei Raumtemperatur eingeleitet. Dabei entzieht das hyperosmotisch wirksame Kryoprotektivum dem Spermium das intrazelluläre Wasser. Gleichzeitig diffundiert es in das Zytoplasma, ersetzt damit das Wasser und stabilisiert das Zytoplasma.
- Bei der langsamen, kontrollierten Abkühlung der Spermaprobe beginnt im Bereich von −6 °C bis −15 °C die Eiskristallisation des CP-Mediums. Durch diese mit sinkender Temperatur zunehmende Eisbildung wird vermehrt extrazelluläres Wasser gebunden, was zu einer stetig steigenden Salzkonzentration und höherer Osmolarität im CP-Medium führt. Das so hyperosmolare CP-Medium entzieht kontinuierlich Wasser aus den Spermien, das sukzessiv in den Spermien durch das Kryoprotektivum ersetzt wird.
- Ab etwa −80 °C wird die Spermaprobe direkt in den flüssigen Stickstoff (LN_2) getaucht (−196 °C) und gelagert.

▶ **Cave**

Aufgrund von Rekristallisationsvorgängen oberhalb von −130 °C ist eine sichere dauerhafte Lagerung und Versand nur unter LN_2-Bedingungen ohne Verlust an Qualität möglich. Lagerung von Spermaproben auf Trockeneis (−78,5 °C) erfüllen diese Anforderungen nicht.

Gefrierkurve Die Gefrierkurve gliedert sich in zwei Phasen:

- Die Abkühlungsphase, in der die Temperatur mit ca. −0,5 °C/min von der Raumtemperatur bis etwa −5 °C sinkt, und
- die Gefrierphase, in der die Spermien mit ca. −10 °C/min gekühlt werden bis ca. −80 °C bis −110 °C.

Durch die erhöhte Gefriergeschwindigkeit in der zweiten Phase wird u. a. die entstehende Kristallisationswärme kompensiert sowie ein zu großer Wasserverlust und eine Schädigung der Zellmembran vermieden.

Auftauvorgang Das Auftauen der Spermien erfolgt i. d. R. bei 37 °C für ca. 5 min. Das garantiert eine genügend hohe Auftaugeschwindigkeit, um bei der Rekristallisation die Bildung großer intra- und extrazellulärer Kristalle zu vermeiden, die die Spermien schädigen könnten.

In regelmäßigen Vergleichsuntersuchungen werden in unserem Andrologielabor unterschiedliche Kryoverfahren und -medien geprüft. Dabei zeigte sich, dass alle derzeit etablierten Methoden und Medien sehr ähnliche Ergebnisse liefern. Insbesondere beim Spendersamen lassen sich keine signifikanten Unterschiede finden.

Vitrifikation Eine Alternative zum oben skizzierten langsamen Einfrieren von Spermien stellt die **Vitrifikation** dar. Hier wird das Kryoprotektivum in einer etwa 10-fachen Konzentration zu der Spermaprobe zugegeben. Nach einer kurzen Äquilibrierung werden die Spermien durch direktes Überführen in LN_2 extrem schnell eingefroren. Extrem schnelles Auftauen vitrifizierter Proben sowie die schnelle Ausverdünnung der Kryoprotektiva ist für die Überlebensraten dabei von hoher Bedeutung (▶ Kap. 23, „Kryokonservierung“). Die Vitrifikation in Mikrotropfen empfiehlt sich insbesondere dann, wenn bei Fertilitätspatienten oder Tumorpatienten nur einzelne Spermien zur Verfügung stehen.

Die hohe CP-Konzentration wirft die Frage nach möglichen toxischen Wirkungen auf. Deshalb werden auch Vitrifikationsprotokolle ohne Zugabe von Kryoprotektiva untersucht (Isachenko et al. 2004).

Spermien können als natives Ejakulat, aber auch nach Aufbereitung eingefroren werden. Die Vorteile müssen einzeln abgewogen werden.

Recoveryrate Die Überlebensraten (Recoveryraten) von kryokonservierten Spermien sind individuell sehr unterschiedlich und können auch beim selben Mann zwischen den Samenproben stark schwanken (Leibo et al. 2002; Heuchel et al. 1983). Dabei scheint, auch nach unserer Erfahrung, die Motilität der kritische Faktor zu sein. Ejakulate mit ausgeprägter Asthenozoospermie weisen eine geringere Kryotoleranz und damit Recoveryrate auf als Samenproben mit normaler Motilität (Morshedi und Gosden 2004).

▶ Bei Spendersamen wird gewöhnlich eine Recoveryrate von etwa 50 % erwartet.

In einer randomisierten prospektiven Studie, in der jede Patientin abwechselnd mit frischen und kryokonservierten Spermien inseminiert wurde, war die Schwangerschaftsrate nach Insemination kryokonservierter Spermien deutlich niedriger (9 % vs. 20 %). Allerdings wurde ein Unterschied nur bei der intrazervikalen Insemination (ICI), nicht bei der intrauterinen Insemination (IUI) beobachtet (Subak et al. 1992). In einem großen Vergleich von DiMarzo et al. (1990) konnte ebenfalls ein Unterschied in der Schwangerschaftsrate zugunsten der frischen Spermien beobachtet werden (11 % vs. 6 %), allerdings unterschieden sich die kumulativen Schwangerschaftsraten nicht signifikant. Die Verwendung kryokonservierter Spermien in der IVF zeigt keinen Unterschied zu frischen Ejakulaten (Yavetz et al. 1991). In einem Vergleich in unserem Labor erzielten kryokonservierte Spermien von Spendern vergleichbare Fertilisationsraten nach IVF wie frische Spermien normozoospermer Männer (n = 97, 68,5 % vs. n = 423; 66,8 %). Dagegen war die Schwangerschaftsrate pro Embryotransfer signifikant höher (45,2 % vs. 38,6 %).

Genetisches Outcome Genetische Defekte infolge der Kryokonservierung und -lagerung sind nicht zu erwarten (Zeindl 1986) und derzeit nicht bekannt.

Lagerungsdauer Eine biologische Beschränkung der Lagerungsdauer ist heute noch nicht abzusehen. 2004 berichteten Horne et al. von einer gesunden Geburt nach Verwendung von 21 Jahre lang kryokonservierten Spermien eines Tumorpatienten.

5 Organisation und Betrieb einer Samenbank

5.1 Rechtlicher Rahmen, Dokumentation und Qualitätssicherung

Eine Samenbank in Deutschland ist eine Gewebeeinrichtung i. S. des § 1a TPG und bedarf einer Erlaubnis nach §§ 20b (Erlaubnis für die Gewinnung von Gewebe und die Laboruntersuchungen) und 20c (Erlaubnis für die Be- oder Verarbeitung, Konservierung, Prüfung, Lagerung oder das Inverkehrbringen von Gewebe oder Gewebezubereitungen) Gesetz über den Verkehr mit Arzneimitteln (Arzneimittelgesetz – AMG).

Die Tätigkeit und das Qualitätsmanagement der Samenbank einschließlich der notwendigen Dokumentation und Nachverfolgbarkeit aller an den Prozessen beteiligten Personen und Materialien sind detailliert in den beiden Rechtsverordnungen AMWHV (Arzneimittel- und Wirkstoffherstellungsverordnung) und TPG-GewV (TPG-Gewebeverordnung) geregelt.

Das Samenspenderregistergesetz (SaRegG) regelt darüber hinaus die Weitergabe persönlicher Daten des Spenders, der Mutter und des Kindes an das Deutsche Institut für Medizinische Dokumentation und Information (DIMDI), wo sie für 110 Jahre aufbewahrt werden.

Den Stand der Erkenntnisse der medizinischen Wissenschaft sichert auf der Grundlage des § 16b TPG eine Richtlinie der Bundesärztekammer in Zusammenarbeit mit der zuständigen Bundesoberbehörde, dem Paul-Ehrlich-Institut.

Samenbanken müssen von qualifizierten Ärzten geleitet werden, die über mehrjährige Erfahrung auf dem Gebiet der Kryokonservierung von menschlichen Keimzellen verfügen. Das Personal einer Samenbank muss für die Ausführung dieser Aufgaben qualifiziert und sachkundig sein.

Alle qualitätsrelevanten Verfahren sind in Standardarbeitsverfahren (SOP) beschrieben, und die Verantwortlichkeiten und verantwortliche Personen müssen benannt sein. Das Verhältnis zwischen der Samenbank und dem Arzt, der die Insemination mit Spendersamen vornimmt, muss in einem Verantwortungsabgrenzungsvertrag rechtswirksam definiert werden. Ebenso muss die Samenbank entsprechende Verträge mit den Transportunternehmen und allen anderen Kooperationspartnern abschließen, die bei der Untersuchung, Verarbeitung und beim Versand mitwirken.

In der TPG-GewV und den dazugehörigen Anlagen sind sämtliche Anforderungen benannt, die im Zusammenhang mit der medizinischen Eignung des Spenders, der Samenabgabe und den begleitenden notwendigen Laboruntersuchungen stehen.

Zu jedem Spender muss eine Akte angelegt werden. Die Samenbank vergibt für jeden Spender einen individuellen Kennzeichnungscode, die Spender-ID, über die eine Rückverfolgung möglich ist. Entsprechendes gilt auch für die Samenprobe. Für jedes Ejakulat müssen ein Entnahmebericht und die entsprechende Freigabe durch die verantwortliche Person existieren. Die Serum- oder Plasmaproben der Spender müssen beim Test negativ auf HIV 1 und 2, HCV, HBV und Syphilis reagieren; die Urinproben von Samenspendern müssen darüber hinaus beim Test auf Chlamydien mittels Nukleinsäureamplifikationsverfahren (NAT) negativ reagieren. Für die heterologe Verwendung von Samenzellen schreibt das Gesetz vor, dass die Blutproben zum Zeitpunkt jeder Spende zu entnehmen sind. Darüber hinaus müssen die Samenspenden mindestens 180 Tage unter Quarantänebedingungen aufbewahrt werden. Der Spender ist anschließend erneut zu testen (TPG-GewV, Anlage 4).

Der Entnahmebericht wird jeder Samenprobe, die versandt wird, beigelegt. Darin sind die gesetzlich vorgeschriebenen Angaben enthalten über Art und Qualität der Samenspende. Die persönlichen Angaben des Spenders verbleiben in der Samenbank. Sie werden nach Bekanntwerden einer Geburt und nach Anforderung durch DIMDI an das DIMDI weitergegeben. Entsprechend werden die Daten der Patientin und des Kindes von dem Arzt, der die Patientin mit dem Spendersamen inseminiert hat, ebenfalls an das DIMDI übermittelt. Das DIMDI verwaltet diese Daten und sichert eine Aufbewahrung über 110 Jahre zu. Ein durch die Verwendung von Spendersamen gezeugtes Kind hat ab dem 16. Lebensjahr das Recht, die Spenderdaten von DIMDI einzufordern. Über diese Anfrage des Kindes wird der Spender von DIMDI informiert. Nach Artikel 2 SaRegG (Änderung des § 1600 BGB) kann ein Samenspender aus einer Samenbank nicht als Vater eines Kindes festgestellt werden, das durch die Verwendung von Spendersamen gezeugt wurde (§1600d (4) BGB). Um eine Übersicht zu behalten, wie viele Kinder von einem Samenspender abstammen, müssen die Samenbanken vertraglich eine Rückmeldepflicht mit den Ärzten vereinbaren, die Kinderwunschbehandlungen mit Spendersamen durchführen. Für eine Begrenzung der Anzahl der Kinder, die durch die Verwendung von Spendersamen eines Spenders gezeugt wurden, existiert zurzeit keine gesetzliche Grundlage. Sowohl aus wissenschaftlicher als auch rechtlicher Sicht herrscht national und international keine Einigung darüber, wie viele Kinder pro Spender erlaubt sein sollten. Der Arbeitskreis Donogene Insemination, ein Zusammenschluss deutscher Samenbanken und Ärzte, die Spendersamen verwenden, empfiehlt 15 Kinder pro Samenspender. In den Niederlanden haben die Vereinigungen der Gynäkologen (NVOG) und Embryologen (KLEM) 2018 beschlossen, dass anstelle einer Beschränkung auf 25 Kinder pro Spender höchstens zwölf Familien pro Samenspender erlaubt werden. In den meisten Ländern existiert keine gesetzliche Regelung. Das wichtigste Argument für eine Begrenzung der Kinderzahl in diesem Zusammenhang ist die Wahrscheinlichkeit für eine Häufung von genetischen Halbgeschwistern (Konsanguinität) und die damit verbundene mögliche Häufung letaler Faktoren.

Ebenso muss eine Meldung schwerwiegender Zwischenfälle vertraglich zwischen dem behandelnden Arzt und der Samenbank geregelt sein. Schwerwiegende Zwischenfälle sind an die zuständigen Behörden wie z. B. die Bezirksregierung und, das Paul-Ehrlich-Institut (PEI) zu melden.

Weitere Regelwerke und Empfehlungen, die die Tätigkeit einer Samenbank regeln

- Embryonenschutzgesetz
- Richtlinie zur Entnahme und Übertragung von menschlichen Keimzellen im Rahmen der assistierten Reproduktion der Bundesärztekammer vom Mai 2018 (BÄK 2018)
- Guidelines for Sperm Donation der American Society for Reproductive Medicine von 2004 (ASRM 2004)
- Guidelines for Gamete and Embryo Donation der American Society for Reproductive Medicine (ASRM 2006)
- Kindschaftsrechtsverbesserungssgesetz vom April 2002, § 1600 BGB
- Richtlinien zur Auswahl von Samenspendern des Arbeitskreises Donogene Insemination e. V.

5.2 Technische Ausstattung einer Samenbank

Die Kryokonservierung und Lagerung menschlicher Spermien ist ein sehr komplexer Vorgang und erfordert besondere technische Ausstattung und Sorgfalt im Umgang. Das Personal muss besonders geschult sein im Umgang mit Flüssigstickstoff. Eine dauerhafte technische und vertragliche Versorgung mit LN_2 ist sicherzustellen. Alternativ kommen neuentwickelte kompakte Stickstoffgeneratoren in Betracht, die bei geeigneten räumlichen Bedingungen flüssigen Stickstoff vor Ort bereitstellen.

Stets ist ein leerer mit LN_2 gefüllter Lagerbehälter vorzuhalten, um bei einem technischen Defekt oder Ausfall eines Lagerbehälters die betroffenen Spermaproben zu evakuieren. Auch ist es notwendig, eine entsprechende Menge von LN_2 in Reserve zu bevorraten, um ungeplante LN_2-Verluste auszugleichen.

Die Räume, in denen die Kryolagerung stattfindet, sind mit einem Alarmsystem zur Sauerstoffmessung und einer damit verbundenen leistungsfähigen Lüftungsanlage auszustatten.

Computergesteuerte Eingefrieranlagen, bei denen zur Temperaturabsenkung LN_2 in eine Kammer eingespritzt wird, sind empfehlenswert und liefern reproduzierbare Ergebnisse (Abb. 1). Manuelles Eingefrieren der Proben durch kontrolliertes Absenken in Stickstoffdampf kann aber ebenfalls angewendet werden.

Die Lagerung sollte in vakuumisolierten Gefäßen mit Temperatur- und LN_2-Niveau-Überwachung stattfinden (Abb. 1). Ein geeignetes Notfallmeldesystem (Mobilfunk) ist zu installieren.

Um möglicher Kreuzkontamination vorzubeugen, ist eine Lagerung der Spendersamenproben im Stickstoffdampf einer Aufbewahrung im LN_2 vorzuziehen. Besondere vakuumisolierte Behälter, sog. „dry shipper“, in denen LN_2 auslaufsicher die Proben unterhalb von $-130\ ^{\circ}C$ hält, sind für den Versand zu verwenden. Der Versand von Spendersamen auf Trockeneis ist nicht empfehlenswert und nur bedingt möglich, wenn keine weitere Lagerung unter LN_2-Bedingungen mehr stattfindet.

Die Räume einer Samenbank sind gegen Eindringen Unbefugter zu sichern.

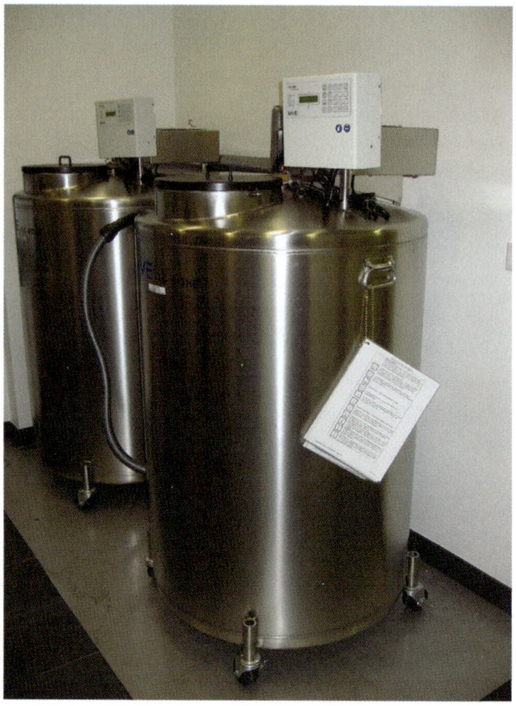

Abb. 1 Lagerbehälter mit Temperatur- und LN_2-Überwachung (LN_2 = „liquid nitrogen“)

5.3 Anlage einer Spendersamenkonserve, Spermalagerung – Quarantäne

Die Untersuchung und ggf. die Aufbereitung des Spendersamens sollte nach den Maßgaben des WHO-Laborhandbuchs zur Untersuchung des menschlichen Ejakulates (5. Aufl.; WHO 2010) erfolgen. Hier sind auch die notwendigen Sicherheitsmaßnahmen im Umgang mit menschlichem Sperma beschrieben. Ob das Ejakulat vor oder nach der Eingefrierung aufbereitet wird, hängt von dem Verwendungszweck ab.

▶ **Empfehlung** Grundsätzlich ist nach unserer Erfahrung das Einfrieren von Nativejakulat vorzuziehen. Alle weiteren notwendigen Aufbereitungsverfahren können dann am aufgetauten Sperma angewandt werden.

Das Spendersperma sollte nach einer Karenzzeit von 3–5 Tagen im Nativpräparat den in Abschn. 6.1 angegebenen Mindestanforderungen entsprechen.

Für die Herstellung von Spendersamenkonserven dürfen nur kryoprotektive und andere Hilfsmittel verwendet werden, die kein Risiko darstellen hinsichtlich:

- der Übertragung von Krankheitskeimen,
- der Veränderung und Schädigung genetischer Strukturen des menschlichen Spermiums,
- einer möglichen Schädigung der behandelten Frau und des zu erwartenden Kindes (Hammel et al. 2006).

Menschliches Sperma sollte stets in gasdicht verschlossenen Behältnissen (Pailletten, Straws; Abb. 2) konserviert werden, die idealerweise verschweißt wurden, sodass in keinem Fall im Rahmen der Lagerung eine Kontamination mit Krankheitserregern stattfinden kann (Mortimer 2004).

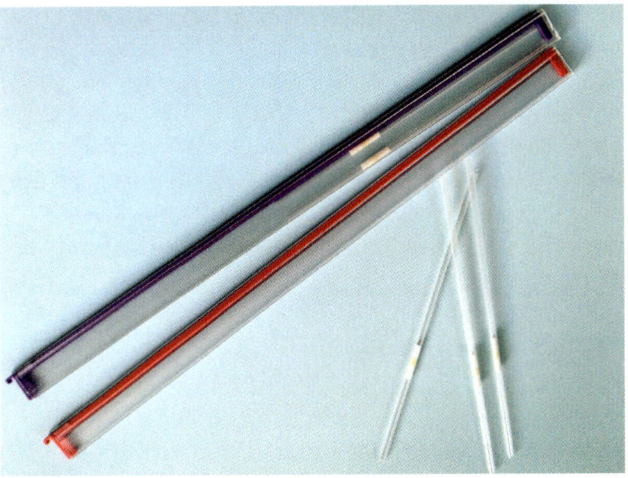

Abb. 2 Straws zur Abfüllung von Sperma, Kassetten

▶ **Cave**

Eine nicht gasdicht verschlossene Probe kann beim Auftauen aufgrund des eingedrungenen LN^2 explodieren, daher ist während des Auftauvorgangs eine Schutzbrille zu tragen.

Die Beschriftung und Kennzeichnung jeder Probe muss eindeutig und robust sein, um die hohen Temperaturunterschiede auszuhalten. Pailletten sollten aus Sicherheitsgründen in Goblets oder Kassetten aufbewahrt werden (Abb. 2).

Jedem Spermadepot wird ein definierter und nummerierter Lagerplatz zugewiesen und in einer geeigneten Datenbank dokumentiert.

Um Infektiosität des Spermas auszuschließen (s. auch Abschn. 6.1), müssen die Samenproben mindestens 180 Tage in einem Quarantänebehälter zwischengelagert werden. Ein geeignetes System hierfür ist ein Quarantänekarussell, in dem die Samenproben monatlich umgelagert werden und nach frühestens 6 Monaten und negativer Infektionsserologie des Spenders zu diesem Zeitpunkt freigegeben werden. Geeignete datenbanktechnische Sperren sind einzurichten, um eine vorzeitige Freigabe auszuschließen.

Eine Quarantäne ist dann nicht notwendig, wenn die Kryoproben direkt mit Hilfe von PCR-Techniken auf Infektiosität untersucht werden (TPG-GewV Anlage 4).

5.4 Spermaversand

Der Versand von Spermien findet gewöhnlich statt in sog. „dry shippers". Diese Behälter sind doppelwandig und vakuumisoliert. Der zur Kühlung notwendige Flüssigstickstoff wird im Behälter durch eine schwammartige poröse Auskleidung zurückgehalten, sodass ein Auslaufen nicht möglich ist. Die Standzeit der Behälter, in der die Temperatur unterhalb von −160 °C gehalten wird, beträgt in der Regel 4–5 Tage. Damit sind die meisten nationalen und internationalen Transporte von Kryosperma ohne Qualitätsverlust möglich.

Der Versand von Kryosperma auf Trockeneis sollte nur dann durchgeführt werden, wenn auch die Lagerung im Bereich von oberhalb −130 °C stattgefunden hat bzw. eine weitere Lagerung beim Empfänger nicht unter LN^2-Bedingungen stattfindet. Anderenfalls sind Qualitätsverluste aufgrund von Rekristallisierungsvorgängen in den Kryoproben nicht auszuschließen.

6 Medizinische und soziale Aspekte der Kryobank

6.1 Spenderauswahl und Screening

Die Auswahl der Spender, die Feststellung der medizinischen Eignung und die Freigabe zur Spende sind, sowie alle notwendigen Untersuchungen sowohl des Kandidaten als auch der Samenproben im Gewebegesetz geregelt und in den damit verbundenen Rechtsverordnungen (AMWHV, TPG-GewV). Die Spenderauswahl, seine Untersuchung und die persönliche wie auch die familiäre Anamnese müssen von einem Arzt erhoben werden. Der verantwortliche Arzt muss sich in einem persönlich geführten Gespräch und mit einer Untersuchung Kenntnis von psychosozialem Status, Gesundheitszustand und Erkrankungen des Spenders, seiner Familie und Blutsverwandten verschaffen. Hier ist insbesondere auf genetisch bedingte Erkrankungen und chronische familiäre Erkrankungen, die eine genetische Veranlagung vermuten lassen, zu achten.

Der die Spenderuntersuchung durchführende Arzt muss sich insbesondere davon überzeugen, dass:

- der Samenspender in gutem körperlichem und seelischem Gesundheitszustand und frei von übertragbaren Krankheiten ist (klinisch-venerologische Untersuchung, Übersicht),
- die Familienanamnese des Spenders unauffällig ist bezüglich Erbkrankheiten oder chronischer Erkrankungen, die einer Dauerbehandlung bedürfen,
- die Anzahl und der Gesundheitszustand bereits vom Spender gezeugter Kinder erfasst wird,
- der Samenspender volljährig ist und geistig die Tragweite seines Handelns überblicken kann,
- der Samenspender nicht älter als 40 Jahre ist (Zunahme des Risikos genetischer Fehlbildungen bei den Nachkommen mit zunehmendem Lebensalter),
- der Samenspender freiwillig und nicht primär aus finanzieller Not handelt,
- der Samenspender zu keiner Risikogruppe gehört, bei der sexuell oder auf dem Blutweg übertragbare Erkrankungen

statistisch gehäufter vorkommen als in der Normalbevölkerung (z. B. bei Homosexualität, bekannter Promiskuität, Drogenabhängigkeit),
- die Spermaqualität den hohen Anforderungen an die Spendersamenbehandlung genügt (Tab. 1),
- der Samenspender auf die Möglichkeit einer psychosozialen Beratung vor, während und nach seiner Spende hingewiesen wurde (Hammel et al. 2006).

Infektionsserologische Abklärung von Samenspendern
- HIV 1 und 2
- Hepatitis B, C
- CMV
- Toxoplasmose
- Syphilis
- Neisseria gonorrhoe
- Mykoplasmen
- → Quarantäne

Aufgrund der Fortschritte im Bereich der genetischen Diagnostik kommt dem genetischen Screening der Spender eine immer größere Bedeutung zu. Die Weltgesundheitsorganisation befindet, dass „Sperm donors need to be screened for hereditary as well as infectious diseases" (WHO 2002). Leider legt sie angesichts einer Unzahl möglicher genetischer Erkrankungen keine Kriterien fest, welche Krankheiten zu bestimmen wären.

Die EU Tissue Directive formuliert im Anhang III unter der Überschrift „Selection criteria . . . for donors of reproductive cells": „Genetic screening for autosomal recessive genes known to be prevalent according to international scientific evidence, in the donor's ethnic background and an assessment of the risk of transmission of inherited conditions known to be present in the family must be carried out, after consent is obtained . . ." (Commission Directive 2006/17/EC 2006). Diese Forderung findet sich nicht im Gewebegesetz.

Tab. 1 Mindestanforderungen an Spendersamen nach einer 3- bis 5-tägigen Karenzzeit. (Nach Hammel et al. 2006)

Parameter	Mindestanforderung an Spendersamen
Volumen	>2 ml
Viskosität	Normal
Agglutinationen	Keine
Spermatozoenkonzentration	>60 Mio./ml
Spermatozoenanzahl	>120 Mio./Ejakulat
Progressive Motilität	>50 %
Normale Morphologie	>4 %
Peroxidasepositive Rundzellen	<1 Mio./ml
Auftaumotilität	>25 % der Primärprogressivmotilität
Inseminationsdosis	>5 Mio. Spermatozoen mit progressiver Motilität

Im Gespräch mit dem Spender muss der Arzt eingehend die Familienanamnese mit Stammbaum eruieren und dabei auf häufige erbliche Veranlagungen wie z. B. Mukoviszidose, Diabetes mellitus, familiäre Fettstoffwechselstörungen achten. Aufgrund der stark gesunkenen Kosten im Bereich der genetischen Analytik wird international zunehmend das sogenannte „carrier screening" durchgeführt, bei dem der Spender auf mehr als 200 erblich bedingten Erkrankungen untersucht werden kann.

▶ Erkrankte und Träger genetischer Erkrankungen sind generell auszuschließen.

In der Essener Samenbank werden in Anlehnung der Empfehlungen der American Society for Reproductive Medicine (ASRM 2008) Spenderanwärter routinemäßig auf numerische und strukturelle Chromosomenaberrationen und auf CFTR-Mutationen untersucht. Weitere genetische Untersuchungen werden in Abhängigkeit von der Ethnie und/oder auf Wunsch der Patienten durchgeführt, wenn z. B. die zu behandelnde Patientin selbst Trägerin einer genetischen Erkrankung ist.

▶ **Cave**
Der Ausschluss genetisch „auffälliger" Samenspender kann eine Tendenz zur positiven Eugenik begünstigen und sollte nicht außer Acht gelassen werden.

Es ist notwendig, dass ein schriftlicher Vertrag zwischen Samenspender und Samenbank geschlossen wird, in dem sich der Spender zur wahrheitsgemäßen Auskunft über seinen gesundheitlichen Zustand und mögliche, die Qualität seines Spermas betreffende Faktoren verpflichtet. Darin erklärt er sich auch einverstanden, notwendige Untersuchungen zur Vermeidung von Infektions- und genetischen Risiken durchführen zu lassen. Der Spender verzichtet auf jeden Anspruch, Auskunft über die Empfänger seines Spermas zu erhalten. Darüber hinaus muss sich der Spender schriftlich einverstanden erklären, dass seine persönlichen identifizierenden Angaben an das DIMDI übermittelt werden und dass diese Angaben bei einer Anfrage von DIMDI an das mit seinem Spendersamen gezeugte Kind weitergegeben werden. Eine Verwendung von Spendersamen ist ohne diese Zustimmung des Spenders nicht erlaubt (SaRegG).

Neben den persönlichen Daten und der Adresse des Spenders werden insbesondere die ethnische Herkunft und körperliche Merkmale wie Blutgruppe, Rhesusfaktor, Körpergröße und Haar- und Augenfarbe dokumentiert. Daneben können auch weitere Merkmale wie der Ausbildungsstatus des Spenders, sein Beruf, seine Interessen und Neigungen aufgenommen werden.

Der Samenspender bekommt eine Aufwandsentschädigung, die dem Aufwand angemessen ist, der mit den Untersuchungen und der Abgabe des Spermas verbunden ist.

6.2 Angleichung Spender – Empfänger

Bei der Auswahl von Samenspendern für das zu behandelnde Paar wird von der Samenbank in Zusammenarbeit mit dem Arzt und ggf. mit dem Paar eine sog. Typangleichung (engl. „matching") vorgenommen. Neben dem Hauptmerkmal der ethnischen Herkunft wird auf die gleiche Blutgruppe und Rhesusfaktor geachtet. Ebenso wird auf eine Angleichung hinsichtlich der Größe, der Augen- und Haarfarbe und der Körperstatur geachtet. Eine Auswahl nach weiteren körperlichen Merkmalen oder sozialen Charakteristika wie Beruf oder Neigungen ist nur bedingt möglich. Eine Selektion nach seelisch-geistigen Kriterien wird in Deutschland nicht praktiziert.

▶ **Empfehlung** Nach Eintreten einer Schwangerschaft nach donogener Behandlung sollten die Eltern die Möglichkeit haben, bei der Samenbank das Sperma des Spenders für weitere Geschwisterkinder zu „reservieren".

Um die Gefahr einer **Häufung von genetischen Halbgeschwistern** (Konsanguinität) zu vermeiden, ist es notwendig, die Anzahl und geographische Verbreitung der Nachkommen eines Spenders zu dokumentieren.

▶ Die Zahl der lebenden Nachkommen eines Spenders sollte auf 15 begrenzt werden.

Diese Vorgehensweise entspricht den Standards of Sperm Banking der European Association of Tissue Banks (1997). Diese Begrenzung wird wissenschaftlich kontrovers diskutiert (Janssens 2003). Nach Untersuchungen von de Boer in den Niederlanden allerdings ist das Risiko einer Partnerschaft der durch donogene Insemination entstandenen genetischen Halbgeschwister bis zu einer Kinderzahl von 32 pro Spender nicht erhöht (de Boer et al. 1995). International wird zunehmend das Kriterium einer maximalen Anzahl von Familien pro Samenspender vor der absoluten Anzahl der Kinder pro Spender bevorzugt.

6.3 Behandlung alleinstehender Frauen und gleichgeschlechtlicher Paare

Die Neuregelung des § 1600, Abs. 2 BGB im Jahr 2002 hat jahrelange Unsicherheiten beseitigt. Haben sich ein Mann und eine Frau vertraglich darüber geeinigt, dass sie durch künstliche Befruchtung der Frau gemeinsam ein Kind aus einer Samenspende haben wollen und damit für dieses Kind in die gesetzliche Elternpflichten einzutreten bereit sind, ist das Anfechtungsrecht des späteren sozialen Vaters des Kindes und der späteren Mutter ausgeschlossen. Dabei unterscheidet der Gesetzgeber nicht zwischen verheirateten und unverheirateten Paaren. Neu ist auch, dass damit die Vaterschaft eines mit einer Frau nicht verheirateten Mannes bereits vor der Geburt des Kindes verbindlich anerkannt werden kann (§ 1594, Abs. 4 BGB).

Mit dem Inkrafttreten des SaRegG wurde im § 1600d BGB der neue Abs. 4 eingefügt. Danach kann ein Samenspender nicht als Vater eines Kindes festgestellt werden, wenn das Kind mit Hilfe seines Samens gezeugt wurde, das er einer Samenbank zur Verfügung gestellt hat. Nach Auskunft des Bundesministeriums für Gesundheit (BMG) gilt der Sachverhalt auch für Alleinstehende und gleichgeschlechtliche Paare.

Bei privaten Samenspenden, ohne Beteiligung von Ärzten oder Samenbank (Heiminsemination, Bechermethode) gelten die Regelungen des SaRegG nicht.

Das SaRegG schließt darüber hinaus eine gegenseitige Haftung von Kind und Spender aus.

Die Behandlung schwuler Paare ist in Deutschland nicht möglich, da diese Kinderwunschbehandlung nur unter Heranziehung einer in Deutschland gesetzlich nicht erlaubten Leihmutter möglich ist. Leihmutterschaft ist zurzeit in den meisten europäischen Ländern nicht oder nur unter strengsten Auflagen möglich ist (Katzorke 2010).

6.4 Haftungsfragen bei kryogelagerten Keimzellen

Die Haftung für grobfahrlässige Fehler oder gar Vorsatz bei der Lagerung von Keimzellen wie z. B. ungenügende Versorgung mit LN^2 oder ungenügende Wartung der Lagerbehälter liegt bei der Samenbank. Dagegen kann keine Haftung im Einzelfall übernommen werden für die biologische Funktionsfähigkeit der nach einer Kryolagerung aufgetauten Keimzellen.

Schadensersatzansprüche für verloren gegangenes bzw. irrtümlich vernichtetes Sperma hängen von der Frage ab, ob es sich bei kryogelagerten Spermien um ein Körperteil oder um Eigentum handelt. Entsprechend kann über den Schadensersatz (Eigentum) hinaus ggf. auch Schmerzensgeld (Körperteil) verlangt werden. Grundlegendes Kriterium zur Unterscheidung dieser Frage ist der Verwendungszweck des Spermas (Schlegel 1997).

- Handelt es sich hier um Spendersamen, so ist dieser zur Verwendung in einem fremden Körper vorgesehen und als abgetrennter Körperteil zu betrachten, auf den der Spender verzichtet. Durch diese Abtrennung wir das Sperma zur

Sache, und es gelten die Regeln zum Eigentum (Schlegel 1997).
- Bei Sperma von z. B. einem Tumorpatienten handelt es sich um Keimzellen, bei denen geplant ist, sie einer späteren Verwendung innerhalb einer Partnerschaft zuzuführen. Hierbei werden die Spermien nicht nur als Eigentum, sondern auch als Körperbestandteil betrachtet.

7 Die Zukunft der Samenbanken

Mit der Umsetzung der EU-Richtlinie 2004/23/EG im Gewebegesetz, das als Artikelgesetz wesentliche Änderungen im AMG, TPG und TFG beinhaltet, hat die deutsche Gesetzgebung versäumt, ein eigenständiges Fortpflanzungsmedizingesetz zu schaffen. Die arzneimittelrechtliche Ausrichtung (Hübner und Pühler 2017) des Gewebegesetzes berücksichtigt nicht die Besonderheiten, mit denen die Reproduktionsmedizin konfrontiert ist. Die Überschneidung „... von u. a. Verfassungsrecht, Embryonenschutzgesetz, Sozialrecht, Geweberecht, Familienrecht sowie ärztlichem Berufsrecht führt zu einer besonderen Komplexität dieses Fachgebietes" (Hübner und Pühler 2017) und lässt das Gewebegesetz als Stückwerk erscheinen. Auch das Samenspenderregistergesetz lässt viele Probleme, die bei der Verwendung von Spendersamen entstehen, unberücksichtigt. So wird eine Begrenzung der Nachkommen von einem Spender ebenso wenig thematisiert wie die Frage, ob die durch die Verwendung von Spendersamen gezeugten Kinder ein Recht auf Informationen über ihre Halbgeschwister haben (Hübner und Pühler 2017).

Die Tätigkeit einer Samenbank wird von den noch zum Teil ungelösten rechtlichen und ethischen Fragen bestimmt. Die gesellschaftlichen Veränderungen und der medizinische Fortschritt werden das Bild der Samenbank verändern. Aus der begrenzten Verfahrenshilfe für heterosexuelle Paare mit männlich bedingter Sterilität wird ein umfassender Substitut für alleinstehende Frauen und gleichgeschlechtliche Paare, ebenso wie ein Dienstleister in der Auswahl genetisch intakter Spender. Die Partikularisierung der menschlichen Beziehungen wird zu einer Zunahme der Nachfrage nach Spendersamen führen. Frauen, die sich entschließen, ihre Eizellen im Sinne einer Vorsorge einzugefrieren (social freezing), geben am häufigsten das Fehlen eines geeigneten Partners als Grund an. Es ist anzunehmen, dass diese Frauen insgesamt die Fortpflanzung als strategische Lebensplanung begreifen und zunehmend auf Spendersamen zugreifen werden.

Dem steigenden Bedarf nach Spendersamen steht ein immer geringeres Angebot gegenüber. Die Bereitstellung von Spendersamen wird aufgrund der schwierigen Rekrutierung geeigneter Samenspender, des Umfangs der Untersuchungen und der damit verbundenen hohen Kosten zunehmend eine Sache weniger hochorganisierter und international tätiger Samenbanken (Schou 2010). Die heutigen Möglichkeiten der genetischen Diagnostik und das gesteigerte „Qualitätsbewusstsein" der Empfängerinnen, die zunehmend nicht nur einen Kinderwunsch haben, sondern eine genaue Vorstellung von einem Wunschkind, lässt eine Entwicklung befürchten, die zu einer zunehmenden Kommerzialisierung der Samenspende führen wird. Das wird bereits in den Vereinigten Staaten sichtbar. Während es in Deutschland gesetzlich zwingend ist, dass die Kooperationspartner der Samenbanken zugelassene Einrichtungen der Medizinischen Versorgung (EMV) sind, werden kryokonservierte Spermien in den USA im Direktverkauf und per Internet an interessierte Frauen und Paare verkauft. In Europa sind es insbesondere international tätige dänische Samenbanken, die Patientenbestellungen ohne Hinzuschaltung von Ärzten annehmen. Im Rahmen der Europäisierung der Gesetzgebung ist zu erwarten, dass auch in Dänemark die Abgabe von Spendersamen nur an zugelassenen Einrichtungen erlaubt sein wird. Der deutsche Arzt, der Spendersamen aus dem Ausland verwenden will, muss sicherstellen, dass die rechtlichen Voraussetzungen erfüllt sind, insbesondere die im SaRegG genannten Anforderungen.

▶ Diese Kommerzialisierung und eine mögliche positive Eugenik, die durch Bevorzugung bestimmter „modischer" Spendertypen möglich erscheint, entlassen donogene Verfahren aus der medizinischen Indikation in die Kategorie „Lifestyle". Nur gesetzliche Regelungen können diesen Trend vermeiden helfen.

Literatur

American Society for Reproductive Medicine – ASRM (2004) Guidelines for Sperm Donation der American Society for Reproductive Medicine. Fertil Steril 82(Suppl 1):9–12

American Society for Reproductive Medicine – ASRM (2006) Guidelines for gamete and embryo donation. Fertil Steril 86:S38–S50

American Society for Reproductive Medicine – ASRM (2008) Guidelines for gamete and embryo donation: a Practice Committee report. Fertil Steril 90(Suppl 3):S30

Arbeitskreis Donogene Insemination (2011) http://www2.donogene-insemination.de/members.cgi. Zugegriffen am 14.08.2012

Boer A de, Oosterwijk JC, Rigter Aris CA (1995) Determination of a maximum number of artificial inseminations by donor children per sperm donor. Fertil Steril 63:419

Bundesärztekammer BÄK (2018) Richtlinie zur Entnahme und Übertragung von menschlichen Keimzellen im Rahmen der assistierten Reproduktion vom 20.04.2018. Deutsches Ärzteblatt, 11.05.2018. https://doi.org/10.3238/arztebl.2018.Rili_assReproduktion_2018

Bunge RG, Keettel WC, Sherman JK (1954) Clinical use of frozen semen; report of 4 cases. Fertil Steril 5:520

Calhaz-Jorge C, De Geyter C, Kupka MS, de Mouzon J, Erb K, Mocanu E, Motrenko T, Scaravelli G, Wyns C, Goossens V, The European IVF-monitoring Consortium (EIM) for the European Society of Human Reproduction and Embryology – ESHRE (2017) Assisted reproductive technology in Europe, 2013: results generated from European registers by ESHRE. Hum Reprod 32(10):1957

DiMarzo SJ, Huang J, Kennedy JF, Villanueva B, Hebert SA, Young PE (1990) Pregnancy rates with fresh versus computer-controlled cryopreserved semen for artificial insemination by donor in a private practice setting. Am J Obstet Gynecol 162(6):1483–1488

European Association of Tissue Banks (1997) Standards for sperm banking. Council for Reproductive Cells, Rome/Leipzig/Berlin

European Union (2006) Commission Directive 2006/17/EC of 8 February 2006 implementing Directive 2004/23/EC of the European Parliament and of the Council as regards certain technical requirements for the donation, procurement and testing of human tissues and cells. Off J Eur Union 09.02.2006, L 38/40–52:47

Gilmore JA, Liu J, Gao DY, Critser JK (1997) Determination of optimal cryoprotectants and procedures for their addition and removal from human spermatozoa. Hum Reprod 12:112

Hammel A, Bispink G, Katzorke Th, Schreiber G, Thorn P (2006) Empfehlungen des Arbeitskreises für Donogene Insemination (DI) zur Qualitätssicherung der Behandlung mit Spendersamen in Deutschland in der Fassung vom 8. Februar 2006. J Reproduktionsmed Endokrinol 3:66

Heuchel V, Schwartz D, Czyglik F (1983) Between and within subject correlations and variances for certain semen characteristics in fertile men. Andrologia 15:171

Hübner M, Pühler W (2017) Systematische Rechtsentwicklung für die Reproduktionsmedizin. MedR 35:929

Isachenko V, Isachenko E, Katkov I, Montag M, Dessole S, Nawroth F, Van der Ven H (2004) Cryoprotectant-free cryopreservation of human spermatozoa by vitrification and freezing in vapor: effect on motility, DNA integrity, and fertilization ability. Biol Reprod 71:1167

Jahnel F (1938) Über die Widerstandsfähigkeit von menschlichen Spermatozoen gegenüber starker Kälte. Klin Wochenschr 17:1273

Janssens PMW (2003) No reason for a reduction in the number of offspring per sperm donor because of possible transmission of autosomal dominant diseases. Hum Reprod 18(4):669–671

Katzorke T (2008) Entstehung und Entwicklung der Spendersamenbehandlung in Deutschland. J Reproduktionsmed Endokrinol 5(1):14

Katzorke T (2010) Medizinisch-technische Behandlungsmöglichkeiten für gleichgeschlechtliche Paare. In: Funke D, Thorn P (Hrsg) Die gleichgeschlechtliche Familie mit Kindern. transcript, Bielefeld

Keettel WC, Bunge RG, Bradbury JT, Nelson WO (1956) Report of pregnancies in infertile couples. JAMA 160:102

Leibo SP, Picton HM, Gosden RG (2002) Cryopreservation of human spermatozoa. In: Vayena E, Rowe PJ, Griffin PD (Hrsg) Current practices and controversies in assisted reproduction. Report of a WHO meeting; WHO technical reports. World Health Organization, Geneva, S 152

Morshedi M, Gosden RG (2004) Cryopreservation of spermatozoa. In: Tuland T, Gosden RG (Hrsg) Preservation of fertility. Taylor and Francis, London/New York, S 111

Mortimer D (2004) Current and future concepts and practices in human sperm cryobanking. Reprod BioMed Online 9:134

Palermo G, Joris H, Devroey P (1992) Pregnancies after intracytoplasmic injection of single spermatozoon into an oocyte. Lancet 340:17

Polge C, Smith AU, Parkes AS (1949) Revival of spermatozoaafter vitrification and dehydration at low temperature. Nature (London) 169:626

Schlegel T (1997) Haftungsprobleme bei Kryokonservierung von Ei- und Samenzellen – Sind Keimzellen Eigentum oder Körperteil des Rechtsträgers. Frauenarzt 38:287–289

Schou O (2010) Experience from private health system: CRYOS experience. ESHRE Campus workshop sperm and testicular tissue banking, Granada, Spain, March 2010, S 25–26

Sherman JK (1963) Banks for frozen stored human spermatozoa. In: Geerts SJ, Abelen JHF (Hrsg) Proceedings of the eleventh International Congress of Genetics, Bd 1. MacMillan, New York, S 273

Sherman JK (1979) Historical synopsis of human semen cryobanking. In: David G, Price WS (Hrsg) Human artificial insemination and semen preservation. Plenum Press, New York, S 95

Subak LL, Adamson GD, Boltz NL (1992) Therapeutic donor insemination (a prospective randomized trial of fresh versus frozen sperm). Am J Obstet Gynecol 166:1597–1606

World Health Organization – WHO (2002) Current practices and controversies in assisted reproduction. In: Vayena E, Rowe PJ, Griffin PD (Hrsg) Report of a meeting on „Medical, Ethical and Social Aspects of Assisted Reproduction" held at WHO Headquarters in Geneva, Switzerland, 17–21 September 2001. World Health Organization, Geneva, S 398

World Health Organization – WHO (2010) WHO laboratory manual for the examination and processing of human semen, 5. Aufl. World Health Organization, Geneva

Yavetz H, Yogev L, Homonnai Z, Paz G (1991) Prerequisites for successful human sperm cryobanking: sperm quality and prefreezing holding time. Fertil Steril 55(4):812–816

Zeindl E (1986) Genetische Aspekte zur Spermakonservierung. In: Schill W-B, Bollmann W (Hrsg) Spermakonservierung, Insemination, In-vitro-Fertilisation. Urban & Schwarzenberg, München/Wien/Baltimore

Ethik: Reproduktionsmedizin unter dem Aspekt ethischer Normen und des Kindeswohls

56

Hartmut Kreß

Inhalt

1 Rechtsethisches Dilemma: Fortpflanzungsmedizin in Deutschland zwischen medizinischem Fortschritt und dem Stillstand der Gesetzgebung 657

2 Konzeptioneller Zugang der Ethik 659

3 Die Perspektive von Patientinnen und Kinderwunschpaaren: Selbstbestimmungsrecht und Persönlichkeitsrechte 660

4 Embryonenschutz in Anbetracht der Reproduktionsmedizin 663

5 Gesundheitsschutz und das Kindeswohl 665

6 Vorwirkende Rechte des Kindes 666

7 Lebensweltlich-kultureller Aspekt: Die Pluralität sozioreligiöser und weltanschaulicher Überzeugungen 668

8 Neue Handlungsoptionen der Fortpflanzungsmedizin 672

9 Ethisches Resümee 674

Literatur 675

1 Rechtsethisches Dilemma: Fortpflanzungsmedizin in Deutschland zwischen medizinischem Fortschritt und dem Stillstand der Gesetzgebung

Der kontinuierliche Fortschritt der Fortpflanzungsmedizin belegt, dass sie zu den zukunftsträchtigen Zweigen der heutigen Hochleistungsmedizin gehört. Gleichzeitig wirft dieser Fortschritt Fragen auf, die ethisch zu reflektieren sind. Bevor medizin-, patienten- und arztethische Gesichtspunkte zur Sprache gelangen, ist zunächst die rechtsethische Dimension anzusprechen. Was die Rechtslage anbelangt, ist in der Bundesrepublik Deutschland zur Fortpflanzungsmedizin eine Schieflage entstanden, die rechtspolitisch und rechtsethisch äußerst bedenklich ist. Zwischen dem Fortschritt der Fortpflanzungsmedizin und dem Schweigen des Gesetzgebers ist ein Graben entstanden, der für alle Beteiligten – für die Patientinnen und Paare mit Kinderwunsch, die erhofften Kinder sowie die behandelnden Ärzte – gleicherweise von Nachteil ist.

H. Kreß (✉)
Evangelisch-Theologische Fakultät, Abteilung Sozialethik, Rheinische Friedrich-Wilhelms-Universität Bonn, Bonn, Deutschland
E-Mail: hkress@uni-bonn.de

1.1 Fortschrittsdynamik der Medizin

Heutzutage lassen sich mit reproduktionsmedizinischer Unterstützung Kinderwünsche auch dann erfüllen, wenn dies früher aussichtslos war. Das erste außerkörperlich erzeugte Kind wurde im Jahr 1978 in England geboren. Damals sprach man von einem Retortenbaby. Der Pionier der In-vitro-Fertilisation (IVF), Robert Edwards, erhielt hierfür 2010 den Medizinnobelpreis. Inzwischen werden zum Zweck der Sterilitätsbehandlung außerkörperliche Befruchtung, nämlich IVF und intrazytoplasmatische Spermieninjektion (ICSI), routinemäßig durchgeführt. Im Jahr 2016 sind auf dieser Basis in Deutschland mehr als 20.000 Kinder geboren worden.

K. Diedrich et al. (Hrsg.), *Reproduktionsmedizin*, Springer Reference Medizin,
https://doi.org/10.1007/978-3-662-57636-6_57

Das Anwendungsspektrum der Reproduktionsmedizin ist seit einigen Jahren freilich noch sehr viel breiter gespannt. So ist es medizinisch möglich, einer Frau oder einem Mann, die von Tumorerkrankungen betroffen sind, zu einem eigenen Kind zu verhelfen. Bevor sie sich einer radiologischen Therapie oder einer Chemotherapie unterziehen, können sie ihre Eizellen oder Spermien kryokonservieren lassen, um diese später gegebenenfalls für Zwecke der Fortpflanzung zu verwenden. Mit Angeboten, die in diese Richtung zielen, eröffnet die Reproduktionsmedizin schon seit mehr als 10 Jahren jüngeren Menschen, die eine Krebserkrankung überwunden haben, biografisch und familiär die Aussicht auf eine Zukunft mit eigenen Kindern (Felberbaum et al. 2007; Sänger et al. 2018).

Andererseits sind Behandlungsansätze, die sich aktuell neu abzeichnen, ethisch mit Skepsis zu erörtern. Ethische Vorbehalte brechen v. a. auf, wenn die Risiken einer Kinderwunschtherapie für die Frau oder für das erhoffte Kind hoch sind. Darüber hinaus muss sich die Fortpflanzungsmedizin dem Einwand stellen, dass sie ein disease mongering betreibt und Krankheiten „erfindet", um eine Nachfrage nach ihren Dienstleistungen überhaupt erst zu generieren. Fragwürdig ist es etwa, wenn älteren Frauen nahegelegt wird, sich Eizellen entnehmen und diese einfrieren zu lassen, damit sie nochmals später – und sei es im 6., gar im 7. Lebensjahrzehnt – eventuell schwanger werden. Zu derartigen Angeboten ist kritisch zurückzufragen, ob sie auf einen tatsächlichen Bedarf reagieren oder ob sie Bedürfnisse, sich kostenträchtig fortpflanzungsmedizinisch therapieren zu lassen, künstlich wachrufen.

Kritische Anfragen sind indessen nicht nur an bestimmte reproduktionsmedizinische Therapievorschläge, sondern an die Rechtspolitik zu richten.

1.2 Immobilismus des Gesetzgebers

In der Bundesrepublik Deutschland ist bislang kein schlüssiges, Rechtssicherheit gewährleistendes Fortpflanzungsmedizingesetz vorhanden. Für die 19. Legislaturperiode des Deutschen Bundestags, die mit der konstituierenden Sitzung des Parlaments am 24.10.2017 begann, ist ein solches Gesetz nochmals angemahnt worden (Leopoldina 2017). Zurzeit wird die Fortpflanzungsmedizin durch das Embryonenschutzgesetz reguliert, das im Jahr 1990 verabschiedet worden ist. Es war als Strafgesetz konzipiert worden, da der Bundesgesetzgeber damals noch keine anderweitige Gesetzgebungsbefugnis für diesen Zweig der Medizin besaß. Das Gesetz hat die Fortpflanzungsmedizin in der Bundesrepublik Deutschland in einem Ausmaß unter das Vorzeichen von Verboten und von strafrechtlichen Sanktionen gestellt, wie es in anderen europäischen Staaten nicht der Fall ist.

Darüber hinaus erfasst es nicht mehr den heutigen medizinischen Sachstand. Verschiedene Behandlungsoptionen, die in den zurückliegenden Jahrzehnten spruchreif geworden sind oder sich nun neu abzeichnen, konnten dem Gesetzgeber im Jahr 1990 naturgemäß noch nicht vor Augen stehen. Rechtlich ist es in Deutschland aktuell z. B. ungeregelt und daher von Gesetzes wegen zulässig, bei einer Frau lange nach Ende der Menopause mit Hilfe aufgetauter Eizellen ohne Altersbegrenzung eine Mutterschaft zu bewirken. Künftig könnte sogar realisierbar werden, aus humanen induzierten pluripotenten Stammzellen Keimzellen herzustellen und diese zur Befruchtung zu verwenden. Theoretisch könnten auf diesem Weg alleinstehende Erwachsene oder gleichgeschlechtliche Partnerinnen oder Partner zu eigenen Kindern gelangen.

Zu diesen und zu weiteren Handlungsoptionen fehlen im Inland rechtliche Standards. Anders als es für das Zivilrecht gilt, dürfen im Strafrecht Sachverhalte, die im Gesetz nicht präzis erfasst sind, nicht mit Hilfe von Analogien geklärt werden (Landwehr 2017, S. 202 f.). Deshalb krankt die deutsche Gesetzgebung zur Fortpflanzungsmedizin zurzeit an einem doppelten Dilemma. Sie ist erstens allzu einseitig unter die normative Logik strafrechtlicher Verbote gestellt worden. Zweitens sind wichtige Fragen rechtlich ungeklärt.

Eigentlich ist der Deutsche Bundestag schon seit mehr als zwei Jahrzehnten dazu befugt, Abhilfe zu schaffen und Sachverhalte der Reproduktionsmedizin losgelöst vom Strafrecht zu regeln. Dies ermöglicht der 1994 beschlossene Art. 74 Abs. 1 Nr. 26 Grundgesetz, der 2006 nochmals umformuliert worden ist. Im Übrigen waren sogar bereits vor der Verabschiedung des Embryonenschutzgesetzes als Nebenstrafrecht im Jahr 1989 Gesetzentwürfe vorgelegt worden, die dem Bund für die extrakorporale Befruchtung eine darüber hinausgehende Gesetzgebungsbefugnis zuerkennen wollten (Deutscher Bundestag, Drucksache 11/5709 vom 16.11.1989; Drucksache 11/6155 vom 21.12.1989). Die Vorlagen blieben seinerzeit liegen. Nachdem die umfassende Gesetzgebungskompetenz seit 1994 jedoch besteht, hat der Gesetzgeber von ihr – irritierenderweise – keinen Gebrauch gemacht. Im Schrifttum und von Fachgremien ist er hierzu immer wieder aufgefordert worden (z. B. Bioethik-Kommission Rheinland-Pfalz 2005; Gassner et al. 2013). Daher ist festzuhalten: In der Bundesrepublik Deutschland sind die Dynamik der fortpflanzungsmedizinischen Forschung und Entwicklung einerseits, die Statik der Gesetzgebung bzw. der Immobilismus des Gesetzgebers andererseits in einen Widerspruch geraten, der rechtsethisch und rechtspolitisch unhaltbar ist.

Die Leidtragenden sind Patientinnen und Kinderwunschpaare. Ihnen werden im Inland reproduktionsmedizinische Behandlungen versagt, die dem aktuellen Stand der medizinischen Wissenschaft entsprechen. Zudem sind die erhofften Kinder betroffen. Über viele Jahre hinweg haben die Vorgaben des Embryonenschutzgesetzes aus dem Jahr 1990 zur Folge gehabt, dass es in der Bundesrepublik Deutschland nach außerkörperlicher Befruchtung zu Zwillings- und Mehrlingsschwangerschaften kommt, die für die Schwangere sowie für das Kind gesundheitlich risikoträchtig sind. Für Schwangere drohen Präeklampsien, Hypertonus, Thromboembolien, Gestationsdiabetes und Geburtsrisiken, für die Kinder Frühgeburtlichkeit, vermindertes Geburtsgewicht, erhöhte Gefahr von Behinderungen, vermehrte perinatale Mortalität. Im Jahr 2011 hieß es, dass „die Mehrlingsrate nach In-vitro-Fertilisation (IVF) und intrazytoplasmatischer Spermieninjektion (ICSI) verglichen mit dem natürlichen Vorkommen noch immer um ein Vielfaches erhöht" ist (Weblus et al. 2011, S. 188). Für das Jahr 2016 ist erneut dokumentiert worden, dass in Deutschland die Rate an Zwillings- und Mehrlingsschwangerschaften aus medizinischer Sicht noch zu hoch ist (Deutsches IVF-Register e. V. 2017, S. 9, 15, 19). Die hiermit verbundenen Lasten hat nicht die Reproduktionsmedizin, sondern der Gesetzgeber zu verantworten. Es handelt sich nicht um iatrogene, ärztlich bedingte Schädigungen. Vielmehr ist von nomogenen, durch Gesetz bewirkte Schäden zu sprechen (Neidert 2006, S. 87).

Auf rechtlichen Klärungsbedarf wird wiederholt zurückzukommen sein. Abgesehen von der rechtsethischen Seite sind hier jedoch v. a. die medizinethischen Aspekte der Fortpflanzungsmedizin zu erörtern.

2 Konzeptioneller Zugang der Ethik

2.1 Handlungsfolgenverantwortung

Um die Fortpflanzungsmedizin ethisch zu reflektieren, ist an Leitideen der Verantwortungsethik anzuknüpfen. Klassisch ist Verantwortungsethik als eine Ethik der Handlungsfolgenverantwortung definiert worden. Im Jahr 1919 hat der Sozialwissenschaftler Max Weber ethische Verantwortung dahingehend gedeutet, dass für gesellschaftlich relevantes Handeln stets die faktischen Folgen, die realen Ergebnisse zu bedenken sind. Es gilt, vorsorglich Nutzen-Schaden-Abwägungen vorzunehmen, erwünschte Handlungsfolgen und eventuelle unerwünschte Negativ- und Nebenfolgen abzugleichen und die Mittel sowie den Zweck des Handelns gegeneinander abzuwägen (Lenk und Maring 2017). Für die Reproduktionsmedizin heißt dies, dass sie in permanenter Forschungsanstrengung die Auswirkungen zu klären hat, die ihre Therapieansätze auf die Patientinnen und auf die mit ihren Methoden erzeugten Kinder haben.

Insofern kann man rückblickend kritisch beispielsweise fragen, ob in den Jahren nach 2000 das ICSI-Verfahren vorschnell, ohne wirklich hinreichende Sicherheits- und Risikoprüfung, reproduktionsmedizinisch routinemäßig angewendet wurde (Olausson et al. 2014, S. 41; Bernard 2014, S. 408 ff.). Für die Zukunft zeichnen sich neuartige Handlungsoptionen ab – von Mitochondrienspenden bis zu Uterustransplantationen mit Embryotransfer oder zu Keimbahneingriffen. Angesichts dessen ist das ethische Postulat der Handlungsfolgenabschätzung nochmals neu zu unterstreichen.

2.2 Patientenorientierung

Neben der Handlungsfolgenabklärung ist für Reproduktionsmedizinerinnen und -mediziner eine weitere Ausformung ethischer Verantwortung einschlägig, nämlich die dialogische Verantwortung. Die moderne Dialogphilosophie ist von dem jüdischen Religionsphilosophen Martin Buber begründet worden. Sie legt Verantwortung im Horizont menschlicher Intersubjektivität aus und zielt auf zwischenmenschliche Kommunikation ab. Dieses „dialogische Prinzip" hat die Medizinethik rezipiert und für das Verhältnis von Arzt und Patient fruchtbar gemacht. Es geht um das Arzt-Patient-Gespräch und um das Leitbild einer „patientzentrierten", „personorientierten" und „sprechenden" Medizin (Sass 2006, S. 21; Kreß 2009, S. 25 ff.; Engelhardt 2011, S. 27 f.).

▶ **Empfehlung** Ärztinnen und Ärzte sollten sich nicht nur um die klinische Anamnese, den objektiven Krankheitsbefund, sondern gleichfalls um eine Wertanamnese bemühen. Sie sollten beachten, welche persönliche Präferenzen, moralische Überzeugungen und Wertperspektiven für ihre Patientinnen und Patienten jeweils maßgebend sind.

In der Reproduktionsmedizin ist dieses Anliegen besonders bedeutsam, weil über organpathologische Befunde hinaus bei Kinderwunschpaaren persönlich-biografische, familiäre und psychosoziale Faktoren eine Rolle spielen (Kentenich und Tandler-Schneider 2012). Die Reproduktionsmedizin berührt einen sensiblen Bereich der persönlichen Lebensführung und Lebensplanung. Umso mehr sind Ärztinnen und Ärzte zusätzlich zu ihrer medizinischen Fachkompetenz zur Empathie und zur Bemühung um Vertrauensbildung herausgefordert, damit sie Patientinnen bzw. Kinderwunschpaare so beraten und begleiten, dass den Überzeugungen, der Lebenssituation und dem Wertehorizont der Betroffenen selbst Rechnung getragen wird.

2.3 Normative Verantwortung

Eine weitere Dimension ethischer Verantwortung bildet die normative Verantwortung. Die Reproduktionsmedizin bietet Therapien an, die erst seit dem späten 20. Jahrhundert spruchreif geworden sind.

▶ Ethisch gilt der Grundsatz, dass neue Handlungsmöglichkeiten neue Verantwortlichkeiten nach sich ziehen.

Die Normen und die Werte, die der ethischen Tradition entstammen, sind auf neuartige Handlungsmodelle hin zu überdenken, auf sie hin zuzuschneiden, falls notwendig zu revidieren sowie fortzuentwickeln. Ethische und rechtliche Urteilsfindungen müssen dem medizinisch-technischen Fortschritt Stand halten. Daher ist es geboten, Verantwortung „für" ethische Prinzipien und Werte zu übernehmen und normative Abwägungen auszuweiten und zu beschleunigen. Die Reproduktionsmedizin darf diesem Gebot nicht ausweichen. Denn ihre Therapieangebote rufen Fragen wach, die an normative Grundlagen der Ethik und an Grundrechte rühren.

Hierzu gehört der Lebensschutz von Embryonen. Die Reproduktionsmedizin greift auf befruchtete Eizellen bzw. auf frühe Embryonen zu. Im Ausland erfolgt dies auch für Forschungszwecke. Ohne Embryonenforschung wäre die moderne Fortpflanzungsmedizin überhaupt nicht in Gang zu bringen gewesen. Im Inland wird Embryonenforschung nicht praktiziert, obwohl das im Embryonenschutzgesetz fixierte Verbot einen Spalt offen lässt und Forschung an nicht entwicklungsfähigen Frühembryonen inländisch eigentlich zulässig wäre (Neidert 2007). Davon abgesehen wird die Embryonenfrage im Inland jedoch dadurch aufgeworfen, dass bei IVF sowie bei der Präimplantationsdiagnostik (PID) alltäglich Embryonen erzeugt werden, die überzählig sind und daher „verworfen", also vernichtet und entsorgt werden. Angesichts dessen ist zu bedenken, welcher moralische Status und welche Schutzwürdigkeit Embryonen zukommt. Das Thema lässt sich in der Gegenwart mit den Argumenten, die geistesgeschichtlich überliefert sind, nicht mehr adäquat beantworten. Die Normen, die den Umgang mit Embryonen betreffen, müssen auf heutigem gedanklichem Niveau präzisiert werden.

In der Bundesrepublik Deutschland sind in den zurückliegenden Jahrzehnten die ethischen und juristischen Debatten zur Reproduktionsmedizin auf dieses spezielle Thema, den Embryostatus, sehr stark fokussiert gewesen. Eine solche Engführung auf die Embryonenfrage greift allerdings viel zu kurz. Zur Fortpflanzungsmedizin sind noch weitere ethische Kriterien sowie Grundrechte zu berücksichtigen. Bevor der moralische Status von Embryonen angesprochen wird (Abschn. 4), wird nachfolgend zunächst ein anderes, grundlegend wichtiges ethisches Kriterium hervorgehoben, nämlich das Selbstbestimmungsrecht von Patientinnen und von Kinderwunschpaaren. An späterer Stelle (Abschn. 5) wird das Grundrecht auf Schutz der Gesundheit zur Geltung gebracht, das im Rahmen der Reproduktionsmedizin nicht nur für die Patientin, sondern auch zugunsten des erhofften Kindes relevant ist. Ethisch sind Fortpflanzungsmedizinerinnen und -mediziner verpflichtet, die Gesundheit und das Wohl der Kinder im Auge zu behalten, die ohne ihre Beteiligung nicht geboren würden.

3 Die Perspektive von Patientinnen und Kinderwunschpaaren: Selbstbestimmungsrecht und Persönlichkeitsrechte

3.1 Persönliches Entscheidungsrecht

Eine Frau und ihr Partner haben das gute Recht, zur Erfüllung ihres Kinderwunsches reproduktionsmedizinische Unterstützung in Anspruch zu nehmen. Hierfür können sie sich auf ihr Selbstbestimmungsrecht und auf ihre Persönlichkeitsrechte berufen, die die neuzeitliche Ethik seit der Aufklärung ins Licht gerückt hat und die das Grundgesetz in Art. 2 Abs. 1 verbürgt. Unter die Selbstbestimmung und das Persönlichkeitsrecht eines Menschen sind auch die sexuelle Selbstbestimmung, die Entscheidung für oder gegen eigene Kinder, die reproduktive Autonomie bzw. das Recht auf Fortpflanzung zu subsumieren – unter Einschluss dessen, sich bei der Realisierung eines Fortpflanzungswunsches reproduktionsmedizinisch begleiten zu lassen (Gassner et al. 2013, S. 29 ff.). Fortpflanzungsentscheidungen stehen zudem unter dem Schutz des Grundrechtes auf Achtung des Privat- und Familienlebens, das in Art. 8 der Europäischen Menschenrechtskonvention kodifiziert worden ist.

3.2 Kulturgeschichtliche Hintergründe

In die gleiche Richtung weisen Einsichten der Kulturphilosophie und der Anthropologie. Der Mensch ist „der Gestalter seiner kulturellen Welt" (Landmann 1976, S. 39). Heutzutage sind Kultur, Technik und Hochleistungsmedizin für ihn quasi zur zweiten Natur geworden. Zivilisatorischer Fortschritt und technische Innovationen besitzen in vielfacher Hinsicht eine human wünschenswerte, sozial nützliche Funktion. In der Gegenwart trifft dies gleichfalls auf die Fortpflanzungsmedizin zu. Insofern der unerfüllte Kinderwunsch bei Betroffenen psychisches Leiden auslösen kann, kommt ihm Krankheitswert zu. Aufgrund ihres Persönlichkeits- und Selbstbestimmungsrechtes sind sie sowohl ethisch als auch rechtlich legitimiert, sich reproduktionsmedizinisch unterstützen zu lassen, um doch noch zu einem eigenen Kind zu gelangen.

▶ Der Fortpflanzungswunsch berührt den Kern der menschlichen Existenz. Er lässt sich als menschliches Existenzial, als elementares Anliegen der persönlichen Lebensgestaltung interpretieren.

Grundsätzlich ist diese Einsicht in der Geistesgeschichte ganz losgelöst von der modernen Reproduktionsmedizin entfaltet worden. Der Wunsch nach Kindern galt schon in der antiken und mittelalterlichen Philosophie als anthropologisch konstitutiv. Der scholastische Philosoph Thomas von Aquin subsumierte das Streben nach Fortpflanzung unter die natürlichen Strebungen („inclinationes naturales"), die für das Menschsein charakteristisch sind. Seinem Denkansatz zufolge leitet die menschliche Vernunft dazu an, die natürlichen Neigungen, unter ihnen die Fortpflanzung, human und ethisch auszugestalten.

Eindrücklich lässt sich an der jüdischen Geistesgeschichte ablesen, dass der Kinderwunsch ein menschlich fundamentaler Wert ist. Neben dem Leben und der Gesundheit waren im Judentum herkömmlich die Nachkommen ein Gut, das man für besonders gewichtig hielt. Kinder wurden religiös als Zeichen von Gottes Segen und als Sinnbild für Zukunft und Hoffnung gedeutet. Die jüdische Überlieferung verknüpfte ihr Menschenbild derart eng mit Fortpflanzung und Nachkommenschaft, dass sogar eine Verpflichtung zur Erzeugung von Nachkommen postuliert wurde (Jütte 2016, S. 208 ff.). Dieser Pronatalismus strahlt bis heute auf das religiöse und gleichfalls auf das nachreligiös-säkulare Judentum aus, sodass medizinisch-technische Unterstützung bei der Fortpflanzung im Judentum der Gegenwart durchgängig auf Zustimmung stößt.

3.3 Zweifelsfragen bei persönlichen Entscheidungen

Allerdings ist aus ethischer Sicht zusätzlich zu betonen, dass Patientinnen bzw. Kinderwunschpaare die Angebote der Fortpflanzungsmedizin sorgfältig abwägen und prüfen sollten. Dies gilt schon allein aus medizinischen Gründen. Häufig verlaufen IVF-Behandlungen enttäuschend, und die Geburt eines Kindes bleibt aus. Um solche Sachverhalte sollten Interessierte von vornherein wissen. Im Übrigen kommen auf sie nicht nur die Behandlungskosten zu, die in der Bundesrepublik Deutschland von Krankenkassen oder Versicherungen zumeist nur in begrenztem Umfang erstattet werden. Vielmehr sind die gesundheitlichen Belastungen zu sehen, die sich aus dem Verfahren für die Frau sowie für das erhoffte Kind ergeben. Bei höherem Lebensalter der Frau, aber auch des Mannes oder bei genetischen oder sonstigen Vorbelastungen steigen die medizinischen Risiken an. Stets sind die Besonderheiten des Einzelfalls von Belang. So sind schädigende Auswirkungen von IVF z. B. für die Fallkonstellation dokumentiert, dass Frauen, die an multipler Sklerose erkrankt sind, sich einer Kinderwunschtherapie mit Hormonbehandlung unterziehen (Correale et al. 2012).

Über die verfahrensbedingten und biologisch bedingten Risiken hinaus kann die Reproduktionsmedizin überdies moralischen Zweifel wecken. Sicherlich sind moralische Zweifelsfragen oftmals zeitbedingt. Sie brechen auf, weil bestimmte Handlungsmöglichkeiten noch unvertraut und soziokulturell neuartig sind. So hielt Günter Dürig, der Kommentator des Bonner Grundgesetzes, in den 1950er-Jahren eine Samenspende für einen Verstoß „gegen die Menschenwürde als solche". Der Ehemann werde von seiner Ehefrau zur „‚vertretbare(n) Größe' degradiert" und als „austauschbar" erachtet. An den Samenspender könne „überhaupt nur schaudernd gedacht werden" (Dürig 1956, S. 130).

Solche rigoristischen Einwände gegen die Samenspende gehören heute der Vergangenheit an. In der Gegenwart bezieht sich ethischer Zweifel nicht mehr darauf, ob Samenspenden prinzipiell vertretbar seien, sondern auf die konkreten Umstände. Kritikbedürftig sind anonyme Samenspenden, da sie das Recht des Kindes auf Kenntnis seiner genetischen Herkunft unterlaufen.

▶ **Empfehlung** Paare, die die Verwendung von Spendersamen erwägen – heterosexuelle Paare aufgrund mangelnder Spermienqualität beim Mann oder lesbische Paare –, sollten sich deshalb frühzeitig damit auseinandersetzen, dass und wie sie ihre Kinder von den Umständen ihrer Erzeugung später in Kenntnis setzen.

Samenspenden stellen eine Spezialfrage dar. Moralischer Zweifel kann aber ebenfalls aus einem Sachverhalt resultieren, der bei extrakorporaler Befruchtung routinemäßig gegeben ist. Um des günstigeren Behandlungserfolges willen werden in der Regel zunächst mehr Embryonen erzeugt, als einer Frau dann übertragen werden. Die überzähligen Embryonen lassen sich kryokonservieren und eventuell in einem späteren Behandlungszyklus verwenden. Alternativ kann man sie beiseitelegen und absterben lassen oder einer anderen Frau oder einem Paar mit Kinderwunsch spenden. Letzteres ist auch in der Bundesrepublik Deutschland prinzipiell zulässig. Jedenfalls sollten sich eine Frau bzw. ein Paar zu den moralischen Aspekten von Erzeugung, Kryokonservierung, Absterbenlassen oder Weitergabe pränidativer Embryonen rechtzeitig ein eigenes Urteil bilden.

Im Ausland, etwa in Großbritannien oder den USA, kommt auf sie die weitere Frage zu, ob sie bereit sind, überzählige Embryonen für wissenschaftliche Zwecke zur Verfügung zu stellen. Aus solchen Embryonen lassen sich humane embryonale Stammzellen gewinnen, die für medizinisch-biologische Grundlagenforschung, für medizinisch-pharmakologische Anwendungen oder in Zukunft evtl. sogar für Fortpflanzungszwecke verwendet werden können (zu Letzterem bereits Hendriks et al. 2015). Vor allem sind sie für Forschung nutzbar, die der Verbesserung des IVF-Verfahrens dient.

Ethisch ist festzuhalten: Für eine Frau und ihren Partner, die eine reproduktionsmedizinische Behandlung in Betracht ziehen, hängt es von ihrer persönlichen Überzeugung ab, wie sie sich zu den diversen Zweifelsfragen verhalten, die im Zusammenhang extrakorporaler Befruchtung auftreten. Zweifel können auch aus der Ungewissheit resultieren, inwieweit die extrakorporale Erzeugung eines Kindes seine spätere Gesundheit belastet. Zu diesem Thema werden fortlaufend Studien publiziert (etwa Hart und Norman 2013a, b; Tšuiko et al. 2017). Kinderwunschpaare sollten im Vorhinein abwägen, inwieweit ihnen potenzielle Risiken hinnehmbar erscheinen.

3.4 Unterstützung durch psychosoziale Beratung

Unter Umständen stellt es für die Betroffenen eine sehr große Herausforderung dar, derartige Abwägungen vorzunehmen. Es empfiehlt sich, in dieser Hinsicht eine Leitidee der Ethik aufzugreifen, die erst im ausgehenden 20. Jahrhundert „entdeckt" und auf den Begriff gebracht worden ist: die Partizipations- oder Befähigungsgerechtigkeit (Sen 2010). Ihr gemäß bildet es ein Gebot der Gerechtigkeit, die einzelnen Menschen dazu zu befähigen, über ihre Lebensgestaltung, darunter auch über gesundheitsbezogene Fragen und ausdrücklich auch über „Fragen der Reproduktion" (Nussbaum 1999, S. 200), im Horizont ihrer persönlichen Überzeugungen eigenverantwortlich entscheiden zu können. Für die Reproduktionsmedizin führt dies zu dem Postulat, dass Paaren mit Kinderwunsch nicht nur die fortpflanzungsmedizinische Unterstützung als solche anzubieten ist. Es reicht auch nicht aus, wenn sie allein von Ärzten informiert, aufgeklärt und beraten werden. Vielmehr sollte ihnen auf jeden Fall eine behandlungsunabhängige psychosoziale Beratung offenstehen. Psychosoziale Beratungsgespräche haben den Sinn, Kinderwunschpaare in die Lage zu versetzen, auf der Basis ihres persönlichen Selbstbestimmungsrechtes, ihrer Gewissensfreiheit und Gewissensverantwortung über die Nutzung von Fortpflanzungsmedizin so zu entscheiden, dass ihr Entschluss authentisch und wohlerwogen ist und sie zu ihm auch im Nachhinein Ja sagen können.

Institutionell ist zu diesem Zweck in der Bundesrepublik Deutschland ein angemessenes Angebot psychosozialer Beratungsstellen auf- bzw. auszubauen. Dabei dürfen keine Monopolbildungen einzelner, z. B. kirchlicher Anbieter entstehen. Die Beratungsangebote müssen so angelegt sein, dass sie den unterschiedlichen Wertvorstellungen in der Bevölkerung, d. h. dem heutigen moralischen und weltanschaulichen Pluralismus Rechnung tragen.

3.5 Konkretisierung: Entscheidungsfindung bei der Präimplantationsdiagnostik

Die Legitimität der persönlichen Entscheidung

Im Licht von Fortpflanzungsfreiheit, Selbstbestimmungsrecht und Gewissensfreiheit ist auch das Verfahren der PID zu erörtern. Eine PID kommt für Paare in Betracht, bei denen familiär bedingte Risiken bekannt sind, sodass für das erhoffte Kind entsprechende Krankheitslasten drohen. Gegebenenfalls sind Kinder bereits krank geboren worden oder es haben Schwangerschaftsabbrüche oder Fehlgeburten stattgefunden. Wenn Paare sich zu einer PID entschließen, übernehmen sie präventiv Verantwortung für die Gesundheit und für das Wohl des von ihnen gewünschten Kindes, um ihm eine familiär bekannte Schädigung zu ersparen. Insofern handeln sie nicht einfach aus egoistischem Interesse, sondern aus Sorge um und aus Fürsorge für das erhoffte Kind.

Sofern eine PID durchgeführt wird, werden krankheitsbelastete Embryonen beiseitegelegt, sodass sie absterben. Eventuell kann es verfahrensbedingt auch dazu kommen, dass ein unbelasteter Embryo überzählig bleibt und abstirbt. Kritische Stimmen sehen in der PID eine Missachtung des Lebensrechtes pränidativer Embryonen. Außerdem wird kritisch gesagt, dass eine Frau bzw. ein Paar durch Inanspruchnahme der PID Kranke und Behinderte diskriminieren, die mit dem jeweiligen Krankheitsbild bereits leben.

Dieser Einwand ist nicht triftig. Der Entschluss einer Frau und ihres Partners für eine PID bringt zum Ausdruck, dass sie sich in ihrer persönlichen Situation, vor konkretem familiärem Hintergrund und auf der Grundlage ihrer subjektiven Einschätzung der Verantwortung für das Wohl eines Kindes stellen, das noch nicht erzeugt worden ist. Insofern richtet sich ihre Entscheidung weder subjektiv noch objektiv generell gegen die Würde oder die Wertschätzung von Menschen, die behindert geboren worden sind oder die sich im Lauf ihres Lebens eine Behinderung zuziehen. Internationale Dokumente wie die UN-Behindertenrechtskonvention von 2006 sowie verfassungsrechtliche und einfachgesetzliche Vorgaben sichern die Interessen von Menschen mit Behinderung, zu denen ihr Recht auf gesundheitliche Versorgung und auf gesellschaftliche Teilhabe gehört. Wenn einzelne Paare eine PID durchführen lassen, stellen sie hierdurch die Achtung vor Behinderten und Kranken nicht infrage. Die ethischen und rechtlichen Normen, die die Schutzansprüche von Behinderten gewährleisten, werden von ihnen weder intentional noch symbolisch in Abrede gestellt.

Dennoch sollten sich eine Frau und ihr Partner auch unter moralischem Blickwinkel überlegen, ob sie eine PID nutzen. Aufgrund der Pluralität moralischer und weltanschaulicher Überzeugungen werden die persönlichen Einschätzungen unterschiedlich ausfallen. Außenstehende sollten sowohl ein Nein als auch ein Ja akzeptieren. Das Anliegen, die jeweilige moralische Einschätzung von Menschen mit Kinderwunsch zu respektieren, hatte sich sogar der Deutsche Bundestag zu eigen gemacht. Denn in der Begründung für das Gesetz, mit dem das Parlament 2011 die – allerdings stark eingegrenzte – Zulassung der PID beschlossen hat, hieß es:

> [...] eine derartige Zulassung ermöglicht den Paaren, die eine PID wahrnehmen wollen, die verantwortungsvolle Ausübung ihres Grundrechts auf Fortpflanzungsfreiheit, ohne dass damit

die moralische Position derjenigen, die die PID strikt ablehnen, abgewertet oder für unhaltbar erklärt würde.
(Deutscher Bundestag 2011, S. 7)

Mit diesem Satz ist politisch anerkannt worden, dass es vom Selbstbestimmungsrecht und vom persönlichen Gewissensurteil einer Frau und ihres Partners abhängt, ob sie von einer PID Gebrauch machen. So betrachtet bleibt es beispielsweise katholischen Gläubigen unbenommen, dem kirchlichen Lehramt Folge zu leisten und das Verfahren abzulehnen. Andererseits ist denjenigen, die die PID subjektiv für richtig halten, zugestanden worden, nicht mehr in das benachbarte Ausland fahren zu müssen. Vielmehr sollen sie auch im Inland ihren persönlichen Überzeugungen und ihrer Fortpflanzungsfreiheit gemäß vom Verfahren der PID profitieren können.

Das Dilemma der derzeitigen Rechtslage

Rechts- und medizinethisch ist allerdings mit Nachdruck zu kritisieren, dass die staatliche Politik diesen Standpunkt nachträglich unterlaufen hat. Im Gefolge des PID-Gesetzes ist 2013 eine PID-Rechtsverordnung erlassen worden, die vorschreibt, dass und wie über die konkrete Durchführung einer PID letztlich eine staatlich approbierte Ethikkommission zu beschließen hat. Den Ethikkommissionen wurde sogar das Recht verliehen, eine Frau, die einen Antrag auf eine PID gestellt hat, vorzuladen, um sie „mündlich anhören" zu können. Für ihren Bescheid hat die Kommission laut § 6 Abs. 4 der PID-Rechtsverordnung die „im konkreten Einzelfall maßgeblichen psychischen, sozialen und ethischen Gesichtspunkte" zu betrachten.

Hierdurch ist für das Inland eine Regulierung geschaffen worden, die die endgültige ethische Bewertung eines PID-Behandlungswunsches nicht mehr der Frau bzw. dem Paar überlässt. Sie wird vielmehr vom Staat, nämlich von der staatlich eingesetzten Ethikkommission übernommen.

Nun ist es im Rechts- und Staatenvergleich ohnehin singulär, dass in der Bundesrepublik Deutschland jedes einzelne PID-Verfahren von einer Ethikkommission zu genehmigen ist, sodass der Staat die Letztentscheidung über persönliche moralische Angelegenheiten an sich zieht. Darüber hinaus ist ein normativer Widerspruch erzeugt worden. Für eine moralisch viel heiklere Fallkonstellation, nämlich für den Schwangerschaftsabbruch – sogar für den späten Schwangerschaftsabbruch, bei dem Feten getötet werden, die schmerzempfindlich und ggf. extrauterin bereits lebensfähig sind – hat der Gesetzgeber kein staatlich approbiertes Kommissionsvotum und erst recht keinen Kommissionsbeschluss vorgesehen. In solchen Fällen ist die betroffene Frau vielmehr berechtigt, nach vorheriger ergebnisoffener Beratung selbst einen Entschluss zu treffen.

Im Ergebnis hebeln die Regulierungen, die zurzeit für die PID gelten, das Selbstbestimmungsrecht, die Fortpflanzungsfreiheit und die persönliche Gewissensentscheidung der Frau und ihres Partners in hohem Maß aus (Kreß 2016a; Landwehr 2017, S. 140). Sonstige Misshelligkeiten – u. a. die Vorgabe, dass die Frau die Kosten für die Ethikkommission zu tragen hat – kommen hinzu (Weiske et al. 2017). Daher sollten die entsprechenden Vorschriften des PID-Gesetzes und der PID-Rechtsverordnung aufgehoben werden. Sie bedeuten einen Rückfall in staatlichen Moralpaternalismus und konterkarieren die normativen Grundlagen des modernen liberalen Verfassungsstaates, denen gemäß die persönlichen Freiheits- und Selbstbestimmungsrechte der Menschen einschließlich der reproduktiven Autonomie respektiert werden müssen.

4 Embryonenschutz in Anbetracht der Reproduktionsmedizin

Neben dem Selbstbestimmungsrecht der Patientinnen bzw. der Kinderwunschpaare ist für die Reproduktionsmedizin ethisch-normativ der Lebensschutz von frühen, pränidativen Embryonen von Belang. In der Bundesrepublik Deutschland ist um den Status früher Embryonen intensiv gerungen worden. Dies erfolgte z. B., als die gesetzliche Regelung über die PID zur Beschlussfassung anstand. Im Jahr 2011 ist die PID durch Gesetz strafrechtlich untersagt und nur – wie soeben angesprochen – für Einzel- und Ausnahmefälle zugelassen worden. In der Konzession einer eingeschränkten Duldung sahen Kritiker indessen den Vorboten eines Wertewandels zulasten von Embryonen. Der Staat habe ein „generelles Machbarkeitscredo der modernen technizistisch denkenden Medizin" (Maio 2011, S. 47) und ein „Aussortieren von Embryonen" legitimiert, „allein weil sie jemandem ... unerwünscht" seien (Kirchhof 2011, S. 26).

Angesichts derart schwerer Vorwürfe ist zu durchdenken, welcher Schutzanspruch frühen Embryonen tatsächlich zuzuschreiben ist und welche Argumente hierzu aussagekräftig sind.

4.1 Überlieferte Standpunkte – moderne Präzisierungen

In der Gegenwart wird über den Schutz vorgeburtlichen Lebens keineswegs – wie oft unterstellt wird – großzügiger oder „liberaler" geurteilt als in der Vergangenheit. Im Gegenteil: Die normative Beurteilung ist sachlich besser begründet, präziser und im Ergebnis restriktiver. Noch im 19. Jahrhundert wirkten jahrhundertelange Unsicherheiten über den Beginn des Menschseins sogar in der Weise nach, dass man daran zweifelte, ob behindert geborene Frühgeburten oder Fehlgeburten überhaupt „Menschen" seien. Im Jahr 1873 schrieb ein amtliches Dokument der katholischen Kirche in Österreich Hebammen vor, sie sollten an behinderten Frühgeburten, die in Todesgefahr seien, um des Seelenheils willen eine Nottaufe vollziehen. Dies sollte jedoch nur unter Vorbehalt geschehen. Denn es sei unklar, ob ein neugeborener Behinderter – in damaligem Wortlaut: eine „Mißgestalt" – tatsächlich ein menschliches Wesen sei. Die Taufformel sollte deswegen konditional ausfallen und einschränkend lauten: „Wenn du ein Mensch bist, so taufe ich dich im Namen des Vaters ..." (zit. nach Paarhammer 2004, S. 116).

Was nun das vorgeburtliche Leben anbelangt, so waren bis in die Neuzeit hinein religiöse und metaphysische Spekulationen wirksam, die sich mit der Art und dem Zeitpunkt der Beseelung beschäftigten. Religiöse, etwa römisch-katholische oder muslimische Positionen gehen von derartigen Beseelungsspekulationen noch heute aus. Geistes- und religionsgeschichtlich nahm man zumeist an, das vorgeburtliche Leben sei in den ersten 12 Wochen noch gar kein Mensch im eigentlichen Sinn. Die Einstiftung einer Geistseele (anima intellectiva), von der die Menschwerdung abhänge, ereigne sich am 80. oder 90. Tag nach der Empfängnis. Diese Auffassung wurde römisch-katholisch bis in das späte 20. Jahrhundert hinein aufrechterhalten (Demel 1995). Auf staatlicher Ebene erinnert an sie heute noch die Drei-Monats-Frist des § 218 Strafgesetzbuch.

Andererseits entdeckte der Zoologe Karl Ernst von Baer im Jahr 1827 die weibliche Eizelle (Bernard 2014, S. 59 ff.). Hierdurch wurde naturwissenschaftlich evident, dass der Beginn des menschlichen Lebens nicht von der Ausstattung mit einer sog. Geistseele am 90. Tag abhängt. Vielmehr ereignet er sich biologisch mit der Vereinigung von Samen- und Eizelle bzw. mit der Auflösung der Zellkerne. Derartige Klarstellungen über die Befruchtung als natürlichem Beginn des menschlichen Lebens sind der modernen naturwissenschaftlichen Forschung zu verdanken.

4.2 Heutige bioethische Urteilsbildung

Gegenwärtig ist – wiederum im Licht der naturwissenschaftlichen Embryologie – jedoch eine tendenziell gegenläufige Frage zu erörtern: Muss der ganz frühe Embryo in seinen ersten Entwicklungstagen bereits genauso, auf exakt dem gleichen Niveau geschützt werden wie das vorgeburtliche Leben, das weiter entwickelt ist? Die ethischen Erwägungen über den Status und den Schutzanspruch früher Embryonen haben sich in den zurückliegenden Jahren v. a. auf die SKIP-Aspekte gestützt. Dabei geht es um Schlussfolgerungen, die ethisch aus der Spezies-Zugehörigkeit des frühen Embryos (S), aus der Kontinuität seines Werdens (K), aus seiner Individualität und Identität (I) sowie aus seiner Potenzialität zu ziehen sind, sich zum vollen Menschsein zu entwickeln (P).

Hohe Aussagekraft wird immer wieder dem Kriterium der Potenzialität (P) zugewiesen. Auf seiner Basis ist der Standpunkt vertreten worden, der frühe Embryo sei sofort „als" Mensch einzustufen. Als „embryonaler Mensch" stünde er nach der Vereinigung von Samen- und Eizelle vollumfänglich unter dem Schutz der Menschenwürde. Denn ihm sei die Fähigkeit zu eigen, sich aktiv und aus sich heraus zum ganzen Menschen auszubilden.

Dieser Standpunkt kehrt sogar in § 8 Abs. 1 Embryonenschutzgesetz wieder. Sachlich vermag er nicht zu überzeugen. Begrifflich und modallogisch ist hervorzuheben, dass die bloße „Möglichkeit", „Fähigkeit" oder „Potenzialität", sich zum Individuum oder zum Menschen zu entwickeln, noch nicht die „Wirklichkeit" des Menschseins bedeutet. Der Modalbegriff „Möglichkeit" bringt lediglich Grade der Wahrscheinlichkeit zum Ausdruck. Ohnehin ist offen, auf welches Ziel hin der Embryo sich eigentlich entwickeln können soll: lediglich auf eine nächste Stufe des vorgeburtlichen Werdens oder auf die Geburt oder auf eine spätere Phase des Menschseins hin? Zudem sind zahlreiche frühe Embryonen gar nicht entwicklungsfähig, noch nicht einmal im Sinn der Fähigkeit, sich in die Gebärmutter einzunisten (Implantationsfähigkeit). Sehr häufig sterben sie von Natur aus ab. Dies gilt losgelöst von extrakorporaler Befruchtung auch bei natürlicher Zeugung. Von sich aus bzw. von Natur aus sind sie zur Weiter- und Fortentwicklung oft nicht imstande.

Sodann ist zu bedenken, dass für das Werden früher Embryonen die mütterlichen Umgebungsbedingungen wesentlich sind. Die moderne Embryologie hat ferner aufgezeigt, dass die eigene Genaktivität früher Embryonen erst nach und nach einsetzt. Überdies lässt sich Entwicklungsfähigkeit inzwischen technisch induzieren oder umgekehrt künstlich mit Hilfe einer Entwicklungsbremse, eines Terminatorgens, dekonstruieren. Das Kriterium der Potenzialität, namentlich auch der Begriff der Totipotenz (Heinemann et al. 2015), weist erhebliche Unschärfen und Abgrenzungsunsicherheiten auf.

Ein weiteres Kriterium, das für die Urteilsbildung über den moralischen Status des frühen Embryos tragend ist, bildet die Identität/Individualität (I). Hierzu ist zu beachten, dass noch nach der Auflösung der Zellkerne epigenetische Reprogrammierungsprozesse stattfinden. Eine Festlegung, welche mütterlichen oder väterlichen Gene aktiviert werden, ist bei der Befruchtung letztlich noch nicht gefallen. Insofern steht die genetische Identität des späteren Menschen noch nicht endgültig fest. Vielmehr entscheidet es sich prozessual, welche Teile des mütterlichen oder väterlichen Genoms ihn prägen werden. Im strikten Sinn ist er zunächst überdies kein „Individuum", weil Zwillingsbildung möglich ist und er sich noch zu teilen vermag.

Ohne hier auf Einzelheiten eingehen zu können (ausführlicher: Kreß 2009, S. 159–174; Knoepffler 2012, S. 52–87; Müller-Terpitz 2018), ist im Fazit zu sagen: Der frühe Embryo, mit dem die Reproduktionsmedizin es zu tun hat, stellt menschliches Leben dar (human life) und ist in diesem Sinn achtungsvoll zu behandeln. Aber man kann ihn noch nicht als einen Menschen (human being), als menschliche „Person" oder als menschliches „Individuum" im präzisierten, engen Sinn bezeichnen. Für ihn ist ein Status eigener Art

(„special status") geltend zu machen. Frühen Embryonen ist daher ein vergleichsweise abgeschwächter Schutzanspruch zuzuschreiben. Einen stärkeren Anspruch auf Lebensschutz und Lebenserhaltung besitzt das vorgeburtliche Leben erst in seinen späteren Phasen, nämlich Embryonen, die sich in der Gebärmutter eingenistet haben und allmählich menschliche Gestalt annehmen, sowie Feten, bei denen sich Organe und neuronale Strukturen ausbilden und die schließlich sogar schmerzempfindlich sowie extrauterin lebensfähig sind. Ethisch ist von einer graduell ansteigenden Würde, einem sukzessiv zunehmenden Würdeschutz des vorgeburtlichen Lebens zu sprechen.

Dieser Standpunkt wird auch rechtswissenschaftlich in breitem Umfang übernommen (Hufen 2014, S. 144, 146). Legt man ihn zugrunde, dann ist eine Frau bzw. ist ein Kinderwunschpaar dazu berechtigt, im Licht ihrer persönlichen Überzeugungen eigenverantwortlich zu entscheiden, IVF, PID oder sonstige reproduktionsmedizinische Behandlungsangebote zu nutzen, bei denen frühe Embryonen überzählig bleiben. In der Konsequenz sollte in der Bundesrepublik Deutschland künftig rechtlich zusätzlich zugelassen werden, dass überzählige Embryonen nach Einwilligung ihrer Erzeuger für hochrangige Forschungszwecke verwendet werden dürfen.

5 Gesundheitsschutz und das Kindeswohl

5.1 Gesundheitsschutz als Grundrecht

In der Bundesrepublik ist über den Embryostatus ausgiebig diskutiert worden. Darüber wurde immer wieder vernachlässigt, dass die Reproduktionsmedizin ebenfalls weiteren ethischen Kriterien verpflichtet ist. Zu ihnen gehört der Gesundheitsschutz. Ethisch und grundrechtlich ist die Gesundheit als ein fundamentales, elementares Gut des Menschseins einzustufen, das vorrangig zu schützen ist.

Dieser Gedanke ist bereits in der Geistesgeschichte verankert. Schon in der Antike waren Ärzte dazu verpflichtet, zum Wohl des Patienten (salus aegroti) zu handeln und ihm keinen Schaden zuzufügen (nil nocere). Im Judentum gilt Gesundheit seit der Antike als eine Gabe, die dem Menschen von Gott anvertraut worden ist. Gott selbst wurde als Arzt bezeichnet. In der Moderne ist das individuelle Grundrecht auf den Schutz der Gesundheit in Menschenrechtskonventionen festgeschrieben worden. In Art. 12 des Internationalen Pakts über wirtschaftliche, soziale und kulturelle Rechte der Vereinten Nationen („Sozialpakt") aus dem Jahr 1966 erkennen die Vertragsstaaten „das Recht eines jeden auf das für ihn erreichbare Höchstmaß an körperlicher und geistiger Gesundheit" an. In die gleiche Richtung zielen Art. 24 der UN-Kinderrechtskonvention von 1989 oder Art. 25 der UN-Behindertenrechtskonvention von 2006. Die Europäische Union hat in ihrer Grundrechtscharta, die in den EU-Vertrag von Lissabon eingegangen ist, die Pflicht übernommen, „ein hohes Gesundheitsschutzniveau" zu sichern. Der Sache nach ist es eigentlich geboten, in der Bundesrepublik Deutschland den Gesundheitsschutz ausdrücklich in den Grundrechtskatalog des Grundgesetzes aufzunehmen (Bioethik-Kommission des Landes Rheinland-Pfalz 2010, S. 105).

Doch schon jetzt kommt ihm im Inland faktisch der Status eines Grundrechtes zu. Abgesehen davon, dass die Bundesrepublik an internationale Konventionen gebunden ist, lässt sich der Anspruch der Bürgerinnen und Bürger auf Gesundheitsschutz aus Art. 2 Abs. 2 des Grundgesetzes (Recht auf Leben und körperliche Unversehrtheit) oder aus Art. 20 Abs. 1 (Sozialstaatsprinzip) ableiten.

▶ Der Gesundheitsschutz ist sowohl rechtlich als auch ethisch, speziell medizinethisch eine Norm, die nicht übergangen werden darf (Pestalozza 2007; Kreß 2009, S. 86 ff.).

5.2 Gesundheitsschutz in der Fortpflanzungsmedizin

Die Reproduktionsmedizin hat den Gesundheitsschutz in drei Richtungen hin ernst zu nehmen. Es gilt,

- das gesundheitliche Wohl der Patientinnen zu wahren, die sich einer fortpflanzungsmedizinischen Behandlung unterziehen;
- die gesundheitlichen Interessen und Schutzrechte Dritter im Auge zu behalten, die in eine IVF-Therapie involviert sind. Dies betrifft z. B. – losgelöst von Fragen der rechtlichen Zulässigkeit im Inland – die Option der Eizellspende. Sofern eine Frau bereit ist, sich Eizellen entnehmen zu lassen, damit diese einer Kinderwunschpatientin implantiert werden, sollte der Entnahmeeingriff so schonend erfolgen, wie es medizinisch erreichbar ist;
- das Wohl und die Gesundheit der Kinder zu berücksichtigen, die außerkörperlich erzeugt werden.

Besondere Verantwortung für die Wahrung des Gesundheitsschutzes fällt den Ärztinnen und Ärzten zu, die die reproduktionsmedizinischen Behandlungen durchführen. Nicht zuletzt sind es die wohlverstandenen Interessen und die Gesundheit des extrakorporal erzeugten Kindes, für das sie Sorge zu tragen haben.

5.3 Ärztliche Verantwortung für die Gesundheit des Kindes

Nun lassen sich im Rahmen einer IVF-Behandlung die Basisrisiken, die bei jeder Schwangerschaft für das Kind vorhanden sind, sowie Risiken, die aus dem IVF-Verfahren selbst resultieren, nicht eliminieren. Unrealistisch ist es, wenn Patientinnen oder Paare von Ärztinnen oder Ärzten erwarten, diese könnten die Gesundheit ihres Kindes oder bestimmte gewünschte Eigenschaften („Wunschkind", „Designerbaby") positiv gewährleisten.

▶ Ärztinnen und Ärzte sind dazu verpflichtet, von dem Kind, das ohne ihre medizinische Assistenz gar nicht geboren würde, solche Schädigungen fernzuhalten, die voraussehbar, unverhältnismäßig und vermeidbar sind.

Dabei ist einzuräumen, dass in der Bundesrepublik Deutschland nicht alle Schäden, die im Zuge von IVF-Behandlungen entstehen, den Ärzten anzulasten sind. Voranstehend ist bereits hervorgehoben worden, dass im Inland die Rate an Zwillings- und Mehrlingsschwangerschaften nach IVF zu hoch war und ist. Die Gesundheitsgefahren, die hierdurch für die Schwangere und für das Kind entstehen, hat der Gesetzgeber zu verantworten (Abschn. 1.2).

Daneben können dem Kind gesundheitliche Gefährdungen drohen, die mit dem Lebensstil oder den Lebensgewohnheiten der Frau zusammenhängen, z. B. Adipositas (Felberbaum 2017a, S. 121) oder Alkohol- oder Nikotinkonsum. Daher wurde berufsethisch empfohlen, eine IVF-Behandlung abzulehnen, sofern eine Frau in mehr als moderatem Maß Alkohol konsumiert (ESHRE 2010, S. 583). Reproduktionsmedizinische Assistenz sollte überdies unterbleiben, wenn zu erkennen ist, dass bei den Wunscheltern ein übermächtiger oder ein das Kind instrumentalisierender, überfremdender Kinderwunsch vorliegt. Ein Hinderungsgrund für eine IVF-Behandlung ist aus ethischen Gründen etwa dann gegeben, sofern das Kind zur Rettung von Ehe oder Partnerschaft oder zwecks Überwindung einer eigenen strukturellen Depression erzeugt werden soll (Stauber 1998, S. 381 f.). Ähnliches gilt, wenn eine Frau in höherem Lebensalter aus Gründen ihres subjektiven Lebensgefühls, um „nichts verpasst zu haben", biografisch und humanbiologisch verspätet die Ärztin oder den Arzt darum bittet, ihr Eizellen zu entnehmen und diese zu kryokonservieren.

Zurzeit ist nun allerdings zu beobachten, dass sich das Spektrum fortpflanzungsmedizinischer Behandlungsoptionen ausweitet. Konkret betrifft dies nicht nur die Kryokonservierung von Eizellen zwecks Schwangerschaft jenseits der Menopause, die soeben erwähnt wurde („social freezing"). Vielmehr wird jetzt beispielsweise ins Auge gefasst, Frauen ohne eigenen Uterus zu einem genetisch eigenen Kind zu verhelfen. Zu diesem Zweck soll ihnen ein Uterus implantiert werden, der von einer Hirntoten oder von einer Lebendspenderin stammt. In den gespendeten Uterus wird dann ein Embryo eingesetzt, der zuvor extrakorporal erzeugt und kryokonserviert worden ist.

Derartige Behandlungsangebote sind der wunscherfüllenden Medizin zuzuordnen und bedürfen der kritischen Prüfung. Sie gehen über die „klassische" Zweckbestimmung der Fortpflanzungsmedizin – Erfüllung eines Kinderwunsches in eingegrenzten Fallkonstellationen, nämlich bei Sterilitätsproblemen oder bei bestimmten Krankheitsbelastungen einer Frau oder eines Mannes – deutlich hinaus. Aufgrund solcher Ausweitungen der Behandlungsangebote ist es geboten, die Gesundheit und das Wohl des Kindes als Kriterium, an dem die Reproduktionsmedizin zu bemessen ist, nochmals verstärkt in den Vordergrund zu rücken. Im Kern geht es darum, dass die Grundrechte, die ein Kind nach seiner Geburt besitzen würde, bereits vorwirkend, vor der Erzeugung und vor einer Geburt zu beachten sind.

6 Vorwirkende Rechte des Kindes

6.1 Ethisch-rechtliche Grundlagen

Im Jahr 1989 haben die Vereinten Nationen die Kinderrechtskonvention verabschiedet, durch die Kindern eigene Grundrechte – Schutz-, Förder- und Beteiligungsrechte – zugesprochen und ihnen der Status von Rechtssubjekten zuerkannt wurde. Geistes- und rechtsgeschichtlich war dies ein epochaler Durchbruch. Denn bis in die Neuzeit hinein wurden Kinder als defizitäre Menschen betrachtet, denen die Vernunft fehle. Man hielt sie für unfertige Erwachsene und stufte sie als „Besitz" oder „Eigentum" der Eltern ein (Mühlbauer 1976; Surall 2009).

Die Medizin hat sich die Leitidee der UN-Kinderrechtskonvention, Kinder als Rechtssubjekte zu respektieren, zügig zu eigen gemacht. Einschlägig ist die Deklaration, die der Weltärztebund 1998 auf seiner 50. Generalversammlung in Ottawa zum Recht des Kindes auf gesundheitliche Versorgung verabschiedet hat. Inzwischen ist jedoch noch ein weiterer Schritt zu vollziehen. Mit Bezug auf die Fortpflanzungsmedizin ist hervorzuheben, dass die Rechte, die einem Kind im Fall seiner Geburt zustehen werden, bereits im Vorhinein, antizipatorisch Aussagekraft besitzen.

Diesen Gedanken hat die Bundesärztekammer übernommen. Zwar war ihre Musterrichtlinie zur assistierten Reproduktion aus dem Jahr 2006 in verschiedener Hinsicht kritikbedürftig. Wegweisend war jedoch, dass sie die Schutznormen rezipierte, die die UN-Kinderrechtskonvention zugunsten von Kindern kodifiziert hatte, und die Konsequenz zog: „Der hohe Anspruch an das Kindeswohl gilt auch für den Umgang mit dem noch nicht geborenen Kind", sodass die behandelnde Ärztin oder der Arzt „für das Wohl des mit ihrer/seiner Assistenz erzeugten Kindes eine besondere Verantwortung" tragen (Bundesärztekammer 2006, S. A 1393). International hat zu den Sorgfaltspflichten, die die Reproduktionsmedizin für „the child's welfare" zu übernehmen hat, eine umfangreiche Diskussion eingesetzt (Lacey et al. 2015).

Grundsätzlich ist auch auf der Ebene der Rechtsordnung die Einsicht nicht neu, dass Rechte, die für ein Kind nach seiner Geburt gelten, bereits zuvor greifen. So erkennt das deutsche Recht an, dass dem vorgeburtlichen Leben (nasciturus) und sogar dem noch nicht erzeugten Embryo (nondum conceptus) Schutz etwa hinsichtlich von Schadenersatz- oder Erbansprüchen gebührt. Ebenso gehen die Bestimmungen zum Schwangerschaftsabbruch von vorgeburtlichen Schutzansprüchen des Fetus aus.

In Anbetracht des Zugriffs, den die Fortpflanzungsmedizin auf Embryonen erlangt hat, sind diese Impulse aufzunehmen und auszubauen. Für die Reproduktionsmedizin sind bestimmte Grundrechte, die der menschlichen Person nach ihrer Geburt zukommen, namentlich das Selbstbestimmungsrecht und das Recht auf Gesundheitsschutz, belangvoll und inhaltlich aussagekräftig. Diese strahlen bereits vorwirkend aus. Die Fortpflanzungsmedizin hat sie für ihre Behandlungsangebote zu beachten (Wapler 2010, S. 138 ff.; Kreß 2016b, S. 232 f., 234; Landwehr 2017, S. 39 f., 161 f.). Zur Verdeutlichung werden nachfolgend mehrere ausgewählte Fallkonstellationen genannt. An ihnen wird exemplarisch sichtbar, dass und inwiefern die Vorwirkung von Grundrechten für die Reproduktionsmedizin in Anschlag zu bringen ist.

6.2 Konkretisierungen in der Fortpflanzungsmedizin

Als wichtiger Bestandteil der Persönlichkeits- und Selbstbestimmungsrechte, die für jeden Menschen nach seiner Geburt gelten, ist das Recht auf Kenntnis der genetischen Herkunft zu erwähnen. Dieses Recht ist inhaltlich bereits vorwirkend gehaltvoll. Daher ist es nicht akzeptabel, wenn Samenspenden auf anonymer Basis praktiziert werden. Einem Kind, das nach anonymer Samenspende geboren wird, bleibt die Chance verwehrt, Informationen über seine genetische Herkunft, über hiermit evtl. verbundene Krankheitsdispositionen und über seinen Erzeuger zu erhalten.

In der Bundesrepublik Deutschland ist der Gesetzgeber zu diesem Thema jahrelang untätig geblieben. Daher blieb es den Gerichten überlassen, die Klarstellung vorzunehmen, dass für die Fallkonstellation der Samenspende das Recht des Menschen auf Kenntnis der genetischen Herkunft zu beachten ist. Bahnbrechend war im Jahr 2013 ein Beschluss des Oberlandesgerichts Hamm (Schumann 2014, S. 747).

Vorwirkende Selbstbestimmungsrechte sind noch mit weiterer Zuspitzung hervorzuheben. Neben dem Recht auf Kenntnis der genetischen Herkunft steht jeder Person ein Recht auf informationelle Selbstbestimmung und auf Nichtwissen um das eigene Genom zu. Daher ist es nicht zu vertreten, dass Eltern mittels genetischer Diagnostik Informationen über einen Embryo erhalten, die für sie nicht von unmittelbarem wohlbegründetem Interesse sind. Dies gilt etwa für Zusatzbefunde und für Überschussinformationen bei der PID (Landwehr 2017, S. 173 ff.).

Der Vorbehalt richtet sich erst recht gegen eine weitgehende oder gar gänzliche Genomsequenzierung vorgeburtlichen menschlichen Lebens. Falls ein Embryo, dessen Genom erfasst worden ist, in einer Schwangerschaft ausgetragen würde, wäre sein genetischer Datensatz bei seiner Geburt bereits bekannt. Hierdurch würde das Recht auf informationelle Selbstbestimmung ausgehöhlt, das jede geborene Person besitzt.

Nochmals anders gelagert: Seit dem zweiten Jahrzehnt des 21. Jahrhunderts wird die Technik der Genschere CRISPR/Cas9 bzw. die Genomeditierung beforscht. Theoretisch ist vorstellbar, dass auf einer solchen Basis einmal Eingriffe in die menschliche Keimbahn durchführbar werden. Ob dies als statthaft anzusehen ist, ist im Licht vorwirkender Rechte eines geborenen Kindes zu diskutieren. Der Anlass für einen Keimbahneingriff wird in der Regel darin bestehen, einem erhofften Kind und seinen potenziellen Nachkommen gravierende, familiär bedingte Krankheitslasten zu ersparen. Konkret kann es um eine dominante Erbkrankheit gehen, etwa eine schwere erbliche Herzmuskelerkrankung (Ma et al. 2017).

Eine solche Handlungsmotivation, die auf die Vermeidung schweren Leidens abzielt, ist grundsätzlich legitim und human nachvollziehbar. Sie ist auch für die Wunscheltern leitend, die eine PID durchführen lassen (Abschn. „Die Legitimität der persönlichen Entscheidung"). Andererseits muss aber gewährleistet sein, dass der Zugriff auf die Keimbahn für die betroffenen Individuen nachgeburtlich keine neuen, anderweitigen, irreversiblen und unkalkulierbaren Gesundheitsgefahren auslöst. Angesichts von Off-target- und von epigenetischen Effekten ist zurzeit ungewiss, ob oder wann eine solche Garantie des Nicht-Schadens einmal gegeben werden kann.

Neben dem vorwirkenden Gesundheitsschutz ist zu Eingriffen in die Keimbahn ein weiterer Gesichtspunkt zu veranschlagen. Antizipatorisch ist das Selbstbestimmungsrecht in den Blick zu nehmen, das Menschen nach ihrer Geburt zusteht. Daher ist zu erörtern, ob ein derart weitreichender, zudem irreversibler Eingriff, wie der Zugriff auf die Keimbahn ihn darstellt, ohne die Zustimmung des Betroffenen überhaupt vertretbar ist (hierzu auch: Berlin-Brandenburgische Akademie 2015, S. 20). Klärungsbedarf besteht zu der Frage, inwieweit eine ersatzweise oder „stellvertretende" Einwilligung der Erzeuger tatsächlich ausreicht.

Der zuletzt erwähnte Sachverhalt betrifft eine Handlungsoption, die im Schnittfeld von Fortpflanzungsmedizin und Humangenetik hypothetisch einmal realisierbar werden könnte. Ähnliche Gesichtspunkte sind geltend zu machen, wenn man das Schnittfeld zwischen Reproduktionsmedizin und Stammzelltechnologie betrachtet. Schon seit Längerem (Mertes und Pennings 2010) wird eine Option diskutiert, die allmählich in greifbarere Nähe rückt: dass in Zukunft Menschen auf der Basis von pluripotenten Stammzellen geschaffen werden und zur Geburt gelangen könnten. Auf diesem Weg ließe sich ein Ein-Eltern-Kind oder ein Nachkomme eines weiblich oder eines männlich gleichgeschlechtlichen Paares erzeugen, ohne dass hierfür die Samen- oder Eizellspende einer dritten Person erforderlich wäre. Auch für eine derartige Fallkonstellation sind die Grund-, Persönlichkeits- und Schutzrechte des Kindes, die es nach einer – hypothetischen – Geburt besitzt, im Vorhinein zu berücksichtigen.

Bereits heute ist es unerlässlich, einen nochmals anders gelagerten Sachverhalt im Horizont vorwirkender Kinderrechte zu betrachten, nämlich die Befruchtung von Eizellen mit den Samenzellen eines Erzeugers nach dessen Tod oder zu seinen Lebzeiten ohne oder sogar gegen seinen Willen. So war in der Bundesrepublik Deutschland im Jahr 2016 gerichtlich darüber zu befinden, ob eine Frau gegen den erklärten Willen des Samengebers von einer reproduktionsmedizinischen Praxis die Herausgabe imprägnierter kryokonservierter Eizellen verlangen darf (Kreß 2016b, S. 233 f.). Der Samengeber hatte sich von der Frau getrennt. Legt man den Maßstab vorwirkender Schutzrechte eines Kindes an, so ist zu sagen, dass ein unter diesen Voraussetzungen geborenes Kind familiär und psychisch von vornherein mit einer schweren Hypothek belastet wäre: Sein genetischer Erzeuger hat seine Existenz nicht gewollt. Das Kind befände sich zu seinem Erzeuger nicht nur in einem Nicht-Verhältnis – so wie es bei anonymen Samenspenden der Fall ist –, sondern in einem Anti-Verhältnis. Diese Erwägung spricht gegen die Herausgabe imprägnierter oder befruchteter Eizellen an eine Frau, die unbedingt, geradezu um jeden Preis, ihren eigenen Kinderwunsch verwirklichen möchte.

Wenn man das Recht jedes Menschen auf den Schutz seiner Gesundheit ernst nimmt, erscheint überdies das neue fortpflanzungsmedizinische Therapieangebot fragwürdig, einen Embryo in einen Uterus einzusetzen, der von einer Dritten stammt. Da der Uterus für die Schwangere ein Fremdorgan ist, muss sie aus Gründen der Immunsuppression entsprechende Medikamente zu sich nehmen. Daher wird dann auch der Fetus dem Gesundheitsrisiko ausgesetzt, das von den Immunsuppressiva ausgeht (Abschn. „Uterusspende mit Embryotransfer)".

6.3 Fazit

Angesichts von Konstellationen, so wie sie soeben beispielhaft aufgezählt wurden, gelten vorgreifend die Rechte, die einem Kind nach seiner Geburt zustünden. Insbesondere geht es um sein Grundrecht auf Schutz der Gesundheit und um seine Selbstbestimmungsrechte, unter die das Recht auf Kenntnis der genetischen Herkunft oder das Recht auf Nichtwissen um das eigene Genom zu subsumieren sind. Sofern im Fall der Geburt solche Rechte absehbar verletzt sein werden und die reproduktionsmedizinische Behandlung in dieser Hinsicht unverhältnismäßige Schäden zufügt, ist die Konsequenz zu ziehen, dass sie zu unterlassen ist.

Zwar können sich Erwachsene, die sich ein Kind wünschen, auf ihre Persönlichkeitsrechte und ihre Fortpflanzungsfreiheit berufen (Abschn. 3.1). Ihr Anspruch findet jedoch seine Grenze an den Rechten und den Interessen anderer Menschen, zu denen die vorwirkenden Schutzrechte eines erhofften Kindes gehören. Hierzu greift auch die ethische und rechtliche Abwägungsregel, der gemäß Anspruchsrechte gegenüber Schutz- und Abwehrrechten prinzipiell nachrangig sind. Wunscheltern haben weder moralisch noch rechtlich ein Anrecht auf ein genetisch eigenes Kind, dem eine Ärztin oder ein Arzt auf jeden Fall Folge zu leisten hätte. Es kommt hinzu, dass sich auch kein „Recht" eines noch nicht existierenden Kindes auf Erzeugtwerden postulieren lässt. Sogar der Medizinethiker Hans Jonas, bei dem sich ansonsten der tradierte jüdische Pronatalismus bemerkbar machte und der als Philosoph nachdrücklich die Sorge für das Leben betonte, hielt fest: „ein *Recht* Ungeborener auf Geborenwerden (genauer: Ungezeugter auf Zeugung) ist schlechterdings ... nicht zu begründen" (Jonas 1979, S. 86). Ebensowenig kann für den Fall, dass eine imprägnierte oder befruchtete Eizelle kryokonserviert worden ist, ein dieser Eizelle inhärentes Recht auf Aufgetautwerden und Transfer in eine Gebärmutter behauptet werden (Europäischer Gerichtshof für Menschenrechte 2007, Leitsatz 1; Kreß 2016b, S. 233 f.). Daher ist reproduktionsmedizinisch Handlungsverzicht zu üben, falls die Durchführung einer Behandlung den Gesundheitsschutz und die Selbstbestimmungsrechte eines Kindes, das noch nicht existiert, von vornherein verletzen würde.

In den voranstehenden Abschn. 3, 4, 5 und 6 sind Argumente auf der Basis fachwissenschaftlicher ethischer Reflexion entfaltet worden. Für den ärztlichen und klinischen Alltag sind sie nun um Gesichtspunkte zu ergänzen, die das gelebte Ethos, die lebensweltlichen moralischen Einstellungen von Patientinnen und Patienten mit Kinderwunsch betreffen.

7 Lebensweltlich-kultureller Aspekt: Die Pluralität sozioreligiöser und weltanschaulicher Überzeugungen

Die Fortpflanzungsmedizin gehört zu den hochgradig innovativen Zweigen der Hochleistungsmedizin. Ethiktheoretisch lässt sie sich mit Hilfe der Abwägungen erörtern, die voranstehend zur Sprache gebracht worden sind. Faktisch sind jedoch noch weitere Maßstäbe und Überzeugungen bedeutsam, die in der Gesellschaft anzutreffen sind. Die Meinungsbildung von Menschen, die sich ein Kind wünschen, wird von ihrer jeweiligen sozioreligiösen Prägung und ihrem soziokulturellen Kontext beeinflusst. Das Gleiche gilt für die Ärztinnen und Ärzte, die in der Fortpflanzungsmedizin tätig sind.

Daher werden jetzt verschiedene Anschauungen skizziert, die in unserer Gesellschaft, in Medien und Politik für die Bewertung der Fortpflanzungsmedizin eine mehr oder weniger große Rolle spielen. Dies kann nur ausschnitthaft erfolgen. Es werden einige religiöse Standpunkte wiedergegeben, um sie dann auf ihre Aussagekraft hin zu kommentieren.

7.1 Römisch-katholischer Standpunkt

Eine rigoristische Haltung nimmt die römisch-katholische Kirche ein. Jahrhundertelang vertrat sie die Lehre, das vorgeburtliche Leben werde erst spät zum Menschen (Abschn. 4.1). Von dieser Spätdatierung – meist wurde der 90. Tag genannt – hat sie sich in den 1980er-Jahren getrennt, um sich endgültig auf eine Frühdatierung des Lebensbeginns festzulegen. Dies erfolgte, um zur damals neuen Methode der außerkörperlichen Befruchtung ein Nein zu sagen. Der Vatikan dekretierte im Jahr 1987, Gott stifte dem Embryo sofort bei der Befruchtung eine Geistseele ein, die ihn zur „Person" mache und ihm einen „absoluten" Schutzanspruch verleihe (Kongregation 1987, S. 9 ff., 13). Die katholische Moraltheologie hat diese Position dahingehend charakterisiert, man habe ein „minimum biologicum" mit einem „maximum spirituale" verklammert (Demmer 2005, S. 105). Auf einer solchen Basis lässt das katholische Lehramt über den Zugriff auf frühe Embryonen keinerlei Abwägung zu. Das kirchliche Lehramt verbietet IVF sowie PID auch für verheiratete Paare. Sein striktes Verbot begründet es zusätzlich mit der These des katholischen Naturrechts, jedes Kind müsse innerhalb der Ehe in einem natürlichen, leiblich vollzogenen Akt erzeugt worden sein. Für den Fall, dass vor Ort und in einzelnen Staaten anderes gelte, forderte der Vatikan zu passivem Widerstand auf.

In der Sache krankt dieser lehramtliche Standpunkt daran, dass er auf Spekulationen über das Dass und das Wann einer vorgeburtlichen göttlichen Beseelung und über das „Wesen" der Ehe beruht. Da er religiös-partikular ist, kann ihm gesamtgesellschaftlich keine Verbindlichkeit zugestanden werden. Unter Umständen führt er freilich zu erheblichen Friktionen. Katholikinnen, die als Arbeitnehmerinnen in kirchlich getragenen Einrichtungen – etwa in Kliniken, Schulen oder Kindertagesstätten – tätig sind und den Vorgaben des katholischen Arbeitsrechts unterliegen, sehen sich ggf. gedrängt, gegenüber ihrem Arbeitgeber eine IVF-Behandlung verheimlichen zu müssen (Kreß 2014, S. 94 ff.).

7.2 Christliche Orthodoxie

Einen Standpunkt, der dem der katholischen Kirche vergleichbar ist, nimmt die christliche Orthodoxie ein. Diese Strömung des Christentums ist auch in der Bundesrepublik Deutschland in gewissem Umfang repräsentiert. Russisch- und griechisch-orthodoxe Dokumente sprechen von der „Heiligkeit" des menschlichen Lebens, die sofort mit der Befruchtung gegeben sei. Bei der Befruchtung werde der Embryo von Gott beseelt. Die russisch-orthodoxe Kirche beharrt zur extrakorporalen Befruchtung auf einem strikten Nein.

Indessen sind in der Orthodoxie Meinungsdifferenzen wahrnehmbar. Denn die griechische Orthodoxie votiert aufgeschlossener als die russische. Hierfür beruft sie sich auf das Prinzip der Milde („oikonomia"). Eine extrakorporale Befruchtung greife in die Entstehung menschlichen Lebens ein, der eigentlich eine mystische und heilige Dimension zukomme. Dennoch dürfe ein mildes Urteil gefällt werden. IVF und PID seien akzeptabel, wenn Heilung das Ziel sei. In Deutschland gehen einzelne orthodoxe Theologen noch weiter und sagen, die „Weitergabe von Leben" sei eine „unmittelbare Beteiligung am göttlichen Geschenk des Lebens". Sie verleihe der „Gemeinschaft von Personen" Ausdruck, die im christlichen trinitarischen Gott selbst vorhanden sei. Die Trinitätslehre, also die Lehre von der „Durchdringung der drei Personen der Heiligen Dreieinigkeit", lasse sich auf die Deutung des Menschen übertragen. Personsein bedeute, in Beziehung zu stehen. Eine Interpersonalität besitze der Embryo jedoch erst von der Nidation an. Deswegen sei der pränidative Embryo noch keine Person und stehe folglich auch nicht unter striktem Lebensschutz (Vletsis 2011, S. 229 f.). In der griechischen Orthodoxie deutet sich also die Bereitschaft an, überlieferte dogmatische Lehren so zu wenden, dass Reproduktionsmedizin genutzt werden darf.

7.3 Protestantische Sichtweisen

Überraschend ist es, dass sich zumindest in Deutschland ausgerechnet evangelische Kirchen gegenüber IVF und speziell gegenüber der PID wiederholt ablehnend äußerten. Von extrakorporaler Befruchtung sei „abzuraten" (Kundgebung 1987, S. 5). Es drohe ein Dammbruch zulasten von Menschenwürde und Lebensschutz. Im Jahr 2011 sprach sich das Spitzengremium der deutschen evangelischen Kirchen, der Rat der EKD, zusätzlich gegen die PID aus, da „Leben sich vor Leid nicht schützen" lasse und „sich Gott in Jesus Christus selbst dem Leid ausgesetzt" habe. Die PID sei mit dem „christlichen Menschenbild" nicht vereinbar (Stellungnahme 2011, S. 6).

Solche Voten evangelischer Kirchen bleiben sachlich und begrifflich unpräzis. So steht beispielsweise keineswegs eindeutig fest, was unter dem „christlichen Menschenbild" – im Singular! – zu verstehen ist, zu dem die PID evangelischen Kirchenvertretern zufolge in Widerspruch stehen soll. Davon abgesehen haben Autoren der akademischen evangelischen Ethik zur Reproduktionsmedizin anderslautende Beurteilungen vorgetragen und das persönliche Selbstbestimmungsrecht von Patientinnen sowie die Legitimität des Zugriffs auf frühe Embryonen ausdrücklich bejaht.

7.4 Islamische Einschätzungen

Innerhalb des Islam werden zur Reproduktionsmedizin Anschauungen vertreten, die zum Teil recht aufgeschlossen ausfallen. Hierbei wirken alte Traditionen der Spätbeseelung vorgeburtlichen Lebens nach, die auf den 40., 80. oder 120. Tag datiert wurde. Extrakorporale Befruchtung wird auf islamischer Seite als zulässig angesehen, wenn eine Ehe besteht und ungewollte Kinderlosigkeit vorliegt, die als Krankheit beurteilt wird. Zur Legitimierung von IVF trägt ferner bei, dass das islamische Recht keine Adoption erlaubt.

Bezogen auf einzelne Anwendungen der Fortpflanzungsmedizin finden sich dann aber heterogene Meinungen. In der Bundesrepublik Deutschland spielt aufgrund des türkeistämmigen Bevölkerungsanteils v. a. der sunnitische Islam eine Rolle. Er lehnt Leihmutterschaft, Eizell- oder Samenspende ab. Eine Befruchtung mit einer gespendeten Eizelle oder mit gespendeten Spermien sei mit unehelichem Geschlechtsverkehr, also mit Unzucht gleichzusetzen. Der schiitische Islam, der im Iran beheimatet ist, äußert sich zu Leihmutterschaft oder zur Eizellspende viel toleranter. Dies beruht auf der alten schiitischen Anschauung über die Muta-Ehe oder Zeitehe, der gemäß ein Mann mit einer nicht verheirateten Frau für eine vereinbarte begrenzte Zeit eine Ehe eingehen darf. Heute kann sich dieser Logik gemäß ein verheirateter kinderloser Mann für seine dauerhafte Ehe von einer anderen Frau eine Eizelle oder einen Embryo spenden lassen (Ilkilic 2011, S. 13).

Bei all dem darf man nicht verkennen, dass auf islamischer Seite Auffassungen vertreten werden, die kritischer Analyse bedürfen. So gelangen patriarchale Rollenbilder zum Zuge, die sich mit dem Selbstbestimmungsrecht der Frau und auch mit dem Wohl des erhofften Kindes nicht vereinbaren lassen. Unter Umständen wird eine Frau von ihrem Mann vorschnell zur Inanspruchnahme von IVF gedrängt, weil er sich zügig einen, möglichst männlichen, Nachkommen wünscht. Religions- und ideologiekritischer Prüfung bedarf die muslimische Skepsis gegenüber Adoptionen, da sie mit vorneuzeitlichen Familien-, Geschlechterrollen- und Erbrechtsvorstellungen begründet wird.

Gleichwohl wirken sich bestimmte muslimisch tradierte Anschauungen oder Verhaltenssteuerungen im Ergebnis vorteilhaft aus. So ist es inzwischen weltweit zum Dilemma geworden, dass Feten vom Alkohol belastet werden, den Frauen während der Schwangerschaft konsumieren. Bei muslimischen Frauen ist das fetale Alkoholsyndrom weltweit seltener zu beobachten als bei anderen Schwangeren (Shannon et al. 2017). Sofern eine muslimische Frau eine IVF nachfragt, wird die Ärztin oder der Arzt daher zunächst einmal davon ausgehen können, dass Alkoholabusus keinen Ausschlussgrund darstellen dürfte.

7.5 Jüdische Vorstellungen

Schließlich ist jüdisches Denken zu erwähnen. Herkömmlich kennt das Judentum die Vorstellung, das Menschsein beginne erst mit der Geburt; das vorgeburtliche Leben sei lediglich ein Teil der Mutter. Dem Babylonischen Talmud zufolge stellt die Leibesfrucht vor dem 40. Tag „pures Wasser" dar. Auch in der Gegenwart deuten jüdische Stimmen den Embryo dahingehend, dass er lediglich ein „potenzieller", aber noch kein „wirklicher" Mensch sei.

Für die Reproduktionsmedizin sind noch weitere Einschätzungen bedeutsam, die im Judentum religiös und kulturell tradiert worden sind: die hohe Wertschätzung des diesseitigen menschlichen Lebens und der Gesundheit; die Bejahung der Sexualität zwischen Mann und Frau; die Hochschätzung von Nachkommen als Zeichen für den Segen Gottes. Die jüdische Religionsgeschichte kennt sogar eine Pflicht zur Erzeugung von Nachkommen.

Vor solchen Hintergründen wird im heutigen Judentum nicht nur die IVF, sondern neben der pränatalen Diagnostik ebenfalls die PID bejaht (Lavi 2010). Hierdurch wird z. B. der genetisch bedingten Tay-Sachs-Krankheit gewehrt, die im aschkenasischen Judentum verbreitet ist. Darüber hinaus ist in Israel die Leihmutterschaft gestattet. Sie wurde bereits 1996 gesetzlich geregelt. Aus einer Besonderheit der jüdisch-religiösen Tradition, dem Mutterrecht, erklärt es sich, dass die Leihmutter dieselbe Religion wie das Empfängerpaar haben soll. Ausnahmen bedürfen in Israel der Genehmigung durch eine Kommission. Die Leihmutter soll unverheiratet sein.

Ferner ist in Israel die Kryokonservierung unbefruchteter Eizellen, das „social freezing", erlaubt. Allerdings darf die Frau beim Einsetzen der aufgetauten befruchteten Eizellen nicht älter als 55 Jahre sein. Eizellspenden sind prinzipiell unproblematisch. Gegen Samenspenden werden aus religiösen Gründen hingegen Bedenken geäußert, und zwar wegen der Schwierigkeit einer Abgrenzung vom Ehebruch (Weisz 2011, S. 39). Insgesamt wirkt im heutigen Judentum – einschließlich des säkularisierten Judentums – der alte Pronatalismus nach, dem gemäß die Erzeugung von Nachkommen erstrebenswert, ja sogar religiös verpflichtend war.

7.6 Resümee: Zum Stellenwert religiöser Traditionen für die heutige Reproduktionsmedizin

In Medien, Öffentlichkeit und Politik stoßen Standpunkte, die Kirchen oder Religionen zur Biomedizin darlegen, zurzeit auf große Resonanz. Darüber droht freilich in Vergessenheit zu geraten, dass in der Bundesrepublik Deutschland die größte Teilgruppe der Bevölkerung – im Jahr 2016 ca. 36 % – keiner Religion angehört. Mitglied der katholischen oder der evangelischen Kirche waren 2016 ca. 28,5 % bzw. 26,5 % der Bevölkerung, mit sinkender Tendenz. Zu der Gruppe, die aufgrund ihrer Herkunft statistisch als muslimisch erfasst wird, ist zu bedenken, dass sich ein beträchtlicher Anteil als liberal, nichtreligiös oder säkular begreift. Daher darf im ärztlichen und klinischen Alltag aus der ethnischen, etwa der türkischen Herkunft von Patientinnen oder Patienten nicht vorschnell auf eine persönliche muslimisch-religiöse Bindung zurückgeschlossen werden. Aleviten sind aufgrund ihres Selbstverständnisses ohnehin nicht unter den Islam einzuordnen.

▶ Die Fortpflanzungsmedizin sollte die Heterogenität religiöser und nichtreligiöser Sichtweisen zur Kenntnis nehmen. Denn ihre Therapien betreffen Bereiche der menschlichen Existenz - Ehe, Familie, Partnerschaft, Sexualität, das Verhältnis zu Kindern –, die herkömmlich besonders stark religiös und weltanschaulich „aufgeladen" sind.

Zusammenfassend sind für den Umgang der Reproduktionsmedizin mit religiösen Sichtweisen folgende Gesichtspunkte herauszuheben:

1. Es ist unerlässlich, die Konfessionen und Religionen in ihrer Pluralität sowie in ihrer jeweiligen Binnenpluralität wahrzunehmen.
2. Für zahlreiche Patientinnen und Kinderwunschpaare sind anstelle religiöser Vorstellungen humanistisch oder philosophisch fundierte, z. B. utilitaristische Anschauungen leitend.
3. Die religiösen oder die weltanschaulichen Perspektiven einzelner Patientinnen und ihrer Partner sind zu respektieren. Daher ist für reproduktionsmedizinische Therapien die Sicht der Patientin und ihres Partners – im Fall lesbischer Paare: ihrer Partnerin – maßgebend. Die religiöse, weltanschauliche, agnostische oder atheistische Weltanschauung der behandelnden Ärztinnen oder Ärzte hat demgegenüber in den Hintergrund zu treten.
4. Die persönliche Anschauung von Patientinnen und Kinderwunschpaaren hat gleichfalls den Vorrang vor der „offiziellen" Lehre der Kirche oder Religionsgemeinschaft, der sie angehören. Der Primat der persönlichen vor der religiös-offiziellen Sicht ist insbesondere dann von Belang, wenn eine Religionsgemeinschaft von ihren Angehörigen strikten Glaubensgehorsam und eine Gewissensbindung an die offizielle Lehre fordert. Einen solchen Gewissensgehorsam verlangt die römisch-katholische Kirche. Bei medizinischen Behandlungen müssen aus ethischen, verfassungs- und grundrechtlichen Gründen jedoch die individuellen Anschauungen der Patientinnen und Patienten selbst den Ausschlag geben.
5. So sehr persönliche religiöse oder sonstige lebens- und weltanschauliche Überzeugungen von Patientinnen und Paaren Respekt verdienen, bedeuten sie keinen Freibrief. In der Reproduktionsmedizin kann es dazu kommen, dass Ärztinnen und Ärzte aus ethischen oder sogar aus rechtlichen Gründen Grenzen zu ziehen und Behandlungswünsche abzulehnen haben. Dies kann etwa dann erforderlich werden, wenn sich ein religiös oder kulturell überlieferter Paternalismus bemerkbar macht, sodass die Vorstellungen des Mannes das Selbstbestimmungsrecht und die Interessen der Frau überlagern. Ärztinnen und Ärzte können hierdurch in die Situation gelangen, faktisch zum Anwalt für die Interessen der Frau zu werden.
6. Gesamtgesellschaftlich und rechtspolitisch sollten die Einschätzungen, die Kirchen und Religionen zur Fortpflanzungsmedizin vortragen, nicht überbewertet werden. Sie stellen lediglich partikulare Sichtweisen dar. Im heutigen weltanschaulich neutralen Staat und in der pluralistischen Gesellschaft werden insbesondere die Argumente der wissenschaftlich gestützten rationalen Ethik zu zählen haben. Sie sind überprüfbar, offen für Kritik und können prinzipiell für alle gelten.

Den Kern universalisierbarer ethischer Normen bilden die Leitideen, die im hier vorliegenden Beitrag entfaltet worden sind. Für die Reproduktionsmedizin sind die Gebote der Handlungsfolgenverantwortung, der Patientenorientierung und der normativen Verantwortung in Anschlag zu bringen (s. oben Abschn. 2). Inhaltlich sind das Selbstbestimmungsrecht der Patientinnen und Kinderwunschpaare, der achtsame Umgang mit Embryonen, der Schutz der menschlichen Gesundheit sowie das Kindeswohl und die vorwirkenden Grund- und Schutzrechte des Kindes hervorzuheben (s. oben Abschn. 3, 4, 5 und 6).

Diese Leitideen sind auch für Einzelthemen von Belang, die aktuell in der Fortpflanzungsmedizin zur Diskussion anstehen. Abschließend werden nun ausgewählte Themen genannt, an denen zugleich die alltagsweltliche Dimension der Fortpflanzungsmedizin deutlich wird. Am Beispiel lesbischer Partnerschaften tritt zutage, dass sich die Reproduktionsmedizin auf den heutigen Wandel von Lebensformen einzustellen hat (Abschn. 8.1). Gleichzeitig verändert sie selbst strukturell das Zusammenleben und die private Lebensführung, die Privatsphäre von Menschen. Inzwischen reicht dies so weit, dass Ärzte an weiteren Personen, an Dritten, invasive Eingriffe vornehmen, um einem Paar seinen Kinderwunsch zu erfüllen. Der Sachverhalt wird nachfolgend (Abschn. 8.2) anhand von Eizellspenden, an der sog. Leihmutterschaft und an der Uterusspende erörtert.

8 Neue Handlungsoptionen der Fortpflanzungsmedizin

8.1 Neue Lebensformen: Kinderwunsch in lesbischen Partnerschaften

In der Bundesrepublik Deutschland hat sich in den zurückliegenden beiden Jahrzehnten ein Wandel des Alltagslebens vollzogen, der auch die Reproduktionsmedizin betrifft. Neben der bürgerlichen Ehe bzw. der Kleinfamilie, die sich im 19. Jahrhundert ausgebildet haben, werden jetzt ebenfalls andere Lebensformen als gleichwertig und als gleichberechtigt akzeptiert. Der Begriff der Familie wird nicht mehr von der Ehe, sondern vom Zusammenleben der Generationen her definiert und normativ auf das Wohl der Kinder hin interpretiert.

Auf dieser Basis steht lesbischen Paaren die Möglichkeit offen, zu einem eigenen Kind zu gelangen, indem sie die Samenspende eines Dritten nutzen. Hierfür hat sich der Begriff „planned lesbian families"/„geplant lesbische Familien" eingebürgert.

► Wenn ein lesbisches Paar reproduktionsmedizinische Unterstützung nachfragt, sind prinzipiell keine Einwände zu erheben. Der früher häufig geäußerte Einwand, durch das Heranwachsen in einer gleichgeschlechtlichen bzw. lesbischen Familie gerate das Kindeswohl in Gefahr, ist nicht triftig (Wapler 2010, S. 130 ff.; Kreß 2012, S. 235 f.).

Jedoch ist zu beachten, dass Kinder, die in lesbischen Familien durch Samenspende erzeugt werden, ein Recht auf Kenntnis ihrer genetischen Herkunft haben. Zudem sollten sich lesbische Paare vor der Realisierung ihres Kinderwunsches eingehend beraten lassen – nicht nur medizinisch, sondern gleichfalls psychosozial, und zwar vorsorglich auch in Bezug auf eventuelle Konflikte oder Probleme, die in einer lesbischen Familie später einmal aufbrechen könnten. Zu den sensiblen Aspekten gehört das Verhältnis der Partnerinnen sowie des heranwachsenden Kindes zu dem leiblichen Erzeuger, dem Samenspender (Thorn 2010, S. 79 f.).

Kritischer Prüfung bedürfen Varianten der Erzeugung eines Kindes in einer lesbischen Partnerschaft, die für den Fetus erhöhte gesundheitliche Risiken mit sich bringen können. Dies gilt etwa für die Absicht, die mit Spendersamen befruchtete Eizelle der einen Partnerin in die Gebärmutter der anderen Partnerin zu transferieren und von der anderen Frau austragen zu lassen („reziproke IVF").

8.2 Erzeugung von Kindern unter Zugriff auf Dritte

In den zurückliegenden Jahrzehnten betrafen fortpflanzungsmedizinische Eingriffe zumeist nur die Paare selbst, die ihren Kinderwunsch im Rahmen ihrer Zweierbeziehung verwirklichen wollten. Jetzt sind zunehmend Therapieansätze vorhanden, bei denen noch weitere Personen ins Spiel geraten. Dies gilt bereits für die voranstehend erwähnte Fallkonstellation, bei der ein Samenspender beteiligt ist. Nochmals weitergehend ist es, wenn bei einer dritten Person ein invasiver Eingriff stattfindet.

Eizellspende

Sofern eine Frau keine eigenen Eizellen bilden kann, ist vorstellbar, dass sie sich Eizellen spenden lässt und sie ein Kind austrägt, nachdem Eizellen einer anderen Frau mit dem Samen ihres eigenen Partners befruchtet worden sind. Das Verbot der Eizellspende, das in der Bundesrepublik Deutschland seit 1991 besteht, vermag nicht zu überzeugen. Faktisch läuft es ohnehin insofern ins Leere, als es sich durch Eizellspenden im Ausland umgehen lässt. Für die Zulassung der Eizellspende im Inland spricht auch das Argument, dass die geschlechtsbezogene Asymmetrie – Zulässigkeit der Samenspende versus Verbot der Eizellspende – in der Bundesrepublik Deutschland beendet werden sollte.

Allerdings gehört es zu den Problempunkten der Eizellspende, dass sich die Spenderin einem invasiven Eingriff unterziehen muss. Inzwischen konnte das medizinische Verfahren verbessert werden, sodass sich die Eizellentnahme bei der Spenderin schonender durchführen lässt als in der Vergangenheit. Bevor die Spenderin ihre Einwilligung erteilt, sollte sie medizinisch sowie psychosozial umfassend informiert und beraten worden sein. Zudem dürfen keine ökonomischen Anreize ausschlaggebend sein.

Leihmutterschaft bzw. Schwangerschaftsspende

Rechtlich unzulässig ist in der Bundesrepublik Deutschland zurzeit ebenfalls die sog Leihmutterschaft. Dabei kann es um eine vollumfängliche Leihmutterschaft gehen, sodass die austragende Frau mit Keimzellen befruchtet wird, die nicht von ihr stammen (full/gestational surrogacy). Es kann sich aber ebenfalls um eine teilweise Leihmutterschaft handeln: Die Eizellen der Frau werden mit Spermien befruchtet, die vom auftraggebenden Paar bzw. von dem Mann stammen (partial/genetic surrogacy).

In Israel wurde zur Leihmutterschaft im Jahr 1996 eine rechtliche Regulierung geschaffen, gleichfalls 2004 in Neuseeland sowie in verschiedenen europäischen Staaten, etwa den Niederlanden. Äußerst fragwürdig und kritikbedürftig ist es freilich, dass Paare aus westeuropäischen Ländern Frauen in Osteuropa oder in Ostasien als Leih-, Ersatz- oder Surrogatmutter kommerziell ausnutzen. Sie kaufen ihr Organ, die Gebärmutter, für die Zeit der Schwangerschaft an und instrumentalisieren die Frau hierdurch für ihre eigenen Wünsche. In Indien ist zur Leihmutterschaft ein reproduktionsmedizinischer Geschäftszweig entstanden, der zuletzt jährlich einen Umsatz von ca. 400 Mio. US-Dollar erzielte (Felberbaum 2017b, S. 386). In mehreren Staaten Asiens, z. B. Thailand, ist die kommerzielle Leihmutterschaft, also der Ankauf der Gebärmutter dort lebender Frauen durch Ausländer, bereits gesetzlich untersagt worden. Ein Verbot wurde 2016 ebenfalls in Indien in Gang gebracht (Sanders 2017, S. 927).

Die Ausbeutung von Leih- oder Mietmüttern ist ethisch inakzeptabel. Andererseits müssen die europäischen Rechtsnormen den Kindern gerecht werden, die auf diesem Weg im Ausland faktisch zur Welt gebracht worden sind. Es gilt, im Staatsangehörigkeitsrecht Regelungen zu finden, die dem wohlverstandenen Interesse dieser Kinder zugutekommen. Darüber hinaus ist zu fragen, ob das Verbot der Leihmutterschaft, das in der Bundesrepublik Deutschland inländisch gilt, uneingeschränkt aufrechterhalten werden darf. Dies ist etwa für den Umstand zu bedenken, dass sich eine Frau freiwillig und ohne Gewinnerzielungsabsicht bereitfindet, für eine andere Frau, z. B. für eine Verwandte, schwanger zu werden, sofern diese hierzu aus medizinischen Gründen nicht in der Lage ist. Sofern sich die austragende Frau aus altruistischen Motiven bereit erklärt, kann man begrifflich präzisiert von einer Schwangerschaftsspende sprechen.

Allerdings ist nicht zu verkennen, dass auf diese Weise familiäre Konstellationen entstehen, die alltagsweltlich unvertraut sind. Sofern Schwangerschaftsspenden gesetzlich zugelassen werden, müssten daher eine Reihe von Einzelproblemen geregelt werden. Zu ihnen gehört es, ob oder unter welchen Bedingungen die austragende Frau einen Schwangerschaftsabbruch vornehmen oder ob sie die Hergabe des Kindes nach der Geburt verweigern darf. Auf jeden Fall müsste vorgeschrieben werden, dass sowohl die auftraggebende Frau als auch die Frau, die eine Schwangerschaft „spendet", sowie ihre Partner nicht nur medizinisch, sondern gleichfalls psychosozial beraten und begleitet werden.

Betrachtet man die Option der altruistischen Ersatzmutterschaft bzw. die Schwangerschaftsspende in ihrem Verhältnis zu anderen Angeboten, die die heutige Reproduktionsmedizin vorhält, ist sie ggf. sogar als weniger problematisch einzustufen. Eine solche Einschätzung legt sich nahe, wenn man sie mit Schwangerschaften vergleicht, die auf der Basis einer Uterusspende erfolgen.

Uterusspende mit Embryotransfer

Vonseiten der Reproduktionsmedizin wird Frauen, die von Geburt an oder aus Krankheitsgründen ohne Gebärmutter leben, aktuell der Vorschlag unterbreitet, eine andere Frau als Spenderin in Anspruch zu nehmen, um sich deren Uterus implantieren zu lassen. In diesem soll dann ein genetisch eigenes Kind ausgetragen werden, das zuvor extrakorporal erzeugt worden ist. Mit Hilfe des Verfahrens, das Fortpflanzungs- und Transplantationsmedizin miteinander kombiniert, ist erstmals 2014 in Schweden ein Kind zur Welt gebracht worden. Singulär fanden in den Folgejahren in Schweden oder in den USA neben Fehlschlägen weitere Geburten statt (Beckmann et al. 2017, S. 390 f.). Das Verfahren ist bislang hochexperimentell.

Die alltagsweltliche Innovation besteht darin, dass zum Zweck der Kinderwunscherfüllung eine dritte Person herangezogen wird, die ihre Gebärmutter nicht nur zeitweise – wie bei der Leihmutterschaft/Schwangerschaftsspende –, sondern endgültig hergeben soll. Sofern sich eine Frau zur Lebendspende ihres Uterus bereitfindet, muss sie einen sehr aufwendigen chirurgischen Eingriff auf sich nehmen. Alternativ ist vorstellbar, den Uterus einer Hirntoten zu nutzen (postmortale Organspende).

Im Rahmen der Transplantationsmedizin bildet der Zugriff auf die Gebärmutter einen Einschnitt. Transplantationsmedizinisch liegt eine neue Handlungsart, ein neuer Typus der Organverwendung vor. Bislang diente die Organentnahme bei Lebendspendern oder die Explantation aus Hirntoten dazu, einem Patienten das Leben zu retten, angesichts einer ausweglosen, tödlich verlaufenden Krankheit seine Gesundheit so weit wie möglich wiederherzustellen oder ihm – etwa bei der Hornhauttransplantation – alltagsweltliche Teilhabe neu zu ermöglichen. Demgegenüber dient eine Uterustransplantation der Erfüllung persönlicher biografischer Wünsche. Sie ist der wunscherfüllenden Medizin zuzuordnen. Von den bisher praktizierten Organübertragungen (Niere, Herz, Lunge usw.) unterscheidet sie sich überdies dadurch, dass nicht nur zwei Personen – der Dualis Organspender/Organempfänger –, sondern eine Trias betroffen ist: die Spenderin der Gebärmutter, die Empfängerin sowie das in dem Uterus heranwachsende Kind.

Bedenklich ist, dass bei Frauen, die das Verfahren wünschen, u. U. ein Kinderwunsch vorliegt, der überwertig geworden ist und sich verselbstständigt hat. Legt man die vorliegenden Informationen zugrunde, kann für Frauen, denen der eigene Uterus fehlt, u. U. besonders wichtig sein, trotzdem überhaupt zu dem subjektiven Erlebnis einer Schwangerschaft zu gelangen. In solchen Fällen wird das Kind geradezu zum bloßen Mittel zum Zweck – nämlich zu dem Zweck, Wünsche von Erwachsenen zu erfüllen – und zu einem „Projekt" ihrer Selbstoptimierung und Selbstverwirklichung (Kreß 2016c, S. 246 f.; Felberbaum 2017b, S. 387 f.).

Abgesehen von der ökonomischen Dimension – Kostenaufwand in der Größenordnung von ca. 100.000 Euro – ist für die Erfüllung dieser Wünsche medizinisch und moralisch ein sehr hoher bzw. ein zu hoher Preis zu zahlen. Dies gilt im Blick auf das erwünschte Kind. Abgesehen von den sonstigen Gefahren des Verfahrens wird der Fetus, der in einem gespendeten Organ heranwächst, den Immunsuppressiva ausgesetzt, die die Schwangere einzunehmen hat, weil der implantierte Uterus für sie ein Fremdorgan ist. Nimmt man eine ethische Abwägung vor, die die Gesamtumstände, gesundheitliche Risiken und darüber hinaus potenzielle familiär-psychosoziale Belastungen für das Kind berücksichtigt (Kreß 2016c, S. 244 ff.), wiegen die Bedenken sehr schwer.

Ungeachtet dessen haben im Jahr 2017 Reproduktionsmediziner die Absicht bekräftigt, das Verfahren auch in Deutschland umzusetzen. Dies soll sowohl mit Hilfe von

Uteruslebendspenden als auch von Hirntodspenden geschehen (Beckmann et al. 2017, S. 391 f.).

Dieser Absicht stehen neben den medizinethischen Vorbehalten rechtliche Bedenken im Wege. Der Lebendentnahme eines Uterus steht entgegen, dass gemäß § 8 Abs. 1 Nr. 2 Transplantationsgesetz Lebendspenden nur zulässig sind, um das Leben des Empfängers zu retten, eine „schwerwiegende Krankheit zu heilen“ oder vergleichbar gelagerte Ziele zu erreichen. Ein unerfüllter Kinderwunsch lässt sich in diese Zielvorgaben nur dann einordnen, wenn man den Wortlaut des Gesetzes stark überdehnt (Kreß 2016d, S. 127 f.). Es ist daher zu klären, wie bei den gesetzlichen Regulierungen zur Lebendspende die Empfängerindikation (Augsberg 2013, S. 350 f.) korrekt auszulegen ist.

Neben der Lebendentnahme werden in der Bundesrepublik Deutschland ebenfalls Uterusentnahmen nach dem Hirntod geplant. Hierzu heißt es, eine solche Explantation sei zulässig und vertretbar, nachdem die Verwandten der hirntoten Frau sich einverstanden erklärt hätten (Beckmann et al. 2017, S. 393). Gegen diese Auffassung ist einzuwenden, dass es bei der Uterusübertragung – anders als bislang bei Organentnahmen nach dem Hirntod – nicht um Lebensrettung, sondern um Wunscherfüllung geht und dass über den Dualis Organspender/Organempfänger hinaus noch ein Dritter, nämlich das im Spenderinnenuterus ausgetragene Kind betroffen ist. Bisherige Organspendeausweise und die herkömmlich üblichen Informationen über die Organspende nach dem Hirntod sind auf diese Form der Organentnahme nicht zugeschnitten. Befürworter des Verfahrens nutzen ferner aus, dass in § 1a Nr. 2 des Transplantationsgesetzes aufgelistet wird, welche Organe nach dem Hirntod „vermittlungspflichtig“ sind. Weil der Uterus in dieser Auflistung nicht enthalten sei, dürfe man auf ihn zugreifen (Beckmann et al. 2017, S. 394). Hierzu ist u. a. anzumerken, dass die Option der Uterusübertragung bei der Verabschiedung des Gesetzes 1997 noch nicht bekannt war. Es handelt sich um eine planwidrige Regelungslücke.

Ob oder wie sich eine solche Regelungslücke im Transplantationsgesetz als Nebenstrafrecht juristisch schließen lässt, soll an dieser Stelle offen bleiben (Stand: 2018). Rechtsethisch ist es ohnehin geboten, dass sich die Politik, also der Gesetzgeber selbst, mit dem Thema beschäftigt. Dies ist auch aufgrund der juristischen Wesentlichkeitstheorie erforderlich; denn die neuartige Handlungsoption berührt Grundrechte. Aus ethischer Sicht ist vorzuschlagen, für die Entnahme eines Uterus nach dem Hirntod eine Spezialregelung, nämlich eine enge Zustimmungslösung einzuführen, sodass sie nur nach vorheriger expliziter Einwilligung der Entnahmeperson durchgeführt werden darf (Kreß 2016d, S. 138). Durch den ihr entnommenen Uterus wird die Spenderin nach ihrem Hirntod funktional zu einer Art Mutter eines Kindes. Ohne ihr Organ würde das Kind nicht zur Welt gebracht werden. Insofern leistet sie gleichsam Beihilfe zur Fortpflanzung einer anderen Frau. Sofern eine spendewillige Frau überlegt, postmortal ihren Uterus zur Verfügung zu stellen, sollte sie darüber informiert worden sein, dass dies für den dort heranwachsenden Fetus medizinisch keineswegs risikofrei ist. Sie wird sich mit der Frage auseinandersetzen müssen, ob sie dies verantworten möchte. Aufgrund der Besonderheiten der Gebärmutterübertragung sollte sie auf jeden Fall höchstpersönlich entscheiden, ob sie im Fall ihres Hirntods mit Hilfe ihres Organs funktional die Schwangerschaft einer anderen Frau ermöglichen möchte. Eine ersatzweise, gar eine ungebundene Entscheidung von Angehörigen sollte für diesen neuen Typus der Organspende gesetzlich ausgeschlossen werden.

9 Ethisches Resümee

Die Fortschrittsdynamik der Reproduktionsmedizin und ihre zunehmende Verflechtung mit anderen Sektoren der Hochleistungsmedizin, etwa der Humangenetik, der Stammzelltechnologie oder der Transplantationschirurgie, bedürfen permanenter ethischer Aufarbeitung. Schon allein deshalb, weil Grundrechte von Menschen berührt werden, sind gleichfalls gesetzliche Regulierungen erforderlich. Letztere sind in der Bundesrepublik Deutschland bislang (Stand: 2018) dauerhaft verschleppt worden. Zudem ist versäumt worden, angemessene Normierungen außerhalb des Strafrechts zu schaffen. Aus rechtsethischer Sicht ist den Persönlichkeits- und Selbstbestimmungsrechten sowie der reproduktiven Autonomie von Frauen und Paaren mit Kinderwunsch insgesamt höheres Gewicht beizumessen, als es der jetzigen Gesetzeslage gemäß der Fall ist.

Wenn Menschen vor der Frage stehen, ob sie die Behandlungsangebote der Reproduktionsmedizin nutzen möchten, kann dies für sie allerdings eine große Herausforderung bedeuten. Daher ist sicherzustellen, dass sie sich psychosozial beraten lassen können. Ergebnisoffene psychosoziale Beratung hat den Sinn, sie in die Lage zu versetzen, aus ihrer eigenen Perspektive heraus wohlerwogene und verantwortungsbewusste Entscheidungen zu treffen. Beim Ausbau von Beratungsstellen ist dem weltanschaulichen Pluralismus der heutigen Gesellschaft Rechnung zu tragen.

Für die Reproduktionsmedizin selbst stellt es eine Bringschuld dar, ihre Therapien fortlaufend unter dem Aspekt der Handlungsfolgenverantwortung zu prüfen. Dies ist auch deshalb zu unterstreichen, weil das Spektrum fortpflanzungsmedizinischer Behandlungsangebote ausgeweitet wird – bis hin zu der bereits jetzt experimentell praktizierten Übertragung eines Embryos in einen transplantierten Uterus oder hypothetisch z. B. zur Erzeugung von Nachkommen mit Hilfe von Stammzellen. In dieser Hinsicht sind auch Eingrenzungen erforderlich. Grenzen sind insbesondere dann zu ziehen, wenn zusätzliche oder neuartige Handlungsangebote für die Kinder, die mit ärztlicher Hilfe erzeugt werden sollen, gesundheitlich risikoträchtig und/oder psychosozial bedenklich erscheinen. In die Abwägungen zur Fortpflanzungsmedizin ist verstärkt der Gesichtspunkt einzubringen, dass Grundrechte, die Kindern nach ihrer Geburt zustehen – ihre Persönlichkeits- und Selbstbestimmungsrechte und ihr Recht auf Gesundheitsschutz –, bereits vorwirkend zu berücksichtigen sind.

Literatur

Augsberg S (2013) Entnahme von Organen und Geweben bei lebenden Spendern. In: Höfling W (Hrsg) Transplantationsgesetz. Erich Schmidt, Berlin, S 333–390

Beckmann MW et al (2017) Uterustransplantation – Perspektiven und Risiken. Gynäkologe 50:389–396

Berlin-Brandenburgische Akademie der Wissenschaften (2015) Genomchirurgie beim Menschen. Berlin-Brandenburgische Akademie der Wissenschaften, Berlin

Bernard A (2014) Kinder machen. Samenspender, Leihmütter, Künstliche Befruchtung. Fischer, Frankfurt am Main

Bioethik-Kommission des Landes Rheinland-Pfalz (2010) Gesundheit und Gerechtigkeit. Ethische, soziale und rechtliche Herausforderungen. Bericht der Bioethik-Kommission, Mainz

Bioethik-Kommission Rheinland-Pfalz (2005) Fortpflanzungsmedizin und Embryonenschutz. Medizinische, ethische und rechtliche Gesichtspunkte zum Revisionsbedarf von Embryonenschutz- und Stammzellgesetz. Selbstverlag, Mainz

Bundesärztekammer (2006) (Muster-)Richtlinie zur Durchführung der assistierten Reproduktion. Dtsch Ärztebl 103:A1392–A1403

Correale J, Farez MF, Ysrraelit MC (2012) Increase in multiple sclerosis activity after assisted reproduction technology. Ann Neurol 72:682–694

Demel S (1995) Abtreibung zwischen Straffreiheit und Exkommunikation. Kohlhammer, Stuttgart

Demmer K (2005) Ethische Argumente zur morphologischen Beobachtung früher Embryonen. J Reproduktionsmed Endokrinol 2:102–105

Deutscher Bundestag (2011) Entwurf eines Gesetzes zur Regelung der Präimplantationsdiagnostik. Drucksache 17/5451

Deutsches IVF-Register e. V. (2017) Jahrbuch 2016. J Reproduktionsmed Endokrinol 14, Sonderh 1

Dürig G (1956) Der Grundrechtssatz von der Menschenwürde. Arch öffentlichen Rechts NF 42:117–157

Engelhardt K (2011) Verlorene Patienten? Wissenschaftliche Buchgesellschaft, Darmstadt

ESHRE Task Force on Ethics and Law (2010) Lifestyle-related factors and access to medically assisted reproduction. Hum Reprod 25:578–583

Europäischer Gerichtshof für Menschenrechte (2007) Widerruf der Zustimmung zur Konservierung und späteren In-vitro-Fertilisation gemeinsam erzeugter Embryonen nach Scheitern der Lebensgemeinschaft. Urteil vom 10.04.2007 – 6339/05 Evans/Vereinigtes Königreich. Neue Jurist Wochensch 61(2008):2013–2017

Felberbaum R (2017a) Geburtshilfliche Probleme bei schwerer Adipositas. Gynäkol Endokrinol 15:121–125

Felberbaum R (2017b) Reproduktionsmedizin im Kontext. Gynäkologe 50:382–388

Felberbaum RE, Gerber B, Emons G (2007) Zum Erhalt der Fertilität nach onkologischer Therapie. In: Felberbaum RE, Bühler K, van der Ven H (Hrsg) Das Deutsche IVF-Register 1996–2006. Springer, Heidelberg, S 179–185

Gassner U, Kersten J, Krüger M, Lindner JF, Rosenau H, Schroth U (2013) Fortpflanzungsmedizingesetz. Augsburg-Münchner-Entwurf, Tübingen

Hart R, Norman RJ (2013a) The longer-term health outcomes for children born as a result of IVF treatment. Part I. General health outcomes. Hum Reprod Update 19:232–243

Hart R, Norman RJ (2013b) The longer-term health outcomes for children born as a result of IVF treatment. Part II. Mental health and development outcomes. Hum Reprod Update 19:244–250

Heinemann T, Dederer H-G, Cantz T (Hrsg) (2015) Entwicklungsbiologische Totipotenz in Ethik und Recht. V & R unipress, Göttingen

Hendriks S, Dancet EAF, van Pelt AMM, Hamer G, Repping S (2015) Artificial gametes: a systematic review of biological progress towards clinical application. Hum Reprod Update 21:285–296

Hufen F (2014) Staatsrecht II. Grundrechte, 4. Aufl. C. H. Beck, München

Ilkilic I (2011) Positionen und Argumente zu reproduktionsmedizinischen Verfahren in den innerislamischen Diskussionen. J Reproduktionsmed Endokrinol 8(Sonderh 2):10–14

Jonas H (1979) Das Prinzip Verantwortung. Insel, Frankfurt am Main

Jütte R (2016) Leib und Leben im Judentum. Jüdischer Verlag, Berlin

Kentenich H, Tandler-Schneider A (2012) Ärztliche Beratung bei In-vitro-Fertilisation und Präimplantationsdiagnostik. Bundesgesundheitsbl Gesundheitsforsch Gesundheitsschutz 55:1144–1153

Kirchhof P (2011) Wir brauchen mehr Bewusstseinsschärfe im Recht. Universitas 66(785):21–28

Knoepffler N (2012) Der Beginn der menschlichen Person und bioethische Konfliktfälle. Herder, Freiburg i. Br.

Kongregation für die Glaubenslehre (1987) Instruktion über die Achtung vor dem beginnenden menschlichen Leben und die Würde der Fortpflanzung. Verlautbarungen des Apostolischen Stuhls 74. Sekretariat der Deutschen Bischofskonferenz, Bonn

Kreß H (2009) Medizinische Ethik, 2. Aufl. Kohlhammer, Stuttgart

Kreß H (2012) Lebenspartnerschaftsgesetz: Rechtspolitischer Fortschreibungs- und Reformbedarf. Z Rechtspolit 45:234–237

Kreß H (2014) Die Sonderstellung der Kirchen im Arbeitsrecht – sozialethisch vertretbar? Nomos, Baden-Baden

Kreß H (2016a) Gesetz zur Regelung der Präimplantationsdiagnostik. Ernüchterung und Korrekturbedarf nach fünf Jahren. Gynäkol Endokrinol 14:131–134

Kreß H (2016b) Heutige Kinderwunschmedizin an einer Wegscheide. Vorwirkende Schutzrechte von Kindern als normatives Kriterium. Z Rechtspolitik 49:232–235

Kreß H (2016c) Uterustransplantation und In-vitro-Fertilisation mit nachfolgender Schwangerschaft. Medizinrecht 34:242–247

Kreß H (2016d) Xenotransplantation und Uterustransplantation. In: Jahrbuch für Recht und Ethik, Bd 24. Duncker & Humblot, Berlin, S 113–141

Kundgebung der Synode der Evangelischen Kirche in Deutschland (1987) Zur Achtung vor dem Leben. EKD Texte 20, Hannover

Lacey SL de, Peterson K, McMillan J (2015) Child interests in assisted reproductive technology: how is the welfare principle applied in practice? Hum Reprod 30:616–624

Landmann M (1976) Philosophische Anthropologie, 4. Aufl. de Gruyter, Berlin

Landwehr C (2017) Rechtsfragen der Präimplantationsdiagnostik. Springer, Berlin

Lavi S (2010) The paradox of Jewish bioethics in Israel: The case of reproductive technologies. In: Voigt F (Hrsg) Religion in bioethischen Diskursen. de Gruyter, Berlin, S 81–101

Lenk H, Maring M (2017) Verantwortung in Technik und Wissenschaft. In: Heidbrink L, Langbehn C, Loh J (Hrsg) Handbuch Verantwortung. Springer, Wiesbaden, S 715–731

Leopoldina, Nationale Akademie der Wissenschaften (2017) Ein Fortpflanzungsmedizingesetz für Deutschland. Diskussion Nr. 13. Halle. www.leopoldina.org/uploads/tx_leopublication/2017_Diskussion_Fortpflanzungsmedizin.pdf. Zugegriffen am 09.01.2018

Ma H et al (2017) Correction of a pathogenic gene mutation in human embryos. Nature 548:413–419

Maio G (2011) „Ein Akt der Humanität"? Die Zulassung der Präimplantationsdiagnostik als politische und ethische Resignation. Universitas 66(785):41–55

Mertes H, Pennings G (2010) Ethical aspects of the use of stem cell derived gametes for reproduction. Health Care Anal 18:267–278

Mühlbauer R (1976) Kind. In: Ritter J, Gründer K (Hrsg) Historisches Wörterbuch der Philosophie, Bd 4. Schwabe, Basel, S 827–834

Müller-Terpitz R (2018) Embryonenbegriffe im deutschen und europäischen Recht. In: Jahrbuch für Wissenschaft und Ethik, Bd 22. de Gruyter, Berlin, S 87–156

Neidert R (2006) Embryonenschutz im Zwiespalt zwischen staatlichem Gesetz und ärztlicher Lex artis. Z Rechtspolit 39:85–87

Neidert R (2007) Forschungsverbote im Embryonenschutzgesetz und ihre Grenzen. In: Diedrich K, Hepp H, von Otte S (Hrsg) Reproduktionsmedizin in Klinik und Forschung. Deutsche Akademie der Naturforscher, Halle, S 207–226

Nussbaum MC (1999) Gerechtigkeit oder Das gute Leben. Gender Studies. Suhrkamp, Frankfurt am Main

Olausson M et al (2014) Ethics of uterus transplantation with live donors. Fertil Steril 102:40–43

Paarhammer H (2004) Der kanonische Pfarrer und die Hebammen. In: Rees W (Hrsg) Recht in Kirche und Staat. Duncker & Humblot, Berlin, S 101–121

Pestalozza C (2007) Das Recht auf Gesundheit. Bundesgesundheitsbl Gesundheitsforsch Gesundheitsschutz 50:1113–1118

Sanders A (2017) Was ist eine Familie? Neue Juristische Wochensch 70:925–927

Sänger N, Jarisch A, von Wolff M (2018) Fertilitätserhalt bei Kindern mit Krebs. Dtsch Ärztebl 115:A 196–A 198

Sass H-M (2006) Differentialethik. LIT, Berlin

Schumann E (2014) Elternschaft nach Keimzellspende und Embryoadoption. Medizinrecht 32:736–749

Sen A (2010) Die Idee der Gerechtigkeit. C. H. Beck, München

Shannon L et al (2017) Global prevalence of fetal alcohol spectrum disorder among children and youth. JAMA Pediatr 171:948–956

Stauber M (1998) Kinderlosigkeit/Kinderwunsch. In: Lexikon der Bioethik, Bd 2. Gütersloh, Gütersloher Verlagshaus, S 380–383

Stellungnahme des Rates der Evangelischen Kirche in Deutschland zur Präimplantationsdiagnostik (15.02.2011) epd Dokumentation 2011, Nr. 9:5–7

Surall F (2009) Ethik des Kindes. Kohlhammer, Stuttgart

Thorn P (2010) Geplant lesbische Familien. Gynäkol Endokrinol 8:73–81

Tšuiko O et al (2017) Genome stability of bovine in vivo-conceived cleavage-stage embryos is higher compared to in vitro-produced embryos. Hum Reprod 32:2348–2357

Vletsis A (2011) Ist sich die Orthodoxie in bioethischen Fragen einig? Una Sancta 66:222–235

Wapler F (2010) Gleichgeschlechtliche Lebensgemeinschaften mit Kindern. In: Funcke D, Thorn P (Hrsg) Die gleichgeschlechtliche Familie mit Kindern. transcript, Bielefeld, S 115–159

Weblus AJ, Schlag S, Entezami M, Kentenich H (2011) Fetozid bei Mehrlingen. Gynäkol Endokrinol 9:187–191

Weiske K, Sauer T, Bals-Pratsch M (2017) PID in Deutschland: Die Instanz der Ethikkommissionen. J Reproduktionsmed Endokrinol 14:107–112

Weisz W (2011) Sexualleben und Kinder – zwei göttliche Geschenke an den Menschen. Jüdische Sicht auf die aktuelle Fortpflanzungsmedizin. J Reproduktionsmed Endokrinol 8(Sonderh 2):36–40

Diskussionsbeitrag: Ein Fortpflanzungsmedizingesetz für Deutschland

57

Henning M. Beier, Martin Bujard, Klaus Diedrich, Horst Dreier, Helmut Frister, Heribert Kentenich, Hartmut Kreß, Jan-Steffen Krüssel, Annika K. Ludwig, Eva Schumann, Thomas Strowitzki, Jochen Taupitz, Christian J. Thaler, Petra Thorn, Claudia Wiesemann und Hans-Peter Zenner

Die Fortpflanzungsmedizin ist in einer rasanten Entwicklung begriffen. Immer mehr Personen gründen mithilfe von Techniken der Fortpflanzungsmedizin eine Familie. Pro Jahr werden in Deutschland über 80.000 In-vitro Fertilisationen („künstliche Befruchtungen") durchgeführt. Weil aus gesellschaftlichen Gründen das Durchschnittsalter der Erstgebärenden steigt, aber die biologische Fruchtbarkeit im Alter abnimmt, wird die Zahl der Hilfesuchenden aller Voraussicht nach weiter ansteigen. Zudem werden weltweit Verfahren wie Eizellspende, Embryospende oder Leihmutterschaft zunehmend in Anspruch genommen. Da diese Verfahren wie andere Möglichkeiten der modernen Fortpflanzungsmedizin gewichtige ethische Fragen aufwerfen und wesentliche individuelle Rechte betreffen, bedarf es einer angemessenen rechtlichen Regelung.

Allerdings ist die Rechtslage in Deutschland seit langem unzureichend. Das Embryonenschutzgesetz stammt von 1990 und ist damit fast 30 Jahre alt. Es erfasst viele neue reproduktionsmedizinische Entwicklungen nicht, was die Fortpflanzungsmediziner nicht selten zu einer dem heutigen internationalen Stand nicht mehr angemessenen Behandlung zwingt und zu unnötigen Risiken für Mutter und Kind führt. Darüber hinaus wird das Embryonenschutzgesetz auch dem gesellschaftlichen Wandel und der Vielfalt heutiger Familienformen nicht mehr gerecht. In Folge einander widersprechender gesetzlicher Regelungen im Embryonenschutzgesetz einerseits und im Familien- und Sozialrecht sowie ärztlichen Berufsrecht andererseits kommt es zur Ungleichbehandlung von verheirateten und unverheirateten, heterosexuellen und gleichgeschlechtlichen Paaren sowie alleinstehenden Personen. Die defizitäre Rechtslage führt oft auch zu Nachteilen für das Kind, weil die rechtliche Eltern-Kind-Zuordnung unzureichend geregelt ist und viele Kinder ihr Recht auf Kenntnis der Abstammung nicht durchsetzen können. Viele weitere wichtige Fragen wie zum Beispiel die psychosoziale Beratung sind bislang ebenfalls gesetzlich nicht hinreichend geregelt. All dies zeigt, wie notwendig eine neue, umfassende Regelung der Fortpflanzungsmedizin ist. Zwar hat es in der Vergangenheit punktuelle Ergänzungen des geltenden Rechts gegeben, beispielsweise zur eingeschränkten Zulassung der Präimplantationsdiagnostik (PID) oder zur Errichtung eines Samenspenderegisters. Diese reichen jedoch bei weitem nicht aus.

Originalpublikation: Nationale Akademie der Wissenschaften Leopoldina (Hrsg.), 2017: Ein Fortpflanzungsmedizingesetz für Deutschland, Diskussion Nr. 13, Halle (Saale); ISBN 978-3-8047-3791-4; frei zugänglich unter: https://www.leopoldina.org/uploads/tx_leopublication/2017_Diskussion_Fortpflanzungsmedizin.PDF

Publikationen in der Reihe „Leopoldina Diskussion" sind Beiträge der genannten Autorinnen und Autoren. Mit den Diskussionspapieren bietet die Akademie Wissenschaftlerinnen und Wissenschaftlern die Möglichkeit, Denkanstöße zu geben oder Diskurse anzuregen und hierfür auch Empfehlungen zu formulieren.

H. M. Beier
Institut für Molekulare und Zelluläre Anatomie, Universitätsklinikum RWTH Aachen, Aachen, Deutschland

M. Bujard
Bundesinstitut für Bevölkerungsforschung (BiB), Wiesbaden, Deutschland

K. Diedrich (✉)
Facharzt-Zentrum für Kinderwunsch, Pränatale Medizin, Endokrinologie und Osteologie Hamburg GmbH, amedes experts, Hamburg, Deutschland

Universitäts-Frauenklinik Lübeck, Lübeck, Deutschland
E-Mail: prof.diedrich@gmail.com

H. Dreier
Lehrstuhl für Rechtsphilosophie, Staats- und Verwaltungsrecht, Julius-Maximilians-Universität Würzburg, Würzburg, Deutschland

H. Frister
Lehrstuhl für Strafrecht und Strafprozessrecht, Heinrich-Heine-Universität Düsseldorf, Düsseldorf, Deutschland

H. Kentenich
Fertility Center Berlin, Berlin, Deutschland

H. Kreß
Evangelisch-Theologische Fakultät, Abteilung Sozialethik, Rheinische Friedrich-Wilhelms-Universität Bonn, Bonn, Deutschland

K. Diedrich et al. (Hrsg.), *Reproduktionsmedizin*, Springer Reference Medizin,
https://doi.org/10.1007/978-3-662-57636-6_58

Als besonders regelungsbedürftig erweisen sich folgende Punkte:

- In den fast drei Jahrzehnten seit der Verabschiedung des Embryonenschutzgesetzes haben sich auf dem Gebiet der Embryologie wesentliche neue wissenschaftliche Erkenntnisse ergeben, die unbedingt berücksichtigt werden müssen.[1] Die Definition des Embryos in § 8 Embryonenschutzgesetz etwa stützt sich auf überholte Vorstellungen von den zellbiologischen und molekulargenetischen Abläufen der Befruchtung und frühen Embryonalentwicklung. Auch der Begriff der Totipotenz, der als Kriterium für den Lebensschutz des menschlichen Embryos dient, hat sich auf Grund neuer Forschungsergebnisse als nicht sinnvoll anwendbar erwiesen. Die Unschärfen des bestehenden Gesetzestextes erzeugen in der Praxis große Rechtsunsicherheit.
- Die medizinische Praxis der In-vitro Fertilisation (IVF) in zahlreichen europäischen Staaten folgt dem allgemein anerkannten internationalen Stand des Wissens, wonach von mehreren Embryonen geplantermaßen nur derjenige mit der größten Entwicklungsfähigkeit übertragen wird. Dieser sogenannte elektive Single-Embryo-Transfer vermeidet risikobehaftete und gesundheitsgefährdende Mehrlingsschwangerschaften, ohne dabei die individuelle Chance auf eine Schwangerschaft nennenswert zu verringern. Dieses Vorgehen ist in Deutschland jedoch bei Strafe untersagt. Im Gegensatz zu anderen Ländern werden deswegen in Deutschland Mehrlingsschwangerschaften mit Frühgeburten in Kauf genommen, die erhebliche Gesundheitsrisiken insbesondere für die Kinder mit sich bringen.
- Die Spende von Samenzellen ist in Deutschland erlaubt, die Eizellspende verboten. Während also infertile Männer mit Hilfe einer Keimzellspende eine Familie gründen können, ist diese Option Frauen, die etwa in Folge einer Krebserkrankung keine eigenen Eizellenmehr bilden können, verwehrt. Diese Ungleichbehandlung der Geschlechter lässt sich schwerlich rechtfertigen. Beim Verbot der Eizellspende im Embryonenschutzgesetz hat man sich auf die vermeintlich schädlichen Auswirkungen einer „gespaltenen Mutterschaft" berufen. Mittlerweile ist jedoch durch Forschungen im Ausland belegt, dass keine bedeutsamen Nachteile für die Entwicklung und das Wohlbefinden der Kinder und die Eltern-Kind-Beziehung entstehen. Auch die Risiken für die Eizellspenderin können durch verbesserte Stimulationstechniken reduziert werden. Die Kommerzialisierung ließe sich durch stringente Vorgaben wie etwa bei der Lebendorganspende eindämmen. Aufgrund der restriktiven deutschen Gesetzeslage sehen sich viele Paare gezwungen, eine Eizellspende im Ausland in Anspruch zu nehmen. Dort wird oft die anonyme Eizellspende praktiziert, wodurch dem Kind das verfassungsrechtlich verbriefte Recht auf Kenntnis seiner Abstammung versagt bleibt. Insofern beeinträchtigt das im Embryonenschutzgesetz verankerte Verbot der Eizellspende indirekt das Kindeswohl.
- Die Embryospende/Embryoadoption wird in Deutschland mehr und mehr praktiziert, ist im Embryonenschutzgesetz aber nicht normiert. Hier hat schon der Deutsche Ethikrat 2016 eine umfassende gesetzliche Regelung angemahnt.[2]
- Bei der Zeugung eines Kindes unter Verwendung einer Samenspende sind die familienrechtlichen Folgen bislang nur für Kinder, die in eine Ehe hineingeboren werden, angemessen geregelt. Hingegen ist die rechtliche Zuordnung eines Kindes zum nichtehelichen Lebensgefährten der Mutter keineswegs gesichert und zur verpartnerten

[1] Die Leopoldina hat sich in der Vergangenheit bereits einzelnen Aspekten des Themas gewidmet: siehe beispielsweise die Stellungnahme „Präimplantationsdiagnostik (PID) – Auswirkungen einer begrenzten Zulassung in Deutschland" 2011 (http://www.leopoldina.org/uploads/tx_leopublication/201101_natEmpf_PID-DE.pdf).

[2] Deutscher Ethikrat, Embryospende, Embryoadoption und elterliche Verantwortung, Stellungnahme, 2016 (https://www.ethikrat.org/fileadmin/Publikationen/Stellungnahmen/deutsch/stellungnahme-embryospende-embryoadoption-und-elterliche-verantwortung.pdf).

J.-S. Krüssel
Universitäres interdisziplinäres Kinderwunschzentrum Düsseldorf (UniKiD), Düsseldorf, Deutschland

A. K. Ludwig
Praxis für Frauengesundheit und Pränatalmedizin, Hamburg, Deutschland

E. Schumann
Zentrum für Medizinrecht sowie Institut für Rechtsgeschichte, Rechtsphilosophie und Rechtsvergleichung, Georg-August-Universität Göttingen, Göttingen, Deutschland

T. Strowitzki
Abteilung für Gynäkologische Endokrinologie und Fertilitätsstörungen, Universitätsklinikum Heidelberg Frauenklinik, Heidelberg, Deutschland

J. Taupitz
Institut für Deutsches, Europäisches und Internationales Medizinrecht, Gesundheitsrecht und Bioethik, Universitäten Heidelberg und Mannheim, Mannheim, Deutschland

C. J. Thaler
Hormon- und Kinderwunschzentrum, Klinikum der Ludwig Maximilians-Universität München, München, Deutschland

P. Thorn
Praxis für Paar- und Familientherapie/Psychosoziale Kinderwunschberatung, Mörfelden, Deutschland

C. Wiesemann
Institut für Ethik und Geschichte der Medizin, Universitätsmedizin Göttingen, Göttingen, Deutschland

H.-P. Zenner
Ethik-Kommission an der Medizinischen Fakultät der Eberhard-Karls-Universität und am Universitätsklinikum Tübingen, Tübingen, Deutschland

Co-Mutter nur über den Umweg der Stiefkindadoption möglich. Aus Gründen der Rechtssicherheit und vor allem zum Wohle des Kindes sollte der Gesetzgeber daher in allen Fällen „gespaltener Elternschaft" durch eine Reform des Abstammungsrechts dafür Sorge tragen, dass die rechtliche Zuordnung des Kindes zum Wunschelternteil verbindlich mit der Geburt bzw. zeitnah nach der Geburt erfolgt. Der vom Bundesministerium der Justiz und für Verbraucherschutz (BMJV) eingesetzte *Arbeitskreis Abstammungsrecht* hat erst vor kurzem (Juli 2017) Thesen vorgelegt,[3] die als Grundlage für eine Reform herangezogen werden könnten.

- Besonders schwierige ethische und rechtliche Fragen wirft die in Deutschland verbotene Leihmutterschaft auf. Unabhängig von der stark umstrittenen Frage einer rechtlichen Zulassung der Leihmutterschaft in der Zukunft besteht aber schon heute Regelungsbedarf für die im Ausland von einer Leihmutter geborenen und dann in Deutschland aufwachsenden Kinder. Auch in diesen Fällen ist die rechtliche Eltern-Kind-Zuordnung von elementarer Bedeutung für das Wohl dieser Kinder. Von ihr hängen zahlreiche Rechtsfolgen wie die elterliche Sorge, Unterhaltsansprüche und die Staatsangehörigkeit ab. Hierfür sind gesetzliche Lösungen erforderlich.
- Auch in Deutschland werden mittlerweile an vielen fortpflanzungsmedizinischen Zentren Eizellen eingefroren (kryokonserviert). Zum Teil geschieht dies aus medizinischen Gründen (z. B. vor einer chemotherapeutischen Behandlung), zum Teil aus sozialen Gründen („social freezing"). Im Interesse der Frau, des Paares und des zukünftigen Kindes sollten die Rahmenbedingungen für die Aufbewahrung, Befruchtung und Übertragung von Eizellen geregelt werden.
- Das Embryonenschutzgesetz verbietet die Befruchtung einer Eizelle mit der Samenzelle eines Mannes nach dessen Tod. Die Reichweite dieses Verbots ist allerdings umstritten. Höchstgrenzen für die Aufbewahrung von Samenzellen, Eizellen bzw. Embryonen enthält das Embryonenschutzgesetz nicht. Auch hier besteht gesetzlicher Klärungsbedarf.

Während in unseren Nachbarländern Österreich und der Schweiz seit Jahrzehnten umfassende Fortpflanzungsmedizingesetze vorliegen, die zudem 2015 bzw. 2017 grundlegend reformiert wurden, ist die deutsche Rechtslage noch immer von dem 1990 als reines Strafgesetz konzipierten Embryonenschutzgesetz geprägt. Damals war ein Fortpflanzungsmedizingesetz auf Bundesebene wegen fehlender Zuständigkeit des Bundes gemäß Art. 74GG nicht möglich. Allerdings wurde die Gesetzgebungskompetenz des Bundes 1994 bzw. 2006 auf die Fortpflanzungsmedizin erweitert. Er verfügt also über die Möglichkeit, ein Fortpflanzungsmedizingesetz zu erlassen, in dem neben strafrechtlichen Verbotsnormen die auf dem Gebiet der Biomedizin so wichtigen verwaltungsrechtlichen und -organisatorischen, aber ggf. auch die erforderlichen bürgerlich-rechtlichen (insbesondere familienrechtlichen) und sozialrechtlichen Regelungen in organischer Weise zusammengeführt werden. Nur in einem solchen umfassenden Fortpflanzungsmedizingesetz kann die komplexe Materie angemessen geregelt werden.

[3] Bundesministerium der Justiz und für Verbraucherschutz (Hrsg.), Abschlussbericht des Arbeitskreises Abstammungsrecht – Empfehlungen für eine Reform des Abstammungsrechts, 2017 (https://www.bmjv.de/SharedDocs/Downloads/DE/News/Artikel/07042017_AK_Abstimmung_Abschlussbericht.html).

Stichwortverzeichnis

A
Abort
  Mehrlingsschwangerschaft 342
  PAPP-A 558
  Prophylaxe 76
  psychische/psychologische Aspekte 501
  Rate nach Mehrlingsreduktion 343
  Reduktion einer höhergradigen
    Mehrlingsschwangerschaft 342, 343
  spontaner, Zeitpunkt 342
  vanishing twin 555
  Zusammenhang mit ART 550
Abort, habitueller
  Antiphospholipidsyndrom (APS) 521
  Definition 181
  Diagnostik, endoskopische 181
  Epigenetik 516
  Gestagen 523
  Hysteroskopie 181
  Immuntherapie 523
  Lutealphaseninsuffizienz 72
  Progesteron 523
  Prophylaxe 76
  Tumornekrosefaktorblocker 525
  Uterusfehlbildung 371, 377
Abort, rezidivierender
  Aneuploidie 272
Achtung des Privat- und Familienlebens 660
Adenomyose 356
  Definition 363
  Diagnostik 364
  Embolisation 367
  fokussierter Ultraschall 367
  Histologie 365
  Hysteroskopie 365
  Implantationsversagen, rezidivierendes 414
  Klassifikation 365
  Kofaktoren 364
  medikamentöse Therapie 365
  operative Therapie 367
  Prävalenz 363
  Schwangerschaftsverlauf 368
  Symptome 364
Adenomyosis uteri 171, 356
Adhäsiolyse 184
Adhäsion
  intraabdominale 183
  ovarielle 183, 320
  physiologischer Vorgang 89
  Salpingolyse 194
  zervikale 202
Adipositas
  Diagnostik 158
  FSH 122
  Sonografie, transvaginale 158
adjuvante Therapie
  Akupunktur 530
  mitochondriale Nährstoffe 533
  Time-lapse-Verfahren 532
  traditionelle chinesische Medizin (TCM) 530
Adnexitis 309
Adnextorsion 306
Adoption
  Altersbeschränkung 291
  Aufklärung des Kindes 300
  juristische Aspekte 291
ärztliche Verantwortung 665
Ahäsion
  Prophylaxe 184
Akardius-Akranius-Situation 330
Akne 60
Akrosinaktivität 466
Akrosomreaktion 82, 83, 466
Akupunktur 530
Alkoholkonsum 666
alleinstehende Mutter 599
  Spendersamen 653
Alopezie 60
Alter, höheres 391, 492
  Lebendgeburtenrate nach ART 335
Alter, maternales
  Aneuploidie 272
  Eizellspende 288
  Erstgebärende 492
  höheres 391, 492
  Spontankonzeption nach ART 571
Altersbegrenzung 658
Amenorrhö 60
  Anorexia nervosa 146
  Clomifen 123
  GnRH-Therapie, pulsatile 143, 148
  hypophysäre 152
  hypothalamische 143
  Körpergewicht 146
  Mayer-Rokitansky-Küster-von-Hauser-Syndrom 375
  primäre 150
  Turner-Syndrom 510
Amnionizität 331, 342
Amniozentese
  Mehrlingsschwangerschaft 343
Anästhesie
  Komplikation 306

K. Diedrich et al. (Hrsg.), *Reproduktionsmedizin*, Springer Reference Medizin,
https://doi.org/10.1007/978-3-662-57636-6

Androgen 55, 56
Mangel beim Mann 445
Stimulation, ovarielle, Vorbehandlung 405
Androgendiagnostik 56
Androgenüberschuss 61
Andrologie 218, 443
Diagnostik 456
Hodenanomalien 449
Infektion 451, 461, 477
Samenbank (*siehe* Samenbank)
Samenspende (*siehe* Samenspende)
Spendersamen (*siehe* Spendersamen)
Störungen, testikuläre 447
Therapie, medikamentöse 474
Therapie, operative 478
Ursachen männlicher Subfertilität 444
Androstendion 55
Aneuploidie 271
Datenlage 281
Fertilitätsstörung, männliche 447
Mehrlingsschwangerschaft 342
Screening 272
Untersuchungsverfahren 277
X-chromosomale 447
Zusammenhang mit ART 555
Angelman-Syndrom (AS) 514, 554
Anhaken 260
Anorchie 449
Anorexia nervosa
Amenorrhö 146
Anorexie 495
Anorgasmie 454
Anosmie 146, 445
Anovulation
GnRH-Therapie, pulsatile 152
Stimulation, ovarielle 116
Antibiotikaprophylaxe 310
Anti-Müller-Hormon (AMH)
Alter, höheres 393
physiologische Vorgänge 27
Stimulation, ovarielle, Prädiktion 131
Antiphospholipidsyndrom (APS) 521
Antralfollikel 32
Stimulation, ovarielle, poor response 402
Antralfollikelzahl 133
Aplasie des Vas deferens, kongenitale
bilaterale 453, 511
unilaterale 453
Apposition
physiologischer Vorgang 88
Arbeitsrecht 607
Archimetra 363
Aromataseinhibitor
Stimulation, ovarielle 119
Arrest, meiotischer 80, 83
ART. *Siehe* Reproduktion, assistierte
Arteria uterina
Embolisation 387
Arzneimittelgesetz (AMG) 586
Arzthaftung 609
Arzt-Patient-Gespräch 659
Asherman-Syndrom 182, 258
assisted hatching 223, 263, 532
Indikation 267
Laser 265
partielle Zonadissektion (PZD) 223, 264
Pronase-Lösung 265
Stellenwert 268
Tyrode-Lösung, saure 264
zona thinning 266, 268
assistierte Reproduktion. *Siehe* Reproduktion, assistierte
Asthenozoospermie 460, 467, 479
Kryokonservierung 648
Aufklärung
Eizellspende 291
Embryonenspende 291
Follikelpunktion 306
juristische Situation, Deutschland 610
juristische Situation, Schweiz 631
Kind über Eizell-/Embryonenspende 293
Komplikation der ART 305, 562
Komplikationshäufigkeit 313
Kostenübernahme 610
Leihmutterschaft 299
Reduktion einer höhergradigen Mehrlingsschwangerschaft 341
Samenspende, donogene 596
wirtschaftliche 603
Ausland
Eizellspende 590
elective single embryo transfer (eSET) 591
juristische Situation, Deutschland 585
juristische Situation, europäischer Vergleich 637
juristische Situation, Österreich 615
juristische Situation, Schweiz 627
juristisch mögliche Techniken 502
Krankenversicherung, deutsche 606
psychische/psychologische Aspekte bei ART im Ausland 501, 502
Versand von Spendersamen 651, 654
Autofluoreszenz 357
Autoimmunerkrankung 521, 525
Autonomie
reproduktive 660
Azoospermie 448, 541
nach Chemotherapie 541
Diagnostik 461
MESA 219
obstruktive 453
Störung, genetische 510, 511
TESE 219, 469
Azoospermiefaktorregion 511

B

BÄK-Richtlinien 608
Basaltemperatur
Familienplanung, natürliche 104, 105, 107
Ovulation 105
Selbstbeobachtung 103
Temperaturanstieg 105, 107
Temperaturcomputer 110
Basis-Spermiogramm 459
Beckwith-Wiedemann-Syndrom (BWS) 254, 515, 554
Befähigungsgerechtigkeit 662
Befruchtung. *Siehe* Fertilisierung
Behandlungsfehler 609, 610
Berufsordnung der Ärztekammern 586
Berufsrecht 608
Beseelungsspekulation 664
Beweislast 610
biobanking 646
Blastomerenbiopsie 270, 272
Blastozyste 80

Assisted Hatching 263
Implantation 87
Kryokonservierung 237, 241
Schlüpfen 263
Vitrifikation 241
Zona pellucida 264
Blastozystenbiopsie 270, 275
juristische Situation 280
Blastozystenstadium 231
Brown, Louise 434, 627
Brustsymptom
Selbstbeobachtung 103
Bürgerliches Gesetzbuch (BGB) 586
Bundesärztekammer, Richtlinien 586

C
Cetrorelix 128
CGH-Technik 277
Chemotaxis 83
Chemotherapeutika 540
Chemotherapie 658
Gonadotoxizität 540
Chlamydieninfektion 183
Choriongonadotropin
humanes (*siehe* HCG)
Chorionizität 331, 342
Chromopertubation 185
Chromosomenaberration 509
balancierte 509
Diagnostik 270, 277
Fertilitätsstörung, männliche 447
Formen 271
Inversion 511
Klinefelter-Syndrom 509
numerische 271, 281, 509
Präimplantationsdiagnostik (PID) 280
Risiko im Zusammenhang mit ART 554
strukturelle 271, 277, 280, 282, 509
Translokation 510
Turner-Syndrom 510
unbalancierte 509
Chromosomenanalyse 554
Clearblue-Monitor 395, 397
Clomifen 64
Anovulation 116
Anwendung 117
Inseminationsbehandlung 206
Kombinationstherapie 119
Krebsrisiko 578, 579
Resistenz 123, 124
Stimulation, ovarielle 116
Wirkweise 116
Clomifencitrat 14
Clomifentest 147
coasting 132, 325
COC. *Siehe* Cumulus-Eizell-Komplex
comparative genomic hybridisation (CGH) 270
Corifollitropin α 133
Corpus luteum 71
LUF-Syndrom 72
Lutealphase 36
Lutealphaseninsuffizienz 72
ovarielles Überstimulationssyndrom 321
Corpus-luteum-Insuffizienz 107
GnRH 144
GnRH-Therapie, pulsatile 152
Corpus-luteum-Zyste
Diagnostik, sonografische 161
CRISPR/Cas9 667
crossing over 30
Cumulus-Eizell-Komplex 218
Denudation 220
Cumuluszelle 79

D
Darmendometriose 360
daVinci-OP-System 196
Dehydroepiandrosteron 55
Denudation 220
Depression 498
DHEAS (Dehydroepiandrosteron) 55
Diagnostik
endoskopischer Eingriff 180
Sonografie 157
Dialog
embryomaternaler 87, 519
Dihydrotestosteron 55
disease mongering 658
Disomie 15 515
DNA-Integrität 465
DNA-Schädigung 465
Doppelstimulation 407
Dopplersonografie
farbkodierte 158
Drop-out-Rate 576
Dysmenorrhö
Adenomyose 364

E
EFI-Score (Endometriosis Fertility Score) 356
egg sharing 287
Ehe 669
als Voraussetzung von Krankenkassenleistung 604
EIFT (embryo intrafallopian transfer) 16
Einfrierprotokoll
langsames 236
Vitrifikation 237
Einnistung. *Siehe* Implantation
Eiskristallbildung 237, 239
Eizellaktivierung
piezoelektrische 223
Eizelldysmorphismen 229
Eizelle. *Siehe* Oozyte
Eizellgewinnung. *Siehe* Follikelpunktion
Eizellmorphologie
extrazytoplasmatische Abweichungen 228
zytoplasmatische Abweichungen 229
Eizellqualität
Bewertungsparameter 230
neuere Bewertungstechniken 229
ovarielle Stimulation 229
Eizellspende 287, 665, 672
Anonymität 293, 505
Aufklärung des Kindes 293, 501, 502
Ausland 290, 590
Durchführung 288
ethische Aspekte 292
höheres Alter der Kinderwunschpatientin 397
Indikation 288
juristische Aspekte 289
juristische Situation, Deutschland 590

Eizellspende (*Fortsetzung*)
juristische Situation, europäischer Vergleich 639, 640
juristische Situation, Österreich 590, 617
juristische Situation, Schweiz 630
Kommerzialisierung 294
Komplikation 305, 317
psychische/psychologische Aspekte 500
Spenderin 292, 294
Ejaculatio praecox 454
Ejakulat
Aufbereitung 650
Diagnostik 459
Kryokonservierung 650
Referenzwerte 459
Ejakulation
retrograde 477, 480
elective single embryo transfer (eSET) 18, 334, 591
Definition 335
juristische Situation, europäischer Vergleich 642
juristische Situation, Schweiz 634
Eltern-Kind-Beziehung 497, 576
Embroynenforschung
juristische Situation, europäischer Vergleich 639
Embryo
Adhäsion 89
Apposition 88
Assisted Hatching 263
Auswahl 592
Genitalien, Entwicklung 23
Genomaktivierung 242
Implantation 87, 519
Invasion 89
Kryokonservierung 237, 241
Kryokonservierung, juristische Situation in Deutschland 593, 594, 602
überzähliger 591, 593, 603, 665
überzähliger, nach IVF 237
überzähliger, Kryokonservierung 647
Verwerfung 603
Vitrifikation 241
Embryoadoption 593
embryo intrafallopian transfer (EIFT) 16
Embryomonitoring
Timelapse-Verfahren 232
Embryonenforschung 660
Embryonenschutz 663
Embryonenschutzgesetz (ESchG) 231, 586, 587, 658
Eizellspende 289
elective single embryo transfer (eSET) 591
Embryonenspende 289
juristische Situation, europäischer Vergleich 642
Kryokonservierung 237
Leihmutterschaft 298
Präimplantationsdiagnostik (PID) 279, 587
Verwerfung überzähliger Embryonen 603
Embryonenspende 287
Anonymität 293
Aufklärung des Kindes 293
Ausland 290
Deutschland 289
Durchführung 288
ethische Aspekte 292
Indikationen 288
juristische Aspekte 289
Kommerzialisierung 294
Spenderin 292, 294
Embryonentransfer
Akupunktur 530
anatomische Grundlagen 258
Anzahl 257, 313, 333, 591
Bettruhe 262
Durchführung 259
Einwilligung durch den Samenspender 601
elective single embryo transfer (eSET) 334
Infektion 311
In-vitro-Maturation (IVM) 252
juristische Situation, Deutschland 591
juristische Situation, Österreich 616
Katheter 259
Loading 260
Nachbetreuung 261
Patientinnenlagerung 260
Schmerzen 312
schwieriger 261
transvaginalsonografisch gesteuerter 174
Tubenchirurgie, adjuvante 197
Vorbereitung 257
Embryoreduktion bei Mehrlingsschwangerschaft 335
Embryospende 593
juristische Situation, Deutschland 590
juristische Situation, Schweiz 627, 630
Embroytransfer. *Siehe* Embryonentransfer
Endokrinologie
historischer Abriss 12, 120
Ovulation 34
physiologische Vorgänge 23
Endometriom 162
Endometriose 353
Autofluoreszenz 357
Diagnostik 187
Diagnostik, endoskopische 183
Diagnostik, sonografische 162
diagnostische Laparoskopie 354
EFI-Score 356
Einteilung 187
ENZIAN-Score 356
Implantationsversagen, rezidivierendes 414
Inseminationsbehandlung 203
Klassifikation 356
Malignität 358
medikamentöse Therapie 357
operative Therapie 359
ovarielle 360
peritoneale 359
Sterilität 5
Therapie 188
Therapie, operative 187
tief infiltrierende 354, 360
Uterusfehlbildung, assoziierte 375
Endometriosezyste 162
Endometriosis Fertility Score 356
Endometritis
chronische 415
Implantationsversagen, rezidivierendes 414
Endometrium
Adenomyose 364
Adhäsion 89
Apposition 88
Diagnostik, dopplersonografische 158
Diagnostik, sonografische 158
Eizellspende 288
Embryonenspende 288

Hysteroskopie 180
Immunprozess 519
Implantation 71, 87, 519
Invasion 89
In-vitro-Maturation (IVM) der Oozyte 252
Lutealphaseninsuffizienz 74
Menstruation 88
Ovulation 88
Risiko maligner Erkrankungen als Folge der Stimulationstherapie 578
Endometriumpolyp 182
Implantationsversagen, rezidivierendes 414
Endometriumscratching 415
ENZIAN-Score 356
Epidemiologie 492
Epididymis. *Siehe* Nebenhoden
Epididymitis 445, 451, 452
Epididymo-Orchitis 452
Epimutation 514
Epispadie 454
equilibrium freezing 236
Erbgang
autosomal-dominanter 270
autosomal-rezessiver 270
Erektionsstörung 453, 454
psychische/psychologische Ursachen 495
Ersttrimesterscreening 556
eSET. *Siehe* elective single embryo transfer
ESHRE-Klassifikation 173
Ethikkommission 663
ethische Aspekte 657
Eizellspende 288, 292
Embryonenspende 288, 292
Fetozid, selektiver 335
Grundrecht auf Achtung des Privat- und Familienlebens 660
HIV 428
Leihmutterschaft 300
Persönlichkeitsrechte 660
Polkörperbiopsie 275
Post-mortem-Fertilisation 589, 640
Präimplantationsdiagnostik (PID) 588, 662
Reduktion einer höhergradigen Mehrlingsschwangerschaft 341
Religion 641
Selbstbestimmungsrecht 660
Stammzellforschung 641
Extraktion
testikuläre (*siehe* TESE)
Extrauteringravidität (EUG)
Diagnostik, sonografische 161, 165
Folgeschwangerschaft 167
Häufigkeit 165

F

Familienplanung, natürliche 95
Methoden 103, 104
Schwangerschaftsraten 98, 106, 109
Selbstbeobachtung 103, 113
Stimulation, ovarielle 125
farbkodierte Dopplersonografie 158
Fehlbildung
Diagnostik 372
kindliche, Zusammenhang mit ART 553, 559
männliches Genitale 453
Mehrlingsschwangerschaft 332
Fehlbildungsrate
In-vitro-Maturation (IVM) 254
Fehlbildungsrisiko durch ART 513, 516
Fehlgeburtlichkeit. *Siehe* Abort, habitueller
Fehlidentifizierung von Gewebe
juristische Situation in Österreich 624
Fenster
fertiles 96, 103
fertile window 96, 103
Fertilisierung
Ablauf 83, 466
Physiologie 79
Zeitpunkt 5
Fertilisierungsrate
Kryokonservierung 237, 240, 645
Fertilität
Alter, höheres 392, 393
Definition 3
Spontanzyklus 95
Fertilitätschirurgie 179
Fertilitätserhalt 540
Eingriff, fertilitätschirurgischer 189, 193
bei Frauen 542
GnRH-Agonisten 543
In-vitro-Maturation (IVM) 250, 253
bei Kindern/Jugendlichen 546
Kryokonservierung 240, 542
bei Männern 542
Ovartransposition 543
Fertilitätserhalt in der Onkologie
Kryokonservierung von Ovargewebe 189
Kryospermakonservierung 479
Fertilitätsmonitor 567
Fertilitätsprotektion
In-vitro-Maturation (IVM) 253
Fertilitätsstörung. *Siehe auch* Infertilität bzw. Subfertilität
Ursache, psychische 495
verhaltensbedingte 495
fertility awareness 100
Familienplanung, natürliche, Methoden 103
fetofetales Transfusionssyndrom 557
Fetozid, selektiver 335, 339
Anzahl 343
Auswahl 343
Diagnostik, präoperative 342
Durchführung 341
ethische Aspekte 341
Indikationen 340
juristische Aspekte 341
psychische/psychologische Aspekte 340, 346, 502
Fetus papyraceus 332
finanzielle Aspekte
höheres Alter der Kinderwunschpatientin 397
FISH (Fluoreszenz-in-situ-Hybridisierung) 270, 277
Fitz-Hugh-Curtis-Syndrom 194
Flagellenbewegung 82
Fluoreszenz-in-situ-Hybridisierung (FISH) 270, 277
Follikel
antraler 32
Antralfollikelzahl 133
dominanter 34, 82
Funktion, endokrine 33
Gonadotropin 119
LUF-Syndrom 72
Lutealphase 36
ovarielles Überstimulationssyndrom 317
Ovar, polyzystisches 162
präovulatorischer 35

Follikel (*Fortsetzung*)
  Primärfollikel 24, 31
  Primordialfollikel 31
  Punktion (*siehe* Follikelpunktion)
  Reifung (*siehe* Follikelreifung)
  Sekundärfollikel 32
  Stimulation, ovarielle 116
  Synchronisierung 404
  Tertiärfollikel 32
Follikelpunktion 213
  Aufklärung 306
  Durchführung 213
  historischer Abriss 213
  Infektion 307
  Komplikation 215, 306
  Organverletzung 307
  Schmerzen 311
  sonografisch gesteuerte 173, 213
  Zugang 174, 213
Follikelreifung
  Induktion 135
  In-vitro-Maturation (IVM) 251
  LH-window-Konzept 125
  Lutealphaseninsuffizienz 75
  physiologische Vorgänge 30, 96, 250
  Störung 107, 251
  Störung, Stimulation, ovarielle 116
follikelstimulierendes Hormon. *Siehe* FSH
Follikulogenese 30
Follow-up. *Siehe* Outcome
Fortpflanzungsmedizingesetz
  Deutschland 587, 642
  Österreich 615
  Schweiz 629
fruchtbare Tage 95, 104
Fruchttod
  intrauteriner (*siehe* intrauteriner Fruchttod)
Frühgeburt 313
  Mehrlingsschwangerschaft 330, 332, 334, 339
  psychische/psychologische Aspekte 340
  Zusammenhang mit ART 551, 558
Frühgeburtlichkeit 313, 659
  Mehrlingsschwangerschaft 330, 332
Frühschwangerschaft
  Corpus luteum 71
  Mehrlingsschwangerschaft 330
  ovarielles Überstimulationssyndrom 319
FSH (follikelstimulierendes Hormon)
  Adipositas 122
  Alter, höheres 394
  Corifollitropin α 133
  Inseminationsbehandlung, Stimulation, ovarielle 207
  Ovulationsinduktionstherapie 125
  physiologische Vorgänge 27
  Präparate 120
  Schwellenwert 116
  Stimulation, ovarielle 115, 120, 131, 207
  Stimulation, ovarielle, poor response 401
Fundus uteri 261

G

gamete intra-fallopian transfer (GIFT) 16
Gametenspende. *Siehe* Eizellspende bzw. Embryonenspende bzw. Samenspende
Gametentransfer, intratubarer
  Diagnostik, vorgeschriebene 425
  juristische Situation in Österreich 616
Geburtsgewicht 334
  niedriges 551, 555
Geburtsmodus
  Uterusfehlbildung 377, 380
gender balancing 271
Gendiagnostikgesetz 282
Genetik 509
  Auswahl von Samenspendern 652
  Chromosomenaberration 271, 277, 280, 509
  Chromosomenabberation beim Mann 448, 469
  Chromosomenanalyse 554
  Deletion 511, 514
  Diagnostik donogener Samenspender 651
  Diagnostik, juristische Situation im europäischen Vergleich 639
  DNA-Schädigung von Spermien 465
  Fertilitätstörung, männliche 446
  genetische Erkrankung 270, 280
  genetische Halbgeschwister 653
  Genmutation 511
  Imprinting, genomisches 513, 514, 516
  Klinefelter-Syndrom 447
  Mikrodeletion 511
  Präimplantationsdiagnostik (PID) 270, 280, 588
  preimplantation genetic diagnosis (PGD) 269
Genitalien
  embryonale Entwicklung 23
Genomaktivierung 242
Genomeditierung 667
Genomsequenzierung 667
Gerinnungssystem
  maternales 521, 522
Germinalvesikel 35
Germinalzellaplasie 449
Gestagentest 147
Gesundheitsschutz 665
  vorwirkender 667
Gewebebank
  juristische Situation in Österreich 620
Gewebegesetz 424, 646
Gewerbesteuer 611
Gewissensentscheidung 663
Gewissensfreiheit 662
GIFT (gamete intra-fallopian transfer) 16
gleichgeschlechtliches Paar 599
Gleithoden 449
Globozoospermie 450
Globulin
  sexualhormonbindendes 39
  thyroxinbindendes 39
GnRH (gonadotropin releasing hormone)
  physiologische Vorgänge 26
  Sekretion, eingeschränkte 144
  Stimulation, ovarielle 116
  Stimulation, ovarielle, poor response 403
GnRH-Agonist 543
GnRH-Analogon
  Myom, Volumenreduktion 385
  Ovulationsinduktion 126
  Präparate 127
GnRH-Antagonist
  Ovulationsinduktion 129
GnRH-Test 147
GnRH-Therapie, pulsatile 143, 148
  Anovulation 152
  Corpus-luteum-Insuffizienz 152
  polyzystisches Ovarsyndrom (PCOS) 152

Gonadotoxizität
bei Frauen 540, 541
bei Männern 541
Gonadotropin
Fertilisierung 84
historischer Abriss der Erforschung 12, 120
In-vitro-Maturation (IVM) 251
ovarielles Überstimulationssyndrom 317, 323
Ovulation 35
physiologische Vorgänge 27
Präparate 120
rekombinantes 14
Sekretion, eineschränkte 145
Stimulation, ovarielle 119, 123
Stimulation, ovarielle, poor response 402
gonadotropin releasing hormone. *Siehe* GnRH
granulozytenkoloniestimulierender Faktor (G-CSF) 526
Grundrechte 674
Grund- und Schutzrechte des Kindes, vorwirkende 671

H
Hämophilie 432
Haftungsrecht 609
Handlungsfolgenverantwortung 659
Hashimoto-Thyreoiditis 41
HCG (humanes Choriongonadotropin)
Extrauteringravidität (EUG) 165
freies, Pränataldiagnostik 556
Inseminationsbehandlung 205
In-vitro-Maturation (IVM) 252
Lutealphaseninsuffizienz 75
ovarielles Überstimulationssyndrom 319, 324
rekombinantes 135
Stimulation, ovarielle 118, 134
Heparin 522
Hepatitis 421, 433
Impfung 435
Koinfektion mit HIV 434
Neugeborenes 435
Transmissionsprophylaxe 434
HIV 421, 422, 424
Ausschlusskriterien 428
bei der Frau 427, 432, 433
beim Mann 427, 429, 433
Hepatitis-C-Koinfektion 434
Inseminationsbehandlung 203
juristische Aspekte 424
Klassifikation 428
Konkordanz 427, 433
Kostenübernahme 426
Präexpositionsprophylaxe 427
Transmission, horizontale 432, 433
Transmissionsprophylaxe 427
HMG (humanes Menopausengonadotropin) 14
Hochfrequenzablation
transzervikale 388
Hochleistungssport
Amenorrhö 146
Lutealinsuffizienz 72
Hodenbiopsie
diagnostische 469
Spermagewinnung für IVF 470, 478
Hodenektopie 449
Hodenhochstand 449
Hodenvolumen 457
geringes 446, 447
Homöostase
maternale 521, 522
Homosexualität 503
Spendersamen 653
homosexuelles Paar 599
Hormon
Diagnostik männlicher Subfertilität 468
follikelstimulierendes (*siehe* FSH)
Hormoncomputer, natürliche Familienplanung 111
Hyperprolaktinämie (*siehe* Hyperprolaktinämie)
luteinisierendes (*siehe* LH)
Makroprolaktinämie 51
physiologische Vorgänge 23
Prolaktinom 51
Hormoncomputer
natürliche Familienplanung 111
HOX-Gen 413
humane embryonale Stammzellen 661
humanes Choriongonadotropin. *Siehe* HCG
humanes Menopausengonadotropin (HMG) 14
human pituitary gonadotrophin 14
Hybridisierung
Fluoreszenz-in-situ-Hybridisierung (FISH) 270, 277
komparative genomische (CGH) 277
Hydrosaktosalpinx 164
Diagnostik, sonografische 164
Hydrosalpinx 197, 258
Implantationsversagen, rezidivierendes 414
Hyperandrogenämie 55, 60
Differenzialdiagnostik 57
Hyperprolaktinämie 49, 447
GnRH-Therapie, pulsatile 150
medikamentöse Therapie 51
operative Therapie 52
Osteoporoserisiko 50
Symptome 50
Therapie der männlichen Fertilitätsstörung 476
Ursachen 50
Hyperstimulationssyndrom
ovarielles (*siehe* ovarielles Überstimulationssyndrom)
Hyperthyreose 43
Diagnose 44
Differenzialdiagnose 45
Symptome 44
Therapie 45
Hypertonie, schwangerschaftsassoziierte
Alter, maternales 292
Eizellspende 292
Embryospende 292
Hypogonadismus 444, 445, 450
hypogonadotroper, kongenitaler 445
Hypopituitarismus 446
Klinefelter-Syndrom 447
Pathophysiologie 509
Therapie, medikamentöse 476
Hypophyse
Anatomie 24
Funktion im weiblichen Zyklus 23, 24
GnRH 144
Inaktivierung, temporäre 127
Prolaktin 447
Prolaktinom 51
Radiotherapie 12
Störungen der männlichen Fertilität 444, 476
Hypophyse-Hypothalamus-Ovar-Achse
physiologische Vorgänge 24
Hypophysenadenom 447

Hypophysenvorderlappen
  Prolaktin 49
Hypopituitarismus 446
Hyposmie 146
Hypospadie 453
Hypothalamus 96
  Anatomie 24
  Funktion im weiblichen Zyklus 23, 24
  GnRH 144
  Gonadotropin 143
  Störungen der männlichen Fertilität 444, 476
Hypothalamus-Hypophysen-Ovar-Achse 96
Hypothyreose 40
  Diagnose 41
  Symptome 41
  Therapie bei Kinderwunsch 42
  Therapie bei Schwangerschaft 42
Hysterektomie
  Formen 384
  suprazervikale 384
Hysterosalpingo-Kontrastsonografie (HyCoSy) 167
Hysteroskopie (HSK) 168
  Abort, habitueller 181
  diagnostische 180
  IVF-Versagen, rezidivierendes 181
  Mikrohysteroskopie 181
  Myomabtragung 386
  Subfertilität 181
  therapeutischer Eingriff 180

I

ICSI (intracytoplasmatische Spermieninjektion) 219
  Diagnostik, vorgeschriebene 425
  Durchführung 222
  Fehlbildungsrate, kindliche 553
  Fehlbildungsrisiko 516
  HIV 431, 433
  Klinefelter-Syndrom 510
  Konzeptionswahrscheinlichkeit 6
  Kosten 603
  Kryokonservierung 236, 237
  Outcome, kindliches 551, 560
  Schwangerschaftskomplikation 551
  Versagen 222
Immunglobulin
  Immuntherapie, passive 524
Immunologie 519
  Eizellspende 292
  Embryospende 292
  Grundlagen 520
  Immunmodulation 522
  physiologischer Vorgang bei Implantation 519
Immunsuppressiva 673
Immuntherapie
  aktive 523
  passive 524
Immunzellen 520
Implantation 87, 519
  Adhäsion 89
  Apposition 88
  Immunmodulation 90, 519
  Invasion 89
  Ort 88
  physiologischer Vorgang 87, 519
  Schwangerschaftskomplikation 556
  vanishing twin 555
  Versagen (*siehe* Implantationsversagen, rezidivierendes)
Implantationsfähigkeit 664
Implantationsrate
  Kryokonservierung 241
  Vitrifikation 241
Implantationsversagen, rezidivierendes
  Aneuploidie 272
  Assisted Hatching 267
  Definition 267, 413
  Hysteroskopie 181
  Therapie 417
  Thrombophilie 416
  Ursache 413
  Uterusseptum 414
Impotentia coeundi 443
Impotenz
  Inseminationsbehandlung 203
Imprinting
  genomisches 254, 513, 514, 516
Imprinting-Fehler 554
Individualität 664
Individuum 664
Infektion
  Chlamydien 183
  Diagnostik, vorgeschriebene 424
  Hepatitis 421, 433
  HIV 421, 424
  HIV, Inseminationsbehandlung 203
  juristische Aspekte 424
Infertilität
  Definition 3, 443
  immunologische, beim Mann 453
Inositol 66
Insemination
  donogene, vorgeschriebene Diagnostik 425
  juristische Situation in Österreich 616, 617
Inseminationsbehandlung
  Alter, höheres 396
  Diagnostik, vorgeschriebene 425
  Durchführung 205
  Formen 201
  historischer Abriss 15
  HIV 431, 433
  Indikation 202
  juristische Aspekte 208
  Komplikation 208
  Kostenübernahme 207, 208
  Samenspende 203
  Schwangerschaftskomplikation 551, 562
  Stimulation, ovarielle 206
Insulinresistenz 61
intrauteriner Fruchttod (IUFT) 558
  Mehrlingsschwangerschaft 332
  vanishing twin 555
intrauterine Wachstumsrestriktion (IUGR) 551, 558
  PAPP-A 558
intrazytoplasmatische Spermieninjektion. *Siehe* ICSI
Invasion
  physiologischer Vorgang 89
Inversion
  chromosomale 511
In-vitro-Fertilisation (IVF) 219
  Abort 550
  Alter 625

Alter, höheres 396
Diagnostik, vorgeschriebene 425
Embryo, überzähliger 237
Fehlbildungsrate, kindliche 553
Fehlbildungsrisiko 516
Finanzierung, Österreich 624
historischer Abriss 15
HIV 433
juristische Situation in Deutschland 591
juristische Situation in Österreich 615, 616, 623, 638
Konzeptionswahrscheinlichkeit 6
Kosten 603
Langzeit-Follow-up 575, 576
Outcome, kindliches 551, 560
post mortem 589, 640
Salpingektomie 164
Schwangerschaftskomplikation 551
Stimulation, ovarielle 115 (*siehe auch* Stimulation, ovarielle)
Tubenchirurgie, adjuvante 197
Versagen, rezidivierendes 181
In-vitro-Maturation (IVM) 249
Durchführung 251
Fehlbildungsrate 254
Fertilitätserhalt 253
Indikation 249, 253
Kulturmedium 251
Outcome 253
Islam 670
Ehe 670
Samenspende 670
IUFT. *Siehe* intrauteriner Fruchttod
IUGR (intrauterine Wachstumsrestriktion) 551, 558
PAPP-A 558
IVF. *Siehe* In-vitro-Fertilisation
IVM. *Siehe* In-vitro-Maturation

J

Jodsupplementierung 46
Judentum 661, 670
Eizellspende 670
Leihmutter 670
PID 670
pränatale Diagnostik 670
Pronatalismus 670
social freezing 670
juristische Aspekte
Adoption, Altersbeschränkung 291
Altersbeschränkung, Deutschland 604
Arzthaftung 609
Berufsrecht 608
deutscher Mittelweg 592
Eizellspende 289, 293, 590
elective single embryo transfer (eSET) 591
Embryonenspende 289, 293
Embryotransfer 591
Embroytransfer, Anzahl 313
Europarecht 586
Fetozid, selektiver 335
Gendiagnostikgesetz 282
Grundrecht auf Achtung des Privat- und Familienlebens 660
HIV 424
Inseminationsbehandlung 208
juristische Situation, Deutschland 585
juristische Situation, europäischer Vergleich 637
juristische Situation, Österreich 615
juristische Situation, Schweiz 627
Kostenübernahme 603
Kostenübernahme bei höherem Alter der Kinderwunschpatientin 397, 604
Kryokonservierung 237, 645
Leihmutterschaft 298
Leihmutterschaft im Ausland 299
Persönlichkeitsrechte 660
Polkörperdiagnostik 589
Präimplantationsdiagnostik (PID) 279, 587
Reduktion einer höhergradigen Mehrlingsschwangerschaft 341
Samenbank 645, 653
Samenspendevertrag 652, 653
Selbstbestimmungsrecht 660
Steuerrecht 611
Vertragsarztrecht 608

K

Kalendermethode
Familienplanung 104
Kallmann-Syndrom 445
Amenorrhö, hypothalamische 145
Kapazitation
Definition 82
Kartagener-Syndrom 450
Karyogramm 510
Karyotyp 510
Keimbahneingriff 659, 667
Kind
Risiken durch ART 493
Verlauf nach ART 497
Kinderrechte
vorwirkende 668
Kinderwunschberatung
psychosoziale 491, 498, 503
psychosoziale, Schweiz 631
Kinderwunschdauer
Konzeptionswahrscheinlichkeit, spontane 568, 569
Kinderwunschtherapie
Risiken 658
Kirche
evangelische 669
römisch-katholische 669, 671
kissing ovaries 184, 321, 322, 356
Kisspeptin
physiologische Vorgänge 26
Klinefelter-Syndrom 447, 509
Aneuploidierate 272
Knaus 104
Körpertemperatur
basale (*siehe* Basaltemperatur)
Kollagenase 219
Komplikation der ART 305
Adnextorsion 306
Fetozid, selektiver 339
Follikelpunktion 306
Infektion 307
kurzfristige 575
langfristige 576
Mehrlingsschwangerschaft 313, 339
Organverletzungen 307
ovarielles Überstimulationssyndrom 305, 317
psychische/psychologische Aspekte 501
Schmerzen 311
Konsanguinität 653

Kontrazeption
  Familienplanung, natürliche 95, 104
  Gebrauchsfehler, typical use nach WHO 105
  beim Mann 482
  Methodenfehler, perfect use nach WHO 105
  nach ART 569, 571
  Pearl-Index, Definition 104
  psychische/psychologische Aspekte 492
  Selbstbeobachtung 113
  Zykluscomputer 110, 113
Konzeption
  Raten 98
  Spontanzyklus 98
  Wahrscheinlichkeit 96
Konzeptionsoptimum
  Familienplanung, natürliche 103
Konzeptionswahrscheinlichkeit, spontane 7
  Alter, höheres 393
  nach erfolgloser Kinderwunschtherapie 569
  nach erfolgreicher Kinderwunschtherapie 569
  Subfertilität 567, 572
Kostenübernahme
  ART bei HIV 426
  Aufklärungspflicht 610
  höheres Alter der Kinderwunschpatientin 397
  Inseminationsbehandlung 207, 208
  juristische Situation, Deutschland 603
  Krankenversicherung, Beihilfe 607
  Krankenversicherung, gesetzliche 603, 607
  Krankenversicherung, private 605, 607
  Kürzung in Deutschland 638
  Vertragsarztrecht 608
Krankenversicherung
  gesetzliche 603
  private 605
Krebs
  Fertilitätserhalt 189, 193
  Fertilitätserhalt, Kryokonservierung von Ovargewebe 189
  Fertilitätserhalt, Kryospermakonservierung 479
  Risiko der Stimulationstherapie 578
Kristallisation
  intrazelluläre 236
Kryobank 645. *Siehe auch* Samenbank
  Definition 646
Kryokonservierung 661
  Aufbewahrungsdauer, Schweiz 633
  Auftauvorgang 648
  Blastozyste 241
  Eiskristallbildung 239
  Embryo 241
  Embryo, überzähliger 237, 593, 594, 602
  Fertilitätserhalt in der Onkologie 189
  Gewerbesteuer 612
  Hepatitis 434
  historischer Abriss 16, 646
  Hodengewebe 542
  juristische Situation, Deutschland 602
  juristische Situation, Österreich 618
  juristische Situation, Schweiz 632, 633
  Kostenübernahme 605, 606
  Lagerung 650
  Oozyte 544, 602
  Outcome 648
  Ovargewebe 544
  Quarantäne 651
  Samenbank 645 (*siehe auch* Samenbank)
  Schritte 238
  slow freezing 236
  slow freezing von Sperma 481
  Spendersamen 602
  Spermien 479, 542
  technischer Hintergrund 237, 647
  Überlebensrate 648
  Vitrifikation 237
  Zygote 241, 602
Kryomyolyse 386
Kryoprotektivum 236, 647
Kryospermakonservierung 479, 542
  Indikationen 480
  rechtliche Aspekte 482
Kryptorchismus 449

L
Lageanomalie
  Uterusfehlbildung 380
Lambda-Zeichen 331, 341
laparoscopic ovarian drilling (LOD) 66, 124, 188
laparoskopisches Drilling des Ovars (LOD) 66, 124, 188
large granular lymphocytes 520
Laser
  Assisted Hatching 265
  Blastomerenbiopsie 272
  Kryomyolyse 386
  Myolyse 386
  zona thinning 266, 268
Lebendgeburtenrate
  IVF 493
  Mehrlingsschwangerschaft 335
Lebensalter 661
Leihmutterschaft 600, 672
  Aufklärung des Kindes 300
  Definition 297
  ethische Aspekte 300
  Fehlbildungsrate 298
  Geburtenrate 298
  genetische 297
  gestationale 297
  Handlungsoptionen 301
  juristische Aspekte 298
  juristische Situation, Ausland 299
  juristische Situation, Deutschland 298
  juristische Situation, europäischer Vergleich 639, 640
  juristische Situation, Schweiz 627, 630
  Motivation 298
  psychische/psychologische Aspekte 300, 505
  Spenderin 300
  Vaterschaft 300
  Verbot in Deutschland 298
  Vermittlung 298
Leiomyom 171, 383. *Siehe auch* Myom
  Therapie, organerhaltende 386
Leistenhoden 449
Leptin
  physiologische Vorgänge 26
lesbische Mutterschaft 599
lesbische Partnerschaft 672
  Kindeswohl 672
  Samenspende 672
Letrozol 65
  Stimulation, ovarielle 119
Leukozytospermie 462

LH (luteinisierendes Hormon) 39
Hormoncomputer 112
Lutealphase 36
ovarielles Überstimulationssyndrom 324
Ovulation 71
physiologische Vorgänge 27
Stimulation, ovarielle 125
Stimulation, ovarielle, poor response 403
LH-Fenster-Konzept 125
LH/FSH-Quotient im Serum
erhöhter 61
α-Liponsäure (ALA) 534
LOD (laparoscopic ovarian drilling) 66, 124, 188
LUF-Syndrom 72
Lutealphase 36, 262
Diagnostik 73
In-vitro-Maturation (IVM) 251
physiologische Vorgänge 71
Stimulation, ovarielle 75
Lutealphaseninsuffizienz 72
Diagnostik 73
Therapie 75
luteinisierendes Hormon. *Siehe* LH
luteinized unruptured follicle (LUF) 72
Luteolyse 72

M

Magnetresonanztomographie (MRT)
Stellenwert, diagnostischer 171
Makroprolaktinämie 51
Diagnostik 51
Makrozoospermie 450
Maldescensus testis 449
Malignom
Fertilitätserhalt 189, 193
Fertilitätserhalt, Kryokonservierung von Ovargewebe 189
Fertilitätserhalt, Kryospermakonservierung 479
Risiko der Stimulationstherapie 578
Mammakarzinom 579
Mann
Andrologie (*siehe* Andrologie)
Marshall-Formel 104
maternofetale Toleranz 90
Maturation 80, 82
in vitro (*siehe* In-vitro-Maturation)
nukleäre 80
zytoplasmatische 80, 84
Mayer-Rokitansky-Küster-von-Hauser-Syndrom 375
Medizin
traditionelle chinesische (TCM) 530
wunscherfüllende 666, 673
Medizintourismus 639. *Siehe auch* Ausland
Mehrlingsrate
elective single embryo transfer (eSET) 335
Inseminationsbehandlung 207
Inzidenz 333
Mehrlingsschwangerschaft 329, 659
Amnionizität 330, 331, 342, 344
Auswirkungen 330
Chorionizität 330, 331, 341, 344
Eizellspende im Ausland 292
elective single embryo transfer (eSET) 334
Embryonenspende im Ausland 292
Embryoreduktion 335
Epidemiologie 329, 332
Fetozid, selektiver 335, 341, 502
Frühgeburtlichkeit 330
Häufigkeit 313
HIV-positive Mutter 433
Komplikation 549
Morbidität, kindliche 339
Morbidität, maternale 339
Outcome, kindliches 339, 551
Pränataldiagnostik 332, 557
psychische/psychologische Aspekte 340, 346, 497
Reduktion einer höhergradigen Mehrlingsschwangerschaft 339, 341, 502
Risiko, fetales 332
Risiko, maternales 332
siamesische Zwillinge 330, 332
Ursachen 329
Zygotie 330
Mehrwertsteuer 611
Meiose 30
Aneuploidie 271
Chromosomenaberration 509, 515
meiotischer Arrest 80, 83
Melanom
malignes 579
Melatonin
physiologische Vorgänge 26
Menopause 658
Alter 393, 580
Ovarreserve 580
Zusammenhang mit Stimulationstherapie 579
Menopausengonadotropin
humanes (HMG) 14
Menstruationszyklus 72, 73, 95, 96, 98. *Siehe auch* (Zyklus)
MESA (Aspiration von Spermien aus der Epididymis) 219
juristische Situation in Österreich 620
metabolisches Syndrom 62
Metformin 64, 65
Methotrexat
Extrauteringravidität (EUG) 167
Methylierung
aberrante 514, 516
Metroplastik
Geburtsmodus 380
Technik 377
Mikrochirurgie
Indikation 193, 197, 198
Salpingostomie 197
Tubenchirurgie 194
Mikronährstoffe 534
Mitochondrien 533
Mitochondrienspende 659
Mittelschmerz
Selbstbeobachtung 103
Mock-ETs 258
Monte-Carlo-Modell 394
Morbidität
kindliche, Mehrlingsschwangerschaft 340
maternale, Mehrlingsschwangerschaft 339
Morphokinetik 532
Mortalität
IVF-assoziierte 575
neonatale, Mehrlinge 313
perinatale, Mehrlinge 340
Mosaik 276, 281
MRT. *Siehe* Magnetresonanztomographie
MRT-gesteuerte Applikation von fokussiertem Ultraschall 387

Mukoviszidose 453, 512
Muster-Richtlinie 586
Myom 383. *Siehe auch* Leiomyom
  Abtragung, hysteroskopische 186, 386
  Auswirkungen 186, 383
  Diagnostik, sonografische 169
  Doppler-guided uterine artery occlusion 388
  Dopplersonografie, farbkodierte 158
  Einfluss der Lokalisation auf die Fertilität 386
  Embolisation der Arteria uterina 387
  Enukleation 186
  Geburtsmodus 187
  Hysterektomie 384
  Implantationsversagen, rezidivierendes 414
  Lasertherapie 386
  Pathophysiologie 384
  Therapie, chirurgische 186
  Therapie, organerhaltende 385, 386
  transzervikale Hochfrequenzablation 388
  Uterusruptur 187
Myometrium
  Adenomyose 363

N

Nabelschnurblut 611
Nackentransparenzmessung 557
Narkose
  Komplikation 306
nasciturus 667
Natural-killer-Zellen (NK-Zellen) 520
Nebenhoden 217
  Diagnostik 457
  Funktionsstörung 445
  Spermienaspiration (*siehe* MESA)
Nebenstrafrecht 658
Nekrozoospermie 461
Neovagina 375
Neutralitätsgebot des Staates 671
Next Generation Sequencing 279
Nikotinkonsum 666
nondum conceptus 667
Noxen 454
Nutzen-Schaden-Abwägung 659

O

Östradiol
  Corpus luteum 73
  Familienplanung, natürliche 96
  Gonadotropinsekretion 144
  Hormoncomputer 111
  ovarielles Überstimulationssyndrom 325
  Ovulation 96
Östrogen
  Aromatase 116
  Aromatisierung 96
  Implantation 88
  In-vitro-Maturation (IVM) 252
  Stimulation, ovarielle, poor response 404
Ogino 104
OHSS. *Siehe* ovarielles Überstimulationssyndrom
Oligomenorrhö
  Clomifen 123
Oligorrhö 60
Oligozoospermie 448
Omega-3-Fettsäuren 535
Omega-6-Fettsäuren 535
Omipad-LutrePulse-System 148
Onkologie
  Fertilitätserhalt, Kryokonservierung von Ovargewebe 189
  Fertilitätserhalt, Kryospermakonservierung 479
Onko-TESE 480
Oogenese 30
Oogonie 30
Oolemma
  Spermien-Eizell-Interaktion 466
Oozyte. *Siehe auch* Eizelle
  Aktivierung 83
  Alter, höheres 391
  Anatomie 82
  Aneuploidie 272, 391
  Atresie 31
  Eizellfaktor 395
  Eizellspende 287
  Eizell-Spermien-Fusion 83, 466
  Entwicklungspotenzial 82
  Fertilisierung 79
  Gewinnung 16, 18
  Gewinnung, juristische Situation in Österreich 619
  Gewinnung, sonografisch gesteuerte 173, 213
    (*siehe auch* Follikelpunktion)
  Gewinnung, Zugang 174
  In-vitro-Maturation 251
  Kernreifung 35
  Kompetenz 82
  Kryokonservierung 236, 647
  Kryokonservierung, juristische Situation in Deutschland 602
  Maturation 80, 82
  meiotische 30
  Polkörper 274
  primäre 24
  Reifung, physiologische 30, 96, 250
  Reifungsstörung 107, 251
  slow freezing 236
  Spermien-Eizell-Interaktion 466
  Stimulation, ovarielle 115
  Stimulation, ovarielle, poor response 401
  Vitrifikation 237, 240
Orchitis 452, 456
Orthodoxie
  christliche 669
Osteoporoserisiko 50
Outcome, kindliches 549
  Fehlbildungsrate Zusammenhang mit ART 553, 559
  Frühgeburtlichkeit 558
  metabolisches 561
  neurologisches 561
  Verlauf des weiteren Lebens 560
Outcome, maternales 575
  Gesundheitsrisiken durch IVF 317, 575
  hormonabhängige Erkrankung 577
  immunologische Aspekte 519
  maligne Erkrankung 578
  psychische/psychologische Aspekte 576
  Schwangerschaftskomplikation 550, 551
  Überstimulation, ovarielle 317
Ovar
  Adhäsion, ovarielle 183, 320
  Adnextorsion 306
  Alter, höheres 391
  Auswirkungen der Stimulationstherapie 579

Diagnostik, sonografische 161
Dysfunktion 61
Endokrinologie 23
Fertilitätserhalt bei gonadotoxischer Malignomtherapie 190
Follikelpunktion 213
Follikulogenese 30
Gonadotropinsekretion 143
Infektion 309
kissing ovaries 321
Lutealphase 36
multizystisches 147
Ovulation 34
physiologische Vorgänge 23
polyzystisches (*siehe* polyzystisches Ovarsyndrom)
Radiotherapie 12
Radiotherapie, onkologische Indikation 190
Risiko maligner Erkrankungen als Folge der Stimulationstherapie 578
Salpingoovariolyse 194
Sonografie 161
Stimulation (*siehe* Stimulation, ovarielle)
Tumor, benigner 161
Überstimulationssyndrom (*siehe* ovarielles Überstimulationssyndrom)
Volumetrie, sonografische 171
Ovarialendometriose 355
Ovarialinsuffizienz 541
Clomifen 117
hypogonadotrope, hypogonadale 124
hypothalamische 144, 146
Stimulation, ovarielle 124
Ovarialkarzinom 578
Ovarialschwangerschaft 167
Ovarialzyste
Diagnostik, sonografische 161
ovarian tissue banking
juristische Situation in Österreich 616
ovarielle Dysfunktion 61
ovarielles Überstimulationssyndrom (OHSS) 66, 305, 317
Diagnostik, sonografische 163
Elektrolythaushalt 322
historischer Abriss 18
In-vitro-Maturation (IVM) 250
Klassifikation 321
Mortalität 575
Pathophysiologie 319
Prädiktion 132
Prävention 132, 136, 323
Risikofaktoren 250, 319
Stimulationsprotokoll 129, 324
Therapie 321
Wasserhaushalt 322
Ovariopexie
laparoskopische 190
Ovarkryobank 292
Ovarpräservation 189, 193
Ovarreserve
Alter, höheres 391
Menopausenalter 580
Stimulation, ovarielle 579
Ovarstichelung
laparoskopische 124, 188
Ovartransposition 189, 193, 543
Ovulation
Endometrium 88
Follikelreifung 32
Fruchtbarkeit 104
FSH-Schwellenwert 116
GnRH-Therapie, pulsatile 149
Induktionstherapie 124
physiologische Vorgänge 23, 34
Progesteron 73
Steuerung, hormonelle 96
Stimulation, ovarielle (*siehe* Stimulation, ovarielle)
Temperaturanstieg 105
Zervixschleim 105, 106
Ovulationsinduktion 124
medikamentöse 65
Oxytocin
physiologische Vorgänge 24

P

Paarbeziehung 497
Pagusbildung 332
Panhypopituitarismus 150
PAPP-A 557
Pränataldiagnostik 556
partielle Zonadissektion (PZD) 264
Paternalismus 671
Patientenaufklärung. *Siehe* Aufklärung
Patientenorientierung 659
Patientenwohl 665
PCOS. *Siehe* polyzystisches Ovarsyndrom
Pearl-Index
Definition 104
Familienplanung, natürliche 104, 105
Selbstbeobachtung, computergestützte 113
Temperaturcomputer 110
Pendelhoden 449
Penisfehlbildung 454
Persönlichkeitsrechte 660
Person 664, 669
PGD (preimplantation genetic diagnosis) 269
PGS (preimplantation genetic screening) 269
Phimose 454
PID-Rechtsverordnung 663
Placenta praevia 551
Plan B 493, 500
Pluralismus 662
Polkörper 274
Entstehung 272
Polkörperbiopsie 270, 274
Polkörperdiagnostik 270
juristische Situation in Deutschland 589
Polyovulation
Stimulation, ovarielle 121
Polyspermie
Polyspermieblock 263
Verhinderung 81, 83, 263
polyzystisches Ovarsyndrom (PCOS) 59, 85, 147, 162
anovulatorische Infertilität 63
Diagnostik, sonografische 162
genetische Prädisposition 61, 62
GnRH-Therapie, pulsatile 152
In-vitro-Maturation (IVM) 250
Keilresektion 188
laborchemische Merkmale 62
laparoscpic ovarian drilling (LOD) 188
metabolisches Syndrom 62
Morphologie 60
ovarielles Überstimulationssyndrom (OHSS) 66

polyzystisches Ovarsyndrom (PCOS) (*Fortsetzung*)
- Prävalenz 60
- Rotterdam-Kriterien 60
- Stimulation, ovarielle 116, 118, 123
- Therapie, fertilitätschirurgische 188

poor response 401
Postkoitaltest 202, 466
Post-mortem-Fertilisation 589
- juristische Situation im europäischen Vergleich 640

Potenzialität 664
Prader-Willi-Syndrom (PWS) 514
Präeklampsie 551, 552, 558
Präimplantationsdiagnostik (PID) 660, 662
- Blastomerenbiopsie 272
- Blastozystenbiopsie 275
- Chromosomenaberration 280
- Datenlage 280
- Definition 269
- Embryonenschutzgesetz 279
- ethische Aspekte 662
- Indikation 270
- juristische Aspekte 279
- juristische Situation, Deutschland 587, 593
- juristische Situation, europäischer Vergleich 640, 642
- juristische Situation, Österreich 616
- juristische Situation, Schweiz 628
- Methoden 269
- Polkörperbiopsie 274
- Untersuchungsverfahren 277
- Zeitpunkt 272

Pränataldiagnostik 556
- Ersttrimesterscreening 556
- Mehrlingsschwangerschaft 332, 557
- Serummarker 556, 557
- vanishing twin 557

pregnant mare serum gonadotrophin 13
preimplantation genetic diagnosis (PGD) 269
preimplantation genetic screening (PGS) 269
Primärfollikel 24, 31
Primordialfollikel 31
Privatsphäre 671
Progesteron 71
- Basaltemperatur 105
- Gonadotropinsekretion 144
- Hormoncomputer 111
- Immunmodulation 522
- Implantation 88
- Lutealphase 36, 72
- Lutealphaseninsuffizienz 73, 75
- Ovulation 35
- Spermienmigration 82

Prolaktin 39, 49
- Makroprolaktinämie 51

Prolaktinom 51
- Schwangerschaft 53

Pronase-Lösung 265
Pronatalismus 661, 668
Pronukleusstadium. *Siehe* Blastozyste
Prostaglandin
- Ovulation 35

Prostatitis 452
psychische/psychologische Aspekte
- ART im Ausland 502
- ART-Kinder im Verlauf des weiteren Lebens 561
- Aufklärung des Kindes über Eizell-/Embryonenspende 293
- Aufklärung des Kindes über Leihmutterschaft 300
- Auswirkungen von ART-Prozeduren 576
- Drop-out-Rate 576
- Eizellspende 288
- Eltern-Kind-Beziehung 497, 576
- Embryonenspende 288
- Embroyreduktion bei Mehrlingsschwangerschaft 335
- Fetozid, selektiver 346
- Folgen von ART-Prozeduren 497
- Folgen des unerfüllten Kinderwunsches 494, 577
- Kontrazeption 492
- Leihmutterschaft 300
- Mehrlingsschwangerschaft 340, 346
- Paarbeziehung 497, 577
- Partnerschaft 499
- psychogene Ursachen der Subfertilität 495
- Reduktion einer höhergradigen Mehrlingsschwangerschaft 502
- Samenspende 204
- Schwangerschaftsabbruch nach ART 502
- Unterstützung, nichtärztliche 502
- Unterstützung, psychosoziale 498

psychosoziale Beratung 498, 503, 662, 674
Pubertas tarda 146
pulsatile GnRH-Therapie 143, 148
Pulsatilitätsindex (PI) 159

Q

Qualitätsmanagement
- Datenübermittlung an das Deutsche IVF-Register 428
- Datenübermittlung an die Schweizerische Gesellschaft für Reproduktionsmedizin 633, 635
- juristische Situation,Österreich 624, 625
- juristische Situation, Schweiz 632
- Kinderwunschberatung, psychosoziale 503
- Qualitätssicherung Spermiogramm 467
- Samenbank 649

R

Radiotherapie
- Fertilitätserhalt 189, 193

rASRM-Klassifikation 356
Recht auf
- informationelle Selbstbestimmung 667
- Kenntnis der genetischen Herkunft 667
- Nichtwissen um das eigene Genom 667

Refertilisierung
- Chromopertubation 186
- Technik 195

Reifeteilung
- erste meiotische 35, 250
- zweite meiotische 35, 250

Renin-Angiotensin-System
- ovarielles 319

Repeated implantation failure (RIF) 413
Reproduktion, assistierte (ART)
- Abortrisiko 550
- Berufsrecht 608
- ethische Aspekte 657
- Fehlbildungsrisiko 516
- Indikation 110
- Indikationen, juristische Situation, Schweiz 630
- juristische Situation, Deutschland 585
- juristische Situation, europäischer Vergleich 637
- juristische Situation, Österreich 615
- juristische Situation, Schweiz 627, 630

Komplikation 550, 575
Kostenübernahme 603
Langzeit-Follow-up 575
Outcome, kindliches 550, 560
Outcome, maternales 317, 519, 575
psychische/psychologische Aspekte 491, 576
Reproduktionschirurgie 179
Reproduktionsmedizin
Berufsrecht 608
ethische Aspekte 657
Familienplanung, natürliche 95
historischer Abriss 11
juristische Situation, Deutschland 585
juristische Situation, europäischer Vergleich 637
juristische Situation, Österreich 615
juristische Situation, Schweiz 627
Komplikation 305
reproduktive Autonomie 660
Reserve, ovarielle
eingeschränkte 132
Eizellspende 288
Embryonenspende 288
physiologische Vorgänge 107
poor response auf ovarielle Stimulation 401
Sonografie 171
Resistanceindex (RI) 159
Resveratrol 535
Retentio testis 449
Riechvermögen
eingeschränktes 445
RIF (Repeated implantation failure) 413
Robertson-Translokation 510
Rockitansky-von Küster-Hauser-Syndrom 213
Rötelntest 424

S
Saktosalpinx 197
Diagnostik, sonografische 164
Salpingektomie 164, 258
Hydrosalpinx 197
Salpingolyse
Technik 194
Salpingoskopie 190
Salpingostomie 185, 197
Samenaufbereitung 219
Samenbank 645
Aufklärung 596
Ausstattung 650
Definition 646
Haftung 653
historischer Abriss 646
juristische Situation, Ausland 654
juristische Situation, Deutschland 645, 653
Organisation 649
Samenspendevertrag 652
Spenderauswahl 651
Technik der Kryokonservierung 647
Samencocktail
Verbot 597
Samendepositionsstörung 453
Samenspende 661, 667. *Siehe auch* Ejakulat
anonyme 505, 595, 596, 635, 639
Aufbereitung 204, 472, 650
Aufbereitung, Hepatitis 435
Aufbereitung, HIV-postiver Mann 429
Aufklärung des Kindes 501, 502
Auskunftspflicht, Österreich 619
Auskunftspflicht, Schweiz 635
Diagnostik 649, 651
donogene 203
donogene, juristische Situation in Deutschland 594
Ehe als Voraussetzung von Krankenkassenleistung 604
Fremdsamen 594
genetische Halbgeschwister 653
Gewinnung 204
Gewinnung, juristische Situation in Österreich 619
Hepatitits 421, 435
HIV 421, 429
Inseminationsbehandlung 203
juristische Aspekte 645
juristische Situation, europäischer Vergleich 639, 640
juristische Situation, Schweiz 634
Kryokonservierung, juristische Situation in Deutschland 602
Lagerung 650
psychische/psychologische Aspekte 500
Quarantäne 651
Samenbank 645
Spenderauswahl 651
Technik der Kryokonservierung 647
Verbot der anonymen Spende 639
Verbot der anonymen Spende, Deutschland 595, 596
Verbot der anonymen Spende, Schweiz 635
Versand 651
Samentransportstörung 454
Therapie 477
Samenweg
Infektion 451
Verschluss 453
Schäden
iatrogene 659
nomogene 659
Schilddrüsenfunktion
Schwangerschaft 39
Schilddrüsenfunktionsstörung 39
Schilddrüsenhormonsubstitution 42
Schilddrüsenüberfunktion. *Siehe* Hyperthyreose
Schilddrüsenunterfunktion. *Siehe* Hypothyreose
Schmerzen
Follikelpunktion 214
Schmerzensgeld 611
Schmierblutung
Lutealphaseninsuffizienz 72, 74
Schokoladenzyste 162
Schwangerschaft
Corpus luteum 71
ektope (*siehe* Extrauteringravidität (EUG))
Komplikation 551, 558, 575
Mortalität 575
Prolaktin 53
Raten 98
Sonografie, transvaginale 158
Spontanzyklus 98
Schwangerschaftsabbruch 663
Schwangerschaftsrate
Alter, höheres 391
Assisted Hatching 267
Inseminationsbehandlung 202, 208
In-vitro-Maturation (IVM) 252
juristische Situation in Österreich 626
Kryokonservierung 242
Kryosperma 481
Monte-Carlo-Modell 394

Schwangerschaftsrate (*Fortsetzung*)
  Refertilisierung 196
  Sperma, kryokonserviertes 648
  symptothermale Methode 567
  therapieunabhängige 570
  Vitrifikation 242
Schwangerschaftsspende 672
Schwangerschaftsverlauf 549
  Ersttrimesterscreening 557
  Komplikation 551, 558, 575
  Pränataldiagnostik 556
  Serummarker 557
  vanishing twin 555
SCOS (Sertoli-cell-only-Syndrom) 449, 511
Sectio
  Uterusfehlbildung 377, 380
Sekundärfollikel 32
Selbstbestimmungsrecht 660
Sensiplan 105
Septumdissektion 379
  bei idiopathischer Sterilität 414
  Geburtsmodus 380
Serodiskordanz mit HIV 203
Sertoli-cell-only-Syndrom (SCOS) 449, 511
sexing 270
sexualhormonbindendes Globulin 39
Sexualität 500
SGA (small for gestational age) 551, 555
SHBG (sexualhormonbindendes Globulin) 39
Sheehan-Syndrom 148, 152
Shift
  luteoplazentarer 71
siamesische Zwillinge 330, 332
SKIP 664
slow freezing 236
small for gestational age (SGA) 551, 555
social freezing 666
social sexing 271, 277
Sonografie 157
  Adenomyose 364
  Chorionizität 341
  3D 169
  4D 169
  Embryotransfer, transvaginalsonografisch gesteuerter 174
  Extrauteringravidität (EUG) 165
  farbkodierte Dopplersonografie 158
  Fehlbildungsdiagnostik 373, 559
  Follikelpunktion, sonografisch gesteuerte 173, 213
  Follikulometrie 171
  kissing ovaries 321
  Mehrlingsschwangerschaft 331
  Reduktion einer höhergradigen Mehrlingsschwangerschaft 341
  Schallkopf 157
  Skrotalinhalt 457
  transvaginale 157
  Tubendurchgängigkeit 167
sonografische Kontrolle 260
Sozialgesetzbuch 586
Spätgebärende 492
Speichelbeobachtung 111
Spendersamen. *Siehe auch* Ejakulat
  Aufbereitung 204, 472, 650
  Aufbereitung, Hepatitis 435
  Aufbereitung, HIV-postiver Mann 429
  Aufklärung des Kindes 501, 502
  Auskunftspflicht, Österreich 619
  Definition 646
  Diagnostik 649, 651
  donogener 203
  donogener, juristische Situation in Deutschland 594
  Ehe als Voraussetzung von Krankenkassenleistung 604
  Fremdsamen 594
  genetische Halbgeschwister 653
  Gewinnung 204
  Gewinnung, juristische Situation in Österreich 619
  Hepatitits 421
  HIV 421
  Inseminationsbehandlung 203
  juristische Aspekte 645
  juristische Situation, europäischer Vergleich 639, 640
  juristische Situation, Schweiz 634
  Kryokonservierung, juristische Situation in Deutschland 602
  Lagerung 650
  psychische/psychologische Aspekte 500
  Quarantäne 651
  Samenbank 645
  Spenderauswahl 651
  Technik der Kryokonservierung 647
  Verbot der anonymen Spende 639
  Verbot der anonymen Spende, Deutschland 595, 596
  Verbot der anonymen Spende, Schweiz 635
  Versand 651, 654
Sperma/Spermium
  Akrosomreaktion 82, 466
  Aneuploidie 271
  Anteil vitaler Spermien 461
  Aufbereitung 204, 472
  Eizell-Spermien-Fusion 83, 466
  Ejakulatdiagnostik 459
  Fertilisierungspotenzial, Einschätzung 463
  HIV-Übertragung 429
  Hodenbiopsie 478
  Hyperaktivität 82, 83, 467
  Inseminationsbehandlung, intrauterine 202
  juristische Aspekte 645
  Kapazitation 82
  Klinefelter-Syndrom 448
  Kryospermakonservierung 479
  Migration 82
  Motilität 83
  Onko-TESE 479
  Post-mortem-Fertilisation 589, 640
  Referenzwerte 459
  Samenbank 645
  Samenspende (*siehe* Samenspende)
  Samenwegsinfektion 451
  Samenwegsverschluss 453
  Selektion 82
  Spermienmotilität 461
  Spermien-Mukus-Interaktion 466
  Spermienselektion 220, 473
  Störungen, testikuläre 447
  Technik der Kryokonservierung 647
  Vitrifikation 648
Spermatogenese
  Arrest 450, 511
  Stimulation, medikamentöse 476
  Störung 446, 449
  Störung, genetische 511
Spermienaufbereitung
  Manipulation 221
  Selektion 220

Spermien-Eizell-Interaktion 466
Spermienextraktion
  testikuläre (*siehe* TESE)
Spermieninjektion
  intrazytoplasmatische (*siehe* ICSI)
  subzonale (SUZI) 16
Spermienmanipulation 221
Spermienmotilität 461
Spermien-Mukus-Interaktion 466
Spermienselektion 220, 473
Spermiogramm 218
  Anzahl motiler Spermien 194
  Auswertung 460, 461
  Basis-Spermiogramm 459
  Fertilität 4
  HIV-positiver Mann 430
  Inseminationsbehandlung 202
  Probengewinnung 460
  Qualitätsmanagement 467
  Referenzwerte 459
  WHO-Referenzwerte 219
Spermium-Eizell-Fusion 83
sperm-washing 429
Spontankonzeption
  nach Kinderwunschtherapie 569
  Subfertilität 567
  Voraussetzungen 194
Spontanzyklus 95
Sport
  Amenorrhö 146
  Lutealinsuffizienz 72
Stammzellen 668
  embryonale, humane 661
Stammzellforschung 641
Stammzellgesetz (StZG) 586
Stammzelltechnologie 667
Standard
  geschuldeter medizinischer 610
standard days method 104
Steinschnittlage 260
Sterilisation
  Refertilisierung 195
Sterilität
  Definition 3, 100
  deskriptive Nomenklatur 7
  Graduierung der spontanen Konzeptionswahrscheinlichkeit 7
  idiopathische 3, 5
  primäre 3
  sekundäre 3
  tubare 182
  Ursachen 4
Steuerabzugsfähigkeit 612
Steuerrecht 611
Stickstoff
  flüssiger 237
Stimulation, ovarielle 115, 414
  Abortrisiko 551
  adjuvante Therapie 136
  Adnextorsion 306
  Alter, höheres 395
  Aromataseinhibitor 116
  Clomifen 116
  Corifollitropin α 133
  Definition 115
  Eizellspenderin 287, 294
  GnRH-Analoga 126
  Gonadotropin 119
  HCG 134
  historischer Abriss 12
  Homöostase 522
  Inseminationsbehandlung 206
  Komplikation 305, 317, 575, 580
  kontrollierte 115, 126
  Langzeit-Follow-up 577
  LH 125
  Lutealphaseninsuffizienz, resultierende 75
  Menopause 579
  milde/sanfte 115, 125
  Monitoring 132
  Onkogenität 578
  Oozytenzahl, optimale 130
  Outcome, langfristiges 579
  ovarielles Überstimulationssyndrom 305, 317
  poor response 401, 580
  Prädiktion der ovariellen Reaktion 130
  Risiken 577, 580
  schlechtes Ansprechen 401
  Schwangerschaftswahrscheinlichkeit 129
  Überstimulation 122 (*siehe auch* ovarielles Überstimulationssyndrom)
Strafgesetz 658
Strafgesetzbuch (StGB) 586
Strahlentherapie
  Gonadotoxizität 541
Stress 496, 498
Subfertilität
  Abortrate 550
  Alter, höheres 391
  Definition 6, 443
  Diagnostik, endoskopische 181
  Graduierung 7
  Konzeptionswahrscheinlichkeit, spontane 567, 572
  männliche 444
  Myom 383, 386
  Schwangerschaftskomplikation 552, 553
  Schwangerschaftsrisiko bei Spontankonzeption 551
  Ursache, psychische 495
  Uterusfehlbildung 371
subzonale Spermieninjektion (SUZI) 16
symptothermale Methode, Familienplanung 104, 105
9+0-Syndrom 450

T

Tage
  fruchtbare 96
TBG (thyroxinbindendes Globulin) 39
Temperaturmethode
  Familienplanung 104, 105
Tertiärfollikel 32
TESE (testikuläre Extraktion) 219, 542
  ICSI 453
  juristische Situation, Österreich 620
  Klinefelter-Syndrom 510
  Onko-TESE 480
Testis
  Anorchie 449
  Deszensusstörung 449
  Diagnostik 457
  Hodenbiopsie 469, 478
  Hodenhochstand 449
  Infektion 451, 461, 477

Testis (*Fortsetzung*)
Sertoli-cell-only-Syndrom 449
Spermatogenesearrest 450
Störung, testikuläre 447
Varikozele 451
Testosteron 55
Theca folliculi 32
thromboembolisches Ereignis 522
Thrombophilie 521
Implantationsversagen, rezidivierendes 416
Thyreoperoxidase-Antikörper (TPO-AK) 41
Thyroxin 39
thyroxinbindendes Globulin 39
Thyroxindosis
Anpassung 43
Time-lapse-Inkubator 232, 532
Time-lapse-Verfahren 232, 532
Toleranz
maternofetale 90
tomographic ultrasound imaging 169
Totgeburt 551
Definition 332
Totipotenz 664
TPO-AK (Thyreoperoxidase-Antikörper) 41
traditionelle chinesische Medizin (TCM) 530
Tragzeit 333
Transferkatheter 259
Kontrolle 261
Transferzeitpunkt 257
Transfusionssyndrom
fetofetales 330, 331, 557
Translokation
chromosomale 271, 280, 510
Transplantationsgesetz (TPG) 586, 674
Transplantationsmedizin 673
transzervikale Hochfrequenzablation 388
Trijodthyronin 39
Trisomie
Abort 272
Entstehung 271
3-Tröpfchen-System 260
Tubargravidität
Diagnostik, sonografische 161, 165
Tube
Adhäsion 184
Chromopertubation 185
Diagnostik 167
Diagnostik, sonografische 167
Durchgängigkeit 167, 185
Refertilisierung 195
Sterilität, tubare 182
Tubenchirurgie 185, 193
Verschluss, peripherer 197
Tubenfaktor 182, 186
Tubenrekonstruktion 185
Tubenverschluss 184
Tuboovarialabszess 309
Tumornekrosefaktor 520
Tumornekrosefaktorblocker 525
Turner-Syndrom 510
twin-to-twin transfusion syndrome 330
two-day-method, Familienplanung 105
Tyrode-Lösung
saure 264
T-Zeichen 342

U
Übergewicht 61
Überschussinformationen 667
Überstimulationssyndrom
ovarielles (*siehe* ovarielles Überstimulationssyndrom)
Überzeugung
sozioreligiöse 668
weltanschauliche 668
Ultraschall. *Siehe* Sonografie
Umsatzsteuer 611
Umweltchemikalien 454
unerwünschte Reaktion
juristische Situation in Österreich 624
Urethritis 452
Urogenitaltrakt
Fehlbildung 375
Uterus
Adhäsion, intrauterine 182
Anomaliediagnostik 169, 171, 172, 181, 371
arcuatus 173, 378, 379
bicornis 169, 172, 173, 372, 375, 376
Blutfluss, uteriner 159
Diagnostik 167, 171
Diagnostik, MRT 171
Diagnostik, sonografische 158
didelphys 172, 376
duplex 376
Endometriumdiagnostik, dopplersongraphische 158
Fehlbildung 371
Fehlbildung, Begleiterkrankung 374
Fehlbildung, Diagnostik 169, 171, 172, 181, 372
Fehlbildung, Endometriose 375
Fehlbildung, Formen 172, 372, 375
Fehlbildung, geburtshilfliches Management 380
Fehlbildung, Klassifikation 372, 375
Fehlbildung, sonografische Diagnostik 169, 171, 172
Fehlbildung, Therapie 375
Fehlbildung, Ursache 371
Hysteroskopie 180
Junktionalzone, verdickte 363
Metroplastik 377, 380
Myom (*siehe* Myom)
Naht 187
Peristaltik, veränderte 364
septierter 172, 377, 414
Septumdissektion 378
septus 173, 377
Sonografie 158
Sonografie, transvaginale 157
subseptus 169, 172, 173
unicornis 173, 376
Widerstandsindizes 159
Uterusentnahme 384
lebende Patientin 674
nach Hirntod 674
Uterusseptum 172, 377, 414
Uterusspende 673
Uterustransplantation 659

V
Vagina
Fehlbildung 375
Septum 181, 374
Vaginalatresie 375

Vaginismus
Inseminationsbehandlung 203
vanishing twin
Definition 332, 555
Pränataldiagnostik 557
Zusammenhang mit ART 555
Varikozele 451
Klassifikation 451
Vas-deferens-Aplasie, kongenitale
bilaterale 453, 511
unilaterale 453
Vasopressin
physiologische Vorgänge 24
Vater
Leihmutterschaft 297
Verantwortungsethik 659
Vertragsarztrecht 608
Verwechslung von Gewebe
juristische Situation in Österreich 624
Vitrifikation
Blastozyste 241
Durchführung 239, 648
Eiskristallbildung 239
Eizellspende 289
Embryo 241
Erwärmungsrate 239
Oozyte 237, 240
Präimplantationsdiagnostik (PID) 283
Protokoll 239
Sperma 481
technische Grundlagen 238
Zygote 241
Vorkernstadium. *Siehe* Zygote
vorwirkende Rechte 667

W
Wachstumshormon
Stimulation, ovarielle, poor response 406
Wachstumsrestriktion, intrauterine (IUGR) 551, 558
PAPP-A 558
Weltanschauung 671
Widerstandsmessgerät 112
window of implantation 87
immunologische Aspekte 519
wirtschaftliche Aufklärung 603
Würde
graduell ansteigend 665
wunscherfüllende Medizin 666, 673

X
XX-Mann-Syndrom 448

Z
Zervix
Fehlbildung 374
Spermien-Mukus-Interaktion 466
Stenose 202
Zervixkanaldilatation 258
Zervixschleim
Familienplanung, natürliche 104, 105
Konzeptionsoptimum 103, 107
Ovulation 106
Selbstbeobachtung 103
Selbstbeobachtung, computergesteuerte 111
Zervixstenose 258
Zeugungsvorsorge 589
Zilien
immobile 450
Zonadissektion
partielle (PZD) 264
Zona pellucida 82
Anatomie 83
Assisted Hatching 263, 265
Blastomerenbiopsie 272
Funktion 263
Lasereinsatz zum Assisted Hatching 265
Polyspermie 83, 263
Pronase-Lösung 265
Spermienbindung 83
Spermien-Eizell-Interaktion 466
Tyrode-Lösung, saure 264
zona thinning 266, 268
Zusatzbefund 667
Zweihöhlenphänomen 374
Zwillinge
siamesische 330, 332
Zwillingsrate 257
Zwillingsschwangerschaft 659. *Siehe auch* Mehrlingsschwangerschaft
diamniale 330
dichoriale 330
Geburtsgewicht 334
Komplikation 555
Pränataldiagnostik 557
Reduktion auf Einling 345 (*siehe auch* Fetozid, selektiver)
Tragzeit, durchschnittliche 334
vanishing twin 557
Zwillingstransfusionssyndrom
Mehrlingsschwangerschaft, höhergradige 340
Zwischenfall
schwerwiegender, juristische Situation in Österreich 624
Zygote
Kryokonservierung 241, 602
Vitrifikation 241
Zygotie 330
Zyklomat 148
Zyklus. *Siehe auch* Menstruationszyklus
Basaltemperatur 105
Beobachtungscomputer 110
fertile window 103
Länge 95
natürlicher 95
ovarieller 95
physiologische Vorgänge 23
spontaner 95, 96
Steuerung 96
unterstützter natürlicher 407
Zykluscomputer 110
zystische Fibrose 453, 512
Zytokine 523